國醫經方年鑒

張兼維題於醫聖祠

守正创新　传承发展

图书在版编目（CIP）数据

国医经方年鉴 .2024/ 杨建宇等主编 .-- 北京：中医古籍出版社，2025.6.

ISBN 978-7-5152-3040-5

I.R289.2-54

中国国家版本馆 CIP 数据核字第 2025BP9143 号

国医经方年鉴 .2024

杨建宇　王长江　杜学杰　梁会凤　主编

责任编辑　张磊
封面设计　张义
出版发行　中医古籍出版社
社　　址　北京市东城区东直门内南小街 16 号 (100700)
电　　话　010-64089446(总编室)　010-64002949(发行部)
网　　址　www.zhongyiguji.com.cn
印　　刷　三河市华东印刷有限公司
开　　本　889mm×1194mm　1/16
印　　张　60
字　　数　1722 千字
版　　次　2025 年 6 月第 1 版　2025 年 6 月第 1 次印刷
书　　号　ISBN 978-7-5152-3040-5
定　　价　399.00 元

中醫萬歲

孫光榮敬題

弘揚漢方

造福桑梓

唐祖宣

弘扬中医

传承国粹

張大宁

國醫經方傳承人

孫光榮

国医大师经方经药学验传承中心

唐祖宣

国医大师——孙光荣

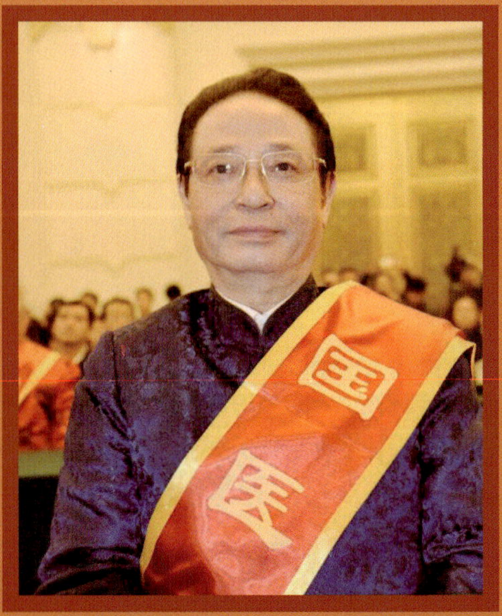

孙光荣，男，汉族，1941年11月出生，湖南浏阳人（祖籍安徽庐江），无党派人士，国医大师，任北京中医药大学中医药文化研究院院长，国家中医药管理局中医药改革发展专家咨询委员会专家，中医药文化建设与科学普及委员会委员，湖南中医药大学顾问兼中医学院名誉院长，长春中医药大学客座教授，澳门科技大学荣誉教授，等等。

孙老幼承庭训，继拜名师。自1958年7月14日至今执业中医临床67年，同期从事中医药文献研究及中医药文化研究32年、研究生教育16年、远程教育13年、全国优秀中医临床人才培训9年。现为国家中医药管理局中医药文化建设与科学普及专家委员会委员、继教委员会委员，中华中医药学会常务理事、文化分会学术顾问、继教分会第一任主任委员，全国优秀中医临床人才研修项目培训班班主任，全国第5批、北京市第4批老中医药专家学术经验继承工作指导老师，全国名老中医药专家孙光荣传承工作室建设专家，北京市和平里医院名老中医工作室建设专家，北京同人堂中医大师工作室顾问，第二届国医大师。享受国务院政府特殊津贴。

出版著作23部，发表论文158篇。排名第一或为执笔人荣获的主要奖项有：国家中医药管理局中医药科技进步奖二等奖1项，中华中医药学会科技进步奖二等奖1项，全国优秀图书奖二等奖1项，省级科技进步奖一等奖1项，全国首届中医药科普著作奖一等奖1项，等等。主编的《中华经典养生名言录》为国家新闻出版署等部委推荐的15本科普著作之一，主持并完成科技部"十五"科技攻关项目成果之一《当代名老中医典型医案集》、全国名老中医学术经验数据库。

守正创新　传承发展

国医大师——唐祖宣

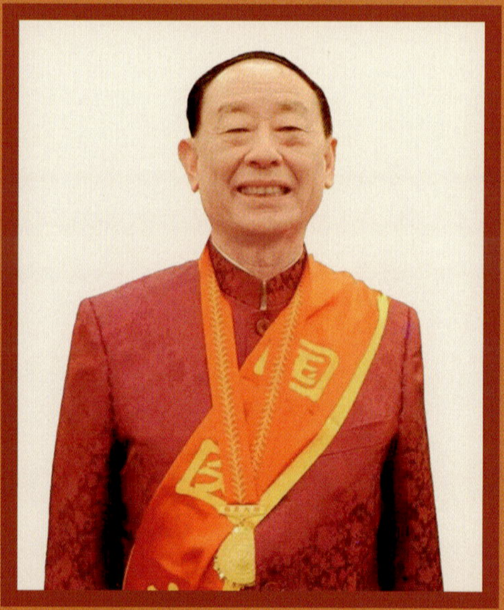

唐祖宣，男，1942年3月出生，河南省邓州市人，中共党员，主任医师，第二届国医大师，国家级有突出贡献的中青年专家，享受国务院政府特殊津贴。担任中华中医药学会常务理事，中国民间中医医药研究开发协会唐祖宣学术研究分会会长，中国民间中医医药研究开发协会仲景国医推拿分会会长，中国中医药信息学会名老中医薪火传承分会会长，中国中医药信息研究会仲景医学分会会长，中国中医药信息研究会唐祖宣医学工作委员会会长，中国民族医药学会适宜技术分会会长，泰国中医药学会、瑞典中医药学会永远名誉会长，南京中医药大学、江西中医药大学、辽宁中医药大学客座教授，暨南大学名誉教授，河南中医药大学、南阳理工学院终身教授，全国老中医药专家学术经验继承工作指导老师，第七、九、十、十一、十二届全国人大代表。入选2022年全国“最美科技工作者”河南推荐人选。

两次荣获全国卫生文明先进工作者称号；获河南省科技进步一等奖、省重大科技成果奖，中华中医药学会科学技术二等奖，河南中医事业终身贡献奖，全国先进工作者；2014年被授予“国医大师”称号，同时荣获中华中医药学会终身成就奖；2019年荣获全国中医药杰出贡献奖。

60多年来，他一直在基层为群众治病，并为160多位副部级以上领导和名人大家做过医疗保健工作，尤其是运用温阳法治疗心脑血管病效果显著，防治四肢血管病有独到建树，治疗老年病经验丰富，研制出国家三类新药“脉络舒通颗粒”；撰写学术论文386篇，编著学术著作和履职著作106部。

守正创新　传承发展

国医大师——李佃贵

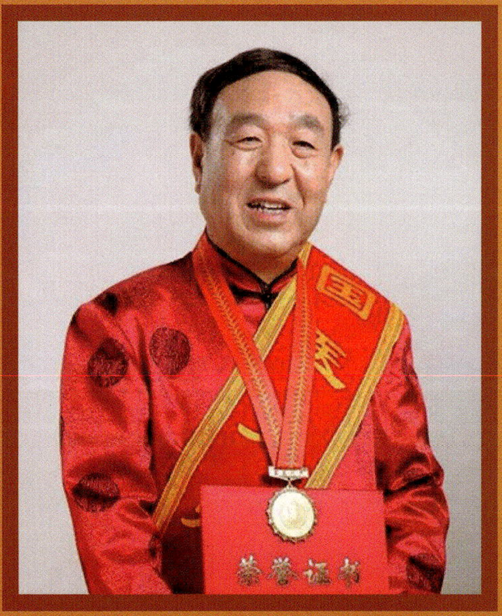

李佃贵，1950年出生，张家口市蔚县人，教授，主任医师，博士生导师。全国劳动模范，第三届国医大师，全国首届中医药高校教学名师，河北省首届十二大名中医之一。享受国务院政府特殊津贴。卫生部、科技部科技评审专家，教育部高校设置委员会评审专家。2017年河北十大新闻人物。

全国第三、四、五、六批名老中医药专家学术经验继承工作指导老师，省管优秀专家，河北省突出贡献专家。河北省第六、七、八、十届政协委员，第八届人大代表。原河北医科大学党委副书记、副校长（正校级），兼河北省中医院院长、河北省中医药研究院院长，现任河北省中医院名誉院长、河北省胃肠病研究所所长。国家卫计委临床重点专科（脾胃病科）主任，国家中医药管理局浊毒证（慢性胃炎）重点研究室主任，国家中医药管理局重点专科（脾胃病科）、重点学科（中医脾胃病学）主任。

中华中医药学会常务理事，李时珍研究分会名誉主任委员，脾胃病分会副主任委员。中国中西医结合学会理事，中国民间医药研究开发协会学术专业委员会主任委员，河北省中西医结合学会会长，河北省健康养生文化产业促进会会长，河北省中医药文化交流协会会长，河北省医养结合促进会会长，河北省中医学会副会长，河北省医学会副会长，河北省医师协会顾问。曾荣获“中国医师奖”“中医传承特别贡献奖”等多项荣誉称号。

从事中医临床工作50余年，尤其擅长脾胃病的治疗，首创“中医浊毒理论”，指导治疗多种疑难杂症，疗效显著。指导、发表科研论文400余篇，主编各类院校教材10余部、学术专著40余部，获批专利多项，获各类科技进步奖30余项。

守正创新　传承发展

国家级名老中医——祝之友

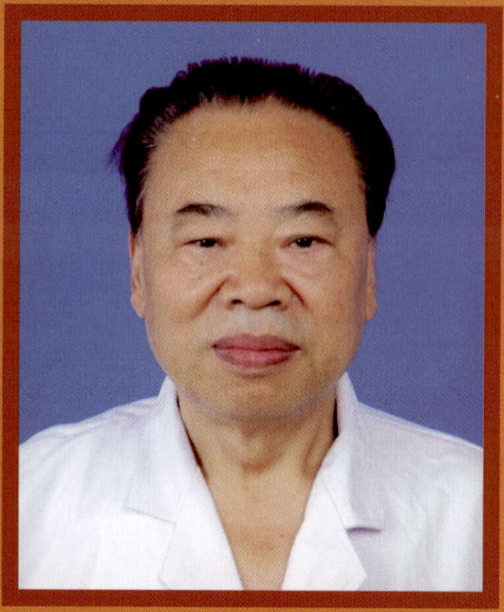

祝之友，1945年7月出生，四川洪雅县人，中共党员，主任药师。1966年毕业于四川省中药学校。现任四川省洪雅县中医院药剂科主任、四川省中药学校中药研究所客座研究员、中国管理科学研究院学术委员会特邀研究员、《中华现代中西医杂志》专家编辑委员会编委、《中国中医药杂志》编委、中国药学会高级会员、四川省药学会药剂专委会委员、四川省眉山市药学会常务理事。

专业擅长：从事临床中药学工作近40年，致力于临床中药研究，在国内首先开展对《伤寒论》药物的历史变异与应用研究，提出柴胡从清代末期至今“窃肝阴”之争及有关柴胡研究成果不能重复，是南北各地所用部位不同所致的观点；提出在我国中医药界应建立和开设“临床中药学”学科的建议，以推动祖国医药学发展。

个人成就：积极参与国家中医药管理局和四川省中医药管理局的教学和人才培训，先后在俄罗斯、新加坡、泰国等地及澳门科技大学、北京中医药大学等学校，积极开展中医临床药学宣讲。学校为国内外学术班授课150余次，其中，国际会议3次，国家级50余次，省级60余次。主研完成市级科研课题2个，主编专著2部，与他人合著专著1部，在各级学术刊物和会议上发表和交流专业学术论文150余篇。1987年12月，被卫生部授予“全国卫生文明建设先进工作者”称号；2013年，被国家中医药管理局授予“全国名老中医药专家”称号；2015年，被国家中医药管理局评为“第六批全国名老中医药专家学术思想指导老师”；2018年7月，被四川省人民政府授予“第三届四川省十大名中医”称号；2020年，被四川省人社厅授予“四川省中医药传承创新先进个人”称号。

守正创新　传承发展

国家级名老中医——刘景源

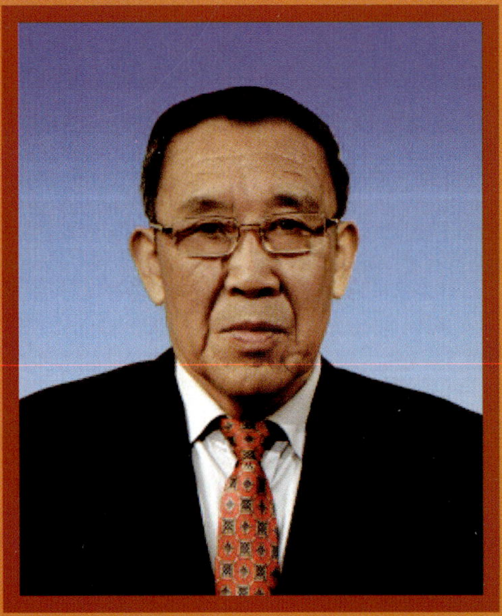

刘景源，男，出生于1943年，汉族，河北丰润人。主任医师，研究员，教授，博士生导师。1963年考入北京中医学院（今北京中医药大学）中医系，毕业后留校参加工作，其间借调到西苑医院工作。从事中医教学、科研40余年，曾任国家中医药管理局中医师资格认证中心首席专家、北京中医药大学国际中医药交流与合作中心主任、国家中医药管理局优秀中医临床人才研修项目指导老师，是全国第五批名老中医药专家学术经验继承工作指导老师，《中国临床医生》杂志顾问。

擅长治疗发热、出血、发疹性疾病、痛证、咳喘、自汗、失眠抑郁、高血压、老年病、心脏病、胃肠病、便秘、眩晕、中风、甲状腺疾病、肝胆病、肾病、结石、关节炎、男性病等。

曾应邀到美国、法国、捷克、日本等国及国内多个省、市、自治区讲学，主持国际中医、针灸专业人员水平考试。历年来发表学术论文70余篇，出版学术著作4部。曾被遴选为国家中医药管理局“万年青工程”——中医药经典课程示范教育项目（VCD）《温病学》的主讲教授，曾承担卫生部及国家中医药管理局科研课题，任国家中医药管理局中西医结合治疗SARS临床研究特别专项课题“历代疫病流行文献整理及献方献药研究”负责人。

守正创新　传承发展

国家级名老中医——孟如

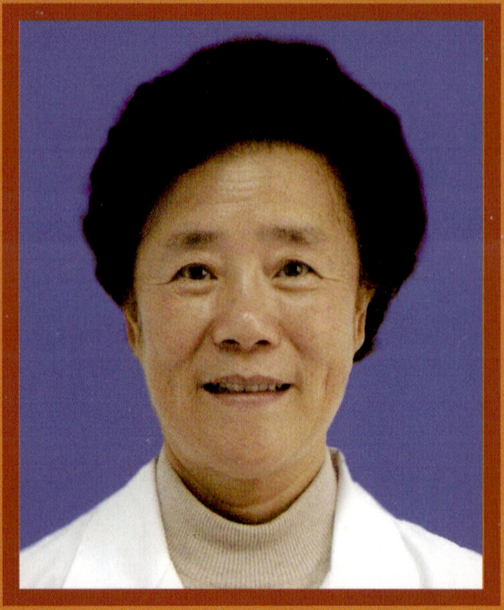

孟如，女，出生于1937年，教授，成都中医药大学首届优秀毕业生，全国第二批名老中医药专家学术经验继承人导师，云南名中医。全国普通高等教育中医药类规划教材编审委员会委员，全国普通高等教育中医药类规划教材《金匮要略选读》主编，新世纪高等院校中医药规划教材《金匮要略》主审。曾任云南中医药大学“内经·金匮”教研室主任、中医内科学教研室主任、中医系主任、基础部主任。担任云南省中医药学会副会长、云南省高校督学、云南省教委高级职称评审委员会委员、云南省卫生系统高级职称评审委员会副主任委员及中医专业评审组主任委员、云南省药品评审委员会委员、中国名著同盟中央委员、云南省政协常委、民盟云南省委常务副主委、云南省妇联常委等职。

治学严谨，勤求古训，博采众长，医术精湛，注重理论与实践相结合，擅长诊治疑难杂症，尤其对自身免疫病如红斑狼疮、硬皮病、皮肌炎、类风湿关节炎、重症肌无力等有独到的学术见解和丰富的诊疗经验。

个人成就：孟如教授的临床经验与学术思想被列入“十一五”国家科技支撑计划项目“名老中医临床经验、学术思想传承研究”课题。此外，主编、副主编及参编专著共12部，先后在国内外专业期刊发表学术论文50余篇。曾获云南省科技成果奖和云南省卫生厅中医药科技成果奖。

守正创新　传承发展

国家级名老中医——吴中朝

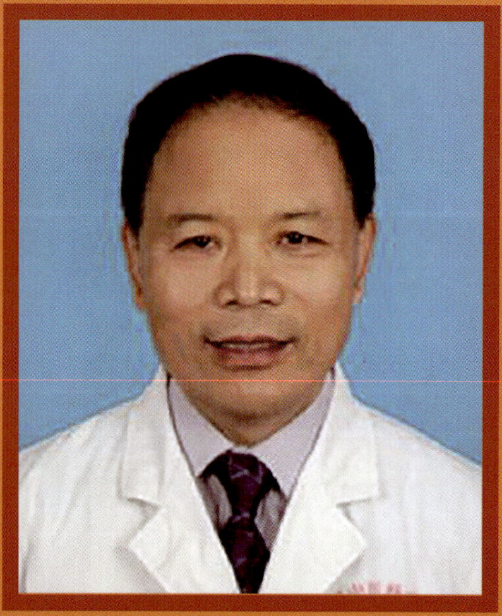

吴中朝，男，出生于1956年2月，博士，主任医师。中央保健会诊专家，第五批全国名老中医，全国名老中医吴中朝工作室传承指导老师，中国中医科学院博士研究生导师。中国针灸学会经筋分会主任委员、针法灸法分会副主任委员，中国民族医药学会艾灸分会会长。任《中医杂志》《中西医结合杂志》《中国针灸》《针刺研究》等多家杂志编委或主审专家。

长期为国内外学术团体、教学单位及广大民众进行以中医类养生保健为主要内容的学术讲座与科普宣传，深受好评。先后应邀出访数十个国家与地区开展中医针灸等学术活动、临床医疗、标准制定等。在国家中医药管理局两次全国科普专家的评聘中，皆被评为国家中医药管理局中医科普巡讲专家。为中央电视台《中华医药》《健康之路》《科技之光》节目及北京电视台《养生堂》等节目的主讲专家。共进行过10余期的电视节目播讲，受众广泛，以其专业性、科普性、趣味性、新颖性、实用性而获得很高的评价。为中国政府针灸申遗专家、多个国际标准的中国专家及世界卫生组织的特聘专家。长期从事中医及针灸临床工作，既能继承传统中医药的精髓，又能不断开拓创新。理论基础扎实，临床功底深厚，具有丰富的医疗经验和较深的学术造诣。提出了一些中医针灸相关新学说与新方法，在诊治痛证、养生保健、代谢性疾病、老年病及疑难病症等方面有独到的经验。

守正创新　传承发展

经方学园

JING FANG XUE YUAN

经方，犹如璀璨星辰，在医学的浩瀚天空中闪耀着独特的光芒。它博大精深，凝聚着古人的智慧与心血。经方，是历经岁月洗礼的医学瑰宝，其严谨的配伍、显著的疗效，给无数患者带来了希望。经方的博大精深，体现在其对病证的精准把握和对药性的深刻理解。每一个经方的临床应用都是历代医家经验的结晶，蕴含着深厚的理论基础和实践智慧。它不仅能治疗常见疾病，对于一些疑难杂症也有着意想不到的效果。而经方学园之责，在于传承创新。经方学园是知识的摇篮，是培养医学人才的重要阵地。传承经方之道，是学园不可推卸的责任。我们要让年轻一代的学子们深入了解经方的魅力，学习经方的理论和应用，将这份宝贵的遗产传承下去。同时，创新也是至关重要的。在传承的基础上，结合现代医学的发展，对经方进行深入研究和创新，探索经方与现代科技的结合点，提高经方的治疗效果和应用范围。只有不断创新，才能让经方之道在新时代焕发出新的活力。让我们肩负起学园之责，传承经方之道，为医学事业的发展贡献自己的力量。让经方这颗古老的明珠，在现代社会中绽放出更加耀眼的光芒。

杨建宇：中医药领域璀璨明星中和医派传承之光

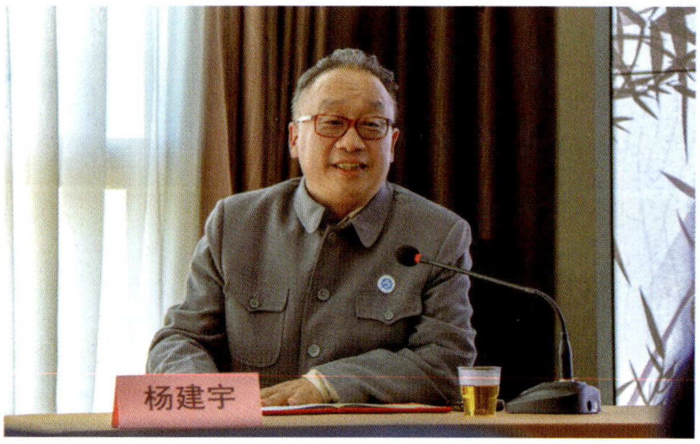

在博大精深的中医药学领域中，矗立着一位卓有成就的学者，他以深厚的学识底蕴、杰出的临床技艺以及无私的热忱奉献，犹如一盏明灯，照亮了中医药事业前行的征途。他是杨建宇——一位集医学学士之智、执业中医师之能、研究员之识于一身的中医药界领军人物，他不仅是中华中医药中和医派理论的开创者，更是国医大师孙光荣教授麾下备受赞誉的入室弟子、中药泰斗祝之友教授的大弟子。

杨建宇，1965 年 5 月出生于一个对中医药充满敬畏与热爱的家庭。他自幼耳濡目染，对中医药产生了浓厚的兴趣。1988 年，他于河南中医学院中医系中医专业毕业，从此踏上了追求中医药真理的漫漫征途。三十余载春秋，他以坚韧不拔的毅力和对中医药事业的无限热爱，不断攀登着学术高峰，成为中医药领域的璀璨明星。

在学术上，杨建宇教授博古通今，中西汇通。他不仅精通中医经典理论，更致力于将传统中医药与现代医学相结合，探索中医药防治免疫性疾病的新路径。他深入研究金元四大家的理论精髓，并在此基础上创新性地发展了孙光荣教授的中和医派思想，形成了自己独特的学术体系。他尤为重视仲景文化与经方的传承，对白云阁藏本《伤寒杂病论》的研究更是达到了炉火纯青的地步，为中医药的学术传承与发展作出了重要贡献。

在临床实践中，杨建宇教授以精湛的医术和高尚的医德赢得了广大患者的信赖与赞誉。他擅长运用中医药干预人体免疫及康复疾病，对肿瘤、风湿、干燥症、红斑狼疮、过敏及不孕不育等疑难杂症有着独到的诊疗心得。他坚持“以人为本，辨证施治”的原则，为患者量身定制个性化的治疗方案，使许多患者重拾了健康的希望。

除了在临床和学术上的卓越成就外，杨建宇教授还积极投身于中医药的科普与教育工作。他深知中医药的普及与传承对于提升国民健康水平、推动中医药事业发展的重要性。因此，他先后兼任了多个中医

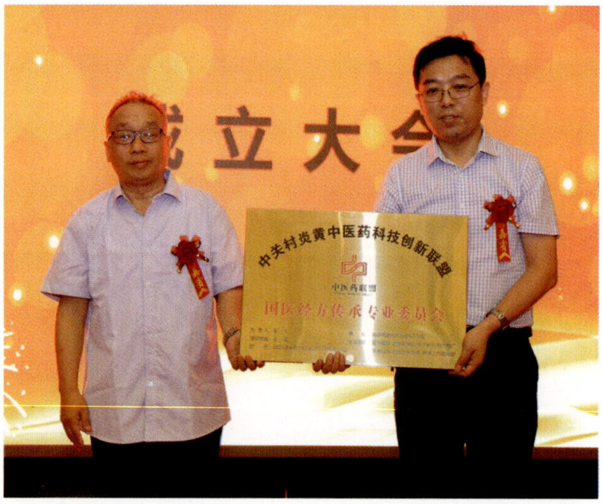

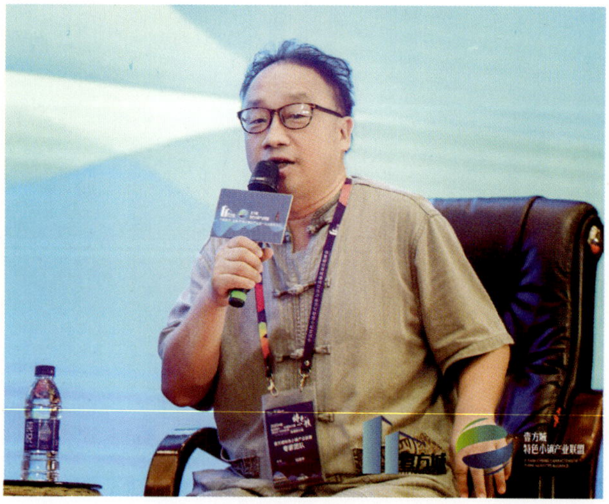

学术机构与组织的职务，如北京光明中医学院教授、河南中医药大学中医药文献研究所研究员、国家中医药管理局优秀中医临床人才研修项目负责人等，致力于中医药知识的普及与传播。

在科研与教学方面，杨建宇教授同样取得了令人瞩目的成就。他先后发表了 160 余篇学术论文，出版了 100 余部医学专著与科普著作，其中主编的高等中医药院校教材就有 5 部。他的科研成果不仅丰富了中医药学的理论体系，也为中医临床实践提供了有力的支持。同时，他还积极参与省市级科研项目的研究工作，多次获得省级、市级科技进步奖和中华中医药学会科普奖。

作为中华中医药学会《光明中医》杂志和《中国中医药现代远程教育》杂志的主编，杨建宇教授更是将中医药的科普与教育工作推向了一个新的高度。他通过这两个平台，不断传播中医药知识，推广中医药文化，培养了一大批热爱中医药事业的年轻学者和临床医生。

此外，杨建宇教授还非常注重中医药实用技术的培训和临床推广应用。他深知“治未病”的重要性，因此格外重视“治未病”实用技术的培训与推广。他亲自参与组织、举办了多个国家级中医药继续教育项目，为来自全国各地的学员提供了宝贵的学习机会和实践平台。他的弟子们也在他的悉心教导下，逐渐成长为中医药领域的佼佼者。

在中医药事业发展的道路上，杨建宇教授始终保持着对中医药事业的无限热爱和执着追求。他用自己的实际行动诠释着“大医精诚”的深刻内涵，为中医药事业的传承与发展贡献着自己的智慧和力量。他的学术成就和临床经验不仅为中医药学的发展注入了新的活力，也为广大患者带来了福音。

在杨建宇教授漫长的行医生涯中，他始终如一地秉持着“传承精华，守正创新”的核心理念，致力于在古老而深邃的中医药学领域中不断拓宽视野，探索新的领域，发展新的方法与技术。他深信，中医药作为中华民族的瑰宝，蕴含着无尽的智慧与潜力，只要全体中医药工作者齐心协力，不断挖掘、传承与创新，中医药事业必将迎来一个更加璀璨夺目、辉煌灿烂的明天，为人类的健康福祉作出更加卓越的贡献。

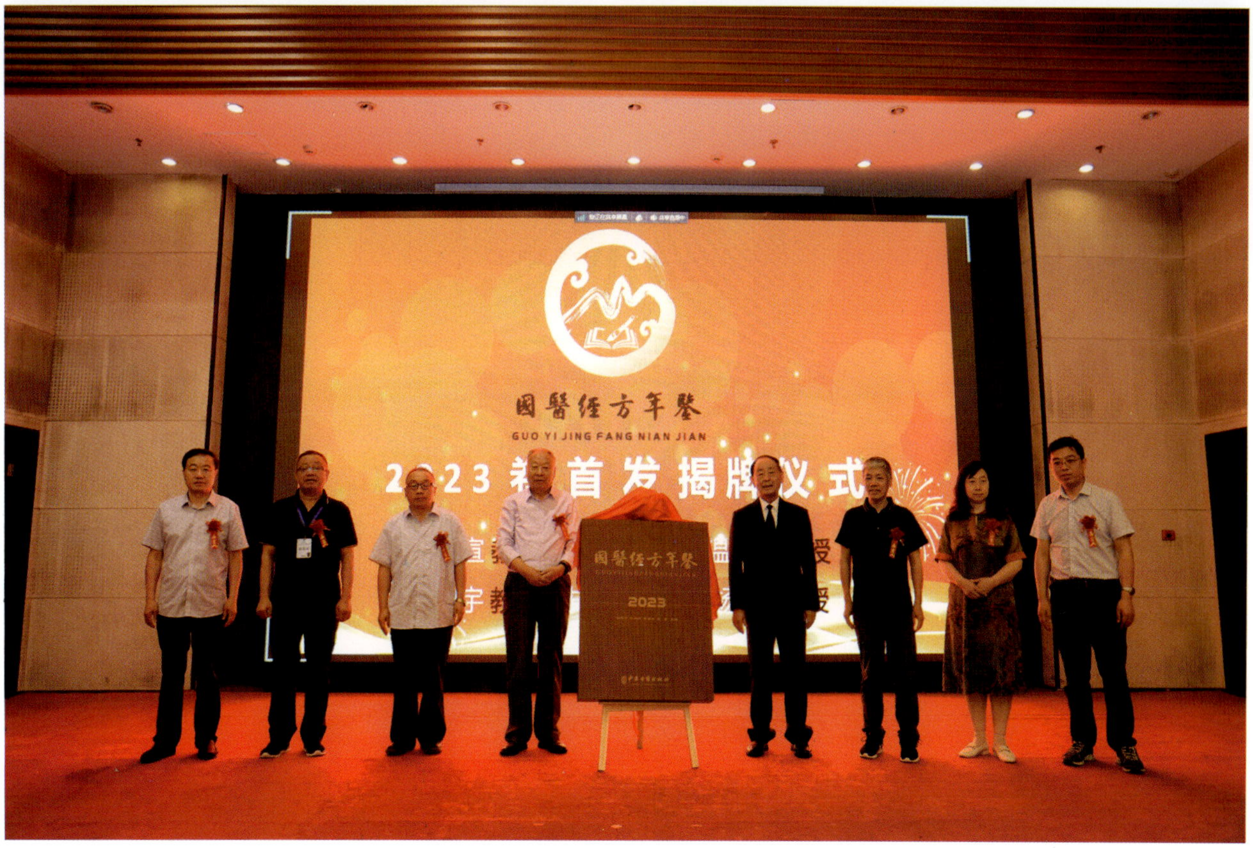

王长江：岐黄之光，照亮肾病与老年医学的探索之路

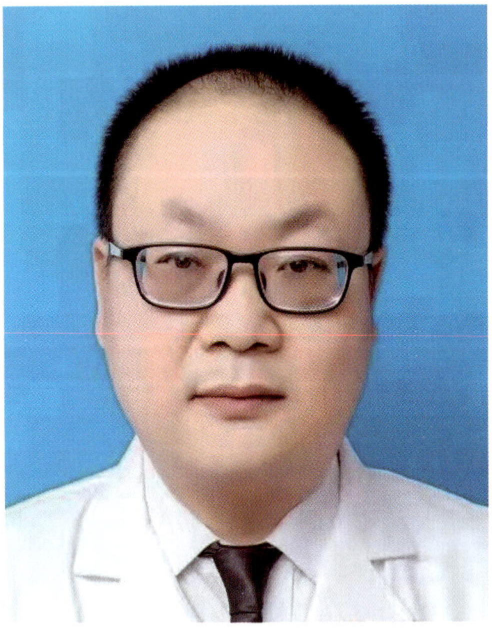

湖北省中医院（湖北中医药大学附属医院）是中医药延伸发展的沃土，滋养着华夏有追求和卓越贡献的医者。有一个忙碌的身影，他不辞辛劳，以深厚的学术底蕴、精湛的医术、无私的奉献精神，在中医药防治肾脏病和老年病的领域里默默耕耘，用他的智慧和汗水浇灌出一朵朵生命之花。他，就是医学博士、副主任医师、副教授、硕士研究生导师——王长江。

学术传承，深耕岐黄

王长江的中医之路，是一条充满挑战与机遇的学术传承之旅。作为国家中医药管理局第七批全国老中医药专家学术经验继承人，他深谙中医传承的重要性。他有幸成为全国名老中医王柏枝名医传承工作室的传承人，这宝贵的学习机会让他深刻体会到中医精髓的博大精深。作为湖北省第九批“博士服务团”成员，他积极投身于中医药事业的发展，用实际行动践行着自己的使命与担当。

在学术领域，王长江拥有多重身份，他是中国民族医药学会肾病分会常务理事、中国社区卫生协会中医药专业委员会委员、中国中药协会肾病中药发展研究专业委员会青年委员、湖北省中医药学会老年医学专业委员会委员、湖北省中医师协会肾病专业委员会委员、湖北省医学生物免疫学会中医免疫分会委员、武汉市中西医结合学会肾病专业委员会委员、中关村炎黄中医药科技创新联盟国医经方传承专业委员会副主任委员，这些头衔不仅是对他学术成就的认可，更是对他在中医药领域深耕细作的肯定。

科研创新，成果斐然

在科研领域，王长江同样展现出非凡的才华与执着。他参与了国家自然科学基金、教育部高等学校博士学科点专项科研基金（博导类）、湖北省自然科学基金重点项目等科研课题，这些研究不仅推动了中医药学的发展，更为临床诊疗提供了坚实的理论基础。同时，他还主持湖北省自然科学基金创新发展联合基金、院级课题各 1 项，这些课题的研究成果也丰富了中医药学的理论体系，为临床实践提供了有力的支持。

王长江的科研成果丰硕，他发表学术论文 10 余篇，副主编及参与编写著作 6 部，任多个核心期刊审稿人。他的学术成就不仅体现在数量上，更在于质量，

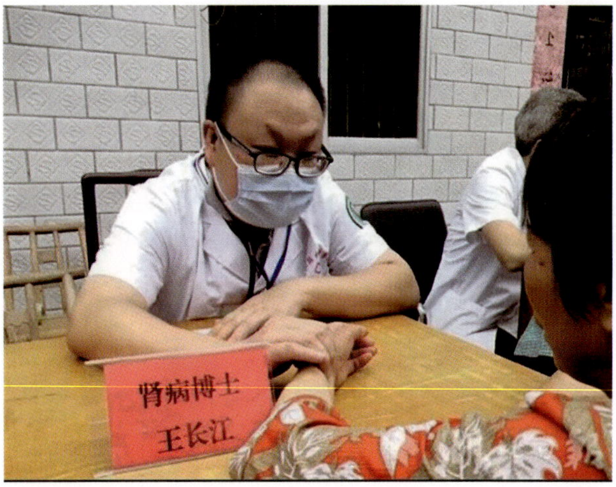

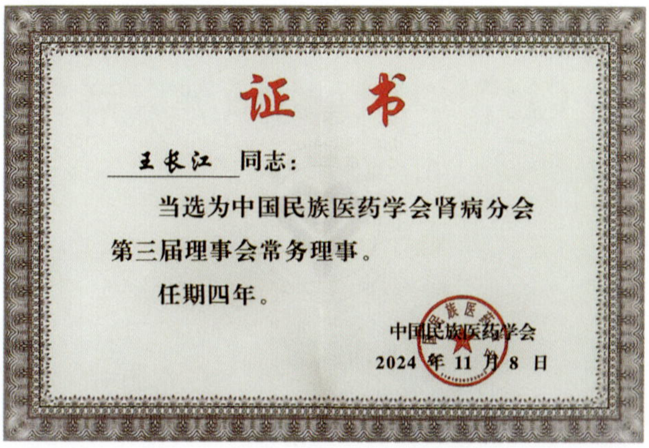

证书

王长江 同志：

当选为中国民族医药学会肾病分会第三届理事会常务理事。

任期四年。

中国民族医药学会

2024 年 11 月 8 日

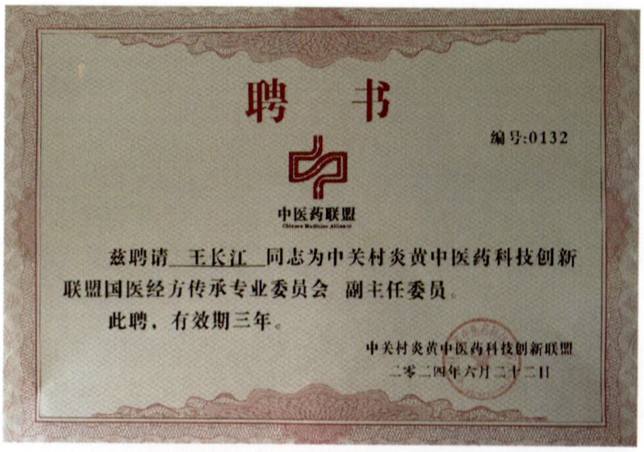

聘书

编号:0132

中医药联盟

兹聘请 王长江 同志为中关村炎黄中医药科技创新联盟国医经方传承专业委员会 副主任委员。

此聘，有效期三年。

中关村炎黄中医药科技创新联盟

二零二四年六月二十二日

每一篇论文、每一部著作都凝聚着他对中医药学的深刻理解和独到见解。他的研究成果多次获奖，包括湖北省科技进步奖二等奖 2 项，中国医院协会技术进步奖和湖北省中医药科学技术奖一等奖各 1 项，这些荣誉不仅是对他个人努力的肯定，更是对中医药事业发展的贡献。

临床精研，医者仁心

在临床工作中，王长江始终坚持“以人为本，因病施治”的原则，他擅长运用中医药防治肾脏病和老年病，以及血液透析患者血管通路的建立和维护。他深知，每一位患者都是独一无二的个体，需要个性化的治疗方案。因此，他总是耐心倾听患者的诉求，仔细分析病情，制订出最适合患者的治疗方案。

王长江的临床经验丰富，他不仅能够准确判断病情，还能够根据患者的体质、年龄、性别等因素，灵活运用中医经典理论，结合现代医学技术，为患者同时提供精准有效的治疗。他的治疗效果显著，赢得了广大患者的信赖和好评。

教学相长，桃李满天下

作为硕士研究生导师，王长江深知“教书育人”的重要性。他始终坚持“身教重于言传”的教育理念，用自己的实际行动为学生树立榜样。他注重培养学生的临床思维和创新能力，鼓励他们勇于探索未知领域，为中医药事业的发展培养了一批批优秀人才。

王长江，一位在中医药领域默默耕耘的医者，用自己的智慧和汗水书写着属于自己的辉煌篇章。他的学术成就、科研成果、临床经验、教学贡献，都充分展现了他对中医药事业的热爱与执着。在未来的日子里，相信他会继续以饱满的热情、坚定的信念，为中医药事业的发展贡献自己的力量，为更多的患者带去健康和希望。王长江，这位岐黄之光，将永远照亮肾病与老年医学的探索之路！

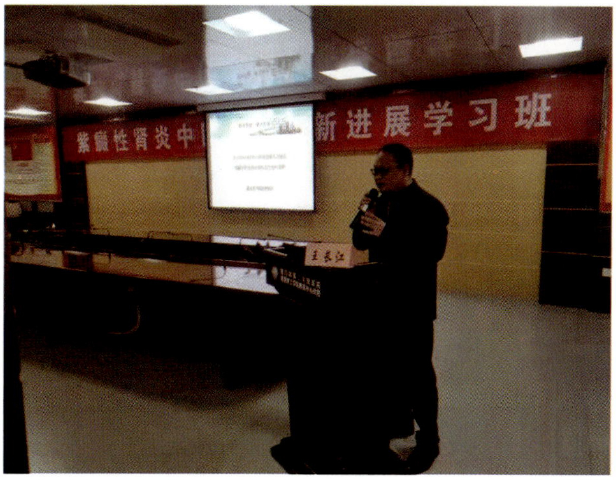

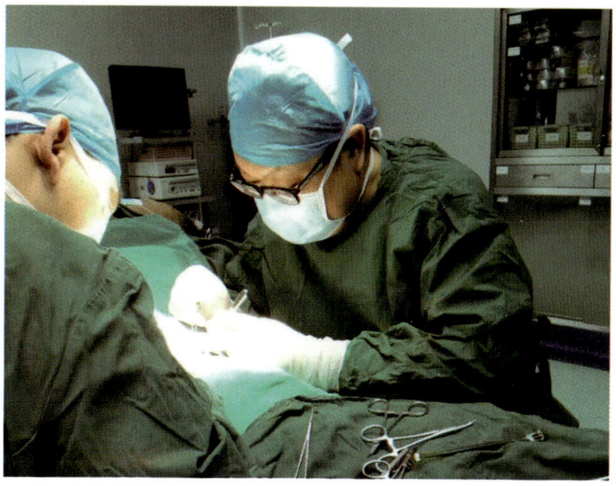

杜学杰：杏林春暖，医者仁心——以经典中医引领健康希望

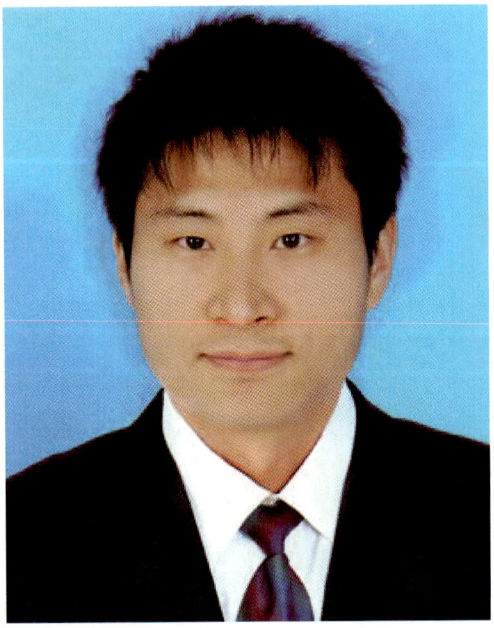

中华大地，历史悠久，文化底蕴深厚，在这片广阔的土地上，中医药学如同一股清泉，滋养着华夏儿女的身心健康。在这股清泉中，有一位以精湛医术、深厚学识、高尚医德的医者，默默耕耘在中医事业的田野上，用实际行动诠释着“大医精诚”的真谛，他就是临朐县蒋峪中心卫生院中医科主任、主治医师——杜学杰。

杜学杰——一个名字看似平凡，却在中医领域成就非凡的医者。作为天津中医药大学针灸推拿专业硕士研究生，深厚的学术积淀让他在临床实践中展现出卓越的医术。同时，作为一名中共党员，他时刻以党员的标准严格要求自己，将为人民服务的宗旨深植于心，体现在每一次诊疗、每一场科普讲座、每一份科研报告中。

学术传承，薪火相传

杜学杰深知，中医的精髓在于传承与创新。他有幸成为全国名中医高树中教授的学术传承人，这一身份不仅是对他学术能力的认可，更是对他未来在中医领域深耕细作的期许。同时，他还是全国基层名老中医药专家谭波学术传承人及潍坊市韩英老中医药专家学术继承人，多重学术传承的身份，让他在中医的道路上越走越宽广，越走越坚定。

在学术探索的道路上，杜学杰从未停歇。他积极参与国家级经方科研项目，与河南王付教授团队合作，发表学术论文《经方十八反合方小柴胡汤、藜芦甘草汤、头风摩散加减辨治眩晕病的临床研究》，此文不仅是对经方应用的深化，更是对中医现代化、科学化发展的有力推动。

临床实践，精益求精

在临床工作中，杜学杰始终坚持中医经典理论指导，将《黄帝内经》《伤寒杂病论》等经典著作的精髓融入日常诊疗之中。他擅长运用传统六经辨证及脏腑经络气血辨证，结合患者的个体差异，制

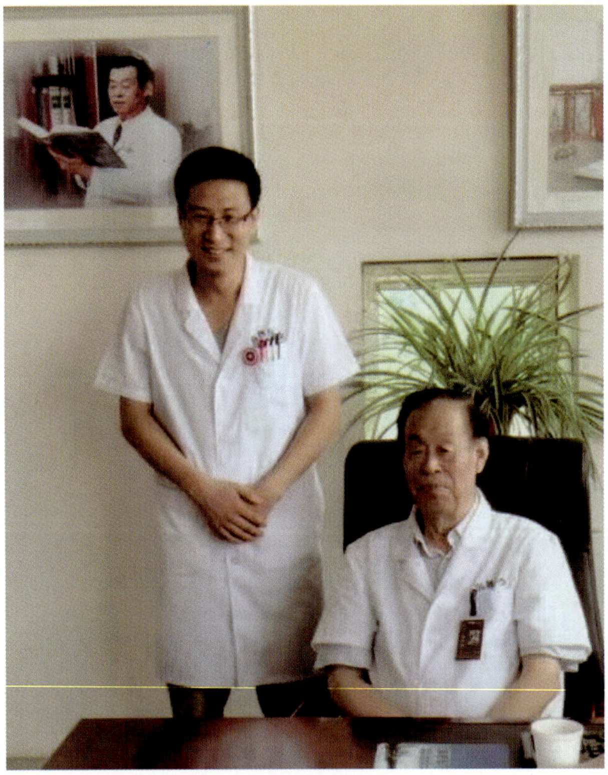

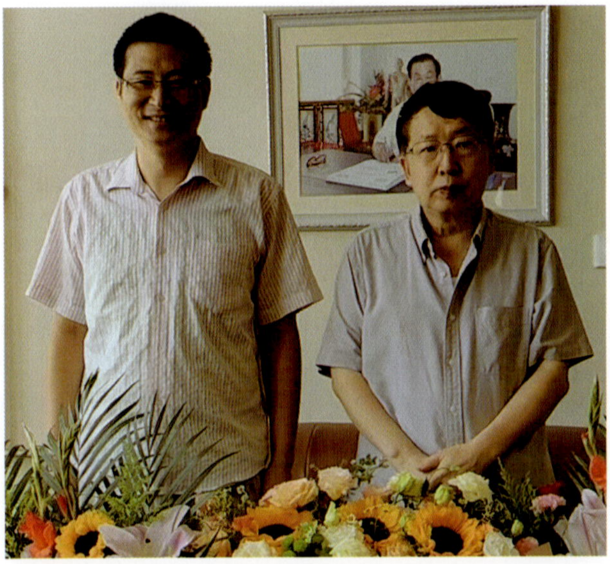

订个性化的治疗方案。无论是面瘫、中风偏瘫、失眠等神经系统疾病，还是感冒、发热、咳嗽等常见外感病，或是糖尿病、萎缩性胃炎等内科慢性病，杜学杰都能凭借丰富的经验和精湛的技术，给予患者有效的治疗。

值得一提的是，杜学杰在男科不育及女科月经不调、痛经等领域也积累了丰富的临床经验。他深知，中医治病不仅仅是解决表面的症状，更重要的是调和人体阴阳，恢复机体的自我调节能力，从而达到“治未病”的目的。此外，对于中轻度皮肤病、中轻度焦虑抑郁、老年病及多系统代谢性疾病等，杜学杰也有独到见解，其治疗效果往往令患者赞叹不已。

科普宣传，惠及万家

除了在临床一线默默奉献，杜学杰还积极投身于中医养生的科普宣传。作为潍坊市首批中医药科普巡讲专家，他深知普及中医知识、提高公众健康素养的重要性。无论是走进社区、学校，还是通过网络平台，杜学杰都不遗余力地传播中医文化，讲解中医养生之道，让更多人了解中医、信任中医、受益于中医。

他的科普文章在中华中医药学会获奖，这不仅是对他科普工作的肯定，更是激励他继续前行的动力。杜学杰相信，只有让更多人了解中医的智慧，才能更好地传承和发展这一宝贵的文化遗产。

荣誉加身，不忘初心

杜学杰的努力与付出得到了社会的广泛认可。他荣获山东省“齐鲁乡村健康希望天使”、潍坊市首届“最美医师”等称号，这些荣誉不仅是对他个人医术和医德的高度评价，更是对他多年来致力于中医事业发展的最好见证。

面对荣誉，杜学杰始终保持谦逊和低调。他说：“我是一名中医人，我的职责就是治病救人，传承中医文化。只要患者需要我，我就会一直干下去。”这份对中医事业的热爱与执着让人动容。

杜学杰用自己的实际行动诠释了“大医精诚”的内涵。在未来的日子里，相信他会继续以精湛的医术、高尚的医德，为更多的患者带去健康与希望，为中医事业的发展贡献自己的力量。在中医这条古老而又充满希望的道路上，他正用自己的脚步，书写着属于自己的精彩篇章！

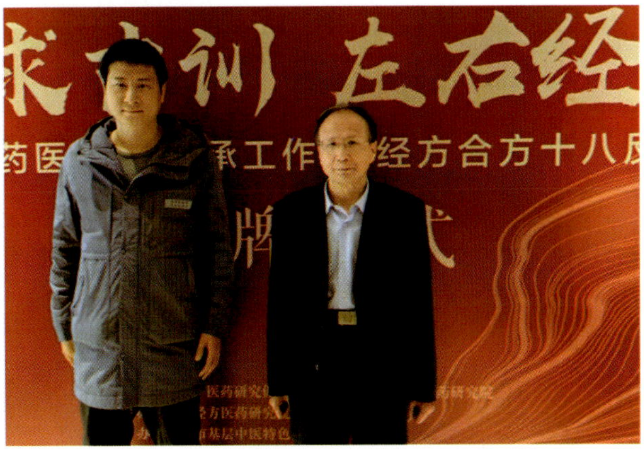

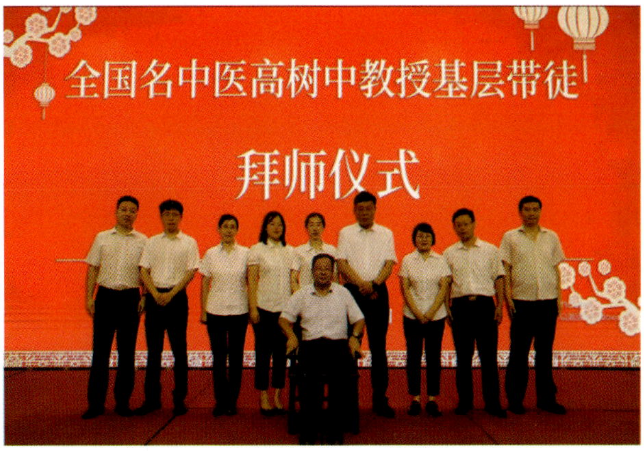

梁会凤：以中医之名，书写医者仁心

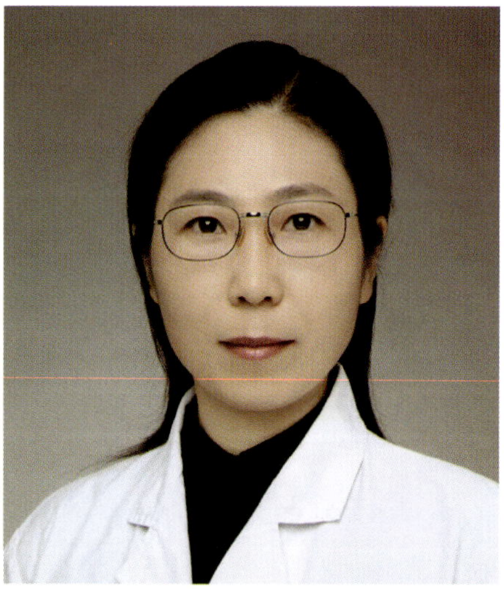

梁会凤：以中医之名，书写医者仁心

在繁华与喧嚣交织的都市一隅，有这样一位医者，她以精湛的医术、高尚的医德，默默守护着社区居民的健康，用中医的智慧与温情，点亮了一盏盏生命之灯。她，就是梁会凤，一位中医全科家庭医生，一位在中医领域深耕细作、不断求索的杰出女性。

学海无涯，师承名门

梁会凤的中医之路，始于2006年。那一年，她从山东中医药大学中医系毕业，怀揣着对中医的无限热爱，踏入了这个古老而又神秘的领域。在校期间，她不仅系统学习了中医基础理论，更在实践中逐渐领悟到中医的博大精深。然而，梁会凤深知，要精进医术，仅凭书本知识和自己临床摸索是远远不够的，只有学习名医名家的理论、跟诊实践，才能快速提高临床技能，解决患者病痛。

功夫不负苦心人，2017年梁会凤有幸拜入上海市名中医张菁教授门下，并荣幸地加入张菁工作室，成为经验传承团队的重要一员。在张教授的精心教导和无私传授下，梁会凤的临床技能得到了显著提升。更宝贵的是，她继承了张菁教授“和阳解凝”的学术精髓，将中医的整体观念和辨证施治原则融入每一次诊疗实践，临床疗效显著提高，让每一位患者都能深刻体会到中医的独特魅力和卓越疗效。

梁会凤所在的天龙社区卫生站，是上海市中医药特色示范社区卫生服务站，这里还迎来了龙华医院名中医顾芸基层工作室的入驻。她有机会跟随顾芸教授及其团队深入学习，不断精进医术。此外，她所在的医院还是陆氏针灸传承研究分中心，梁会凤有幸成为陆氏针灸小组成员，跟师第三代传人苏肇家、谈月涓，系统学习针灸疗法的精髓。

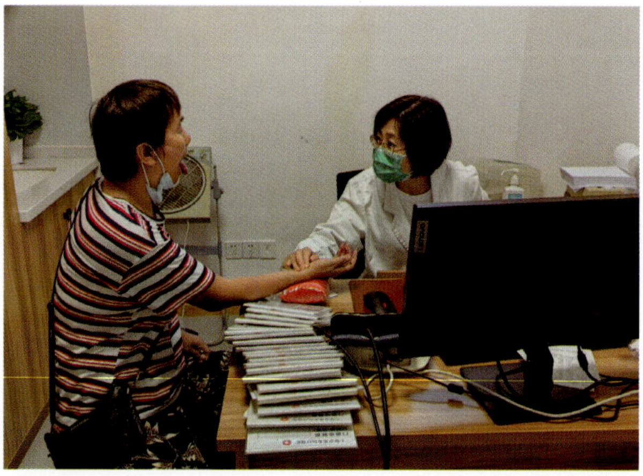

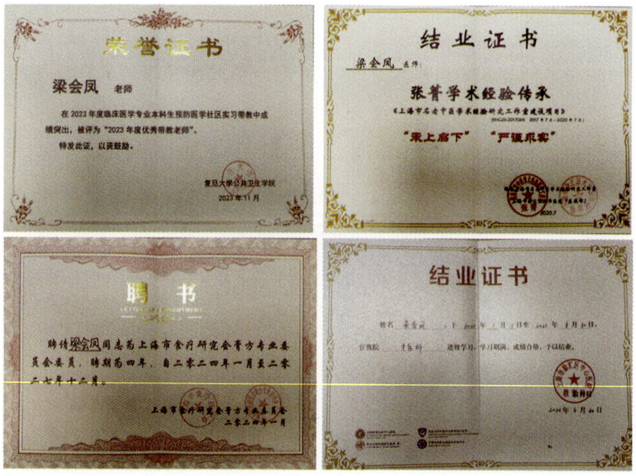

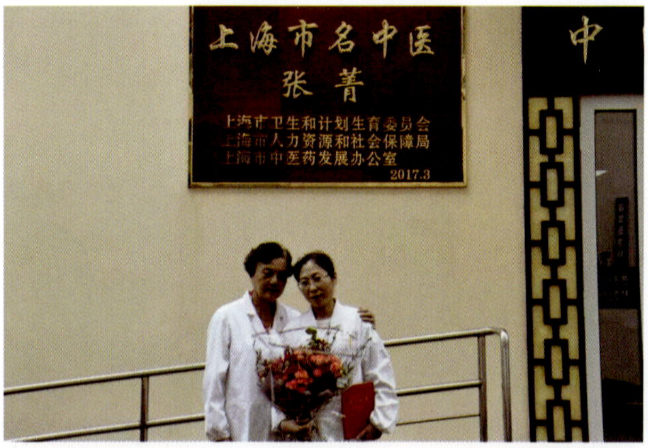

学术成就，行业认可

在行医的道路上，梁会凤从未停止过探索与追求。她不仅是中关村炎黄中医药科技创新联盟国医经方传承专业委员会的常务委员，还是中国医药卫生协会中医药分会第二届委员，以及上海市食疗研究会膏方专业委员会的重要成员。这些职务不仅是对她专业能力的认可，更是她积极参与中医药学术交流、推动中医药现代化发展的重要体现。梁会凤深知，中医的传承与发展离不开开放包容的心态和持续创新的精神，因此，她始终保持着对新知识、新技术的敏锐感知，致力于将传统中医与现代科技相结合，为患者提供更加精准、高效的医疗服务。

社区健康，心系民众

作为社区医院的一名中医全科主治医师，梁会凤将大部分时间和精力都投入了基层医疗工作中。她深知，社区是健康管理的第一道防线，而中医因其“治未病”的理念和简、便、验、廉的特点，在社区卫生服务中具有得天独厚的优势。面对心脑血管疾病、老年性便秘、蛋白尿等社区常见病、多发病，梁会凤运用中西并重的诊疗方法，积累了丰富的临床经验。她擅长运用经方，在中医全科的基础上，特别是在冠心病中医专科及心脏康复领域，形成了全科－专科－康复相结合的诊疗特色。针对冠心病患者常见的心肌缺血、心律失常，以及心梗支架术后不适等症状，制订个性化的治疗方案，有效缓解患者的病痛，提高生活质量。

梁会凤的工作不局限于诊室之内，她还深入社区、学校，开展中医科普健康讲座，参与院部、社区组织的义诊活动，普及中医药养生知识，提升社区民众的自我保健意识，积极倡导健康的生活方式。她的身影成为社区里一道亮丽的风景线，赢得了广大居民的信赖与好评。

展望未来，薪火相传

展望未来，梁会凤满怀信心与期待。她深刻意识到，中医药事业正面临前所未有的发展机遇。作为中医从业者，她认为更应紧跟时代步伐，勇立潮头。为此，她计划进一步深化对中医经方的研究，力求探索出更多适应现代人体质的中医诊疗方法；加强中医科普工作，旨在提升公众对中医的认知度、信任度，并让更多的人从中受益。她热切期盼更多的中医人能致力于学习、传承经典，也希望有更多的人加入学习中医的行列。

梁会凤，这位在中医领域默默耕耘的女性，正以她的智慧、勇气和爱心，书写着属于自己的医者仁心篇章。在这条漫长而又光荣的道路上，她将继续前行，用中医的力量，为人类的健康事业贡献自己的力量。

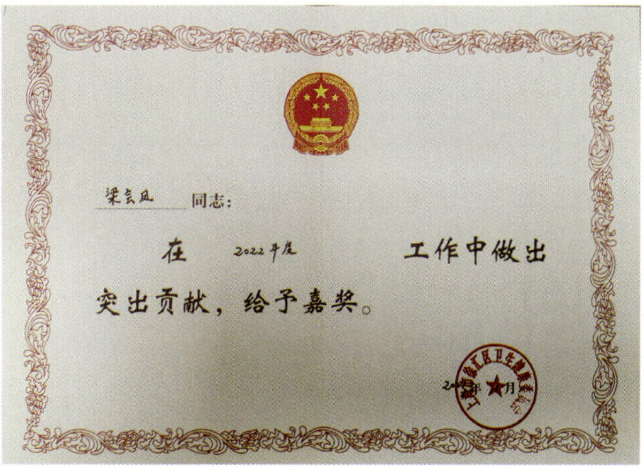
梁会凤 同志：

在 2022年度 工作中做出

突出贡献，给予嘉奖。

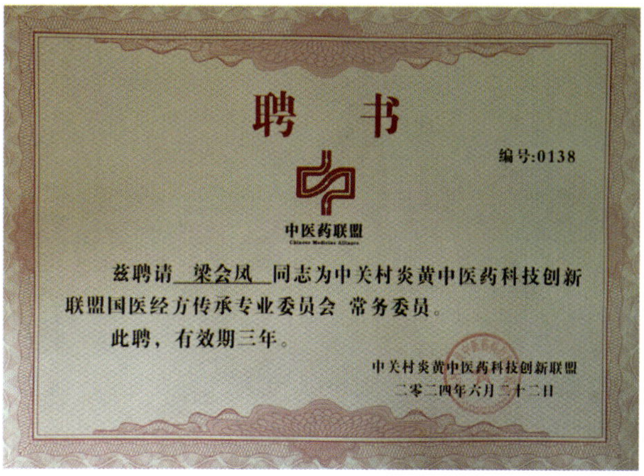
聘 书

编号:0138

中医药联盟

兹聘请 梁会凤 同志为中关村炎黄中医药科技创新联盟国医经方传承专业委员会 常务委员。

此聘，有效期三年。

中关村炎黄中医药科技创新联盟

二零二四年六月二十二日

中国中医药研究促进会
中域药物经济学发展应用中心
中关村炎黄中医药科技创新联盟

关于成立国医经方年鉴编审委员会的通知

各理事，各分支机构、直属各单位：

为了进一步贯彻落实党中央、国务院对中医药工作的重要指示精神，为了更好的挖掘和传承中医药宝库中的精华精髓，加强典籍的研究利用，更好的发挥中医药经典方剂的临床效果，建立中医药经方经药理论与临床研究相结合的全新证据体系，促进中医药经方经药文化的广泛传播。推进我国中医药事业高质量发展，由中国中医药研究促进会、中域药物经济学发展应用中心、中关村炎黄中医药科技创新联盟共同成立“国医经方年鉴编审委员会”，由中国中医药研究促进会仲景医学研究分会、中国中医药研究促进会唐祖宣工作委员会具体负责，中国中医药研究促进会仲景医学研究分会具体落实编辑出版《国医经方年鉴》的相关工作。现将国医经方年鉴编审委员会名单公布如下：

编审委员会主任委员：唐祖宣、高武；执行主任委员：杨建宇、高泉。

特聘专家：王金桥、王耀光、见国繁、毛海峰、叶娟娟、刘枫、刘冠军、刘海燕、许滔、何本鸿、宋红旗、张小平、张华东、张景组、陈琦军、范焕芳、忽中乾、郑佳新、柳红芳、唐文生、曹丽琼等。

副主任委员：马存根、王祥麒、王寅、巴艳、曲夷、曲丽芳、李小会、李吉彦、李宇航、吴智兵、宋俊生、张炜 、张喜奎、郁保生、柳成刚、唐丽、唐晓燕、唐静雯、韩雪。

常务委员：马存根、马建峰、马锐、王云亭、王庆侠、王金凤、王贵双、 王祥麒、王寅、王鹏、牛宛柯、牛俐、巴艳、石晶、付蓉、冯堃、曲夷、 曲丽芳、任统伟、邬晓东、刘明珠、刘树辉、刘冠军、刘理琴、刘景源、 许世闻、李小会、李吉彦、李宇航、李青、李俊莲、李淼、李德辉、李薇、杨建宇、杨蕾、吴智兵、沈会、宋丽娟、宋俊生、张炜、张晓阳、 张继烈、张喜奎、张景组、陈国唤、陈思法、邵冬珊、邵明义、范焕芳、 郁保生、周荣双、庞明华、赵书瑜、赵铭宇、柳成刚、柳华伟、钟薏、 段旭、侯仙明、侯敬丽、郭磊磊、唐丽、唐祖宣、唐晓燕、唐静雯、黄志华、黄建军、常晓、梁健、尉杰忠、韩雪、谢世平。

委员：于婧文、马存根、马兆楠、马建峰、马晓峰、马喜、马锐、王云亭、王玉莲、王玉祥、王玉银、王世民、王庆侠、王佳娣、王金凤、王贵双、王勇、王祥麒、王唯丞、王猛、王寅、王博洋、王惠君、王新、王聪、王磊、牛宛柯、牛俐、尹怡、尹超群、巴艳、邓潇、石志兴、石晶、叶钊、付蓉、代卫锋、冯堃、曲夷、曲丽芳、吕学鹏、仲崇副、 任统伟、邬晓东、庄扬名、刘可心、刘明珠、刘学普、刘春云、刘春青、 刘树辉、刘俊宥、刘飒、刘冠军、刘姝晨、刘振华、刘晓琴、刘理琴、 刘琦、刘慧英、许世闻、孙启光、孙春霞、纪云、苏伊璠、苏佳硕、杜延军、杜毓洁、巫廷春、李小会、李少松、李从义、李永新、李吉彦、 李西双、李宇航、李红霞、李志刚、李苏垚、李青 、李修元、李俊莲、李亮、李洪涛、李莉、李晓慧、李铁、李梅、李淼、李德辉 、杨阳、杨宏玲、杨征宇、杨炼 、杨洪志、杨洋、杨峰、杨蕾、肖明中、吴春生、吴晋英、吴智兵、余珊珊、宋双敬、宋丽娟、宋俊生、宋磊磊、张义、张广利、张宇、张红霞、张志其、张丽国、张利斌、张诏、张炜、张秋平、张晓阳、张继烈、张铖、张喜奎、张景组、张道远、陈国唤、陈思法、陈敏、陈维志、邵冬珊、邵明义、武冰、武鹏、苗珠月、郁保生、 易华、季秀丽、周玉华、周丽华、周岑烜、周劲勇、周荣双、周荣新、 庞明华、郑婕、孟宏伟、孟欣、孟涛、孟鹏飞、赵书瑜、赵亚波、赵志英、赵丽娜、赵妍妍、赵铭宇、柳成刚、柳华伟、钟薏、段旭、侯仙明、 侯敬丽、施长征、姜威、洪宝玲、聂皎、原焕勇、徐光亚、殷保安、 殷培、郭玲、郭磊磊、唐丹、唐丽、唐骅、唐晓燕、唐倩、唐静雯、 桑茂、黄志华、黄宏烨、黄建军、常晓、常程、梁西满、梁健、尉杰忠、彭立、葛国岚、韩雪、嵇天一、程传印、曾超、温荣达、谢世平、翟厚峰、魏文悦。

希望各有关单位及专家在国医经方年鉴编审委员会的领导下，认真严谨、科学、踏实地开展好《国医经方年鉴》的征稿、编辑、出版等工作，为中医药经方经药的学术进展与临床疗效的提高服务，为健康中国的大健康事业贡献力量！

协调人：王晨

联系人：张义

中国中医药研究促进会

中域药物经济学发展应用中心

中关村炎黄中医药科技创新联盟

2022 年 3 月 29 日

《国医经方年鉴》编审委员会

委　员： 于婧文　马存根　马兆楠　马建峰　马晓峰　马　喜　马　锐

王云亭　王玉莲　王玉祥　王玉银　王世民　王庆侠　王佳娣

王金凤　王贵双　王　勇　王祥麒　王唯丞　王　猛　王　寅

王博洋　王惠君　王　新　王　聪　王　磊　牛宛柯　牛　俐

尹　怡　尹超群　巴　艳　邓　潇　石志兴　石　晶　叶　钊

付　蓉　代卫锋　冯　堃　曲　夷　曲丽芳　吕学鹏　仲崇副

任统伟　邬晓东　庄扬名　刘可心　刘明珠　刘学普　刘春云

刘春青　刘树辉　刘俊宥　刘　飒　刘冠军　刘姝晨　刘振华

刘晓琴　刘理琴　刘　琦　刘慧英　许世闻　孙启光　孙春霞

纪　云　苏伊璠　苏佳硕　杜延军　杜毓洁　巫廷春　李小会

李少松　李从义　李永新　李吉彦　李西双　李宇航　李红霞

李志刚　李苏垚　李　青　李修元　李俊莲　李　亮　李洪涛

李　莉　李晓慧　李　铁　李　梅　李　淼　李德辉　杨　阳

杨宏玲　杨征宇　杨　炼　杨洪志　杨　洋　杨　峰　杨　蕾

肖明中　吴春生　吴晋英　吴智兵　余珊珊　宋双敬　宋丽娟

宋俊生　宋磊磊　张　义　张广利　张　宇　张红霞　张志其

张丽国　张利斌　张　诏　张　炜　张秋平　张晓阳　张继烈

张　钺　张喜奎　张景组　张道远　陈国唤　陈思法　陈　敏

陈维志　邵冬珊　邵明义　武　冰　武　鹏　苗珠月　郁保生

易　华　季秀丽　周玉华　周丽华　周岑坦　周劲勇　周荣双

周荣新　庞明华　郑　婕　孟宏伟　孟　欣　孟　涛　孟鹏飞

赵书瑜　赵亚波　赵志英　赵丽娜　赵妍妍　赵铭宇　柳成刚

柳华伟　钟　慧　段　旭　侯仙明　侯敬丽　施长征　姜　威

洪宝玲　聂　皎　原焕勇　徐光亚　殷保安　殷　培　郭　玲

郭磊磊　唐　丹　唐　丽　唐　骅　唐晓燕　唐　倩　唐静雯

桑　茂　黄志华　黄宏烨　黄建军　常　晓　常　程　梁西满

梁　健　尉杰忠　彭　立　葛国岚　韩　雪　嵇天一　程传印

曾　超　温荣达　谢世平　翟厚峰　魏文悦

联络人： 王　晨　张　义

《国医经方年鉴》编辑委员会

《国医经方年鉴》联络站

陕西省联络站：

站　　长： 侯亚峰

副 站 长： 李　强　曹建文　习　鹏　侯雨含

河南省联络站：

站　　长： 崔海洋

副 站 长： 赵育仁　魏琳又

贵州省联络站：

站　　长： 李朝东

副 站 长： 宋建霞　徐安春

云南省联络站：

站　　长： 李朝东

副 站 长： 李　伟　杨世旺

湖北省联络站：

站　　长： 代铁柱

山东省联络站：

站　　长： 李慎丰

河南省宛城区联络站：

站　　长： 卢世耀

广东省联络站：

站　　长： 黄源平

副 站 长： 吴青苗（吴泽慧）　叶超平

湖南省联络站：

站　　长： 刘春环

副 站 长： 廖　阳　胡建军

河南省郑州市联络站：

站　　长： 翟耀明

副 站 长： 赵伟　翟建东

河南省南召县联络站：

站　　长： 布明亮

副 站 长： 任国洋　朱　钦

江西省修水县联络站：

站　　长： 丁俊仕

贵阳市乌当区联络站：

站　　长： 王宽琴

《国医经方年鉴》参编单位

批准单位：

中国中医药研究促进会

中域药物经济学发展应用中心

中关村炎黄中医药科技创新联盟

执行单位：

中国中医药研究促进会仲景医学研究分会

中国中医药研究促进会唐祖宣工作委员会

主编单位：

《国医经方年鉴》编审委员会

北京经方年鉴中医文化中心

支持单位：

中华中医药中和医派杨建宇京畿豫医工作室

中关村炎黄中医药科技创新联盟国医经方传承专业委员会

北京国典传承公益基金会

中科华盛（北京）文化发展中心

国医经方（天津）医学研究有限公司

广西南宁市希康堂健康管理有限公司

合作单位：

北京明医阁中医院

爱国工程研究院

西安莱特医生集团有限公司

河南经方云科技有限公司

國醫经方年鑒

GUO YI JING FANG NIAN JIAN

国医经方年鉴微信公众平台　　　经方学园在线学习平台

《国医经方年鉴》官方网址：www.jingfangwang.cn

国医经方临床应用数据库官方网址：www.jingfang.org.cn

国医经方传承专业委员会官方网址：www.guoyijingfang.org.cn

咬定青山不放松！

——写在《国医经方年鉴》2024 卷之前

前言

FOREWORD

一生二，二生三，三生万物……在中医药传承创新的征程中，《国医经方年鉴》2024 卷即将破茧而出！三载春秋淬炼，逾千页皇皇巨帙，内容与版式双重突破——这部承载医圣智慧的时代典籍，不仅树立了经方研究新标杆，更昭示着岐黄之术的永恒生命力。值得期待！值得点赞！

前几年，有一部经典且成功的电视连续剧《士兵突击》，生动展现一个平凡士兵通过咬牙坚持和努力拼搏，即使在最普通、最平凡的岗位上，最终也一定会取得突破和不平凡成绩的故事。剧中“钢七连”的“不抛弃、不放弃”名言警句犹在耳边回响，令我不禁想起《国医经方年鉴》编辑团队的奋斗历程。自 2022 卷至 2024 卷，团队同人秉烛奋战、矢志不渝：缺资金，想法筹借；缺人才，诚心延请；缺专家，诚恳礼聘；缺内容，多方搜阅；时间紧，无怨加班……正是这种勤勤恳恳、踏踏实实、不怕困难、不怕麻烦、不怕辛劳的精神，终铸就《国医经方年鉴》三大卷。这不仅是中医经方发展的里程碑，更是中医药文化传承的丰碑；既是“中医万岁”的生动诠释，也是所有经方人的荣耀！全球中医药从业者将为此振奋，亿万养生受益者必为之喝彩！《国医经方年鉴》团队，你们是最棒的！你们是“经方”传承的领航者，是中医药发展的筑梦人！你们是中医药界最可爱的人！

“经方”与“经药”的发展，喜忧参半。喜的是，“经方”临床应用如火如荼，虽尚未全面进入主流中医医疗机构体系，但在基层中医机构中展现出显著的实用价值。忧的是，“经方”的学术研究体系，尤其是“经药”配伍机理等核心领域，仍存在基础研究薄弱、理论创新不足等发展瓶颈，亟待通过多学科交叉深化研究。对于“经方”方证和“经方”临床规范化的研究与推广，都需要我们做更多的工作。部分研究者脱离经典原文阐释经方机理，单纯依托现代方剂学理论进行解读。殊不知，现代方剂学基本理论体系构建于中西医结合框架之下，与“经方”诞生的古代东方哲学思维存在明显差异，严重阻碍了“经方”的传承与应用。以讹传讹的现象，影响十分恶劣。尤其是部分研究割裂方证与药物的内在联系，导致临床实践中出现“方证相符但药材失准”的现象，这样下去，怎么保证临床疗效呢？如桂枝汤中的桂枝，在汉朝时桂枝并未入药。张仲景在汉朝时都是用肉桂，而桂枝正式入药是在明清时期。这也是许多经方大咖都说桂枝汤是古代强壮剂的原因。这样，也可以解释桂枝加桂汤、桂枝茯苓丸、金匮肾气丸、温经汤、五苓散用桂枝的机理了。同样，茵陈蒿汤，为什么不是茵陈汤呢？因为“茵陈”与“茵陈蒿”并不是一回事！为什么麦门冬“养阴”功能并不能圆“生脉饮”“麦门冬汤”“炙甘草汤”中大量应用“麦门冬”的机理？因为大家没有在意《神农本草经》中麦门冬主治“心腹结气”“伤中”“胃络脉绝”，而仅仅信奉在清晚期才被臆想的“滋阴”“养阴”功效。如果大家都放弃《神农本草经》的学习与研读，“经药”就会永无发展之日。如果“经药”不能实现健康发展，“经方”用药可能被异化，那么“经方”的临床疗效就无法得到保证，最终中医药将会失去优势！因此，必须重视“经方”“经药”的学术研究。唯有坚持“以经方理论解释经方实践”的研究，才能确保经方学术体系沿着正确方向行稳致远，最终实现中医药原创理论的现代转化，实现守正创新的学科使命。

《国医经方年鉴》的编纂实践，本质上是促进构建“经方－经药－经典”三维学术矩阵的系统工程。作为新时期中医药守正创新的典型范式，其价值维度已超越传统年鉴的资料汇编功能，更承载着道地性传承与创新性发展的双重使命。《国医经方年鉴》是在刘从明编审、马艳茹总编的支持和我的倡导下，历经筹备阶段的多方论证，最终，在中国中医药研究促进会、中关村炎黄中医药科技创新联盟及国医大师唐祖宣教授、高武会长的领导下，由我的中和医派门徒张义、王丽娟等组成专业团队实施编辑而成。张义领导的编辑团队不辱使命，无私奉献，默默耕耘，创造的硕果——《国医经方年鉴》，必将为中医药“经方”“经药”发展贡献力量！

我们相信，在新时代新征程中，《国医经方年鉴》一定会越来越好！《国医经方年鉴》团队一定会“咬定青山不放松”，不忘初心，迎接更美好的明天！愿我们的中医药早日再度辉煌，成为人类共享的主流医学，成为人类卫生健康共同体的重要支撑！

美丽中国有中医！

中医万岁！

杨建宇

2025 年 4 月 3 日

乙巳年三月初六・医祖岐伯纪念日

中国・新密・岐伯山

编辑说明

1. 编辑主体

《国医经方年鉴》的编辑工作是在国医经方年鉴编审委员会的指导下，由《国医经方年鉴》编委会办公室负责具体实施。国医经方年鉴编审委员会是由中国中医药研究促进会、中域药物经济学发展应用中心、中关村炎黄中医药科技创新联盟等单位共同批准成立，国医经方年鉴编审委员会成员由国医大师、国家级名老中医，中医药领域专家、学者、社会知名人士、企业经营管理专家等300余人组成。

2. 编辑原则

传承与创新相结合：既要尊重并传承传统中医药文化的精髓，又要结合现代科技与实践，进行创新和发展。确保年鉴既具有深厚的历史底蕴，又能体现时代精神。科学性与实用性并重：既要坚持科学严谨的态度，也注重实用性，力求使年鉴的内容贴近临床实践，方便读者查阅和应用。

系统性与完整性相统一：既要注重经方的系统整理和分类，构建完善的经方知识体系，确保年鉴的完整性。

可读性与美观性相协调：我们注重年鉴的可读性，采用通俗易懂的语言进行编写，方便读者理解。同时，我们也注重美观性，通过合理的排版和精美的印刷，使年鉴具有更高的观赏价值。

3. 编辑宗旨

《国医经方年鉴》编委会通过系统整理、科学分类、守正创新、精确解读的方式，将国医的经方智慧呈现给广大读者，以推动中医药事业的创新与发展。

4. 篇章结构

《国医经方年鉴》2024卷设11个栏目：

政策法规选编；年度大事记；年度活动；年度图书；学术成果；经方医案；名医名方；杏林人物；经验交流；年度成果；经方名医。

5. 组稿途径

之一：政府信息网站正式发布的信息资讯；

之二：行业主要媒体公开刊发的信息资讯；

之三：各级中医药行政机构、一级学会、科研院所、医疗机构等相关人员推选的稿件；

之四：国医经方年鉴编审委员会成员推荐稿件；

之五：年鉴编委会“关于组织编纂《国医经方年鉴》2024卷”征稿通知，下发各相关单位。

《国医经方年鉴》采用精装国际流行大16开本，图文并茂，是由中医古籍出版社出版并面向全国发行的一部集政策性、指导性、实用性和史料性于一体的专业性年刊，是当代中医药人继承、创新、发展与信息交流的重要平台，是广大读者了解经方理论研究及临床应用的重要窗口，也是一部极具珍藏价值的大型历史文献类工具书。我们期待《国医经方年鉴》能够成为中医药领域的一部重要参考书，为广大中医药工作者和爱好者提供有益的帮助。同时，我们也希望本书能够推动中医药文化的传承与发展，让更多的人了解和接受中医药，共同为人类的健康事业作出贡献。因编者水平有限，书中难免存在疏漏和不足之处，请专家、同行和读者批评、指正。

《国医经方年鉴》编辑委员会

2025年1月

目　录

政策法规

年度大事记

年度活动

年度图书

学术成果

经方医案

名医名方

经验交流

年度成果

杏林人物

经方名医

国医经方年鉴

2024

政策法规

国务院办公厅关于印发中医药振兴发展重大工程实施方案的通知

国办发〔2023〕3号

各省、自治区、直辖市人民政府，国务院各部委、各直属机构：

《中医药振兴发展重大工程实施方案》已经国务院同意，现印发给你们，请认真贯彻执行。

国务院办公厅

2023年2月10日

（此件公开发布）

中医药振兴发展重大工程实施方案

中医药是我国重要的卫生、经济、科技、文化和生态资源，传承创新发展中医药是新时代中国特色社会主义事业的重要内容，是中华民族伟大复兴的大事。为贯彻落实党中央、国务院决策部署，加大“十四五”期间对中医药发展的支持和促进力度，着力推动中医药振兴发展，制定本实施方案。

一、总体要求

（一）指导思想。以习近平新时代中国特色社会主义思想为指导，深入贯彻党的二十大精神，统筹推进“五位一体”总体布局，协调推进“四个全面”战略布局，认真落实党中央、国务院决策部署，坚持稳中求进工作总基调，立足新发展阶段，完整、准确、全面贯彻新发展理念，构建新发展格局，坚持以人民健康为中心，加大投入与体制机制创新并举，统筹力量集中解决重点领域、重要环节的突出问题，破除制约高质量发展的体制机制障碍，着力改善中医药发展条件，发挥中医药特色优势，提升中医药防病治病能力与科研水平，推进中医药振兴发展。

（二）基本原则。增强能力，服务群众。加大支持力度，加快发展覆盖全生命周期的中医药健康服务，促进中西医协同发展，统筹推进中医药医疗、教育、科研、产业、文化等发展，满足人民群众日益增长的中医药需求。

遵循规律，发挥优势。坚持守正创新，继承不泥古，创新不离宗，遵循中医药自身发展规律，充分利用现代科学成果和技术方法，巩固和发扬中医药特色优势，推进中医药现代化、产业化，推动中医药走向世界。

提高质量，均衡发展。推进高素质人才队伍和优质高效中医药服务体系建设，健全中医药协同创新体系，促进中药质量提升和产业高质量发展。提升基层中医药服务水平，促进中医药优质资源扩容和区域均衡布局。

创新机制，激发活力。在实施重大工程的同时，配套完善符合中医药特点的体制机制和政策措施，充分调动各方积极性，形成合力，激发中医药振兴发展的巨大潜力和活力。

（三）建设目标。到2025年，优质高效中医药服务体系加快建设，中医药防病治病水平明显提升，中西医结合服务能力显著增强，中医药科技创新能力显著提高，高素质中医药人才队伍逐步壮大，中药质量不断提升，中医药文化大力弘扬，中医药国际影响力进一步提升，符合中医药特点的体制机制和政策体系不断完善，中医药振兴发展取得明显进展，中医药成为全面推进健康中国建设的重要支撑。

二、中医药健康服务高质量发展工程

着力彰显优势、夯实基层、补齐短板，健全中医药服务体系，促进优质中医医疗资源均衡布局，发挥中医药整体医学优势，提供融预防保健、疾病治疗和康复于一体的中医药健康服务。

（一）中医药服务体系“扬优强弱补短”建设。

1. 建设目标。推进建设优质高效中医药服务体系，基本实现县办中医医疗机构全覆盖，显著提升中医药重大疾病防控救治和应急处置能力，推动优质医疗资源扩容和均衡布局，更好满足群众就近享有高质量中医医疗服务需求。

2. 建设任务。一是在国家医学中心和国家区域医疗中心建设项目总体布局中，依托现有资源，择优遴选建设若干国家中医医学中心；支持高水平中医医院作为输出医院，在优质中医医疗资源短缺、转外就医多的地区，依托当地现有资源，院地合作、省部共建，实施若干国家区域中医医疗中心建设项目。二是建设一批国家中医优势专科，强化设备配备，优化完善中医诊疗方案，提升中医临床疗效。三是以地市级中医医院为重点，建设130个左右中医特色突出、临床疗效显著、示范带动作用明显的中医特色重点医院。四是依托现有资源，建设一批中医康复中心，推动地方加强中医康复科建设，提升中医药康复服务能力和水平。五是布局35个左右国家中医疫病防治基地，开展中医医院传染病防治能力建设。六是加强县级中医医院“两专科一中心”建设，每个县级中医医院建成2个中医特色优势专科和1个县域中医药适宜技术推广中心；在县级医院提标扩能项目中，支持脱贫地区、“三区三州”、原中央苏区、易地扶贫搬迁安置地区县级中医医院基础设施建设；依托基础条件比较好的乡镇卫生院，在“三区三州”建设64个中医县域医疗中心。七是加强基层医疗卫生机构中医馆建设，实现全部社区卫生服务中心和乡镇卫生院设置中医馆、配备中医医师，提升中医馆服务能力。八是实施名医堂工程，按照品牌化、优质化、规范化、标准化的建设要求，分层级规划布局建设一批名医堂，推动名医团队入驻，服务广大基层群众。

3. 配套措施。一是各级中医药主管部门要会同卫生健康部门、疾控部门进一步健全中西医协同疫病防治机制，确保中医药第一时间参与传染病防治和突发事件卫生应急处置，深度介入预防、治疗和康复全过程。二是各地要切实履行建设主体责任，落实土地、规划等建设条件，加强土地节约集约利用，严格土地使用标准，统筹考虑当地中医药发展基础和建设条件，因地制宜开展建设。三是各地要统筹加大政策支持力度，推进管理体制改革，支持中医医院建立健全现代医院管理制度，落实“两个允许”要求，深化人事薪酬制度改革，完善医院补偿机制，落实中医药服务价格、医保支付倾斜政策，鼓励在中药制剂和中医技术应用等方面制定更加灵活的政策。

4. 部门分工。国家发展改革委、国家中医药局、财政部、国家卫生健康委、人力资源社会保障部、自然资源部、住房城乡建设部、国家医保局、国家疾控局、国家药监局等负责，排第一位的为牵头单位，下同。

（二）中医治未病能力建设。

1. 建设目标。结合实施健康中国行动，通过实施区域中医治未病中心试点建设和重点人群中医药健康促进项目，总结探索中医治未病理念融入健康维护和疾病防治全过程的方式，形成可推广的中医治未病健康工程升级模式。

2. 建设任务。一是推动若干地级市开展区域中医治未病中心试点建设，探索相关政策机制，推广适宜技术，普及健康知识，进一步带动提升区域中医治未病服务能力。二是实施重点人群中医药健康促进项目，开展中医适宜技术防控儿童青少年近视试点、妇幼健康中医适宜技术推广试点。

3. 配套措施。制定落实健康中国行动中医药健康促进专项政策措施。各地要积极实施中医药健康促进行动，加大支持力度，积极探索发挥中医治未病价值作用的政策机制。区域中医治未病中心建设试点城市和重点人群中医药健康促进项目单位要创新思路，探索积累有益经验。

4. 部门分工。国家中医药局、财政部、国家卫生健康委、国家疾控局等负责。

（三）中医药老年健康服务能力建设。

1. 建设目标。积极应对人口老龄化，发展中医药老年健康服务，发挥中医药在老年人慢性病、重大疑难疾病治疗和疾病康复中的重要作用和优势，增加中医药老年健康服务供给，创新服务模式，建成老年医学中医药高地。

2. 建设任务。一是推动有条件的省份依托现有资源，开展老年中医药健康（治未病）中心试点，探索完善中医药老年健康服务模式，提升临床、康复、护理、慢性病管理、科学研究、健康管理能力。二是推动二级以上中医医院加强老年病科建设，增加老年病床数量，开展老年病及相关慢性病防治和康复护理。

3. 配套措施。国家中医药局要进一步完善中医医院老年病科建设标准，制定省级老年中医药健康（治未病）中心建设指南。各地要将中医药老年健康服务纳入本地区健康服务或养老服务相关规划，加大对中医药老年健康服务的支持力度。在中医药老年健康人才培养、学科建设、岗位管理、薪酬分配等方面给予更灵活的政策支持。加强中医药健康、养老服务模式和服务内容探索创新，形成好的经验和做法。

4. 部门分工。国家中医药局、国家卫生健康委、人力资源社会保障部、民政部等负责。

（四）中医药数字便民和综合统计体系建设。

1. 建设目标。基本建成国家中医药综合统计体系、中药质量信息数据标准和统计体系，实现公立中医医院信息互联互通标准化成熟度测评、电子病历系统应用水平分级评价达到国家要求，利用现代信息技术，改善患者就医体验。

2. 建设任务。一是围绕“互联网+医疗健康”“五个一”服务要求，开展智慧中医医院建设，支撑便民惠民服务。二是制定国家中医药综合统计制度，依托现有资源建设国家、省级两级平台，构建统一规范的数据标准和资源目录体系，基本建成国家中医药综合统计体系。三是开展中医医院信息化基础达标建设，推进中医医院通用电子信息系统的开发和试点应用。四是制定国家中药质量信息统计制度，依托现有资源建设国家、省级两级平台，构建统一规范的中药质量信息数据标准和统计体系。

3. 配套措施。国务院有关部门要统筹规划国家中医药综合统计体系，加强部门协调，建设国家级工作平台。各地要将综合统计、信息化工作纳入规划，落实主体责任，配备专职人员，加大实施保障力度，有针对性地开展区域综合试点和各类专项试点。项目单位要高度重视中医药综合统计、信息化建设工作，加强人才队伍建设。

4. 部门分工。国家中医药局、国家药监局、国家统计局牵头负责，财政部、科技部、教育部、国家卫生健康委、农业农村部、国家林草局、工业和信息化部等负责。

三、中西医协同推进工程

建立中西医协同长效机制，健全中西医临床协同体系，提升中西医协同攻关水平，“宜中则中、宜西则西”，为人民群众提供更高水平的中西医结合医疗服务。

（一）中西医结合医疗模式创新建设。

1. 建设目标。建设推广“有机制、有团队、有措施、有成效”的中西医结合医疗模式，提高中西医结合临床水平。

2. 建设任务。建设 50 个左右中西医协同“旗舰”医院、一批中西医协同“旗舰”科室，辐射带动提升区域中西医结合整体水平。

3. 配套措施。各地要支持组建区域中西医协同医疗联合体，将中西医结合工作纳入医院等级评审和绩效考核。项目单位要把建立中西医协同机制和多学科诊疗体系纳入医院章程，将中西医联合查房、会诊纳入医院管理制度，在各主要临床科室配备中医医师，打造中西医协同团队。

4. 部门分工。国家中医药局、国家发展改革委、国家卫生健康委等负责。

（二）重大疑难疾病中西医临床协同建设。

1. 建设目标。促进中西医医疗资源有效整合和中西医医疗技术优势互补，推进诊疗模式改革创新和医学领域创新发展，显著提高部分重大疑难疾病的临床疗效，形成一批独具特色的中西医结合诊疗方案和专家共识。

2. 建设任务。聚焦癌症、心脑血管病、糖尿病、感染性疾病等重大疑难疾病、慢性病和传染性疾病，以提高临床疗效为重点，遴选一批项目单位开展中西医联合攻关。

3. 配套措施。国家中医药局要统筹实施好重大疑难疾病中西医临床协作项目。各地要在人力、物力等方面加大支持力度，结合本地实际，开展省级重大疑难疾病中西医临床协同试点。项目单位要围绕解决重大疑难疾病治疗难点，整合资源、协同攻关，创新诊疗模式。

4. 部门分工。国家中医药局、国家卫生健康委、中央军委后勤保障部、财政部、国家疾控局等负责。

四、中医药传承创新和现代化工程

重点围绕国家战略需求及中医药重大科学问题，布局一批中医药科技创新重点项目和关键技术装备项目，加强中医药科技创新体系建设，提升传承创新能力，加快推进中医药现代化。

（一）中医药科技创新平台建设。

1. 建设目标。跨领域、跨行业整合多学科资源，完善以国家中医药传承创新基础研究、临床研究、技术创新平台为主要支撑的中医药科技创新体系，优化中医药领域科技布局。

2. 建设任务。依托现有资源，建设若干中医药相关多学科交叉融合的全国重点实验室、中医类国家临床医学研究中心和30个左右国家中医药传承创新中心、100个左右国家中医药局重点实验室，提升中医药科技服务能力及协同创新能力。依托国家和省级药品检验机构，建设30个左右国家药监局中药市场质量监控和评价重点实验室、30个左右国家药监局中药安全监测和风险评估重点实验室，整体提升药品检验机构的中药质量评价能力。

3. 配套措施。各地要加大实施保障力度，在运行管理、岗位管理、人才聘用、职称晋升等方面创新机制。支持国家中医药传承创新中心按照有关规定自主开展职称评审。在省级科研项目中加大对中医药科技创新平台的支持力度。注重培育省级中医药科技创新平台，功能互补、错位发展。

4. 部门分工。国家中医药局、科技部、国家发展改革委、中央军委后勤保障部、国家卫生健康委、国家药监局、人力资源社会保障部等负责。

（二）中医药古籍文献传承。

1. 建设目标。提升中医药古籍原生性、再生性保护能力，提高中医药古籍资源的利用效率。

2. 建设任务。一是依托现有数字平台建设中医药古籍数字图书馆，建立中医药古籍人工智能技术应用平台和中医药知识服务系统，推动中医药古籍数字化挖掘，打造中医药古籍数字化服务应用产品。二是依托现有机构，改善中医药行业古籍保护条件，全面开展中医药古籍文物定级、建档、备案工作，加大濒危珍贵古籍保护修复力度，提升中医药古籍保护及利用能力。

3. 配套措施。各地要发挥高等院校和科研院所、中医医疗机构等在古籍保护和现代化应用方面的资源和人才优势。项目单位要把古籍保护工作摆上重要日程，纳入重点工作计划，落实建设经费，加强专业团队建设，改善古籍保护条件。

4. 部门分工。国家中医药局、文化和旅游部、国家文物局、财政部等负责。

（三）中医药科技重点项目研究。

1. 建设目标。布局一批中医药科研项目，系统化诠释中医药科学问题，提升重大疾病临床疗效、中药质量水平，科学阐释中医药机理，完善中医药现代化研究体系。

2. 建设任务。一是开展中医药防治重大疑难疾病临床方案优化研究、中医药疗效与作用机制研究、临床循证研究及评价研究，组织筛选50个中医优势病种。二是开展中医药基础理论研究，推动中医理论的原始创新，阐明作用机制，助力临床精准诊疗。三是研发一批临床疗效好、科技含量高、创新性强、拥有自主知识产权的中药新药。

3. 配套措施。各地要加强政策保障，建立完善多学科联合攻关的中医药科技创新机制。项目单位要加强科研人才培养，完善激励机制，推动产学研医政深度融合。

4. 部门分工。国家中医药局、科技部、人力资源社会保障部、国家药监局等负责。

（四）中医药关键技术装备研究。

1. 建设目标。推动实施中医药现代化关键技术装备项目，提升中医药技术装备水平、产业创新能力及产业化水平，在关键技术装备方面取得突破，为科学研究和产业发展提供支持和保障。

2. 建设任务。一是开展中医特色诊断治疗装备研究，研发中医数字化辅助诊断装备、中医特色疗法智能化装备、中医治未病现代化装备。二是开展中药品质智能辨识与控制工程化技术装备研究，研发推广中药材生产与品质保障、中药饮片智能炮制控制与调剂工程化、中成药制造核心工艺数字化与智能控制等技术装备。三是开展中医药技术装备共性标准等可度量技术规范体系建设和应用转化，研发中医现代“铜人”，开展中医药技术装备在慢性病防控中的应用示范。

3. 配套措施。各地要加强政策保障，引导社会资本参与关键技术装备研发。项目单位要落实知识产权与成果转化收益分配制度，完善激励机制，调动广大中医药科技人员参与关键技术装备研究开发的积极性。

4. 部门分工。国家中医药局、科技部、工业和信息化部、国家卫生健康委、国家药监局等负责。

（五）做大做强中国中医科学院。

1. 建设目标。建设形成布局合理、优势明显的学科体系，发挥中国中医科学院示范引领作用，打造成为中医药科技创新核心基地和创新人才高地。

2. 建设任务。一是调整优化中国中医科学院科技发展布局，加大对基础研究、弱势和小众学科的支持力度，做强一批在国内外有影响力的优势学科。二是加强青蒿素研究中心、中国中医药循证医学中心、中医药疫病防控中心等建设，形成具有行业领先水平的科技创新高地。三是实施中国中医科学院人才强院计划，加强中医药教育教学和人才培养。四是指导省级中医药科研院所加强能力建设。

3. 配套措施。中国中医科学院要深化体制机制改革，创新科研组织模式，赋予科研人员更大的自主权，在岗位设置、薪酬等方面建立更加灵活的政策机制。

4. 部门分工。国家发展改革委、国家中医药局、财政部、教育部、科技部、人力资源社会保障部、国家卫生健康委、国家疾控局等负责。

五、中医药特色人才培养工程（岐黄工程）

加强中医药高层次人才、基层人才队伍建设和人才培养平台建设，建立符合中医药特点的人才培养体系，创新中医药人才发展体制机制，建设以领军人才为引领，青年优秀人才、骨干人才、基层实用人才为主体的高素质中医药特色人才队伍。

（一）高层次人才培养计划。

1. 建设目标。培养具有较大社会影响力和国际竞争力的中医药领军人才、学科团队，搭建高层次人才梯队。

2. 建设任务。一是实施中医药领军人才支持项目，遴选培养 50 名岐黄学者和 200 名青年岐黄学者，组建 10 个国家中医药多学科交叉创新团队和一批国家中医药传承创新团队。二是实施中医药优秀人才研修项目，培养 1200 名中医临床、少数民族医药、西医学习中医等方面的优秀人才。三是实施中医药骨干人才培养项目，遴选一批全国老中医药专家学术经验继承指导老师和继承人，培养一批中医药骨干师资和中药、护理、康复、管理等方面骨干人才，规范化培训一批中医医师。四是实施综合医院中医药高层次人才支持项目，开展西医学习中医高级人才培养和全国老中医药专家学术经验继承工作，建设一批传承工作室，培养一批中医药骨干人才。

3. 配套措施。国家中医药局负责制定项目实施方案，完善相应的遴选、评价、管理、投入等机制，负责开展终期评价，做好不同层次人才项目衔接，搭建高层次人才发展平台。各地负责过程管理，加强政策等配套衔接，在重大项目建设、评选表彰等方面予以优先支持，形成支持合力。项目单位负责项目日常管理，保证培养对象培训期间的工资及福利待遇。

4. 部门分工。国家中医药局、财政部、国家卫生健康委、人力资源社会保障部、教育部、中央军委后勤保障部等负责。

（二）基层人才培养计划。

1. 建设目标。基层中医药人才队伍规模不断扩大，素质逐步提升，更好适应群众就近享受中医药服务的需求。

2. 建设任务。一是实施基层中医药人才培养项目，招录7500名左右中医专业农村订单定向免费培养医学生，支持1.25万名中医类别全科医生开展规范化培训、转岗培训，培养5000名中医助理全科医生，为中医馆培训一批骨干人才。二是实施革命老区中医药人才振兴项目，在革命老区、国家乡村振兴重点帮扶县等地区，加大中医专业农村订单定向免费培养医学生的培养力度，支持建设全国基层名老中医药专家传承工作室。

3. 配套措施。国务院有关部门负责制定项目实施方案，不定期组织开展考核评估。各地负责过程管理，完善培养使用、待遇保障等政策，落实农村订单定向免费培养医学生就业安置和履约管理相关要求，积极引导人才向基层流动，确保项目实施效果。项目单位负责项目日常管理，保证培养对象培训期间的工资及福利待遇。

4. 部门分工。国家中医药局、财政部、国家卫生健康委、人力资源社会保障部、教育部等负责。

（三）人才平台建设计划。

1. 建设目标。推进中医药学科发展，建设形成一批高水平的人才培养平台，中医药人才培养能力不断提升。

2. 建设任务。一是建设一批重点学科和中医药类一流本科专业。二是建设一批中医临床教学基地。依托已建成的各类机构，遴选若干标准化的中医医师规范化培训实践技能考核基地。三是为第四届国医大师、第二届全国名中医建设传承工作室，新增建设一批老药工、全国名老中医药专家和全国基层名老中医药专家传承工作室。

3. 配套措施。国务院有关部门负责制定项目实施方案，完善相应的遴选、评价、管理、投入等机制，组织项目的实施和评估，集聚高层次人才参与平台建设。各地要加强政策保障，负责过程管理。项目单位要落实团队、场地、设施等软硬件要求，建立管理制度，进行定期评估和报告。

4. 部门分工。国家中医药局、财政部、国家卫生健康委、教育部、中央军委后勤保障部等负责。

六、中药质量提升及产业促进工程

围绕中药种植、生产、使用全过程，充分发挥科技支撑引领作用，加快促进中药材种业发展，大力推进中药材规范种植，提升中药饮片和中成药质量，推动中药产业高质量发展。

（一）中药材种业质量提升。

1. 建设目标。中药材种质资源收集保存、鉴定评价、优良品种选育与良种繁育能力进一步提升，优质种子种苗大规模推广应用，中药资源监测能力明显提高，从源头保障中药材质量。

2. 建设任务。一是支持国家药用植物种质资源库建设。二是引导地方建设一批中药材种子种苗专业化繁育基地，推动制定种子种苗标准。三是依托第四次全国中药资源普查工作成果，健全中药资源动态监测体系。

3. 配套措施。出台中药材种子管理办法，从法规层面规范中药材种子种苗生产经营资质和经营行为，打击种业违法行为。加强部门协同，形成中药资源管理合力。

4. 部门分工。国家中医药局、农业农村部等负责。

（二）中药材规范化种植。

1. 建设目标。道地药材生产布局更加优化，珍稀濒危中药材人工繁育技术取得突破，中药材生产先进适用技术实现有效转化和示范推广，进一步推动中药材资源可持续利用。

2. 建设任务。一是引导地方建设一批道地药材生产基地。二是建设一批珍稀濒危中药材野生抚育、人工繁育基地。三是制定常用300种中药材种植养殖技术规范和操作规程。四是广泛开展中药材生态种植、野生抚育和仿野生栽培，开发30—50种中药材林下种植模式并示范推广。五是统一中药材追溯标准与管理办法，依托现有追溯平台，建立覆盖主要中药材品种的全过程追溯体系。六是依托现有药品监管体系，搭建一批中药材快速检测平台。

3. 配套措施。国务院有关部门出台全国道地药材目录，推进实施中药材生产质量管理规范（GAP），加强道地药材产区规划和规范化种植。各地要强化道地药材资源保护和生产管理，在项目、政策等方面予以倾斜，建立部门协同机制，统筹力量协同推进中药材质量提升。

4. 部门分工。农业农村部、国家中医药局、国家林草局、国家药监局等负责。

（三）中药炮制技术传承创新。

1. 建设目标。深入研究中药炮制理论和技术，阐释中药炮制机理，完善中药饮片质量标准，保证饮片质量。

2. 建设任务。一是建设一批中药炮制技术传承基地，挖掘与传承中药炮制理论和技术。二是开展一批常用中药饮片的质量标准、生产工艺等研究。

3. 配套措施。国务院有关部门出台全国中药饮片炮制规范，完善中药饮片质量控制体系。各地要加强对区域特色饮片和炮制技术的挖掘、整理、传承。

4. 部门分工。国家中医药局、财政部、国家药监局等负责。

（四）中成药综合评价体系建设。

1. 建设目标。涵盖临床有效性安全性评价、质量标准、生产工艺、制剂技术等的中成药综合评价体系基本建成，符合中医药特点的中药新药审评体系进一步完善。

2. 建设任务。一是建立健全中成药临床综合评价方法，系统开展100种中成药的临床综合评价，丰富中成药在用药指征、目标人群、最佳剂量等精准用药信息方面的内涵。二是针对100种中成药建立系统完善、适应发展需求、覆盖生产全流程的标准体系，形成多层次的现代质量控制体系。三是初步建立中医药理论、人用经验和临床试验相结合的审评证据体系，构建符合中药特点的安全评价方法和标准体系。四是开展中成药质量评价方法研究，建立常用中成药质量优劣评价标准。五是完善中药警戒制度，加强中药不良反应监测“哨点”建设。

3. 配套措施。国务院有关部门制定中成药生产质量管理规范，优化完善以《中华人民共和国药典》为核心的中药国家标准的制修订工作机制，协调推动中成药综合评价结果运用和转化。

4. 部门分工。国家中医药局、国家药监局等负责。

七、中医药文化弘扬工程

重点支持中医药博物馆体系建设，深入挖掘和传承中医药精华精髓，推动中医药文化融入群众生产生活、贯穿国民教育始终，实现中医药文化创造性转化、创新性发展。

（一）中医药博物馆建设。

1. 建设目标。国家中医药博物馆及其数字博物馆基本建成并投入试运行，形成布局合理、特色鲜明、功能完备的中医药博物馆体系，更好展示中医药藏品所蕴含的历史价值与文化内涵。

2. 建设任务。加快推进国家中医药博物馆选址立项、基础建设和数字化建设。支持中医药博物馆创建国家一、二、三级博物馆。开展中医药相关文物、史料及代表性见证物的征藏工作，充实完善中医药收藏体系，建设中医药博物馆资源共享平台，构建中医药博物馆数字资源共建共享机制。推动建设一批中医药主题文化园，推出一批精品中医药展览，开发一批具有鲜明中医药特色的文化创意产品。

3. 配套措施。国务院有关部门要在国家中医药博物馆立项、选址、建设方面加大支持力度。各地要将中医药博物馆纳入当地公共文化服务重点项目建设，建立多部门共建共商机制。项目单位要拓展相关经费渠道，提高建设水平，丰富馆藏藏品。引导和鼓励社会力量通过多种方式支持博物馆建设。

4. 部门分工。国家中医药局、国家发展改革委、文化和旅游部、国家文物局、自然资源部、住房城乡建设部等负责。

（二）中医药文化建设。

1. 建设目标。中医药文化传播体系建立健全，形成一批中医药文化精品，中小学中医药文化教育进一步丰富，公民中医药健康文化素养水平在“十四五”末提升至25%左右。

2. 建设任务。一是提炼中医药文化精神标识，挖掘阐释并推广普及名医名家、医籍名方等中医药文化经典元素。二是支持创作高质量的中医药图书、纪录片、影视剧以及各类新媒体产品，打造有代表性的中医药文化节目和中医药动漫作品。三是实施中医药文化传播行动，推动建设一批中医药文化宣传教育基地并达到国家级建设标准，推动建设若干中医药文化体验场馆，支持建设中医药健康文化知识角，广泛开展中医药文化主题活动。四是中小学进一步丰富中医药文化教育，开展中医药文化专题教育活动，建设校园中医药文化角和学生社团。五是培养建立中医药文化传播工作队伍。

3. 配套措施。国家中医药局要组织中医药文化有关研究工作，协调有关部门加大实施保障力度。各地要把中医药文化工作纳入中华优秀传统文化传承发展工程总体框架，对本地区中医药文化资源进行调查整理、挖掘研究，将中医药文化纳入中华优秀传统文化进校园总体安排，有条件的地方积极探索将中医药文化纳入中小学教育教学活动。积极引导社会力量参与中医药文化建设工作。

4. 部门分工。国家中医药局、财政部、国家卫生健康委、中央宣传部、文化和旅游部、国家文物局、教育部、广电总局等负责。

八、中医药开放发展工程

重点支持中医药产学研用开放发展，提升中医药国际影响力，推动中医药传播、应用与发展，助力构建人类卫生健康共同体。

（一）中医药开放发展平台建设。

1. 建设目标。中医药机构参与全球中医药各领域合作的平台更加多样，机制更加灵活，中医药海外认可度和接受度进一步提升。

2. 建设任务。鼓励社会力量持续建设一批高质量中医药海外中心。依托国内中医药机构，拓展建设一批高水平中医药国际合作基地。鼓励和支持社会力量采取市场化方式，与有合作潜力和意愿的国家共同建设一批友好中医医院、中医药产业园。支持中国中医药循证医学中心与世界卫生组织合作，建设传统医学领域的国际临床试验注册平台。

3.配套措施。指导和鼓励社会资本设立中医药“一带一路”发展基金，参与平台建设工作。各地要明确派出人员晋升、待遇的激励保障政策，对开展中医药领域对外投资合作的企业给予支持。

4. 部门分工。国家中医药局、国家发展改革委、商务部、国务院国资委、国家卫生健康委等负责。

（二）中医药国际影响力提升计划。

1. 建设目标。中医药对外交流合作更加广泛，国际影响力进一步提升。

2. 建设任务。培育世界一流多语种中医药学术期刊，加强与境外知名期刊合作，支持在国际知名学术期刊发表中医药研究成果，在跨国科研合作计划中加大中医药参与力度。建设粤港澳大湾区中医药高地，推动粤港澳大湾区中医药创新发展。

3. 配套措施。国务院有关部门要支持中医药参与相关国际科技创新合作，支持有关高等院校和科研院所建设“一带一路”联合实验室，推动出台中医药传统知识保护条例，建立中医药传统知识保护数据库。

4. 部门分工。国家中医药局、外交部、科技部、商务部、国家卫生健康委、国家药监局等负责。

（三）中医药国际贸易促进计划。

1. 建设目标。中医药服务出口基地在探索外贸新业态新模式中发挥积极作用，中医药国际贸易体制机制不断完善，中医药产品和服务国际贸易总额以及中医药行业贸易便利化水平持续提升。

2. 建设任务。高质量建设中医药服务出口基地，探索中医药服务出口新业态新模式，培育中医药服务国际知名品牌。巩固中医医疗保健、教育培训等传统服务贸易优势，发展“互联网 + 中医药贸易”。鼓励有实力、信誉好的企业在共建“一带一路”国家构建中医药跨国营销网络，建设中医药产品物流配送中心。支持中医药企业通过中国进出口商品交易会、中国国际服务贸易交易会等平台“走出去”。

3. 配套措施。在中国进出口商品交易会、中国国际服务贸易交易会等开展中医药“走出去”相关活动并探索设立中医药相关展示板块。持续开展中医药服务贸易统计试点工作，完善中医药服务贸易统计方法和指标，进一步优化进出口管理与服务，研究调整中药产品税则号列，提升中医药产品和服务通关便利化水平。各地要完善对中医药服务出口企业的金融等支持政策。

4. 部门分工。国家中医药局、商务部、国家药监局、海关总署、财政部等负责。

（四）中医药国际抗疫合作计划。

1. 建设目标。中医药在新型冠状病毒感染等重大传染病防控国际合作中的参与度显著提升，更多抗疫类中药产品在海外注册和应用。

2. 建设任务。积极推进中医药参与新型冠状病毒感染等重大传染病防控国际合作，组织中医药抗疫国际学术交流活动。建设高水平的中医疫病防治团队，加强抗疫技术和产品国际合作。加强抗疫类中药产品海外注册公共服务平台建设。

3. 配套措施。国务院有关部门要积极组织各地和中医药机构参加有关国际性高级别论坛，推动中医药防治重大传染病合作，完善中医药参与国际关注的公共卫生紧急事件应对机制。各地要出台鼓励企业开展抗疫类中药产品海外注册和应用的政策措施，明确对参与国际抗疫合作人员的激励保障政策。

4. 部门分工。国家中医药局、外交部、国际发展合作署、国家卫生健康委、国家药监局等负责。

九、国家中医药综合改革试点工程

充分调动地方积极性、主动性和创造性，先行先试，以点带面，为全面深化中医药改革探索途径、积累经验。

（一）国家中医药综合改革示范区建设。

1. 建设目标。通过改革体制机制，鼓励在服务模式、产业发展、质量监管等方面先行先试，加快建立健全中医药法规、发展政策举措、管理体系、评价体系和标准体系，提升中医药治理体系和治理能力现代化水平，打造一批中医药事业和产业高质量发展高地，发挥示范带动作用。

2. 建设任务。以省（自治区、直辖市）为主体，分批规划建设10个左右国家中医药综合改革示范区。一是系统落实国家重大战略和中医药传承创新发展任务，加快推动省域中医药高质量发展。二是重点推进综合改革和制度创新在不同领域形成示范。三是在中医药管理体制、服务体系、服务模式、评价体系、人才培养、科技创新、产业发展、文化传播等方面，针对亟需突破的重点难点问题，深化改革，形成经验。

3. 配套措施。国务院有关部门要积极推进示范区布局，强化统筹指导，沟通协调解决问题，在项目、政策等方面予以倾斜，定期开展评估，总结推广经验。各省（自治区、直辖市）要承担主体责任，将示范区建设作为重点工作积极推进，健全示范区建设机制，明确工作职责，完善配套措施，加强改革探索，及时总结经验。

4. 部门分工。国家中医药局、国家发展改革委、国家卫生健康委、工业和信息化部、国家药监局等负责。

（二）医保、医疗、医药联动促进中医药传承创新发展试点建设。

1. 建设目标。遴选部分城市开展试点，鼓励地方发扬首创精神，加快推进有利于促进中医药传承创新发展的医保、医疗、医药联动改革，完善更好发挥中医药特色优势的医改政策。

2. 建设任务。以国家中医药综合改革示范区、综合医改试点省份为重点，在全国选择若干地级市开展试点，优先考虑基层中医药工作示范市。支持试点城市加快健全完善中医药服务体系，制定实施医疗保障支持中医药发展政策措施，建立健全现代医院管理制度，实施中医药健康促进活动，探索形成有利于发挥中医药特色优势的医改政策体系，总结并推广好的经验和做法。

3. 配套措施。国家中医药局要会同有关部门制定试点工作总体方案，加强指导，及时发现并推广各地经验。各试点城市要结合本地实际制定工作方案，健全工作机制，积极组织实施，深入探索体制机制创新，形成典型经验和有益做法。

4. 部门分工。国家中医药局、国家卫生健康委、国家发展改革委、财政部、国家医保局、人力资源社会保障部、国家药监局、国家疾控局等负责。

十、保障措施

（一）强化项目实施。国家中医药局、国家卫生健康委、国家发展改革委要牵头建立跨部门工作机制，各有关地方、部门和单位要按照职责分工，协同做好落实工作。国务院中医药工作部际联席会议有关成员单位要将重大工程实施纳入本单位重点工作，明确工作任务，加强组织协调，抓好落地落实。各有关地方和项目单位要强化主体责任，精心实施项目。

（二）做好资金保障。各地各有关部门要完善投入保障机制，建立持续稳定的中医药发展多元投入机制。科学界定政府和市场投入责任，鼓励引导社会资本参与中医药振兴发展，各级政府在卫生健康投入中统筹安排中医药事业发展经费并加大支持力度。合理划分中央与地方财政事权和支出责任，形成合理投入机制。加强项目统筹规划和预算申报管理，避免资金安排分散重复，优先保障重大专项和重点项目。依法依规加强资金使用管理，保障财政资金专款专用。完善内控机制，提高项目管理水平。强化项目实施的事前事中事后监管，建立绩效评价机制，提高资金使用绩效。

（三）加强监测评估。国家中医药局、国家卫生健康委、国家发展改革委要牵头组织成立专家组，制定评估方案，开展重大工程实施动态监测、中期评估和总结评估。充分发挥第三方评估作用，强化全周期监测，增强评估的客观性、准确性和科学性。加强评估结果应用，建立动态调整机制，对评估中发现的问题，立行立改、即知即改。

（四）注重宣传解读。要加强政策解读，大力宣传中医药振兴发展特别是重大工程实施的进展和成效，宣传中医药维护健康的特色和优势。及时总结提炼地方好的经验和做法，加强典型报道，发挥示范引领作用。及时回应社会关切，提升对中医药的认可度，营造全社会关心和支持中医药发展的良好氛围。

国家中医药管理局关于印发《中医诊所基本标准（2023年版）》的通知

国中医药医政发〔2023〕2号

各省、自治区、直辖市中医药主管部门，新疆生产建设兵团卫生健康委：

根据国务院《关于深化“证照分离”改革进一步激发市场主体发展活力的通知》要求，为保障中医类诊所备案工作顺利实施，国家中医药管理局在广泛征求社会各界意见的基础上，对现行中医诊所基本标准进行了修订，形成了《中医诊所基本标准(2023年版)》。现印发给你们，请遵照执行。

《中医诊所基本标准(2023年版)》自本通知印发之日起施行，经商国家卫生健康委同意，原国家卫生计生委和国家中医药管理局2017年12月联合印发的《关于印发中医诊所基本标准和中医（综合）诊所基本标准的通知》(国卫医发〔2017〕55号)同时废止。

国家中医药管理局

2023年3月10日

(信息公开形式：主动公开)

中医诊所基本标准(2023年版)

中医诊所是指在中医药理论指导下，运用中药和针灸、拔罐、推拿等非药物疗法开展诊疗服务，以及提供中药调剂、汤剂煎煮等中药药事服务的诊所，中医药治疗率100%。

一、诊疗科目

限于中医科、民族医学科。配备中医（专长）医师的，应在诊疗科目下明确中医（专长）医师的执业范围。

二、人员

(一)身体健康，能够胜任相关工作。

(二)至少具有1名符合下列条件之一的执业医师：

1. 具有中医类别《医师资格证书》并经注册后在医疗机构中执业满5年；

2. 具有《中医（专长）医师资格证书》，经注册依法执业。

(三)开展中药饮片调剂活动的，至少有1名中药专业技术人员。

三、设备

(一)基本设备。诊桌、诊椅、脉枕、体温计、紫外线消毒设备、污物桶等。

(二)有与开展诊疗范围相适应的其他设备（包括中医诊疗设备）；开展中医微创类技术、中药注射剂、穴位注射等存在一定医疗安全风险的技术，应配备必要的急救设备。

四、房屋

诊所的使用面积和建筑布局应满足诊疗科目医疗需求。

五、具有国家统一规定的各项规章制度和技术操作规范，制定诊所人员岗位职责。

六、具备门诊电子病历系统，与所在地诊所信息化监管平台对接。

国家中医药管理局关于印发《中医药专业技术人员师承教育管理办法》的通知

国中医药人教函〔2023〕63号

各省、自治区、直辖市中医药主管部门，新疆生产建设兵团卫生健康委，中国中医科学院：

为贯彻落实《中华人民共和国中医药法》《中共中央国务院关于促进中医药传承创新发展的意见》《关于加快中医药特色发展的若干政策措施》，加强中医药专业技术人员师承教育管理，我局制定了《中医药专业技术人员师承教育管理办法》。现印发给你们，请结合实际认真贯彻执行。

国家中医药管理局

2023年4月17日

中医药专业技术人员师承教育管理办法

第一章　总则

第一条　为贯彻落实《中华人民共和国中医药法》《中共中央国务院关于促进中医药传承创新发展的意见》《关于加快中医药特色发展的若干政策措施》，加强中医药专业技术人员的师承教育管理，制定本办法。

第二条　中医药师承教育与中医药院校教育、毕业后教育、继续教育相结合，贯穿于中医药人才培养全过程。主要包括与院校教育相结合、与毕业后教育相结合、与继续教育相结合的师承教育，以及以师承方式学习中医的师承教育。

第三条　国家发展中医药师承教育，支持有丰富临床经验和技术专长的中医、中药专业技术人员在执业、业务活动中带徒授业，传授中医药理论和技术方法，培养中医药专业技术人员。

第四条　本办法适用于与继续教育相结合的师承教育，主要用于中医、中药专业技术人员开展师承教育的管理。

第五条　国家中医药管理局负责全国中医药专业技术人员师承教育的管理和实施，负责组织和指导全国开展中医药专业技术人员师承教育工作。设立并组织开展中医药师承教育专项，持续实施全国老中医药专家学术经验继承、中医临床优秀人才研修、传承工作室建设等项目。

地市级及以上中医药主管部门负责本行政区域内的中医药专业技术人员师承教育管理和实施。设立并组织开展本行政区域的中医药师承教育专项。指导监督相关机构开展师承教育。

第二章　指导老师与继承人管理

第六条　指导老师和继承人是师承教育的主体。指导老师通过带徒授业，传授中医药理论和技术方法。继承人通过跟师学习，继承掌握指导老师学术观点和实践经验，提升理论水平和实践能力。

第七条　指导老师应爱国敬业，遵纪守法，恪守职业道德，具备较高的中医药学术水平、较为丰富的实践经验、相对独特的技术技能，在岗从事中医临床、中药实践工作，身体健康，且具备以下条件之一：

（一）具有中医类别执业医师，中医类副主任医师以上职称或累计从事中医临床工作15年以上。

（二）具有中药类副主任药师以上职称，或中药类别高级技师职业资格，或累计从事中药炮制、鉴定、制剂等中药实践工作15年以上。

第八条　继承人应爱国敬业，遵纪守法，恪守职业道德，有志于学习、传承、发展中医药，且具备以下基本条件：

（一）具有执业（助理）医师或中医（专长）医师资格，或具有实践工作经验的中药专业技术人员。

（二）具有指导老师认可的资历、学识、专长、能力和人品等。

（三）能够保证跟师时间，完成指导老师指定的跟师学习任务。

第九条 指导老师与继承人双向自愿选择，确立师承关系，签订省级中医药主管部门制定的《中医药专业技术人员师承教育协议》，明确师承学习时间、内容、双方职责及预期成效，经管理单位（指导老师所在单位）同意并备案，师承时间自备案之日算起。

第十条 指导老师、继承人师承期间经协商可解除师承关系。解除师承关系需提出书面申请，由双方或师承指导老师签字，经管理单位同意后终止备案。

第十一条 师承关系备案满三年，因客观原因无法完成师承学习任务或继承人未参加出师考核，备案自动终止。师承期间因违反职业道德、发生重大过失行为或医疗事故等造成不良影响者，备案予以终止。

第十二条 指导老师同时备案带教的继承人数量不得超过4人，鼓励带教基层中医药专业技术人员。

第三章 师承学习管理

第十三条 指导老师负责继承人的跟师学习质量和传承效果，根据继承人专业能力、资质水平确定师承学习期限，原则上不少于1年，平均每月带教时间不少于8个半天。

第十四条 指导老师负责对继承人传授大医精诚理念、中医药理论、学术观点、实践经验与专业技能，指导继承人加强中医药经典理论学习。

第十五条 指导老师根据学术特点、专长特色确定继承人跟师实践、理论学习的方式与内容，指定专业学习书籍，定期批阅继承人的学习记录等跟师学习资料。

第十六条 继承人应认真全面传承指导老师学术观点和实践经验，按照指导老师要求完成跟师学习任务，定期跟师实践，撰写跟师笔记、读书心得、典型医案等师承学习记录，学习掌握指导老师学术观点和实践经验。

第十七条 继承人师承期满，征得指导老师同意并签署出师意见后，可以向管理单位申请出师考核，管理单位组织开展出师考核。出师考核结果在本单位予以公示，并可发放相应的出师证书。

第十八条 出师考核内容主要包括跟师学习任务完成情况、指导老师学术观点和实践经验掌握情况以及中医药经典理论水平提升情况。

第四章 保障措施

第十九条 各级中医药主管部门应统筹利用政府、机构、社会、个人等各方面资源，建立健全多渠道筹措师承教育经费的机制。

第二十条 各级中医药主管部门应将中医医疗机构开展师承教育及投入情况，纳入大型医院巡查、绩效考核的必查内容，作为中医医院评审的重要指标。

第二十一条 各级中医药主管部门应优先支持表现优异的指导老师和继承人申报中医药人才培养项目、各级名中医评选表彰。将师带徒情况纳入中医药专业技术人员职称评审标准，鼓励相关机构对完成带教任务的指导老师、通过出师考核的继承人在同等条件下，优先评聘高一级职称。

第二十二条 中医药机构应大力开展师承教育，明确职能部门或专人管理，负责中医药师承教育的组织实施与全面管理，制定备案管理、出师考核、出师证书发放等相关制度。将指导老师带徒工作量纳入绩效工资考核指标并适当倾斜，支持中青年中医药专业技术人员外出脱产跟师学习，合理保障其跟师时间及跟师期间的工资、福利等待遇，中医药专业技术人员开展师承教育不得以追求名利为目的。

第二十三条 各级中医药主管部门和中医药机构等应加强中医药师承教育管理的信息化建设。鼓励利用现代信息技术推动中医药师承教育发展。

第五章 附则

第二十四条 中医药师承教育实行分类管理。与院校教育、毕业后教育相结合的师承教育和以师承方式学习中医的师承教育管理，分别按照相关规定执行。

第二十五条 省级中医药主管部门应根据本办法制定本地区实施细则。军队开展中医药师承教育活动，按照本办法结合军队卫生主管部门具体要求执行。

第二十六条 本办法自印发之日起施行。

国家药监局关于印发进一步加强中药科学监管促进中药传承创新发展若干措施的通知

国药监药注〔2023〕1号

各省、自治区、直辖市和新疆生产建设兵团药品监督管理局，局机关各司局，各直属单位：

《关于进一步加强中药科学监管促进中药传承创新发展的若干措施》已经局长办公会同意，现印发给你们，请认真贯彻执行。

国家药监局

2023年1月3日

关于进一步加强中药科学监管促进中药传承创新发展的若干措施

为深入贯彻党的二十大精神，全面落实二十大报告关于“强化食品药品安全监管”“促进中医药传承创新发展”的重大战略部署，坚持以习近平新时代中国特色社会主义思想为指导，准确把握当前中药质量安全监管和中药产业高质量发展面临的新形势、新任务和新挑战，全面加强中药全产业链质量管理、全过程审评审批加速、全生命周期产品服务、全球化监管合作、全方位监管科学创新，向纵深推进中国式现代化药品监管实践和具有中国特色的中药科学监管体系建设，特制定以下若干措施。

一、加强中药材质量管理

（一）规范中药材产地加工。进一步调动中药材产地地方政府、中药材生产企业、基地农户积极性，推动中药生产企业将药品质量管理体系向中药材种植加工环节延伸，促进中药材生产加工与生态文明建设和乡村振兴结合。省级药品监督管理部门要加强中药饮片生产企业采购产地加工（趁鲜切制）中药材监管，在符合《中药材生产质量管理规范》（GAP）的基础上，规范中药材产地加工及采购行为，加强趁鲜切制中药材质量管理。

（二）推进实施《中药材生产质量管理规范》（GAP）。充分发挥GAP在中药材生产质量监管的重要作用，组建国家GAP专家工作组，研究完善实施工作推进方案和配套技术要求，促进中药材规范化、产业化、规模化种植养殖。通过GAP延伸检查、符合性检查和日常监督检查，推动中药生产企业采取自建、共建、联建或共享中药材种植养殖基地，稳定中药材供给，使用符合GAP要求的中药材。分品种、分步骤研究明确部分重点或高风险中药品种生产使用的中药材应当符合GAP要求。中药注射剂生产所用的中药材，原则上应当符合GAP要求。

（三）完善中药材注册管理。会同国家中医药管理局制定《实施审批管理的中药材品种tt》，依法对符合规定情形的中药材品种实施审批管理。加强对地区性民间习用药材管理，修订《地区性民间习用药材管理办法》，指导省级药品监督管理部门制修订地区性民间习用药材标准，确保地方药材标准与国家药品标准协调统一。

（四）建立中药材质量监测工作机制。组织综合分析中药材质量监测数据，关注不同产地中药材质量的差异，研究发布中药材质量监测报告。构建涵盖药材品种考证、产地、质量、安全等信息的国家中药材质量基本数据库，促进中药材数据信息的共享和共用。

（五）改进中药材进口管理。持续强化进口药材检验能力建设，提升进口药材质量追溯水平。根据国家战略区域规划要求，有序开展对申请增设允许药品进口的口岸或允许药材进口的边境口岸现场考核评估工作，合理增设允许药品进口的口岸或允许药材进口的边境口岸。

二、强化中药饮片、中药配方颗粒监管

（六）加强中药饮片审批管理。遵循中医药理论和用药规律，围绕质量安全风险，推动中药饮片炮制机理研究，建立健全中药饮片质量评价体系。会同国家中医药管理局制定《实施审批管理的中药饮片目录》及配套文件，依法对符合规定情形的中药饮片实施审批管理。

（七）完善中药饮片炮制规范。分批发布实施并不断提高完善《国家中药饮片炮制规范》，加强对省级中药饮片炮制规范的备案管理，指导省级中药饮片炮制规范的制定和修订。强化省级中药饮片炮制规范监督实施，完善按照省级中药饮片炮制规范生产中药饮片的生产、流通、使用管理等规定。

（八）规范中药饮片生产和质量追溯。遵循中药饮片炮制特点，结合传统炮制方法和现代生产技术手段，研究完善中药饮片生产质量管理规范，探索建立中药饮片生产流通追溯体系，逐步实现重点品种来源可查、去向可追和追溯信息互通互享。发布实施《中药饮片包装标签管理规定（试行）》及相关配套技术文件，规范中药饮片标签的标识内容。

（九）推动改进中药饮片生产经营模式。引导和督促中药饮片生产企业结合产业规划、资源优势、技术能力等生产实际，优化调整品种生产结构，逐步推进实现中药饮片集约化、精品化、规模化的生产模式。

（十）强化中药配方颗粒生产过程管理。督促中药配方颗粒生产企业严格按照备案的生产工艺生产，严格供应商审核，加强中药材鉴别、中药饮片炮制、颗粒生产、检验放行等全环节质量管理，确保生产全过程符合相应的药品标准和药品生产质量管理规范。

三、优化医疗机构中药制剂管理

（十一）积极发挥医疗机构中药制剂作用。推动医疗机构采用大数据、人工智能、真实世界研究等技术手段，围绕临床定位、适用人群、用法用量、疗程以及体现中药作用特点和优势的评价指标等对医疗机构中药制剂开展研究。发挥人用经验对医疗机构中药制剂的安全性、有效性的支持作用，支持将疗效确切、特色优势明显，不良反应少的医疗机构中药制剂品种向新药转化。

（十二）严格备案和调剂使用医疗机构中药制剂。严格按照规定开展医疗机构应用传统工艺配制中药制剂的备案管理工作，及时对已备案的医疗机构制剂进行资料核查和现场检查，必要时按照相关规定开展抽样检验。规范调剂使用医疗机构中药制剂，支持通过调剂在不同医疗机构内开展多中心临床研究。省级药品监督管理部门参照《药品生产质量管理规范》等相关规定，规范和加强医疗机构中药制剂区域配制车间监管，严格监管其配制中药制剂的质量。

（十三）加强医疗机构中药制剂不良反应监测。推动医疗机构建立和完善药物警戒体系，主动开展对医疗机构中药制剂疑似不良反应的监测、识别、评估和控制，必要时对医疗机构中药制剂的有效性、安全性开展研究和综合评价，对疗效不确切、不良反应大或者其他原因危害人体健康的，主动向所在地省级药品监督管理部门申请注销有关批准证明文件或注销备案。

四、完善中药审评审批机制

（十四）持续推动中药评价体系的研究和创新。优化中药审评审批体系和机制，推进注册“末端”加速变为向“前端”延伸的全程加速，制定发布实施《中药注册管理专门规定》，加快推进中医药理论、人用经验、临床试验“三结合”审评证据体系建设，建立完善以临床价值为导向的多元化中药评价技术标准和临床疗效评价方法。

（十五）完善中药应急审评审批机制。快速有效应对公共突发卫生事件，对国务院卫生健康或者中医药管理部门认定急需中药实施特别审批程序。鼓励

并扶持用于重大疾病、罕见病，或者儿童用中药新药的研制，对符合规定情形的相关注册申请实行优先审评审批。

（十六）完善中药处方药与非处方药分类管理。优化非处方药上市注册与上市后转换相关技术指导原则体系和要求，规范开展中药处方药转换为非处方药技术评价，研究制定中药非处方药审评技术要求，进一步发挥中成药在自我药疗中的作用。

五、重视中药上市后管理

（十七）完善中药上市后管理工作机制。加强药品全生命周期服务，督促药品上市许可持有人履行主体责任和义务，根据产品特点制定上市后风险管理计划，主动开展上市后研究和上市后评价，对药品的获益和风险进行综合分析评估。根据评估结果，依法采取修订药品说明书、暂停生产销售、召回药品、主动申请注销药品批准证明文件等措施。督促药品上市许可持有人主动开展中药注射剂上市后研究和评价，持续提升对中药注射剂的药物警戒水平和能力。

（十八）强化中药上市后变更管理。完善基于风险控制的上市后变更管理，进一步明确不同变更风险等级划分的标准，加强对高风险变更品种的审评审批。强化药品上市许可持有人主动提升中药质量的主体责任意识，发挥末端政策发力优势，提升药品上市许可持有人对产品的全生命周期管理能力。

（十九）加强中药不良反应监测。组织研究开发符合中药特点的中药不良反应信号监测工具，对发现的安全性风险信号及时开展综合分析研判，采取相应的风险控制措施，加强对不良反应聚集性事件的监测和处置力度，及时防控用药风险。

六、提升中药标准管理水平

（二十）优化中药标准管理。研究制定中药标准管理专门规定。以《中国药典》（一部）修订为契机，探索实施中药国家标准制定质量管理规范，及时将科学、成熟、适用的中药相关注册标准、国际标准、团体标准或企业内控标准等转化为国家标准。建立中药国家标准快速修订机制和修订程序。加强药典委员会中药相关专委会建设，完善委员遴选和产生机制。

（二十一）科学完善中药标准。持续推进中药标准制定、修订，加快国家中药饮片炮制规范、中药配方颗粒标准发布实施。合理设置中药中农药残留、重金属与有害元素、真菌毒素等有害物质以及植物生长调节剂等的限量要求和检测方法。加强中药内源性有毒成份检测技术研究和风险评估体系建设，制订符合中药特点的内源性有毒成份限度标准和完善用法用量。

（二十二）加强中药标准物质研制和供应保障。完善中药标准物质研制和持续保障供应机制，强化动态预警和信息反馈机制，开展需求分析并制订研制计划，加强质量监测。分类完善中药化学对照品、对照药材和对照提取物等中药标准物质的研制和标定技术要求。

（二十三）提升中药标准数字化管理水平。建立完善中药国家药品标准、药品注册标准动态数据库，加快推进数字化标准建设，及时更新数据，实现药品标准的发布、查询、分析、研究、维护信息化。

七、加大中药安全监管力度

（二十四）创新中药质量监管模式。逐步构建“网格化”监管模式，完善中药生产监管制度建设，研究制定并监督实施《中药生产质量管理规范》。逐步建立并完善中药生产区域化风险研判机制，针对重点企业、重点品种、重点环节，持续加强中药饮片、中药配方颗粒和中成药监督检查，有序开展中药材延伸检查。进一步规范中药饮片、中药配方颗粒和中成药流通经营秩序，强化使用环节质量监管。

（二十五）加强中药质量抽检监测。持续推进和完善中药饮片、中药配方颗粒、中成药质量抽检，结合监管需求和行业发展实际科学开展探索性研究，对抽检监测数据进行综合分析研判，依风险采取相应的风险防控或质量提升措施，优化中药质量公告发布工作机制，依法发布抽检监测结果，向公众客观准确传递中药质量安全信息。

（二十六）严厉打击违法违规行为。依法严查重处药品上市许可持有人、生产和/或经营企业涉嫌注册、备案造假，以及掺杂掺假、编造记录、违规销售等违法违规行为。严厉打击“窝点”制售中药假药等违法犯罪活动，充分利用网络监测、投诉举报等线索，联合公安、司法等部门，坚决查清源头、一追到底，依法追究犯罪人员刑事责任，坚守中药安全底线。

八、推进中药监管全球化合作

（二十七）充分发挥国际合作平台作用。进一步深化世界卫生组织（WHO）、国际草药监管合作组织（IRCH）、西太区草药监管协调论坛（FHH）国际合作，充分发挥“一带一路”国际合作框架、“中国－东盟药品合作发展高峰论坛”、世界卫生组织传统医药合作中心等平台作用，积极推动在传统草药监管合作、标准协调等方面进一步形成国际共识。

（二十八）支持中药开展国际注册。积极开展中药国际注册政策宣贯和交流，支持国内具有临床优势的中药开展国际注册，鼓励开展中药国际多中心临床试验。按计划组织对进口药材的产地、初加工等生产现场以及境外中药（天然药物）的研制、生产实施检查。

（二十九）传播中药监管“中国经验”。加快推进中药监管相关政策规定和技术指导原则翻译工作，分批次印制中药相关技术指导原则外文版本，加快国际推广，为国际传统草药监管规则和标准制修订贡献“中国经验”。

九、保障措施

（三十）强化部门联动、协同推进。强化与卫生健康委、医保局、中医药局等部门协同联动，在中药相关重大政策制定过程中加强沟通交流，形成各部门共同推进中药传承创新发展良好局面。

（三十一）大力发展中药监管科学。研究制定中药监管科学发展战略和关键路径，推进开展国家药监局药品监管科学行动计划。积极筹建药品监管科学全国重点实验室，依托国家药监局药品监管科学基地、重点实验室和重点项目实施，推动研究用于中药评价的新工具、新方法和新标准，并建立促进其用于中药监管的转化认定程序，建立完善具有中国特色的中药监管科学体系，解决中药监管基础性、关键性、前沿性和战略性技术问题。

（三十二）加强高端智库建设。充分发挥高端智库作用，组建由中医药领域和其他相关学科领域的院士、国医大师以及资深专家组成的中药管理战略决策专家咨询委员会，建立中药监管科学工作专家组，为国家药监局提供相关政策、法律咨询，提出决策参考、工作建议，确保中药监管工作重大决策的科学性、权威性。

（三十三）重视监管科学人才队伍培养。加强与高水平研究机构、高等院校以及行业学会、研究会等合作，构建中药监管人才培养课程体系，分类别开展监管能力和实务培训，培养一支适应中药高质量发展的监管队伍。

（三十四）夯实中药监管基础建设。加强中药监管基础数据建设，开展数据科学研究，从技术标准、质量追溯、过程监控、风险监测等方面，推动构建以数据为核心的中药智慧监管模式。

（三十五）全面落实国家区域战略。落实推进“京津冀协同发展”“长江三角洲区域一体化”“粤港澳大湾区建设”等国家区域发展战略和中医药综合改革示范区建设，鼓励条件成熟地区药品监督管理部门在加强中药质量安全监管，促进中药产业更高质量发展等方面先行先试。

国家药监局关于发布《中药注册管理专门规定》的公告

（2023 年第 20 号）

为全面贯彻落实《中共中央 国务院关于促进中医药传承创新发展的意见》，根据《中华人民共和国药品管理法》等法律、法规和规章，国家药监局组织制定了《中药注册管理专门规定》，现予发布，自 2023 年 7 月 1 日起施行。

特此公告。

附件：《中药注册管理专门规定》

国家药监局

2023 年 2 月 10 日

中药注册管理专门规定

第一章　总　则

第一条　为促进中医药传承创新发展，遵循中医药研究规律，加强中药新药研制与注册管理，根据《中华人民共和国药品管理法》《中华人民共和国中医药法》《中华人民共和国药品管理法实施条例》《药品注册管理办法》等法律、法规和规章，制定本规定。

第二条　中药新药研制应当注重体现中医药原创思维及整体观，鼓励运用传统中药研究方法和现代科学技术研究、开发中药。支持研制基于古代经典名方、名老中医经验方、医疗机构配制的中药制剂（以下简称医疗机构中药制剂）等具有丰富中医临床实践经验的中药新药；支持研制对人体具有系统性调节干预功能等的中药新药，鼓励应用新兴科学和技术研究阐释中药的作用机理。

第三条　中药新药研制应当坚持以临床价值为导向，重视临床获益与风险评估，发挥中医药防病治病的独特优势和作用，注重满足尚未满足的临床需求。

第四条　中药新药研制应当符合中医药理论，在中医药理论指导下合理组方，拟定功能、主治病证、适用人群、剂量、疗程、疗效特点和服药宜忌。鼓励在中医临床实践中观察疾病进展、证候转化、症状变化、药后反应等规律，为中药新药研制提供中医药理论的支持证据。

第五条　来源于中医临床实践的中药新药，应当在总结个体用药经验的基础上，经临床实践逐步明确功能主治、适用人群、给药方案和临床获益，形成固定处方，在此基础上研制成适合群体用药的中药新药。鼓励在中医临床实践过程中开展高质量的人用经验研究，明确中药临床定位和临床价值，基于科学方法不断分析总结，获得支持注册的充分证据。

第六条　中药注册审评，采用中医药理论、人用经验和临床试验相结合的审评证据体系，综合评价中药的安全性、有效性和质量可控性。

第七条　中药的疗效评价应当结合中医药临床治疗特点，确定与中药临床定位相适应、体现其作用特点和优势的疗效结局指标。对疾病痊愈或者延缓发展、病情或者症状改善、患者与疾病相关的机体功能或者生存质量改善、与化学药品等合用增效减毒或者减少毒副作用明显的化学药品使用剂量等情形的评价，均可用于中药的疗效评价。

鼓励将真实世界研究、新型生物标志物、替代终点决策、以患者为中心的药物研发、适应性设计、富集设计等用于中药疗效评价。

第八条　应当根据处方组成及特点、中医药理论、人用经验、临床试验及必要的非临床安全性研究结果，综合评判中药的安全性和获益风险比，加强中药全生命周期管理。

第九条 注册申请人（以下简称申请人）研制中药应当加强中药材、中药饮片的源头质量控制，开展药材资源评估，保证中药材来源可追溯，明确药材基原、产地、采收期等。加强生产全过程的质量控制，保持批间质量的稳定可控。中药处方药味可经质量均一化处理后投料。

第十条 申请人应当保障中药材资源的可持续利用，并应当关注对生态环境的影响。涉及濒危野生动植物的，应当符合国家有关规定。

第二章 中药注册分类与上市审批

第十一条 中药注册分类包括中药创新药、中药改良型新药、古代经典名方中药复方制剂、同名同方药等。中药注册分类的具体情形和相应的申报资料要求按照中药注册分类及申报资料要求有关规定执行。

第十二条 中药新药的研发应当结合中药注册分类，根据品种情况选择符合其特点的研发路径或者模式。基于中医药理论和人用经验发现、探索疗效特点的中药，主要通过人用经验和/或者必要的临床试验确认其疗效；基于药理学筛选研究确定拟研发的中药，应当进行必要的I期临床试验，并循序开展II期临床试验和III期临床试验。

第十三条 对古代经典名方中药复方制剂的上市申请实施简化注册审批，具体要求按照相关规定执行。

第十四条 对临床定位清晰且具有明显临床价值的以下情形中药新药等的注册申请实行优先审评审批：

（一）用于重大疾病、新发突发传染病、罕见病防治；

（二）临床急需而市场短缺；

（三）儿童用药；

（四）新发现的药材及其制剂，或者药材新的药用部位及其制剂；

（五）药用物质基础清楚、作用机理基本明确。

第十五条 对治疗严重危及生命且尚无有效治疗手段的疾病以及国务院卫生健康或者中医药主管部门认定急需的中药，药物临床试验已有数据或者高质量中药人用经验证据显示疗效并能预测其临床价值的，可以附条件批准，并在药品注册证书中载明有关事项。

第十六条 在突发公共卫生事件时，国务院卫生健康或者中医药主管部门认定急需的中药，可应用人用经验证据直接按照特别审批程序申请开展临床试验或者上市许可或者增加功能主治。

第三章 人用经验证据的合理应用

第十七条 中药人用经验通常在临床实践中积累，具有一定的规律性、可重复性和临床价值，包含了在临床用药过程中积累的对中药处方或者制剂临床定位、适用人群、用药剂量、疗效特点和临床获益等的认识和总结。

第十八条 申请人可以多途径收集整理人用经验，应当对资料的真实性、可溯源性负责，人用经验的规范收集整理与评估应当符合有关要求。作为支持注册申请关键证据的人用经验数据，由药品监督管理部门按照相关程序组织开展相应的药品注册核查。

第十九条 对数据进行合理、充分的分析并给予正确结果解释的人用经验，可作为支持注册申请的证据。申请人可根据已有人用经验证据对药物安全性、有效性的支持程度，确定后续研究策略，提供相应的申报资料。

第二十条 作为支持注册申请关键证据的人用经验所用药物的处方药味（包括基原、药用部位、炮制等）及其剂量应当固定。申报制剂的药学关键信息及质量应当与人用经验所用药物基本一致，若制备工艺、辅料等发生改变，应当进行评估，并提供支持相关改变的研究评估资料。

第二十一条 中药创新药处方来源于古代经典名方或者中医临床经验方，如处方组成、临床定位、用法用量等与既往临床应用基本一致，采用与临床使用药物基本一致的传统工艺，且可通过人用经验初步确定功能主治、适用人群、给药方案和临床获益等的，可不开展非临床有效性研究。

第二十二条 由中药饮片组成的中药复方制剂一般提供啮齿类动物单次给药毒性试验和重复给药毒性试验资料，必要时提供其他毒理学试验资料。

如中药复方制剂的处方组成中的中药饮片均具

有国家药品标准或者具有药品注册标准，处方不含毒性药味或者不含有经现代毒理学证明有毒性、易导致严重不良反应的中药饮片，采用传统工艺，不用于孕妇、儿童等特殊人群，且单次给药毒性试验和一种动物的重复给药毒性试验未发现明显毒性的，一般不需提供另一种动物的重复给药毒性试验，以及安全药理学、遗传毒性、致癌性、生殖毒性等试验资料。

本规定所称毒性药味，是指《医疗用毒性药品管理办法》中收载的毒性中药品种。

第二十三条 来源于临床实践的中药新药，人用经验能在临床定位、适用人群筛选、疗程探索、剂量探索等方面提供研究、支持证据的，可不开展II期临床试验。

第二十四条 已有人用经验中药的临床研发，在处方、生产工艺固定的基础上，存在适用的高质量真实世界数据，且通过设计良好的临床研究形成的真实世界证据科学充分的，申请人就真实世界研究方案与国家药品审评机构沟通并达成一致后，可申请将真实世界证据作为支持产品上市的依据之一。

第二十五条 医疗机构对医疗机构中药制剂的安全性、有效性及质量可控性负责，应当持续规范收集整理医疗机构中药制剂人用经验资料，并按年度向所在地省级药品监督管理部门提交医疗机构中药制剂人用经验收集整理与评估的报告。

第二十六条 来源于医疗机构制剂的中药新药，如处方组成、工艺路线、临床定位、用法用量等与既往临床应用基本一致，且可通过人用经验初步确定功能主治、适用人群、给药方案和临床获益等的，可不开展非临床有效性研究。如处方组成、提取工艺、剂型、直接接触药品的包装等与该医疗机构中药制剂一致的，在提供该医疗机构中药制剂的药学研究资料基础上，可不提供剂型选择、工艺路线筛选、直接接触药品的包装材料研究等研究资料。

第二十七条 申请人可根据具体品种情况，在关键研发阶段针对中医药理论、人用经验研究方案和人用经验数据等，与国家药品审评机构进行沟通交流。

第四章 中药创新药

第二十八条 中药创新药应当有充分的有效性、安全性证据，上市前原则上应当开展随机对照的临床试验。

第二十九条 鼓励根据中医临床实践，探索采用基于临床治疗方案进行序贯联合用药的方式开展中药创新药临床试验及疗效评价。

第三十条 鼓励中药创新药临床试验在符合伦理学要求的情况下优先使用安慰剂对照，或者基础治疗加载的安慰剂对照。

第三十一条 中药饮片、提取物等均可作为中药复方制剂的处方组成。如含有无国家药品标准且不具有药品注册标准的中药饮片、提取物，应当在制剂药品标准中附设其药品标准。

第三十二条 提取物及其制剂应当具有充分的立题依据，开展有效性、安全性和质量可控性研究。应当研究确定合理的制备工艺。应当研究明确所含大类成份的结构类型及主要成份的结构，通过建立主要成份、大类成份的含量测定及指纹或者特征图谱等质控项目，充分表征提取物及制剂质量，保证不同批次提取物及制剂质量均一稳定。

第三十三条 新的提取物及其制剂的注册申请，如已有单味制剂或者单味提取物制剂上市且功能主治（适应症）基本一致，应当与该类制剂进行非临床及临床对比研究，以说明其优势与特点。

第三十四条 新药材及其制剂的注册申请，应当提供该药材性味、归经、功效等的研究资料，相关研究应当为新药材拟定的性味、归经、功效等提供支持证据。

第三十五条 中药复方制剂根据主治的不同，可以分为不同情形：

（一）主治为证候的中药复方制剂，是指在中医药理论指导下，用于治疗中医证候的中药复方制剂，包括治疗中医学的病或者症状的中药复方制剂，功能主治应当以中医专业术语表述；

（二）主治为病证结合的中药复方制剂，所涉及的“病”是指现代医学的疾病，“证”是指中医的证候，其功能用中医专业术语表述、主治以现代医学疾病与中医证候相结合的方式表述；

（三）主治为病的中药复方制剂，属于专病专药，在中医药理论指导下组方。所涉及的“病”是现代医学疾病，其功能用中医专业术语表述，主治以现代医学疾病表述。

第三十六条 中药创新药的注册申请人可根据中药特点、新药研发的一般规律，针对申请临床试验、III 期临床试验前、申请上市许可等不同研究阶段的主要目的进行分阶段研究。中药药学分阶段研究应当体现质量源于设计理念，注重研究的整体性和系统性。

第三十七条 中药创新药应当根据处方药味组成、药味药性，借鉴用药经验，以满足临床需求为宗旨，在对药物生产工艺、理化性质、传统用药方式、生物学特性、剂型特点、临床用药的安全性、患者用药依从性等方面综合分析的基础上合理选择剂型和给药途径。能选择口服给药的不选择注射给药。

第三十八条 中药创新药的研制，应当根据药物特点、临床应用情况等获取的安全性信息，开展相应的非临床安全性试验。可根据不同注册分类、风险评估情况、开发进程开展相应的非临床安全性试验。

第三十九条 非临床安全性试验所用样品，应当采用中试或者中试以上规模的样品。申报临床试验时，应当提供资料说明非临床安全性试验用样品制备情况。临床试验用药品一般应当采用生产规模的样品。申报上市时，应当提供资料说明临床试验用药品的制备情况，包括试验药物和安慰剂。

第四十条 以下情形，应当开展必要的 I 期临床试验：

（一）处方含毒性药味；

（二）除处方含确有习用历史且被省级中药饮片炮制规范收载的中药饮片外，处方含无国家药品标准且不具有药品注册标准的中药饮片、提取物；

（三）非临床安全性试验结果出现明显毒性反应且提示对人体可能具有一定的安全风险；

（四）需获得人体药代数据以指导临床用药等的中药注册申请。

第五章　中药改良型新药

第四十一条 支持药品上市许可持有人（以下简称持有人）开展改良型新药的研究。改良型新药的研发应当遵循必要性、科学性、合理性的原则，明确改良目的。应当在已上市药品的基础上，基于对被改良药品的客观、科学、全面的认识，针对被改良中药存在的缺陷或者在临床应用过程中新发现的治疗特点和潜力进行研究。研制开发儿童用改良型新药时，应当符合儿童生长发育特征及用药习惯。

第四十二条 改变已上市中药剂型或者给药途径的改良型新药，应当具有临床应用优势和特点，如提高有效性、改善安全性、提高依从性等，或者在有效性、安全性不降低的前提下，促进环境保护、提升生产安全水平等。

第四十三条 改变已上市药品给药途径的注册申请，应当说明改变给药途径的合理性和必要性，开展相应的非临床研究，并围绕改良目的开展临床试验，证明改变给药途径的临床应用优势和特点。

第四十四条 改变已上市中药剂型的注册申请，应当结合临床治疗需求、药物理化性质及生物学性质等提供充分依据说明其科学合理性。申请人应当根据新剂型的具体情形开展相应的药学研究，必要时开展非临床有效性、安全性研究和临床试验。

对儿童用药、特殊人群（如吞咽困难者等）用药、某些因用法特殊而使用不便的已上市中药，通过改变剂型提高药物临床使用依从性，若对比研究显示改剂型后药用物质基础和药物吸收、利用无明显改变，且原剂型临床价值依据充分的，可不开展临床试验。

第四十五条 中药增加功能主治，除第二十三条和第四十六条规定的情形外，应当提供非临床有效性研究资料，循序开展 II 期临床试验及 III 期临床试验。

延长用药周期或者增加剂量者，应当提供非临床安全性研究资料。上市前已进行相关的非临床安全性研究且可支持其延长周期或者增加剂量的，可不进行新的非临床安全性试验。

申请人不持有已上市中药申请增加功能主治的，应当同时提出同名同方药的注册申请。

第四十六条 已上市中药申请增加功能主治，其人用经验证据支持相应临床定位的，可不提供非临床有效性试验资料。使用剂量和疗程不增加，且适用人群不变的，可不提供非临床安全性试验资料。

第四十七条 鼓励运用适合产品特点的新技术、新工艺改进已上市中药。已上市中药生产工艺或者辅料等的改变引起药用物质基础或者药物的吸收、利用明显改变的，应当以提高有效性或者改善安全性等为研究目的，开展相关的非临床有效性、安全性试验及II期临床试验、III期临床试验，按照改良型新药注册申报。

第六章　古代经典名方中药复方制剂

第四十八条　古代经典名方中药复方制剂处方中不含配伍禁忌或者药品标准中标有剧毒、大毒及经现代毒理学证明有毒性的药味，均应当采用传统工艺制备，采用传统给药途径，功能主治以中医术语表述。该类中药复方制剂的研制不需要开展非临床有效性研究和临床试验。药品批准文号给予专门格式。

第四十九条　古代经典名方中药复方制剂采用以专家意见为主的审评模式。由国医大师、院士、全国名中医为主的古代经典名方中药复方制剂专家审评委员会对该类制剂进行技术审评，并出具是否同意上市的技术审评意见。

第五十条　按古代经典名方目录管理的中药复方制剂申请上市，申请人应当开展相应的药学研究和非临床安全性研究。其处方组成、药材基原、药用部位、炮制规格、折算剂量、用法用量、功能主治等内容原则上应当与国家发布的古代经典名方关键信息一致。

第五十一条　其他来源于古代经典名方的中药复方制剂的注册申请，除提供相应的药学研究和非临床安全性试验资料外，还应当提供古代经典名方关键信息及其依据，并应当提供对中医临床实践进行的系统总结，说明其临床价值。对古代经典名方的加减化裁应当在中医药理论指导下进行。

第五十二条　鼓励申请人基于古代经典名方中药复方制剂的特点，在研发的关键阶段，就基准样品研究、非临床安全性研究、人用经验的规范收集整理及中医临床实践总结等重大问题与国家药品审评机构进行沟通交流。

第五十三条　古代经典名方中药复方制剂上市后，持有人应当开展药品上市后临床研究，不断充实完善临床有效性、安全性证据。持有人应当持续收集不良反应信息，及时修改完善说明书，对临床使用过程中发现的非预期不良反应及时开展非临床安全性研究。

第七章　同名同方药

第五十四条　同名同方药的研制应当避免低水平重复。申请人应当对用于对照且与研制药物同名同方的已上市中药（以下简称对照同名同方药）的临床价值进行评估。申请注册的同名同方药的安全性、有效性及质量可控性应当不低于对照同名同方药。

第五十五条　同名同方药的研制，应当与对照同名同方药在中药材、中药饮片、中间体、制剂等全过程质量控制方面进行比较研究。申请人根据对照同名同方药的有效性、安全性证据，以及同名同方药与对照同名同方药的工艺、辅料等比较结果，评估是否开展非临床安全性研究及临床试验。

第五十六条　申请人应当基于临床价值评估结果选择对照同名同方药。对照同名同方药应当具有有效性、安全性方面充分的证据，按照药品注册管理要求开展临床试验后批准上市的中药、现行版《中华人民共和国药典》收载的已上市中药以及获得过中药保护品种证书的已上市中药，一般可视作具有充分的有效性、安全性证据。

前款所称获得过中药保护证书的已上市中药，是指结束保护期的中药保护品种以及符合中药品种保护制度有关规定的其他中药保护品种。

第五十七条　申请注册的同名同方药与对照同名同方药需要通过临床试验进行比较的，至少需进行III期临床试验。提取的单一成份中药可通过生物等效性试验证明其与对照同名同方药的一致性。

第五十八条　有国家药品标准而无药品批准文号的品种，应当按照同名同方药提出注册申请。申请人应当根据其中医药理论和人用经验情况，开展必要的临床试验。

第五十九条　对照同名同方药有充分的有效性和安全性证据，同名同方药的工艺、辅料与对照同名同方药相同的，或者同名同方药的工艺、辅料变化经研究评估不引起药用物质基础或者药物吸收、利用明显改变的，一般无需开展非临床安全性研究和临床试验。

第八章　上市后变更

第六十条　已上市中药的变更应当遵循中药自身

特点和规律，符合必要性、科学性、合理性的有关要求。持有人应当履行变更研究及其评估、变更管理的主体责任，全面评估、验证变更事项对药品安全性、有效性和质量可控性的影响。根据研究、评估和相关验证结果，确定已上市中药的变更管理类别，变更的实施应当按照规定经批准、备案后进行或者报告。持有人在上市后变更研究过程中可与相应药品监督管理部门及时开展沟通交流。

第六十一条 变更药品规格应当遵循与处方药味相对应的原则以及与适用人群、用法用量、装量规格相协调的原则。

对于已有同品种上市的，所申请的规格一般应当与同品种上市规格一致。

第六十二条 生产工艺及辅料等的变更不应当引起药用物质或者药物吸收、利用的明显改变。生产设备的选择应当符合生产工艺及品质保障的要求。

第六十三条 变更用法用量或者增加适用人群范围但不改变给药途径的，应当提供支持该项改变的非临床安全性研究资料，必要时应当进行临床试验。除符合第六十四条规定之情形外，变更用法用量或者增加适用人群范围需开展临床试验的，应当循序开展II期临床试验和III期临床试验。

已上市儿童用药【用法用量】中剂量不明确的，可根据儿童用药特点和人用经验情况，开展必要的临床试验，明确不同年龄段儿童用药的剂量和疗程。

第六十四条 已上市中药申请变更用法用量或者增加适用人群范围，功能主治不变且不改变给药途径，人用经验证据支持变更后的新用法用量或者新适用人群的用法用量的，可不开展II期临床试验，仅开展III期临床试验。

第六十五条 替代或者减去国家药品标准处方中的毒性药味或者处于濒危状态的药味，应当基于处方中药味组成及其功效，按照相关技术要求开展与原药品进行药学、非临床有效性和/或者非临床安全性的对比研究。替代或者减去处方中已明确毒性药味的，可与安慰剂对照开展III期临床试验。替代或者减去处方中处于濒危状态药味的，至少开展III期临床试验的比较研究。必要时，需同时变更药品通用名称。

第六十六条 中药复方制剂处方中所含按照新药批准的提取物由外购变更为自行提取的，申请人应当提供相应研究资料，包括但不限于自行研究获得的该提取物及该中药复方制剂的药学研究资料，提取物的非临床有效性和安全性对比研究资料，以及该中药复方制剂III期临床试验的对比研究资料。该提取物的质量标准应当附设于制剂标准后。

第六十七条 对主治或者适用人群范围进行删除的，应当说明删除该主治或者适用人群范围的合理性，一般不需开展临床试验。

第九章 中药注册标准

第六十八条 中药注册标准的研究、制定应当以实现中药质量的稳定可控为目标，根据产品特点建立反映中药整体质量的控制指标。尽可能反映产品的质量状况，并关注与中药有效性、安全性的关联。

第六十九条 支持运用新技术、新方法探索建立用于中药复方新药的中间体、制剂质量控制的指纹图谱或者特征图谱、生物效应检测等。中药注册标准中的含量测定等检测项目应当有合理的范围。

第七十条 根据产品特点及实际情况，持有人应当制定不低于中药注册标准的企业内控标准，并通过不断修订和完善其检验项目、方法、限度范围等，提高中药制剂质量。

第七十一条 药品上市后，应当积累生产数据，结合科学技术的发展，持续修订完善包括中药材、中药饮片、中间体和制剂等在内的完整的质量标准体系，以保证中药制剂质量稳定可控。

第十章 药品名称和说明书

第七十二条 中成药命名应当符合《中成药通用名称命名技术指导原则》的要求及国家有关规定。

第七十三条 中药处方中含毒性药味，或者含有其他已经现代毒理学证明具有毒性、易导致严重不良反应的中药饮片的，应当在该中药说明书【成份】项下标明处方中所含的毒性中药饮片名称，并在警示语中标明制剂中含有该中药饮片。

第七十四条 涉及辨证使用的中药新药说明书的【注意事项】应当包含，但不限于以下内容：

（一）因中医的证、病机、体质等因素需要慎用的情形，以及饮食、配伍等方面与药物有关的注意事项；

（二）如有药后调护，应当予以明确。

第七十五条 持有人应当加强对药品全生命周期的管理，加强对安全性风险的监测、评价和分析，应当参照相关技术指导原则及时对中药说明书【禁忌】、【不良反应】、【注意事项】进行完善。

中药说明书【禁忌】、【不良反应】、【注意事项】中任何一项在本规定施行之日起满3年后申请药品再注册时仍为“尚不明确”的，依法不予再注册。

第七十六条 古代经典名方中药复方制剂说明书中应当列明【处方来源】、【功能主治的理论依据】等项。

人用经验作为批准上市或者增加功能主治证据的中药新药，说明书中应当列入【中医临床实践】项。

第十一章 附 则

第七十七条 天然药物的药学质量控制可参照本规定执行。天然药物创新药在治疗作用确证阶段，应当至少采用一个III期临床试验的数据说明其有效性。其余均应当符合天然药物新药研究的有关要求。

第七十八条 申请进口的中药、天然药物，应当符合所在国或者地区按照药品管理的要求，同时应当符合境内中药、天然药物的安全性、有效性和质量可控性要求。注册申报资料按照创新药的要求提供。国家另有规定的，从其规定。

第七十九条 中药、天然药物注射剂的研制应当符合注射剂研究的通用技术要求。应当根据现有治疗手段的可及性，通过充分的非临床研究说明给药途径选择的必要性和合理性。药物活性成份及作用机理应当明确，并应当开展全面的非临床有效性、安全性研究，循序开展I期临床试验、II期临床试验和III期临床试验。

中药、天然药物注射剂上市后，持有人应当开展药品上市后临床研究，不断充实完善临床有效性、安全性证据，应当持续收集不良反应信息，及时修改完善说明书，对临床使用过程中发现的非预期不良反应及时开展非临床安全性研究。持有人应当加强质量控制。

第八十条 省级药品监督管理部门应当按年度向国家药品监督管理部门提交医疗机构中药制剂审批、备案情况的报告。国家药品监督管理部门根据省级药品监督管理部门提交的报告，将医疗机构中药制剂的审批、备案情况纳入药品审评年度报告。

第八十一条 本规定未涉及的药品注册管理的一般性要求按照《药品注册管理办法》执行。实施审批管理的中药材、中药饮片注册管理规定另行制定。

第八十二条 本规定自2023年7月1日起施行。原国家食品药品监督管理局《关于印发中药注册管理补充规定的通知》（国食药监注〔2008〕3号）同时废止。

国医经方年鉴

2024

年度大事记

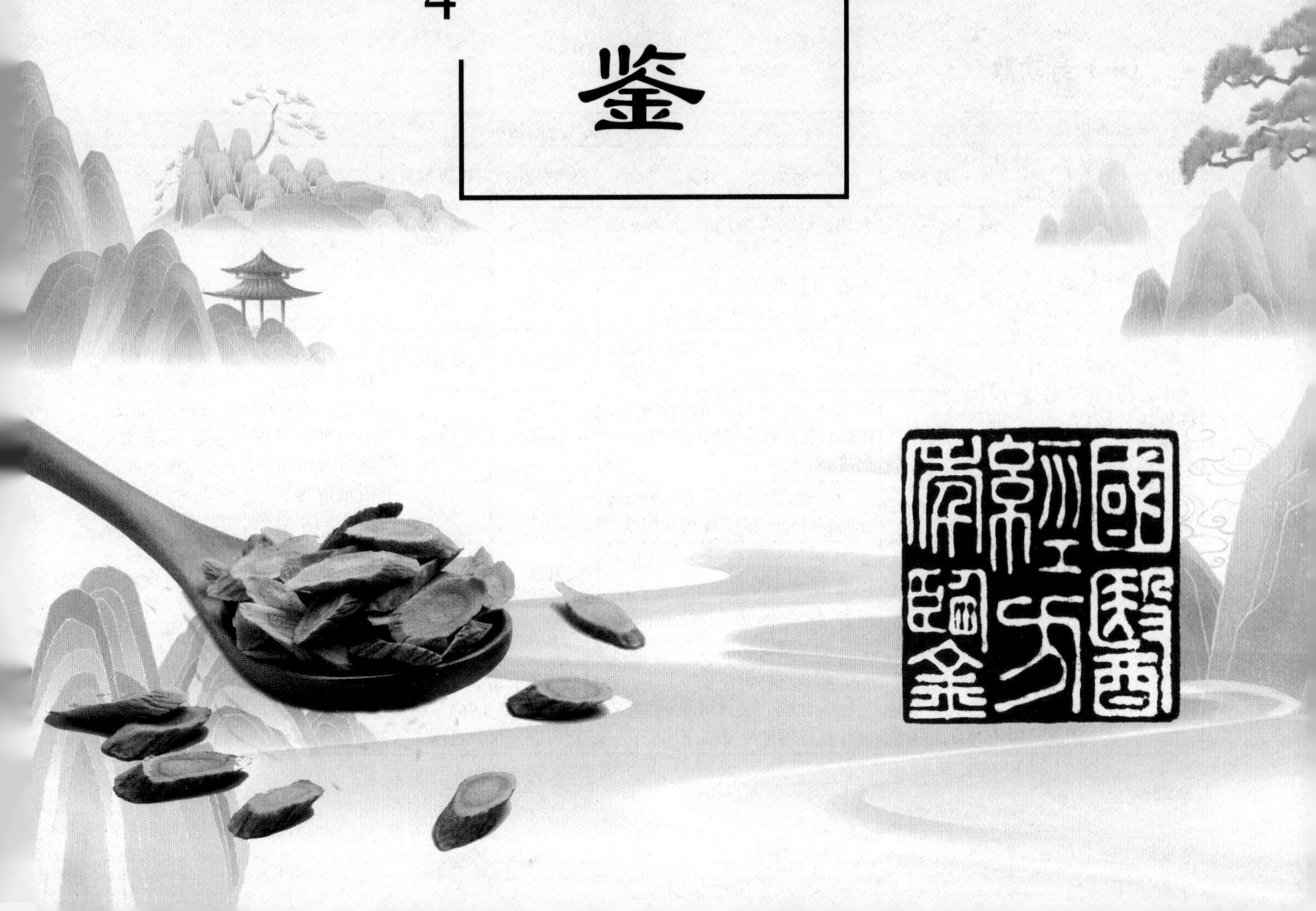

国家中医药管理局综合司 国家药品监督管理局综合司关于发布《古代经典名方关键信息表（“异功散”等儿科 7 首方剂）》的通知

国中医药综科技发〔2023〕2 号

各省、自治区、直辖市中医药主管部门、药品监督管理部门：

为贯彻落实《中医药法》《中共中央 国务院关于促进中医药传承创新发展的意见》，加快推动古代经典名方中药复方制剂上市，更好发挥中医药特色优势，满足人民群众用药需求，国家中医药管理局、国家药品监督管理局积极组织推进古代经典名方关键信息考证研究工作，现将《古代经典名方关键信息表（“异功散”等儿科 7 首方剂）》予以公布。

附件：古代经典名方关键信息表（“异功散”等儿科 7 首方剂）

国家中医药管理局综合司
国家药品监督管理局综合司
2023 年 5 月 5 日

附件

古代经典名方关键信息表（“异功散”等儿科 7 首方剂）

（一）异功散

基本信息		现代对应情况					
出处	处方、制法及用法	药味名称	基原及用药部位	炮制规格	折算剂量	用法用量	功能主治
《小儿药证直诀》（宋·钱乙）	人参（切去顶）、茯苓（去皮）、白术、陈皮（剉）、甘草各等分。右为细末，每服二钱，水一盏，生姜五片，枣两个，同煎至七分，食前，温服，量多少与之	人参	五加科植物人参 Pana ginseng C. A. Mey. 的干燥根	生品	1.65g	上药粉碎为细末，每服 8.26g，加水 300mL，生姜 5.00g，大枣 6.00g，同煎至 210mL，饭前温服。可据不同年龄酌情加减用量	【功效】健脾益气，行气和胃。【主治】小儿脾胃气虚或兼气滞证。症见不思饮食，大便溏薄，胸脘痞闷不舒，或呕吐、泄泻，舌淡，苔薄，脉弱
		茯苓	多孔菌科真菌茯苓 Poria cocos (Schw.) Wolf 的干燥菌核	生品	1.65g		
		白术	菊科植物白术 Atractylodes macrocephala Koidz. 的干燥根茎	生品	1.65g		
		陈皮	芸香科植物橘 Citrus reticulata Blanco 及其栽培变种的干燥成熟果皮	生品	1.65g		
		甘草	豆科植物甘草 Glycyrrhiza uralensis Fisch. 的干燥根和根茎	生品	1.65g		
		生姜	姜科植物姜 Zingiber officinale Rosc. 的新鲜根茎	鲜品	5.00g		
		大枣	鼠李科植物枣 Ziziphus jujuba Mill. 的干燥成熟果实	生品	6.00g		
备注	本方组成中并未明确说明用量，结合方剂组成及每服量，按日服三次计算，则本方的日服总量为 24.78g。各药的日服量可折算如下：人参 4.96g、茯苓 4.96g、白术 4.96g、陈皮 4.96g、甘草 4.96g，另加生姜 15.00g、大枣 18.00g。本方未明确日服用次数，应结合安全性评价结果及临床用药实际确定日服总量，日服 1~3 次，遵医嘱使用						

（二）泻黄散

基本信息		现代对应情况					
出处	处方、制法及用法	药味名称	基原及用药部位	炮制规格	折算剂量	用法用量	功能主治
《小儿药证直诀》（宋·钱乙）	藿香叶七钱，山栀子仁一钱，石膏五钱，甘草三两，防风四两（去芦，切焙）。右剉，同蜜酒微炒香，为细末，每服一钱至二钱，水一盏，煎至五分，温服清汁，无时	广藿香	唇形科植物广藿香 Pogostemon cablin (Blanco) Benth. 的干燥叶片	广藿香叶	28.91g	上药粉碎为粗粒，加蜜和酒微炒香，再粉碎为细末，每服6.20g，加水300mL，煎至150mL，温服，可不定时服用	【功效】泻脾胃伏火。【主治】小儿脾胃伏火证。症见口疮口臭、烦渴易饥、口燥唇干、舌红脉数；以及脾热弄舌、吐舌等
		栀子	茜草科植物栀子 Gardenia jasminoides Ellis 的干燥成熟果实	栀子仁	4.13g		
		石膏	硫酸盐类矿物硬石膏族石膏，主含含水硫酸钙（$CaSO_4 \cdot 2H_2O$）	生品	20.65g		
		甘草	豆科植物甘草 Glycyrrhiza uralensis Fisch. 的干燥根和根茎	生品	123.90g		
		防风	伞形科植物防风 Saposhnikovia divaricata (Turcz.) Schischk. 的干燥根	防风（焙）	165.20g		
		黄酒	参考国家标准 GB/T 13662-2018 传统型黄酒（以糯米 Oryza sativa var. glutinosa 为原料）	——	——		
		蜂蜜	蜜蜂科昆虫中华蜜蜂 Apis cerana Fabricius 所酿的蜜	——	——		
备注	1. 本方中山栀子注明药用部位为仁，建议参考《中国药典》2020 年版益智、草果等药材表述，来源定为茜草科植物栀子 Gardenia jasminoides Ellis 的干燥成熟果实，炮制规格定为栀子仁，即除去杂质及外壳后入药。 2. 本方中防风注明去芦润切后焙的操作，其目的为使药材质地酥脆，便于后续粉碎，因此建议尊重原方炮制方法，可参考地方标准如《安徽省中药炮制规范》2005 年版中的焙法。 3. 本方直接折算剂量并非每日服量，结合方剂组成及每服量，按日服三次计算，则本方的日服总量为 18.60g。各药的日服量折算约如下：广藿香 1.57g，栀子 0.22g，石膏 1.12g，甘草 6.72g，防风 8.96g。本方未明确日服用次数，应结合安全性评价结果及临床用药实际确定日服总量，日服 1~3 次，遵医嘱使用						

（三）白术散

基本信息		现代对应情况					
出处	处方、制法及用法	药味名称	基原及用药部位	炮制规格	折算剂量	用法用量	功能主治
《小儿药证直诀》（宋·钱乙）	人参二钱五分，白茯苓五钱，白术五钱（炒），藿香叶五钱，木香二钱，甘草一钱，葛根五钱。右㕮咀，每服三钱，水煎	人参	五加科植物人参 Panax ginseng C. A. Mey. 的干燥根和根茎	生品	10.33g	上药粉碎成粗粒，每服 12.39g，水煎服	【功效】健脾和胃，益气止泻。【主治】小儿脾胃虚弱、津虚内热证。症见呕吐泄泻，频作不止，口渴烦躁，但欲饮水，乳食不进，体瘦虚弱，舌淡少津，苔薄，脉细弱
		茯苓	多孔菌科真菌茯苓 Poria cocos (Schw.) Wolf 的白色干燥菌核	生品	20.65g		
		白术	菊科植物白术 Atractylodes macrocephala Koidz. 的干燥根茎	土炒白术	20.65g		
		广藿香	唇形科植物广藿香 Pogostemon cablin (Blanco) Benth. 的干燥叶片	广藿香叶	20.65g		
		木香	菊科植物木香 Aucklandia lappa Decne. 的干燥根	生品	8.26g		
		甘草	豆科植物甘草 Glycyrrhiza uralensis Fisch. 的干燥根和根茎	生品	4.13g		
		葛根或粉葛	豆科植物野葛 Pueraria lobata (Willd.) Ohwi 或甘葛藤 Pueraria thomsonii Benth. 的干燥根	生品	20.65g		
备注	1. 葛根历代本草多认为作粉更妙，明末以来有"葛根竭胃阴"之说，且本方治疗津液枯竭，因此推荐豆科植物野葛 Pueraria lobata (Willd.) Ohwi 粉性足者或甘葛藤 Pueraria thomsonii Benth. 的干燥根入药。 2. 宋代白术多用土、米泔水、人乳等多种辅料进行炮制，对于脾虚则多用土炒。本方注明"炒"，有鉴于此，建议采用土炒。建议参考《全国中药饮片炮制规范》1988 年版土炒白术方法炮制。 3. 本方直接折算剂量并非每日服量，结合方剂组成及每服量，按日服三次计算，则本方的日服总量为 37.17g。各药的日服量折算如下：人参 3.64g，茯苓 7.29g，白术 7.29g，广藿香 7.29g，木香 2.92g，甘草 1.46g，葛根或粉葛 7.29g。本方未明确日服用次数，应结合安全性评价结果及临床用药实际确定日服总量，日服 1~3 次，遵医嘱使用						

（四）消乳丸

<table>
<tr><th colspan="2">基本信息</th><th colspan="6">现代对应情况</th></tr>
<tr><th>出处</th><th>处方、制法及用法</th><th>药味名称</th><th>基原及用药部位</th><th>炮制规格</th><th>折算剂量</th><th>用法用量</th><th>功能主治</th></tr>
<tr><td rowspan="6">《婴童百问》（明·鲁伯嗣）</td><td rowspan="6">香附一两（炒），甘草（炙）、陈皮各半两，缩砂仁、神曲（炒）、麦芽（炒）各一两。右为末，泡雪糕丸如黍米大，七岁以上绿豆大三十丸，食后姜汤下</td><td>香附</td><td>莎草科植物莎草 Cyperus rotundus L. 的干燥根茎</td><td>炒香附</td><td>37.30g</td><td rowspan="6">见备注</td><td rowspan="6">【功效】温中理脾，消食和胃。【主治】小儿积滞证。症见呕吐乳食，脘胀腹痛，不欲吮乳，面黄身热，烦躁不宁，舌苔白厚，脉沉</td></tr>
<tr><td>甘草</td><td>豆科植物甘草 Glycyrrhiza uralensis Fisch. 的干燥根和根茎</td><td>炒甘草</td><td>18.65g</td></tr>
<tr><td>陈皮</td><td>芸香科植物橘 Citrus reticulata Blanco 及其栽培变种的干燥成熟果皮</td><td>生品</td><td>18.65g</td></tr>
<tr><td>砂仁</td><td>姜科植物阳春砂 Amomum villosum Lour. 的干燥成熟果实</td><td>缩砂仁</td><td>37.30g</td></tr>
<tr><td>六神曲</td><td>以苦杏仁、赤豆、麦粉、麸皮为基质，加入鲜苍耳草、鲜辣蓼、鲜青蒿的液汁拌制，经发酵后制得的干燥曲块</td><td>炒六神曲</td><td>37.30g</td></tr>
<tr><td>麦芽</td><td>禾本科植物大麦 Hordeum vulgare L. 的成熟果实经发芽干燥的炮制加工品</td><td>炒麦芽</td><td>37.30g</td></tr>
<tr><td>备注</td><td colspan="7">1. 炒香附参考《中国药典》2020 年版清炒法；炒甘草参考《中国药典》2020 年版清炒法，“将甘草原药材除去杂质，洗净，润透，切厚片，炒至微黄，干燥”；本方中缩砂仁注明药用部位为仁，建议参考《中国药典》2020 年版益智、草果等药材表述，来源定为姜科植物阳春砂 Amomum villosum Lour. 的干燥成熟果实，炮制规格定为缩砂仁，即除去杂质及外壳后入药；六神曲采用与古代加工工艺接近的《上海市中药饮片炮制规范》2018 年版打汁法制作，并参考《中国药典》2020 年版清炒法，炒制后入药；炒麦芽参照《中国药典》2020 年版相应炮制规格。
2. 该版本制剂方法较为复杂，可参照明代《保婴撮要》版本消乳丸制剂方法：“右为末，米糊丸如黍米大，每服二十丸，姜汤下”，即将上药粉碎为细末，用米糊制成黍米大（直径约 2mm）的小丸，每次 20 丸，姜汤送服。建议按香附∶甘草∶陈皮∶砂仁∶六神曲∶麦芽 =2∶1∶1∶2∶2∶2 的比例，制成丸径约 2mm 的丸，每服 20 丸。本方未明确日服用次数，应结合安全性评价结果及临床用药实际确定日服总量，日服 1~3 次，遵医嘱使用</td></tr>
</table>

（五）苏葶丸

基本信息		现代对应情况					
出处	处方、制法及用法	药味名称	基原及用药部位	炮制规格	折算剂量	用法用量	功能主治
《医宗金鉴》(清•吴谦)	南苏子（炒）、苦葶苈子（微炒）各等分。右为细末，蒸枣肉为丸，如麻子大。每服五丸至七丸，淡姜汤下	紫苏子	唇形科植物紫苏 Perilla frutescens (L.) Britt. 的干燥成熟果实	炒紫苏子	——	上药粉碎为细末，蒸枣肉为丸，做成麻子大小的小丸。每服 5-7 丸，用淡姜汤送服。	【功效】泻肺降逆，利水化饮。【主治】小儿饮停上焦证。症见喘满不得卧，面身水肿，小便不利，舌淡红，苔薄，脉沉。
		葶苈子	十字花科植物独行菜 Lepidium apetalum Willd. 的干燥成熟种子	炒葶苈子	——		
		大枣	鼠李科植物枣 Ziziphus jujuba Mill. 的干燥成熟果实	生品	——		
备注	1. 炒紫苏子和炒葶苈子参照《中国药典》2020 年版相应炮制规格。 2. 本方组成中未明确具体药量，仅说明各药为等比例用量，建议按紫苏子∶葶苈子 =1∶1 的比例，蒸枣肉制成丸径约 3mm 的丸，每服 6 丸。本方未明确日服用次数，应结合安全性评价结果及临床用药实际确定日服总量，日服 1-3 次遵医嘱使用						

（六）人参五味子汤

基本信息		现代对应情况					
出处	处方、制法及用法	药味名称	基原及用药部位	炮制规格	折算剂量	用法用量	功能主治
《幼幼集成》(清•陈复正)	官拣参一钱，漂白术钱五，白云苓一钱，北五味五分，杭麦冬一钱，炙甘草八分。生姜三片，大枣三枚，水煎，温服	人参	五加科植物人参 Pana ginseng C. A. Mey. 的干燥根和根茎	生品	3.73g	水煎，温服	【功效】健脾补肺，益气止咳。【主治】小儿脾肺气虚证。症见咳嗽日久不愈，少气，面白唇白，舌淡，苔薄白，脉细无力
		白术	菊科植物白术 Atractylodes macrocephala Koidz. 的干燥根茎	漂白术	5.60g		
		茯苓	多孔菌科真菌茯苓 Poria cocos (Schw.) Wolf 的白色干燥菌核	生品	3.73g		
		五味子	木兰科植物五味子 Schisandra chinensis (Turcz.) Baill. 的干燥成熟果实	生品	1.87g		
		麦冬	百合科植物麦冬 Ophiopogon japonicus (L.f) Ker-Gawl. 的干燥块根	生品	3.73g		
		甘草	豆科植物甘草 Glycyrrhiza uralensis Fisch. 的干燥根和根茎	炒甘草	2.98g		
		生姜	姜科植物姜 Zingiber officinale Rosc. 的新鲜根茎	鲜品	3.00g		
		大枣	鼠李科植物枣 Ziziphus jujuba Mill. 的干燥成熟果实	生品	9.00g		
备注	1. 鉴于《中国药典》2020 年版人参项下来源根据生产方式不同分为园参和林下山参，两者性状、品质与安全性指标具有明显差异，加之本方注明“官拣参”，且为儿科虚证处方，建议优先选用林下山参规格。鉴于当前麦冬不同产地生产方式有较大区别，浙江省栽培年限为三年，其性状、气味及内在成分均有差异，品质差异较大，本方注明“杭麦冬”，建议选用《浙江省中药炮制规范》2015 年版“浙麦冬”规格。 2. 漂白术可参考《江西省中药饮片炮制规范》2008 年版相应炮制规格。炒甘草建议参考《中国药典》2020 年版中清炒法，“将甘草原药材除去杂质，洗净，润透，切厚片，炒至微黄，干燥”						

（七）清宁散

基本信息		现代对应情况					
出处	处方、制法及用法	药味名称	基原及用药部位	炮制规格	折算剂量	用法用量	功能主治
《幼幼集成》（清·陈复正）	桑白皮（蜜炒），甜葶苈（微炒），赤茯苓（酒炒），车前子（炒），炙甘草减半。右为细末，每服五分，生姜、大枣煎汤调服	桑白皮	桑科植物桑 Morus alba L. 的干燥根皮	蜜桑白皮	0.42g	上药粉碎为细末，每服 1.87g，生姜、大枣煎汤调服	【功效】清肺宁心，泻肺止咳。【主治】小儿心肺郁热之咳嗽。症见咳嗽有声，面红，发热，心烦，或咽痛声哑，舌红少津，苔黄，脉滑数
		葶苈子	十字花科植物播娘蒿 Descurainia sophia (L.) Webb. e Prantl. 的干燥成熟种子	炒葶苈子	0.42g		
		赤茯苓	多孔菌科真菌茯苓 Poria cocos (Schw.) Wolf 呈淡棕色、淡红色的干燥菌核	酒炒赤茯苓	0.42g		
		车前子	车前科植物车前 Plantago asiatica L. 的干燥成熟种子	炒车前子	0.42g		
		甘草	豆科植物甘草 Glycyrrhiza uralensis Fisch. 的干燥根和根茎	炒甘草	0.21g		
		生姜	姜科植物姜 Zingiber officinale Rosc. 的新鲜根茎	鲜品	——		
		大枣	鼠李科植物枣 Ziziphus jujuba Mill. 的干燥成熟果实	生品	——		
备注	1. 桑白皮参照《中国药典》2020 年版蜜桑白皮规格；葶苈子参照《中国药典》2020 年版炒葶苈子规格；本方明确强调用赤茯苓，因此建议用茯苓性状呈淡棕色、淡红色者。本方中茯苓注明炮制方法为酒炒，可参考《中国药典》2020 年版酒炙法；车前子参考《中国药典》2020 年版清炒法，炒制后入药；炒甘草建议参考《中国药典》2020 年版中清炒法，“将甘草原药材除去杂质，洗净，润透，切厚片，炒至微黄，干燥”。 2. 本方组成中并未明确说明用量，结合方剂组成及每服量，按日服三次计算，则本方的日服总量约为 5.61g，各药的日服量折算如下：桑白皮 1.25g，葶苈子 1.25g，赤茯苓 1.25g，车前子 1.25g，甘草 0.62g。本方未明确日服用次数，应结合安全性评价结果及临床用药实际确定日服总量，日服 1~3 次，遵医嘱使用						

国家中医药管理局综合司 国家药品监督管理局综合司关于发布《古代经典名方关键信息表（“竹叶石膏汤”等25首方剂）》的通知

国中医药综科技函〔2023〕154号

各省、自治区、直辖市中医药主管部门、药品监督管理部门：

为贯彻落实《中医药法》《中共中央 国务院关于促进中医药传承创新发展的意见》，加快推动古代经典名方中药复方制剂上市，更好发挥中医药特色优势，满足人民群众用药需求，国家中医药管理局、国家药品监督管理局积极组织推进古代经典名方关键信息考证研究工作，现将《古代经典名方关键信息表（“竹叶石膏汤”等25首方剂）》予以公布。

附件：古代经典名方关键信息表（“竹叶石膏汤”等25首方剂）

国家中医药管理局综合司

国家药品监督管理局综合司

2023年7月28日

附件

古代经典名方关键信息表（“竹叶石膏汤”等25首方剂）

（一）竹叶石膏汤

基本信息		现代对应情况					
出处	处方、制法及用法	药味名称	基原及用药部位	炮制规格	折算剂量	用法用量	功能主治
《伤寒论》（汉·张仲景）	竹叶二把，石膏一斤，半夏半升（洗），麦门冬一升（去心），人参二两，甘草二两（炙），粳米半斤。上七味，以水一斗，煮取六升，去滓，内粳米，煮米熟，汤成去米，温服一升，日三服	竹叶	禾本科植物淡竹 Phyllostachys nigra（Lodd.）Munro var. henonis（Mitf.）Stapf e Rendle. 的干燥叶	生品	27.60g	上七味，以水2000mL，煮取1200mL，去滓，入粳米煮熟，汤成去米，温服200mL，日三服	【功效】清热生津，益气和胃。【主治】伤寒、温病、暑病余热未清，气津两伤证。症见身热多汗，心胸烦闷，气逆欲呕，口干喜饮，或虚烦不寐，舌红苔少，脉虚数
		石膏	硫酸盐类矿物石膏族石膏，主含含水硫酸钙（$CaSO_4 \cdot 2H_2O$）	生品	220.00g		
		半夏	天南星科植物半夏 Pinellia ternata (Thunb.) Breit. 的干燥块茎	清半夏	34.50g		
		麦冬	百合科植物麦冬 Ophiopogon japonicus (L.f) Ker-Gawl. 的干燥块根	生品	106.00g		
		人参	五加科植物人参 Pana ginseng C. A. Mey. 的干燥根和根茎	生品	27.60g		
		甘草	豆科植物甘草 Glycyrrhiza uralensis Fisch. 的干燥根和根茎	炒甘草	27.60g		
		粳米	禾本科植物粳稻 Oryza sativa L. subsp. japonica Kato 的干燥成熟种仁	生品	110.00g		

备注	1. 麦冬传统去心，为历代所沿用，延续至今，如《中华人民共和国药典》1963年版麦冬炮制项内明确“润透后抽去心”，自《中华人民共和国药典》1977年版起不再要求去心。当前麦冬不同产地生产方式有较大区别，不同栽培年限所致性状、气味及内在成分含量均有差异，品质差异较大，栽培年限过短者中柱细小，有鉴于此，建议参考《浙江省中药炮制规范》2015年版所规定的浙麦冬饮片规格入药。 2. 据原方中煎煮法“煮取六升”“温服一升”，可知本方每服量为煎出总量的1/6。故本方每次的服药量为：竹叶4.48g，石膏36.67g，半夏5.75g，麦冬17.67g，人参4.60g，甘草4.60g，粳米18.33g。根据张仲景方剂服药法中“不必尽剂”、随证变化、灵活施用的特点，日服用次数建议1~3次，根据临床实际遵医嘱使用。上述折算剂量系依汉代度量衡直接折算，若与当今主流用量严重不符，在固定原方比例和每服量的基础上，结合安全性评价结果及临床用药实际确定日服总量

（二）麻黄汤

基本信息		现代对应情况					
出处	处方、制法及用法	药味名称	基原及用药部位	炮制规格	折算剂量	用法用量	功能主治
《伤寒论》（汉·张仲景）	麻黄三两（去节），桂枝二两（去皮），甘草一两（炙），杏仁七十个（去皮尖）。上四味，以水九升，先煮麻黄，减二升，去上沫，内诸药，煮取二升半，去滓，温服八合，覆取微似汗，不须啜粥，余如桂枝法将息	麻黄	麻黄科植物草麻黄 Ephedra sinica Stapf 的干燥草质茎	生品	41.40g	上四味，以水1800mL，先煮麻黄至1400mL，去沫，加入余药，煮取500mL，去滓，温服160mL	【功效】发汗解表，宣肺平喘。【主治】外感风寒表实证。恶寒发热，头身疼痛，无汗而喘，舌苔薄白，脉浮紧
		桂枝	樟科植物肉桂 Cinnamomum cassia Presl 的干燥嫩枝	生品	27.60g		
		甘草	豆科植物甘草 Glycyrrhiza uralensis Fisch. 的干燥根和根茎	炒甘草	13.80g		
		苦杏仁	蔷薇科植物杏 Prunus armeniaca L. 的干燥成熟种子	苦杏仁	25.90g		
备注	据原方中煎煮法“煮取二升半”“温服八合”，可知本方每服量为煎出总量的8/25。故本方每次的服药量为：麻黄13.25g，桂枝8.83g，甘草4.42g，苦杏仁8.29g。根据张仲景方剂服药法中“不必尽剂”、随证变化、灵活施用的特点，日服用次数建议1~3次，根据临床实际遵医嘱使用。 上述折算剂量系依汉代度量衡直接折算，若与当今主流用量严重不符，在固定原方比例和每服量的基础上，结合安全性评价结果及临床用药实际确定日服总量						

（三）小承气汤

基本信息		现代对应情况					
出处	处方、制法及用法	药味名称	基原及用药部位	炮制规格	折算剂量	用法用量	功能主治
《伤寒论》（汉·张仲景）	大黄四两（酒洗），厚朴二两（炙，去皮），枳实三枚（大者，炙）。上三味，以水四升，煮取一升二合，去滓，分温二服。初服汤当更衣，不尔者，尽饮之，若更衣者，勿服之	大黄	蓼科植物掌叶大黄 Rheum palmatum L.、唐古特大黄 Rheum tanguticum Maim.e Balf. 或药用大黄 Rheum officinale Baill. 的干燥根及根茎	酒大黄	55.20g	上三味，以水800mL，煮取240mL，去药渣，分2次温服	【功效】轻下热结。【主治】阳明腑实轻证。症见谵语潮热，大便秘结，胸腹痞满；或痢疾初起，腹中胀痛，里急后重者，舌苔老黄，脉滑而疾
		厚朴	木兰科植物厚朴 Magnolia officinalis Rehd. et Wils. 或凹叶厚朴 Magnolia officinalis Rehd. et Wils. var. biloba Rehd. et Wils. 的干燥干皮、根皮及枝皮	姜厚朴	27.60g		
		枳实	芸香科植物酸橙 Citrus aurantium L. 及其栽培变种的干燥幼果	麸炒枳实	41.40g		
备注	据原方中煎煮法“煮取一升二合”“分温二服”，可知本方每服量为煎出总量的1/2。故本方每次的服药量为：大黄27.60g，厚朴13.80g，枳实20.70g。根据张仲景方剂服药法中“不必尽剂”、随证变化、灵活施用的特点，日服用次数建议1~2次，根据临床实际遵医嘱使用。 上述折算剂量系依汉代度量衡直接折算，若与当今主流用量严重不符，在固定原方比例和每服量的基础上，结合安全性评价结果及临床用药实际确定日服总量						

（四）当归四逆汤

基本信息		现代对应情况					
出处	处方、制法及用法	药味名称	基原及用药部位	炮制规格	折算剂量	用法用量	功能主治
《伤寒论》（汉·张仲景）	当归三两，桂枝三两（去皮），芍药三两，细辛三两，甘草二两（炙），通草二两，大枣二十五枚（擘）。上七味，以水八升，煮取三升，去滓，温服一升，日三服	当归	伞形科植物当归 Angelica sinensis (Oliv.) Diels 的干燥根	生品	41.40g	上七味，以水1600mL，煮取600mL，去药渣，每次温服200mL，日3次	【功能】温经散寒，养血通脉。【主治】血虚寒厥证。症见手足厥寒，或腰、股、腿、足、肩臂疼痛，口不渴，舌淡苔白，脉沉细
		桂枝	樟科植物肉桂 Cinnamomum cassia Presl 的干燥嫩枝	生品	41.40g		
		白芍	毛茛科植物芍药 Paeonia lactiflora Pall. 的干燥根	生品	41.40g		
		细辛	马兜铃科植物北细辛 Asarum heterotropoides Fr. Schmidt var. mandshuricum (Maim.) Kitag.、汉城细辛 Asarum sieboldii Miq. var. seou1ense Nakai 或华细辛 Asarum sieboldii Miq. 的干燥根和根茎	生品	41.40g		
		甘草	豆科植物甘草 Glycyrrhiza uralensis Fisch. 的干燥根和根茎	炒甘草	27.60g		
		木通	木通科植物木通 Akebia quinata（Thunb.）Decne.、三叶木通 Akebia trifoliata（Thunb.）Koidz. 或白木通 Akebia trifoliata（Thunb.）Koidz. var. australis（Diels）Rehd. 的干燥藤茎	生品	27.60g		
		大枣	鼠李科植物枣 Ziziphus jujuba Mill. 的干燥成熟果实	生品	75.00g		
备注	1. 汉代通草为今木通，且历代为多基原，优先推荐历代主流基原木通 Akebia quinata（Thunb.）Decne.。 2. 据原方中煎煮法"煮取三升""温服一升""日三服"，可知本方每服量为煎出总量的 1/3。故本方每次的服药量为：当归 13.80g，桂枝 13.80g，白芍 13.80g，细辛 13.80g，甘草 9.20g，木通 9.20g，大枣 25.00g，根据张仲景方剂服药法中"不必尽剂"、随证变化、灵活施用的特点，日服用次数建议 1~3 次，根据临床实际遵医嘱使用。上述折算剂量系依汉代度量衡直接折算，若与当今主流用量严重不符，在固定原方比例和每服量的基础上，结合安全性评价结果及临床用药实际确定日服总量						

（五）桂枝芍药知母汤

基本信息		现代对应情况					
出处	处方、制法及用法	药味名称	基原及用药部位	炮制规格	折算剂量	用法用量	功能主治
《金匮要略》（汉·张仲景）	桂枝四两，芍药三两，甘草二两，麻黄二两，生姜五两，白术五两，知母四两，防风四两，附子二两（炮）。上九味，以水七升，煮取二升，温服七合，日三服	桂枝	樟科植物肉桂 Cinnamomum cassia Presl 的干燥嫩枝	生品	55.20g	上九味，以水1400mL，煮取400mL，温服140ml，日3次	【功效】祛风除湿，温经散寒，滋阴清热。【主治】风湿历节。症见诸肢节疼痛，身体瘦弱，脚肿麻木，头眩短气，恶心欲吐，舌淡苔白，脉沉细
		白芍	毛茛科植物芍药 Paeonia lactiflora Pall. 的干燥根	生品	41.40g		
		甘草	豆科植物甘草 Glycyrrhiza uralensis Fisch. 的干燥根和根茎	生品	27.60g		
		麻黄	麻黄科植物草麻黄 Ephedra sinica Stapf 的干燥草质茎	生品	27.60g		
		生姜	姜科植物姜 Zingiber officinale Rosc. 的新鲜根茎	生品	69.00g		
		白术	菊科植物白术 Atractylodes macrocephala Koidz. 的干燥根茎	生品	69.00g		
		知母	百合科植物知母 Anemarrhena asphodeloides Bge. 的干燥根茎	生品	55.20g		
		防风	伞形科植物防风 Saposhnikovia divaricata (Turcz.) Schischk. 的干燥根	生品	55.20g		
		附子	毛茛科植物乌头 Aconitum carmichaelii Deb. 子根的加工品	黑顺片	27.60g		
备注	据原方中煎煮法“煮取二升”“温服七合”“日三服”，可知本方每服量为煎出总量的7/20。故本方每次的服药量为：桂枝19.32g，白芍14.49g，甘草9.66g，麻黄9.66g，生姜24.15g，白术24.15g，知母19.32g，防风19.32g，附子9.66g。根据张仲景方剂服药法中“不必尽剂”、随证变化、灵活施用的特点，日服用次数建议1~3次，根据临床实际遵医嘱使用。 上述折算剂量系依汉代度量衡直接折算，若与当今主流用量严重不符，在固定原方比例和每服量的基础上，结合安全性评价结果及临床用药实际确定日服总量						

（六）半夏厚朴汤

基本信息		现代对应情况					
出处	处方、制法及用法	药味名称	基原及用药部位	炮制规格	折算剂量	用法用量	功能主治
《金匮要略》（汉·张仲景）	半夏一升，厚朴三两，茯苓四两，生姜五两，干苏叶二两。上五味，以水七升，煮取四升，分温四服，日三夜一服	半夏	天南星科植物半夏 Pinellia ternata (Thunb.) Breit. 的干燥块茎	清半夏	69.00g	上五味，以水1400mL，煎至800mL，温服200mL，日3次、夜1次服	【功效】行气散结，降逆化痰。【主治】梅核气气郁痰阻证。症见咽中如有物阻，咯吐不出，吞咽不下，胸胁满闷，或咳或呕，舌苔白润或白滑，脉弦缓或弦滑
		厚朴	木兰科植物厚朴 Magnolia officinalis Rehd. et Wils. 或凹叶厚朴 Magnolia officinalis Rehd. et Wils. var. biloba Rehd. et Wils. 的干燥干皮、根皮及枝皮	生品	41.40g		
		茯苓	多孔菌科真菌茯苓 Poria cocos (Schw.) Wolf 的干燥菌核	生品	55.20g		
		生姜	姜科植物姜 Zingiber officinale Rosc. 的新鲜根茎	生品	69.00g		
		紫苏叶	唇形科植物紫苏 Perilla frutescens (L.) Britt. 的干燥叶	生品	27.60g		
备注	1. 原方明确为紫苏叶，因此推荐其药用部位为叶。 2. 据原方中煎煮法“煮取四升”“温服一升”“分温四服，日三夜一服”，可知本方每服量为煎出总量的1/4。故本方每次的服药量为：半夏 17.25g，厚朴 10.35g，茯苓 13.80g，生姜 17.25g，紫苏叶 6.90g，根据张仲景方剂服药法中“不必尽剂”、随证变化、灵活施用的特点，日服用次数建议1~4次，根据临床实际遵医嘱使用。上述折算剂量系依汉代度量衡直接折算，若与当今主流用量严重不符，在固定原方比例和每服量的基础上，结合安全性评价结果及临床用药实际确定日服总量						

（七）百合地黄汤

基本信息		现代对应情况					
出处	处方、制法及用法	药味名称	基原及用药部位	炮制规格	折算剂量	用法用量	功能主治
《金匮要略》（汉·张仲景）	百合七枚（擘），生地黄汁一升。上以水洗百合，渍一宿，当白沫出，去其水，更以泉水二升，煎取一升，去滓，内地黄汁，煎取一升五合，分温再服。中病，勿更服，大便当如漆	百合	百合科植物百合 Lilium brownii F.E.Brown var. viridulum Baker 的新鲜鳞叶	鲜品	245.00g	百合以水400mL，煮取200mL，纳地黄汁，煮取300mL，分两次温服	【功效】养阴清热，补益心肺。【主治】百合病心肺阴虚证。症见神志恍惚，沉默寡言，坐卧不宁，欲食不能食，自觉时寒时热，口苦，小便赤，大便干，舌红少苔，脉细数
		地黄	玄参科植物地黄 Rehmannia glutinosa Libosch. 的新鲜块根	鲜品榨汁	200mL		
备注	1. 生地黄汁以地黄鲜品洗净后不加水等辅料，直接榨汁而成。 2. 据原方中煎煮法“煎取一升五合，分温再服”，可知本方每服量为煎出总量的 1/2。故本方每次的服药量为：百合 122.50g，地黄汁 100mL，根据张仲景方剂服药法中“不必尽剂”、随证变化、灵活施用的特点，日服用次数建议 1~2 次，根据临床实际遵医嘱使用。上述折算剂量系依汉代度量衡直接折算，若与当今主流用量严重不符，在固定原方比例和每服量的基础上，结合安全性评价结果及临床用药实际确定日服总量						

（八）枳实薤白桂枝汤

基本信息		现代对应情况					
出处	处方、制法及用法	药味名称	基原及用药部位	炮制规格	折算剂量	用法用量	功能主治
《金匮要略》（汉·张仲景）	枳实四枚，厚朴四两，薤白半斤，桂枝一两，瓜蒌实一枚（捣）。上五味，以水五升，先煮枳实、厚朴，取二升，去滓，内诸药，煮数沸，分温三服	枳实	芸香科植物酸橙 Citrus aurantium L. 及其栽培变种的干燥幼果	生品	55.20g	上五味药，以水1000mL，先煮枳实、厚朴，煮取400mL，去渣，入余药，煮数沸，分3次温服	【功效】行气祛痰，通阳散结。【主治】胸痹，胸阳不振、痰气互结证。症见胸满而痛，甚或胸痛彻背，喘息咳唾，短气，气从胁下冲逆，上攻心胸，舌苔白腻，脉沉弦或紧
		厚朴	木兰科植物厚朴 Magnolia officinalis Rehd. et Wils. 或凹叶厚朴 Magnolia officinalis Rehd. et Wils. var. biloba Rehd. et Wils. 的干燥干皮、根皮及枝皮	生品	55.20g		
		薤白	百合科植物小根蒜 Allium macrostemon Bge. 的干燥鳞茎	生品	110.00g		
		桂枝	樟科植物肉桂 Cinnamomum cassia Presl 的干燥嫩枝	生品	13.80g		
		瓜蒌	葫芦科植物栝楼 Trichosanthes kirilowii Maim. 的干燥成熟果实	生品	60.00g		
备注	据原方中煎煮法“煮取二升”“分温三服”，可知本方每服量为煎出总量的1/3。故本方每次的服药量为：枳实18.40g，厚朴18.40g，薤白36.67g，桂枝4.60g，瓜蒌20.00g，根据张仲景方剂服药法中“不必尽剂”、随证变化、灵活施用的特点，日服用次数建议1~3次，根据临床实际遵医嘱使用。 上述折算剂量系依汉代度量衡直接折算，若与当今主流用量严重不符，在固定原方比例和每服量的基础上，结合安全性评价结果及临床用药实际确定日服总量						

（九）厚朴麻黄汤

基本信息		现代对应情况					
出处	处方、制法及用法	药味名称	基原及用药部位	炮制规格	折算剂量	用法用量	功能主治
《金匮要略》（汉·张仲景）	厚朴五两，麻黄四两，石膏如鸡子大，杏仁半升，半夏半升，干姜二两，细辛二两，小麦一升，五味子半升。上九味，以水一斗二升，先煮小麦熟，去滓，内诸药，煮取三升，温服一升，日三服	厚朴	木兰科植物厚朴 Magnolia officinalis Rehd. et Wils. 或凹叶厚朴 Magnolia officinalis Rehd. et Wils.var. biloba Rehd. et Wils. 的干燥干皮、根皮及枝皮	生品	69.00g	上九味，以水 2400mL，先煮小麦至熟，去渣，加入余药，煮取 600mL，温服 200mL，日 3 服	【功效】宣肺化饮，清肺化痰，降气平喘。【主治】表寒里饮证。症见咳嗽痰多，喘而胸满，不能平卧，咽喉不利，喉中有哮鸣音，舌苔滑，脉浮或滑
		麻黄	麻黄科植物草麻黄 Ephedra sinica Stapf 的干燥草质茎	生品	55.20g		
		石膏	硫酸盐类矿物石膏族石膏，主含含水硫酸钙（$CaSO_4 \cdot 2H_2O$）	生品	90.00g		
		苦杏仁	蔷薇科植物杏 Prunus armeniaca L. 的干燥成熟种子	苦杏仁	57.00g		
		半夏	天南星科植物半夏 Pinellia ternata （Thunb.）Breit. 的干燥块茎	清半夏	34.50g		
		干姜	姜科植物姜 Zingiber officinale Rosc. 的干燥根茎	生品	27.60g		
		细辛	马兜铃科植物北细辛 Asarum heterotropoides Fr. Schmidt var. mandshuricum (Maim.) Kitag.、汉城细辛 Asarum sieboldii Miq. var. seoulense Nakai 或华细辛 Asarum sieboldii Miq. 的干燥根和根茎	生品	27.60g		
		小麦	禾本科植物小麦 Triticum aestivum L. 的干燥果实	生品	140.00g		
		五味子	木兰科植物五味子 Schisandra chinensis (Turcz.) Baill. 的干燥成熟果实	生品	37.00g		
备注	据原方中煎煮法“煮取三升”“温服一升”“日三服”，可知本方每服量为煎出总量的 1/3。故本方每次的服药量为：厚朴 23.00g，麻黄 18.40g，石膏 30.00g，苦杏仁 19.00g，半夏 11.50g，干姜 9.20g，细辛 9.20g，小麦 46.67g，五味子 12.33g。根据张仲景方剂服药法中“不必尽剂”、随证变化、灵活施用的特点，日服用次数建议 1~3 次，根据临床实际遵医嘱使用。 上述折算剂量系依汉代度量衡直接折算，若与当今主流用量严重不符，在固定原方比例和每服量的基础上，结合安全性评价结果及临床用药实际确定日服总量						

（十）当归建中汤

<table>
<tr><th colspan="2">基本信息</th><th colspan="6">现代对应情况</th></tr>
<tr><th>出处</th><th>处方、制法及用法</th><th>药味名称</th><th>基原及用药部位</th><th>炮制规格</th><th>折算剂量</th><th>用法用量</th><th>功能主治</th></tr>
<tr><td rowspan="6">《千金翼方》（唐•孙思邈）</td><td rowspan="6">当归四两，桂心三两，甘草二两（炙），芍药六两，生姜三两，大枣十二枚（擘）。右六味，㕮咀，以水一斗，煮取三升，分为三服，一日令尽</td><td>当归</td><td>伞形科植物当归 Angelica sinensis (Oliv.) Diels 的干燥根</td><td>生品</td><td>55.20g</td><td rowspan="6">上六味，粉碎为粗粒，以水2000mL，煮取600mL，分三次温服，一日服尽</td><td rowspan="6">【功效】温中补虚，缓急止痛。
【主治】产后虚羸不足。症见腹中疞痛，少气，或小腹拘急挛痛引腰背，不能饮食，舌淡苔薄白，脉弱</td></tr>
<tr><td>肉桂</td><td>樟科植物肉桂 Cinnamomum cassia Presl 的干燥树皮</td><td>生品</td><td>41.40g</td></tr>
<tr><td>甘草</td><td>豆科植物甘草 Glycyrrhiza uralensis Fisch. 的干燥根和根茎</td><td>炒甘草</td><td>27.60g</td></tr>
<tr><td>白芍</td><td>毛茛科植物芍药 Paeonia lactiflora Pall. 的干燥根</td><td>生品</td><td>82.80g</td></tr>
<tr><td>生姜</td><td>姜科植物姜 Zingiber officinale Rosc. 的新鲜根茎</td><td>鲜品</td><td>41.40g</td></tr>
<tr><td>大枣</td><td>鼠李科植物枣 Ziziphus jujuba Mill. 的干燥成熟果实</td><td>生品</td><td>36.00g</td></tr>
<tr><td>备注</td><td colspan="7">唐代方药计量传承了汉代的度量衡制度，服法亦参考汉代方剂处理。据原方中煎煮法“煮取三升”“分为三服”，可知本方每服量为煎出总量的1/3。故本方每次的服药量为：当归18.40g，肉桂13.80g，甘草9.20g，白芍27.60g，生姜13.80g，大枣12.00g，日服用次数建议1~3次，根据临床实际遵医嘱使用。
上述折算剂量系依汉代度量衡直接折算，若与当今主流用量严重不符，在固定原方比例和每服量的基础上，结合安全性评价结果及临床用药实际确定日服总量</td></tr>
</table>

（十一）槐花散

基本信息		现代对应情况					
出处	处方、制法及用法	药味名称	基原及用药部位	炮制规格	折算剂量	用法用量	功能主治
《普济本事方》（宋•许叔微）	槐花(炒)，柏叶（烂杵焙），荆芥穗，枳壳（去穰细切，麸炒黄）。右修事了，方秤等分，细末，用清米饮调下二钱，空心食前服	槐花	豆科植物槐 Sophora japonica L. 的干燥花	炒槐花	2.07g	上药粉碎为细末，每服 8.26g，饭前用米汤调服	【功效】清肠止血，疏风行气。【主治】肠风脏毒下血。症见便前出血，或便后出血，或粪中带血，血色鲜红或晦暗，舌质红，脉数或弦数
		侧柏叶	柏科植物侧柏 Platycladus orientalis (L.) Franco 的新鲜枝梢和叶	捣烂，焙	2.07g		
		荆芥穗	唇形科植物荆芥 Schizonepeta tenuisfolia Briq. 的干燥花穗	生品	2.07g		
		枳壳	芸香科植物酸橙 Citrus aurantium L. 及其栽培变种的干燥未成熟果实	麸炒枳壳	2.07g		
备注	1. 侧柏叶原方注明经过捣烂再焙干，似描述的为新鲜侧柏叶经过处理的过程，否则干燥的侧柏叶即便杵烂，也不需要干燥处理。因此建议来源为新鲜侧柏叶，炮制根据原方要求“捣烂，焙”，可参考地方标准的《安徽省中药炮制规范》2005 年版中的焙法。 2. 本方直接折算剂量并非每日服量，结合方剂组成及每服量，按日服三次计算，则本方的日服总量约为 24.78g，各药的日服量折算如下：槐花 6.20g，侧柏叶（按炮制后干品计算）6.20g，荆芥穗 6.20g，枳壳 6.20g						

（十二）升阳益胃汤

基本信息		现代对应情况					
出处	处方、制法及用法	药味名称	基原及用药部位	炮制规格	折算剂量	用法用量	功能主治
《脾胃论》（金·李东垣）	黄芪二两，半夏（汤洗）、人参（去芦）、甘草（炙）各一两，防风、白芍药、羌活、独活各五钱，橘皮（连穰）四钱，茯苓、泽泻、柴胡、白术各三钱，黄连二钱。上㕮咀，每服三钱，生姜五片，枣二枚，去核，水三盏，同煎至一盏，去渣，温服，早饭、午饭之间服之，禁忌如前。其药渐加至五钱止	黄芪	豆科植物蒙古黄芪 Astragalus membranaceus (Fisch.) Bge. var. mongholicus (Bge.) Hsiao 或膜荚黄芪 Astragalus membranaceus (Fisch.) Bge. 的干燥根	生品	82.60g	上药粉碎成粗粒，每服取12.39g，以水900mL，生姜5.00g，大枣6.00g，煮取300mL，早、午饭之间温服。渐加至每服20.65g	【功效】益气升阳，清热除湿。【主治】脾胃虚弱，湿热内停证。症见饮食无味，食不消化，口燥舌干，腹胀，乏力，怠惰嗜卧，肢体困重，面色皖白，大便溏泄，小便频数，或兼见畏风恶寒，舌淡苔白腻，脉缓无力
		半夏	天南星科植物半夏 Pinellia ternata (Thunb.) Breit. 的干燥块茎	清半夏	41.30g		
		人参	五加科植物人参 Pana ginseng C. A. Mey. 的干燥根	生品	41.30g		
		甘草	豆科植物甘草 Glycyrrhiza uralensis Fisch. 的干燥根和根茎	炒甘草	41.30g		
		防风	伞形科植物防风 Saposhnikovia divaricata (Turcz.) Schischk. 的干燥根	生品	20.65g		
		白芍	毛茛科植物芍药 Paeonia lactiflora Pall. 的干燥根	生品	20.65g		
		羌活	伞形科植物羌活 Notopterygium incisum Ting e H. T. Chang 的干燥根茎	生品	20.65g		
		独活	伞形科植物重齿毛当归 Angelica pubescens Maim. f. biserrata Shan et Yuan 的干燥根	生品	20.65g		
		陈皮	芸香科植物橘 Citrus reticulata Blanco 及其栽培变种的干燥成熟果皮	生品	16.52g		
		茯苓	多孔菌科真菌茯苓 Poria cocos (Schw.) Wolf 的干燥菌核	生品	12.39g		
		泽泻	泽泻科植物东方泽泻 Alisma orientale (Sam.) Juzep. 或泽泻 Alisma plantago-aquatica Linn. 的干燥块茎	生品	12.39g		
		柴胡	伞形科植物柴胡 Bupleurum chinense DC. 或狭叶柴胡 Bupleurum scorzonerifolium Willd. 的干燥根	生品	12.39g		
		白术	菊科植物白术 Atractylodes macrocephala Koidz. 的干燥根茎	生品	12.39g		
		黄连	毛茛科植物黄连 Coptis chinensis Franch、三角叶黄连 Coptis deltoidea C. Y. Cheng et Hsiao 或云连 Coptis teeta Wall. 的干燥根茎	生品	8.26g		
		生姜	姜科植物姜 Zingiber officinale Rosc. 的新鲜根茎	鲜品	5.00g		
		大枣	鼠李科植物枣 Ziziphus jujuba Mill. 的干燥成熟果实	生品	6.00g		
备注	本方的最大日服量为五钱，即20.65g，各药的日服量折算如下：黄芪4.69g，半夏2.35g、人参2.35g、甘草2.35g，防风1.17g、白芍1.17g、羌活1.17g、独活1.17g，陈皮0.94g，茯苓0.70g、泽泻0.70g、柴胡0.70g、白术0.70g，黄连0.47g，另加生姜5.00g，大枣6.00g						

（十三）当归六黄汤

基本信息		现代对应情况					
出处	处方、制法及用法	药味名称	基原及用药部位	炮制规格	折算剂量	用法用量	功能主治
《兰室秘藏》（金·李东垣）	当归、生地黄、熟地黄、黄柏、黄芩、黄连各等分，黄芪加一倍。上为粗末，每服五钱，水二盏，煎至一盏，食前服。小儿减半服之	当归	伞形科植物当归 Angelica sinensis (Oliv.) Diels 的干燥根	生品	2.58g	上药粉碎为粗粒，每服20.65g，以水600mL，煮取300mL，饭前服用，小儿减半服用	【功效】滋阴泻火，固表止汗。【主治】盗汗阴虚火旺证。症见发热盗汗，面赤心烦，口干唇燥，大便干结，小便黄赤，舌红苔黄，脉数
		地黄	玄参科植物地黄 Rehmannia glutinosa Libosch. 的干燥块根	生品	2.58g		
		熟地黄	玄参科植物地黄 Rehmannia glutinosa Libosch. 的干燥块根的炮制加工品	熟地黄（蒸法）	2.58g		
		黄柏	芸香科植物黄皮树 Phellodendron chinense Schneid. 的干燥树皮	生品	2.58g		
		黄芩	唇形科植物黄芩 Scutellaria baicalensis Georgi 的干燥根	生品	2.58g		
		黄连	毛茛科植物黄连 Coptis chinensis Franch.、三角叶黄连 Coptis deltoidea C.Y.Cheng et Hsiao 或云连 Coptis teeta Wall. 的干燥根茎	生品	2.58g		
		黄芪	豆科植物蒙古黄芪 Astragalus membranaceus (Fisch.) Bge. var. mongholicus (Bge.) Hsiao 或膜荚黄芪 Astragalus membranaceus (Fisch.) Bge. 的干燥根	生品	5.16g		
备注	本方直接折算剂量并非每日服量，结合方剂组成及每服量，按日服三次计算，则本方的日服总量约为 61.95g，各药的日服量折算如下：当归、地黄、熟地黄、黄柏、黄芩、黄连各 7.74g，黄芪 15.49g						

（十四）厚朴温中汤

基本信息		现代对应情况					
出处	处方、制法及用法	药味名称	基原及用药部位	炮制规格	折算剂量	用法用量	功能主治
《内外伤辨惑论》（金·李东垣）	厚朴（姜制）、橘皮（去白）各一两，甘草（炙）、草豆蔻仁、茯苓（去皮）、木香各五钱，干姜七分。上为粗散，每服五钱匕。水二盏，生姜三片，煎至一盏，去渣，温服，食前。忌一切冷物	厚朴	木兰科植物厚朴 Magnolia officinalis Rehd. et Wils. 或凹叶厚朴 Magnolia officinalis Rehd. et Wils. var. biloba Rehd. et Wils. 的干燥干皮、根皮及枝皮	姜厚朴	41.30g	上药粉碎成粗粒，每服 20.65g，以水 600mL，生姜 9.00g，煮取 300mL，饭前温服	【功效】行气除满，温中燥湿。【主治】脾胃气滞寒湿证。症见脘腹胀满，或疼痛，不思饮食，四肢倦怠，舌苔白或白腻，脉沉弦
		橘红	芸香科植物橘 Citrus reticulata Blanco 及其栽培变种的干燥外层果皮	生品	41.30g		
		甘草	豆科植物甘草 Glycyrrhiza uralensis Fisch. 干燥根和根茎	炒甘草	20.65g		
		草豆蔻	姜科植物草豆蔻 Alpinia katsumadai Hayata 的干燥近成熟种子	生品	20.65g		
		茯苓	多孔菌科真菌茯苓 Poria cocos (Schw.) Wolf 的干燥菌核	生品	20.65g		
		木香	菊科植物木香 Aucklandia lappa Decne. 的干燥根	生品	20.65g		
		干姜	姜科植物姜 Zingiber officinale Rosc. 的干燥根茎	生品	2.89g		
		生姜	姜科植物姜 Zingiber officinale Rosc. 的新鲜根茎	鲜品	9.00g		
备注	本方直接折算剂量并非每日服量，结合方剂组成及每服量，按日服三次计算，则本方的日服总量约为 61.95g，各药的日服量折算如下：厚朴 15.22g、橘红 15.22g，甘草 7.61g、草豆蔻 7.61g、茯苓 7.61g、木香 7.61g，干姜 1.07g，另加生姜 27.00g						

（十五）玉女煎

基本信息		现代对应情况					
出处	处方、制法及用法	药味名称	基原及用药部位	炮制规格	折算剂量	用法用量	功能主治
《景岳全书》（明·张景岳）	生石膏三、五钱，熟地三、五钱或一两，麦冬二钱，知母、牛膝各一钱半。水一盅半，煎七分，温服或冷服	石膏	硫酸盐类矿物石膏族石膏，主含含水硫酸钙（$CaSO_4 \cdot 2H_2O$）	生品	14.92g	上药加水300mL，煎至140mL，温服或冷服	【功效】清胃热，滋肾阴。【主治】胃热阴虚证。症见头痛，牙痛，齿松牙衄，烦热干渴，或消渴，消谷善饥，舌红苔黄而干，脉浮洪或滑
		熟地黄	玄参科植物地黄 Rehmannia glutinosa Libosch. 的干燥块根	熟地黄（蒸法）	24.25g		
		麦冬	百合科植物麦冬 Ophiopogon japonicus (L. f) Ker-Gawl. 的干燥块根	生品	7.46g		
		知母	百合科植物知母 Anemarrhena asphodeloides Bge. 的干燥根茎	生品	5.60g		
		牛膝	苋科植物牛膝 Achyranthes bidentata Bl. 的干燥根	生品	5.60g		
备注	药物剂量为区间者，取中间值。方中熟地黄取三钱至一两之间，故取中间值为六钱半，即 24.25g						

（十六）保阴煎

基本信息		现代对应情况					
出处	处方、制法及用法	药味名称	基原及用药部位	炮制规格	折算剂量	用法用量	功能主治
《景岳全书》（明·张景岳）	生地、熟地、芍药各二钱，山药、川续断、黄芩、黄柏各一钱半，生甘草一钱。水二盅，煎七分。食远温服	地黄	玄参科植物地黄 Rehmannia glutinosa Libosch. 的干燥块根	生品	7.46g	上药加水400mL，煎至140mL，食远温服	【功效】滋阴清热，固冲止血。【主治】阴虚内热动血证。症见带下淋浊，色赤带血，血崩便血，月经先期，舌红苔黄，脉滑数
		熟地黄	玄参科植物地黄 Rehmannia glutinosa Libosch. 的干燥块根的炮制加工品	熟地黄（蒸法）	7.46g		
		白芍	毛茛科植物芍药 Paeonia lactiflora Pall. 的干燥根	生品	7.46g		
		山药	薯蓣科植物薯蓣 Dioscorea opposita Thunb. 的干燥根茎	生品	5.60g		
		续断	川续断科植物川续断 Dipsacus asper Wall. e Henry 的干燥根	生品	5.60g		
		黄芩	唇形科植物黄芩 Scutellaria baicalensis Georgi 的干燥根	生品	5.60g		
		黄柏	芸香科植物黄皮树 Phellodendron chinense Schneid. 的干燥树皮	生品	5.60g		
		甘草	豆科植物甘草 Glycyrrhiza uralensis Fisch. 的干燥根和根茎	生品	3.73g		
备注	本方未明确是日服量还是单次服量，建议结合临床实际，日 1~3 剂，遵医嘱使用						

（十七）化肝煎

基本信息		现代对应情况					
出处	处方、制法及用法	药味名称	基原及用药部位	炮制规格	折算剂量	用法用量	功能主治
《景岳全书》（明·张景岳）	青皮、陈皮各二钱，芍药二钱，丹皮、栀子（炒）、泽泻各一钱半，土贝母二、三钱。水一盅半，煎七、八分。食远温服	青皮	芸香科植物橘 Citrus reticulata Blanco 及其栽培变种的干燥未成熟果实的果皮	生品	7.46g	上药加水300mL，煎至150mL，食远温服	【功效】疏肝解郁，清肝泻火。【主治】肝郁化火证。症见烦躁易怒，胁肋胀痛，或有动血征象，舌红苔黄，脉弦或弦数
		陈皮	芸香科植物橘 Citrus reticulata Blanco 及其栽培变种的干燥成熟果皮	生品	7.46g		
		白芍	毛茛科植物芍药 Paeonia lactiflora Pall. 的干燥根	生品	7.46g		
		牡丹皮	毛茛科植物牡丹 Paeonia suffruticosa Andr. 的干燥根皮	生品	5.60g		
		栀子	茜草科植物栀子 Gardenia jasminoides Ellis 的干燥成熟果实	炒栀子	5.60g		
		泽泻	泽泻科植物东方泽泻 Alisma orientale (Sam.) Juzep. 或泽泻 Alisma plantago-aquatica Linn. 的干燥块茎	生品	5.60g		
		浙贝母	百合科植物浙贝母 Fritillaria thunbergii Miq. 的干燥鳞茎	生品	9.33g		
备注	1. 本方中土贝母为该书作者所在地（浙江）土产贝母，即今百合科植物浙贝母。 2. 本方未明确是日服量还是单次服量，建议结合临床实际，日 1~3 剂，遵医嘱使用						

（十八）固阴煎

基本信息		现代对应情况					
出处	处方、制法及用法	药味名称	基原及用药部位	炮制规格	折算剂量	用法用量	功能主治
《景岳全书》（明•张景岳）	人参随宜，熟地三、五钱，山药二钱（炒），山茱萸一钱半，远志七分（炒），炙甘草一、二钱，五味子十四粒，菟丝子二、三钱（炒香）。水二盅，煎七分，食远温服	人参	五加科植物人参 Panax ginseng C. A. Mey. 的干燥根和根茎	生品	7.46g	上药加水400mL，煎至140mL，食远温服	【功效】滋补肝肾，固涩调经。【主治】肝肾阴虚证。症见妇人崩漏、带下、产后恶露不止、阴挺及男子遗精滑泄，舌淡苔少，脉细或弱
		熟地黄	玄参科植物地黄 Rehmannia glutinosa Libosch. 的干燥块根	熟地黄（蒸法）	14.92g		
		山药	薯蓣科植物薯蓣 Dioscorea opposita Thunb. 的干燥根茎	清炒山药	7.46g		
		山茱萸	山茱萸科植物山茱萸 Cornus officinalis Sieb. et Zucc. 的干燥成熟果肉	生品	5.60g		
		远志	远志科植物远志 Polygala tenuifolia Willd. 或卵叶远志 Polygala sibirica L. 的干燥根	制远志	2.61g		
		甘草	豆科植物甘草 Glycyrrhiza uralensis Fisch. 的干燥根和根茎	炒甘草	5.60g		
		五味子	木兰科植物五味子 Schisandra chinensis (Turcz.) Baill. 的干燥成熟果实	生品	2.00g		
		菟丝子	旋花科植物菟丝子 Cuscuta chinensis Lam. 的干燥成熟种子	炒菟丝子	9.33g		
备注	1. 人参未明确具体用量，在张景岳《景岳全书》中多取 2 钱，故本方中亦取人参 2 钱，即 7.46 克。 2. 本方未明确是日服量还是单次服量，建议结合临床实际，日 1~3 剂，遵医嘱使用。 3. 清炒山药、炒菟丝子参照《中国药典》2020 年版中清炒法						

（十九）清骨散

基本信息		现代对应情况					
出处	处方、制法及用法	药味名称	基原及用药部位	炮制规格	折算剂量	用法用量	功能主治
《证治准绳》（明•王肯堂）	银柴胡一钱五分，胡黄连、秦艽、鳖甲（醋炙）、地骨皮、青蒿、知母各一钱，甘草五分。水二盅，煎八分，食远服	银柴胡	石竹科植物银柴胡 Stellaria dichotoma L. var. lanceolata Bge. 的干燥根	生品	5.60g	上药加水400mL，煎至160mL，食远服	【功效】清虚热，退骨蒸。【主治】肝肾阴虚，虚火内扰证。症见骨蒸潮热，或低热日久不退，形体消瘦，唇红颊赤，困倦盗汗，或口渴心烦，舌红少苔，脉细数
		胡黄连	玄参科植物胡黄连 Picrorhiza scrophulariiflora Pennell 的干燥根茎	生品	3.73g		
		秦艽	龙胆科植物秦艽 Gentiana macrophylla Pall. 的干燥根	生品	3.73g		
		鳖甲	鳖科动物鳖 Triony sinensis Wiegmann 的背甲	醋鳖甲	3.73g		
		地骨皮	茄科植物枸杞 Lycium chinense Mill 的干燥根皮	生品	3.73g		
		青蒿	菊科植物黄花蒿 Artemisia annua L. 的干燥地上部分	生品	3.73g		
		知母	百合科植物知母 Anemarrhena asphodeloides Bge. 的干燥根茎	生品	3.73g		
		甘草	豆科植物甘草 Glycyrrhiza uralensis Fisch. 的干燥根和根茎	生品	1.87g		
备注	本方未明确是日服量还是单次服量，建议结合临床实际，日1~3剂，遵医嘱使用						

（二十）达原饮

基本信息		现代对应情况					
出处	处方、制法及用法	药味名称	基原及用药部位	炮制规格	折算剂量	用法用量	功能主治
《瘟疫论》（明·吴又可）	槟榔二钱，厚朴一钱，草果仁五分，知母一钱，芍药一钱，黄芩一钱，甘草五分。右用水一盅，煎八分，午后温服。	槟榔	棕榈科植物槟榔 Areca catechu L. 的干燥成熟种子	生品	7.46g	上药加水 400mL，煎至 160mL，午后温服。	【功效】开达膜原，辟秽化浊。【主治】温疫或疟疾，邪伏膜原证。症见憎寒壮热，发无定时，胸闷呕恶，头痛烦躁，舌苔垢腻，或苔白厚如积粉，脉弦数。
		厚朴	木兰科植物厚朴 Magnolia officinalis Rehd. et Wils. 或凹叶厚朴 Magnolia officinalis Rehd. et Wils.var. biloba Rehd. et Wils. 的干燥干皮、根皮及枝皮	生品	3.73g		
		草果	姜科植物草果 Amomum tsao-ko Crevost et Lemaire 的干燥成熟果实	草果仁	1.87g		
		知母	百合科植物知母 Anemarrhena asphodeloides Bge. 的干燥根茎	生品	3.73g		
		白芍	毛茛科植物芍药 Paeonia lactiflora Pall. 的干燥根	生品	3.73g		
		黄芩	唇形科植物黄芩 Scutellaria baicalensis Georgi 的干燥根	生品	3.73g		
		甘草	豆科植物甘草 Glycyrrhiza uralensis Fisch. 的干燥根和根茎	生品	1.87g		
备注	1. 根据《温疫论》原书及后世的《温疫论补注》等版本记载，本方加水量多为“水二钟（盅）”，故以此折算。 2. 本方未明确是日服量还是单次服量，建议结合临床实际，日 1~3 剂，遵医嘱使用						

（二十一）沙参麦冬汤

<table>
<tr><th colspan="2">基本信息</th><th colspan="6">现代对应情况</th></tr>
<tr><th>出处</th><th>处方、制法及用法</th><th>药味名称</th><th>基原及用药部位</th><th>炮制规格</th><th>折算剂量</th><th>用法用量</th><th>功能主治</th></tr>
<tr><td rowspan="7">《温病条辨》（清·吴瑭）</td><td rowspan="7">沙参三钱，玉竹二钱，生甘草一钱，冬桑叶一钱五分，麦冬三钱，生扁豆一钱五分，花粉一钱五分。水五杯，煮取二杯，日再服</td><td>南沙参</td><td>桔梗科植物轮叶沙参 Adenophora tetraphylla (Thunb.) Fisch. 或沙参 Adenophora stricta Miq. 的干燥根</td><td>生品</td><td>11.19g</td><td rowspan="7">上药加水1000mL，煎至400mL，日2服</td><td rowspan="7">【功效】清养肺胃，生津润燥。【主治】燥伤肺胃阴分证。症见咽干口渴，或身热，或干咳少痰，舌红少苔，脉细数</td></tr>
<tr><td>玉竹</td><td>百合科植物玉竹 Polygonatum odoratum (Mill.) Druce 的干燥根茎</td><td>生品</td><td>7.46g</td></tr>
<tr><td>甘草</td><td>豆科植物甘草 Glycyrrhiza uralensis Fisch. 的干燥根和根茎</td><td>生品</td><td>3.73g</td></tr>
<tr><td>桑叶</td><td>桑科植物桑 Morus alba L. 的干燥叶（霜降后采收）</td><td>生品</td><td>5.60g</td></tr>
<tr><td>麦冬</td><td>百合科植物麦冬 Ophiopogon japonicus (L. f.) Ker-Gawl. 的干燥块根</td><td>生品</td><td>11.19g</td></tr>
<tr><td>白扁豆</td><td>豆科植物扁豆 Dolichos lablab L. 的干燥成熟种子</td><td>生品</td><td>5.60g</td></tr>
<tr><td>天花粉</td><td>葫芦科植物栝楼 Trichosanthes kirilowii Maim. 或双边栝楼 Trichosanthes rosthornii Harms 的干燥根</td><td>生品</td><td>5.60g</td></tr>
<tr><td>备注</td><td colspan="7">1. 鉴于本方明确冬桑叶，为历代推崇，且现代研究证明采收时间对桑叶所含成分影响较大，因此建议霜降后采收入药。
2. 本方未明确是日服量还是单次服量，建议结合临床实际，日 1~3 剂，遵医嘱使用</td></tr>
</table>

（二十二）完带汤

基本信息		现代对应情况					
出处	处方、制法及用法	药味名称	基原及用药部位	炮制规格	折算剂量	用法用量	功能主治
《傅青主女科》（清·傅山）	白术一两（土炒），山药一两（炒），人参二钱，白芍五钱（酒炒），车前子三钱（酒炒），苍术三钱（制），甘草一钱，陈皮五分，黑芥穗五分，柴胡六分。水煎服	白术	菊科植物白术 Atractylodes macrocephala Koidz. 的干燥根茎	土炒白术	37.30g	水煎服	【功效】补脾疏肝，化湿止带。【主治】带下病，肝郁脾虚、湿浊下注证。症见带下色白或淡黄，清稀无臭，面色㿠白，倦怠便溏，舌淡苔白，脉缓或濡弱
		山药	薯蓣科植物薯蓣 Dioscorea opposita Thunb. 的干燥根茎	清炒山药	37.30g		
		人参	五加科植物人参 Panax ginseng C. A. Mey. 的干燥根和根茎	生品	7.46g		
		白芍	毛茛科植物芍药 Paeonia lactiflora Pall. 的干燥根	酒白芍	18.65g		
		车前子	车前科植物车前 Plantago asiatica L. 的干燥成熟种子	酒车前子	11.19g		
		苍术	菊科植物茅苍术 Atractylodes lancea (Thunb.) DC. 或北苍术 Atractylodes chinensis (DC.) Koidz. 的干燥根茎	麸炒苍术	11.19g		
		甘草	豆科植物甘草 Glycyrrhiza uralensis Fisch. 的干燥根和根茎	生品	3.73g		
		陈皮	芸香科植物橘 Citrus reticulate Blanco 及其栽培变种的干燥成熟果皮	生品	1.87g		
		荆芥穗炭	唇形科植物荆芥 Schizonepeta tenuisfolia Briq. 的干燥花穗	荆芥穗炭	1.87g		
		柴胡	伞形科植物柴胡 Bupleurum chinense DC. 或狭叶柴胡 Bupleurum scorzonerifolium Willd. 的干燥根	生品	2.24g		
备注	土炒白术建议参考《全国中药饮片炮制规范》1988 年版中方法炮制						

（二十三）身痛逐瘀汤

基本信息		现代对应情况					
出处	处方、制法及用法	药味名称	基原及用药部位	炮制规格	折算剂量	用法用量	功能主治
《医林改错》（清·王清任）	秦艽一钱，川芎二钱，桃仁三钱，红花三钱，甘草二钱，羌活一钱，没药二钱，当归三钱，灵脂二钱（炒），香附一钱，牛膝三钱，地龙二钱（去土）。水煎服	秦艽	龙胆科植物秦艽 Gentiana. macrophylla Pall. 的干燥根	生品	3.73g	水煎服	【功效】活血行气，祛瘀通络，通痹止痛。【主治】瘀血痹阻经络证。症见肩痛、臂痛、腰痛、腿痛，或周身疼痛，痛如针刺，经久不愈，舌质黯或有瘀斑，脉涩
		川芎	伞形科植物川芎 Ligusticum chuaniong Hort. 的干燥根茎	生品	7.46g		
		桃仁	蔷薇科植物山桃 Prunus davidiana (Carr.) Franch. 的干燥成熟种子	生品	11.19g		
		红花	菊科植物红花 Carthamus tinctorius L. 的干燥花	生品	11.19g		
		甘草	豆科植物甘草 Glycyrrhiza uralensis Fisch. 的干燥根和根茎	生品	7.46g		
		羌活	伞形科植物羌活 Notopterygium incisum Ting e H. T. Chang 的干燥根茎和根	生品	3.73g		
		没药	橄榄科植物地丁树 Commiphora myrrha Engl. 的干燥树脂	生品	7.46g		
		当归	伞形科植物当归 Angelica sinensis (Oliv.) Diels 的干燥根	生品	11.19g		
		五灵脂	鼯鼠科动物复齿鼯鼠 Trogopterus anthipes Milne-Edward 的干燥粪便	醋五灵脂	7.46g		
		香附	莎草科植物莎草 Cyperus rotundus L. 的干燥根茎	生品	3.73g		
		牛膝	苋科植物牛膝 Achyranthes bidentata Bl. 的干燥根	生品	11.19g		
		地龙	钜蚓科动物参环毛蚓 Pheretima aspergillum (E. Perrier) 的干燥体	生品	7.46g		
备注	本方未明确是日服量还是单次服量，建议结合临床实际，日 1~3 剂，遵医嘱使用						

（二十四）五味消毒饮

基本信息		现代对应情况					
出处	处方、制法及用法	药味名称	基原及用药部位	炮制规格	折算剂量	用法用量	功能主治
《医宗金鉴》（清·吴谦）	金银花三钱，野菊花、蒲公英、紫花地丁、紫背天葵子各一钱二分。水二盅，煎八分，加无灰酒半钟，再滚二、三沸时，热服。渣，如法再煎服，被盖出汗为度	金银花	忍冬科植物忍冬 Lonicera japonica Thunb. 的干燥花蕾或带初开的花	生品	11.19g	上药加水 400mL，煎至 160mL，加黄酒 100mL，再煮沸二、三次。热服	【功效】清热解毒，消散疔疮。【主治】痈疮疖肿，火毒蕴肤证。症见发热恶寒，局部红肿热痛，舌红苔黄，脉数
		野菊花	菊科植物野菊 Chrysanthemum indicum L. 的干燥头状花序	生品	4.48g		
		蒲公英	菊科植物蒲公英 Taraacum mongolicum Hand. -Mazz. 的干燥全草	生品	4.48g		
		紫花地丁	堇菜科植物紫花地丁 Viola yedoensis Makino 的干燥全草	生品	4.48g		
		紫背天葵子	毛茛科植物天葵 Semiaquilegia adooides (DC.) Makino 的干燥块根	生品	4.48g		
		黄酒	参考国家标准 GB/T 13662-2018 传统型黄酒（以糯米 Oryza sativa var. glutinosa 为原料）		100mL		
备注	本方未明确是日服量还是单次服量，建议结合临床实际，日 1~3 剂，遵医嘱使用						

（二十五）散偏汤

基本信息		现代对应情况					
出处	处方、制法及用法	药味名称	基原及用药部位	炮制规格	折算剂量	用法用量	功能主治
《辨证录》（清·陈士铎）	白芍五钱，川芎一两，郁李仁一钱，柴胡一钱，白芥子三钱，香附二钱，甘草一钱，白芷五分。水煎服	白芍	毛茛科植物芍药 Paeonia lactiflora Pall. 的干燥根	生品	18.65g	水煎服	【功效】疏肝解郁，活血止痛。【主治】偏头痛。症见半边头痛，时轻时重，遇风寒及情志不畅加重，舌质淡暗，脉沉弦
		川芎	伞形科植物川芎 Ligusticum chuaniong Hort. 的干燥根茎	生品	37.30g		
		郁李仁	蔷薇科植物欧李 Prunus humilis Bge. 或郁李 Prunus japonica Thunb. 的干燥成熟种子	生品	3.73g		
		柴胡	伞形科植物柴胡 Bupleurum chinense DC. 或狭叶柴胡 Bupleurum scorzonerifolium Willd. 的干燥根	生品	3.73g		
		白芥子	十字花科植物白芥 Sinapis alba L. 的干燥成熟种子	生品	11.19g		
		香附	莎草科植物莎草 Cyperus rotundus L. 的干燥根茎	生品	7.46g		
		甘草	豆科植物甘草 Glycyrrhiza uralensis Fisch. 的干燥根和根茎	生品	3.73g		
		白芷	伞形科植物白芷 Angelica dahurica (Fisch. e Hoffm.) Benth. et Hook. f. 或杭白芷 Angelica dahurica (Fisch. e Hoffm.) Benth. et Hook. f. var. formosana (Boiss.) Shan et Yuan 的干燥根	生品	1.87g		
备注							

南北聚贤话经方，古今融汇开新境
第五届全国经方实战论坛在辽宁沈阳举办

2023年10月13日至15日，由中华中医药学会主办、辽宁中医药大学附属医院、北京中医药大学第三附属医院徐书名医工作室承办的第五届全国经方实战论坛在辽宁省沈阳市举办。来自全国近百家医疗机构的经方名家、中医药临床人员及经方爱好者共300余人汇聚一堂，共享学术传承盛宴，共谋经方创新发展。

开幕式上，国医大师、辽宁中医药大学教授张静生，中华中医药学会副秘书长陈俊峰，辽宁省卫生健康委副主任、党组成员、辽宁省中医药管理局局长杨鸫祥，辽宁中医药大学党委书记吕晓东，《健康报》副总编杨秋兰，辽宁中医药大学附属医院党委书记闫海军出席了论坛。开幕式由辽宁中医药大学附属医院院长吕静主持。

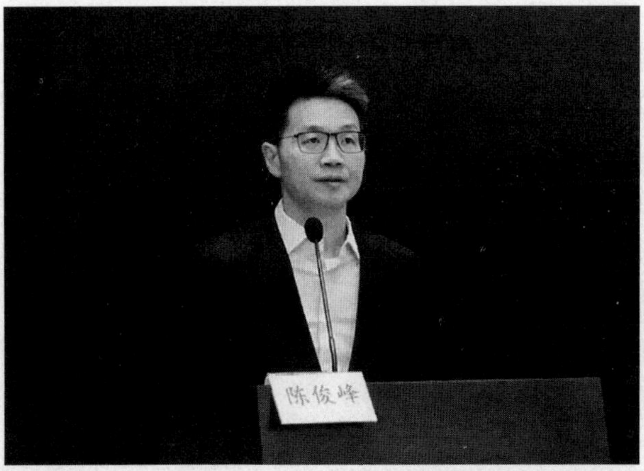

中华中医药学会副秘书长陈俊峰在致辞中表示，经方是千古相传的经验方，凝聚了无数前辈临证的心得与体会，既是中医药理论体系的重要支撑，也是中医临床治疗的有力武器，在促进中医药传承创新发展中具有重要地位和作用。“全国经方实战论坛”作为学会品牌学术活动已举办五届，搭建了经方学术交流的良好平台。对于中医经方创新发展，他提出了三点建议：一是要始终坚定中医药文化自信，二是要注重经方研究与时俱进，三是要加强经方推广运用。

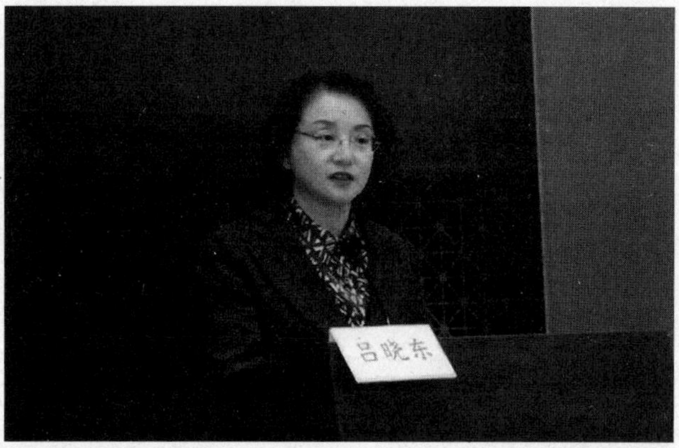

辽宁中医药大学党委书记吕晓东在致辞中表示，本次论坛是贯彻落实习近平总书记对中医药工作提出的“传承精华，守正创新”重要指示精神的生动实践，是辽派中医对外开放交流的重要内容，必将促进经方临床应用取得更多成果，对中医药传承与创新，特别是在中医药人才培养方面产生积极的推动作用。

论坛开幕式上，辽宁中医药大学附属医院经辽宁省中医药管理局批准，以“岐黄撷英”人才引进工程特聘教授徐书名义创立“辽宁省徐书孟河医派经方传承工作室”并举行揭牌仪式。工作室的创立为加强辽派中医与孟河医派交融互通、助力中医药人才培养与学术传承高质量发展开辟了新途径。

本次论坛以“讲经方，重临床，重疗效”为主题，特邀国医大师、辽宁中医药大学教授张静生，辽宁中

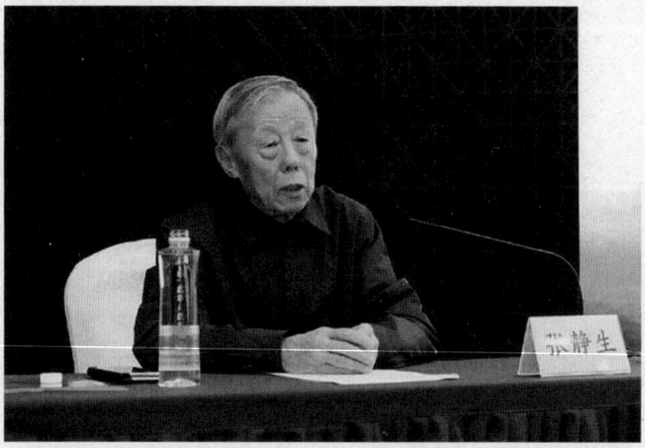

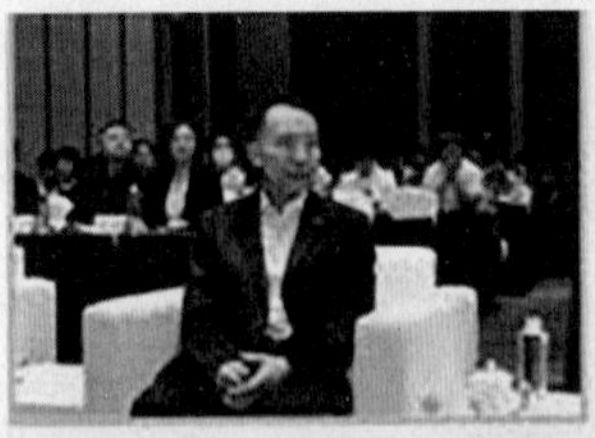
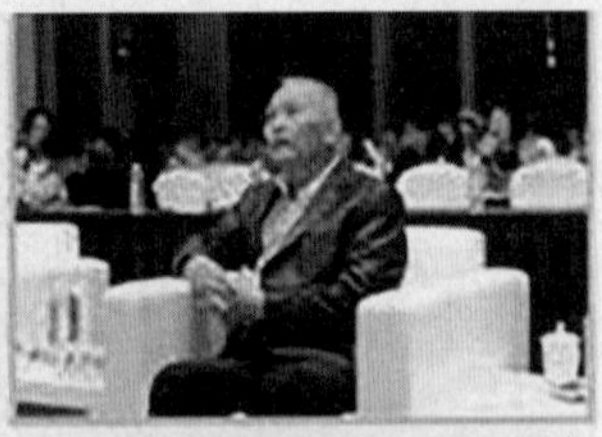
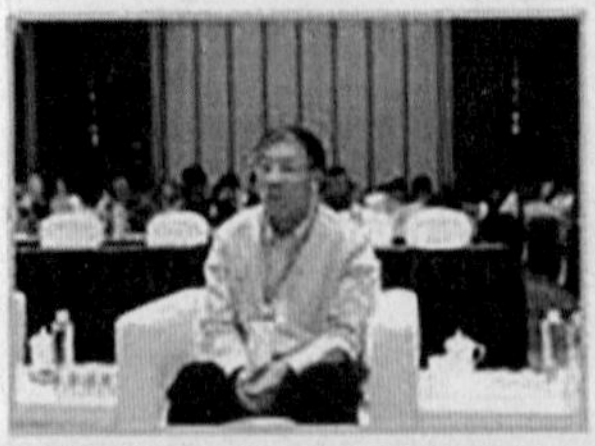
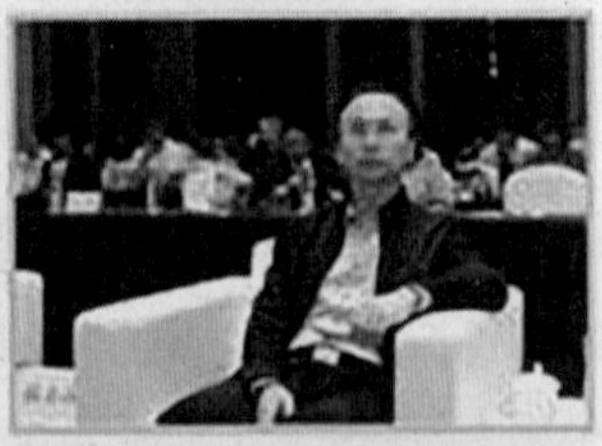
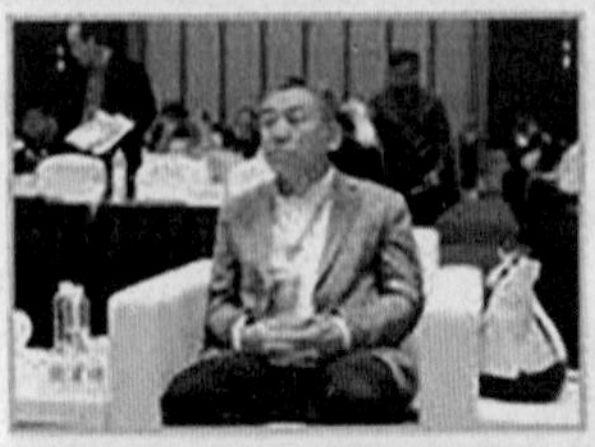
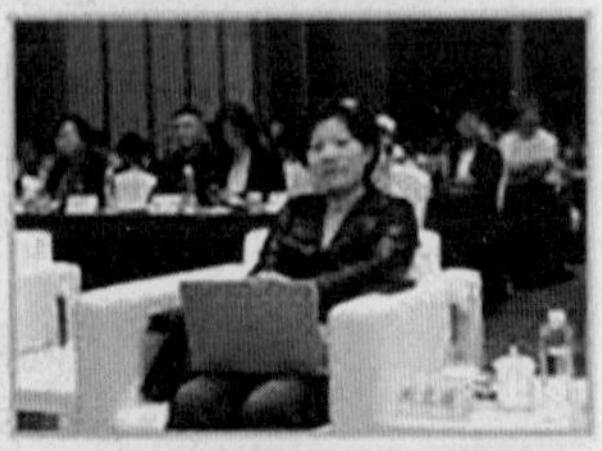
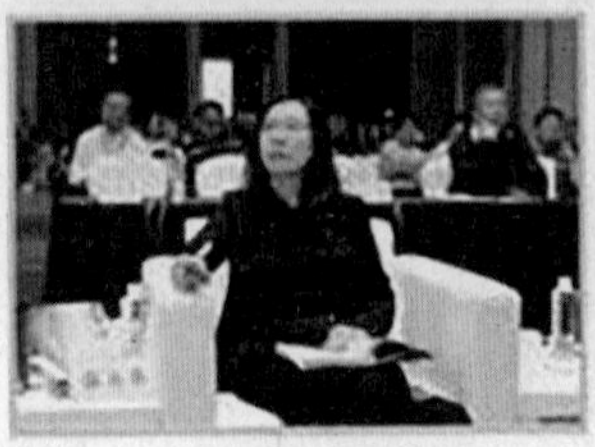
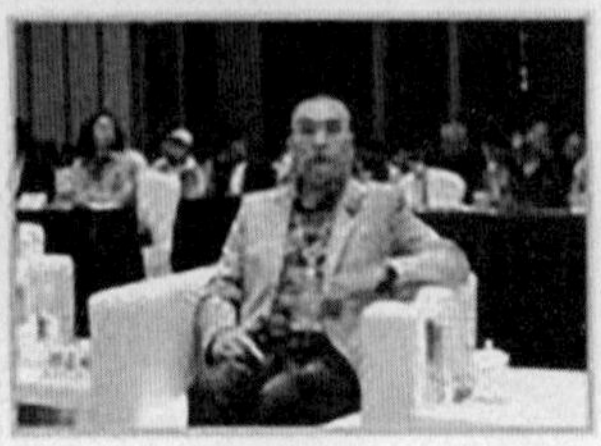

医药大学附属医院“岐黄撷英”特聘教授徐书，清代沧州名医袁荫元第五代传人袁守槐，香港大学中医药学院教授沈剑刚，北京中西医结合医院脑病中心名誉主任冯学功，北京中西医结合医院肾内科主任李建民，东直门医院呼吸病中心副主任、大内科副主任张立山，辽宁省本溪市中医院院长张霄峰，北京中医药大学第三附属医院肾病科主任刘兰英，北京中医药大学教授张玉苹，辽宁中医药大学附属医院健康管理中心主任胡楠，重庆璧山中医诊所邓志刚，上海孟河医派中医文化传承研究中心负责人林盛明共同围绕经方辨治疑难病证等主题进行专题报告，分享实战经验，解答临证疑惑。

“问渠那得清如许？为有源头活水来。”经方是中医临证诊疗的源头活水。中华中医药学会全国经方实战论坛始终致力于经方研究与学术交流。举办五届全国经方实战论坛以来，为中医药临床工作者提升临证水平、展示才华搭建了专业的学术平台，促进了中医经典的传承与创新。

来源：中华中医药学会

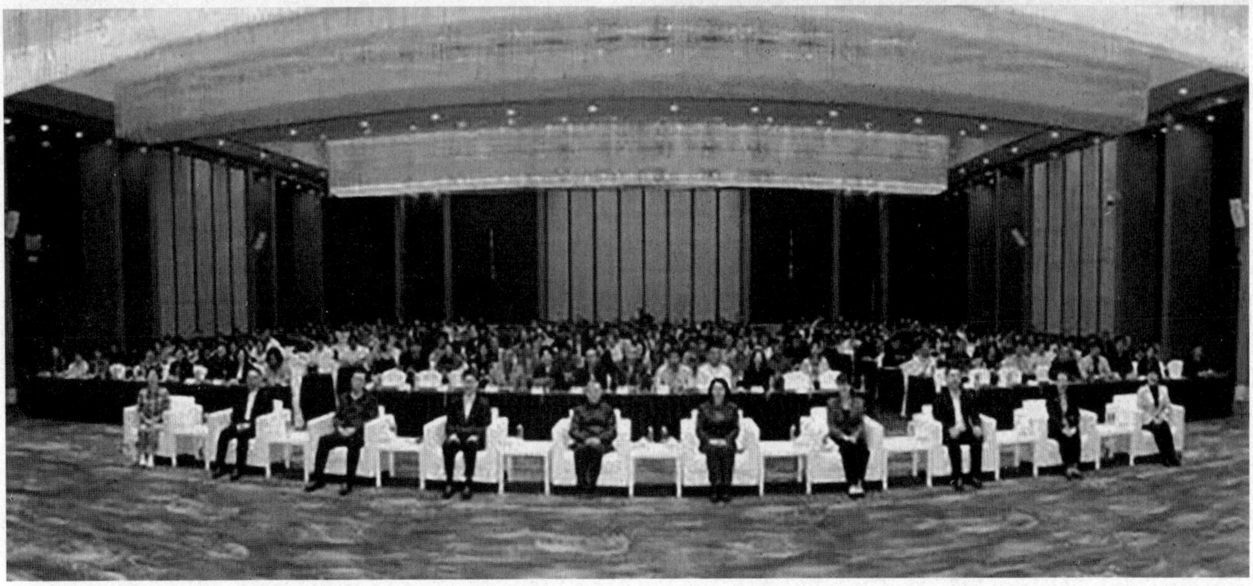

名家论道述经典　中医经方启新篇
2023 年中医经方大会在郑顺利召开

2023 年 11 月 25 日至 26 日，由中华中医药学会主办，河南中医药大学第一附属医院等 4 家单位联合承办的 2023 年中医经方大会在郑州隆重开幕。北京中医药大学原副校长、国医大师王庆国，山西省中医药研究院原院长、国医大师王晞星，中国中医科学院广安门医院原党委书记、院长，全国名中医王阶，中华中医药学会原副秘书长刘平，河南省卫生健康委员会副主任王福伟，河南中医药大学副校长张振强，河南省中医药学会理事长张智民，河南省卫生健康委员会中医处处长姬淅伟，河南省中医药学会秘书长王端权，河南中医药大学第一附属医院党委副书记、院长、岐黄学者朱明军等领导以及来自全国各地的参会代表 500 余人参加开幕式。

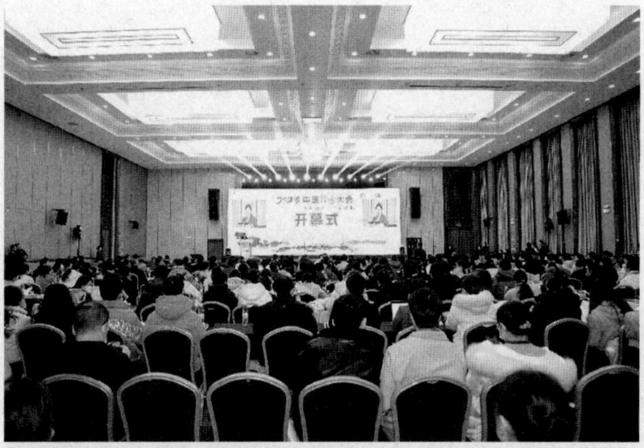

开幕式由医院副院长、岐黄学者李素云主持，河南中医药大学第一附属医院院长朱明军，河南中医药大学副校长张振强，河南省卫生健康委员会副主任王福伟，中华中医药学会原副秘书长刘平分别作大会发言。

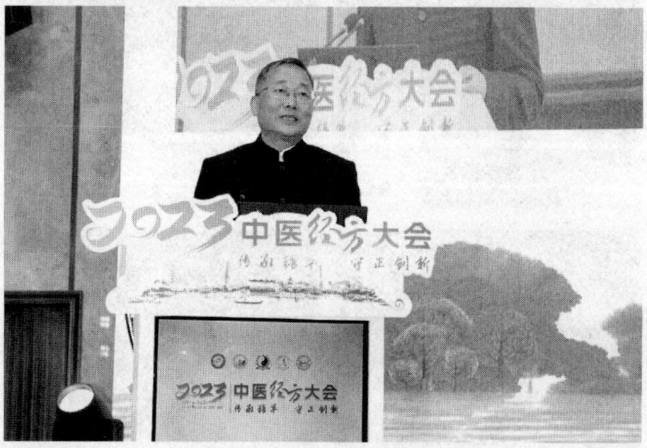

朱明军院长首先向莅临会议的各位嘉宾表示热烈欢迎，向一直以来关心、支持、指导和帮助医院建设发展的领导、同仁、社会各界朋友表示衷心的感谢。他指出，经方大会自举办以来受众广泛，影响深远，获得业内良好口碑，更是一个深耕挖掘优秀中医药传统文化的平台，本次大会融合了全国各地经方研究和临床应用的优质学术资源，邀请名医巨匠莅临现场，分享经方应用的临床经验与研究成果，多层次、多维度展现经方的临床应用和新的进展，更好地促进我国中医经方学术经验传承和医疗服务能力提升。

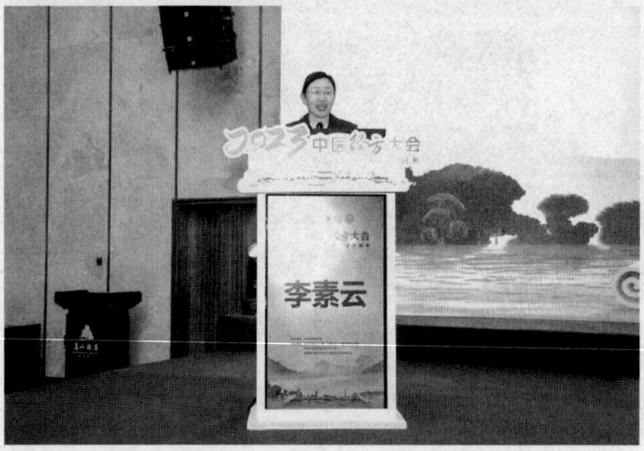

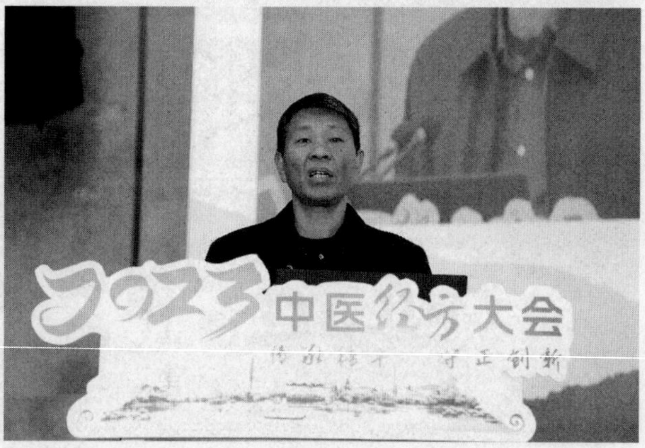

张振强副校长在致辞中向莅临会议的各位专家表示欢迎，并简要介绍了近年来在全校教职工生的努力下，大学实现了多个跨越式发展，综合实力不断提升，学术影响力日益扩大，人才竞争力稳步提高。他强调经方是中华民族使用天然药物的经验结晶，希望一附院携手全省乃至全国经方领域的同道，致力于深入探索经方临床应用，持续加强经方传承弘扬，把经方大会办成全国乃至全世界的盛会，为传承精华、守正创新贡献力量。

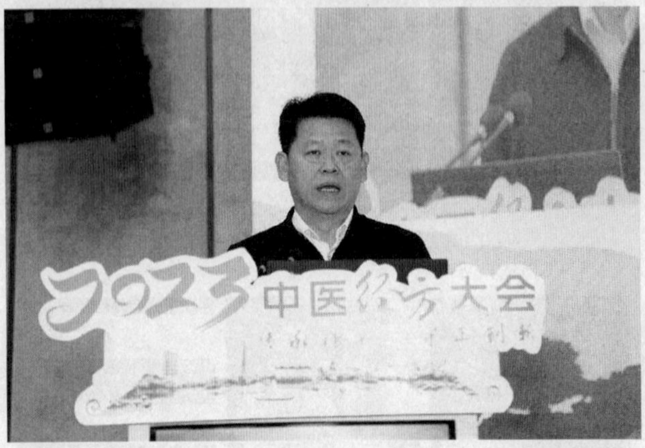

王福伟副主任在致辞中指出，党的十八大以来，以习近平同志为核心的党中央高度重视中医药发展，明确了传承创新发展中医药，是新时代中国特色社会主义的重要内容。经方大会是发扬中医药文化资源优势的平台，要在加强古典医籍精华梳理和挖掘的同时，促进中华优秀传统文化创造性转化、创新性发展的研究和探索。进一步推进中医药实现更高质量的传承创新发展，促进河南加快打造中医药强省，为建设健康中国，实现中华民族伟大复兴的中国梦作出更大贡献。

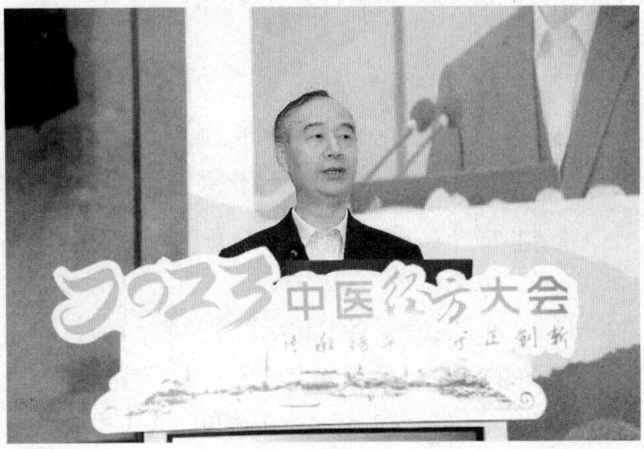

中华中医药学会原副秘书长刘平对大会的顺利召开表示祝贺，对近年大会取得的成效表示肯定，并提出以下建议：一是继续秉持团结和谐、开放包容、互动争鸣的良好学术氛围，充分发挥经方作用，彰显中医独特优势；二是加强顶层设计，研究建立健全长效工作机制，为会议提供实体依托支撑；三是进一步拓宽视野，丰富内容，创新形式，研究临床需求，面向基层、面向青年搭建交流展示的学术舞台。

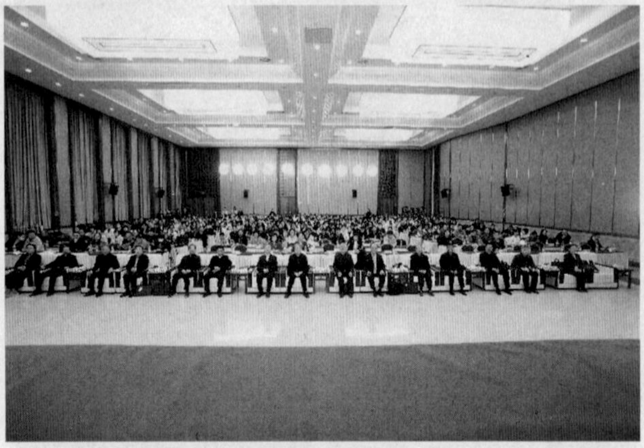

本届大会秉承“传承精华、守正创新”的宗旨，设计了1个主论坛和5个分论坛，邀请了来自全国各地的国医大师、全国名中医、岐黄学者、经方大家等48名行业翘楚，围绕经方治疗心血管疾病、脑病、脾胃肝胆疾病、肾脏疾病进行授课讲解，并设立青年论坛让青年医师交流经方学习心得，分享经验。

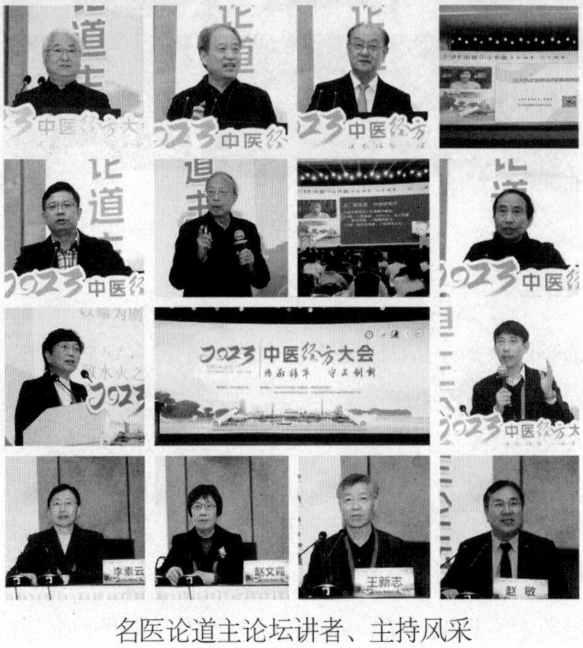

名医论道主论坛讲者、主持风采

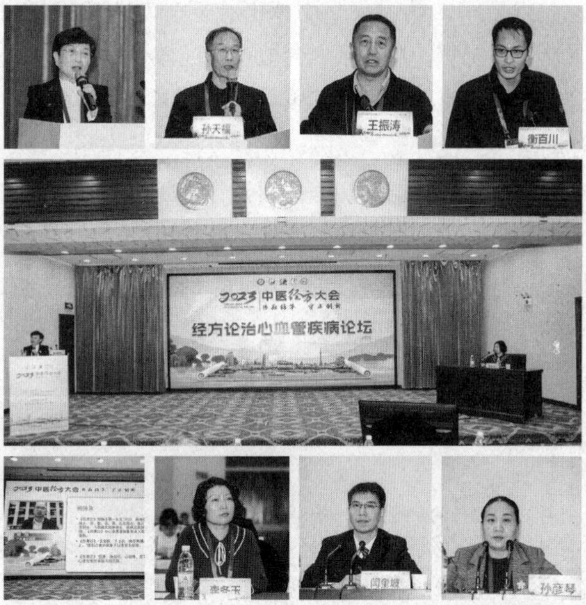

经方论治心血管疾病论坛

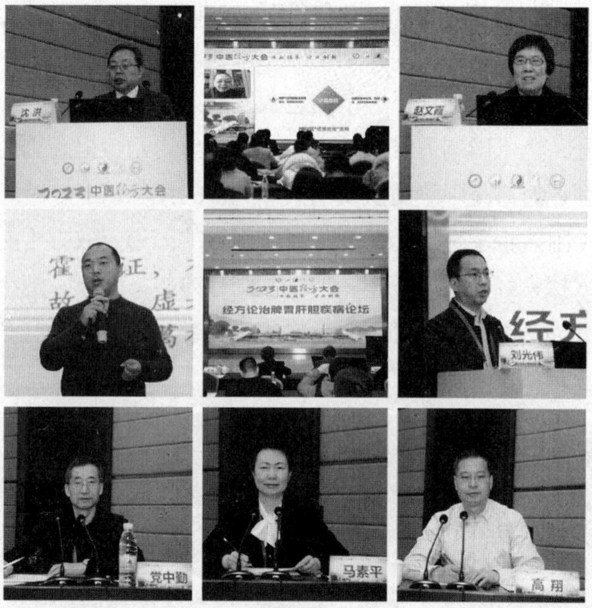

经方论治脾胃肝胆病论坛

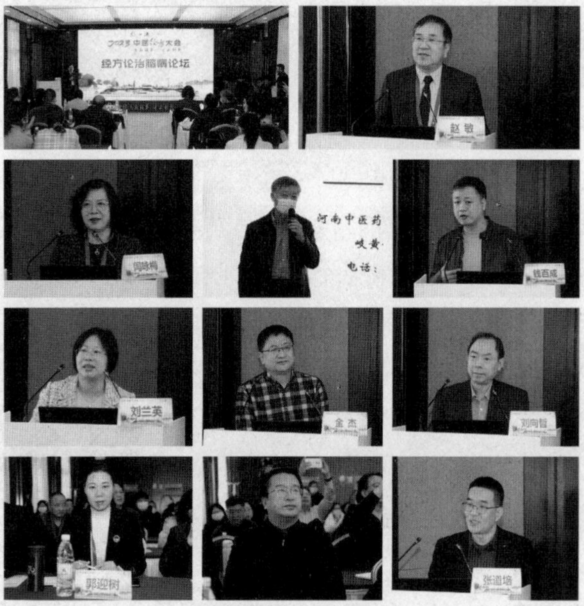

经方论治脑病论坛

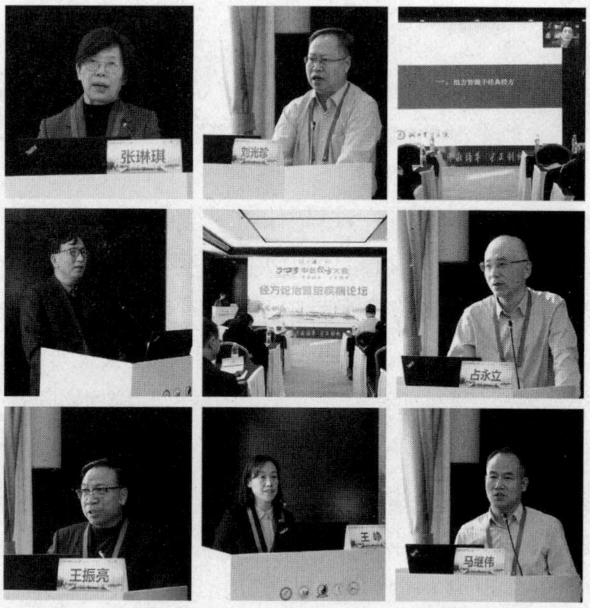

经方论治肾脏疾病论坛

各个论坛名家荟萃，群星闪耀。其中，主论坛邀请国医大师王庆国、王晞星教授，全国名中医王阶教授，以及知名经方大家李赛美、颜芳、张登本、郝万山、张怀亮、朱翠玲、许家栋等10位专家教授，围绕《从柴胡桂枝汤看〈伤寒论〉对〈内经〉的继承与发展》《桂枝类方与免疫相关性疾病》《冠心病中的经方应用》《以火热立论辨治2型糖尿病》《经典疗效源于经典中医思维》《〈黄帝内经〉三阴三阳开阖枢与伤寒六经病传变的联系与差异》《学习仲景思路治疗疑难杂病》《柴胡类方在脑病中的应用》《经方与时方的交叉互用》《经典经方辨治消化系统疑难病案解》等内容进行深入探讨。专家讲者倾囊相授，传经送宝，与会学员如久旱逢春，如沐甘霖。

11月26日上午，各分论坛百家争鸣，同时开讲。来自全国的20余名特邀知名经方专家、教授进行了精彩纷呈的演讲。台下学员座无虚席，台上专家热情

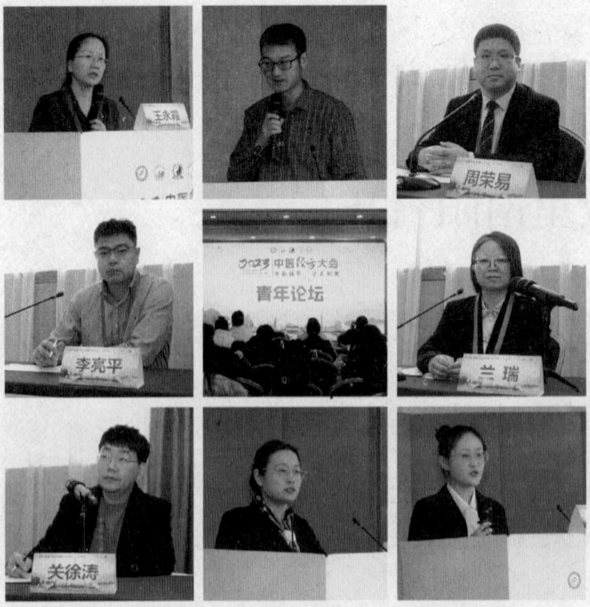

青年论坛

似火，为与会学员呈现出一场蔚为壮观的学术盛宴。

2023 年是全面贯彻落实党的二十大精神的开局之年。本次经方大会的胜利召开是我院深入贯彻落实党的二十大报告中“促进中医药传承创新发展”精神的重要举措，为当前中医药发展面临的迫切需求和重大机遇提供了广阔平台，汇聚了更多热爱中医经方的同道共同深入剖析经方的临床应用，有力推进了中医经方的守正创新与发展，让中医药承载更多时代使命，为中医药全面参与健康中国建设打下坚实基础。

来源：河南中医药大学第一附属医院

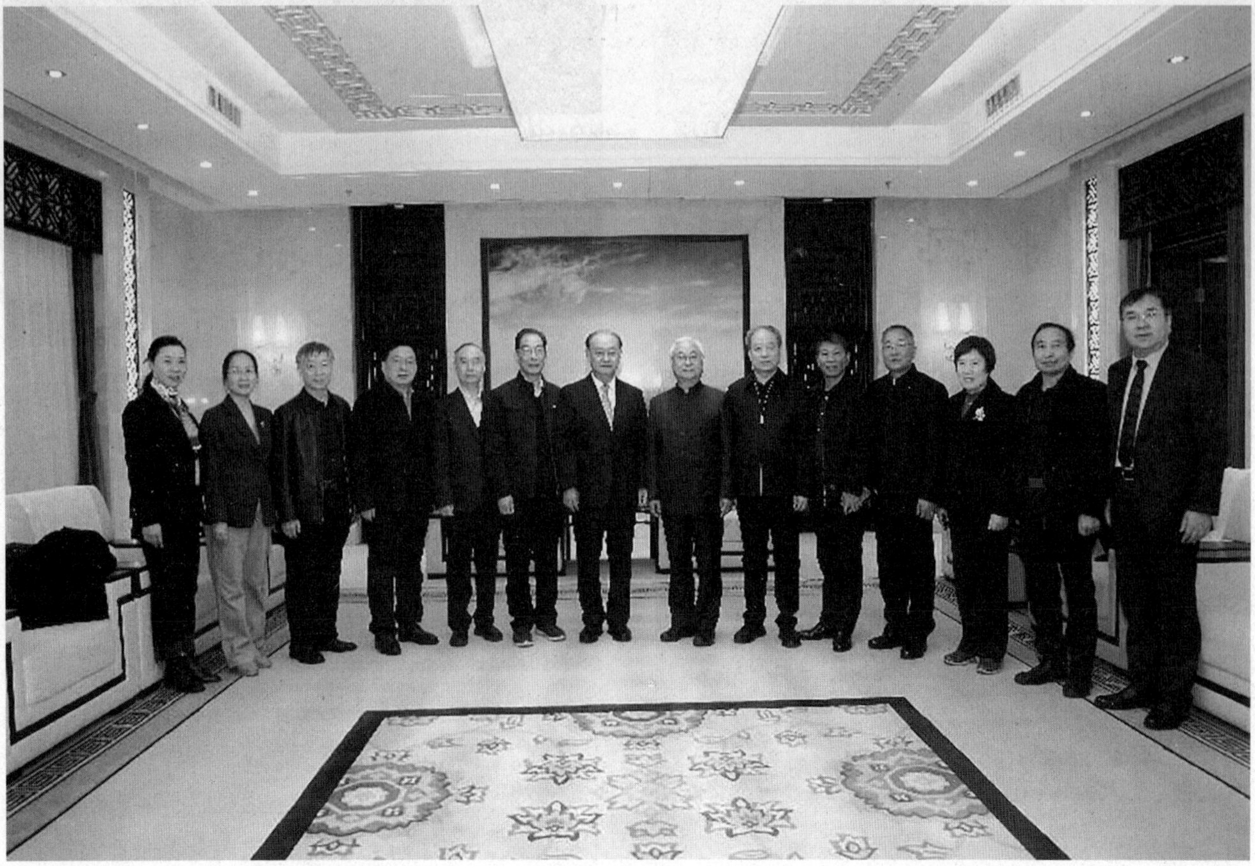

第十一届“仲景论坛”国际中医名家针法经方论坛暨全国传统医药非遗传承创新合作共同体成立大会在仲景故里南阳召开！

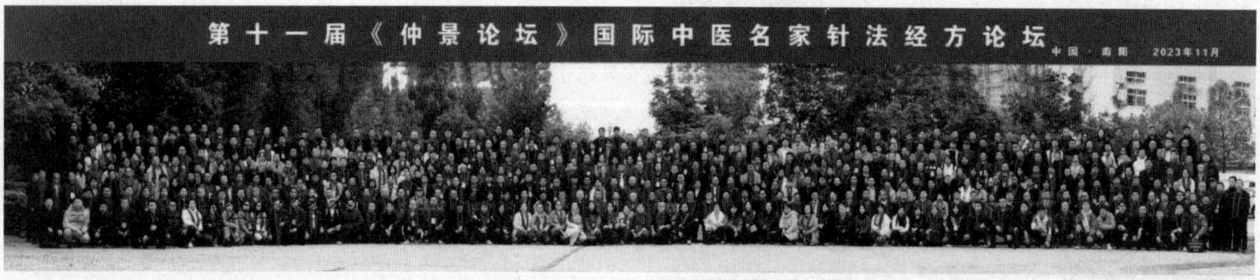

2023年11月11日至12日，由中华中医药学会、中国中医药研究促进会主办，北京世针联中医微创针法研究院、南阳医学高等专科学校、南阳福远堂中医院承办的“第十一届仲景论坛国际中医名家针法经方论坛、中华中医药学会国际针法与经典名方论坛专家委员会年会、中国中医药研究促进会中医微创专业委员会2023年会暨全国传统医药非遗传承创新合作共同体成立大会”在医圣仲景故里南阳隆重召开。本次大会共有来自中国、俄罗斯、瑞典、意大利、澳大利亚、新加坡、马里、泰国、马来西亚、美国、韩国等10多个国家和地区的代表，30多个省市区的代表，共800余人参加了此次盛会，可谓群英荟萃，盛况空前。

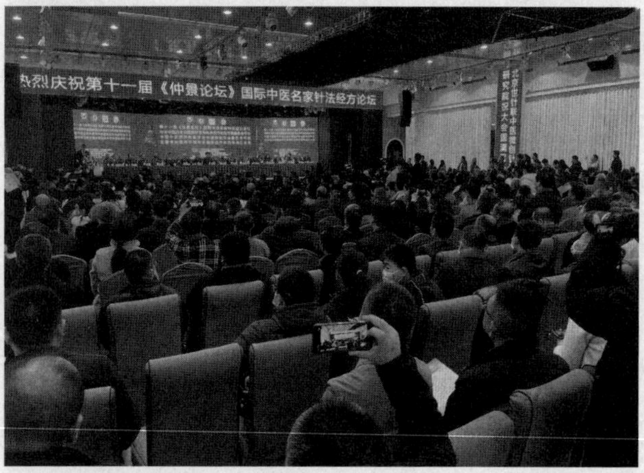

大会开幕式现场盛况

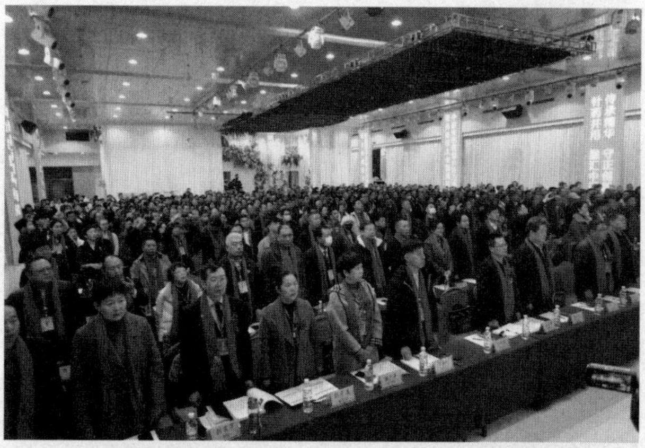

仲景论坛开幕式全体肃立　奏唱《医圣颂》

第一篇章　大会开幕式

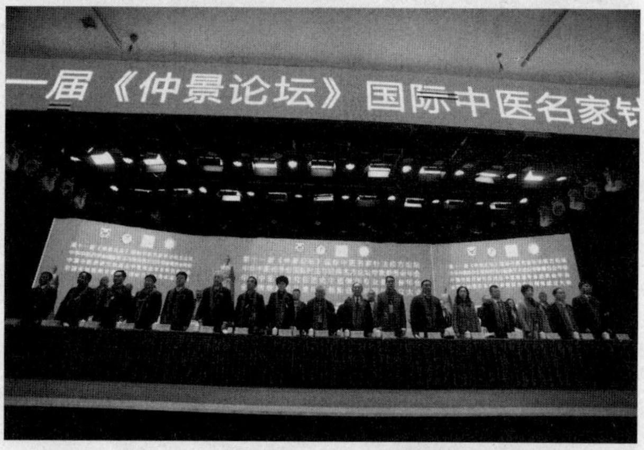

参加大会的领导和专家有：南阳市人民政府副市长阿颖，国家中医药管理局原副局长房书亭，国医大师唐祖宣，中华中医药学会监事长、原副会长兼秘书长曹正逵，中国中医药研究促进会党委书记高泉，联

合国南南全球技术产权交易所首任总裁王海生先生，河南中医药大学副书记张小平，南阳医学高等专科学校党委书记柳明伟，中华中医药学会国际部主任闫铮，中国中医药研究促进会王学章主任，安徽中医药高等专科学校校长韩军，南阳医学高等专科学校校长范真，南阳市中医药发展局原局长、市政协二级巡视员桂延耀，南阳市卫健委副主任陈少禹教授，南阳市中医药发展局副局长崔松涛，中华中医药学会国际针法经方专家委员会主委、中国中医药研究促进会中医微创专业委员会主委吴汉卿教授，瑞典针灸学会会长杨春贵，意大利中医药学会会长郭春彪，俄罗斯中医药学会会长孙盛德，新加坡针灸学会会长黄欣杰，新加坡针灸学会周世耀教授，中非友好协会联盟副主席、马里共和国迪亚拉博士，澳大利亚中华针灸学会会长江泓成，天津中医药大学第一附属医院傅立新教授，首都医科大学宁煜教授，中国中医科学院广安门医院李海霞教授，邵氏针灸传承人邵素菊教授，河南省中医药研究院附属医院薛爱荣教授，新疆医科大学第一附属医院周钰教授，山西中医药大学杨恩来教授，全国非遗职业教育集团理事长陈桂林，洛阳烧伤医院董事长肖建勋等。

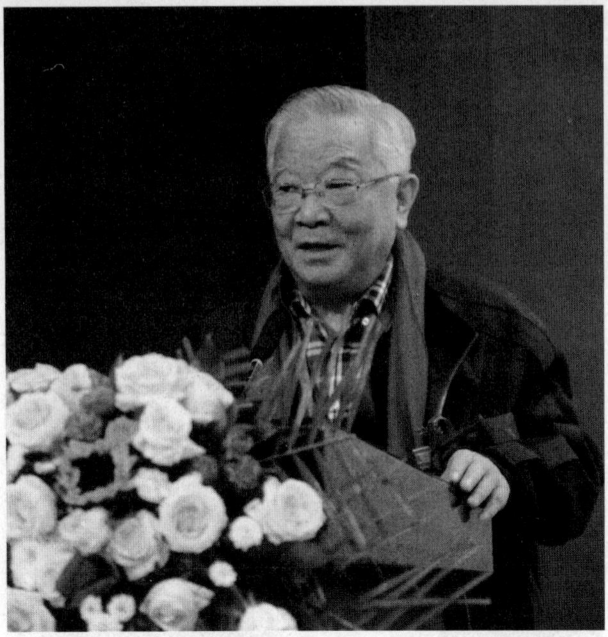

国家中医药管理局原副局长房书亭讲话

本次盛会，群英荟萃，体现了中医药的博大精深，传承中医药国粹的使命与担当。中医针法经方这朵杏林奇葩，正以其姹紫嫣红、千姿百态绽放在锦绣的神州大地，盛开在世界的天涯海角，让中华医学扬眉吐气，为世界文明增光添彩。

国家中医药管理局原副局长房书亭说：南阳是我的家乡，是一个历史文化底蕴深厚的城市。南阳医学高等专科学校是培养中医药人才的重要院校，在全国中医院校领域内，率先成立了传统医药非遗传承创新中心，首先建立了市级非遗传承工作室，设立了省级技艺技能传承创新平台和技能大师工作室，牵头成立了全国传统医药非遗传承创新合作共同体，并且广泛招贤纳士，吸纳市级、省级、国家级非遗人才，筹办中医非遗学院，培养优秀特色中医人才，为助力中医药发展起到积极的推动作用。

南阳作为医圣张仲景故里，自古名医辈出，中医底蕴深厚，诞生了唐祖宣这样的当代国医大师，为中医立法及发展中医事业作出了重要贡献。同时，吴汉卿教授作为开拓型中医专家，30 多年来，在临床中勤奋不息，发明了中医筋骨针法与水针刀技术，被国家中医药管理局确立为国家中医医疗技术，纳入全国高等中医药院校“十三五”创新教材，作为国家“一带一路”中医药国际合作专项；在中医文化传承方面，几代人勤奋不息，传承收藏古中医典籍 2000 多套、古诊疗器具 4800 多件，建立了吴氏中医文化馆，体现了南阳深厚的中医药文化底蕴，促进了中医文化的传承发展。

本届“仲景论坛”国际中医名家针法经方论坛与全国传统医药非遗传承创新合作共同体成立大会，吸引了 10 多个国家及国内数十位顶尖的专家学者前来交流讲学，必将对弘扬仲景文化，发展中医针法经方事业起到积极的推动作用。

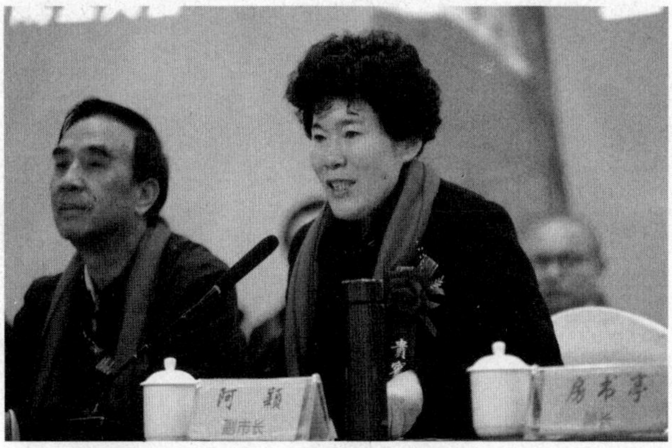

南阳市人民政府副市长阿颖开幕式致辞

南阳市人民政府副市长阿颖在开幕式中说：南阳作为“医圣”张仲景故里，仲景文化千百年来薪火相传，生生不息，孕育出一大批传统医药非遗项目。特别是，南阳医专在全国中医药院校率先成立了传统医药非遗传承创新中心，打造省级“非遗聚火工程”，申报建立了多个省级技艺技能传承创新平台和技能大师工作室，筹办传统医药非遗学院，培养了一大批优秀特色中医人才，为中医药传承发展发挥了积极作用。南阳名中医吴汉卿发明的中医筋骨针法作为传统医药非遗项目，被国家中医药管理局列为“一带一路”中医药国际合作项目，已走向70多个国家和地区，为打响仲景学术品牌，助力南阳中医药走向世界，作出了积极贡献。

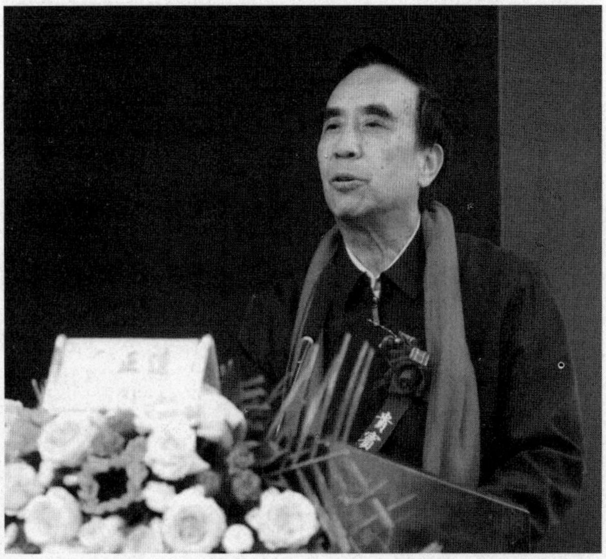

中华中医药学会监事长曹正逵致辞

中华中医药学会监事长曹正逵说：今天，各位专家教授齐聚在此，传承创新发展医圣仲景先师留给我们的宝贵财富，围绕微创针法以及经方的理论与临床研究进展，传授心得，交流体会，对加强中医药的交流与合作，推动微创针法以及经方的广泛传播意义重大。2021年，中华中医药学会国际针法与经典名方论坛专家委员会正式成立，在主任委员吴汉卿教授的带领下，以及各位成员的努力下，持续组织专家团队参加国际学术讲座及义诊活动，联络团结海内外中医微创针法及经方精英人才，为搭建国际交流与合作平台，促进科技创新成果转化，开创中医微创的新局面作出了积极努力，并取得了可喜成果。今年，吴汉卿教授被北京中医药大学聘为岐黄学院导师，同时在南阳医学高等专科学校建立了吴氏中医针法非遗传承中心，广泛开展吴氏中医针法特色课程，为中医药传承创新发展培养实战型人才。

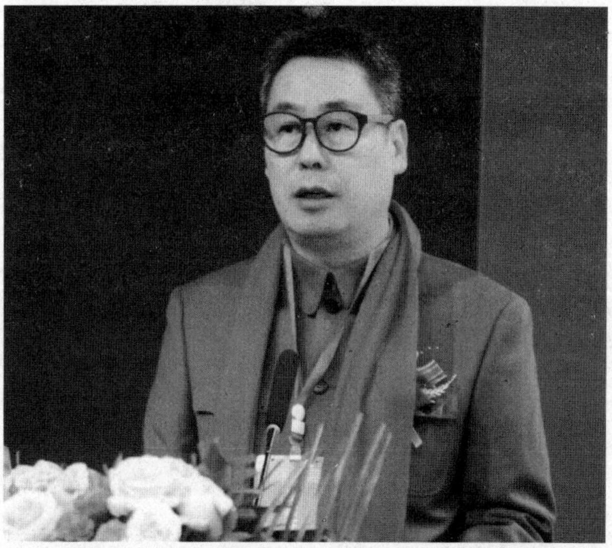

中国中医药研究促进会党支部书记高泉致辞

中国中医药研究促进会党支部书记高泉说：2015年11月，为更好地发展和推广包括针灸、针刀、水针刀、筋骨针法等中医微创技术，推举吴汉卿教授为主任委员，陈少禹教授为秘书长，我会批准成立了中医微创专业委员会。八年来，在主任委员吴汉卿教授的带领下，秉持开放融合、传承创新、推广普及、服务大众的发展理念，做了大量艰苦细致、卓有成效的工作。今年，吴汉卿教授荣获中国中医药研究促进会2021—2022年度国际合作奖，为中医微创技术的普及推广做出了突出贡献。吴教授独特的理论和治疗方法不仅在国内有着广泛应用，而且还对海外中医药学术交流产生了深远的影响。

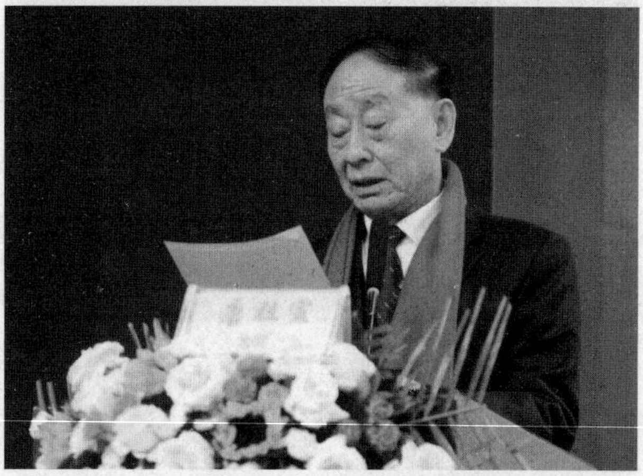

国医大师唐祖宣大师致辞

国医大师唐祖宣说：我作为30多年的全国人大代表，见证了几代中医工作者梦寐以求的愿望变为现实，感到非常欣慰。南阳医学高等专科学校是培养中医药人才的重要院校，校领导高度重视中医非遗项目的传承创新与中医特色技术人才的挖掘与培养，在全国中医院校领域内，率先建立了传统医药非遗传承创新中心。以吴汉卿教授为传承人的吴氏中医针法以世代家传、纳徒师承，作为全国基层骨干医生中医提升项目、河南省首批优秀的中医流派、南阳市中医世家与中医非遗项目，在中医领域产生了重要影响。

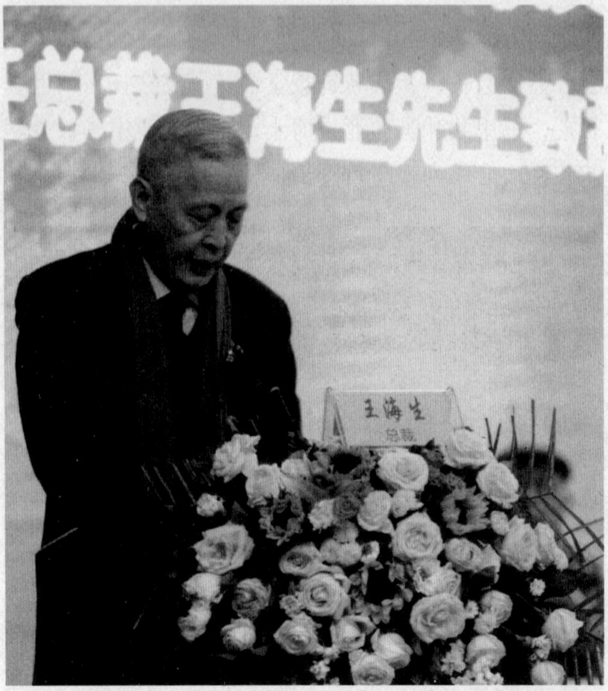

联合国南南全球技术产权交易所首任总裁王海生先生致辞

联合国南南全球技术产权交易所首任总裁王海生先生说：新中国成立以来，我国政府高度重视中医药事业发展。2017年《中华人民共和国中医药法》正式颁布实施，实现了数代中医人的梦想。中医药事业从此迎来了健康发展的春天。此次，我专程去参观了吴氏福远堂文化馆，看到吴汉卿教授中医世家传承积淀七代人，非常震撼，4000多件古中医器具与典籍能保存下来，难能可贵，并且有传承有发展。此次在南阳福远堂中医院建立了“世界传统健康技术合作平台”，将更好地将医圣故里南阳的中医非遗项目——吴氏中医针法，推向海外，更好地造福世界民众。

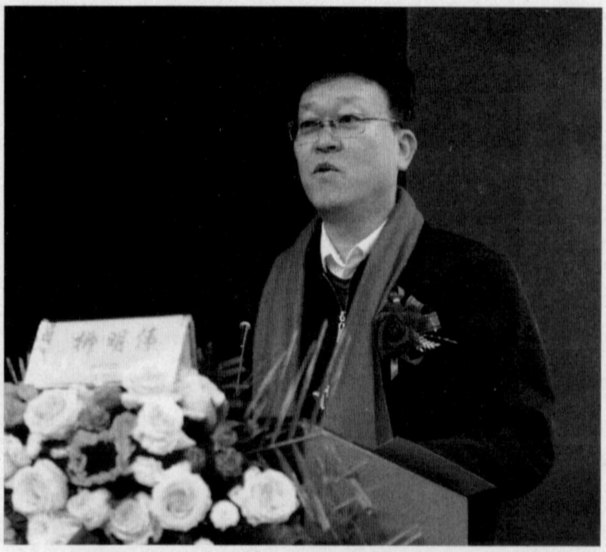

南阳医学高等专科学校党委书记柳明伟致辞

南阳医学高等专科学校党委书记柳明伟说：南阳作为医圣张仲景故里，是中医药文明的重要发源地之一，张仲景医药文化已成为南阳最具特色的地域文化。南阳医学高等专科学校在长期办学过程中，以仲景文化为引领，以守正创新、内涵发展为主线，构建了特色鲜明的中医药人才培养体系。一是研究仲景经方，打响仲景品牌，培育新时代优秀“仲景传人”；二是挖掘宛药资源，服务地方经济，促进南阳经济社会发展；三是创办非遗中心，传承民间绝技，围绕吴氏中医针法、李氏针灸等具有典型仲景特色的中医药非遗项目，推进中医传统技艺技能进校园、进课堂、进实训，实现了传承教育与创新教育优势互补。

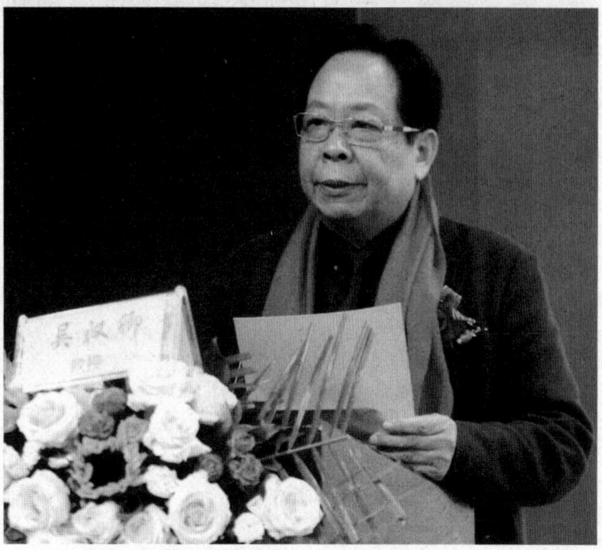

吴汉卿教授作工作汇报

中华中医药学会国际针法经方专家委员会主委、中国中医药研究促进会中医微创专业委员会主委吴汉卿教授作工作汇报：本次大会得到了南阳市委、市政协、市中医药发展局、南阳医专校领导、中华中医药学会与中国中医药促进会领导的大力支持。一、今年，在中华中医药学会和中国中医药研究促进会的领导、关心支持下，已开展线上线下中医名家针法经方培训讲座20余次。二、在南阳市中医药发展局有关领导的支持下，吴氏中医荣获河南省中医优秀学术流派、南阳市中医世家称号，筹建了吴氏中医文化博物馆，传承收藏了古诊疗器具4800多件，古医书2000多部。作为南阳市中医药文化宣传教育基地，免费为中医爱好者、广大学生宣传弘扬中医文化，提供良好的学习交流平台。三、南阳医专校领导高瞻远瞩，在全国中医院校领域内率先建立了传统医药非遗创新中心。吴氏中医筋骨针法和水针刀技术已纳入医专大学课程，开设吴氏中医非遗传承选修课程8个班，先后培养在校学生500余人，培养中医针法实战型技能人才，提升大学生就业率。四、积极参加河南省、南阳市委、市中医药管理局举办的中医药文化节义诊活动，多次参加政协举办的扶贫义诊活动，同时参加学会的义诊活动，受到了广大群众的赞誉。本次大会，国内外专家齐聚一堂，进行了广泛的中医针法、经方学术实战讲座，提升广大临床医生的诊疗水平。相信通过本次论坛，一定会为中医事业的发展起到积极的推动作用。

第二篇章　全国传统医药非遗传承创新合作共同体成立仪式

南阳市政府副市长阿颖、中华中医药学会监事长曹正逵、中国中医药研究促进会党支部书记高泉、河南中医药大学党委副书记张小平、全国非遗职教集团理事长陈桂林、德中康（北京）医疗技术服务有限责任公司董事长张喜钦、南阳医专党委书记柳明伟，南阳医学高等专科学校校长范真，共同为“全国传统医药非遗传承创新合作共同体”揭牌。

同时，举行了南阳医专海内外专家、荣誉教授聘任仪式。

聘请海外专家代表——瑞典针灸学会杨春贵会长，意大利中医药学会郭春彪会长，俄罗斯中医药学

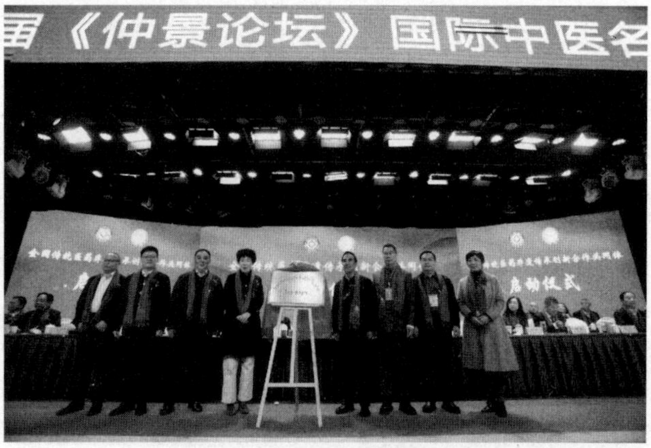

全国传统医药非遗传承创新合作共同体揭牌

会孙盛德会长，新加坡针灸学会黄欣杰会长、周世耀教授，马里共和国迪亚拉博士，澳大利亚中华针灸学院江泓成会长为客座教授。

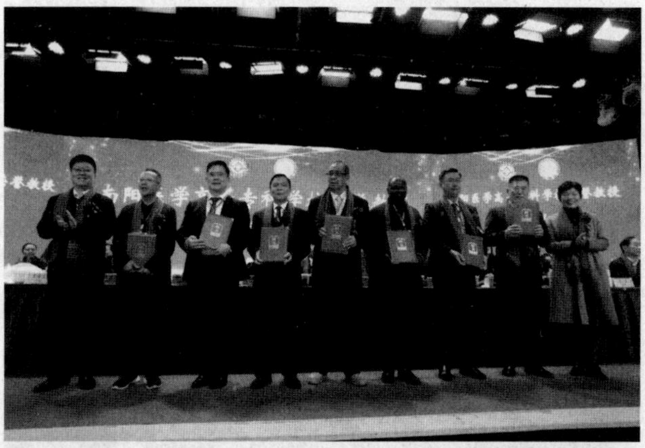

柳明伟书记、范真校长为各位海外专家代表颁发聘任证书

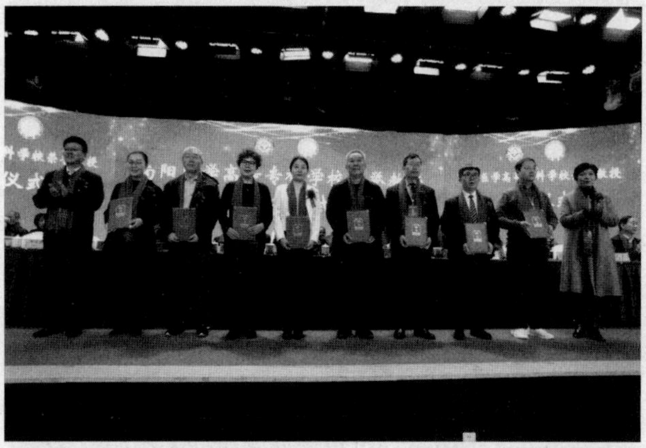

柳明伟书记、范真校长为各位国内专家代表颁发聘任证书

聘请国内专家代表——首都医科大学宁煜教授、天津中医药大学第一附属医院傅立新教授、中国中医科学院广安门医院李海霞教授、新疆医科大学第一附属医院周钰教授、北京世针联中医微创针法研究院吴军瑞院长、聊城大学袁慎强教授、河南中医药大学第三附属医院刘宜军教授、郑州大学第五附属医院赵紫昊主任为客座教授。

第三篇章　世界传统医学健康技术交易平台合作仪式

联合国南南全球技术产权交易所首任总裁王海生先生向南阳福远堂中医院颁发“世界传统医学健康技术平台－南阳福远堂中医院工作站”证书。

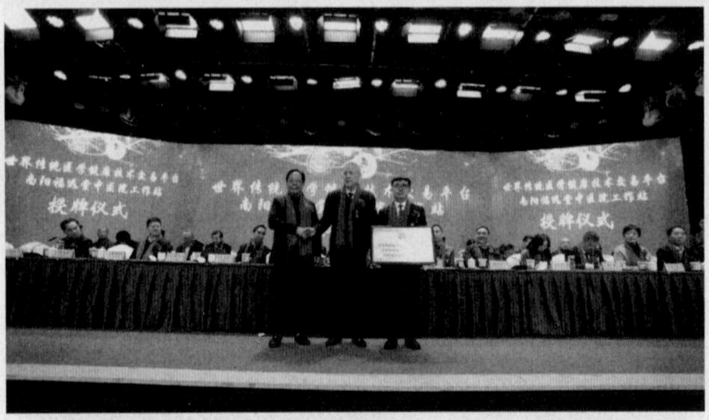

王海生总裁、吴汉卿教授、吴军瑞院长合影留念

第四篇章　国际中医名家学术讲座

大会邀请：唐祖宣大师、郝万山教授、宋文阁教授、郭长青教授、吴汉卿教授、傅立新教授、李海霞教授、薛爱荣教授、迪亚拉博士、杨春贵会长（瑞典）、郭春彪会长、宁煜教授、周钰教授、吴军瑞院长、王庆波教授、刘宜军教授、袁慎强教授、郭云鹏教授、高留华教授、赵紫昊主任、张洪波院长、田宽红主任等20余位专家进行了精彩讲座，主要传授针灸、中医针法经方，以及整脊手法治疗筋骨伤病、疼痛病、中风后遗症等临床疑难病临床经验分享，进一步传承“仲景学术思想”，为更多患者解除病痛。

本次论坛国内针法经方专家学者齐聚一堂，共同进行广泛的中医针法经方学术实战讲座，专家讲座热情洋溢，每位代表认真专注，会场自始至终井然有序，学风浓厚。

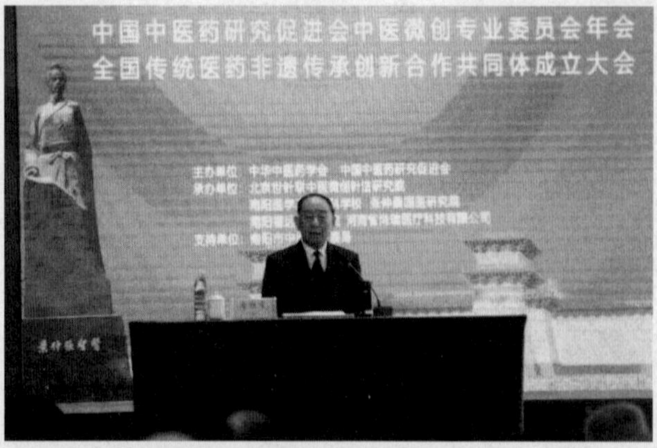

国医大师唐祖宣大师：《温阳法在临床中的应用》

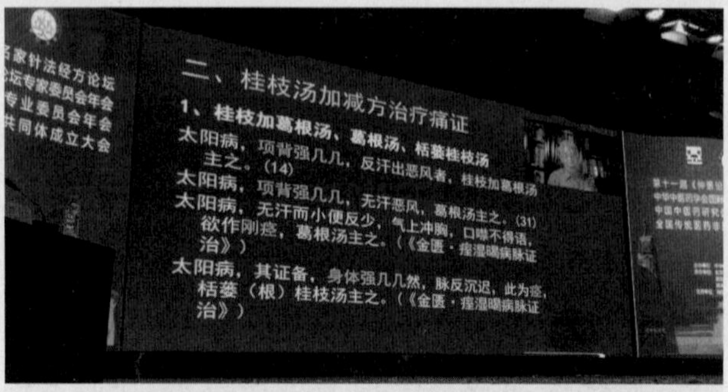

全国著名经方名家、北京中医药大学郝万山教授：《经方临证应用思路举隅》

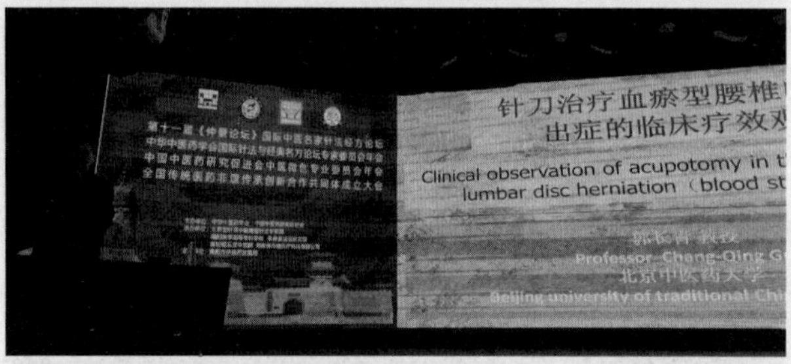

北京中医药大学郭长青教授：《针刀治疗血瘀型腰椎间盘突出症的临床疗效观察》

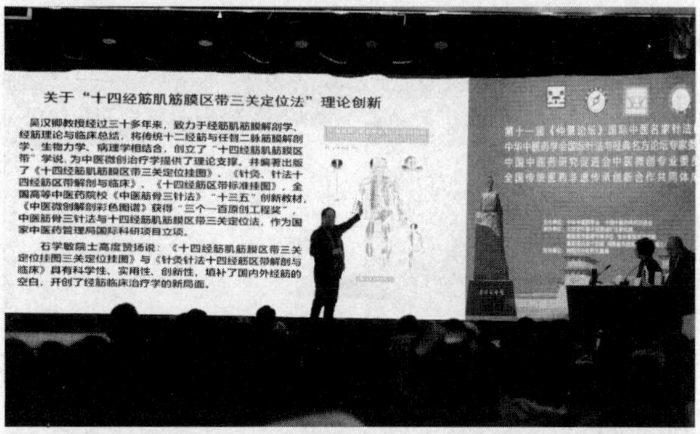

北京世针联中医微创针法研究院院长、吴氏中医针法传承人吴汉卿教授：《筋骨针法督脉经筋经方并用治疗中风偏瘫后遗症》

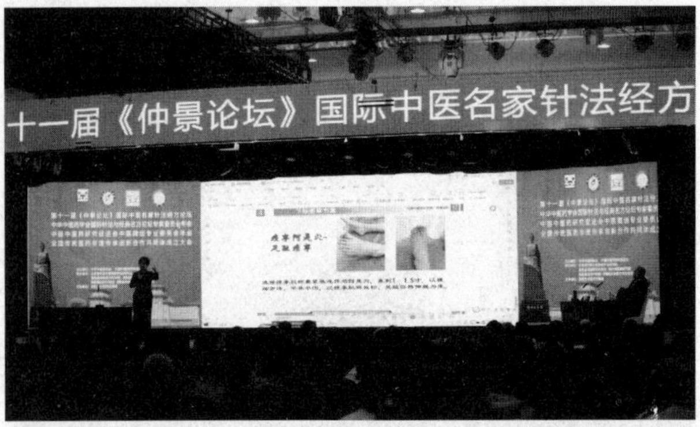

天津中医药大学傅立新教授：《醒脑开窍、柔筋缓急，针法结合筋骨针治疗中风后痉挛性瘫痪诊疗方案》

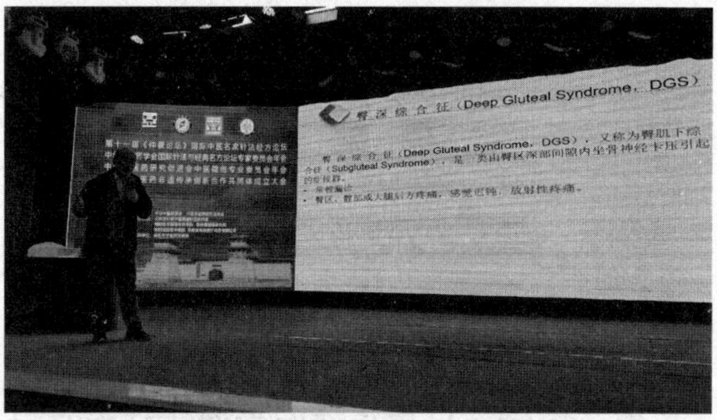

首都医科大学宁煜教授：《臀深综合征及针刀微创治疗》

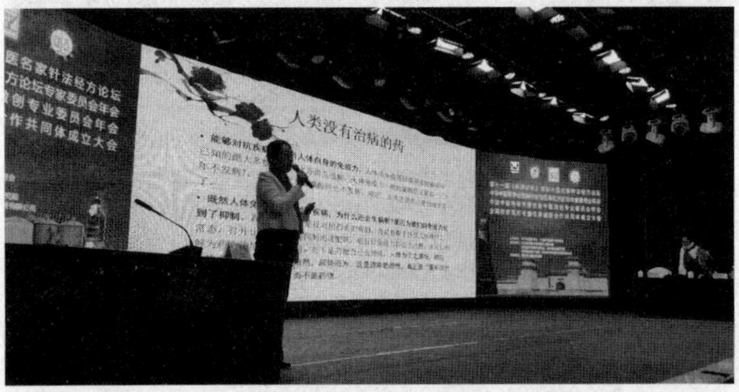

中国中医科学院广安门医院李海霞教授：《经方中的扶阳思想在心脏康复的应用》

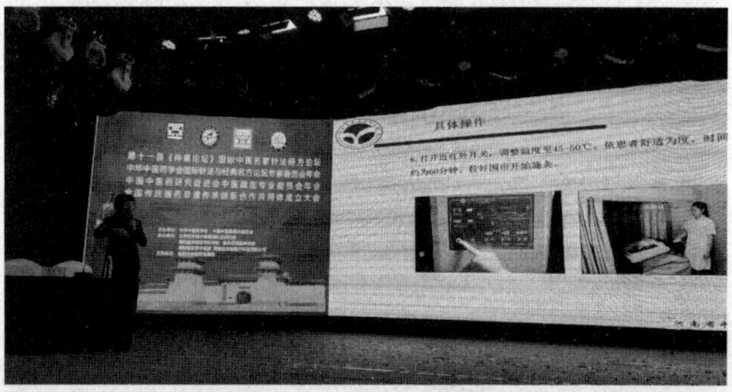

河南省中医药研究院附属医院薛爱荣教授：《水针刀微创针法治疗类风湿性关节炎临床体会》

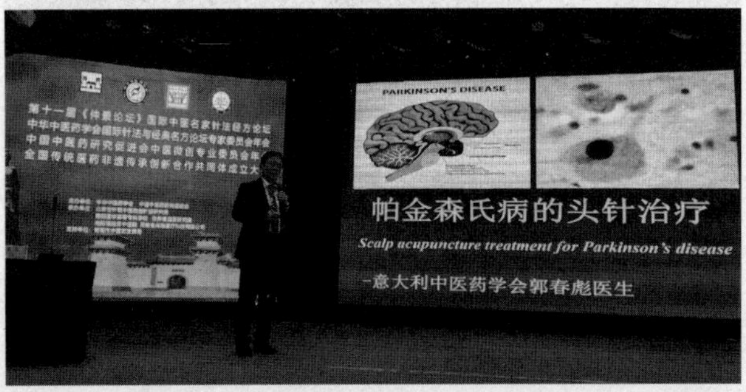

意大利中医药学会郭春彪教授主讲：《帕金森氏病的头针治疗》

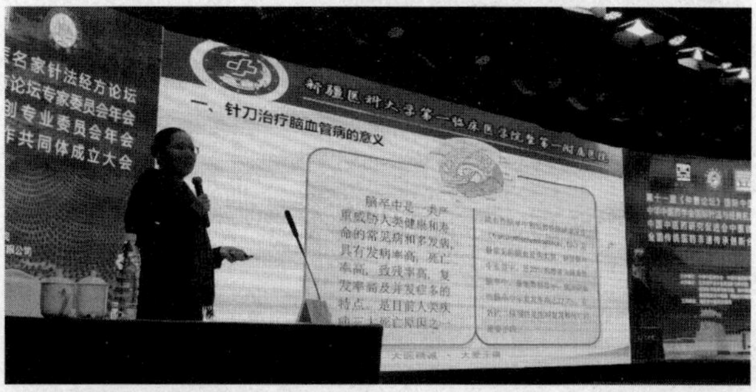

新疆医科大学第一附属医院周钰教授：《针刀治疗脑血管病思路与诊疗策略》

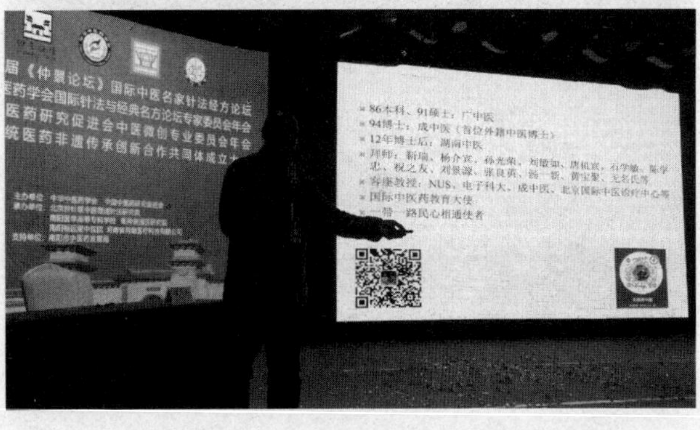

中非友好协会联盟副主席、马里共和国迪亚拉博士：《针灸经方并用的体会》

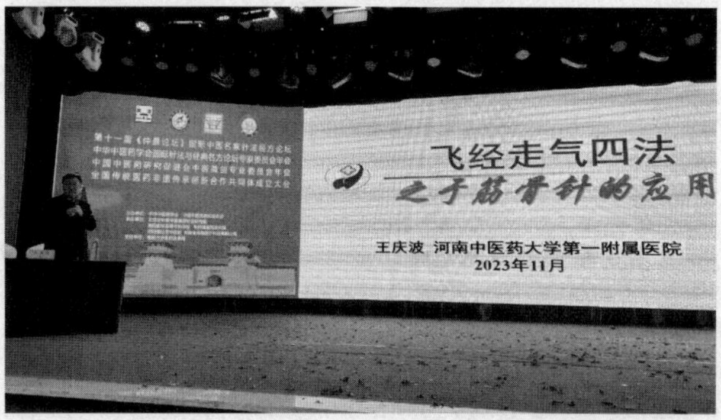

河南中医药大学第一附属医院王庆波教授：《筋骨针飞经走气四法之发展和应用》

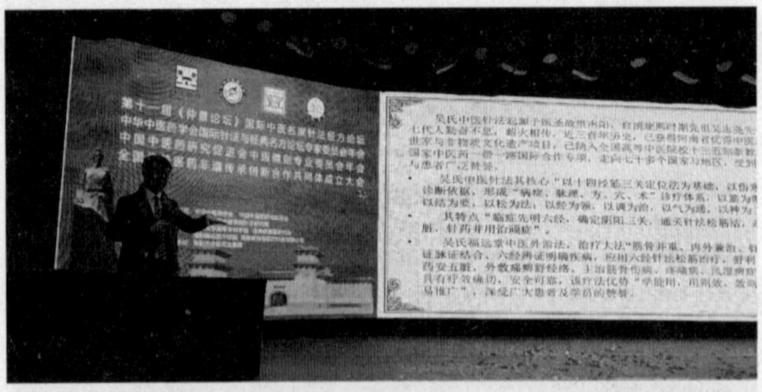

南阳福远堂中医院吴军瑞院长：《水针刀技术治疗神经根性颈椎病》

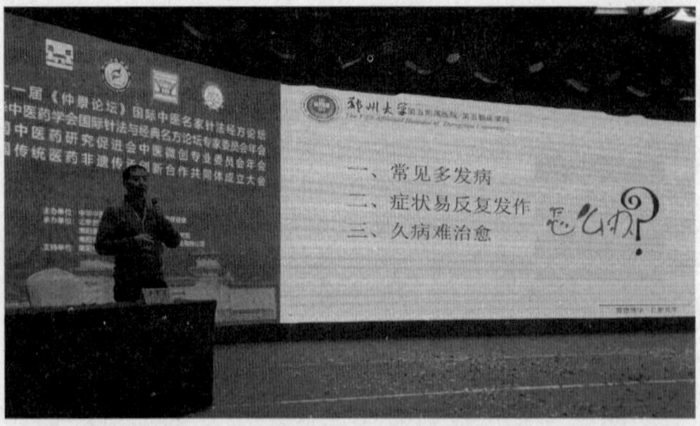

郑州大学第五附属医院赵紫昊主任：《水针刀治疗腰痛症》

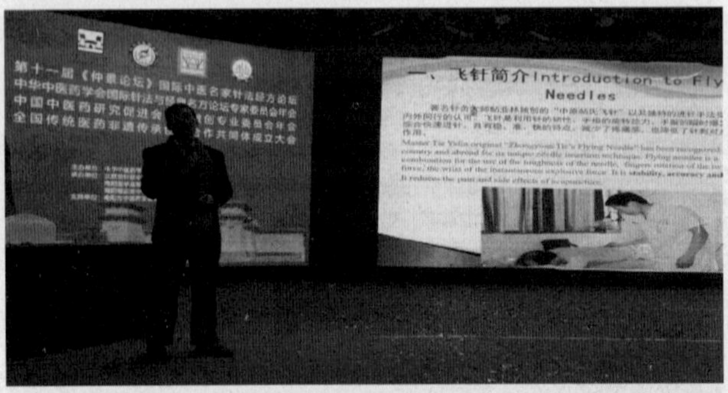

河南中医药大学第三附属医院刘宜军教授：《筋骨针法飞针在疼痛科的应用》

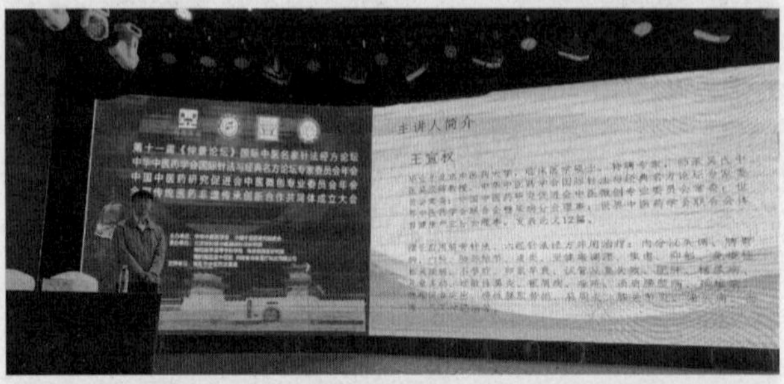

北京世针联中医微创针法研究院王宣权主任：《吴氏六经针法经方结合治疗临床疑难病》

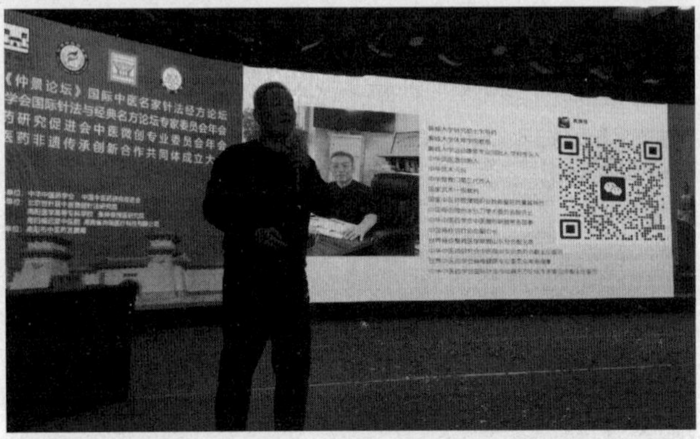

聊城大学运动康复专业创始人、聊城大学研究生导师袁慎强教授:《结合颈肩疼痛典型案例谈神经卡压》

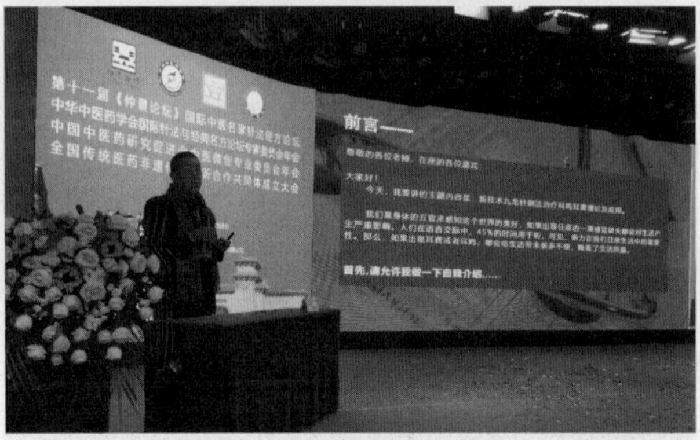

北京军区总医院东区耳聋耳鸣治疗中心高留华主任:《新技术九龙针刺法治疗耳聋耳鸣理论及应用》

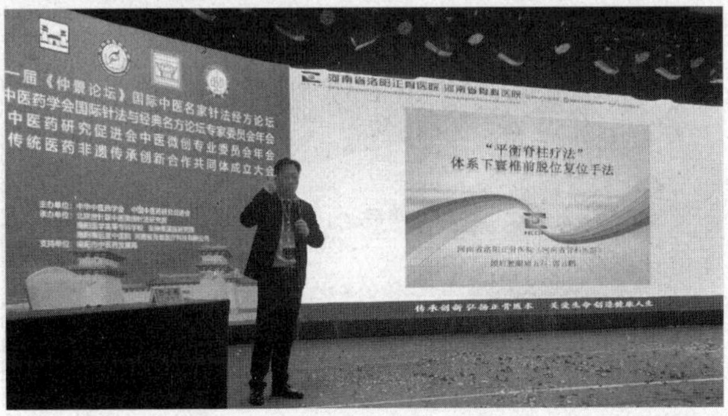

洛阳正骨医院郭云鹏教授：《平衡脊柱疗法体系下寰椎前脱位复位手法选择》

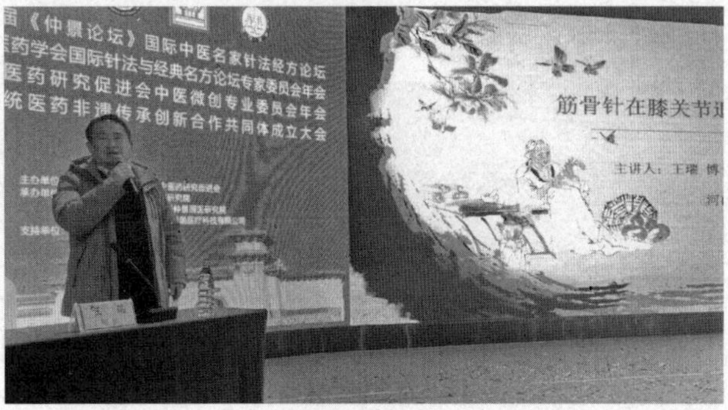

河南亚太骨病医院王瑞院长：《筋骨针法在退行性膝关节》

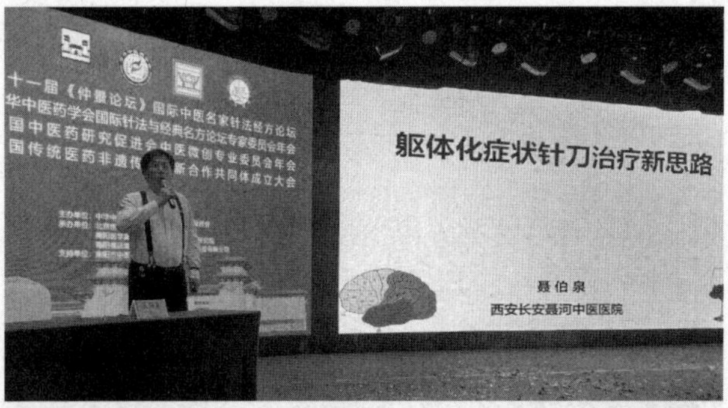

西安市长安区聂河中医医院院长聂伯泉教授：《躯体化症状针刀治疗新思路》

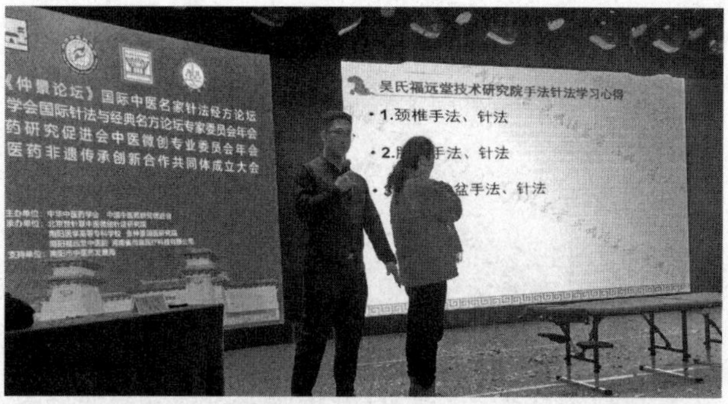

南阳福远堂中医院张旭老师：《吴氏十四经筋整脊手法演示》

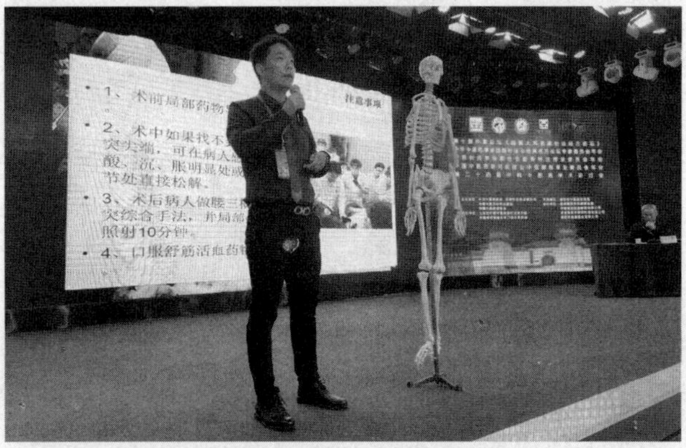

北京世针联中医微创针法研究院张洪波主任：《水针刀技术治疗腰三横突综合症》

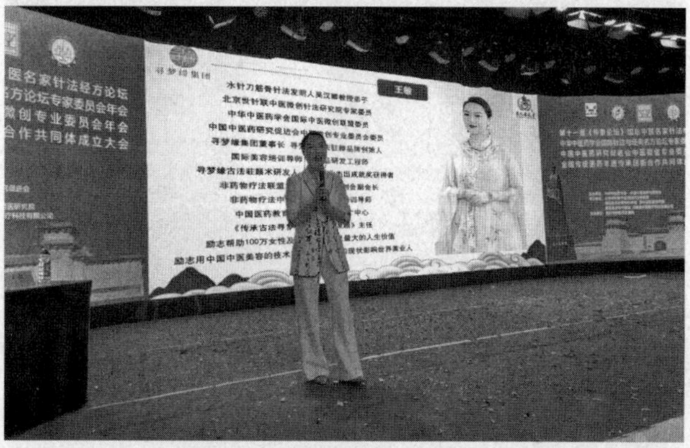

吴氏福远堂专家团王敏老师：《吴氏中医针法经筋美容临床应用及前景》

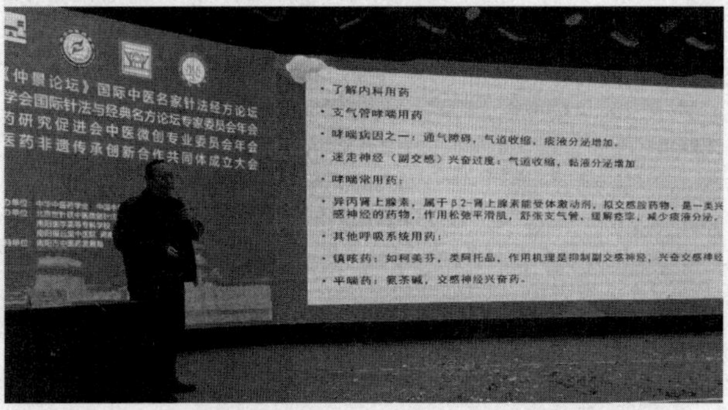

山西省针灸研究所宋强主任：《针刀治疗内科疾病神经解剖学理论研究》

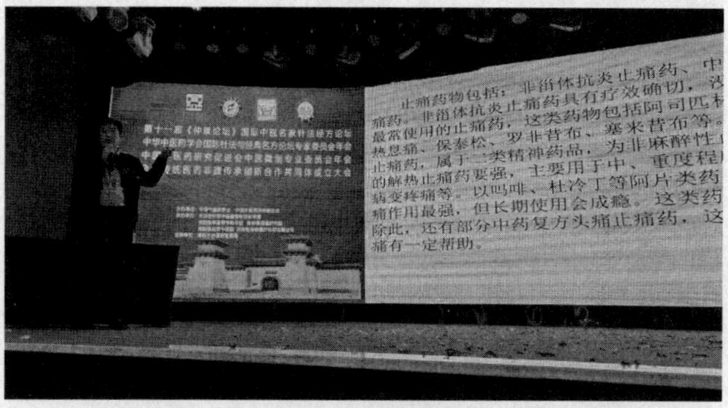

漯河市源汇区人民医院副院长金英杰教授：《中医适宜技术“头痛病的治疗》

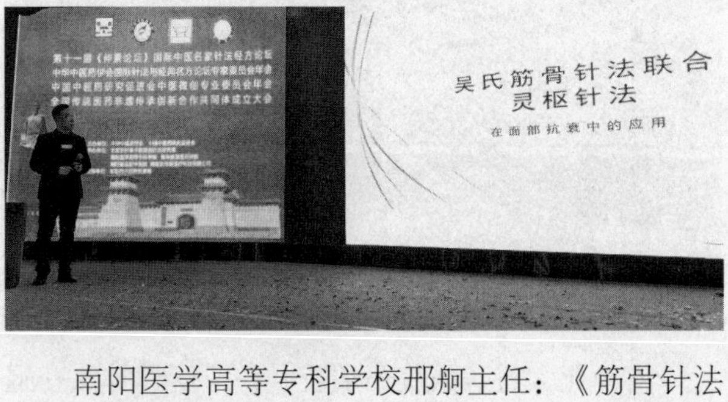

南阳医学高等专科学校邢舸主任：《筋骨针法经筋美容除皱经验分享》

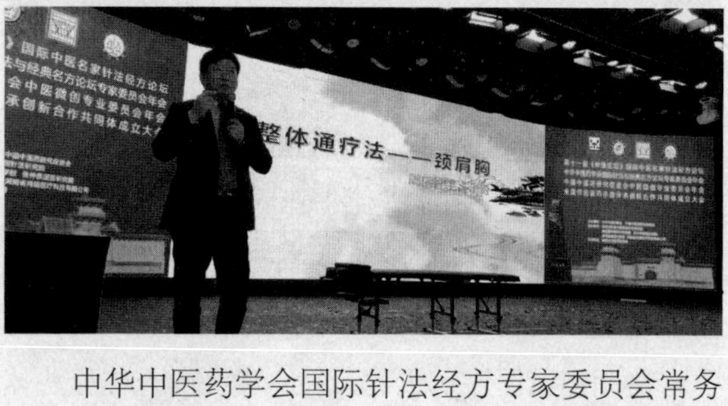

中华中医药学会国际针法经方专家委员会常务委员周关杰教授：《整体通疗法养胰控糖》

第五篇章 吴氏福远堂中医外治法项目启动仪式

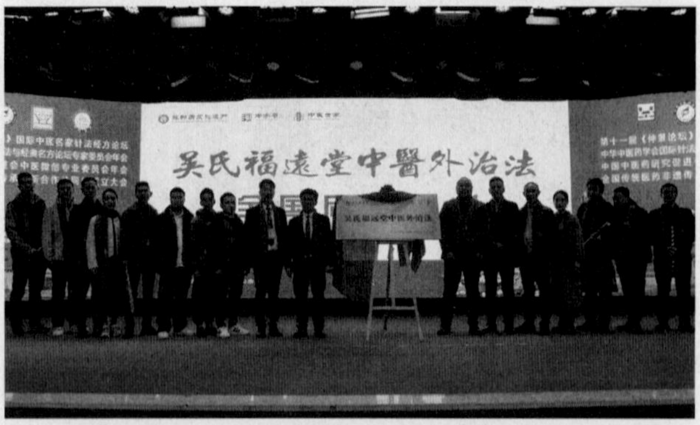

吴氏福远堂外治法项目启动仪式

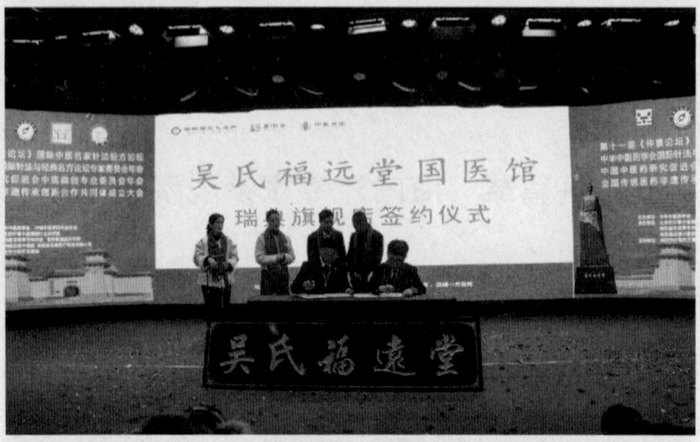

吴军瑞董事长与瑞典针灸学会杨春贵会长签约合作协议

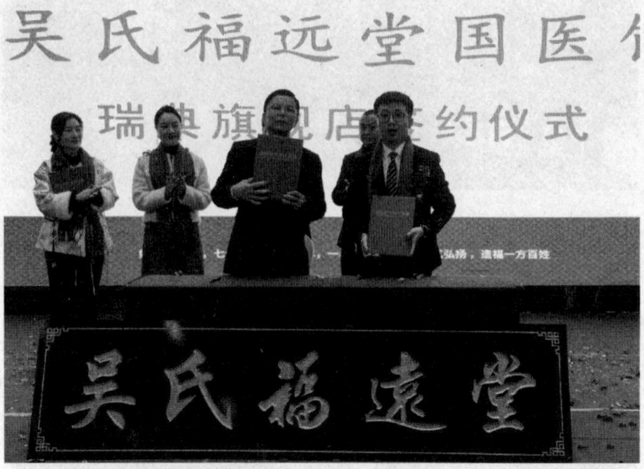

吴氏福远堂国医馆－瑞典旗舰店签约仪式

第六篇章 医圣祠祭拜仲景先师活动

2023 年 11 月 12 日下午，第十一届《仲景论坛》国际中医名家针法经方论坛 500 余名代表，在医圣祠参加祭拜医圣仲景先师。在锣鼓齐鸣的古乐中，祭拜仪式正式开始，全体参拜人员向医圣像行鞠躬礼、敬献鲜花、吟唱《医圣颂》。整个典礼仪式古朴肃穆，大家纷纷表示要将仲景精神弘扬和传承下去。

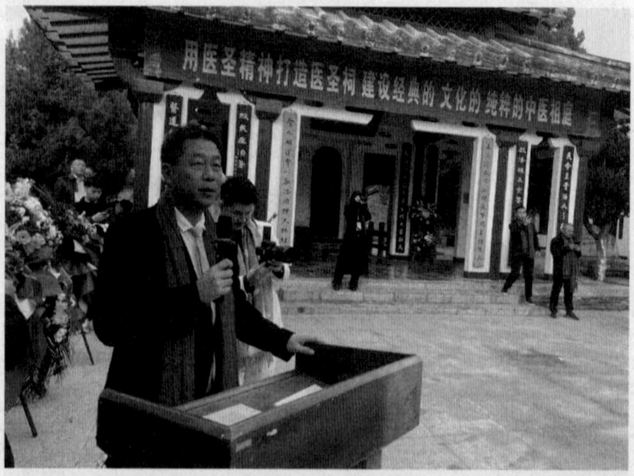

南阳张仲景博物馆馆长刘海燕主持本次祭拜活动

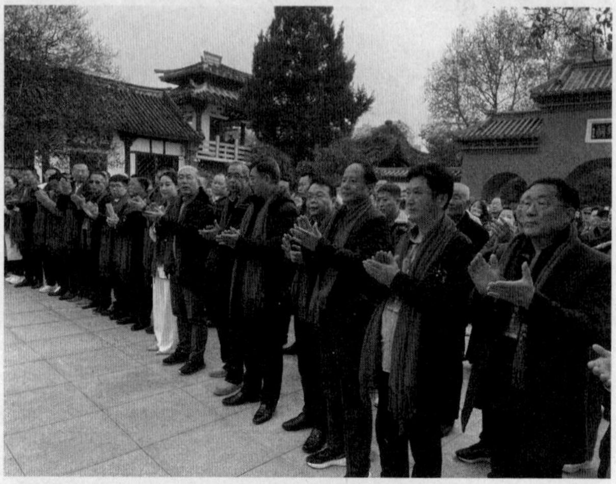

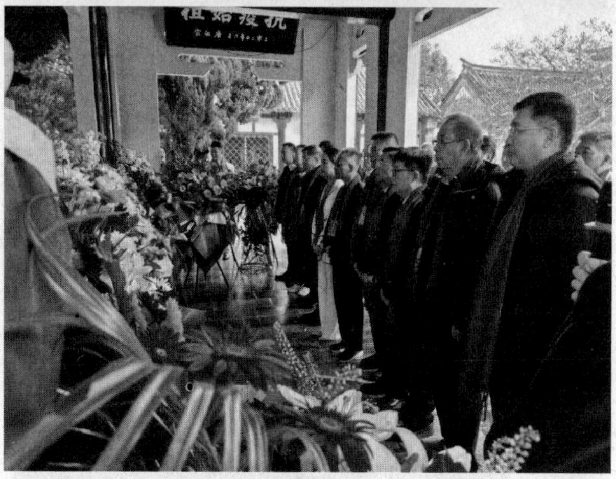

缅怀医圣先师，敬献鲜花，吴军瑞院长代表大会承办方，与瑞典针灸学会杨春贵会长向医圣敬献鲜花

祭拜的典礼不只是一个仪式，也是一次精神洗礼，也是我们对中医药文化信仰的升华，同时也是今后我们在工作过程中的一次文化理念的落地和具体体现。今后我们要以医圣张仲景的精神来自我管理，加强医药文化上的学习和交流，同时，让医圣的精神源远流长。南阳市医圣祠馆长刘海燕表示，希望通过活动，进一步“弘扬和传承仲景医学思想”，把“仲景医学”打造成中医药界重要的学术品牌，推动中医药行业的创新发展。

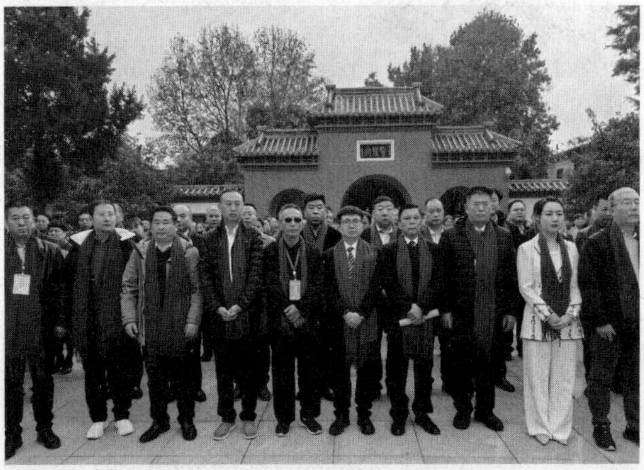

部分海内外专家、学者参加祭拜

第七篇章　张仲景博物馆国家中医药服务出口基地海外合作签约仪式

南阳张仲景博物馆馆长刘海燕、俄罗斯中医药学会会长孙盛德、瑞典针灸学会会长杨春贵、新加坡针灸学会会长黄欣杰、澳大利亚中华针灸学术研究院院长江泓成、北京世针联中医微创针法研究院院长吴军瑞，签订三方国际合作交流协议。

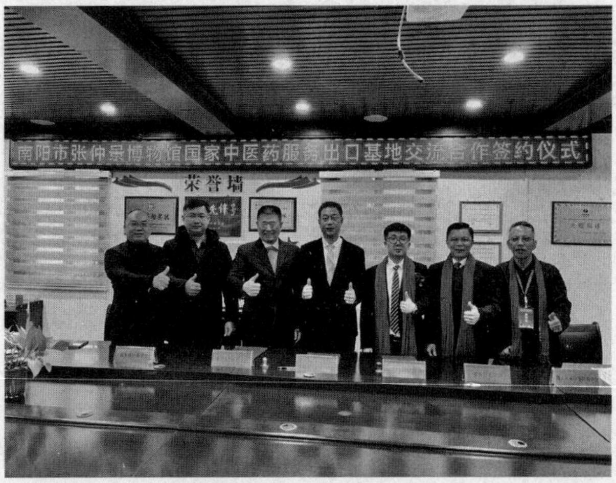

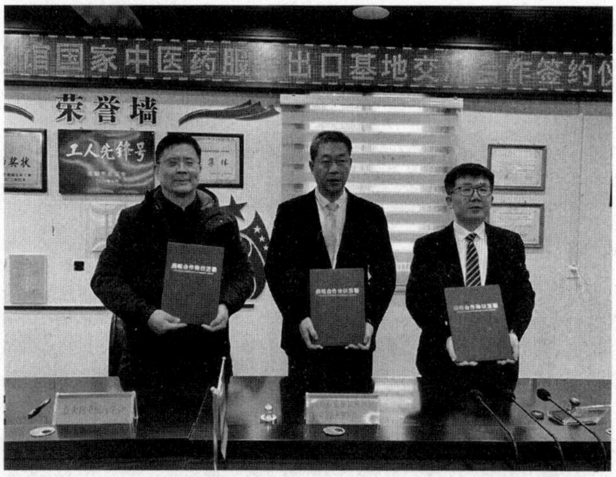

南阳张仲景博物馆馆长刘海燕、意大利中医药学会会长郭春彪、北京世针联中医微创针法研究院院长吴军瑞签订三方国际合作交流协议。

第八篇章　海内外专家参观南阳医专非遗中心

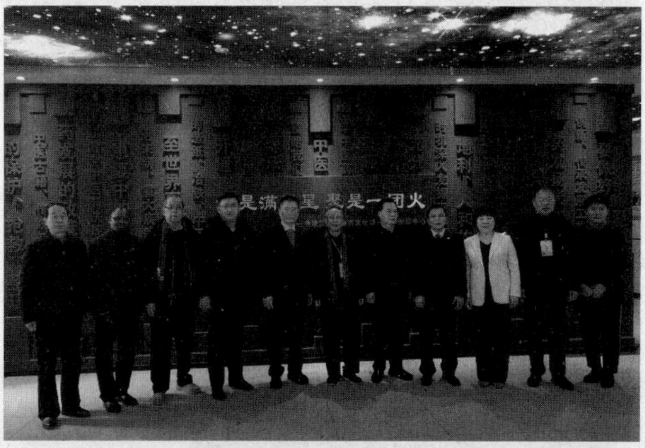

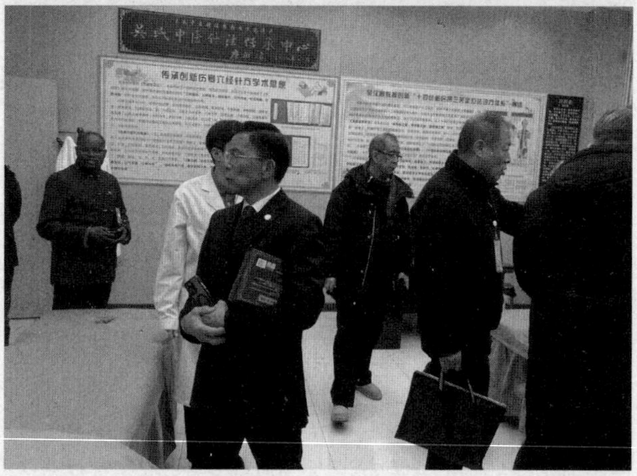

海内外专家莅临南阳医专吴氏中医针法非遗中心参观

第九篇章　海内外专家参观南阳医专——中医微创解剖馆

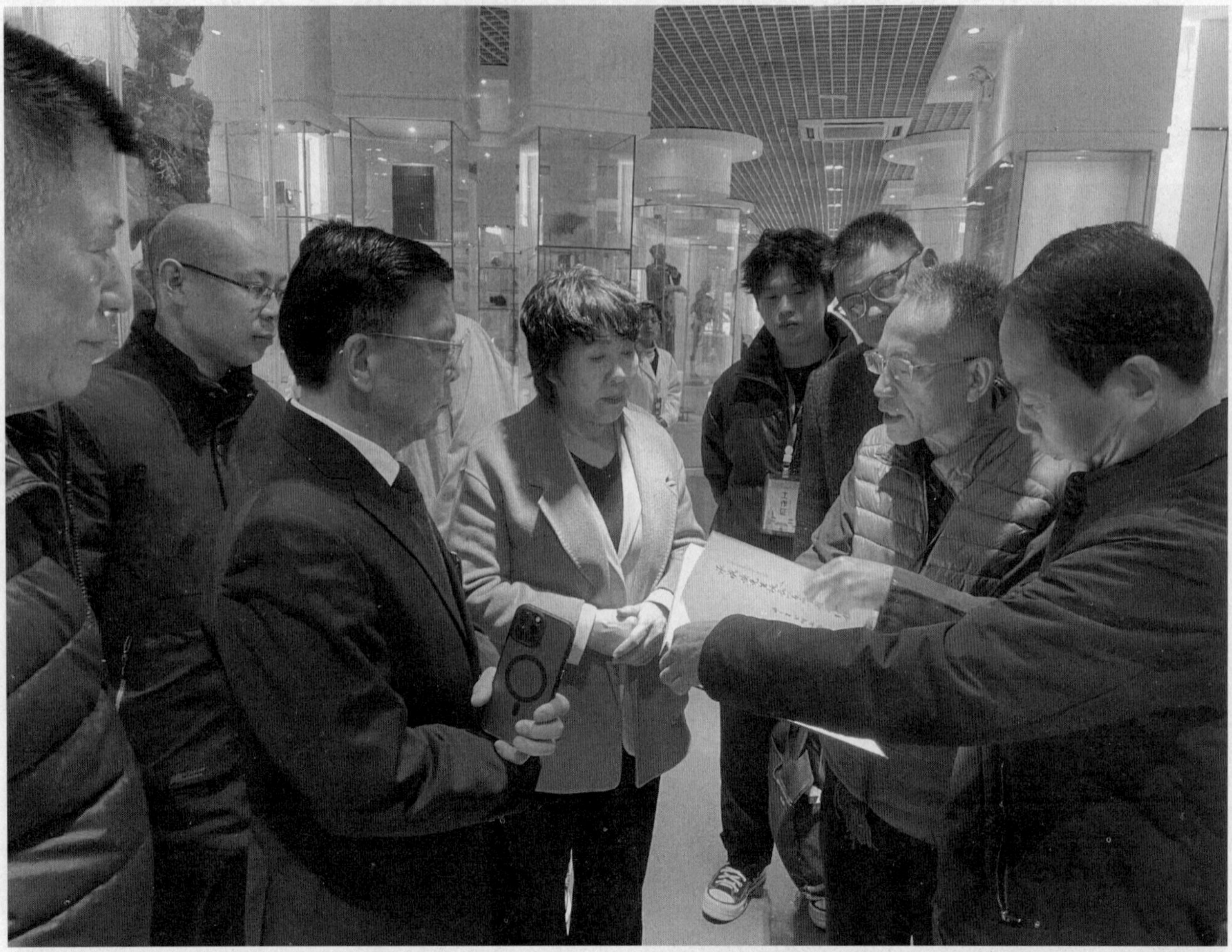

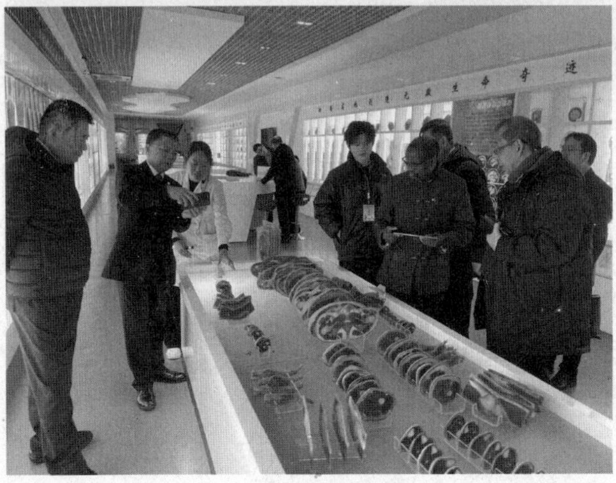

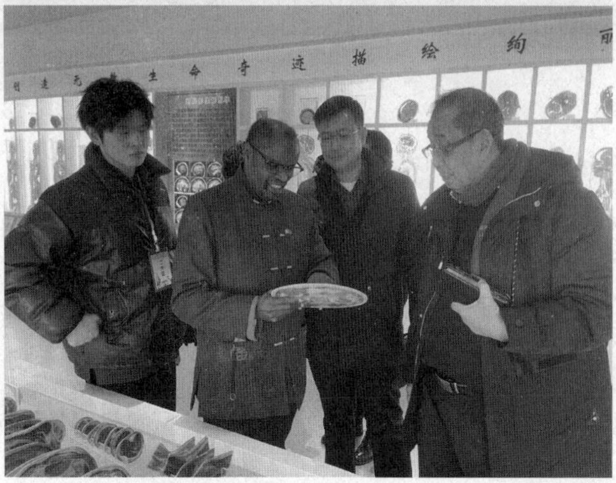

南阳医学高等专科学校副校长刘荣志为海外专家介绍中医微创解剖馆

来源：北京世针联中医微创针法研究院

中华中医药学会第三十一次仲景学说学术年会在青海省西宁市召开

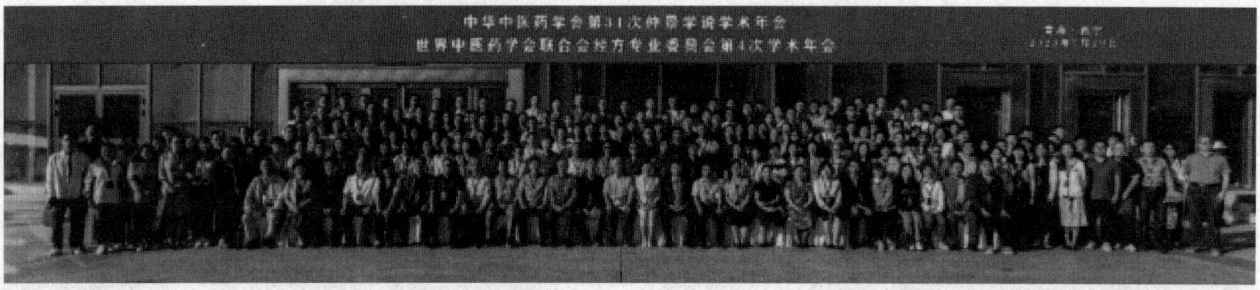

2023年7月28日至30日，中华中医药学会第三十一次仲景学说学术年会在青海省西宁市召开。本次大会以“传承·创新·融合”为主题，全国各地从事仲景学说教学、临床与科研等工作的250余位代表参加了会议。同期召开了世界中医药学会联合会经方专业委员会第4次学术年会。

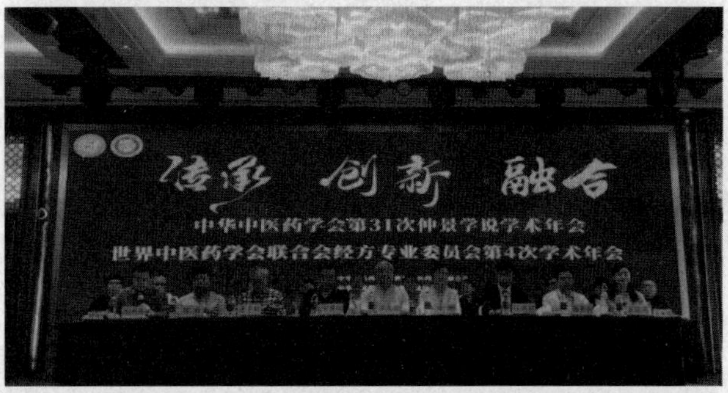

国医大师、仲景学说分会名誉主任委员王庆国，青海省中藏医药管理局副局长余静，青海大学党委常委、副校长任延明，仲景学说分会名誉主任委员李宇航、陈明，顾问陈国权，主任委员王雪茜等领导和专家出席开幕式。开幕式由副主任委员兼秘书长郑丰杰主持。

在“国医名师讲坛”板块，王庆国、陈明、黄家诏分别作了题为《从柴胡桂枝汤看仲景对<内经>学术思想的继承与发展》《伤寒论素疗法则运用》《男科不育症的中医辨证论治体会》的主旨报告。王庆国从《内经》相关内容出发，分析了柴胡桂枝汤的组方原理和主治病证，并结合多年临床经验举例说明了其在临床上的拓展应用情况。陈明分析了顺应自然等素疗法在《伤寒论》中的体现及在临床中的运用。黄家诏介绍了男性不育症的中医病因病机、常见证候类型，重点分享了诊治不育症的临证经验。

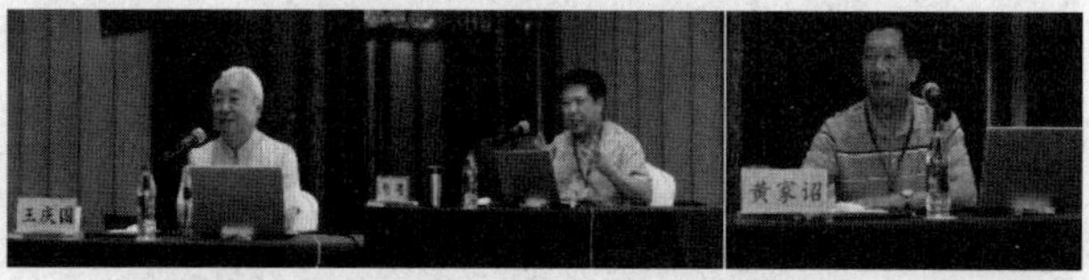

在“岐黄优才论坛”板块，北京中医药大学王雪茜、青海大学杨如意、山西中医药大学何丽清、黑龙江中医药大学常佳怡等以胃癌前病变、肿瘤、慢性咳嗽、主动脉夹层等疾病为例证，介绍了仲景学术的理论指导及经方诊疗经验，充分展示了经方现代应用与研究的魅力。甘肃中医药大学赵鲲鹏、陕西中医药大学谭颖颖等总结了名医大师的学术思想和临证经验，体现了大会“传承创新”的主旨思想。湖南中医药大学谢雪姣分享了教学创新的经验和收获，为拓宽中医经典教学思路、丰富教学方法提供了借鉴。

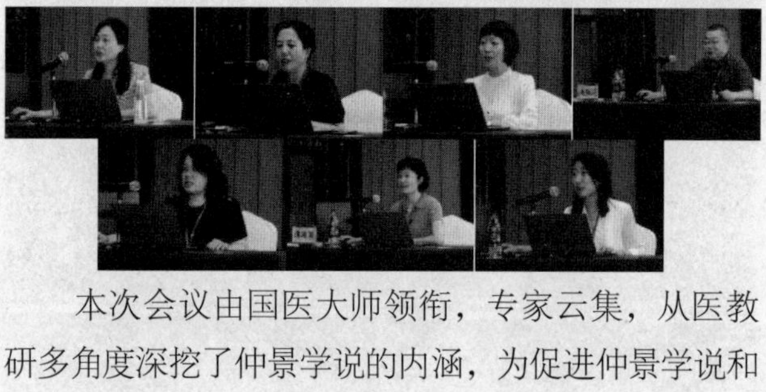

本次会议由国医大师领衔，专家云集，从医教研多角度深挖了仲景学说的内涵，为促进仲景学说和经方理论的传承、发展起到了积极作用。

期间，还召开了仲景学说分会常务委员会会议、党的工作小组会议、青年论坛等。

来源：中华中医药学会

河北中医药大学成功举办中华中医药学会经方临床应用研修班

2023年9月22日至24日，由河北中医药大学、中华中医药学会共同主办的“经方临床应用研修班”在学校杏苑校区成功举办。全国名中医、河北医科大学第四医院刘亚娴教授，全国名中医、南京中医药大学黄煌教授，河北中医药大学党委副书记、河北省中医院党委书记孙士江，河北中医药大学吕志杰教授，河北中医药大学副校长方朝义教授主持。来自全国十几个省市的中医国徒、省徒，国优、省优人才与基层中医师，以及全国各级中医医院、中医药院校、中医药科研单位、综合医院等各类中医临床、教学、研究单位的中医药科技工作者等300余人参加学习，河北中医药大学学生200余人旁听讲座。

期间，省外邀请的专家黄煌教授与彭坚教授现场讲座，郝万山教授与李赛美教授为视频讲座。本省4名讲座者分别是：刘亚娴教授、杜惠兰教授、吕志杰教授与曹东义教授。另外，还有8名有真才实学的教授与中年才俊作了简要讲座。

姜建明代表河北中医药大学对莅临大会的各位领导、专家、学者与广大学员表示热烈欢迎。他希望大家借这次研修班一起走近张仲景、走进经方，感受经方的魅力，领略名家的风采。

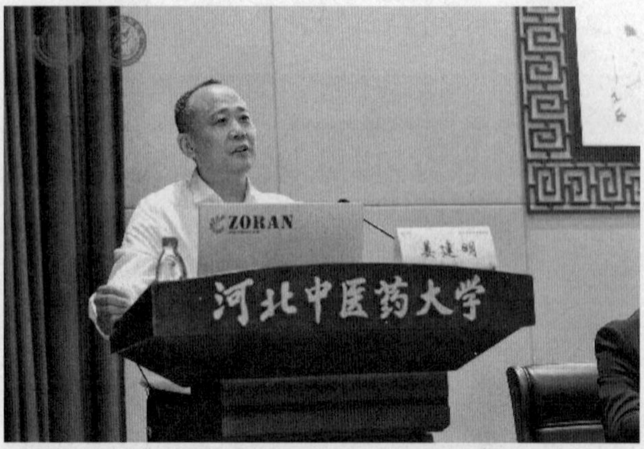

河北中医药大学党委书记姜建明

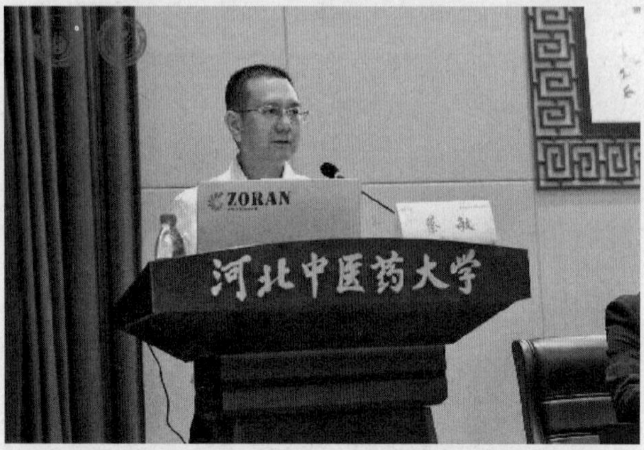

海南省中医院党委书记蔡敏

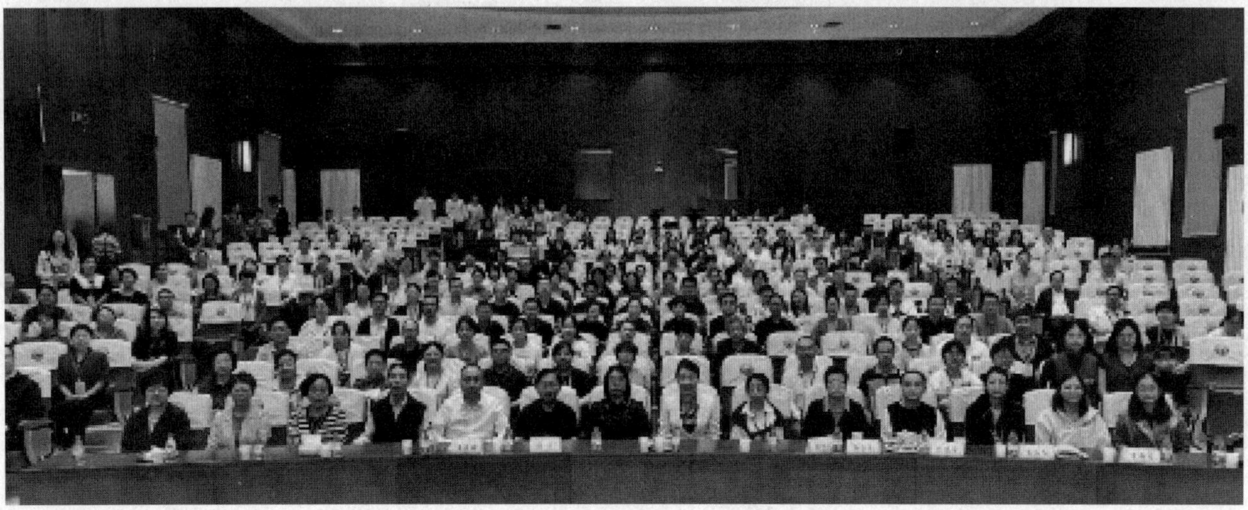

蔡敏代表海南省中医院及其全体干部职工向此次研修班的召开，以及河北中医药大学顺利更名表示热烈的祝贺，希望与河北中医药大学在更深层次、更广阔的领域加强交流合作，在未来携手书写双方友谊更加灿烂美好的新篇章。

孙庆臣表示，希望以此次研修班为契机，进一步深入学习各位经方大家的治学态度和学术思想，不断提升经方应用的理论水平和临床能力，真正将经方发扬光大，造福广大人民群众，也为推进健康河北建设和中医药强省建设贡献新的力量。

陈俊峰在致辞中提出三点思考：一是始终坚定中医药文化自信，二是注重经方研究的与时俱进，三是加强推广运用，让经方更有效地服务于临床，为人民群众提供更优质的服务发挥更大作用。

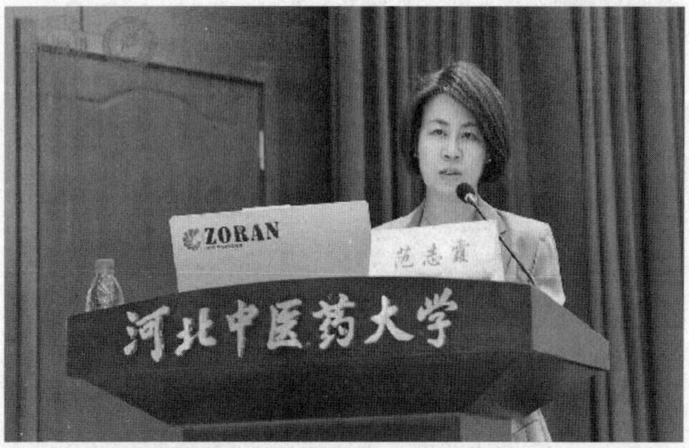

中国医药科技出版社副总编范志霞出席开幕式并致辞

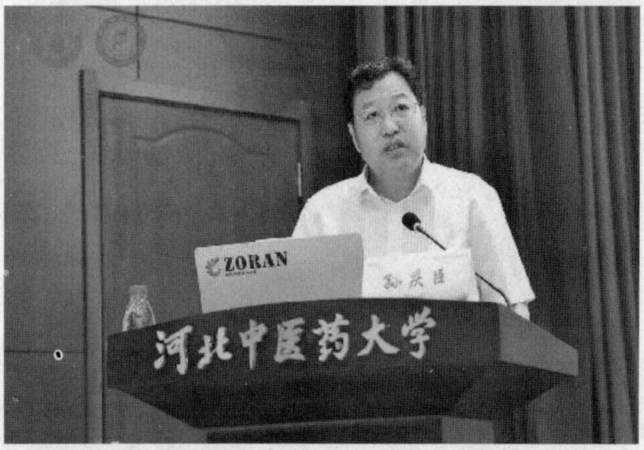

河北省中医药管理局中药处处长孙庆臣

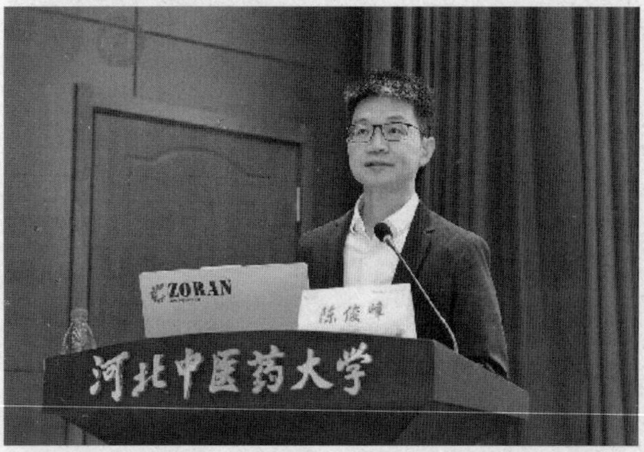

中华中医药学会副秘书长陈俊峰

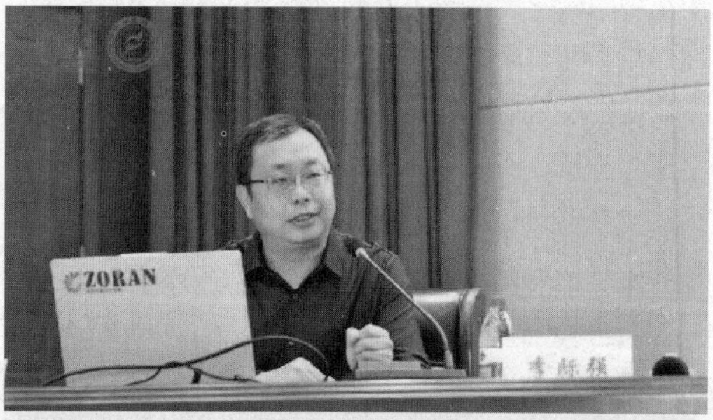

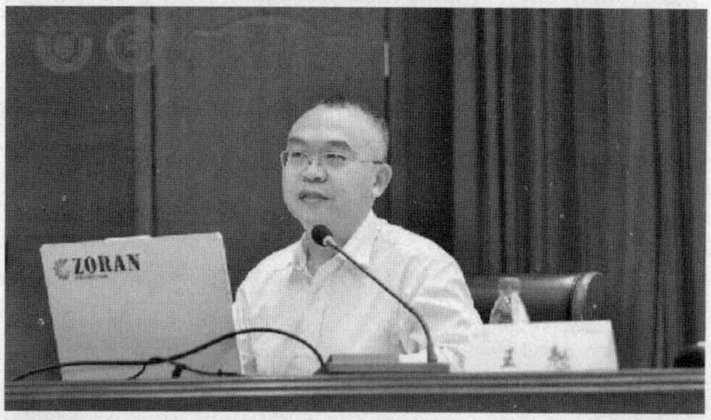

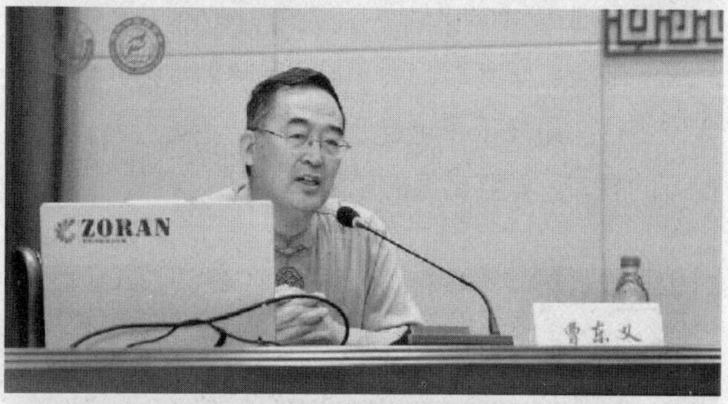

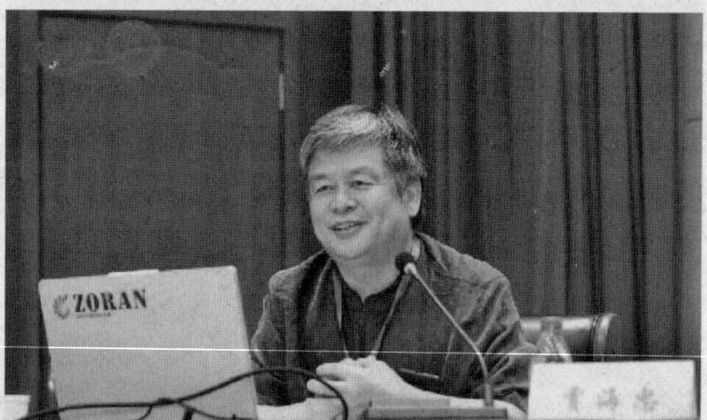

范志霞在致辞中首先表达了对母校河北中医药大学的感恩之情，随后介绍了中国医药科技出版社，并代表出版社对吕志杰教授主编的《经方组药通释与应用丛书》新书发布表示热烈祝贺。

开幕式还举行了现场赠书仪式。主席台上就座的10位专家教授与领导向10名学员代表赠送了丛书。

开幕式后，黄煌教授以《我们为什么要推广经方》为题，彭坚教授以《方证对应是培养中医临床人才的一条捷径》为题，郝万山教授以《学习张仲景的临证思路》为题，李赛美教授以《甲亢六经辨治临床探讨》为题，刘亚娴教授以《刍言经方治癌》为题，杜惠兰教授以《经方治疗妇科病》为题，曹东义教授以《经方的源流、体系与妙用》为题，吕志杰教授以《经方治疗危重症与疑难杂病的经验》为题，贾海忠教授以《以五苓散为例谈仲景学术的传承与弘扬》为题，刘玉洁主任医师以《经方治疗疑难杂症举隅》为题，吕翠霞教授以《乌梅丸临床应用体会》为题，李际强主任医师以《"外饮治脾，内饮治肾"之临床应用》为题，王勉主任医师以《用大承气汤治疗高龄宿食病之思考》为题，侯仙明教授以《从气化通透理论浅谈经方应用》为题，班光国副教授以《对仲景芤脉的理解与临床应用》为题，马洪仕医师以《略论仲景"顺势

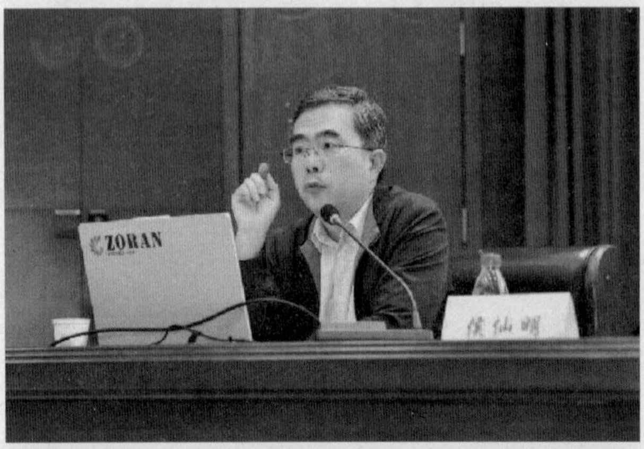

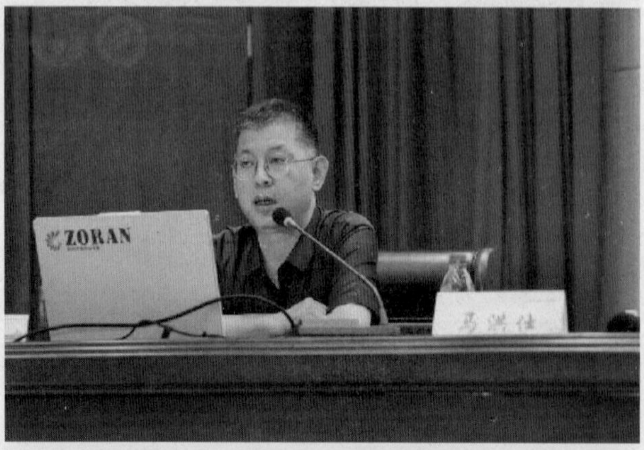

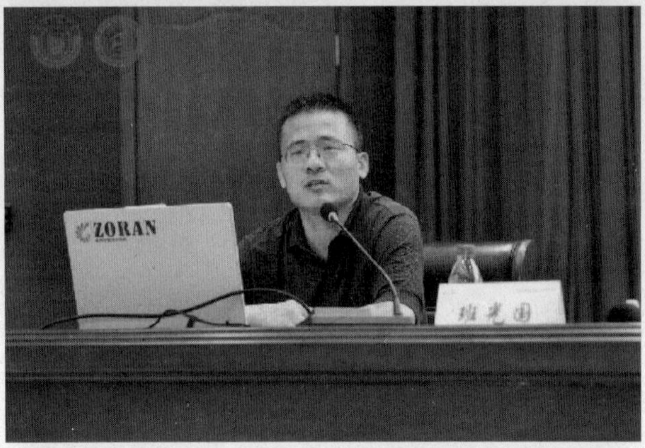

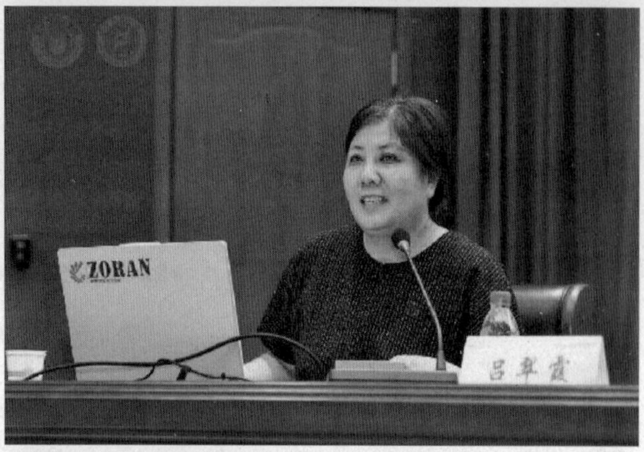

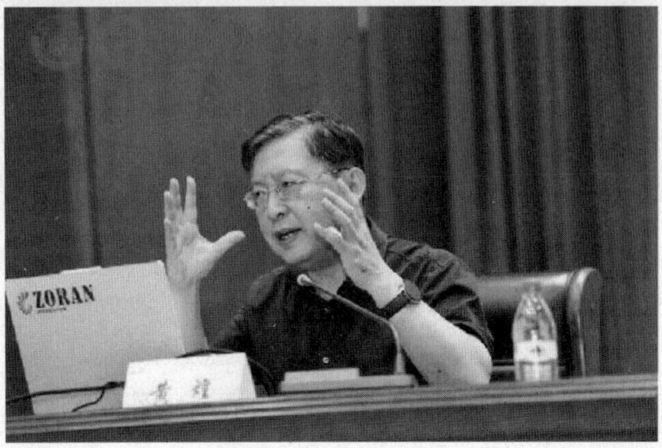

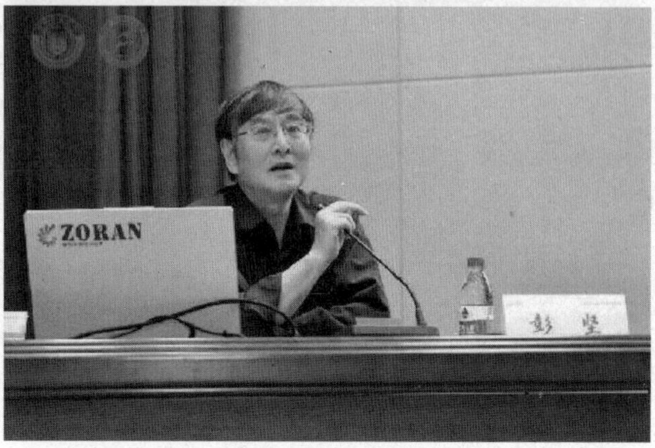

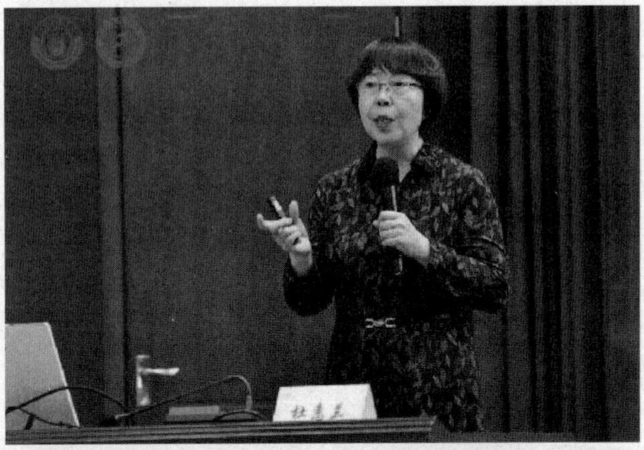

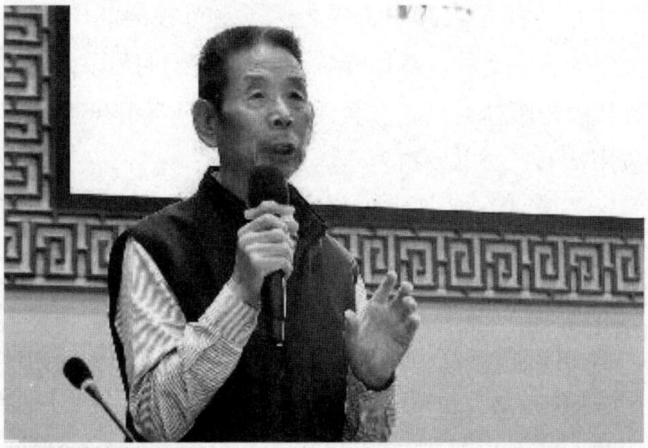

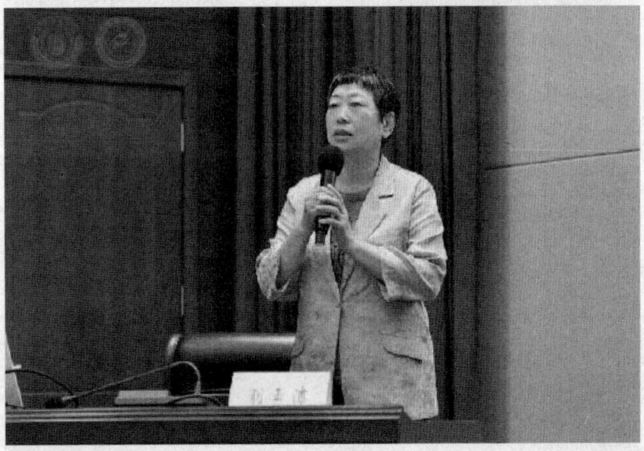

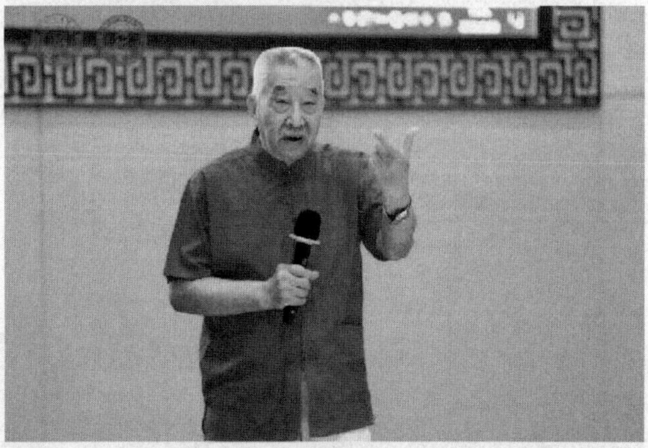

利导”的治病思想及临床应用》为题，分别作了精彩纷呈的演讲。整个研修班现场气氛热烈，掌声此起彼伏。同时，会场外还举办了新书展销活动。

此次研修班理论探讨深入，临床经验实用，代表参与度高，学术氛围浓厚，交流互动踊跃，充分彰显了经方的魅力与学术影响力，对广大中医药工作者审病平脉辨证的理论水平和运用古今名家经方研究成果的临床能力起到了一定的提升作用。参训学员表示收获颇丰，必将对以后的中医临床教学、临床实践、科研起到推动作用。

来源：河北中医药大学

国医经方年鉴

2024

年度活动

传承岐黄　弘扬国医——全国名老中医专家张子明学术思想研修班（第一期）在邯郸明仁医院成功举办

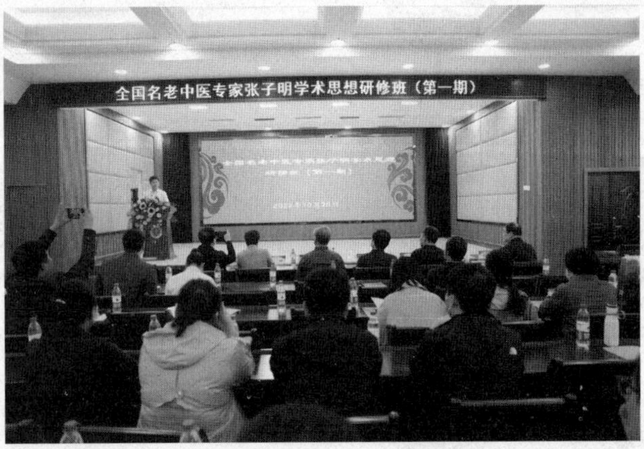

为切实做好名老中医药专家学术思想传承工作，加强中医药学术继承与创新，由邯郸明仁医院全国名老中医专家张子明名中医工作室主办的“全国名老中医专家张子明学术思想研修班（第一期）”于2023年10月28日上午在邯郸明仁医院D座学术厅成功举办。

本次会议由张子明教授的传承弟子、邯郸明仁医院副院长樊建平教授担任大会主席，河北省首届名中医张子明教授，天津中医药大学中医药研究院党委书记王怡教授，邯郸市中医院张雪峰教授，明仁医院常务副院长詹文彦教授共同出席，明仁医院各临床、医技科室主任，护士长及各基层医院同仁共180余人参加会议。会议由张子明教授的传承弟子、康复医学科主任于俊峰主持。

詹文彦常务副院长首先致欢迎辞，他向百忙中来授课的省内外专家教授及与会同仁表示热烈欢迎和衷心的感谢。希望通过此次学术研修班，能够进一步整理、总结、传承张子明教授的学术思想，为中青年中医人才的培养和中医事业的蓬勃发展增添活力，从而加快推进中医药学术传承，使我们的传统医学更好地惠及百姓，服务群众。

随后，大会主席樊建平教授致辞并介绍了张子明教授的学习和工作经历，并提到师承传授是学习中医临床技能的有效途径之一。国家历来非常重视对老中医药专家学术思想经验的挖掘和整理，同时鼓励建立名中医工作室，利于进行广泛的传承。张子明教授临床经验丰富，中医理论功底深厚，在多年的临床工作中形成了具有鲜明特色的学术思想和临床思维方式。他寄语，希望通过这次研修班的举办，能够对大家临床思维、中医思维的建立，临床技术的提高有所帮助。

会上，张子明教授以《慢性支气管炎中医临床证治枢要》为题向与会人员讲解了慢性支气管炎的辨治思路及肺系疾病的临床经验。王怡、张雪峰、樊建平等专家教授分别就《基于临床问题的科学研究》《从〈内经〉的升降理论到张锡纯的治胃升降大法实践》《跟名师，做临床——难治证验案分享》

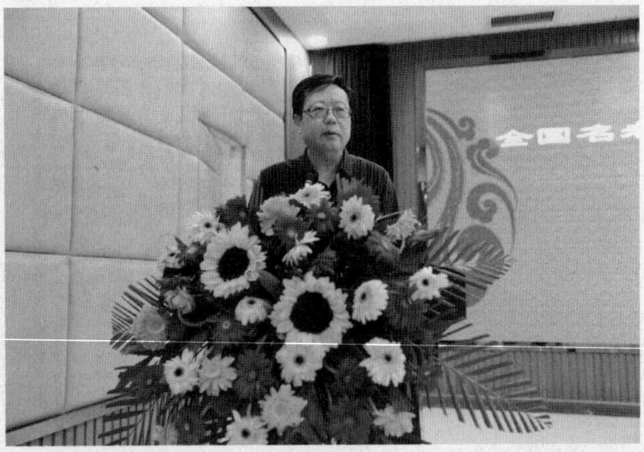

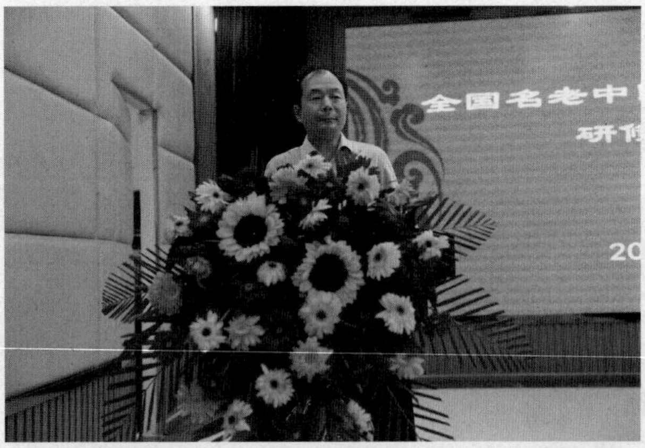

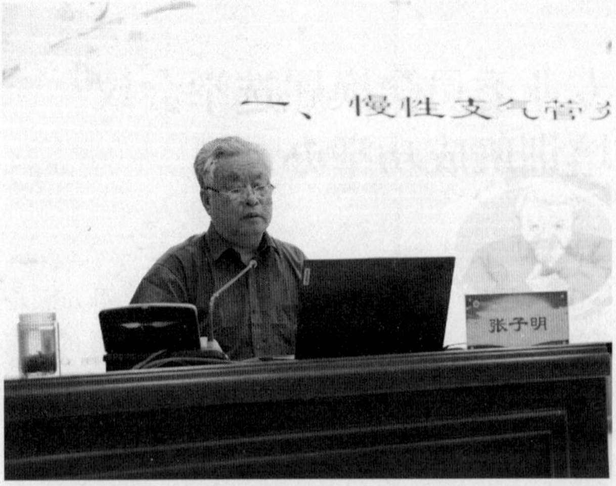

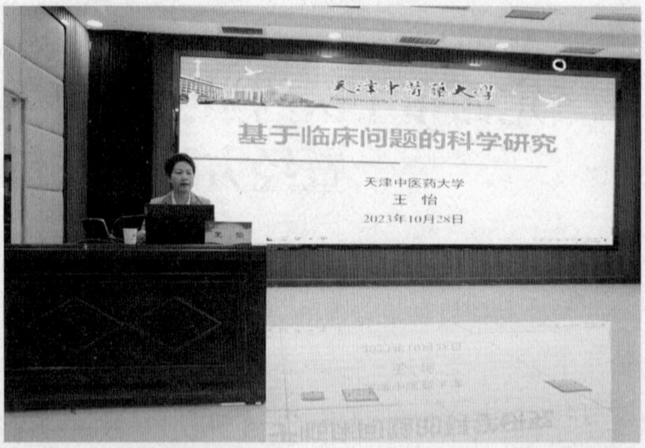

等专题进行了精彩授课。张丽花、王海峰、于俊峰等临床主任专家分别以《张子明教授运用经方治疗冠心病体会》《张子明教授运用和胃理气方治疗消化道肿瘤体会》《张子明教授气血辨治思想初探》为主题，就张子明教授在冠心病治疗、消化道肿瘤治疗、气血辨治上独有的心得体会向大家进行了详细解读和分享。

本次学术活动的成功举办，传承了全国名老中医专家张子明教授的学术经验。专家教授们在会上引经据典，以精湛透彻的分析和独到精辟的讲解，让前来学习的同仁受益匪浅，对促进中医药经方的交流和临床应用水平的提高起到积极的推动作用。

来源：邯郸明仁医院

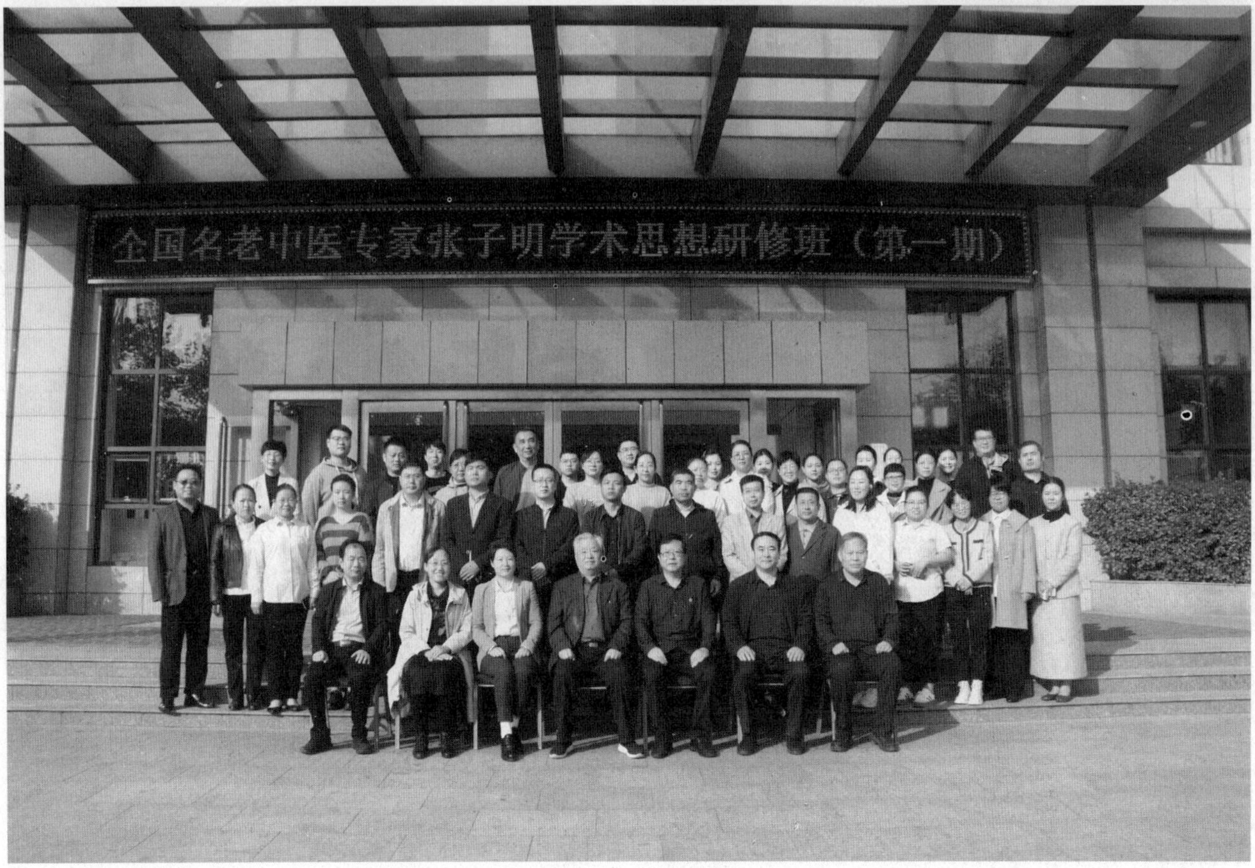

定西市中医药学会仲景学说专业委员会换届选举会议暨经方防治眩晕病培训班成功举办

为推动仲景学说专业的进一步发展，提高仲景学说专业知识理论水平与诊疗能力。2023 年 12 月 13 日-14 日，由甘肃省定西市中医药学会仲景学说专业委员会主办的仲景学说专业委员会换届选举会议暨经方防治眩晕病培训班在定西市第二人民医院召开。

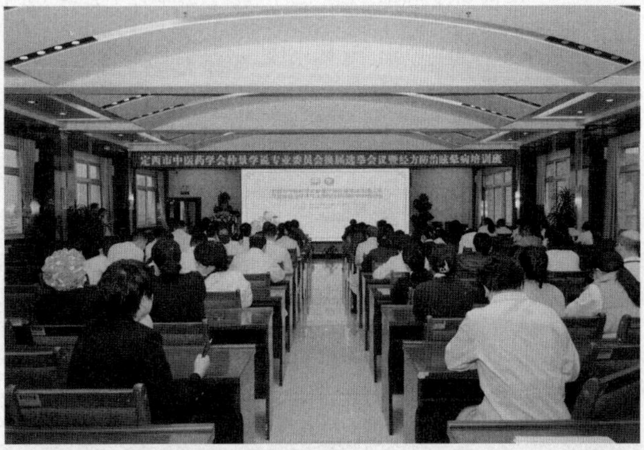

会议邀请到湖南省名中医、湖南省中医院大内科主任、全国中医临床实力派专家毛以林教授，甘肃省名中医、甘肃中医药大学附属医院马鸿斌主任医师，甘肃省名中医、兰州市第一人民医院许筠主任医师三位专家出席并进行学术讲座。

12 月 13 日晚，会议选举产生了定西市中医药学会仲景学说专业委员会第二届专业委员会成员。医院中医科主任陈玉铭当选为新一届主任委员，中医管理科主任颜容当选为副主任委员兼秘书长，康复医学科陈丽雯当选为副秘书长。

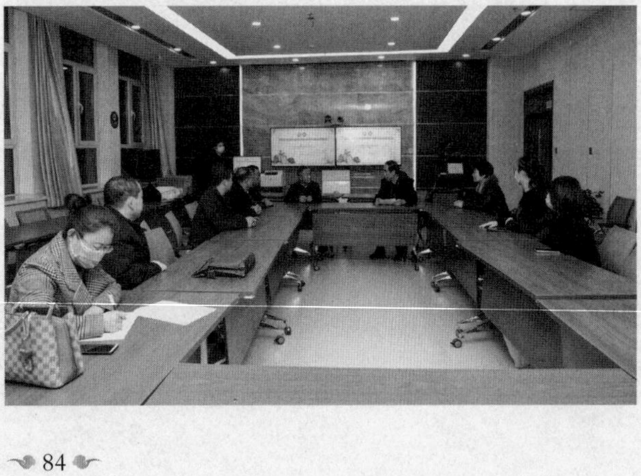

12 月 14 日上午，授牌仪式和学术讲座如期举行。中医管理科主任颜容主持会议并介绍出席会议的各位专家。

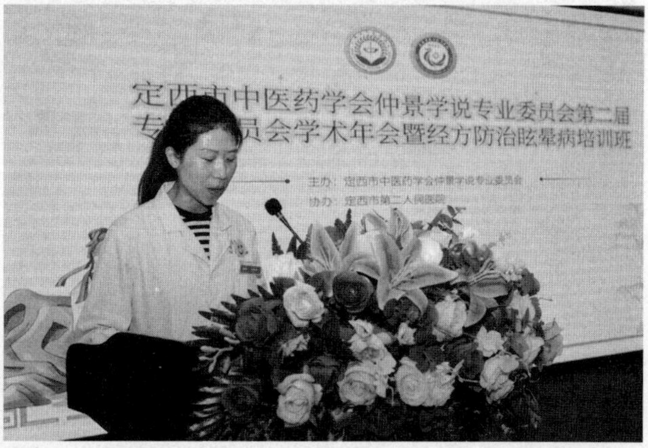

开幕式上，副院长成斌代表医院欢迎和感谢各位专家来院传经送宝，各位同道参加培训交流。他表示，今年是定西市仲景学说专业委员会成立的第六年，医院将进一步加快中医药工作步伐，力争通过三级甲等医院评审，不断提升中医药和康复服务能力，更好地为广大群众服务。

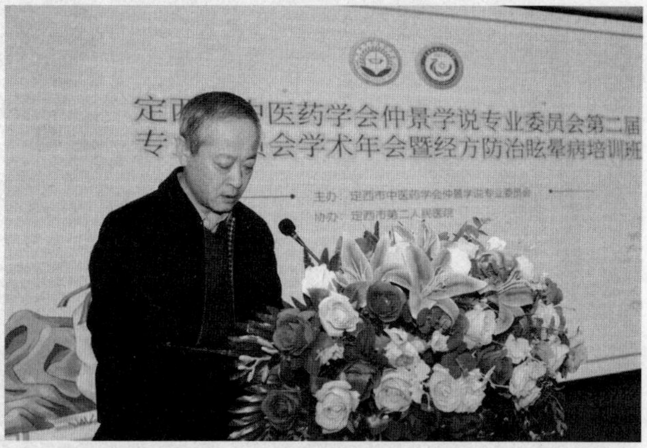

定西市中医药学会会长张银川宣布第二届仲景学说专业委员会委员名单，并为仲景学说研究室授牌。他希望仲景专业委员会在新一届主任委员的带领下，能够中西医结合并重，将传承数千年的经方与现代医

学相结合，积极探索新思路与新方法，不断提高经方临床疗效。

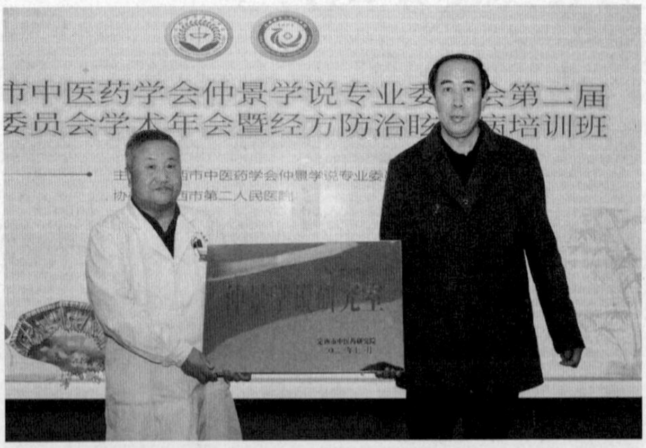

第二届委员会主任委员陈玉铭表示，将继续以医院的工作为重点，在学会和市中医药研究院的领导下，与专委会同道踏实地学习和实践经方医学，以临床工作为首务，争取多出成果、出好成果，向医院和学会递交一份圆满的答卷。

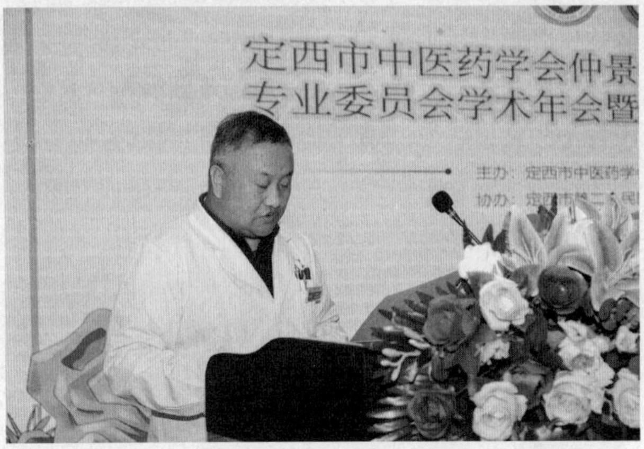

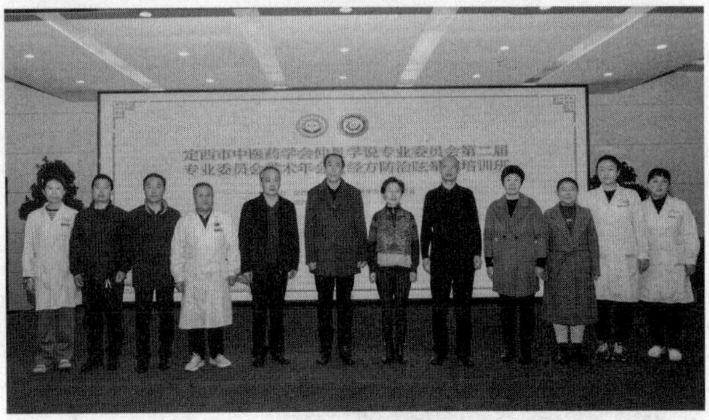

学术讲座环节，马鸿斌教授引经据典，向与会人员介绍了中医名家治疗眩晕的经典方剂，并带来了新的临床思路和诊疗策略。

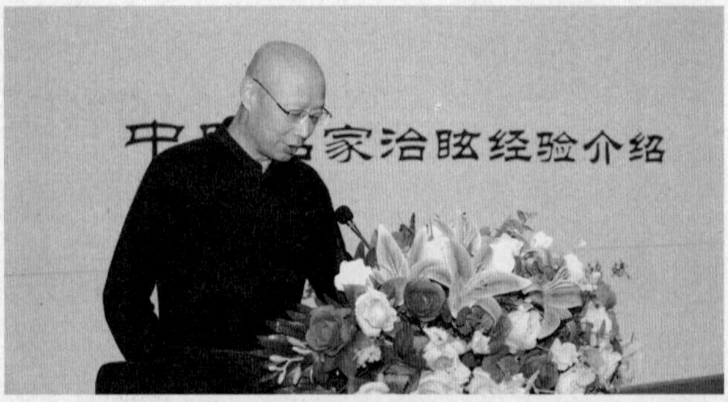

毛以林教授通过视频讲座，从天地人三才合一的整体观念出发，以多个案例为代表，对三个节点期间发生的特殊病候，介绍采用小柴胡汤和解枢机的特殊功能的治疗思路，使人茅塞顿开。

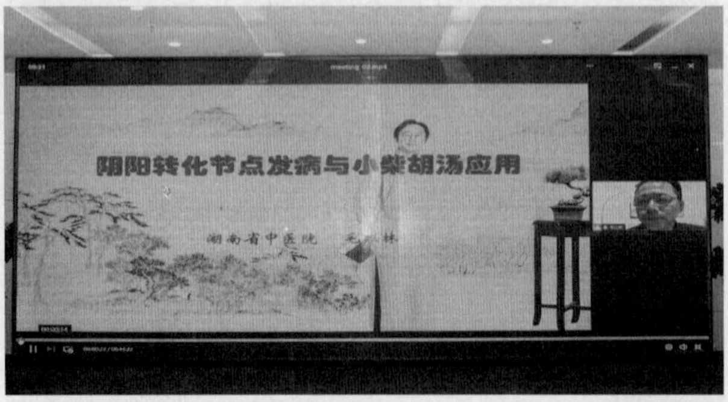

许筠主任从肾脏病的水毒湿浊（瘀）、肾阳衰微和心脑脾肾出发，从病邪、病根及病位入手，重点介绍了刘宝厚教授创立的“湿热不除，蛋白难消；瘀血不去，肾气难复”的肾脏病两大治则。精彩的讲座为大家提供了一个学习交流的平台，受到与会人员的一致好评。

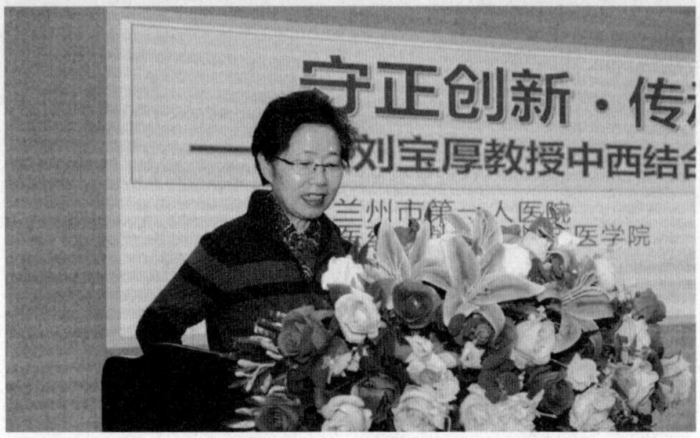

会议在热烈的掌声中圆满落下帷幕。各位中医名家围绕“仲景医学”，从理论到实践，诠释了仲景学说的内涵，促进了经典经方的临床运用。同时，换届选举产生的新一届委员也将继续凝心聚力，为定西市仲景学说学术研究注入新动力，也为仲景学说的传承与发展、推动中医药学术进步贡献新的力量。

来源：定西市第二人民医院

第三届全国名医经方大会成功举办

弘扬中医经典，传承中医经方。2023年4月29日至30日，第三届全国名医经方大会在山东省沂源县成功举办。由淄博市卫生健康委员会主办，沂源县人民政府协办，沂源县卫生健康局、淄博市医疗保障局沂源分局、沂源县中医医院、瑞阳制药股份有限公司承办。相关部门负责同志、国内中医药界知名专家，以及来自全国各地的基层医生、经方研究者、经方爱好者等900余人共赴盛会，围绕“守正创新、经方传承”大会主题，通过主题演讲、学术交流等方式，展开业务探讨、经验分享，共同推动传承弘扬经方医学，有效提升基层医生技术能力和服务水平，让经方更好地服务群众健康。

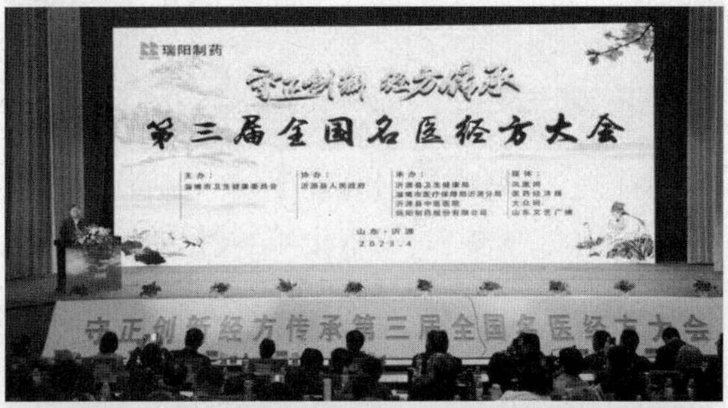

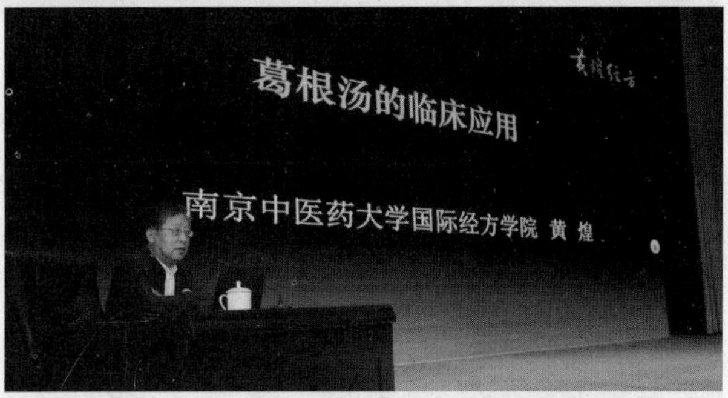

南京中医药大学国际经方学院院长黄煌

会议期间，南京中医药大学国际经方学院院长黄煌以《葛根汤、葛根芩连汤、桂枝加葛根汤的临床应用》《大柴胡汤、柴胡加龙骨牡蛎汤的临床应用》为题，结合临床经验，就葛根汤、大柴胡汤、柴胡加龙骨牡蛎汤等中医经方的经典配方、经典方证、适用病症以及临床应用进行主题演讲。他呼吁有关各方，加大关注经方的传承创新和临床应用，通过多渠道、面向多群体，推动中医经方“守正创新”，让经方更好地服务基层群体。

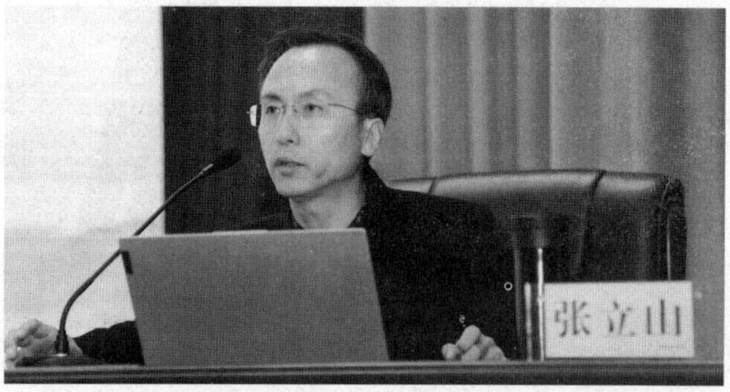

北京中医药大学东直门医院大内科副主任、呼吸病中心副主任张立山

北京中医药大学东直门医院大内科副主任、呼吸病中心副主任张立山以《麦门冬汤的临床应用》为题，结合病案从方解、方证特点等方面解读经方麦门冬汤。张立山认为，经方可以治疗多种疾病，广大中医工作者和经方工作者应学习好、传承好、发扬好经方，并在此基础上进行创新。

山东省中医院呼吸与危重症医学科副主任何荣结合葛根汤经方的历史发展和临床经验，分享了《葛根汤颗粒（片）治疗外感病临床应用专家共识解读》，也让与会人员对瑞阳制药股份有限公司的葛根汤颗粒有了更深入的了解。

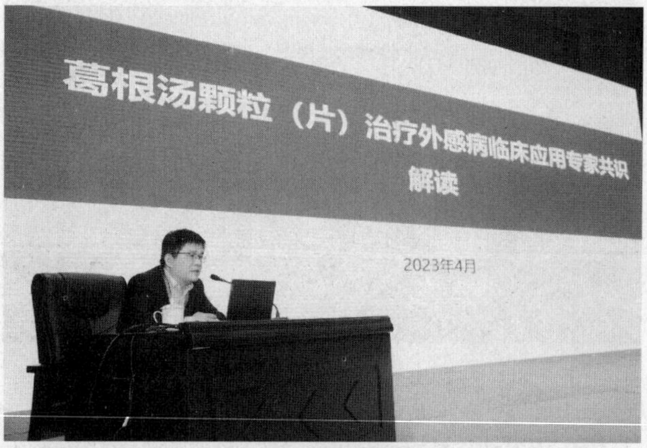

山东省中医院呼吸与危重症医学科副主任何荣

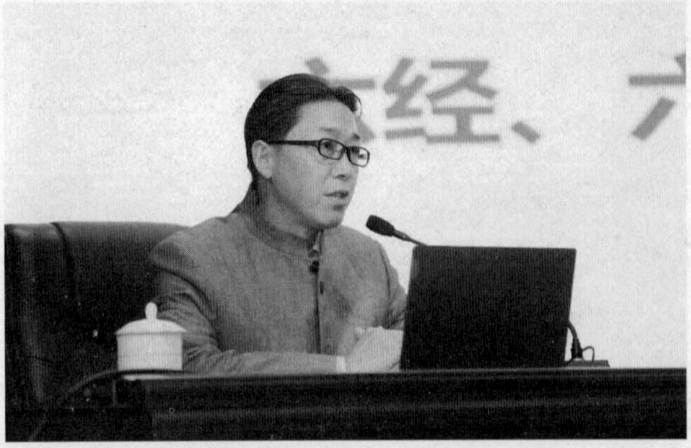

安徽中医药大学第三附属医院民间医药特诊中心坐诊专家蔡长友

安徽中医药大学第三附属医院民间医药特诊中心坐诊专家蔡长友结合具体病案、医案，以《六经辨证提高临证疗效的应用》为题进行解读。

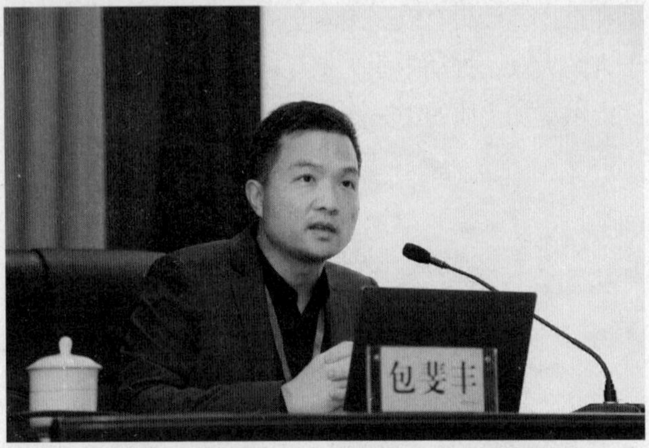

浙江优秀中青年中医师包斐丰

浙江优秀中青年中医师包斐丰通过叙事的方式，结合具体的情境、案例分享了《有趣的方证经方应用杂谈》，生动讲述经方故事。

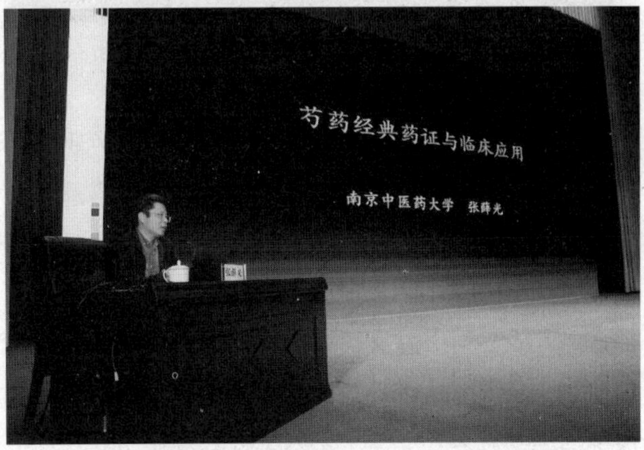

南京中医药大学讲师张薛光

南京中医药大学讲师张薛光结合当归、芍药的药用历史、经方药证、临床应用等方面，与现场嘉宾分享了《当归芍药经典药证解说与临床应用》。

大会的成功举办对于深入挖掘经方的临床应用、传承经方临床诊疗经验、推动弘扬中医经典发挥了积极作用，对于推动中医药高质量发展具有重要意义。

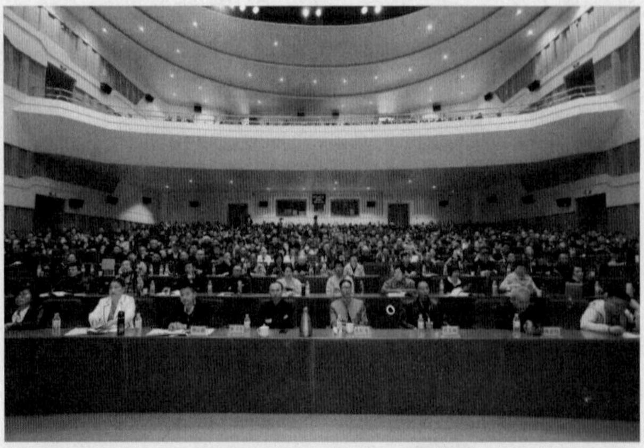

据了解，此前全国名医经方大会已经成功举办两届，已成为中医药经方领域重要的学术交流、经验分享平台。瑞阳制药股份有限公司作为大会的承办方，一直以来积极助力中医药事业的蓬勃发展。通过承办全国名医经方大会、加大中医经方产品生产研发等方式，推动提升中医经方的临床应用和科学研究能力，发挥中医药瑰宝的魅力和实用效能，为健康中国贡献“瑞阳力量”。

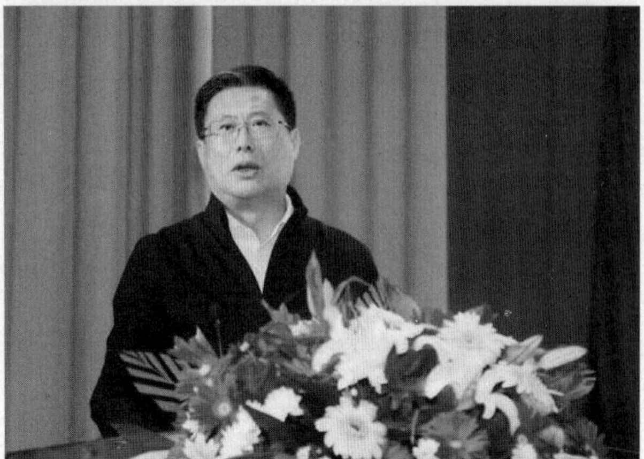

山东省卫生健康委员会二级巡视员、中西医结合指导处处长贾青顺讲话

开幕式上，贾青顺代表山东省卫生健康委员会、山东省中医药管理局，对大会的举行表示祝贺。他指出，中医的灵魂在于经典，经典体现在临床就是经方。经方是最能体现中医药学实用价值的精华，用好经方，是提升中医临床水平的必由之路。近年来，省卫生健康委、省中医药管理局高度重视中医药经方的传承与发展，印发了《山东省中医药发展“三经传承”战略实施方案》，在全省二级以上中医医院实施中医经典全科化等“五个全科化”创新服务模式，明确提出要深入推进中医药“学经典、用经方、传经验”。贾青顺强调，此次经方大会对于全面推广实施“三经传承”战略和“五个全科化”模式，挖掘本地中医药产业潜力，构建中医药产业发展多业态、新格局具有重要意义。

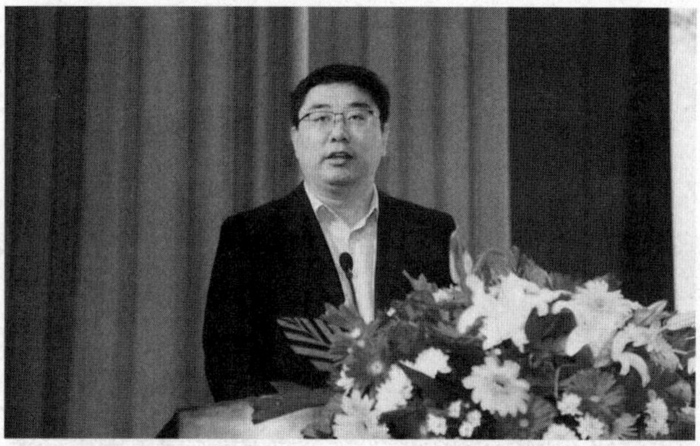

淄博市卫生健康委员会党组成员、副主任宋占帅致辞

宋占帅在致辞中指出，淄博近年来积极探索中医药事业、中医药产业、中医药文化融合发展、中西医并重的新路径，形成了中医药服务的新业态、新环境。淄博市卫生健康委将继续高度关注和支持经方传承和推广，让更有效、更安全的诊疗手段更好地服务于人民大众，推动中西医相互补充、协调发展，为人民提供更加优质的中医药健康服务。

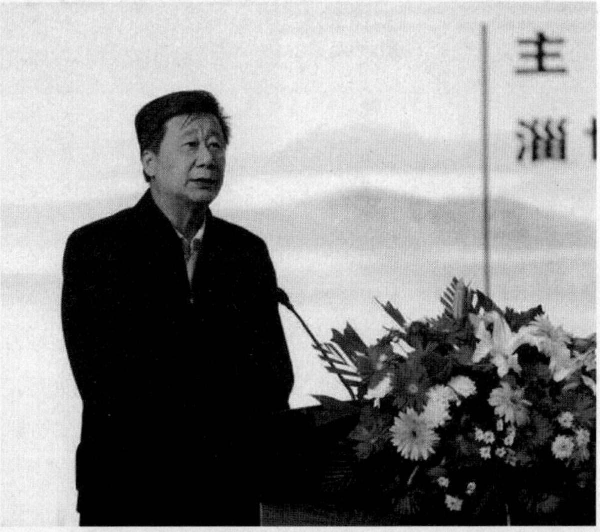

淄博市医疗保障局党组书记、局长陆汉明讲话

陆汉明在讲话中代表淄博市医疗保障局，对各位嘉宾的莅临表示欢迎，并对大会的召开表示衷心的祝贺。陆汉明强调，一直以来，淄博市医疗保障局不断夯实医保、医疗服务能力，推动全市医保、医疗事业高质量发展；沂源县坚定做好“三医联动”改革工作，着力推动医改各项工作走深、走实、走细，推动卫生健康事业高质量发展；瑞阳制药在传承中医药精华、保障群众健康等方面发挥着重要作用。陆汉明希望，沂源县以此次大会为契机，在推动中医药优质医疗资源扩容、中医药产业突破提升和区县卫生健康事业高质量发展上取得新突破。

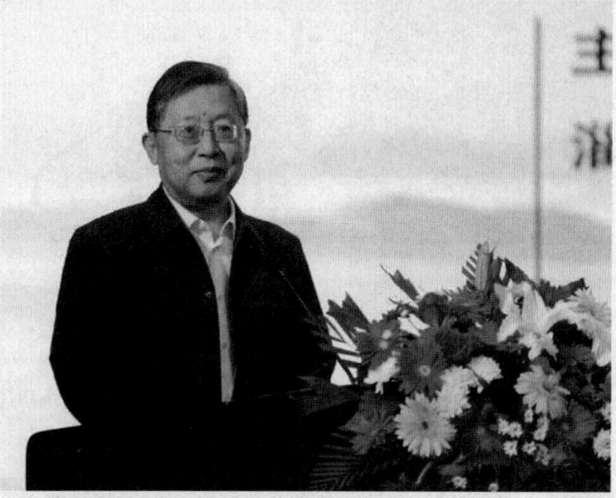

南京中医药大学国际经方学院院长黄煌讲话

黄煌在讲话中指出，经方流传已久，疗效明显；规范性强，便于推广；实惠惠民，实用性强，是中华民族使用天然药物的经验结晶，要传承好、发扬好。他在讲话中对瑞阳制药推动经方传承的经验做法予以肯定，并表示将继续支持瑞阳制药把经方的传承作为企业的一项重要任务。黄煌在讲话中着重强调了中医传承的重要意义，呼吁中医人学好经方、用好经方，多总结经验，多共享经验。

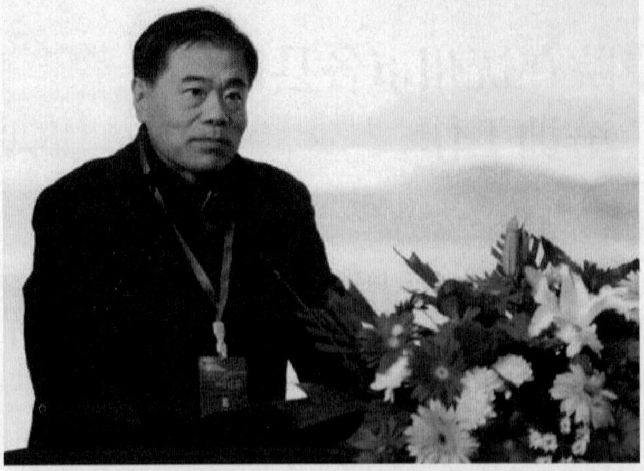

山东中医药大学附属医院大内科主任张伟讲话

张伟在讲话中指出，经方作为中医临床的支柱，是每一个中医人都需要珍惜和传承的宝贵财富，坚持守正创新，将经方活学活用于临床十分必要。张伟认为，本届经方大会围绕经方应用，广邀中医药专家分享宝贵经验，对推动经方更好地传承发展意义重大。同时，将为中医经方传承提供了重要平台，为推动中医药守正创新发展增添了新的活力。

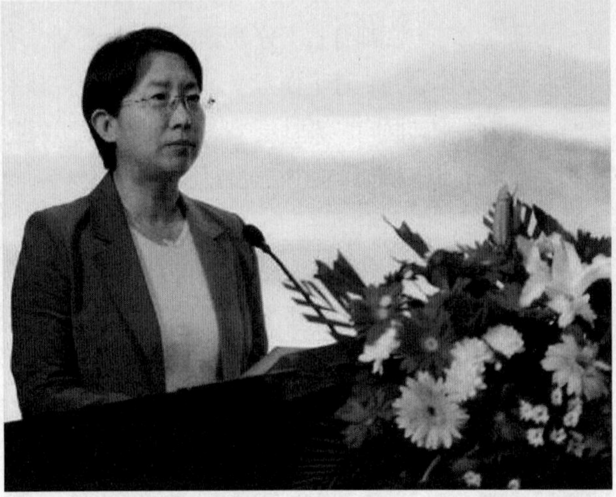

山东省沂源县委书记边江风致辞

边江风在致辞中代表沂源县委、县政府，对大会的开幕表示祝贺，向与会人员表示欢迎。她介绍，多年来沂源县扎实推进中医学科建设，全县中医发展和服务水平不断跃升，获评“全国基层中医药工作先进单位”。她表示，此次全国名医经方大会将推动县域中医药高质量发展，为健康中国和现代化强省强市建设，贡献更多沂源方案、沂源力量。

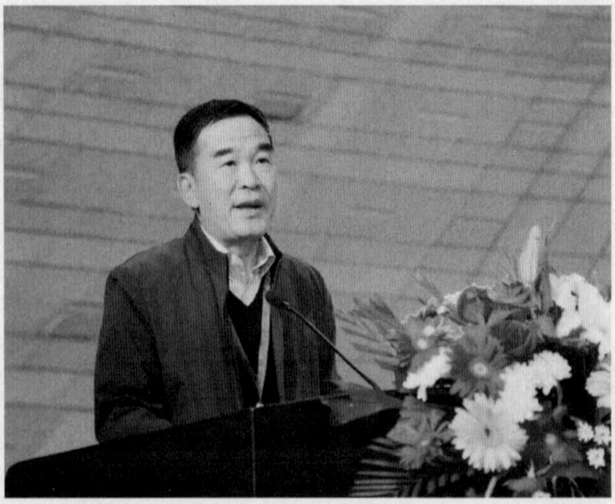

瑞阳制药股份有限公司董事长苗得足介绍瑞阳制药股份有限公司相关情况

苗得足代表瑞阳制药对与会人员的到来表示欢迎。他介绍了瑞阳制药股份有限公司多年来在生产保障、质量保障、服务保障，以及加大中药研发方面作出的一系列努力。未来，瑞阳将继续坚守“瑞阳制药，造福四方”的宗旨，保证药品质量，严谨求实，做好传承与创新，推动公司的中医药研发、生产水平再上新台阶。

来源：凤凰网山东

江西中医药大学培训学院在抚州市各县区启动“经方”培训工作

为充分发挥经方诊疗优势，增强基层中医临证能力，促进中医人才工作高质量发展，助力抚州推进中医药传承创新发展示范试点和全省中医药综合改革先行区建设，2023年12月8日起，江西中医药大学培训学院在抚州市各县区启动“经方”培训工作。目前，学院已在东乡区、南城县、乐安县、南丰县、临川区等地陆续开班，共有226名中医类别医师参加培训。

12月8日下午，东乡区首期“经方”培训班开班仪式在东乡区卫健委五楼会议室举行。江西中医药大学继续教育学院党总支书记饶印保，东乡区卫健委党组书记、主任陈爱龙出席仪式并讲话。东乡区卫健委党组成员揭婉霞主持仪式。

12月10日下午，南城县首期“经方”培训班开班仪式在县卫健委会议室举行。南城县卫健委主任刘兆、江西中医药大学培训学院培训部主任罗国顺出席仪式并讲话。南城县卫健委副主任吴银根主持仪式。

12月12日下午，乐安县首期“经方”培训班开班仪式在县卫健委会议室举行。江西中医药大学继续教育学院党总支书记饶印保，乐安县卫健委工委书记、主任陈光日出席仪式并讲话。乐安县卫健委工委委员、计生协会专职副会长康伟华主持仪式。

12月13日下午，南丰县首期“经方”培训班开班仪式在南丰县中医院六楼会议室举行。南丰县卫健委副主任黄志泉、江西中医药大学培训学院培训部主任罗国顺出席仪式并讲话。南丰县中医院党总支书记付长旺主持仪式。

12月14日下午，临川区首期“经方”培训班开班仪式在临川区中医院门诊五楼会议室举行。江西中医药大学继续教育学院党总支书记饶印保、临川区卫健委副主任吴胜出席仪式并讲话。临川区卫健委中医股负责人主持仪式。

经方是中医经典之方，传承至今几千年，蕴含中华民族认识人体、治疗疾病的思想方法，是中华民族使用天然药物的经验结晶，是中华民族的宝贵遗产，是人类文明的重要组成部分，在中医人才培养、临床医疗保健、市场开发等方面都有着十分重要的地位。近期，培训学院经多方调研并制订工作方案，拟根据各地卫健系统医疗机构需求，面向广大基层中医类别医师，组织邀请相关专家开展经方临床实用技能普及培训与研修工作。

稿件来源　江西中医药大学继续教育学院·培训学院 培训部

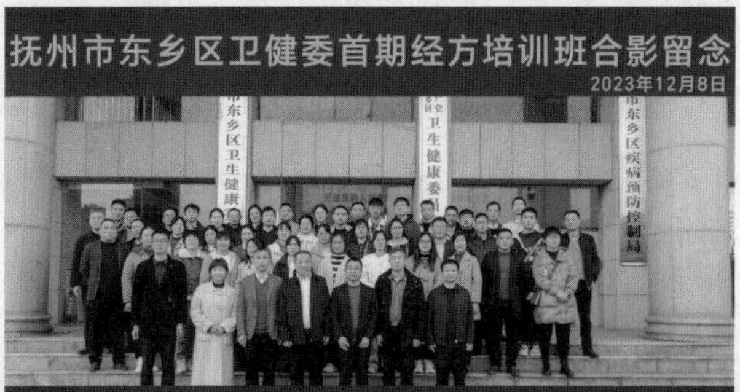

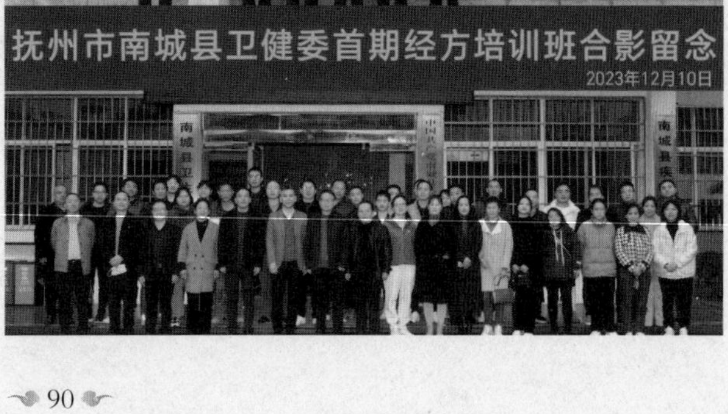

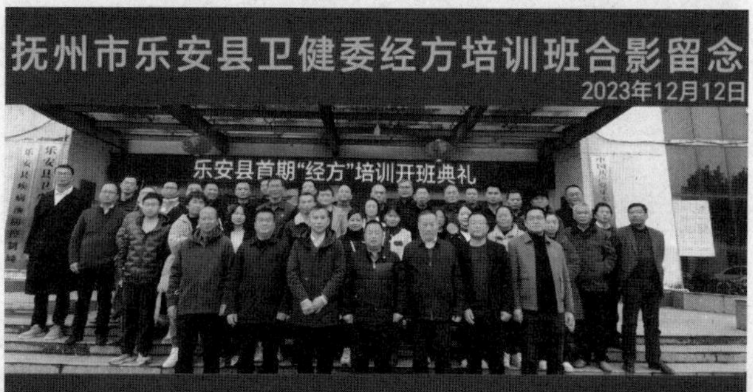

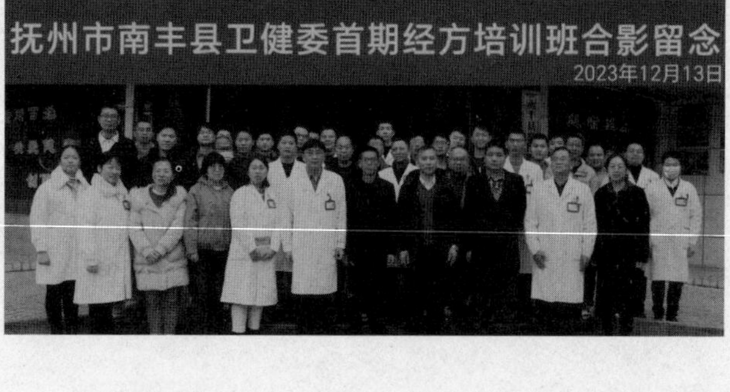

江西中医药大学培训学院在南城、金溪、乐平等县、市举办“经方”“中医护理”培训班

为持续推进我校新开发的非学历培训项目——“经方”与“中医护理”培训工作，努力打造新的培训品牌，2023年12月19日起，江西中医药大学培训学院分别在南城、金溪、黎川、乐平、资溪、崇仁等地举办培训班。共160名中医类别医师参加“经方”培训，42名护理人员参加“中医护理”培训。

12月19日上午，南城县中医院“中医护理”培训班开班仪式在南城县中医院会议室举行。南城县中医院书记、院长朱毓，江西中医药大学培训学院培训部主任罗国顺出席仪式并讲话。南城县中医院副院长张志强主持会议。县中医院领导班子其他成员及20位学员参加活动。

12月19日下午，金溪县首期“经方”培训班开班仪式在金溪县中医院举行。金溪县卫健委党组成员、副主任周伟华，江西中医药大学培训学院培训部主任罗国顺出席仪式并讲话。金溪县中医院党委书记徐青霞主持仪式。40名培训学员参会。

12月20日下午，黎川县首期“经方”培训班开班仪式在黎川县中医医院举行。黎川县卫健委书记、主任曾卫，江西中医药大学培训学院培训部主任罗国顺出席仪式并讲话。黎川县计生协会会长罗俊林，县中医院党支部书记杜列及34位培训学员参会。

12月22日下午，乐平大连医院 “中医护理”培训班开班仪式在乐平大连医院多功能会议室举行。江西中医药大学继续教育学院党总支书记饶印保、乐平大连医院院长赵兰英出席仪式并讲话。乐平大连医院副院长匡全金主持会议。培训学院培训部主任罗国顺、医院其他领导及22名学员参加活动。

12月26日上午，资溪县首期“经方”培训班开班仪式在资溪县人民医院举行。资溪县卫健委党组成员、副主任曹雅婷，江西中医药大学培训学院培训部主任罗国顺出席仪式并讲话。资溪县人民医院书记何国华、院长李献忠，资溪县中医院院长谢林发及32名培训学员参会。

12月29日上午，崇仁县首期“经方”培训班开班仪式在崇仁县中医院举行。崇仁县卫健委党委委员、副主任吴余良，江西中医药大学培训学院培训部负责人出席仪式并讲话。崇仁县中医院书记甘旭军、院长赵正午及54名培训学员参会。

稿件来源 江西中医药大学继续教育学院·培训学院 培训部

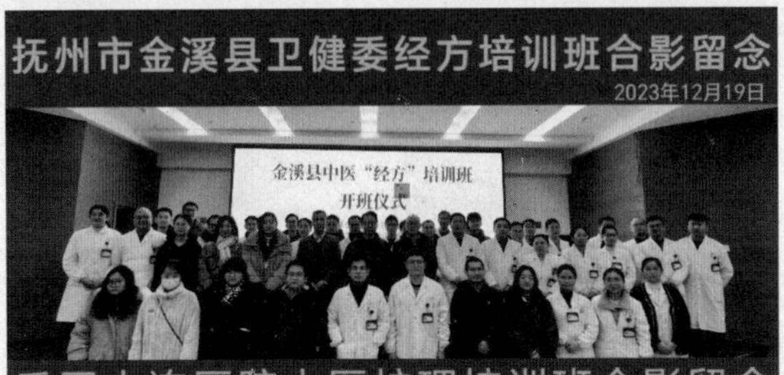

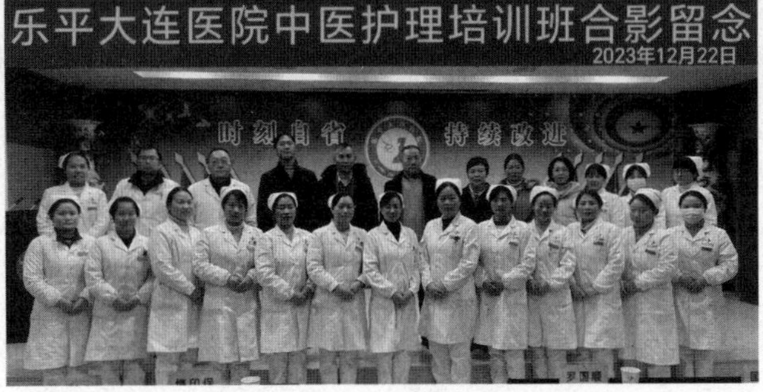

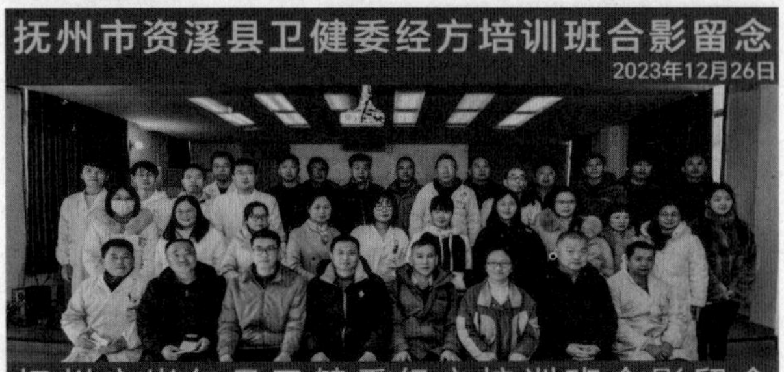

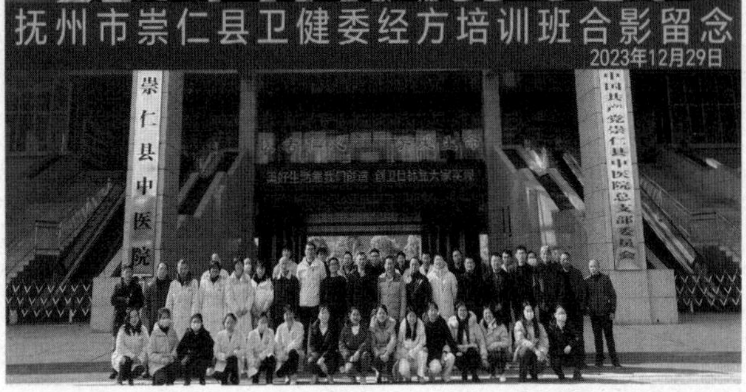

山东中医药学会经方下基层活动走进郓城

2023 年 5 月 6 日，山东中医药学会经方研究委员会经方下基层活动在郓城县举行。郓城县卫健局党组书记、局长王彦、党组成员刘月出席活动。县人民医院、妇幼保健院、诚信医院、唐塔医院分管副院长和中医科主任，以及各乡镇卫生院院长、分管副院长、国医堂负责人参加活动。

在走进郓城下基层活动中，山东省名中医专家司国民、王金桥、马宏博、蔡平平、彭敏等 5 名中医药专家教授围绕不同领域的经方应用，分别作了《经方思维与传承创新》《柴胡桂枝干姜汤的临床应用体会》《以半夏泻心汤为例浅谈仲景升降观》《升陷汤浅识》《柴胡加龙骨牡蛎汤临证思辨》等 5 场经方讲座。

此外，专家们还现场分享了很多常见病的经方临床应用心得，这对帮助参会人员更深层次理解经方内涵，并在临床实践中用好经方具有重要的意义。

据了解，山东中医药学会经方研究专业委员会经方下基层活动是山东省立医院中医科联合山东中医药学会经方研究专业委员会共同主办的系列活动，旨在通过搭建促进和增强山东省经方研究交流与合作平台，对基层医疗机构的医务人员进行培训。

近年来，郓城县始终把中医药工作摆在更加突出的位置，深入贯彻“中西医并重”的工作方针，传承精华，守正创新，21 家乡镇卫生院全部完成国医堂建设，8 家乡镇卫生院与县中医院建立医联体，形成以县中医院为龙头、各基层医疗机构为骨干的中医药服务体系。这次活动对传播中医药知识，弘扬中医药文化，发展中医药事业，更好地满足人民群众医疗保健需求，具有十分重要的意义。

文章来源：郓城县卫生健康局

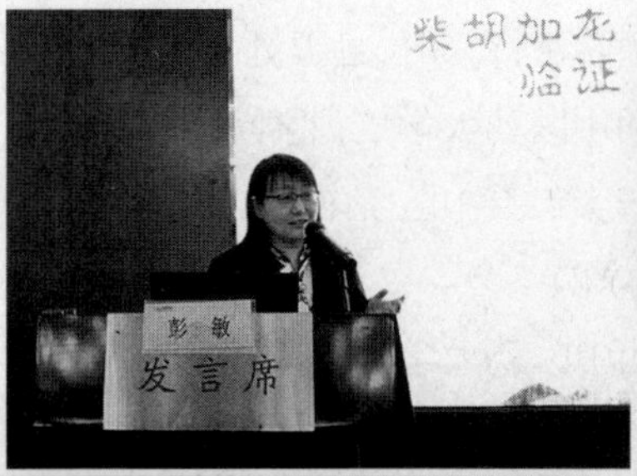

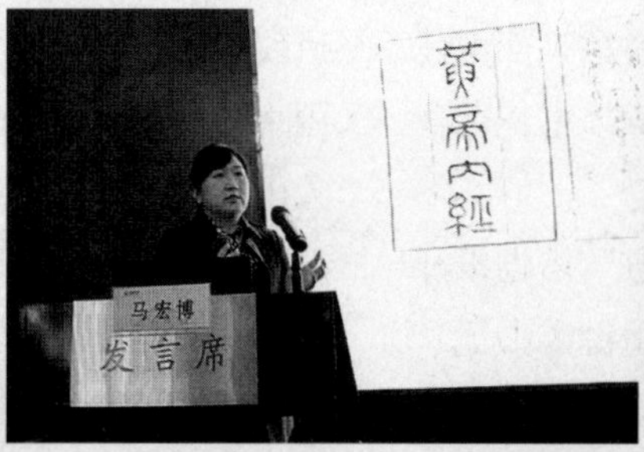

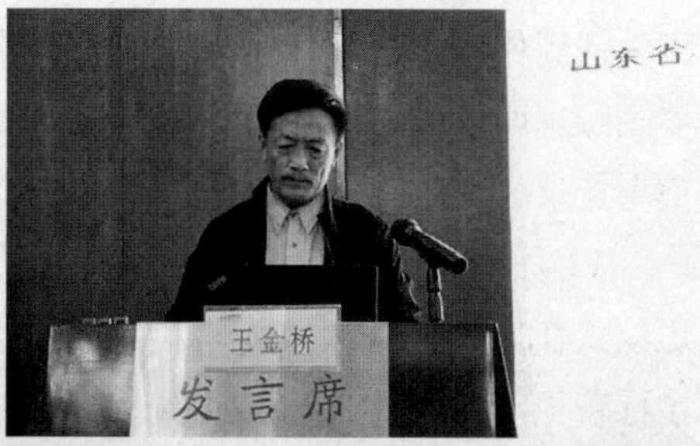

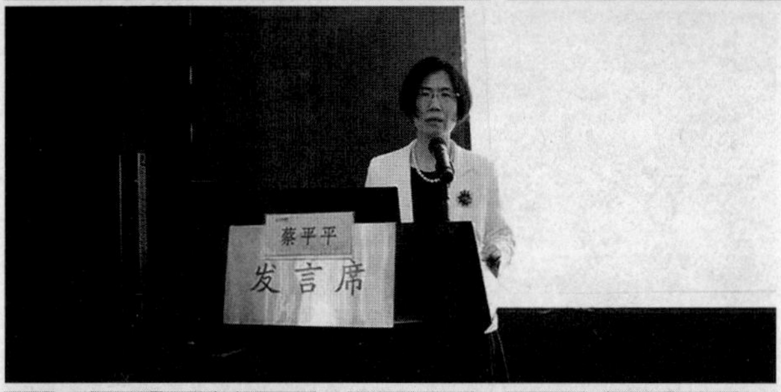

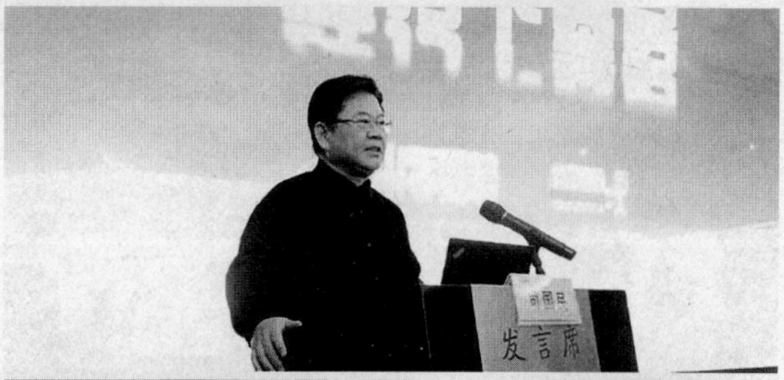

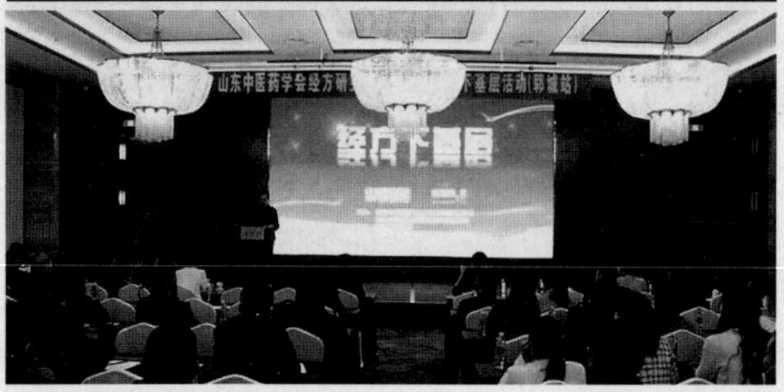

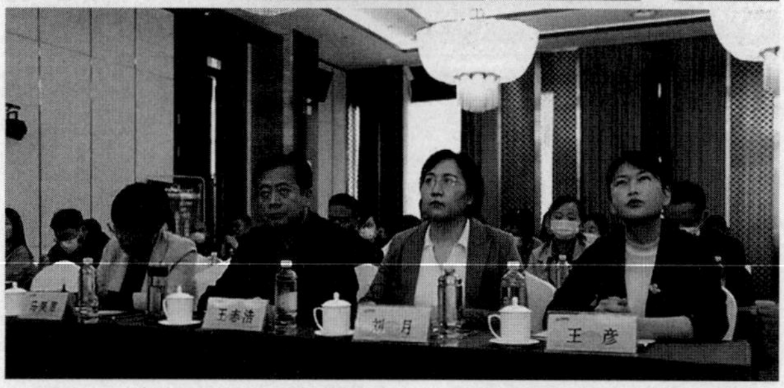

首届京冀经方传承学术会议在石举行

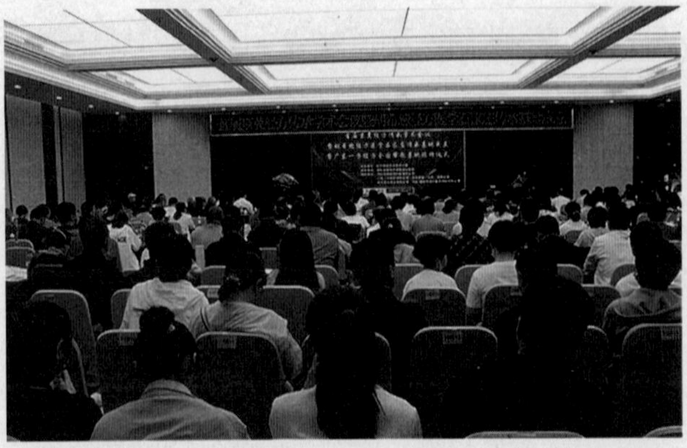

2023 年 5 月 28 日，首届京冀经方传承学术会议暨胡希恕经方医学石家庄传承基地成立大会在河北省石家庄市召开。活动由北京胡希恕名家研究室主办，石家庄杏林中西医结合医院承办，河北恒德医药科技有限公司、广东一方制药有限公司、河北耀世同源中医药科技有限公司、悬壶药业（山东）有限公司、北京建生药业有限公司协办，河北省中医药学会张仲景学术思想研究专业委员会、河北省中西医结合学会基层医疗机构专业委员会大力支持。中医药专家、学者、医院院长、基层医疗机构代表 300 余人参加本次经方学术大会。

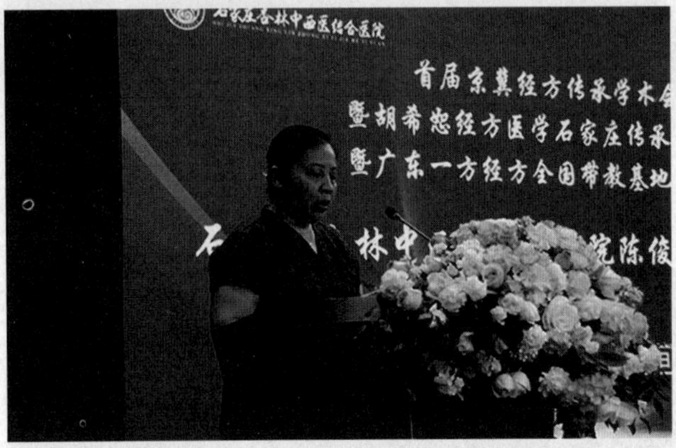

石家庄杏林中西医结合医院院长陈俊梅致欢迎辞。她表示，胡希恕一生勤于临床，致力于经方学术研究。“胡希恕经方医学石家庄传承基地”成立，必将使医院对中医经典的研究进一步深化，逐步形成规范化经方传承模式，惠及广大患者。同时，通过此次学术会议，专家们围绕中医经方学说进行高水平学术探讨，能够更好地推动促进中医经典的传承发展。

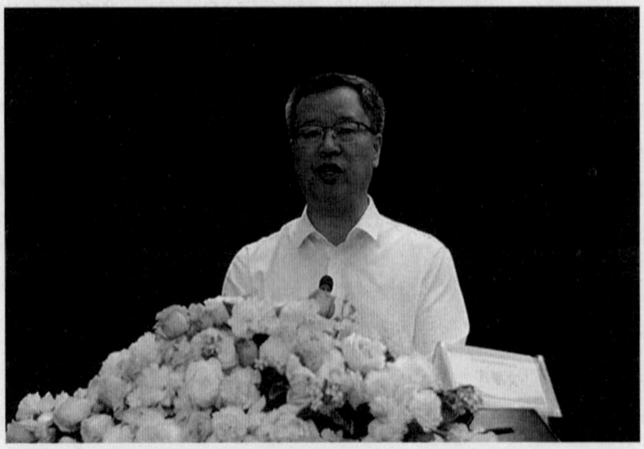

河北中医学院副校长方朝义在讲话中指出，河北是中医药的重要发祥地，其中医经学派、河间学派、易水学派、汇通学派皆源于燕赵大地，燕赵医学流派在中医学派发展画卷上留下了浓墨重彩的一笔。当前，中医药事业迎来了难得的发展机遇，希望通过胡希恕经方医学石家庄传承基地的建设，深入挖掘和传承胡希恕的思想及临床经验，在河北中医界推广，从而更好地造福广大患者。

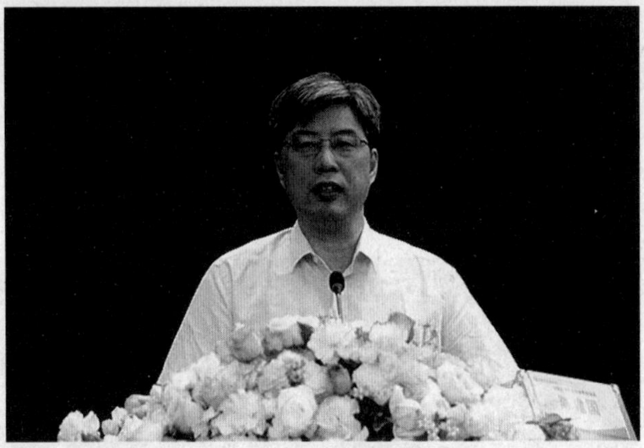

北京胡希恕名家研究室陈建国主任表示，胡希恕名家研究室是北京市中医管理局北京中医药“薪火传承 3+3 工程”建设项目，自 2010 年成立以来，在冯世纶教授的带领下，为胡希恕经方医学的传承、传播和发展做了大量工作。此次成立的胡希恕经方医学

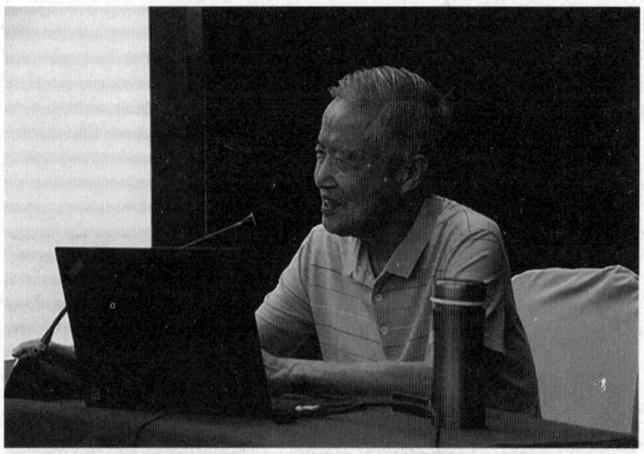

石家庄传承基地是全国第25个，也是全国唯一一家民营医院传承基地。基地旨在深入挖掘传承胡希恕学术思想、临床经验，将其应用于临床，将中医经典推广好、发展好，努力做出特色、做出水平，使中医的传统学术思想在创新与继承中不断发扬光大。

首都国医名师、北京中医药大学附属东直门医院、中日友好医院冯世纶教授，河北省医药行业协会特邀高级专家、邢台市委原书记董经纬，北京中医药学会仲景学说专业委员会副主任委员、秘书长陈建国，河北省中医药管理局中药处处长孙庆臣，河北省中医药科学院原副院长曹东义，石家庄杏林中西医结合医院院长陈俊梅共同为胡希恕经方医学石家庄基地揭牌。

会上还举行了广东一方制药有限公司全国经方带教基地揭牌仪式。河北省中医药管理局原局长王振邦，河北省医药协会书记刘骁悍，河北省民营医院协会名誉会长李慎乐，冯世纶教授，陈俊梅院长及广东一方制药有限公司营销中心副总经理、基层事业部总经理王芝世，共同为广东一方制药有限公司全国经方带教基地揭牌。

揭牌仪式后，以经方临床应用与理论研究作为重点学术导向、胡希恕先生的学术研究、临床应用以及传承发展为主线，冯世纶教授、陈建国主任、首都医科大学附属北京中医医院呼吸科副主任医师马家驹，河北省沧州中西医结合医院神经康复一科主任马培锋，北京冯世纶经方中医医学研究院校长陶有强、曹东义教授、陈俊梅院长分别以《走近胡希恕》《常用经方的脉证》《胡希恕经方医学太阴病诊治思维》《从病案说经方医学体系——八纲六经方证的医学体系》《经方医学临床路径之辨证施治九步曲》《华佗，仲景与〈汤液经〉》《经方在妇科及不孕不育临床应用》为题进行了精彩的学术讲座，将经方应用演绎得淋漓尽致。现场学术氛围浓厚，为中医药学者将经方理论运用于临床指明了方向，使现场及线上参会人员获益匪浅。

胡希恕先生是我国近代著名的中医经方临床家、教育家，深谙伤寒精髓，倡导六经辨证，指出方证是辨证的尖端，在国内外中医界有着重要的影响力。为了进一步推动胡希恕学术思想在河北的传承与发扬，弘扬中医文化，做好中医学术思想传承，培养专业中医人才，积极发挥中医药在临床应用的优势和作用，陈俊梅院长表示，中医是国粹，经方医学又是中医临床实践积累的精华，胡希恕经方医学石家庄传承基地将以胡希恕学术思想体系为核心，以中医经典古籍为载体，不断挖掘中医智慧，激发中医活力，为广大中医药学者提供更好的交流平台，同时推动胡希恕经方医学在基层的传承与发展，造福百姓。

来源：中国网

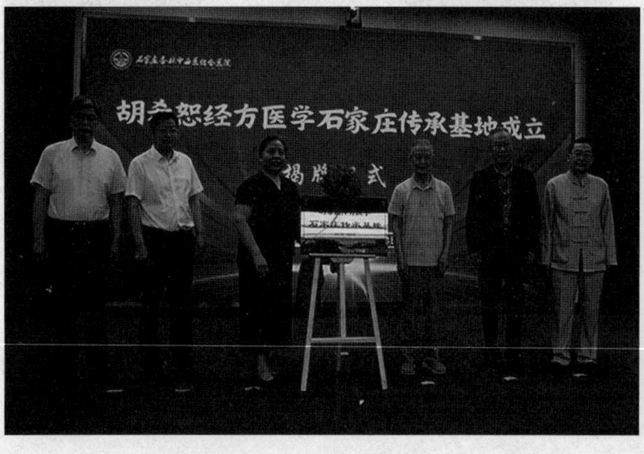

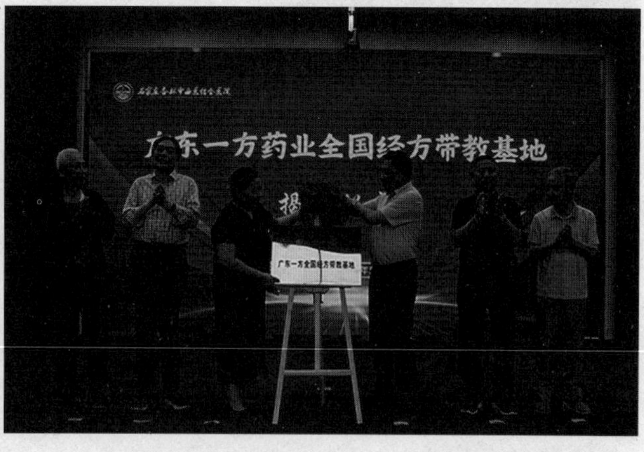

探索经方始祖，研享中医奥秘
——南阳市第十三中医圣祠研学活动

为全面落实立德树人的根本任务，2023 年 5 月 13 日上午，在南阳市第十三中学党总支的领导下，政教处组织学生走出校园，走进“全国中医药文化教育基地”——南阳医圣祠，感知中医药文化的魅力。

在研学活动的开启仪式上，南阳市第十三中学第一党支部书记、工会主席陶旭进行了热情洋溢的发言：我们生长在医圣故里，作为优秀共青团员和少先队员，更应该一起宣传、纪念这位东汉时期最伟大的医学家，持续传承、弘扬、光大仲景文化。

之后，师生们秩序井然地进入医圣祠，在工作人员的引导下，满怀敬仰地瞻仰医圣塑像，了解医圣的贡献，感受博大精深的中医药文化……

通过讲解员的解说，学生们首先深入了解了医圣祠：它是我国东汉时期伟大的医学家、世界医学史伟人、中华“医圣”张仲景的墓祠纪念地。接下来，学生们还了解了张仲景为中华民族的中医药发展作出的伟大贡献：他的药方结束了历代面对瘟疫束手无策的局面，他的医学理论奠定了中医治疗理论体系，他所著的《伤寒杂病论》在现代中医学中仍发挥重要作用。

本次研学，师生们还收获了意外之喜：有幸参与《走进医圣祠》的新书发布活动，和各位名师大咖一起参观医圣祠，走近医圣张仲景。同时还收获了主办方赠予师生的 30 本新书，并和双方代表共读一本书，弘扬仲景文化，传承医圣精神。

医圣、少年，相隔千年，本无交集，但正是在中医千年的传承中，今天有机会进行一场跨越时空的对话。通过本次研学，学生们被深厚的本土中医药文化所折服，清晰认识到中医药文化包括天人合一、顺应四时、形神兼顾、阴阳平衡等理念，这也是中华优秀传统文化的重要组成部分。南阳市第十三中学的学子们纷纷立志弘扬本土“仲景文化”，自觉传播中医药文化，增强民族自信和文化自信，为促进中医药传承创新发展贡献自己的力量。

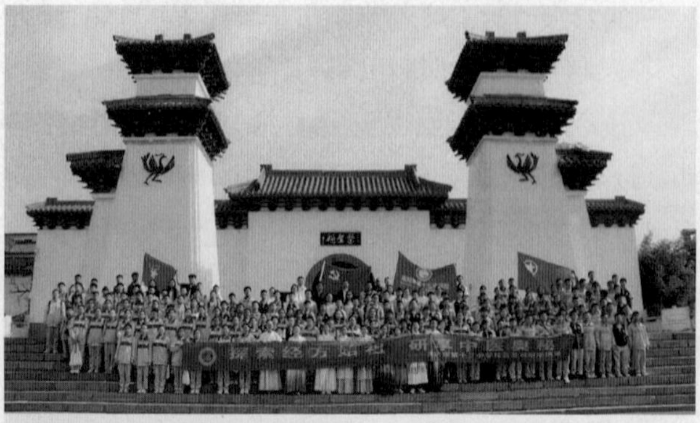

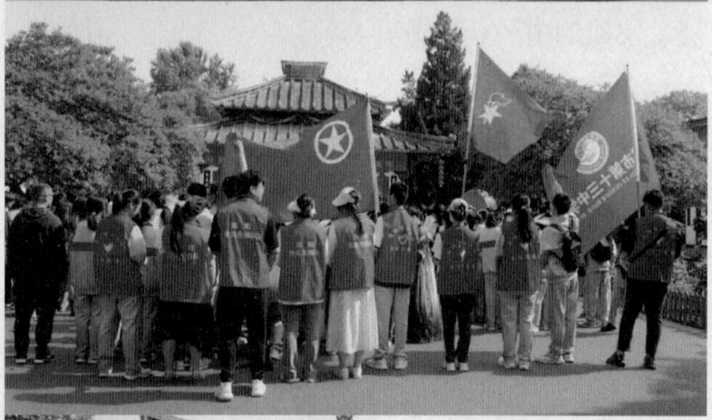

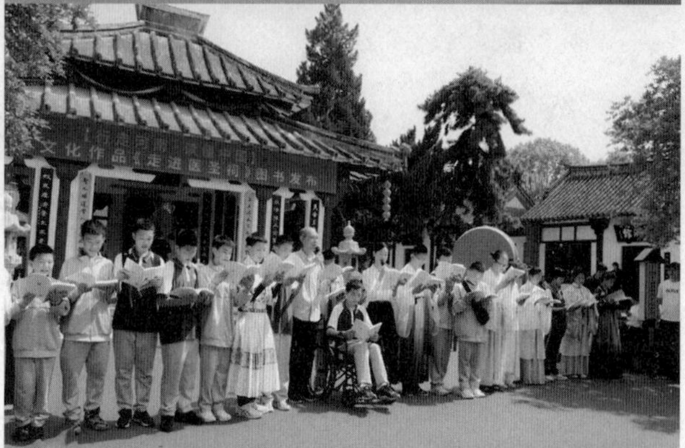

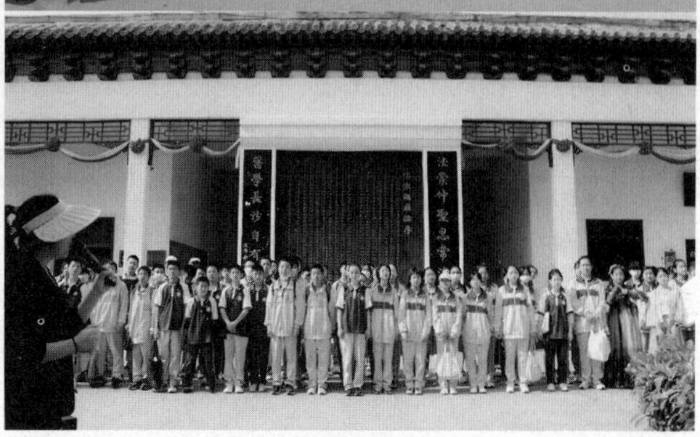

来源：南阳市第十三中学政教处

南阳市唐河县举办首届“（仲景杯）读经方背经典”技能竞赛活动

2023年3月16日，南阳市唐河县举办首届“（仲景杯）读经方背经典”中医药技能竞赛活动。

该活动由唐河县总工会主办，唐河县中医院承办，以“守正创新、传承中医文化知识运用”为主题，旨在“以赛促教、以赛促学、以赛促改、以赛代训、赛教融合”，充分调动全县中医药专业技术人员的参与热情，激励大家钻研中医药业务，提升中医药理论和实操水平，使人民群众都能享受到安全、有效、经济、便捷的中医药服务。

此次中医药技能竞赛以中医理论竞赛方式进行，题型全部采用中医理论客观题，内容包括《黄帝内经》《伤寒论》《金匮要略》等经典条文。63名选手通过笔试和理论答辩等形式，经初赛筛选出12名优秀选手，组成6个代表队，以分组必答、抢答形式展开激烈角逐，现场评选出一等奖2名、二等奖4名、三等奖6名。

唐河县中医院党委书记汪中举表示，开展中医药技能竞赛对于提升基层中医药服务能力、发挥中医药特色优势、保障中医药服务质量具有重要意义。

唐河县总工会副主席曲耿忠强调，中医药文化源远流长、博大精深，千百年来流传下来的优秀经典方，更是浓缩着中华民族传统的健康养生理念和实践经验，凝聚了中国人民和中华民族的巨大智慧。中医药作为有着数千年历史的文化瑰宝，为中华文明的繁荣发展和绵延永续发挥了不可替代的作用。此次“仲景杯读经方背经典”中医药技能竞赛活动，是传承和弘扬中医药文化的有效平台和载体。希望通过开展中医药技能竞赛活动，让更多人了解传统医学的悠久历史和灿烂文化，感悟到传统医学的博大精深，让更多的人参与进来，共同把优秀的中医药文化传承和弘扬下去，为中医药的发展应用再立新功。

来源：中国日报网

湘乡市无党派人士赵玲瑜工作室举行第三期中医经典讲座及学术沙龙

2023年5月22日晚上，湘乡市无党派人士赵玲瑜工作室在湘乡市中医医院文化楼2楼举行了第三期中医经典学术讲座及临床沙龙活动。

活动首先由湖南省名中医、湘乡市无党派代表人士工作室负责人、主任医师赵玲瑜以“群方之冠桂枝汤”为题，根据张仲景《伤寒论》中桂枝汤的20余条原文，讲述了桂枝汤的方药组合、临床运用、加减变化以及禁忌证，引用近现代医家，如柯韵伯、尤在泾、刘渡舟等关于桂枝汤的阐述，特别强调：桂枝汤虽为外感而设，却不限于外感，确有外证得之解肌和营卫，内证得之化气调阴阳的妙道。

参加学习的二十余位中医同人，纷纷对桂枝汤的临床实践进行了热烈的讨论，尤其是内三科成双花、脑病科何春英、内二科邹和新、经典病房刘锋等专家，分别就桂枝汤临床应用中的若干问题发表了自己的看法，使大家对桂枝汤的理解更加深入。

活动由湘乡市中医医院副院长、无党派代表人士工作室副组长、骨科副主任医师易宪龙主持。易院长表示，自己虽然是西医出身，但通过中医经典课程的学习，受益匪浅，坚定了信中医、爱中医、用中医的信念。

来源：王苏凤 湘乡市中医医院

经方治疗恶性肿瘤化疗后骨髓抑制培训班在卧龙湖院区举行

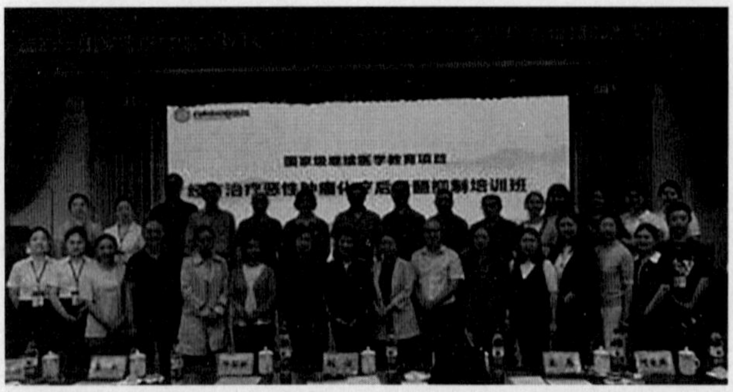

为加强经方在恶性肿瘤治疗中的临床应用，提高肿瘤专科医生的中医辨证思维能力，提升中医治疗恶性肿瘤的专业影响力，由自贡市中医医院主办，自贡市中医肿瘤质控中心和自贡市中医药学会中医内科专委会承办的2023年国家级继续医学教育项目“经方治疗恶性肿瘤化疗后骨髓抑制培训班”以线上线下相结合的方式在卧龙湖院区举行。

国家、省、市各级医疗机构的专家，自贡市中医肿瘤质控中心挂靠单位的相关医务人员，其他肿瘤相关专业医疗技术人员及中医规培学员参会。自贡市中医医院副院长、自贡市中医肿瘤质控中心行政主任卢家泉主持会议。

市卫生健康和中医药发展服务中心负责人、市中医药学会副会长兼秘书长胡俊为大会致辞并讲话，指示要把中医药工作摆在更加重要的位置，深入推进国家中医药综合改革示范区建设。此次大会集聚各方力量，解恶性肿瘤化疗后的问题，破骨髓抑制的局，方便大家了解掌握经方治疗恶性肿瘤的重要意义，提高肿瘤专科医生对恶性肿瘤患者的中医辨证论治能力，传承专家经方运用思路，不断提升我市整体中医药服务能力，提高服务质量。

学术会上，国家癌症中心冯利教授讲解了《经方治疗恶性肿瘤化疗后骨髓抑制新进展》，天津中医药大学第一附属医院方文岩教授讲解了《经方治疗在恶性肿瘤的临床应用》，四川省肿瘤医院杨祖贻教授讲解了《食管癌前病变治未病干预指南解读》，西南医科大学附属中医医院廖大忠教授讲解了《经方治疗恶性肿瘤化疗后血小板减少的临床应用》，四川省中西医结合医院王垦教授讲解了《恶性肿瘤化疗后骨髓抑制中西医结合治疗体会》，自贡市中医医院肿瘤血液科主任、中医肿瘤质控中心业务主任何爱国教授讲解了《经方治疗恶性肿瘤化疗后白细胞减少的临床应用》，自贡市中医医院黄建清教授讲解了《肿瘤放化疗相关中性粒细胞减少症规范化管理指南解读》。

专家们以学术讲座和讨论的形式，向学员们展示经方治疗恶性肿瘤的技术规范，并对肿瘤治疗创新前沿医学进行探讨。通过此次培训研讨，提升了大家对经方介入肿瘤治疗的认识。

来源：自贡市中医医院肿瘤血液科

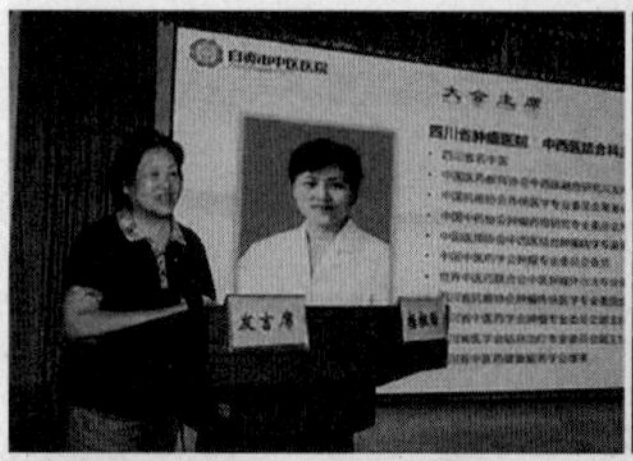

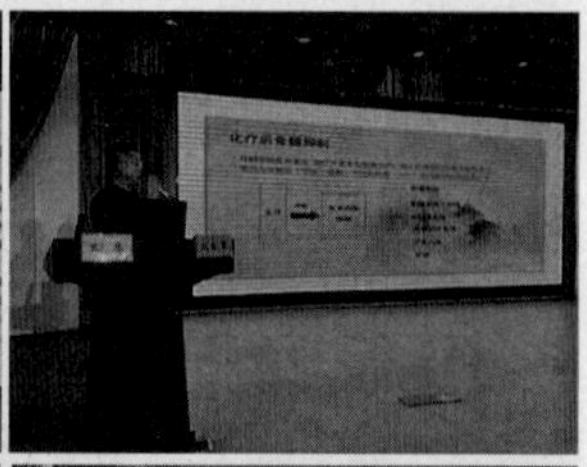

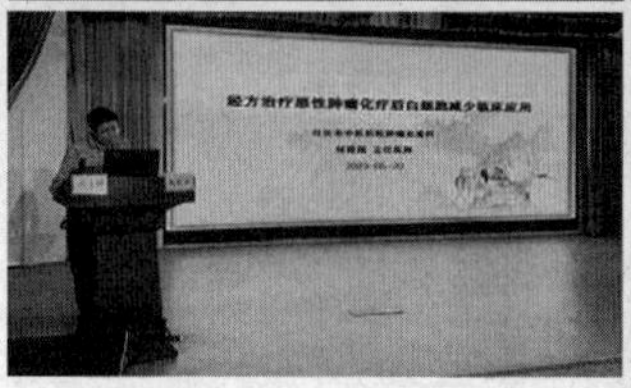

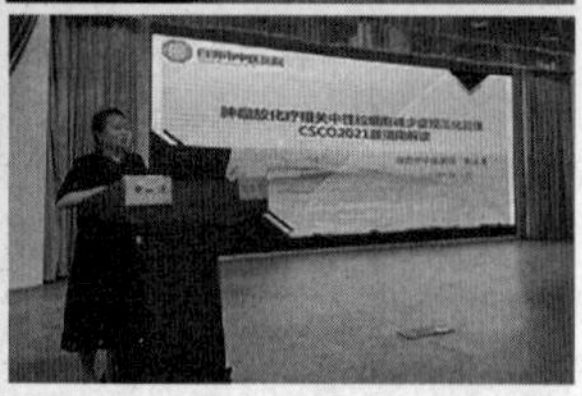

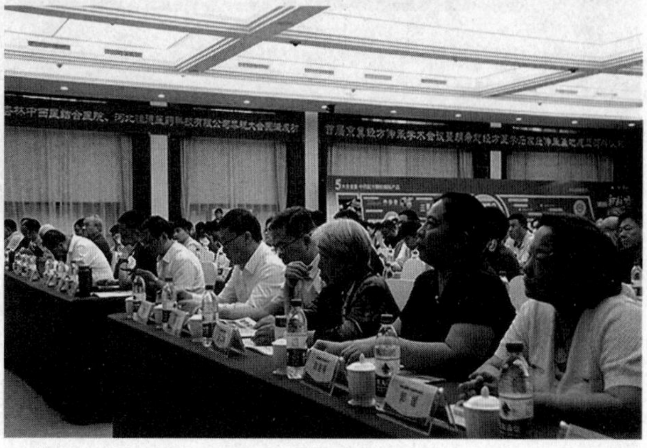

浙江省中医药学会经方分会第一届委员会选举成立暨 2023 年学术年会成功举办

2023 年 7 月 7 日下午，浙江省中医药学会经方分会第一届委员会选举暨成立会议在杭州顺利召开。本次会议由学会副会长黄琦和副秘书长卢建华共同主持。根据《浙江省中医药学会章程》和《浙江省中医药学会专科分会管理规定》的有关要求，通过各省级医疗机构和市级中医药学（协）会推荐，经秘书长会议审定、筹备组会议讨论和全体委员表决，最终产生了经方分会第一届委员会。

会议通过无记名电子投票方式进行民主选举，选举产生 16 名常务委员。浙江中医药大学中医临床经典教研室主任曹灵勇当选为第一届委员会主任委员，王新昌、朱文宗、刘强、沈王明、林咸明、夏永良等 6 人当选为副主任委员。

7 月 8 日上午，浙江省中医药学会经方分会成立大会暨 2023 年经方分会学术年会·经方理论与临床运用高级研修班的开幕式上，国医大师王庆国教授，浙江中医药大学党委书记黄文秀教授，全国名中医、浙江省中医药学会会长范永升教授，浙江中医药大学党委委员、组织部部长黄爱军教授等嘉宾出席大会并致辞，嘉宾们对本次经方分会学术年会的举办表示热烈祝贺，并对中医经方学术推广提出了殷切期望，高度赞扬了广大经方学习者的热情与努力。

浙江省中医药学会范永升会长向当选的第一届经方分会主任委员、副主任委员颁发证书。

本次大会邀请了来自全国各地的多位经方领域专家做了精彩纷呈的学术报告。国医大师、北京中医药大学王庆国教授介绍了《柴胡桂枝汤的临床应用》；全国名中医、南京中医药大学黄煌教授介绍了《经方热背后的学术思想动向》；首都医科大学附属北京中医医院刘宝利教授分享了主题为《辨识经方治疗膜性

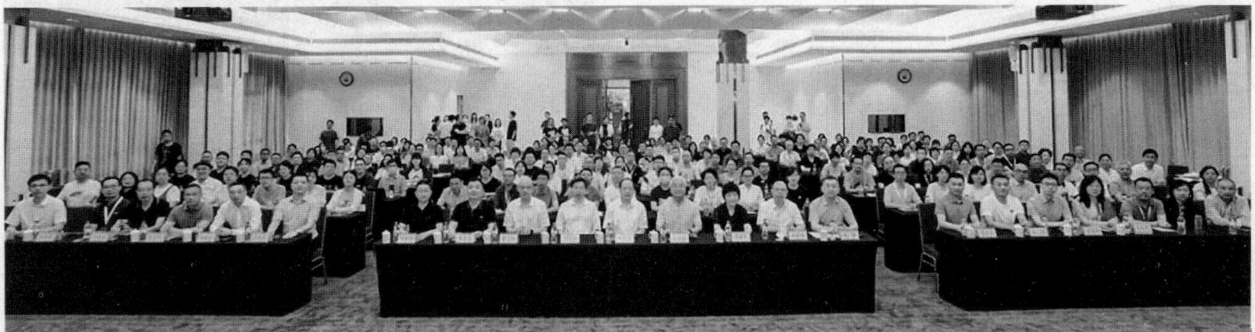

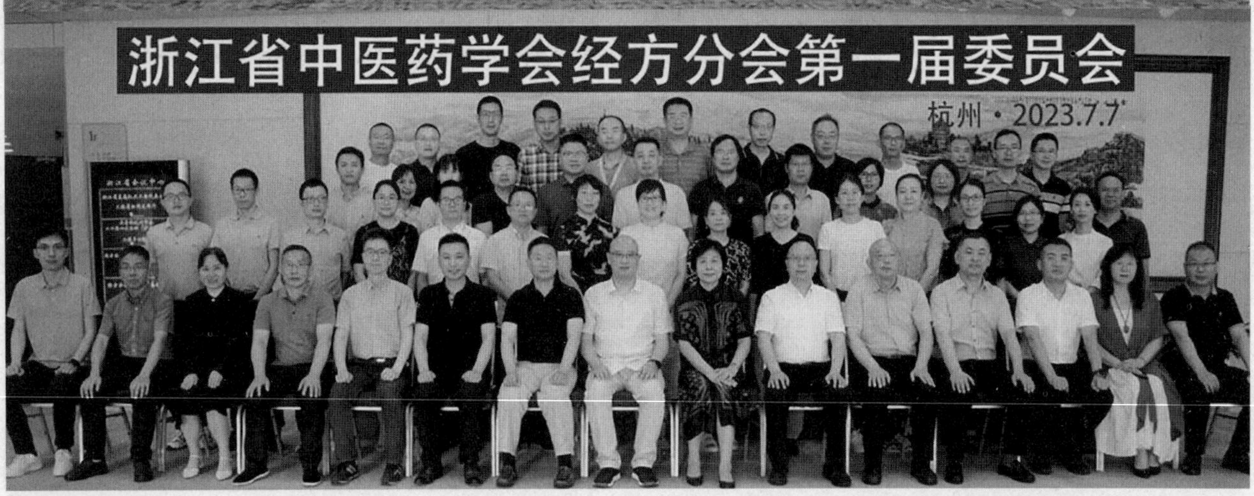

肾病临床感悟》的经验和见解；杭州西湖中医经方研究院许家栋教授以网络会议形式，向现场的专家、学者介绍了《经典经方理论概述与临床运用》；浙江省名中医、浙江省中山医院院长林咸明教授详细阐述了体质诊断在经方医学中的应用；浙江中医药大学曹灵勇教授通过对“五劳六极七伤”的探讨，解析了《金匮要略》虚劳病传变规律；温州市中西医结合医院朱文宗教授分享了他的研究成果，题为《态靶辨治 -- 中医药传承创新新范式》；浙江中医药大学林树元副教授介绍了基于 GPT 时代的融合大模型与知识图谱的中医（经方）智能对话系统；浙江中医药大学附属康复医院的刘强教授作了题为《浅论冠心病营卫 - 玄府 - 气液病机与临床应用》的学术讲座；浙江省中医院的夏永良教授介绍了《肾气丸类方临证发微》；浙江省立同德医院周天梅主任分享了经方辨治新冠后遗症的临床经验；湖州市中医院关新军主任作了《肿瘤经方临证浅识》的学术讲座，分享了应用经方治疗肿瘤的临床心得体会。

会议向本次学术年会的优秀论文获得者颁发了证书，并听取了部分优秀论文作者的现场汇报。

大会期间，浙江中医药大学联合甘草医生共同推出了中医药（经方）领域首个基于大语言模型的人工智能对话系统“轩岐问对”，引起了与会专家学者的极大关注，共同见证了“中医 +AI”领域一项新研究成果的问世。

本次大会由浙江省中医药学会和浙江中医药大学共同主办，浙江省中医药学会经方分会承办，甘草医生、合肥华润三九医药有限公司协办，吸引了来自全国各地近 300 名中医药高等院校、医疗机构、科研机构的专家学者及经方爱好者，共同探讨经方学术的最新进展。

与会专家表示，在新时代背景下，更需要传承和深入挖掘中医经方的宝贵知识，为保护和发展中医药事业作出贡献。随着本次年会的成功举办，浙江省中医药学会经方分会将继续推动经方学科的繁荣发展，促进中医经方领域的学术研究和临床实践，为我省中医药事业作出更大贡献。

来源：澎湃新闻

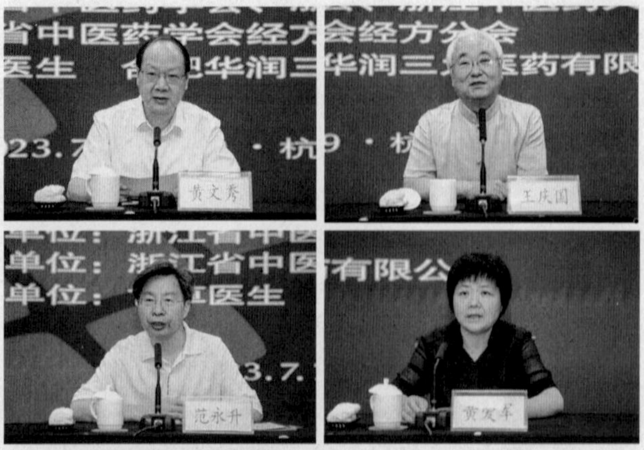

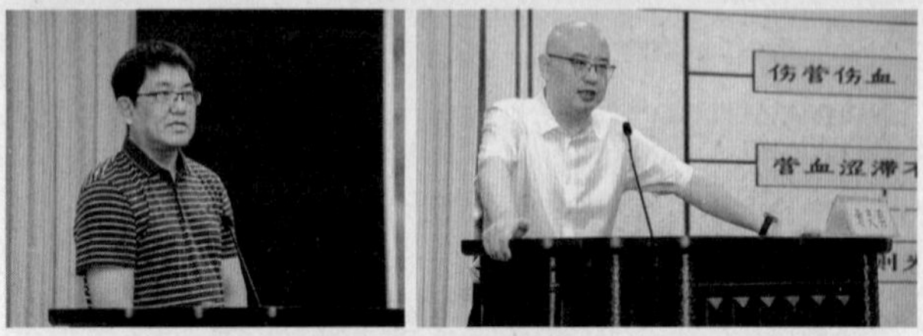

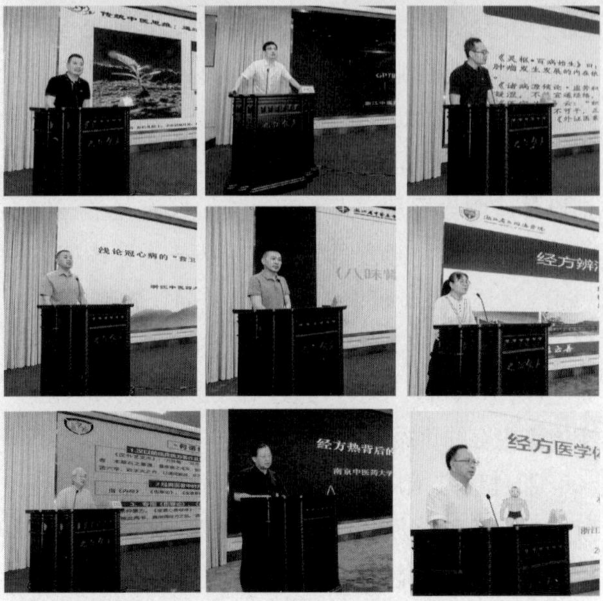

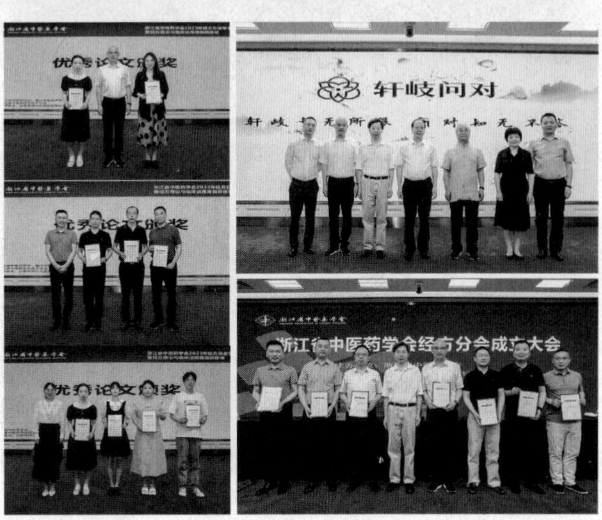

浙江中医药大学平阳中医院第一届经方培训班开班

2023 年 7 月 23 日，浙江中医药大学平阳中医院第一届经方培训班开班仪式在我院举行。平阳县卫健局党委书记叶永胜，党委委员、副局长杜羽，浙江中医药大学附属第三医院林咸明教授、孙凡副主任医师、王斌副主任中医师、吴斌副主任医师，平阳县中医院党委书记黄云较、院长黄昌洲携院领导班子及各科 50 多名医务人员参加本次培训。本次开班仪式由平阳县中医院副院长叶国庆主持。

“经”彩开始

经方主要是指东汉医家张仲景所撰《伤寒杂病论》里记载的古医方，即所谓仲景方，目前也包括后世医家所创造的部分经典方剂，其具有配伍严谨、用药精当、疗效确切、价廉效验的特点。经方历来是中医学术的主流，是中医临床的规范。本次经方医学培训班林咸明教授从“人－病－方”经方医学三要素出发，讲述构建经方医学“方－病－人”诊疗体系思想、体质诊断（辨识）、方证（药证）构象与识别、经方的配伍与剂量，本着“仲景之道，至平至易；仲景之门，人人可入”宗旨，通过对经方体质诊断、腹诊、类方等内容的讲授，让学员“一学就会，一用就灵”。

通过经方推广，构建中医药服务体系，提高我院中医药服务能力。以经方培训班为契机，着力提升中医药人员核心能力。不忘惠民，传播中医文化。要学好、用好经方，把经方工作落实到日常诊疗活动中，宣传好、普及好经方，让经方走进老百姓的日常生活。

来源：平阳县中医院

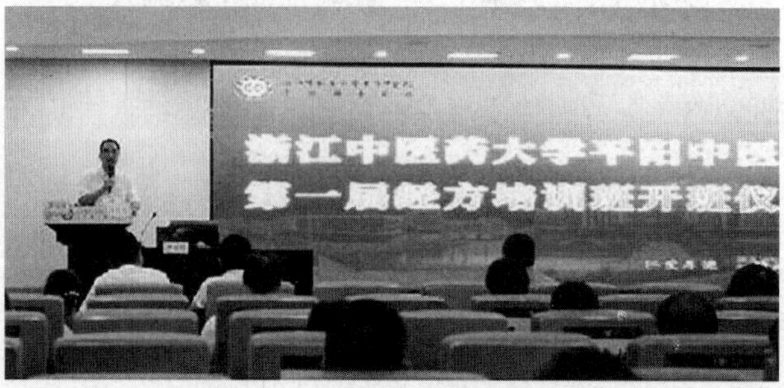

平阳县中医院党委书记黄云较致辞

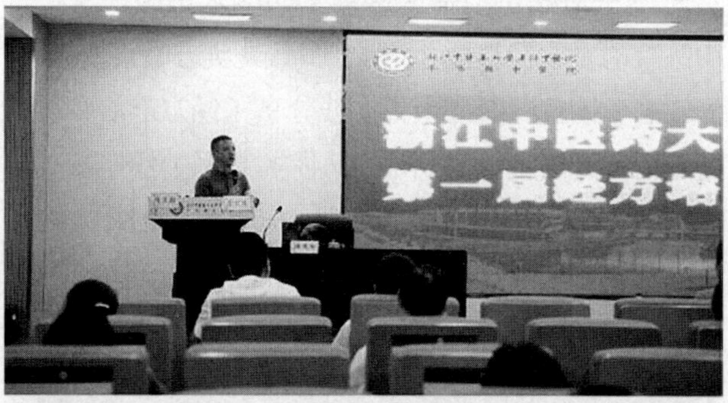

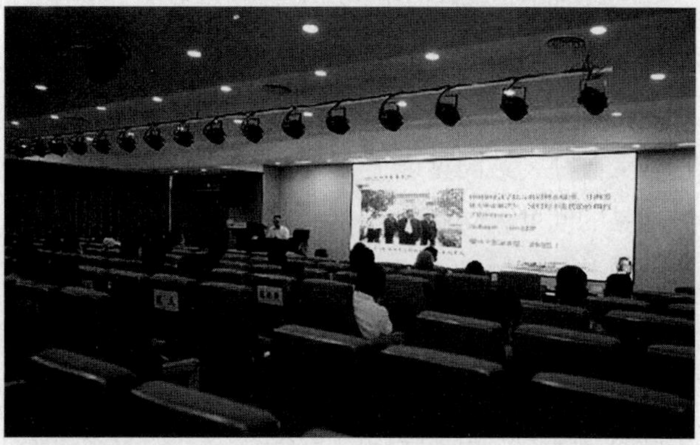

平阳县卫健局党委书记叶永胜致辞

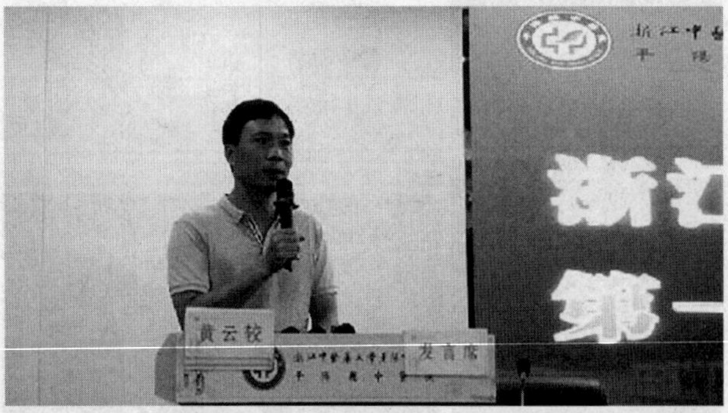

平阳县中医院副院长叶国庆主持

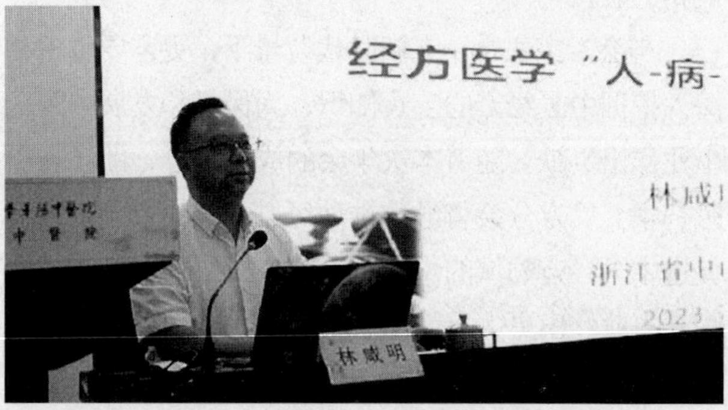

平阳县中医院长黄昌洲致总结词

四川省中医药适宜技术研究会：首期基层医生“学经方、用经方”公益培训班圆满举行

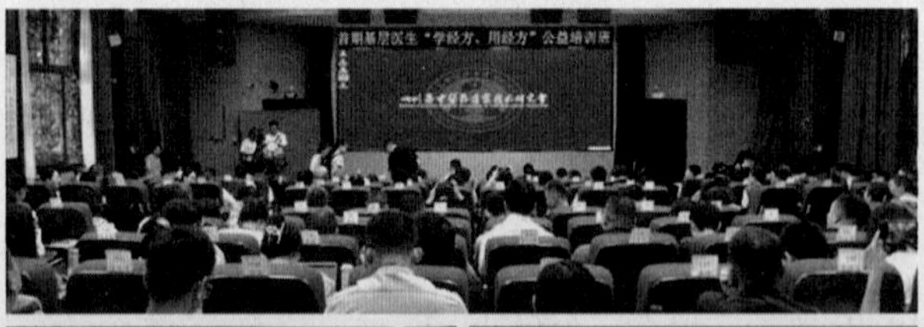
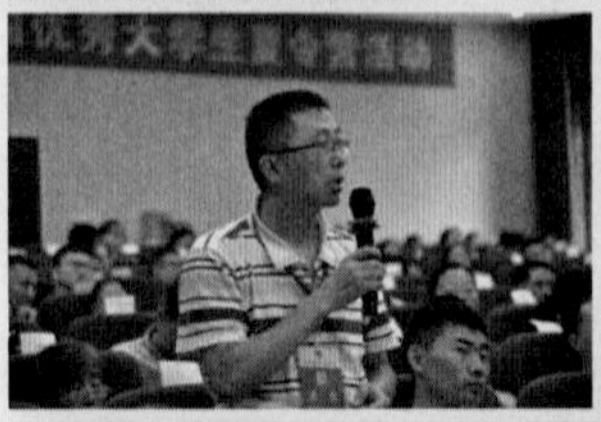
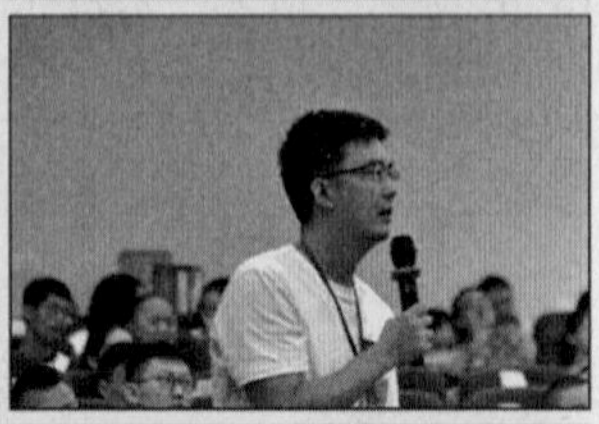
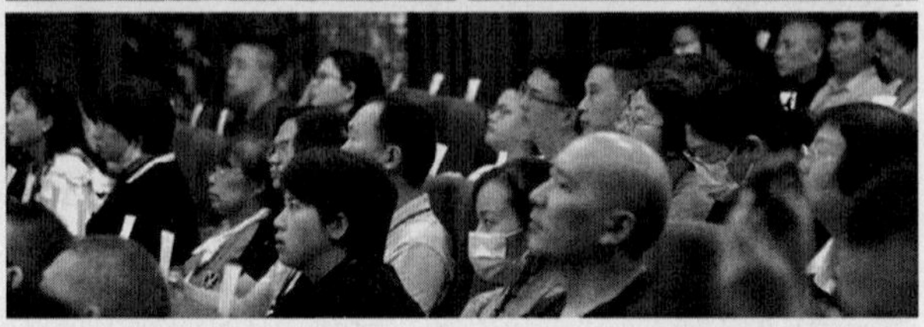

为进一步落实《基层中医药服务能力提升工程“十四五”行动计划》《关于加快中医药特色发展若干政策措施的通知》《中共四川省委、四川省人民政府关于促进中医药传承创新发展的意见》《四川省中医药强省建设行动方案（2021-2025年）》中“加强中医药服务体系”“发挥中医药特色优势”“加强中医药人才队伍建设”“基层中医药服务是中医药发展的根基，是维护人民群众健康的基础保障”“加大基层中医药工作力度，提升基层中医药服务能力，提高人民群众看中医的公平性、可及性和便利性”等具体要求，切实遵循中医药发展规律，传承精华，守正创新，缩短基层医师学习和掌握中医药的时间，提高基层医生运用中医药的临床诊疗水平。2023年8月26日—27日，由四川省中医药适宜技术研究会举办的“首期基层医生‘学经方、用经方’公益培训班”在成都圆满举行。

此次培训班特邀重庆市名中医谢作权主任医师，围绕“基层医生如何快速构建学习与应用经方的临床辨证思维”“桂枝加厚朴杏子汤、栀子豉汤、桂枝加葛根汤、小柴胡汤、半夏泻心汤临床应用研究探析与临床案例研讨”为主题进行授课。

本次培训班吸引了川渝地区基层中医、青年中医近180人参加。

来源：四川省中医药适宜技术研究会

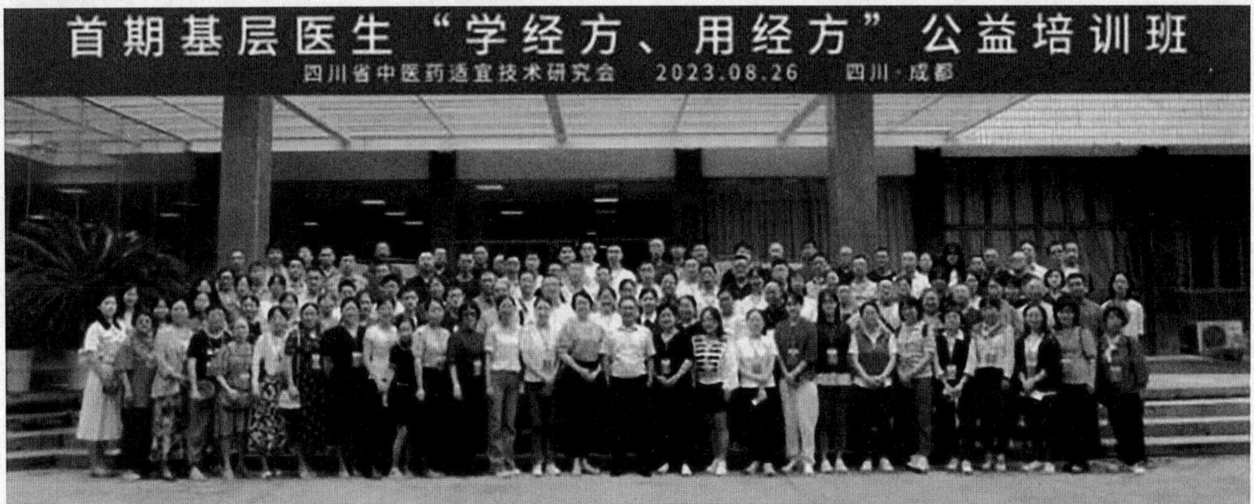

广西中西医结合学会经方分会、广西中医药学会青年中医药专业委员会2023年学术年会暨中医经方学习班圆满落幕

2023年9月23日，广西中西医结合学会经方分会、广西中医药学会青年中医药专业委员会2023年学术年会暨中医经方学习班在广西中医药大学附属瑞康医院B座10楼学术报告厅举行。广西中医药大学副校长李典鹏，右江民族医学院副校长黄龙坚，广西中西医结合学会经方分会主任委员、广西中医药大学附属瑞康医院院长唐友明，广西中医药学会、广西中西医结合学会秘书长黄波夫，柳州市中医医院院长周晓玲，广西中医药大学附属瑞康医院党委副书记、副院长陈日兰，广东省中医院副院长、广东省名中医、广东省医学领军人才杨志敏，广东省中医院“许家栋名医工作室”学术指导老师、浙江中医药大学中医临床基础教研室特聘教授许家栋，南宁市中医医院副院长李洪波，钦州市中医医院副院长林佳明，广西名中医、广西中医药大学黄贵华，广西针灸学会副会长黄玉建，广西中医药学会青年中医药专业委员会主任委员、广西中医药大学附属瑞康医院招标办主任韩杰，桂派林氏中医学术传承人、浙江中医药大学－甘草医生中医药人工智能联合工程中心主任林树元，广东省中医院皮肤科主任医师、固生堂皮肤病纯中医治疗研究中心学术带头人廖列辉，以及来自区内外的中医专家、青年中医代表、学员、经方爱好者等400余人参加大会，开幕式由陈日兰主持。

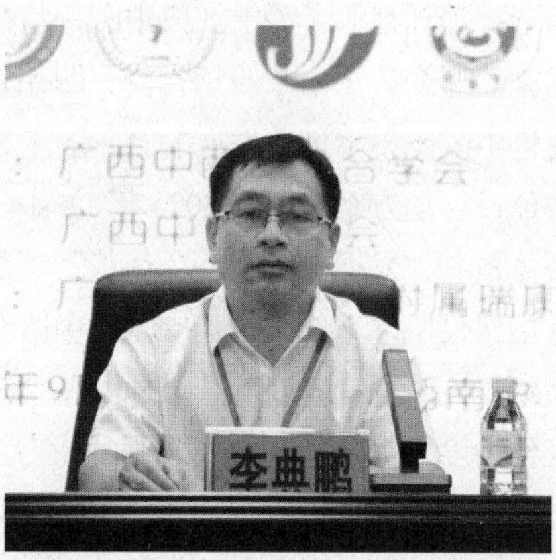

广西中医药大学副校长李典鹏致辞

李典鹏副校长在开幕式致辞中，向与会人员介绍了广西中医药大学的基本情况及学校在中医学术创新和现代中医药科学研究等方面所做的工作及取得的成效。同时，他还表示，广西中医药大学附属瑞康医院近年来在中医药传承创新方面做了很多工作并取得显著成效，通过实施名医工程、雏鹰青年中医人才培养计划、院内青年导师制，举办拜师仪式，大力推动中医药的传承创新和人才梯队培养，涌现出了一大批优秀的中青年中医药人才，中医经方学习队伍也在不断壮大。希望广西中医药大学附属瑞康医院以此次大会为契机，不断探索、挖掘中医药宝库中的精髓内涵，鼓励和带动更多的青年医师投身到中医药事业发展中来，为我区培养更多优秀的中医药人才，让中医药更

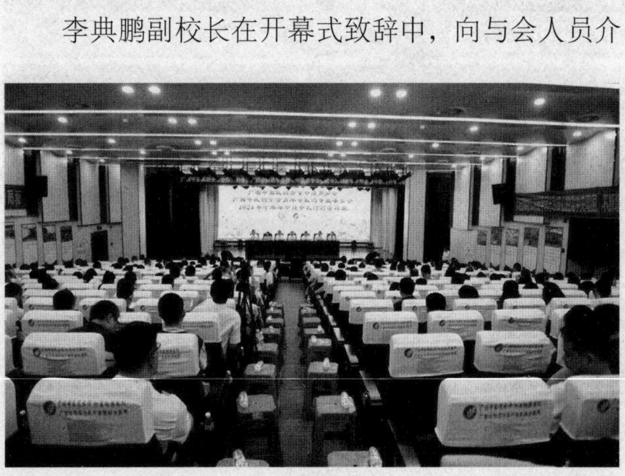

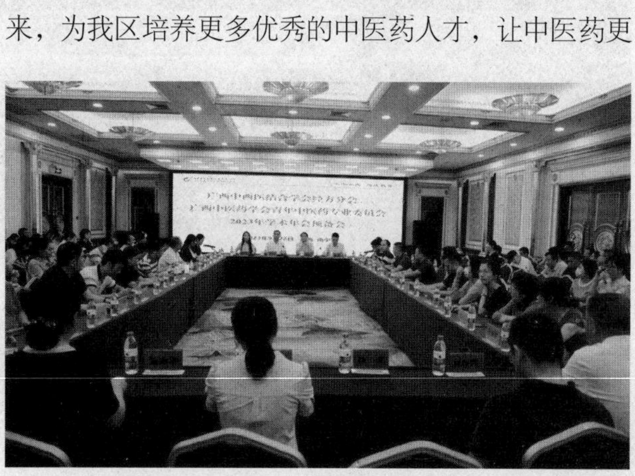

好地服务社会，为广西的医疗卫生事业作出新的贡献，为百姓健康谋取更大的福祉。

唐友明院长在致辞中对广西中医药大学附属瑞康医院的基本情况及医院在中医药的传承创新发展、中医药服务全覆盖、中医经典等级能力考试、青年中医药人才培养、中医经典学习及应用等方面所做的工作进行介绍。他表示，广西中医药大学附属瑞康医院近几年提出以“明方向、建机制、搭平台、投资金、壮队伍”为基本思路，大力推进中医和中医药事业的发展，打造了一大批中医平台，提出要把西医做精做强、中医做特做优，推进中西医结合、中医药和西医药互补、中西医融合和中西医协同。同时，医院多举措培养和造就了一大批青年中医骨干，医院多个学科在中医和中西医结合方面也拥有独特的优势和特色。相信未来，在上级的指导下，在所有同志的共同努力下，中医和中西医结合事业一定会开启高质量发展新篇章。

开幕式结束后，为期一天半的中医经方学习班正式开始，广西中医药大学附属瑞康医院特邀 13 位经方名师为此次学习班倾囊授课。广西中医药学会、广西中西医结合学会秘书长黄波夫教授以《春夏养阳、秋冬养阴的解读，与在六经辨证中的意义》为题授课；广西针灸学会副会长黄玉建教授以《痿证》为题授课；广东省中医院“许家栋名医工作室”学术指导老师、浙江中医药大学中医临床基础教研室特聘教授许家栋教授以《“经方用当，可以代刀”——经典经方辨治肠痈》为题授课；广东省中医院副院长、广东省名中医、广东省医学领军人才杨志敏教授以《基于营卫输布离合辨治失眠》为题授课；广东省中医院皮肤科主任医师、固生堂皮肤病纯中医治疗研究中心学术带头人廖列辉教授以《以简驭繁，换个角度做中医》为题授课；桂派林氏中医学术传承人、浙江中医药大学－甘草医生中医药人工智能联合工程中心主任林树元教授以《大语言模型结合知识图谱增强的经方认知智能探索》为题授课；广西名中医、广西中医药大学黄贵华教授以《谈厥阴病及临床意义》为题授课；钦州市中医医院副院长林佳明教授以《经方在疑难危重症上的运用》为题授课；南宁市中医医院副院长李洪波教授以《钦安－卢氏扶阳医学实践体会》为题授课；广西中医药大学附属瑞康医院空港院区副院长、中医内科主任医师朱永苹教授以《千金竹叶麻黄汤的临床应用》为题授课；广西中医药大学附属瑞康医院康复医学科主任陈晓锋教授以《经方在多重耐药性肺炎中的运用》为题授课；广西中医药大学附属瑞康医院耳鼻咽喉头颈外科返聘专家李容华教授以《在临证学习中感悟中医之大美》为题授课；广西中医药大学附属瑞康医院中医特色办主任、日本金泽大学特聘教授梁明坤教授以《肿瘤辨治临证体会》为题授课。

在整个学习班授课期间，会场座无虚席，专家们

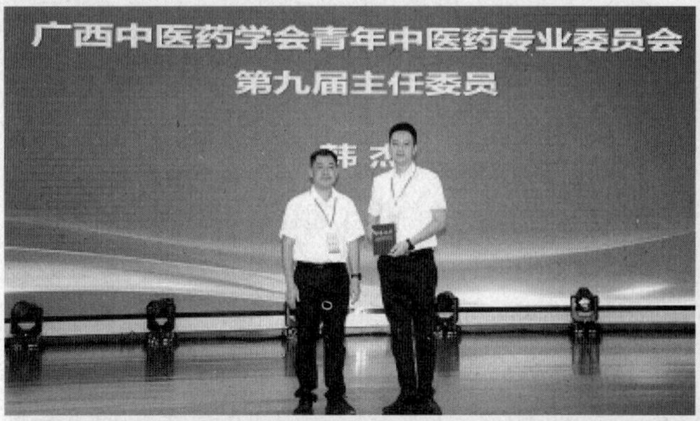

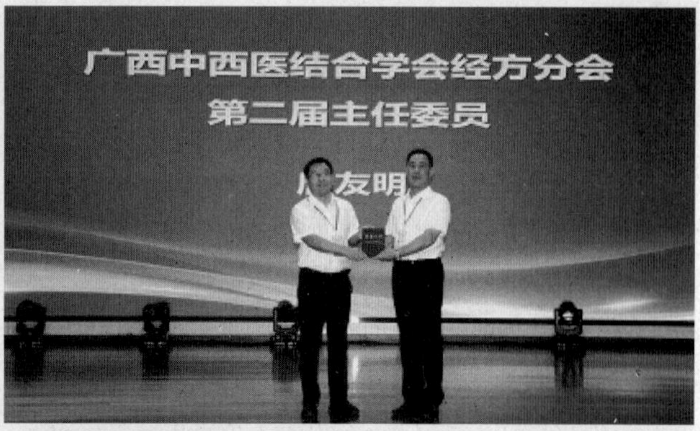

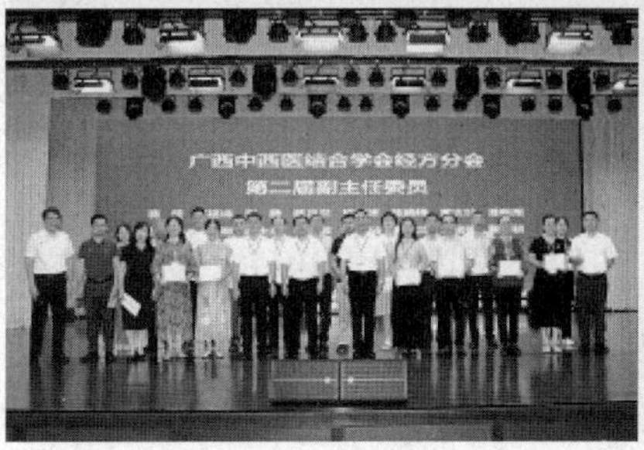

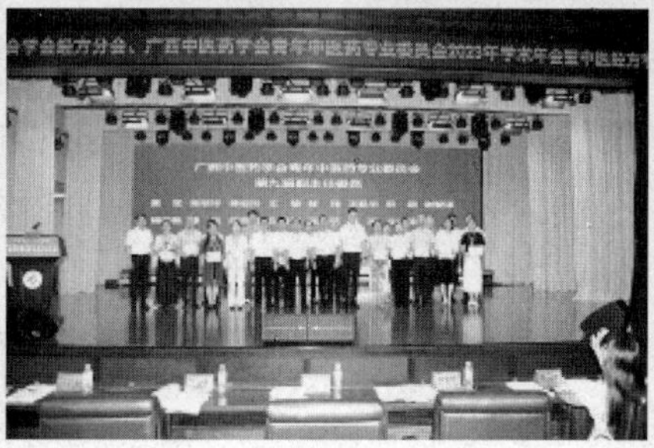

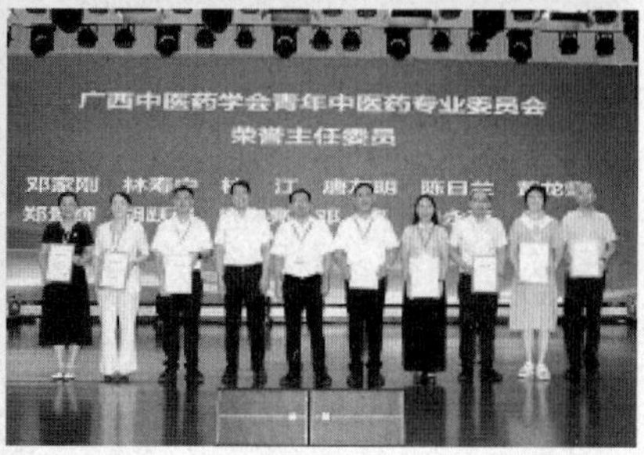

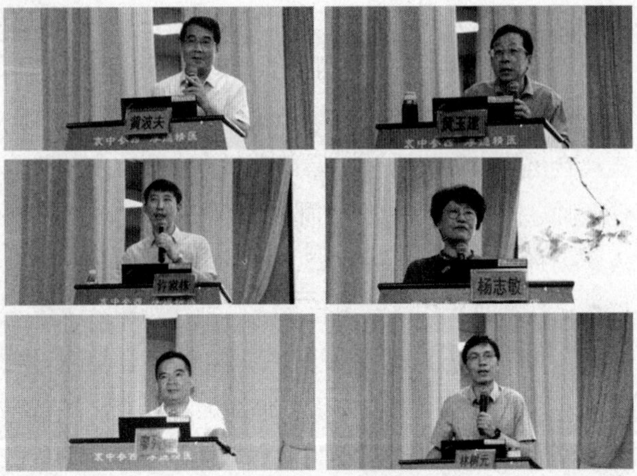

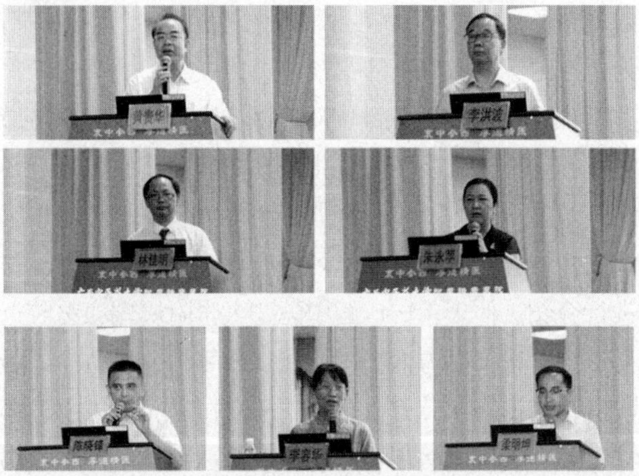

的授课内容有深度、有广度、有创新、有传承，实用性强，为学员们构建经方诊疗思维框架，分享经方临床实战经验，挖掘经方理论诊疗优势，树立中医疗效自信，提升医生们运用经方处理基层常见慢性疾病和疑难危重疾病等方面的临床应用能力。学员们也纷纷表示：“不愧是中医大咖，讲得太好了！”“太实用了！”“课程指导性很强！”“精华所在，干货满满，感谢中医前辈们”。

大会还召开了广西中西医结合学会经方分会、广西中医药学会青年中医药专业委员会换届选举大会，由秘书长黄波夫主持大会并宣读新一届广西中西医结合学会经方分会主任委员、副主任委员、常委、秘书、委员名单，以及广西中医药学会青年中医药专业委员会新任主任委员、副主任委员、常委、秘书、委员名单，领导们分别为他们颁发聘任证书。唐友明院长作为广西中西医结合学会经方分会新一任主任委员发表就职讲话，韩杰教授作为广西中医药学会青年中医药专业委员会主任委员发表就职讲话。据悉，22日晚，广西中西医结合学会经方分会、广西中医药学会青年中医药专业委员会于凤凰宾馆凤凰大厦7楼朝阳厅举行了预备会议，分别表决通过了广西中西医结合学会经方分会第二届、广西中医药学会青年中医药专业委员会第九届主任委员、副主任委员、常委、委员名单，通过了大会议程，会议增补了部分新常委和一大批青年委员，为广西中西医结合学会经方分会、广西中医药学会青年中医药专业委员会高质量发展注入新的动力和活力。

“经方是学习中医的捷径，更是发展中医的出路”，历年来，我院始终高度重视中医药的传承和创新发展，以及青年中医药人才的培养，在中医经典学习及应用方面也有着悠久的历史。特别是在近几年，我院努力在中医药传承、发展及增强中医药服务能力方面做好文章，不断加强中医特色建设，充分遵循中医药自身发展规律和人才成长规律，全面实施“名医、名科、名院”工程。通过开展经方查房、经方讲座等一系列活动，在院内掀起了学习经方、应用经方的热潮。我们还通过实施名医工程、雏鹰青年中医人才培养计划、院内青年导师制，鼓励院内各层次中医药人员在院内、院外拜师学习，鼓励西医人员学习中医，在医院形成了浓厚的学习经典、临床应用经方的氛围。医院先后培养7批，30位全国老中医药学术经验继承人，10余名中医骨干跟师黄仕沛、冯世纶、林朝岱等全国中医名家学习；20人进入国家级及区级中医临床优秀人才、中药特色技术传承人才、西学中优秀人才、中药特色人才项目；8人进入区级中医临床优秀人才、中医药优秀人才项目。可谓是学术纷争、百花齐放、百家争鸣。2021年，我院获批首批自治区“西学中”2年制系统学习培训基地，现有本院75人进入“西学中”班学习。今年，我院再次通过搭建平台，为全区乃至全国各地的经方研究者、中医爱好者构筑经方理论学习与临床应用的“温室”，创造一个经方学者、青年中医彼此促进、共同提高的重要载体和大好时机，以期为中医医师及爱好中医的学者们埋下一颗“经方种子”，掀起一场中医自信的热潮，认真传承中医药学术和中医药文化，发挥聪明才智，激发创新活力，同时带动更多的青年中医学经方、用经方，发挥优势，聚焦亮点，积极探索中西医结合特色发展道路，一同谱写中医药传承发展事业的新篇章。

来源：广西中医药大学附属瑞康医院

济南中医药学会首届中医经方、中医肿瘤护理、中医老年患者人文护理专业委员会成立大会暨学术交流会成功举办

近日，由济南中医药学会主办，济南市中西医结合医院承办的“济南中医药学会中医经方、中医肿瘤护理、中医老年患者人文护理专业委员会成立大会暨学术交流会”在济南市中西医结合医院病房楼 12 楼会议室顺利召开。

济南市卫生健康委员会党组成员、副主任耿杰，中医药综合处处长李岚，广安门医院济南医院院长、山东中医药学会副会长、济南市中医药学会理事长贾如意，济南市中西医结合医院党委书记、院长谷振省，济南市中医药学会副理事长张宝峰，济南市中医药学会副秘书长、办公室主任孙晓娜出席会议，会议由济南市中西医结合医院副院长杨丰才主持。来自全市各级医疗机构的 200 余名候选委员参加此次会议。

本次会议选举阶段由济南中医药学会副秘书长、办公室主任孙晓娜主持。根据济南中医药学会章程，会议选举出了 3 个专业委员会的主任委员、副主任委员、秘书及委员。成立大会上，济南中医药学会副理事长张宝峰宣读了济南中医药学会中医经方专业委员会、中医肿瘤护理专业委员会、中医老年患者人文护理专业委员会选举结果，济南市中西医结合医院医务科主任魏芹、护理部主任曹国伟、脑病一科护士长张红分别当选为济南中医药学会中医经方、中医肿瘤护理、中医老年患者人文护理专业委员会主任委员。3 位主任委员分别作了表态发言。与会领导为新任主任委员、副主任委员颁发了证书。

济南市中西医结合医院党委书记、院长谷振省

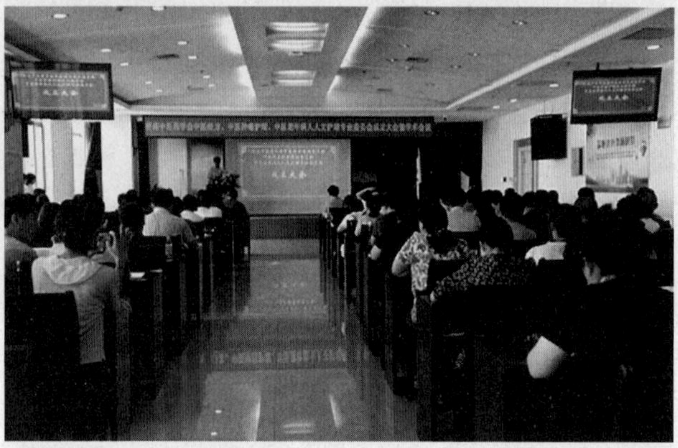

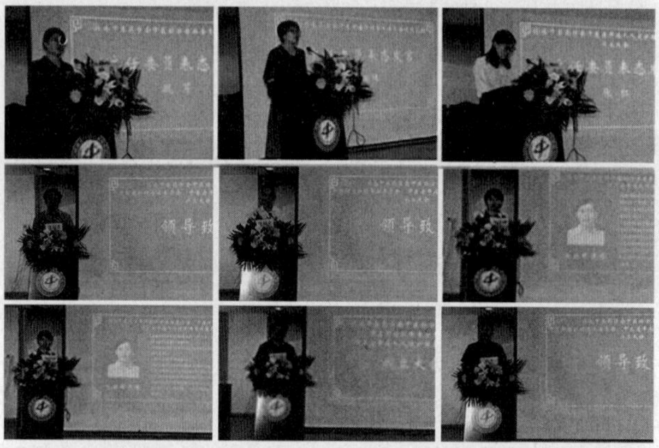

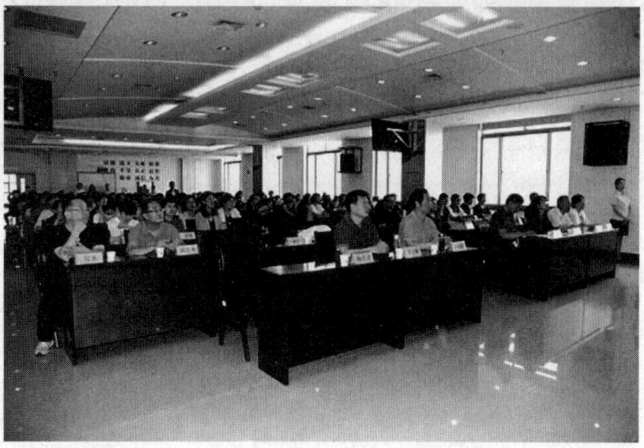

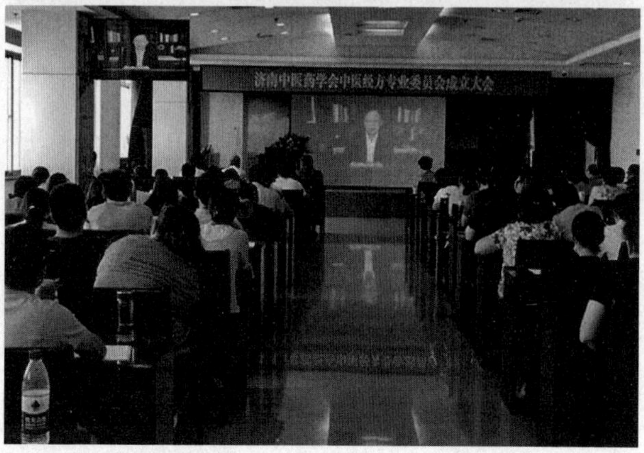

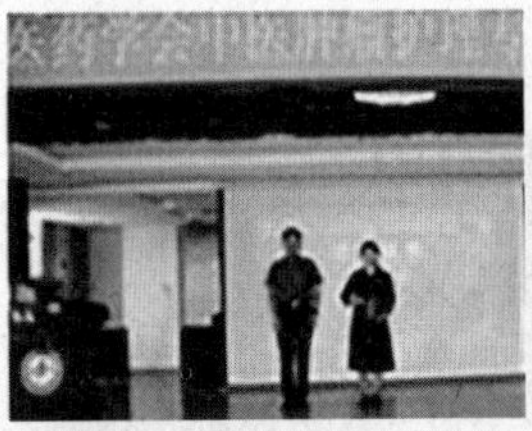
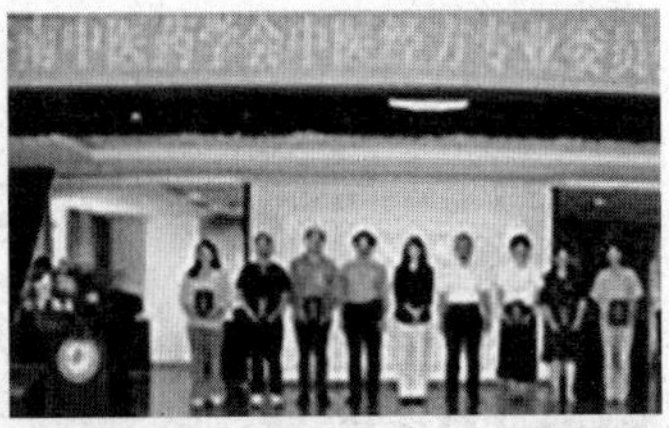
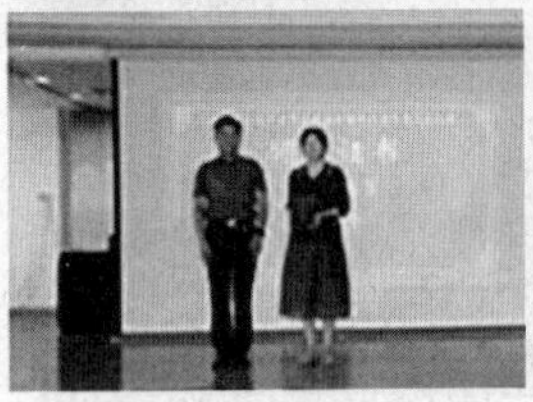
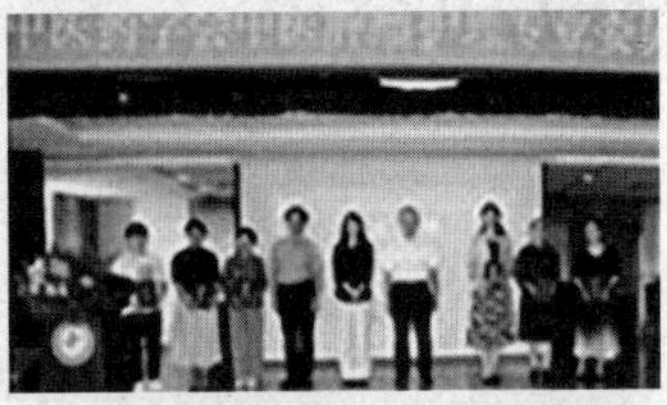
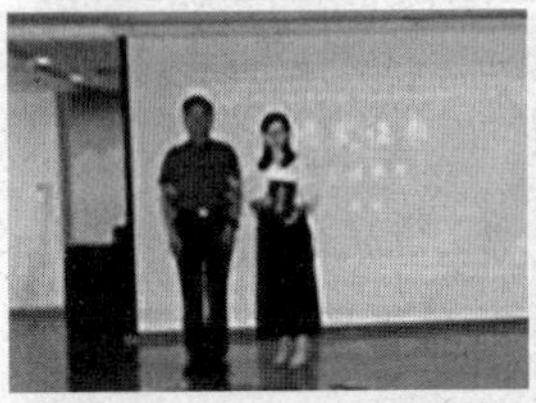
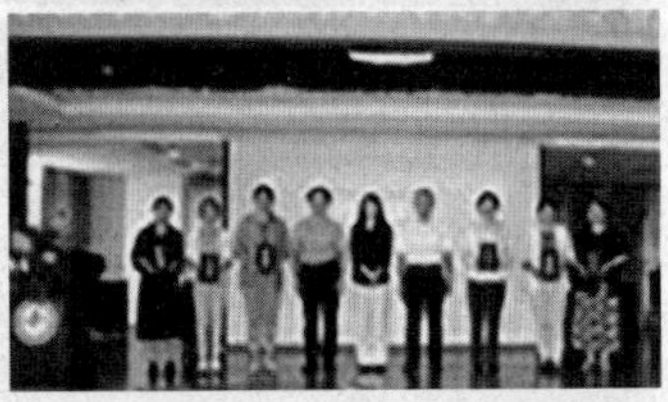
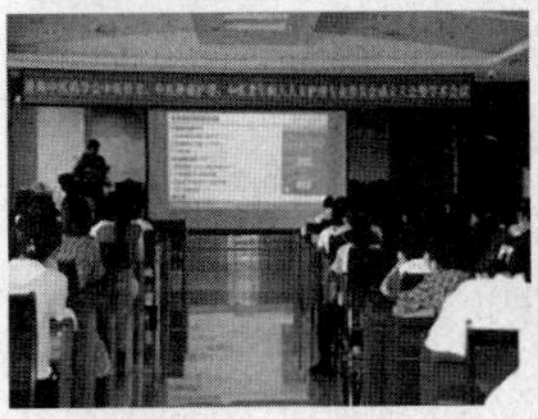
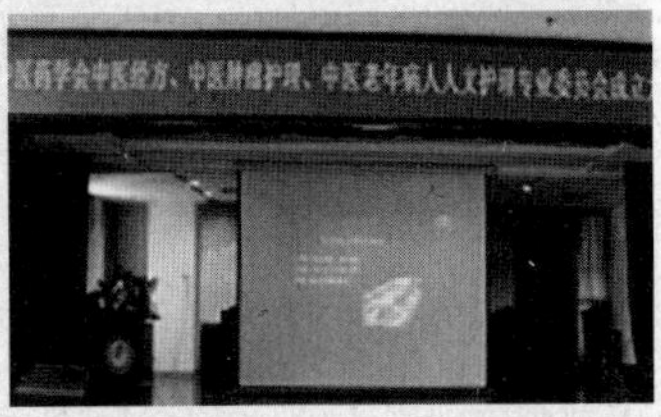
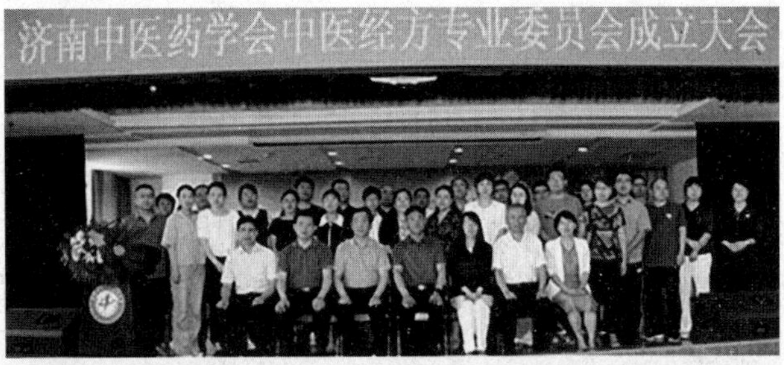

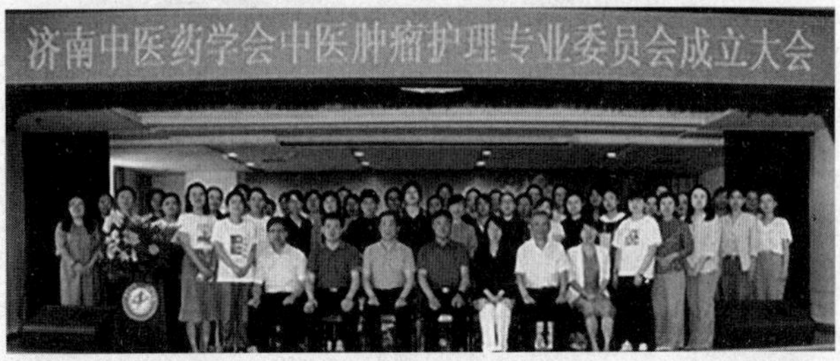

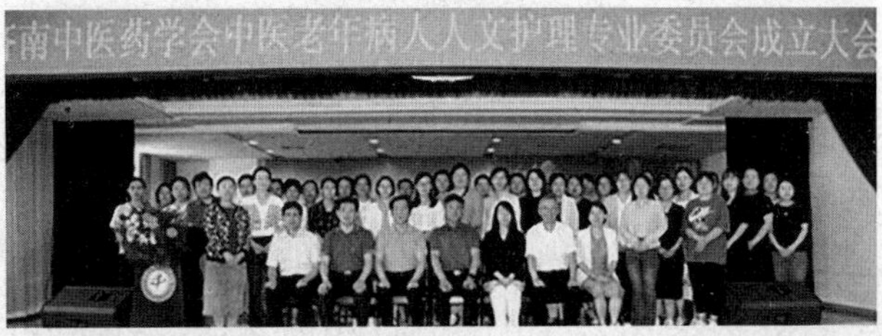

在致辞中表示，作为3个专业委员会的挂靠单位，医院将在济南中医药学会的指导和支持下，带领全体委员积极进取、共同进步，持续推进中医药事业创新发展，为患者提供更加优质、安全的医疗护理服务，为推进健康济南建设作出应有的贡献。

全国名中医、南京中医药大学国际经方学院院长黄煌教授以远程视频的形式对本次成立大会表示祝贺。

广安门医院济南医院院长、山东中医药学会副会长、济南中医药学会理事长贾如意向大会致辞，并对专业委员会的发展提出具体要求：一是要团结协作、做好谋划；二是要加强学术平台内涵建设，抓住学习交流机会，为人民群众的健康作出积极贡献；三是要加强协作攻关，发挥好专业委员会的桥梁和纽带作用，与时俱进，开拓创新。

济南市卫生健康委员会党组成员、副主任耿杰对3个专业委员会的成立表示祝贺，他说，这是中医药传承、创新、发展的一件大事、要事，是助力“扁鹊故里、康养济南”建设，更好地满足人民群众高质量中医药服务需求的民生实事，同时，他对专业委员会提出了三点意见：一是持续建强市中医药学会，将学会打造成中医药工作学习交流研讨的优质平台，推动中医药传承创新发展的强力引擎；二是加速建优各专业委员会，各专业委员会要不断加强自身建设，建立健全组织机构和规章制度，常态化运作；三是要注重协同发展，注重中医药学会专业委员会中医药学会各专业委员会之间协同发展，注重与其他医学会、护理学会之间协同发展，注重学术会议、活动与其他培训协同发展。

在大会学术交流环节中，全国名中医黄煌教授以“方证相应与‘方－病－人’思维模式”为题，为大家进行了线上授课；山东大学齐鲁医院PICC门诊护士长高伟则围绕“肿瘤患者血管通路选择与管理”这一专题，为大家进行了精彩的讲解；济南市中西医结合医院脑病一科主任陈建强、护理部主任曹国伟、脑病一科护士长张红分别以“卒中后抑郁”“中医护理在肿瘤患者中的应用”“中医人文护理在老年患者中的应用”为题，结合自己平时的经验为大家进行授课。与会人员专心听讲，收获颇丰，纷纷表示在以后的工作中，会充分发挥中医药在治疗护理中的作用，为群众的健康保驾护航。（通讯员 孟斌）

来源：鲁网

经方医学共传承 践行初心惠百姓——南阳 2023《经方》精英现场交流会在南阳张仲景医院成功举办

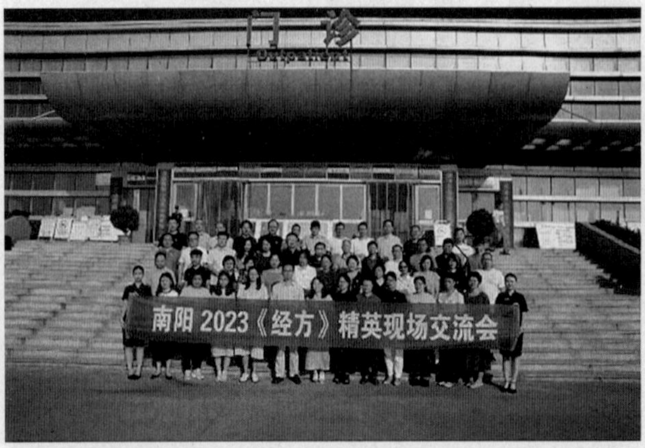

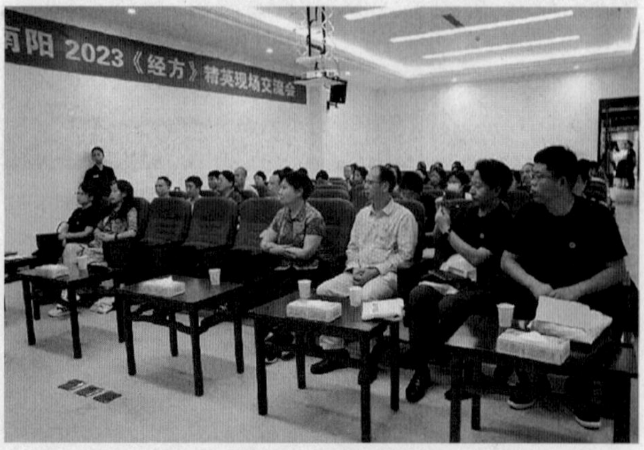

2023 年 9 月 3 日—6 日，第五届南阳 2023《经方》精英现场交流会在南阳张仲景医院成功举办。据悉，此次会议由《经方》杂志主办，南阳张仲景医院协办，旨在交流仲景经方医学，致力于经方的学术应用及传播推广。早在 2011 年，南京中医药大学国际经方学院院长、经方大家黄煌教授带领团队曾走进医圣故里南阳。

9 月 4 日上午，在仲景厅举行会议开幕式，南阳张仲景医院党委书记、院长韩丽华宣布开幕，副院长张炜致欢迎辞，南京黄煌经方医学研究中心学术部主任、《经方》杂志主编李小荣介绍会议筹办的初衷、愿景和具体情况，会议由江苏省苏州市相城中医院副院长于吉超主持。《经方》精品班代表韩其茂、《经方》诊疗团代表吴清流、《经方》精英交流会代表何丽霞分别发言。

志合者不以山海为远，故有跋涉而游集。来自全国各地医疗机构的经方精英汇聚于此，充分彰显出经方的魅力。学员们入山问樵、入水问路的求学态度，讲师团客观真实、颇具辣味的点评方式，大家积极深入、直击重点的互动交流，释放出经方医学的多元功能和时代价值。

01 弘扬经典

如切如磋共话经方，如琢如磨反哺临床。方证相应，有的放矢，让学习经方、使用经方成为一种思维习惯和价值追求。中医药传承创新发展的内涵要义是尊崇医圣仲景，博采众家之长，融汇各家之方。经方医学是长期医疗实践中积累创造的丰富经验和学术思想。《伤寒论》的问世，标志着经方医学体系臻于完善，是历代医家辨证施治之圭臬。经方的推广使用是传承中医经典、弘扬仲景文化的重要基础。

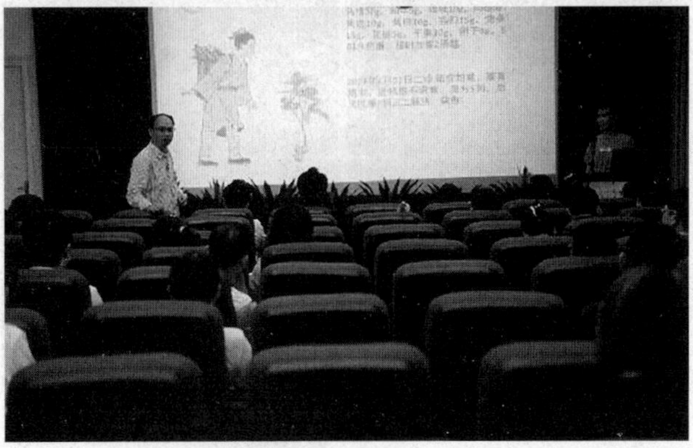

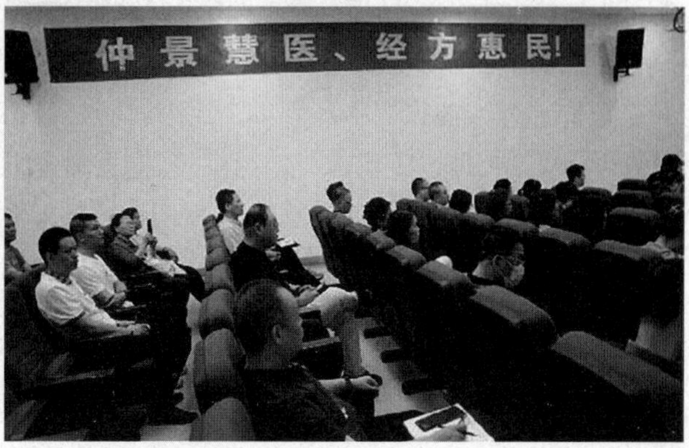

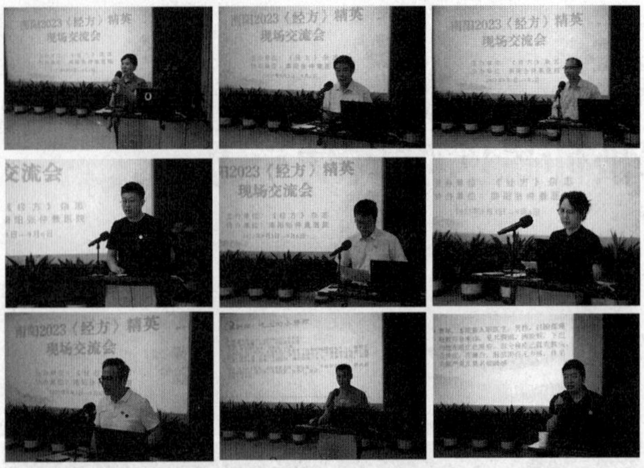

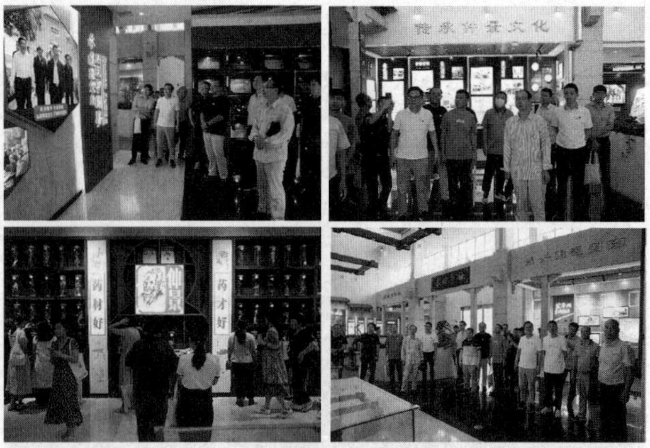

孤举者难起，众行者易趋。经方的传播推广，需要广大中医人凝心聚力，对学习经典保持热爱，对弘扬使命充满激情，对为民服务保持初心。让经方流行起来是最好的传承。经方精品班和交流会的持续举办，在院校教育、师承教育之外，创新了培养经方人才的方式和路径。

02 弘扬仲景

交流切磋广其识，深思顿悟明其理。李小荣一行纷纷表示，走进医圣故里，走进中医圣地，走进仲景文化“根魂神韵”所在地，汲取中医药文化的深厚底蕴和蓬勃力量，从而在医德艺术、为民情怀上丰盈自身。

肩扛重任，久久为功，让经方医学的薪火赓续相传，让仲景文化的光芒熠熠生辉，让中医复兴的动力源源不断。9月4日经方交流会议结束后，李小荣一行参观了南阳张仲景医院的仲景文化展馆、中医药互动体验区、仲景之光浮雕墙等，众人纷纷拍照留影，仲景文化的浓厚氛围、朝气蓬勃的团队呈现、和谐积极的人文气息、持续上升的发展态势、中医药进校园的扎实开展、文化党建的高度融合、经方经典的临床应用、周密细致的日程安排等，得到与会众人的高度认可和充分褒奖。沉浸式的文化体验使得众人直呼过瘾，啧啧称赞。

把传承经典与振兴中医同频，让为民初心与家国情怀共振。9月5日上午，李小荣一行走进医圣祠举行拜谒仪式，详细了解仲景经方的概况和医圣生平典故，沐浴在中医祖庭的神圣庄严下，接受仲景文化的洗礼和厚植。随后众人驱车至西峡仲景宛西制药有限公司调研学习并体验仲景文化，李小荣一行先后至中华医圣苑、仲景百草园、仲景文化展馆、浓缩丸生产线等，详细了解仲景品牌的迭代演变，深切感受企业的文化和使命，众人皆流连忘返，沉醉不归。在仲景养生小镇，经方精英们聚集在经方塔下，看到全国名中医、经方大家黄煌教授题写的“经方塔”三字，更是百感交集。大家兴奋且欣慰，感觉此行意义深远，一起畅聊经典，感悟时代赋予的使命责任。

03 守正创新

仲景人肩扛历史使命，撒播阳光，舍得给予，在中医发展的“长途”中点缀鲜花烂漫，让前来取经的人们收获丰盛和充盈。南阳张仲景医院一直以来高度重视内涵建设，尤其是仲景学术和仲景文化的传承与弘扬，在经方高峰论坛、仲景经方研讨等学术会议、赛事活动、临床应用上深入推进，坚持“引进来”和“走出去”，始终致力于推动中医经典的薪火相传和中医药的振兴发展。

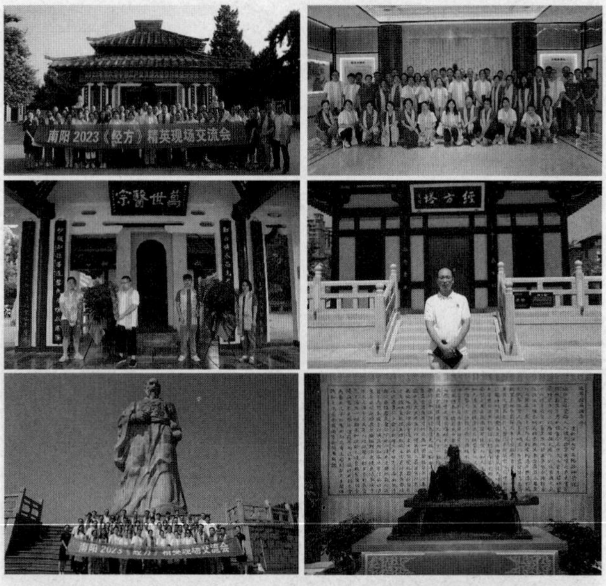

来源：江西黄宫绣中医研究会

2023 年中医经典与传承研究分会学术年会暨经方在恶性肿瘤中的应用学习班在温州顺利举行

秋高气爽，金桂飘香，2023 年 10 月 21 日—23 日，由浙江省中医药学会、温州市中医院共同主办的“2023 年中医经典与传承研究分会学术年会暨经方在恶性肿瘤中的应用学习班”在浙江省温州市顺利举行。本次学术年会及学习班大咖云集，十余位专家学者倾囊相授，200 余名同道现场聚精会神，认真学习，享受着这场学术盛宴。

10 月 21 日下午，2023 年中医经典与传承研究分会学术年会暨经方在恶性肿瘤中的应用学习班开幕。温州市中医院党委书记王庆来主持开幕仪式并致辞，他代表医院感谢各位领导、专家的莅临，欢迎各位同人的到来，希望大家借本次年会及学习班博采众长，推动中医经典学术思想百花齐放，促进中医肿瘤学科的发展，并预祝会议圆满成功。

温州市卫健委副主任郑云蒸在会上强调了中医药在保障人民健康中的重要地位，并对浙派中医发展寄予厚望。

国家级名老中医、首都国医名师刘景源教授围绕“伤寒与温热病初期的辨治之别”主题，深入分析了伤寒和温病两个学派对疫病治疗的不同之处，涵盖病因、病机、治法等方面。他认为，两者的不同之处主要在于初期，并详细介绍了伤寒与温热病的发展趋势。

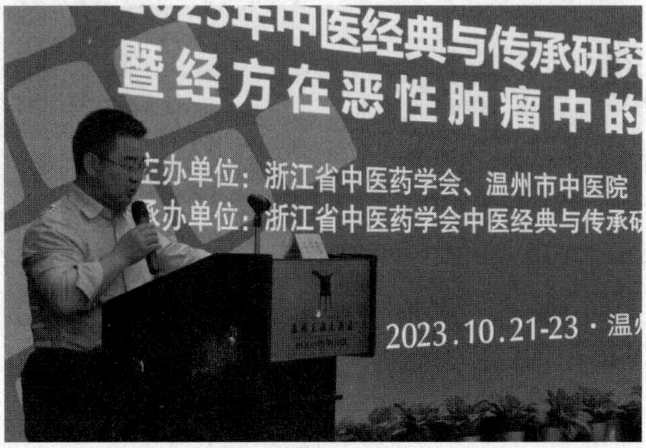

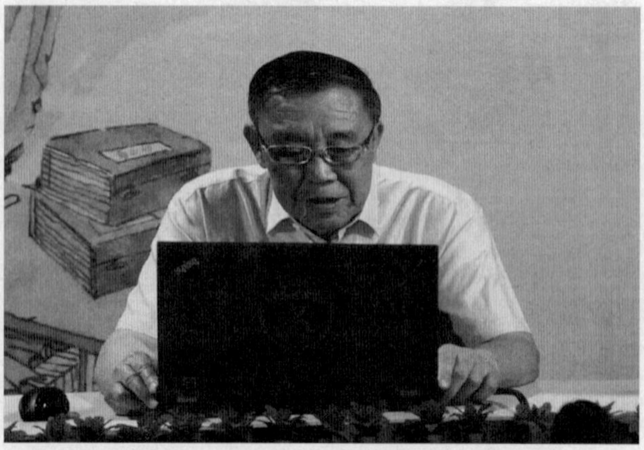

全国老中医药专家学术经验继承工作指导老师、全国优秀中医临床人才陈永灿教授介绍了自己运用逐邪透外治则辨治新冠肺炎的体会，他认为，对于新冠病毒核酸检测不易转阴或有反复者，当以养阴清热、升清降浊、宣郁解毒、搜邪透络为治则，采用青蒿鳖甲汤合升降散治疗，宣透排毒，放邪外出，不失为一种上乘的选择。

第七批全国老中医药专家学术经验继承指导老师、全国优秀中医临床人才王邦才教授介绍了外感热病学说的理论源流及中医辨治思路，他认为，外感热病的诊疗中西医各有所长，中医药治疗有其独到的疗效，针对外感热病，特别是疫病的治疗，一定要坚持辨证论治，三因制宜，谨守病机，注重邪正盛衰，重视疾病的个体性、动态性和整体性，才能提高临床疗效。

全国名老中医学术继承指导老师、浙江省名中医施维群教授介绍了“气机升降学说”，他认为，气机升降学说是中医学从动态角度出发，对脏腑特性、气化功能以及整个生命活动的高度概括。巧妙利用药物之升降沉浮，以顺势脏腑之气升降矛盾治疗疾病，是中医之精华也。

浙江省中医药学会感染病分会名誉主任委员朱肖鸿教授介绍了传染病的特点、发热伴血小板减少综合征概述及温病经典理论。她认为，结合传染病学理

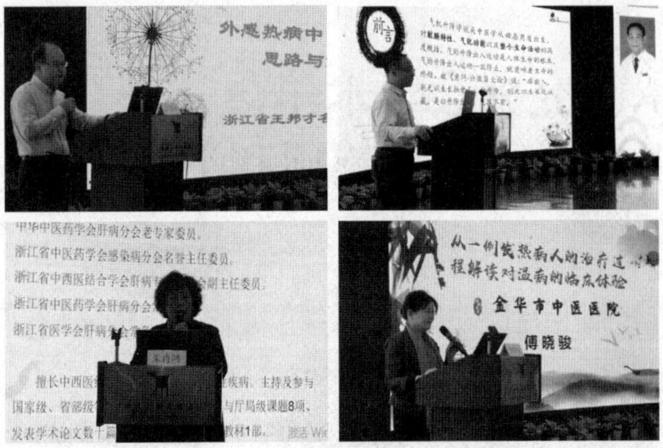

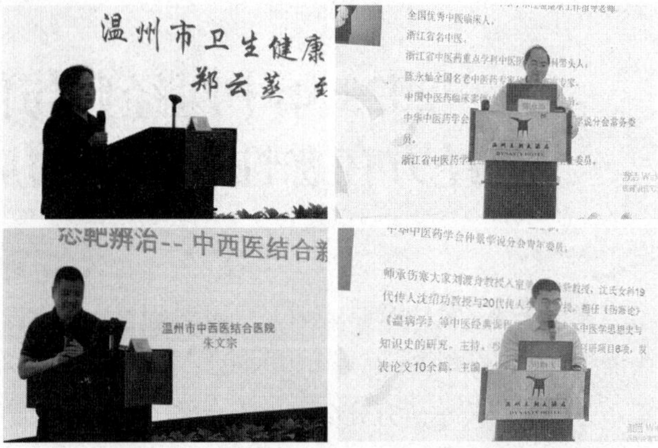

论认识温病，可以加深对温病学经典理论的理解，有助于更好地从病的角度认识各种温病，完善辨病和辨证相结合的温病学诊治体系，提高中医药防治传染病的参与度和临床疗效。

全国名老中医药专家学术经验继承工作指导老师、浙江省名中医傅晓骏教授从一则病案出发，阐述了温病学的发展历程、瘟疫的特性。她认为，由于古今之人的体质变化，单一的经方难以应对现代更为复杂的病情，需要多方合用或是在原方基础上进行加减配伍，才能达到较好的疗效。

温州市中西医结合医院党委书记、硕士生导师朱文宗教授详细地介绍了中西医结合态靶医学的概念，具体介绍了“靶”的内涵，并通过一个个生动的例子深入浅出地阐明了寻找靶方、靶药的方法，还从“癌毒”理论出发，阐释肿瘤发生发展的病因病机，通过调态和打靶来祛邪解毒，扶正抗癌。

浙江中医药大学基础医学院司鹏飞博士从“方源”“方药”“方证”“方机”4个方面介绍名方“升降散”，并附上自己运用升降散治疗外感发热及内伤杂病的医案。

浙江省中山医院副主任医师王斌教授从麻黄的性味及现代药理学研究，发散至麻黄汤、麻黄加术汤、葛根汤、麻杏甘石汤、越婢汤、麻黄附子细辛汤、大青龙汤、小青龙汤、五积散等麻黄类方的临床应用。

杭州市第三人民医院肿瘤科兼中医科主任、第二批全国优秀中医人才刘云霞教授介绍了胃癌术后的经方应用，她认为，中医药应该贯穿恶性肿瘤的治疗全程，中西合璧，减轻抗肿瘤治疗的毒副作用，更好地达到改善患者症状、提高生活质量、提高抗肿瘤治疗的完成率，提高患者的疗效和生存时间的目的。

温州市中医院肿瘤内科1病区主任、温州市中青年名中医周斌主任医师向大家介绍了中医药在乳腺癌综合治疗中的应用。周主任认为，乳腺癌是一种发病率和死亡率都很高的肿瘤，综合治疗是目前的主要治疗模式，中医药应该成为综合治疗的一部分。中西医结合治疗乳腺癌有协同作用，可以改善患者症状，提高患者生活质量，延长生存期，同时可以减轻西医治疗的毒副作用。

温州市中医院感染病科主任、主任中医师、第四批全国中医临床优秀人才朱小区教授分别从“温病与伤寒的区别”“温病病因”“温病传变、证候”“温病的治疗”“温病的预防”5个方面详细地介绍了陈无择的温病思想。

参加本次会议的学员不仅有来自市级三甲医院的临床医生，更有来自基层的医务工作者，大家都表示此次会议的内容丰富充实，专家们的讲课深入浅出，理论与实践相结合，使大家获益匪浅。相信通过此次会议的顺利开展，可进一步提高温州地区肿瘤的中西医结合诊治水平。

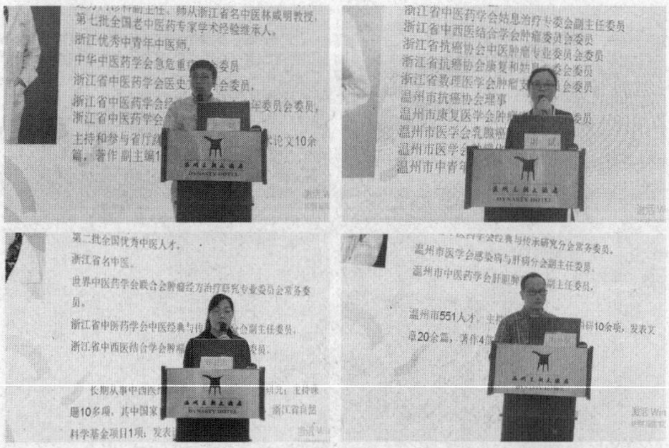

来源：浙江中医药大学

2023年仲景经方民间名医第一期学术研讨会圆满成功

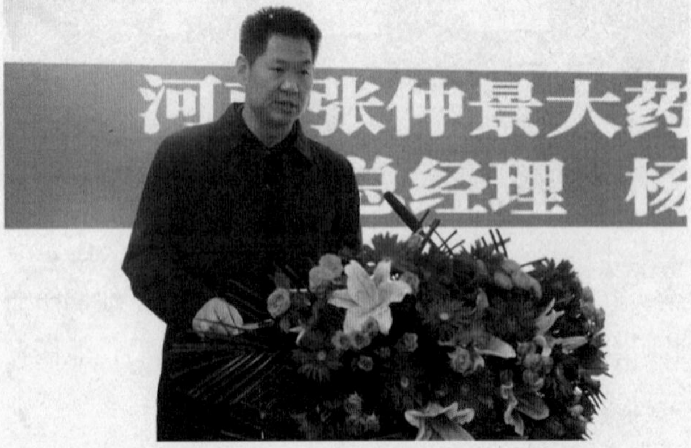

2023年11月11日-12日，仲景经方民间名医第一期学术研讨会在郑东新区正方元国际酒店隆重举行。河南省卫健委中医处副处长徐宏伟、9位仲景经方民间名医、河南张仲景大药房股份有限公司总经理杨明江及社会各界中医学者出席了本次研讨会。

有的中医老师带着襁褓中的婴儿来到会议现场，有的中医老师坐着轮椅来到研讨会现场，有的中医老师不远千里冒着风雪从外省赶来……

来自各地的中医学者，满怀热忱，奔赴研讨会现场，在仲景经方民间名医第一期学术研讨会签到墙前拍照留念。

河南张仲景大药房股份有限公司总经理杨明江首先向来到本次研讨会现场的河南省卫健委中医处副处长徐宏伟、9位仲景经方民间名医、社会各界中医学者表示最热烈的欢迎和最诚挚的感谢。

杨总在致辞中讲到：我们国家重视和支持中医药事业的发展，实践证明，继承和发扬中医学术，让中医学术的精髓传承下去，是时代赋予我们的重任。本次来到研讨会现场的9位仲景经方民间名医——王永民老师、刘现军老师、张庆军老师、邵七领老师、孙鸿昌老师、杨占伟老师、李世民老师、库喜龙老师、王永燕老师。他们，日门诊逾百，深受万千患者的信任；他们，仁心仁术愈顽疾，门诊复诊率远超70%；他们，各怀绝技，愿倾囊相授精要。希望在场的各位中医老师都可以学有所获！

最后，杨总鼓励大家：愿今日你我共赴杏林盛会，传圣人之学，明朝满载收获回归门诊济苍生之厄。同时，希望在场的社会各界中医学者常来仲景中医学术研讨会学习，并邀请大家加入张仲景国医馆团队，在仲景平台上用仲景经方为更多的患者解除疾苦！

杏林逐梦路，医者新篇章。河南省卫健委非常关注仲景经方与民间名医的发展，河南省卫健委中医处副处长徐宏伟应邀参加本次会议并表示：仲景经方是中医药的精华。传承千年的医圣张仲景学术思想护

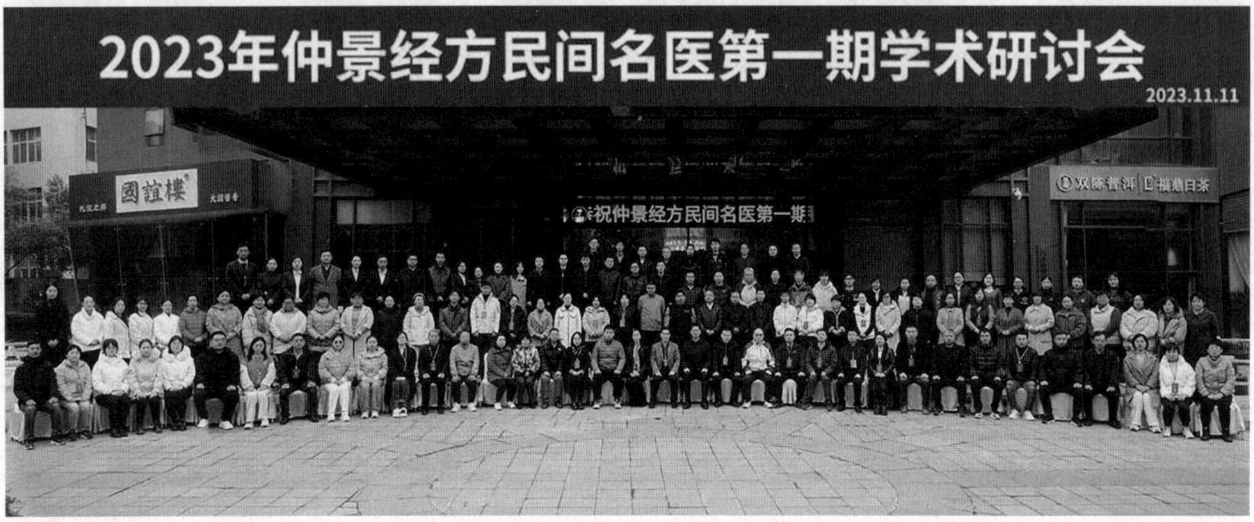

察色按脉，先别阴阳

库喜龙

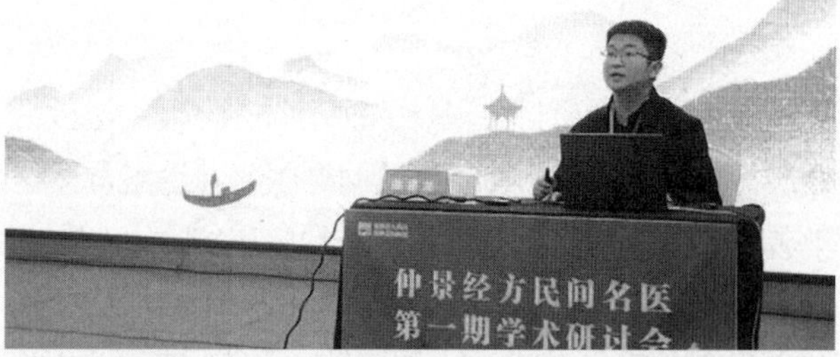

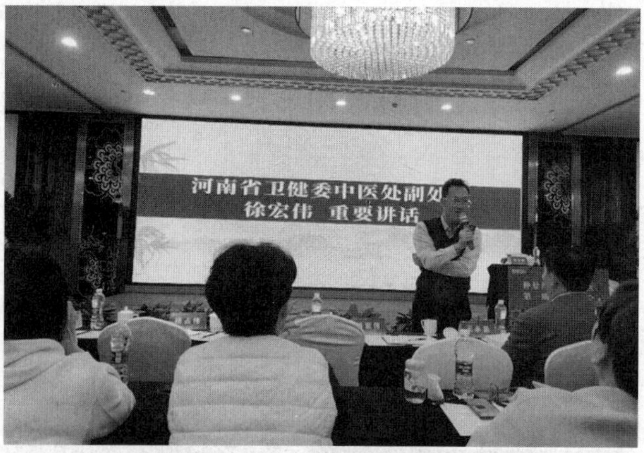

佑着越来越多中原百姓的健康与福祉。中医药文化，特别是仲景经方，在当下社会应该得到更多的传播、传承、创新与弘扬。

诸药所生，皆有境界。草木有灵，人间有情，相逢则境界生。人常说，高手在民间。这话一点儿不假。在人民大众中，确实蕴藏着各行各业出类拔萃的人物，中医界亦是如此。

仲景经方，记载了丰富的诊疗经验，开创了方证对应的临证先河，展现了方药加减变化的规律，由此成为后世名医的学习典范。

莅临会场的9位民间名医——王永民老师、刘现军老师、张庆军老师、邵七领老师、孙鸿昌老师、杨占伟老师、李世民老师、库喜龙老师、王永燕老师，依次分享了精彩的学术内容，获得与会人员的阵阵掌声和称赞。

本次仲景经方民间名医学术研讨会现场座无虚席，近三百位中医学者参加了本次研讨会，他们仔细聆听、认真记录、踊跃发问。研讨会结束后，他们兴奋直言：真的是高手在民间，希望仲景平台多多举办这类学术研讨会，非常有意义。

弘扬国粹，博学笃行，是我们这个时代中医人义不容辞的责任。忆往昔岁月峥嵘，望今朝事业蓬勃，展未来信心百倍。我们坚信，我们会凭借着“敢教日月换新天”的担当精神、“不破楼兰终不还”的攻坚精神、“俯首甘为孺子牛”的奉献精神以及“天工人巧日争新”的创新精神，为中原百姓筑起一道坚不可摧的健康长城。

愿我们与各界中医学者一起学好经方！用好经方！传承好经方！

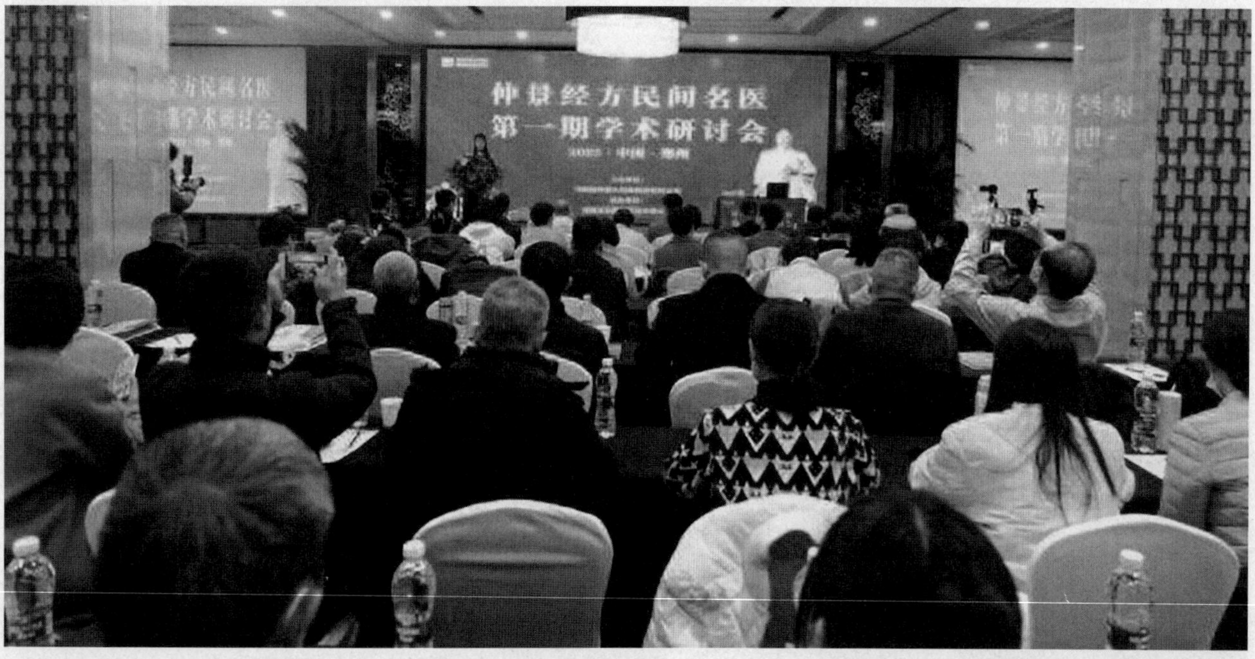

来源：湖南财友新生活

河北省中西医结合学会第一届经方专业委员会成立大会胜利召开

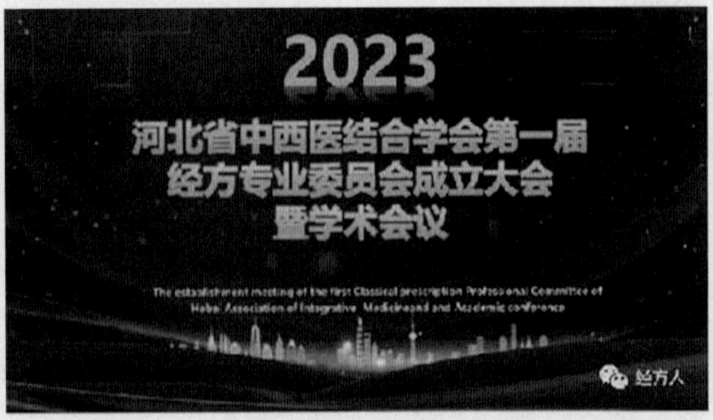

为贯彻落实国家中西医结合医学发展战略规划，发扬我国传统中医药学优势，促进我省经方专业进一步发展，加强学术交流与合作，由河北省中西医结合学会主办，河北省沧州中西医结合医院承办的“河北省中西医结合学会第一届经方专业委员会成立大会暨学术会议”于2023年11月12日在线上举行。

本次会议包括经方专委会成立大会和学术会议两部分。

经方专委会成立大会

经方专委会成立大会由河北省中西医结合学会秘书长戴明启主持。

戴明启秘书长主持经方专委会成立开幕式，宣布会议选举、表决有效，并对经方专委会今后的工作提出了指导：要有大局观念，为全省专业技术人员的共同提高构建学术交流平台；认真开展学术活动，大力组织开展学术研讨、交流培训、科普宣教、义诊等活动；不断增强专委会内部队伍建设，扩大会员覆盖面，使更多的本专业领域技术人员通过平台得到进步和提高，从而为患者提供更优质的服务，为人民造福，为社会作出新的贡献！

会议通过选举，选出了河北省中西医结合学会第一届经方专业委员会名誉主任委员、顾问、主任委员、副主任委员、常务委员、委员，合计206人，其中高级职称79人。首都国医名师、仲景国医大师冯世纶教授担任名誉主任委员，河北省名中医曹东义教授、张建强教授、闫国强教授及全国知名伤寒派腹诊专家王宁元教授担任顾问，河北省沧州中西医结合医院马培锋教授担任主任委员。学会委员工作单位覆盖了我省所辖10个地级市，委员组成既有来自省内三级甲等医院的专家学者，也有来自基层医院的医务人员，还有来自医学院校的教师；既有德高望重的学科带头人，也有来自全国各地的中医专家，更多的是从事临床工作的中青年一线人员，专委会委员专业素质良好、辐射区域广、涵盖人群大。

河北省沧州中西医结合医院、胡希恕经方医学沧州传承基地负责人马培锋同志做了表态发言，确立分会宗旨：明确经方体系，以临床实践为核心，学经方、用经方、传承经方，充分和当选的名誉主任委员、顾问沟通，为分会发展把握好大方向；规划分会工作：举办经方类继续教育项目，经方沙龙学术活动，经方医学进校园、下社区、走基层活动，多层次传播经方。为传承经方作贡献，更好地为人民健康服务。

王峰教授表示，经方是中医经典中的精华，我院一直将经方临床应用作为中医药传承核心战略工程来抓，在以后的工作中，将一如既往地支持中医药发展，借助“河北省中西医结合学会经方专委”这个平台，多举办、常举办全国经方应用论坛暨高级研修班、经方师承班等，推动经方学术思想的传播，从而有力地推动经方事业的传承与发展。

学术会议

会议邀请了胡希恕经方传承工作站首席指导专家、首都国医名师、仲景国医大师冯世纶教授莅临会议。共有来自河北省内外的 200 余名中医师及经方爱好者参加，总参会人数达到 798 人。

胡希恕经方传承工作站首席指导专家冯世纶教授亲自直播授课

授课题目：怎样学好经方

冯世纶教授 85 岁高龄仍坚持亲力亲为，线上为大家直播授课，全天全程参与会议，在本届经方专委会担任名誉主任委员。在授课时，冯老指出，发展中医关键在于发展理论，因此，要学好经方，就要重视经方理论，并从明确什么叫经方、排除误读传统、排除中医西化、守正经方理论等 4 个方面为大家深入讲解经方学习要点。

河北省沧州中西医结合医院 马培锋教授

授课题目：读《辅行诀脏腑（五脏）用药法要》

马培锋主任从经方《伤寒杂病论》与《辅行诀脏腑（五脏）用药法要》的纽带，《辅行诀脏腑（五脏）用药法要》的传奇，带着疑问思考、研读《辅行诀脏腑（五脏）用药法要》，“仲景依据之主方”等 4 个方面为大家深入讲解。

河北省中西医结合医院 董晶晶教授

授课题目：药学角度附子解读

董晶晶主任从药学角度全面解读附子，从附子的产地、药性到附子的加工、炮制原理及方法，再到附子的减毒、解毒方法，全面细致地讲解经方常用药物附子。

北京核工业医院 万国伟教授

授课题目：经方治疗急腹症示例

万国伟主任为大家分享运用六经八纲辨证体系，分享经方治疗急腹症的经典案例，包括新冠病毒感染后急性阑尾炎案、急性胆石症案等。

沧州张仲景医学研究会常务理事 王连星

授课题目：强体增重小品黄芪汤案

王连星老师主要讲解了《小品方》中黄芪汤的方剂、功效，结合一例暴瘦医案，细致讲解了小品黄芪汤在虚劳证中的应用。

新疆库尔勒市第一人民医院中医科 耿月霞教授

授课题目：麻黄附子细辛汤治疗过敏性鼻炎

耿月霞主任结合治疗友人的病案，为大家分享麻黄附子甘草汤、麻黄附子细辛汤在过敏性鼻炎中的治疗应用。

河北省中医药学会张仲景学术思想研究专业委员会常务委员 孟康教授

授课题目：曲线救国，从一例化学药品中毒案谈辨证施治的本质

孟康主任从一例化学药品中毒案引出中医辨证施治的本质、胡冯经方医学体系特点，再结合味觉丧失案、痿证案、便血案，讲解如何具体应用六经八纲辨证施治，实案实操，透彻明了。

胡希恕经方医学保定传承基地负责人 马民凯教授

授课题目：头痛涔涔齿动摇，胡冯经方显奇效

马民凯主任先是讲解头痛的六经治疗，带大家回顾《伤寒论》中头痛的辨证分析，然后引出经方治疗头痛举隅，总结基于胡希恕六经八纲方证理论运用经方治疗头痛，均能起到事半功倍的效果。

河北省中西医结合医院 白海龙教授

授课题目：经方治疗糖尿病合并症思路及案例分享

白海龙主任分享了运用经方治疗糖尿病合并各种并发症的真实案例，涵盖范围非常广泛，包括糖尿病自主神经病变、糖尿病合并银屑病、糖尿病合并脑梗死后遗症、糖尿病痛性周围神经病变、糖尿病合并顽固性头痛、糖尿病合并新冠肺炎、糖尿病肾病等。

河北省中西医结合学会第一届经方专业委员会成立大会暨学术会议在各方的支持下圆满召开，今后全体会员将并肩努力，学经方、用经方、传承经方，更好地为人民健康保驾护航！

来源：经方人

2023年海南省中医药学会仲景学说专业委员会年会暨经方临床应用高级研修班在海南医学院第二附属医院隆重举办

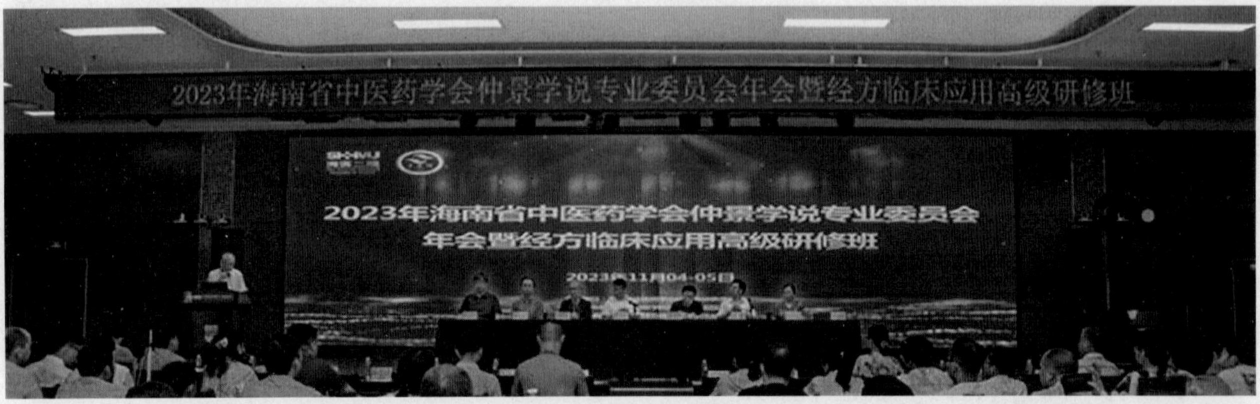

2023年11月3日—5日，由海南省中医药学会仲景学说专业委员会主办，海南医学院第二附属医院承办，胡希恕经方医学海南传承基地协办的2023年海南省中医药学会仲景学说专业委员会年会暨经方临床应用高级研修班在海南医学院第二附属医院隆重举办。

会议开幕式上，海南医学院第二附属医院党委书记王毅教授首先代表本次会议的承办单位致辞，他对各位专家的参会表示热烈欢迎，并表示海南医学院第二附属医院所取得的成绩离不开海南省委省政府、省卫健委及社会各界的抬爱，海南医学院第二附属医院人必须自奋才能不负期望；同时借用诗人张璨的“桃李春风夜无眠，举杯把酒问青天，为何只许春回去，却不容人再少年”诗句，勉励年轻医务人员珍惜青春时光，积极向前辈学习，精进技术，提高涵养。

冯世纶教授代表参会专家发言，对海南经方事业的蓬勃发展表示由衷的高兴，对关心、支持中医经方发展的同仁表示感谢，并为海南中医药事业的发展送上诚挚祝福，希望通过此次学术交流，把经方医学优秀经验带到临床实际工作中，解决患者的实际问题。

海南省中医药管理局张连帅副局长指出，海南医学院第二附属医院积极探索综合医院中医药工作，将中医经典拓展到西医临床科室，取得不俗的成效，希望继续联合各兄弟医院、各界中医药工作者，相互学习，共同成长，让中西医协同造福更多百姓。期待各位专家能够一如既往地关注、关心、支持海南中医药事业，继续为海南经方、海南中医健康产业发展出谋献策，为建设自由贸易港保驾护航。

海南省中医药学会陈少仕会长在致辞中，对海南仲景学说专业委员会成立以来以“传承经典、弘扬经方”为宗旨，通过定期举办学术会议、邀请省外专家坐诊、临床带教、积极开展经方下基层活动，有效促进了我省经方事业发展表示肯定。希望各市县之间互相联系沟通，取长补短，增强凝聚力，提高中医服务能力。

开幕式主持人，海南省中医药学会仲景学说专业委员会主委、海南医学院第二附属医院中医科主任介绍了本次年会的日程安排，随后会议进入精彩的学术议程环节。

首都国医名师、胡希恕经方医学泰斗冯世纶教授从《读章太炎〈伤寒论今释·序〉问道经方》出发，高屋建瓴地阐述了经方与医经、经方的误读传统等。

胡希恕经方医学海南传承基地－海南医学院第二附属医院中医科团队，分别从经典中医、中医临床

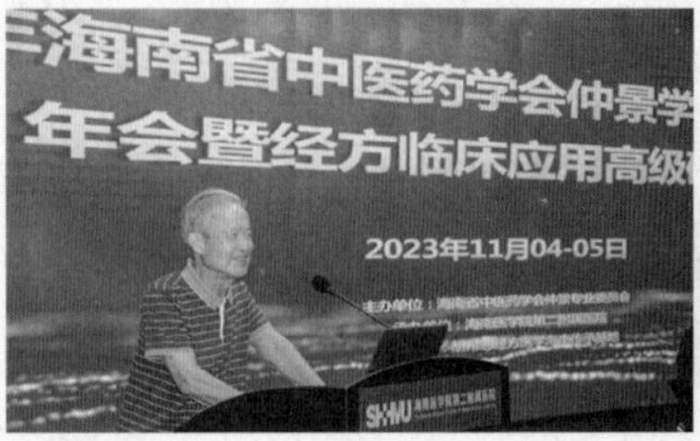

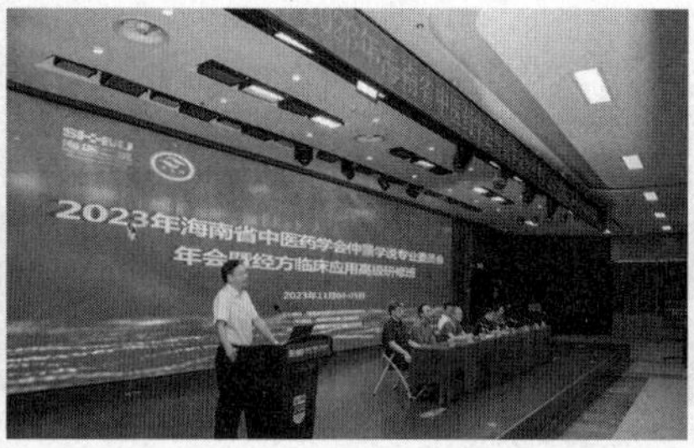
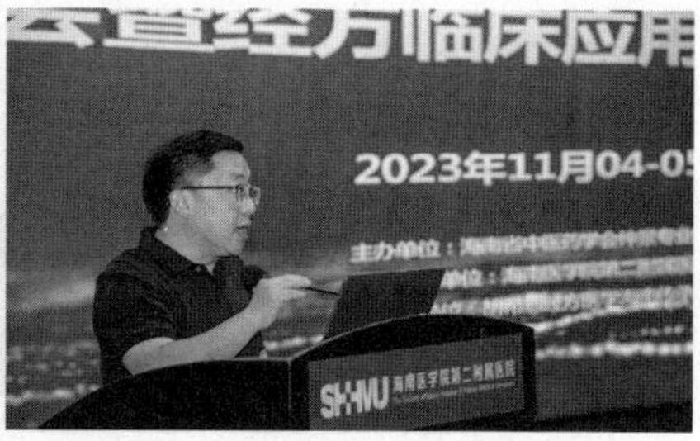

拓展、中医科研等方面汇报了近几年的体会。

海南省中医药学会仲景学说专业委员会学术顾问陈桂敏教授将其数十年经方治疗不孕症的临床经验和体会毫不藏私地分享给大家。

海南省中医药学会仲景学说专业委员主任委员王高岸主任通过临床病例，阐述了“仲景阴阳观”及其在临床中的应用体会。

仲景国医导师陈建国主任介绍了脉证经方的应用，详细解析仲景阴阳脉法。

北京冯世纶经方中医医学研究院陶有强校长分享了经方医学临床路径的辨证施治“九部曲”。

海口市人民医院中医科王德主任以少阴病为切入点，阐述了仲景医学的六病九证，彰显经典为临床提供方法论。

首都中青年名中医、北京中医药大学东直门医院内科副主任张立山教授整理和总结了先贤及自己的临证案例，阐述了“奔豚汤”的方证、适应证及应用体会，为临床治疗“疑难怪病”再添新思路。

海南省中医院老年病科主任王勉教授结合老年病的学科特色，详谈了经方治疗老年病的体会。

首都医科大学附属北京中医医院马家驹博士从辨病位、辨病性等方面，生动地讲授如何有体系地学习经方里证之阳明病。

三亚市中医院周军怀主任通过大量的临床验案，分享了治疗新冠肺炎的宝贵经验和心得体会。

海口市中医院李枝锦主任通过分析多囊卵巢综合征的中医认识、病因病机，结合典型验案展示了经方治疗多囊卵巢综合征的显著疗效。

琼海市中医院吴灿主任讲解茯苓四逆汤的组成、方义、主证，结合有效的病案进行细致解析，分享自己紧抓病机、抓主证、辨方证的临床体会。

此次会议得到中医同道的广泛支持与关注，来自省内多家医院的专家们也奉献了精彩纷呈的点评。

学术会议经方名家云集，省内外专家从经典、病案、临床、体会等多角度、多方位对不同专题进行了深入浅出的解析，围绕“仲景医学”主题，从理论

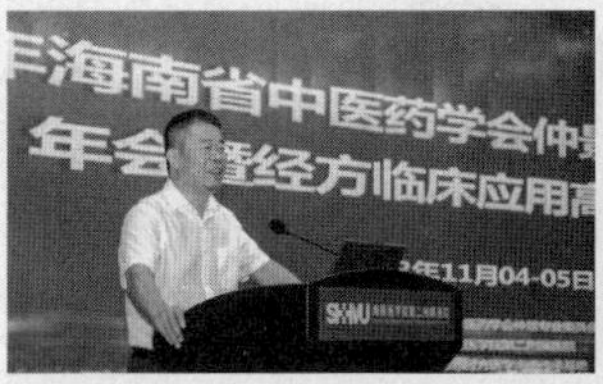
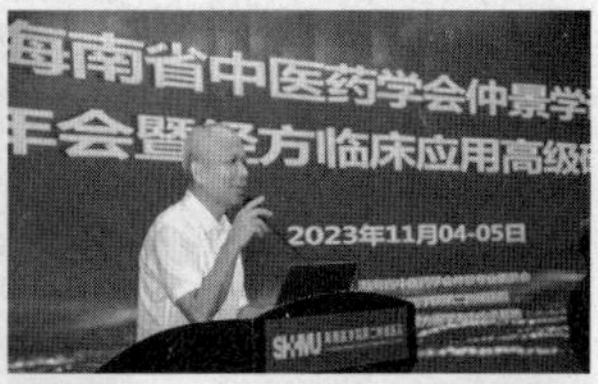

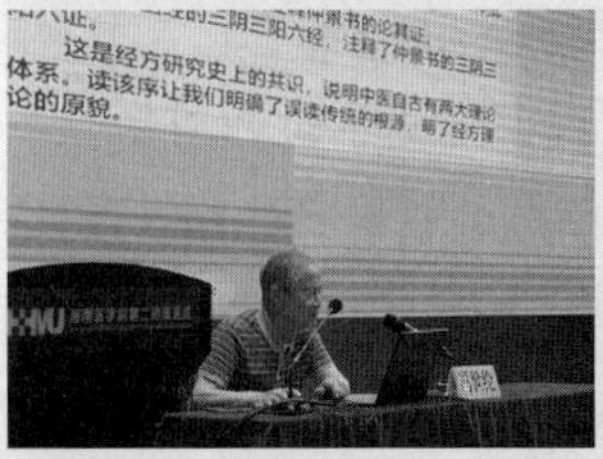
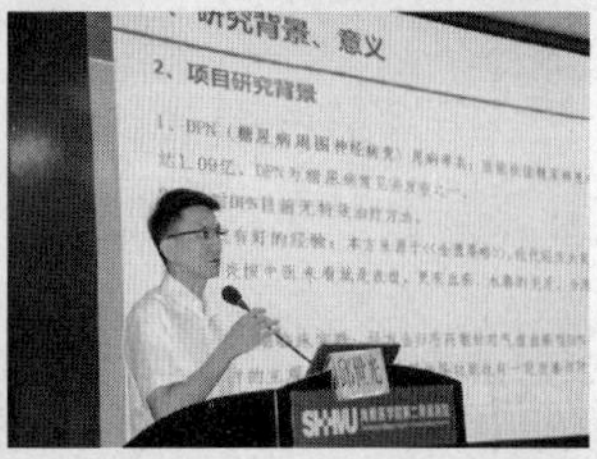
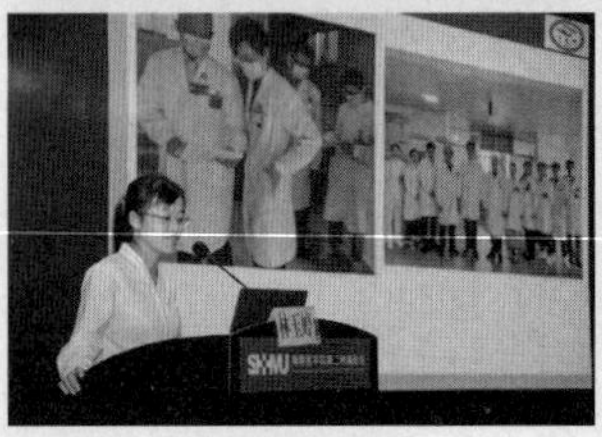
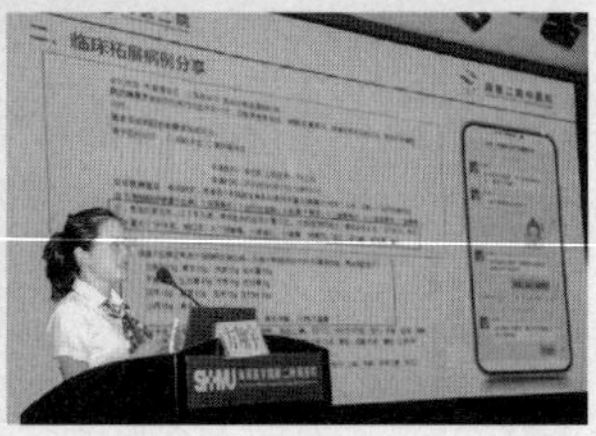
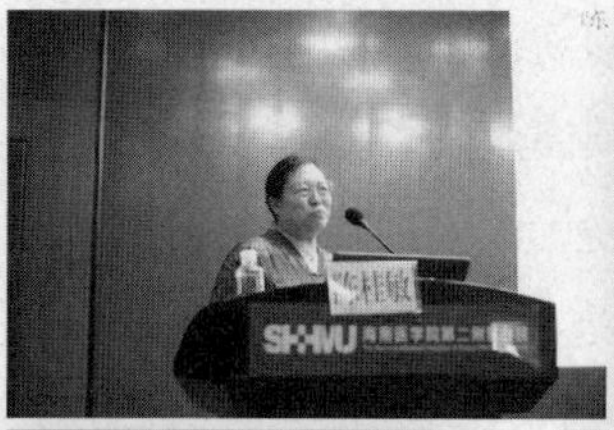
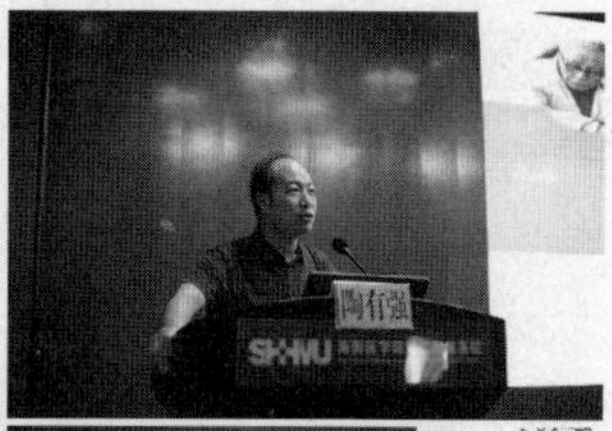

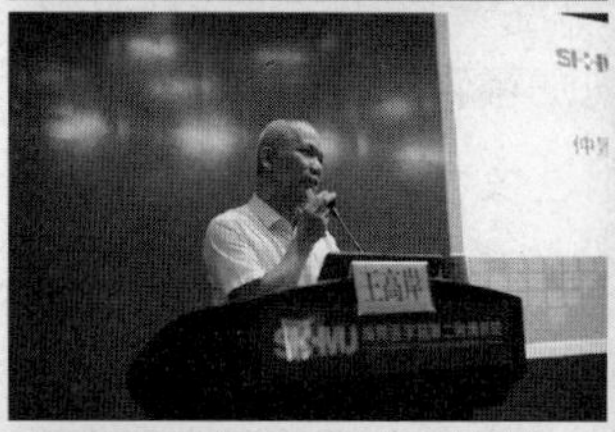

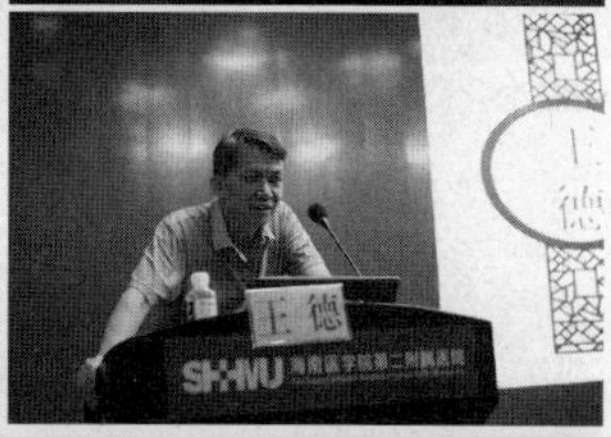

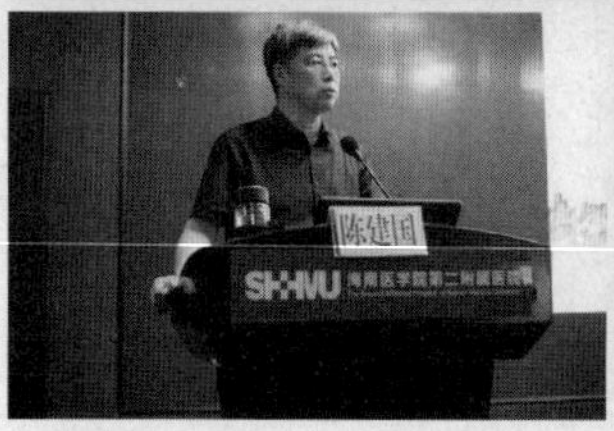

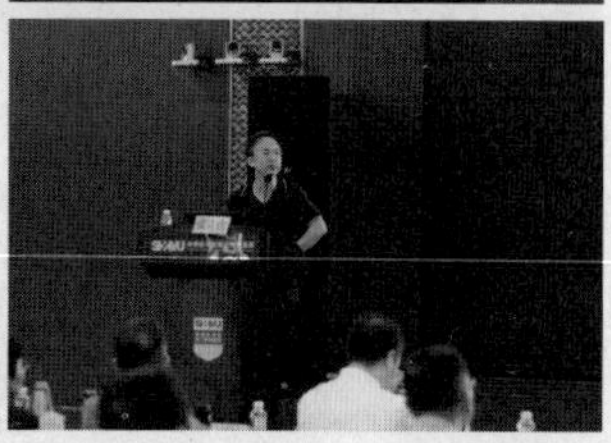

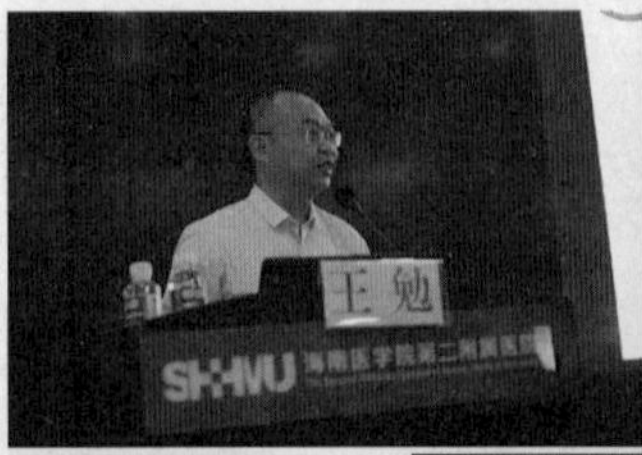

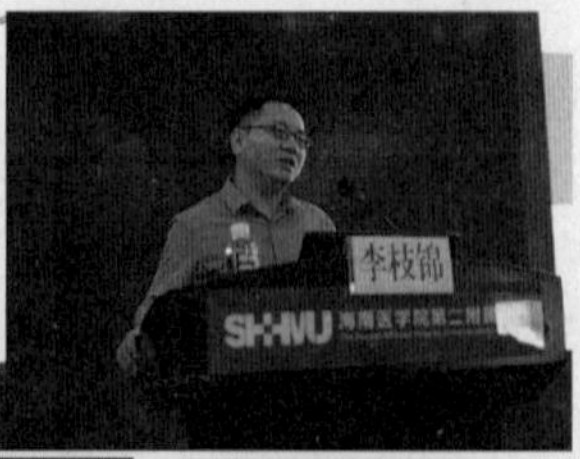

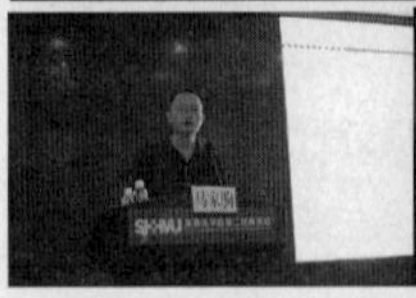

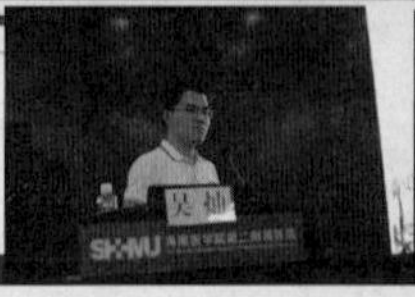

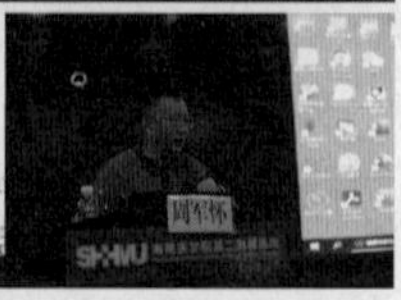

到实践、从理法到方药，通过大量实战案例展示经方魅力，诠释仲景学说的内涵，打造了一场倾囊相授的学术盛宴。来自全国各地的仲景学说专家学者及经方爱好者通过线上、线下结合的方式参会，线下参会人数超过 250 人，线上直播观看总人次近 1 万，会议期间海南医学院第二附属医院中医科公众号关注人数净增 800 余人。参会人员无不受益匪浅，交口称赞。“经方才子”张立山教授更是现场赋词盛赞“南阳遗风满琼州”。

最后，本次海南省中医药学会仲景学说专业委员会年会暨经方临床应用高级研修班，在大家的意犹未尽中结束，王高岸主任委员对与会人员表示衷心的感谢，感谢各位专家的精彩讲座，期盼海南的经方学子们在各位专家的引领下，在海南省中医药管理局、海南省中医药学会的指导下，学好经典、做好临床，争做一代经方传人！

来源：海南省中医药学会仲景学说专业委员会

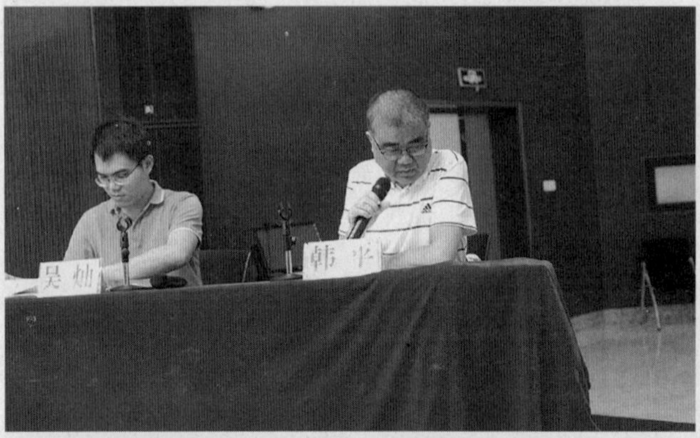

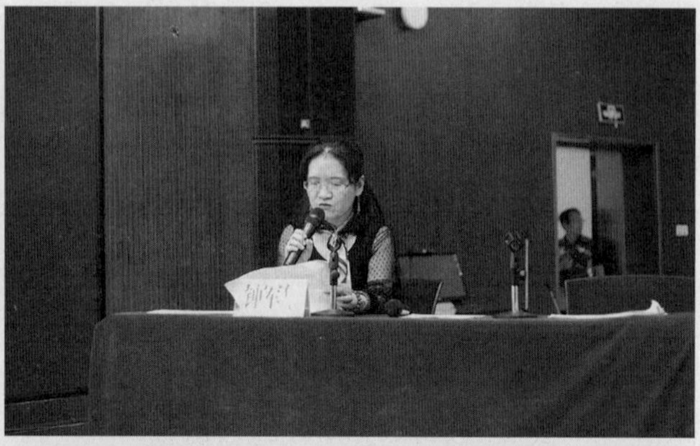

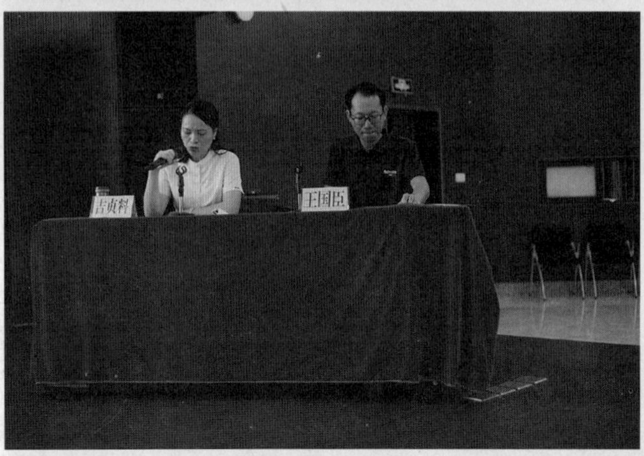

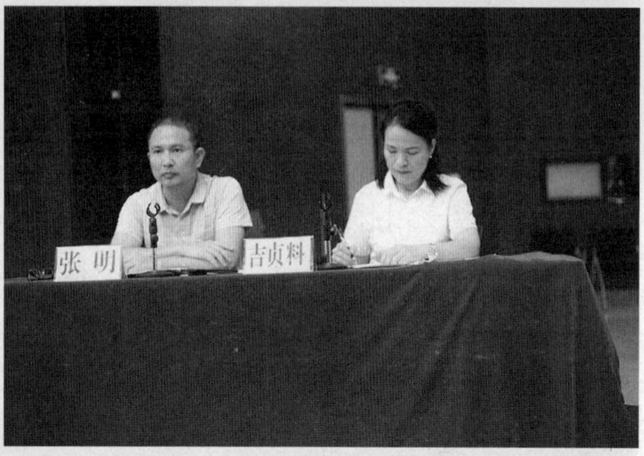

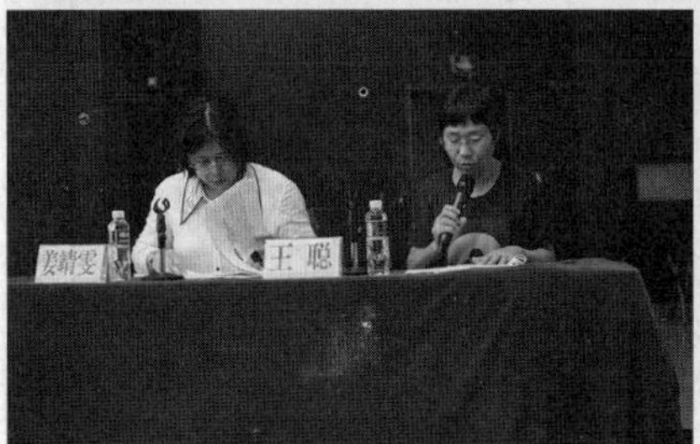

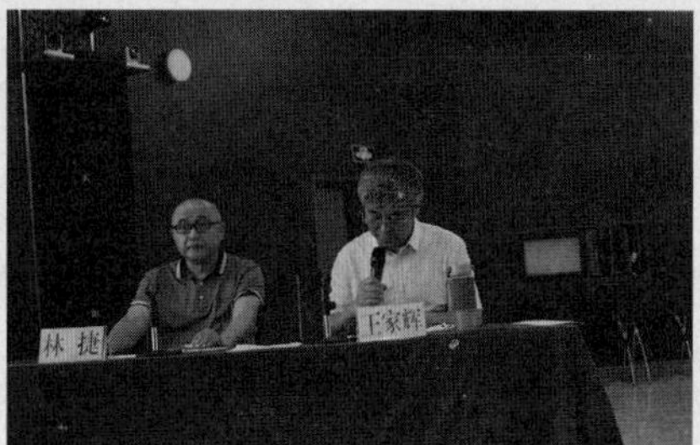

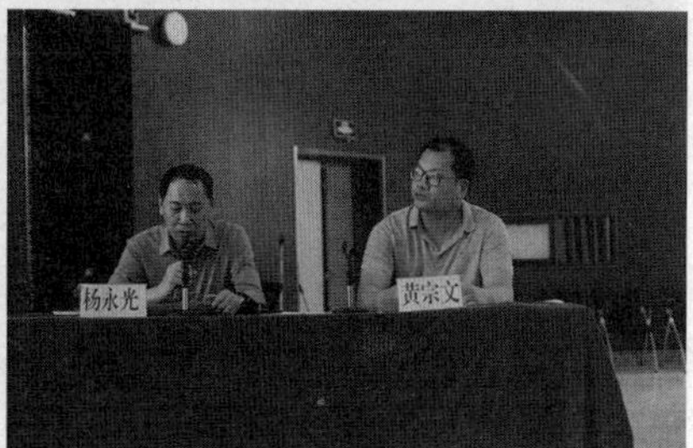

第九届西部经方论坛、陕西省中医药学会经方专委会第二届学术会议在西安开幕

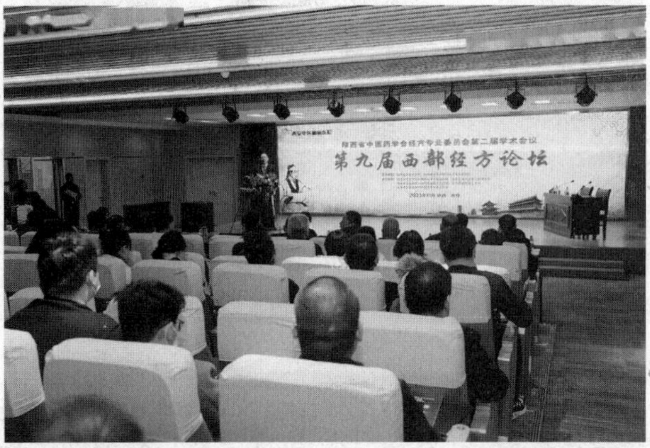

2023 年 11 月 25 日，由陕西省中医药学会、陕西省中医药学会经方专业委员会主办，西安中医脑病医院、西安交通大学第二附属医院、周永学全国名老中医药专家传承工作室、孙万森名中医工作室、宋虎杰全国名老中医药专家传承工作室承办的陕西省中医药学会经方专业委员会第二届学术会议暨第九届西部经方论坛在西安中医脑病医院开幕。论坛邀请到全国名中医、经方大家讲授经方，解读经典，本次论坛吸引了省内外近 300 人现场参会，1.3 万余人次线上观看直播。

参会专家

全国名中医、江苏省名中医、教授、博士研究生导师、南京中医药大学经方学院院长黄煌；国家级名老中医、四川省十大名医、三江伤寒学派代表性传人、四川省乐山市中医医院专家刘方柏；全国名中医、陕西省名中医、教授、博士研究生导师、主任医师、陕西省中医医院专家曹利平；陕西省中医药学会会长、陕西省教学名师、博士研究生导师、陕西中医药大学二级教授周永学；全国优秀中医临床人才、陕西省名中医、西安交通大学医疗联盟中西医结合中心主任、西安交通大学第二附属医院一级主任医师孙万森；全国优秀中医临床人才、陕西省名中医、主任医师、教授、西安中医脑病医院院长宋虎杰；全国优秀中医临床人才、陕西中医药大学教授王亚丽；全国优秀中医临床人才、陕西中医药大学教授、博士研究生导师张效科；医学博士、教授、主任医师、博士研究生导师、陕西省名中医、空军军医大学第一附属西京医院专家李锋；陕西省名中医、教授、主任医师、西安交通大学第一附属医院专家刘永惠；全国优秀中医临床人才、主任医师、陕西省中医医院肾病科主任田耘；教授、硕士研究生导师、陕西省名中医、陕西省中医医院主任医师马战平；全国优秀中医临床人才、主任医师、陕西省中医医院肿瘤科主任杨晨光；陕西省名中医、主任医师、西安市中医医院脑病医院院长林海；主任医师、副教授、硕士研究生导师、陕西省首届优秀中

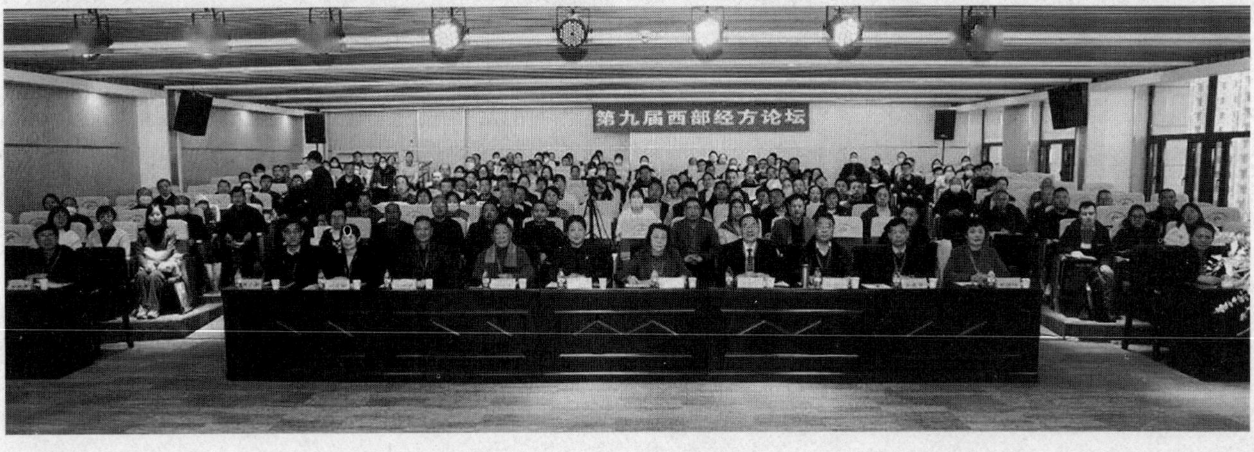

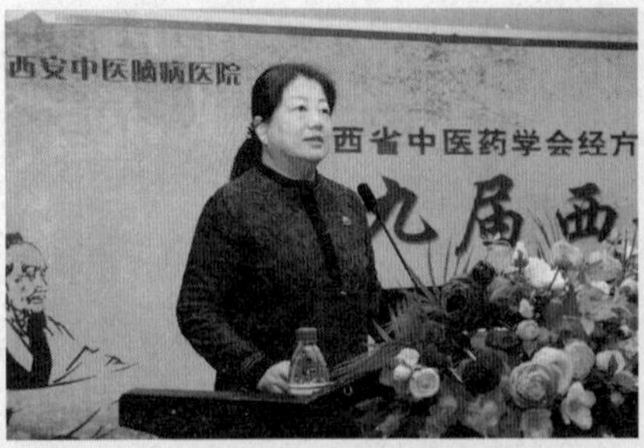

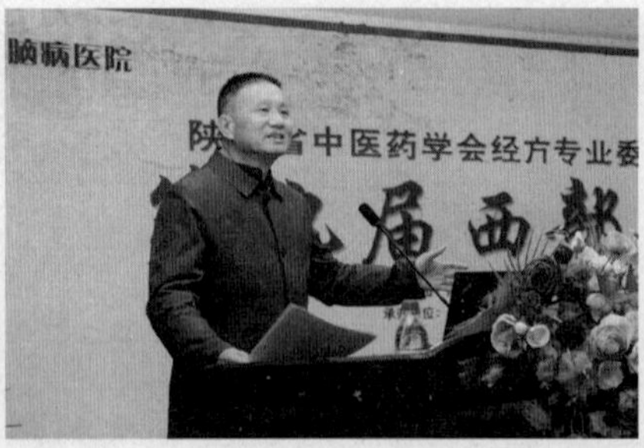

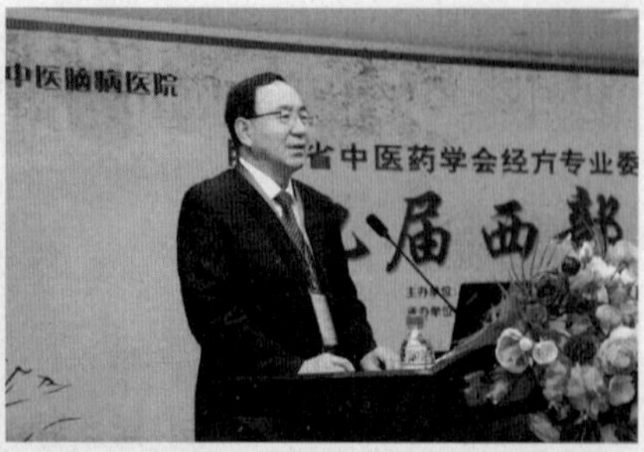

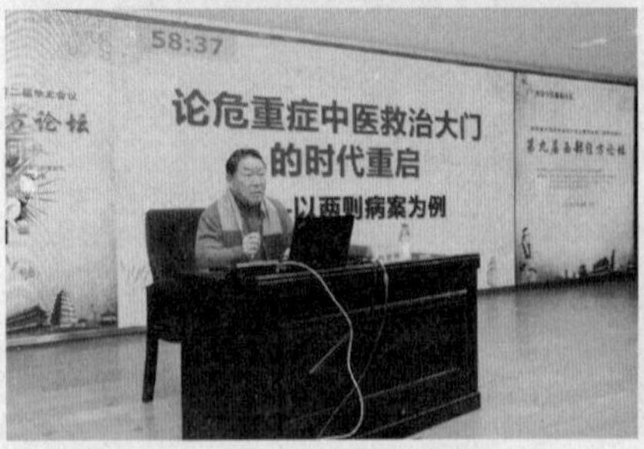

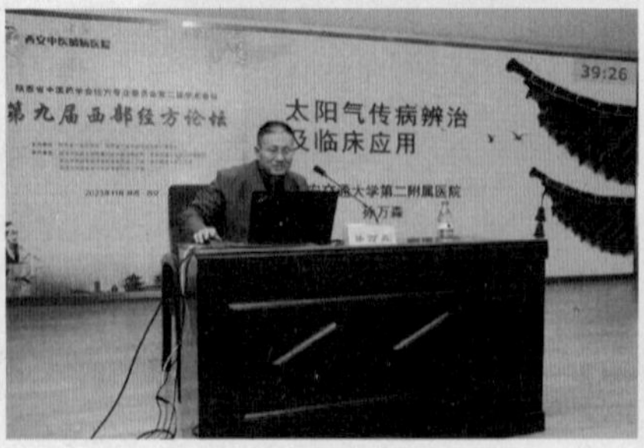

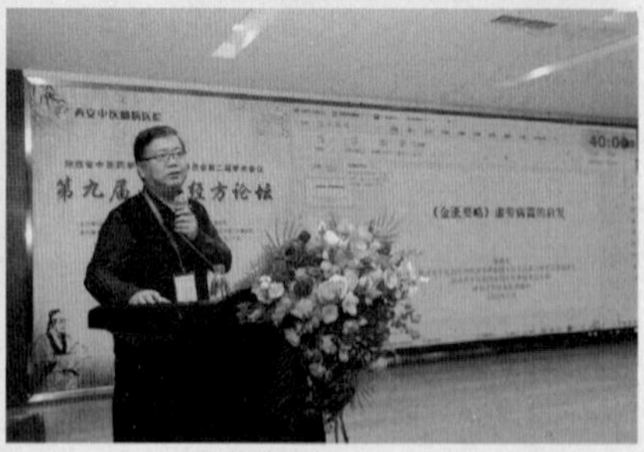

医临床研修人才、陕西中医药大学附属医院专家任艳芸；全国优秀中医临床人才、主任医师、西安市中医医院专家刘素香；全国优秀中医临床人才、主任医师、西安市中医医院专家任晓芳；主任医师、全国第三批优秀中医临床人才、陕西省名中医、延安市名中医、延安市中医院针灸科主任付春爱；国家中医药管理局中医药防治传染病重点研究室主任、西安交通大学医疗联盟中西医结合中心副主任、西安市第八医院中西医结合科主任杨璞叶；陕西省中医药优秀中青年科技骨干人才、副主任医师、硕士研究生导师、西安中医脑病医院副院长杜晓刚；主任医师、全国优秀中医临床人才、榆林市名中医、府谷县中医医院副院长贾惠军；全国基层名老中医药专家、全国优秀中医临床人才、主任医师、榆林市榆阳区中医医院专家孙成军；全国优秀中医临床人才、全国基层名老中医药专家、二级专家、榆林市府谷县中医医院专家靳光荣；副主任医师、全国名中医刘华为教授学术经验传承人、咸阳市第一人民医院中医科首席专家寇战利；副主任医师、硕士研究生导师、刘华为全国名中医传承工作室负责人、陕西省中医医院专家李猛；副主任医师、硕士研究生导师、全国名中医曹利平教授学术经验继承人、陕西省中医医院专家杨栓柱；主任医师、全国名老中医刘华为教授学术经验继承人、西安中医脑病医院专家李省让；副主任医师、全国名中医刘华为教授学术经验继承人、西安中医脑病医院医务部主任黄刚；副主任医师，硕士研究生导师、全国中医临床特色技术骨干人才、西安中医脑病医院专家余亚兰。

精彩授课

授课专家们从经典的解读、经方的分析入手，结合丰富的临床案例，将中医思维及对经方的独到见

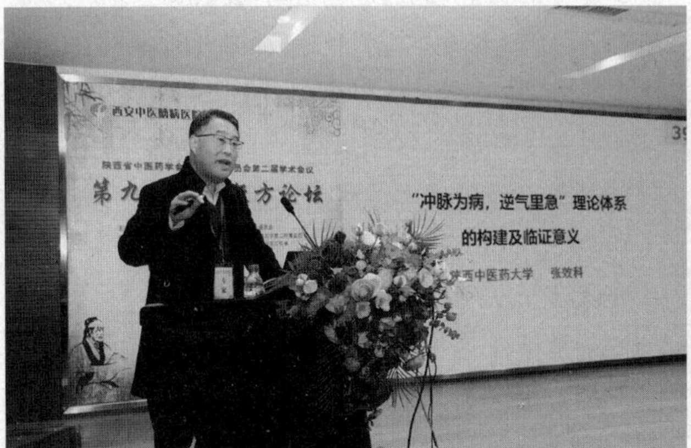

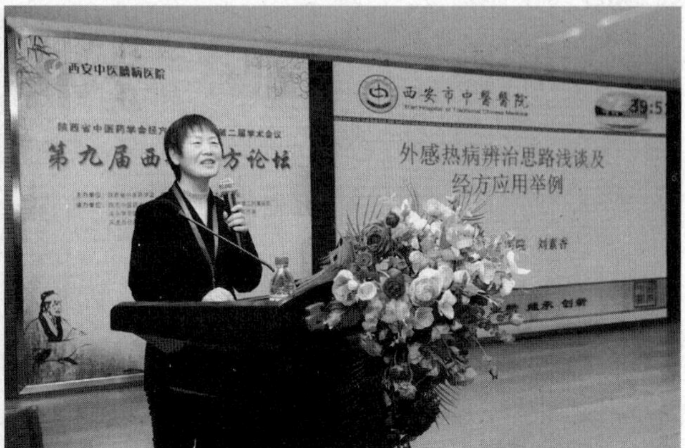

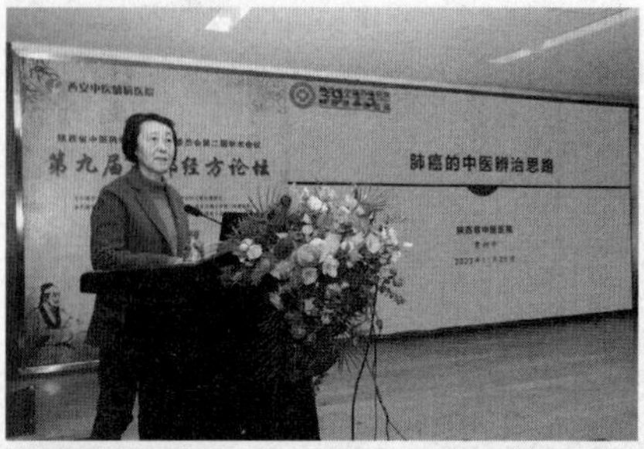

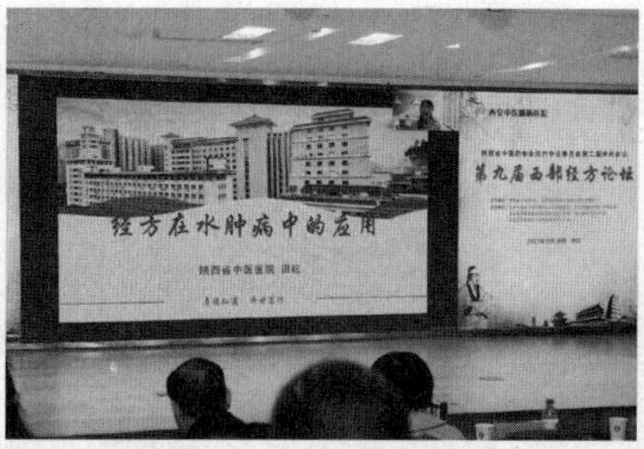

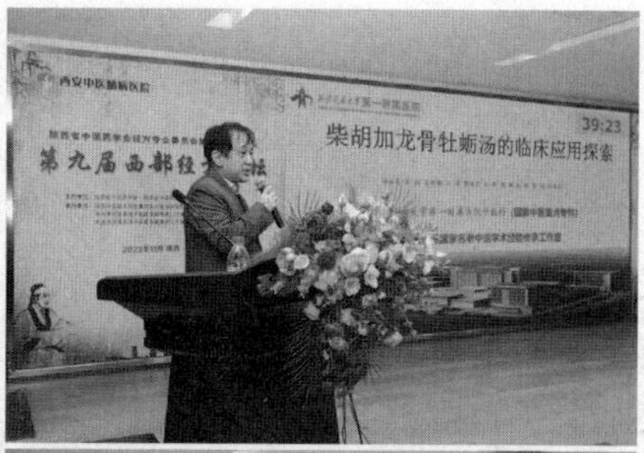

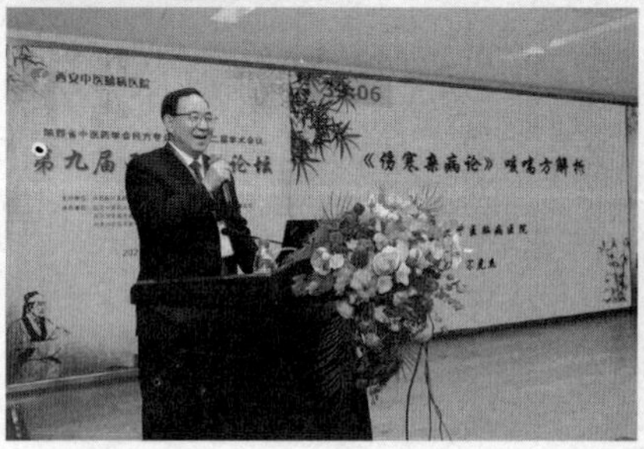

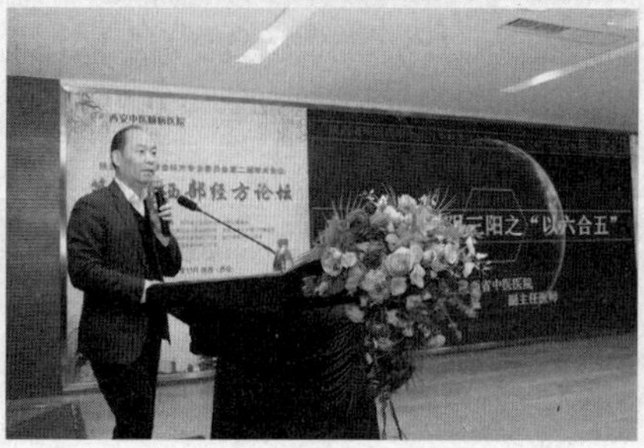

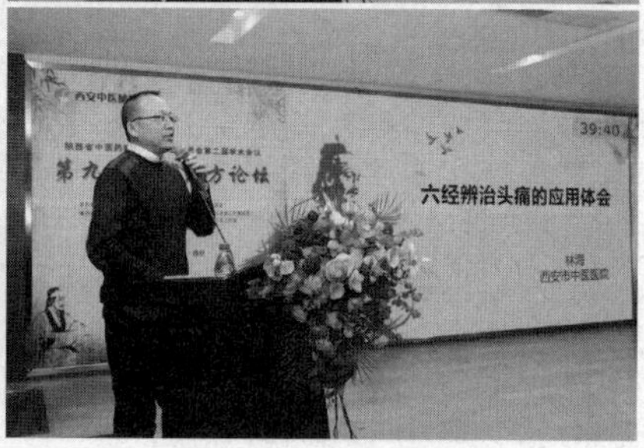

解进行讲授。

刘方柏讲授了《论危重症中医救治大门的时代重启》，详细阐述了对中医救治急危症问题的理解。他指出，临床需要有文化自信、学术自信所托起的担当力和深厚的临床功力，这在危重症救治中尤为重要。

曹利平讲授了《肺癌的中医辨治思路》，她强调，在中医治疗肿瘤的过程中应先强调病机，辨病辨证相结合，方能更好地对症下药。在肺癌防治过程中，主要目标是进一步完善癌症防治体系，不断提升诊疗规范水平，使癌症患者基本负担得到有效控制。

宋虎杰讲授了《〈伤寒杂病论〉咳喘方解析》，对《伤寒杂病论》中9种咳喘方证分类中的经典名方进行方解，并对多方多法组合应用于新冠肺炎的典型方剂进行了分享。

张效科讲授了《“冲脉为病，逆气里急”理论体系的构建及临证意义》，利用中医古籍抽丝剥茧地将“冲脉为病，逆气里急”理论基础、理论体系的构建，理论体系的临证意义进行了详细阐述。

孙万森讲授了《太阳气传病辨治及临床应用》，详细阐述了太阳气传病的概念、辨治，并对其临床应用、经方治疗进行了深入讲解。

田耘讲授了《经方在水肿病中的应用》，系统阐述了水肿的病因病机以及治法治则，对水肿常用经方进行了详细解析，通过2个病例的解析进一步加深对经方应用的理解。

李猛讲授了《太玄数与三阴三阳之“以六合五”》，他从三阴三阳、五气经天、六气化合、干支甲子、太玄之数等方面，探寻中医核心问题，深入发掘中医药宝库中的精华。

刘素香讲授了《外感热病辨治思路浅谈及经方应用举例》，基于对外感热病概念、病因分类、辨治方法的论述，提出临床易于掌握的外感热病的辨治方法三阶段诊治法，并对其进行了详细介绍。

杨晨光讲授了《〈金匮要略〉虚劳病篇的启示》，从虚劳病的发病特点出发，根据发病季节时令判断病机，提出顺四时用药，并对用药的药味特点进行释义与分析。

刘永惠讲授了《柴胡加龙骨牡蛎汤临床应用探索》，对柴胡加龙骨牡蛎汤进行了深入的临床与实验研究。目前，柴胡加龙骨牡蛎汤的临床应用范围已扩展至心血管、生殖、内分泌、消化、肿瘤、不寐、抑郁症等多个领域。

林海讲授了《六经辨治头痛体会》，分别从中医和西医的角度分析头痛的诊治，详细介绍了中医在头痛诊治方面的优势，并分享了临床案例。

传承精华 守正创新

经方智慧 薪火相传

来源：陕西省

传承经典弘扬经方，专家学者汇聚深圳共话经方临床应用经验

2023年12月2日，由深圳平乐中医健康集团（深圳市骨伤科医院、坪山区中医院）、黄煌经方深圳培训基地主办的“深圳经方临床应用经验交流大会”在广东省深圳市举行。来自全国各地的经方专家学者齐聚深圳，共话经方临床应用经验。

本次大会邀请“全国名中医”黄煌教授作主题报告，十余位省内外经方名家学者作专题报告，深圳市卫健委中医处处长赵曾艳、坪山区卫健局局长刘辉出席会议，来自全国各省市医疗机构的300余名中医师、经方研究者和经方爱好者到现场参加此次大会，线上观看达1万余人。

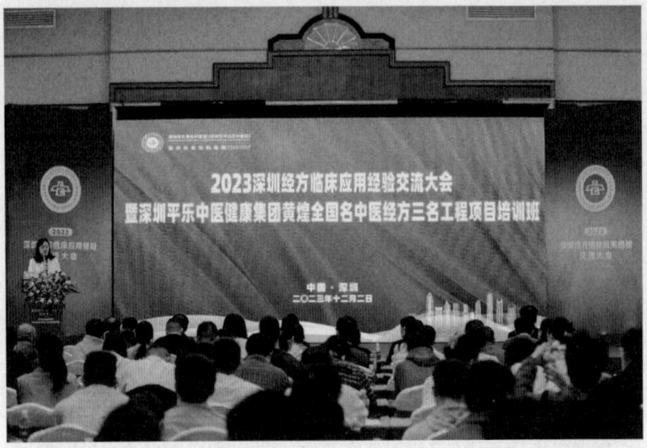

黄煌教授围绕柴胡类方（大柴胡汤、小柴胡汤、柴芩汤）的临床应用作主题报告，他强调，中医治病需要有整体观和全科思维，通过分享医案，从患者病史、体征、处方、效果、治疗思路等多维度传授经方知识。他讲到大柴胡汤是治疗“三高”（高血压、高血脂、高血糖）、失眠、反流性食管炎、代谢综合征等疾病非常好的一个经方。在讲到小柴胡汤的运用时，黄煌教授比喻小柴胡汤在疾病治疗中犹如“千手观音”，在治疗以中医命名“WLHR”（往来寒热）症候群、“XCHT”（小柴胡汤）综合征，以及发热性疾病、免疫系统疾病、皮肤病、甲状腺疾病、肿瘤疾病、耳鼻喉眼科疾病等方面都有非常好的疗效。柴胡新宠柴苓汤，是古老而年轻的免疫调节剂，可以治疗习惯性流产、多囊卵巢综合征（PCOS）、寻常型银屑病、发热性疾病、免疫结缔组织疾病、儿童感冒、腹泻等。

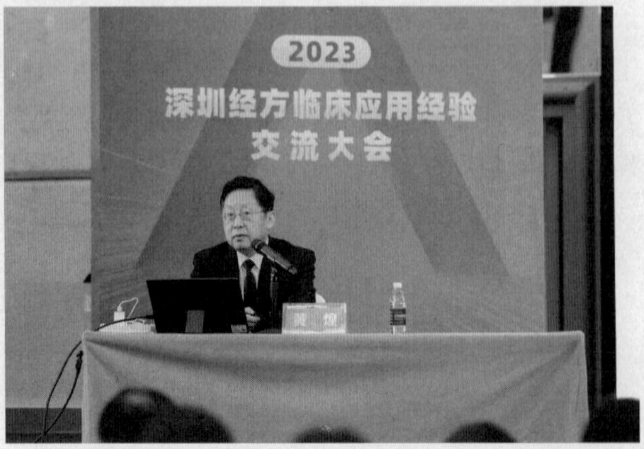

黄煌教授强调“方－病－人”经方诊疗体系，经方不是治疗一个症状、某种病，治疗的是病的人，我们要学好经方、用好经方，用原方，并且鼓励大家要把古人留下的中医精髓传承好、发扬光大，做好经方成药的研发，让老百姓日常就能方便地使用更多临床疗效好的经方。

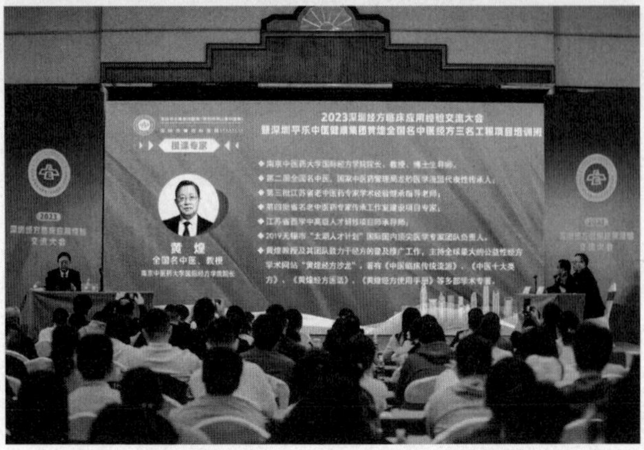

在带教看诊环节，黄煌教授现场开展实例教学，共为10位患者看诊。其中，60岁的患者邓阿叔有4年脑梗病史，自患病后左侧肢体活动不便，康复1年左右收效甚微。今年7月，黄煌教授为其现场看诊开

具风引汤，吃了七八剂后邓阿叔就有了感觉，“以前上人行天桥的台阶，不能左右腿轮换上，吃了七八剂后就可以轮换走4个台阶，吃了20剂后，就能走上七八个台阶了，到目前为止吃了35剂，原来站起来的时候需要手扶一下，现在可以不用扶就站起来，对我来说真的是奇迹。”邓先生感慨地讲道。

据了解，2020年，深圳平乐骨伤科医院（深圳市坪山区中医院）与黄煌教授团队成立了“黄煌经方深圳平乐工作室”；2022年，医院挂牌“黄煌教授经方培训基地”；2023年，医院正式引进了“深圳市三名工程”黄煌教授团队。三年来，在黄煌教授的指导带教下，深圳平乐中医健康集团（深圳市骨伤科医院、坪山区中医院）以黄煌经方深圳培训基地为平台，在经方人才培养、中医疑难杂症救治以及中医药疾病预防保健方面均取得了不错的成效。一方面，医院内外妇儿、骨伤、筋伤、康复、危急重症抢救等多学科，在治疗各类疾病时充分运用经方，使经方走出书本、走向大众，惠及人民群众，有效提升了集团中医药综合服务能力；另一方面，开展线下现场看诊带教活动，面对面教学，现场培训经方医师300人，对深圳经方事业起到了推进和促进作用。

经方传承至今近两千年，具有用药精当、组方严谨、配伍巧妙、疗效显著的特点，是中医学的规范和准绳。学会使用经方，可以“四两拨千斤”，用好经方，是提升中医药诊疗水平的有效抓手。

来源：深圳新闻网

广西科技大学第一附属医院成功举办“2023年经方临证传承及中医壮医特色技术培训班”

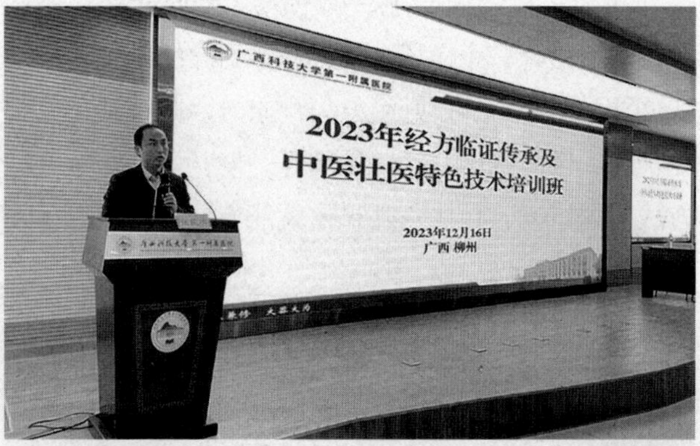

时逢癸卯仲冬，初冬的清冷抵挡不住浓浓的学术热情。2023年12月16日，由广西科技大学第一附属医院及柳北区医疗卫生机构管理协会共同举办的“2023年经方临证传承及中医壮医特色技术培训班”在我院学术报告厅成功举办。医院副院长张施明出席开幕式并致辞，来自区内外共150多名中西医、民族医学专家、同人参加本次大会。开幕式由医务部部长兼康复医学科主任张云波及中医科教学秘书顾天琪共同主持。

张施明副院长代表医院向一直心系我院发展的各位领导致以诚挚的感谢。他说，我院将始终秉承引领学科发展、提高学术影响力的办会初心，为中医同道搭建学术交流平台，规范诊疗行为，以普及经方传承及壮医特色技术为目的，提供互相学习、增进友谊、促进发展的机会。

9位来自区内的中、西医医院的专家分享他们在经方临证应用领域的经验以及壮医竹罐疗法、目诊、脐环穴、经筋疗法等特色技术和最新研究成果，授课内容丰富、全面实用，为进一步推动中西医结合以及民族医学诊疗特色发展作出贡献，共同担当促进中医药传承创新发展之大任！

本次“经方临证传承及中医壮医特色技术培训班”是深入贯彻国家《“十四五”中医药发展规划》精神，坚持传承精华、守正创新，促进医院中医壮医人才队伍建设，加强医院中医壮医人才培养和中医临床思维的养成，充分发挥中医药壮医药在临床中特色优势的具体实践。虽然寒潮袭来，与会的各位同道海纳百川，问道、求知、探理，吸收百家优势，碰撞理论与实践火花，推动中医学术思想的传承与创新，在八桂杏林内营造出共同学习、共同进步、共同钻研的良好氛围。

来源：广西科技大学第一附属医院

湖南省直中医医院中医经方研究所正式授牌成立

2023年12月7日－9日，湖南省直中医医院举行“中医经方研究所”授牌成立仪式暨《脾胃论》传承创新与中医经典临床应用培训班。

中医经方研究所由江志超教授牵头负责，湖南省直中医医院党委副书记、院长伍世棻教授任名誉顾问，下设治则治法研究室、脾胃病研究室、妇科研究室、风湿免疫病研究室、肿瘤研究室、急诊研究室、外治研究室和中药研究室，共8个专科研究室。

湖南省中医药和中西医结合学会会长郭子华、湖南省直中医医院党委书记段云峰、湖南中医药大学中西医结合学院院长张伟为研究所和专科研究室授牌。参加揭牌仪式的有中国中医科学院医学实验中心主任、中南大学湘雅二医院副院长颜苗，湖南省直中医医院党委副书记、工会主席罗曙光，党委委员、副院长唐森和来自北京、河北、海南、广东和湖南的中医经方大家及《中国青年报》《株洲新闻》等媒体的记者。

在揭牌仪式上，江志超所长介绍了中医经方研究所的筹建过程及未来的发展目标。医院在经方的研究和应用方面开展了大量工作，目前已建成特色的中医经典病房、经方门诊、中医经方急诊，中医专家通过中医四诊合参、辨证施治，以中医经典理论为学术指导思想，运用中医经方服务病友，让诊疗理念回归中医主导，实现了更好的临床疗效，真正让患者获益。经方研究所侧重于理论、实验和临床研究，理论研究以梳理《伤寒杂病论》主线，对经方理论体系、六经辨证的方证思维的整理与继承为主。实验研究着重于经方的配伍规律、物质基础与作用机制研究，以及基于经方的新药开发。临床研究侧重于脾胃病、妇科疾病、风湿免疫病、肿瘤等中医优势专科，遴选优势病种，优化临床路径，形成优势病种方证对应治疗标准与指南，同时结合人体气机升降出入的气病理论，整理、构建人体气病学临床体系。

湖南中医药大学中西医结合学院院长张伟认为，中医经方研究所的成立，对于推动中医药事业的发展具有很好的作用，研究经方、传播经方以及推广经方应用，顺应了中医药发展的潮流，期待开启校院在经方药物的质量标准化、经方疗效评价系统化等方面的合作。

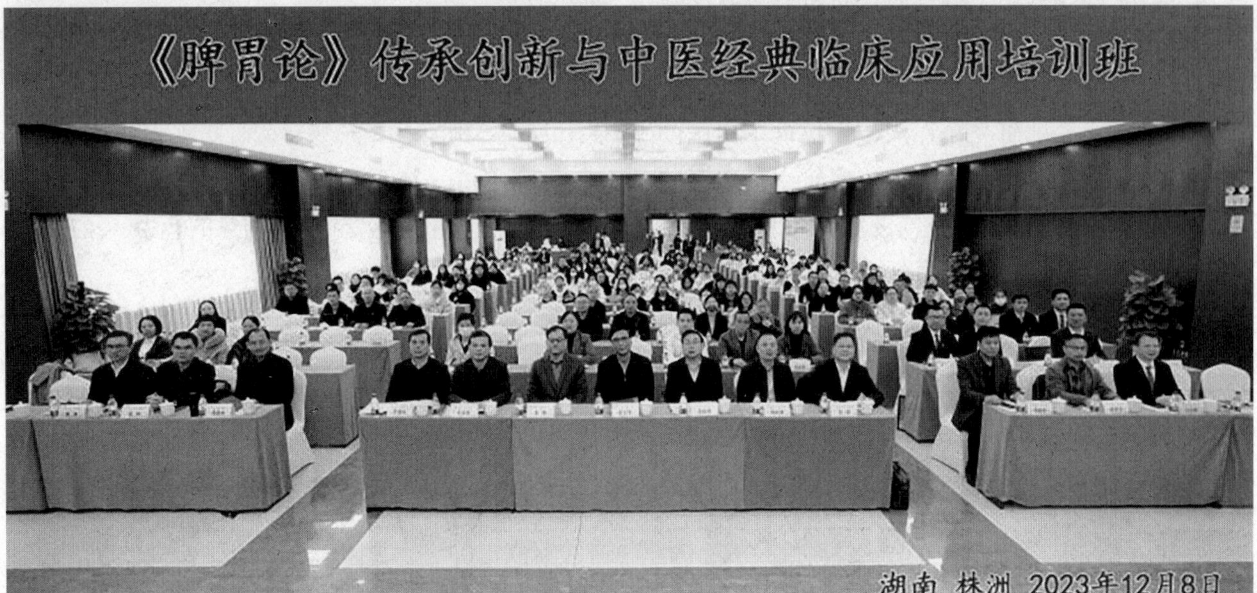

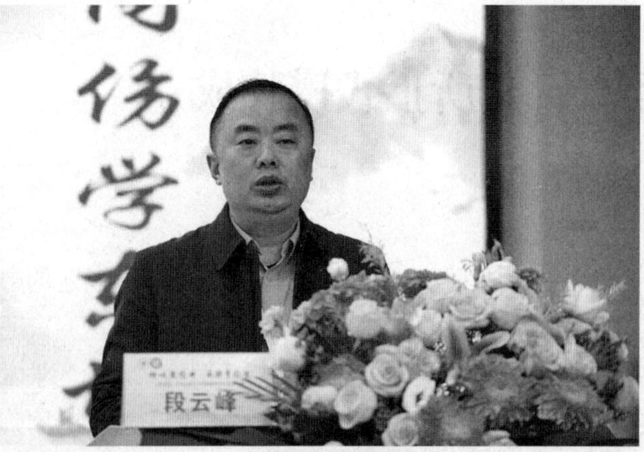

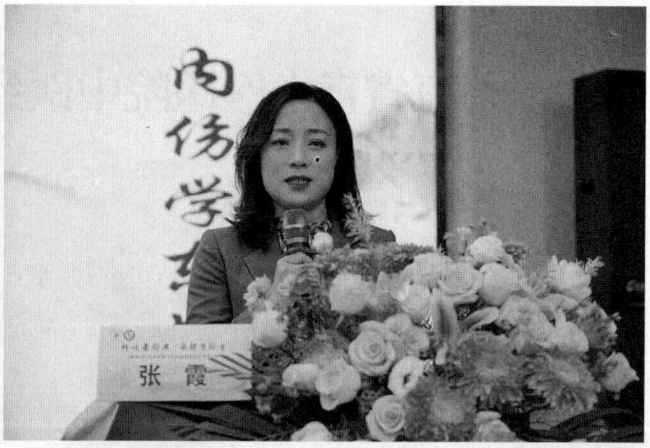

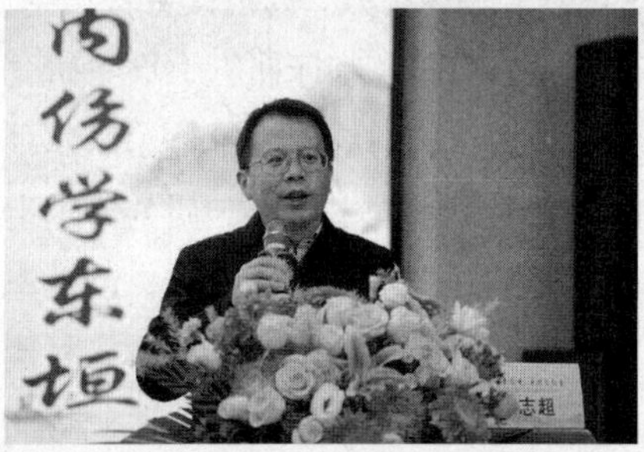

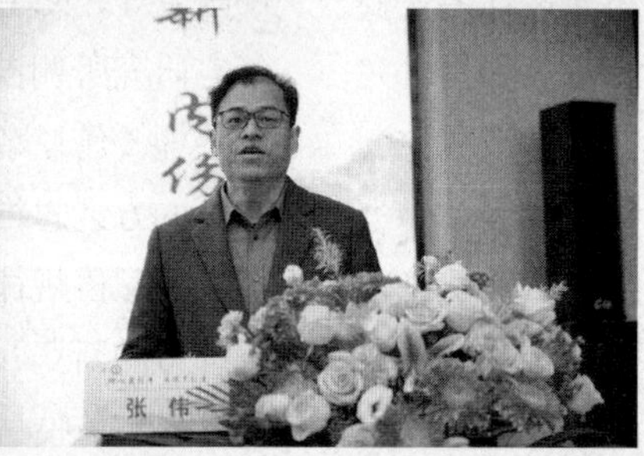

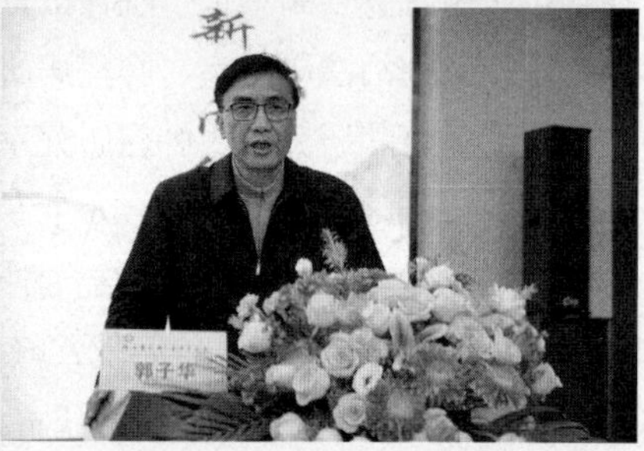

湖南省直中医医院党委书记段云峰作了热情洋溢的讲话，在国家大力发展中医药的时代背景下，湖南省直中医医院立足于自身丰厚的资源实力，筹划成立中医经方研究所，围绕中医药临床和科研发展的需求，深入挖掘中医经方的关键理论，组织开展经方理论和临床应用研究，符合当前国家健康战略。医院结合株洲地区疾病特点，将形成一批疗效显著、特色鲜明的专科中医经典名方，让老百姓真正了解经方、认可经方，受益于经方。他高度评价了中医经方研究所成立的意义，认为它具有强化中医内涵和示范引领价值，为中医经方的基础研究和临床使用提供了广阔的平台，对于提升专科专病的诊疗水平、打造医院经方特色临床品牌具有重大意义。

湖南省中医药和中西医结合学会会长郭子华对于中医经方研究所的成立表示祝贺，并对研究所的发展寄予厚望。他希望医院抓住机遇，深化内涵建设，提高中医药服务能力；坚定文化自信，做好兴化中医药文化挖掘、传承与保护；夯实基础，做好临床，研发经方，全面发展，使其成为医院中医临床学科高层次人才培养基地、中医经典教学示范基地、经方防治疑难疾病引领基地和经方研究与成果转化基地，力争成为湖南省中医经方研究中心，让历经数千年临床检验的经方真正造福水乡百姓。

揭牌仪式的同期举行了《脾胃论》传承创新与中医经典临床应用学术活动，北京、河北、海南、广东和湖南等地的20名专家、学者开展了20场学术讲座。来自广东、江西、湖南等地的220余名经方实践家和爱好者，亲身感受到了经方家的魅力、经方梦的大美。

来源：湖南省直中医医院 科研教学部

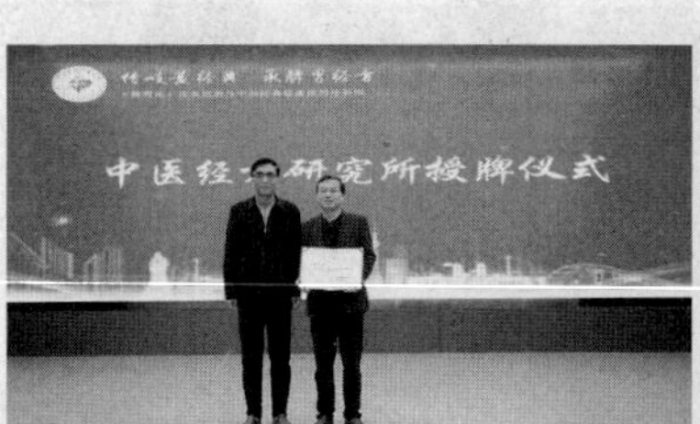

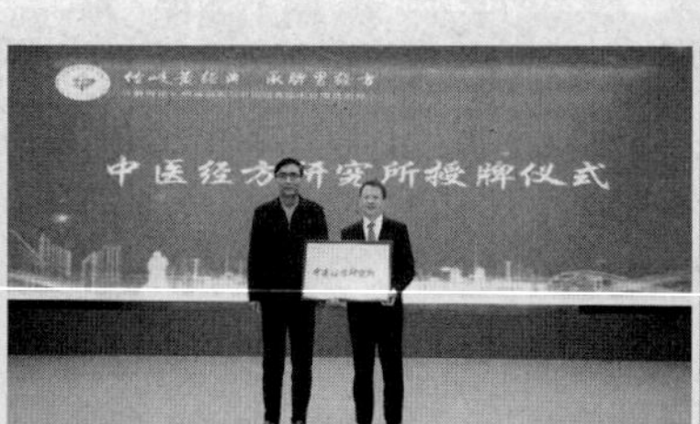

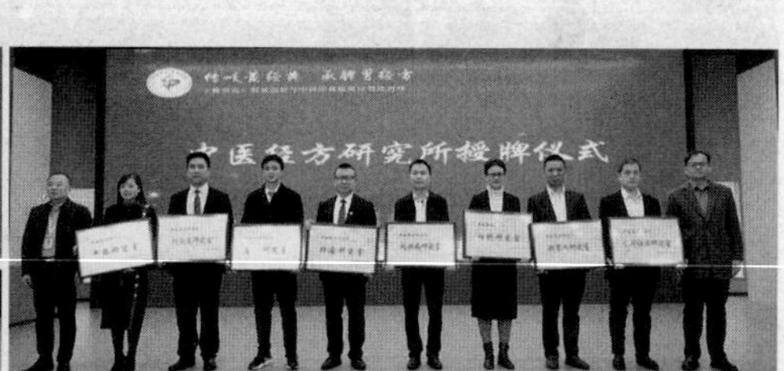

提高乡镇中医药适宜技术服务能力“懂中医用经方”活动巴中站举行

2023年12月23日，由中国人口福利基金会中医药高质量发展促进工程、巴中市卫健委主办，巴中市中医药学会、巴中市中医院携手承办的“中国人口福利基金会中医药高质量发展促进工程中国行·巴中站”活动在四川省巴中市举行。

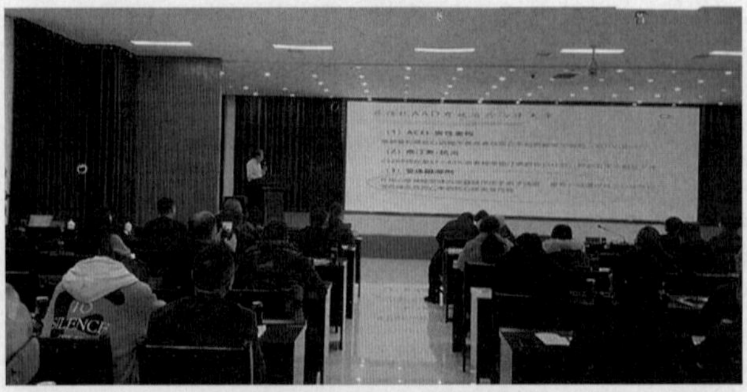

巴中市中医药学会会长李建国在活动开幕致辞中表示，巴中地区中医药文化历史悠久、底蕴深厚，通过本次活动挖掘当地中医药资源，提升中医药服务能力，必将让更多当地百姓获益。

中国人口福利基金会妇女儿童关爱工程、慢病防控工程、中医药高质量发展促进工程执行主任贺雷对中国人口福利基金会与系列公益项目情况进行了介绍。

四川大学华西医院中西医结合内科主任毛兵教授表示，本次活动将进一步提高乡镇中医药适宜技术服务能力，促进农村中医药事业的持续发展，切实加强基层中医服务能力建设，充分发挥经典名方中成药与中医药适宜技术在医疗卫生服务及预防保健、康复指导工作中的作用。

随后，四川大学华西医院中西医结合内科主任毛兵教授分享《中西医结合治疗COPD稳定期的思路与实践（“益气活血化痰”法）》，四川大学华西医院中西医结合内科主任医师周高峰教授分享《心律失常发病机制及经方治疗》，四川大学华西医院中西医结合内外科党支部书记兼中西医结合内科副主任蒋红丽教授分享《中西医结合治疗慢性咳嗽思路与实践》，四川大学华西医院中西医结合内科薛平教授分享《中西医结合治疗胰腺炎进展》，四川大学华西医院护理专家委员会特聘专家黎贵湘分享《耳部全息刮痧的临床应用》，其他专家组成员也进行了授课。

参会的巴中各区县基层医务工作者表示，能够有机会与专家老师们近距离地学习、请教非常开心，而且专家们所授课程落地、实用，现场的学习氛围积极热烈。

在授课的同时，四川大学华西医院毛兵教授带队，十余名专家为当地居民提供义诊服务。此次义诊活动受到了当地居民的热烈欢迎和积极参与，现场气氛热烈，前来就诊的患者络绎不绝，反响热烈。

在义诊过程中，四川大学华西医院中西医结合内科薛平教授还受邀前往巴中市中医院会诊一危重急诊患者，经过紧张的抢救，患者转危为安。

来源：封面新闻

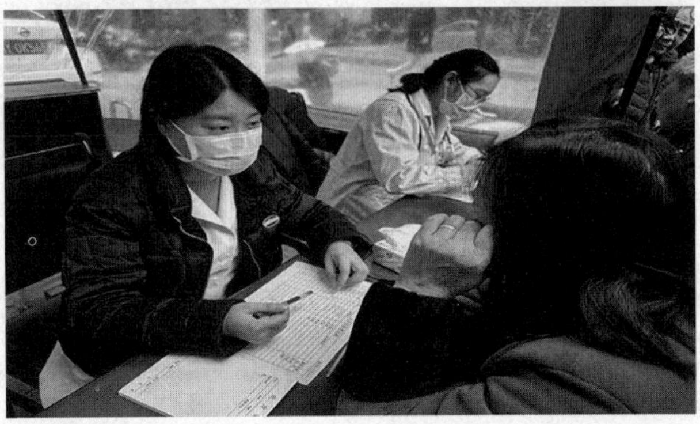

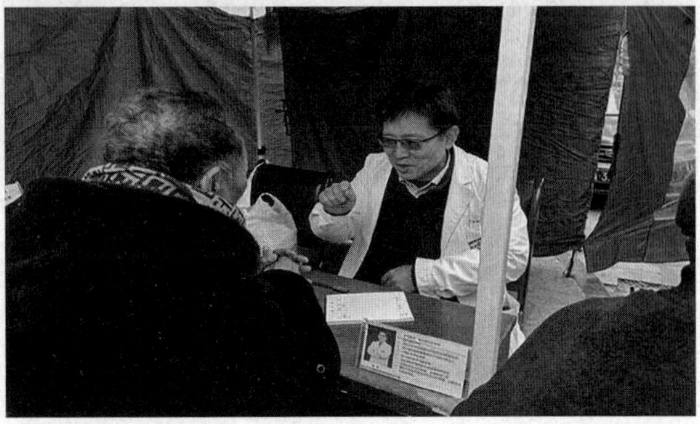

“国医名师、名老中医临床经验传承研习班暨名医经方学术传承研讨会”在武汉圆满闭幕

2023 年 12 月 20 日，“国医名师、名老中医临床经验传承研习班暨名医经方学术传承研讨会”在湖北省武汉市圆满闭幕。

会议旨在推动传统经方的学术交流与经验传承，提升中医师的经方临床应用水平，强化中医药人才培养，推进中医药行业的高质量发展等。

会议出席嘉宾有《中国中医药报》副社长陆烨鑫、云太医互联网医院董事党月友等领导，国医名师、名老中医梅国强、朱翠玲、朱章志、何新慧、刘晓鹰、郭海燕等，与各地学员数百人共同参会。会议由《中国中医药报》社品牌项目部主任向佳主持。

会上，梅国强等国内经方领域的中医大家分别围绕传统经方的学术传承、临床经验应用、观点交流等内容进行学术讲座。

开幕仪式上，《中国中医药报》副社长陆烨鑫致辞表示：本次大会旨在搭建传承名医学术经验交流平台，以提升中医药人员业务能力和整体素质，推动各区域中医服务发展。希望各位同仁都能珍惜难得的学习机会，多交流、多讨论，并在以后的工作中，理论联系实际，学以致用，学有所成。同时，报社也将一如既往，继续把名老中医的宝贵经验更好地传承、传播和推广。

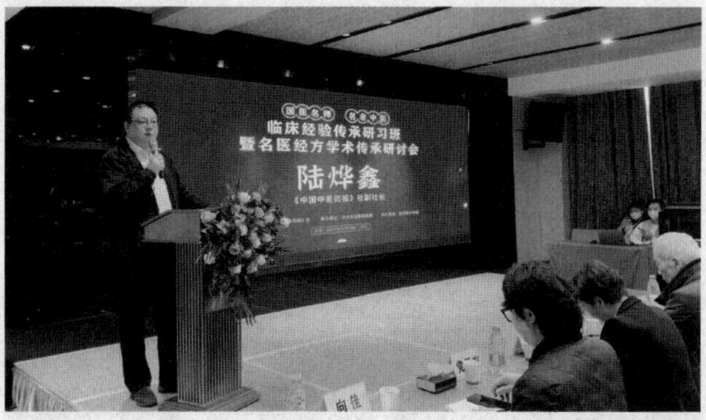

承办方云太医互联网医院董事党月友表示：希望能借助本次大会，为中医经方学术和中医临床经验传承提供一个纳古融今、流派互鉴的价值交流平台，共同探讨对经方的独到见解，促进经方的守正创新，未来，他也盼望中医行业在坚守的同时，朝着更加智能、普惠、创新的方向发展。

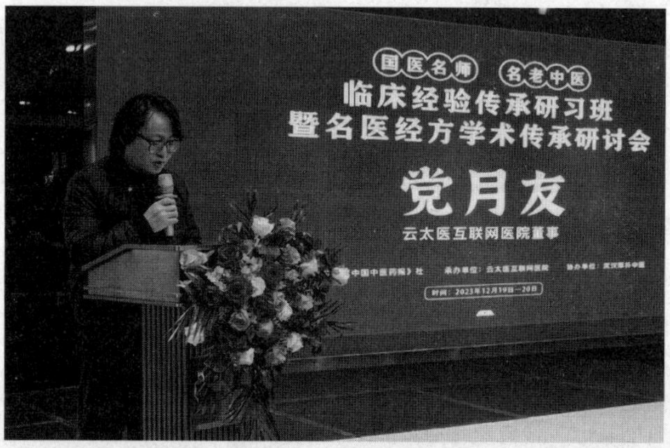

在专家讲座环节，梅国强教授等 6 位国医名师、经方大家分别作专题分享。

“小结胸病，正在心下，按之则痛，脉浮滑者，小陷胸汤主之”，国医大师、全国知名伤寒学家梅国强教授首先以《小陷胸汤临证思辨录》为题进行演讲。他通过援引《伤寒论》有关精句指出，运用小陷胸汤治疗痰热中阻之多种胃病可取得满意疗效，并对食管炎、十二指肠球部溃疡、慢性萎缩性胃炎、慢性支气管炎、慢性阻塞性肺疾病（COPD）、间质性肺炎等十多项病症逐一分析，详细阐述了小陷胸汤在临床治疗中的具体应用。

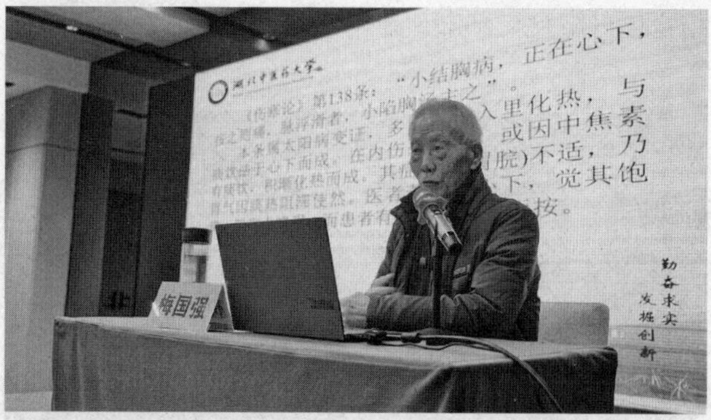

“《伤寒论》中多处提到‘胃气’，如‘胃气强’‘胃气弱’‘胃气生热’‘和胃气’‘调胃气’等，从其

证候描述及采取的治法看，当属脾胃病。”针对脾胃病的辨治，上海市名中医、江南何氏世医第29世传人何新慧教授教授通过线上远程视频方式，以“《伤寒论》‘胃气’思想对何氏世医脾胃病辨治的影响”为题，通过对《伤寒论》中关于“胃气”的分析，阐明了胃气和与胃气不和的表现与辨治，讲解了何氏医家对脾胃病的辨治医理、治疗思路与具体医案。

岭南名医、首届羊城好医生、广州中医药大学第一附属医院内分泌科负责人朱章志教授，以“经方治疗糖尿病的思维途径和方法”为题，从基于消渴病病机的再认识，首辨阴阳、再辨六经的辨证思路，温阳气、和枢机、扶正祛邪的治疗思路，拓展经方治疗糖尿病的具体方法，医案分享等5个方面，系统阐述了经方治疗糖尿病的思维和方法。

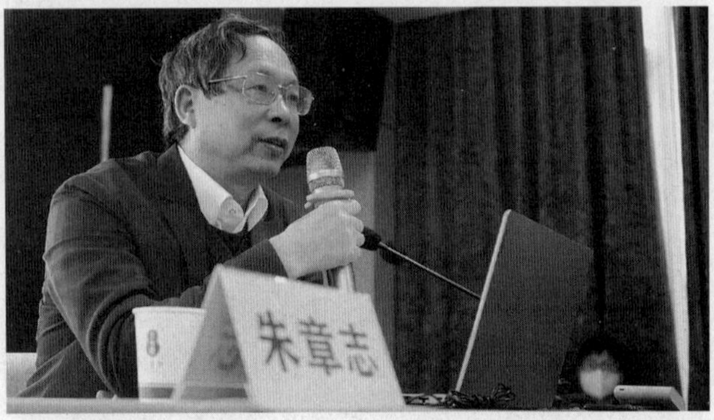

河南省名中医、河南中医药大学第一附属医院心血管诊疗中心主任朱翠玲教授，以“经方治疗疑难危重症临床实践”为题目，讲解了经方的特色与在临床实践中对疑难危重症的治疗方法。她指出，《伤寒论》中“汗、吐、和、下、温、清、消、补”等内治八法，不仅可运用于各种慢性病，更适用于急危重症、疑难症，在ICU、CCU中经方大有用武之地。对于经方如何精确运用，她认为，要熟背经典原文，要熟记经典方证，还要探索经方运用的精准快捷方法。

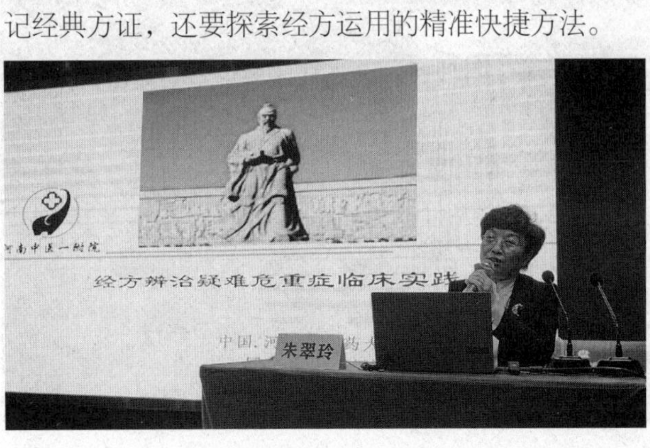

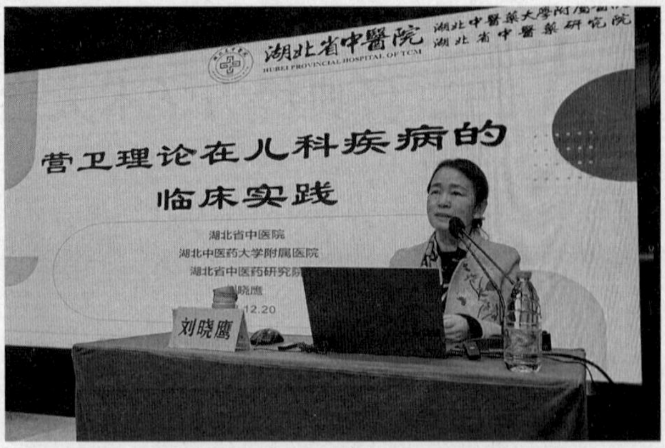

湖北中医药大学博士生导师、湖北省中医院儿科主任医师刘晓鹰教授，以“营卫理论在儿科疾病的临床实践”为题，重点分享营卫理论对人体的内在作用与对儿科疾病的治疗特色，进而指出，生命活动的发生、进行离不开营卫和谐，因为营卫在人体脏腑经络循环往复运行、调控人体各项生命活动；如果营卫失衡，则会出现各种生理病理现象，所以，恢复营卫和谐才是疾病治疗的终极目标。

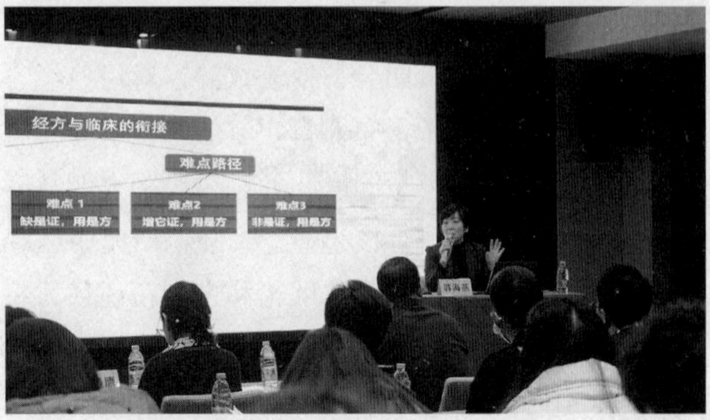

中国中医科学院副研究员、中国中医科学院西苑医院副主任医师郭海燕，以“‘以药测证’法衔接中医经典与临床”为题，着重探讨了经方与临床实践的衔接与应用问题。她认为，“以药测证”法是掌握古方使用、扩大古方使用范围的重要方法，并指出，对药物、方剂的熟练掌握，有一定的文献储备，具备一定的研究能力，在临床中不断实践和探索等方法，是做到“以药测证”的有效途径。

讲座结束后，现场反响热烈，与会者盛赞会议学术质量高、实用性强、收获多。

本次会议由中国中医药报社主办，云太医互联网医院承办，武汉厚朴中医协办。

来源：中国经济新闻网

2023 经典经方学术大会在广东省中医院顺利举办

由广东省中医药学会主办，广东省中医院、广东省中医院许家栋学术经验传承工作室、杨志敏广东省名中医传承工作室、杭州西湖中医经方研究院承办，金草中医、固生堂中医、德正堂、甘草医生、尚明实业协办的“2023 经典经方学术大会”，于 2023 年 12 月 30 日—31 日在广东省中医院召开。本次大会以“阴火四法——阴病虚热准绳”为主题。广东省中医药学会副会长金世明，广东省中医院副院长杨志敏，广东省中医院许家栋学术经验传承工作室指导老师、经典经方学术倡立人许家栋，浙江中医药大学中医临床经典教研室主任曹灵勇等专家、学者，广东省中医院院内多位拜师弟子、职工、规培医师，以及来自全国各地的 517 人参加了会议。开幕式由广东省中医院疑难杂病门诊主任徐国峰主持。

开幕式上，金世明会长发表致辞，对经典经方学术大会的召开给予了充分肯定。他总结了传统中医药的深厚历史和理论深度，通过讨论阴火四法、阳明四法、四气五味等核心概念，强调研究中医经典的重要性；指出中医经典理论和方剂在现代，特别是在抗击疫情中的应用，表明中医经典不仅是历史遗产，还是能够适应现代医疗需求并持续发展的医学体系。鼓励在守正基础上创新，遵循中医药的发展规律，强调“读经典、跟名师、重临床、勤思考”是中医成才之道。

杨志敏院长在致辞中表示，广东省中医院一直致力于将中医经典与临床实践相结合，先后建立了治未病中心、传统疗法中心、中医经典病房、疑难病门诊等探索性的中医药特色综合科室，为探索中医药在现代医疗体系中的应用提供了重要平台。她特别感谢了许家栋教授自 2018 年起在广东省中医院各科室开展带教查房和教学工作，不断分享研究成果，为临床医生提供了宝贵的学习机会和临床应用思路，为临床如何正确、规范使用经方树立标杆。

许家栋教授向各位到场的专家、嘉宾及学员表示感谢，期望通过本次大会为广东省中医院这一中医界的“航空母舰”建院 90 周年增光添彩。经典经方学术体系已在北京中医医院、广西中医药大学附属瑞康医院、西安交通大学第一附属医院、广东药科大学等知名医院和学府得到广泛传播和大量应用。经典经方学术著作《经方探源》获得中华中医药学会的科学技术奖。在新冠疫情暴发之际，经典经方团队也勇挑重担，深入武汉抗疫一线救治大量患者。他鼓励更多学者学以致用，为仲圣继绝学，为经方续慧命，解除患者疾苦，成就大医人生。

授课交流环节由广东省中医院呼吸与危重症医学科大科主任林琳、广东省中医院肿瘤大科主任张海波、广东省中医院医务处副处长张燕、广东省中医院芳村医院急诊科主任覃小兰、广东省中医院名医工作

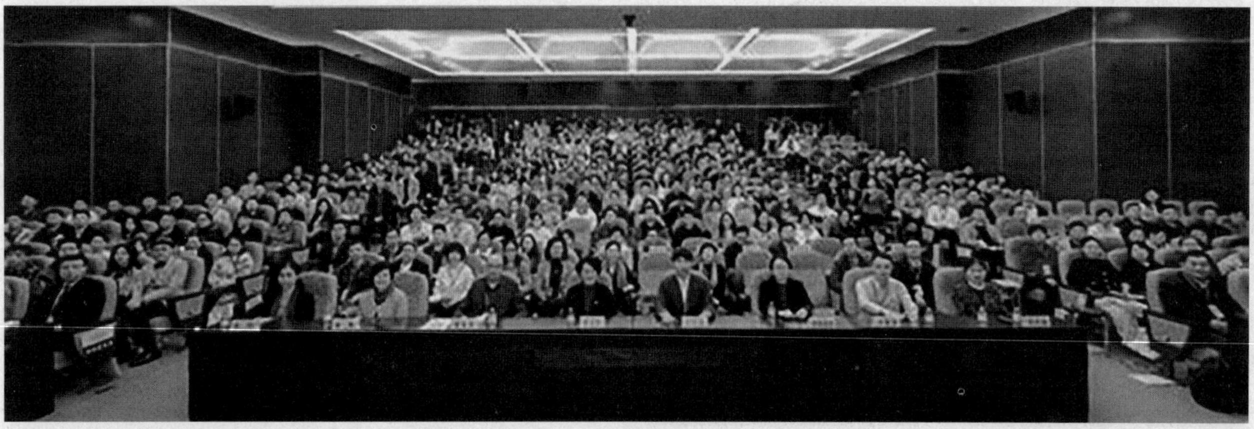

室主任老膺荣、广东省中医院总院肾科主任卢富华、广东省中医院珠海医院透析科主任王文凤、广东省中医院乳腺炎症中心主任刘晓雁、广东省中医院中医思维研究室主任高燕翔、广东省中医院芳村医院心血管科主任周袁申共同主持。

许家栋教授在授课交流环节，作了题为《阴火四法——阴病虚热准绳》的学术分享。他通过对中医经典的考证与挖掘，提出了与阳明四法与阴火四法互为对应，完整诠释了人体虚热、实热的治法，其中，阴火四法分为酸、甘、咸、石，又以酸温、咸温、甘温和阳石法为正法，当虚热兼有实热时，以酸寒、咸寒、甘寒和阴石法为变法。许教授阐明了阴火四法的适应证，并对阴火与实火做了详细的鉴别，认为单纯三阴病（太阴病、少阴病、厥阴病）常用阴火四法，而合并病中阴火常与实火兼现；最后他对阴火四法所涉及的理法方药做了详细的总结，并结合大量临床案例进行讲解。

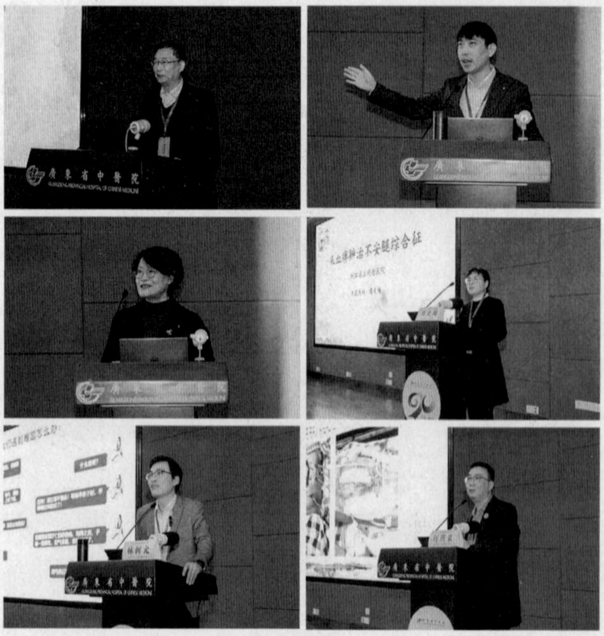

广东省中医院副院长杨志敏教授立足于人体气血流通，探讨了津液输布离合异常导致失眠的病理机制。从津液的输、布、离、合4个方面，对失眠的治疗思路进行了深度解析。提出津液病输时可用生姜甘草汤类方、芍药甘草汤类方，津液病布时可用麻黄类方、柴胡类方，荣卫病离时可用清解火热或温散里寒法，荣卫病合可考虑茯苓类方合大黄类方等学术观点与临床经验。

浙江中医药大学中医临床经典教研室主任曹灵勇教授基于《金匮要略》《诸病源候论》等中医经典，从虚劳两大误区出发，提出虚劳不仅是里证、虚证；结合“夫虚劳者，五劳、六极、七伤是也”，阐释虚劳的发病机理和病传规律，提出虚劳因“五劳”内虚及“风气”外袭而致病；根据“六极”对虚劳的不同阶段进行了划分，指出虚劳可以传变为消渴、痈脓、黄疸、水气等，为临床治疗虚劳病提供了完整的思路。

广东省中医院疑难杂病门诊主任徐国峰通过对许家栋老师的临床案例进行系统聚类分析，探索阳明

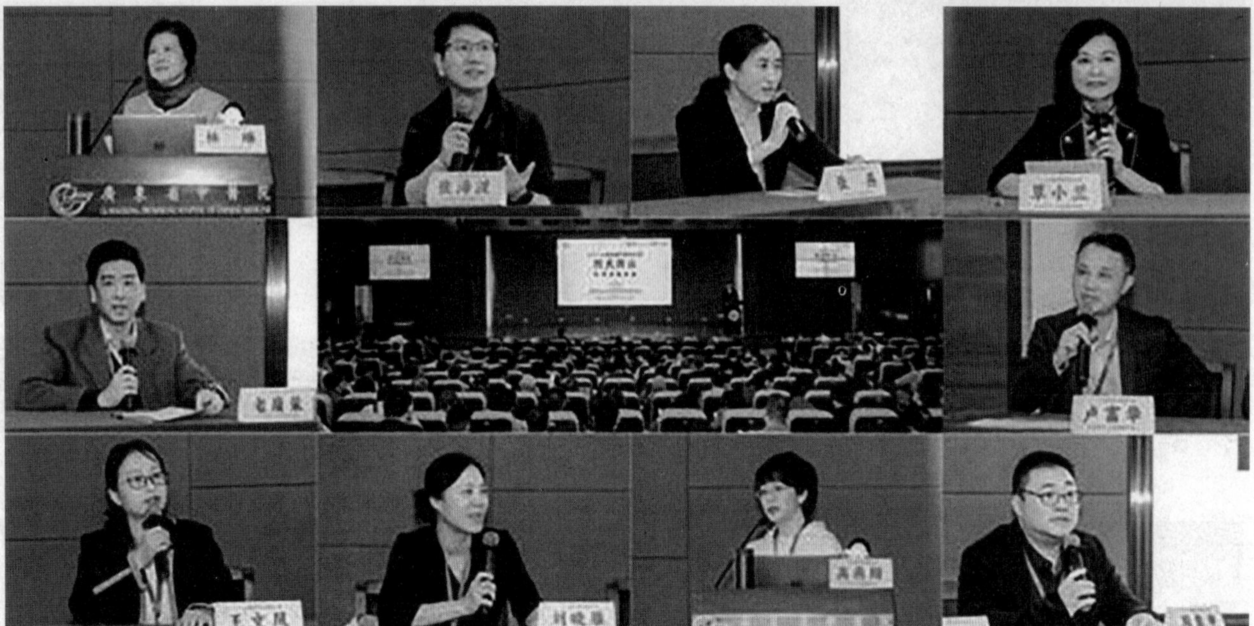

四法各自代表药的药证规律，提出阳明四法常用于皮肤疾病、呼吸系统疾病等表证类疾病，并系统总结了阳明四法的主要药物，及不同药物使用时的代表性症状。同时进一步探索了阳明四法的合用规律，对相关药物配伍做出了归纳总结。

广东省中医院芳村医院妇科主任向东方在本次大会中讲解了运用经典经方辨治子宫内膜异位症痛经的应用与思考，归纳了内异症痛经的临床特点，提出内异症痛经病机有 3 种层次，分别为虚、寒、结，总结了内异症痛经的主要证型和常用药物，并结合《经方探源》为与会者解答临证疑惑。

浙江中医药大学林树元教授基于目前中医药行业的诸多痛点，提出大语言模型 (LLM) 应用能促进经方的传承与发展。融合知识图谱的 RAG 技术，可为 LLM 注入领域知识，基于此推出了中医药领域人工智能对话系统“轩岐问对”，该系统具有智能问答、自动问诊等功能，可解答中医基础理论、经典古籍检索、方剂配伍等问题，并为专科专病提供诊疗参考。“轩岐问对”获得 2023 年第一届全国数字健康创新应用大赛 - 医学人工智能主题赛三等奖。

浙江省立同德医院中医内科主任兼中医日间诊疗中心主任周天梅从中医典籍中选取相关条文，提出原发性不宁腿综合征 (RLS) 的临床表现与血痹病类似，可从血痹病论治 RLS。随后探讨了阴阳二旦的作用机制，并结合二旦体系，提出太阴血痹采用阳旦法恢复津液在表的温煦推动功能，阳明血痹采用阴旦法恢复津液濡养润降功能，对 RLS 的治疗理法和核心药物组成进行了深度解析。

广东省中医院中医经典病房黄臻主任通过 5 例危重症病例阐述了阴火四法在危重症领域的实践和体会，指出中医不是慢郎中，运用经典经方治疗危重症疗效准确，且不受病种、人群限制；阴火四法在重症中应用广泛，并从阴火四法的角度解读了破格救心汤治疗危重症的作用机理。最后黄臻主任提出了审时度势、谨察阴阳、依法治之的危重症治疗理念。

广西中医药大学第一附属医院仙葫院区脾胃肝病科主任刘熙荣副教授在授课中介绍了经方治疗早期急性胰腺炎的经验，提出“既病防变”中药早期干预急性胰腺炎的治疗理念。随后又基于六经辨证和经方三观理论，通过“水火气血”4 种病理产物，提出了从“结”论治急性胰腺炎的观点；并对早期急性胰腺炎六经辨证体系及理法方药做了详细的讲解。

2023 经典经方学术大会汇集了全国各省、市级三甲医院的临床医生、主任，院校教授及众多医务工作者。与会者表示会议内容丰富，专家讲解深入浅出，理论与实践相结合，为他们提供了宝贵的学习机会，对下一年经典经方学术年会充满期待。

来源：齐鲁在线

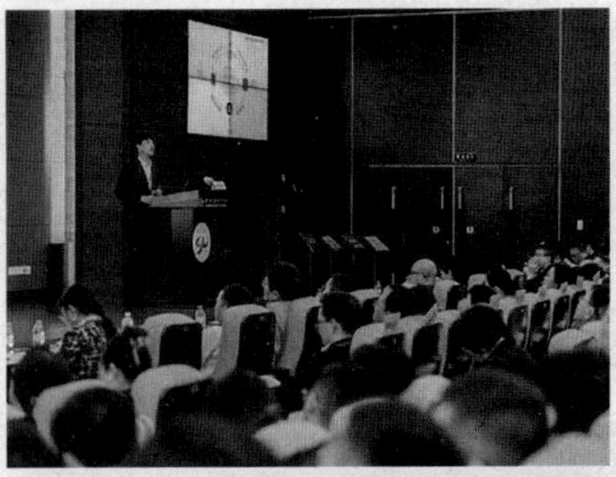
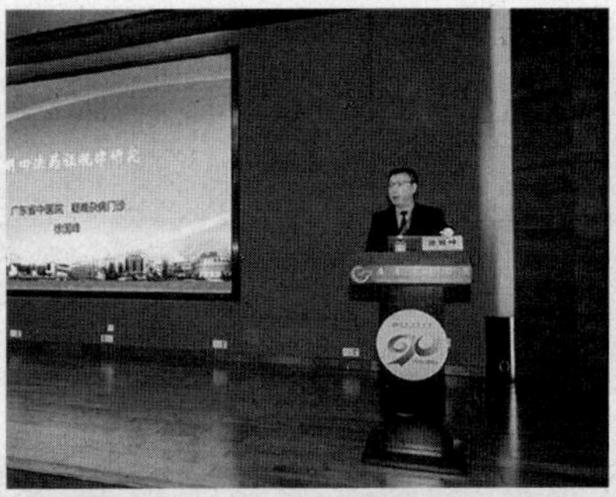
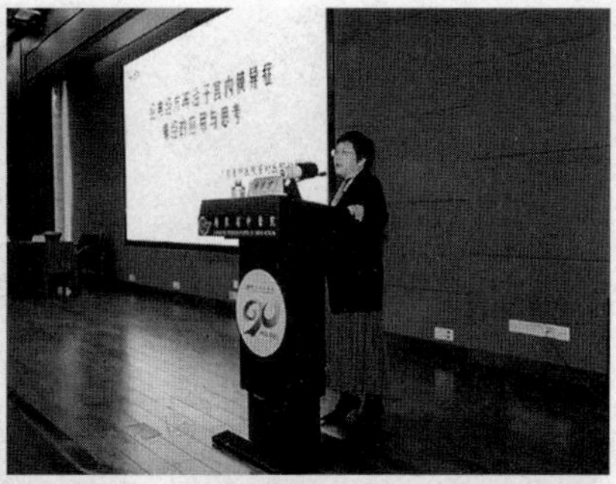
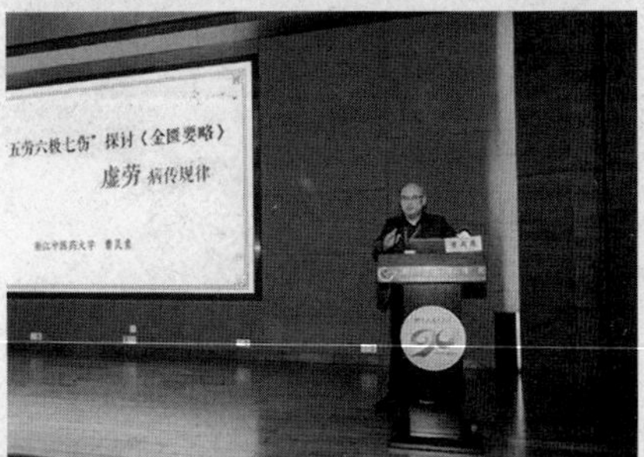

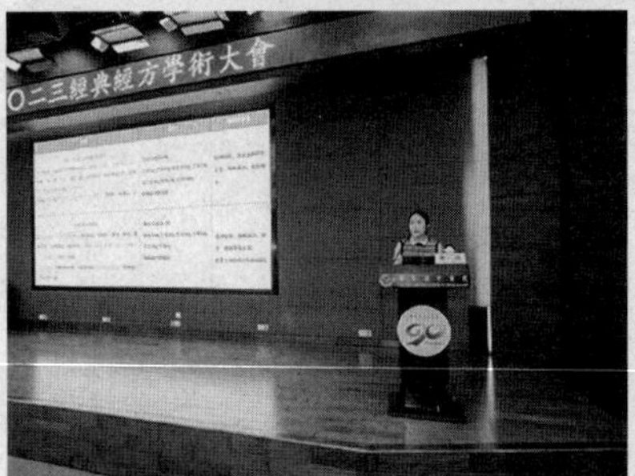
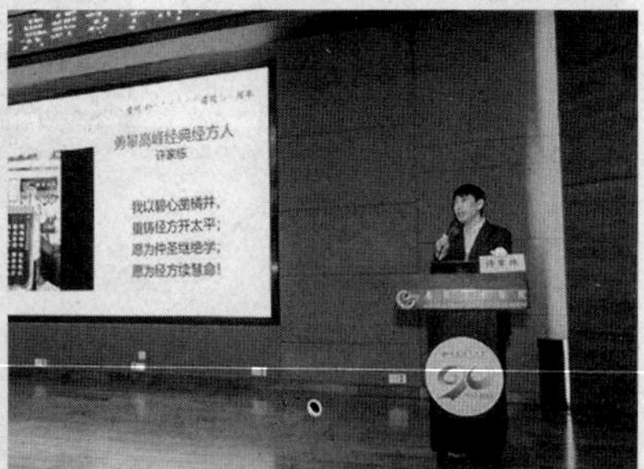

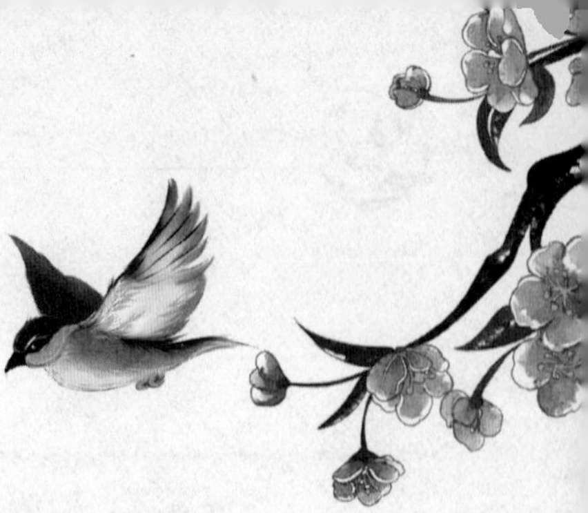

年度图书

国医经方年鉴

2024

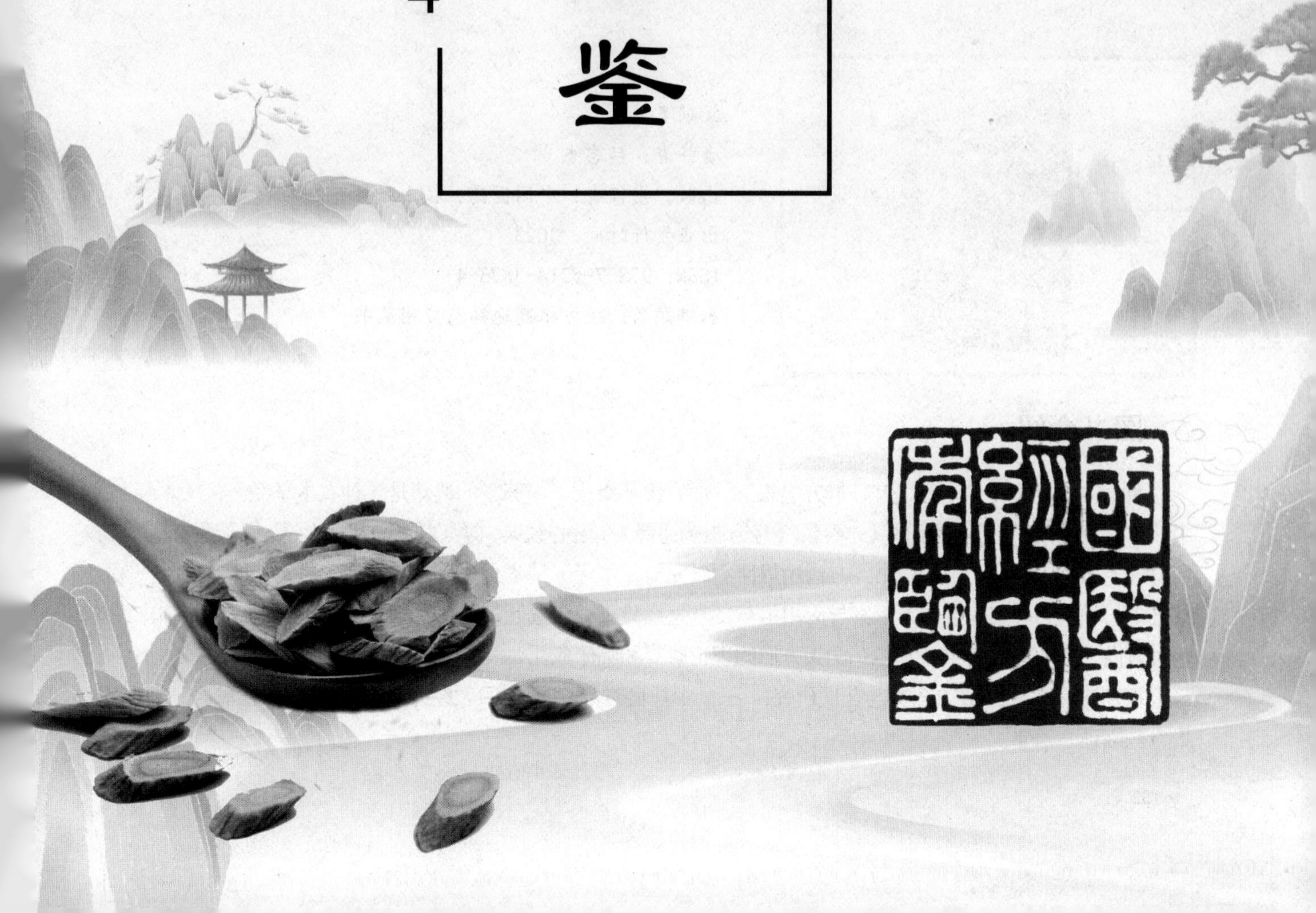

经方类解与医案心悟

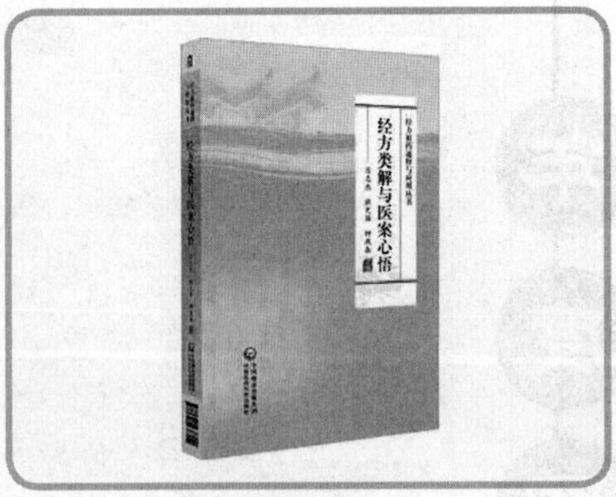

文献类型：专著
责任者：吕志杰
出版、发行者：中国医药科技出版社
出版发行时间：2023
ISBN：978-7-5214-3871-0
丛编题名：经方祖药通释与应用丛书

图书介绍

本书对仲景经方进行了剖析，分概论、分论和附录三部分。概论对经方与医案之相关要点进行讨论；分论将仲景全书252首经方，根据其方与方之间有密切关系者，以类方进行归类，分为26章，精选古今医家和本套丛书编著者的临证医案，概括总结出古今医家运用经方的要点；附录包含“经方度量衡现代应用考究”和中西医病症索引。

经方祖药通释

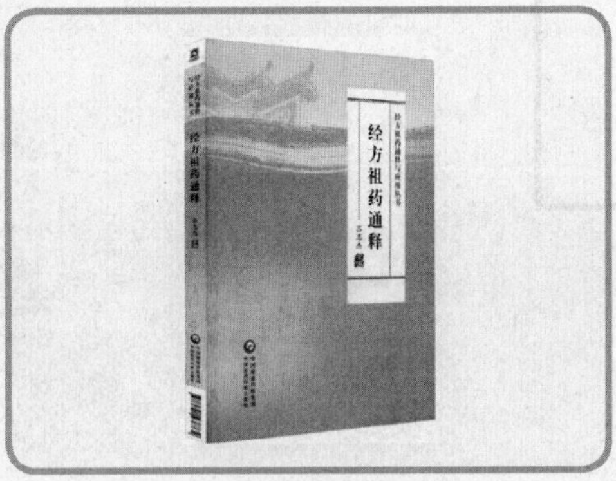

文献类型：专著
责任者：吕志杰
出版、发行者：中国医药科技出版社
出版发行时间：2023
ISBN：978-7-5214-3873-4
丛编题名：经方祖药通释与应用丛书

图书介绍

仲景书之经方是“众方之宗，群方之祖”，而方由药组成，中药学的典籍是《神农本草经》，《本经》是中药学之祖。研究经方必须研究《本经》。《经方祖药通释》在潜心经典、博览群书的基础上，立足于两个基本点：一是理论研究，即致力于仲景书经方运用规律之研究与《本经》精华之提炼；二是临床应用，即在广收博采的基础上，精选古今名家之经方医案与应用祖药良方之经验。如此选题，意在纠正只空谈理论与只满足临床经验两种倾向。本书是将对经方与祖药两大方面的理论研究和临床应用，根据侧重点的不同而分解为5个分册：一、经方祖药通释； 二、经方医案与药理研究； 三、祖药良方治验录； 四、经方用药拾遗19味治验录； 五、仲景方药临证思辨录。

名中医脑病经方薪传临证绝技

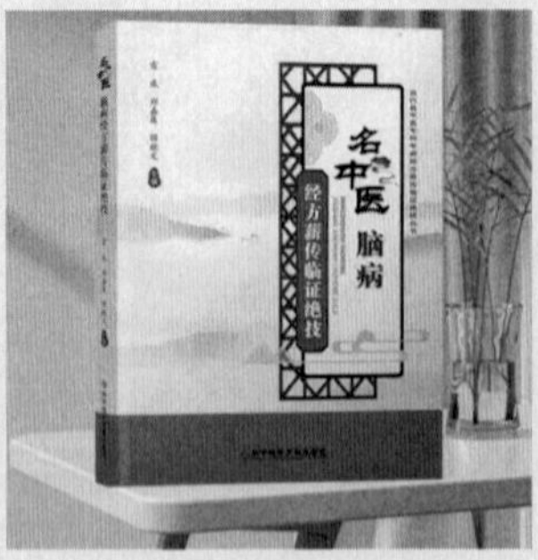

文献类型：专著
责任者：雷威等
出版、发行者：科学技术文献出版社
出版发行时间：2023
ISBN：978-7-5189-9211-9
丛编题名：当代名中医专科专病经方薪传临证绝技丛书

图书介绍

本书共九章，内容包括：中风专辑、头痛专辑、眩晕专辑、癫狂专辑、痫病专辑、不寐专辑、口僻专辑、颤证专辑、痴呆专辑。

经方例释

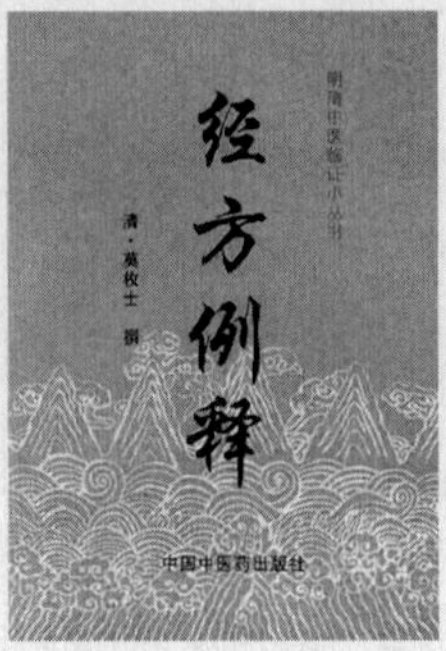

文献类型：专著
责任者：（清）莫枚士等
出版、发行者：学苑出版社
出版发行时间：2023
ISBN：978-7-5077-6815-2

图书介绍

《经方例释》为清代名医莫枚士所撰，成书于清光绪十年（1884 年）。莫枚士，字文泉，浙江归安（今湖州市吴兴区）人。莫氏早年习儒，致力于古代经学、文字学等研究，后改习医学，对中医经典著作钻研尤深。其治学有方，知识渊博，曾校注《伤寒论》《金匮方论》《神农本草经》等典籍，著有《研经言》《经方例释》等书。

本书阐发《伤寒论》《金匮要略》经方之奥旨，分上、中、下三部分，共列方剂 340 首，其内容丰富，引证资料广博，集各家用药之精华。书后并有附录一卷，所载为《伤寒论》《金匮要略》缺方及逸方。本书对于经方的临床应用与研究，具有较高的临床实用价值。

经方观止 - 伤寒篇

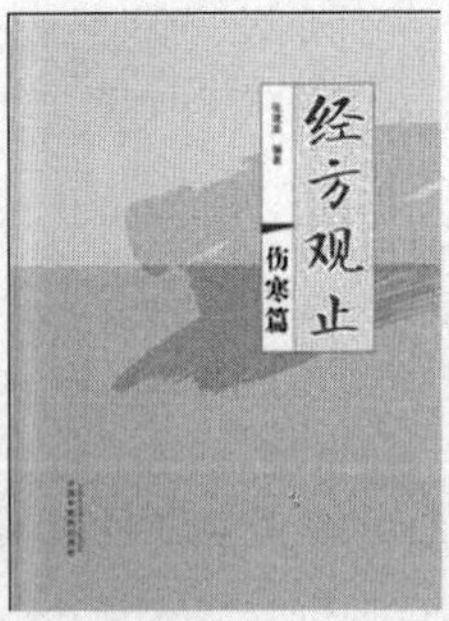

文献类型：专著
责任者：张建荣
出版、发行者：中国中医药出版社
出版发行时间：2023
ISBN：978-7-5132-8150-8
所有题名：分辑名：伤寒篇

图书介绍

本书按经方功效分类归属方药，采用先观方理，再究方证论治的撰写模式，以凸显经方方证合一精神，重在挖掘经方功效，以使临证能古今相通、继往开来。本书撰写以古为今用为宗旨，运用公允平直之语，辑经方研究之共识，直陈大家之灼见，间以笔者之拙论，有良好的社会效益；对中医发展、继承和普及产生了良好效果；尤其在挖掘整理经方分类、经方功效与配伍特点、经方与病证联系及辨析、经方应用思路等方面做了比较客观准确的论述。本书包含《伤寒论》113 首 。

经方观止 - 金匮篇

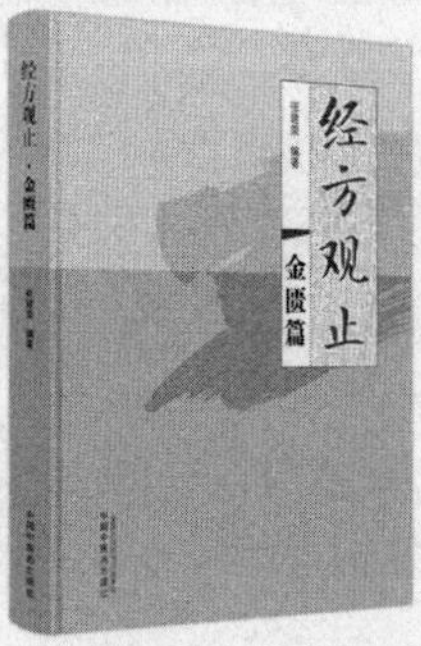

文献类型：专著
责任者：张建荣
出版、发行者：中国中医药出版社
出版发行时间：2023
ISBN：978-7-5132-8151-5

图书介绍

本书按经方功效分类归属方药，采用先观方理，再究方证论治的撰写模式，以凸显经方方证合一精神，重在挖掘经方功效，以使临证能今古相通，继往开来。本书撰写以古为今用为宗旨，运用公允平直之语，辑经方研究之共识，直陈大家之灼见，间以笔者之拙论，有良好的社会效益；对中医发展、继承、普及产生了良好效果；尤其在挖掘整理经方分类、经方功效与配伍特点、经方与病证联系与辨析、经方应用思路等做了比较客观准确的论述。

经方拍案-2

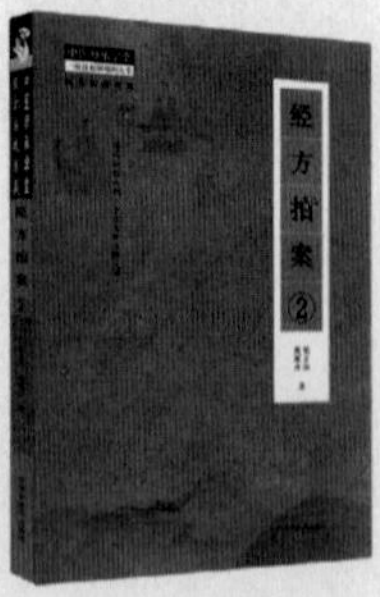

文献类型：专著
责任者：张立山
出版、发行者：中国中医药出版社
出版发行时间：2023
ISBN：978-7-5132-8222-2
丛编题名：中医师承学堂·一所没有围墙的大学

图书介绍

《经方拍案2》为《经方拍案》续编，记载了作者临证应用经方治疗疾病的典型案例，与《经方拍案》一样，附有辨证分析，便于读者体会作者的辨证思维和过程，并附有按语。所载医案病种涉及肺系病、脾胃病、心脑疾病、妇科疾病、皮科疾病以及杂病，以肺系病为多。肺系病包括感冒、慢性咳嗽、过敏性鼻炎、支气管哮喘、慢性阻塞性肺疾病、扁桃体炎、气胸、肺癌、新型冠状病毒感染、间质性肺疾病等。与《经方拍案》相比，本书医案病例较复杂，治疗以经方合方为主。

经方夜话

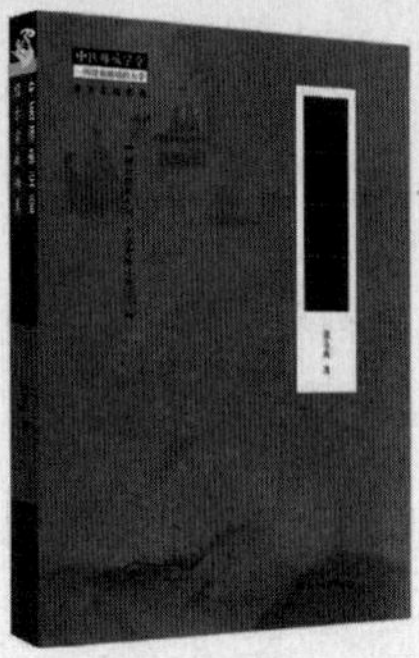

文献类型：专著
责任者：张立山
出版、发行者：中国中医药出版社
出版发行时间：2023
ISBN：978-7-5132-8102-7
丛编题名：中医师承学堂·一所没有围墙的大学

图书介绍

张立山，北京中医药大学东直门医院主任医师、教授。师从武维屏教授，学问崇仲景之术，临证处长沙之方。后遇冯世纶教授，接触和学习胡希恕"六经－八纲－方证"学术体系，并广泛应用于临床。张立山教授从业肺科，临证所遇多为呼吸疾患。觉仲景之法，切合临证：外感发热，常有小柴胡汤一剂建功之时；哮喘病患，屡见射干麻黄汤令痰出喘平之例。咳嗽痰喘，皆可以六经辨证：发热胸闷，俱可从伤寒求法。张立山教授每遇病患，先从长沙处寻法，效与不效，反复揣摩。本书为其在历年经方会议演讲的医话、医论，生动活泼，充满思维火花。

经方方证辨治要诀

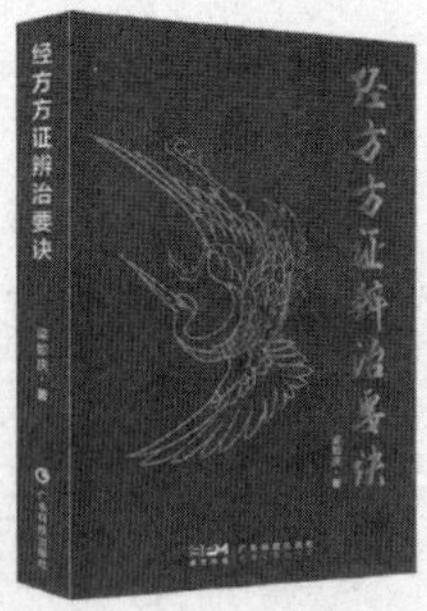

文献类型：专著

责任者：梁如庆

出版、发行者：广东科技出版社

出版发行时间：2023

ISBN：978-7-5359-7970-4

图书介绍

本书精选医圣张仲景《伤寒论》《金匮要略》的248首著名经方，以方名为首重新编写方歌，内含药物组成、剂量、主证、病机等。书中分方歌组成、用法、功效、主证、应用、提示、经选等栏目加以阐述。提示中精选了历代名医的经方研究、临床经验，以及作者六代先祖和本人50多年的经方研究、临床经验结晶。书后附有经方索引、中医主要证候经方治疗索引、西医常见疾病选方参考等，力图为广大中医、中西医结合工作者，中医经方爱好者，中医院校广大师生提供一本全面、准确、简明、易记、实用的经方学习和应用参考书。

经方临床实战录

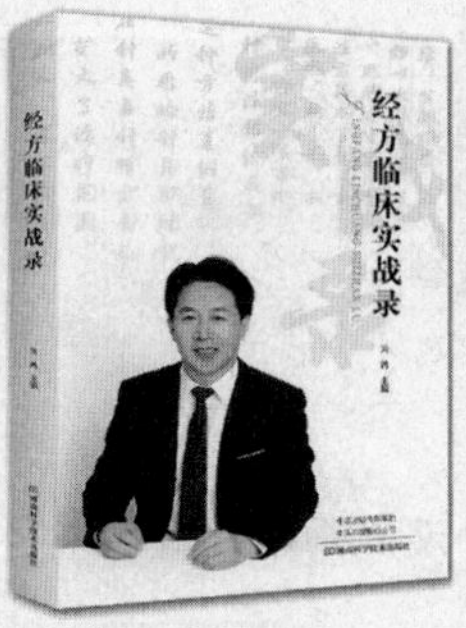

文献类型：专著

责任者：吴鸿

出版、发行者：河南科学技术出版社

出版发行时间：2023

ISBN：978-7-5725-1235-3

图书介绍

本书分为“经方医话”“经方医案”“经方故事”“经方习得”四部分。“经方医话”是吴鸿教授运用经方的一些体会、感悟或就发现的一些问题作以阐释，或为随笔，或为杂谈。“经方医案”收集了临证运用经方具有启发意义的典型案例100余例，附有按语，给出临证选方用药思路，或异病同治，或同病异治。“经方故事”记录了吴鸿教授在酉阳义诊期间的点滴，以另一个视角介绍了经方惠民的神奇。“经方习得”则收录了弟子们跟诊的心得体会，从学生视角总结了吴鸿教授的经验。

我跟黄煌学用经方

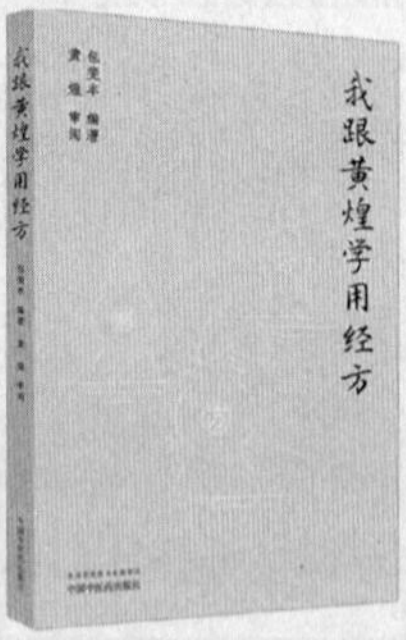

文献类型：专著

责任者：包斐丰

出版、发行者：中国中医药出版社

出版发行时间：2023

ISBN：978-7-5132-8283-3

图书介绍

本书用156则医案，配以300多张照片，真实记录了2019—2021年作者在南京跟师黄煌教授期间学用经方的案例。书中所载医案以黄师《中医十大类方》为框架进行编排，与黄煌经方的类方理论相对应，其中跟师抄方所记录的黄师医案65则，真实反映了黄师的诊疗特色以及最新临床经验；作者验案91则，为作者跟师后的临证实践和心得体会。书中既有师徒临证诊治、用方遣药个案的实录，也有对黄煌经方学术思想的阐述。

经方教学案例

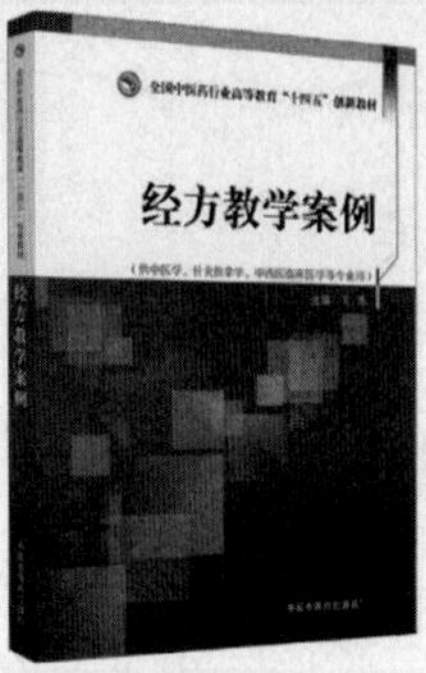

文献类型：专著

责任者：卞华

出版、发行者：中国中医药出版社

出版发行时间：2023

ISBN：978-7-5132-8194-2

图书介绍

在现代高等中医药本科教育中，《伤寒学》与《金匮要略》两书被列入了中医学专业的主干课程，这对完善学生中医理论和临床的知识结构，培养中医辨证论治的思维方法，提高辨证论治的能力具有重要作用。

本教材绪论部分主要介绍经方的源流及经方医案的特点、学术价值、书写形式和学习要点等内容。经方案例部分以经方为目，以仲景原书之分篇为纲。并将原书中各篇章之方分以原文、病机、应用指征、临床应用、典型病案、辨治解析和参考病案等细目，以求与现行《伤寒论》和《金匮要略》教材相互呼应，互为补充。

经方新解

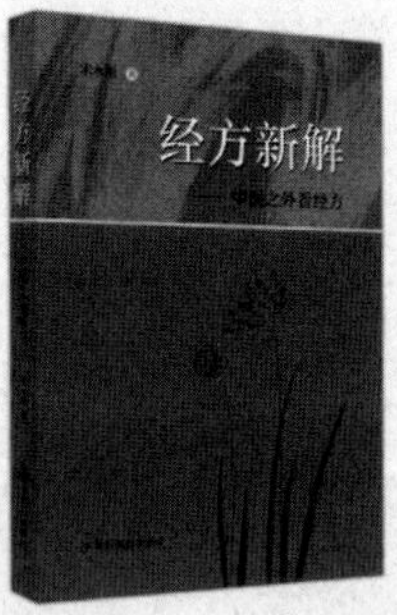

文献类型：专著

责任者：梁如庆

出版、发行者：广东科技出版社

出版发行时间：2023

ISBN：978-7-5359-7970-4

图书介绍

就中医临床的指导作用而言，在众多的中医古籍中，《伤寒杂病论》无出其右，所载方剂称之为经方。研究经方有两大途径，即传统与现代。是书从中医经典，如《本经》《名医别录》等本草古籍中查找药物的作用，结合药物的现代药理研究成果，从这两方面加以论证经方的作用与临床应用，对中医临床具有重要的参考价值。

经方脉法

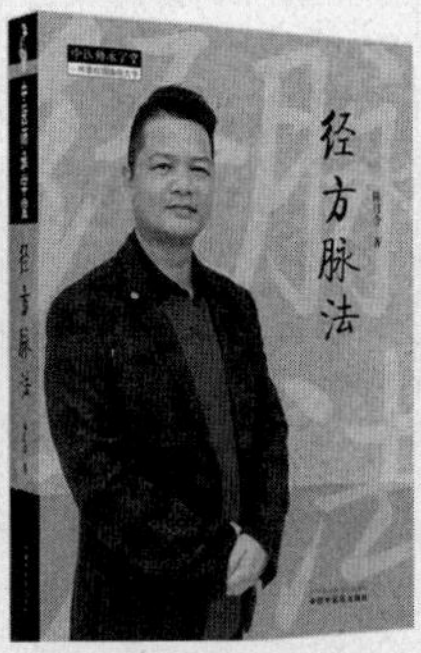

文献类型：专著

责任者：陈日含

出版、发行者：中国中医药出版社

出版发行时间：2023

ISBN：978-7-5132-7983-3

图书介绍

本书倡导中医重视脉诊，对《伤寒论》之纲目“辨太阳病脉证并治……”等等所列，以“辨……病脉”为纲。进行从脉诊为切入点的解读，回归《伤寒论》之原点。以临床实践为依据，总结“八纲六经脉法”解读《伤寒论》之“六经辨证”。创立“八纲六经脉法”之“宏观脉图”“微观脉图”，对《伤寒论》之方脉进行解读。以“八纲六经”为纲，以“经方”为目进行分类。以宏观脉象对《伤寒论》之八纲六经进行辨证，以微观脉象对《伤寒论》之症因、病机、气血阴阳、病理产物及病因、病理进行辨方证及疾病诊断，以期达到“诊脉知病”“一脉一方”的诊疗境界。

柯琴用经方

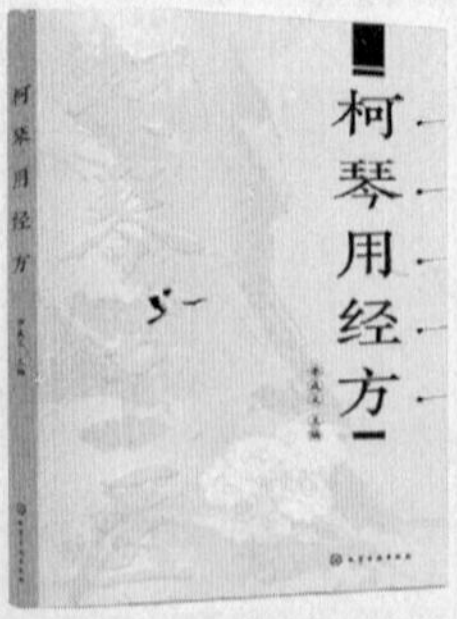

文献类型：专著

责任者：李成文

出版、发行者：化学工业出版社

出版发行时间：2023

ISBN：978-7-1224-2721-2

图书介绍

柯琴对张仲景的《伤寒论》深有研究，著有《伤寒论著》《伤寒论翼》《伤寒附翼》三部，合为《伤寒来苏集》八卷，堪称注疏《伤寒论》的上乘之作。然而相关书籍内容分散，查找不便，快速阅读受限，有碍系统学习掌握，影响并制约经方的利用与普及。本书主要针对柯琴的《伤寒来苏集》进行解释、继承和应用，在相关条文下附有张仲景的原文以便比对。

各科经方

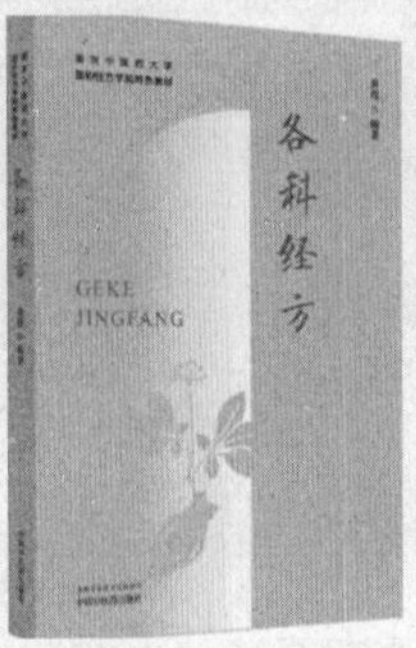

文献类型：专著

责任者：黄煌

出版、发行者：中国中医药出版社

出版发行时间：2023

ISBN：978-7-5132-8367-0

图书介绍

本套教材为首套经方培训系列教材，包括《经方概论》《经方方证》《经方药证》《各科经方》《各家经方》《基层经方推广手册》六本，由南京中医药大学 经方学院组织编写，黄煌教授担任主编。突出经方医学的独特性、规范性、系统性和实践性，以培养经方临证辨治思维能力为核心，系统、全面讲述经方医学“方－证－人”体系，旨在训练培养一大批基础理论全面、临证功底扎实、能熟练运用经方的临床实用型人才。

全套教材深入浅出，简明扼要，严谨规范，可供各种经方培训、教学使用，也可作为广大经方爱好者学习和运用经方的参考读物。

仲景经方临床实践录－呼吸病篇

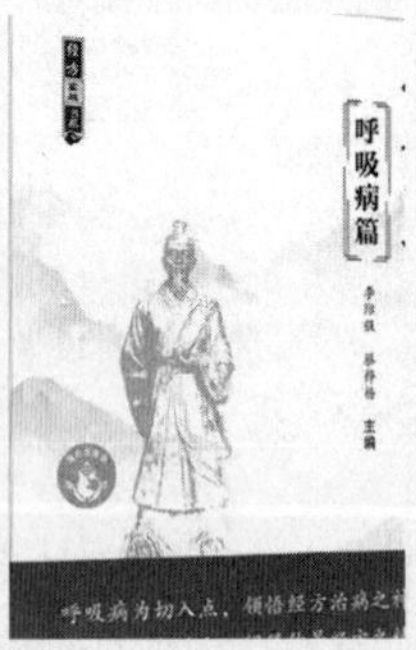

文献类型：专著

责任者：李际强等

出版、发行者：中国中医药出版社

出版发行时间：2023

ISBN：978-7-5132-7921-5

图书介绍

《伤寒杂病论》是我国首部中医临床医学专著，素有“众方之祖”的称誉。其方配伍严谨，用法精当，疗效确切。不仅适用于外感热病，也适用于内伤杂病，对中医临床各科诊治都具有一定的启发指导意义。若能正确掌握伤寒论经方的临床运用，则如仲景在《伤寒论》自序中所言，“若能寻余所集，则思过半也”。《伤寒杂症论》的条文论述包括了呼吸、消化、循环、神经、泌尿等多系统的重要证候和体征，是为“书虽论伤寒，而百病皆在其中。”

何庆勇经方治疗疑难危重症实录

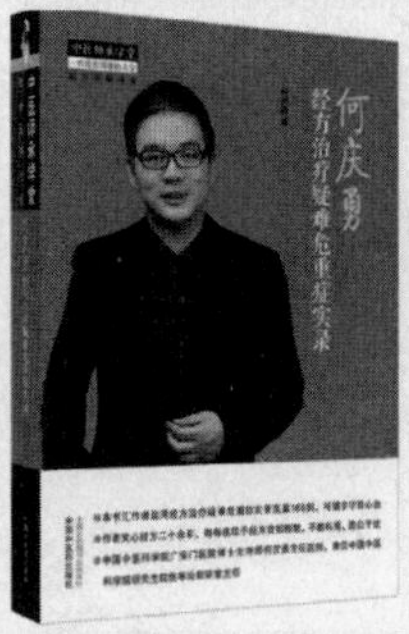

文献类型：专著

责任者：何庆勇

出版、发行者：中国中医药出版社

出版发行时间：2023

ISBN：978-7-5132-7869-0

丛编题名：中医师承学堂·一所没有围墙的大学

图书介绍

本书汇集作者临床运用经方治疗疑难危重症实录医案168则及读书与经方随笔31则，其中包括对103首经方的临床新用体会。全书分为总论、上篇和下篇三部分。总论主要介绍了作者运用经方的临床体会。上篇“经方治疗疑难危重症实录”记录了作者运用经方治疗临床疑难危重症的医案，每个医案均讲述了其用经方及用药的临床思路与方法。下篇“读书与经方随笔”系作者的读书笔记，特别是读经方书籍的笔记，多为有感而发，或经作者临床验证的读书心得。

叶天士用经方小方

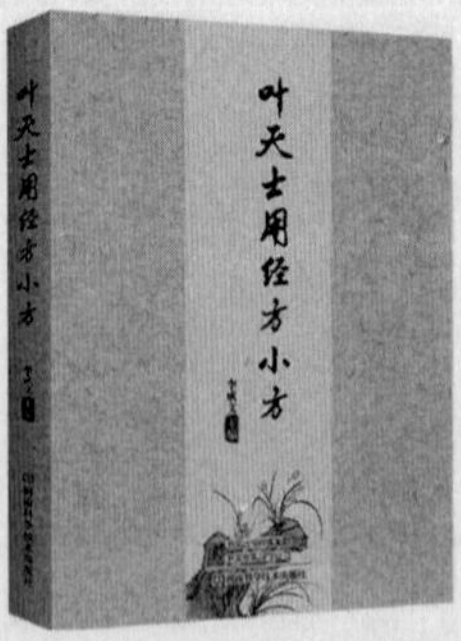

文献类型：专著
责任者：李成文
出版、发行者：河南科学技术出版社
出版发行时间：2023
ISBN：978-7-5725-0964-3

图书介绍

叶天士系清代名医，是中国历史上最为知名的医家之一，也是温病学派的奠基人之一，卫气营血辨证创立者。临证善用经方，注重小方，应用经方 80 个，医案多达 1185 个，治疗病证逾 140 种；应用 1~5 味药的小方，其医案近 600 个，治疗病证逾 109 种，均疗效明显。本书将叶天士应用经方、小方医案析出，合为一编，分上下两篇。上篇以方为纲，分方剂组成用法、仲景所治病证、主治病证、临证医案举例四部分。下篇以科为纲，以病为目，按照中医学教材排序。以帮读者掌握叶案经方心法，领会小方精髓，启迪辨病与辨证思路，指导临证用药，提高治疗效果，发挥中医学的优势和特色。

芦少敏经方医案选

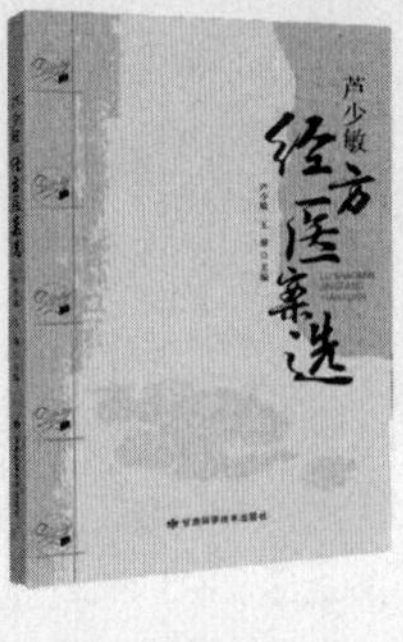

文献类型：专著
责任者：芦少敏等
出版、发行者：甘肃科学技术出版社
出版发行时间：2023
ISBN：978-7-5424-3150-9

图书介绍

本书是甘肃省名中医芦少敏临床应用经方治疗疾病的医案集。书中医案包括首诊症状舌象及复诊后的变化，并在其基础上进行适当补充而成。所选医案包含了作者多年在临床实际应用中探索出的心得体会，从临床实践角度出发，较详细地阐释了具体条文的辨证使用，通过疗效反馈来体会六经辨证独特理论体系之奥妙，以求临床上执简驭繁，便于掌握。本书对各级临床医师开拓中医临床思路、提高经方运用能力具有一定的启迪作用，可供中医及中医爱好者参考使用。

遇见中医 2：经方临证入门实录

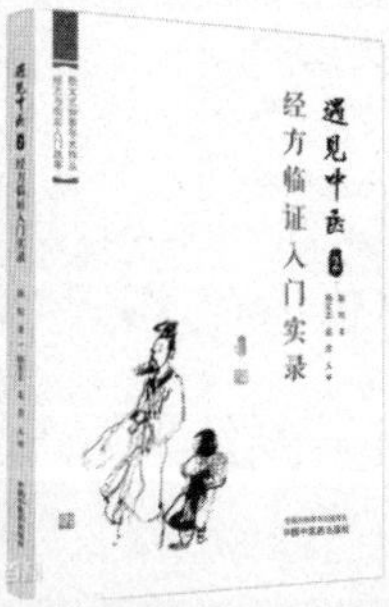

文献类型：专著

责任者：陈权

出版、发行者：中国中医药出版社

出版发行时间：2023

ISBN：978-7-5132-8325-0

分辑号：2　分辑名：经方临证入门实录

图书介绍

《遇见中医 2：经方临证入门实录》是以散文式表达方式向读者介绍经方的临床入门路径和作者对经方的领悟。内容深入浅出、言简意赅，文字简单朴实、通俗易懂，就算是中医初学者也容易读懂。

作者通过《仲景杂感》《临证实践》《溯本求源》三部分，诠释了作者本人如何“简简单单学仲景”，以及作者如何把“精练简洁，不好理解”的仲景古文“简简单单”去解读和剖析。

卫生室的经方故事 - 第二辑

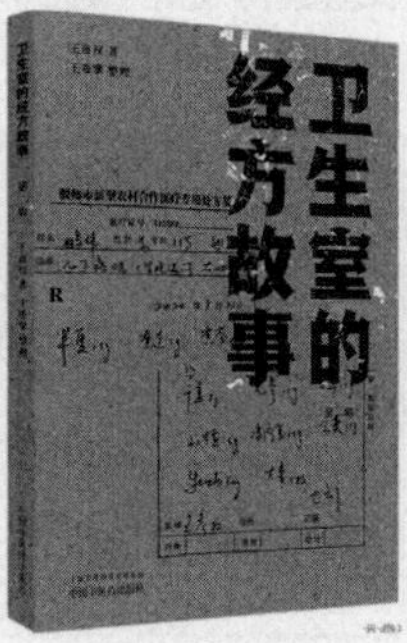

文献类型：专著

责任者：王彦权等

出版、发行者：中国中医药出版社

出版发行时间：2023

分辑号：第二辑

ISBN：978-7-5132-8165-2

图书介绍

这是一位常年工作在乡村卫生室的医生平时所记录的经方案例故事，没有过多的理论阐述，更没有什么花哨的噱头、点缀，质朴真实，鲜活生动，干货满满，别开生面，读后让人耳目一新，获益匪浅，不得不由衷地钦佩，为这位乡村医生的智慧和坚守点赞！为中医经方的疗效喝彩！第二辑依然保持了第一辑的风格，全都是近两年的真实案例，简明质朴，鲜活生动。

河南省洛阳市偃师市高龙镇石牛村集体卫生室中医师，擅长用中医方法治疗临床疾病，在报刊发表中医论文 95 篇。

王三虎经方医话－感悟篇

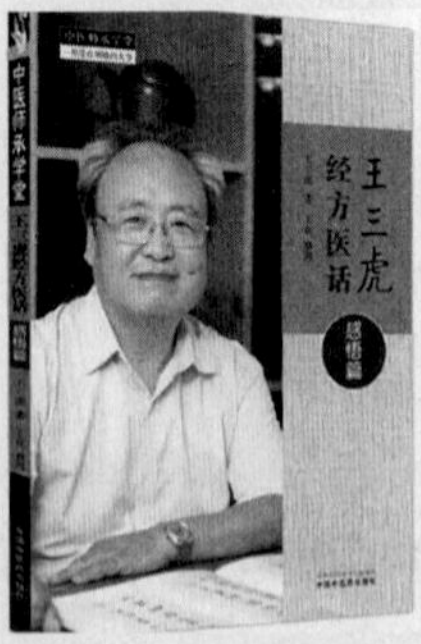

文献类型：专著
责任者：王三虎
出版、发行者：中国中医药出版社
出版发行时间：2023
ISBN：978-7-5132-8164-5
分辑名：感悟篇
丛编题名：中医师承学堂·一所没有围墙的大学

图书介绍

王三虎教授是广西名中医、广西中医药专家学术经验继承工作指导老师、主任医师、医学博士，在长期的肿瘤临床实践中，既强调辨病论治、专病专方，又善于权衡中西医之长，衷中参西，擅长以小柴胡汤治疗肿瘤及其术后诸多问题。他认为，对于癌症而言，综合治疗是必由之路，防治并重是当务之急。现代医学对肿瘤的治疗，诸如手术、介入、放疗、热疗等，主要着眼于肿瘤组织本身，侧重于解决已经形成的肿块，虽能解决一定问题，但由于对人体的整体情况重视不足，即使局部的肿瘤消失了，产生肿瘤的环境也没有改变。而中医学则强调人体的整体机能，主要解决为什么产生肿瘤的问题，釜底抽薪，消除产生肿瘤的内环境。因此，只有中西医结合，才能充分发挥互补作用，达到最佳效果。

经方八法临证发挥

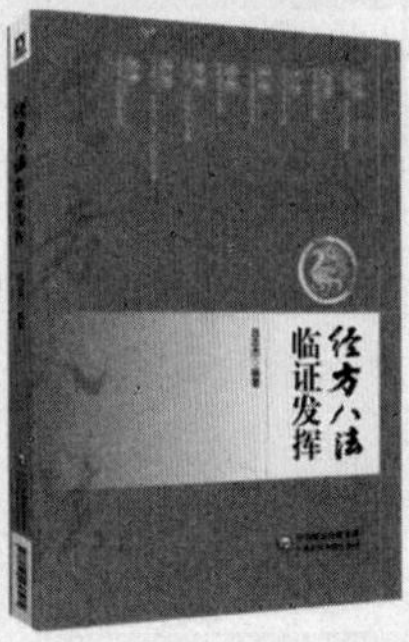

文献类型：专著
责任者：吕志杰
出版、发行者：中国医药科技出版社
出版发行时间：2023
ISBN：978-7-5214-3828-4

图书介绍

汗、吐、下、和、温、清、消、补，是中医治疗八法，亦是中医常用治法。其中，经方对应“八法”，为临床运用拓展了思路。归纳仲景经方八法，对学习、认知《伤寒论》和《金匮要略》中的治则有实在的意义。本书作者从临床实践出发，以验之有效的医案阐述仲景经方八法的具体应用。

经方三部六病应用

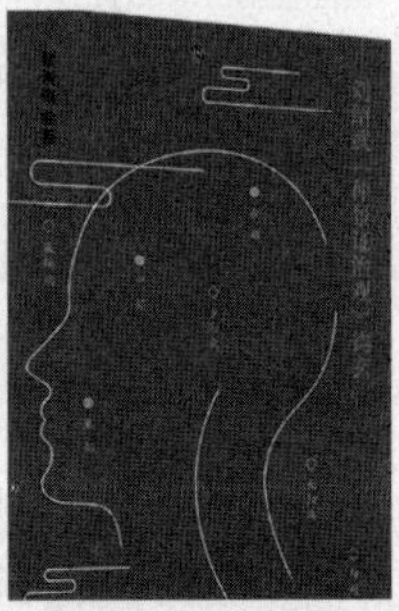

文献类型：专著
责任者：黎崇裕
出版、发行者：中国中医药出版社
出版发行时间：2023
ISBN：978-7-5132-8145-4
其他题名信息：刘绍武《仲景证治观》钩玄

图书介绍

三部六病学派由山西刘绍武先生所创立，目前该流派和胡希恕先生、叶橘泉先生等流派被大众所熟知，研习者众多。其中《仲景证治观》是刘老关于三部六病学说的集中概括，为了便于理解和应用，收集了三部六病流派的相关书籍，并附自己多年来对三部六病的体悟和运用，对刘老的《仲景证治观》进行重新编排整理，整体思路是以三部六病的学术思想为主导，对三部六病进行简述，并且将《伤寒论》115 方以及《金匮要略》中大部分的方剂，全部纳入三部六病体系内。

经方治大病实录

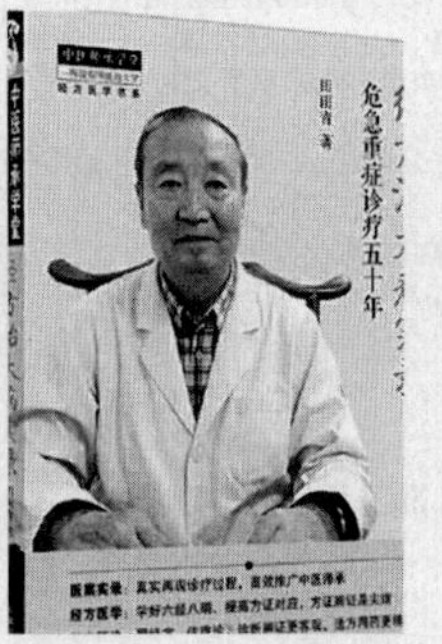

文献类型：专著
责任者：田雨青
出版、发行者：中国中医药出版社
出版发行时间：2023
ISBN：978-7-5132-4611-8

图书介绍

《经方治大病实录》由著名经方临床家田雨青主任医师所著，作者擅长运用六经 - 腹诊 - 方证辨证体系治疗危急重症。本书即作者对 50 余例危急重症、疑难痼疾典型病例的全程诊疗实录，包括脑干梗死、脑出血、心衰、呼衰、慢阻肺、哮喘、顽固性失眠、三叉神经痛、面肌痉挛、牛皮癣、不孕、风湿性关节炎以及肿瘤术后、放化疗后的调理康复等案例。通过一个个完整的临床实案，深度诠释“方证对应”之理。本书真实再现诊疗过程，高效推广中医师承，尤其以详尽的辨证解惑，让后学者有更深的启悟。

经方扶阳三十年

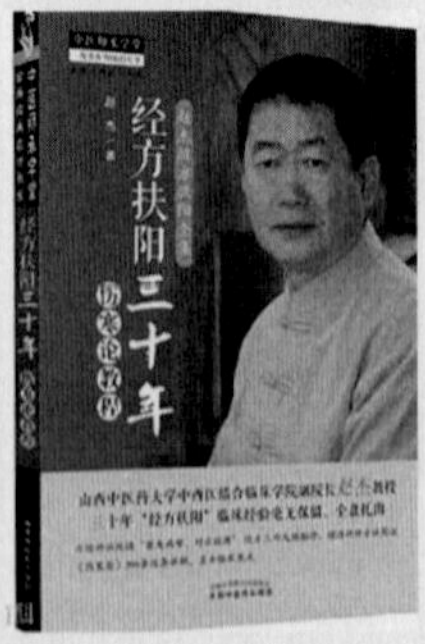

文献类型：专著
责任者：赵杰
出版、发行者：中国中医药出版社
出版发行时间：2023
ISBN：978-7-5132-8154-6
丛编题名：中医师承学堂·一所没有围墙的大学

图书介绍

本书作为国内首本“经方扶阳”实战教程，主张经方的根本理念就是“扶阳”，经方治病的基本原理也是“扶阳”。本书认为：任何疾病的治疗，均需从太阴调集能量。只有直接从太阴入手治疗，待太阴机能恢复后，太阳、少阳病有可能不治而愈，若不愈，再采取相应的治法。这是张仲景反复强调的，也是经方扶阳派立论的核心。本书提出经方扶阳派的六经观，重新解读《伤寒论》三阴三阳病结构体系，形成融伤寒、温病乃至杂病证治为一体的仲景六经辨证体系，具有划时代的意义。

经方求真

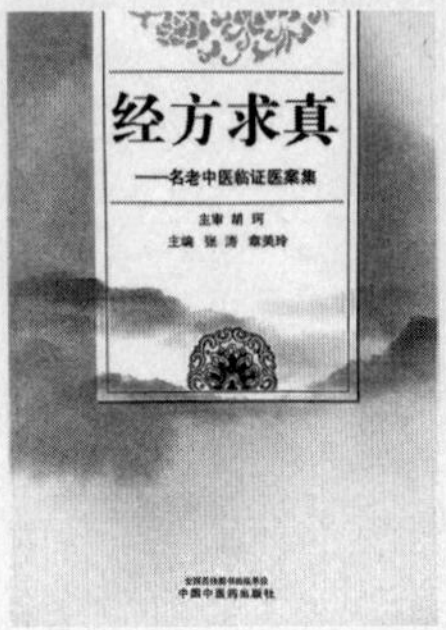

文献类型：专著
责任者：张涛等
出版、发行者：中国中医药出版社
出版发行时间：2023
ISBN：978-7-5132-8241-3

图书介绍

本书选取胡珂教授临床应用经方诊治脾胃病医案200多则，每则医案均列患者基本资料、中医诊断、西医诊断、辨证、处方和分析等，反映出辨证施治的全过程。书中还收集了胡珂教授的临证验方，每个验方从适用病证、药理和加减等方面进行介绍。本书由胡珂教授弟子整理，胡珂教授亲自审校。全书选取胡珂教授临床应用经方诊治脾胃病医案80多则，每则医案均列患者基本资料、中医诊断、西医诊断、辨证、处方和分析等，反映出辨证施治的全过程。书中还收集了胡珂教授的临证验方，每个验方从适用病证、药理和加减等方面进行介绍。本书内容精练实用，有理论分析和医案实例，便于读者学习掌握，适合中医药专业医师、医学生阅读参考。

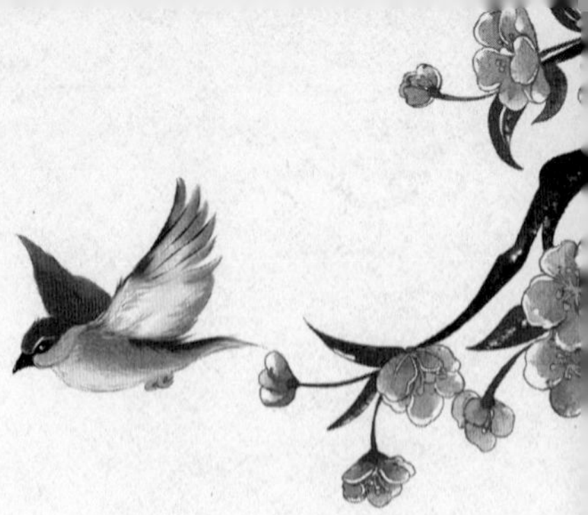

国医经方年鉴

学术成果

2024

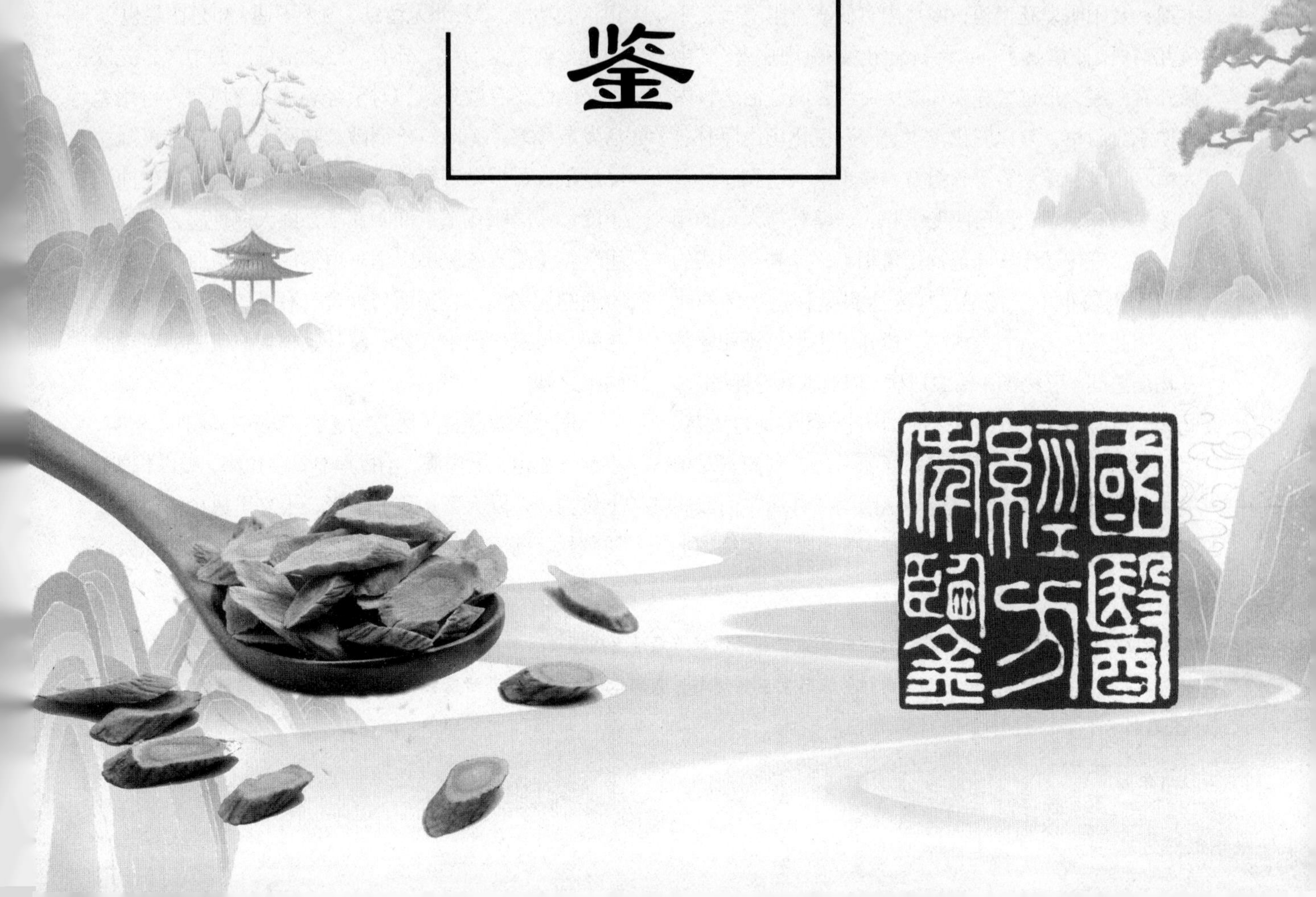

论经典名方三化汤*

杨建强[1] 于大远[2△] 杨建宇[3, 4] 吕海潮[4]

1. 河南新密市疾病防空中心，河南 郑州 452370

2. 北京中医药大学东方医院，北京 100078

3. 中国中医药研究促进会慢病医养中心（龙脉温泉）中和医派传承工作室，北京 102211

4. 中华中医药中和医派杨建宇京畿豫医工作室北京知医堂中和国医馆，北京 100031

【摘要】三化汤系刘完素在小承气汤基础上加羌活化裁而来。主治三焦大孤府之气不畅通的各种病症。组方严谨，药味较少，配伍精当，疗效确切，临床治疗内外诸风，除风、滞、痰而得名。用于脑出血、腹泻、尿遗、脑疝、中风、脑缺血、脑梗死等。

【关键词】三化汤；小承气汤；厚朴三物汤；羌活；卒中；脑疝；中风；脑梗死；杨建宇；经方；经药；中和医派

1. 三化汤的来源、组成及配伍特点

三化汤出自金代刘完素《素问病机气宜保命集》，原文：“主治中风入脏，邪气内实，热势极盛，二便不通；及阳明发狂谵语；中风内有便溺之阻隔者；中风九窍俱闭，唇缓舌强；大肠燥闭，不见虚症者”“中风外有六经之形证，先以加减续命汤，随证治之，内有便溺之阻格，复以三化汤主之。”三化汤由厚朴、大黄、枳实、羌活各等分组方，较小承气汤和厚朴三物汤多一味羌活，同时改变了枳实、厚朴与大黄的用量比例。三化汤中3味药物用量相等，厚朴、枳实的用量比例较小承气汤增加却未达到厚朴三物汤的比例，因此三化汤行气导滞的力量介于小承气汤和厚朴三物汤之间。三物汤主治中风病“内有便溺之阻格”，此为气机阻滞，腑气不通之证，因此，需要通过大黄、厚朴、枳实3味药行气导滞，通腑泄热。刘完素对中风病的认识，承袭金元以前中风因为“外风”而致的观点。人体的五脏六腑与肌肤经表密切相关，结构上相互联系，病理上相互影响。若脏腑气机逆乱，三焦壅滞，不但便溺内阻，且殃及肌表经脉，使气血郁闭不通，出现“六腑不和，流注为痈”，而罹患中风。表里同病时宜先治其里，因此，通滞和里，恢复脏腑正常的功能。“若外无留结，内无不通，知必在经也”，因此，刘完素治疗“外有六经之形证”的中风，先以加减续命汤温散外风，对于经表残余之风寒，可用羌活发散风寒。羌活气雄而散，味薄上升，与诸沉降之品配伍，可拨动三焦壅塞之气机，使清气上升、浊气下降，“清阳在上，浊阴在下，则天冠地履，无暴仆也”（《医方考》）。李东垣治疗风结、血结之大便不通的润肠丸，将羌活与大黄、麻子仁、当归、桃仁相配，与三化汤中大黄、厚朴、枳实配伍羌活有异曲同工之妙。

明代医家吴昆《医方考》：“大黄、厚朴、枳实，小承气汤也，上焦满，治以厚朴；中焦满，破以枳实；下焦实，夺以大黄；用羌活者，不忘乎风也。服后二便微利，则三焦之气无所阻塞，而复其传化之职矣，

*基金项目：中关村炎黄中医药科技创新联盟中和医派经方经药专项课题；中国中医药研究促进会北京昌平沙河高教园区卫生服务中心中和医派传承工作室专项课题；南阳张仲景传统医药研究会中和医派杨建宇经药科研专题项目

△执笔人

故曰三化。"

《增补内经拾遗方论》认为三化汤方名三者，风、滞、痰也。化，变化以清散之也。方用羌活以化风，厚朴、大黄以化滞，枳实以化痰，故曰三化。

中和医派掌门人杨建宇教授方歌有云："三化汤化风痰滞，羌活承气厚黄实。中风入脏邪气盛，导滞清热三焦通。"

2. 三化汤临床应用与研究

袁敏[1]观察加味三化汤联合常规疗法治疗急性脑出血的疗效及对血清中白细胞介素-6（IL-6）和肿瘤坏死因子-α（TNF-α）水平的影响。结果显示，治疗后，治疗组总有效率为92.00%，高于对照组的74.00%，差异有统计学意义（$P<0.05$）。2组格拉斯哥昏迷评分（GCS）均较治疗前升高，美国国立卫生研究院卒中量表（NIHSS）评分均较治疗前减少，差异均有统计学意义（$P<0.01$）；与对照组比较，治疗组NIHSS评分减少更显著，差异均有统计学意义（$P<0.01$）。2组头痛、目眩、痰多、大便干、便秘、舌苔黄腻、舌质暗红评分均较治疗前减少（$P<0.01$）；与对照组比较，治疗组各项症状评分减少更明显（$P<0.01$）。2组IL-6和TNF-α水平均较治疗前降低（$P<0.01$）；与对照组比较，治疗组IL-6和TNF-α水平降低更明显（$P<0.01$）。表明加味三化汤联合常规疗法治疗急性脑出血痰热腑实、风痰闭阻证疗效明显，降低机体内炎症反应，促进神经功能缺损的恢复及意识状态的改善。

宋欣芸等[2]指出：刘完素之三化汤由大黄、枳实、厚朴、羌活各等分组成，主治中风外有六经之形证，内有便溺之阻隔，复以此导之。现代药理研究证实，大黄能通过拮抗自由基，调节三磷酸腺苷（ATP）酶活性及降低TNF-α含量，从而保护脑缺血-再灌注损伤[20]。枳实静脉注射能增加冠状动脉血流量，降低脑、肾血管阻力，且有抑制血栓形成的作用[21]。厚朴酚有明显抗血小板凝集作用。静脉注射羌活注射液有增加脑部血流量的作用，且同时不增加外周血流量[22]。可见，刘完素的三化汤治疗脑卒中疗效显著，但大家重视的都是三化汤的通腑功能，并未提出对风邪的讨论。

赵英杰等[3]观察通腑逐瘀法中药合方治疗脑出血术后并发症的临床疗效。选择68例脑出血术后患者，术后采用脱水降颅压、止血、补液、防治感染等常规治疗，术后第二天起加用三化汤合桃核承气汤（组方为厚朴、大黄、枳实、羌活、桃仁、生大黄、芒硝、石菖蒲等），总有效率为94%。结果表明，本法治疗能有效解决脑出血术后属瘀热腑实证患者的近期症状，为患者术后恢复及生活质量的提高提供了强有力的支持，值得推广应用。

樊凯芳等[4]观察三化汤对脑缺血-再灌注大鼠脑组织胞质附着蛋白（ZO-1）表达的影响。将大鼠随机分为假手术组，模型组，三化汤低、高剂量组（7.2、14.4 g/kg），尼莫地平组（8.1mg/kg）。大鼠常规饲养3d后灌胃给药，每日1次，连续7d后采用线栓法制备脑缺血-再灌注大鼠模型。脑缺血2 h再灌注24 h后，取脑组织采用免疫组织化学法检测各组大鼠ZO-1的表达。结果显示，与假手术组比，模型组脑组织ZO-1表达显著降低（$P<0.01$）；与模型组比，三化汤高剂量组脑组织ZO-1表达显著升高（$P<0.01$），尼莫地平组脑组织ZO-1表达也明显升高（$P<0.05$），三化汤低剂量组脑组织ZO-1表达升高不明显，无显著性差异（$P>0.05$）；三化汤高剂量组升高脑组织ZO-1表达较尼莫地平组明显（$P<0.05$）。结果表明，三化汤对大鼠脑缺血-再灌注损伤具有一定的保护作用。

樊凯芳等[5]观察三化汤对大鼠脑缺血-再灌注血脑屏障损伤的保护作用。将大鼠随机分为假手术组，模型组，三化汤低、高剂量组（7.2，14.4g/kg）、尼莫地平组（8.1mg/kg）。大鼠常规饲养3d后灌胃给药，每日1次，连续给药7d后采用线栓法制备脑缺血-再灌注大鼠模型。采用比色法检测大鼠脑组织伊文思蓝（EB）的含量，采用酶联免疫法检测大鼠血清S100B蛋白的含量。结果显示，假手术组大鼠脑组织EB含量、血清S100B蛋白含量减少，模型组大鼠脑组织EB含量、血清S100B蛋白含量显著升高（$P<0.01$）；与模型组比，各用药组大鼠脑组织EB含量、血清S100B蛋白含量显著降低（$P<0.05$），其中三化汤高剂量组、尼莫地平组比三化汤低剂量组降低明显（$P<0.05$）。说明大鼠脑缺血-再灌注后可

引起血脑屏障的损伤，三化汤对大鼠脑缺血－再灌注后血脑屏障损伤具有一定的保护作用。

樊凯芳等[6]观察三化汤对脑缺血－再灌注大鼠脑组织基质金属蛋白酶-9（MMP-9）、MMP-9mRNA表达的影响。将大鼠随机分为假手术组、模型组，三化汤低、高剂量组（7.2，14.4 g/kg）、尼莫地平组（8.1mg/kg）。大鼠常规饲养3d后灌胃给药，每日1次，连续给药7d后采用线栓法制备脑缺血－再灌注大鼠模型。采用免疫组织化学法检测各组大鼠脑组织MMP-9的表达，采用逆转录聚式酶链反应法（RT-PCR）检测脑组织MMP-9mRNA的表达。结果显示，模型组脑组织MMP-9，MMP-9mRNA表达显著升高（$P<0.01$）；三化汤高剂量组脑组织MMP-9，MMP-9mRNA表达显著降低（$P<0.01$），尼莫地平组脑组织MMP-9，MMP-9mRNA表达明显降低（$P<0.05$），三化汤低剂量组脑组织MMP-9，MMP-9mRNA表达降低不明显（$P>0.05$）；三化汤高剂量组降低脑组织MMP-9，MMP-9mRNA表达较尼莫地平组明显（$P<0.05$）。说明三化汤对大鼠脑缺血－再灌注损伤具有一定的保护作用。

樊凯芳等[7]从玄府学说角度入手，从理论上阐述中风病的病机和三化汤对中风病的治则，有助于深刻理解中风病的本质和三化汤的配伍特点，提高中风病的疗效，也为进一步通过实验阐明三化汤治疗急性中风病的机理和玄府的物质结构提供理论基础。

樊凯芳等[8]观察三化汤对脑缺血－再灌注大鼠神经功能、脑含水量及脑组织病理形态学的影响。将大鼠随机分为假手术组，模型组，三化汤低、高剂量组（7.2，14.4 g/kg）、尼莫地平组（8.1mg/kg），每日1次，连续7d，给药1周后采用线栓法制备脑缺血再灌注大鼠模型。缺血2 h再灌注24 h后按照Zealonga5级法对大鼠神经受损症状评分；并取脑称量脑湿重和脑干重，计算脑含水量；苏木精－伊红（HE）染色分析脑组织病理学改变。结果显示，与假手术组相比，模型组大鼠神经受损症状严重（$P<0.01$），脑含水量明显升高（$P<0.01$），光镜见神经细胞明显肿胀、变性、坏死、炎细胞浸润及血管扩张等病理改变；与模型组相比，三化汤高剂量组大鼠神经受损症状明显减轻（$P<0.05$），大鼠脑组织含水量明显降低（$P<0.01$）。结果表明，三化汤对大鼠脑缺血－再灌注损伤具有一定的保护作用。

樊凯芳等[9]观察三化汤对脑缺血－再灌注模型大鼠脑组织IL-1β、ICAM-1表达的影响。将大鼠随机分为假手术组，模型组，三化汤低剂量组、高剂量组，尼莫地平组。采用线栓法制备脑缺血再灌注大鼠模型。采用免疫组织化学法检测各组大鼠脑组织IL-1β、ICAM-1的表达。结果显示，与假手术组比较，模型组大鼠脑组织IL-1β、ICAM-1表达显著升高（$P<0.01$）；与模型组比较，各用药组大鼠脑组织IL-1β、ICAM-1表达均显著降低（$P<0.05$），其中三化汤高剂量组和尼莫地平组降低较明显（$P<0.05$），三化汤高剂量组与尼莫地平组之间无显著性差异（$P>0.05$）。结果表明，三化汤能降低脑缺血－再灌注模型大鼠脑组织IL-1β、ICAM-1的表达，对脑缺血－再灌注模型大鼠脑损伤起到一定的保护作用。

刘健红[10]探讨三化汤治疗急性缺血性脑卒中的有效性和安全性。收集该院2006年1月至2010年12月急性缺血性脑卒中患者58例，随机分为三化汤治疗组（28例）和西医对照组（30例）。用NIHSS评分法比较治疗组与对照组的疗效、总有效率，以及血液流变学指标变化情况。结果显示，治疗组患者神经功能缺损与用药前相比明显改善（$P<0.05$），且NIHSS评分改善优于对照组（$P<0.05$）；治疗组的治疗总有效率为89.3%，显著高于76.7%（$P<0.05$），治疗组血液流变学指标较对照组改善明显（$P<0.05$）。结果表明，三化汤可有效改善急性缺血性脑卒中患者的预后及血液流变学状况，用药安全性好，未出现明显不良反应。

代允义等[11]观察三化汤对大鼠脑缺血－再灌注早期脑梗死体积和脑梗死区钠离子通道表达的影响，探讨其脑保护作用及机制。采用线栓法制作大鼠局灶性CI/R模型，将SD大鼠随机分为假手术组、模型组及三化汤治疗组，每组再分CI/R后6 h、12 h、24 h、48 h和72 h 5个亚组，用氯化三苯四氮唑（TTC）染色观察CI/R大鼠脑梗死体积，HE染色观察梗死区组织病理学变化，RT-PCR测定Nav1.1mRNA表达。结果显示，与假手术组比较，模型组在CI/R后各时间点脑梗死体积明显增加，神经细胞正常结构明显破坏，Nav1.1mRNA 表达明显降低（$P<0.05$）；与模型组比较，三化汤治疗组 CI/R 后各时间点脑梗死体积明显缩小，缺血区脑梗死现象明显减轻，Nav1.1mRNA 表达明显增高（$P<0.05$）。表明三化汤能明显减小局灶性 CI/R 大鼠脑梗死体积，显著逆转 Nav1.1mRNA 表达的下降，推测减少 Na^+ 内流可能是其脑保护作用的机制之一。

樊凯芳等[12]探讨三化汤治疗急性中风病的机理，为临床运用调气开通玄府法治疗急性中风病提供科学依据和有效方药；阐明三化汤的配伍意义；将玄府与现代医学的血脑屏障联系起来，以期诠释玄府的实质内涵和寻找玄府的现代物质结构。在中医理论指导下，通过梳理历代医家对中风病病因病机的认识，并结合刘完素的玄府学说，提出中风病急性期的病机关键是气机逆乱、玄府闭塞。气机升降逆乱是引发中风病的始动因素，玄府闭塞是中风病发生的重要因素，互相影响，互为因果，共同引发和加重中风。此外，通过比较玄府与现代医学的血脑屏障，认为二者具有较强的相似性和相关性，推断血脑屏障可能是玄府广阔精深内涵的一种表现。而三化汤中诸药配伍，方简力宏，针对急性中风病，起到通腑开结、宣行气血、升清降浊、调畅气机、宣通玄府、开发郁结之功。采用线栓法阻断大鼠大脑中动脉制备脑缺血再灌注模型来模拟人类缺血性脑血管病。将实验大鼠随机分为假手术组，模型组，三化汤低、高剂量尼莫地平组。除假手术组，各组行线栓法阻断大鼠大脑中动脉手术，使脑缺血 2 h 再灌注 24 h 后，取标本采用光镜、免疫组织化学法、酶联免疫法、RT-PCR 观察三化汤对脑缺血再灌注大鼠脑损伤的影响。结果显示，三化汤能明显减轻脑缺血再灌注大鼠神经功能缺损症状，明显减轻其脑水肿；光镜观察，三化汤可明显改善脑缺血再灌注导致的神经细胞肿胀、变性、坏死、增生、炎细胞浸润及血管扩张等病理改变；能显著降低脑缺血再灌注大鼠脑组织 IL-1β、ICAM-1 的表达（$P<0.05$）；能显著降低脑缺血再灌注大鼠血清 S100B 蛋白的含量（$P<0.05$）；明显升高脑缺血再灌注大鼠脑组织 ZO-1 的表达（$P<0.05$），显著降低脑缺血再灌注大鼠脑组织 MMP-9、MMP-9mRNA 的表达（$P<0.05$）。提示三化汤对脑缺血再灌注大鼠脑损伤具有一定的保护作用，其机理与抗炎作用、保护血脑屏障作用有关。

樊凯芳等[13]观察三化汤对脑缺血－再灌注老龄大鼠脑组织 TNF-α 含量的影响。方法：将大鼠随机分为正常对照组、模型组、三化汤组、西药对照组（尼莫地平）、中成药对照组（血栓心脉宁）。采用双侧颈总动脉结扎方法制备脑缺血模型，脑缺血 1 h 后再灌注 30min。取每组大鼠右侧大脑半球的前 2/3，再称取脑组织 50 ~ 100mg，制成脑匀浆，检测 TNF-α 含量。结果显示，模型组比正常对照组 TNF-α 含量显著升高（$P<0.01$）；用药组比模型组 TNF-α 含量明显降低（$P<0.05$）；三化汤组比尼莫地平 TNF-α 含量降低明显（$P<0.05$），和血栓心脉宁组无明显差异（$P>0.05$）。结果显示，三化汤能明显降低脑缺血－再灌注老龄大鼠脑组织 TNF-α 的含量，对脑缺血－再灌注老龄大鼠脑组织损伤有较好的保护作用。

樊凯芳[14]观察三化汤对脑缺血－再灌注老龄大鼠胃肠组织 Na^+-K^+-ATP 酶活性、Ca^{2+}-ATP 酶活性的影响。将大鼠随机分为正常对照组（空白组）、模型组、三化汤组、西药对照组（尼莫地平）、中成药对照组（血栓心脉宁）。采用双侧颈总动脉结扎方法制备脑缺血模型，脑缺血 1 h 后再灌注 30min。取各组大鼠胃组织和小肠组织各 5~20mg，制成匀浆，测定 ATP 酶（Na^+-K^+-ATP 酶、Ca^{2+}-ATP 酶）活性。结果显示，与空白组比，模型组胃肠组织 Na^+-K^+-ATP 酶活性、Ca^{2+}-ATP 酶活性明显降低（$P<0.01$）；与模型组比，用药各组胃肠组织 Na^+-K^+-ATP 酶活性、Ca^{2+}-ATP 酶活性均明显升高（$P<0.05$）；其中三化汤组胃肠组织 Na^+-K^+-ATP 酶活性明显高于尼莫地平组（$P<0.05$），Ca^{2+}-ATP 酶活性明显高于血栓心脉宁组（$P<0.05$）。结果表明，三化汤能明显升高脑缺血－再灌注老龄大鼠胃肠组织 Na^+-K^+-ATP 酶活性、Ca^{2+}-ATP 酶活性，对脑缺血－再灌注老龄大鼠胃肠损伤有一定保护作用。

唐迎雪等[15]观察三化汤对脑缺血－再灌注老龄大鼠脑组织 SOD、MDA 的影响。将大鼠随机分为正常对照组、模型组、三化汤组、大黄配羌活组、大黄配枳实厚朴组、西药对照组（尼莫地平）、中成药对照组（血栓心脉宁）。采用双侧颈总动脉结扎方法制备老龄大鼠脑缺血模型，脑缺血 1 h 后再灌注 0.5 h。取各组右侧大脑半球前 2/3 的 50~200mg 制成脑匀浆，分别测定其脑组织 SOD、MDA 的含量。结果显示，与空白组比，模型组 SOD 显著降低（$P<0.05$），MDA 显著升高（$P<0.05$）；与模型组比，三化汤组、大黄配羌活组及尼莫地平组 SOD 均显著升高（$P<0.05$），MDA 均显著降低（$P<0.05$）；而血栓心脉宁组、大黄配枳实厚朴组则效果不明显。结果表明，三化汤能明显升高脑缺血 - 再灌注老龄大鼠脑组织 SOD 含量，明显降低其 MDA 含量，对脑缺血 - 再灌注老龄大鼠脑损伤具有保护作用。

唐迎雪等[16] 观察三化汤及其组方对脑缺血 - 再灌注老龄大鼠胃肠组织 TXB_2、6-Keto-$PGF_{1\alpha}$ 含量的影响。将大鼠随机分为正常组、模型组、三化汤组、西药组（尼莫地平）、中成药组（血栓心脉宁）。采用双侧颈总动脉结扎方法制备老龄大鼠脑缺血模型，脑缺血 1 h 后，再灌注 0.5 h。取每组大鼠胃体部组织和小肠组织各 5~20mg 制成匀浆，分别测定 TXB_2 和 6-Keto-$PGF_{1\alpha}$ 的含量。结果显示，三化汤组、血栓心脉宁组及尼莫地平组均能显著降低胃肠组织 TXB_2 含量（$P<0.01$，$P<0.05$），显著升高 6-Keto-$PGF_{1\alpha}$ 含量（$P<0.01$，$P<0.05$），且三化汤组优于其他两用药组（$P<0.05$）。结果表明，三化汤对脑缺血再灌注老龄大鼠胃肠组织损伤有较好的保护作用。

张长国等[17] 探讨三化汤对脑缺血 - 再灌注后早期脑含水量、血脑屏障通透性及水通道蛋白 4（AQP4）表达的影响。用线栓法制备大鼠局灶性 I/R 模型。将 SD 大鼠随机分为假手术组、模型组及三化汤组，每组再按 I/R 后 6 h、12 h、24 h、48 h 和 72 h 分为 5 个亚组。用湿 / 干重比值反映脑含水量，用伊文思蓝（EB）含量反映血脑屏障通透性，用免疫组化和 RT-PCR 分别测定 AQP4 蛋白和 AQP4mRNA 表达。结果显示，与假手术组比较，模型组在 I/R 后各时间点脑含水量、EB 含量及 AQP4 的蛋白和 mRNA 表达均明显增高（$P<0.05$ 或 $P<0.01$）；与模型组比较，三化汤组 I/R 后各时间点脑含水量、EB 含量及 AQP4 的蛋白和 mRNA 表达均明显降低（$P<0.05$ 或 $P<0.01$）。结果表明，三化汤能减轻脑 I/R 后早期脑含水量及血脑屏障通透性，下调 AQP4 的表达，从而减少水向细胞内的转运可能是其改善脑水肿的机制之一。

樊凯芳[18] 在中医理论指导下，认为气机逆乱，升降失常是急性中风病病机之关键。而脑与胃肠气机相交，经络相连，密切相关。因此，在中风急性期除出现脑损伤外，由于气机升降逆乱，脑与胃肠之气相干，脑病损及胃肠引起胃肠功能紊乱，胃肠功能的紊乱又加重原有脑部病灶的损伤，形成恶性循环，甚至导致死亡。脾胃为气机升降之枢纽，用调气法治疗急性中风病重在畅利中焦，升清降浊，上开脑窍，下通肠腑，恢复脑与胃肠的正常功能。故选金元医家刘河间所创之三化汤，认为该方有调畅气机，升清降浊等作用。本论文在此基础上进一步通过实验观察三化汤对脑缺血 - 再灌注老龄大鼠脑、胃肠损伤的保护作用和机理。结果显示，其能明显降低脑缺血 - 再灌注老龄大鼠脑组织 TNF-α 含量；能显著降低脑缺血 - 再灌注老龄大鼠胃肠组织 TXB_2 含量（$P<0.05$），升高 6-Keto-$PGF_{1\alpha}$ 含量（$P<0.05$）；显著增强其胃肠组织 Na^+-K^+-ATP 酶、Ca^{2+}-ATP 酶活性（$P<0.05$）。结果表明，三化汤对脑缺血 - 再灌注引起的脑、胃肠损伤具有一定的保护作用，一方面证实了脑与胃肠相关联，提示临床对急性中风病及其他脑病在治脑的同时不忘治胃肠；另一方面为临床运用调气法治疗急性中风病提供了科学依据和有效方药。

赵德喜等[19] 指出三化汤为中风病中脏腑大便不通而设，临床实践证明，该方可广泛应用于中风病的整个治疗过程中，效果颇佳。

曹淑霞[20] 目前对急性中风病的研究多局限于开窍、活血化瘀、化痰通络等治则，对调气法研究较少，且欠系统深入，特别是有关方药的实验研究尚属空白。结合临床用药经验，提出气机逆乱，脉络阻滞是急性中风病的病机关键；脾胃为气机升降之枢纽，急性中风病治疗调气重在畅利中焦，而通经活络应贯穿治疗始终。通过观察三化汤对老龄大鼠脑缺血 - 再灌注脑损伤的保护作用和机理，证明其能一定程度上降低脑缺血 - 再灌注大鼠脑含水量，减轻脑水肿；显著升高 SOD 含量（$P<0.05$），降低 MDA 含量（$P<0.05$），具有抗自由基损伤作用；明显降低老龄大鼠脑缺血 - 再灌注脑损伤组织

TNF-α 含量（$P<0.05$）。结果显示，三化汤对脑缺血 - 再灌注具有较好的预防治疗作用，为临床应用调气法治疗急性中风病提供了科学依据和有效方药，同时也深化了中医对急性中风病病机的认识。

朱树宽等[21]指出三化汤原为治真中风而设。临床观察三化汤不仅能治真中风，也可用治类中风，无论中经络，中脏腑，还是中风后遗症，均可用之。

王治强[22]等三化汤应用本方加味治疗脑血管疾病，每获良效。案例，风痰瘀羁脑脉栓塞张某，女，23 岁。1984 年 1 月 30 日入院。产后汗出当风，一日突然眩晕头痛，恶心呕吐，肢麻痿软，活动欠灵，经医罔效，遂急诊入院。症见头痛眩晕，烦躁谵妄，肢体拘挛，麻木不仁，胸腹胀满，呕吐频作，痰涌涎溢。口腻干苦，不欲饮食，吞咽困难，便干溺黄。血压 120/80 mmHg。神呆痴笑，面色（㿠）白，两颧潮红，口眼（㖞）斜，唇暗舌淡，苔白滑腻，语言謇涩，气息重浊，脉沉细无力，肌肤欠温，四末逆冷，左侧肢体瘫软（上肢肌力 0 级，下肢 2 ~ 3 级）。脑血流图检查：两侧脑血流量降低。诊断：脑栓塞。辨证：产后气血亏虚，卫阳失固，风袭寒凝，痰浊瘀阻，脑脉羁塞。治法：化痰开窍，降逆泄浊，温经散寒，益气养营，通脉活血。处方：羌活、枳实、厚朴、石菖蒲、附片各 12g，桂枝、大黄、通草各 10g，半夏、当归各 15g，细辛 6g，黄芪、丹参、白芍、鸡血藤各 30g。

3. 讨论

中华中和医派掌门人杨建宇教授指出：三化汤内外化风，祛风祛滞祛痰，疗效确切。内含小承气或厚朴三物汤可知专门清除三焦孤府之滞和痰瘀，外用疏通经络，祛外风于无形。临床重在用于中风之诸症。从杨建宇中和医派经药理论体系出发，可知枳实的使用，应用陈品，方可保证疗效。大黄可以涤荡脏腑，有推陈致新之功，不可或缺。临证圆机灵通，可以加减应用，临证应用值得拓展，值得传扬。

参考文献

[1] 袁敏．加味三化汤联合常规疗法治疗急性脑出血临床观察 [J]. 新中医，2018，50（4）：59-62.

[2] 宋欣芸，邱模炎，赵程博文，等．从俩三化汤看外风对脑卒中发病及病程的影响 [J]. 康复学报，2016，26（6）：51-54.

[3] 赵英杰，吉宏明．三化汤合桃核承气汤合用治疗脑出血术后并发症 68 例 [J]. 世界最新医学信息文摘，2016，16（69）：254-255.

[4] 樊凯芳，梁晓东，李晓亮，等．三化汤对脑缺血再灌注大鼠脑组织胞质附着蛋白表达的影响 [J]. 中国实验方剂学杂志，2012，18（9）：216-219.

[5] 樊凯芳，李晓亮，梁晓东，等．三化汤对大鼠脑缺血再灌注后血脑屏障损伤的保护作用 [J]. 中国实验方剂学杂志，2012，18（7）：181-184.

[6] 樊凯芳，李晓亮，梁晓东，等．三化汤对脑缺血再灌注大鼠脑组织基质金属蛋白酶 -9 表达的影响 [J]. 中国实验方剂学杂志，2012，18（6）：210-214.

[7] 樊凯芳，唐迎雪，赵建平．三化汤开通玄府治疗急性中风病 [J]. 新中医，2012，44（2）：5-6.

[8] 樊凯芳，唐迎雪，李晓亮．三化汤对脑缺血再灌注大鼠神经功能、脑含水量及脑组织病理改变的影响 [J]. 中国实验方剂学杂志，2011，17（24）：159-162.

[9] 樊凯芳，李淑云，唐迎雪，等．三化汤对脑缺血再灌注模型大鼠脑组织 IL-1β、ICAM-1 表达的影响 [J]. 山东中医杂志，2011，30（12）：871-874.

[10] 刘健红．三化汤治疗急性缺血性脑卒中 28 例 [J]. 西部中医药，2011，24（7）：61-63.

[11] 代允义，黄汉津，王小同，等．三化汤对大鼠脑梗死区钠离子通道表达的影响 [J]. 中华临床医师杂志（电子版），2011，5（14）：4079-4083.

[12] 樊凯芳．三化汤调气开通玄府治疗急性中风病的机理研究 [D]. 济南：山东中医药大学，2010.

[13] 樊凯芳，唐迎雪，曹淑霞．三化汤对脑缺血 - 再灌注老龄大鼠脑组织肿瘤坏死因子 -α 的影响 [J]. 时珍国医国药，2009，20（12）：2986-2987.

[14] 樊凯芳，唐迎雪，曹淑霞．三化汤对脑缺血 - 再灌注老龄大鼠胃肠组织 Na^{+}-K^{+}-ATP 酶活性及 Ca^{2+}-ATP 酶活性的影响 [J]. 时珍国医国药，2009，20（6）：1367-1368.

[15] 唐迎雪，曹淑霞，樊凯芳．三化汤对脑缺血 - 再灌注老龄大鼠脑组织 SOD、MDA 含量的影响 [J]. 吉林中医药，2008，28（10）：767-768.

[16] 唐迎雪，樊凯芳，曹淑霞．三化汤对脑缺血再灌注老龄大鼠胃肠组织 TXB_2、6-Keto-$PGF_{1α}$ 含量的影

响 [J]. 湖北中医杂志，2008, 30（8）：7-9.
[17] 张长国，郑国庆，黄汉津，等．三化汤改善缺血性脑水肿水通道蛋白 4 的机制 [J]. 中国中西医结合急救杂志，2007，14（6）：352-356.
[18] 樊凯芳．三化汤对中风急性期脑与胃肠的保护作用 [D]. 济南：山东中医药大学，2007.
[19] 赵德喜，姚金文．三化汤在中风病急性期的应用 [J]. 长春中医药大学学报，2006（4）：23.
[20] 曹淑霞．三化汤治疗急性中风病机理的研究 [D]. 济南：山东中医药大学，2006.
[21] 朱树宽，郭月红．三化汤治疗中风举隅 [J]. 新中医，2000，32（3）：51-52.
[22] 王治强．三化汤在治疗脑血管疾病中的应用 [J]. 陕西中医，1985，6（10）：455-456

论经典名方三甲复脉汤 *

张 汇[1] 于大远[2△] 杨建宇[3, 4] 杨 婕[5] 李 娜[5△] 徐宝南[4]

1. 天津中医药大学第一附属医院，天津 300192
2. 北京朝阳医院西院，北京 100020
3. 中国中医药研究促进会慢病医养中心（龙脉温泉）中和医派传承工作室，北京 102211
4. 中华中医药中和医派北京畿豫医工作室北京知医堂中和国医馆，北京 100031
5. 北京中医药大学东方医院，北京 100078

【摘要】三甲复脉汤出自清代吴瑭《温病条辨》，由炙甘草、干地黄、生白芍、麦冬、阿胶、麻仁、生牡蛎、生鳖甲、生龟板组方，具有滋阴清热、潜阳熄风之功效，现代临床用于各种心律失常、多汗症、单纯收缩期高血压、甲亢、骨质疏松症等疾病。

【关键词】三甲复脉汤；滋阴清热；潜阳熄风；心律失常；多汗症；单纯收缩期高血压；甲亢；骨质疏松症；杨建宇；经方；经药；中和医派

三甲复脉汤出自清代吴瑭《温病条辨》，原文“下焦温病，热深厥甚，脉细促，心中憺憺大动，甚则心中痛者，三甲复脉汤主之”“燥久伤及肝肾之阴，上盛下虚，昼凉夜热，或干咳，或不咳，甚则痉厥者，三甲复脉汤主之。”此方组成：炙甘草六钱，干地黄六钱，生白芍六钱，麦冬五钱，阿胶三钱，麻仁三钱，生牡蛎五钱，生鳖甲八钱，生龟板一两。此方在仲景炙甘草汤（复脉汤）的基础上，去掉参、桂、姜、枣、酒等益气温热通阳之品，加入生牡蛎、生鳖甲、生龟板“三甲”。因此，《温病条辨》中三甲复脉汤滋阴潜阳之力更强，具有滋阴清热、潜阳熄风之功效，适用于心肾阴虚内热、阳亢化风诸证。现代临床常应用于各种心律失常，如治疗快速性心律失常、室性早搏、病毒性心肌炎心律失常等。心在液为汗，此方可以治疗多汗症。阴虚阳亢，阳亢化风，还可以用于单纯收缩期高血压、甲亢等疾病。肾主骨生髓，可治疗骨质疏松症。

中华中医药中和医派掌门人杨建宇教授方歌有

* 基金项目：中关村炎黄中医药科技创新联盟中和医派经方经药专项课题；中国中医药研究促进会北京昌平沙河高教园区卫生服务中心中和医派传承工作室专项课题；南阳张仲景传统医药研究会中和医派杨建宇经药科研专题项目
△执笔人

云："吴瑭三甲复脉汤，一牡二甲三龟尝。一甲麦地草芍胶，下焦劫阴大便溏。二甲麻仁阴潜阳，肝风痉厥阴液伤。三甲热深厥甚危，滋阴清热熄风亢，参桂姜枣酒不用，滋阴熄风又潜阳。可参。"

1. 临床应用

1.1 心律失常

1.1.1 快速性心律失常

秦笃杰[1]将164例心阴虚型快速性心律失常患者随机分为试验组与参照组各82例。对试验组患者采用三甲复脉汤治疗，对参照组采用胺碘酮治疗，治疗2周后，试验组患者的治疗总有效率显著高于参照组（$P<0.05$）；不良反应少于参照组（$P<0.05$）。吕本林[2]运用三甲复脉汤治疗试验组（37例）心阴虚型快速性心律失常患者，对照组（37例）运用常规西药治疗。治疗3周，试验组治疗后的中医证候积分、总有效率均优于对照组（$P<0.05$）。孙宁宁[3]的研究表明三甲复脉汤治疗快速性心律失常阴虚火旺证有良好的疗效，且安全可靠，不良反应少，临床值得进一步研究和推广。罗文[4]的临床观察证实，采用加味三甲复脉汤治疗心阴虚型快速性心律失常的患者，其总有效率明显高于采用心律平治疗的患者（$P<0.05$），可改善患者的生活质量。

1.1.2 室性早搏

杨宝龙[5]将66例冠心病室性早搏患者随机分成治疗组（33例）和对照组（33例）。治疗组口服三甲复脉汤，对照组口服稳心颗粒。治疗4周，治疗组总有效率明显高于对照组（$P<0.05$），临床疗效优于对照组（$P<0.05$）。张晓宇[6]的研究表明三甲复脉汤对心阴肾虚型冠心病室性早搏患者临床症状、心电图缺血改变、室性早搏等方面有明显的改善作用，且能够显著改善冠心病室性早搏患者HRT现象异常的情况，改善冠心病患者心脏自主神经功能紊乱的状态，这可能是其抗室性心律失常的机制之一。杨宝龙等[7]的临床观察证实，采用三甲复脉汤治疗冠心痛室性早搏的患者，总有效率明显高于采用胺碘酮治疗的患者（$P<0.05$），且更能改善患者的生活质量（$P<0.05$），安全有效，不良反应少。

1.1.3 病毒性心肌炎心律失常

何坚等[8]将病毒性心肌炎心律失常患者166例随机分成2组，治疗组（86例）采用三甲复脉汤治疗，对照组（80例）口服心律平治疗。治疗2周，治疗组总有效率明显高于对照组（$P<0.05$），且不良反应少（$P<0.05$）。根据母亮[9]的临床观察，三甲复脉汤治疗病毒性心肌炎心律失常能明显改善患者临床症状，且临床安全性高。

此外，三甲复脉汤对于其他心律失常，如冠心病室性心律失常[10]、阵发性心房颤动[11]亦有疗效。

1.2 甲亢

张蕊[12]将甲亢（肝肾阴虚型）的患者64例随机分为治疗组与对照组，各32例。治疗组应用三甲复脉汤化裁和甲巯咪唑进行治疗。对照组应用甲巯咪唑治疗。治疗4周，治疗组总有效率明显高于对照组（$P<0.05$）。肖妙娥等[13]的研究表明，三甲复脉汤加减在改善中医证候方面疗效明显，临床安全性高，值得推荐和广泛应用。

1.3 单纯收缩期高血压

马国华[14]将老年单纯收缩期高血压患者随机分为对照组和试验组，各60例，对照组给予硝苯地平缓释片口服，试验组患者在对照组的基础上加用三甲复脉汤，治疗4周，除生长激素因子外，试验组其他生存质量因子评分均明显高于对照组（$P<0.05$）。李永吉等[15]的临床研究表明，三甲复脉汤联合降压药能有效改善老年单纯收缩期高血压患者的临床症状，降压效果理想。

1.4 多汗症

李静[16]将小儿气阴亏虚型多汗症患儿60例随机分为对照组和观察组，各30例。对照组患儿给予谷维素片进行治疗，观察组患儿应用三甲复脉汤加减治疗。治疗4周，观察组总有效率明显高于对照组，且不良反应较少。张亚等[17]研究表明，对小儿气阴亏虚型患儿应用三甲复脉汤进行治疗，临床疗效显著，且症候积分改善效果明显，安全性高。

1.5 骨质疏松症

田其中[18]采用三甲复脉汤治疗老年骨质疏松症患者68例，对照组64例采用口服葡萄糖酸钙口服液治疗。治疗 1 个月，治疗组的临床疗效优于对照组，总有效率高于对照组（$P<0.05$）。毛国庆等[19]的研究表明，三甲复脉汤治疗阴虚质骨质疏松症可获得良好疗效，值得临床借鉴。

1.6 其他应用

三甲复脉汤具有滋阴清热、潜阳熄风之功，可用于治疗证属心肾阴虚内热、阳亢化风诸证。而除上述疾病外，通过整理其他文献，三甲复脉汤还被用于治疗中风后遗症[20]、痉病[21]、儿童多动症[22]、面肌抽搐[23]、前肢抽搐症[24]、幼儿抽搐[25]、肌萎缩侧索硬化症[26]、脑动脉硬化性头痛[27]等。此外，三甲复脉汤可滋阴补肾，肝肾同源，还可以治疗肝肾阴虚的疾病，如绝经前后诸证[28]、慢性肾炎蛋白尿[29]、血管性痴呆[30]、肝硬化腹水[31]等疾病。心肾阴虚导致的慢性心力衰竭[32]也可用此方治疗。因其所治病证病机多为心肾阴虚内热。

2. 实验研究

孟志伟[33]的研究发现三甲复脉汤可以抑制大鼠中脑黑质及纹状体中 α-突触核蛋白表达增加（$P<0.05$），从而减少路易小体的形成，改善帕金森病（PD）大鼠的症状。杨芳等[34]的研究发现三甲复脉汤加减可以显著改善 PIGD 型 PD 抑郁和睡眠障碍，并能增强左旋多巴对运动症状的疗效，其对外周血 IL-17 和尿酸表达的调节可能是该方作用机理之一。邝学媚等[35]的研究发现三甲复脉汤含药血清可以在体外诱导成年大鼠骨髓间充质分化为神经元，而且能延长其表达。以上研究可以为三甲复脉汤治疗 PD、PD 抑郁、睡眠障碍等提供现代药理依据。

3. 结语

中华中医药中和医派掌门人杨建宇教授指出：对复脉汤与一甲、二甲、三甲复脉汤的应用，必须明白温病复脉汤与原仲景炙甘草汤（复脉汤）的根本区别，必须知晓为什么不用人参、肉桂、生姜、大枣、清酒的病因病机及经方经药的精髓。同时，必须明白一甲、二甲、三甲的药物疗效和病势病机的相扣。

三甲复脉汤是吴瑭的著名方剂，具有滋阴清热、潜阳熄风之功，只要辨证为心肾阴虚内热、阳亢化风，皆可使用此方加减，即异病同治。对复脉汤（炙甘草汤）、一甲复脉汤、二甲复脉汤、三甲复脉汤的更多应用，有待进一步归纳，以促进中医学科发展。

参考文献

[1] 秦笃杰．三甲复脉汤治疗心阴虚型快速性心律失常临床分析 [J]．中西医结合心血管病电子杂志，2017，5（19）：133.

[2] 吕本林．三甲复脉汤治疗心阴虚型快速性心律失常临床分析 [J]．中西医结合心血管病电子杂志，2017，5（22）：134.

[3] 孙宁宁．三甲复脉汤治疗快速性心律失常阴虚火旺证的临床研究 [D]．济南：山东中医药大学，2016.

[4] 罗文．三甲复脉汤治疗心阴虚型快速性心律失常 82 例 [J]．山东中医杂志，2008（5）：300-301.

[5] 杨宝龙．三甲复脉汤对冠心病室性早搏患者临床疗效及心室晚电位的影响 [D]．哈尔滨：黑龙江中医药大学，2009.

[6] 张晓宇．三甲复脉汤对冠心病室性早搏患者临床疗效及心率震荡现象的影响 [D]．哈尔滨：黑龙江中医药大学，2009.

[7] 杨宝龙，张晓宇，徐京育．三甲复脉汤治疗缺血性室性早搏 72 例疗效观察 [J]．中国社区医师（医学专业半月刊），2009，11（16）：135.

[8] 何坚，覃崇宁，覃江虹．三甲复脉汤治疗病毒性心肌炎心律失常疗效观察 [J]．山西中医，2007，23(6)：18-19.

[9] 母亮．三甲复脉汤加味治愈病毒性心肌炎 [J]．四川中医，1989（12）：22.

[10] 张晓宇，杨宝龙，徐京育．三甲复脉汤对冠心病室性心律失常临床疗效及心率震荡现象的影响 [J]．中国社区医师（医学专业半月刊），2009，11（15）：150.

[11] 王琪琪，张蕴慧．三甲复脉汤治疗阵发性心房颤动验案举隅 [J]．中国民族民间医药，2017，26（18）：77-78.

[12] 张蕊．三甲复脉汤化裁方治疗甲亢的疗效观察及对 TNF-α 的影响 [D]．哈尔滨：黑龙江中医药大学，2015.

[13] 肖妙娥，茶旭．三甲复脉汤治疗甲亢 [J]. 云南中医中药杂志，1995（5）：30-32.
[14] 马国华．三甲复脉汤治疗老年单纯收缩压期高血压疗效观察 [J]. 湖北民族学院学报（医学版），2011，28（3）：42-44.
[15] 李永吉，胡楠，徐京育．三甲复脉汤对老年单纯收缩期高血压及脉压差影响的临床观察 [J]. 中医药学报，2010，38（5）：117-118.
[16] 李静．三甲复脉汤加减治疗小儿气阴亏虚型多汗症的效果观察 [J]. 临床医学研究与实践，2016，1（27）：122-123.
[17] 张亚，张卉，刘苗苗，等．三甲复脉汤加减治疗小儿气阴亏虚型多汗症60例 [J]. 陕西中医学院学报，2013，36（5）：53-54.
[18] 田其中．三甲复脉汤治疗骨质疏松症68例临床观察 [J]. 中医药导报，2006（1）：32+34.
[19] 毛国庆，陈世洲．三甲复脉汤治疗阴虚质骨质疏松症经验 [J]. 中国中医药信息杂志，2019（11）：115-117.
[20] 惠玲．针灸联合三甲复脉汤加减治疗中风后遗症疗效观察 [J]. 中医临床研究，2016，8（25）：36-37.
[21] 王新芝．三甲复脉汤加减治疗产后津伤血虚痉病19例 [J]. 河南中医，2014，34（10）：2004-2005.
[22] 阮宇鹏，吴勇惠，韩桃．三甲复脉汤治疗儿童多动综合征36例 [J]. 山东中医杂志，2010，29（7）：458-459.
[23] 高京宏．应用三甲复脉汤治疗面肌抽搐1例 [J]. 中国民间疗法，2002（6）：54.
[24] 卢天运，崔勇，侯广军，单玉兰．三甲复脉汤治犊牛阴虚型前肢抽搐症 [J]. 贵州畜牧兽医，1998（5）：23.
[25] 韩先知．三甲复脉汤治疗幼儿抽搐 [J]. 湖南中医杂志，1998（4）：20.
[26] 叶俊德，叶铿铿．三甲复脉汤治疗肌萎缩侧索硬化症 [J]. 福建中医药，1986（6）：38.
[27] 丛树芹，张家驹．三甲复脉汤加味治疗脑动脉硬化性头痛50例 [J]. 山东中医杂志，2000（8）：474.
[28] 马丽然，江媚，刘旭昭．加减三甲复脉汤治疗肝肾阴虚绝经前后诸证的疗效及其对骨密度的影响 [J]. 世界中医药，2019，14（5）：1266-1269.
[29] 徐婷婷，马晓燕．郭恩绵应用三甲复脉汤治疗慢性肾炎蛋白尿经验 [J]. 中医药临床杂志，2015，27（11）：1534-1536.
[30] 刘耀东，孙丽萍，王敬华，段海平．三甲复脉汤结合西药治疗血管性痴呆临床观察 [J]. 广西中医学院学报，2009，12（2）：6-7.
[31] 任晓芳．三甲复脉汤合猪苓汤治疗肝硬变腹水30例 [J]. 陕西中医，1998（3）：105-106.
[32] 张昊，靳端阳．三甲复脉汤结合胺碘酮片治疗老年人慢性心力衰竭38例 [J]. 中国中医药现代远程教育，2016，14（2）：106-107.
[33] 孟志伟．三甲复脉汤对帕金森大鼠多巴胺神经元的影响研究 [D]. 广州：广州中医药大学，2014.
[34] 杨芳，金硕果，陈卫银，等．三甲复脉汤加减对PIGD型帕金森病抑郁和睡眠障碍的影响及其机制研究 [J]. 辽宁中医杂志，2017，44（10）：2131-2134.
[35] 邝学媚，廖欣，杜少辉，等．三甲复脉汤含药血清体外诱导成年大鼠骨髓间充质干细胞分化为神经元 [J]. 中国临床康复，2005（30）：53-55.

论经典名方散偏汤*

杨志敏[1] 袁 骏[2△] 杨建宇[3,4] 张 凯[5,6]

1. 广东省中医院，广东 广州 510120
2. 北京中医药大学，北京 100029
3. 中国中医药研究促进会慢病医养中心（龙脉温泉）中和医派传承工作室，北京 102211
4. 中华中医药中和医派杨建宇京畿豫医工作室北京知医堂中和国医馆，北京 100031
5. 锦州市国医堂中医院，锦州 121011
6. 深圳龙岗坂田中和知医堂中医门诊，广东 深圳 518129

【摘要】散偏汤出自清代陈士铎《辨证录》，由白芍、川芎、郁李仁、柴胡、白芥子、香附、甘草、白芷组方，具有行气活血化痰、散寒通络止痛之功。此方可以治疗主症为偏头痛的疾病，如血管神经性头痛、三叉神经痛等，或因情志不遂导致的紧张性头痛。中风发作后也可用此方善后处理。

【关键词】散偏汤；行气活血化痰；散寒通络止痛；偏头痛；血管神经性头痛；三叉神经痛；中风；杨建宇；经方；经药；中和医派

散偏汤出自清代陈士铎《辨证录》，原文："人有患半边头风者，或痛在右，或痛在左，大约痛于左者为多，百药治之罔效，人不知其故。此病得之郁气不宣，又加风邪袭之于少阳之经，遂致半边头痛也。其病有时重有时轻，大约遇顺境则痛轻，遇逆境则痛重，遇拂抑之事而更加之风寒之天，则大痛而不能出户。痛至岁久，则眼必缩小，十年之后，必至坏目，而不可救药矣。治法急宜解其肝胆之郁气。虽风入于少阳之胆，似乎解郁宜解其胆，然而胆与肝为表里，治胆者必须治肝。况郁气先伤肝而后伤胆，肝舒而胆亦舒也。方用散偏汤。"此方组方：白芍五钱，川芎一两，郁李仁一钱，柴胡一钱，白芥子三钱，香附二钱，甘草一钱，白芷五分。方中，川芎为血中气药，可上通于巅顶，下达于气海，祛风止痛，祛瘀通络，重用为主药；白芷祛风散寒，且有止头痛之长；香附为气中血药，行气止痛，入血分以助川芎祛瘀通络止痛；郁李仁理气解郁，是为辅药；柴胡引药入于少阳，且可载药升浮，直达头面；白芥子引药深入，直达病所，兼有通窍蠲痰之功；白芍敛阴而防辛散太过，又有缓急止痛之长，皆用为佐药；使以甘草缓急，调和诸药。诸药合用，疏散风寒之中兼有通络祛瘀之功，疏达气血之中又寓祛痰通窍之用，且发中专攻，通中有敛，相互为用，各展其长。具有行气活血化痰、散寒通络止痛之功。此方可以治疗主症为偏头痛的疾病，如血管神经性头痛、三叉神经痛等，同时应伴有疼痛遇寒加重、情志不遂、口苦、舌苔白腻、脉弦涩或微紧等气滞血瘀痰凝之象。或因情志不遂导致的紧张性头痛也可用此方治疗。中风发作后，痰瘀阻于经络，气血偏枯，因此，散偏汤可以用于中风的善后处理。

---

*基金项目：中关村炎黄中医药科技创新联盟中和医派经方经药专项课题；中国中医药研究促进会北京昌平沙河高教园区卫生服务中心中和医派传承工作室专项课题；南阳张仲景传统医药研究会中和医派杨建宇经药科研专题项目

△执笔人

1. 临床应用

1.1 偏头痛

偏头痛是中医病名，包括现代医学的血管神经性头痛、三叉神经痛等。任冬冬等[1]将92例偏头痛患者随机分为对照组和治疗组，对照组给予口服盐酸氟桂利嗪胶囊治疗，治疗组给予口服加味散偏汤，疼痛剧烈时可合并服用布洛芬片。治疗1个月，治疗组临床疗效总有效率优于对照组（$P<0.05$），偏头痛评分、视觉模拟评分（VAS）和血浆ET水平、血浆a（CGRP）水平改善均优于对照组（$P<0.05$），且合并使用止痛药的例次低于对照组（$P<0.05$）。李琰[2]采用散偏汤联合氟桂利嗪治疗偏头痛（瘀阻脑络）患者32例，对照组采用氟桂利嗪治疗。治疗4周，总有效率优于对照组（$P<0.05$），且疼痛数字评论（NRS）、头痛积分、止痛药使用频率降低程度优于对照组（$P<0.05$）。郭明福[3]采用加味散偏汤治疗风痰瘀阻型偏头痛患者56例，治疗30 d后总有效率优于采用盐酸氟桂利嗪胶囊治疗的对照组（$P<0.05$），且NRS评分的改善优于对照组（$P<0.05$）。苟成钢等[4]研究证实，散偏汤可有效预防性治疗寒凝血瘀型偏头痛，有效降低偏头痛发作频率、缩短头痛持续时间（$P<0.05$），减轻头痛程度及改善患者伴随症状（$P<0.05$）。刘畅等[5]将80例前庭性偏头痛患者随机分为对照组和治疗组，治疗组采用散偏汤联合盐酸氟桂利嗪胶囊治疗，对照组采用盐酸氟桂利嗪胶囊治疗。治疗4周，治疗组总有效率优于对照组（$P<0.05$），中医证候积分的改善优于对照组（$P<0.05$）。任秋艳[6]等采用散偏汤联合西比灵治疗偏头痛患者30例，对照组采用西比灵治疗。治疗30 d，总有效率优于对照组（$P<0.05$）。侯建强[7]采用散偏汤治疗偏头痛患者36例，治疗10 d，总有效率优于采用常规西医治疗的对照组（20例）。郭燕可等[8]研究证实，加味散偏汤能够改善偏头痛症状，疗效显著。徐昕宇[9]将84例偏头痛患者随机分为对照组和治疗组，对照组予正天丸治疗，治疗组予散偏汤颗粒加减治疗。治疗10 d，治疗组总有效率优于对照组（$P<0.05$），头痛评分改善优于对照组（$P<0.05$）。任素华等[10]将80例血管神经性头痛患者随机分为对照组（30例）和治疗组（50例），治疗组予散偏汤加减治疗，对照组给予氟桂嗪胶囊治疗。治疗1个月，治疗组总有效率优于对照组（$P<0.05$）。李艳茹等[11]采用加味散偏汤加减治疗血管神经性头痛患者42例，对照组采用西比灵胶囊治疗。治疗3个疗程（10 d为1个疗程，疗程间隔2~3 d），总有效率优于对照组（$P<0.05$）。霍玉枝[12]的临床经验证实，采用散偏汤治疗血管性头痛的患者，总有效率优于采用麦角胺咖啡因片治疗的患者（$P<0.05$）。陈志杰等[13]的临床研究证实，采用散偏汤治疗风痰交搏型血管性头痛的患者，总有效率优于采用常规西药治疗的患者（$P<0.05$）。张志丽[14]采用散偏汤加味治疗血管性头痛32例，治疗15~45 d总有效率为97%。张贵华等[15]采用散偏汤加味治疗原发性三叉神经痛128例，治疗1个月总有效率为95.3%。刘向东等[16]采用自拟散偏汤联合西药治疗三叉神经痛89例，治疗7~14 d总有效率为94.4%。

1.2 中风

熊芹俊等[17]的临床经验证实，给予散偏汤加味治疗中风后抑郁症的患者，总有效率明显优于给予帕罗西汀治疗的患者（$P<0.05$），且汉密顿抑郁量表（HAMD）评分也明显更优（$P<0.05$）。周宏军[18]采用自拟散偏汤加减治疗急性缺血性中风偏瘫患者60例，治疗20 d总有效率为93.33%。

1.3 其他应用

其他临床文献提示，除上述疾病，散偏汤还被用于颈性眩晕[19]、紧张性头痛[20]、多囊卵巢综合征[21]等疾病。其病机皆有血瘀痰阻，或兼有气机郁遏。此方行气活血、化痰通络，可以达到异病同治之效。

2. 实验研究

刘燕[22]通过动物实验表明，散偏汤可以降低由硝酸甘油诱导偏头痛大鼠外周血中CGRP的表达，有升高其外周血中羟色胺（5-HT）含量和降低其外周血中白细胞介素-1β（IL-1β）的含量的趋势，可能是通过改善CGRP引起的炎症反应，抑制痛觉信息的传递；散偏汤可以抑制伤害性感受传导通路中CGRP蛋白表达，升高三叉神经节中前脑啡肽

（PENK）蛋白的表达，对偏头痛大鼠 CGRP 蛋白的表达起抑制作用，并对内啡肽系统的镇痛作用有一定影响；散偏汤可以抑制伤害性感受传导通路中 CGRP 的基因表达，对偏头痛大鼠 CGRP 基因的表达起抑制作用，抑制痛觉信息的传递。黄琳等[23]研究发现，散偏汤具有明显的镇痛作用，可增加脑中 5-HT 含量，减少脑中 5-HT 向 5-羟吲哚乙酸的代谢，发挥对偏头痛的治疗作用。韩炜[24]的研究表明，方中川芎的化学成分包含苯酞及其二聚体、生物碱、有机酸酚、多糖，以及脑苷脂和神经酰胺等类化合物，具有镇静、安眠作用，对动物有明显的降血压作用。李乃谦[25]的研究发现，方中白芍的主要化学成风是白芍总苷，具有抗炎、镇痛、保肝、对中枢神经系统有抑制和镇静作用。万军梅[26]研究表明，方中白芥子的化学成分包含白芥子苷及其衍生物、脂肪酸类、维生素及甾类等，具有抗炎镇痛作用。李小莉等[27]通过动物实验证明，白芥子醇提物能明显抑制小鼠耳肿胀（$P<0.05$），对小鼠毛细血管通透性增加有非常显著的抑制作用（$P<0.05$）；并能显著延长小鼠痛反应时间，减少扭体次数（$P<0.05$）。说明白芥子具有较强的抗炎镇痛作用。舒文将等[28]研究表明，方中柴胡所含皂苷有镇静和镇痛作用。胡栋宝等[29]研究证明，香附的主要成分包括半萜类、单萜、黄酮类和三萜类等化合物，可提高小鼠的痛阈，有镇痛作用。聂红等[30]研究证实，方中白芷挥发油通过增加中枢脑干阿黑皮素原基因（POMCmRNA）表达的阳性细胞数量及内源性镇痛物质的量，进而激活内源性镇痛机制而产生镇痛作用。以上研究可以为此方治疗偏头痛、血管神经性头痛、三叉神经痛、中风等提供现代药理依据。

3. 结语

散偏汤多用于脑病，基于中华中和医派掌门人杨建宇"经药"之理论体系，对于本方应用，应多关注一下白芥子的精准应用，白芥子不宜长时间高温煎煮，所以本方煮散应用，不宜长时间煎煮。同时，本方多在饭后服用，也是为了尽量减少对胃的刺激。偏头痛和中风后遗症乃是世界医学界公认的疑难杂症，治疗效果多不理想，而中医辨证、综合论治，疗效确切，尤其是长期疗效可靠，临床治疗可以配合外治法，艾灸、针刺、贴敷、情志疗法等，不但立竿见影，而且疗效持久，即"去根""治病必求于本"。

散偏汤具有行气活血化痰、散寒通络止痛之功。此方的更多应用，有待发掘整理、总结归纳，以促进中医学科发展，造福更多患者。

参考文献

[1] 任冬冬，梁卓，崔应麟，等．加味散偏汤治疗风痰瘀阻型偏头痛 46 例临床观察 [J]．中医杂志，2017，58（3）：231-234.

[2] 李琰．吴门医派久病入络理论 - 通络散偏汤联合氟桂利嗪治疗偏头痛（瘀阻脑络）临床观察 [J]．实用中医内科杂志，2019，33（7）：51-54.

[3] 郭明福．加味散偏汤治疗气滞血瘀型偏头痛 112 例临床观察 [J]．内蒙古中医药，2018，37（8）：13-14.

[4] 苟成钢，苗治国．散偏汤预防性治疗偏头痛寒凝血瘀证的疗效观察 [J]．中国实用神经疾病杂志，2014，17（16）：52-53.

[5] 刘畅，车雄宇，黄剑涛．散偏汤联合盐酸氟桂利嗪胶囊治疗前庭性偏头痛 40 例临床观察 [J]．湖南中医杂志，2019，35（7）：45-47.

[6] 任秋艳，张科，杨耀峰．散偏汤加减联合西比灵治疗偏头痛 30 例 [J]．广西中医药，2018，41（1）：21-22.

[7] 侯建强．散偏汤治疗偏头痛 36 例 [J]．内蒙古中医药，2015，34（8）：37.

[8] 郭燕可，崔应麟．散偏汤治疗偏头痛 30 例 [J]．中国中医药现代远程教育，2015，13（7）：30-31.

[9] 徐昕宇．散偏汤颗粒剂治疗偏头痛随机平行对照研究 [J]．实用中医内科杂志，2013，27（6）：32-33.

[10] 任素华，金杰．散偏汤加减治疗血管神经性头痛临床疗效观察 [J]．中医药学报，2008，36（6）：58-59.

[11] 李艳茹，申明宏．加味散偏汤治疗血管神经性头痛 42 例 [J]．新中医，2008（3）：74.

[12] 霍玉枝．散偏汤治疗血管性头痛 68 例 [J]．中国中医药现代远程教育，2010，8（18）：26.

[13] 陈志杰，辛玉岚．散偏汤治疗风痰交搏型血管性头痛 60 例 [J]．陕西中医，2009，30（2）：177-178.

[14] 张志丽．散偏汤加味治疗血管性头痛 32 例 [J]．中西医结合心脑血管病杂志，2008（7）：869-870.

[15] 张贵华，刘玉洁．散偏汤加味治疗原发性三叉神经痛 128 例 [J]．河北中医，2002（11）：828.

[16] 刘向东，查玉兰．中西医结合治疗三叉神经痛 89 例疗效观察 [J]．中国中西医结合耳鼻咽喉科杂志，2000（3）：127.

[17] 熊芹俊，柏云飞．散偏汤加味治疗中风后抑郁症 36 例 [J]．世界最新医学信息文摘，2016，16（34）：127.

[18] 周宏军．散偏汤治疗急性缺血性中风偏瘫 60 例 [J]．中国中医急症，2012，21（5）：782.

[19] 陈红明，吴伟．散偏汤配合牵引手法治疗颈性眩晕 92 例 [J]．中国民间疗法，2011，19（2）：42.

[20] 贾敬选，杨金枝．散偏汤加减联合西药治疗紧张性头痛 32 例 [J]．河南中医，2013，33（5）：753-754.

[21] 邢筱华．刘亚娴教授应用散偏汤治疗多囊卵巢综合征经验 [J]．陕西中医，2011，32（5）：585-586.

[22] 刘燕．中医药治疗偏头痛用药规律及散偏汤对偏头痛模型大鼠 CGRP、PENK 的实验研究 [D]．北京：北京中医药大学，2019.

[23] 黄琳，崔应麟，陈亚奇，等．加味散偏汤对大鼠偏头痛模型行为症状学及下丘脑中 5-HT，5-HIAA 含量的影响 [J]．时珍国医国药，2016，27（8）：1839-1841.

[24] 韩炜．川芎的化学成分与药理作用研究进展 [J]．中国现代中药，2017，19（9）：1341-1349.

[25] 李乃谦．探讨白芍的药理作用及现代研究进展 [J]．中医临床研究，2017，9（20）：137-138.

[26] 万军梅．中药白芥子研究进展 [J]．中国民族民间医药，2014，23（11）：20-22.

[27] 李小莉，张迎庆，黄通华．白芥子提取物的抗炎镇痛作用研究 [J]．现代中药研究与实践，2007（6）：28-30.

[28] 舒文将，姚昕利，陈宗游，邹蓉，唐健民．中药柴胡的药理研究与临床应用 [J]．广西科学院学报，2017，33（4）：268-273.

[29] 胡栋宝，陆卓东，伍贤学．中药香附子化学成分及药理活性研究进展 [J]．时珍国医国药，2017，28（2）：430-432.

[30] 聂红，沈映君．白芷挥发油对伤害性疼痛模型大鼠基因表达的影响 [J]．中药新药与临床药理，2003（1）：21-22.

论经典名方桑白皮汤*

孙永章[1] 李 娜[2△] 杨建宇[3, 4] 朱珺丽[4]

1. 中华中医药学会，北京 100029

2. 北京中医药大学东方医院，北京 100078

3. 中国中医药研究促进会慢病医养中心（龙脉温泉）中和医派传承工作室，北京 102211

4. 中华中医药中和医派杨建宇京畿豫医工作室北京知医堂中和国医馆，北京 100031

【摘要】桑白皮汤源《景岳全书》引《医林》方。此方由桑白皮、半夏、苏子、杏仁、贝母、山栀、黄芩、黄连组方，功效为清肺降气、化痰止嗽。所治病证，病机多为肺气有余，痰火内盛。临证当以痰多黏稠色黄、皮损色鲜红、口渴欲饮、舌尖红舌苔黄、脉滑数为辨证要点。现代临床上此方常应用于治疗慢性支气管炎、肺炎、慢性阻塞性肺疾病、哮喘等病症。

【关键词】桑白皮汤；清肺降气；化痰止嗽；慢性支气管炎；肺炎；慢性阻塞性肺疾病；哮喘；杨建宇；经方；经药；中和医派经方；经药；中和医派

桑白皮汤源《景岳全书》引《医林》方，原文“桑白皮汤，主治肺气有余，火炎痰盛作喘”。此方由桑白皮、半夏、苏子、杏仁、贝母、山栀、黄芩、黄连组方。桑白皮清肺化痰，降气平喘；佐以黄芩、黄连、栀子清热；贝母、杏仁、紫苏子、半夏降气化痰，止咳平喘；生姜宣肺化痰，兼制半夏之毒。诸药合用，共奏清肺降气，化痰止嗽之功。所治病证，病机多为肺气有余，痰火内盛，其临床表现有咳嗽咳痰、胸痛喘憋等呼吸系统症状或痤疮等皮肤表现，即“肺主气，司呼吸”“肺外合皮毛”。临证当以痰多黏稠色黄、皮损色鲜红、口渴欲饮、舌尖红舌苔黄、脉滑数为辨证要点。现代临床上此方常应用于治疗慢性支气管炎、肺炎、慢性阻塞性肺疾病、哮喘等病症。

中华中和医派掌门杨建宇教授歌诀有云：“桑白皮汤治痰火，渴饮痰黄脉滑数，夏苏、杏母连芩栀，清肺降气痰嗽止。”

1. 临床应用

1.1 慢性支气管炎

娄琳等[1]将慢性支气管炎急性发作的160例患者随机分为试验组（80例，给予阿奇霉素片联合桑白皮汤治疗）与对照组（80例，给予阿奇霉素片治疗）。治疗2周，试验组总有效率高于对照组（$P<0.05$）；试验组肺部啰音病程、咳痰病程、咳嗽病程均短于对照组（$P<0.05$）；试验组血气分析结果优于对照组（$P<0.05$）。结果表明，桑白皮汤治疗临床上慢性支气管炎确有疗效，能有效提高治疗效率，肺部啰音病程、咳痰病程、咳嗽病程缩短，病情改善。豆卫卫[2]采用桑白皮汤联合一般的西药疗法治疗慢性支气管炎急性发作的患者43例。治疗2周，观察组总有效率及显效率高于采用一般的西药疗法的对照组（$P<0.05$）。王琳[3]采用桑白皮汤配合普通西医治

*基金项目：中关村炎黄中医药科技创新联盟中和医派经方经药专项课题；中国中医药研究促进会北京昌平沙河高教园区卫生服务中心中和医派传承工作室专项课题；南阳张仲景传统医药研究会中和医派杨建宇经药科研专题项目

△执笔人

疗慢性支气管炎急性发作的患者40例，对照组患者（40例）给予普通西医。治疗3 d。试验组血气分析优于对照组及治疗前（$P<0.05$）。盛红成等[4]将慢性支气管炎急性发作痰热郁肺证的120例患者随机分为观察组（60例，采用桑白皮汤配合常规西医治疗）与对照组（60例，采用常规西医治疗）。治疗14 d，观察组疗效优于对照组（$P<0.05$）；观察组动脉血氧分压（PaO_2）水平高于对照组及治疗前（$P<0.05$），而动脉血二氧化碳分压（$PaCO_2$）水平低于对照组及治疗前（$P<0.05$）；观察组咳嗽、咯痰、肺部啰音的起效和消失时间均短于对照组（$P<0.05$）。李雯琦等[5]的临床经验证实，采用桑白皮汤配合常规西医治疗的DPN的患者，总有效率高于采用常规西医治疗的患者（$P<0.05$）。

1.2 肺炎

张锦等[6]将痰热闭肺型小儿支原体肺炎的110例患者随机分为对照组（给予阿奇霉素治疗）及治疗观察组（给予桑白皮汤联合阿奇霉素治疗），各55例。治疗15 d，观察组的临床症状消失时间显著低于对照组；观察组血清中的CRP、ESR、PCT及中医主要证候评分的水平降低显著优于对照组（$P<0.05$）；观察组总有效率高于对照组（$P<0.05$），且观察组不良反应显著低于对照组（$P<0.05$），说明桑白皮汤治疗肺炎确有疗效，能够降低WBC、GR、CRP及PCT等炎症指标水平，减轻甚至消除肺部炎症，且不良反应少，安全性较高。

刘瑞娜[7]采用桑白皮汤联合阿奇霉素治疗小儿支原体肺炎的患者50例，治疗2周，总有效率明显优于采用阿奇霉素治疗的对照组（$P<0.05$），观察组TNF-α、IL-6和hsCRP水平均较低于对照组（$P<0.05$）。黄国富[8]的临床研究证实，采用桑白皮汤联合西药常规治疗的社区获得性肺炎患者，其总有效率，以及咳嗽、痰量、痰质、肺部啰音方面改善均优于予西药常规治疗的患者及治疗前（$P<0.05$），且肺部阴影改善更明显（$P<0.05$）。

1.3 慢性阻塞性肺疾病

黄敏[9]将慢阻肺急性加重期痰热郁肺证的90例患者随机分为对照组（给予常规方法治疗）及观察组（给予常规疗法+桑白皮汤治疗），各45例。治疗14 d，观察组总有效率高于对照组（$P<0.05$），且两组未见不良反应，说明桑白皮汤治疗慢性阻塞性肺疾病确有疗效，能够较好地改善患者的临床症状，提高患者生活质量，且安全性好。李俊[10]采用桑白皮汤联合西医疗法治疗痰热郁肺型慢性阻塞性肺疾病的患者34例，治疗2周，慢性阻塞性肺疾病评分（BODE）的指数明显低于采用西医疗法治疗的甲组（$P<0.05$）。孙倩[11]的临床经验证实，采用桑白皮汤联合西医标准治疗的慢性阻塞性肺疾病急性加重期痰热肾虚证患者，其临床疗效总有效率高于予采用西医标准治疗的患者（$P<0.05$），且中医证候积分、PaO_2、$PaCO_2$改善更明显（$P<0.05$），血清炎症指标（WBC、GR、CRP、PCT）水平、CAT评分总积分降低明显更优（$P<0.05$）。

1.4 哮喘

贺贤丽等[12]将160例支气管哮喘急性发作患者随机分为对照组（80例，采用糖皮质激素治疗）及治疗组（80例，采用糖皮质激素联合桑白皮汤治疗）。治疗10 d，治疗组第1秒用力呼气容积（FEV_1）、第1秒用力呼气量百分率（$FEV_1\%$）、用力肺活量（FVC）的水平等肺功能各项指标均显著高于对照组（$P<0.05$）；治疗组咳嗽、喘息和肺内哮鸣音评分均低于对照组（$P<0.05$）。证实桑白皮汤治疗哮喘疗效显著，可缓解患者不适症状，提高临床疗效。杜文坚[13]的临床研究证实，采用桑白皮汤治疗的咳嗽变异性哮喘患者，临床控制+显效明显优于采用美喘清治疗的患者（$P<0.05$）。

1.5 其他应用

通过整理其他文献，桑白皮汤还被用于治疗青光眼滤过术后滤过泡瘢痕形成[14]、干眼症[15]、肺心病急性发作期[16]、胸膜炎[17]、顽痰久咳[18]、支气管扩张并感染[19]、急性呼吸窘迫综合征[20]等疾病。“肺在体合皮”，因此清肺热可以治疗寻常痤疮[21]等皮肤病。

2. 实验研究

盛红成等[22]的研究发现桑白皮汤可使PaO_2水平升高，而使$PaCO_2$水平降低，咳嗽、咯痰、肺部啰音的起效和消失时间明显改善（$P<0.05$），治疗

慢性支气管炎急性发作痰热郁肺证患者有较好的临床效果。张锦等[23]的研究发现桑白皮汤可使血清中的CRP、ESR、PCT及中医主要证候评分的水平显著降低（$P<0.05$），治疗痰热闭肺型小儿支原体肺炎具有良好的临床疗效，并能有效调节患儿机体的炎症反应。刘瑞娜[24]的研究发现桑白皮汤能明显降低TNF-α、IL-6和hs-CRP的水平（$P<0.05$），可显著减轻炎症反应，且不良反应少，安全性较高。黄国富[25]的研究发现桑白皮汤能使WBC、GR、PCT、CRP水平明显降低（$P<0.05$），肺部阴影、咳嗽、痰量、痰质、肺部啰音等方面明显改善，能够减轻甚至消除肺部炎症。李俊[26]研究发现桑白皮汤能使BODE的指数明显降低（$P<0.05$），而FVC和FEV_1均升高（$P<0.05$），从而有效缓解痰热郁肺型慢阻肺患者的临床症状。孙倩[27]研究发现桑白皮汤能改善动脉血氧分压及动脉血二氧化碳分压（$P<0.05$），使血清炎症指标（白细胞总数、中性粒细胞百分比、CRP、PCT）水平，以及慢性肺疾病评估测试（CAT）评分总积分明显降低（$P<0.05$），能够较好地改善患者的临床症状，提高患者生活质量，安全性好，未见不良反应。贺贤丽等[28]研究发现桑白皮汤能使FEV_1、$FEV_1\%$、FVC的水平等肺功能各项指标均显著升高（$P<0.05$），咳嗽、喘息和肺内哮鸣音评分降低（$P<0.05$），可缓解患者不适症状，提高临床疗效。以上研究，可以为此方治疗慢性支气管炎、肺炎、慢性阻塞性肺疾病等提供现代药理依据。

3. 结语

中华中和医派掌门人杨建宇教授指出，桑白皮汤最早出自《医心方》引《玉房秘诀》，名见《外治秘要》引《备急千金要方》，主治女人伤于夫，阴阳过，患阴肿疼痛，诸妇人伤丈夫，若头痛，欲呕而闷。仅有桑根白皮、干姜、桂心、大枣组方。此后，《圣济总录》有5个桑白皮汤分治，治咳嗽、唾脓血痰涎；三焦咳嗽，面目虚浮，不得安卧，饮盛减食；水肿；脚气，浮肿卧气欲绝；脚气跗肿。而本方乃张景岳之桑白汤，专治痰火热盛之喘咳，值得关注。我们中国医药源远流长，一个方名在不同的历史时期，就会有不同组方和功效主治，不可混淆。根据杨建宇教授经方经药理论体系，桑白皮汤应该是桑根白皮，贝母应该是浙贝母。《景岳全书》桑白皮汤中，桑白皮、半夏、苏子、杏仁、贝母、山栀子、黄芩、黄连，各八分（约合2.4 g）。用水二盏，加姜三片，煎至八分。“通口服”请注意，本方调护中，没强调去滓，并且是二盏水，煎至八分，应该比较浓稠。对于“通口服”，还值得讨论。

桑白皮汤清肺降气、化痰止嗽，所治病证，病机多为肺气有余，痰火内盛。此方的更多应用，有待整理总结归纳，造福更多患者。

参考文献

[1] 娄琳，唐娜娜，刘佳妤，等．桑白皮汤加减联合阿奇霉素治疗慢性支气管炎急性发作的疗效[J]．江苏医药，2019，45（7）：746-747.

[2] 豆卫卫．桑白皮汤加减治疗慢性支气管炎急性发作的临床有效率分析[J]．世界最新医学信息文摘，2018，18（100）：157.

[3] 王琳．桑白皮汤加减治疗慢性支气管炎急性发作的临床观察[J]．中国医药指南，2018，16（1）：11-12.

[4] 盛红成，徐凯琴．桑白皮汤加减联合阿奇霉素治疗慢性支气管炎急性发作临床观察[J]．新中医，2015，47（6）：41-42.

[5] 李雯琦，袁博．桑白皮汤联合西药治疗慢性支气管炎急性发作随机平行对照研究[J]．实用中医内科杂志，2014，28（6）：90-92.

[6] 张锦，黄晶．桑白皮汤加减治疗痰热闭肺型小儿支原体肺炎临床研究[J]．陕西中医，2019，40（6）：705-707.

[7] 刘瑞娜．桑白皮汤联合西药治疗小儿支原体肺炎的疗效观察[J]．西藏医药，2019，40（2）：140-141.

[8] 黄国富．桑白皮汤加减治疗成人社区获得性肺炎痰热壅肺证患者的临床观察[D]．福州：福建中医药大学，2015.

[9] 黄敏．桑白皮汤治疗慢阻肺急性加重期（痰热郁肺证）患者的价值研究[J]．名医，2019（6）：239.

[10] 李俊．用桑白皮汤联合西医疗法治疗痰热郁肺型慢性阻塞性肺疾病的效果研究[J]．当代医药论丛，2019，17（9）：210-211.

[11] 孙倩．加味桑白皮汤治疗老年慢性阻塞性肺疾病急性加重期（痰热肾虚证）的临床观察[D]．成都：

成都中医药大学，2017.
[12] 贺贤丽，徐爱平．桑白皮汤联合糖皮质激素治疗支气管哮喘急性发作期的临床研究 [J]. 临床医药文献电子杂志，2019，6（43）：71-72.
[13] 杜文坚．桑白皮汤加减治疗咳嗽变异性哮喘 30 例 [J]. 陕西中医，2007（7）：839-840.
[14] 张劲，朱剑．加味桑白皮汤对青光眼滤过术后滤过泡瘢痕形成的影响研究 [J]. 现代中西医结合杂志，2019，28（12）：1307-1310.
[15] 陈丽萍，陈婕．桑白皮汤治疗干眼症对患者视力水平和睑板腺功能的影响 [J]. 中华保健医学杂志，2018，20（6）：492-494.
[16] 林宏．桑白皮汤加减治疗肺心病急性发作期 36 例总结 [J]. 湖南中医杂志，2003（3）：5-6.
[17] 吴颂康，史亦谦．桑白皮汤加减治疗胸膜炎 [J]. 浙江中医学院学报，1986（6）：47.
[18] 胡德华．自拟桑白皮汤治顽痰久咳 [J]. 新中医，1988（6）：33.
[19] 杨宏志，姚欣．桑白皮汤加减治疗支气管扩张并感染的临床观察 [J]. 湖北中医杂志，2013，35（1）：49-50.
[20] 李文凯．桑白皮汤联合西药治疗成人急性呼吸窘迫综合征随机平行对照研究 [J]. 实用中医内科杂志，2013，27（10）：109-111.
[21] 吴宗德，陈永艳．桑白皮汤治疗寻常痤疮 60 例 [J]. 陕西中医，2004（8）：691-692.
[22] 盛红成，徐凯琴．桑白皮汤加减联合阿奇霉素治疗慢性支气管炎急性发作临床观察 [J]. 新中医，2015，47（6）：41-42.
[23] 张锦，黄晶．桑白皮汤加减治疗痰热闭肺型小儿支原体肺炎临床研究 [J]. 陕西中医，2019，40（6）：705-707.
[24] 刘瑞娜．桑白皮汤联合西药治疗小儿支原体肺炎的疗效观察 [J]. 西藏医药，2019，40（2）：140-141.
[25] 黄国富．桑白皮汤加减治疗成人社区获得性肺炎痰热壅肺证患者的临床观察 [D]. 福州：福建中医药大学，2015.
[26] 李俊．用桑白皮汤联合西医疗法治疗痰热郁肺型慢性阻塞性肺疾病的效果研究 [J]. 当代医药论丛，2019，17（9）：210-211.
[27] 孙倩．加味桑白皮汤治疗老年慢性阻塞性肺疾病急性加重期（痰热肾虚证）的临床观察 [D]. 成都：成都中医药大学，2017.
[28] 贺贤丽，徐爱平．桑白皮汤联合糖皮质激素治疗支气管哮喘急性发作期的临床研究 [J]. 临床医药文献电子杂志，2019，6（43）：71-72.

论经典名方桑杏汤*

张 汇[1] 张 中[2△] 杨建宇[3,4] 于大远[5△] 徐宝南[4]

1. 天津中医药大学第一附属医院，天津 300192

2. 天津高等专科学校，天津 300222

3. 中国中医药研究促进会慢病医养中心（龙脉温泉）中和医派传承工作室，北京 102211

4. 中华中医药中和医派杨建宇京畿豫医工作室北京知医堂中和国医馆，北京 100031

5. 北京朝阳医院西院，北京 100020

【摘要】桑杏汤出自清代吴瑭《温病条辨》，此方由桑叶、杏仁、沙参、象贝、香豉、栀皮、梨皮组方。此方具有清宣温燥、润肺止咳之功，可用于治疗外感温燥轻症。现代临床上此方多用于治疗各种以干咳为主症的疾病，如呼吸道感染后咳嗽、小儿肺炎支原体肺炎、咳嗽变异性哮喘、喉源性咳嗽。

【关键词】桑杏汤；外感温燥；呼吸道感染后咳嗽；小儿肺炎支原体肺炎；咳嗽变异性哮喘；喉源性咳嗽；杨建宇；经方；经药；中和医派

桑杏汤出自清代吴瑭《温病条辨》，原文："秋感燥气，右脉数大，伤手太阴气分者，桑杏汤主之。"此方组方：桑叶一钱，杏仁一钱五分，沙参二钱，象贝一钱，香豉一钱，栀皮一钱，梨皮一钱。方中，桑叶清宣燥热，透邪外出；杏仁宣利肺气，润燥止咳；豆豉辛凉透散，助桑叶轻宣透热；贝母清化热痰，助杏仁止咳化痰；沙参养阴生津，润肺止咳；栀子皮质轻而入上焦，清泄肺热；梨皮清热润燥，止咳化痰。此方乃辛凉甘润之法，轻宣凉润之方，使燥热除而肺津复，则诸症自愈，具有清宣温燥、润肺止咳之功，可用于治疗外感温燥轻症。临床上以出现口渴、咽干鼻燥、干咳无痰或痰少而黏、舌红、苔薄白而干等"燥"象，伴有身热不甚、脉浮数而右脉大等表证为辨证要点。现代临床上此方多用于治疗各种以干咳为主症的疾病，如呼吸道感染后咳嗽、小儿肺炎支原体肺炎、咳嗽变异性哮喘，喉源性咳嗽等。

1. 临床应用

1.1 呼吸道感染后咳嗽

陈香政[1]将100例呼吸道感染干咳的患者随机分为观察组（常规治疗联合中药桑杏汤）和对照组（常规治疗），各50例。治疗4 d，观察组在总有效率方面明显高于对照组（$P<0.05$），说明桑杏汤治疗临床上呼吸道感染咳嗽确有疗效，可有效改善患者的临床症状，对患者的康复治疗也有所促进，临床安全有效。李佶伟[2]采用中药桑杏汤治疗呼吸道感染干咳患者35例，对照组（35例）给予常规治疗。治疗4 d，观察组治疗总有效率明显高于对照组（$P<0.05$），治愈率明显高于对照组（$P<0.05$）。黄琦玢[3]的临床经验证实，在予复方甲氧那明胶囊、氯雷他定片治疗的基础上选用吴鞠通桑杏汤原方原剂量治疗的感染后咳嗽的患者，总体有效率高于予复方甲氧那明胶囊、

---

*基金项目：中关村炎黄中医药科技创新联盟中和医派经方经药专项课题；中国中医药研究促进会北京昌平沙河高教园区卫生服务中心中和医派传承工作室专项课题；南阳张仲景传统医药研究会中和医派杨建宇经药科研专题项目

△执笔人

氯雷他定片治疗的患者（$P<0.05$）。

1.2 小儿肺炎支原体肺炎

鄢家琼[4]的研究表明采用桑杏汤联合阿奇霉素序贯疗法治疗支原体肺炎小儿患者40例，患儿退热时间、咳嗽消失时间、啰音消失时间均明显短于单纯应用阿奇霉素序贯疗法（$P<0.05$），有效率也更高（$P<0.05$），表明应用桑杏汤联合阿奇霉素治疗小儿肺炎支原体肺炎疗效显著，有助于及时改善患儿临床症状，减少治疗时间，能够有效缩短患儿发热时间、咳嗽时间，降低了患儿咳嗽、恶心、发热、头痛等证候积分、血清中的炎性因子和不良反应的发生率，以及有效改善了患儿的肺功能以及肺部啰音等情况，且无严重不良反应。田志丽[5]采用阿奇霉素干混悬剂加用桑杏汤治疗小儿肺炎支原体肺炎患儿44例，对照组（45例）采用阿奇霉素干混悬剂治疗。治疗2周，观察组患儿临床治疗效果显著优于对照组（$P<0.05$），症状、体征消失时间均显著短于对照组（$P<0.05$），不良反应发生情况、血清中炎性因子检测结果均显著低于对照组（$P<0.05$），咳嗽、呕吐、发热、头痛等症状积分均显著低于对照组（$P<0.05$），肺功能测定结果均显著优于对照组（$P<0.05$）。李文卫[6]将68例小儿肺炎支原体肺炎患儿随机分为序贯组（阿奇霉素序贯疗法）和桑杏汤组（用阿奇霉素序贯疗法联合桑杏汤）。治疗7 d，桑杏汤组患儿咳嗽症状消失的时间、退热的时间和肺部啰音消失的时间均短于序贯组患儿（$P<0.05$），治疗的总有效率高于序贯组患儿（$P<0.05$）。王雪君[7]研究表明用加味桑杏汤配合西药红霉素治疗小儿支原体肺炎患者比单纯红霉素治疗总有效率高（$P<0.05$）。王爽[8]将支原体肺炎患儿共106例，随机分为观察组（注射用阿奇霉素枸橼酸二氢钠静脉滴注治疗加中药加减桑杏汤口服治疗）及对照组（注射用阿奇霉素枸橼酸二氢钠静脉滴注治疗），各53例。治疗5 d，观察组总有效率明显优于对照组（$P<0.05$）。方春凤等[9]采用桑杏汤联合阿奇霉素序贯疗法治疗40例支原体肺炎小儿患者，对照组采用阿奇霉素序贯疗法治疗。结果表明，治疗组退热时间、咳嗽消失时间均短于对照组（$P<0.05$）；治疗组嗜酸性粒细胞、血清IgE水平显著降低（$P<0.05$），且明显低于对照组（$P<0.05$）。陈丽珠等[10]将58例小儿肺炎支原体肺炎患儿随机分为研究组（阿奇霉素治疗联合桑杏汤治疗）和对照组（阿奇霉素治疗），各29例。治疗3周，研究组患儿治疗总有效率明显优于对照组（$P<0.05$），退热时间、咳嗽消失时间及啰音消失时间明显短于对照组（$P<0.05$），嗜酸性粒细胞、血清IgE显著降低（$P<0.05$），并且明显低于对照组（$P<0.05$），肺炎支原体抗体IgM转阴率明显优于对照组（$P<0.05$），不良反应发生率明显低于对照组（$P<0.05$）。潘彩珍等[11]的临床研究证实，采用桑杏汤联合阿奇霉素序贯疗法治疗的支原体肺炎患者，疗效优于仅采用阿奇霉素序贯疗法治疗的患者（$P<0.05$），且嗜酸性粒细胞和血清特异性IgE改善更明显（$P<0.05$）。

1.3 咳嗽变异性哮喘

闫晓云[12]采用雾化吸入、静脉滴注抗生素治疗治疗56例变异性哮喘患儿，治疗组在此基础上采用自拟中药桑杏汤加减治疗。治疗14 d，治疗组在改善咳嗽变异性哮喘患儿综合症状方面和肺功能支气管舒张试验变化值方面疗效显著优于对照组（$P<0.05$），表明自拟中药桑杏汤能有效改善咳嗽变异性哮喘患者临床症状和肺功能支气管舒张试验，疗效肯定，值得应用。叶祖明等[13]将62例咳嗽变异性哮喘患者随机成治疗组（采用麻杏石甘汤合桑杏汤加减治疗，32例）和对照组（予茶碱缓释片、沐舒坦治疗，30例）。治疗14 d，治疗组ECP水平降低较对照组显著（$P<0.05$），临床症状总有效率明显高于对照组（$P<0.05$）。王渝[14]的临床观察发现，采用中药桑杏麻黄汤加减治疗咳嗽变异性哮喘，有效率高于采用西药酮替酚治疗的对照组（$P<0.05$）。

1.4 喉源性咳嗽

洪秀梅等[15]研究表明将用桑杏汤合桔梗汤加减治疗喉源性咳嗽的患者疗效满意，安全性高，表明桑杏汤加味治疗喉源性咳嗽疗效肯定，安全性高。孟文媛[16]对90例喉源性咳嗽患者运用桑杏汤加味治疗，治疗10 d，有效率为96.7%。戚建明[17]研究表明桑杏汤加减治疗喉源性咳嗽疗效肯定，安全性高。赵焕凤[18]对100例喉源性咳嗽患者采用口服桑杏汤加味治疗。治疗2周，临床总有效率97.00%。

1.5 其他应用

通过整理其他文献，桑杏汤还被用于治疗证属外感温燥的其他咳嗽，如慢性咳嗽[19]、秋燥咳嗽[20]、风燥咳嗽[21]、上气道咳嗽综合征[22]等。

2. 实验研究

姜瑞雪等[23]通过动物实验证实桑杏汤均能显著降低细颗粒物（PM2.5）致Wistar大鼠肺损伤组织中高迁移率族蛋白B1（HMGB1）、肿瘤坏死因子-α（TNF-α）、白细胞介素-b（IL-b）的表达水平，对肺组织具有一定的保护作用。倪圣等[24]的药理研究发现首次测定桑杏汤对革兰阳性菌和革兰阴性菌的抑菌作用为中度敏感，为解析其“清热”疗效积累证据。黄荣增等[25]的研究发现对桑杏汤水煎液的主要化学成分进行分析鉴定。结果通过色谱分离得到了复方中的36个主要化学成分，质谱初步鉴定其中31个成分。丁建中等[26]的研究发现桑杏汤能促进气道黏液分泌，增加气道IgG受体。丁建中等[27]的动物实验研究发现温燥可致小鼠气道IgG受体降低而抵抗力下降；桑杏汤主要作用机理是促进肺津生成而润燥，加之增加气道IgG受体，共同增强气道御邪能力。结果还为中药药物归经理论提供实验证据。以上研究为此方治疗各种以咳嗽为主症的呼吸系统疾病提供依据。

3. 结语

桑杏汤清宣温燥，润肺止咳。此方的更多应用，有待我们发掘整理，总结归纳，以促进中医学科发展，造福更多患者。

参考文献

[1] 陈香政．桑杏汤对呼吸道感染引起的干咳的治疗作用分析 [J]．中西医结合心血管病电子杂志，2019，7（24）：165-166.

[2] 李佶伟．桑杏汤用于呼吸道感染干咳治疗中的临床效果分析 [J]．北方药学，2017，14（4）：150-151.

[3] 黄琦玢．桑杏汤治疗感染后咳嗽风燥犯证的临床疗效观察 [D]．广州：广州中医药大学，2018.

[4] 鄢家琼．桑杏汤联合阿奇霉素治疗小儿支原体肺炎临床疗效观察 [J]．内蒙古中医药，2018，37（1）：48-49.

[5] 田志丽．桑杏汤联合阿奇霉素治疗小儿肺炎支原体肺炎的临床疗效研究 [J]．中医临床研究，2019，11（16）：41-44.

[6] 李文卫．桑杏汤联合阿奇霉素序贯疗法治疗小儿肺炎支原体肺炎的效果探讨 [J]．当代医药论丛，2018，16（10）：112-113.

[7] 王雪君．加味桑杏汤治疗高原小儿支原体肺炎30例 [J]．陕西中医，2005（10）：1031-1032.

[8] 王爽．加减桑杏汤联合阿奇霉素治疗小儿支原体肺炎的临床研究 [J]．临床医药文献电子杂志，2017，4（29）：5692.

[9] 方春凤，狄朋桃．桑杏汤联合阿奇霉素治疗小儿肺炎支原体肺炎临床观察 [J]．光明中医，2015，30(1)：119-121.

[10] 陈丽珠，陈杰奎．桑杏汤联合阿奇霉素治疗小儿支原体肺炎临床疗效观察 [J]．中药药理与临床，2015，31（4）：216-218.

[11] 潘彩珍，李海岳，廖钢，等．桑杏汤联合阿奇霉素序贯治疗小儿支原体肺炎随机平行对照研究 [J]．实用中医内科杂志，2017，31（11）：38-40.

[12] 闫晓云．自拟桑杏汤加减治疗咳嗽变异性哮喘56例临床观察 [J]．四川中医，2012，30（8）：94-95.

[13] 叶祖明，苏锦瑞，张红，等．麻杏石甘汤合桑杏汤加减治疗咳嗽变异性哮喘32例 [J]．四川中医，2009，27（7）：67-68.

[14] 王渝．桑杏汤加减治疗咳嗽变异性哮喘临床观察 [C]// 全国中医内科肺系病第十四次学术研讨会论文集．海拉尔：中华中医药学会，2010.

[15] 洪秀梅，刘庆．桑杏汤合桔梗汤加减治疗喉源性咳嗽76例 [J]．辽宁中医药大学学报，2009，11（11）：133.

[16] 孟文媛，李光．桑杏汤加味治疗喉源性咳嗽90例 [J]．河南中医，2011，31（9）：1061-1062.

[17] 戚建明．桑杏汤加减治疗喉源性咳嗽54例 [J]．四川中医，2004（9）：86.

[18] 赵焕凤．桑杏汤加味治疗喉源性咳嗽100例 [J]．实用中医内科杂志，2013，27（4）：14-15.

[19] 杨玲．桑杏汤+养阴清肺汤在新加坡地区治疗慢性咳嗽（燥邪犯肺证）的临床疗效观察 [D]．南京：

南京中医药大学，2014.

[20] 陈华．桑杏汤配合傣药灯台叶治疗秋燥咳嗽 128 例 [J]. 云南中医中药杂志，2014，35（1）：34.

[21] 王丽珠．桑杏汤加减治疗风燥咳嗽 118 例 [J]. 湖南中医杂志，2013，29（5）：48-49.

[22] 孙惠华．桑杏汤合三叶汤治疗上气道咳嗽综合征 43 例临床疗效观察 [J]. 中医临床研究，2013，5（8）：62.

[23] 姜瑞雪，牛志尊，黄密，等．杏苏散、桑杏汤对 PM_（2.5）染毒大鼠肺组织中 H mgB1、TNF-α、IL-6表达的影响 [J]. 环境卫生学杂志，2015，5(4): 317-320.

[24] 倪圣，丁建中，黄江荣，等．桑杏汤对两种细菌的最低抑菌浓度测定及意义 [J]. 长江大学学报（自科版），2014，11（30）：1-2.

[25] 黄荣增，丁建中，宋成武，等．桑杏汤的全成分飞行时间质谱分析及主要化学成分的鉴定 [J]. 中成药，2014，36（11）：2334-2339.

[26] 丁建中，张六通，龚权，等．桑杏汤对温燥小鼠气管纤毛运动与呼吸道液及免疫功能的影响 [J]. 中药药理与临床，2006（5）：4-5

[27] 丁建中，龚权，张六通，等．桑杏汤对温燥小鼠血清与呼吸道抗体的影响 [J]. 时珍国医国药，2006（6）：905-906.

论经典名方沙参麦冬汤 *

付晓玲[1] 李 娜[2△] 杨建宇[3, 4] 杨 婕[2△]

1. 上海中医药大学附属岳阳中西医结合医院，上海 200437

2. 北京中医药大学东方医院，北京 100078

3. 中国中医药研究促进会慢病医养中心（龙脉温泉）中和医派传承工作室，北京 102211

4. 中华中医药中和医派杨建宇京畿豫医工作室北京知医堂中和国医馆，北京 100031

【摘要】沙参麦冬汤出自清代吴鞠通《温病条辨》。此方由沙参、玉竹、生甘草、冬桑叶、麦冬、生扁豆、花粉组成，具有清养肺胃、生津润燥之功。此方可用于治疗燥伤肺胃阴分，津液不足之证，其对应症状有口渴欲饮、咽干咽痛、干咳无痰或痰少而黏、呼吸不畅、皮肤干燥、知饥不纳、舌苔干燥或花剥等。现代临床上此方常应用于治疗肺癌、慢性阻塞性肺疾病、慢性支气管炎、慢性咽炎等病症。

【关键词】沙参麦冬汤；清养肺胃；生津润燥；肺癌；慢性阻塞性肺疾病；慢性支气管炎；慢性咽炎；杨建宇；经方；经药；中和医派；浊毒；李佃贵；白扁豆

沙参麦冬汤出自清代吴鞠通《温病条辨》，原文“燥伤肺胃阴分，或热或咳者，沙参麦冬汤主之。”此方由沙参、玉竹、生甘草、冬桑叶、麦冬、生扁豆、花粉组方。方中，沙参、麦冬养阴清肺、益胃生津；玉竹、花粉生津解渴；生甘草益气培中、甘缓和胃；配以桑叶轻宣燥热，吴鞠通称桑叶“乃箕之精，善走肺络，清泻肺热”；胃液既耗，脾的运化必受影响，故用生扁豆健脾胃而助运化，使方中养阴之药润燥而不呆滞。此方具有清养肺胃、生津润燥之功，可用于治疗燥伤肺胃阴分，津液不足之证。“胃主受纳”“肺

*基金项目：中关村炎黄中医药科技创新联盟中和医派经方经药专项课题；中国中医药研究促进会北京昌平沙河高教园区卫生服务中心中和医派传承工作室专项课题；南阳张仲景传统医药研究会中和医派杨建宇经药科研专题项目

△执笔人

合皮毛”“肺主气，司呼吸”，肺胃阴伤常见有口渴欲饮、咽干咽痛、干咳无痰或痰少而黏、呼吸不畅、皮肤干燥、知饥不纳、舌苔干燥或花剥等临床表现。现代临床上此方常应用于治疗肺癌、慢性阻塞性肺疾病（COPD）、慢性支气管炎、慢性咽炎等病症。

中华中医药中和医派掌门人杨建宇教授方歌有云：“润燥沙参麦冬汤，花粉扁豆玉冬桑，肺胃阴分亏燥伤，生津润肺降咳恙。可参”。

1. 临床应用

1.1 肺癌

张刘军等[1]将晚期非小细胞肺癌的60例患者随机分为治疗组（30例，给予沙参麦冬汤联合TP化疗治疗）与对照组（30例，给予TP化疗治疗）。治疗42 d，治疗组有效率明显高于对照组（$P<0.05$），治疗组T淋巴细胞亚群水平及不良反应方面优于对照组（$P<0.05$），说明沙参麦冬汤治疗临床上肺癌确有疗效，可增强患者的免疫功能，未见明显无副作用，安全性较高，降低不良反应发生率。同时，改善患者的营养状况，提高卡氏评分（KPS），临床疼痛症状改善显著，有助于缓解患者病灶，可延长患者生存时间，提高患者的生活质量。刘传锋等[2]采用身沙参麦冬汤配合胃肠高营养治疗肺癌恶液质气阴两虚型的患者40例，对照组患者（39例）给予胃肠高营养。治疗30 d。治疗组中医证候积分、KPS评分、血清白蛋白、前白蛋白及免疫功能相关指标改善情况均优于对照组（$P<0.05$）。徐绍君[3]将肺癌的80例患者随机分为观察组（40例，采用沙参麦冬汤+TP治疗）与对照组（40例，采用TP治疗）。治疗2个月，观察组免疫功能指标均明显优于对照组（$P<0.05$）；观察组不良反应发生率显著低于对照组（$P<0.05$）。赵璐等[4]采用采用化疗联合沙参麦冬汤治疗中晚期非小细胞肺癌的患者34例，对照组（34例）予化疗治疗。治疗63 d，观察组生存质量、治疗效果高于对照组；观察组各项指标情况优于对照组（$P<0.05$），且观察组不良反应低于对照组（$P<0.05$）。刘雄伟[5]将肺癌的72例患者随机分为对照组（35例，给予TP化疗治疗）及观察组（37例，给予TP化疗+沙参麦冬汤治疗）。治疗56 d，观察组CD_3^+、CD_4^+、CD_8^+的水平、CD_3^+/CD_8^+值、CD_4^+/CD_8^+值、KPS评分、体质量指数均高于对照组（$P<0.05$）。彭冬先[6]的临床研究证实，采用沙参麦冬汤联合常规化疗治疗的非小细胞肺癌（NSCLC）患者，治疗有效率显著高于常规化疗治疗的患者（$P<0.05$），且毒副反应发生率明显更低（$P<0.05$）。

1.2 慢性阻塞性肺疾病

李庆标[7]采用沙参麦冬汤联合常规治疗慢性阻塞性肺疾病稳定期的患者20例，对照组（20例）采用常规治疗。治疗30 d，治疗组BMI、FEV1%、6MWT积分低于对照组及治疗前（$P<0.05$），说明沙参麦冬汤治疗慢性阻塞性肺疾病确有疗效，能显著降低COPD患者的慢性阻塞性肺疾病评分（BODE）（$P<0.05$），改善COPD患者的生活质量（$P<0.05$）；同时，能够显著改善血气指标和肺功能，增强综合疗效，可促进预后。张显明[8]将肺阴亏耗证慢阻肺的80例患者随机分为参考组（给予常规药物治疗）及加减组（给予沙参麦冬汤联合常规药物治疗治疗），各40例。治疗3个月，加减组动脉氧分压（PaO_2）、氧合指数（OI）、pH值、血氧饱和度（SaO_2）、用力肺活量（FVC）、第1s用力呼吸容积（FEV_1）均高于参考组，而动脉二氧化碳分压（$PaCO_2$）、呼吸困难指数（BDI）低于参考组（$P<0.05$）；加减组总有效率明显高于参考组（$P<0.05$）。彭琪等[9]的临床研究证实，采用常规西药治疗联合沙参麦冬汤治疗的慢阻肺患者，疗效、6MWT优于采用常规西药治疗的患者（$P<0.05$），且治疗后的呼吸困难程度更低。

1.3 慢性支气管炎

李华[10]将84例慢性支气管炎患者随机均分为观察组与对照组，对照组给予常规西药进行治疗，观察组患者在对照组的基础上应用沙参麦冬汤加减治疗。治疗2周，观察组患者各项指标改善程度较对照组更好（$P<0.05$），证实沙参麦冬汤治疗慢性支气管炎确有疗效，可改善血清肺表面活性蛋白水平，减轻炎症反应，缩短患者症状改善时间，明显降低不良反应的发生率，提高治愈率。徐玫颖[11]选用沙参麦冬汤加减治疗慢性支气管炎患者39例，治疗2周，有效率

优于选用西药盐酸氨溴索治疗的对照组（$P<0.05$），且咳嗽、咳痰、喘息等症状的改善时间均明显短于对照组（$P<0.05$）。喻敏[12]在常规治疗基础上给予沙参麦冬汤加减治疗慢性支气管炎患者60例，对照组（60例）予常规治疗。治疗2周，研究组的治疗总有效率优于常规组，且SP-A、SP-D、IL-1、IL-6和TNF-α水平的改善优于对照组（$P<0.05$）。季梅等[13]通过Meta分析的出结论，单独或联合使用沙参麦冬汤加减治疗慢性支气管炎的（CB）临床疗效优于未使用沙参麦冬汤加减的西医常规治疗。

1.4 慢性咽炎

刘西合[14]采用沙参麦冬汤治疗90例慢性咽炎患者，总有效率为95.56%，证实沙参麦冬汤治疗慢性咽炎确有疗效，且无明显不良反应。张勤修教授根据其多年临床经验，从“肺胃”论治慢性咽炎，运用沙参麦冬汤加减治疗此疾病取得良好效果[15]。

1.5 其他应用

通过整理其他文献，沙参麦冬汤还被用于治疗咳嗽变异性哮喘[16]、EGFR-TKIS相关皮疹[17]、甲状腺癌术后[18]、功能性消化不良[19]、胃癌[20]、慢性贫血相关萎缩性舌炎[21]、小儿支原体肺炎[22]、小儿慢性咳嗽[23]等疾病。

2. 实验研究

顾根网[24]的研究发现沙参麦冬汤能够使外周血CD_3^+、自然杀伤细胞（NK）及CD_4^+/CD_8^+的比值升高，从而可对非小细胞肺癌患者进行治疗，可降低其用药不良反应的发生率，可有效地提高其免疫力。刘传锋[25]的研究发现沙参麦冬汤能使中医证候积分、KPS评分、血清白蛋白、前白蛋白及免疫功能相关指标明显改善，可以改善肺癌恶液质气阴两虚型患者的营养状况，提高KPS评分，改善免疫患者功能。刘雄伟[26]研究发现沙参麦冬汤能使CD_3^+、CD_4^+、CD_8^+的水平、CD_3^+/CD_8^+值、CD_4^+/CD_8^+值、KPS评分、体质量指数均升高，可显著改善肺癌患者机体的免疫功能。张显明[27]研究发现沙参麦冬汤可使PaO_2、OI、pH值、SaO_2、FVC、FEV_1均升高，同时可降低$PaCO_2$、BDI等相关指标，能够显著改善血气指标和肺功能，增强综合疗效。以上研究，可以为沙参麦冬汤治疗肺癌、慢性阻塞性肺疾病等提供现代药理依据。

3. 结语

沙参麦冬汤具有清养肺胃、生津润燥之功，所治病证，其病机多为燥伤肺胃阴分，津液亏损。中华中医药中和医派掌门杨建宇教授“经药”概念及理论体系，精准用药，还必须强调配伍用量。沙参麦冬汤配伍用量：沙参三钱（15 g），玉竹二钱（10 g），生甘草一钱（6 g），冬桑叶一钱五分（10 g），麦冬三钱（15 g），生扁豆一钱五分（10 g），天花粉一钱五分（10 g）。同时，本方配伍高超之妙不可不知，生扁豆的使用，值得探讨，值得仿用。白扁豆和中健脾，化浊利湿祛暑，在本方养阴一队药物中，单独撑起分清泌浊利湿之旗，补泻合融之妙，养阴又利湿之巧，临床用药配伍不可不学。在国医大师李佃贵之浊毒理论指导下，白扁豆（白扁豆衣、白扁豆花）最为常用，十分娴熟，并且临床疗效卓越，值得学习弘扬。杨建宇教授桑叶茶饮，治盗汗临床颇有疗效，可参可用。沙参麦冬汤的更多应用，有待我们发掘整理，总结归纳，以促进中医学科发展，造福更多患者。

参考文献

[1] 张刘军，邱继春．加味沙参麦冬汤联合TP方案治疗晚期非小细胞肺癌30例[J]. 中医研究，2019，32（9）：31-34.

[2] 刘传锋，郑正伟，丰银平．沙参麦冬汤加减联合肠内营养对肺癌恶液质患者的临床疗效及免疫功能的影响[J]. 世界最新医学信息文摘，2019，19（37）：6-7.

[3] 徐绍君．沙参麦冬汤加减及化疗联合治疗对改善肺癌患者免疫功能的效果观察[J]. 中外医学研究，2019，17（10）：61-62.

[4] 赵璐，倪依群．本化疗与沙参麦冬汤加减联合治疗中晚期非小细胞肺癌疗效观察及安全性分析[J]. 当代医学，2018，24（32）：175-177.

[5] 刘雄伟．沙参麦冬汤加减方联合TP化疗方案治疗肺

癌的效果观察 [J]. 当代医药论丛, 2018, 16 (23): 124-125.

[6] 彭冬先. 沙参麦冬汤加减对非小细胞肺癌化疗增效减毒的效果分析 [J]. 海峡药学, 2018, 30 (7): 21-22.

[7] 李庆标. 加减沙参麦冬汤对慢阻肺肺阴亏耗证患者生活质量的影响 [J]. 临床肺科杂志, 2011, 16(10): 1600-1601.

[8] 张显明. 沙参麦冬汤加减治疗肺阴亏耗证慢阻肺临床观察 [J]. 光明中医, 2019, 34 (2): 235-237.

[9] 彭琪, 李金海. 沙参麦冬汤联合西药治疗慢阻肺的效果评定 [J]. 影像研究与医学应用, 2018, 2 (9): 246-247.

[10] 李华. 沙参麦冬汤加减治疗慢性支气管炎患者的临床观察 [J]. 中国医药指南, 2018, 16 (21): 171-172.

[11] 徐玫颖. 沙参麦冬汤加减治疗慢性支气管炎的效果研究 [J]. 中国现代药物应用, 2018, 12 (17): 201-202.

[12] 喻敏. 沙参麦冬汤加减应用于慢性支气管炎的效果及对患者血清肺表面活性蛋白的影响 [J]. 临床医学研究与实践, 2018, 3 (17): 114-115.

[13] 李梅, 王子川, 杨进. 沙参麦冬汤加减治疗慢性支气管炎临床疗效的 Meta 分析 [J]. 中国中医基础医学杂志, 2016, 22 (6): 821-824.

[14] 刘酉合. 沙参麦冬汤治疗慢性咽炎的临床疗效观察 [J]. 中国卫生标准管理, 2015, 6 (19): 143-144.

[15] 高洪娇, 黄瑶, 张梦妮, 等. 沙参麦冬汤治疗慢性咽炎的临床诊疗经验 [J]. 中国医学文摘 (耳鼻咽喉科学), 2019, 34 (2): 155-157.

[16] 陈玉, 贺明清, 陈小钦. 咳嗽变异性哮喘应用加味沙参麦冬汤+孟鲁司特钠治疗的效果 [J]. 心理月刊, 2019, 14 (13): 171.

[17] 余勃, 许鹏. 加味沙参麦冬汤治疗肺癌患者 EGFR-TKIs 相关皮疹的临床研究 [J]. 陕西中医药大学学报, 2019, 42 (3): 112-116.

[18] 王德平, 郭长秀, 王彤彤, 等. 沙参麦冬汤联合碘[131I] 化钠口服溶液对甲状腺癌术后患者的临床疗效 [J]. 中成药, 2019, 41 (6): 1280-1284.

[19] 袁参, 张玲玲. 沙参麦冬汤加减治疗功能性消化不良的临床研究 [J]. 中西医结合心血管病电子杂志, 2018, 6 (35): 169.

[20] 李世东, 曾俞霖, 刘茂芳. 沙参麦冬汤对胃癌小鼠 K-ras 基因表达的影响 [J]. 贵阳中医学院学报, 2014, 36 (5): 133-135.

[21] 荆徐波, 田正良. 沙参麦冬汤加减治疗慢性贫血相关萎缩性舌炎 30 例 [J]. 实用中医药杂志, 2015, 31 (12): 1115-1116.

[22] 张逸琳. 沙参麦冬汤加减治疗小儿支原体肺炎的临床效果观察 [J]. 中国社区医师, 2019, 35 (11): 110.

[23] 郭景瑞. 沙参麦冬汤治疗小儿慢性咳嗽肺阴亏虚证的临床效果 [J]. 临床医学研究与实践, 2019, 4(6): 97-98.

[24] 顾根网. 用沙参麦冬汤联合多西他赛与顺铂对非小细胞肺癌患者进行治疗对其免疫功能的影响 [J]. 当代医药论丛, 2018, 16 (24): 143-144.

[25] 刘传锋, 郑正伟, 丰银平. 沙参麦冬汤加减联合肠内营养对肺癌恶液质患者的临床疗效及免疫功能的影响 [J]. 世界最新医学信息文摘, 2019, 19 (37): 6-7.

[26] 刘雄伟. 沙参麦冬汤加减方联合 TP 化疗方案治疗肺癌的效果观察 [J]. 当代医药论丛, 2018, 16(23): 124-125.

[27] 张显明. 沙参麦冬汤加减治疗肺阴亏耗证慢阻肺临床观察 [J]. 光明中医, 2019, 34 (2): 235-237.

论经典名方芍药甘草汤*

王　坤[1]　于大远[2△]　杨建宇[3, 4]　李学光[4]

1. 河南省中和医派医学研究院 / 中原国医中和医派发展共同体，河南 郑州 450046

2. 北京中医药大学东方医院，北京 100078

3. 中国中医药研究促进会慢病医养中心（龙脉温泉）中和医派传承工作室，北京 102211

4. 中华中医药中和医派杨建宇京畿豫医工作室北京知医堂中和国医馆，北京 100031

【摘要】芍药甘草汤出自西汉张仲景《伤寒论》，由白芍药、炙甘草各四两组方。此方具有调和肝脾、柔筋止痛之效，现代临床上常用于治疗脑卒中后痉挛性偏瘫、慢性胃炎、带状疱疹神经痛后遗症等。

【关键词】芍药甘草汤；调和肝脾；柔筋止痛；脑卒中后痉挛性偏瘫；慢性胃炎；带状疱疹神经痛后遗症；杨建宇；中和医派

芍药甘草汤出自汉代张仲景《伤寒论》，原文“伤寒，脉浮、自汗出、小便数、心烦、微恶寒、脚挛急，反与桂枝，欲攻其表，此误也。得之便厥、咽中干、烦躁吐逆者……若厥愈足温者，更作芍药甘草汤与之，其脚即伸”“夜半阳气还，两足当热，胫尚微拘急，重与芍药草汤，尔乃胫伸”。此方由白芍药、炙甘草各四两组方。方中，白芍药酸寒，养血敛阴，柔肝止痛；甘草甘温，健脾益气，缓急止痛。二药相伍，酸甘化阴，具有调和肝脾、柔筋止痛之效。原文中用“尔乃胫伸”“其脚即伸”表示此方治疗腿脚拘挛起效之速。此方还可以治疗其他痉挛性的疾病，如脑卒中后痉挛性偏瘫、面肌痉挛、眼肌阵挛、慢性肛裂、不宁腿综合征等。芍药甘草汤具有调和气血，舒缓止痛之功，可以治疗各种痛症，如带状疱疹神经痛后遗症、腹痛、颈肩腰腿痛等。芍药甘草具有调和肝脾之功，对于中医肝之疏泄、脾胃之运化升降的功能有协调之力，因此可以用于慢性胃炎属于肝木乘土者。

1. 临床应用

1. 1 脑卒中后痉挛性偏瘫

高鹤等[1]的研究表明针刺法结合口服芍药甘草汤加减应用可明显改善中风后痉挛性瘫痪患者肢体抽动症状、改善肢体肌张力、运动能力并提高其日常自我生活能力，明显优于单纯应用针刺治疗（$P<0.05$），表明芍药甘草汤加减治疗中风偏瘫痉挛具有较好的临床效果，能显著改善患者生活质量。陆吕平等[2]将60例中风后痉挛性偏瘫患者随机分为治疗组和对照组，各30例，治疗组在常规治疗同时予以加味芍药甘草汤治疗，对照组以常规治疗。治疗4周，治疗组的临床疗效和痉挛等级改善优于对照组（$P<0.05$）。师汝华[3]将52例中风偏瘫痉挛患者随机分为对照组及观察组，对照组26例采用常规西医治疗，观察组在此基础上加服加味芍药甘草汤治疗，治疗6月，观察组临床症状及各项指标的改善均优于对照组（$P<0.05$）。陈紫薇[4]的研究表明芍药甘草汤治疗

*基金项目：中关村炎黄中医药科技创新联盟中和医派经方经药专项课题；中国中医药研究促进会北京昌平沙河高教园区卫生服务中心中和医派传承工作室专项课题

△执笔人

脑卒中后痉挛性偏瘫在临床有效率、Fugel-Meyer 评分及 Barthel 指数评分上均优于采用常规治疗的对照组（$P<0.05$），且临床安全性高。

1.2 慢性胃炎

胡海[5]采用中药益胃汤合芍药甘草汤治疗 65 例胃阴亏虚型慢性胃炎患者，对照组（65 例）接受西医常规治疗。治疗 4 周，观察组患者治疗的总有效率和世界卫生组织生存质量测定简表（WHOQOL-BREF）的评分均高于对照组（$P<0.05$），证实用芍药甘草汤治疗慢性胃炎患者，可显著改善其生活质量，提高治疗总有效率并且此方还可以辅助根除幽门螺杆菌。高向学[6]对胃阴亏虚型慢性胃炎患者用中药芍药甘草汤加味进行治疗可显著提升其生活质量。刘强等[7]将 80 例胃阴亏虚型慢性胃炎患者随机分为观察组和对照组，各 40 例，观察组采用益胃汤合芍药甘草汤，对照组采用常规治疗。治疗 1 个月，观察组治疗总有效率和生活质量评分显著高于对照组（$P<0.05$）。储文梅[8]将 396 例慢性萎缩性胃炎患者随机分为对照组和研究组，各 48 例，对照组予以常规对症治疗，研究组予以芍药甘草汤加味治疗。治疗 6 个月，研究组临床治疗总有效率明显高于对照组（$P<0.05$），治疗后血清 IL-6、IL-17 表达水平明显低于对照组（$P<0.05$），不良反应发生率低于对照组（$P<0.05$）。史柯[9]的临床观察表明采用芍药甘草汤治疗慢性萎缩性胃炎患者有效率显著优于常规治疗（$P<0.05$）。吴晓虎等[10]采用加味芍药甘草汤治疗慢性萎缩性胃炎患者，其总有效率明显优于采用口服西药常规治疗的患者。刘祯等[11]临床观察示芍药甘草汤加味治疗萎缩性胃炎临床疗效确切，可有效改善胃黏膜病理改变及抑制炎症因子的释放，且安全性高。

1.3 带状疱疹神经痛后遗症

刘国峰等[12]将 52 例带状疱疹神经痛后遗症患者随机分为观察组与对照组，每组各 26 例，观察组予以芍药甘草汤治疗，对照组予以常规西药治疗。治疗 4 周，观察组总有效率明显高于对照组（$P<0.05$），表明芍药甘草汤加减治疗带状疱疹神经痛后遗症疗效显著，能显著改善患者临床症状，且临床安全性高，值得临床推荐和广泛应用。肖卫棉等[13]采用芍药甘草汤加味治疗 36 例带状疱疹后遗神经痛患者，对照组 36 例采用常规西药治疗。治疗 2 周，治疗组愈显率明显高于对照组，视觉模拟评分（VAS）减少较对照组更为明显（$P<0.05$）。陈志伟[14]研究表明芍药甘草汤治疗带状疱疹神经痛后遗症疗效确切，可有效减轻患者疼痛，提高患者生存质量，值得临床推广应用。林河东等[15]研究表明芍药甘草汤加味治疗带状疱疹后遗神经痛疗效肯定，不良反应少。

1.4 其他应用

通过整理其他文献，芍药甘草汤还被用于治疗其他痉挛性、疼痛性疾病，如颈肩腰腿痛[16]、面肌痉挛[17]、慢性肛裂[18]、腰椎间盘突出症[19]、眼肌阵挛[20]、神经性头痛[21]、椎间盘源性腰痛[22]等。其他疾病，如葡萄膜炎[23]、踝关节骨髓水肿综合征[24]、先兆流产[25]、不宁腿综合征[26]等也可以辨证使用芍药甘草汤加味治疗。

2. 实验研究

曹汝成等[27]研究发现芍药甘草汤可有效修复帕金森病模型大鼠神经元作用，同时还可降低外周神经元兴奋度，缓解肌强直，疗效较好。吴大伟等[28]研究发现芍药甘草汤能有效改善神经根型颈椎病大鼠的感觉、运动功能，可能与减轻神经根局部炎症水肿，抑制局部 IL-6、IL-33 及 TNF-α 相关炎症因子的表达有关。褚雪镭等[29]的研究发现芍药甘草汤治疗癌性疼痛的潜在靶点有 98 个，蛋白互作网络提示 IL-6、VEGFA、CASP3、EGFR、MAPK8 等可能是芍药甘草汤治疗癌性疼痛的核心靶点。姚凤云等[30]研究发现大鼠心肌、下丘脑 TRPV3，TRPV4 通道在高温环境下被激活，芍药甘草汤及其拆方抗高温机制与调节大鼠心肌、下丘脑 TRPV3，TRPV4 通道蛋白及 mRNA 表达有关。郭一婷等[31]研究发现多囊卵巢综合征（PCOS）大鼠尿液中代谢产物比正常大鼠更具多样性，PCOS 疾病状态可能会影响芍药甘草汤有效成分在体内的代谢途径。常壮鹏等[32]的研究发现加味芍药甘草汤能够明显改善 PCOS 大鼠多囊卵巢形态和功能并调节卵巢激素微环境，其作用机制可能与抑制核因子 -κB（NF-κB）炎症信号通路的活化有关。李凡[33]研究发现芍药甘草汤对阿尔茨海默病（AD）模型大鼠具有一定的保护作用；其作用机制可能与其减少神经元损伤、抑制β-淀粉样蛋白（Aβ）和炎症因子表达、干预小胶质细胞活化和p38MAPK信号通路表达等有关。林荣等[34]的研究发现芍药甘草汤可以降低颈椎间盘纤维环细胞MyD88、NF-κB P65的蛋白表达量，同时上调核因子κB抑制因子（IκB）的蛋白表达量。秦劭晨等[35]研究发现芍药甘草汤加减对MPTP诱导的帕金森病模型小鼠神经保护作用可能是通过抑制氧化损伤和细胞凋亡来实现的。吴大伟[36]的研究发现芍药甘草汤抑制脊髓局部NOD样受体热蛋白结构域蛋白（NLRP3）炎症小体的合成与释放，进而抑制NLRP3炎症小体介导的IL-33，白细胞介素-18（IL-18）、TNF-α等炎症因子在局部作用，这可能是芍药甘草汤治疗大鼠急性期神经根型颈椎病的机制之一。以上实验室研究，为此方治疗各种疼痛，如颈肩腰腿痛、神经性头痛、帕金森病、多囊卵巢综合症等提供依据。

3. 结语

芍药甘草汤具有调和肝脾、缓急止痛之功，此方的更多应用。中和医派掌门人杨建宇教授指出，目前有个别初学经方的年轻人，误认为方中有芍药甘草二味药，就是芍药甘草汤经方的具体加减应用了，这是不对的。在一个方子中，如果不是以调理肝胆脾胃气机为主要核心，不直接影响肝之疏泄之功、脾胃升降之机，那么芍药甘草汤二味药就不是核心，也就不存在芍药甘草汤的加味，希望我们大家有一个明确的认知。芍药甘草汤调理肝胆脾胃，牵一发而动全身，可以应用在诸多疾病的治疗，尤其是诸多老年疾病的康复治疗，更应重视。所以，对于经方的学习及其应用，应把握气血、正邪病机，精准应用经药，方能保证临床疗效。

参考文献

[1] 高鹤，郭家奎，周智梁，等．针刺结合芍药甘草汤治疗中风后痉挛性瘫痪所致抽动临床观察 [J]. 光明中医，2019，34（3）：381-383.

[2] 陆吕平，张国庆，顾伯林，等．加味芍药甘草汤治疗中风后痉挛性偏瘫疗效观察 [J]. 山西中医，2012，28（8）：12-13.

[3] 师汝华．芍药甘草汤配合大定风珠加减治疗中风偏瘫痉挛的临床疗效观察 [J]. 临床医药文献电子杂志，2018，5（11）：155-156+158.

[4] 陈紫薇．脑卒中后痉挛性偏瘫证素研究及芍药甘草汤治疗的疗效评价研究 [D]. 武汉：湖北中医药大学，2016.

[5] 胡海．用益胃汤合芍药甘草汤治疗胃阴亏虚型慢性胃炎的效果观察 [J]. 当代医药论丛，2019，17（2）：183-184.

[6] 高向学．益胃汤与芍药甘草汤治疗胃阴亏虚型慢性胃炎疗效观察 [J]. 中国民间疗法，2017，25（11）：48-49.

[7] 刘强，黄鑫华，吴文斌．益胃汤合芍药甘草汤治疗胃阴亏虚型慢性胃炎患者临床效果及生活质量的影响 [J]. 深圳中西医结合杂志，2017，27（13）：84-85.

[8] 储文梅．芍药甘草汤加味治疗萎缩性胃炎临床疗效观察 [J]. 四川中医，2019，37（5）：104-106.

[9] 史柯．芍药甘草汤治疗慢性萎缩性胃炎临床观察 [J]. 山西中医，2014，30（3）：8-9.

[10] 吴晓虎，成坤．加味芍药甘草汤治疗慢性萎缩性胃炎90例 [J]. 陕西中医，2008（9）：1186-1187.

[11] 刘祯，刘晓芳．芍药甘草汤加味治疗萎缩性胃炎82例临床观察 [J]. 甘肃中医，1998（1）：30.

[12] 刘国峰，郭清，包丽岩，等．芍药甘草汤治疗带状疱疹神经痛后遗症临床观察 [J]. 临床医药文献电子杂志，2015，2（3）：517-518.

[13] 肖卫棉，何翠英．芍药甘草汤加味治疗带状疱疹后遗神经痛疗效观察 [J]. 新中医，2013，45（7）：76-77.

[14] 陈志伟．加味芍药甘草汤治疗带状疱疹后遗神经痛58例 [J]. 安徽中医临床杂志，1999（4）：224.

[15] 林河东，李琪轩．芍药甘草汤加味治疗带状疱疹后遗神经痛 [J]. 陕西中医，1984（9）：30.

[16] 宋明，朱旭，张锴．芍药甘草汤加减治疗颈肩腰腿痛的疗效及患者满意度分析 [J]. 中西医结合心血管病电子杂志，2019，7（12）：159+162.

[17] 秦中枢，冯后桥．芍药甘草汤加味联合头皮针治疗面肌痉挛临床体会 [J]. 实用中医药杂志，2019，35（4）：502.

[18] 金杰，施捷，李建中，等．芍药甘草汤治疗慢性肛裂的随机对照研究 [J]. 西部中医药，2019，32（4）：

100-102.
[19] 种文强，张卫华．针刺结合加味芍药甘草汤治疗腰椎间盘突出症60例[J]．陕西中医药大学学报，2019，42（2）：91-93.
[20] 张俊婷，孙永康．芍药甘草汤合瓜蒌桂枝汤治疗眼肌阵挛心得[J]．国医论坛，2019，34（1）：42-43.
[21] 刘建华，朱琳，赵美峰，等．芍药甘草汤加减联合氨酚羟考酮治疗神经性头痛疗效观察[J]．现代中西医结合杂志，2019，28（1）：69-71.
[22] 王和强，洪江，赖新波，刘美嫦，李锦嫦，钟锡波．芍药甘草汤治疗椎间盘源性腰痛的疗效观察[J]．中西医结合心血管病电子杂志，2019，7（2）：143-144.
[23] 宁云红，郭承伟，吕璐．芍药甘草汤治疗葡萄膜炎[J]．中医报，2019，34（2）：384-387.
[24] 闫晓光．芍药甘草汤治疗踝关节骨髓水肿综合征的疗效分析[J]．临床医学工程，2019，26（1）：75-76.
[25] 何跃龙．寿胎丸合芍药甘草汤加减治疗先兆流产临床研究[J]．中外女性健康研究，2019（5）：50.
[26] 赵妍莉，王圣治，梁亮．加味芍药甘草汤治疗透析患者不宁腿综合征的临床观察[J]．云南中医中药杂志，2019，40（2）：43-45.
[27] 黄汝成，赵贝贝，孔杰，等．芍药甘草汤对帕金森病大鼠脑内神经递质及肌强直的影响[J]．中医学报，2019，34（4）：760-765.
[28] 吴大伟，何坚．芍药甘草汤对急性期神经根型颈椎病大鼠炎症因子水平的影响[J]．亚太传统医药，2018，14（12）：9-13.
[29] 褚雪镭，侯成志，毛昀，等．芍药甘草汤治疗癌性疼痛作用机制的网络药理学研究[J]．海南医学院学报，2019，25（22）：1686-1692.
[30] 姚凤云，王琳，刘春花，等．芍药甘草汤及其拆方对超高温环境大鼠心肌、下丘脑TRPV3，TRPV4表达的影响[J]．中国实验方剂学杂志，2019，25(24)：9-14.
[31] 郭一婷，程瑶，邵云云，等．芍药甘草汤主要成分在正常及多囊卵巢综合征大鼠尿液和粪便中的代谢产物分析[J]．中国实验方剂学杂志，2020，26(6)：103-112.
[32] 常壮鹏，邵云云，刘俊瑾，等．加味芍药甘草汤对多囊卵巢综合征大鼠卵巢组织NF-κB炎症信号通路的影响[J]．中华中医药学刊，2019，37（9）：2295-2300.
[33] 李凡．基于炎症反应探讨芍药甘草汤对AD模型大鼠p38MAPK信号通路的作用及机制研究[D]．武汉：湖北中医药大学，2019.
[34] 林荣，何坚，董继泉．芍药甘草汤含药血清对纤维环细胞MyD88、IκB、NF-κB蛋白表达的影响[J]．亚太传统医药，2019，15（5）：12-15.
[35] 秦劭晨，王爱梅，李若瑜．芍药甘草汤加减对MPTP诱导的帕金森病模型小鼠的影响[J]．中国实验方剂学杂志，2019，25（13）：15-21.
[36] 吴大伟．基于脊髓前角小胶质细胞NLRP3炎症小体探讨芍药甘草汤治疗神经根型颈椎病的抗炎机制[D]．福州：福建中医药大学，2019.

论经典名方身痛逐瘀汤*

马金辉[1] 李 娜[1,2] 杨建宇[3,4] 于大远[2△]

1. 北京市和平里医院，北京 100013

2. 北京中医药大学东方医院，北京 100078

3. 中国中医药研究促进会慢病医养中心（龙脉温泉）中和医派传承工作室，北京 102211

4. 中华中医药中和医派杨建宇京畿豫医工作室北京知医堂中和国医馆，北京 100031

【摘要】身痛逐瘀汤出自清代王清任《医林改错》，由秦艽、川芎、桃仁、红花、甘草、羌活、没药、当归、灵脂、香附、牛膝、地龙（去土）组方。此方功效为活血祛瘀、祛风除湿、通痹止痛。现代临床上此方常应用于治疗糖尿病周围神经病变、类风湿关节炎、腰痛、骨质疏松症等病症。

【关键词】身痛逐瘀汤；瘀血阻络；疼痛；糖尿病周围神经病变；类风湿关节炎；腰痛；骨质疏松症；杨建宇；经方；经药；中和医派

身痛逐瘀汤出自清代王清任《医林改错》，原文：“凡肩痛、臂痛、腰痛、腿痛，或周身疼痛，总名曰痹症。明知受风寒，用温热发散药不愈；明知有湿热，用利湿降火药无功。久而肌肉消瘦，议论阴亏，随用滋阴药又不效……古方颇多，如古方治之不效，用身痛逐瘀汤。”由秦艽、川芎、桃仁、红花、甘草、羌活、没药、当归、灵脂、香附、牛膝、地龙（去土）组方。方中，秦艽、羌活祛风除湿；“风寒湿三气杂至合而为痹”“血得寒则凝”，故在桃红四物汤的基础上去掉凉血的生地黄、芍药，保留桃仁、红花、当归、川芎等辛温之品活血祛瘀；没药、灵脂、香附行血气、止疼痛；牛膝、地龙疏通经络以利关节，甘草调和诸药。此方功效活血祛瘀、祛风除湿、通痹止痛。临床上使用时以主症为臂、肩、腰、腿、周身疼痛，兼有皮色紫暗黧黑、皮肤甲错、舌质暗、舌苔腻、脉涩等瘀血阻络之象为辨证要点。现代临床上此方常应用于治疗糖尿病周围神经病变、类风湿关节炎、腰痛、骨质疏松症等病症。

1. 临床应用

1.1 糖尿病周围神经病变

贺怡仁等[1]将糖尿病周围神经病变的64例患者随机分为中西组（32例，给予身痛逐瘀汤联合西药常规治疗）与单一组（32例，给予西药常规治疗）。治疗40 d，中西组改善有效率、疼痛感减轻效果明显高于单一组（$P<0.05$）；中西组神经反射功能恢复明显优于单一组（$P<0.05$）。柴淑芳[2]采用身痛逐瘀汤治疗痰瘀阻络证糖尿病周围神经病变的患者30例，采用弥可保治疗的对照组（30例）。治疗12周，试验组总有效率高于对照组（$P<0.05$），试验组中医症状、提高触觉与振动觉、降低血糖、调节血脂、缓解双下肢感觉功能减退等方面改善明显优于对照组（$P<0.05$）。李增祥等[3]采用身痛逐瘀汤配合西医治疗糖尿病周围神经病变的患者35例，对照组患者（35例）给予西医常规治疗。治疗60 d。治疗组总有效率明显优于对照组（$P<0.05$），正中神经及腓

*基金项目：中关村炎黄中医药科技创新联盟中和医派经方经药专项课题；中国中医药研究促进会北京昌平沙河高教园区卫生服务中心中和医派传承工作室专项课题；南阳张仲景传统医药研究会中和医派杨建宇经药科研专题项目

△执笔人

总神经功能改善上优于对照组（$P<0.05$）。周丽平等[4]在甲钴胺治疗的基础上，联合身痛逐瘀汤治疗糖尿病痛性神经病变，治疗后生存质量评分、患者自我满意度评分提高更为明显（$P<0.05$）。陈文实等[5]的临床观察证实，采用甲钴胺治疗的基础上联合身痛逐瘀汤治疗治疗糖尿病周围神经病变（DPN）患者，有效率高于采用甲钴胺治疗治疗的患者（$P<0.05$），且神经传导速度（NCV）改善更为明显（$P<0.05$）。

1.2 类风湿关节炎

王佳等[6]将类风湿关炎的120例患者随机分为对照组（给予雷公藤多苷片联合西药常规治疗）及治疗组（给予身痛逐瘀汤联合西药常规治疗），各60例。治疗12周，治疗组总有效率高于对照组（$P<0.05$）；治疗组类风湿关节炎疾病活动性评分（DAS28）、患者晨僵时间、休息痛、关节压痛个数、肿胀个数、20 m步行时间和健康状况问卷（HAQ）评分均低于对照组，双手握力高于对照组；治疗组患者CRP，ESR，RF，TNF-α及IL-1水平低于对照组（$P<0.05$）。杜健等[7]采用身痛逐瘀汤治疗类风湿关节炎瘀血阻络证的患者35例，采用雷公藤多苷片治疗的对照组（29例）。治疗8周，总有效率明显优于对照组（$P<0.05$）胡攸水[8]的临床研究观察证实，采用身痛逐瘀汤联合西药常规治疗类风湿关节炎瘀血痹阻证的患者，总有效率、中医证候疗效均显著高于采用西药常规治疗的患者（$P<0.05$），且各项症状、体征更优于西药常规治疗的患者，ESR、CRP下降优于西药常规治疗（$P<0.05$）。

1.3 腰痛

夏爱玲[9]将非特异性腰痛瘀血阻络证的80例患者随机分为对照组（给予常规方法治疗）及观察组（给予常规疗法+身痛逐瘀汤治疗，各40例。治疗4周，观察组总体感觉、下腰痛改善情况优于对照组（$P<0.05$），且观察组视觉模拟评分（VAS）和腰部压痛评分下降优于对照组（$P<0.05$）；观察组日本骨科协会评估治疗分数（JOA）评价表症状、体征、日常生活能力评定量表（ADL）评分和总分升高优于对照组及治疗前（$P<0.05$）。龚化阳[10]采用身痛逐瘀汤联合塞来昔布治疗腰间盘突出症/腰肌劳损的患者48例，采用塞来昔布治疗的对照组（48例）（DPN）。治疗4周，总有效率明显优于对照组（$P<0.05$）。治疗组VAS评分两组改善优于对照组（$P<0.05$）。曹红英等[11]采用身痛逐瘀汤联合常规中医治疗瘀血腰痛疾病的患者30例，对照组（30例）予采用常规中医治疗。治疗4周，研究组患者总有效率显著高于对照组（$P<0.05$）；研究组VAS评分显著低于对照组（$P<0.05$），而腰痛疗效结果评分（LBOS）显著高于对照组（$P<0.05$）。沈翔[12]的临床观察证实，采用身痛逐瘀汤治疗腰腿痛的患者，有效率高于采用腰痛宁胶囊治疗的患者（$P<0.05$），且更能降低疼痛程度。

1.4 骨质疏松症

陈郭勋等[13]将100例气滞血瘀型糖尿病性骨质疏松症患者随机分为对照组（50例，采用西药常规治疗）及治疗组（50例，采用西药常规治疗联合身痛逐瘀汤）。经治疗60 d，治疗组总有效率高于对照组（$P<0.05$）。治疗组血清钙、磷水平及骨密度（BMD）高于对照组。李冰[14]的临床研究观察证实，采用身痛逐瘀汤联合西医常规保守治疗单纯骨质疏松型椎体压缩性骨折的患者，其腰背部VAS评分、腰椎功能障碍指数问卷表（ODI）评分低于采用西医常规保守治疗的患者（$P<0.05$），且骨密度改善更优于西医常规保守治疗的患者（$P<0.05$）。

1.5 其他应用

身痛逐瘀汤具有活血祛瘀、祛风除湿、通痹止痛之功，可用于治疗证属风寒湿邪痹阻经络、气滞血瘀，主症为周身关节疼痛者。除上述疾病，通过整理其他文献，身痛逐瘀汤还被用于治疗冠心病[15]、痛风性关节炎[16]、重度癌痛[17]、下肢深静脉血栓形成[18]、血栓闭塞性脉管炎[19]、坐骨神经痛[20]、梨状肌综合征[21]、肩周炎[22]等。因其所治病证病机多为风寒湿邪痹阻经络、气滞血瘀。

中华中和医派掌门杨建宇教授指出：身痛逐瘀汤应用时应注意几个方面：一是药物剂量的配比，二是注意灵脂的炒用，三是加减应用，原方有加苍术、黄柏和黄芪一二两之异，不可不察不知！另外，根据杨建宇中和医派之“经药”概念及理论体系，方中地龙之药应用散剂入药，不宜煎煮，至少不能高温长时间煎煮，值得关注！同样，没药是干燥树脂，多入丸散用，疗效更好，亦多不高温煎煮，应引起重视！

2. 实验研究

王锦波[23]研究发现身痛逐瘀汤能够不同程度的改善佐剂关节炎大鼠的关节炎指数、CRP、ESR、纤维蛋白原水平，为临床使用身痛逐瘀汤治疗类风湿性关节炎提供实验依据。陈江等[24]研究发现身痛逐瘀汤可激活磷脂酰肌醇3-激酶/蛋白激酶B（PI3K/Akt）通路抑制Bad、Caspase-9、GSK-3β蛋白的表达，能有效延缓髓核细胞退变，增加细胞活性及减少细胞凋亡。佟德民等[25]研究发现身痛逐瘀汤能明显降低中重度退变椎间盘内TNF-α和白细胞介素-1β（IL-1β）的表达，抗炎止痛效果稳定而持久。刘志超等[26]研究发现痛逐瘀汤能明显激活PI3K/AKT信号通路的表达，延缓椎间盘的退变。陈莎等[27]研究发现身痛逐瘀汤可延缓椎间盘退变，其机制可能与下调p-p38和NF-κB蛋白表达，抑制p38丝裂原活化蛋白激酶（p38MAPK）信号通路激活有关。李继超等[28]研究发现身痛逐瘀汤可使机体IL-1β水平降低，治疗痰瘀互结型膝骨关节炎疗效确切，为临床用药提供参考。

3. 结语

身痛逐瘀汤是王清任著名方剂，具有活血祛瘀、祛风除湿、通痹止痛之功，只要辨证为风寒湿邪痹阻经络、气滞血瘀，皆可使用此方加减，即“异病同治”。该方的更多应用，有待我们发掘整理，总结归纳，以促进中医学科发展，造福更多患者。

参考文献

[1] 贺恰仁，曾小红．身痛逐瘀汤联合普瑞巴林、甲钴胺治疗痛性糖尿病周围神经病变的疗效观察[J]．中医临床研究，2018，10（32）：40-42.

[2] 柴淑芳．身痛逐瘀汤化裁治疗糖尿病周围神经病变（痰瘀阻络证）的临床观察[D]．长春：长春中医药大学，2017.

[3] 李增祥，李朝．身痛逐瘀汤加减治疗糖尿病周围神经病变疗效观察[J]．四川中医，2013，31（6）：112-114.

[4] 周丽平，牟新．身痛逐瘀汤对糖尿病痛性神经病变患者生存质量的影响[J]．浙江中医杂志，2010，45（5）：318-319.

[5] 陈文实，李仁柱，王欣辉．身痛逐瘀汤联用甲钴胺治疗糖尿病周围神经病变疗效观察[J]．实用全科医学，2007（10）：882-883.

[6] 王佳，王钢，王涛，等．身痛逐瘀汤联合西药治疗类风湿关节炎瘀血痹阻证的临床观察[J]．中国实验方剂学杂志，2017，23（24）：185-189.

[7] 杜健，杨铭，李成．身痛逐瘀汤治疗类风湿关节炎瘀血阻络证的临床观察[J]．黑龙江中医药，2012，41（5）：18-19.

[8] 胡攸水．身痛逐瘀汤治疗类风湿关节炎瘀血痹阻证的临床研究[D]．成都：成都中医药大学，2009.

[9] 夏爱玲．身痛逐瘀汤离子导入联合常规疗法治疗非特异性下腰痛的疗效分析与护理体会[J]．新中医，2019，51（5）：270-273.

[10] 龚化阳．身痛逐瘀汤联合塞来昔布治疗腰间盘突出症/腰肌劳损（瘀血）随机平行对照研究[J]．实用中医内科杂志，2019，33（2）：19-21.

[11] 曹红英，赵强．身痛逐瘀汤治疗瘀血腰痛的临床疗效观察[J]．齐齐哈尔医学院学报，2017，38（2）：200-202.

[12] 沈翔．身痛逐瘀汤治疗腰腿痛67例疗效观察[J]．中医临床研究，2012，4（18）：14-15.

[13] 陈郭勋，庞瑞明，王明潮，等．身痛逐瘀汤治疗气滞血瘀型糖尿病性骨质疏松症疗效分析[J]．河北中医，2018，40（11）：1652-1655.

[14] 李冰．身痛逐瘀汤加减治疗单纯骨质疏松型椎体压缩性骨折的临床观察[J]．云南中医中药杂志，2018，39（9）：54-55.

[15] 李武卫，郭秋红，刘真，等．邢月朋主任医师应用身痛逐瘀汤治疗冠心病经验[J]．河北中医药学报，2006（1）：33-34.

[16] 闫霞，吴云华，张颖．身痛逐瘀汤加减治疗痛风性关节炎31例[J]．湖南中医杂志，2003（4）：37-38.

[17] 吴春玉．身痛逐瘀汤联合吗啡缓释片治疗重度癌痛的效果评价[J]．中国中医药现代远程教育，2016，14（8）：98-100.

[18] 张宏军，张延召，范克杰，等．身痛逐瘀汤加减围手术期预防老年粗隆间骨折术后下肢深静脉血栓形成临床观察[J]．中医药临床杂志，2016，28（3）：399-401.

[19] 高荣华. 身痛逐瘀汤治疗血栓闭塞性脉管炎40例[J]. 山西中医，2009，25（S1）：23.

[20] 白国梁. 身痛逐瘀汤联合针灸治疗坐骨神经痛临床观察[J]. 光明中医，2019，34（9）：1403-1404.

[21] 郑皓. 新身痛逐瘀汤治疗梨状肌综合征35例[J]. 黑龙江中医药，2013，42（5）：33.

[22] 敖绍勇，陈卫东，吴正平. 加味身痛逐瘀汤治疗肩周炎126例[J]. 江西中医药，2006（9）：34-35.

[23] 王锦波. 身痛逐瘀汤对佐剂关节炎大鼠纤维蛋白原水平的影响[D]. 乌鲁木齐：新疆医科大学，2008.

[24] 陈江，刘志超，张帆，等. 身痛逐瘀汤对人髓核细胞模型PI3K/Akt信号通路Bad、Caspase-9、GSK-3β表达的影响[J]. 中国中医药信息杂志，2019，26（9）：48-54.

[25] 佟德民，孙凤杰，冯福盈，等. 身痛逐瘀汤对大鼠中重度退变腰椎间盘髓核内TNF-α、IL-1β的影响[J]. 中国中医急症，2019，28（4）：603-606.

[26] 刘志超，张帆，祝永刚，等. 身痛逐瘀汤方对椎间盘退变中PI3K/AKT通路影响的研究[J]. 中国中医骨伤科杂志，2018，26（10）：14-19.

[27] 陈莎，王诗忠，邓德万. 身痛逐瘀汤对腰椎退变模型大鼠纤维环细胞p38MAPK信号通路的影响[J]. 康复学报，2015，25（4）：22-26.

[28] 李继超，赵娟，张延杰，等. 身痛逐瘀汤对痰瘀互结型膝骨关节炎患者血清IL-1β的调节作用[J]. 中医药学报，2018，46（2）：90-93.

论经典名方升陷汤*

李剑颖[1] 于大远[2△] 杨建宇[3,4] 仪忠宝[4]

1. 河南漯河市第二人民医院，河南 漯河 462099

2. 北京朝阳医院西院，北京 100078

3. 中国中医药研究促进会慢病医养中心（龙脉温泉）中和医派传承工作室，北京 102211

4. 中华中医药中和医派杨建宇京畿豫医工作室北京知医堂中和国医馆，北京 100031

【摘要】升陷汤出自近代张锡纯《医学衷中参西录》，由生黄芪六钱，知母三钱，柴胡一钱五分，桔梗一钱五分，升麻一钱组方。此方功效补肺益气、升阳举陷。此方可用于治疗气虚下陷之证，现代临床上此方常应用于治疗冠心病、慢性心力衰竭、慢性阻塞性肺气肿、慢性疲劳综合征、泄泻、消渴病等。

【关键词】升陷汤；生黄芪；气虚下陷；冠状动脉粥样硬化性心脏病；慢性心力衰竭；慢性阻塞性肺疾病；杨建宇；经方；经药；中和医派；歌诀

升陷汤出自近代张锡纯《医学衷中参西录》，原文“治胸中大气下陷，气短不足以息”。此方组方：生黄芪六钱，知母三钱，柴胡一钱五分，桔梗一钱五分，升麻一钱。因黄芪既善补气，又善升气，且其质轻松，中含氧气，与胸中大气有同气相求之妙用，故以黄芪为主药，唯其性稍热，故以知母之凉润者济之；柴胡为少阳之药，能引大气之陷者自左上升；升麻为阳明之药，能引大气之陷者自右上升；桔梗为药中之舟楫，能载诸药之力上达胸中，故用之为向导也。五药合用，共奏补肺益气、升阳举陷之功。气分虚极者，

*基金项目：中关村炎黄中医药科技创新联盟中和医派经方经药专项课题；中国中医药研究促进会北京昌平沙河高教园区卫生服务中心中和医派传承工作室专项课题；南阳张仲景传统医药研究会中和医派杨建宇经药科研专题项目

△执笔人

可酌加人参培气之本，或再加山萸肉防气之涣。此方可用于治疗气虚下陷之证，临床表现有胸闷喘憋、气短乏力、自汗、神倦欲寐等胸中之气不足之症，以及泄泻、口渴、胃下垂等气陷之候。现代临床上冠状动脉粥样硬化性心脏病（简称冠心病）、慢性心力衰竭、慢性阻塞性肺疾病、慢性疲劳综合征、泄泻、消渴病等疾病常出现此类症状。中和医派掌门人杨建宇教授歌诀有云："衷中参西升陷汤，麻芪桔知柴胡扬，大气下陷息不足，补肺益气又升阳。"

1. 临床应用

1.1 冠心病

张根生[1]选取冠心病左室舒张功能不全患者72例，随机分为对照组（常规西医治疗）和观察组（常规西医治疗＋加味升陷汤），各36例，治疗8周。观察组治疗后左房内径（LAD）、舒张早期二尖瓣血流速度与舒张晚期二尖瓣血流速度比值（E/A）、E峰减速时间（EDT）、等容舒张时间（IRT）均低于对照组（P<0.05），总有效率高于对照组（P<0.05），证实中医加味升陷汤治疗冠心病具有明显的疗效，能有效缓解心衰症状，改善患者心功能，并且对冠心病术后患者的情志状态具有较好的调节作用。徐宏诚[2]用升陷汤加味治疗冠心病25例，疗程最长者服药200余剂，最短者服药20余剂，平均疗程45 d，本组病例痊愈者7例，显效10例，有效6例，无效2例。张建平教授临床经验，以气血为纲辨治冠心病经皮冠脉介入术（PCI）术后患者，在张锡纯升陷汤的基础上，创立补气升陷汤，疗效显著，可有效改善患者PCI术后患者的情志状态[3]。

1.2 心力衰竭

陈艳俏等[4]应用升陷汤加减治疗心肺气虚型慢性心力衰竭患者30例。治疗30 d，对比西医综合治疗30例，2组中医症状疗效、BNP和LVEF均较治疗前明显改善（P<0.05），且治疗组改善程度优于对照组（P<0.05），证实升陷汤加减可明显改善慢性心力衰竭患者临床症状和心功能情况，且没有明显毒副作用，是治疗慢性心力衰竭的有效方药，值得临床推广应用。程伟[5]将40例慢性心力衰竭气虚血瘀型患者随机分为治疗组（常规西药＋加减升陷汤颗粒，20例）和对照组（常规西药治疗，20例）。治疗30 d，治疗组中医证候积分显著改善（P<0.05），治疗组治疗后6分钟步行距离显著提高（P<0.05），LVEF显著改善（P<0.05）。治疗组总有效率明显高于对照组（P<0.05）。李庆[6]应用西医基础治疗加用升陷汤治疗慢性心力衰竭30例，治疗30 d，与对照组（西医基础治疗加用补心气口服液）比较，治疗组血液流变学各项指标、B型钠尿肽水平均明显低于对照组（P<0.05），治疗组总有效率明显高于对照组（P<0.05）。鲁文涛[7]的临床研究证实，采用西医常规治疗加升陷汤加味治疗的慢性充血性心力衰竭患者，根据相关临床症状和体征评定患者心功能分级，总有效率高于采用西医常规治疗的患者（P<0.05）。

1.3 慢性阻塞性肺疾病

张青智[8]选取120例慢性阻塞性肺气肿急性加重期患者随机均分为观察组（常规治疗＋升陷汤加味）和对照组（常规治疗）。治疗14 d，观察组的慢性阻塞性肺气肿急性加重期患者的总有效率明显高于对照组（P<0.05），证实升陷汤加味佐治对慢性阻塞性肺气肿急性加重期疗效显著，副作用少，可有效改善患者肺功能及血气分析指标，值得临床推广使用。彭文豪[9]应用升陷汤加味佐治慢性阻塞性肺气肿急性加重期34例，对照组（34例）应用罗红霉素胶囊、茶碱缓释胶囊、复方甲氧那明胶囊、吸氧等常规西医治疗。治疗14 d，试验组第1秒呼气容积（FEV_1）、FEV_1/用力肺活量（FVC）的改善程度均显著优于对照组（P<0.05），试验组总有效率显著高于对照组（P<0.05）。张敏等[10]的临床研究证实，应用升陷汤加减治疗的慢性阻塞性肺气肿急性加重期患者，主要临床症状缓解时间明显早于采用西医常规治疗的患者（P<0.05），且功能及气血分析情况明显更优（P<0.05）。

1.4 慢性疲劳综合征

李棠珊[11]观察56例有明显疲劳、食欲减退症状的慢性疲劳综合征患者，均单纯使用升陷汤加减治疗，治疗2个月后患者症状改善的总有效率为89.3%，证明升陷汤能明显改善慢性疲劳综合症患者疲劳、记忆力下降等临床症状，治疗慢性疲劳综合征效果明显，值得推广。陈华教授临床经验，运用升陷汤加减治疗慢性疲劳综合征，并嘱患者调饮食、畅情志、起居有时、适当运动，养成良好的生活习惯，治疗 56 d，总有效率达 80.00%[12]。苏志伟等[13]采用针刺配合升陷汤治疗慢性疲劳综合征 80 例，并与单用升陷汤治疗 30 例对照观察，治疗 30 d，治疗组总有效率明显高于对照组。解海宁[14]教授临床经验，采用加味升陷汤治疗慢性疲劳综合征 23 例，治疗 2 个疗程，疗效明显。

1.5 泄泻

李文东[15]用升陷汤治疗慢性腹泻 65 例，治疗 1 个月，大便完全恢复正常者为显效，占 70.8%；大便日 1 ~ 2 行，质稀但成形者为有效，占 12.3%；总有效率达 90%，证明升陷汤治疗泄泻确有疗效，能有效改善患者的临床症状和大便质地，提高生活质量。谭文婧等[16]的临床研究证实，予醒脾升陷汤加味治疗的腹泻型肠易激综合征（IBS）患者，总有效率明显高于口服匹维溴铵片治疗的患者，且临床症状积分、IBS 症状尺度表（IBS-BSS）积分升高，IBS 生活质量问卷（IBS-QOL）积分降低更明显（$P<0.05$）。

1.6 消渴病

根据杨世勇教授多年临床经验，升陷汤可用于治疗消渴病，使用此方时当以气短乏力、脉短而小为主要依据，并且当重用生黄芪[17]，提示升陷汤可以治疗消渴病，为该病的治疗打开新的思路。岳仁宋教授认为升陷汤可以治疗脾虚不能上输津液于肺，出现的消渴。

1.7 其他应用

通过整理其他文献，升陷汤还被用于治疗肺癌化疗术后[18]、职业性尘肺病[19]、脑分水岭梗死[20]、艾森门格综合征[21]、剖宫产术后恶露不净[22]、甲减[23]、胃下垂[24]等疾病。原书记载张锡纯曾用此方治疗一氧化碳中毒、气胸、触电等。

2. 实验研究

武亮亮[25]研究发现益气升陷汤可以调节机体免疫功能，提高机体免疫力、抗氧自由基损伤、增强黏膜屏障功能、调节胃肠运动、改善微循环，能明显改善患者脘腹痞满、纳呆食少、倦怠乏力、大便溏薄和眩晕等症状。丁香等[26]研究发现升陷汤加味治疗慢性阻塞性肺疾病急性加重期后，气道平台压（Pplat）、平均气道压（mPaw）、气道组力（Raw）、动脉血二氧化碳分压（$PaCO_2$）显著降低，PIP 和气道峰压（PIP）、血氧饱和度（SaO_2）、动脉血氧分压（PaO_2）、氧合指数（$PaCO_2/FiO_2$）显著升高，血清过氧化脂质水平显著低于治疗前。朱洁等[27]研究发现升陷汤可能通过升高 CD_4^+ 淋巴细胞含量，降低 CD_4^+/CD_8^+ 的比例，从而降低 IFN-γ 含量，进而抑制 AChRab 的合成或促进其降解，起到治疗 EA mg 大鼠的作用。谭文婧通过临床观察，认为醒脾升陷汤加味治疗腹泻型肠易激综合征的机制可能与调节脑肠肽水平相关。以上研究，可以为此方治疗慢性胃黏膜脱垂、慢性阻塞性肺气肿、自身免疫性重症肌无力等疾病提供现代药理依据。

3. 结语

中华中和医派掌门人杨建宇教授经药理论强调：升陷汤君药是柴胡，考察《神农本草经》之功效方知，本方灵魂用药是柴胡，大力神是黄芪为臣药，灵动的小精灵应该是升麻，而知母、桔梗兼引路报信之职比较明显。这与多人以黄芪为君药之论有所不同，应引起关注。用现代医学语言描述，免疫力的强弱是本方用药之标杆，又有其临床现实意义。

升陷汤补益肺气，升阳举陷，主治胸中大气下陷，气短不足以息，或满闷怔忡，脉沉迟微弱。所治病证，病机多为大气下陷。此方的更多应用，有待我们发掘整理，总结归纳，以促进中医学科发展，造福更多患者。

参考文献

[1] 张根生．加味升陷汤对冠心病左室舒张功能不全患者心衰症状及心功能的影响 [J]．陕西中医，2017，38（11）：1521-1522.

[2] 徐宏诚．升陷汤治疗冠心病 25 例 [J]．湖北中医杂志，1987（2）：18.

[3] 石婷婷，张建平，潘泉汐．张建平主任治疗冠心病 PCI 术后气虚血瘀证经验总结 [J]．吉林中医药，2019，39（4）：442-445.

[4] 陈艳俏，程伟，林丹凤，等．升陷汤治疗慢性心力衰竭心肺气虚证的临床观察 [J]．中国中医药现代

远程教育，2019，17（1）：69-71.

[5] 程伟．加减升陷汤对慢性心力衰竭气虚血瘀证者临床观察 [C]// 第十一届活血化瘀研究进展高层论坛论文集．南昌：中国中西医结合学会活血化瘀专业委员会，2016：2.

[6] 李庆．升陷汤治疗慢性心力衰竭30例临床观察 [J]．新中医，2013，45（3）：29-30.

[7] 鲁文涛．升陷汤加味治疗慢性充血性心力衰竭48例 [J]．河南中医，2011，31（3）：286-287.

[8] 张青智．中医治疗慢性阻塞性肺气肿急性加重期的疗效观察 [J]．双足与保健，2018，27（1）：197-198.

[9] 彭文豪．升陷汤加味佐治慢性阻塞性肺气肿急性加重期的疗效及对肺功能的影响 [J]．按摩与康复医学，2015，6（22）：81-82.

[10] 张敏，顾雯艳，周雄根．升陷汤加味治疗慢性阻塞性肺气肿急性加重期40例临床观察 [J]．浙江中医杂志，2013，48（5）：330-331.

[11] 李棠珊．升陷汤加减治疗慢性疲劳综合症疗效观察 [J]．世界最新医学信息文摘，2015，15（56）：1-2.

[12] 汪欣，陈华．升陷汤加减治疗慢性疲劳综合征30例观察 [J]．中西医结合研究，2013，5（3）：146-147.

[13] 苏志伟，李彩勤．针刺配合升陷汤加减治疗慢性疲劳综合征80例 [J]．河北中医，2010，32（11）：1693-1694.

[14] 解海宁．加味升陷汤治疗慢性疲劳综合征23例 [J]．江苏中医，1998（1）：20.

[15] 李文东．升陷汤治疗慢性腹泻65例 [J]．中国民间疗法，2001（7）：49-50.

[16] 谭文婧，杨晓蓓．醒脾升陷汤加味治疗腹泻型肠易激综合征的临床研究 [J]．湖南中医药大学学报，2019，39（4）：520-523.

[17] 孙伟娟，杨世勇．杨世勇应用升陷汤治疗消渴临证经验 [J]．吉林中医药，2018，38（6）：641-643.

[18] 吴钱生，李蒙丽，夏孟蛟，等．从大气下陷论治肺癌化疗后病证 [J]．山东中医杂志，2019，38（3）：221-224.

[19] 王海舰，马桂琴．马桂琴教授辨治职业性尘肺病经验简介 [J]．中国中药杂志，2019，44（13）：2871-2874.

[20] 佟琦媛，齐锡友，谢春荣，等．升陷汤加减治疗脑分水岭梗死37例临床疗效观察 [J]．中医临床研究，2019，11（10）：66-68.

[21] 周扬海，李南夷．升陷汤加减联合西药治疗艾森门格综合征验案一例及文献回顾 [J]．环球中医药，2018，11（3）：385-388.

[22] 张明燕，刘翠玲．升陷汤加减治疗剖宫产术后恶露不净的疗效观察 [J]．中国医院用药评价与分析，2017，17（12）：1621-1623.

[23] 杜梦梦，岳仁宋．升陷汤治疗内分泌疾病经验举隅 [J]．光明中医，2017，32（21）：3168-3169.

[24] 毛永才．升陷汤治疗脾气虚胃下垂44例临床观察 [J]．实用中医内科杂志，2017，31（1）：12-13.

[25] 武亮亮．益气升陷汤治疗中气下陷型胃黏膜脱垂症的临床研究 [D]．济南：山东中医药大学，2010.

[26] 丁香，胡华胜，蔡林．升陷汤加味联合硫酸沙丁胺醇对慢性阻塞性肺疾病急性加重期患者呼吸力学、血气分析指标及血清过氧化脂质的影响 [J]．现代中西医结合杂志，2019，28（26）：2922-2925.

[27] 朱洁，程杨，许骏尧，等．升陷汤对实验性自身免疫性重症肌无力大鼠免疫机制研究 [J]．中华中医药学刊，2017，35（3）：717-720.

论经典名方升阳益胃汤*

于大远[1]　杨建宇[2, 3*]　陈莹兰[4]

1. 北京中医药大学东方医院，北京 100078

2. 中国中医药研究促进会慢病医养中心（龙脉温泉）中和医派传承工作室，北京 102211

3. 中华中医药中和医派杨建宇京畿豫医工作室北京知医堂中和国医馆，北京 100031

4. 北京三溪堂中医肿瘤研究所，北京 100021

【摘要】升阳益胃汤出自金代李东垣《脾胃论》，由黄芪、半夏、人参、炙甘草、防风、白芍药、羌活、独活、橘皮、茯苓、泽泻、柴胡、白术、黄连、生姜、大枣组方。本方具有益气升阳，清热除湿之功。现代临床上该方常应用于治疗慢性萎缩性胃炎、胃肠功能紊乱、腹泻型肠易激综合征、溃疡性结肠炎等病症。

【关键词】升阳益胃汤；慢性萎缩性胃炎；胃肠功能紊乱；腹泻型肠易激综合征；溃疡性结肠炎；杨建宇；经方；经药；中和医派；方歌

升阳益胃汤出自金代李东垣《脾胃论》，原文“脾胃之虚，怠惰嗜卧，四肢不收，时值秋燥令行，湿热少退，体重节痛，口苦舌干，食无味，大便不调，小便频数，不嗜食，食不消。兼见肺病，洒淅恶寒，惨惨不乐，面色恶而不和，乃阳气不伸故也。当升阳益胃，名之曰升阳益胃汤。”由黄芪、半夏、人参、炙甘草、防风、白芍药、羌活、独活、橘皮、茯苓、泽泻、柴胡、白术、黄连、生姜、大枣组方。“湿化成”，人参、黄芪、炙甘草、白术等甘味药具有健脾益气之功；“风生升”，羌活、独活、防风、柴胡等风药，以除湿痛而升清阳；芍药敛阴而调荣；茯苓、泽泻，以泻湿热而降浊阴；少佐黄连以退阴火。本方补中有散，发中有收，使气足阳升，具有益气升阳，清热除湿之功。临床上以气短乏力、怠惰嗜卧、口中无味、气虚发热、大便不调等气虚清阳不升之象作为本方的使用依据。现代临床上本方常应用于治疗慢性萎缩性胃炎、胃肠功能紊乱，主症为泄泻如腹泻型肠易激综合征、食管癌术后慢性腹泻[1]、溃疡性结肠炎等。

中和医派掌门杨建宇教授歌诀有云：“东垣升阳益胃汤，参芪连术羌独防，柴芍橘枣夏泻姜，祛湿煮散渐加量。”

1. 临床应用

1.1 慢性萎缩性胃炎

吕小燕等[2]选取脾胃虚弱型慢性萎缩性胃炎患者60例随机分为治疗组与对照组，每组30例。对照组予胃复春片口服，治疗组予升阳益胃汤。治疗12周，治疗组证候改善、总有效率明显优于对照组（$P<0.05$）；同时，治疗组可缓解、逆转胃黏膜萎缩的程度。孙少梅等[3]采用常规治疗加升阳益胃汤加减治疗86例慢性萎缩性胃炎患者，对照组64例接受常规治疗，治疗1个月，治疗组患者总有效率高于对照组（$P<0.05$）。邵霜霜[4]研究表明采用口服升阳益胃汤加减治疗气虚湿热证慢性胃炎，总有效率明显高于采用西药常规治疗（$P<0.05$）。赵晓燕[5]采用升阳益胃汤加减治疗41例慢性萎缩性胃炎患者，对

*基金项目：中关村炎黄中医药科技创新联盟中和医派经方经药专项课题；中国中医药研究促进会北京昌平沙河高教园区卫生服务中心中和医派传承工作室专项课题；南阳张仲景传统医药研究会中和医派杨建宇经药科研专题项目

照组41例接受常规西药治疗，治疗2周，升阳益胃汤组患者治疗的总有效率高于对照组（$P<0.05$），内镜下病灶征象的分级积分低于对照组（$P<0.05$）。褚水丰[6]将60例慢性萎缩性胃炎脾胃虚弱证患者随机分为西药组（30例）和中药组（30例），西药组患者采取常规西药治疗，中药组患者实施常规西药疗法+升阳益胃汤治疗，治疗1个月后，中药组总有效率较西药组高（$P<0.05$），阳性患者治疗后Hp转阴率较西药组高（$P<0.05$）。研究结果，采用升阳益胃汤治疗慢性萎缩性胃炎的患者，其Hp转阴率明显好于给予单纯西药疗法治疗的患者（$P<0.05$），且中药组总有效率较西药组高（$P<0.05$）。陈文正[7]的研究表明采用升阳益胃汤加减治疗慢性萎缩性胃炎临床治疗效果好，不良反应少。

1.2. 胃肠功能紊乱

林欢荣等[8]将胃肠道术后胃肠功能紊乱的120患者随机均分为对照组和试验组。对照组（60例）采用常规治疗，试验组（60例）在常规方式治疗的基础上联合升阳益胃汤治疗。治疗14 d，试验组临床治疗有效率较对照组明显提高（$P<0.05$）；中医证侯积分试验组明显较对照组下降幅度更大（$P<0.05$）。李立煌[9]采用升阳益胃汤加味治疗30例胃肠功能紊乱，对照组给予常规治疗，治疗7 d，观察组患者总有效率明显高于对照组（$P<0.05$），证候积分明显低于对照组（$P<0.05$），患者生活质量指数积分明显优于对照组（$P<0.05$）。杨永超[10]的研究表明采用升阳益胃汤加味治疗中老年胃肠功能紊乱患者不仅提高治疗有效率（$P<0.05$），还能有效改善患者证候积分及生活质量指数积分（$P<0.05$）。彭祺祺[11]将90例胃肠功能紊乱患者分为对照组及治疗组，各45例。对照组采用常规对症治疗，不增加中药干预；治疗组在常规对症治疗基础上，口服升阳益胃汤。治疗5 d，治疗组患者总有效率明显高于对照组（$P<0.05$）。彭祺祺[11]的临床研究表明，采用升阳益胃汤治疗胃肠功能紊乱的患者，证候积分及生活质量指数积分明显优于给予常规对症治疗的对照组患者（$P<0.05$），且治疗组患者总有效率明显高于对照组（$P<0.05$）。

1.3. 腹泻型肠易激综合征

梁志涛等[12]将60例腹泻型肠易激综合征患者分为治疗组、对照组，分别给予加味升阳益胃汤和马来酸曲美布汀片治疗。治疗2周，治疗组患者总有效率明显高于对照组（$P<0.05$）；在降低血清5-羟色胺（5-HT）含量方面，治疗组明显优于对照组（$P<0.05$）；3个月后随访，治疗组患者复发率低于对照组（$P<0.05$）。谢晓枫[13]采用加减升阳益胃汤联合中药贴敷神阙穴治疗腹泻型肠易激综合征患者39例，对照组患者采用西医药物治疗，治疗2周，观察组临床疗效总有效率高于对照组（$P<0.05$）。黄旭东[14]研究表明采用升阳益胃汤加减治疗腹泻型肠易激综合征患者52例，治疗4周，观察组有效率优于服用马来酸曲美布汀分散片进行治疗的对照组（$P<0.05$）。结果表明，采用升阳益胃汤加减治疗腹泻型肠易激综合征的患者，有效率明显好于服用马来酸曲美布汀分散片治疗的患者（$P<0.05$），且治疗组患者总有效率明显高于对照组（$P<0.05$）。

1.4. 溃疡性结肠炎

王娅萍[15]将60例溃疡性结肠炎患者随机分为治疗组和对照组各30例，治疗组予加味升阳益胃汤联合美沙拉嗪肠溶片，对照组予美沙拉嗪肠溶片，疗程为半年，治疗组综合疗效的总有效率明显高于对照组（$P<0.05$）。刘剑等[16]研究表明选取升阳益胃汤合理中丸水煎口服治疗脾肾阳虚型溃疡性结肠炎患者20例，治疗4周，总有效率明显高于采用柳氮磺吡啶肠溶片口服治疗的对照组（$P<0.05$）。周晓明等[17]将溃疡性结肠炎患者60例随机分为2组。治疗组30例给予升阳益胃汤口服，对照组30例给予美沙拉嗪缓释颗粒口服。治疗组综合疗效和总有效率均明显高于对照组（$P<0.05$），且治疗组较对照组能有效抑制溃疡性结肠炎患者血清中C反应蛋白，升高血小板（$P<0.05$）。结果表明，采用升阳益胃汤加减治疗溃疡性结肠炎的患者，有效率明显好于服用美沙拉嗪缓释颗粒治疗的患者（$P<0.05$），且治疗组患者总有效率明显高于对照组（$P<0.05$）。

1.5 其他应用

“上气不足，脑为之不满，头为之苦倾，目为之眩”，因此脑鸣[18]、短暂性脑缺血发作眩晕[19]等以眩晕耳鸣为主症的疾病可以用本方治疗；“脾主四肢”“脾在窍为口”，本方可以用于治疗复发性阿弗他口炎[20]、口腔溃疡[21]、风湿寒性关节痛[22]等。除上述疾病，本方还被用于治疗慢性咳嗽[23]、肺癌癌性发热[24]、不寐[25]、颅脑术后胃瘫[26]、湿疹[27]、阻塞性睡眠呼吸暂停低通气综合征[28]、慢性肾衰竭[29]等。

2. 实验研究

董晓峰等[30]研究发现升阳益胃汤可能是通过降低核因子κB（NF-κB）的表达水平、改善胃黏膜局部血液循环状态从而达到干预胃癌前病变（PLGC）进展的目的。吕小燕等[31]研究发现升阳益胃汤防治萎缩性胃炎的作用机制可能与改善胃络循环，调节胃泌素17分泌水平有关。赵静等[32]研究发现全方合提可增加升阳益胃汤抗炎活性物质溶出，增加其抗炎活性。张超[33]研究发现升阳益胃汤可有效调控细胞凋亡，减轻PLGC病变胃黏膜组织的病理损害，改善胃的消化功能，减轻胃黏膜组织炎症的发生发展，为升阳益胃汤防治PLGC提供了新的理论依据和药效学基础。董晓峰[34]研究发现升阳益胃汤可能通过改善胃黏膜局部血液循环状态，升高抑癌基因P16与野生型P53的表达从而改善胃黏膜病理状态达到干预与治疗PLGC的目的。陈佳[35]研究发现升阳益胃汤可有效降低胃镜下征象积分、病理积分及中医症状积分。

以上研究，可以为此方治疗慢性萎缩性胃炎、胃肠功能紊乱、腹泻型肠易激综合征、溃疡性结肠炎、PLGC等提供现代药理依据。

3. 结语

中华中和医派掌门杨建宇教授的经方经药理论十分重视方剂的用量及其调护，所以考察原处方：黄芪二两，半夏（汤洗）、人参（去芦）、甘草（炙）各一两，防风、白芍药、羌活、独活各五钱，橘皮（连穰）四钱，茯苓、柴胡、泽泻、白术各三钱，黄连二两。上㕮咀，每服三钱，生姜五片，枣二枚，去核，水三盏，同煎至一盏，去渣，温服，日两服。其药渐加至五钱止。结合杨掌门建宇教授“经药”理论，本方有两点值得我们关注：一是橘皮连穰，未强调用陈皮或橘红，而是强调用橘皮并且带穰，值得关注。二是“其药渐加至五钱止”，说明这个煮散方剂的用量是动态的，从三钱可以渐加，逐渐加，直至五钱。这与现代临床用法用量之固化单一化是明显不同的，这是我们当今中医药人应该向古人学习的地方。

升阳益胃汤是李东垣著名方剂，具有益气升阳，清热除湿之功，只要辨证为脾胃虚弱，清气不升，湿热内蕴，皆可使用此方加减，即异病同治。该方其更多应用，有待我们发掘整理，总结归纳，以促进中医学科发展，造福更多患者。

参考文献

[1] 韩斐．升阳益胃汤加减治疗食管癌术后慢性腹泻的临床价值分析 [J]. 光明中医，2018，33（20）：3009-3011.

[2] 吕小燕，苏娟萍，冯五金．升阳益胃汤治疗脾胃虚弱型慢性萎缩性胃炎的疗效初探 [J]. 中国民间疗法，2019，27（9）：62-64.

[3] 孙少梅，史桂玲，蔡雪梅．升阳益胃汤加减治疗慢性萎缩性胃炎 86 例 [J]. 中国实用医药，2019，14（8）：133-134.

[4] 邵霜霜．升阳益胃汤加减治疗气虚湿热证慢性胃炎的临床疗效观察 [D]. 南京：南京中医药大学，2019.

[5] 赵晓燕．升阳益胃汤治疗脾胃虚弱型萎缩性胃炎的疗效观察 [J]. 当代医药论丛，2018，16（18）：181-182.

[6] 褚水丰．升阳益胃汤治疗慢性萎缩性胃炎脾胃虚弱证的疗效评价 [J]. 中国处方药，2018，16（3）：103-104.

[7] 陈文正．升阳益胃汤加减治疗慢性萎缩性胃炎 40 例疗效观察 [J]. 湖南中医杂志，2017，33（11）：53-54.

[8] 林欢荣，蒋基令，赵江宁，等．升阳益胃汤治疗胃肠道术后胃肠功能紊乱的临床效果研究 [J]. 黑龙江中医药，2019，48（3）：59-60.

[9] 李立煌．升阳益胃汤加味治疗中老年胃肠功能紊乱患者的临床价值研究 [J]. 中外医疗，2018，37（22）：174-176.

[10] 杨永超．升阳益胃汤加味治疗中老年胃肠功能紊乱患者的临床观察 [D]. 哈尔滨：黑龙江中医药大学，2017.

[11] 彭祺祺．升阳益胃汤治疗胃肠道术后胃肠功能紊乱的临床研究 [D]. 广州：广州中医药大学，2017.

[12] 梁志涛，李波，武洛洛．加味升阳益胃汤治疗腹泻型肠易激综合征的临床观察 [J]. 中国中医药现代远程教育，2018，16（21）：99-101.

[13] 谢晓枫．加减升阳益胃汤合中药贴敷治疗腹泻型肠易激综合征临床观察 [J]. 四川中医，2017，35（11）：196-198.

[14] 黄旭东．升阳益胃汤治疗腹泻型肠易激综合征临床研究 [J]. 光明中医，2017，32（18）：2602-2604.

[15] 王娅萍，苏娟萍．加味升阳益胃汤对溃疡性结肠炎缓解期（脾肾阳虚证）肠屏障功能影响的临床研究 [C]. 第三十届全国中西医结合消化系统疾病学术会议论文集．郑州：中国中西医结合学会，2018.

[16] 刘剑，于永铎．升阳益胃汤合理中丸治疗脾肾阳虚型溃疡性结肠炎临床研究 [J]. 辽宁中医杂志，2015，42（6）：1266-1268.

[17] 周晓明，张红兴，季雁浩．升阳益胃汤加减治疗溃疡性结肠炎临床观察 [J]. 山西中医，2015，31（10）：41-42.

[18] 张婷婷，王蕾，王兴臣．升阳益胃汤治疗脑鸣验案 [J]. 浙江中医杂志，2017，52（12）：924.

[19] 刘时喜．升阳益胃汤治疗气虚型后循环短暂性脑缺血发作眩晕的临床效果 [J]. 心血管外科杂志（电子版），2017，6（3）：238-239.

[20] 吕瑞民，朱云飞．益气升阳法治疗复发性阿弗他口炎临证探析 [J]. 中国民间疗法，2019，27（17）：1-2.

[21] 王琪，苏娟萍．升阳益胃汤治疗脾胃虚弱型口腔溃疡 1 例 [J]. 中国民间疗法，2018，26（5）：44-45.

[22] 李鸿财．风湿寒性关节痛采用升阳益胃汤治疗的效果分析 [J]. 名医，2019（3）：74

[23] 侯瀚翔，刘归．升阳益胃汤加减联合止嗽散加味治疗慢性咳嗽的临床效果 [J]. 河南医学研究，2018，27（22）：4114-4115.

[24] 肖彩宏，赵永心，樊霞．升阳益胃汤治疗肺癌癌性发热的效果分析 [J]. 中医临床研究，2017，9（27）：108.

[25] 崔厚松，沈艳．升阳益胃汤治疗肺脾气虚不寐的临证经验 [J]. 黑龙江中医药，2017，46（6）：30-32.

[26] 马善军．升阳益胃汤治疗颅脑术后胃瘫的临床观察 [J]. 中医临床研究，2017，9（13）：130-131.

[27] 段垚，唐俊．升阳益胃汤加减治疗脾虚湿蕴型湿疹 36 例临床疗效观察 [J]. 世界最新医学信息文摘，2019，19（60）：196

[28] 李阳阳．升阳益胃汤加减治疗阻塞性睡眠呼吸暂停低通气综合征的临床疗效观察 [D]. 长春：长春中医药大学，2018.

[29] 程文杰．升阳益胃汤用于慢性肾衰竭脾虚湿盛型水肿临床治疗中的疗效探析 [J]. 中西医结合心血管病电子杂志，2017，5（20）：150.

[30] 董晓峰，张弢，周语平，等．升阳益胃汤对胃癌前病变模型大鼠 NF-κB 表达及微血管密度的影响 [J]. 中医研究，2019，32（9）：66-70.

[31] 吕小燕，冯五金，苏娟萍．从胃泌素 -17 探讨升阳益胃汤防治萎缩性胃炎的作用机制 [J]. 中药药理与临床，2019，35（2）：141-144.

[32] 赵静，冯琳，王昀．升阳益胃汤不同提取方法对其抗炎效应的影响 [J]. 环球中医药，2019，12（2）：189-194.

[33] 张超．升阳益胃汤对 PLGC 模型大鼠 NF-κB、Bcl-2、c-myc 和 Cyclin-D1 表达的影响 [D]. 银川：甘肃中医药大学，2018.

[34] 董晓峰．升阳益胃汤对 PLGC 模型大鼠胃黏膜 P16 及野生型 P53 基因和蛋白表达的影响 [D]. 银川：甘肃中医药大学，2018.

[35] 陈佳．升阳益胃汤治疗脾胃虚弱证型慢性萎缩性胃炎的临床疗效及血清蛋白质组学的研究 [D]. 锦州：锦州医科大学，2017.

论经典名方圣愈汤*

杨 婕[1] 张旭冉[2] 杨建宇[3,4] 陈莹兰[5]

1. 北京中医药大学东方医院，北京 100078

2. 北京中医药大学，北京 100029

3. 中国中医药研究促进会慢病医养中心（龙脉温泉）中和医派传承工作室，北京 102211

4. 中华中医药中和医派杨建宇京畿豫医工作室北京知医堂中和国医馆，北京 100031

5. 北京三溪堂中医肿瘤研究所，北京 100021

【摘要】圣愈汤出自金代李东垣《兰室秘藏》，由生地黄、熟地黄、川芎、人参、当归、黄芪组方。此方具有滋阴养血、益气摄血之效，可以治疗气虚不能固摄之出血，如现代临床上肝癌合并急性消化道出血、崩漏等；也可治疗气血两虚，如恶性肿瘤化疗后贫血、眩晕、缺血性脑卒中、黄褐斑、产后便秘等，也可治气血亏虚、不荣则痛的疼痛。

【关键词】圣愈汤；益气；养血；摄血；肝癌合并急性消化道出血；缺血性脑卒中；黄褐斑；眩晕；杨建宇；经方；经药；中和医派；歌诀

圣愈汤出自金代李东垣《兰室秘藏》，原文“治诸恶疮，血出多而心烦不安，不得睡眠，亡血故也，以此药主之。”由生地黄、熟地黄、川芎、人参、当归、黄芪组方。“气为血之帅”，方中黄芪、人参益气，气旺能生血、摄血；将四物汤中白芍换成生地，亦具有养血和营之功。此方具有滋阴养血、益气摄血之效，可以治疗气虚不能固摄之出血，如现代临床上肝癌合并急性消化道出血、崩漏等；也可治疗气血两虚之证，如恶性肿瘤化疗后贫血、眩晕、缺血性脑卒中、黄褐斑、产后便秘等；也可治气血亏虚、不荣则痛的疼痛。此方应用时当以气短乏力、神疲自汗、面色口唇淡白、舌淡脉细弱等气血两虚之象为使用依据。

中和医派掌门杨建宇教授歌诀有云：“圣愈汤补血益气，二地黄归芎参芪。诸恶疮出血不宁，胎产经乱又漏崩，体倦神衰脑中风，滋阴摄血主血证。”

1. 临床应用

1.1 肝癌合并急性消化道出血

程霞[1]将59例原发性肝癌射频消融术后合并急性消化道出血患者随机分为对照组(29例)和观察组(30例)，表明在西药治疗肝癌合并消化道出血的基础上，联合圣愈汤加减可以提高疗效、缩减大便潜血时间、降低药品不良反应及缩短平均住院时间方面优于单纯西药治疗，同时可以提高机体免疫力，降低血管内皮生长因子（VEGF）蛋白表达。李丹青等[2]的临床研究证实，以加减圣愈汤为主配合注射用血凝酶＋埃索美拉唑钠治疗的肝癌合并急性消化道出血患者，其有效率明显高于采用同等西医治疗的患者（$P<0.05$），总不良反应率、潜血转阴时间明显更低（$P<0.05$）。

1.2 缺血性脑卒中

赵路红等[3]将缺血性脑卒中患者92例随机分为

*基金项目：中关村炎黄中医药科技创新联盟中和医派经方经药专项课题；中国中医药研究促进会北京昌平沙河高教园区卫生服务中心中和医派传承工作室专项课题；南阳张仲景传统医药研究会中和医派杨建宇经药科研专题项目

研究组和对照组，各46例。对照组予以常规西医治疗，表明圣愈汤早期应用对缺血性脑卒中患者吞咽功能、语言功能、神经功能和肢体功能具有改善作用；研究组在常规西医治疗基础上予以圣愈汤加减治疗，治疗14 d，研究组有效率高于对照组（$P<0.05$）。齐敬东等[4]的临床经验证实，在上述采用早期康复训练的基础上，予以圣愈汤治疗的缺血性脑卒中患者，总有效率明显高于采用早期康复训练的患者（$P<0.05$），且在FMA（上肢、下肢）、FAC、神经功能、心理职能、社会功能及生活功能评分均更高（$P<0.05$）。

1.3 黄褐斑

刘林峰[5]采用口服氨甲环酸和圣愈汤治疗黄褐斑患者168例，治疗3个月，总有效率明显高于口服氨甲环酸治疗对照组（$P<0.05$），表明圣愈汤治疗黄褐斑疗效显著。程英杰等[6]研究表明圣愈汤治疗女性黄褐斑具有较满意的临床疗效，可改善黄褐斑患者的临床症状。

1.4 膝骨关节炎

王茂足[7]将146例膝关节骨性关节炎患者随机分成治疗组（76例）和对照组（70例），治疗组采用口服圣愈汤合独活寄生汤治疗，对照组予常规西药治疗。治疗4周，圣愈汤联合解表散湿、温阳利湿的方剂，如独活寄生汤、五苓散治疗膝骨关节炎及合并滑膜炎的效果显著，可快速改善患者的膝关节功能，提高总有效率。马勇等[8]研究表明圣愈汤加减治疗膝骨关节炎疗效确切，远期疗效优于采用常规西药治疗（$P<0.05$）。曹舸飞等[9]的临床经验证实，采用选取圣愈汤合五苓散加减治疗的膝骨关节炎合并滑膜炎患者，总有效率和膝关节功能评分明显高于采用双氯酚钠肠溶片治疗的患者（$P<0.05$）。

1.5 眩晕

张东升[10]将66例眩晕患者分为对照组和观察组，各33例。对照组予盐酸氟桂利嗪胶囊，观察组在对照组治疗基础上予加味圣愈汤，表明圣愈汤加味治疗眩晕疗效显著，安全性高，值得临床推荐。治疗2周，观察组总有效率明显高于对照组（$P<0.05$），治疗后NIHSS评分和MDA、MT水平明显低于对照组（$P<0.05$），Barthel指数和超氧化物歧化酶（SOD）水平明显高于对照组（$P<0.05$）。王玉龙[11]研究表明加味圣愈汤能够有效改善颈源性眩晕患者神经功能及氧化应激水平，疗效显著。

1.6 恶性肿瘤化疗后贫血

张程成[12]将60例妇科恶性肿瘤化疗后贫血患者随机分为观察组与对照组，各30例。对照组予以支持性心理治疗，观察组在对照组基础上加圣愈汤。治疗1个月，观察组患者的Hb、HCT、QOL均高于对照组（$P<0.05$），有效率高于对照组（$P<0.05$），表明使用圣愈汤对恶性肿瘤化疗后贫血患者进行治疗能有效提高患者Hb与HCT，同时能一定程度改善患者生活质量。乔小燕等[13]研究表明圣愈汤能治疗恶性肿瘤化疗后相关性贫血，可提高血红蛋白及血细胞比容，改善患者生活质量。

1.7 其他应用

通过整理其他文献，圣愈汤还被用于治疗腰椎间盘突出症[14]、线粒体脑肌病[15]、痛经[16]、缓慢性心律失常[17]、排卵障碍性不孕[18]、崩漏[19]、月经过少[20]、带状疱疹后遗神经痛[21]、颈椎病[22]、经期头痛[23]、产后便秘[24]、2型糖尿病[25]等疾病。

2. 实验研究

孙立哲等[26]研究发现圣愈汤可促进荷瘤小鼠脾DC的分化、成熟，增加γ干扰素（INF-γ）分泌，诱导T淋巴细胞向CD_8^+T细胞（CTLs）的分化，增强CTLs杀伤活性，进而提高小鼠抗肿瘤免疫。唐从耀等[27]研究发现圣愈汤治疗可有效改善高血压脑出血患者血清H mgB1、BNP、NSE水平和脑水肿，有利于促进患者神经功能的恢复。赵广伟[28]研究发现加味圣愈汤治疗脑外伤对脑组织有保护作用，其机制可能与调节脑组织中炎症相关因子的表达，从而减轻炎症反应有关。赵菊花等[29]研究发现圣愈汤能改善骨髓抑制小鼠的脾脏组织结构，而恢复脾脏造血功能。王勇等[30]研究发现加味圣愈汤治疗可减轻脑外伤后的继发性损伤，其机制可能与抑制胱天蛋白酶3（caspase-3）的表达，减少创伤性颅脑损伤（TBI）后神经细胞的凋亡有关。赵菊花等[31]研究发现圣愈汤能改善骨髓抑制小鼠的造血机能，其机制之一可能是通过促进骨髓造血细胞进入细胞增殖周期和抑制其凋亡。王均宁等[32]研究发现圣愈汤调控血虚小鼠血液中促红细胞生成素（EPO）水平，可有效改善血虚小鼠贫血状况，促进造血功能修复。王志宏等[33]研究发现抑制骨髓细胞凋亡，诱导骨髓细胞由相对静止期进入增殖活跃期，促进骨髓造血干/祖细胞的增殖、分化，刺激血细胞的生成和释放，可能是圣愈汤补血作用的主要机制之一。周立峰等[34]研究发现圣愈汤通过对T淋巴细胞亚群百分率、比值及白细胞介素-2（IL-2）含量的影响，对正常小鼠具有良好的免疫调节和促进免疫应答的功效。王均宁[35]研究发现圣愈汤调控造血的机制，可能与促进白细胞介素-6（IL-6）分泌，增强粒细胞-巨噬细胞集落刺激因子(GM-CSF）活性，促进粒系、单核巨噬细胞系和红系等血细胞的生成、成熟与释放有关。周立峰等[36]研究发现圣愈汤能纠正环磷酰胺所致的免疫低下小鼠T细胞亚群的异常，升高血液中IL-2及白细胞介素-4（IL-4）的含量，从而提高机体的免疫应答水平。以上实验研究，可为圣愈汤治疗肝癌合并急性消化道出血、缺血性脑卒中、黄褐斑、眩晕等提供依据。

3. 结语

根据中和医派掌门人杨建宇教授提出的经药及其理论体系。圣愈汤中的生地黄应该是当今之新鲜地黄，熟地黄类似于当今药房中的生地黄，这是古今用药之差异，应引以重视。中和医派特别重视用药的道地与精准，杨建宇教授的经方经药理论体系实际就是在尊崇《神农本草经》类元典的基础上，谨守病机，在经方指导下，精准精当地运用中药，以平为期，保证疗效。

圣愈汤组方原剂量是：生地黄3分，熟地黄3分，川芎3分，人参3分，当归身5分，黄芪5分。上药㕮咀，如麻豆大，都作一服，水，二大盏，煎至一盏，去滓，稍热服，不拘时候。说明本方可以不拘时，多次多剂量服用，而不是当今仅仅是早晚服药之方法，值得参考。现代临床多根据临床参考剂量组方，对疗效保证不可靠。本方所用是煮散剂之用，值得当代临床学习。

圣愈汤具有滋阴养血、益气摄血之功，此方应用广泛、涉及内外妇儿各科诸病，有待我们总结归纳，以促进学科发展，造福更多患者。

参考文献

[1] 程霞．圣愈汤联合注射用艾司奥美拉唑钠及注射用白眉蛇毒血凝酶治疗原发性肝癌射频消融术后合并急性消化道出血的临床观察 [J]. 中国民间疗法，2019，27（14）：63-65.

[2] 李丹青，贺凡．中西医结合治疗原发性肝癌射频消融术后合并急性消化道出血的效果及对VEGF蛋白表达的影响 [J]. 广东医学，2017，38（15）：2397-2399.

[3] 赵路红，董彦．圣愈汤早期应用对缺血性脑卒中患者吞咽功能及语言功能改善作用的研究 [J]. 四川中医，2017，35（5）：136-140.

[4] 齐敬东，刘裔荣．圣愈汤联合早期康复运动对缺血性脑卒中患者恢复期肢体及语言功能影响的研究 [J]. 辽宁中医杂志，2017，44（10）：2093-2096.

[5] 刘林峰．氨甲环酸联合圣愈汤治疗黄褐斑临床疗效分析 [J]. 四川医学，2018，39（1）：86-88.

[6] 程英杰，周策，唐可，等．艾儒棣圣愈汤加减治疗女性气血亏虚型黄褐斑经验总结 [J]. 中华中医药杂志，2018，33（2）：564-566.

[7] 王茂足．圣愈汤联合独活寄生汤治疗膝骨关节炎76例临床观察 [J]. 社区医学杂志，2016，14（22）：55-56.

[8] 马勇，司誉豪，郭杨，等．施杞另辟蹊径论治膝骨关节炎——“少阳主骨”辨析 [J]. 中国中医基础医学杂志，2017，23（11）：1536-1538.

[9] 曹舸飞，何思君，宋迎红，等．圣愈汤合五苓散加减治疗膝骨关节炎合并滑膜炎的临床观察 [J]. 实用中西医结合临床，2016，16（12）：42-43.

[10] 张东升．加味圣愈汤对眩晕患者的神经功能及氧化应激水平的影响研究 [J]. 亚太传统医药，2018，14（9）：174-176.

[11] 王玉龙，王平，王志红．圣愈汤加味治疗颈性眩晕30例临床观察 [J]. 光明中医，2014，29（2）：311-313.

[12] 张程成．中药方剂圣愈汤治疗妇科恶性肿瘤化疗后贫血的临床疗效 [J]. 中国现代药物应用，2017，11（15）：95-96.

[13] 乔小燕，杨树明，蔡焦生．圣愈汤治疗恶性肿瘤化疗后贫血的临床观察 [J]. 光明中医，2010，25(8)：1423-1424.

[14] 孙明亮，高翔，李黎，等．圣愈汤加独活寄生汤联合中医定向透药治疗老年人腰椎间盘突出症临床疗效观察 [J]. 中华全科医学，2019，17（8）：1356-1359.

[15] 冯珍珍，刘向哲．刘向哲教授治疗线粒体脑肌病的临床经验 [J]. 中国中医药现代远程教育，2017，15（6）：71-73.

[16] 李团网．浅谈圣愈汤治疗气血虚弱型痛经 [J]. 中西医结合心血管病电子杂志，2016，4（3）：176-177.

[17] 林海飞，黄丽娜．圣愈汤治疗气血两虚型缓慢性心律失常临床观察 [J]. 中华中医药学刊，2015，33（5）：1244-1246.

[18] 李景花．圣愈汤加减治疗排卵障碍性不孕60例 [J]. 四川中医，2014，32（9）：112-113.

[19] 吴俞虹，陈少东．圣愈汤加味治疗气血两虚型崩漏40例临床观察 [J]. 中医药通报，2014，13（4）：54-55.

[20] 刘洁．加味圣愈汤治疗气血亏虚型月经过少30例 [J]. 光明中医，2014，29（4）：737-738.

[21] 杜长明．加味圣愈汤化裁治疗带状疱疹后遗神经痛90例 [J]. 中国中医药科技，2012，19（3）：246.

[22] 黄怒虎．圣愈汤加减结合正骨手法治疗脊髓型颈椎病30例 [J]. 河南中医，2011，31（11）：1275-1276.

[23] 李涛．圣愈汤化裁治疗经期头痛 [J]. 新疆中医药，2010，28（5）：92-93.

[24] 高宏振，谷淑美．圣愈汤加减治疗产后便秘120例 [J]. 内蒙古中医药，2010，29（18）：6.

[25] 韩洪武．圣愈汤加减治疗2型糖尿病70例 [J]. 河北中医，2009，31（4）：561-562.

[26] 孙立哲，李磊强，耿翠翠，等．圣愈汤联合放射治疗对人宫颈癌荷瘤小鼠脾脏DCs细胞功能的影响 [J]. 陕西中医，2019，40（9）：1162-1164.

[27] 唐从耀，田兆华，李怀友，等．圣愈汤对高血压脑出血患者血清H mgB1、BNP、NSE水平的影响 [J]. 中国医药导刊，2018，20（5）：271-274.

[28] 赵广伟，李永财，姜正林，等．加味圣愈汤对创伤性脑损伤大鼠的神经保护作用及其机制探讨 [J]. 山东医药，2013，53（32）：18-21.

[29] 赵菊花，魏剑林，张太君．圣愈汤对骨髓抑制小鼠脾指数和组织病理学的影响 [J]. 中国中医急症，2013，22（6）：928-930.

[30] 王勇，李永财，喜新，等．加味圣愈汤对大鼠脑外伤后神经细胞凋亡的影响 [J]. 交通医学，2012，26（4）：312-315.

[31] 赵菊花，祝彼得，黄茜，等．圣愈汤对骨髓抑制小鼠骨髓细胞周期和凋亡的影响 [J]. 中国实验方剂学杂志，2011，17（16）：199-202.

[32] 王均宁，刘粉叶．圣愈汤及其拆方对血虚小鼠红细胞生成素影响的实验研究 [J]. 浙江中医药大学学报，2010，34（1）：39-41.

[33] 王志宏，王均宁．圣愈汤及其拆方对血虚小鼠骨髓细胞凋亡及增殖周期的影响 [J]. 山东中医杂志，2010，29（8）：559-561.

[34] 周立峰，邱玉华，程钢，等．圣愈汤对正常小鼠免疫功能的影响 [J]. 浙江中医杂志，2009，44（9）：646-647.

[35] 王均宁．圣愈汤及其拆方对血虚模型小鼠造血生长因子IL-6和GM-CSF的影响 [J]. 山东中医杂志，2006（7）：478-480.

[36] 周立峰，邱玉华，程钢，等．圣愈汤对环磷酰胺诱导的免疫低下小鼠T细胞亚群和细胞因子的影响 [J]. 现代实用医学，2009，21（8）：808-810.

论经典名方石决明散*

于大远[1] 周　楠[2] 杨建宇[3,4] 张云平[4]

1. 北京中医药大学东方医院，北京 100078

2. 北京中医药大学，北京 100029

3. 中国中医药研究促进会慢病医养中心（龙脉温泉）中和医派传承工作室，北京 102211

4. 中华中医药中和医派杨建宇京畿豫医工作室北京知医堂中和国医馆，北京 100031

【摘要】石决明散出自明代朱橚《普济方·卷七》，由石决明、羌活（去芦头）、草决明、菊花各一两，炙甘草半两组方。此方具有清热平肝、明目退翳、祛风散邪之功，现代临床上可用于治疗因肝经积热、风邪上扰所导致的角膜炎、前葡萄膜炎、头痛、目劄、青光眼睫状体炎综合征、超急性结膜炎后期余邪未尽者、角膜溃疡、虹膜突出、早期白内障等疾病。

【关键词】石决明散；清热平肝；明目退翳；祛风散邪；角膜炎；前葡萄膜炎；头痛；目劄；青光眼睫状体炎综合征；角膜溃疡；虹膜突出；早期白内障；中和医派；杨建宇；经方；经药；经典名方

1. 石决明散的来源、组成及配伍特点

中医古籍中，名为石决明散的中药方剂有 10 种，来源、组成、主治各不相同。石决明散出自明代朱橚《普济方·卷七》中眼目门，原文“石决明散，治风毒气攻入头系眼昏暗及头目不利。”石决明散（《普济方》）组方：石决明、羌活（去芦头）、草决明、菊花各一两，炙甘草半两。原书记录煮散服用，每次服用剂量为二钱。石决明在《别录》称其“主目障翳痛，青盲。”《海药本草》言其“主青盲内障，肝肺风热。”草决明又称决明子，味苦、甘、咸，性微寒，具有清肝明目、润肠通便之功。《本经》言其“治青盲，目淫肤赤白膜，眼赤痛，泪出，久服益精光。”《本草纲目》描述“除肝胆风热，淫肤白膜，青盲。”草决明的润肠通便之功，可以起到以泻代清的作用，使上壅之邪从下而去。羌活发散风寒；菊花疏散风热，共同驱逐风邪，且菊花具有清肝泻火、清热解毒之功，可以平息内风；炙甘草调和诸药。当代较多临床文献所载的石决明散为《普济方》中的加减方，由石决明、草决明、赤芍、青葙子、麦冬、山栀子、木贼、大黄、荆芥、羌活组成。方中，石决明、草决明、青葙子、木贼草皆入肝经，均为清肝明目退翳之品；羌活疏散风邪；大黄泻火凉血，兼有以泻代清之功；赤芍、栀子活血凉血；麦冬滋阴。上药合用共奏清热平肝，明目退翳，祛风散邪之功。

2. 石决明散的医家选论

明代朱橚在《普济方》原书中附论“夫眼者，肝气所通，阴阳所注。若风邪毒瓦斯在于脏腑，积久日不能消散，传注于肝，肝受风邪，上焦壅滞……见风尤甚，是皆脾肺受风。肝经不利，若不治，则风邪炽盛，传而为热……肝经为风热所冲而成，或用力作劳，有伤肝气而得，或痒或痛，自两头出，心气不宁，忧虑不已”。近代陈达夫在《中医眼科六经法要·厥阴目病举要·篇八》云：“此节证型，是说足厥阴肝经的里热实证，因为肝有邪热，才发现厥阴头痛，肝热过甚而上，蒸

*基金项目：中关村炎黄中医药科技创新联盟中和医派经方经药专项课题；中国中医药研究促进会北京昌平沙河高教园区卫生服务中心中和医派传承工作室专项课题

眼珠子内的胆精，胆精不胜其蒸，所以风轮里层突出于风轮外面，犹如一颗黑珠，形如蟹目，疼痛难睁，必须用石决明散以散之，则热自清，蟹睛也自散。”

3. 石决明散的临床应用

石决明散(《普济方》)具有清热平肝、明目退翳、祛风散邪之功，因此可用来治疗现代临床上角膜炎、前葡萄膜炎、各种头痛、目劄、青光眼睫状体炎综合征、超急性结膜炎后期余邪未尽者、角膜溃疡、虹膜突出、早期白内、障等疾病，因其都可因肝经积热、风邪上扰所致。

3.1 角膜炎

申德昂[1]的临床观察证实，采用石决明散加减治疗病毒性角膜炎患者115例，总有效率为90.43%。范秀玲[2]将116例丝状角膜炎患者随机均分为石决明散组与空白对照组，各58例，空白对照组采取贝复舒滴眼液和盐酸洛美沙星滴眼液治疗，石决明散组采取石决明散治疗，治疗2个月，石决明散组的治愈率高于空白对照组($P<0.05$)。仲泽琴[3]的临床观察证实，采用石决明散加减治疗单纯疱疹性角膜炎患者56例，总有效率为100%。史健等[4]将68例丝状角膜炎患者随机均分为对照组和观察组，观察组给予石决明散治疗，对照组给予贝复舒滴眼液和盐酸洛美沙星滴眼液治疗，治疗1个月，观察组总有效率高于对照组($P<0.05$)。秦虹等[5]采用石决明散加减联合局部激素、抗病毒药物治疗病毒性角膜内皮炎患者25例，治疗3～5 d，患者视力、角膜水肿及前房反应情况均出现好转，最终所有患者均被治愈。徐辉[6]采用局部点贝复舒滴眼液加用中药石决明散治疗准分子激光上皮瓣下角膜磨镶术(LASEK)术后丝状角膜炎24例，治疗7 d，治疗组总有效率优于采用局部点贝复舒滴眼液治疗的对照组。鄢小维等[7]采用西医治疗加用中药石决明散(石决明、草决明、赤芍、木贼、菊花、荆芥、栀子、蝉蜕、黄芩、青葙子等)治疗流行性角结膜炎患者36例。对照组予西医治疗，治疗30 d，治疗组总有效率、痊愈率均高于对照组($P<0.05$)。上述大量文献说明，中医治疗多种原因引起的角膜炎确有疗效，且中西医结合治疗优于单纯西医常规治疗，能更有效地改善病情，促进康复。

3.2 前葡萄膜炎

谢钊[8]采用石决明散加减治疗前葡萄膜炎肝经风热证患者32例，治疗21 d，治疗总有效率优于采用眼局部治疗的对照组($P<0.05$)，且复发率低于对照组($P<0.05$)。马宏杰等[9]将60例肝经积热型前葡萄膜炎患者随机分为对照组和治疗组各30例，对照组采用眼局部治疗，治疗组在对照组的基础上加用中药石决明散加减方治疗，治疗21 d，治疗组总有效率高于对照组($P<0.05$)，复发率低于对照组($P<0.05$)。由此说明，中药石决明散加减方治疗前葡萄膜炎可以缩短病程，提高疗效，减少复发。

3.3 其他应用

石决明散具有清热平肝、明目退翳、祛风散邪之功。风邪为百病之长，无论内风和外风，都可以导致头痛。肝阳上亢可导致风气内动，石决明散中羌活、菊花可以疏散外风，石决明、决明子可以平息内风，因此石决明散可以用于治疗各种头痛[10]。目劄类似于西医学的维生素A缺乏引起的结角膜上皮干燥及角膜上皮点状脱失。目劄是以胞睑频频眨动为主要临床特征的眼病。“风胜则动”，胞睑频频眨动可以由风邪导致，治疗时应当疏散风邪，可用石决明散加减治疗目劄[11]。除上述疾病，通过整理其他文献，石决明散还被用于治疗青光眼睫状体炎综合征[12]、超急性结膜炎后期余邪未尽者、角膜溃疡、虹膜膨隆、早期白内障等眼病[13]。因其所治病证病机多为肝经积热、风邪上扰。

4. 石决明散的实验研究

刘爽等[14]研究发现石决明提取物具有强而持久的降压作用，对绿脓杆菌具有一定的抑菌作用，最小抑菌浓度为0.95mg/mL。研究结果表明，灌服决明子煎剂对家兔和狗睫状肌中的乳酸脱氢酶(LDH)活性有提高的作用。LDH的主要功能是参与糖的无氧酵解，进而产生三磷酸腺苷(ATP)，而ATP是能够对机体提供能量，并能对末梢血管进行扩张，进而有效的促进眼部血液循环和改善视网膜。陈孝银等[16]用天麻钩藤饮、天麻钩藤饮去石决明及石决明水煎液灌胃治疗自发性高血压雄性大鼠(SHR)，治疗前后测血清钙的浓度。结果发现，用药4周，石决明组血清游离钙浓度有下降改变。石决明组血清有阻滞血管平滑肌细胞I型电压依赖性钙通道内流的趋势。石决明组降低血管平滑肌细胞I型电压依赖性钙通道的电流峰值，其机制可能由于高浓度Ca^{2+}也具有阻滞I型钙离子通道的作用。怀菊花总黄酮能显著性降低自发性高血压大鼠的血压[17-18]。高希海等[19]研究表明锌、硒、镁等微量元素的缺乏与老年性白内障的发生密切相关。而石决明含有人体必需的微量元素，其中锌是维持晶状体内糖代谢过程中80%的无氧酵解酶系不可缺少的微量元素，并能对抗膜过氧化作用。菊花具有抗炎[20]、抗衰老[21-23]、抗肿瘤[24]等作用。诸多研究发现，决明子具有降血压[25-26]、保肝[27]、明目[28]、抑菌[29]、抗氧化[30]等作用。上述研究，说明石决明散中主要组成药物具有抗炎、明目、扩张末梢血管、降血压的作用，为石决明散治疗眼科疾病、循环系统疾病、感染性疾病等提供现代药理依据。

5. 结语

石决明散（《普济方》）是治疗“风毒气攻入头系眼昏暗及头目不利”的方剂，具有清热平肝、明目退翳、祛风散邪之功。后世医家在临床中扩大其应用，广泛应用于角膜炎、前葡萄膜炎、头痛、目劄、青光眼睫状体炎综合征、超急性结膜炎后期余邪未尽者、角膜溃疡、虹膜膨隆、早期白内障等多种疾病中，但多以肝经积热、风邪上扰为使用依据。该方具有清热平肝、明目退翳、祛风散邪之功，中和医派掌门杨建宇教授指出，石决明散亦可应用在肝阳上亢之高血压、脾气暴躁易怒等有关疾病，不可拘泥于眼部疾病。石决明散的更多应用，有待我们发掘整理。

参考文献

[1] 申德昂．石决明散加减治疗病毒性角膜炎115例疗效观察[J]. 中国社区医师（医学专业），2013，15（1）：214.

[2] 范秀玲．石决明散治疗丝状角膜炎的疗效观察[J]. 中西医结合心血管病电子杂志，2016，4（15）：135-135，1138.

[3] 仲泽琴．石决明散加减治疗单纯疱疹性角膜炎56例临床观察[J]. 内蒙古中医药，2013，32（1）：24-25.

[4] 史健，许前．石决明散治疗丝状角膜炎68例临床疗效观察[J]. 中国医疗前沿，2012，07（8）：51，88.

[5] 秦虹，王婷，郝进，等．石决明散加减联合西药治疗病毒性角膜内皮炎[J]. 中国中医眼科杂志，2012，22（3）：198-201.

[6] 徐辉．中西医结合治疗LASEK术后丝状角膜炎24例疗效观察[J]. 湖南中医杂志，2016，32（7）：72-73.

[7] 鄢小维，黄江丽，罗建平．石决明散结合西药治疗流行性角结膜炎36例[J]. 陕西中医，2010，31（11）：1490-1491.

[8] 谢钊．石决明散加减治疗前葡萄膜炎肝经风热证的临床分析[J]. 中国保健营养，2018，28（28）：277-278.

[9] 马宏杰，曹双胜，杨志敏．石决明散加减方治疗肝经积热型前葡萄膜炎的临床研究[J]. 光明中医，2017，32（4）：518-5119.

[10] 陆莉．石决明散治疗难治性头痛若干例临床分析[J]. 养生保健指南，2019（50）：253.

[11] 应慧星．石决明散加减治疗目劄[J]. 浙江中医杂志，2012，47（6）：452.

[12] 干健．石决明散加减治疗青光眼睫状体炎综合征[J]. 湖北中医杂志，2006，28（10）：41-41.

[13] 张健、张明亮．眼科汤头歌诀[M]. 太原：山西科学技术出版社，2009.

[14] 刘爽，肖云峰，李文妍．石决明药理作用研究[J]. 北方医学，2011，8（11）：21.

[15] 万志玲．决明子现代药理分析与临床应用[J]. 健康导报（医学版），2015，20（6）：84

[16] 陈孝银，汪学军，叶开河．天麻钩藤饮对SHR血清Ca^{2+}浓度及血管平滑肌细胞钙通道的影响[J]. 中国病理生理杂志，2008，24（1）：68－72.

[17] 居明乔．石决明中和胃酸酸量的研究[J]. 基层中药杂志，2001，15（6）：13-14.

[18] 周丽．怀菊花降压有效部位提取纯化及质量评价研究[D]. 郑州：河南中医学院，2014.

[19] 高希海，金仲品．微量元素与老年性白内障[J]. 微量元素与健康研究，2003，20（4）：51－52.

[20] 胡春，丁霄霖．菊花提取物对人红细胞膜的保护作用研究[J]. 食品科学，1996，17（2）：7.

[21] 李献平，刘世昌．四大怀药对家蚕奉命及生长发育的影响[J]. 中国中医杂志，1990，15（9）：51.

[22] 李献平，刘敏，刘世昌，等．四大怀药延缓衰老作用的

研究 [J]. 中西医结合杂志，1991，11（8）：486.

[23] 胡春，丁霄霖．菊花提取物对实验动物抗疲劳和降血脂作用的研究 [J]. 食品科学，1996，17（10）：58.

[24] 苏祝成，叶立杨．杭白菊浸提液的不同萃取分离物对 O_2^- 自由基清除作用研究 [J]. 食品科学，1995，16（2）：60.

[25] 于海荣，曲正阳，王一帆，等．决明子蒽醌苷对高血压大鼠血压尿白蛋白及 β_2- 微球蛋白的影响 [J]．中国老年学杂志，2015，35（21）：6041-6042

[26] 李续娥，郭宝江，曾志．决明子蛋白质低聚糖及蒽醌苷降压作用的实验研究[J]. 中草药，2003，34(9)：842-843.

[27] 罗先钦，徐晓玉，黄崇刚，等．决明子总蒽醌对酒精性脂肪肝大鼠肝组织脂质过氧化与 PPAR-γ 表达的影响 [J]．中国中药杂志，2011，36（12）：1654-1659.

[28] 王琳，吴宗梅，李升和．决明子水煎剂对大鼠视网膜结构的影响 [J]．中国畜牧业，2016，（6）：56-58.

[29] 黄千荣，李晓华，黄衍强，等．大黄素等提取物对耐药性大肠杆菌生物膜形成的影响 [J]．中成药，2013，35（12）：2602-2605.

[30] 吴宿慧，刘亚敏，李寒冰，等．基于自由基学说研究决明子水煎液对小鼠静止代谢率和抗氧化活性的影响 [J]．中成药，2015，37（6）：1343-1347.

论经典名方实脾散 *

刘　登[1]　于大远[2△]　杨建宇[3,4]　张少晨[4]

1. 上海静安援疆医疗队·喀什巴楚县人民医院，新疆 喀什 843807

2. 北京中医药大学东方医院，北京 100078

3. 中国中医药研究促进会慢病医养中心（龙脉温泉）中和医派传承工作室，北京 102211

4. 中华中医药中和医派杨建宇京畿豫医工作室北京知医堂中和国医馆，北京 100031

【摘要】实脾散出自宋代严用和《严氏济生方》，由姜制厚朴、白术、木瓜、木香、草果仁、大腹子、炮附子、白茯苓、干姜，炙甘草组方，煎煮时加入生姜五片、枣子一枚。实脾散具有温阳健脾、行气利水之功效，主治脾肾阳虚、水气内停之阴水，可用于治疗现代临床上的慢性支气管炎、水肿等疾病。临床表现为身半以下肿甚，伴有手足不温、口中不渴、胸腹胀满、大便溏薄、舌苔白腻、脉沉弦迟等。

【关键词】实脾散；温阳健脾；行气利水；慢性支气管炎；腹水；心衰水肿；特发性水肿；肾炎水肿；杨建宇；经方；经药；中和医派

1. 实脾散的来源、组成及配伍特点

实脾散出自宋代严用和《严氏济生方》，原文："治阴水，先实脾土。"《证治准绳·类方》中此方又名实脾饮。实脾散组方：姜制厚朴、白术、木瓜、木香、草果仁、大腹子、炮附子、白茯苓、干姜各一两，炙甘草半两组方。煮散，每服四钱，煎煮时加入生姜五片，枣子一枚。方中，附子善于温肾阳而助气化以行水，干姜偏于温脾阳而助运化以制水，两药相伍，温肾暖脾，扶阳抑阴。茯苓、白术渗湿健脾，使

* 基金项目：中关村炎黄中医药科技创新联盟中和医派经方经药专项课题；中国中医药研究促进会北京昌平沙河高教园区卫生服务中心中和医派传承工作室专项课题；南阳张仲景传统医药研究会中和医派杨建宇经药科研专题项目

△执笔人

水湿从小便去。佐以木瓜除湿醒脾和中；厚朴、木香、大腹子（槟榔）、草果行气导滞，令气化则湿化，气顺则胀消，且草果、厚朴兼可燥湿，槟榔且能利水。甘草、生姜、大枣益脾和中，生姜兼能温散水气，炙甘草调和诸药。实脾散基本内含有四逆汤、理中丸、厚朴温中汤药物组成，具有温阳健脾、行气利水之功效。实脾散主治脾肾阳虚、水气内停之阴水。

2. 实脾散的历代医家论述

严用和《重订严氏济生方·水肿门》记载，"阴水为病，脉来沉迟，色多青白，不烦不渴，小便涩少而清，大腑多泄，此阴水也，则宜用温暖之剂，如实脾散、复元丹是也。"汪昂《医方集解·利湿之剂》中称实脾散为"足太阴药也。脾虚故以白术、苓、草补之，脾寒故以姜、附、草蔻温之，脾湿故以大腹、茯苓利之，脾满故以木香、厚朴导之。然土之不足，由于木之有余，木瓜酸温能于土中泻木，兼能行水，与木香同为平肝之品，使木不克土而肝和，则土能制水而脾实矣。经曰：'湿胜则地泥'。泻水正所以实土也。"吴崑《医方考》称实脾散"用白术、茯苓、甘草之甘温者，补其虚；用干姜、附子之辛热者，温其寒；用木香、草果之辛温者，行其滞；用厚朴、腹子之下气者，攻其邪；用木瓜之酸温者，抑其所不胜。名曰实脾散者，实土以防水也。"吴谦《医宗金鉴》言"脾胃虚，则土不能制水，水妄行肌表，故身重浮肿，用白术、甘草、生姜、大枣以实脾胃之虚也。脾胃寒，则中寒不能化水，水停肠胃，故懒食不渴，二便不实，用姜、附、草果以温脾胃之寒。更佐大腹、茯苓、厚朴、木香、木瓜者以导水利气。盖气者水之母也，土者水之防也，气行则水行，土实则水治，故名曰实脾也。"《本事方释义》称"此温通之方也。"综合以上历代医籍论述，实脾散可以温脾肾阳气，以助水湿气化，同时行气利水以消肿，体现温阳利水、培土制水等法。

3. 实脾散的临床应用

实脾散主治脾肾阳虚、水气内停之阴水。肾主水，脾制水。肾虚不能主水，脾虚不能制水，水津不得所化而为水气，水气浸淫于外，则肢体浮肿，身半以下肿甚；阳虚不能温养，则手足不温；阳虚阴津不得所化，则口淡不渴；阳虚不化，水气内盛，壅滞气机，则胸腹胀满；水湿下注，则大便溏薄；舌苔厚腻，脉沉迟，皆为阳虚水气内盛之征。实脾散所治，主要为现代临床上的慢性支气管炎、水肿等疾病，临床表现为身半以下肿甚，伴有手足不温、口中不渴、胸腹胀满、大便溏薄、舌苔白腻、脉沉弦迟等。

3.1 慢性支气管炎

"痰之本，水也，原于肾""脾胃为生痰之源，肺为储痰之器"，实脾散温脾肾阳气，可以杜绝寒湿痰饮之源。因此，实脾散可以治疗以咳嗽咳痰为主要表现的疾病，如慢性支气管炎。景鸣[1]的临床观察表明在老年慢性支气管炎患者的医治过程中采用实脾散加减，能够取得显著的治疗效果，缩短慢性支气管炎病程，改善预后，提高患者的生存质量。卢在和[2]的研究证明实脾散加减治疗老年慢性支气管炎取得的临床疗效显著，降低疾病的复发率，且服用方便，不良反应少。傅晓刚[3]的研究证明实脾散可提高慢性支气管炎患者的免疫力，提高慢性支气管炎患者的综合疗效，能有效缩短病程及预防复发。

3.2 水肿

实脾散治疗的水肿，主要是现代医学所说的全身性水肿，主要包括心衰水肿、肾炎水肿、肝源性水肿、特发性水肿、老年性水肿等。实脾散不仅可以消除水肿症状，还对原发病有一定治疗效果。

3.2.1 腹水

褚亮等[4]通过采用实脾散治疗肝癌腹水52例，证实实脾散治疗肝癌腹水临床疗效显著，可减轻患者临床症状，延长生存期，提高生存质量。李坤买等[5]的研究表明加味实脾散配合中心静脉导管置管引流治疗顽固性腹水，安全、经济、方便，疗效确切，能延长患者生存的时间，提高生存质量。

3.2.2 心衰水肿

贾红娥等[6]的研究表明实脾散加减治疗老年脾肾阳虚型慢性心衰可取得较好的临床疗效，改善患者的心衰积分及中医证候积分；阻止、逆转心室重构，改善心肌顺应性，增加心肌收缩力，缓解、治疗心衰，且不良反应少。吴帆[7]的研究表明实脾散加减治疗慢性肺心病急性加重期右心衰有明显疗效，可缓解呼吸困难、改善肺微循环、促进肺部湿性啰音吸收和消除双下肢浮肿。

3.2.3 特发性水肿

根据李秀彦[8]的临床经验，采用温阳健脾、利水消肿之法，以实脾散治疗的特发性水肿患者效果显著，且少有复发，更无不良反应，疗效巩固。根据李惠等[9]的临床经验，具有温阳健脾、利水消肿之功的实脾散，治疗老年特发性水肿患者的效果显著，同时还可以提高免疫力及抗病能力，改善人体的代谢功能。

3.2.4 肾炎水肿

根据陈扬桥[10]临床经验，慢性肾炎属中医"水肿"范畴，皆因脾胃虚不能转化水气，致土不克水；久病伤肾，使肾阳亏虚，膀胱气化不行，水液内停，溢于皮肤而水肿。故应用实脾散，健脾燥湿，温肾助阳，化气行水，标本同治而收效。

中和医派掌门杨建宇教授强调2点：①在运用实脾散时可以根据不同的兼症/兼证，配伍其他的经方，如五苓散、五皮饮、真武汤等；②在临床治疗水肿时不要忘了顾护胃气，胃气的顺降也是利水的重要支持。杨建宇教授临床擅用焦三仙各30 g、白茅根30 g的用药经验，在此很有临床价值。

4. 实脾散的实验研究

蔡红兵等[11]的研究发现实脾散可通过对中枢神经递质的影响来调整外周器官的功能，对体液免疫和细胞免疫均有增强作用，能促进小鼠肝中蛋白质合成，具有强心、升压、扩张血管的作用，可显著激活 Na^+-K^+-ATP酶和细胞中总ATP酶，从而促进机体的水盐代谢功能；可直接作用于肾小管的收集管，抑制钾离子及酸的排泄，同时抑制钠离子的重吸收而产生利尿作用。综上，实脾散能够提高局部治疗有效率、降低毒副反应发生率、提高患者生活质量。陈霖等[12]的研究表明实脾散方中各组成药物的功效对狼疮性肾炎具有相当的针对性，具体表现在以下5个方面。①提高机体免疫功能。白术能延长淋巴细胞寿命，增加T淋巴细胞表面的白细胞介素-2受体（IL-2R）表达，同时能有效清除动物体内的免疫复合物；茯苓多糖能显著提高动物腹腔巨噬细胞吞噬能力，激活T淋巴细胞和B淋巴细胞，从而增强免疫功能；干姜具有抗变态反应的作用；木瓜能明显降低小鼠的胸腺指数，对小鼠单核吞噬系统的功能有明显的促进作用，其主要成分齐墩果酸具有促进免疫作用；附子可增强小鼠脾细胞产生抗体的能力及腹腔巨噬细胞活性。②利尿及消腹水作用。白术能抑制大鼠、兔及狗的肾脏对电解质的重吸收，使尿量及 Na^+ 的排泄增加，呈现显著和持续的利尿作用、对腹膜孔调控作用较强，是治疗腹水的有效药物；茯苓醇提取物有明显的利尿作用；临床研究表明，大腹皮参与组方治疗慢性肾小球肾炎、肾病综合征、肝硬化所引起的腹水均有较为显著的疗效。③抗炎作用。白术含有的成分atractylenolides对急性炎症有抑制作用；茯苓对多种致病菌有抑制作用；干姜能抑制前列腺素（PG）合成，对抗5-羟色胺、组胺和促皮质激素样作用，从而产生抗炎功效；木瓜、木香、厚朴均含有显著抗炎作用的有效提取物。④保肝作用。白术可防止四氯化碳（CCL_4）所致肝糖原减少引起的肝脏损害，减少肝细胞变性坏死，促进细胞生长；茯苓能明显降低谷丙转氨酶活性，防止肝细胞坏死；干姜和生姜均有较强的抗氧化作用，能够保护肝脏。实脾散中的药物能提高机体非特异性免疫功能，促进淋巴细胞转化，增强单核巨噬系统吞噬功能，增强激素调节作用，促进免疫功能，同时有抗菌、抗炎、利尿、保肝等作用。对于改善狼疮性肾炎临床症状，实脾散可减少药品不良反应，提高机体免疫力，增强体质，改善预后。研究表明，实脾散运用于狼疮性肾炎中、晚期脾肾阳虚型的治疗，既有其理论依据，又有切实的临床疗效。程磊[13]的研究表明使用实脾散治疗癌性腹水可起到温阳利水的作用，同时实脾散中的很多药物兼具有抗肿瘤的作用。以上实验研究，为实脾散治疗肝病水肿、狼疮肾炎、肾病水肿、癌症提供了依据。

5. 结语

实脾散具有温阳健脾、行气利水之功效，主治脾肾阳虚、水气内停之阴水。此方的更多应用，有待发掘整理，总结归纳。此外，该方剂的部分现有文献年代较早，部分疾病的文献较为单一，应开展多中心对照研究，为实脾散治疗相关疾病提供更多临床依据。

参考文献

[1] 景鸣.36例实脾散加减治疗老年慢性支气管炎的疗效观察

[J]. 世界最新医学信息文摘, 2018, 18（69）：188.
[2] 卢在和．实脾散加减治疗老年慢性支气管炎的疗效观察[J]. 中国医药指南, 2013, 11（25）：218-219.
[3] 傅晓刚．实脾散加减治疗老年慢性支气管炎45例疗效观察[J]. 中医药导报, 2012, 18（10）：96-97.
[4] 褚亮，袁媛，陈晓泉，等．实脾散治疗肝癌腹水52例[J]. 现代中医药, 2017, 37（1）：16-18.
[5] 李坤买，林惠琴，许秀琴．加味实脾散配合中心静脉导管置管引流治疗顽固性腹水40例临床观察[J]. 新中医, 2012, 44（12）：45-46.
[6] 贯红娥，孟咏梅．实脾散加减治疗老年脾肾阳虚型慢性心衰110例[J]. 山东中医药大学学报, 2012, 36（6）：496-497.
[7] 吴帆．川芎嗪合实脾散治疗慢性肺心病急性加重期右心衰疗效观察[J]. 中国中医急症, 2005（10）：923-953.
[8] 李秀彦．实脾散加减治疗特发性水肿64例疗效观察[J]. 中国社区医师（综合版）, 2005（19）：49.
[9] 李惠，李巧兰．实脾散加减治疗老年特发性水肿[J]. 山西中医, 2010, 26（5）：23.
[10] 陈扬桥．实脾散加减治疗慢性肾炎[J]. 中国乡村医药, 2002（2）：45.
[11] 蔡红兵，杨柳，李爱民，等．实脾散辅助治疗癌性腹水50例[J]. 山东中医杂志, 2002（11）：652-653.
[12] 陈霖，元颖，赵元林．实脾散治疗狼疮性肾炎机理浅探[J]. 河北中医, 2001（6）：448-449.
[13] 程磊，邓玉华．实脾散治疗脾肾阳虚型癌性腹水的机理初探[J]. 新疆中医药, 2013, 31（6）：3-5.

论经典名方四妙勇安汤*

胡光辉[1] 于大远[2△] 杨建宇[3, 4] 李东东[2]

1. 河南省洛阳市中医院，河南 洛阳 471099
2. 北京中医药大学东方医院，北京 100078
3. 中国中医药研究促进会慢病医养中心（龙脉温泉）中和医派传承工作室，北京 102211
4. 中华中医药中和医派杨建宇京畿豫医工作室北京知医堂中和国医馆，北京 100031

【摘要】四妙勇安汤出自清代鲍相璈《验方新编》，由金银花、玄参、甘草、当归组方，具有清热解毒、活血止痛之功，此方用于热毒炽盛之脱疽证。现代临床上动脉粥样硬化、糖尿病足、血栓闭塞性脉管炎、心绞痛、类风湿性关节炎等疾病可用此方治疗。

【关键词】四妙勇安汤；清热解毒；活血止痛；动脉粥样硬化；糖尿病足；血栓闭塞性脉管炎；心绞痛；类风湿性关节炎；杨建宇；经方；经药；中和医派

四妙勇安汤出自清代鲍相璈《验方新编》，原方无名，《中医杂志》1958年第11期定名为四妙勇安汤。原文："症生手、足各指，或生指头，或生指节、指缝。初生或白色痛极，或如粟米起一黄泡。其皮或如煮熟红枣，黑色不退，久则溃烂，节节脱落，延至手足背腐烂黑陷，痛不可忍""脱骨疽"。由金银花、玄参、甘草、

*基金项目：中关村炎黄中医药科技创新联盟中和医派经方经药专项课题；中国中医药研究促进会北京昌平沙河高教园区卫生服务中心中和医派传承工作室专项课题；南阳张仲景传统医药研究会中和医派杨建宇经药科研专题项目
△执笔人

当归组方。方中，金银花甘寒入心，善于清热解毒，热毒不清，瘀血不散，故重用为主药。当归活血散瘀，玄参泻火解毒，甘草清解百毒，配银花以加强清热解毒之力，用量亦不轻，共为辅佐。四药合用，具有清热解毒、活血止痛之功，是治疗脱疽的良方。此方用于热毒炽盛之脱疽证，临床应用以患肢暗红微肿灼热，溃烂腐臭，疼痛剧烈，或见发热口渴，舌红脉数为辨证要点。脱疽病相当于现代临床上动脉粥样硬化、糖尿病足、血栓闭塞性脉管炎等疾病。此方也可以治疗心绞痛、类风湿性关节炎等疾病。治疗脱疽时要注意使用时药味不可少，同时用量不能减小，减则不效。

1. 临床应用

1.1 动脉粥样硬化

石晓明等[1]将将80例下肢动脉粥样硬化患者随机分为2组，对照组（40例）予丹参注射液治疗，治疗组（40例）予四妙勇安汤联合法舒地尔治疗。治疗2周，治疗组总有效率显著高于对照组（$P<0.05$）；踝肱指数（ABI）、足背动脉血流量、前列腺素 $F_{1\alpha}$（$PGF_{1\alpha}$）均较对照组显著升高（$P<0.05$），血浆黏度、低切（全血黏度）、高切（全血黏度）、FIB、TNF-α、IL-6、IL-17A、CRP、TBX_2 均较对照组显著降低（$P<0.05$），PT、APTT、跛行距离均较对照组显著延长（$P<0.05$），说明四妙勇安汤治疗动脉粥样硬化有确切的疗效，能够促进下肢局部微循环，抑制炎症反应，延缓动脉粥样硬化进展或减轻其程度，明显改善患者临床症状。潘虹等[2]采用四妙勇安汤联合西药治疗2型糖尿病合并下肢动脉硬化闭塞症患者35例，对照组仅予以西医常规治疗。治疗12周，研究组的总有效率优于对照组（$P<0.05$）。张华军等[3]的临床研究证实，给予加味四妙勇安汤联合前列地尔注射液治疗的下肢动脉闭塞症患者，总有效率高于给予前列地尔注射液治疗的患者（$P<0.05$），且总胆固醇、低密度脂蛋白降低、高密度脂蛋白升高、ABI升高均显著，症状体征积分改善更明显（$P<0.05$）。

1.2 糖尿病足

高洁等[4]将糖尿病合并下肢大血管病变患者60例随机分为治疗组和对照组，各30例。治疗组采用四妙勇安汤加减方联合基础治疗，对照组采用西洛他唑片联合基础治疗。治疗3个月，治疗组愈显率优于对照组（$P<0.05$），间歇性跛行及疼痛积分改善优于对照组（$P<0.05$），GSP改善优于对照组（$P<0.05$），表明四妙勇安汤对于糖尿病足有较好的治疗效果，清热利湿，活血清热滋阴解毒，配合西医的降糖、抗炎、扩血管药物及支持疗法，疗效满意。祁林等[5]采用四妙勇安汤和萆薢渗湿汤治疗32例糖尿病足患者，治疗14 d总有效率为90.6%。李丰收等[6]将57例小面积糖尿病足部溃疡患者随机分为对照组和观察组，对照组（29例）予西医常规治疗，观察组（28例）加服加味四妙勇安汤。观察组创面平均愈合时间较对照组明显缩短（$P<0.05$）；第7天和第14天创面细菌培养阳性例数小于对照组（$P<0.05$）。李亦聪等[7]采用加味四妙勇安汤联合西医方案治疗糖尿病足20例，治疗5周，总有效率高于采用西医方案治疗的对照组（$P<0.05$），且局部体征积分情况优于对照组（$P<0.05$）。王晓丹[8]将糖尿病足98例随机平分为治疗组与对照组，对照组给于常规内科对症治疗，治疗组加用四妙勇安汤加减治疗。治疗2个月，治疗组总有效率优于对照组（$P<0.05$）。王友杰[9]采用桃红四物汤合加减配合西药治疗糖尿病足40例，并与单纯西药治疗20例作对照。治疗2个月，研究组总有效率优于对照组（$P<0.05$），且下肢动脉血流动力学、血脂、血浆载脂蛋白变化情况优于对照组。秦永山[10]将95例糖尿病足患者随机分成治疗组（48例）和对照组（47例），对照组予常规西医方案治疗，治疗组在对照组基础上加用四妙勇安汤加减治疗。治疗3个月，治疗组临床总有效率优于对照组（$P<0.05$）。宋易华等[11]的临床经验证实，用四妙勇安汤加减口服配合西药治疗的糖尿病足患者，总有效率优于只用西药治疗的患者（$P<0.05$）。

1.3 心绞痛

韩岩辉[12]将80例心血瘀阻型慢性稳定型心绞痛心肌缺血患者随机分为试验组和对照组，各40例。对照组给予常规治疗，试验组在对照组基础上使用四妙勇安汤加减治疗。治疗2周，试验组缺血次数、缺血时间、缺血总负荷均优于对照组（$P<0.05$），

说明四妙勇安汤对心绞痛有较好的缓解作用，并能改善患者的临床症状和血脂水平，以及心肌缺血。惠慧[13]的临床研究证实，采用四妙勇安汤治疗的气滞血瘀证稳定型心绞痛患者，临床疗效总有效率、心电图改善总有效率均优于给予西医常规治疗的患者（$P<0.05$），且中医症状积分下降程度更明显（$P<0.05$）。

1.4 血栓闭塞性脉管炎

王五旱等[14]采用四妙勇安汤加减联合西医方案治疗血栓闭塞性脉管炎患者78例，对照组采用常规西医方案治疗。治疗20 d，总有效率优于对照组（$P<0.05$），表明在西药基础上联合四妙勇安汤治疗血栓闭塞性脉管炎确有疗效，能改善患者症状体征，提高临床疗效。高维军等[15]的临床观察证实，在予西医方案治疗的基础上加用四妙勇安汤加减治疗的血栓闭塞性脉管炎患者，总有效率优于予西医方案治疗的患者（$P<0.05$）。

1.5 类风湿性关节炎

魏艳菊等[16]将76例类风湿关节炎患者随机分为治疗组与对照组，治疗组采用加减四妙勇安汤配合局部臭氧注射，对照组采用西医常规治疗。治疗1个月，治疗组总有效率优于对照组（$P<0.05$），休息痛指数、关节压痛指数改善上优于对照组（$P<0.05$），表明四妙勇安汤治疗类风湿性关节炎疗效确切，能避免药品不良反应。

赵一鸣等[17]的临床经验证实，采用四妙勇安汤加味治疗的类风湿性关节炎活动期患者，总有效率优于予西药泼尼松加萘普生治疗的患者（$P<0.05$）。

1.6 其他应用

通过整理其他文献，四妙勇安汤还被应用于其他多种疾病，如系统性红斑狼疮[18]、慢性阻塞性肺疾病[19]、过敏性紫癜[20]等。临床表现各异，病位不同，中医辨证均属热毒蕴结，血行不畅，阴分耗伤，故同选四妙勇安汤以清热解毒，养阴散结，活血止痛，可达到异病同治之效。

中华中和医派掌门杨建宇教授指出："四妙勇安汤应用于周围血管病疗效卓著，国医大师唐祖宣多有加减应用。因为脱疽患者也多有阳衰之证，所以国医大师唐祖宣多以温阳通络治之，有时寒热并用。临证不但辨证、辨病，并且依病程分期论治，综合治疗，疗效甚好！"现在临床周围血管病多是基础性疾病伴发病症，对于基础病的治疗，必须是急则治其标，缓则治其本。在慢性缓解期要标本同治，无论治标、治本，或标本同治，都要辨证论治。专病专药之应用可以适当加减，但辨证论治不可或缺，这是前提，是中医思维。

2. 实验研究

李娜等[21]研究发现，四妙勇安汤对血栓闭塞性脉管炎模型大鼠具有较好的治疗作用，其机理可能与抗炎和维持血浆中血栓素 A_2（TXA_2）和前列环素 I_2（PGI_2）平衡功能有关。邹文等[22]通过动物实验证明，四妙勇安汤治疗大鼠股骨干骨折术后抗凝效果明显，能够显著降低 *D*- 二聚体水平，延长凝血酶原时间，升高抗凝血酶Ⅲ水平，有效抑制骨折术后静脉血栓及凝血，为下步推广运用于临床奠定基础。朱宏斌等[23]的研究表明，四妙勇安汤具有抗脂质过氧化作用，从而保护血管内皮细胞，起到预防动脉中脂质的堆积和斑块形成血栓，从而达到预防动脉粥样硬化（AS）等疾患的目的。以上研究，可以为四妙勇安汤治疗（AS）、糖尿病足、心绞痛、血栓闭塞性脉管炎、类风湿性关节炎等提供现代药理依据。

3. 结语

四妙勇安汤具有清热解毒、活血止痛之功，此方的更多应用，有待发掘整理，总结归纳，以促进中医学科发展，造福更多患者。

参考文献

[1] 石晓明，赵伟，杨永宾，等．四妙勇安汤联合法舒地尔治疗下肢动脉硬化闭塞症疗效观察 [J]. 河北中医，2017，39（8）：1202-1206.

[2] 潘虹，胡引闹，汤玮亮，等．四妙勇安汤加味治疗2型糖尿病下肢动脉硬化斑块40例观察 [J]. 浙江中医杂志，2016，51（11）：818-819.

[3] 张华军，徐海东．加味四妙勇安汤联合前列地尔注射液治疗下肢动脉闭塞90例临床研究 [J]. 辽宁中

医杂志，2014，41（11）：2352-2354.

[4] 高洁，杜雪．四妙勇安汤加减方治疗2型糖尿病大血管病变30例临床观察［J］. 湖南中医杂志，2019，35（7）：15-17.

[5] 祁琳，李大勇．辨证分期联合西药治疗糖尿病足32例临床观察［J］. 实用中医内科杂志，2014，28（6）：50-52.

[6] 李丰收，叶新潮．加味四妙勇安汤合西医治疗糖尿病足部溃疡30例临床观察［J］. 四川中医，2013，31（7）：111-112.

[7] 李亦聪，孙惠华，钟启腾．中西医结合治疗热毒血瘀型糖尿病足20例疗效观察［J］. 中医临床研究，2012，4（1）：81-82.

[8] 王晓丹．四妙勇安汤加减治疗糖尿病足98例临床观察［J］. 中国医药指南，2011，9（31）：383-384.

[9] 王友杰．桃红四物汤合四妙勇安汤治疗糖尿病足40例［J］. 中国社区医师（医学专业），2011，13（20）：205.

[10] 秦永山．中西医结合治疗糖尿病足48例［J］. 中国民间疗法，2010，18（12）：47-48.

[11] 宋易华，刘满君，李永清，等．四妙勇安汤加减配合西药治疗糖尿病足25例［J］. 四川中医，2006（7）：64.

[12] 韩岩辉．四妙勇安汤加减对心血瘀阻型慢性稳定型心绞痛心肌缺血患者的临床效果观察［J］. 中国现代药物应用，2019，13（4）：136-137.

[13] 惠慧．四妙勇安汤加味治疗气滞血瘀证稳定型心绞痛30例［J］. 海南医学，2012，23（8）：44-46.

[14] 王五旱，周根宝，潘晓娜．中西医结合治疗血栓闭塞性脉管炎Ⅲ期疗效观察［J］. 中国民间疗法，2011，19（5）：61.

[15] 高维军，刘秀珍．中西医结合治疗血栓闭塞性脉管炎36例临床观察［J］. 中国民族民间医药，2010，19（8）：126.

[16] 魏艳菊，吴群．加减四妙勇安汤结合局部臭氧注射治疗类风湿关节炎关节疼痛临床观察［J］. 湖北中医药大学学报，2017，19（4）：104-107.

[17] 赵一鸣，邱霞．四妙勇安汤加味治疗类风湿性关节炎活动期疗效观察［J］. 中医临床研究，2011，3（20）：64-65.

[18] 刘佳，李中宇．李中宇教授运用四妙勇安汤加减治疗亚急性皮肤型红斑狼疮临床观察［J］. 辽宁中医药大学学报，2018，20（4）：124-127.

[19] 宋萍，高天文，张玉琴，等．四妙勇安汤结合西医常规治疗慢性阻塞性肺疾病急性加重期52例疗效观察［J］. 甘肃中医学院学报，2012，29（6）：27-29.

[20] 高晨，汪天宇，朱磊，等．高祥福运用四妙勇安汤治疗过敏性紫癜经验［J］. 浙江中医药大学学报，2018，42（7）：536-538.

[21] 李娜，曲晓波，蔺爽，等．四妙勇安汤对大鼠血栓闭塞性脉管炎的抗炎作用及其机制［J］. 吉林大学学报（医学版），2013，39（2）：264-267.

[22] 邹文，范少勇，周明，等．四妙勇安汤对大鼠股骨干骨折术后抗凝作用的实验研究［J］. 中国中医药现代远程教育，2019，17（5）：106-108.

[23] 朱宏斌，郝建军，张耕，等．四妙勇安汤对动脉粥样硬化大鼠脂质代谢的影响［J］. 湖北中医药大学学报，2013，15（3）：17-19.

论经典名方桃红四物汤*

邹 旭[1] 于大远[2△] 杨建宇[3, 4] 王世民[4, 5]

1. 广东省中医院，广东 510120

2. 北京中医药大学东方医院，北京 100078）

3. 中国中医药研究促进会慢病医养中心（龙脉温泉）中和医派传承工作室，北京 102211

4. 中华中医药中和医派杨建宇京畿豫医工作室北京知医堂中和国医馆，北京 100031

5. 深圳沙井国术中医康复理疗院人养福堂，深圳 518106

【摘要】桃红四物汤出自清代柴得华《妇科冰鉴》，由生地黄三钱、当归四钱、白芍钱五分、川芎一钱、桃仁十四粒、红花一钱组方。本方具有活血养血、化瘀生新之功，临床上本方为治疗血瘀之基础方。现代临床上本方常应用于治疗头痛、各种皮肤疾病、子宫腺肌症痛经、带状疱疹后遗神经痛、便秘等病症。

【关键词】桃红四物汤；活血养血；化瘀生新；逐瘀汤；血瘀证；头痛；皮肤疾病；子宫腺肌症痛经；带状疱疹后遗神经痛；便秘；杨建宇；经方；经药；中和医派；活血化瘀

桃红四物汤出自清·柴得华《妇科冰鉴》，原文：“血多有块，色紫稠粘者，有瘀停也，桃红四物汤随其流以逐之。”本方组方：生地三钱，当归四钱，白芍钱五分，川芎一钱，桃仁十四粒，红花一钱。本方以强劲的破血之品桃仁、红花为主，力主活血化瘀；当归活血化瘀，养血调经，温中止痛，除客血内塞，破恶血，养新血；以甘温之熟地滋阴养血，芍药养血和营，以增补血之力；川芎为血中气药，活血行气、调畅气血，以助活血之功。本方以祛瘀为主，辅以养血、行气，具有活血养血，化瘀生新之功。本方为治疗血瘀之基础方，王清任《医林改错》中的血府逐瘀汤、膈下逐瘀汤、少腹逐瘀汤、身痛逐瘀汤、通窍活血汤皆从本方加减化裁而来。临床上本方可以用于治疗血瘀证，其临床表现主要有头痛、胸痛、面色黧黑、肌肤甲错、皮肤疼痛或感觉异常、月经色暗，有血块、痛经。其证疼痛一般痛有定处，多为刺痛；舌质偏暗，舌上有瘀点瘀斑，脉缓、涩或结代。现代临床上本方常应用于治疗头痛、各种皮肤疾病、子宫腺肌症痛经、带状疱疹后遗神经痛、便秘等病症。

1. 头痛

陈玉敏[1]将紧张性头痛的236例患者随机分为治疗组（129例，给予复方氯唑沙宗分散片联合桃红四物汤治疗）与对照组（107例，给予复方氯唑沙宗分散片治疗）。治疗10 d，治疗组总有效率高于对照组（$P<0.05$）。梁艳[2]采用桃红四物汤治疗血管性头痛的患者66例，治疗1个月，试验组总有效率高于采用西比灵治疗的对照组（$P<0.05$），试验组患者的血浆黏度、红细胞（RBC）聚集指数、纤维蛋白、低切全血黏度、高切全血黏度均低于对照组($P<0.05$)，且试验组疼痛和视觉模拟评分（VAS）低于对照组（$P<0.05$），复发率低于对照组（$P<0.05$）。晁泰昌

*基金项目：中关村炎黄中医药科技创新联盟中和医派经方经药专项课题；中国中医药研究促进会北京昌平沙河高教园区卫生服务中心中和医派传承工作室专项课题；南阳张仲景传统医药研究会中和医派杨建宇经药科研专题项目

△执笔人

等[3]采用桃红四物汤加味配合西药盐酸氟桂利嗪治疗偏头痛的患者39例，对照组患者（39例）予盐酸氟桂利嗪。治疗2周，治疗组总有效率明显优于对照组（$P<0.05$）。蒙坚[4]联合桃红四物汤治疗血管神经性头痛，总有效率和治愈率均优于单纯西药治疗的对照组（$P<0.05$）。陆克勤等[5]采用桃红四物汤治疗偏头痛的患者30例，采用尼莫地平片治疗的对照组（28例）。治疗4周，治疗组总有效率高于对照组（$P<0.05$）。

以上临床观察说明桃红四物汤治疗临床上头痛确有疗效，可以扩张血管，改善血液流变学异常及脑部血液循环，同时可防止停药后头痛的复发，具有祛风化瘀通络作用，确有缓解头痛和改善临床症状的功效。

2. 皮肤病

张嘉豪[6]将糖尿病周围神经病变（DPN）的126例患者随机分为对照组（给予硫辛酸注射液治疗）及中医组（给予硫辛酸注射液联合桃红四物汤治疗），各63例。治疗3周，中医组的总有效率高于对照组（$P<0.05$）；中医组中医证候评分、TCSS评分、TSS评分，以及HSV、LSV、PV、HCT、血小板聚集率等血液流变学指标和血清MDA、GGT水平降低明显优于对照组及治疗前，而MNCV、SNCV和血清SOD、T-AOC、GSH-P水平升高明显优于对照组（$P<0.05$）。景盛菊等[7]采用依帕司他片联合桃红四物汤治疗糖尿病周围神经病变的患者30例，采用依帕司他片治疗的对照组（30例）。治疗2周，患者的肢体疼痛、麻木、发凉、感觉异常和（或）减退等临床症状的总有效率明显优于对照组（$P<0.05$）。何玉兰[8]采用桃红四物汤熏洗治疗糖尿病周围神经病变的患者75例，对照组（75例）予甲钴胺片。治疗14 d，治疗组总有效率明显高于对照组（$P<0.05$），且神经病变证候评分改善优于对照组（$P<0.05$）。王煜坤[9]采用桃红四物汤联合西药对症治疗治疗Ⅱ型糖尿病周围神经病变的患者23例，对照组（23例）予采用西药对症治疗。治疗15 d，治疗组总有效率优于对照组（$P<0.05$），且临床症状、神经传导速度、血糖、糖化血红蛋白指标等改善优于对照组（$P<0.05$）。郭华丽[10]在对照组的基础上采用桃红四物汤加减治疗月经不调伴黄褐斑患者45例，治疗6周，改善效果优于采用常规治疗的对照组（$P<0.05$）。刘刚[11]曾运用桃红四物汤治疗斑秃等皮肤疾病，取得满意疗效。

以上临床观察表说明，桃红四物汤治疗各种皮肤疾病，如糖尿病周围神经病变、黄褐斑、斑秃等，可以提高神经传导速度，抑制氧化应激反应，改善其神经病变及肢端麻木、疼痛症状，疗效确切，不良反应发生率更低。

3. 子宫腺肌症痛经

李巍巍[12]将65例子宫腺肌症痛经患者随机分为对照组（32例，采用西药治疗）及观察组（33例，采用桃红四物汤治疗）。治疗45 d，观察组总有效率高于对照组（$P<0.05$），而对照组不良反应发生率高于观察组（$P<0.05$）。王金香等[13]采用桃红四物汤治疗子宫腺肌症痛经患者33例，西药常规治疗的对照组（32例）治疗45 d，观察组的总有效率明显优于对照组（$P<0.05$）；观察组VAS评分低于对照组，且血清Ca125水平下降明显低于观察组；对照组总不良反应发生率高于观察组。

以上临床观察证实，桃红四物汤治疗痛经疗效显著，多数患者疼痛减轻，月经不调现象消失，子宫大小恢复正常，且安全性高。

4. 带状疱疹后遗神经痛

付静等[14]采用桃红四物汤联合西医常规治疗带状疱疹后遗神经痛患者87例，采用西医常规治疗的对照组（87例）。治疗4周，临床疗效明显优于对照组（$P<0.05$），且治疗组CD_3^+T细胞、CD_4^+T细胞、CD_3^+/CD_8^+T细胞水平升高显著优于对照组（$P<0.05$）；VAS评分、IL-6、IL-10水平降低优于对照组（$P<0.05$）。刘立文[15]将带状疱疹后遗神经痛患者随机分为观察组（43例，应用桃红四物汤联合双氯芬酸钠缓释胶囊治疗）和对照组（43例，应用双氯芬酸钠缓释胶囊治疗）。治疗4周，观察组总有效率明显高于对照组（$P<0.05$），VAS和PDI评分显著低于对照组（$P<0.05$）；观察组血清SP和IL-1β水平降低优于对照组，IL-10水平升高优于对照组（$P<0.05$）。

以上临床试验说明，桃红四物汤治疗带状疱疹后遗神经痛的疗效显著，可有效减轻炎症反应，缓解疼痛。

本方养血活血，化瘀生新，可用于治疗血瘀诸证。除上述疾病外，本方还被用于治疗慢性萎缩性胃炎[16]、脑梗死[17]、面神经麻痹[18]、慢性前列腺炎[19]、稳定性冠心病[20]、单纯性糖尿病性视网膜病变[21]、下肢胫腓骨骨折[22]等。方中药物大多有润肠通便之功，因此本方还可以用于治疗便秘[23-24]。多见于老年人、妇人、产后、术后，多有血瘀内阻，血虚肠燥之候。

5. 现代研究

张小卿等[25]的研究发现桃红四物汤能激活转化生长因子β（TGF-β）/Smad信号通路，从而有效保护UVA诱导的真皮微血管内皮细胞损伤。陈芳芳[26]的研究发现桃红四物汤促进PC12细胞的活力，抑制细胞凋亡和活性氧（ROS）的产生，抑制MDA的活性，增强SOD和GSH-Px的活性，上调HIF-1α和Bcl-2的表达，下调Bax的表达，进而对脑缺血再灌注损伤有保护作用。郎毅等[27]的研究发现加味桃红四物汤可降低关节的炎性反应状态，减少基质金属蛋白酶分泌，减轻关节僵硬程度及恢复患膝关节功能，在治疗膝关节急性创伤性滑膜炎有较好疗效。沈安鲁等[28]的研究发现桃红四物汤可调节核因子κB（NF-κB）信号通路过度激活，有效改善2型糖尿病模型大鼠心脏结构和功能。以上研究，可以为本方治疗真皮微血管内皮细胞损伤、脑缺血再灌注损伤、膝关节急性创伤性滑膜炎等提供现代药理依据。

中华中和医派掌门杨建宇教授指出：（1）桃红四物汤是目前临床最常用的养血活血之方，在内外妇儿各科均有应用，值得临床关注。（2）“南阳六把神刀”之活血化瘀与桃红四物汤之活血化瘀二者是有明显之区别的！南阳六把神刀之桃核承气汤、大黄䗪虫丸、抵当汤、桂枝茯苓丸、下瘀血汤、鳖甲煎丸等6方，在活血化瘀之时，多侧重于气血的疏畅，亦即，尤其重视气机的畅行。桃红四物汤相较而言，可能是有些侧重于养血补血，临床应该有所明察，才能谨守病机变化，把控气血正邪状态，准确用药，保证疗效。（3）桃红四物汤应用多有加减，专病专药时有应用。（4）本方乃活血化瘀之方，对孕妇应慎审使用，尤其是体质偏弱之孕妇，为确保临床安全用药，应在中医妇产科医生指导下用药。

参考文献

[1] 陈玉敏．复方氯唑沙宗分散片联合桃红四物汤治疗紧张性头痛临床疗效观察[J]．医学理论与实践，2015，28（6）：750.

[2] 梁艳．桃红四物汤加减治疗血管性头痛临床观察[J]．现代中西医结合杂志，2014，23（18）：1993-1995.

[3] 晁泰昌，任红梅．桃红四物汤配合盐酸氟桂利嗪治疗偏头痛39例[J]．陕西中医，2008（10）：1296-1297.

[4] 蒙坚．西药合桃红四物汤治疗血管神经性头痛45例疗效观察[J]．甘肃中医，2008（9）：23-24.

[5] 陆克勤，杨燕敏．桃红四物汤加减治疗偏头痛临床观察[J]．河北中医，2000（12）：890-891.

[6] 张嘉豪，郑朝阳，庞琳蓉．桃红四物汤加味治疗糖尿病周围神经病变的疗效观察[J]．广州中医药大学学报，2019，36（7）：951-956.

[7] 景盛菊，张定华．桃红四物汤加减治疗糖尿病周围神经病变的临床观察[J]．中医临床研究，2016，8（1）：87-88.

[8] 何玉兰．桃红四物汤熏洗治疗糖尿病周围神经病变随机平行对照研究[J]．实用中医内科杂志，2015，29（8）：49-50.

[9] 王煜坤．桃红四物汤加味治疗糖尿病周围神经病变临床观察[J]．医药论坛杂志，2008（5）：86-87.

[10] 郭华丽．桃红四物汤加减治疗月经不调伴黄褐斑的临床疗效观察[J]．实用妇科内分泌杂志（电子版），2019，6（2）：60.

[11] 刘刚．桃红四物汤治疗皮肤病体会[J]．实用中医药杂志，2017，33（2）：185-186.

[12] 李巍巍．探讨桃红四物汤加减治疗子宫腺肌症痛经的临床效果[J]．中国卫生标准管理，2018，9（11）：122-124.

[13] 王金香，王爱丽，梁虹．桃红四物汤治疗子宫腺肌症痛经的临床疗效观察[J]．世界中医药，2017，12（8）：1771-1773.

[14] 付静，黄凤渊．桃红四物汤联合双氯芬酸钠缓释胶囊治疗带状疱疹后遗神经痛的临床观察[J]．中医

药导报，2017，23（21）：101-103.
[15] 刘立文，赵嘉晶，顾卫联，等．桃红四物汤联合双氯芬酸钠缓释胶囊治疗带状疱疹后遗神经痛效果观察［J］．现代中西医结合杂志，2017，26（15）：1679-1680.
[16] 钱斌．桃红四物汤治疗慢性萎缩性胃炎52例［J］．南京中医学院学报，1993（2）：61.
[17] 郑艳萍．桃红四物汤治小儿脑梗塞2例报告［J］．新中医，1996（10）：54.
[18] 张燕梅，白晓菊．桃红四物汤治疗面神经麻痹［J］．内蒙古中医药，1992（4）：16.
[19] 王盾，刘素容．加味桃红四物汤联合左氧氟沙星治疗慢性前列腺炎效果观察［J］．实用中医药杂志，2019，35（6）：712-713.
[20] 刘晶梅．桃红四物汤治疗心血瘀阻型稳定性冠心病疗效观察［J］．北方药学，2019，16（4）：44-45.
[21] 李彬彬．桃红四物汤加减辨治单纯性糖尿病性视网膜病变60例［J］．浙江中医杂志，2019，54（3）：199.
[22] 陈飞，陈莉，王世东，等．桃红四物汤加减联合外固定术治疗下肢胫腓骨骨折效果［J］．实用中西医结合临床，2019，19（3）：80-82.
[23] 于芳．桃红四物汤治疗老年便秘32例［J］．光明中医，2013，28（9）：1838-1839.
[24] 胡晓平．桃红四物汤用于产后便秘的护理体会［J］．中国医药指南，2012，10（19）：373-374.
[25] 张小卿，马贤德，吴怡，等．桃红四物汤对UV辐射致人真皮微血管内皮损伤后TGF-β、Smad2/3表达影响的实验研究［J］．中国中医基础医学杂志，2019，25（6）：790-793.
[26] 陈芳芳，韩岚，彭代银，等．桃红四物汤对脑微血管内皮细胞-PC12细胞共培养体系缺糖缺氧再灌注损伤模型的保护作用［J］．安徽中医药大学学报，2019，38（3）：61-67.
[27] 郎毅，融恺，刘振峰，等．加味桃红四物汤对急性膝关节创伤性滑膜炎患者血清IL-1β、TNF-α、MMP-3的影响［J］．中国中医急症，2019，28（4）：568-571.
[28] 沈安鲁，施慧，彭代银，等．桃红四物汤调节NF-κB信号通路保护2型糖尿病模型大鼠心脏结构和功能［J］．中华中医药杂志，2019，34（4）：1359-1362.

论经典名方托里消毒散*

黄衍强[1] 车宇娥[2△] 杨建宇[3,4] 李 杨[3,4] 黄 飞[1] 黄 帅[1]

1. 山东淄博延强医院，山东 淄博 255130
2. 北京中医药大学良乡校区，北京 102488
3. 中国中医药研究促进会慢病医养中心（龙脉温泉）中和医派传承工作室，北京 102211
4. 中华中医药中和医派杨建宇京畿豫医工作室北京知医堂中和国医馆，北京 100031

【摘要】托里消毒散出自明代陈实功《外科正宗》，由人参、川芎、白芍、黄芪、当归、白术、茯苓、金银花、白芷、甘草、皂角针、桔梗组方。此方具有补益气血、消肿溃脓、去腐生肌之效，现代临床用于治疗化脓性中耳炎、脓肿、瘘管、压疮、慢性骨髓炎、乳腺疾病等疾病。

【关键词】托里消毒散；补益气血；消肿溃脓；去腐生肌；瘘管；压疮；脓肿；化脓性中耳炎；慢性骨髓炎；乳腺疾病；杨建宇；经方；经药；中和医派

*基金项目：中关村炎黄中医药科技创新联盟中和医派经方经药专项课题；中国中医药研究促进会北京昌平沙河高教园区卫生服务中心中和医派传承工作室专项课题；南阳张仲景传统医药研究会中和医派杨建宇经药科研专题项目

△执笔人

托里消毒散出自明代陈实功《外科正宗》，原文："治痈疽已成不得内消者，宜服此药以托之，未成者可消，已成者即溃，腐肉易去，新肉易生，此时不可用内消泄气、寒凉等药致伤脾胃为要。"此方组方：人参、川芎、白芍、黄芪、当归、白术、茯苓、金银花各一钱，白芷、甘草、皂角针、桔梗各五分。方中，人参、黄芪益气，且黄芪能益气托毒，为"疮家之要药"；当归、川芎、白芍养血活血；"脾为气血生化之源"，白术、茯苓健脾祛湿以恢复气血。气血旺则虚证痈疽疮疡可以消除。金银花清热解毒；白芷可以消肿排脓；皂角刺透脓。《删补名医方论》谓参、耆、术、苓、草以益气分；归、芎、芍以滋血分；金银花、白芷、连翘以解毒。此方体现中医外科消、托、补三法之中的托法。此方是托法中的透托之法，托法（如黄芪、当归）流通气血，防止毒邪内陷；透法（如白芷、皂角刺）透脓而载毒外泄，是中医治疗"疮疡"的代表性方剂。此方具有补益气血、消肿溃脓、去腐生肌之效。此方主治疮疽属元气虚弱，或行攻伐，不能溃散，可用于五官科、皮科疾病如脓耳、凝脂翳等，伴有气短乏力、口唇色淡、神倦欲寐等气血两虚之象。现代临床用于治疗化脓性中耳炎、脓肿、瘘管、压疮、慢性骨髓炎、乳腺疾病等。

中华中医药中和医派掌门杨建宇教授方歌有云："托里消毒参芪针，芎归芍茯术白银，桔梗甘草连翘加，补气养血治脓佳。可参。"连翘与黄芪，共为疮痒伤科之要药，多有加减应用，值得关注。

1. 临床应用

1.1 化脓性中耳炎

梁大为[1]将化脓性中耳炎患者随机分为对照组（28例）与观察组（30例），对照组采用常规西药治疗，观察组在对照组的基础上联合托里消毒散加减治疗。治疗2周，观察组痊愈率显著高于对照组（$P<0.05$），证实托里消毒散加减能够提高疗效，辅助治疗慢性化脓性单纯型中耳炎，可显著提高治愈率。袁静[2]在常规西药局部治疗的基础上联合托里消毒散口服治疗慢性化脓性中耳炎患者75例（96耳），治疗5 d，患者治疗有效率为100.00%，治愈率达72.9%。

1.2 脓肿及术后

王虹霞[3]采用托里消毒散，并配合自拟中药浴洗方治疗脓肿术后患者42例，对照组（31例）予常规西药治疗。治疗1周，观察组治愈率和总有效率优于对照组（$P<0.05$），且脓肿愈合时间和复发率较对照组降低（$P<0.05$），证实脓肿术后加用托里消毒散能够使新鲜肉芽更快生长，伤口周围潮红更快消失，缩短伤口愈合时间，减轻术后伤口疼痛，降低复发率。夏祖宝[4]采用自创托毒排脓方治疗肛周脓肿42例疗效满意。卢家玉等[5]的临床研究证实，在常规治疗的基础上加用托里消毒散治疗的术后患者，伤口愈合时间、引流情况、伤口疼痛情况、伤口周围潮红消失时间均优于只予以常规治疗的患者（$P<0.05$）。

1.3 瘘管

张爱春等[6]采用托里消毒散加减治疗难治性先天性耳前瘘管感染期患者16例，用药9 d，治愈2耳，用药4 d治愈5耳，用药5 d治愈11耳，用药6 d治愈13耳，用药7 d治愈16耳，证实托里消毒散治疗瘘管能够提高疗效，可缩短病程，减轻患者换药痛苦，减少长时间服用抗生素产生的耐药性、胃肠肝肾损害等风险。闵丽等[7]研究证实，托里消毒散可改善模型大鼠的虚证程度，促进瘘管愈合。

1.4 压疮

刘建等[8]采用内服托里消毒散配合自制化腐生肌膏外用联合西医治疗老年髋骶部Ⅳ度褥疮患者（26例），对照组（26例）予全身营养支持治疗。治疗1月，观察组总有效率优于对照组（$P<0.05$），证实托里消毒散加减治疗压疮可以明显地提高压疮的治愈率，缩短治愈时间。元建中[9]将60例压疮患者随机均分为观察组和对照组，各30例。观察组用内服托里消毒散加减，并结合中药局部外治；对照组予常规西药治疗。观察组在治愈时间及治愈率上明显优于对照组（$P<0.05$）。褥疮患者多因年老体衰，久病卧床，致气血亏虚，不能濡养筋肉，加之局部长期受压，气血运行不畅，皮肤失养，日久缺血、坏死、破溃成疮[10]。

1.5 慢性骨髓炎

刘骏逸等[11]采用托里消毒散联合一期开放植骨治疗慢性骨髓炎患者19例。其中，18例骨折完全愈合，治愈率为94.74%，平均服药（7.6 ± 1.8）个月，证实托里消毒治疗慢性骨髓炎能够提高疗效，缩短治愈时间，改善患者生活质量。刘海民[12]将68例慢性骨髓炎患者随机分成观察组（35 例）和对照组（33 例）。对照组予常规西医治疗，观察组在对照组的基础上给予内服托里消毒散加减，并外用生肌玉红膏换药。观察组总有效率、痊愈率均优于对照组（$P<0.05$），创口愈合率优于对照组（$P<0.05$），创口平均愈合时间较对照组明显缩短（$P<0.05$），局部肿痛消失平均时间、住院天数短于对照组（$P<0.05$）；随访 1 年，观察组复发率低于对照组（$P<0.05$）。贾洪刚[13]的临床研究证实，采用托里消毒散加减结合西医治疗的慢性骨髓炎患者，总有效率优于给予西医方案治疗的患者（$P<0.05$），且随访 0.5~2 年复发率更低（$P<0.05$）。

1. 6 乳腺疾病

林娜 [14] 研究报道，观察组 24 例采用常规方案加用托里消毒散治疗，对照组 24 例采用金黄散油膏外敷治疗。治疗 6 周，观察组总有效率高于对照组（$P<0.05$），复发率低于对照组（$P<0.05$），证实托里消毒散可以用于治疗各种乳腺疾病（如乳腺炎、乳腺脓肿、乳腺导管扩张等），可以提高治愈率，缩短治愈时间。陈红等 [15] 采用托里消毒散加减治疗乳腺导管扩张症 40 例，治疗 1~2 月，治愈率达 97.5%。贾建东教授在常规西医治疗的基础上，并随证加减使用托里消毒散，治疗复发性肉芽肿性乳腺炎可获得了良好的疗效 [16]。李俊 [17] 在常规西药治疗的基础上，联合口服托里消毒散治疗乳腺脓肿 22 例，其中，18 例单性发脓肿经 2~6 次治疗全部痊愈，平均疗程为 4.5 d。

1. 7 其他应用

通过整理其他文献，托里消毒散还可用于治疗尖锐湿疣[18]、宫颈 HPV 感染[19]、痤疮[20]、梅毒[21]、肛门直肠感觉异常[22]、感染性创面[23]、消化性溃疡[24]、病毒性角膜病变[25]等。事实上，托里消毒散亦可在肿瘤、血液病等疾病的治疗中获得良好疗效。

2. 实验研究

张晓娜[26]的研究发现：当归、黄芪、白芷和皂角刺提取物均明显促进内皮细胞增殖，当归、黄芪和白芷提取物还可明显促进内皮细胞迁移和成管，黄芪和白芷提取物明显增加大鼠主动脉环的出芽；黄芪和白芷提取物可激活内皮细胞中的 ERK1/2、PI3K/Akt、eNOS/NO 信号通路，使用这些信号通路的抑制剂可明显抑制二者的促血管生成活性。白芷、皂角刺提取物对巨噬细胞 NOD 样受体家族蛋白 3（NLRP3）炎症复合体的影响；皂角刺和白芷刺提取物预处理均可明显降低 pro-IL-1β 的表达水平，白芷提取物预处理还可明显减少白细胞介素 -1β 前体（pro-caspase-1）的表达和剪切、pro-IL-1β 的剪切及活性白细胞介素 -1β（IL-1β）的释放。托法改善糖尿病创面的血管生成和血管成熟，其机制与当归和白芷增加缺氧诱导因子 -1（HIF-1α）的表达和转录功能，上调促血管生成因子的表达有关。托里消毒散的 4 味中药提取物中，黄芪和白芷提取物促血管生成作用明显，与其激活 ERK1/2、PI3K/Akt 和 eNOS/NO 信号通路有关。透法可促进创面炎症消散，减少炎症因子表达，增加基质沉积。其抗炎作用可能与白芷通过减少活性氧（ROS）的产生和降低 TXNIP 的表达，抑制糖尿病条件下 NLRP3 炎症复合体的过度活化进而减少白细胞介素 -1β（IL-1β）的成熟释放有关。李玉珠等[27]通过动物研究认为托里消毒散全方可能通过上调创面肉芽组织中 Ang-1、Tie-2 的蛋白表达水平，下调血管生成素 2（Ang-2）的蛋白表达水平促进创面愈合。以上研究，可以为此方治疗化脓性中耳炎、脓肿、瘘管、压疮、慢性骨髓炎、乳腺疾病等提供现代药理学依据。

3. 结语

托里消毒散具有补益气血、消肿溃脓、去腐生肌之效。中华中医药中和医派掌门杨建宇教授指出：托里消毒散由多个方剂组成，其方药组成稍有差异，尤其是连翘的使用，在《外科正宗》方中是没有的。杨建宇教授临床的经验是，只要患者正气充足，体质强壮，并且热毒偏盛，就可以加用连翘 10~20 g。托里消毒散的更多临床应用，有待进一步发掘整理，造福更多患者。

参考文献

[1] 梁大为．托里消毒散加减辅助治疗慢性化脓性单纯型中耳炎效果观察 [J]. 中国乡村医药，2019，26(7)：25-26.

[2] 袁静．中西医结合治疗慢性化脓性中耳炎体会 [J].

中医临床研究，2014，6（10）：122

[3] 王虹霞．托里消毒散和中药外用浴洗方在前庭大腺囊肿／脓肿术后的应用［J］．中国中医药科技，2012，19（1）：85-86.

[4] 夏祖宝．托毒排脓方治疗肛门脓肿 24 例临床对照观察［J］．上海中医药杂志，1992，5（12）：31-32.

[5] 卢家玉，王顺，和姚健，等．托里消毒散加减在肛周脓肿术后的应用观察［J］．中医临床研究，2015，7（17）：68-69.

[6] 张爱春，张健．托里消毒散治疗难治性先天性耳前瘘管感染体会［C］// 张家港：中华中医药学会耳鼻喉科分会，2017.

[7] 闵丽，张少军，张辉，等．托里消毒散治疗正虚邪恋型体表瘘管大鼠实验研究［J］．世界中西医结合杂志，2018，13（12）：1681-1683.

[8] 刘建，黄凯，郭峭峰，等．内服托里消毒散配合外用化腐生肌膏治疗老年髋骶部Ⅳ度褥疮 26 例［J］．浙江中医杂志，2018，53（4）：261-262.

[9] 元建中．托里消毒散加减内服配合外用治疗压疮疗效分析［J］．中医药临床杂志，2012（10）：51-52.

[10] 周幼文，何芬琴．艾灸联合龙血竭外敷治疗Ⅲ期褥疮 25 例观察［J］．浙江中医杂志，2015，50（6）：443.

[11] 刘骏逸，杜志军，段卫峰．托里消毒散联合一期开放植骨治疗慢性骨髓炎 19 例［J］．中医研究，2018，31（2）：36-38.

[12] 刘海民．托里消毒散治疗慢性骨髓炎的临床观察［D］．黑龙江：黑龙江中医药大学，2004

[13] 贾洪刚．中西医结合治疗慢性骨髓炎的临床疗效观察［D］．武汉：湖北中医药大学，2012.

[14] 林娜．托里消毒散合金黄散治疗肿块型肉芽肿性乳腺炎 24 例［J］．江西中医药，2018，49（10）：51-52.

[15] 陈红，罗涛，张颖．托里消毒散加减治疗乳腺导管扩张症 40 例疗效观察［J］．四川中医，2009，27（12）：86-87.

[16] 赵元辰，苏婷，贾建东．贾建东主任中西医结合治疗复发性肉芽肿性乳腺炎验案［J］．云南中医中药杂志，2014，35（3），6-7.

[17] 李俊．中西医结合治疗乳腺脓肿［J］．湖北中医杂志，2016，28（1）：41-42.

[18] 王上游，米雄飞．托里消毒散结合卡介菌多糖核酸注射液治疗尖锐湿疣的临床研究［J］．中医药导报，2017，9（3）：85-88.

[19] 兰香，周燕，徐晓勋，等．电话随访对托里消毒散联合干扰素治疗宫颈 HPV 感染的护理效果研究［J］．中国现代医生，2017，55（1）：142-145.

[20] 徐信峰，朱爱茹，徐振芝．托里消毒散联合光疗治疗女性痤疮随机平行对照研究［J］．实用中医内科杂志，2015（8）：101-103.

[21] 贾亚利．托里消毒散加减干预梅毒血清固定效果［J］．中国乡村医药杂志，2013，20（18）：44-45.

[22] 王晓岚，钟传华．托里消毒散加减治疗 PPH 术后钛钉残留所致肛门直肠感觉异常 27 例［J］．云南中医中药杂志，2014，51（11）：29-30.

[23] 陈鹏．托里消毒散结合负压封闭引流治疗气虚血瘀型慢性四肢感染性创面的临床研究［D］．福州：福建中医药大学，2013.

[24] 胡政．托里消毒散联合埃索美拉唑治疗气虚瘀阻型消化性溃疡的临床研究［D］．太原：山西中医学院，2016.

[25] 楼尧勇，杨洁文．中药配合自体血浆疗法治疗病毒性角膜病变临床体会［J］．中国中医急症，2009，18（3）：462-463.

[26] 张晓娜．托里消毒散对糖尿病创面愈合的作用及机制研究［D］．天津：天津医科大学，2016.

[27] 张玉珠，张晓娜，王颖，等．托里消毒散精简方对糖尿病皮肤溃疡大鼠创面愈合的影响及其机制［J］．中草药，2016（9）：1560-1566.

论经典名方完带汤*

凌　霞[1]　于大远[2]　杨建宇[3,4]　卢友云[4△]

1. 长春中医药大学附属医院妇产科，长春 130021

2. 北京中医药大学东方医院，北京 100078

3. 中国中医药研究促进会慢病医养中心（龙脉温泉）中和医派传承工作室，北京 102211

4. 中华中医药中和医派杨建宇京畿豫医工作室北京知医堂中和国医馆，北京 100031

【摘要】完带汤出自清代傅山《傅青主女科》，由炒白术、炒山药、人参、炒白芍、车前子、苍术、甘草、陈皮、黑芥穗、柴胡组方。此方具有疏肝健脾、祛湿止带之功，为脾虚肝郁、湿浊下注带下之常用方。现代临床上完带汤常应用于治疗不孕症、阴道炎、带下病、肠易激综合症、阴囊出汗、阴囊湿疹、慢性前列腺炎、特发性膜性肾病、慢性盆腔炎、肝郁脾虚型慢性宫颈炎、子宫内膜癌等病症。

【关键词】完带汤；疏肝健脾；祛湿止带；不孕症；阴道炎；带下病；肠易激综合症；杨建宇；经方；经药；中和医派

完带汤出自清代傅山《傅青主女科》，原文“妇人有终年累月下流白物，如涕如唾，不能禁止，甚则臭秽者，所谓白带也……治法宜大补脾胃之气，稍佐以舒肝之品，使风木不闭塞于地中，则地气自升腾于天上，脾气健而湿气消，自无白带之患矣。方用完带汤。”此方组成：炒白术一两，炒山药一两，人参二钱，炒白芍五钱，车前子三钱，苍术三钱，甘草一钱，陈皮五分，黑芥穗五分，柴胡六分。方中，重用白术、山药补脾祛湿，使脾气健运，湿浊得消；山药并有固肾止带之功；人参补中益气，以助君药补脾之力；苍术燥湿运脾，以增祛湿化浊之力；白芍柔肝理脾，使肝木条达而脾土自强；车前子利湿清热，令湿浊从小便分利；佐以陈皮之理气燥湿，既可使补药补而不滞，又可行气以化湿；柴胡、芥穗之辛散，得白术则升发脾胃清阳，配白芍则疏肝解郁；甘草调药和中，诸药相配，使脾气健旺，肝气条达，清阳得升，湿浊得化，则带下自止。此方具有疏肝健脾、祛湿止带之功，是脾虚肝郁、湿浊下注带下之常用方。临床应用以带下清稀色白舌淡苔白，脉濡缓为辨证要点。现代临床上常应用于治疗不孕症、阴道炎、带下病、肠易激综合症、阴囊出汗、阴囊湿疹、慢性前列腺炎、特发性膜性肾病、慢性盆腔炎、肝郁脾虚型慢性宫颈炎、子宫内膜癌等。

1. 临床应用

1.1 不孕症

陈秋霞等[1]根据其临床经验，完带汤具有健脾疏肝的作用，肝、脾、胃三经同治，大补脾胃之气以固本扶元，稍佐以舒肝之品抑肝扶脾，治疗多囊卵巢综合征所致的不孕取得较好疗效，可提高妊娠率。刘颖玫等[2]的临床观察证实，采用完带汤治疗输卵管炎性不孕的患者其临床疗效有效率显著高于给予左氧氟沙星治疗的患者（$P<0.05$），且血清肿瘤坏死因子－α（TNF－α）、白细胞介素－6（IL－6）水平降低更明

*基金项目：中关村炎黄中医药科技创新联盟中和医派经方经药专项课题；中国中医药研究促进会北京昌平沙河高教园区卫生服务中心中和医派传承工作室专项课题；南阳张仲景传统医药研究会中和医派杨建宇经药科研专题项目

△执笔人

显（$P<0.05$）。

1.2 阴道炎

李皎[3]采用完带汤配合克霉唑栓外用治疗复发性念珠菌性阴道炎的患者43例，对照组43例予克霉唑栓外用治疗。治疗12个月，研究组痊显率明显高于对照组（$P<0.05$），且研究组复发率明显低于对照组（$P<0.05$）。刘碧星等[4]将复发性念珠菌阴道炎的200例患者随机分为治疗组100例（采用完带汤联合氟康唑胶囊治疗）与对照组100例（予氟康唑胶囊）。治疗6个月，治疗组总有效率高于对照组（$P<0.05$）；治疗组各项症状评分、阴道微环境各项检测指标（除球菌）改善优于对照组及治疗前（$P<0.05$），且复发率低于对照组（$P<0.05$）。宋悦[5]将脾虚证型细菌性阴道病的80例患者随机分为西药治疗组及中药治疗组，各40例，西药组予奥硝唑片治疗及中药治疗组完带汤治疗。治疗1周，中药治疗组中医证候评分的改善、实验室指标改善、中药治疗组复发率明显优于对照组及治疗前（$P<0.05$）。赵巧萍[6]的临床观察证实，采用完带汤联合米可定治疗复发性霉菌性阴道炎的患者，临床总有效率高于采用米可定治疗的患者（$P<0.05$），且停药后评分、疾病复发率明显更低（$P<0.05$）。周少娟等[7]将真菌性阴道炎的46例患者随机分为对照组及治疗组，各23例，对照组予达克宁栓治疗，治疗组予完带汤联合达克宁栓治疗。治疗7 d，治疗组治疗痊愈后复发率低于对照组（$P<0.05$）。黎晓红等[8]采用完带汤配合甲硝唑治疗细菌性阴道病的患者30例，采用甲硝唑阴道用药治疗的对照组（30例）。治疗14 d，复发率明显低于对照组（$P<0.05$）。谭秀芬等[9]的临床观察证实，采用完带汤预防细菌性阴道炎病复发的患者各项指标优于予双歧杆菌乳杆菌三联活菌片治疗的患者（$P<0.05$），且复发率更低（$P<0.05$）。

1.3 带下病

任爱玲[10]采用多西环素联合完带汤治疗脾虚湿盛型带下病的患者42例，采用多西环素治疗的对照组（42例）。治疗2周，治疗总有效率明显优于对照组（$P<0.05$）。观察组主症与次症积分均低于对照组（$P<0.05$）；观察组白带清洁Ⅰ～Ⅱ度患者明显高于对照组（$P<0.05$），而Ⅲ度、Ⅳ度患者明显低于对照组（$P<0.05$）。冯成云等[11]的临床观察证实，采用抗生素联合完带汤治疗宫颈环形电切术（LEEP）术后带下病的患者，术后阴道排液量、神疲体倦、腹痛情况发生率均低于采用抗生素联合妇科千金片治疗的患者（$P<0.05$）。崔佑萍[12]的临床研究观察，完带汤能明显改善带下过多患者的相关症状，使中医症状及局部体征评分明显下降（$P<0.05$），疗效显著且稳定，复发率低，安全性好。傅艳红[13]采用完带汤联合氟康唑胶囊治疗复发性外阴阴道假丝酵母菌病（RVVC）肝郁脾虚证患者40例，采用氟康唑胶囊的对照组（40例）。治疗2周，治疗组的临床症状及阴道pH值改善明显优于对照组（$P<0.05$），且治疗组复发率低于对照组（$P<0.05$）。蔡静娴[14]的临床观察证实，采用完带汤治疗脾虚湿盛型复发性外阴阴道假丝酵母菌病的患者，临床疗效、中医证候疗效、白带脓球改善、全身症状的改善及停药后中医证候的稳定均优于用氟康唑治疗的患者（$P<0.05$），且总复发率明显更低。

1.4 肠易激综合征

杨文聪[15]将100例腹泻型肠易激综合征患者随机分为对照组50例（采用西医常规治疗）及治疗组50例（采用完带汤联合西医常规治疗）。治疗4周，治疗组总有效率高于对照组（$P<0.05$）；治疗组血清钙、磷水平及BMD高于对照组（$P<0.05$）。曾德祥[16]采用完带汤治疗肠易激综合征患者（52例），西医常规保守的对照组51例。治疗12周，治疗组的总有效率明显优于对照组（$P<0.05$）。康萍香等[17]的临床观察证实，完带汤治疗肠易激综合征的患者较采用西医常规治疗的患者疗效显著（$P<0.05$），且不良反应低（$P<0.05$）。

1.5 其他应用

除上述疾病，此方还被用于治疗阴囊出汗[18]、阴囊湿疹[19]、慢性前列腺炎[20]、特发性膜性肾病[21]、慢性盆腔炎[22]、慢性宫颈炎[23]、子宫内膜癌术后[24]等。此类疾病病机为脾虚肝郁、湿浊带下，病位多在小腹或者中、下焦。

2. 实验研究

刘颖玫等[25]研究发现完带汤可使血清TNF-α、

IL-6水平显著降低，从根本上整体调节人体的生殖内分泌，提高妊娠率。袁亚美[26]研究发现完带汤可使EGF以及EGFR水平，减少DNA倍体受影响程度，明显改善肝郁脾虚型慢性宫颈炎模型大鼠的临床症状，对临床肝郁脾虚型慢性宫颈炎具有十分重要的意义。杨文聪[27]研究发现完带汤可使血清钙、磷水平及骨矿物质密度（BMD）明显升高，明显改善患者肠道不适症状，健脾化湿，兼以疏肝，补散并用，且不良反应低。以上研究表明，可以为此方治疗不孕症、肝郁脾虚型慢性宫颈炎、腹泻型肠易激综合征等提供现代药理学依据。

3. 结语

完带汤的功能主要为健脾化湿，疏肝理气，升举阳气三个方面。中和医派掌门杨建宇“经药理论”强调，本方注意黑芥穗的炮制与应用，本方中起到的引血归经之用，应给予关注。完带汤主治与应用较广，病证涉及内、外、妇、儿、男等多科疾病，其中中医病证方面以肝郁脾虚、湿浊下注所致的白带过多证为最多。在现代临床报道中，以治疗阴道炎、宫颈炎、盆腔炎、肠易激综合征、慢性肠炎、慢性肾炎、肾病综合症、慢性前列腺炎、水肿和淋证等疾病为多。根据中医“同病异治，异病同治”理论，在临床实践中运用完带汤治疗不孕症、阴道炎等疾病，均取得较好的效果。此方具有疏肝健脾、祛湿止带之功，其更多应用，有待发掘整理，总结归纳，促进中医学科发展。

参考文献

[1] 陈秋霞，黎小斌．黎小斌主任运用完带汤治疗多囊卵巢综合征不孕的经验[J]．按摩与康复医学，2018，9（11）：83-85.

[2] 刘颖玫，刘婉玲，李锦燕．完带汤加减治疗输卵管炎性不孕对血清炎症因子的影响[J]．中国医药科学，2019，9（14）：82-84.

[3] 李皎．完带汤配合克霉唑栓外用治疗复发性念珠菌性阴道炎的临床研究[J]．中国医药指南，2019，17（19）：148.

[4] 刘碧星，朱焕金．完带汤联合氟康唑治疗复发性念珠菌阴道炎100例临床观察[J]．湖南中医杂志，2018，34（5）：81-83

[5] 宋悦．完带汤治疗脾虚型BV改善阴道微生态的临床研究[D]．广州：广州中医药大学，2012.

[6] 赵巧萍．完带汤加减联合米可定治疗复发性霉菌性阴道炎的疗效分析[J]．中国妇幼保健，2018，33（10）：2224-2226.

[7] 周少娟，林道彬，梁逊莹．完带汤加味联合达克宁栓治疗真菌性阴道炎的疗效临床分析[J]．中国医药指南，2013，11（12）：274-275.

[8] 黎晓红，李兰．完带汤加味配合甲硝唑外用治疗细菌性阴道病疗效观察30例[J]．中国医药指南，2010，8（20）：77-78.

[9] 谭秀芬，赵秋生．完带汤加减预防细菌性阴道病复发的疗效观察[J]．新中医，2011，43（5）：87-88.

[10] 任爱玲．经方完带汤治疗脾虚湿盛型带下病的临床疗效[J]．实用中西医结合临床，2018，18（8）：46-48.

[11] 冯成云，余成浩．完带汤加味治疗宫颈LEEP术后带下病76例疗效观察[J]．四川中医，2012，30(5)：92-93.

[12] 崔佑萍．加味完带汤治疗脾虚湿热型带下过多的临床观察[D]．武汉：湖北中医药大学，2015.

[13] 傅艳红，李基国，刘碧星．完带汤联合氟康唑胶囊治疗复发性外阴阴道假丝酵母菌病临床观察[J]．新中医，2017，49（2）：96-98.

[14] 蔡静娴．加减完带汤巩固治疗脾虚湿盛型复发性外阴阴道假丝酵母菌病的临床疗效观察[D]．福州：福建中医药大学，2019.

[15] 杨文聪．完带汤治疗腹泻型肠易激综合征50例[J]．中医临床研究，2017，9（14）：72-73.

[16] 曾德祥．完带汤加减治疗肠易激综合征52例临床观察[J]．湖南中医杂志，2011，27（3）：29-30.

[17] 康萍香，杨跃青，何瑾瑜．完带汤治疗肠道易激综合征60例[J]．陕西中医，2010，31（9）：1153-1154.

[18] 刘刚．完带汤治疗阴囊出汗[J]．实用中医内科杂志，1999（3）：41.

[19] 侯学群．完带汤治疗阴囊湿疹[J]．四川中医，1996（6）：38.

[20] 曾艺文，刘泽军．完带汤加减治疗慢性前列腺炎疗效观察[J]．新中医，2016，48（12）：75-76.

[21] 朱荣宽，郭建军，王新丽．完带汤治疗特发性膜性肾病30例[J]．光明中医，2017，32（10）：1447-1450.

[22] 徐玉倩，陶亚丽．完带汤加减治疗慢性盆腔炎 69 例 [J]．中国民康医学，2008（16）：1862.
[23] 袁亚美，朱文莉，施慧．完带汤对肝郁脾虚型慢性宫颈炎模型大鼠病理形态及阴道微生态的影响 [J]．陕西中医药大学学报，2018，41（3）：85-88.
[24] 琪美格，李莉，祁嶙，等．完带汤辨治子宫内膜癌术后患者的临床分析 [J]．中国实验方剂学杂志，2019，25（14）：130-135.
[25] 刘颖玫，刘婉玲，李锦燕．完带汤加减治疗输卵管炎性不孕对血清炎症因子的影响 [J]．中国医药科学，2019，9（14）：82-84.
[26] 袁亚美．完带汤对肝郁脾虚型慢性宫颈炎模型大鼠 EGF、EGFR 水平及 DNA 倍体的影响 [J]．齐齐哈尔医学院学报，2017，38（7）：756-758.
[27] 杨文聪．完带汤治疗腹泻型肠易激综合征 50 例 [J]．中医临床研究，2017，9（14）：72-73.

论经典名方温胆汤 *

朱庆文 [1,2]　于大远 [3△]　杨建宇 [2,4]　王　涛 [4]

1. 北京中医药大学，北京 100029
2. 中国中医药研究促进会慢病医养中心（龙脉温泉）中和医派传承工作室，北京 102211
3. 北京中医药大学东方医院，北京 100078
4. 中华中医药中和医派杨建宇京畿豫医工作室北京知医堂中和国医馆，北京 100031

【摘要】温胆汤出自唐代孙思邈的《千金方》，由半夏、竹茹、枳实、陈皮、生姜、甘草组方，后世医家加入茯苓。此方功效理气化痰、和胃利胆。此方对胆郁痰扰之胸闷口苦、恶心呕吐、虚烦不眠、心胆虚怯等症均有很好的疗效。现代临床上常应用于治疗胃炎、消化道溃疡、失眠症、心脏神经官能症、中风等。

【关键词】温胆汤；胆郁痰扰；胃炎；消化性溃疡；失眠；心脏神经官能症；中风；杨建宇；经方；经药；中和医派；十陈中药歌诀；经典名方

温胆汤出自唐代孙思邈的《千金方》，由半夏、竹茹、枳实、陈皮、生姜、甘草组方，后世医家加入茯苓，故有温胆汤从“二陈汤化裁”之论。《三因极一病证方论》中记载此方“治大病后虚烦不得眠，此胆寒故也，此药主之。又治惊悸”“治心胆虚怯，触事易惊，或梦寐不祥，或异象惑，遂致心惊胆慑，气郁生涎，涎与气搏，变生诸证，或短气悸乏，或复自汗，四肢浮肿，饮食无味，心虚烦闷，坐卧不安。”此方功效理气化痰，和胃利胆。方中，半夏辛温，燥湿化痰、和胃止呕；竹茹甘而微寒，清热化痰，除烦止呕；生姜温肺化饮、和胃止呕，兼制半夏之毒。三药相伍，共奏化痰、和胃止呕之功。陈皮辛苦温，理气行滞、燥湿化痰；枳实辛苦微寒，降气导滞、消痰除痞。陈皮与枳实合用，气机调和则胆之痰热自去。茯苓健脾渗湿，以杜生痰之源。生姜、大枣、甘草三药相伍和中，甘草调和诸药。至于有“温胆”之名，实则是因“胆欲不寒不燥，其性平和，可温和胆腑”。《医方集解》认为温胆汤为和解剂，“此足少阳、阳

* 基金项目：中关村炎黄中医药科技创新联盟中和医派经方经药专项课题；中国中医药研究促进会北京昌平沙河高教园区卫生服务中心中和医派传承工作室专项课题

△执笔人

明药也。橘、半、生姜之辛温，以之导痰止呕，即以之温胆；枳实破滞；茯苓渗湿；甘草和中；竹茹开胃土之郁，清肺金之燥，凉肺金即所以平肝木也。如是则不寒不燥而胆常温矣。”此方对胆郁痰扰之胸闷口苦、恶心呕吐、虚烦不眠、心胆虚怯等症均有很好的疗效。现代临床上此方常应用于治疗胃炎、消化道溃疡、失眠症、心脏神经官能症、中风病等。

1. 临床应用

1. 1 胃炎

孙靖若[1]将Hp感染慢性浅表性胃炎的82例患者随机分为试验组（采用黄连温胆汤联合西药四联治疗）与对照组（采用西药四联治疗），各41例。治疗2周，试验组胃脘胀痛、腹胀满、口苦、恶心呕吐、胃脘灼热、尿黄、口臭等症状积分均低于对照组（$P<0.05$），且试验组Hp根除率明显高于对照组（$P<0.05$），说明温胆汤治疗临床上胃炎确有疗效，可促进疗效的提高、症状的改善，其安全性水平较高，可提高Hp根除率，将康复的时间缩短。谭其佳[2]采用黄连温胆汤治疗脾胃湿热型幽门螺杆菌阳性浅表性胃炎的患者30例，采用西医治疗的对照组（30例）。治疗4周，研究组的治疗总有效率及临床症状评分显著优于对照组（$P<0.05$）。李忠娥[3]采用常规西药联合黄连温胆汤治疗脾胃湿热型幽门螺杆菌阳性浅表性胃炎的患者50例，对照组患者（50例）给予常规西药。治疗4周，试验组的总有效率明显高于对照组（$P<0.05$），且试验组的Hp根除时间、显效时间、住院时间均短于对照组（$P<0.05$）。张庆军[4]的临床研究证实，予加味黄连温胆汤治疗的慢性浅表性胃炎患者，总有效率明显高于予奥美拉唑、莫沙必利、阿莫西林治疗的患者（$P<0.05$），且Hp根除率更优（$P<0.05$）。

1. 2 消化性溃疡

张彬[5]将80例消化性溃疡的患者患者随机分为研究组（给予奥美拉唑肠溶胶囊联合复方温胆汤治疗）及参照组（给予奥美拉唑肠溶胶囊治疗），各40例。治疗8周，研究组中医证候积分下降明显优于参照组（$P<0.05$），且研究组Hp根除率明显高于参照组（$P<0.05$），说明温胆汤治疗消化性溃疡确有疗效，可在短时间内控制患者的症状，有效提高Hp根除率，促进消化道黏膜愈合，降低复发率。梁辰飞[6]采用温胆汤联合奥美拉唑治疗消化性溃疡的患者30例，采用奥美拉唑治疗的对照组（30例）。治疗6周，治疗总有效率、Hp根除率、症状积分改善明显优于对照组（$P<0.05$）。王晓红[7]采用温胆汤治疗消化性溃疡患者41例，对照组（41例）予常规西药治疗。治疗4周，观察组总有效率明显高于对照组（$P<0.05$）。黄茂辉[8]将消化性溃疡的123例患者随机分为观察组（62例，予以奥美拉唑胶囊联合复方温胆汤）和对照组（62例，予以奥美拉唑胶囊）。治疗8周，观察组总有效率、胃镜总有效率明显高于对照组（$P<0.05$），而观察组中医证候积分明显低于对照组（$P<0.05$）；对照组Hp根除率、复发率明显低于观察组（$P<0.05$）。黄武等[9]的临床研究证实，采用泮托拉唑片联合黄连温胆汤治疗的消化性溃疡患者，有效率明显高于给予泮托拉唑片治疗的患者，Hp根除率、各项积分明显更优（$P<0.05$）。

1. 3 失眠

贾慧[10]采用常规药物联合黄连温胆汤治疗治疗消痰热内扰型失眠症的患者31例，艾司唑仑治疗的对照组（31例）。治疗4周，匹兹堡睡眠质量指数（PSIQ）得分明显优于对照组（$P<0.05$），说明温胆汤治疗失眠症的疗效显著，改善失眠患者睡眠质量，减少不良反应发生率，安全性高。武传德[11]的临床研究证实，予以温胆汤治疗的失眠患者，临床治疗总有效率明显高于予以舒乐安定治疗的患者（$P<0.05$），且不良反应显著更低（$P<0.05$）。

1. 4 心脏神经官能症

杨红伟[12]采用温胆汤治疗心神经官能症患者50例。对照组（50例，予西药常规治疗）治疗30 d后，治疗组总有效率明显高于对照组（$P<0.05$），表明温胆汤治疗心脏神经官能症的疗效显著，可显著提高其临床疗效，且无明显毒副作用。李晓乐等[13]采用黛力新联合温胆汤治疗心脏神经官能症患者30例，治疗4周，总有效率明显高于采用黛力新治疗的对照组（$P<0.05$），而治疗组汉密尔顿抑郁量表（HAMD）评分明显低于对照组（$P<0.05$）。沈金玲等[14]的临床研究证实，应用十味温胆汤治疗心脏神经官能症患

者，总有效率明显高于应用倍他乐克联合舒乐安定片治疗的患者（$P<0.05$）。

1.5 中风病

胡秋鹤等[15]采用胆汤联合西医常规治疗缺血性中风病风痰火亢证的患者30例，对照组（30例）予西药常规治疗。治疗8周，观察组中医证候积分减少明显优于对照组（$P<0.05$），证实温胆汤治疗中风病疗效显著，对患者的主要症状及次要症状均有明显的改善，促进患者康复，无不良反应。赵欣[16]的临床研究证实，给予西医联合加味温胆汤治疗的痰瘀阻络型中风恢复期患者，治疗总有效率明显高于给予西医治疗的患者（$P<0.05$），且中医证候积分、神经功能缺损程度评分明显降低（$P<0.05$），日常生活能力评分明显升高（$P<0.05$）。

1.6 其他应用

通过整理其他文献，温胆汤还被用于治疗室性早搏[17]、2型糖尿病合并心律失常[18]、胃食管反流病[19]、慢性阻塞性肺疾病[20]、围绝经期综合征[21]、交感神经型颈椎病[22]等。

2. 实验研究

吴卓耘[23]研究发现温胆汤对创伤后应激障碍（PTSD）样大鼠模型的行为学异常改变能够起到有效的调节作用，减轻PTSD大鼠的焦虑和惊恐行为；通过改善重要脑区细胞形态学的异常，提高γ-氨基丁酸A受体α2亚单位（GABAAα2）表达，调节突触后氯离子稳态以平衡大脑兴奋-抑制的状态。郑育卿[24]的研究发现芪连温胆汤能够上调胃黏膜上IκBα的表达，抑制因幽门螺杆菌感染而导致的NF-κBp65的激活，从而抑制炎症反应的发生，减少炎症损伤；同时能够改善小鼠精神萎靡不振、倦怠懒动、毛发稀疏无泽、进食进水量减少，以及大便干溏不调症状；减少幽门螺杆菌的定植，改善小鼠的胃黏膜病理形态学损伤。王见文[25]的研究发现芪连温胆汤可通过下调胃黏膜Co-2与CagA蛋白的表达，抑制炎性细胞释放，减少炎症损伤，从而达到治疗效果，对Hp相关性胃炎（脾虚湿热证）有较好的治疗作用。柴华[26]的研究发现黄连温胆汤可提高黏膜保护因子PGE2、VEGF、bFGF的含量而促使黏膜上皮的再生、修复，下调黏膜攻击因子血栓素B_2（TXB_2）含量而减轻局部炎症反应，进而能明显改善患者的临床证候疗效积分，能够促进溃疡的愈合，而且无不良反应。以上研究，可以为此方治疗神经衰弱症、胃炎等提供现代药理学依据。

3. 结语

温胆汤理气化痰，和胃利胆，可用于治疗胆郁痰扰的胆怯易惊、头眩心悸、心烦不眠、咳嗽痰多等证。中和医派掌门杨建宇教授指出：中药六陈（枳壳、陈皮、半夏、麻黄、吴萸、狼毒），本方有三。由此可知，本方在用药方面比较考究。杨建宇中和医派“经方”“经药”概念及理论体系，不但强调用方准确，而且特别要求用药精准，包括用药之精当炮制及其用药之道地。在此，杨建宇教授“十陈中药歌诀”有云：“枳壳半夏与陈皮，麻黄狼毒和吴萸，阿胶芫花及棕榈，还有艾叶佳年七。经药精准疗效好，十陈中药应铭记。”

参考文献

[1] 孙靖若．黄连温胆汤治疗幽门螺杆菌相关性胃炎临床观察 [J]. 光明中医，2019，34（9）：1371-1373.

[2] 谭其佳．黄连温胆汤治疗脾胃湿热型幽门螺杆菌阳性浅表性胃炎的疗效 [J]. 中医临床研究，2019，11（2）：29-31.

[3] 李忠娥．黄连温胆汤治疗脾胃湿热型幽门螺杆菌阳性浅表性胃炎的临床疗效探讨 [J]. 系统医学，2018，3（12）：21-23.

[4] 张庆军．加味黄连温胆汤治疗慢性浅表性胃炎临床观察 [J]. 实用中医药杂志，2018，34（6）：639-640.

[5] 张彬．复方温胆汤治疗消化性溃疡的临床观察 [J]. 光明中医，2018，33（3）：366-368.

[6] 梁辰飞．温胆汤加味联合奥美拉唑治疗消化性溃疡的疗效观察和代谢组学变化 [J]. 四川中医，2017，35（5）：97-98.

[7] 王晓红．温胆汤方加味治疗消化性溃疡临床分析 [J]. 中国卫生标准管理，2016，7（36）：119-120.

[8] 黄茂辉．复方温胆汤治疗消化性溃疡临床研究 [J]. 现

代消化及介入诊疗，2015，20（5）：502-504.
[9] 黄武，陈茜．黄连温胆汤治疗消化性溃疡45例[J]．河南中医，2014，34（9）：1777-1778.
[10] 贾慧．黄连温胆汤治疗痰热内扰型失眠症的临床观察[J]．中西医结合心血管病电子杂志，2019，7（13）：157.
[11] 武传德．温胆汤加减治疗失眠60例临床分析实践[J]．临床医药文献电子杂志，2018，5（86）：177.
[12] 杨红伟．温胆汤治疗心神经官能症50例[J]．中国医学创新，2009，6（25）：24.
[13] 李晓乐，孙玉新，吕瑞民．黛力新合温胆汤加减治疗心脏神经官能症胆郁痰扰型临床观察[J]．云南中医中药杂志，2017，38（7）：29-31.
[14] 沈金玲，王守富．十味温胆汤加减治疗心脏神经官能症52例[J]．中医研究，2007（4）：50.
[15] 胡秋鹤，夏建成．温胆汤治疗缺血性中风病风痰火亢证30例[J]．中国中医药现代远程教育，2019，17（11）：75-77.
[16] 赵欣．加味温胆汤治疗痰瘀阻络型中风恢复期的临床效果[J]．临床医学研究与实践，2018，3（35）：130-131.
[17] 卢旭，卢吉锋，张富汉．王守富主任中医师十味温胆汤治疗室性早搏经验[J]．实用中医内科杂志，2019，33（8）：1-2.
[18] 陈伟．黄连温胆汤联合美托洛尔对2型糖尿病合并心律失常患者血清脂联素、肿瘤坏死因子-α水平及心率变异性的影响[J]．中西医结合心脑血管病杂志，2019，17（15）：2312-2315.
[19] 谷文芳．加味四逆温胆汤治疗胃食管反流病临床效果评价[J]．中国社区医师，2019，35（20）：96-97.
[20] 焦小强，周继红，李晶，等．加味温胆汤治疗慢性阻塞性肺疾病痰浊阻肺证50例[J]．河南中医，2019，39（7）：1053-1056.
[21] 王雪敏．温胆汤辨证加减治疗围绝经期综合征的效果观察[J]．临床医学，2019，39（6）：122-124.
[22] 洪流．温胆汤加减治疗交感神经型颈椎病的临床疗效观察[D]．武汉：湖北中医药大学，2019.
[23] 吴卓耘．基于GABA能系统探讨温胆汤对创伤后应激障碍相关神经心理异常调节机制[D]．北京：北京中医药大学，2016.
[24] 郑育卿．芪连温胆汤对H.pylori相关性胃炎（脾虚湿热证）小鼠胃黏膜NF-Kb p65、IKBα水平的影响[D]．成都：成都中医药大学，2018.
[25] 王见文．芪连温胆汤对H.pylori相关性胃炎（脾虚湿热证）小鼠胃黏膜Co-2、CagA蛋白水平的影响[D]．成都：成都中医药大学，2018.
[26] 柴华．黄连温胆汤治疗胃溃疡湿热证TXB_2、PGE_2、VEGF、bFGF表达的实验研究和临床证候疗效的观察[D]．成都：成都中医药大学，2014.

论经典名方温经汤*

韩蕊珠[1]　于大远[2△]　杨建宇[3,4]　王　丹[4]

1. 北京同仁堂集团西单中医门诊，北京 100035

2. 北京朝阳医院西院，北京 100020

3. 中国中医药研究促进会慢病医养中心（龙脉温泉）中和医派传承工作室，北京 102211

4. 中华中医药中和医派杨建宇京畿豫医工作室北京知医堂中和国医馆，北京 100031

【摘要】温经汤（《妇人大全良方》）由宋代陈自明所创，由当归、川芎、芍药、桂心、牡丹皮、莪术、人参、甘草、牛膝组方。此方具有温经散寒、活血调经之功。此方可以治疗主要表现为痛经、崩漏等月经病，如痛经、子宫内膜异位、崩漏（含功能性子宫出血），或者其他妇科疾病，如不孕不育、痤疮、黄褐斑、慢性盆腔炎等。

【关键词】温经汤；妇人大全良方；温经散寒；活血调经；痛经；子宫内膜异位；崩漏；不孕不育；杨建宇；经方；经药；中和医派

温经汤（《妇人大全良方》）由宋代陈自明所创，原文："若经道不通，绕脐寒疝痛彻，其脉沉紧。此由寒气客于血室，血凝不行，结积血为气所冲，新血与故血相搏，所以发痛。譬如天寒地冻，水凝成冰。宜温经汤及桂枝桃仁汤、万病丸。"此方组方：由当归、川芎、芍药、桂心、牡丹皮、莪术各半两，人参、甘草、牛膝各一两。方中，桂心温经散寒，通脉调经；人参甘温补气，助桂心通阳散寒；当归、川芎活血养血调经；莪术、丹皮、牛膝活血祛瘀，助当归、川芎通行血滞；芍药、甘草缓急止痛。诸药合用，共奏温经散寒、活血调经之功，可用于治疗血虚寒凝挟瘀诸证。从组成上分析，此方与《金匮要略》中温经汤相比，化瘀滞之力较强，治疗月经不调，证属冲任虚寒、瘀血阻滞的常用方剂。此方可以治疗主要表现为痛经、崩漏等月经病，如痛经、子宫内膜异位、崩漏（包括功能性子宫出血），或者其他妇科疾病，如不孕不育、痤疮、黄褐斑、慢性盆腔炎等。

中华中和医派掌门人杨建宇教授指出：温经汤经过历代医家的拓展应用，形成了许多不同组方版本，但基本的治则治法均守冲任虚、寒瘀血阻滞之病机，所以，也多有奇效，临床可以参考应用。

1. 临床应用

1.1 不孕不育

梅玉萍[1]采用温经汤联合地屈孕酮治疗黄体功能不全所导致不孕不育患者 21 例，对照组予地屈孕酮。结果显示，观察组孕酮和血清雌二醇水平增高明显高于对照组（P<0.05），观察组患者的子宫内膜增厚显著优于对照组（P<0.05），且观察组患者的妊娠率提高明显优于对照组（P<0.05）。张晓珍[2]将不孕不育的患者随机分为对照组（采用西医治疗的方法）与干预组（采用温经汤的治疗方法），各 35 例。治疗后，干预组妊娠率提高明显优于对照组（P<0.05）。雷晓玲[3]采用温经汤治疗不孕不育的患者 42 例，对

*基金项目：中关村炎黄中医药科技创新联盟中和医派经方经药专项课题；中国中医药研究促进会北京昌平沙河高教园区卫生服务中心中和医派传承工作室专项课题；南阳张仲景传统医药研究会中和医派杨建宇经药科研专题项目

△执笔人

照组患者42例给予克罗米芬。结果显示，治疗组总有效率明显优于对照组（$P<0.05$），不良反应率组低于对照组（$P<0.05$）。乔伟[4]采用温经汤治疗不孕不育患者34例，对照组给予西医治疗。结果显示，试验组治疗效率高于对照组（$P<0.05$），且不良反应率比对照组低（$P<0.05$）。根据蔡丽[5]的临床经验，以温经汤加减治疗不孕不育的患者，疗效显著，费用较低，安全可靠。

1.2 痛经

周腊莲[6]将寒凝血瘀型原发性痛经的70例患者随机分为对照组（给予西药治疗）及治疗组（加味温经汤治疗），各35例。治疗3个月，治疗组的总有效率高于对照组（$P<0.05$）；治疗组复发率低于对照组，且治疗组痛经积分低于治疗前、对照组（$P<0.05$）。万安霞等[7]采用加味温经汤治疗寒凝血瘀型原发性痛经患者51例，西药组给予布洛芬缓释胶囊治疗。结果显示，中药组总有效率均高于西药组（$P<0.05$），且中药组痛经积分下降较西药组显著（$P<0.05$）。张天鹰[8]采用中药温经汤治疗原发性痛经患者62例，治疗3个月经周期，治疗组总疗效明显优于接受口服消炎痛片的对照组（$P<0.05$），且治疗组疼痛积分及分级明显低于对照组（$P<0.05$）。高琼[9]采用温经汤治疗痛经患者50例，治疗1年，总有效率明显高于采用芬必得进行治疗的对照组($P<0.05$)。满运军等[10]的临床研究证实，采用温经汤治疗寒凝血瘀型原发性痛经的患者，其炎性反应因子TNF-α、IL-6、MCP-1、hs-CRP能有效降低，且子宫动脉血流动力学指标PI、RI、S/D降低，内分泌指标OT、E2、AVP降低，前列腺素E_2（PGE_2）升高，使患者炎性反应状态降低，促进内分泌趋向平衡，促进子宫动脉血流动力学水，达到减轻疼痛的临床效果，且安全性高，具有较高的临床价值。

1.3. 崩漏

李晓霞[11]将80例产后发热产妇随机分为观察组和对照组，各40例，观察组应用温经汤治疗，对照组予温经活血片。结果显示，观察组总有效率显著优于对照组（$P<0.05$），观察组患者的不良反应发生率较对照组明显降低($P<0.05$)。夏添[12]的临床研究证实，采用温经汤治疗肾虚血瘀型崩漏的患者，总有效率显著优于采用温经活血片治疗的患者（$P<0.05$），且采用温经汤治疗的不良反应发生率更低（$P<0.05$）。

1.4 其他月经不调

彭瑶等[13]采用温经汤治疗虚寒血瘀型月经不调患者45例，对照组44例予常规西药治疗。结果显示，观察组患者Hb、RBC明显高于对照组（$P<0.05$），血黏度情况、月经恢复正常时间、总用药时间及不良反应发生率明显低于对照组（$P<0.05$）。王碧霞等[14]将月经不调的80例患者随机分为研究组（予温经汤联合西药治疗治疗）和对照组（予西药治疗）。研究组的治疗总有效率高于对照组，且研究组的PRL、FSH和LH等激素水平均低于对照组，E2和P等激素水平均高于对照组。王书平[15]采用西药与中药温经汤联合治疗月经不调患者90例，治疗组疗效明显优于采用常规西药治疗的对照组（$P<0.05$），且月经情况恢复正常状态时间和用药总时间明显短于对照组（$P<0.05$），药品不良反应明显少于对照组（$P<0.05$）。根据傅安琪[16]的临床经验，以加减温经汤治疗寒凝血瘀型子宫肌瘤，多有验效，且安全性高。以上4条文献说明，温经汤加减治疗各种月经不调（包括崩漏、子宫肌瘤、功能性子宫出血[17]等）有一定疗效，可有效减轻患者临床症状，改善患者的生活质量，并能改善血黏度，促进月经恢复正常，缩短用药时间，降低不良反应发生率，明显改善患者的激素水平。

1.5 子宫内膜异位

朱莉萍[18]将120例子宫内膜异位症患者随机分为对照组（予孕三烯酮治疗）及观察组（予孕三烯酮联合温经汤），各60例。观察组治疗总有效率明显高于对照组（$P<0.05$），且观察组痛经评分和痛经时间改善较对照组更显著（$P<0.05$）；观察组囊肿直径明显缩小（$P<0.05$），复发率明显降低（$P<0.05$）。林娜[19]采用温经汤治疗子宫内膜异位症患者60例，试验组的治疗总有效率明显优于孕三烯酮治疗的对照组（$P<0.05$）。张晓颖[20]的临床研究证实，采用温经汤治疗子宫内膜异位症的患者，其治疗有效率高于采用西药治疗的患者，且可使患者血清IL-6、TNF-α、VEGF、CA125更低（$P<0.05$），下调炎性反应与减少血管生成因素。

1.6 其他应用

温经汤具有温经散寒、活血调经之功，除上述疾病外，通过整理其他文献，还被用于治疗如功能性子宫出血[21]、子宫肌瘤[22]、慢性盆腔炎[23]等，因其所治病证病机多为血虚寒凝挟瘀诸证。中华中和医派掌门人杨建宇教授运用本方治疗肿瘤疾病也取得了良好的临床效果，治疗免疫力低下妇科炎症及下焦疾病，疗效也十分显著。

2. 实验研究

徐丁洁等[24]的研究发现温经汤通过上调卵巢Bcl-2蛋白表达，下调Bax蛋白表达提高Bcl-2/Bax值，改善生殖内分泌水平，治疗围绝经期综合征。刘淼等[25]的研究发现加减温经汤可使患者卵巢、子宫动脉PI、RI指标均降低，子宫动脉收缩血流速度（PSV）、FSH、LH及E_2指标升高，能改善其卵巢、子宫血流动力学异常，使其血液灌注增加，治疗月经病实寒证患者临床疗效显著。满运军等[10]研究发现，温经汤可使炎性反应因子TNF-α、IL-6、MCP-1、hs-CRP降低，子宫动脉血流动力学指标PI、RI、S/D降低，内分泌指标OT、E_2、AVP降低，PGE_2升高，从而降低患者炎性反应状态，促进内分泌趋向平衡，促进子宫动脉血流动力学水平，达到减轻疼痛的临床效果，且安全性高，具有较高的临床价值。王碧霞等[14]的研究发现，温经汤可使PRL、FSH和LH等激素水平降低，E_2和P等激素水平升高，可明显改善患者的激素水平，从而有效减轻患者临床症状，促进月经恢复正常。以上研究，可以为温经汤治疗围绝经期综合征、月经病、痛经、月经不调等提供现代药理依据。

3. 结语

温经汤（陈自明方）具有温经散寒、活血调经之功，只要辨证为血虚寒凝挟瘀诸证，皆可使用此方加减，即异病同治。中华中和医派掌门人杨建宇教授指出：温经汤的应用可以拓展到临床各科，并且还可以又许多剂型的研发。如果制成外敷贴剂，内外共治，疗效更好。该方其更多应用，有待我们发掘整理。

参考文献

[1] 梅玉萍．温经汤联合地屈孕酮治疗黄体功能不全致不孕不育临床研究 [J]. 新中医，2019，51（4）：75-77.

[2] 张晓珍．金匮温经汤治疗不孕不育的临床疗效观察 [J]. 海峡药学，2015，27（10）：159.

[3] 雷晓玲．金匮温经汤治疗不孕不育临床观察 [J]. 实用中医内科杂志，2019（8）：3.

[4] 乔伟．探究金匮温经汤治疗不孕不育的治疗效果 [J]. 中外女性健康研究，2018（8）：147.

[5] 蔡丽．金匮温经汤治疗不孕不育的临床疗效观察 [J]. 内蒙古中医药，2017，36（4）：24.

[6] 周腊莲．加味温经汤治疗寒凝血瘀型原发性痛经的临床观察 [J]. 光明中医，2019，34（5）：727-729.

[7] 万安霞，明琳琳．加味温经汤治疗寒凝血瘀型原发性痛经临床观察 [J]. 湖南中医药大学学报，2018，38（7）：798-800.

[8] 张天鹰．《金匮》温经汤治疗原发性痛经的临床疗效观察 [J]. 内蒙古中医药，2014，33（26）：34-35.

[9] 高琼．温经汤加减治疗痛经的效果观察 [J]. 基层医学论坛，2014，18（23）：3127-3128.

[10] 满运军，李利荣．温经汤对寒凝血瘀型原发性痛经的疗效及部分机制探讨 [J]. 世界中医药，2019，14（6）：1476-1480.

[11] 李晓霞．温经汤加减治疗肾虚血瘀型崩漏临床疗效观察 [J]. 亚太传统医药，2015，11（13）：125-126.

[12] 夏添．温经汤加减治疗肾虚血瘀型崩漏临床疗效观察 [J]. 保健医学研究与实践，2015，12（6）：67-68.

[13] 彭瑶，杨琦．温经汤治疗虚寒血瘀型月经不调临床观察 [J]. 光明中医，2018，33（17）：2531-2533.

[14] 王碧霞，黄春优．温经汤联合西药治疗月经不调的临床效果分析 [J]. 实用中西医结合临床，2018，18（9）：146-147.

[15] 王书平．观察温经汤联合西药治疗90例月经不调的效果 [J]. 中医临床研究，2017，9（1）：88-89.

[16] 傅安琪．加减温经汤治疗寒凝血瘀型子宫肌瘤的临床研

究 [D]. 武汉：湖北中医药大学，2019.
[17] 陈新家．温经汤治疗功能性子宫出血 56 例 [J]. 陕西中医，2004（5）：411-412.
[18] 朱莉萍．化瘀温经汤联合孕三烯酮治疗子宫内膜异位症临床研究 [J]. 新中医，2015，47（4）：153-154.
[19] 林娜．温经汤治疗子宫内膜异位症的疗效观察 [J]. 临床合理用药杂志，2017，10（28）：84-85.
[20] 张晓颖．温经汤治疗子宫内膜异位症的临床效果观察 [J]. 社区医学杂志，2017，15（11）：60-61.
[21] 王英梅，左山，赵延龙，等．加味温经汤治疗功能性子宫出血 57 例 [J]. 中医药信息，2004（4）：27.
[22] 苏淑仪，王文辉，叶雪英．温经汤结合督脉逐经灸治疗子宫肌瘤寒凝血瘀型临床研究 [J]. 实用中医药杂志，2019，35（6）：654-655.
[23] 王炯辉，康志媛．温经汤结合西药治疗慢性盆腔炎临床观察 [J]. 河南中医，2014，34（1）：117-118.
[24] 徐丁洁，徐洪，张碧澂，等．温经汤对围绝经期大鼠性激素水平及卵巢凋亡相关蛋白 Bcl-2、Bax 表达的影响 [J]. 东南大学学报（医学版），2019，38（2）：355-357.
[25] 刘淼，许文忠．加减温经汤对月经病实寒证患者子宫血流动力学及生殖激素的影响 [J]. 四川中医，2017，35（12）：181-184.

论经典名方温脾汤*

段平平[1]　孟令涵[2△]　杨建宇[3,4]　仪忠宝[4]

1. 新疆喀什地区巴楚县中医院，新疆 喀什 843807
2. 北京中医药大学，北京 100029
3. 中国中医药研究促进会慢病医养中心（龙脉温泉）中和医派传承工作室，北京 102211
4. 中华中医药中和医派杨建宇京畿豫医工作室北京知医堂中和国医馆，北京 100031

【摘要】温脾汤出自《备急千金要方》，由大黄、人参、甘草、干姜、附子组方，具攻下冷积、温补脾阳之功。此方适用于脾阳虚寒积之证。此方有温脾攻下之功，还可用于治疗如慢性肾衰竭、慢性咳嗽等，肾系、肺系疾病。现代临床上此方常应用于治疗肾衰竭、胃肠功能紊乱、便秘、胃炎等。

【关键词】温脾汤；温脾；肾衰竭；胃肠功能紊乱；便秘；胃炎；杨建宇；经方；经药；中和医派

温脾汤出自《备急千金要方》，原文“治下久赤白连年不止，及霍乱，脾胃冷实不消方”。此方由大黄、人参、甘草、干姜、附子组成。方中以附子补温脾阳，大黄攻逐积滞；干姜助附子温阳祛寒，人参和甘草益气补脾。从组方上看，与《金匮要略》中治疗大黄附子汤相比，去掉了细辛，加上干姜、人参、甘草，因此此方偏于温补脾阳。此方适用于脾阳虚寒积之证，临床表现为便秘、泄泻、肠痈等胃肠邪实积滞之象，同时兼有脐周冷痛、手足不温、口淡不渴、舌淡苔白、脉沉等脾阳不足之象。此方有温脾攻下之功，温脾可以培土生金、培土制水，攻下通腑可肃降肺气。因此，此方还可用于

*基金项目：中关村炎黄中医药科技创新联盟中和医派经方经药专项课题；中国中医药研究促进会北京昌平沙河高教园区卫生服务中心中和医派传承工作室专项课题；南阳张仲景传统医药研究会中和医派杨建宇经药科研专题项目

△执笔人

治疗肾系、肺系疾病，如慢性肾衰竭、慢性咳嗽等。现代临床上此方常应用于治疗肾衰竭、胃肠功能紊乱、便秘、胃炎等病症。

1. 临床应用

1.1 肾衰竭

杨蕾等[1]将早中期慢性肾衰竭脾肾阳虚证的140例患者随机分为观察组70例（给予温脾汤联合常规治疗）与对照组70例（给予常规治疗）。治疗6个月，观察组血肌酐（SCr）、血尿素氮（BUN）、24 h尿蛋白水平及脾肾阳虚证主症评分低于对照组（$P<0.05$）；观察组的总有效率高于对照组（$P<0.05$）；观察组患者血清SOD、TAC水平高于对照组，丙二醛（MDA）水平低于对照组，说明温脾汤治疗临床上肾衰竭确有疗效，可促进患者肾功能、中医证候改善，提高疗效，且发挥了抗氧化作用。林森[2]采用温脾汤治疗慢性肾衰竭脾肾阳虚证的患者21例（A组），采用金匮肾气丸（汤）治疗的B组19例。治疗6周，A组总有效率高于B组（$P<0.05$），A组在食少纳呆、畏寒肢冷症状的改善明显优于B组；A组在降低BUN、Scr浓度及提高血红蛋白（Hb）水平方面的疗效要优于B组（$P<0.05$），A组在改善患者的肾功能和纠正贫血方面疗效优于B组（$P<0.05$）。赵宗江[3]研究证实，温脾汤对慢性肾衰竭患者的尿、血Ca^{2+}、P^{3+}及血SCr、BUN有不同程度地改善，对腺嘌呤导致的大鼠慢性肾衰竭有一定的保护作用。

1.2 胃肠功能紊乱

冯祥兴等[4]将危重症慢性阻塞性肺疾病（COPD）患者急性胃肠损伤（AGI）的88例患者随机分为观察组（44例，采用温脾汤+常规及营养支持治疗）与对照组（44例，采用常规及营养支持治疗）。治疗1个月，观察组胃黏膜pH值明显高于对照组；观察组胃动素明显高于对照组，说明温脾汤治疗胃肠功能紊乱确有疗效，能够减轻胃肠功能障碍，改善肺功能状态并减轻炎症反应；同时，有利于膀胱压下降，明显地促进胃动素的分泌，增强胃肠平滑肌的收缩力，增加肠蠕动，通过提高胃黏膜ph值调节肠内环境，发挥抑菌杀菌作用，减少溃疡及出血产生，使胃肠屏障恢复，提高患者生活质量，且远期疗效益佳，复发率明显降低，并可降低多器官功能障碍综合征（MODS）发生率及死亡率和缩短患者ICU住院时间。冯祥兴[4]采用温脾汤+吗丁啉治疗COPD合并胃肠功能障碍的患者45例。治疗4周，观察组患者第1秒用力肺活量（FEV_1）和第1秒用力肺活量占用力肺活量的比值（FEV_1/FVC）指标水平优于采用吗丁啉治疗的对照组（$P<0.05$）。观察组胃肠功能障碍评分与中医症候评分均优于对照组；观察组炎性因子水平优于对照组及治疗前（$P<0.05$）。冯祥兴[5]将脓毒症合并急性胃肠损伤脾阳虚型的60例患者随机分为对照组（给予氯化钠注射液联合西医常规治疗）及治疗组（给予温脾汤联合西医常规治疗），各30例。结果治疗6 d，治疗组膀胱内压下降明显优于对照组（$P<0.05$），治疗组胃动素水平上升明显优于对照组（$P<0.05$）。治疗组胃黏膜pH值水平明显高于对照组（$P<0.05$），治疗组MODS发生率、死亡率低及ICU住院时间短于对照组（$P<0.05$）。顾浩然[6]的临床研究证实，给予加减温脾汤治疗的腹泻型肠易激综合征（IBS-D）患者，其在大便性状、排便急迫感、受凉后发作或加重、神疲乏力、手足不温、纳呆、两胁胀满不适、发作无常等症状上的改善情况优于给予复方谷氨酰胺肠溶胶囊治疗的患者（$P<0.05$），临床症状总积分、生活质量及焦虑抑郁的改善情况显著更优（$P<0.05$），总有效率显著更高（$P<0.05$），且复发率显著低（$P<0.05$）。

1.3 便秘

孔令新[7]采用温脾汤蜜丸治疗维持性血液透析合并慢性功能性便秘的患者30例，治疗60 d，总有效率明显优于采用六味安消胶囊治疗的对照组（$P<0.05$）。治疗组大便情况积分和主要伴随症状积分降低明显优于对照组及治疗前（$P<0.05$），而Alb、pre-A、CHOL升高优于对照组及治疗前（$P<0.05$），说明温脾汤治疗便秘确有疗效，能更好地改善患者的病情及预后。

胡庆昌等[8]的临床研究证实，采用温脾汤联合常规西医综合治疗的功能性便秘脾肾阳虚型患者，排便间隔时间、腹胀缓解时间、停药半年后复发率等方面的改善优于采用常规西医综合治疗的患者（$P<0.05$）。

1.4 胃炎

此方攻下冷积、温补脾阳，所治病证，病机多为阳虚寒积。刘娟等[9]将74例脾胃虚弱型慢性萎缩性胃炎患者随机分为对照组（37例，采用西药常规治疗）及治疗组（37例，采用西药常规治疗联合十味温脾汤）。经治疗1个月后，对照组临床总有效率低于治疗组（$P<0.05$），治疗组的临床胃镜积分和证候积分均低于对照组（$P<0.05$），且两组无任何不良事件。证实温脾汤治疗胃炎疗效显著，有效改善单纯西药治疗脾胃虚弱型慢性萎缩性胃炎患者的临床症状，恢复胃黏膜的功能，且安全性好。杨佳[10]采用温脾汤治疗慢性浅表性胃炎脾胃虚寒证患者36例，治疗4周，观察组的总有效率明显优于采用温胃舒颗粒剂治疗的对照组（$P<0.05$），治疗组胃镜及症状积分明显优于对照组（$P<0.05$）。

1.5 其他应用

通过整理其他文献，温脾汤还被用于治疗老年性痴呆[11]、咳嗽[12]，以及消化性溃疡[13]、小儿脑膜炎后期呕吐不止[14]、单纯性动力不全性肠梗阻[15]、直肠癌术后吻合口漏[16]、阑尾周围脓肿[17]、慢性结肠炎[18]、胃内积结症[19]等消化系统疾病。其病机皆为脾阳不足，阴寒实邪积聚于胃肠。

中和医派掌门杨建宇教授指出以下3点，应引起大家的关注。（1）本方所含大黄附子及其应用，古人多用生品，在金无攻邪学派张子和《儒门事亲》中，附子是催吐药，大辛大热向上行，而大黄却是寒凉苦散之品向下行，这样上下沟通，气机升降得助，肠中之湿浊邪毒可祛。（2）本症久痢久泻，故人参之用不可或缺，补正气补元气是治病之本。这符合中和医派抓病机治根本之基本原则。（3）本方可以适当加用焦三仙、白茅根、车前子，尤其是焦神曲、炒山药之类。20世纪80年代，河南名医李统华有一食疗方——山药粥，即山药炒干，打粉，煮粥，每天2次，颇有疗效。车前子的使用是国医大师孙光荣的清热利肠汤的经验，而白茅根的使用，与之有异曲同工之效，焦三仙是杨建宇教授最常用的角药，也是杨建宇教授符号性用药。

2. 实验研究

杨蕾等[20]研究发现温脾汤可使MDA水平、Scr、BUN、24 h尿蛋白水平以及脾肾阳虚证主症评分降低，血清SOD、TAC水平升高，可促进患者肾功能、中医证候改善，提高疗效，且发挥了抗氧化作用。赵宗江等[21]研究发现温脾汤对慢性肾衰竭大鼠的尿、血Ca^{2+}、P^{3+}及血SCr、BUN有不同程度的改善，对腺嘌呤导致的大鼠慢性肾衰竭有一定的保护作用。冯祥兴等[22]研究发现温脾汤能够使胃黏膜pH值、胃动素明显升高，能够促进危重症COPD合并AGI患者胃肠功能障碍减轻；同时，FEV_1和FEV_1/FVC指标水平及炎性因子水平明显改善，能够改善患者的胃肠功能、肺功能状态并减轻炎症反应程度。李鹏[24]的研究发现温脾汤能明显使简易智力状态检查量表（MMSE）评分升高，日常生活能力量表（ADL）评分和中医症状积分均显著降低，血清炎症细胞因子显著下降，临床上治疗脾肾阳虚型老年性痴呆疗效肯定，且安全性较好。孔令新[7]研究发现温脾汤可使Alb、pre-A、CHOL升高，降低大便情况积分和主要伴随症状积分，治疗维持血液透析患者合并慢性功能性便秘疗效显著。以上研究，可以为此方治疗肾衰竭、胃肠功能紊乱、便秘等提供现代药理依据。

3. 结语

温脾汤有温脾攻下之功，此方的更多应用，有待发掘整理，总结归纳，以促进中医学科发展，造福更多患者。

参考文献

[1] 杨蕾，韩林露，白牧鑫，等．温脾汤加味联合常规治疗对早中期慢性肾衰竭脾肾阳虚证的疗效及氧化应激水平的影响[J]．中国中西医结合肾病杂志，2019，20（5）：416-418.

[2] 林森．温脾汤与金匮肾气丸治疗慢性肾衰竭阳虚证的疗效比较[D]．南京：南京中医药大学，2011.

[3] 赵宗江，魏晨，杨美娟，王继峰．温脾汤对腺嘌呤性慢性肾衰竭大鼠肾功能的保护作用[J]．山东中医药大学学报，2005（6）：461-464.

[4] 冯祥兴，曾凡鹏，植冠光，等．温脾汤加味对危重症COPD患者急性胃肠损伤的影响研究[J]．现代诊断与治疗，2019，30（5）：693-694.

[5] 冯祥兴．温脾汤加味治疗脓毒症患者急性胃肠损伤的临床观察 [D]．广州：广州中医药大学，2015.

[6] 顾浩然．白石温脾汤治疗腹泻型肠易激综合征临床疗效观察 [D]．南京：南京中医药大学，2019.

[7] 孔令新．加味温脾汤治疗维持性血液透析患者慢性功能性便秘的临床观察 [J]．北京中医药，2008（6）：442-444.

[8] 胡庆昌，张凤敏．温脾汤加减治疗功能性便秘36例 [J]．光明中医，2014，29（8）：1761-1762.

[9] 刘娟，唐红，秦萍，等．十味温脾汤治疗脾胃虚弱型慢性萎缩性胃炎疗效观察 [J]．陕西中医，2017，38（9）：1185-1186.

[10] 杨佳．温脾汤加味治疗慢性浅表性胃炎（脾胃虚寒证）的临床疗效评价 [D]．长春：长春中医药大学，2018.

[11] 李鹏．温脾汤治疗脾肾阳虚型老年性痴呆的临床疗效观察 [D]．杭州：浙江中医药大学，2018.

[12] 吉贤，刘会菊．温脾汤治疗咳嗽、鼻渊举隅 [J]．中国社区医师（医学专业），2011，13（1）：138.

[13] 于桂秋，邹凤华．清胃温脾汤治疗消化性溃疡105例 [J]．黑龙江中医药，1999（2）：45-46.

[14] 张丽娟．温脾汤治疗小儿脑膜炎后期呕吐不止治验 [J]．中国社区医师（医学专业），2011，13（13）：219.

[15] 陶秀良，李国成，罗树星，等．温脾汤治疗单纯性动力不全性肠梗阻32例 [J]．中国中西医结合消化杂志，2010，18（4）：269-270.

[16] 陈琪．分析温脾汤加减治疗直肠癌术后吻合口漏的方法 [J]．系统医学，2018，3（7）：135-136.

[17] 刘彦玲．温脾汤加味治疗阑尾周围脓肿32例疗效观察 [J]．河北中医，2013，35（9）：1329-1330.

[18] 王玲，居来提．温脾汤治疗慢性结肠炎41例 [J]．石河子医学院学报，1997（4）：295-296.

[19] 陈立甲，谢君国．温脾汤加味治疗胃内积结症35例 [J]．甘肃中医学院学报，1998（4）：24-25.

[20] 杨蕾，韩林露，白牧鑫，等．温脾汤加味联合常规治疗对早中期慢性肾衰竭脾肾阳虚证的疗效及氧化应激水平的影响 [J]．中国中西医结合肾病杂志，2019，20（5）：416-418.

[21] 赵宗江，魏晨，杨美娟，等．温脾汤对腺嘌呤性慢性肾衰竭大鼠肾功能的保护作用 [J]．山东中医药大学学报，2005（6）：461-464.

[22] 冯祥兴，曾凡鹏，植冠光，等．温脾汤加味对危重症COPD患者急性胃肠损伤的影响研究 [J]．现代诊断与治疗，2019，30（5）：693-694.

[23] 冯祥兴，曾凡鹏，植冠光，等．温脾汤治疗慢性阻塞性肺疾病胃肠功能障碍 [J]．深圳中西医结合杂志，2019，29（6）：52-54.

[24] 李鹏．温脾汤治疗脾肾阳虚型老年性痴呆的临床疗效观察 [D]．杭州：浙江中医药大学，2018.

论经典名方乌药汤*

于　峥[1]　于大远[2△]　杨建宇[3,4]　李志明[3,4]

1. 中国中医科学院中医基础理论研究所，北京 100700

2. 北京朝阳医院西院，北京 100020

3. 中国中医药研究促进会慢病医养中心（龙脉温泉）中和医派传承工作室，北京 102211

4. 中华中医药中和医派杨建宇京畿豫医工作室北京知医堂中和国医馆，北京 100031

【摘要】乌药汤出自金代李东垣《兰室秘藏》，由当归、乌药、甘草、木香、香附组方，以煮散为用，主治妇人血海疼痛。当代多用汤剂，并且拓展应用在妇科多种疼痛与月经不调，以及内外其他各科的痉挛疼痛病证，乃至郁滞类的神经精神疾病，是临床常用行气开郁止痛经典名方。

【关键词】乌药汤；月经不调；胃痛；肠痉挛；杨建宇；经方；经药；中和医派

1. 乌药汤的来源、组方及配伍特点

乌药汤出自金代李东垣《兰室秘藏》，原文："治妇人血海疼痛。"乌药汤由当归五钱、乌药一两、甘草五钱、木香五钱、炒香附子二两组方。原文记述服用时煮散服用。方中，乌药辛、温，具有行气止痛、温肾散寒之功，常用于治疗寒凝气滞，胸腹胀痛，气逆喘急，膀胱虚冷，遗尿尿频，疝气疼痛，经寒腹痛等诸证。乌药其气雄厚，"快气宣通，疏散凝滞""解表而理肌，内宽中而顺气。以之散寒气，则客寒冷痛自除""开郁气，中恶腹痛，胸膈胀满，顿然可减；疏经气，中风四肢不遂，初产血气凝滞，渐次能通，皆藉其气雄之功也"。（出自《药品化义》）。《本草求真》称乌药："功与木香、香附同为一类。但木香苦温，入脾爽滞，每于食积则宜；香附辛苦入肝胆二经，开郁散结，每于忧郁则妙。此则逆邪横胸，无处不达，故用以为胸腹逆邪要药耳。"木香辛、温，可理气止痛，健脾消食。香附药性平缓，归属肝经和三焦经，具有理气解郁、止痛调经之功，可治肝胃不和、气郁不舒诸证，如胸腹胁肋胀痛，痰饮痞满，月经不调等。李东垣认为香附"治一切气"；《滇南本草》记载香附"调血中之气，开郁"；香附被李时珍誉为"气病之总司，妇科之主帅"。《滇南本草》："调血中之气木香、三药相互配伍，行气之力尤佳。"如《成方便读》中所说"乌药、木香，辛温香烈，善行善散，能上能下，以宣气中之滞"。当归活血调经，兼可养血。甘草甘缓，调和诸药，与诸辛温行散药相互配伍，防止其过于辛散伤及正气。诸药合用，具有行气调经止痛之功。

《济阴纲目》中的加味乌药汤，即在乌药汤的基础上去当归，加砂仁、延胡索构成。因此，以方测证，而《济阴纲目》中加味乌药汤较《兰室秘藏》中乌药汤行气散瘀止痛之功更甚，适用于气滞血瘀导致的疼痛更为明显者。乌药汤属于行气耗血之品，若患者表现为月经后小腹绵绵疼痛、月经色淡，伴有气短乏力、面色淡白、神疲欲寐等气血两虚之象，则非乌药汤所宜[1]。

---

*基金项目：中关村炎黄中医药科技创新联盟中和医派经方经药专项课题；中国中医药研究促进会北京昌平沙河高教园区卫生服务中心中和医派传承工作室专项课题；南阳张仲景传统医药研究会中和医派杨建宇经药科研专题项目

△执笔人

清代陈梦富《医部全录》记载：阳气内动，发则心下崩、数溲血。《内科概要》记载：经前及经行腹痛，属瘀血挟逆气内阻[2]。

2. 临床应用

2.1 月经病

情志不舒，肝气郁滞，疏泄失职，气血运行不畅，冲、任经脉不利，导致月经异常，表现为经前或经初行时少腹胀痛，胀甚于痛；月经色暗，有血块；月经或连胸胁、乳房胀痛；舌淡，苔薄白，脉弦紧为肝郁气滞之佐证。对于此证，治宜疏肝解郁，调经止痛。乌药汤所治疗的月经病包括月经后期及月经量少、痛经等。闫梅等[3]采用乌药汤配红花逍遥颗粒治疗78例因肝郁血瘀引起的月经不调(月经后期及月经量少)的患者，以1个月为1个疗程。治疗3~4个疗程，治愈50例，显效10例，有效12例，无效6例，总有效率90%。

杨冬梅[4]选取52例卵巢储备功能下降，中医诊断为月经后期，辨证为肾虚兼肝郁气滞证的患者，给予当归地黄饮合乌药汤加减治疗。观察治疗前后血清性激素（FSH、E2、FSH/LH）水平、窦卵泡数及调经疗效。结果显示，治疗后血清性激素水平及窦卵泡数较治疗前明显改善，调经总有效率为84.6%。结果表明，当归地黄饮合乌药汤加减治疗卵巢储备功能下降月经后期疗效肯定，可明显改善卵巢储备功能。

2.2 胃痛

肝气郁滞，肝气犯胃，会导致表现为胃脘疼痛的疾病，包括现代医学的胃溃疡、浅表性胃炎等。

徐良锴[1]将胃脘痛患者60例随机平均分为对照组与治疗组，各30例，对照组患者行奥美拉唑＋丽珠得乐治疗，治疗组行加减百合乌药汤治疗。治疗6周，治疗组治疗总有效率明显高于对照组（$P<0.05$）；治疗组的并发症发生率显著低于对照组（$P<0.05$）；治疗组生活质量评分显著高于对照组（$P<0.05$）；治疗组证候积分降低程度显著优于对照组（$P<0.05$）。说明加味百合乌药汤治疗胃脘痛患者，疗效显著，可改善伴随症状，并发症少，提升患者生活质量，值得临床推广。

孙有松[2]选取浅表性胃炎患者60例，按电脑完全随机分组法分为常规组与研究组，各30例。常规组患者予以体果胶铋胶囊口服，研究组患者予以百合乌药汤合平胃散加减治疗。治疗8周，研究组疗效显著高于常规组（$P<0.05$）。

2.3 肠痉挛

陈刚[5]自1995年以来，应用加味乌药汤合芍药甘草汤加减，治疗小儿肠痉挛腹痛48例，疗效好，无副作用。

2.4 其他应用

乌药汤加减可以用于治疗溃疡性结肠炎、前列腺炎，可以改善原发性痛经大学生的心理健康状态。如李奇华等[6]采用乌药汤的加减方当归乌药汤治疗前列腺炎72例，痊愈40例，好转20例，无效12例，总有效率为83.4%。其中，见效最快7 d，最慢23 d。

马京华等[7]采用加味乌药汤加减对符合原发性痛经影响心理健康的诊断标准的55例大学生进行3个月的治疗。结果显示，治疗3个月后大学生痊愈30例，显效9例，有效10例，无效6例，总有效率为88.98%。治疗前，大学生自评症状量表（SCL-90）测评结果在焦虑、抑郁、人际关系、躯体化、敌对因子得分均高于全国常模，差异有统计学意义($P<0.05$)；治疗后，各因子得分与全国常模相近，差异均无统计学意义（$P>0.05$），且焦虑、抑郁、人际关系因子得分与治疗前比较，差异有统计学意义（$P<0.05$）。说明加味乌药汤加减可改善原发性痛经大学生的心理健康状态。

3. 现代实验室研究

张剑等[8]的研究报道乌药总生物碱有缓解p-二甲苯致小鼠耳郭肿胀及角叉菜胶致后足跖肿胀效果，能减少小鼠在热板上舔后足的次数和减少乙酸致小鼠扭体的次数，镇痛效果显著。现代药理学研究发现，香附子能抑制豚鼠、家兔、猫、犬等离体子宫（已孕及未孕）的收缩，对子宫肌张力的弛缓作用，与当归流浸膏相似，但效力较弱。香附所含的油有微弱的雌激素作用。用小鼠电盘刺激法，按每20 g体质量香附子20%醇提取物0.5ml皮下注射，能明显提高小鼠痛阈。香附块根有抗菌作用，其提取物对某些真菌有抑制作用。当归有扩张血管作用及对去甲肾上腺素

（NA）所致血管痉挛有温和解痉作用。当归挥发油是当归对血管平滑肌起解痉作用的主要活性部分，对肠平滑肌痉挛也有较强的抑制作用。其中藁本内酯活性最强。当归多糖可通过直接和（或）间接途径激活造血微环境中的巨噬细胞、淋巴细胞等，也可刺激肌组织，促进其产生造血调控因子，进而促进功能造血干细胞粒细胞巨噬细胞集落成单位（CFU-GM）的增殖分化，刺激骨髓粒单系造血。当归对子宫平滑肌的具有双向调节作用，说明当归的作用与子宫的功能状态有密切关系，具有调节子宫平滑肌收缩，解除痉挛而达到调经止痛功效。以上研究为乌药汤治疗痛经、月经失调等月经病和疼痛性疾病提供依据。此外，乌药汤还有抗组胺、抗炎、抗菌等作用[9]。

4. 结语

乌药汤是临床常用的方剂，历代多有加减应用，但多以理气解郁止痛见长，深受妇科和消化科医患的欢迎。中华中医药中和医派掌门人杨建宇教授指出：凡是现代医学痉挛之疼痛类症状，均可用乌药汤治疗救急。对于郁滞，尤其是气郁类疼痛疗效确切。对抑郁症的治疗，疗效与逍遥散类方相近。另外，乌药汤原文原方煮散应用，提示应注意本方应用不可长时间煎煮，并且煮散共剂，与当代流行之颗粒剂类似，可以大力拓展应用。建议本方开发成雾化剂、鼻嗅剂之芳香气味疗法，对于轻型、慢性疼痛类疾病的辅助治疗，也是有益的方法，临床可参。本方临床更多的应用，有待深化研究和进一步挖掘整理。

参考文献

[1] 徐良锴．加味百合乌药汤治疗胃脘痛的临床分析 [J]．中医临床研究，2019，11（11）：50-52.

[2] 孙有松．百合乌药汤合平胃散加减治疗浅表性胃炎的疗效分析 [J]．临床医药文献电子杂志，2018，5（69）：129.

[3] 闫梅，李佳洽．“乌药汤配红花逍遥颗粒”治疗肝郁血瘀型月经不调的经验总结 [J]．临床医药文献电子杂志，2016，3（39）：7875.

[4] 杨冬梅，景致英，杨海侠，等．当归地黄饮合乌药汤加减对卵巢储备功能下降月经后期相关因素的影响 [J]．四川中医，2014，32（3）：78-79.

[5] 陈刚，严坤．加味乌药汤合芍药甘草汤治疗小儿肠痉挛 48 例观察 [J]．浙江临床医学，2000（5）：327.

[6] 李奇华，李浩，张望武．当归乌药汤治疗前列腺炎 72 例 [C]// 湖北省性学会．湖北省性学会第二届第二次学术年会论文集．武汉：湖北省性学会，2005.

[7] 马京华，董淑梅，连萌，等．加味乌药汤加减对原发性痛经大学生心理健康的影响 [J]．中国妇幼保健，2016，31（6）：1310-1311.

[8] 张剑，罗人仕，杨瑜，等．乌药总生物碱抗炎镇痛药理学研究 [J]．中国医院药学杂志，2016，36（24）：2187-2190.

[9] 陈其城，将志，曹立辛，等．四磨汤及其活性物质对胃肠动力作用研究进展 [J]．时珍国医国药，2014，25（1）：177-179.

加味桂芍四妙汤配合中药外洗治疗复发性霉菌性阴道炎的疗效分析

李洪忠

四川省雅安市雨城区人民医院（雅安市第二人民医院），四川 雅安 625000

【摘要】探讨加味桂芍四妙汤配合中药外洗治疗复发性霉菌性阴道炎的临床疗效。方法：选取2019年9月至2021年9月四川省雅安市第二人民医院诊疗的100例复发性霉菌性阴道炎患者作为研究对象，并采取随机分组的方式将其均分为观察组与对照组，各50例，对照组通过常规西药治疗，观察组通过加味桂芍四妙汤配合中药外洗治疗，对比两组的临床疗效以及治疗后3个月、6个月、12个月的复发情况。结果：观察组的总体有效率以及治疗后3个月、6个月、12个月的复发率均优于对照组，两组有显性差异，有统计学意义，P<0.05。结论：复发性霉菌性阴道炎采用加味桂芍四妙汤配合中药外洗治疗，能够提升临床疗效，减少复发率，值得推广。

【关键词】加味桂芍四妙汤；中药外洗；复发性霉菌性阴道炎；疗效

复发性霉菌性阴道炎通常是因白色念珠菌所致的一种妇科炎症疾病，受抗生素及激素滥用的影响，此症发病率呈逐年增加趋势[1]，导致患者的生命安全和身心健康受到严重的影响，为了研究此症治疗的有效性，本次研究选取2019年9月至2021年9月四川省雅安市第二人民医院中医妇科诊疗的100例复发性霉菌性阴道炎患者作为研究对象，并对加味桂芍四妙汤配合中药外洗的疗效进行探究，现做如下报道。

1 资料与方法

1.1 一般资料

选取2019年9月至2021年9月四川省雅安市第二人民医院中医妇科诊疗的100例复发性霉菌性阴道炎患者作为研究对象，并采取随机分组的方式将其均分为观察组与对照组，各50例。观察组年龄28~68岁，均龄（39.57±2.62）岁；病程1~4年，平均病程为（2.58±0.47）年。对照组年龄29~70岁，均龄（39.64±2.64）岁；病程1~4年，平均病程为（2.62±0.49）年。本次研究已通过院内伦理委员会同意，且两组患者及其家属对此次研究均已知情，并已完成知情同意书的签署，两组经一般资料对比未出现明显差异，不存在统计学意义，$P>0.05$，两组可比。

1.2 主要方法

对照组采取氟康唑胶囊（国药准字：H20066085，广东逸舒制药有限公司生产，规格：0.15g*6粒）口服治疗，1次/d，0.15g/次，同时联合硝酸咪康唑栓（国药准字：H20057198，湖北纽兰药业有限公司生产，规格：0.2g*7枚/盒）外用治疗，1次/d，1枚/次，使用方法：患者每晚应将外阴进行清洗，然后取仰卧位躺平，戴上一次性医用手套将栓剂置于阴道穹窿位置。本组治疗1周为1疗程，连续治疗3周。

观察组通过加味桂芍四妙汤配合中药外洗进行治疗。加味桂芍四妙汤组方为：黄柏10g，桂枝10g，茯苓15g，白术15g，白芍15g，苍术15g，牛膝15g，泽泻15g，甘草6g。在治疗过程中，应该以患者临床实际病情为依据，对患者进行辨证加减治疗，对小腹坠胀患者，应该在组方基础上添加荔枝核、败酱草、虎杖；对外阴瘙痒患者，应该在组方基础上添加床子、丰球果、槟榔、苦参。以上处方均通过清水煎服的方式进行用药，3次/d，160mL/次。中药外洗疗法主要取苦参15g，白鲜皮15g，蛇床子15g，甘草10g，黄柏10g，将上述药材煎制成汁，然后使用熏蒸机给予患者外洗和坐浴熏蒸，熏蒸治疗需持续

20min，2次/d，治疗1周为1疗程，连续治疗3周。

两组患者治疗后，均对患者实施为期1年的随访，并对患者的复发情况进行记录。

1.3 观察指标

本次选择的观察指标为临床疗效[2]及治疗后3个月、6个月、12个月的复发率。临床疗效可分为治疗显效、治疗有效和治疗无效。治疗显效：患者通过治疗之后，其外阴灼烧感、瘙痒感以及白带增多等症状均已消失，经检查患者的阴道分泌物正常；治疗有效：患者通过治疗之后，其外阴灼烧感、瘙痒感以及白带增多等症状均已有所改善，但对阴道分泌物检查发现稍有异常；治疗无效：患者治疗前后均未出现明显变化或出现加重征象。总体有效率为治疗显效与有效之和除以总例数。治疗后在随访过程中分别对患者3个月、6个月、12个月的复发情况进行统计，并得出复发率。

1.4 统计学方法

数据统计方面使用的软件版本为SPSS20.0，以（$\bar{x}\pm s$）表示计量资料，采用t检验，以率（%）表示计数资料，采用χ^2检验，当显性差异出现时，统计学意义较为突出，$P<0.05$。

2 结果

2.1 两组临床疗效对比

如表1所示，观察组的总体有效率相较于对照组更高，两组有显性差异，有统计学意义，$P<0.05$。

表1 两组临床疗效对比［n（%）］

组别	n	治疗显效	治疗有效	治疗无效	总体有效率
观察组	50	26（52.00）	22（44.00）	2（4.00）	48（96.00）
对照组	50	13（26.00）	27（54.00）	10（20.00）	40（80.00）
χ^2					10.8172
P					<0.05

2.2 两组治疗后3个月、6个月、12个月复发率对比

如表2所示，观察组治疗后3个月、6个月、12个月复发率均低于对照组，两组有显性差异，有统计学意义，$P<0.05$。

表2 两组治疗后3个月、6个月、12个月复发率对比［n（%）］

组别	n	治疗后3个月复发率	治疗后6个月复发率	治疗后12个月复发率
观察组	50	1（2.00）	2（4.00）	4（8.00）
对照组	50	6（12.00）	9（18.00）	11（22.00）
χ^2	10.0318	12.7164		14.9134
P	<0.05	<0.05		<0.05

3 讨论

白色念珠菌属于腐物寄生菌中的一种，于机体黏膜组织和皮肤表层存在，也能够存在于脏器和消化道之中，在阴道也时有出现，虽不会产生危害，但当机体抵抗能力出现下降时，阴道中的白色念珠菌便会致病，从而导致霉菌性阴道炎病发，此病症在治疗的过程中极易反复[3]，再者，当前临床抗生素的滥用导致此症在治疗过程中的难度逐渐增加，继而形成复发性霉菌性阴道炎，此症临床主要表现为外阴出现灼热感和瘙痒，且白带出现异常增多等[4]，使患者的生活质量受到严重影响。常规治疗中，主要通过外用药以及口服西药进行抗真菌治疗，虽能够发挥一定的疗效，但病理损伤不能明显改善，且治疗后易复发[5]。

我国传统中医认为，复发性霉菌性阴道炎属“带下”“阴痒”范畴，主要与脾肝肾存在较为密切的关系，因此，此症治疗应以益气健脾、活血化瘀、清热解毒为目的[6]。加味桂芍四妙汤中，黄柏具有泻火燥湿、清热解毒之功效，白术具有燥湿利水、益气健脾的功效，白芍则能养血补血，苍术可化浊止痛，茯苓可安神宁心[7]。诸药合剂可达到治疗目的，中药外洗还具备杀虫、燥湿、止痛、止痒的功效[8]，通过联合治疗能够有效治疗此症。

本次研究中，观察组通过加味桂芍四妙汤配合中药外洗治疗，其总体有效率及治疗后3个月、6个月、12个月的复发率均优于对照组，两组有显著差异，有统计学意义，$P<0.05$，可见此法疗效确切。

综上所述，复发性霉菌性阴道炎采用加味桂芍四妙汤配合中药外洗治疗，能够提升临床疗效，降低复发率，值得推广。

参考文献

[1] 张永红．复发性霉菌性阴道炎采用加味桂芍四妙汤配合中药外洗治疗的临床分析 [J]. 中外女性健康研究，2016（19）：157-158.

[2] 谭茗丹．加味桂芍四妙汤配合中药外洗治疗复发性霉菌性阴道炎临床探讨 [J]. 中外医疗，2018,37(9): 159-161.

[3] 丁育华．自拟加味桂芍四妙汤配合中药外洗治疗复发性霉菌性阴道炎的临床疗效 [J]. 现代医学与健康研究电子杂志，2017（1）：126-127.

[4] 周艳．加味桂芍四妙汤配合中药外洗治疗复发性霉菌性阴道炎的效果观察 [J]. 光明中医，2017，32（15）：2206-2208.

[5] 郑文君，况常娜．加味桂芍四妙汤配合中药外洗治疗复发性霉菌性阴道炎 80 例 [J]. 深圳中西医结合杂志，2017，27（7）：50-51.

[6] 杨宏珍．加味桂芍四妙汤与中药外洗联合治疗复发性霉菌性阴道炎的疗效观察 [J]. 中外女性健康研究，2017（18）：6-7.

[7] 刘志敏．加味桂芍四妙汤联合中药外洗对复发性霉菌性阴道炎患者病情的影响 [J]. 饮食保健，2016，3（22）：17-18.

[8] 张继华．加味桂芍四妙汤联合中药外洗治疗复发性霉菌性阴道炎的疗效 [J]. 内蒙古中医药，2016，35（15）：69.

甘麦大枣汤治疗围绝经期综合征中临床疗效观察

李洪忠
四川省雅安市雨城区人民医院（雅安市第二人民医院），四川 雅安 625000

【摘要】探讨甘麦大枣汤在围绝经期综合征中临床治疗效果。方法：将 2020 年 10 月至 2022 年 2 月就诊的 60 例符合研究条件的围绝经期综合征患者按 1: 1 比例分组，对照组（n=30）给予激素替代疗法，试验组（n=30）患者在上述用药基础上服用甘麦大枣汤进行辅助治疗，比较两组患者临床疗效。结果：试验组患者治疗总有效率为 96. 67%，对照组仅 73. 33%（P<0. 05）；试验组治疗后中医证候积分和负性情绪评分均低于对照组（P<0. 05）；试验组患者治疗后 CD_3^+、CD_4^+、CD_4^+/CD_8^+T 淋巴细胞亚群水平高于对照组，CD_8^+ 水平低于对照组（P<0. 05）；试验组治疗后性激素指标 FSH 和 LH 水平比对照组低，E2 水平高于对照组（P<0. 05）；治疗期间，试验组患者副作用发生率与对照组对比结果为 P>0. 05。结论：在为围绝经期综合征患者提供治疗时，采用甘麦大枣汤进行辅助治疗，可提高临床疗效，改善患者临床症状和负面情绪，调节性激素和 T 淋巴细胞亚群水平，同时未增加患者用药不良反应。

【关键词】甘麦大枣汤；围绝经期综合征；浮小麦；炙甘草；大枣

围绝经期综合征发病率高，是一种由女性更年期雌激素及卵巢功能下降所引发的生理、心理症候群，传统医学主要采用激素替代疗法进行治疗，虽然能够发挥一定治疗效果，但是患者病情总体改善情况尚有待提升[1]。中医治疗围绝经期综合征，临床效果显著，笔者所在医院采用自拟甘麦大枣汤对患者进行辅助治疗，取得良好治疗效果，本研究选取 60 例符合研究条件的围绝经期综合征患者进行分析，对比说明甘麦大枣汤的临床疗效，报道内容如下。

1 资料与方法

1. 1 一般资料

60 例围绝经期综合征患者均符合诊疗标准，且患者本人治疗耐受性良好，病例纳入标准[2]：（1）

满足用药及治疗标准；（2）无明显治疗禁忌证；（3）完成治疗及随访工作；（4）认知功能正常。分组依据为不同治疗方法，其中30例患者采用常规药物治疗方法，纳入对照组，年龄45~61岁，均值（53.56 ± 3.05）岁。其余30例患者作为试验组，年龄46~63岁，均值（52.89 ± 3.36）岁。排除合并其他严重躯体疾病、严重精神障碍、全身性严重感染者，同时将合并严重妇科疾病的患者排除在本研究之外，两组一般资料对比结果 $P>0.05$，具有可比性。

1.2 治疗方法

对照组患者采用激素替代疗法，口服替勃龙片，每次2.5mg，每日1次；口服复方戊酸雌二醇片，每次1片，每日1次。每4周为1个疗程，连续用药3个疗程。试验组患者在上述用药基础上，口服中药自拟汤剂甘麦大枣汤加减疗法，方中药材包括浮小麦50g，炙甘草15g，大枣10枚，同时方中加入墨旱莲、女贞子各30g。加减方：（1）肾精不固，加适量酸枣仁、枸杞子；（2）心肾不交，加适量肉桂和酒黄连；（3）肝阴亏虚，加适量知母、百合、生熟地黄；（4）脾虚气陷者，加适量南沙参、生黄芪。水煎取汁，每日1剂，早晚分服，随化疗周期给药，连续用药12周。

1.3 观察指标

比较两组患者临床治疗效果，分为显效、有效和无效，（总例数－无效例数）/总例数*100.0%=总有效率[3]；对比两组患者治疗前后中医证候积分和负性情绪评分，其中，中医证候积分包括潮热汗出、心悸失眠、烦躁易怒、舌红少苔四项，每项根据症状严重程度分为无、轻、中、重，分别采用0分、1分、2分、3分法进行计分，共取分范围0~12分，分数越低症状越轻[4]；负性情绪评分分别采用汉密尔顿焦虑（HAMA）14和17量表进行评价，其中HAMA-14共14个小项，HAMA-17共17个小项，每个小项均采用0~4分法进行积分，总分56+68=124分，得分越高说明患者负性情绪越严重[5]；对比两组患者治疗前后T淋巴细胞亚群水平，包括 CD_3^+、CD_4^+、CD_8^+、CD_4^+/CD_8^+。同时，比较治疗前后两组患者性激素指标水平，包括FSH、LH、E2；对比两组患者治疗期间副作用发生情况，做好统计。

1.4 统计学方法

两组数据经SPSS26.0统计软件处理，计数资料[n（%）]表示，检验值为"χ^2"，计量资料用（$\bar{x}\pm s$）表示，检验值为"t"，$P<0.05$ 说明两组差异较为明显。

2 结果

2.1 两组临床治疗效果的比较

两组对比数据结果表明，试验组30例患者中，共29例患者治疗有效，总有效率96.67%。而对照组中仅22例（73.33%）患者治疗有效，两组对比差异明显（$P<0.05$），见表1。

表1 两组临床疗效的比较 [n（%）]

组别	显效率	有效率	无效率	总有效率
试验组（n=30）	21（70.00）	8（26.67）	1（3.33）	29（96.67）
对照组（n=30）	11（36.67）	11（36.67）	8（26.67）	22（73.33）
χ^2 值	——	——	——	6.405
P值	——	——	——	0.011

2.2 两组中医症候积分和负性情绪评分的比较

治疗前两组中医症候积分、负性情绪评分比较无明显差异（$P>0.05$）；治疗后两组上述指标均有所变化，同组治疗前后差异显著（$P<0.05$）；但是，从组间治疗后数据对比结果可以看出，试验组下降程度更为明显，且明显低于对照组（$P<0.05$），见表2。

表2 治疗前后两组中医症候积分、负性情绪评分变化的对比（$\bar{x}\pm s$，n=30）

组别	中医症候积分（分）		负性情绪评分（分）	
	治疗前	治疗后	治疗前	治疗后
试验组	9.83 ± 0.46	2.16 ± 0.14*	86.22 ± 5.66	35.35 ± 1.11*
对照组	9.79 ± 0.50	5.32 ± 0.32*	86.36 ± 5.58	49.87 ± 2.36*
t值	0.637	16.821	0.475	12.354
P值	0.103	0.000	0.143	0.000

注：与同组治疗前比较，*$P<0.05$

2.3 两组T淋巴细胞亚群的比较

两组治疗前 CD_3^+、CD_4^+、CD_8^+、CD_4^+/CD_8^+ 水平对比无明显差异，$P>0.05$；治疗后两组上述水平均有所变化，同组治疗前后对比结果为 $P<0.05$；组间对比结果显示，试验组治疗后 CD_3^+、CD_4^+、CD_4^+/CD_8^+ 水平高于对照组（$P<0.05$），试验组 CD_8^+ 水平则低于对照组（$P<0.05$），详见表3。

表 3 治疗前后两组患者 T 淋巴细胞亚群指标水平变化的对比（$\bar{x}\pm s$，n=30）

组别	CD_3^+（%）		CD_4^+（%）		CD_8^+（%）		CD_4^+/CD_8^+	
	治疗前	治疗后	治疗前	治疗后	治疗前	治疗后	治疗前	治疗后
试验组	35.56 ± 6.25	48.24 ± 8.17*	29.23 ± 8.15	58.30 ± 7.77*	37.47 ± 6.18	22.92 ± 4.63*	1.24 ± 0.67	4.32 ± 3.23*
对照组	35.61 ± 6.33	41.90 ± 5.77*	30.24 ± 7.68	51.25 ± 7.56*	37.39 ± 6.14	28.41 ± 5.24*	1.96 ± 0.23	2.19 ± 0.35*
t 值	0.368	10.297	0.891	22.124	0.893	14.599	0.697	12.561
P 值	0.148	0.000	0.308	0.000	0.308	0.000	0.215	0.000

注：与同组治疗前比较，$^*P<0.05$

2.4 两组激素水平变化比较

治疗前两组激素（FSH、LH、E2）水平比较无明显差异，$P>0.05$；治疗后两组患者上述指标均有所变化，与同组治疗前相比差异明显（$P<0.05$）；治疗后试验组患者 FSH、LH 水平低于对照组，E2 水平则比对照组高，$P<0.05$，见表 4。

表 4 治疗前后两组激素水平变化的对比（$\bar{x}\pm s$，n=30）

组别	FSH（U/L）		LH（U/L）		E2（pmol/L）	
	治疗前	治疗后	治疗前	治疗后	治疗前	治疗后
试验组	61.66 ± 3.63	30.89 ± 4.57*	45.14 ± 4.89	34.47 ± 1.56*	93.58 ± 10.12	198.88 ± 18.56*
对照组	61.61 ± 3.64	36.23 ± 5.59*	45.15 ± 4.83	39.87 ± 2.79*	93.60 ± 10.23	155.66 ± 16.45*
t 值	0.338	18.639	0.147	12.036	0.891	15.248
P 值	0.105	0.000	0.289	0.000	0.246	0.000

注：与同组治疗前比较，$^*P<0.05$

2.5 两组副作用的比较

试验组患者中，治疗期间副作用反应率 13.33%，分别为恶心 2 例，腹胀腹痛 1 例，乳房压痛 1 例，略高于对照组（10.00%），其中对照组恶心 1 例，腹胀腹痛 1 例，乳房压痛 1 例，$P>0.05$，见表 5。

表 5 两组治疗副作用的对比

组别	副作用（n）			合计 n（%）
	恶心	腹胀腹痛	乳房压痛	
试验组（n=30）	2	1	1	4（13.33）
对照组（n=30）	1	1	1	3（10.00）
χ^2 值	——	——	——	0.058
P 值	——	——	——	0.667

3 讨论

研究发现，女性绝经后，机体激素水平处于失衡状态，且卵巢功能迅速衰退，易出现心悸、失眠以及盗汗等症状，临床将其称为“围绝经期综合征”，对女性身心健康的影响比较大[6]。激素替代疗法在目前治疗围绝经期综合征中发挥显著效果，可有效改善患者多种临床症状。但是，经过长期临床实践发现，长期应用激素，可能引发妇科肿瘤，同时增加肝胆疾病风险。中医认为，围绝经期综合征应属“绝经诸证”“脏躁”等范畴，绝经前后，机体脏腑气血失调严重，加之冲任不畅，肝阳升浮亢逆，导致虚热内生、精不化血，在上述因素的共同作用下，患者出现失眠焦躁、心阴不足、心神怔忡等表现[7]。方中浮小麦养心气，炙甘草泻心火，大枣补脾益气。现代药理学证实，浮小麦有降血脂功效，同时能够避免肝组织过度分泌过氧化脂质及脂质物质，发挥保肝护肝的作用[8]。同时，浮小麦益气固表，对于更年期妇女气虚、潮热汗出、心烦失眠等有较好的调理作用。炙甘草性温，味甘，归心经，健脾益气，适用于多种气虚血弱证，与浮小麦合用，可明显改善心悸、心慌等症状[9]。大枣属补益药，具有养血安神、补中益气之功效，在妇女脏躁症状中发挥良好的调理作用。研究证实，大枣具有抗衰老、改善睡眠作用[10]。甘麦大枣汤共奏养心安神，和中缓急，调节紊乱之气机。本研究结果显示，与单纯采用激素替代疗法相比，甘麦大枣汤辅助治疗围绝经期综合征，可明显提高临床疗效，同时降低中医症候积分和负性情绪评分，同时对 T 淋巴细胞亚群、性激素水平进行有效调节，与文献[11]报道结果一致，证实中医自拟汤剂的临床治疗价值。此外本研究结果表明，加用中药汤剂后，患者副作用未明显增加，但是两组患者不良反应高于文献报道，可能与本研究所选病例数量比较少有关。

综上所述，甘麦大枣汤治疗围绝经期综合征效果明显，建议广泛推广。

参考文献

[1] 梁小红．雌二醇地屈孕酮联合心理疗法治疗围绝经期综合征的临床效果及对患者心理情绪睡眠质量和

性激素水平的影响[J]. 中国妇幼保健,2022,37(4):745-748.

[2] 陈艳，孙连庆，胡粒山．基于网络药理学探讨丹栀逍遥散治疗围绝经期综合征的作用机制 [J]. 中国医院用药评价与分析，2022，22（2）：204-207.

[3] 杨婷婷，马晨，王若禹，等．近 5 年针灸及其他非药物疗法治疗围绝经期综合征的研究进展 [J]. 山西中医药大学学报，2022，23（1）：68-72.

[4] 周勇．基于 cAMP/PKA/CREB 信号通路探讨二仙汤对围绝经期综合征模型大鼠的作用及机制研究 [D]. 湖北中医药大学，2020.

[5] 姚倩．清心滋肾方治疗围绝经期综合征心肾不交型的临床研究及网络药理学分析 [D]. 南京中医药大学，2021.

[6] 田萍，李金田，张毅，等．甘麦大枣汤治疗女性围绝经期综合征的临床应用研究进展 [J]. 中医临床研究，2021，13（27）：103-105.

[7] 凌翠，支春妹．二仙汤合甘麦大枣汤辅助激素替代疗法治疗围绝经期综合征的临床观察 [J]. 中国民间疗法，2021，29（24）：66-68.

[8] 杨浩宇，张莉莉，顾成娟，等．黄芪、浮小麦、煅牡蛎治疗虚汗多经验——仝小林三味小方撷萃 [J]. 吉林中医药，2020，40（4）：425-427.

[9] 张婧秋，姜明瑞，岳珠珠，等．基于蜜炙甘草性状特征与内在成分含量的相关性研究 [J]. 中华中医药学刊，2021，13（27）：103-105.

[10] 焦建玮，白玉杰，白玉莲，等．葶苈大枣泻肺汤通过 Caspase-1 诱导 A549 细胞焦亡与凋亡的机制 [J]. 中国实验方剂学杂志，2022，28（6）：54-61.

[11] 徐文彬．加味甘麦大枣汤对围绝经期综合征肝肾阴虚证女性生存质量的影响 [D]. 湖南中医药大学，2020.

七七汤联合心理疏导对围绝经期综合征患者性激素与神经递质的影响

李洪忠

四川省雅安市雨城区人民医院（雅安市第二人民医院），四川 雅安 625000

【摘要】探讨七七汤联合心理疏导对围绝经期综合征患者性激素与神经递质的影响。方法：选择 120 例围绝经期综合征患者纳入本次研究，样本病例选择时间为 2020 年 10 月至 2022 年 03 月，将纳入研究的病例分为常规治疗组和中西治疗组，分组方法选择随机盲法。常规治疗组采用对症治疗、心理疏导结合中药安慰剂进行治疗，中西治疗组采用对症治疗、心理疏导结合中药配方颗粒七七汤加减治疗。3 周为 1 疗程，两组患者均连续治疗 2 个疗程。对比两组患者临床疗效，治疗前和疗程结束后 Kupperman 积分、血清雌激素（E2）、卵泡刺激素（FSH）、促黄体生成素（LH）、多巴胺（DA）、5- 羟色胺（5-HT）含量以及骨密度（BMD）水平。结果：中西治疗组治疗总有效率（96.67%）明显高于常规治疗组（86.67%）（$P<0.05$）；疗程结束后两组患者 Kupperman 评分均下降，中西治疗组 Kupperman 评分明显低于常规治疗组（$P<0.05$）；疗程结束后两组患者血清 E2 含量均升高，且中西治疗组明显高于常规治疗组（$P<0.05$）；两组患者血清 FSH、LH 含量均下降，且中西治疗组明显低于常规治疗组（$P<0.05$）；疗程结束后两组患者血清 DA、5-HT 含量均升高，且中西治疗组明显高于常规治疗组（$P<0.05$）；疗程结束后两组患者 L2~4BMD 均升高，且中西治疗组明显高于常规治疗组（$P<0.05$），差异有统计学意义。结论：七七汤联合心理疏导有助于改善围绝经期综合征患者性激素水平，提高体内 DA 和 5-HT 水平，增加 BMD，有较好的临床疗效。

【关键词】围绝经期综合征；七七汤；心理疏导；性激素；多巴胺；5- 羟色胺

围绝经期综合征是因机体性激素代谢水平的变化导致内分泌紊乱从而出现月经紊乱、潮热汗出、暴躁易怒、情绪低落等症状的疾病，多见于45~55岁绝经前后妇女，流行病学资料[1]显示，围绝经期综合征在我国围绝经期女性当中发病率高达60%。近年来，随着女性在社会中扮演越来越重要的角色，来自家庭、职场等多方面的压力也导致围绝经期症状愈早发生于更年轻的女性人群，不利于现代女性的健康。临床上治疗围绝经期综合征主要采取激素替代疗法，通过给予患者补充雌激素和孕激素以调节内分泌紊乱状态，同时，由于患者通常伴有一系列神经症状，如失眠健忘、紧张不安、情绪烦躁等，因此心理支持治疗对于患者心理健康水平也至关重要[2]。但长期应用激素治疗可能导致出现乳房肿胀、阴道不规则出血、体重增加等不良反应，且停药后易复发，而中医治疗疗效温和、副作用小，近年来更多应用于围绝经期综合征患者的临床治疗。七七汤是本院根据多年治疗经验所拟的药方，疗效确切、安全，本次研究探讨了七七汤联合心理疏导对围绝经期综合征患者性激素与神经递质的影响，现将结果汇报如下。

1 资料与方法

1.1 一般资料

选择120例围绝经期综合征患者纳入本次研究，样本病例选择时间为2020年10月至2022年03月，将纳入研究的病例分为常规治疗组和中西治疗组，分组方法选择随机盲法。中西治疗组共60例，平均年龄（50.59±5.24）岁，平均病程（6.28±2.03）月，治疗前改良Kupperman积分（21.37±4.31）分；常规治疗组共60例，平均年龄（50.74±5.36）岁，平均病程（6.55±2.10）月，治疗前改良Kupperman积分（21.69±4.24）分。统计学检验分析显示，中西治疗组和常规治疗组患者年龄、病程、Kupperman积分等无统计学差异，具有可比性（$P>0.05$）。本院医学伦理会已审查通过本次研究。

1.2 诊断标准

1.2.1 西医诊断标准

参考《妇产科学（第8版）》[3]围绝经期综合征诊断要点：（1）患者年龄45~55周岁；（2）出现3个月以上的月经紊乱或停经症状；（3）面色潮热，面颈部、胸部皮肤发红，易出汗，症状可持续数分钟；（4）记忆力减退，易激动、发怒或情绪低落；（5）伴有失眠、头痛、心悸、耳鸣等症状；（6）伴有尿频、尿急、阴道干涩、性交疼痛、反复阴道感染等症状；（7）腰背疼痛，腿抽筋，易骨折；（8）血清雌二醇（E2）水平降低，促卵泡刺激素（FSH）、促黄体生成素（LH）水平升高。符合（2）、（3）、（4）、（8）四项条件及其余任一条件即可确诊。

1.2.2 中医辨证标准

参考《中医病证诊断疗效标准》[4]肝肾阴虚证辨证要点：经行先期，量多色红或淋漓不绝。烘热汗出，五心烦热，口干便艰，腰膝酸软，头晕耳鸣。舌红少苔，脉细数。兼肝旺者多见烦躁易怒；心火旺者可见心悸失眠。

1.3 纳入标准

（1）经以上中西医诊断标准确诊为围绝经期综合征且中医辨证类型为肝肾阴虚型的患者；（2）年龄45~55周岁且卵巢、子宫完整无损的患者；（3）参与研究前未服用相关激素治疗的患者；（4）积极配合治疗研究的患者；（5）知情同意参与本次研究并签署知情同意书者。

1.4 排除标准

（1）合并心脑血管疾病、肝肾功能障碍等其他疾病的患者；（2）合并内分泌疾病或精神障碍的患者；（3）因生殖系肿瘤疾病或行切除术而伴有月经紊乱的患者。

1.5 治疗方法

随机盲抽分为两组，每组60例，常规治疗组采用对症治疗、心理疏导结合中药安慰剂进行治疗，中西治疗组采用对症治疗、心理疏导结合中药配方颗粒七七汤加减治疗。

1.5.1 常规治疗组

采用对症治疗结合心理疏导，为患者制定合理的饮食计划，每日充分休息并适当锻炼。

对症治疗：戊酸雌二醇片/雌二醇环丙孕酮片

（厂家：拜耳医药保健有限公司，批准文号：国药准字 HJ20160683，规格：11 片白色糖衣片，每片含戊酸雌二醇 2mg；10 片粉红色糖衣片，每片含戊酸雌二醇 2mg 和醋酸环丙孕酮 1mg），其中戊酸雌二醇片每日 1 次，每次 1mg，连续服用一个周期；于治疗周期第 12d 开始服用雌二醇环丙孕酮片，每日 1 次，每次 10mg，连续服用 10d，21d 为一个治疗周期。

心理疏导：以患者为中心，制定因人而异的个体化心理疏导方案，首先倾听患者的表达，了解病情，尊重和理解患者，告知患者感受到的压力和不良情绪是“来自疾病，是短暂的一个阶段，通过合理的对症治疗即可缓解，需要患者配合治疗”，加强与患者的沟通，鼓励患者家人、朋友多陪伴患者，增加对患者的关心，同时也鼓励患者，帮助患者树立信心。

中药安慰剂（甘麦大枣配方颗粒）：小麦 15g，大枣 5g，炙甘草 9g，由我院中药房制药。每日 1 剂，每剂 3 袋，分早中晚三次，早 8：00 中 12：00 晚 18：00 开水融化后温服。3 周为 1 疗程，月经期间中止服药。

1.5.2 中西治疗组

采用对症治疗、心理疏导结合中药配方颗粒七七汤加减治疗，对症治疗和心理疏导方案同常规治疗组。

七七汤：银柴胡 5g，地骨皮 5g，桂枝 3g，煅龙骨 15g，煅牡蛎 15g，醋龟甲 5g，醋五味子 3g，白薇 3g，糯稻根 7g，白芍 8g，合欢皮 5g，炒酸枣仁 8g，浮小麦 15g。中药制剂颗粒由我院中药房制作，每日 3 次，每次 1 袋，3 周为 1 疗程。

1.5.3 疗程

两组患者均连续治疗 2 个疗程。

1.6 疗效判定

参考《中医病证诊断疗效标准》[4] 绝经前后诸症疗效判定标准：（1）治愈烘热汗出、情志异常等症状消除；（2）好转诸症减轻；（3）未愈诸症无变化。治疗总有效率 =（治愈 + 好转）/ 总例数 *100%。

1.7 观察指标

（1）参考 Kupperman 症状评分标准评估两组患者治疗前和疗程结束后临床症状的变化，Kupperman 评分标准包含烘热汗出、失眠、烦躁易怒、性欲淡漠、泌尿系统感染、感觉异常、抑郁、眩晕、疲倦乏力、肌肉骨关节痛、头痛、心悸、皮肤蚁行感共 13 个症状，症状评分 = 基本分 × 程度评分，其中烘热汗出基本分为 4 分，失眠、烦躁易怒、性欲淡漠、泌尿系统感染、感觉异常基本分为 2 分，抑郁、眩晕、疲倦乏力、肌肉骨关节痛、头痛、心悸、皮肤蚁行感基本分为 1 分，程度评分根据患者各项症状严重程度分别记 0、1、2、3 分，Kupperman 总评分 = 各症状评分之和。Kupperman 评分越高则患者各项症状越严重。（2）于治疗前和疗程结束后的月经来潮第 2 天上午采集患者空腹静脉血，采用电化学免疫发光分析法测定血清雌激素（E2）、卵泡刺激素（FSH）和促黄体生成素（LH）含量，采用双抗体夹心法测定血清 5- 羟色胺（5-HT）和多巴胺（DA）含量。（3）于治疗前和疗程结束后分别采用双能线骨密度测量仪测量两组患者骨密度（BMD）水平。

1.8 统计学方法

以上检测数据均通过 SPSS23.0 软件进行统计分析，对计量资料采用 t 检验，对计数资料采用 χ^2 检验，对等级资料采用秩和检验，检验结果以 $P<0.05$ 认定存在差异，具有统计学意义。

2 结果

2.1 两组患者疗效对比情况

两组患者疗效情况如表 1 所示，中西治疗组治疗总有效率 96.67% 明显高于常规治疗组 86.67%（$P<0.05$），差异有统计学意义。

表 1 两组患者疗效对比情况

组别	治愈	好转	未愈	治疗总有效率 (%)
常规治疗组（n=60）	17	25	8	86.67
中西治疗组（n=60）	26	22	2	96.67
χ^2				3.927
P				0.048

2.2 两组患者 Kupperman 评分变化情况

两组患者治疗前和疗程结束后 Kupperman 评分如表 2 所示，治疗前两组患者 Kupperman 评分比较无明显差异（$P>0.05$），疗程结束后两组患者 Kupperman 评分均下降，中西治疗组 Kupperman 评分明显低于常规治疗组（$P<0.05$），差异有统计学意义。

表 2 两组患者 Kupperman 评分变化情况

组别	治疗前	疗程结束后	t	P
常规治疗组（n=60）	21.69 ± 4.24	16.52 ± 3.88	6.968	0.000
中西治疗组（n=60）	21.37 ± 4.31	9.21 ± 2.76	18.404	0.000
t	0.410	11.892		
P	0.683	0.000		

2.3 两组患者血清性激素变化情况

两组患者治疗前和疗程结束后血清性激素如表3所示，治疗前两组患者血清 E2、FSH、LH 含量比较无明显差异（$P>0.05$），疗程结束后两组患者血清 E2 含量均升高，且中西治疗组明显高于常规治疗组（$P<0.05$）；两组患者血清 FSH、LH 含量均下降，且中西治疗组明显低于常规治疗组（$P<0.05$），差异有统计学意义。

表 3 两组患者血清性激素变化情况

指标	组别	治疗前	疗程结束后	t	P
E2（pmol/L）	常规治疗组（n=60）	68.49 ± 8.53	90.15 ± 11.34	11.824	0.000
	中西治疗组（n=60）	70.18 ± 9.67	110.22 ± 14.72	17.610	0.000
	t	1.015	8.366		
	P	0.312	0.000		
FSH（U/L）	常规治疗组（n=60）	70.58 ± 8.14	45.61 ± 6.50	11.568	0.000
	中西治疗组（n=60）	68.78 ± 7.93	34.88 ± 5.79	26.743	0.000
	t	1.227	9.548		
	P	0.222	0.000		
LH（U/L）	常规治疗组（n=60）	34.26 ± 5.13	27.31 ± 4.72	7.723	0.000
	中西治疗组（n=60）	34.47 ± 5.22	20.94 ± 4.25	15.569	0.000
	t	0.222	7.769		
	P	0.824	0.000		

2.4 两组患者神经递质水平变化情况

两组患者治疗前和疗程结束后神经递质水平如表4所示，治疗前两组患者血清 DA、5-HT 含量比较无明显差异（$P>0.05$），疗程结束后两组患者血清 DA、5-HT 含量均升高，且中西治疗组明显高于常规治疗组（$P<0.05$），差异有统计学意义。

表 4 两组患者神经递质水平变化情况

指标	组别	治疗前	疗程结束后	t	P
DA（ng/L）	常规治疗组（n=60）	34.23 ± 8.49	43.45 ± 9.17	5.715	0.000
	中西治疗组（n=60）	34.56 ± 8.10	49.28 ± 8.86	5.628	0.000
	t	0.218	3.542		
	P	0.828	0.001		
5－HT（ng/L）	常规治疗组（n=60）	24.37 ± 4.63	58.59 ± 11.75	20.988	0.000
	中西治疗组（n=60）	24.21 ± 4.70	81.95 ± 13.47	31.350	0.000
	t	0.188	10.123		
	P	0.851	0.000		

2.5 两组患者 L2~4 骨密度变化情况

两组患者治疗前和疗程结束后 L2~4BMD 如表5所示，治疗前两组患者 L2~4BMD 比较无明显差异（$P>0.05$），疗程结束后两组患者 L2~4BMD 均升高，且中西治疗组明显高于常规治疗组（$P<0.05$），差异有统计学意义。

表 5 两组患者 L2~4 骨密度变化情况（g/cm^2）

组别	治疗前	疗程结束后	t	P
常规治疗组（n=60）	1.08 ± 0.10	1.13 ± 0.08	3.024	0.003
中西治疗组（n=60）	1.10 ± 0.09	1.17 ± 0.07	4.756	0.000
t	1.152	2.915		
P	0.252	0.005		

3 讨论

围绝经期综合征是一类因雌激素分泌过低引起的内分泌紊乱疾病，激素替代疗法[5]在围绝经期综合征患者的治疗中广泛应用，并获得良好的疗效，低剂量雌激素在有效血药浓度阈值内，改善围绝经期综合征患者的性激素和骨代谢指标[6]，雌激素分泌减少导致下丘脑－垂体－卵巢轴紊乱，进而影响脑垂体的反馈功能，患者表现为月经紊乱，同时导致促性腺激素、促甲状腺激素和促肾上腺皮质激素的分泌增多，神经递质的分泌异常可导致体温调节紊乱，出现潮热汗出等症状[7]。

中医也称本病为“绝经前后诸证”，《妇科玉尺》中记载到“妇人四十九岁，经当止”，《素问》中提到“女子七七数尽，而经脉不依时”，均描述了妇女年至五十左右月经停经的症状；《金匮要略》另有记载“百合病，常默默欲食，复不能食，妇人脏躁，喜悲伤欲哭……甘麦大枣汤主之”，指出了情绪低落、食欲减退等症状。中医认为，肾为先天之本，静顺润下，为天癸之源，冲任之本，藏精之处，施精之所，与女子月经、生殖具有密切关系。肾气充盛则冲任通盛，精血得以注入胞宫化为月经及受孕育胎，随着女子年岁渐长，肾气自然衰减，肾阴亏虚，各项生理机能受到影响，故见腰膝酸软、潮热盗汗等症状；肝与肾精血同源，肾阴亏虚则肝失之滋养，肝肾之阴无以相济，故见头昏、耳鸣、腰膝酸软之症，肝阴亏虚日久而发展至肝阳上亢，表现为失眠、烦热等症状。肾虚是绝经前后诸证发病的根本，加之女子多阴虚，肾阴不足，无以制约阳气，导致肝阳上亢，机体阴阳失衡[8, 9]，本次研究采用根据多年院内治疗经验所拟的七七汤进行治疗，全方包含银柴胡、地骨皮、桂枝、煅龙骨、煅牡蛎、醋龟甲、醋五味子、白薇、糯稻根、白芍、合欢皮、炒酸枣仁、浮小麦，其中白芍、醋龟甲、银柴胡为君，白芍养血调经、敛阴止汗、平抑肝阳，醋龟甲滋阴抑阳、益肾健骨、养血补心，银柴胡清热凉血，三药合用，共奏养阴清热、益肾调经之功；煅牡蛎、煅龙骨收敛固涩、重镇安神，地骨皮清热凉血，共为臣药；佐之酸枣仁养肝宁心、安神敛汗，多与合欢皮合用以增强养心开郁、安神定志的作用，浮小麦除虚热、止汗，糯稻根养阴除热，白薇清热凉血，醋五味子收敛固涩、补肾宁心，诸药合用，共奏滋肾养肝、调节阴阳的功效。现代药理研究表明，地骨皮[10]有显著的解热作用；李晶峰[11]等学者研究表明，龟甲中的氨基酸、脂肪、甾醇等多种活性成分可通过与类固醇激素的反应以及上皮细胞增殖的调控机制发挥抗骨质疏松的作用；廖丽[12]等学者动物实验表明，柴胡可降低大鼠血清 E2 和 FSH 水平。七七汤是桂枝汤合甘麦大枣汤加减，桂枝汤被誉为群方之首，取其酸甘化阴，在营卫失调方面有独特疗效，广泛应用于本病的治疗[13–15]，多项临床研究也表明，甘麦大枣汤加减治疗围绝经期综合征具有较好的疗效[16–18]。

本次研究结果表明，中西治疗组治疗总有效率 96.67% 明显高于常规治疗组 86.67%（$P<0.05$），说明七七汤联合心理疏导对于患者临床疗效更好。疗程结束后中西治疗组 Kupperman 评分明显低于常规治疗组（$P<0.05$），说明七七汤有助于改善患者各项临床症状。疗程结束后中西治疗组血清 E2 明显高于常规治疗组（$P<0.05$），血清 FSH、LH 明显低于常规治疗组（$P<0.05$），说明七七汤有助于调理围绝经期综合征患者激素水平波动。现代医学研究指出，性激素水平紊乱可导致下丘脑－垂体－卵巢轴功能异常进而引起自主神经功能紊乱。DA 和 5–HT 的分泌受雌激素调控，雌激素分泌降低，则 DA 和 5–HT 等神经递质含量降低，而 DA 作为儿茶酚胺类递质，DA 含量减少可呈情绪低落、疲惫等症状，5–HT 含量减少则表现为失眠、食欲减退等行为动机减退症状[19, 20]，疗程结束后两组患者血清 DA、5–HT 含量均升高，且中西治疗组明显高于常规治疗组（$P<0.05$），说明七七汤有助于提高神经递质含量，进而改善围绝经期妇女失眠、烦躁易怒等异常情绪症状。疗程结束后两组患者 L2~4BMD 均升高，且中西治疗组明显高于常规治疗组（$P<0.05$），说明七七汤有助于提高患者骨密度，改善骨质疏松症状。

综上所述，七七汤联合心理疏导有助于改善围绝经期综合征患者性激素水平，提高体内多巴胺和 5–羟色胺水平，增加骨密度，有较好的临床疗效。

参考文献

[1] 徐苓，赵珩，葛秦生．围绝经期的流行病学调查 [J]．生殖医学杂志，1993，2（1）：23–26.

[2] 黄志英，丁岩．围绝经期女性代谢综合征的相关研究进展 [J]．国际妇产科学杂志，2020，47（1）：84–87.

[3] 丰有吉，主编．妇产科学 [M]．北京：人民卫生出版社，2002：344–346.

[4] 国家中医药管理局．中医病证诊断疗效标准 [M]．北京：中国医药科技出版社，2012：241.

[5] 余晓娟，姜雯．激素补充疗法对女性围绝经期综

合征症状及骨密度的影响 [J]. 中国妇幼保健，2017，32（19）：4743-4745.
[6] 吴明媛．不同剂量雌激素联合黄体酮治疗围绝经期综合征的疗效分析 [J]. 实用中西医结合临床，2021，21（12）122-123.
[7] 徐嵘婷，陈华干，陈莉．激素补充治疗方案对围绝经期综合征患者体内性激素水平、子宫内膜厚度及骨密度的影响 [J]. 临床和实验医学杂志，2021，20（1）：63-66.
[8] 吴宏进，张志枫，许家佗，等．围绝经期综合征肝肾阴虚证中医治疗前后脉图参数及性激素水平变化 [J]. 中华中医药杂志，2017，32（4）：1870-1873.
[9] 葛玲玉，张喆，陈润，等．肝肾阴虚型围绝经期综合征患者症状程度的影响因素分析 [J]. 临床合理用药杂志，2018，11（3）：146-147.
[10] 袁媛．中药地骨皮化学成分、含量测定及药理活性研究进展 [J]. 中医药临床杂志，2018，30（11）：2131-2134.
[11] 李晶峰，李春楠，杨小倩，等．基于网络药理学对龟甲抗骨质疏松的作用机制研究 [J]. 中国骨质疏松杂志，2020，26（12）：1760-1767.
[12] 廖丽，黄洁，奉家豪，等．基于“乳为肝窍”理论探讨柴胡疏肝散对高泌乳素血症大鼠乳腺组织及性激素的影响 [J]. 现代中西医结合杂志，2020，29（20）：2179-2183.
[13] 马麟娟，朱帅，许正芬，等．围绝经期综合征患者绝经相关症状与激素治疗认知调查 [J]. 预防医学，2019，31（11）：1172-1175.
[14] 刘芹，唐军伟，蒋纯．桂枝汤加减方调和营卫联合个性化护理用于围绝经期综合征的疗效观察 [J]. 安徽医药，2019，23（10）：1967-1970.
[15] 殷彩苗，李茂雅，魏绍斌．桂枝汤结合“补、调、疏、敛”法治疗围绝经期综合征潮热汗出思路探讨 [J]. 亚太传统医药，2019，15（4）：90-91.
[16] 唐军伟，刘芹，马一丹．桂枝汤加减治疗围绝经期综合征 30 例 [J]. 河南中医，2018，38（10）：1480-1483.
[17] 王晓波，朱永强．甘麦大枣汤治疗围绝经期综合征患者的临床疗效分析 [J]. 临床医药文献电子杂志，2018，5（16）：143.
[18] 刘晶晶．甘麦大枣汤治疗围绝经期综合征的效果观察 [J]. 中国医药指南，2017，15（36）：194.
[19] 黄丽娜．滋阴补肾法治疗肾阴虚型围绝经期综合征患者的临床研究及对 DA、5-HT 的影响 [D]. 安徽中医药大学，2021：14-15.
[20] 李贺琦，陈霞．围绝经期综合征与神经递质（5-羟色胺）相关性的临床研究进展 [J]. 中华中医药学刊，2011，29（2）：375-377.

魏绍斌教授运用四逆四物四子治疗妇科疾病经验

李洪忠[1]　魏绍斌[2]
1. 四川省雅安市雨城区人民医院（雅安市第二人民医院），四川 雅安 625000
2. 四川省中医院成都中医药大学附属医院，四川 成都 610075

魏绍斌，女，教授，主任医师，博士生导师。全国第二批老中医药专家学术经验继承人，全国中医妇科协作组组长，国家重点学科中医药防治女性慢性盆腔疼痛方向学术带头人，中华中医药学会妇科学分会常委兼副秘书长，世界中医联合会妇科学会副会长，四川省中医学会妇科专委会主任委员。擅长妇科常见、疑难疾病的中医、中西医结合治疗及中医特色治疗。在治疗妇科疾病方面有着丰富经验和独到的学术见解。

针对妇科炎症性疾病、子宫内膜异位症、子宫腺肌病、痛经、月经不调、不孕症、围试管婴儿期调理、多囊卵巢综合征、卵巢早衰、围绝经期综合征、子宫肌瘤、外阴白色病变、先兆流产、复发性流产、产后和流产后相关疾病等，西医治疗主要采用激素替代疗法，虽然可以改善症状，但长期使用有可能诱发乳腺癌、子宫内膜癌，而中医学立足于辨证论治，整体观念，随症加减，对调理机体阴阳平衡，改善症状有较好的疗效。现就魏老师运用四逆四物四子治疗妇科疾病经验总结如下。

提到四逆散，我们就会想到《伤寒论·辨少阴病脉证并治》[1]里："少阴病、四逆、其人或咳、或惊，或小便不利，或腹中痛，或泄利下重者，四逆散主之"。但是，后世对这条文和四逆散却存在各种认识和理解，对原文的异议亦不少。原书一种理解认为《伤寒论》这条是指热厥轻证，热深厥深用四逆散。伤寒邪至少阴则邪热渐深，故四肢逆而不温，四逆散以散传阴之热也。或者说：四逆散与四逆汤药品皆异者，因为四逆由于热深而厥所致，甚或明确认为四逆散是治阳证厥逆的，气机不畅，阳气不能外达四肢。

另一种理解认为四逆散证是因寒而厥，故用本散。认为原文既说少阴病，就应该有"脉微细，但欲寐"的证象。至于"四逆腹中痛"当是虚寒之证。更有认为四逆散是治太阴病的，以四逆散证之吐、利、腹痛等症酷似太阴，但太阴属脾胃虚寒，太阴为三阴之首，其阳虚尚未达四肢逆冷之境地，故而亦难知晓本条原文之真正含义。

另有几种理解认为本方虽说是治少阴，实则是阳明少阳药。根据是：有些《方剂》《方解》中都将本方列为柴胡汤类方中。亦有明确认为本方是治气郁致厥病状的方剂等等。

夷考四逆散，当从《伤寒论》芍药甘草汤着眼。因四逆散是从芍药甘草汤加味而来。对此，以前医家曾作过阐述，近年国外学者，如日本学者亦有提到四逆散是从芍药甘草汤发展而来，其说颇多根据，余亦同意此说。芍药甘草汤为《伤寒论》基本主方之一，不仅四逆散由它加味而成，另如芍药甘草汤加附子则成为芍药甘草附子汤，加黄芩、大枣则为黄芩汤，加甘遂、半夏则为甘遂半夏汤，加枳实、柴胡则为四逆散。而芍药甘草汤本身是《伤寒论·辨太阳病脉证并治》中伤寒误服桂枝汤致变而随证施治的方法之一。凡津液不足无以灌溉，血液不足无以养筋者，用白芍和血养筋，甘草补中缓急。凡伤寒误治致变的"若厥愈足温者"，服本方后"其脚即伸"。或谓化阴者，即古人所谓生寒之药。"寒生则阴足"，所以凡是血、水、藏、降，皆所谓"阴"，故需化阴者、清血者、泻火者、入里者、下降者，莫不以芍药甘草汤为基本而加减之。再看它的几张加减方，就可以有所明了。《内经》有："酸苦涌泄为阴"之说，化阴之功，多藉重芍药。而芍药甘草汤全方，功能缓急止痛，对腿脚挛急、腹中疼痛自有卓效。实验室研究本方确有镇静、镇痛、松弛平滑肌等作用。高浓度的芍药甘草汤对活体胃和离体肠管的运动有轻度的抑制作用；而对组织胺和乙酰胆碱呈过度兴奋状态的离体肠管，能产生显著的抑制作用。缓解疾病的急性症状，则是由于甘草的镇痉、强壮、抗应激和解毒等作用，认为："芍药甘草汤具有中枢性、末梢性的镇静和镇痉作用，因而其缓解各处疼痛的问题"等等。

四逆散以芍药甘草汤为基础，而芍药甘草汤的适应证和作用既如上述，则我们对四逆散之应用亦较易探索。按阳郁四逆证，即原文所谓"少阴四逆"，皆由阳虚不能敷布四末之证。而条文所重在阳郁于里，不能达于四肢，其或咳，或悸，或小便不利是属气机不宣畅；或腹中痛，或泄利下重，是气血郁滞，故本方是宣散气血郁急的方剂。《伤寒论》该条文虽说"四逆"，但这类四逆是不甚重的。一般老、弱虚人，由于一时的气郁、食郁所致的气机不宣畅者，见指、趾冷者有之，亦即所谓四逆散证也。再从本方的加减来看：咳者，加五味子、干姜，取其温、敛；悸者，加桂枝，以益其心气；小便不利者，加茯苓，以利其水道；腹中痛者，加附子，以温其里；泄利下重者，加薤白，以通下郁之阳等。从方子本身及加减，可知本方为宣达郁滞之剂。方中用柴胡宣阳解郁使阳气外达，枳实破滞气，白芍和血，甘草缓中调胃以解郁热，或谓柴胡、甘草同用，和中疏郁，枳实、芍药同用，通经散结。

《伤寒论》用本方治疗由于热邪传里，阳气郁不能外达而形成四肢厥冷的所谓"热厥"，后世扩大它的应用范围，凡是由于肝气郁结为主因所引起的一些病证，都以本方为基础加减运用。目前魏老师临床上常用的疏肝解郁方剂，又多从本方化裁。如四逆四物加减应用妇科疾病中，国内名家认为："四逆散的应用，加用对肝脏机能异常有作用的柴胡和能改善胃机能的枳实……患四逆散证的人，其性格是内向的，多为消极的，善于担心的，非常注意细节的神经质性格的人，特别是对自己体内的不调颇为敏感，而且具有向不好方面考虑的性格特征。有这样性格的人……当然其郁结的情绪，要在体内寻求逃避的场所……腹部内脏和骨骼肌上最先出现这种反映，于是常可见到骨骼肌紧张，发生入睡困难，表现出大肠机能异常而排便次数增多等四逆散证的……其不适应样状态，便形成为不安的精神状态。这就是通过自律神经反射的形式，引起的咳嗽、心悸、小便不利、泄利下重等症状，容易在腹腔脏器中反映出来，而发生热厥的状态”。这些说法，颇有助于人们对四逆散的作用和其适应证进一步了解。

再述四物汤为最常用方之一，源自宋·《太平惠民和剂局方》[2]，后世称为补血调血和治妇女疾病调经养血之首方。

四物汤之衍化、加减方甚多，魏老师经常应用圣愈汤（《医宗金鉴》），即四物汤加人参、黄芪，主治气血虚弱，不能摄血者。二为桃红四物汤(《医宗金鉴》)，即四物汤加桃仁、红花，主治月经不调，有瘀腹痛者。三为芩连四物汤（《沈氏尊生书》），即四物汤加黄芩、黄连，主治月经先期，色紫量多，血虚夹实热者。四为八珍汤(《正体类要》),即四物汤合四君子汤加姜、枣，统治气血病虚之各证。除此以外，《陈素庵妇科补解》光只安胎门中就附了《海芷胎前六合汤二十方总论》。所谓六合汤，就是以四物汤为底方。

魏老师参照傅青主治妇女病，总在不损人之二天，亦不单从血立论，体现“治病必求其本”之旨，由此而掌握四物汤之运用。

魏老师认为，四物汤运用加减变化，尤当注意者，为气与血之关系。“气为血帅”，气行则血行，气顺则血顺。此方体现了以气为血帅调经，久服其效显著。我临床参照《济阴纲目》以四物汤加香附、炙甘草为主。凡妇女经前、产后病，俱以此出入加减，亦是从“气”“血”双方着眼也。

我师于临诊实践，并不拘一家之言，总在融会贯通之。由四物汤之运用而对照仲景治妇科诸法：如不孕症之肝肾不足兼肝郁，在此方及四逆基础上加四子。

我师认为肝虚当补其血，肾虚当益其精。方中熟地黄、当归、白芍乃补血药也，枸杞子、覆盆子、菟丝子、桑葚子乃益精药也，以此合而成方，颇与机理相符。

临床上应用四逆四物四子效果显著，举例如下：

陈某某，37岁，女，2024年7月12日复诊，门诊号：0001616068

主诉：月经量少（少1/3），2+年，未避孕未孕5+月，孕期调理。

现病史：疲倦乏力，急躁易怒，口干口苦，纳眠可，大便偶不成形，质稠，1～2日1次，小便调。舌暗红，苔白腻，脉弦。

中药处方：党参15g，炒白术15g，茯苓25g，甘草6g，盐大菟丝子15g，盐覆盆子15g，枸杞子15g，桑葚15g，白芍15g，当归15g，酒川芎15g，黄芪25g，丝瓜络15g，六通15g，鸡血藤20g，炒扁豆15g。

用法用量：共6剂，水煎服，一次用量150mL。

配合灯火灸，每日1次。灸关元、气海、神阙、中脘，耳针。

本案例月经过少为气血两亏兼肾虚，魏老师应用四君四物四子加减，在肾虚及血虚型中，本案例致病原因分别为先天禀赋不足，或房劳久病，损伤肾气，或屡次堕胎，伤精耗气，肾精亏损，肾气不足；及数伤于血，大病久病营血亏虚，或饮食劳倦，思虑过度，损伤脾气，脾虚化源不足，而致冲任气血亏虚，血海满溢不多，而月经量少。夹杂七情内伤，气滞血瘀，或感受邪气，邪与血结，瘀滞冲任，而致气血运行不畅，血海满益不多，致经行量少。因此说，月经过少的发生与“冲任气血不足或不畅”有关。

我继承魏老师临床的适应症并扩大了治疗范围，这样既有理论价值又有实用价值，更对三方加减进一步的肯定和应用，这确是应该不断探求的，有益于临床工作。

参考文献

[1] 李培生．伤寒论讲义[M]．上海：上海科技出版社，2014：182-183.

[2] 何任．何任临床经验辑要[M]．中国医药科技出版社，1999：151-154.

[3] 陈潮祖．中医治法与方剂[M]．北京：人民出版社，2016：598-599.

柴胡桂枝龙骨牡蛎汤加味联合心理疏导治疗围绝经期综合征疗效与机制

李洪忠 于金凤 季 林
四川省雅安市雨城区人民医院（雅安市第二人民医院），四川 雅安 625000

【摘要】探讨柴胡桂枝龙骨牡蛎汤加味联合心理疏导治疗围绝经期综合征疗效与机制。方法：选择2020年10月至2022年11月于医院治疗的120例围绝经期综合征患者，以随机数字表法分组，60例患者为研究组，60例患者为对照组，对照组给予心理疏导＋中药配方颗粒安慰剂（甘麦大枣汤）治疗，研究组给予心理疏导＋中药配方颗粒柴胡桂枝龙骨牡蛎汤加味治疗，治疗前、后检测两组雌二醇（E2）、促黄体生成素（LH）、促卵泡刺激素（FSH）、β-胶原特殊序列（β-CT）、甲状旁腺素（PTH）、5-羟色胺（5-HT）、去甲肾上腺素（NE）、促性腺激素释放激素（GnRH）、抗酒石酸酸性磷酸酶（TRAP）、骨碱性磷酸酶（BALP）、β-内啡肽（β-EP）、干扰素-γ（IFN-γ）、丙二醛（MDA）、超氧化物歧化酶（SOD）水平，给予患者更年期临床症状调查表（Kupperman）及中医证候评分，观察患者临床疗效。结果：研究组LH、FSH水平低于对照组（$P<0.05$），研究组E2水平高于对照组（$P<0.05$），研究组5-HT、NE、β-EP水平高于对照组（$P<0.05$），研究组GnRH水平低于对照组（$P<0.05$），研究组β-CT、PTH、TRAP、BALP水平低于对照组（$P<0.05$），研究组SOD水平高于对照组（$P<0.05$），研究组患者IFN-γ、MDA水平低于对照组（$P<0.05$），研究组患者Kupperman、中医证候评分低于对照组（$P<0.05$），总有效率高于对照组（95.00%VS80.00%）（$P<0.05$）。结论：柴胡桂枝龙骨牡蛎汤加味联合心理疏导治疗围绝经期综合征患者，可调节患者激素水平，改善患者神经内分泌代谢及骨代谢，减少氧化应激损伤，缓解患者临床症状，提升患者临床疗效。

【关键词】柴胡桂枝龙骨牡蛎汤加味；心理疏导；围绝经期综合征；激素；神经内分泌代谢；骨代谢；氧化应激损伤

围绝经期综合征是女性常见疾病，指女性绝经前后雌激素波动产生自主神经功能紊乱及神经心理症状，临床表现为情绪焦虑不安、易怒、月经紊乱、潮热出汗、失眠等[1-2]。随着人们工作压力增加，生活节奏加快，围绝经期综合征发病率呈上升趋势，多发于45~55岁女性，临床常采用雌激素治疗，但临床疗效不甚理想。围绝经期患者情绪易波动，多伴随焦虑、易怒情绪，需给予心理疏导[3]。围绝经期综合征在中医中属“绝经前后诸证”范畴，多由患者肝肾阴虚、无以制约浮阳，致以阴虚阳亢、热由内生，治疗需补益肝肾、滋阴潜阳、除热[4]，柴胡桂枝龙骨牡蛎汤加味具有补肾滋阴、平肝潜阳、退虚热、宁心安神的功效，故本次研究旨在探讨柴胡桂枝龙骨牡蛎汤加味联合心理疏导治疗围绝经期综合征疗效与机制，具体如下。

1 资料与方法

1.1 一般资料

选择2020年10月至2022年11月于医院治疗的120例围绝经期综合征患者，以随机数字表法分组。研究组60例，年龄46~55岁，平均年龄（49.62 ± 1.35）岁，绝经年限（1.51 ± 0.32）年。对照组60例，年龄46~54岁，平均年龄（49.43 ± 1.20）岁，绝经年限（1.47 ± 0.28）年。比较两组一般资料（$P>0.05$），具有可比性。

1.2 纳入标准

（1）围绝经期综合征诊断符合《妇产科学》[5]

标准，根据《中医病证诊断疗效标准》[6] 分型为肝肾阴虚证；（2）近期未使用激素类药物；（3）年龄45~60岁；（4）患者签署同意书。

1.3 排除标准

（1）合并恶性肿瘤、免疫系统病、感染疾病者；（2）合并肾、心等脏腑功能不全者；（3）对本次用药过敏或禁忌者；（4）精神障碍患者；（5）近2个月给予相关治疗者。

1.4 方法

（1）对照组给予患者常规治疗联合心理疏导 + 中药配方颗粒安慰剂（甘麦大枣汤）治疗，常规治疗：服用戊酸雌二醇片 / 雌二醇环丙孕酮片（拜耳医药保健有限公司，HJ20160683，规格：11 片白色糖衣片，每片含戊酸雌二醇 2mg；10 片粉红色糖衣片，每片含戊酸雌二醇 2mg 和醋酸环丙孕酮 1mg），其中戊酸雌二醇片每日 1 次，每次 1mg，于治疗周期第 12d 开始服用雌二醇环丙孕酮片，每日 1 次，每次 10mg，连续服用 10d，21d 为 1 个治疗周期，连续服用 2 个周期。甘麦大枣汤：浮小麦配方颗粒 15g、大枣配方颗粒 5g、炙甘草配方颗粒 9g，药物由三九药业提供，本院中药制剂室制备，每次 1 袋，每日 3 次，3 周为 1 个疗程，连续治疗 1 个疗程。心理疏导：治疗过程中，心理医生与患者沟通，了解患者家庭、工作、社交情况，探讨患者心理活动，沟通过程态度和蔼可亲，取得患者信任。给予患者健康教育，让患者了解更年期是女性正常生理阶段，告知患者需精神放松，卸下压力，保持积极乐观心态。培养患者生活情趣，如阅读、音乐、书法等，转移患者注意力。沟通过程了解患者不适感，并告知主治医生给予相应处理，缓解患者症状。

（2）研究组给予常规治疗联合心理疏导 + 柴胡桂枝龙骨牡蛎汤加味配方颗粒治疗，柴胡桂枝龙骨牡蛎汤加味组成：银柴胡配方颗粒 5g、地骨皮配方颗粒 5g、桂枝配方颗粒 3g、煅龙骨配方颗粒 15g、煅牡蛎配方颗粒 15g、醋龟甲配方颗粒 5g、醋五味子配方颗粒 3g、白薇配方颗粒 3g、糯稻根配方颗粒 7g、白芍配方颗粒 8g、合欢皮配方颗粒 5g、炒酸枣仁配方颗粒 8g、浮小麦配方颗粒 15g，药物由三九药业提供，本院中药制剂室制备，每次 1 袋，每日 3 次，3 周为 1 个疗程，连续治疗 1 个疗程。

1.5 观察指标

（1）治疗前、后采用电化学发光免疫分析法检测两组患者雌二醇（E2）、促黄体生成素（LH）、促卵泡刺激素（FSH）、β - 胶原特殊序列（β-CT）、甲状旁腺素（PTH）水平；采用酶联免疫吸附测定法检测干扰素 - γ（IFN- γ）、5- 羟色胺（5-HT）、去甲肾上腺素（NE）、促性腺激素释放激素（GnRH）、抗酒石酸酸性磷酸酶（TRAP）、骨碱性磷酸酶（BALP）水平；采用放射免疫法检测 β - 内啡肽（β-EP）水平；采用硫代巴比妥酸比色法检测丙二醛（MDA）水平；采用黄嘌呤氧化酶法检测超氧化物歧化酶（SOD）水平。

（2）给予患者更年期临床症状调查表（Kupperman）评分，此表包含情绪波动、感觉异常、眩晕、头痛、潮热汗出等 12 个症状，总分 36 分，分数越高，临床症状越严重。

（3）中医证候评分根据患者五心烦热、头晕耳鸣、经行先期、淋漓不绝、烘热汗出、口干便艰、腰膝酸软的无、轻、中、重程度，依次计为 0~4 分。

1.6 临床疗效

参照《中医病证诊断疗效标准》[6]，患者五心烦热、烘热汗出等临床症状消失，计为痊愈；患者五心烦热、烘热汗出等临床症状减轻，计为好转；患者五心烦热、烘热汗出等临床症状无改善，计为未愈。总有效率 =（痊愈 + 好转）/ 总数 ×100%。

1.7 统计学方法

采用 SPSS21.0 统计软件进行数据分析，计量数据资料采用 t 检验，计数数据资料采用秩和检验，$P<0.05$ 表示差异有统计学意义。

2 结果

2.1 治疗前、后两组患者 FSH、E2、LH 水平比较

治疗前，比较两组 FSH、E2、LH 水平（$P>0.05$），无统计学意义；治疗后，两组 LH、FSH 水平降低（$P<0.05$），研究组 LH、FSH 水平低于对照组（$P<0.05$），两组患者 E2 水平升高（$P<0.05$），研究组 E2 水平高于对照组（$P<0.05$），见表 1。

表1 治疗前、后两组患者FSH、E2、LH水平比较（$\bar{x}\pm s$）

组别	例数	E2（ng/L）		LH（IU/L）		FSH（IU/L）	
		治疗前	治疗后	治疗前	治疗后	治疗前	治疗后
对照组	60	11.03±3.15	16.31±5.13[a]	38.03±11.35	26.31±8.13[a]	54.06±15.54	35.32±10.73[a]
研究组	60	10.78±3.01	21.66±6.54[a]	37.81±11.19	18.66±5.64[a]	54.35±15.72	28.45±9.14[a]
t		0.444	4.986	0.107	5.989	0.102	3.775
p		0.658	<0.001	0.915	<0.001	0.919	<0.001

注：与本组治疗前相比，a：$P<0.05$

2.2 治疗前、后两组患者5-HT、NE、β-EP、GnRH水平比较

治疗前，比较两组患者5-HT、NE、β-EP、GnRH水平，无统计学意义（$P>0.05$）；治疗后，两组患者5-HT、NE、β-EP水平升高（$P<0.05$），研究组5-HT、NE、β-EP水平高于对照组（$P<0.05$），两组GnRH水平降低（$P<0.05$），研究组GnRH水平低于对照组（$P<0.05$），见表2。

表2 治疗前、后两组患者5-HT、NE、β-EP、GnRH水平比较（$\bar{x}\pm s$）

组别	例数	5-HT（μg/L）		NE（ng/L）		β-EP（ng/L）		GnRH（ng/L）	
		治疗前	治疗后	治疗前	治疗后	治疗前	治疗后	治疗前	治疗后
对照组	60	23.67±6.18	31.17±10.09[a]	31.31±9.47	40.93±13.20[a]	105.69±14.65	119.16±15.04[a]	172.80±20.14	126.69±17.15[a]
研究组	60	23.12±6.12	39.12±12.16[a]	31.82±9.35	51.61±15.08[a]	104.20±14.51	131.58±17.11[a]	174.68±21.51	106.49±14.24[a]
t		0.490	3.897	0.297	4.128	0.560	4.223	0.494	7.019
P		0.625	<0.001	0.767	<0.001	0.577	<0.001	0.622	<0.001

注：与本组治疗前相比，a：$P<0.05$

2.3 治疗前、后两组患者β-CT、PTH、TRAP、BALP水平比较

治疗前，比较两组患者β-CT、PTH、TRAP、BALP水平，无统计学意义（$P>0.05$）；治疗后，两组患者β-CT、PTH、TRAP、BALP水平降低（$P<0.05$），研究组β-CT、PTH、TRAP、BALP水平低于对照组（$P<0.05$），见表3。

表3 治疗前、后两组患者β-CT、PTH、TRAP、BALP水平比较（$\bar{x}\pm s$）

组别	例数	β-CT（pg/mL）		PTH（pg/mL）		TRAP（U/L）		BALP（U/L）	
		治疗前	治疗后	治疗前	治疗后	治疗前	治疗后	治疗前	治疗后
对照组	60	505.37±42.09	366.94±31.24[a]	2.41±0.71	1.65±0.34[a]	6.44±1.72	5.37±1.46[a]	65.53±5.65	61.31±4.13[a]
研究组	60	507.46±42.11	315.22±27.56[a]	2.35±0.68	1.23±0.29[a]	6.59±1.79	4.58±1.34[a]	65.08±5.19	55.66±3.24[a]
t		0.272	9.617	0.473	7.280	0.468	3.088	0.454	8.337
P		0.786	<0.001	0.637	<0.001	0.641	0.003	0.650	<0.001

注：与本组治疗前比，a：$P<0.05$

2.4 治疗前、后两组患者IFN-γ、MDA、SOD水平比较

治疗前，比较两组患者IFN-γ、MDA、SOD水平，差异无统计学意义（$P>0.05$）；治疗后，两组患者SOD水平升高（$P>0.05$），研究组SOD水平高于对照组（$P<0.05$），两组患者IFN-γ、MDA水平降低（$P<0.05$），研究组患者IFN-γ、MDA水平低于对照组（$P<0.05$），见表4。

表4 治疗前、后两组患者IFN-γ、MDA、SOD水平比较（$\bar{x}\pm s$）

组别	例数	SOD（U/mL）		MDA（U/L）		IFN-γ（pg/mL）	
		治疗前	治疗后	治疗前	治疗后	治疗前	治疗后
对照组	60	42.09±12.02	53.13±13.04[a]	36.33±10.71	25.53±7.12[a]	29.35±7.65	21.49±5.35[a]
研究组	60	41.53±11.61	70.17±15.05[a]	36.08±10.55	16.94±4.52[a]	30.27±7.59	13.07±3.87[a]
t		0.260	6.628	0.129	7.890	0.661	9.878
P		0.796	<0.001	0.898	<0.001	0.510	<0.001

注：与本组治疗前比，a：$P<0.05$

2.5 治疗前、后两组患者Kupperman、中医证候评分比较

治疗前，比较两组患者Kupperman及中医证候评分，差异无统计学意义（$P>0.05$）；治疗后，两组患者Kupperman、中医证候评分降低（$P<0.05$），研究组患者Kupperman、中医证候评分低于对照组（$P<0.05$），见表5。

表 5 治疗前、后两组患者 Kupperman、中医证候评分比较（$\bar{x} \pm s$）

组别	例数	Kupperman（分）		中医证候（分）	
		治疗前	治疗后	治疗前	治疗后
对照组	60	25.33 ± 3.45	16.31 ± 2.83[a]	23.35 ± 4.15	15.53 ± 3.14[a]
研究组	60	25.18 ± 3.39	12.66 ± 2.24[a]	22.83 ± 4.06	11.61 ± 2.06[a]
t		0.240	7.833	0.694	8.085
P		0.811	<0.001	0.489	0.044

注：与本组治疗前相比，a：$P<0.05$

2. 6 两组患者临床疗效比较

研究组总有效率高于对照组（95.00%VS80.00%）（$P<0.05$），见表 6。

表 6 比较两组患者临床疗效

组别	例数	痊愈（例）	好转（例）	未愈（例）	总有效率（%）
对照组	60	20	28	12	80.00
研究组	60	32	25	3	95.00
Z					2.454
P					0.008

3 讨论

围绝经期综合征是女性常见疾病，发病率高达60%~75%，其主要发病机制为内分泌失调，卵巢功能衰退，导致孕激素、雌激素等水平产生紊乱，下丘脑－垂体－卵巢轴功能产生异常，脑功能衰退，降低神经递质水平，植物神经中枢及所支配脏腑功能受到影响；与生活环境、社会因素等也密切相关[7-8]。围绝经期综合征在中医中属“绝经前后诸证”范畴，绝经期妇女多肾气渐衰、肾阴亏虚、天癸将竭，肾主水，肝主木，肾虚则无以涵水，肝失养，致以肝阴虚；肝肾阴虚，无以制约浮阳，致以阴虚阳亢、热由内生[9-10]。治疗需补益肝肾、滋阴潜阳、除热。

柴胡桂枝龙骨牡蛎汤加味中煅龙骨镇静安神、平肝潜阳、敛汗固精，为君药；银柴胡滋阴、清热凉血，地骨皮滋阴凉血、退虚热，为臣药；煅牡蛎镇静安神、益阴潜阳，浮小麦养心安神、润肺健脾、益肾、除热止渴，桂枝温阳通脉、调和营卫、利水，醋龟甲滋阴潜阳、益肾养血，醋五味子养阴固精、补肾宁心，白薇清热凉血，糯稻根养阴除热、固表止汗，白芍平抑肝阳、敛阴止汗、养血调经，合欢皮解郁和血、宁心，为佐；炒酸枣仁养心安神、养肝，为使。诸药合用，共达补肾滋阴、平肝潜阳、退虚热、宁心安神之功。现代药理研究表明，酸枣仁含有皂苷类、三萜类、生物碱等有效成分，可作用于中枢神经系统，调节下丘脑－垂体神经内分泌活动，调节精神异常与睡眠[11-12]。白芍含有鞣质类、三萜类、黄酮类等化学成分，可调节激素紊乱，促进分泌雌性激素[13]。围绝经期综合征患者情绪起伏较大，药物治疗同时还需给予患者心理辅导，稳定患者情绪，利于疾病康复。

围绝经期综合征患者多伴随卵巢功能衰退，卵泡发育不足，卵泡数量逐渐减少，E2 水平下降，导致下丘脑－垂体－卵巢轴功能失调，并经垂体反馈分泌大量 FSH 和 LH，产生内分泌激素紊乱[14]。本次研究中，研究组 LH、FSH 水平低于对照组，E2 水平高于对照组，说明柴胡桂枝龙骨牡蛎汤加味联合心理疏导治疗围绝经期综合征患者，可调节患者激素水平。免疫功能紊乱在围绝经期综合征中发挥关键作用，IFN-γ 由 Th1 细胞分泌，可调节免疫应答。机体抗氧化能力可控制氧化应激损伤，对于女性而言，随着年龄增加，其抗氧化能力逐渐降低，机体较易受到氧化应激反应产生的自由基损伤，围绝经期综合征患者雌激素紊乱，卵巢功能低下，引起抗氧化酶活性下降，脂质过氧化增强，导致机体产生大量自由基，产生自由基紊乱，引发头痛、皮肤瘙痒、乏力、焦虑等症状[15]。SOD 是机体中抗氧化物质，是机体对自由基损伤的第一道防线，具有抗氧化功能，可清除自由基，MDA 为氧化应激产物，由氧自由基攻击生物膜产生[16]。研究组 SOD 水平高于对照组，IFN-γ、MDA 水平低于对照组，说明柴胡桂枝龙骨牡蛎汤加味联合心理疏导治疗围绝经期综合征患者，可降低 IFN-γ 水平，减少氧化损伤。

NE 可作用于突触后膜 α1 受体，调节睡眠、情绪，促进人体心情愉悦、觉醒、意识清晰，在围绝经期综合征患者中，NE 水平呈下降状态[17]；5-HT 是中枢神经递质，在中枢神经系统主要调节睡眠、内分泌功能、食欲、情感等，E2 可透过血脑屏障，调节色胺类神经递质，促进合成 5-HT，降低单胺氧化酶活性，减少 5-HT 分解，在围绝经期综合征患者中，E2、5-HT 呈下降状态[18]。β-EP 是一种内阿片肽，主要存在于垂体、下丘脑弓状核中，可减少机体应激损伤，降低皮质醇、肾上腺皮质激素水平，与女性生殖内分泌活动密切相关，在围绝经期综合征患者中

β-EP水平下降、神经-内分泌功能紊乱、卵巢功能下降，机体应激损伤可导致下丘脑-垂体-肾上腺系统亢进，β-EP水平不足，其负反馈机制受到影响，无法控制氧化损伤[19]。GnRH是一种神经激素，由下丘脑分泌，主要功能为调节下丘脑-垂体-卵巢轴，围绝经期综合征患者雌激素水平低下，可增加机体GnRH神经元释放活性，激活相邻部位体温调节神经元，提升机体散热机能，导致患者产生潮热症状[20]。本次研究中，研究组5-HT、NE、β-EP水平高于对照组，GnRH水平低于对照组，说明柴胡桂枝龙骨牡蛎汤加味联合心理疏导治疗围绝经期综合征患者，可改善患者神经内分泌代谢。

雌激素可促进肠道吸收钙离子，抑制骨破坏，围绝经期综合征患者雌激素紊乱，可导致破骨细胞活跃、骨吸收增加、骨密度下降、骨转换加快，骨量流失加剧[21]。β-CT为C端肽片段，由I型胶原分解转变所得，是评价骨吸收及破骨细胞活性的指标；PTH可激活破骨细胞，促进骨溶解及骨钙释放；BALP是成骨细胞标志物，骨中钙盐不足时呈升高状态；TRAP为破骨细胞活性、骨吸收标志物，骨吸收大于骨生成时，其水平升高[22]。研究组β-CT、PTH、TRAP、BALP水平低于对照组，说明柴胡桂枝龙骨牡蛎汤加味联合心理疏导治疗围绝经期综合征患者，可调节患者骨代谢。研究组患者Kupperman、中医证候评分低于对照组，总有效率高于对照组，说明柴胡桂枝龙骨牡蛎汤加味联合心理疏导治疗围绝经期综合征患者，可缓解患者临床症状，提升临床疗效。

综上所述，柴胡桂枝龙骨牡蛎汤加味联合心理疏导治疗围绝经期综合征患者，可调节患者激素水平，改善患者神经内分泌代谢及骨代谢，减少氧化损伤，缓解患者临床症状，提升患者临床疗效，值得推广。

参考文献

[1] 张航清，马麟娟．谷维素联合芬吗通治疗围绝经期综合征的疗效及对患者血清神经递质和激素水平的影响[J]．中国妇幼保健，2021，36（13）：3121-3123

[2] 蒋晓辉．小剂量雌孕激素替代疗法在围绝经期综合征治疗中的应用效果及其对激素水平的影响[J]．实用妇科内分泌电子杂志，2019，6（24）：16-17.

[3] 张亚荣，季影．低剂量雌激素替代疗法治疗围绝经期综合征疗效及对患者体内激素水平的影响[J]．临床医学，2016，36（11）：107-108.

[4] 李幸运．滋肾宁心汤辅助治疗乳腺癌合并肾阴虚型围绝经期综合征的效果及对激素水平的影响[J]．内蒙古中医药，2021，40（4）：31-32.

[5] 谢幸，孔北华，段涛．妇产科学[M]．北京：人民卫生出版社，2018.

[6] 国家中医药管理局．中医病证诊断疗效标准[M]．北京：中国医药科技出版社，2012.

[7] 陈翠兰，易建敏．低剂量雌激素替代疗法治疗围绝经期综合征及对Kupperman评分和激素水平的影响分析[J]．河南大学学报（医学版），2016，35（1）：47-50.

[8] 满玉晶，赵丽妍，陈月，等．围绝经期综合征中西医发病机制探究[J]．中国中医药现代远程教育，2011，9（13）：138-139.

[9] 施雪群．养任调冲汤联合心理护理干预对肝肾阴虚型围绝经期综合征患者血清性激素水平的影响[J]．新中医，2016，48（3）：195-196.

[10] 权兴苗，徐立伟，宋春侠，等．滋阴平肝补肾法配合针灸治疗肝肾阴虚型围绝经期综合征的临床疗效[J]．东南大学学报（医学版），2019，38（4）：672-676.

[11] 袁杨杨，孙从永，徐希明，等．酸枣仁活性成分药理作用机制的研究进展[J]．中国药师，2017，20（9）：1622-1627.

[12] Jo SY, Jung IH, Yi JH, et al.Ethanoletract of the seed of Zizyphusjujubavar.spinosa potentiates hippocampal synaptictransmission through mitogen-activated proteinkinase, adenylylcyclase, and protein kinase A pathways[J].J Ethnopharmacol, 2017, 200: 16-21.

[13] 吴玲芳，王晓晴，陈香茗，等．白芍化学成分及药理作用研究进展[J]．国际药学研究杂志，2020，47（3）：175-187.

[14] 任维，冯浩流，李畅．六味地黄丸联合戊酸雌二醇片/雌二醇环丙孕酮片治疗围绝经期综合征的临床研究[J]．现代药物与临床，2019，34（7）：2093-2098.

[15] 闫学花，杨玲，刘向娇，等．穴位电刺激联合耳穴贴压对围绝经期综合征患者免疫炎性反应和氧化应激的影响[J]. 河北医药，2020，42（7）：1044-1046，1050.

[16] 丁超．滋肾清心汤治疗围绝经期综合征心肾不交证的临床研究及对血清超氧化物歧化酶水平的影响[D]. 南京：南京中医药大学，2011.

[17] 周松晶，史佳，韩平．疏肝补肾活血汤治疗围绝经期综合征肾虚肝郁兼血瘀证的临床疗效[J]. 中国实验方剂学杂志，2021，27（13）：83-88.

[18] 闫学花，陈建军，闫利荣，等．穴位电刺激联合耳穴贴压对围绝经期综合征患者焦虑抑郁症状、生活质量及神经递质的影响[J]. 河北医药，2020，42（4）：562-564，568.

[19]WAN L S，LI W S，LI W Y，et al.Observation on the anesthesia effect of general anesthesia assisted by auricular-plaster therapy in gynecological surgery[J]，Chin Acupunct Moib，2013，33（3）：237-240.

[20]ZHU Z，LI L，JIN，et al.Er-ian decoction，a traditional Chinese herbal formula，intervening early in hypothalamic-pituitary ais of male rats with delayed puberty[J]. Pharmacogn Mag，2014，10（40）：517-521.

[21] 左宏玲，邓燕，王艳芳，等．低剂量与标准剂量结合雌激素联合不同孕激素应用对围绝经期综合征患者骨密度的影响[J]. 中华妇产科杂志，2018，53（4）：243-247.

[22] 朱少萍，覃钰纯，莫婷婷．安今益和替勃龙激素补充疗法对围绝经期综合征患者脂、骨代谢及性激素的影响[J]. 海南医学，2020，31（16）：2075-2078.

八味肾气丸加味治疗老年衰弱综合征的研究进展

李洪忠　于金凤　季　林

四川省雅安市雨城区人民医院（雅安市第二人民医院），四川 雅安 625000

老年衰弱综合征，简称衰弱[1]（Frailty），是由于多种生理系统的生理储备下降甚至失调，导致对压力事件的脆弱性增加[2]的一种机体脆性和易损性增加、自身稳态能力降低的多系统、多维度的衰老综合征。2013 年，Lancet 发表的一篇综述对衰弱进行了明确的界定，衰弱是机体抗应激能力减退，易损性增加，衰弱老年人常有跌倒等不良事件发生[3]，且衰弱后病死率升高[4]。世界卫生组织称，近 10 年期间，世界 60 岁以上人口占比将增加 34％，中国流行病学调查结果显示，65 岁以上社区增加 10% ~ 15%，人口老龄化速度前所未有。在如此大背景下，改善老年人健康衰老成为各个国家的重要任务和挑战。而衰弱作为一种年龄相关性疾病[5]，已是中国老年人的常见状态，中国社区老年人患病率约 12.8％，住院老年人约 22.6％，医养结合剂养老机构人群衰弱患病率为 44.3％[6]，应该被加以重视。“衰弱”这一概念的提出为评价老年人机体功能提供了新的方向，可以客观地反应老年人长期、慢性问题和医疗保健需求，正逐渐成为老年人研究的热点，基于此，在牟希瑾教授指导下，对中医药八味肾气丸加味干预等方面进行综述，以期为未来老年衰弱的深入研究提供参考。

1 衰弱的现代医学研究

衰弱是一个动态过程，随时间推移不断变化。衰弱的核心特点是多个生理系统（神经肌肉、代谢及免疫系统等）的储备功能下降，虽然由较重衰弱状态转向较轻衰弱状态的概率很低，但及时发现衰弱并对其干预或许可以提高这一概率，老年人尽早进行衰弱识别的重要性不言而喻。目前，对衰弱的诊断标准并未得到统一，临床多采用量表评估的方式，对衰弱的评估主要采用较为公认的美国心血管健康研究（CHS）的 Fried 衰弱标准：包括不明原因的体重下降、步速减慢、疲劳感、活动能力下降和握力减弱 5 项，符合其中 3 项以上评为衰弱期；符合 1 ~ 2 项为衰弱前期；无 1 项符合为无衰弱。

2 中医对衰弱的认识

2.1 病因病机

中医学中并没有“衰弱”这一病名，根据其发病特征中的诸如肌肉萎缩、肌力下降、躯体活动能力降低、乏力[7]等临床表现，可归为“虚劳”“痿病”等范畴。历代医家对此也颇有研究。《素问·上古天真论篇》中“丈夫八八”“女子七七”的理论，阐述了人体生长、发育、衰老的过程，衰老则“身体重，发鬓白，行步不正”。《理虚元鉴·虚证有六因》说：“（虚劳）有先天之因，有后天之因”，对虚劳之病因进行了较为全面的归纳总结，提出多种原因作用于人体，可导致脏腑阴阳气血亏损，日久不愈则发为虚劳的想法。痿病病变部位虽在筋脉肌肉，但其根本还是五脏虚损，各种因素导致精津气血亏耗，五脏受损，肌肉筋脉失养，故发为痿病。

现代医家继承并发展了前人对虚劳、痿病的看法，如李方玲等[8]提出衰弱的发病与天癸竭、肾气衰有关，主要病机为脾肾亏虚。张亚强等[9]归纳衰弱的核心病机为气机升降失司、五脏失和，老年人五脏功能退化，在此基础上五脏功能失和而出现诸多疾病，进而导致老年人机体状态恶化，即为衰弱。最近何雁云等[10]从肾-命门-三焦气化出发，提出衰弱的形成基础是命门衰竭、肾精亏虚，推动因素为三焦气化不利的新观点，认为临床应重视补肾培元，还要重视疏利三焦，为今后衰弱的诊治提供了新思路。由此可知，先天不足、后天失养、久病体虚、劳伤过度等各种原因导致的五脏功能衰退，阴、阳、气、血亏损，日久不复可发为衰弱，此外，三焦气化不利为衰弱形成的推动因素。

2.2 中医治疗

通过中医科门诊既往病例收集整理及指导研究探讨了衰弱的中医证型，结果显示最常见的证型为脾虚痰湿证和气血亏虚证，其次为肾精亏虚证和脾肾阳虚证[11]。2020 年，中医内科临床诊疗指南[7]的衰弱证型中除这 4 种外，添加了“五脏虚弱证”。临床治疗以补肾健脾为主，治疗时酌情配伍养血通脉之品，“气血流通即是补”。

本病总的治疗原则以扶正补虚为主，治法为补益肾经、调理脾胃、益气升清、益气温阳、益气养阴、滋阴补血；方药组成为附子、肉桂、山萸肉、山药、牡丹皮、茯苓、泽泻、熟地、丹参、川芎、葛根、炙甘草、香附、郁金、白术、木香、灵芝、绞股蓝等配制膏方。同时建议主要从老年人的病理、生理特点、心理特点、饮食摄生和临床特征等处方，在中医基础理论的指导下制定相应的综合调理原则：

1、培元固本可增强体质，提高机体免疫能力，有良好的抗衰老作用。

2、膏方在调理老年病方面有独特的优势，其遵循治病求本的原则，调理气血阴阳，以平为期，契合老年人的生理特点及老年病特点。

3、老年衰弱综合症的治疗，根据老年人易患各种虚证及慢性病，久病不愈，主张以脐周四边穴为主，灵活选穴、配穴、针灸并施，大补元气、元阳元阴。

中医对衰弱的研究不缺少理论，更不乏实践经验和临床疗效，缺乏的是科学严谨的技术方法，这也是制约中医学在老年衰弱临床研究中发挥优势特色的难点和瓶颈问题。实现既能符合国际通用量表研制规范，又能体现中医思维主导的老年衰弱评估，使衰弱从研究走向临床是未来的一大挑战，需要更多相关学者的努力和有益的探索。

参考文献

[1] 马丽娜，陈彪．老年人衰弱综合征的研究现状及发展趋势 [J]. 中华老年医学杂志，2020，39（4）：369-372.

[2]FRIED L P,FERRUCCI L, DARER J,et al.Untangling the concepts of disability, frailty, and comorbidity: implications for improved targeting and care[J].The journals of gerontology Series A, Biologicalsciences and

medical sciences, 2004, 59 (3): 255-263.

[3] 刘跃，蒋运兰，向婷，等. 医养结合机构老年人衰弱现状及与跌倒相关分析 [J]. 中国民间疗法，2021, 29(8)：99-102.

[4] 孙双圆，阮晔，郭雁飞，等. 衰弱对全因死亡风险的影响—上海市 45 岁及以上社区居民的 12 年随访研究 [J]. 上海预防医学，2022, 34(11)：1067-1073.

[5] HOOGENDIJK E O, AFILALO J, ENSRUD K E, ea al. Frailty: implications for clinical practice and public health[J]. Lancet (London, England), 2019, 394 (10206): 1365-1375.

[6] 田鹏，杨宁，郝秋奎，等. 中国老年衰弱患病率的系统评价 [J]. 中国循证医学杂志，2019, 19 (6): 656-664.

[7] 衡先培，杨柳清. 中医内科临床诊疗指南·老年衰弱（制定）[J]. 中华中医药杂志，2020, 35 (8): 4030-4035.

[8] 李方玲，李金辉. 老年衰弱综合征中医理论初探 [J]. 中国中医药现代远程教育，2015, 13 (24): 1-3.

[9] 张亚强，王宝，关欣，等. 老年衰弱的病因病机及干预 [J]. 北京中医药，2021, 40 (12)：1358-1360.

[10] 何雁云，马玉萍，徐佳星，等. 从肾一命门一三焦气化探讨老年衰弱的中医病机演变 [J]. 北京中医药大学学报，2022, 45 (9): 929-933.

[11] 刘亚楠. 老年衰弱中医证型的分布规律研究 [D]. 福州：福建中医药大学，2017.

浅谈当归四逆汤的临床应用

罗益宗

湖南省新化县康益诊所，湖南 娄底 417699

当归四逆汤出自张仲景的《伤寒论》，原文351条“手足厥寒，脉细欲绝者，当归四逆汤主之”其方药组成为：当归3两，桂枝3两，芍药3两，细辛3两，炙甘草2两，通草2两，大枣25枚。

关键词：临床应用，不孕不育，多囊卵巢综合症，疑难杂症

主治：血虚寒凝，寒凝塞于经络可见四肢关节疼痛；寒邪凝结于胞宫，则月经愆期，经来腹痛，量少色暗。

当归四逆汤组方极为精简科学，方中当归、芍药养血和营，桂枝、细辛温经散寒，甘草、大枣补中益气，通草（张仲景时期通草指“川木通”）通行血脉，引药下行。“大枣”在张仲景的一般方剂中用12枚，然在此方中用量25枚，加重大枣剂量的目的是：（1）助当归、芍药（此方中一般用赤芍）补血，（2）助细辛、桂枝辛甘化阳。

该方在现代临床应用极为广泛，常用于治疗血栓闭塞性脉管炎、无脉症、雷诺症、小儿麻痹、冻疮、妇女痛经、肩周炎、风湿性关节炎等属血虚寒凝者。

一、在妇科方面的应用

1、治疗不孕不育

患者张某某，女，35岁，结婚多年未见怀孕。初诊时见患者手足寒冷、腰痛背痛、苔薄白、脉沉细、月经推后、量少经行腹痛、大便可，无口干口渴现象，诊断为血虚寒凝。“古代医家云：孕前宜温，孕后宜凉”，所以开当归四逆汤。

处方：当归15g，桂枝15g，赤芍15g，细辛5g，炙甘草10g，川木通10g，大枣30g，牛膝15g，鬼箭羽10g，路路通30g。

口服上述方剂7服后大有好转，上述病证消失。

再在当归四逆汤的基础上加土元10g、牛膝15g、柴胡15g，口服7剂，次月便怀孕了。

2、治疗多囊卵巢综合征

笔者在临床中治疗多囊卵巢综合征，案例很多，

效果良好，所用方剂有当归四逆汤、温经汤、麻黄连翘赤小豆汤、逍遥散加减、过期饮等方剂加减，但总觉得寒凝血虚的多囊卵巢综合征最常见，治疗效果更好。

患者戴某某，女，24岁，湖南株洲人，于2023年12月8日来求诊，B超诊断为多囊卵巢，见患者形体肥胖，脸部有痤疮，月经推后量少，苔薄白，脉沉细，下半身怕冷，四肢关节有时冷痛，确诊为血虚寒凝所致，开当归四逆汤加味。

处方：当归15g，桂枝15g，赤芍20g，细辛5g，甘草5g，川木通10g，大枣30g，桃仁10g，土元10g，川芎10g，熟地20g。

服药15剂后，复诊时患者感觉良好，痤疮消失。再在上方基础上去土元加莪术，服15剂，次月患者打电话告知已怀孕。

二、在内科疑难杂症方面的应用

当归四逆汤在治疗寒湿肩周炎和类风湿性关节炎方面效果良好

笔者在临床中治疗类风湿性关节炎寒证患者多例，发现当归四逆汤配乌头汤效果奇特。

于2019年有一位患者王某，湖南新化人，带有多次检查类风湿因子阳性检验单四处求医无效，来我店就诊，初诊时见患者多处小关节畸形，常有肿胀、疼痛之感，痛时常服激素、布洛芬等止痛药，导致胃黏膜受损，时有呕吐反酸之感。

患者舌苔薄白，脉细沉，无口干口渴现象，大便可，小便不黄，手握其膝关节带有冷感，故诊断为血虚寒凝阻滞经络，用当归四逆汤加乌头汤治之。

处方：当归15g，桂枝15g，细辛（另包）5g，甘草5g，赤芍15g，川木通15g，大枣30g，川乌（另包）10g，麻黄（另包）10g，黄芪30g。

煎法注意：川乌先煎半小时后煮，取100mL加蜂蜜100mL，麻黄先煎后去沫，有细辛的药开盖煎煮以缓解毒性，再与其他药一起煎服。

服药10剂后，复诊患者病情大减。再用当归四逆汤配附子汤服用20剂后，临床症状基本消失，为巩固疗效，在上方去附子加玄驹，继续服用20剂后，检查未发现类风湿因子，已痊愈。

总之，当归四逆汤在临床上对寒凝血虚效果神奇，灵活运用此方能治疗许多疑难杂症。

对肾脏疾病的中医传变规律及治疗的探讨

王长江[1, 2, 3, 4]

1. 湖北省中医院肾病科，湖北 武汉，430061

2. 湖北中医药大学附属医院肾病科，湖北 武汉 430061

3. 湖北省中医药研究院肾病研究所，湖北 武汉 430074

4. 中医肝肾研究及应用湖北省重点实验室，湖北 武汉 430061

摘要：本文基于中医的疾病传变理论，从脏腑传变、六经传变、五行传变和三焦传变分别进行论述，认为传变理论与现代医学的并发症、靶器官受损等有一定相似之处。根据慢性肾脏病的进展，探讨其传变规律及对治疗的指导，为肾脏疾病的预防和治疗提供参考。

关键词：慢性肾脏病；藏象；传变

人体是一个有机的整体，脏腑、经络、气、血、精、津液、情志之间在生理上互相促进，在病理上相互影响。其中对肾的解剖和功能认识，中医学与现代医学有相通之处[1, 2]。在解剖上，如《难经·四十二难》指出："肾有两枚，重一斤一两，主藏志。"《医贯·玄元肤论》还指出："肾有二，精所舍也。生于脊膂十四椎下，两旁各一寸五分，形如豇豆，相并而曲附于脊外，有黄脂包裹，里白外黑，各有带二条。"在功能上，《素问·上古天真论》则认为："肾者主水，受五脏六腑之精而藏之"。

传变是疾病在机体脏腑经络组织中的转移和变化，与现代医学的并发症、靶器官受损等有一定相似之处。《内经》《伤寒杂病论》等提出了疾病传变理论，对指导疾病的治疗和判断疾病的预后具有重要意义。本文基于传变理论探讨慢性肾脏病（Chronic kidney disease，CKD）的传变规律及治疗，为临床治疗提供参考。

1 脏腑传变

《素问·皮部论》说："百病之始生也，必先于皮毛。邪中之则腠理开，开则入客于络脉；留而不去，传入于经，留而不去，传入于腑。"急性肾小球肾炎、IgA 肾病、过敏性紫癜性肾炎等肾小球疾病均与呼吸道有关，引发肾脏发生免疫反应，主要表现为水肿、蛋白尿、血尿等。如《素问·风论》所说："肾风之状，多汗恶风，面庞然浮肿。"其发病与肺、肾有关。外邪初犯，犯于肌表、口鼻，表现出发热、恶寒、咽痛、鼻塞、流涕、出汗等症状。足少阴肾经"入肺中，循喉咙"，若表邪不解，可循经络传之于肾。如《素问·水热穴论》记载："肾汗出逢于风，内不得入于脏腑，外不得越于皮肤，客于玄府，行于皮里，传为胕肿，本之于肾，名曰风水。"

肾性水肿有肾炎性水肿和肾病性水肿之分，肾炎性水肿是由于肾小球滤过率下降，导致"球－管失衡"，初起以眼睑浮肿为主，继而影响到肝、脾，发生腹水。如《灵枢·水胀》所说："水始起也，目窠上微肿，如新卧起之状，其颈脉动，时咳，阴股间寒，足胫肿，腹乃大，其水已成矣。以手按其腹，随手而起，如裹水之状，此其候也。"而肾病性水肿主要与低蛋白血症引起血浆渗透压下降有关，以下肢水肿为主，也可影响到肝、脾，出现胸水、腹水。如《素问·水热穴论》所说："肾者，胃之关也。关门不利，故聚水而从其类也，上下溢于皮肤，故为胕肿，胕肿者，聚水而生病也。"大体来说，肾炎性水肿类似于"阳水"，而肾病性水肿偏重于"阴水"。

针对水肿的治疗主要是发汗、利小便、控制盐的摄入等。在饮食上，则进一步指出"味过于咸，大骨气劳，短肌，心气抑"，明确阐述了盐的摄入过多，导致水钠潴留，从而加重了心、肾的负荷。《素问·玉机真藏论》还阐明了心对肾的影响："心受气于脾，传之于肺，气舍于肝，至肾而死"，说明心功能受损，影响到肺、肝、肾，导致肺水肿、肝瘀血、肾衰竭，诸脏功能均受损，此为临床危重症。现代研究证实，原汗中的成分与血浆类似，汗腺也有类似肾小管的重吸收和分泌功能。汗腺导管可以从原汗中重吸收钠、氯和 HCO_3。通过调节汗腺，可以排除毒素，减轻容量负荷[3]，如发汗之越婢汤治疗阳水[4]、利小便之防己黄芪汤、真武汤、猪苓汤治疗阴水等，均在肾脏病的治疗中常用。

2 六经传变

清代柯韵伯在《伤寒来苏集》说："仲景之六经，为百病立法，不专为伤寒一科，伤寒杂病，治无二理，咸归六经之节制。"肾脏疾病也可由三阳至三阴的六经传变规律，其病证亦具六经的经证[5]。六经传变也不外乎顺传、表里传、越经传、直中等，肾脏疾病也是如此。太阳经为六经之首，外邪首犯太阳。如多种肾炎初期以上呼吸道感染起病，与太阳病类似，此时水肿多为感受外邪，肺失宣肃，营卫失和，通条失常，津液输布失常所致[6]。《金匮要略·水气病脉证并治》也指出："寸口脉沉滑者，中有水气，面目肿大，有热，日风水。视人之目窠上微拥，如蚕新卧起状，其颈脉动，时时咳，按其手足上，陷而不起者，风水。"如太阳病不解可内传于阳明、少阳、太阴、少阴、厥阴等。CKD 进展过程中，常伴有明显的纳差、恶心、呕吐等消化道症状，几乎贯穿于 CKD3、4、5 期，此类表现属于"关格"的范畴。《伤寒论》263 条就指出，少阳病则以"口苦，咽干，目眩"为主要表现，口苦、喜呕、不欲食与 CKD 毒素蓄积有关。随着疾病的传变，又影响到阳明。《伤寒论》196 条还指出："阳明病，法多汗，反无汗，其身如虫行皮中状者，此以久虚故也。"在此阶段可按照少阳病、太阳病论治。

太阴、少阴病阶段与CKD5期极为相似，此期体内毒素蓄积，肾脏滤过功能下降，常表现出精神状态差、贫血、呕吐、水肿，肾脏浓缩功能下降而导致尿无色无气味等症状。进入太阴病阶段，出现少尿、无尿，导致腹胀，毒素蓄积而食不下等太阴病证。如《伤寒论》273条“太阴之为病，腹满而吐，食不下”。

若肾脏功能继续减退，引起甲状旁腺激素（PTH）分泌紊乱，导致钙、磷代谢失常，从而出现骨质疏松、骨骼疼痛、皮肤瘙痒的症状。如《灵枢·五邪》所说：“邪在肾，则病骨痛。”《伤寒论》281条说：“少阴之为病，脉微细，但欲寐也。”282条：“少阴病，欲吐不吐，心烦，但欲寐。五六日自利而渴者，属少阴也，故饮水自救，若小便色白者，少阴病形悉具，小便白者，以下焦虚有寒，不能制水，故令色白也。”可以出现尿毒症脑病，表现出《伤寒论》111条：“若剧者，发则不识人，循衣摸床，惕而不安，微喘直视。”少阴寒化与慢性肾衰竭中、晚期的进展相似，此阶段可用附子汤、真武汤、四逆汤、吴茱萸汤等治疗[7]。而少阴病的各种死证也说明了尿毒症的死亡原因。如296条“少阴病，吐，利，躁烦，四逆者，死”，295条“恶寒身蜷而利，手足逆冷者，不治”，299条“息高者，死”。

更有甚者，外感直中三阴，如《医学入门·伤寒》：“若不自阳经传来，直中三阴之经，初起厥逆，腹痛自利不渴，太阴自受寒也；上症加之呕吐，少阴自受寒也；又加之小便不利，厥阴自受寒也。”此与急性肾损伤、急进行肾炎的表现颇为相似，由于肾功能急剧恶化，肾小球滤过迅速下降，而出现呕吐、小便不利等症状。祖国医学早已经认识到外感与肾脏疾病的关系，预防感染是防止罹患肾脏病和延缓肾脏病进展的主要手段之一。恰如《素问·生气通天论》指出：“清静则肉腠闭拒，虽有大风苛毒，弗之能害。”

无论是从十二经循行，还是六经传变，厥阴处于阴阳交接关键所在，因此症状复杂多变，烦躁、呕吐、下利、不欲食、食则吐、手足逆冷等，与终末期肾病体内肾小球滤过下降、毒素蓄积、代谢紊乱，影响全身所有脏腑，与厥阴病的寒热虚实错杂病机密切相关[8]。

有学者提出，治疗肾病水肿，经方的利尿剂可分为以下三类[9]：（1）发表利尿剂，以大（小）青龙汤、越婢汤、越婢加术汤等为代表；（2）和枢利尿剂，以小柴胡汤、柴胡桂枝干姜汤等为代表；（3）温里利尿剂，以真武汤、四逆汤、肾气丸等为代表。从青龙汤证，五苓散证，再到真武汤证，是一个正气不断损耗，表邪入里的过程，从太阳寒水气化不利向少阴君火气化不及转化的过程，一个由表及里、疾病逐渐加重的过程。

总体来说，在“三阳”阶段，病情以实为主，相对较轻，易治；而“三阴”阶段，病情以虚为主，甚至虚实夹杂，相对较重，治疗较为棘手。

3 五行传变

五行的相乘、相侮，对疾病的传变和治疗也有重要意义。《素问·五运行大论》说：“气有余，则制己所胜而侮所不胜；其不及，则己所不胜，侮而乘之，己所胜，轻而侮之。”肾病及脾，为相侮，病情较轻；肾病及心，为相乘，病情较重[10]，与临床上有一定的切合。如肾脏疾病引起消化系统功能失常，如恶心、呕吐，治疗上容易改善。而肾脏疾病引起心衰、神志异常，则治疗上颇为棘手。正如《难经经释》说：“所不胜，克我者也。脏气本已相制，而邪气挟其力而来，残削必甚，故为贼邪”“所胜，我所克也。脏气既受制于我，则邪气亦不能深入，故为微邪。”

另外，肾脏的病变还会受到子病及母和母病及子的传变。如肺金影响肾水，此为母病及子，临床多见于感染引起的肾脏疾病，病情多隐匿，进展较缓。《难经经释》说：“邪挟生气而来，则虽进而易退。”而子病及母则可见于肝肾综合征，如肝肾综合征是失代偿期肝硬化最严重的并发症之一，预后差，病死率高。《难经经释》记载：“受我之力者，其力方旺，还而相克，来势必甚。”

4 三焦传变

三焦作为六腑之一，在《素问·灵兰秘典论》说：“三焦者，决渎之官，水道出焉。”《灵枢·本枢》也指出：“三焦者，中渎之府也，水道出焉，属膀胱。”三焦不但调节水液的运输，还是元气运行的通路，如《难经·六十六难》中“三焦者，元气之别使也。”肾精所化生的元气，通过三焦散布全身。如《医述·遗精》所说：“肾乃元气之本，生成之根。”

上焦主要包括心、肺两脏以及头面。《灵枢·决气》指出：“上焦开发，宣五谷味，熏肤、充身、泽毛，若雾露之溉，是谓气。”因此，外邪最先感受则是上焦。如肾小球肾炎主要与上呼吸道感染有关，首先侵犯鼻、咽喉、肺，还有皮肤。中焦主要包括肝胆、脾胃。《灵枢·决气》还指出：“中焦受气取汁，变化而赤是谓血。”上焦不治，影响中焦，引起气血的生成和运输障碍。同理，随着肾小球肾炎的进展，毒素可以导致消化道的症状，干扰肠道对营养物质的吸收。同时，促红细胞生成素的生成不足，均可以引起贫血的发生。下焦包括肾、膀胱、大小肠等脏腑。《难经·三十一难》说：“下焦……主分别清浊，主出而不内，以传道也。”下焦清浊不分，逆传中焦、上焦，甚至心包，进而导致神志的异常，如尿毒症脑病此为重症、逆证。从 CKD 的进展来看，主要症状有水肿、小便不利、纳差、恶心呕吐、心悸、喘息，涉及上、中、下焦。因此，慢性肾脏病以本虚标实为基本病机，各种肾脏病迁延不愈导致肾元亏虚证，从而使整个脏腑功能减退[1]。故三焦辨证指导肾脏疾病的治疗，在临床上也较常用，通过通调三焦水道、火道、气道的方法治疗 CKD[12]。陈以平教授根据肾脏病发生、发展和演变过程中三焦及其所属脏腑出现的水火失调、气化失畅、气机郁滞的基本病理，提出通过斡旋三焦的方法，包括调理水火、疏调气机、助推气化、补虚泻实、辛苦通降、分消走泄等治疗 CKD[13]。

5 讨论

传变理论是基于中医学“整体观念”的特点而提出的，结合脏腑、经络、气血、津液等功能，为疾病预后的判断，确定下一步的治疗方案提供了理论依据。这对中医临床具有重要的指导作用，也就有了“不治已病治未病”“先安未受邪之地”之说。此学说与现代医学的预防医学、保护靶器官、防止并发症的理念是一致的。中医药防治 CKD 的临床和基础研究均取得了较大的进展。在 CKD 的防治中，运用传变理论，在一定程度上可以延缓肾脏病的进展，阻止或延缓并发症的发生，防止或减少肾脏病的复发。运用现代医学知识，阐释古老的中医学理论，也必将推动现代医学的发展。

参考文献

[1] 王长江，王平，王小琴，等. 基于 Klotho 基因的生物学效应探讨“肾藏精”的科学内涵 [J]. 中医杂志，2016，57（24）：2078-2082

[2] 王长江，王平，王小琴，等. 论 Klotho 基因与“肾藏精，生髓”的关系 [J]. 中华中医药杂志，2018，33（2）：459-461.

[3] 毕礼明，朱冬云，高峻，等. 慢性肾衰竭患者汗腺功能与残余肾功能的对比 [J]. 中国老年学杂志，2012，32（16）：3613-3615.

[4] 韩成全. 越婢汤加减联合西药治疗慢性肾小球肾炎（风水）临床观察 [J]. 实用中医内科杂志，2019，33（7）：32-34.

[5] 刘玉宁，方敬爱，刘伟敬. 肾脏病的中医六经辨证思路与方法 [J]. 中国中西医结合肾病杂志，2020，21（1）：1-4

[6] 付琳，向光维，李小会.《伤寒论》六经辨证与肾性水肿 [J]. 吉林中医药，2020，40（1）：48-51，55

[7] 项方家，张良，程锦国. 程锦国从“少阴寒化”论治慢性肾衰竭经验 [J]. 浙江中西医结合杂志，2018，28（2）：155-157.

[8] 孙云松，于俊生. 从六经之厥阴探讨慢性肾衰竭的辨治思路 [J]. 中华中医药杂志，2011，26（5）：1225-1227.

[9] 黄克基，王晓丽，高茜，等. 经方“利尿剂”在肾病水肿中的运用 [J]. 中医学报，2018，33（4）：608-610.

[10] 胡雪华，戴永生（指导）. 论《内经》《难经》中的肾脏病机五行传变 [J]. 辽宁中医学院学报，2005，7（4）：320-321.

[11] 陈香美，倪兆慧，刘玉宁，等. 慢性肾衰竭中西医结合诊疗指南 [J]. 中国中西医结合杂志，2015，35（9）：1029-1033

[12] 赵舒曼，饶向荣，郭传，等. 从三焦论治慢性肾脏病理论探讨 [J]. 中国中医药信息杂志，2020，27（5）：5-7.

[13] 郭华伟，马志芳，陈以平. 陈以平三焦辨证治疗肾病经验 [J]. 河南中医，2018，38（10）：1495-1498.

经方当归芍药散加减治疗手部乏脂性湿疹验案

邓 燕 洪逊强 邹 玲
南方医科大学中西医结合医院皮肤医学中心，广东 广州 510315

摘要：病史：李某，女，58岁，广东梅州人。患者双侧手部红斑、水疱、皲裂、脱屑伴痒痛2年，加重3月余。患者自2年前初发，自行用尿素软膏、皮炎平软膏等，未予规范治疗；近3月，手部明显红斑、水疱，愈加干燥，皲裂、脱屑增多，伴明显的瘙痒、刺痛，遂于我科门诊就诊。专科查体：双侧手部见红斑、水疱、皲裂、脱屑，掌部局部有角质增厚、角化明显。

关键词：当归芍药散；手部乏脂性湿疹

中医诊断：鹅掌风（湿浊蕴阻，血燥生风）。

西医诊断：手部乏脂性湿疹。

干预措施：当归芍药散加味。

疗效转归：痊愈。

【适合阅读专业】中医外科学；皮肤病学

引言

手部乏脂性湿疹是临床常见的手部慢性湿疹，由复杂的外源性及内源性原因导致：气候干燥，冬季，过度暴露于水、碱及洗涤剂，缺乏适当皮肤护理，或者营养代谢不良等，更多见于60岁以上的老化皮肤。现代医学认为该病与角质层复杂的功能缺陷相关，包括细胞间脂质的减少及角质层重要脂质的缺乏，比如重要的“天然保湿因子（Natural moisturizing factor，NMF）”合成减少，使角质层的保水能力下降，角质层变干燥，出现皲裂、粗糙、脱屑，且伴有瘙痒及刺痛。现代医学多以口服抗组胺药、外用糖皮质激素软膏及手部滋润护理进行治疗。临床对于手部水疱、干燥、脱屑、皲裂的乏脂性湿疹，多以湿浊蕴阻、血燥生风辨证，以经方当归芍药散加味，配合外用软膏，疗效较佳。

临床资料

一、病史资料

1. 一般信息

李某，女，58岁，广东梅州人，2023年10月10日初诊，寒露节气。

2. 病史

双侧手部红斑、水疱、皲裂、脱屑伴痒痛2年，加重3月余。现病史：患者自2年前初发，手部红斑、水疱、干燥，小裂口，时有瘙痒、刺痛，秋冬干燥、裂口明显，春夏红斑、水疱明显，自行用尿素软膏、皮炎平软膏等外用，未予规范治疗；近3月，手部红斑、水疱增多，愈加干燥，皲裂、脱屑，伴明显的瘙痒、刺痛，遂于我科门诊就诊。患者自觉心烦，口干，纳可，大便偏干，1日1行，夜寐一般。既往史：否认高血压、糖尿病、肝炎等系统性疾病；否认食物、药物过敏史；绝经后；58岁；已婚育，1子1女；否认遗传性家族疾病史。

二、体格检查

专科查体：双侧手部见红斑、水疱、皲裂、脱屑，掌部局部有角质增厚、角化明显。

舌脉：舌尖红有瘀点，苔薄黄，脉细。

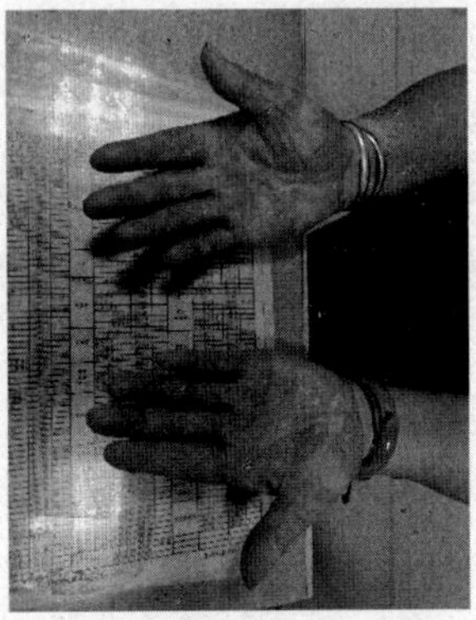

患者初诊时手部皮疹情况

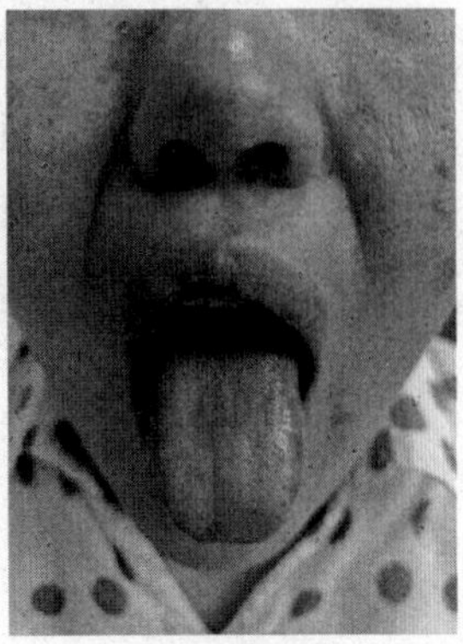

患者舌象照片

三、辅助检查

血常规检查：未见异常。

真菌检查：阴性。

四、中西医诊断与诊断依据

1. 中医诊断（包括病名以及证候诊断）

鹅掌风，辨为湿浊蕴阻，血燥生风。

中医诊断依据：患者手部疾患2年余，夏常红斑、水疱，说明脾胃有热，湿浊蕴阻；秋冬多干燥、皲裂、脱屑，说明湿邪蕴阻，血不能润肤，血虚风燥；近3个月因蕴阻日久，肌肤失养，耗伤阴血，皮损加重；舌尖红有瘀点，苔薄黄，脉细，为血虚湿阻之象。

2. 西医诊断（临床诊断或病理诊断）

手部乏脂性湿疹

西医诊断依据：患者手部红斑、水疱、皲裂、脱屑，皮疹双侧对称，形态多样，反复发作，局部有角质增厚、角化明显，伴有刺痒、裂痛。辅助检查真菌为阴性，可排除手部真菌感染。患者58岁，为老年化肌肤，平素经常接触洗涤化学品等，缺乏手部的适当保养，综上该患者为手部乏脂性湿疹。

五、干预措施

治法：养血活血，祛湿润燥。

处方：当归芍药散加减。

用药：当归9g，白芍18g，赤芍9g，茯苓12g，白术12g，泽泻12g，川芎9g，郁金9g，牡丹皮9g，白鲜皮9g，防风12g，羌活9g，生甘草3g（颗粒剂：一方制药）。

用法：每日1剂，分2次饭后热水冲服。

方义：患者手部红斑、水疱、干燥、脱屑、皲裂，伴刺痒、裂痛，且患者自觉心烦，口干，乃是脾胃有热，湿浊不化，蕴阻肌肤，血不润肤，肌肤失养，血虚风燥。方用当归芍药散加味，以当归、白芍、赤芍、川芎养血活血，茯苓、白术、泽泻健脾助运、淡利水湿，伍以郁金疏肝解郁，牡丹皮凉血散血，白鲜皮、防风、羌活祛风胜湿，诸药合用，可使湿浊得化，脾土健运，气血调和，肌肤润泽而愈。

外用复方蛇脂软膏。

另嘱咐治疗期间，尽量少接触洗涤化学品，戴防护手套做家务，保持手部的清洁滋润。忌酒、鱼腥发物、辛辣之品。

六、病情变化与转归

2023年10月17日二诊，诉双侧手掌部红斑、水疱较前收敛，脱屑减少，皲裂部分已愈合，痒痛感明显减轻，手部角质增生局部较前变软；患者自觉心烦、口干、大便干均有所改善。患者诉路途遥远，要求开具3周中药颗粒剂。效不更方，开具21剂，每日1剂，用法如前。

2023年11月14日三诊，诉双侧手部红斑、脱屑已基本消退，皲裂基本愈合，手部角质已缓缓脱落，仅余右侧掌部少许，无痒痛不适。

后随访，患者已痊愈，且按医嘱注意手部保养，手部皮肤逐步改善。

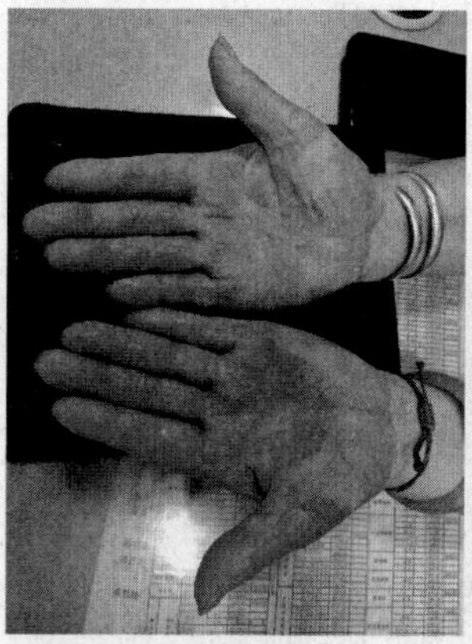

患者二诊时手部皮疹情况

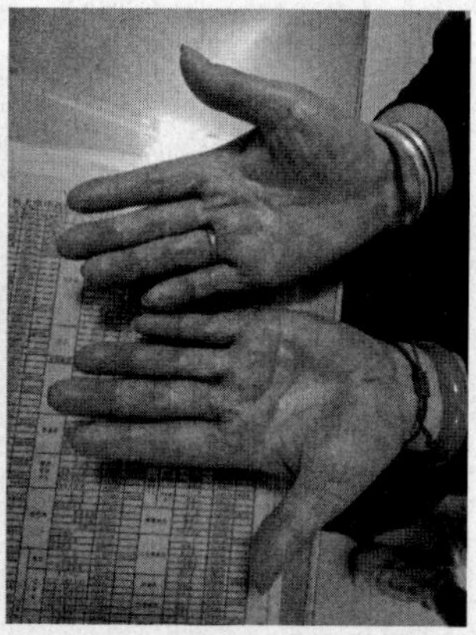

患者三诊时手部皮疹情况

临证体会

当归芍药散出自张仲景《金匮要略·妇人妊娠病脉证并治第二十》，由当归、芍药、茯苓、白术、泽泻、川芎六味药组成，原方治妇人妊娠，腹中痛，以及妇人腹中诸疾痛。清代伤寒大家尤在泾云：“妇人以血为主，而血以中气为主。中气者，土气也，土燥不能生物，土湿亦不能生物，芎藭、芍药滋其血，苓、术、泽泻治其湿，燥湿得宜，而土能生物，疾痛并蠲矣[1]。”该方配伍精当，除妇科之外，也常运用于内、外科杂症。

手部乏脂性湿疹是临床常见的手部慢性湿疹，其手部红斑、水疱、干燥、脱屑、皲裂，且有角质增生等表现，症如中医“鹅掌风”。《外科正宗》论述为：“鹅掌风由手阳明胃经火热血燥，外受寒凉所凝，致皮枯槁；又有时创余毒未尽，亦能致此[2]。”《医宗金鉴》论述其病机为“由脾胃有热，血燥生风，血不能荣养皮肤而成[3]。”又风为百病之长，为阳邪，其性开泄。风邪外袭多自皮肤肌腠而入，风邪为病见红斑、瘙痒；风湿兼夹，见湿蕴水疱；燥为秋气，其性干燥，易伤津液，燥邪为病见皮肤干燥，甚则皲裂。方用当归芍药散加味，可使湿浊得化，脾土健运，气血调和，肌肤润泽而愈。

参考文献

[1] 清·尤在泾．金匮要略心典 [M]. 上海：上海人民出版社，1975：158.

[2] 明·陈实功．外科正宗 [M]. 北京：人民卫生出版社，2007：275.

[3] 清·吴谦．医宗金鉴 [M]. 北京：人民卫生出版社，1963：1830.

白彦萍运用经方治疗银屑病经验

张天博
北京中医药大学

银屑病是一种常见并且复发的以红斑、鳞屑为主要表现的慢性炎症性皮肤病。银屑病属中医“白疕”“蛇虱”“白壳疮”“银钱疯”“疕风”“干癣”等范畴。

岐黄学者白彦萍系中日友好医院主任医师、教授，中医外科学专业博士生导师，擅长治疗银屑病、黄褐斑、红斑狼疮、白癜风等疾病。笔者有幸侍诊于侧，现将白彦萍运用经方治疗银屑病经验做一总结。

病因病机

对银屑病病因、病机的认识首见于《诸病源候论·干癣候》：“干癣，但有匡郭，皮枯索，痒，搔之白屑出是也。皆是风湿邪气，客于腠理，复值寒湿，与血气相搏所生。”认为银屑病的发病是由于肌表受风、寒、湿邪气侵袭，凝结于气血所致。发展到明清时期，医家认识到血虚风燥是导致银屑病的重要原因之一，如清代医家许克昌在《外科证治全书·发无定处证》中提到：“白疕，亦名疕风，皮肤燥痒，起如疹疥而色白，搔之屑起……因金岁太过，至秋深燥金用事，乃得此证。多患于血虚体瘦之人。”著名医家吴谦也在《医宗金鉴·外科心法要诀》中指出“白疕……由风邪客于皮肤，血燥不能荣养所致。”至近现代，赵炳南提出本病的基本病机为“内有蕴热，郁于血分”，使广大医家对银屑病有了进一步的认识。白彦萍通过对历代文献的总结并结合临证经验，将银屑病的病因病机高度概括为内、外两大因素。外因中风、寒、湿、燥、火邪与本病的关系较为密切。风邪发病常发于关节伸侧，发病较快，可由点滴状迅速蔓延至全身成片状，但用药后容易消退；寒邪属阴邪，皮损颜色较淡，阻于关节，伴发关节症状；湿邪致病，多发下部、外阴，迁延不愈；燥邪致病，皮损干燥而脱屑较多，伴口咽干燥、大便燥结，秋冬季节多见；火热之邪致病，易侵袭头面部，病情发展迅速，皮损颜色鲜红，瘙痒剧烈。内因多以心肝气郁、脾胃湿热、气血虚损为主要因素。如心肝气郁者，与情志有关，皮损多沿肝经分布；脾胃湿热者，皮损多分布在腹部或全身；气血虚损者，皮损颜色淡红或暗红。

常用经典名方

半夏泻心汤。半夏泻心汤原为治疗少阳证误下而兼脾胃虚弱，中阳伤而生寒，邪热内陷中焦，脾胃不和，升降紊乱，气机壅塞的寒热错杂证。今适用于皮损颜色鲜红，心烦懊恼，纳差、大便溏稀的兼见脾胃虚寒的血热型银屑病患者。方以黄连为君，黄芩为臣，以清心火；半夏、干姜为佐，以分阴而行阳；以人参、甘草、大枣为使，补脾而和中，交通上下交阴阳。常用剂量为：清半夏 10~15g，黄芩 10~15g，黄连 10~15g，干姜 6~10g，炙甘草 6~10g，人参 6~12g，大枣 3~10g。血热盛者加紫草 15g，牡丹皮 15g，生地黄 15~30g。

柴胡桂枝干姜汤。柴胡桂枝干姜汤原为治疗少阳枢机不利，脾胃虚寒，寒热错杂，气化失调所致病症。今适用于证属寒热错杂的血瘀证的斑块状银屑病患者。方中柴胡、黄芩同用和解少阳，使上下气机交通；桂枝、干姜合用通阳化阴且制黄芩等寒凉之性，天花粉清热生津，牡蛎软坚散结，甘草合桂枝、干姜辛甘化阳。诸药合用，可使少阳枢机得利，气化以行，斑块得消。常用剂量为：柴胡 10g，桂枝 10~15g，干姜 6~15g，黄芩 10~15g，天花粉 10~15g，生牡蛎 30g（先煎），生甘草 6~10g。斑块较厚者加三棱和莪术各 15g。

桂枝茯苓汤。桂枝茯苓汤原为治疗妇人瘀血阻于下焦以致漏下不止或腹痛拒按等症。今适用于皮损颜色紫暗，病程较久，以血瘀为主要征象的关节型银屑病患者。方中桂枝辛温，通血脉而消瘀血，为君药；桃仁活血化瘀，茯苓祛痰利水，二药合用，使邪有出路，为臣药；芍药养血柔肝，以生新血，丹皮凉血破血祛瘀，二药与君臣药物配伍，使心血得生，死血得除，为佐药。常用剂量为：桂枝 10~20g，桃仁 10~15g，茯苓 10~30g，芍药 10~15g，牡丹皮 10~20g。瘀血征象较重者加用鬼箭羽 15g，当归 15g。

大柴胡汤。大柴胡汤原为治疗少阳阳明合病引起的寒热往来，胸胁苦满，大便燥实之证。今适用于口苦咽干，大便秘结等以实热证为主要表现的银屑病患者。方中柴胡疏肝理气，发散风热，使气促血行，邪有出路，大黄泻阳明实热，二药一清散，一降利，共为主药；辅以黄芩增强清热泻火之力，枳实助大黄行气导滞，配白芍调和气血，半夏交通阴阳，生姜、大枣兼和诸药，调和营卫，共为佐药。常用剂量为：柴胡 10~15g，生大黄 3~6g，或酒大黄 6~10g，黄芩 10~15g，枳实 10~15g，白芍 12~18g，清半夏 10~15g，生姜 6~10g，大枣 3~10g。皮损较厚者加三棱和莪术各 15g。

桂枝芍药知母汤。桂枝芍药知母汤主治关节疼痛反复发作，伴身体羸弱，关节肿大或变形，这与关节型银屑病临床特点相似。今适用于血瘀、血燥证兼夹的关节型银屑病患者。方中桂枝、麻黄、防风和生姜散湿于表，甘草、芍药和知母除热、润燥于中，白术和附子祛湿于下。常用剂量为：生麻黄 3~6g，桂枝 10~18g，白芍 10~18g，炙甘草 10g，防风 10g，知母 10~15g，苍术 15~30g，制附片 6~10g（先煎）和生姜 10g。具体而言：无汗者，多予麻黄；郁热甚，多予知母；湿饮偏盛，多用苍术；痹痛甚，多投白芍。反之则少用。

典型医案

患者女，53 岁，2019 年 2 月 14 日初诊。

主诉：双肘部、下肢红斑脱屑伴瘙痒 8 年，加重 1 周。8 年前，患者因感冒后双肘部、下肢发红斑，上覆鳞屑伴瘙痒，就诊于当地某医院，诊断“银屑病”，予卡泊三醇软膏、卤米松乳膏外用，治疗后皮损较前减轻，后因进食海鲜后病情复发，红斑数量增多，脱屑严重，就诊当地多家中医医院，予中药汤剂口服、卤米松乳膏等药物外用，治疗后症状较前改善，但病情反复发作，迁延不愈。1 周前，患者无明显诱因双下肢出现新发皮疹，特来就诊，现症双肘部、双下肢泛发边界清晰的肥厚性黄白色鳞屑性斑块，表面纹理加深，基底暗红斑浸润，局部可见血痂，部分雨点大小红斑，上覆鳞屑。畏寒，纳差，便溏 1~2 次 / 天，口干不欲饮，情绪低落，心烦多梦，皮损处有灼热感，舌质暗，舌体胖，脉沉细弦。

诊断：（脾肾阳虚，寒瘀滞络型）银屑病。

药以柴胡桂枝干姜汤合桂枝茯苓汤加减：柴胡 12g，桂枝 12g，黄芩 10g，干姜 9g，生牡蛎 30g（先煎），制附子 10g（先煎），桃仁 12g，红花 12g，鬼箭羽 15g，全蝎 10g，丹参 15g，鸡血藤 15g，醋三棱 12g，醋莪术 12g，怀牛膝 15g，茯苓 20g，生甘草 10g。7 剂，水煎服，1 剂 / 天。嘱患者忌食辛辣、油腻之品，调畅情志。

2019年2月21日二诊，患者双肘部、双下肢斑块较前变薄，可见少许新发皮疹，皮损处灼热感较前减轻，大便基本成型，仍畏寒、纳差、口干不欲饮，情绪低落，心烦多梦。舌、脉象较前无明显变化。上方加炒白术15g和生龙骨30g（先煎），14剂，水煎服，1剂/天。

2019年3月7日三诊，双肘部、双下肢斑块较前明显变薄，未见新发皮疹，皮损处灼热感消失，大便成型，口干、心烦多梦较前缓解，诉双下肢时有酸胀感，舌质暗，脉沉弦。上方去黄芩，改干姜15g和桂枝15g，加伸筋草30g，14剂，水煎服，1剂/天。

2019年3月21日四诊，双肘部、双下肢斑块较前继续变薄，双下肢酸胀感消失，畏寒、纳差明显改善，舌质颜色较前转淡，脉沉弦。上方加威灵仙15g，14剂，水煎服，每日1剂。

2019年4月4日五诊，皮损基本消退，仍畏寒，舌、脉象均较前好转，继在上方基础上随症加减治疗，未诉新发皮疹。

按：经方是针对机体反应状态立法立方。经方应用得当，对于某些重症银屑病可谓效如桴鼓。本案患者畏寒，纳差，便溏，口干不欲饮，情绪低落，心烦多梦，皮损处有灼热感，舌质暗，舌体胖，脉沉细弦。此症为少阳枢机不利，气化失调从而出现寒热错杂之象，与柴胡桂枝干姜汤证相符。故以本方为基础进行化裁。初诊方中柴胡、黄芩疏解少阳郁滞，调节气机；制附子、干姜和桂枝温补脾肾两脏元气；桃仁、红花、鬼箭羽、全蝎、丹参、鸡血藤、醋三棱、醋莪术和生牡蛎活血通络，化痰散结，使皮损变薄；怀牛膝引血下行，直达病所；生甘草清热解毒，调和诸药。后予炒白术增强健脾之功，生龙骨重镇安神，伸筋草、威灵仙舒筋活络，诸药相合，可谓相得益彰。

来源：中国中医药报2023年05月17日5版。

不临证无以论理论之价值，不实以论方药之疗效

张德超
江苏省高邮市中医医院

笔者从事中医临证六十余年，深感学中医不难，但成为一名名副其实的中医则难。关键在于有无“大医精诚”之品质，有无学识与审疾论治能力。仲景先师为我们指明中医成才之要素为“寻求古训，博采众长，并平脉辨证”（《伤寒杂病论》序）。笔者在此基础上，结合新时代新要求，将中医成才“四大要素”总结为：寻求古训，博采众长，临证实践，接纳新知。现结合自身经历与体会简述如下。

寻求古训学用经典

精读中医经典名著，如《内经》《伤寒论》《金匮要略》《神农本草经》等。《内经》为中医理论之渊薮，不读《内经》则不足以明中医基本理论，不能登中医之广宇大厦。正如唐代王冰所云：“且将升岱岳，非径奚为？欲诣扶桑，无舟莫适。”《伤寒论》《金匮要略》集中医古代诊疗之大成。《神农本草经》则述药性之用及配伍之宜。如是则理法方药俱备，而构成中医固有之理论体系。然而，中医经典著作文简义博、理奥趣深，切不可浅尝辄止，须刻苦精读，明其义理。若理解不深不透，则往往有“似曾相识”之弊，更难学以致用。只有熟读心悟，始能明书中奥旨，领悟精义，方可指导实践，分析病证，进而辨证施治。如《内经》谓：“阳加于阴，谓之汗；阴虚阳博，谓之崩。”前者汗证之病机，由阳亢阴虚所致，可用泻火滋阴敛汗之方治之；后者崩漏之病机，由阴虚火旺所致，可用养阴清热固经之方治之。可见其经文对临

证具有重要指导意义。再如，笔者临证见中毒性菌痢患儿之“热深厥深”，立即联想到《伤寒论》“厥应下之”之明训，而用承气汤治之；见肠梗阻病，腹绞痛而大便秘结，立即联想到《金匮要略》有谓：“痛而闭者，厚朴三物汤主之。”又如《神农本草经》谓当归“主咳逆上气”，《名医别录》谓贝母治“咳嗽上气”，并联想到苦参能清热解毒，故将当归贝母苦参丸（汤）用于治疗慢性支气管炎证属痰热蕴肺、肺气上逆者。所谓熟读深思，其义自知，临证时则如源头活水，左右逢源。笔者用调中升降法治疗胃黏膜脱垂症、胃扭转、不全性幽门梗阻、胃下垂、十二指肠壅积症等脾胃病，即师李东垣调补脾胃之法。

博采众长参合各家

采纳古今诸名家，如金元四大家、清代温病学家及现代名家学说、诊疗经验，以促进、提高自身中医理论水平，丰富临证诊治方法，以提高疗效。如李东垣之调理脾胃，张景岳之调补肾阴肾阳，傅青主之妇科诊疗，叶天士、吴鞠通之温病辨治，王清任之活血化瘀等，均为可师可法者。笔者用补阳还五汤治疗中风后遗症、小儿麻痹症、颈椎病、脑动脉硬化症、糖尿病并发神经病变，悉师法于王清任之活血祛瘀法。及至现代，中医名家辈出，学说林立，气象万千，异彩纷呈。例如，笔者的老师岳美中先生，对经方的研究、应用，可谓出神入化；任应秋、方药中两位老师，对于经典著作的阐发亦有俾学用；国医大师邓铁涛精于诊法，倡导望闻问切查五诊。这些前辈均有丰富的临证经验，值得我们师法、传承。参合各家，亦须注意效方之收集应用。如岳美中之固本丸可控制慢性支气管炎之发作，朱良春之定喘散可控制哮喘发作，均为临证常用方。

临证实践躬身践行

《墨子》云：“士虽有学，而行为本焉。”盖读书为知为学，而临证为践为行，学和行为辩证关系。无学则难以践行；无践行则难以检验其所学。正所谓熟读王叔和，不如临证多。南齐《褚氏遗书》有云：“多诊识脉，屡用达药。”妙哉斯言！不多诊，焉能识脉；不多用，焉能达药。诚如南宋诗人陆游所言：“纸上得来终觉浅，绝知此事要躬行。”笔者少年时，随先翁照棠先生学医，先是边读书边临证，进而“昼日临床夜读书”，即边临证边读书。临证时，注意观察疗效、总结经验。笔者临证生涯首位接诊的患者，为患破伤风口噤的李姓青年女性，笔者使用《医宗金鉴》摄风散（蜈蚣、全蝎、僵蚕等）为其治疗，患者服药后口噤即开，旋即可以咀嚼进食。其后观察用加味葛根黄芩黄连汤、加味金刚丸治疗小儿麻痹症，用清上蠲痛汤治诸般头痛（血管神经性痛、上颌窦炎、三叉神经痛等头痛），皆屡试不爽。对中医理论亦常体验其指导意义。如孙思邈《千金方》谓：“阳虚者，阴必走。”笔者以理中汤加味治疗脾阳虚不能摄血所致斑疹、吐衄、便血，用之果获效验，足见其理论对临证富有指导意义。因此，笔者认为不临证无以论理论之价值，不实践无以论方药之疗效。

接纳新知锐意创新

接纳现代科学（包括西医学）新知识与现代中医学科研成果，为我所用。孔子云：“温故而知新，可以为师矣。”故者，旧所闻；新者，今所得。笔者临证体会到，中医辨病辨证，常须参考现代理化检查结果；中医遣方用药，亦常参考现代病理药理之所得。中医科研总结，亦常借助于现代科研思路、科研方法、科研手段，来研究中医、认识中医。因此认为，接纳新知，锐意创新，有利于触发创新思维，有利于创新中医理论，有利于启发诊疗思路，有利于丰富治疗内容，提高疗效。

由上可见，有志青年中医，倘能自觉重视医德，不断提高素质，并以锲而不舍的精神，在学业上下一番功夫，从源到流学好中医，切实掌握“四大要素”，则不难成为一名名副其实的良医。

同时，还须提高思想认识，处理好两个关系，即中医继承和创新的关系，以及中医与西医的关系。笔者认为，其一，应在继承好中医的基础上，搞好创新发展；其二，对西医不排斥，其科研方法、检测手段应为我所用，以利于传承、发展中医。

来源：中国中医药报 2023 年 04 月 10 日 4 版。

中医抗疫有名方：从四验案看麻黄类方治新冠之效

邓舒群
河南省信阳市妇幼保健院

伤寒之解表，贵在一个“早”字。医者要在病邪初聚，正气未伤，正气抗邪于表时，顺应病势，从表而解，给病邪以出路。治之如法，可一服而起，截断扭转，缩短病程，避免后期出现“刀片嗓”“大白肺”等。慎不可一见鼻息气热、咽痛即误以为“热”，妄用苦寒清热，以免引邪内陷三阴。

本轮疫情首批感染者主要症状表现为咽痛、咳嗽、发热、头疼、身痛、乏力。除“咽痛”外，几乎均为麻黄汤的条文证。现将近期据证应用麻黄类方诊治新冠病毒感染的体会总结分享如下。

典型医案

医案一

李某，男，21岁，2022年12月7日初诊。患者就诊前1日外出活动受凉，当晚即发热咳嗽、身痛、咽喉不适，口渴，纳可，便稀。核酸检测阳性。刻见：患者体型中等偏瘦，肤白。发热、咽痛、身痛，时干咳，无口渴。右脉弦数，左脉弦缓，舌淡。诊为太阳表实证。处方：麻黄15g，桂枝18g，赤芍18g，甘草12g，杏仁16g，葛根45g，大枣5枚，生姜5片，藿香15g，桔梗12g。4剂，水煎服，每日1剂，分3次温服，身热不退者日4服。

患者当天取药至家，体痛、身冷加重，体温骤升至40℃。来电询问高热如何处理，笔者建议其服中药后，加盖衣被或自然状态，食粥、热饮助汗，使微微汗出以达退热目的。其家人却心有顾虑，商询用“布洛芬”暂时退热，笔者同意减量服用，叮嘱仅此一次，注意勿过汗。

2022年12月9日，患者体温37.7℃，偶干咳；12月10日体温正常，轻度鼻音，继用余药，不再助汗，注意避风。午后体温正常，诸症皆无，遂停药。

按：《伤寒论·辨太阳病脉证并治中第六》35条：“太阳病，头痛发热、身疼腰痛，骨节疼痛，恶风无汗……麻黄汤主之。”该患者主证，可谓麻黄汤条文证。咽痛、舌淡，乃由风寒外束，玄府郁闭，热郁肺之门户——咽喉所致，因合桔梗汤，协麻黄宣腠理、散寒湿、利咽喉；寒湿闭表，大便稀，有下利之势，遂合葛根汤。复方联用，因势利导，发汗解表，不使病邪内趋、腹泻迁延，药未尽而愈。麻黄剂原本“覆取微似汗，不须啜粥”，因天时寒冷、热势较急，故变通作汗，总以微似汗出、体温渐降为佳。

医案二

李某，男，40岁，2022年12月9日初诊。患者自晨起出现口咽干、头昏懵、肩背沉，午后症状加重；吸气费力，头疼、身冷、颈部僵痛不敢转动，全身疼痛，腿如棍击，体温39℃。抗原检测阳性。舌淡，无口渴，食纳一般，二便可。辨为太阳伤寒证，处麻黄汤、葛根汤合方。药用：麻黄15g，桂枝15g，杏仁15g，甘草12g，葛根30g，赤芍15g，大枣5枚，生姜4片。2剂，水煎服，每日1剂，分3次服。嘱药后盖被，微微汗出，汗后避风，证已则停药。

2022年12月10日：上午9点反馈，昨晚服药后卧床休息，夜透汗两次，翻身活动较前自如，刻下体温37.3℃，额头、小腿仍有微痛，左鼻塞。嘱继用余药。下午5点反馈，热退身爽，询问能否外出，为避免复感，嘱其清淡饮食，居家静养数日。

按：李某素体壮实，因聚餐染疫，酒后又汗出当风，病起呼吸不畅，为风寒束表、肺气不宣；“头疼发热、身疼腰痛，骨节疼痛”（35条）为麻黄汤证；颈背僵痛，合葛根汤，解肌发表、散寒、通营卫。

伤寒初愈，“如法将息”（养护），是保障疗效、防止病症反复的重要因素。麻黄汤、葛根汤方后均要“如桂枝法将息”，“禁（食）生冷、黏滑、肉面、五辛、酒酪、臭恶等物”正是此意；《素问·热论篇》对“病热少愈，食肉则复（发），多食则遗（发热反复）”亦早有明训。李某热病初愈，急于应酬，显不合宜。因嘱其居家清淡饮食、慎避风寒，静养数日，以免汗后复感，劳、食复发。

医案三

余某，女，38岁，2022年12月13日因“咽痛”2日来诊。患者自述因家人感染新冠病毒，前后服侍，自己于12月11日晚始觉口咽干，次日早醒后更觉咽痒、咽痛、口鼻息热。就诊时少许清涕，咽痒、痛欲咳，身冷无汗，体温38.7℃，两脉弦数，舌咽淡、舌尖有细小樱红点。辨为风寒表实、卫阳郁闭、渐有郁热之象，处麻黄汤合半夏散、桔梗汤加连翘。药用：麻黄16g，桂枝16g，杏仁15g，甘草12g，半夏15g，桔梗12g，连翘18g。3剂，每日1剂，水煎服，分3次温服。嘱药后覆被出微汗，热退、证已则停药。

12月13日服药1天，药后遵医嘱，令出微汗，当晚则觉咽痛明显减轻，身热退；12月14日早已无咽痛，仍咽痒，偶呛咳。嘱其继用前药2~3次，咽痒、咳止停药；素食静养2~3日，食勿过饱，慎烦劳，以免汗后重感。

按：本案症状以“咽痒、咽痛、发热身冷”为主，诊见口鼻息热，少许清涕、舌淡，舌尖散在樱红点，此乃风寒束表，郁闭时久，渐生郁热之象。治疗仍从麻黄解表，合半夏散、桔梗汤散寒湿郁结以利咽，加连翘清透，顺从病势，治仍从表，给邪气以出路。不用苦寒之山豆根、玄参类药，以免影响方药从外、从表之势，而引邪内陷，使病症迁延。

医案四

季某，女，36岁，2022年12月14日初诊。患者今早醒后，咽干痛，头疼、发热，全身骨节、肌肉酸痛不能活动，午后发热、身酸痛加重，体温38.9℃。食纳一般，大便黏滞，1~2日1次。刻见：体态中等、偏胖，脉左三部中取缓大，右中弦缓，舌淡、苔薄白。辨为太阳伤寒、寒湿闭表，予麻黄加术汤合麻杏苡甘汤。药用：麻黄10g，杏仁10g，甘草9g，桂枝10g，白术12g，薏苡仁25g。中药颗粒剂，6剂，嘱开水冲泡，每日1剂，温服3次。嘱覆被出微汗，汗出避风，证已停药。

12月14日中午、晚上服药2次，加盖衣被卧床休息，夜半、凌晨全身透汗两次，身体酸痛明显减轻。12月15日晨起头昏懵，体温37.3℃，食纳一般，大便1次，质软。嘱续用前药至身酸痛止，午、晚体温正常则停药；慎避风寒，食勿过饱，素食静养2~3日。当晚随访，患者诸证已除，遂停药。

按：疫病相染，证多相似，体质不同，各有偏重。本案患者病起“发热，全身酸疼，骨节疼痛，午后加重”。《金匮要略·痉湿暍病脉证治第二》谓“湿家身烦疼，可与麻黄加术汤……”“病者一身尽疼，发热，日晡所剧者，名风湿…可与麻黄杏仁薏苡甘草汤”。两方均治“发热、身痛”。患者身烦痛，用麻黄加术汤行表里之湿；发热、身酸痛，午后加重，遂合麻杏苡甘汤。

临证心悟

笔者在2022年12月疫病高发期内，先后诊治新冠病毒感染者300余例，回顾诊疗所见，总结新冠病毒感染治疗应注意以下要点。

抓准主证，直捣黄龙

本期首批感染主要症状多为咽痛、咳嗽、乏力、发热、身痛，部分伴有或继发呕吐、腹泻。其中以发热、身痛为主证，咽痛、咳嗽、乏力、呕恶、大便稀为兼证。临床中对轻度兼证无需单独处理，症状会随主证消失而解除。

寒湿在表，汗之宜缓

新冠病毒感染者中，除典型头痛、发热、身疼腰痛、骨节疼痛等麻黄汤证外，复有恣食生冷厚味、缺乏运动，素体寒湿，即仲景所谓“湿家”者，为外感引动、内外合邪，病发“一身尽疼”“关节疼痛而烦，脉沉而细”之“湿痹”候（《金匮要略·痉湿暍病脉证治第二》）。麻黄汤、葛根汤方后均要“覆取微似汗”，意在微汗之下，邪气与汗同出。“不可令如水流漓，病必不除”（《伤寒论·辨太阳病脉证并治上第五》12条）。对寒湿闭表的湿痹证，《金匮要略·痉湿暍病脉证治第二》给出了更为详细的汗解方法，指出“风湿相抟，一身尽疼痛，法当汗出而解”。但风气迅而易动，湿气滞而难除，遂强调若发其汗，须微微似欲出汗，可使风、湿俱去，不可汗大出，否则只是风气去，湿气尤在。可见除准确辨证施方外，如法取汗，对外感伤寒的快速向愈，避免因过汗或汗之不及引发变证、后遗症，有着至关重要的作用。

解表宜早，慎用苦寒

伤寒之解表，贵在一个“早”字。前人有“走马看伤寒”之说，是说伤寒证会随主动、被动干预，生活方式、生活环境影响而快速变化。医者要在病邪初聚，正气未伤，正气抗邪于表时，顺应病势，从表而解，给病邪以出路。治之如法，可一服而起，截断扭转，缩短病程，避免后期出现“刀片嗓”“大白肺”等。慎不可一见鼻息气热、咽痛即误以为“热”，妄用苦寒清热。苦寒类药，药性趋下、向内，与伤寒外感气血浮盛于表的抗邪之势相悖，用之则悖逆病势，甚或引邪内陷三阴，治成坏病。是皆有违前人治伤寒“宁出三阳、勿入三阴”的救治原则。

来源：中国中医药报 2023 年 02 月 27 日 4 版

国医大师临症经验：邓铁涛治疗脾胃病学术思想

谢　地[1]　曹月红[1]　刘凤斌[2]

1. 广州中医药大学

2. 广州中医药大学第一附属医院

国医大师邓铁涛是广州中医药大学教授、主任医师，生于中医家庭，幼受熏陶，即有志于继承父业，毕生以悬壶济世为己任。邓铁涛学贯中西，治学严谨，学验俱丰，他提出了一系列对现代中医学发展有影响的理论学说，培养了众多医学界人才，为中医事业的发展作出了重要贡献。邓铁涛医德高尚，医术精湛，经验丰富，善于治疗各个系统的疾病，尤其善于治疗脾胃疾病，本文试就邓铁涛治疗脾胃疾病的学术思想做一探讨。

重视脾胃顾护后天

慢性胃炎属中医“胃痛”“痞满”的范畴，邓铁涛认为引起该病的病因可有以下三种：烦劳紧张，思虑过度，暗耗阳气、损伤阴液而致病。先天不足，后天失养，大病失调所致。邓铁涛认为本病的病机是本虚标实的慢性病，发病的前提和根本原因是脾胃亏虚，脾亏虚于阳气，胃亏虚于阴液。本病之实，则多由虚损之后所继发，其实有三：瘀血阻络、痰湿凝聚及相火妄动。根据其病因病机，邓铁涛在治疗本病时，确定了以“补脾气，养胃阴”为治疗之根本大法。同时佐以活络祛瘀、除湿化痰、清退虚热等法，力求治疗时做到标本兼顾。

邓铁涛认为本病虽为本虚之证，然在健脾益气时，不可急于求成而骤投大温大补之厚剂，否则会阻滞胃气，郁而化火，反会灼伤胃阴。治疗时应处理好健脾益气与滋养胃阴的关系，组方时可选用太子参、山药、茯苓、炙甘草等补气之力平和的药物，徐徐补之，以免滞气助火。滋养胃阴时用药不可过于滋腻，可选用石斛、小环钗、山药等滋阴而不碍胃之药，以免使脾气壅滞，不利于脾阳的恢复，反令胃阴不易化生。此外，在治本的同时亦不能忽视治标，有瘀血阻络者配以活血通络之品；阴虚火旺者可遵东垣治阴火之法，酌加川黄连、山栀、黄柏等药；兼痰湿阻滞者可加扁豆、茯苓、薏苡仁等化湿祛浊之品。遣方用药须注意活血通络，须防破血太过，清退虚热要防伤阳，化湿切忌过于温燥，以免损伤人体正气，使虚者更虚。

这些均体现了邓老重视脾胃，善顾护后天，标本兼治的思想。

五脏相关肝病调脾

不少医家在论治慢性肝炎时，辨证多着眼于肝，治疗亦以调肝为主，或清肝热，或清肝利湿，或疏肝解郁，或养肝阴，治疗总不离乎肝脏。但邓铁涛并不囿于此类理论，他通过观察发现并认为，临床上慢性肝炎患者大都表现出倦怠乏力、食欲不振、肢体困重、腹胀便溏等一系列脾虚不运之症，亦有胁痛、胁部不适等肝郁症状。五脏相关学说认为，肝脾之间存在着密切的联系，肝病可以传脾，脾病亦可以及肝，肝脾两脏的病变可相互影响，相互转化。

根据这一理论，邓铁涛认为，慢性肝炎的病位不单在于肝，更重要在于脾，从脏腑辨证而论，应属肝脾同病而以脾病为主之证。在疾病发展过程中，由于脾虚不运，可致湿浊内生，湿郁日久则可化热；因情志抑郁者，可致肝之疏泄功能失调，或气血运行失畅，而致瘀血内留；或气血生化之源不足，阳损及阴，而致肝阴不足；或脾虚日久而及肾，而致脾肾两虚。临床上可出现多种兼夹证候，但脾气虚是其中最基本的证候。根据这一认识，邓铁涛治疗慢性肝病，不仅从肝论治，更善从脾胃论治。“见肝之病，则知肝当传之于脾，故先实其脾气。”临证之时，不只着眼于治肝，而是重视实脾。他提出治疗慢性肝炎的总原则为健脾补气，扶土抑木，并自拟了“慢肝六味饮”作为治疗慢性肝炎的基本方。本方由四君子汤加川萆薢、黄皮树叶组成。四君子汤健脾补气，运脾阳以“实脾”，黄皮树叶疏肝解毒、行气化浊，川萆薢入肝胃两经、升清降浊。若有兼夹证候，则在本方基础上酌加清热祛湿、化瘀软坚、补益肝肾之品，临床运用，疗效甚佳。

补脾益损兼顾他证

邓铁涛在长期临证中发现，眼睑下垂、四肢乏力、舌淡脉细为重症肌无力患者最常见的症状，其他症状如斜视复视、构音不清、吞咽困难、呼吸困难、胸闷心悸等，多在此基础上发展演变而来，且多随其轻重程度的变化而变化。故邓铁涛认为，眼睑下垂、四肢乏力、舌淡脉细是重症肌无力的核心症状，是脾胃虚损之证。它包括虚弱与损坏的双重含义，虚弱着眼于功能，损坏着眼于形体，是疾病已发展到形体与功能都受到严重损害的阶段。

因五脏之间相互关联，故脾胃虚损亦可累及他脏，从而出现全身多系统的病变症状。鉴于对重症肌无力病机的认识，邓铁涛认为治疗应以补脾益损为根本治疗大法，兼顾他证，从而标本兼治。并强调在整个治疗过程中，应始终抓住脾胃虚损的主要矛盾，以补脾益损为治疗大法贯穿始终，不应分型过细、一型一方，而是以强肌健力饮为主方治疗。强肌健力饮以东垣之补中益气汤为基本方，但对该方的药物用量做了调整，方中用大剂量黄芪甘温峻补，并加入五爪龙以助黄芪健脾益损，党参、白术健脾益气，以质润之当归养血，使气血互生，佐以升麻、柴胡升发脾阳，少佐陈皮以行气理气，甘草补脾和中，全方效专力宏，健脾益损。伴有其他兼证者，可随证加减以兼治其标。若在治疗中出现外感表证或危象，则又需急则治其标，分清轻重缓急，及时处理，待标证解除后仍应以补脾益损为法坚持治疗。

组方严谨治有特色

邓铁涛用药、组方严谨，配伍得当，药味虽少疗效却佳。观其用药，既善于化裁古方，喜用药对，又考虑周全，三因制宜，且灵活变通，多法齐用，不拘一格。

邓铁涛善于化裁古方，常于古方基础上或变更药物组合比例，或稍作加减，每每获得良效，看似简单，却体现了邓铁涛用药精准、组方独到之处。邓铁涛治疗慢性肝炎的主方“慢肝六味饮”是在四君子汤的基础上，加入利湿通络、分清别浊之川萆薢及行气化浊、解毒退黄之黄皮树叶，药味虽简，然行之有效。五灵脂配蒲黄乃失笑散。邓铁涛于失笑散中加入行气通络、开窍醒神、清热止痛之冰片，三药相伍，使全方止痛效力大增，临床用于血瘀气滞所致的各种痛证，尤其是胃痛，疗效显著。这体现了邓铁涛善于化裁古方，用药精准独特的特点。

邓铁涛遣方用药善用药对。治疗湿热伤暑所致之泄泻腹痛，常用药对是黄连、广木香与布渣叶。黄连清热燥湿、泻火解毒，善清脾胃大肠湿热；广木香行气止痛，善清脾胃、大肠之滞气；布渣叶清热利湿、健运脾胃；三药相伍，共凑清热燥湿、行气导滞、健运脾胃之功，用于湿热伤暑之泄泻腹痛，效果甚佳。

多法齐用邓铁涛论治疾病，并不局限于中药内服，常结合针灸、按摩、灌肠等各种疗法，多法齐用，综合治疗。如指压肩井穴缓解胃脘及上腹部之疼痛；捏脊调治小儿脾胃功能失调，食滞腹痛；拔火罐止腹痛；针刺治疗呕吐；采用攻下药物配合中药外敷、灌肠、针灸治疗等方法，治疗急性阑尾炎、肠套叠、蛔虫团梗阻、胆石症、胆囊炎等急腹症。这些均体现了邓铁涛在诊治疾病时，灵活变通，不拘一格，多法齐用，综合调理的特点。

来源：中国中医药报 2023 年 01 月 11 日 5 版

丁樱从邪伏三焦论治小儿不明原因发热

郑海涛
河南中医药大学第一附属医院

伏邪是邪气伏匿于机体而伺机发病的一种致病因素，泛指一切伏而不即发的致病邪气，具有动态变化性、时间性、空间性和隐匿性等特征。

邪伏三焦为小儿不明原因发热的关键病机，患儿多表现出湿热伏邪的特征，兼夹伏毒、伏瘀之象。临证治疗需重视三焦同治而各有侧重，基本治则为消泄伏邪、疏利三焦，其中以消泄湿热伏邪为主，兼顾毒瘀伏邪。

小儿不明原因发热是儿科常见的疑难疾病之一，指发热超过 3 周，口腔温度至少 3 次 >38.3℃，或在 1 天内至少 3 次体温波动 >1.2℃，经过至少 1 周在门诊或住院的系统全面检查后仍未能明确诊断的疾病。本病病因复杂，且临床表现多样，缺乏特异性，故西医在未能明确病因学诊断时难以进行针对性治疗。中医学强调整体观念、辨证论治，治疗本病有独特优势且已显示出较好的临床疗效。

国医大师、河南中医药大学第一附属医院主任医师丁樱认为，小儿不明原因发热属中医学“内伤发热”范畴，病程较长，可从邪伏三焦论治。小儿脏腑娇嫩，感邪后易出现脏腑气血阴阳失调，致伏邪隐匿三焦，则三焦气机不畅、水谷之道不通，终致湿热毒瘀蕴结，出现复杂热证。笔者跟师学习，获益匪浅，现将丁樱从邪伏三焦论治小儿不明原因发热的临证经验总结如下。

“三焦伏邪”的含义

三焦运行水液，主持气化，联系五脏六腑，输送气血津液至全身，且对水液代谢和气化运动具有协同调节作用。三焦由膜和腔共同构成，遍布全身，内至脏腑，外至皮毛，联系着人体的各组织脏器，并涉及全身膜组织中的淋巴、循环、网状内皮及间质组织等。丁樱将三焦具象为“三焦膜网”，认为三焦膜网在机体中分布广泛，纵横交错，是邪气侵犯和容易伏匿之处，而藏匿的邪气与正气交争于三焦膜网，可导致气化不利，出现正邪进退于表里、呈屡屡来回之势，从而使疾病缠绵难愈、反复发作。

伏邪是邪气伏匿隐藏于机体而伺机发病的一种致病因素，泛指一切伏而不即发的致病邪气，具有动态变化性、时间性、空间性和隐匿性等特征。动态变化性即邪气性质、位置等可发生变化；时间性即邪气先伏而后行，机体不即时发病；空间性即邪气可藏伏体内之脏腑、三焦膜网中；隐匿性即邪微潜藏伏匿于膜原、肌腠、肌核、脂膜等，伺机发病。各种致病邪气潜伏隐匿于三焦，致三焦郁滞不通，气化失司，水道不利，无力输送气血津液至五脏六腑，且气、血、水运行通路受阻，产生痰湿、瘀血、水饮等病理产物，导致脏腑功能失调；同时，伏邪动态变化，亦可随三焦变动而迁移至脏腑深部，遇外邪引触或正气亏虚而致病。

关键病机为邪伏三焦

三焦是气机升降出入的枢纽，总领五脏六腑、经络、营卫之气，具有调和内外、荣养脏腑、宣通上下的作用，故疑难杂症可从三焦论治。除发热外，小儿不明原因发热多无其他典型临床症状及体征，病机不宜简单归类为一般外感六淫所致发热、气虚发热、阴虚发热、阳虚发热等。丁樱认为，小儿发热的“不明原因”在于邪气多样且伏匿深藏，此伏邪既包括六淫、瘟疫之气、痰、瘀血、水饮、食积、虫积等，又包括肿块、过敏原、药物副作用（如长期、大剂量使用抗生素、糖皮质激素等）、放射线、PM2.5及工业污染产生的有毒物质等，临床中不易辨明病因病机。丁樱通过多年临床实践发现，不明原因发热的患儿多于前期治疗其他疾病时运用大剂量、长疗程的抗生素，或联合使用抗病毒、激素类药物，或中药投以清热解毒、滋阴降火等品，此类药物多寒凉、温燥，运用过多易困遏气机，致三焦气化失常，气不布津，无力行血，气滞血瘀津停，内生湿、热、瘀、毒等伏藏三焦，伺机而发。患儿他病治愈或缓解后，虽已不表现明显不适症状，但三焦伏邪暗藏并继续侵害机体，一旦发病则可表现为反复发热（以低热为主）、头胸身不适、恶心呕吐、倦怠乏力等。

邪气长期伏匿机体三焦，寒、热、虚、实性质不明，表、里、脏、腑部位不清，待机体内外阴阳平衡失调、气血失和，触动伏邪，导致三焦功能失司，气机壅滞，郁久化热，隐而发病。若机体正气不足，三焦湿、热、瘀、毒等伏邪相互搏结，加重气机郁滞，又灼血成瘀，加重瘀血内蓄，导致湿热、毒瘀胶结，进一步损伤机体正气，形成恶性循环，使疾病缠绵难愈。因此，小儿不明原因发热一般病程较长、反复发作，且病邪性质、部位不易明确。

综上，丁樱确立以邪伏三焦为小儿不明原因发热的关键病机。临床中患儿多表现出湿热伏邪的特征，兼夹伏毒、伏瘀之象。湿热伏于三焦，症见发热以午后热甚、绵绵不已，面色黄暗、如油垢状，倦怠乏力，四肢困重，恶心呕吐，口淡，纳差，小便短赤浑浊，大便干结或溏滞不爽，舌质淡、舌边缘及舌尖质偏红，舌苔黄腻或润，脉濡或滑数或缓数。毒瘀伏于三焦，症见发热无定时，或日晡发热，汗出热亦不退，口渴或不渴，唇燥，面色黄暗，鼻头前部及额上有紫赤之色隐现于皮下，舌质红或紫、舌下静脉曲张，舌苔黄或厚腻，脉沉数。

治以消泄伏邪、疏利三焦

临证治疗小儿不明原因发热需重视三焦同治而各有侧重。丁樱提出本病的基本治则为消泄伏邪、疏利三焦，其中以消泄湿热伏邪为主，兼顾毒瘀伏邪。《临证指南医案》言“湿乃重浊之邪，热为熏蒸之气”，《温病条辨》言“徒清热则湿不退，徒祛湿则热愈炽”，提示治疗湿热伏邪宜以消泄之法湿热并治。一则分泄消解，使湿热伏邪相离，根据湿热偏重，除湿与清热各有侧重，若湿重则先除湿再清热，如《温热论笺正》所言“阴霾湿浊之气既消，则热邪自透，阳气得通”，若热重则先清热再除湿，以断其蒸腾弥漫之势；二则通过疏利三焦气机，畅通水谷之道，使邪有出路，湿热伏邪可泄而走之、泄而透之。具体治法主要为清利湿热、宣通三焦和疏畅气机、调达三焦两种，前者侧重于宣发上焦肺气，清除中焦脾胃湿热，淡渗分消下焦伏邪，常用三仁汤、黄芩滑石汤、杏仁石膏汤；后者侧重于疏调三焦气机，气机顺则道路通，邪气泄而自消，常用升降散、达原饮、小柴胡汤。

清利湿热，宣通三焦

邪伏中、上焦，三仁汤主之：三仁汤有轻解上焦、宣通中焦、清热利湿的作用，常用于治疗邪伏中、上焦湿重于热者。临床表现为身热不扬、午后热甚，少汗、以黏汗为特征，伴有表情淡漠，面色淡黄，身重肢倦，胸脘痞闷，恶心呕吐，纳呆，小便量少色黄，大便溏滞不爽，舌苔白腻，脉濡缓。方中苦杏仁、豆蔻、薏苡仁配伍通草、滑石、竹叶以通利三焦水道，体现开上、畅中、渗下之用，其中苦杏仁用量较大，一般为15~25g，使用时须经过炮制，或炒制或蜜制，以减轻毒性。若中焦湿浊、气滞较重所致的恶心、呕逆、脘腹胀满明显，可加藿香、佩兰化湿和胃，紫苏叶行气宽中，焦三仙畅通三焦谷道；若患儿体弱，且伴有皮肤微热、口渴咽干、舌苔黄等伏毒较轻表现，可加蒲公英10~15g，其药性相对平和，解毒而不损伤脾胃，可久服而无碍；若伏毒较重，如咽喉肿痛或见脓点，加重楼、冬凌草清解伏毒，其中冬凌草尤适用于咽红、咽痛等症，一般用量为10g；若见舌质紫、舌下静脉曲张等伏瘀之象，可加牡丹皮、赤芍、丝瓜络凉血活血、化瘀通络。

邪伏中、下焦，黄芩滑石汤主之：黄芩滑石汤宣通发散湿郁与透发消解郁热并举，常用于治疗邪伏中、下焦湿热并重者。临床表现为发热、汗出热解、继而复热，渴不多饮，胸闷腹胀，小便不利、色黄，大便溏滞不爽，舌苔淡黄、滑腻，脉濡缓。方中黄芩清热燥湿、泻火解毒，滑石配伍茯苓、猪苓、通草、大腹皮以淡渗利湿、行水利尿，使热随湿泄，隐匿的湿热伏邪从小便而解。该方具体使用时需注意两点，一是黄芩性凉而有寒凝冰伏之虞，故用量宜小，一般为3~6g；二是因豆蔻辛温燥烈，恐其温燥生热而致伏邪不解，故使用时宜减去该药。若伴有湿热黄疸，可加茵陈、青蒿利湿退黄；若见鼻塞、鼻痒、流涕等鼻炎症状，可加苍耳子、辛夷、白芷、薄荷宣通鼻窍；若见咽喉肿痛、口渴、小便黄赤、大便干结等毒瘀化火之象，可加金银花、半枝莲、益母草、郁金等清热解毒、活血化瘀。

邪伏上、中、下三焦，杏仁石膏汤主之：杏仁石膏汤宣通上焦肺气，运化中焦脾湿，分利下焦湿热，使湿热伏邪得去，阳气得通，可治疗邪伏上、中、下三焦湿热并重者。临床表现为身热，口干口渴，心烦，脘腹痞闷，恶心，小便短赤，大便干结，舌质红、苔黄腻，脉沉或弦数。方中苦杏仁、石膏宣发上焦，生姜、半夏通调中焦，枳实宽中下气，黄柏直清下焦，栀子通行三焦，共奏清泄三焦热邪兼燥湿利湿之效。其中栀子、黄柏有苦寒之弊，用量宜小，一般为3~6g，患儿体重40kg以上可用至9g，但最大量不宜超过9g。若见咳嗽、咯痰等肺气不宣表现，可加浙贝母、前胡、枇杷叶等宣肺透热；若见鼻塞、流涕、无汗等风热表证，可加荆芥、防风、薄荷疏风解表；若见尿频、尿急、尿痛等膀胱湿热症状，可加车前子、白茅根、芦根清热利尿、疏利下焦。

疏畅气机，调达三焦

疏畅气机、调达三焦临证常用升降散、达原饮、小柴胡汤。其中升降散偏于升清降浊、清解郁热、疏利三焦气机，丁樱将其作为治疗小儿不明原因发热的开路方，每方必合用之，认为其可顺应火热开散之势，使郁热透发而解，有透热转气之妙。达原饮偏于疏利透达三焦膜原伏邪，可直捣伏邪藏匿之巢穴，使邪气速离三焦膜原，用于治疗恶寒发热不休，甚或壮热月余不退，或但热不寒、昼夜发热、日晡益甚等症状。其中草果辛香燥烈，用量以1~3g为宜。小柴胡汤偏于调转少阳枢机以调畅气机、疏解郁热，在小儿不明原因发热的治疗中主要针对寒热往来、口苦咽干、不思饮食等寒热错杂症状而用。

临证时，上述两种治法需灵活运用，一般多两法合用，清利湿热与疏畅气机并行，共祛三焦伏邪。同时需重视发热病程中热势的变化，若患儿体温一直在37.3~38.4℃之间波动，说明伏邪较轻，予升降散配伍苦杏仁、薏苡仁轻宣透邪、除湿化热，加柴胡和解少阳，或用柴胡、黄芩和解退热，加槟榔、厚朴开达三焦膜原、逐邪外出；若患儿反复高热、低热交替出现，尤其在就诊前1周内体温持续高于38.5℃，说明伏邪较重，予升降散升清降浊、调畅三焦气机以开路，配伍柴胡、黄芩和解退热，且用量宜大，柴胡为15~30g、黄芩为10~15g，加槟榔、厚朴、知母、白芍行气化浊、养阴清热，并加苦杏仁、薏苡仁、滑石、通草、竹叶清热利湿、通利三焦水道。

丁氏柴仁升降汤

丁樱将小柴胡汤、三仁汤、升降散、达原饮进行化裁，自拟丁氏柴仁升降汤，作为治疗小儿不明原因发热的经验方。药物组成（具体剂量可随患儿年龄、体重等进行调整）：柴胡15g，薏苡仁30g，炒苦杏仁15g，茯苓10g，厚朴9g，槟榔9g，僵蚕6g，蝉蜕6g，姜黄9g，大黄9g，甘草6g。

三焦为少阳升降之枢机，故用柴胡疏利少阳、通达阳气，助三焦气机升降如常。具体使用时，丁樱将柴胡分为小、中、大三种剂量，即小剂量3~5g升举阳气、中剂量8~12g疏肝解郁、大剂量15~30g和解退热。对于发热患儿，常用大剂量柴胡，且剂量20g以上者必嘱去滓重煎以去除柴胡辛散之性。薏苡仁、炒苦杏仁取三仁汤之意，其中薏苡仁健脾益气、利水渗湿，使湿热自下焦而去，6岁以上患儿多用30~45g，14岁以上热象明显的患儿可用至60g。《温热论》言："邪留三焦，亦如伤寒中少阳病也，彼则和解表里之半，此则分消上下之势，随证变法，如近时之杏、朴、苓等类。"其中苦杏仁开上，宣肺降气，助上焦肺之气化，通调水道以除湿；厚朴畅中，理气化浊除湿，振奋中焦脾阳，温运气机；茯苓导下，利水渗湿健脾，渗利下焦膀胱湿浊；三药相伍，和解少阳气机、分消三焦湿邪。槟榔破气消滞、除伏邪、通谷道、疏利三焦，与厚朴配伍，寓达原饮之开达膜原、逐邪外出之意。槟榔、厚朴虽可直达膜原，然半表半里之伏邪难以速解，故可借柴胡疏利升发且直入半表半里之性，使伏邪速离膜原、速出半表半里。僵蚕、蝉蜕、姜黄、大黄取升降散升清降浊、清解郁热、消泄伏邪之用，甘草调和诸药。全方共奏消泄湿热、疏利三焦之效。

若见发热无定时，体温一般在38℃左右而不超过38.5℃，但自觉不热、口不渴、舌质暗或伴瘀点、瘀斑等毒瘀互结之象，可加丹参、赤芍、牡丹皮化瘀涤邪；兼小便不利加蒲黄化瘀利尿，兼便秘加桃仁活血化瘀、润肠通便。若中焦湿热症状明显，可加苍术、陈皮、清半夏健运脾土、祛湿和胃；若下焦湿热症状偏重，加茯苓、黄柏、栀子清热利湿、通利下焦。若伴见表寒证，可加桂枝、防风、羌活、细辛解表散寒，表热证可选加桑叶、菊花、薄荷、葛根疏散风热。若食积中阻而热郁明显，加焦三仙、鸡内金、枳壳消食和中；若食积化热成毒，可在消食和中基础上加连翘解毒散结、化积祛毒；若恶心呕吐明显，加藿香、竹茹和胃止呕。

来源：中国中医药报2023年06月29日4版。

肺热喘咳首选名方麻杏石甘汤

赵建永
天津社会科学院

入冬以来呼吸系统疾病高发，临床中医师反馈本轮流感、支原体肺炎的证型特点多为麻杏石甘汤的适用证。麻杏石甘汤是中医治疗外感杂病绕不开的经典名方，它立起沉疴的疗效神奇而广泛、治法高明且普适。下面让我们一起来了解它的历史源流、机理效用及其体现出的中医智慧。

配伍精妙整体调节

麻杏石甘汤又名"麻黄杏仁甘草石膏汤"，源自东汉张仲景所著《伤寒论》，那时医家多不知病情传变之理，常失治误诊，染疫死亡率很高。患者往往发病急骤，在高热咳喘中绝望等死。张仲景诊断，患者基本都会怕冷是因受寒邪侵袭，遂用生发阳气、辛温解表的麻黄来发汗散邪；持续发烧且咳喘，则是正邪交争、郁而化热、邪热壅肺的表现，便以清热透邪的石膏来降逆镇咳。《伤寒论》中写有"发汗后""下后"，"不可更行桂枝汤。汗出而喘，无大热者，可与麻黄杏仁甘草石膏汤"，对"汗出""喘""无大热"之症施治以麻杏石甘汤。麻杏石甘汤由此出世，普济苍生。

作为基础方，麻杏石甘汤仅有麻黄（9g）、苦杏仁（9g）、石膏（18g）、甘草（6g）这四味药，但配伍严谨，巧妙精当。从君臣佐使的组方原则来看，君药麻黄是"外感第一药""喘家圣药"，搭配臣药石膏可使患者内热外透，又能克服石膏寒凉伤中的弊病。清肺生津的石膏用量倍于宣肺解表的麻黄，使宣肺不助热，清肺不留邪，肺气肃降，喘急自平。佐药杏仁与麻黄相配使得宣降相因，合石膏相伍则起到清肃协同的效果。使药炙甘草补中益气、调和诸药。该方取麻黄之开、杏仁之降、甘草之和，并以石膏之寒，祛内外实热，润肺降逆，逐邪定喘，服后漐漐汗出，烦热喘咳悉除。

麻杏石甘汤解表、清肺并用，以清为主，宣肺、降气结合，以宣为主，清、宣、降三法共同促成辛凉宣泄、清肺平喘的功效，适用于风寒化热、风热犯肺、内热外寒等证。只要肺中热盛、身热喘咳、口渴脉数，无论患者有汗、无汗，以本方加减，皆获良效。对于麻疹已透或未透者，若出现身热烦渴，咳嗽气粗且喘，属于疹毒内陷、肺热炽盛的证型，该方也可酌情用之。

《伤寒论》中麻杏石甘汤证条文简约，旨在立式垂范，后人不断发展，使之历久弥新。张锡纯名著《医学衷中参西录》言其用途甚广："受外感作喘嗽，及头疼、齿疼、两腮肿疼，其病因由于外感风热者，皆可用之。"它针对痰热壅肺、表气不宣的主证，从生命系统的本源和整体层面激发人体免疫力，故有异病同治之良效。

科学研究证实，麻杏石甘汤有消炎、镇咳祛痰、调节免疫功能、多靶点抗病毒、干预病毒吸附、保护宿主细胞等药理作用。凡痰涕等分泌物变黄，即其适用证，对于普通感冒、流感、急慢性气管炎、肺结核、肺炎、哮喘、白喉、鼻窦炎、咽喉炎等"邪热闭肺"型病证都有奇效，还可防治畜禽等动物的疫病。

解表清里内外兼治

从治疗思路看，麻杏石甘汤开创了表里双解、内外同治的疗法之先河。它用麻黄开宣肺气以平喘、开腠解表以散邪，石膏清泄肺热以生津、辛散解肌以透邪。麻黄解表发汗，石膏清解里热，使表里、温寒、升降、散收等相反因素，相制为用，相辅相成，以达成解表清里之效。吴鞠通《温病条辨》中的名方银翘散，实质上与麻杏石甘汤一脉相承，虽药材不同，但治法相同。唯银翘散偏重治疗风温初起，邪在卫表，咳嗽咽痛，喘不明显，即上呼吸道症状为主的初期。麻杏石甘汤侧重表邪入里化热，喘咳气急鼻煽，即出现下呼吸道症状的阶段。银翘散不采用麻黄来解表，将其换成荆芥穗、淡豆豉来辛温透表散邪；也不用生石膏清里热，代以凉润轻清的银花、连翘、薄荷等药清热解毒。辛凉平剂银翘散的组方原则与辛凉重剂麻杏石甘汤一致，此种表里兼治的法度在金代刘完素的防风通圣散等名方中也传承有绪。这是师其法而不拘泥其方的辨证智慧的经典运用，也体现出伤寒、温病两派在理论源头上本为一家。

中医抗疫功臣"三药三方"，或多有麻杏石甘汤的成分，或沿用了其治疗思路。如其中金花清感颗粒、连花清瘟胶囊，皆根据表里双解的治法演变而来。连花清瘟胶囊主治热毒袭肺等证，其组方源于三个名方：麻杏石甘汤、银翘散和防风通圣散。银翘散依据其主药银花、连翘而命名，连花清瘟胶囊冠名"连花"也是连翘、银花之合称。

清代名医程国彭《医学心悟》总结治疗方法说："汗、和、下、消、吐、清、温、补八法尽之。"中医治疗瘟疫、热病常用汗法、清法：当风寒等外邪初犯人体时，病邪在肌表，通过发汗可驱邪外出，适用解表清热的银翘散等方剂。若发汗未愈，表邪入里化热，汗出而喘，说明邪已透过肌腠进入肺中，热壅迫肺，使肺失清肃而气喘。此时治疗重点在于清宣肺热，辅以发汗解表，这种解表清里方法的源头活水就是麻杏石甘汤。

麻杏石甘汤适用于外寒内热的"寒包火"证型，即风寒外束，肺失宣散，湿热内蕴，积聚化火。此类患者的体温不一定很高，但是卫闭热结的外感症状明显。该方使用麻黄以发散肺中壅积的邪气，肺因通达外界，宜使其热邪外散，故舍弃黄连等清热有余、发散不足的苦寒药，而选择气辛、味甘寒的石膏以发挥更大的清热效力。使用该方治"身无大热""热壅于肺"的烦热咳喘，可谓精准医疗的首选方剂。在非典、禽流感和甲型 H1N1 流感疫情中，其加减方普遍应用于痰热阻肺证，疗效显著。在新冠疫情时中医推出以麻杏石甘汤为主方的清肺排毒汤，堪称特效药。

今年冬天的流行病中，对于久不热退且喘咳、郁而化热、邪热壅肺的患者，麻杏石甘汤可以作为"通治方"使用。当然，这需要专业医师根据患者年龄、具体症状，辨证加减。

演化流变守护民生

在东方文化背景中，麻黄是生命常青的象征，曾被先民视为具有长生功效的“神药”。麻黄作为药物使用，最早见于《神农本草经》，由此书至今，常用于治疗气喘咳嗽等呼吸系统疾病。麻黄分别与石膏、杏仁相配，是清热宣肺、平喘止咳的常用对药。杏仁降肺气止咳喘、润肠通便，配伍麻黄、桂枝、甘草，就成为麻黄汤，《医宗金鉴》誉之为“开表逐邪发汗第一峻药”，主治外感风寒，无汗而喘咳。杏仁与桑叶、菊花等配伍，则成为桑菊饮，能治风热咳嗽。杏树的根与皮煮汤，可解吃杏仁过量的毒副作用。

值得注意的是，经方对于寒邪束表、肺失宣肃的风寒表实证采用的是麻黄汤，而对于风湿所致周身疼痛则用麻杏苡甘汤，两方都与麻杏石甘汤仅差一药，但所治之证迥异，体现了中医辨证施治的博大精深。治以辛寒、佐以苦甘的麻杏石甘汤加上桂枝、生姜、大枣，并把麻黄、石膏药量加大，就变成治以苦温、佐以酸辛的大青龙汤（陈葆善《燥气总论》）。作为“大青龙汤之变局，白虎汤之先着”，麻杏石甘汤在经方体系中地位非常关键。

历代医家治疗时疫常选用麻杏石甘汤，近贤蒲辅周诸老亦喜用之。在抗击“非典”时，广州中医药大学教授邓铁涛变通运用麻杏石甘汤，使其所属中医院取得零死亡、零转院、零感染、零后遗症的“四个零”佳绩，且使人均热退时间缩短至3天。足见中医防治突发性、流行性疾病优势明显，既能养生治未病，也可迅速控制传染病，巩固疗效。麻杏石甘汤还常用于各种外感疾病，诸多平喘止咳类中成药由其化裁而成，如：麻杏甘石胶囊、麻芩消咳颗粒、三拗片、消咳宁片、咳喘宁片（口服液）、止嗽定喘丸、清肺消炎丸，及儿科常用药麻甘颗粒、清肺化痰颗粒、肺热咳喘口服液、咳喘灵合剂等。

笔者祖父行医就始自用一剂麻杏石甘汤，便使出疹昏迷的爱子好转康复。家父回忆录开篇《父亲开中药救我活命》详细记述了祖父相关医术，如他医道广博，慈心利民，四诊娴熟，一搭手就能说出患者的症结，施治简便验廉，擅长使用麻杏石甘汤等经方治大病。颇为巧合的是，同时代名医胡希恕初次开方也是用麻杏石甘汤治愈了其幼子的危重肺炎。

与以上故事相比，恽铁樵（1878—1935年）的“弃文从医”之路则有些悲壮色彩。他早年父母病亡，后来任《小说月报》主编，培养出一批青年作者，还慧眼识才刊发了鲁迅的首篇小说。在恽铁樵14岁的长子因庸医所误而死于伤寒后，其二子、三子也因病夭折。当时他略懂医理，觉得其子像麻黄汤证，建议医生却未被采纳，只能坐视待毙。痛定思痛，他深感求人不如求己，遂发奋苦攻《伤寒论》。此后，他四子罹患重疾，高烧气喘无汗，多方请医，病情依然加剧恶化。恽铁樵踌躇徘徊，彻夜不眠，直至天亮才毅然开出麻黄汤，并对妻子说：“与其坐而待毙，曷若含药而亡！”其子服后，药到病除（曹颖甫《经方实验录》）。从此他更加深研中医，并开业行医，终成一代“中医国手”和现代中医教育的开创者。

中医的思维方法来源于中华文化，是先贤智慧的结晶。后人从《伤寒论》中衍生出大量经受了历史和实践检验的方剂，亟待我们总结其发展规律，返本开新，造福人民。

来源：中国中医药报2023年12月25日4版。

瓜蒌薤白半夏汤：豁痰宽胸开痹定痛

史载祥
全国名中医

瓜蒌薤白半夏汤是治疗胸痹心痛的基础方、通治方，是针对胸痹心痛的核心病机“阳微阴弦”而设，以痰浊壅塞、心阳痹阻、脉络闭遏所致胸痛彻背、难以平卧为主症。

瓜蒌薤白半夏汤与瓜蒌薤白白酒汤证相比，胸背痛、短气更重；较之枳实薤白桂枝汤证，心中痞、留气结在胸的疼痛更为突出。此三方可统称“瓜蒌薤白”剂。

胸痛、憋闷临床常见，属中医学“胸痹心痛”范畴。胸部包括上焦心肺两脏所居整个部位，涉及病症诸多，胸壁及胸腔脏器病变均可引起胸痛，当下以心血管系统疾病如冠心病心绞痛、心肌梗死、心肌病、瓣膜疾病，以及呼吸系统疾病如气管、支气管、胸膜病变等为多见。近年来各地西医院相继成立“胸痛中心”，汇集相关临床科室组建新单元，以便及时诊断、做决策、救治。而张仲景早在《金匮要略》中已把“胸痹心痛短气病脉证治第九”列为专篇论述，体现了中医整体观念的特色优势。

方源与传承

张仲景《金匮要略·胸痹心痛短气病脉证并治第九》专篇论述胸痹、心痛，提出：“夫脉当取太过不及，阳微阴弦，即胸痹而痛，所以然者，责其极虚也。今阳虚知在上焦，所以胸痹心痛者，以其阴弦故也。”正式提出胸痹、心痛病名及其阳微阴弦的病机，后世多宗此发挥。瓜蒌薤白半夏汤即载于《金匮要略·胸痹心痛短气病脉证并治第九》：“胸痹不得卧，心痛彻背者，瓜蒌薤白半夏汤主之。瓜蒌实一枚（捣），薤白三两，半夏半升，白酒一斗。上四味，同煮，取四升，温服一升，日三服。”

该方在《备急千金要方》《外台秘要》均有记载(前者加生姜、枳实）。《太平圣惠方》胸痹短气方，为本方加枳实、橘皮、生姜。《圣济总录》瓜蒌汤为本方加生姜、枳实。《妇人大全良方》薤白汤为本方加人参、麦门冬、甘草，治产后胸中烦热逆气。《重订通俗伤寒论》加味瓜蒌薤白汤治伤寒夹胃脘痛，为本方加桂枝、茯苓、生姜汁。当代中医大家焦树德治疗冠心病、心肌炎等症见心绞痛、胸痛彻背、心慌气短者，创用“胸痹汤”，为本方加桂枝、檀香、茯神、红花、苏梗、五灵脂、蒲黄、赤芍、焦山楂。国医大师雷忠义所创“丹蒌片”，为本方加丹参、川芎、赤芍、郁金、黄芪、葛根组成。

方义与应用

瓜蒌薤白半夏汤是治疗胸痹心痛的基础方、通治方，是针对胸痹心痛的核心病机“阳微阴弦”而设，以痰浊壅塞、心阳痹阻、脉络闭遏所致胸痛彻背、难以平卧为主症。与瓜蒌薤白白酒汤证相比，胸背痛、短气更重；较之枳实薤白桂枝汤证，心中痞、留气结在胸的疼痛更为突出。此三方可统称“瓜蒌薤白”剂。

瓜蒌薤白半夏汤是在前者中加半夏，在后者中加枳实、桂枝、厚朴，去半夏、白酒。三方中瓜蒌均用一枚，用量大为君，宽胸涤痰。薤白辛温通阳为臣，《灵枢·五味》指出心病宜食薤。而瓜蒌薤白半夏汤以半夏散结逐饮为佐，刘渡舟《金匮要略诠解》谓“半夏亦可通阴阳，使人安卧而眠”，笔者认为针对“胸痹不得卧”，半夏尚有“双心治疗”之意。白酒轻扬散行、通阳宣痹为使，用量一斗，以此为溶媒液煎煮，使其在水中不能析出的成分充分析出而发挥药效。

结合现代心脏线断层扫描（CTA）和冠状动脉

血管造影（CAG）检查，可延伸中医“望闻问切”四诊辨识。对胸痹心痛有 CTA 或 CAG 确切改变的胸痹心痛者，应用本方时可合并活血祛瘀治疗：辨证属气滞血瘀者，可选血府逐瘀汤、冠心 II 号方（丹参、川芎、赤芍、红花、降香）；辨证属气虚（陷）血瘀者，可合用笔者经验方升陷祛瘀汤（黄芪、党参、山萸肉、柴胡、升麻、桔梗、知母、莪术等）。笔者提出“祛瘀必言气血相关，言气必察虚实升降”，力求祛瘀而不伤正，瘀血去而新血生。

典型医案

医案一　不稳定型心绞痛、高血压、高脂血症

贾某，男，58 岁，2013 年 1 月 14 日初诊。

主诉：反复胸闷、心前区疼痛 4 年，加重 3 个月。现病史：患者 2009 年曾因急性心肌梗死于当地医院行冠状动脉造影，显示回旋支中段严重狭窄 80%，置入支架 1 枚。术后胸痛仍然发作，2012 年 9 月 29 日在四川大学华西医院再次行冠状动脉造影，显示前降支近中段弥漫性长病变，中段狭窄 80%，远段狭窄 60%；第一对角支近中段长病变，最重狭窄 80%；回旋支全程弥漫性长病变；第一钝缘支开口、近中段长病变，狭窄 70%；第二钝缘支近段狭窄 90%；主支中段原支架通畅，支架远段内膜增生 70%，主支远段狭窄 90%；右冠状动脉全程弥漫性病变，近段狭窄 40%，远段狭窄 50%；后降支开口狭窄 80%，远段狭窄 70%。遂于前降支中段置入支架 1 枚。术后患者胸痛胸闷症状仍然存在，2012 年 11 月至今症状逐渐加重，遂来就诊。既往史：高血压病史 20 年，高脂血症病史 10 年。刻下：患者快速行走 20 米即会出现胸闷憋气症状，心前区时有疼痛。乏力、畏寒、心烦、纳呆、失眠多梦，面色少华，口干口苦，大便调。舌暗苔薄根黄腻，脉沉细短、寸弱。

西医诊断：冠心病不稳定型心绞痛，高血压 3 级，高脂血症。

中医辨证：属痰浊壅塞，心阳痹阻，气陷血瘀。

治法：豁痰宽胸，通阳散结，升陷祛瘀。

处方用瓜蒌薤白半夏汤合升陷祛瘀汤加减：全瓜蒌 30g，薤白 30g，半夏 30g，枳实 15g，生黄芪 30g，桔梗 30g，柴胡 6g，升麻 6g，山茱萸 15g，知母 20g，三棱 10g，莪术 20g，益母草 30g，生牡蛎 30g，生鸡内金 15g，红景天 30g。以水和黄酒各 200mL 煎服，14 剂。

2013 年 2 月 4 日二诊，患者服药后症状缓解明显。已无胸痛，运动耐量提高。脉细短滑，苔薄白腻。上方加桑白皮 15g、黄芩 10g，生黄芪加至 40g，升麻加至 10g，柴胡加至 10g。继服 14 剂。

2013 年 2 月 21 日三诊，症状继续改善。胸痛未再发作，偶尔心烦，脉细短，舌质暗，苔薄腻。效不更方，原方去益母草，加仙鹤草 60g、穿山龙 30g。继服 15 剂。

随访：患者病情显著好转，可以行走 3000 米以上而不出现胸闷胸痛症状。

按：该案为介入后心绞痛的典型表现，四诊合参，辨证属于胸阳不振，痰凝痹阻，气陷血瘀，故以瓜蒌薤白半夏汤通阳散结、涤痰宽胸的基础上，合用升陷祛瘀汤，升阳举陷，使大气得以充足，瘀血得以除去，故胸中气血畅行，而胸痹心痛自除。

医案二　心肌梗死后心绞痛

张某某，女，77 岁，2013 年 12 月 25 日初诊。

主诉：心前区疼痛反复发作 15 年，发作加重 5 小时。现病史：患者 1998 年始无明显诱因出现心前区疼痛，含服硝酸甘油可缓解，1999 年行冠脉造影术提示冠状动脉粥样硬化性心脏病、严重三支病变，行冠状动脉搭桥术。术后长期规律服用氯吡格雷、单硝酸异山梨酯缓释片、盐酸曲美他嗪片，偶有因劳累而出现心前区疼痛，含服硝酸甘油后可缓解。2013 年 11 月 4 日出现呼吸道感染症状，后突发胸痛伴呼吸困难、心悸大汗，放射至左侧颜面部、压榨性、程度剧烈、持续不缓解，自服硝酸甘油、速效救心丸后可部分缓解。查全血肌钙蛋白 T 是 0.65ng/mL，心电图胸导广泛 ST-T 改变。诊断为“急性非 ST 段抬高心肌梗死”，收入冠心病监护病房（CCU）。后病情平稳，由 CCU 转入普通病房，心绞痛仍频繁发作。再请西医心内科会诊：患者冠脉病变重，药物治疗效果有限，必要时可复查冠脉造影，但行经皮冠状动脉介入治疗（PCI）已难以实施。先以养阴、行气、活血、止痛法治疗，效果不显，后改投益气养阴法，亦不佳。既往史：高血压病史 22 余年，阵发性房颤

病史7个月余，糖尿病病史17年，慢性支气管炎病史60余年，慢性萎缩性胃炎病史40余年，十二指肠溃疡病史7年余，高脂血症病史4年。刻下：患者神疲气短，胸痛每日发作数次，而且在静息状态下即可发作，范围为广泛前胸疼痛，向背部、肩部放射，疼痛剧烈，伴大汗，心悸，心率可达100次/分，每次发作均需服用硝酸甘油（8片/日）方能缓解，基本无生活自理能力。舌质淡暗，苔腻，舌下脉络迂曲紫暗，脉细短滑数。

西医诊断：急性非ST段抬高心肌梗死，高血压，房颤，糖尿病，高脂血症。

中医辨证：心阳痹阻，痰凝血瘀，气陷络阻。

治法：涤痰化浊，通阳散结，升陷祛瘀。

处方用瓜蒌薤白半夏汤合升陷祛瘀汤：瓜蒌60g，薤白30g，姜半夏30g，山茱萸15g，柴胡10g，醋三棱15g，醋莪术20g，知母20g，升麻10g，生黄芪30g，桂枝15g，生牡蛎30g，生龙骨30g，炒白蒺藜15g。5剂，每日1剂，加黄酒100mL煎服。

患者服药后症状明显缓解，心绞痛未再发作，夜间可平卧。患者主动要求继续服用原方，故效不更方，且出院后继续服本方药。后近3个月未再住院（该患者以往平均1个月就要住院1次）。

按：本案患者是典型的冠心病三支病变，已于15年前行搭桥术。术后虽然病情一度缓解，但近年来病情持续恶化。2013年一年内即出现4次急性非ST段抬高性心肌梗死，反复住院，至今已在中日友好医院住院30余次。患者高龄，同时患有高血压病、阵发性房颤、2型糖尿病、慢性支气管炎、慢性萎缩性胃炎、十二指肠溃疡、高脂血症等多种疾病，病情疑难危重，因此心内科认为无法行介入治疗，只能保守治疗。在长期治疗过程中，西医治疗能使用的方法已用尽，病情仍然不能控制。笔者抓住其痰瘀互结、气陷血瘀、心阳痹阻的根本病机，以涤痰通阳、升陷祛瘀立法，切中病机，充分发挥了中医特色优势。

来源：中国中医药报2023年10月25日4版。

炙甘草汤：阴阳并调快慢皆治

史载祥
全国名中医

炙甘草汤在当下临床多应用于伴心动悸、脉结代的消耗性疾病。这些疾病核心病机多为阴虚阳损、营卫失调、络脉瘀阻。炙甘草汤治疗心律失常具有“快慢皆治”的中医药特色。

炙甘草汤补阴津大于益心气，但心动悸、脉结代之心律失常多伴宗气虚陷、血瘀络阻，可合用升陷祛瘀汤以益气举陷、祛瘀通络，以达更为全面的阴阳、营卫、气血、升降、制化的调整。

心悸在临床较为常见，大多为各类心律失常，目前西医细胞电生理、动作电位、离子通道等有关心律失常的病理生理研究已相当精细，对应治疗也比较详尽，但其治疗仍颇为棘手。中医看似是治疗该病的薄弱环节，其实不然，业师前辈们应用炙甘草汤治疗“脉结代、心动悸”的实录，早已有肯定且自信的答案。

曹颖甫《经方实验录》记载：“律师姚健，现住小西门外大兴街，尝来请诊，眠食无恙，按其脉结代，约十余至一停，或二十、三十至一停不等。又以事烦，心常跳跃不宁，此仲师所谓心动悸、脉结代，炙甘草汤主之之证是也。因书经方与之，服十剂而瘥。”“昔与章次公诊广益医院庖丁某，病下利，脉结代，次公疏炙甘草汤去麻仁方与之。当时郑璞容会计之戚陈某适在旁，见曰：‘此古方也，安能疗今病？’次公忿与之争，仅服一剂，即利止脉和。盖病起已四十余日，庸工延误，遂至于此，此次设无次公之明眼，则病所受痛苦，不知伊于胡底也。”书中还说：“余用本方，无虑百数十次，未见不效者，其证以心动悸为主。”

还应值得注意的是，当下某些抗心律失常的西药，因作用单一且有不良反应，其本身就可引起心律失常。炙甘草汤的实效更当引发我们的理性思考。笔者验证于临床，确可重复，且有阴阳并调、快慢皆治之优势。

方源与传承

“心主血脉”（《内经·六节藏象论》），“心者，营卫之本”（《难经注释》）。《难经·第十四难》载“损其心者，调其营卫”，提出治则，但未示方药。至东汉张仲景提出两益营卫、阴阳并调的炙甘草汤。

炙甘草汤始见于《伤寒杂病论》：“伤寒脉结代，心动悸，炙甘草汤主之。”原方组成及煎服法为：甘草四两（炙），生姜三两（切），人参二两，生地黄一斤，桂枝三两（去皮），阿胶二两，麦门冬半升（去心），麻仁半升，大枣十二枚（擘）。上九味，以清酒七升，水八升，先煮八味，取三升，去滓，内胶烊消尽，温服一升，日三服。一名复脉汤。

本方配伍精当，组方严谨，剂量、煎法独特，后世医家多以其为“滋阴通阳”之祖方，并逐渐扩大其适应证。如《千金翼方》以该方“治虚劳不足”，《外台秘要》载其“治肺痿涎多”，《卫生宝鉴》记载该方可治“伤寒误下”。

至清代温病学派兴起，炙甘草汤的应用更为广泛。如《温病条辨》中，滋阴养液的加减复脉汤，即由炙甘草汤去参、桂、姜、枣，加白芍而成；治阴损及阳、心气受损的救逆汤，由加减复脉汤去麻仁，加生龙骨、生牡蛎而成，及一甲、二甲、三甲复脉汤（分别依次加生牡蛎、生鳖甲、生龟板），以及大定风珠（三甲复脉加五味子、鸡子黄）等方，均由此方化裁而成。用于温热病毒伤阴、下焦真阴欲竭引发的虚风内动、脉结代诸症。

方义与应用

炙甘草汤，以炙甘草配人参、大枣补心气、滋化源，麦冬、麻仁、生地黄、阿胶养心阴、益血脉；佐以桂枝、生姜、清酒振奋心阳、行气血。全方滋阴养血、通阳复脉，阴生阳长，宣阳化阴，阴阳、营卫并调，气血兼顾。历代医家应用本方治疗以“脉结代、心动悸”为主症的阴阳两虚、营卫俱损、全身虚弱的病症，如《千金翼方》以炙甘草汤“治虚劳不足，汗出而闷，脉结悸，行动如常，不出百日，危急者十一日死”。《外台秘要》以炙甘草汤“疗肺痿涎唾多，心中温温液液者”。

炙甘草汤在当下临床多应用于伴心动悸、脉结代的消耗性疾病，如结核病、糖尿病、甲亢、肿瘤、重度感染、长期发热、术后大量失血和整体虚弱等，以及循环系统器质性或功能性障碍而导致的心律失常，包括缺血性心脏病、心肌病（心肌炎、扩张性心肌病、肥厚性心肌病）、心瓣膜疾患、心力衰竭等引起的心律失常。

心律失常依心率快慢，临床常分为快速性心律失常（窦性心动过速、房性心动过速、房颤、室性心动过速、早搏）和缓慢性心律失常（窦性心动过缓、病态窦房结综合征、各类传导阻滞）。但其核心病机，依整体辨证（包括心脏整体、循环系统整体和机体整体态）多为阴虚阳损、营卫失调、络脉瘀阻。阴阳平衡的自稳态调节失控，如泵血、收缩、血供等，而非单一的兴奋、起搏、传导的“电路”障碍，治疗当遵生克制化、亢害承制，“谨察其阴阳之所在而调之，以平为期”，调动内源性自我调控机制，以达复脉定悸之目的。所以炙甘草汤既可以治疗快速性心律失常，也可以治疗缓慢性心律失常，还可以治疗西医药物治疗无从下手的快慢综合征（既有窦性心动过缓又有快速房性心动过速），慢快综合征（既有病态窦房结综合征又有快速房颤）。炙甘草汤从整体调控、多靶点、多层面的治疗，可充分展示“快慢皆治”的双向治疗心律失常的中医药特色。

这恰如《经方实验录》“炙甘草汤证其三”所记：“按本汤证脉象数者居多，甚至百至以上，迟者较少，甚在六十至以下。服本汤之后，其数者将减缓，其缓者将增速，悉渐近于标准之数。盖过犹不及，本汤能削其过而益其不及，药力伟矣。”时代所限，虽无心电图佐证，但心率快慢的标准与当下完全一致，足资参考。

炙甘草汤应用脉证：1. 心悸、怔忡、胸闷、气短；

2. 乏力、倦怠、消瘦、虚弱；3. 面色无华、口干、便约不畅；4. 苔薄少津、质嫩或光红、裂纹；5. 脉结、代、促，三五不调，虚、细、弱，寸脉不足等；6. 心电图及 24 小时动态心电图提示有快速性或缓慢性心律失常。

一般应用剂量及煎服法：炙甘草 15g，生地黄 30g，桂枝 10g，麦冬 15g，党参 15g，阿胶 10g（烊化），麻仁 12g，生姜 10g，大枣 10g。以黄酒 100mL 加水泡 40 分钟，将 2 次煎取药汁，稍浓缩后分 3 份，各约 50~70mL，分早、中、晚 3 次服用。

依病情需要，炙甘草可用至 30~60g，但伴高血压、浮肿明显者除外。生地黄可用至 60~250g，服后患者有便溏、腹泻，可加大黄酒用量至 200~300mL（达到酒水各半）。

从炙甘草汤的药物组成剂量比重（尤其生地一斤）来看，补阴津大于益心气，但“心动悸、脉结代”之心律失常多伴宗气（大气）虚陷、血瘀络阻（久病多瘀），可合用笔者验方升陷祛瘀汤（生黄芪、知母、党参、桔梗、柴胡、升麻、山萸肉、三棱、莪术、益母草）以益气举陷、祛瘀通络，以达更为全面的阴阳、营卫、气血、升降、制化的调整。

典型医案

医案一　永久性心房颤动（二次射频消融术失败）

李某，男，65 岁，2017 年 6 月 19 日初诊。

主诉：心慌、气短反复发作 2 年，加重半年。患者 2015 年 9 月劳累后出现心慌、气短，查心电图示“心房颤动”，至某医院行射频消融治疗后恢复窦性心律，术后 10 个月心房颤动复发。于 2016 年 9 月再次行射频消融术，术后 15 天复发。患者诉当时主管医师告之 2 次射频消融术失败，不宜行第 3 次射频消融术，建议行外科迷宫术，但患者拒绝。采用内科药物保守治疗，即口服华法林抗凝、倍他乐克控制心室率。第 2 次射频消融治疗后，心房颤动复发至今已持续 9 个月，多次复查心电图皆为心房颤动。既往史：2007 年诊断为冠心病，前降支狭窄 80% 并置入支架 1 枚。刻下：近半年心慌、气短伴有乏力，活动后尤甚，劳累后胸痛、胸闷，夜寐欠安，入睡困难，眠浅多梦，纳谷尚可，大便每日 1~2 次，不成形，脉短滑、三五不调，舌质暗，苔白稍腻。

西医诊断：永久性心房颤动（射频消融术后复发），冠状动脉粥样硬化性心脏病，稳定型心绞痛。

中医辨证：阴阳两虚，气陷血瘀。

治法：阴阳并调，升陷祛瘀。

予炙甘草汤合升陷祛瘀汤加味：炙甘草 30g，红参 10g，生姜 15g，桂枝 15g，生地黄 40g，鲜地黄 20g，火麻仁 10g，大枣 15g，麦冬 15g，阿胶 12g（烊化），法半夏 30g，炒薏苡仁 60g，黄芪 20g，党参 15g，柴胡 10g，升麻 10g，桔梗 10g，知母 15g，三棱 12g，莪术 15g，益母草 30g，山茱萸 15g。配黄酒 100mL，泡煎。7 剂，每日 1 剂，分 3 次温服。

2017 年 6 月 26 日二诊，患者家住外地，就医路途遥远，服用 7 剂中药后自觉症状有减轻，按方抓药，又续服 14 剂后心慌症状显著好转，反复检查心电图均为窦性心律，自诉“堪称奇迹”。患者仍稍觉乏力，睡眠欠佳，大便每日 1 次，不成形，舌胖大，苔白腻，舌下静脉迂曲，脉沉细滑。效不更法，在原方的基础上去益母草，加仙鹤草 30g、秦皮 10g、苍术 15g。

随访 4 个月，患者无心慌症状发作，复查心电图仍为窦性心律。

按：永久房颤，指持续房颤 1 年以上，药物及射频消融无效者。该患者 2 次射频消融均失败。炙甘草汤燮理阴阳、育阴逐痹，合用升陷祛瘀汤，从阴阳、气血、升降整体调节，复方合治。方中突出生地黄用量，且使用部分鲜地黄，是取效眼点。据考，仲景所用地黄均为鲜地黄。

医案二　永久性房颤、慢快综合征

白某，女，61 岁，2011 年 12 月 26 日初诊。

主诉：心悸、胸痛 20 年，加重 1 个月。患者有风湿性心脏病病史 20 余年，有永久性心房颤动，因心悸、胸痛加重而来诊。超声心动图示左房扩大，二尖瓣中度狭窄，伴中等量反流。24 小时动态心电图提示房颤律大于 2.0 秒的长间歇 350 次 /24h，最长 3.97 秒，伴室性期前收缩。患者 1 个月前住院，医生建议行二尖瓣换瓣手术及安置起搏器，但考虑到手术风险较大，患者拒绝此治疗方案，遂求诊于中医。刻下：心悸，胸痛，气短，乏力，步履维艰，纳呆，脉三五不调、细短，苔薄白腻，舌质暗。

西医诊断：风湿性心脏病，永久性心房颤动，慢快综合征，心力衰竭。

中医辨证：阴阳两虚，气陷络阻。

治法：育阴逐痹，益气举陷。

予炙甘草汤合升陷祛瘀汤加味：炙甘草20g，生地黄30g，桂枝10g，党参15g，火麻仁15g，麦冬15g，干姜6g，阿胶10g（烊化），大枣15g，生黄芪50g，柴胡10g，升麻10g，桔梗10g，知母10g，三棱20g，莪术30g，鸡内金15g，生牡蛎30g，远志10g，石菖蒲10g，红景天30g，香加皮3g。另加黄酒100mL入煎，14剂。

服药后胸痛未作，诸症皆减，偶自觉心悸，劳累后心悸气短明显。脉细短弱、三五不调，舌质淡暗、有齿痕，苔薄。考虑气短、乏力、难于行走等大气下陷证候明显改善，仍偶有心悸发作，于2012年3月25日后仍以炙甘草汤合升陷祛瘀汤益气养阴复脉、举陷祛瘀。

守前方稍作加减服半年，患者胸痛未作，偶有心悸，程度较前减轻，乏力明显改善，可处理部分日常工作。脉细缓、三五不调。炙甘草加至30g，干姜易炮姜，加西洋参10g，另加黄酒100mL入煎。

连续治疗近1年，患者乏力、自汗减轻，左胸部憋闷不适感加重，轻度盗汗，便溏，脉细微，苔腻微黄。上方去火麻仁，炮姜加至8g以温脾止泻，加瓜蒌30g、薤白30g、半夏30g以宽胸散结。

改服上方后盗汗减，左胸痛不适感消除，偶感胸中懊憹（恼），莫可名状，偶心悸，脉细微，舌质暗，苔薄腻。继续以原方巩固，加栀子豉汤（栀子15g、淡豆豉40g）以清热除烦。

14剂后懊憹止，去栀子豉汤，守原方继服。

2013年2月25日间断治疗1年，诸症缓解。胸痛未作，阵发心悸明显减少，乏力改善（原举步维艰，出行需坐轮椅，现可步行1千米，平时可处理部分家庭事务及工作）。复查24小时动态心电图示房颤律，部分伴差传，室性期前收缩0次，大于2.0秒的长间歇共0次。

随访8年，患者间断服用汤药，目前可正常生活，退休后返聘，可适应日常工作，胸痛未再发作，心悸症状不显，活动耐力增强，生活质量改善。

按：该患者老年女性，有风心病病史，永久性房颤，室性期前收缩，伴多发长间歇，最长3.97秒，属于西医药物治疗棘手的慢快综合征，建议二尖瓣换瓣手术及安置心脏起搏器，患者拒绝，转求中医治疗。以调理阴阳、快慢皆治的炙甘草汤为基础，合用升陷祛瘀汤加减，经治后室性期前收缩、长间歇皆消失，心功能逐渐恢复，可正常生活、工作。

来源：中国中医药报2023年08月14日4版。

郭诚杰疏通调补安神治失眠

陆玉菲[1]　张卫华[2]

1. 陕西中医药大学

2. 陕西中医药大学第二附属医院

失眠是指因无法入睡或无法保持睡眠状态，导致睡眠不足或睡眠质量低下，从而造成自体精神和躯体损害的一类病症，实质是一种睡眠障碍，中医属“不寐”范畴。失眠严重影响人们的工作、生活、学习，甚至有可能引发恶性意外。目前，临床治疗失眠以口服安眠类药物为主，如苯二氮ÿ类药物、褪黑素等，但存在复发率高、不能根治、药物治疗依赖性高、睡眠质量提高效果差等问题。

国医大师郭诚杰是陕西中医药大学教授、主任医师，长期从事临床、教学、科研工作，医德高尚，治学严谨，临床经验丰富，除擅长治疗乳腺增生病外，对《伤寒论》也研究颇深，常常宗仲景之旨，据证化裁治疗失眠，收效颇佳，体会颇多，笔者将其总结介绍如下。

病机本于心神失安

郭诚杰认为，随着时代的变化，人们生活节奏加快，饮食不节，起居失调，殚精竭虑，几乎成为大部分人的生活常态，因而积劳日久，耗伤气血，阴阳平衡失调，心失所养，神不守位而失眠。虽其病因不同，失眠表现证型多样，其因或为阴阳气血诸虚，或是火热痰湿瘀血等病邪、病理产物扰动，或属脾胃肝肾等脏腑疾病所为，病性有虚有实或虚实相兼，终将影响心神而致心神失安。人体是一个有机的整体，脏腑是人体生命活动的中心，心为君之官，神明出焉，五脏六腑之大主，精神之所舍。心之气血充足则神旺，神明安于本位，统摄脏腑，故生化有序，起卧如常。神动于外则寤，归其所则寐，寐本于阴，阴主夜，夜主卧，心静神安则人自能入眠。《景岳全书》曰："盖寐本乎阴，神其主也。神安则寐，神不安则不寐。"可见失眠的病位在心，神不守舍是失眠的核心病机，治神为关键。

治当疏通调补，正心守神

"疏通"调神

郭诚杰认为，失眠病位在心，肝在右，心在左，心藏神，主宰五脏六腑，心动则五脏六腑皆摇，神劳则魂魄散，志意乱。肝主疏泄，是人体气机之要，气机障碍，必致气血紊乱，心神被扰，故不能眠。对患者的心理情感疏通是治疗失眠的重要环节，郭诚杰特别重视与患者的交流和沟通，了解患者的心中之患，究其受困之根源，结合具体的情况给予患者安慰和心理疏导，指导患者积极面对生活，敞开心扉，解脱思想，坚定信念，顺其自然。医者不断向患者传递正能量，既可增强患者信心和对医者的信任，解除患者的疑虑，又可疏解其郁，放松身心，使情绪明朗。同时可兼用双拇指从印堂推至神庭，再从印堂推至太阳穴1分钟，点按百会、四神聪和阳性反应点各30秒；用右手推拿头部五经，扶颈，并拿揉颈椎3分钟；最后扫散两侧胆经1分钟。最终达到疏通经络，震开头目，气机通畅，脏腑和谐，心宁神安的目的。

"通调"摄神

（1）治神守气，形神合一。郭诚杰谙熟针灸理法，临床上善用针法调神，强调调神重在调和阴阳，针刺以通畅脏腑、经脉，直去有形与无形之实邪，使经脉通畅，气血流畅，脏腑得以营养而和谐，则心安神静。所谓"善针者，善导引也"。郭诚杰将导引理论运用到针灸临床治疗中，以调和阴阳。在施针前，郭诚杰取得患者的高度信任和配合，后引导患者调整呼吸，潜心凝神，排除杂念，使患者与其相协同，意守穴位，气守丹田。

（2）经验取穴，手法探穴。腧穴的定位是针刺操作的重要环节，亦是提高临床疗效的基本保证。治疗失眠选用两组穴交替使用，甲组：印堂、神门、三阴交、太溪，乙组：百会穴、心俞穴、肝俞穴、肾俞穴、脾俞穴。郭诚杰认为诊病之处，为身体特定部位的阳性反应点，也是治病之处。施针前，郭诚杰均用左手拇指末梢在刺激部位用触、循、按、压等手法感受穴位，患者有酸痛感是穴，方针之。《灵枢·离合真邪论》曰："用针者，必先察其经络之虚实，切而循之，按而弹之，视其应动者，乃后取之。"《针灸资生经》云："按其穴之酸痛处即是受病处。"而且郭诚杰发现，未进针时，先行按压，再下针，易于得气，且患者感觉痛苦减轻，更愿意接受。

（3）上导下引，同舟共济。郭诚杰对每个腧穴和针刺方法都有讲究，巧妙运用多种手法，通补并进，常规消毒后，选用1.5寸（0.32mm×40.00mm）规格的不锈钢毫针，先刺印堂穴，使针体于皮肤12°～15°（以针感为度）斜刺从印堂穴上0.5寸向印堂穴刺入，至骨膜中，患者有酸、麻、胀、重感后，行捻转平补平泻法。其次用1寸针针刺神门，进针到一定深度（0.3~0.5寸）后同时行针，手法以患者感受得气感为度，行补泻手法同前。再针刺三阴交，在三阴交下5分斜向三阴交穴进针，使其得气，然后将针向上提起"豆样"高度为补。最后针刺足少阴肾经原穴太溪，采取阴刺法，分别进针后，双手在两侧针上同时并施捻转和提插，至患者感觉针下有麻感为度。神门、三阴交、太溪三穴均双手操作，同时针刺左右两侧穴位，同一手法，同时进针，同时行针，同时留针，同时起针，同气向合，左右夹攻，相互资补，相互促进。针刺百会穴、心俞穴、肝俞穴、肾俞穴、脾俞穴时，令患者俯卧位，自上而下，先左后右30° 斜刺，注重寻找针感，探求气至病所。甲乙两组针刺后均留针30分钟，隔15分钟行1次针，退针时注意从上至下，意为病去。针刺隔日1次，10周为1个疗程，2个疗程间休息1天。

印堂乃人体足太阳膀胱经、足阳明胃经、任脉三大经络的汇集之地，此三经又分别主宰人体的阳气、血气、阴气，与神门并用起到调和阴阳、畅达气机、安神助眠的功效。神门既是心经之俞穴又是原穴。故针此以开心气而散郁结，疏通心经之经气，改善心主神明、主血脉的功能，调节自律神经，养心安神。三阴交为肝、脾、肾三脏经气之交会，为三经之枢纽，与周身之气血、阴阳、心之关系密切。“脾主中，肾肝主下，中下焦一穴可以尽之。”针刺三阴交穴以同调肝脾肾三脏，益阴潜阳。太溪滋补肾阴，与神门相应，刚柔相配，阴阳相和，顺接交通心肾阴阳之气，故心神安定则眠自安。背为诸阳之会，百会穴居人体最高处，乃三阳五会，属督脉统诸阳，汇聚三经之气血，针之以疏畅气机，引诸气上行，充养脑窍，通调全身，导引并行，交通阴阳、调理功能、镇静安神。两组配合，既避免同一穴位重复多次针刺，又灵活使用输刺法，同时还保证了临床疗效。导引并用，通调脏腑气血经络，阳趋缓入于阴则得寐矣。

（4）独辟蹊径，创立隔姜灸“三毛”。郭诚杰认为久视伤血，心主血脉，血伤则心虚，心虚则神不得安。“三毛”位于大脚趾背面爪甲后方有毛处，肝经的起始部位。灸之可养神，神气内敛，君火安宁，心自然安静，心静则五脏六腑亦归于平衡，则安眠。郭诚杰认为灸“三毛”与针药合用，能使单纯灸法或单纯针法、单纯汤方优势互补、疗效叠加，在缓解失眠症状及改善睡眠障碍的同时，切实有效地提高患者的生活质量，减少复发率。故郭诚杰常嘱失眠患者入睡前，行大脚趾背面爪甲后方有毛处，隐白穴上面的区域即“三毛”处隔姜灸。鲜姜切成直径2 ~ 3cm、厚0.2 ~ 0.3cm姜片，中间以针刺10余个小孔，置于施灸穴处，上面再放自制艾炷（花生米大小样），点燃热感令患者感到不能耐受时换另一壮，如此反复，施灸5壮或7壮或9壮，每次施灸结束后，患者即感困意，具体壮数因病情轻重而定。

“调补”安神

临床上诊治失眠，郭诚杰以仲景之桂枝甘草龙骨牡蛎汤加柴胡为基础方加减化裁，具体用药：柴胡10 ~ 15g，桂枝（去皮）10g，煅牡蛎15g，煅龙骨15g，远志20g，炙甘草20g。学习仲景用方之智，借鉴桂枝汤调和阴阳思想，将桂枝甘草汤温补心阳之剂改为交通阴阳，兼以调畅气机，调补心神。甘草剂量倍于桂枝，意在补益气血，滋养血脉，使阴津充而上奉养神，同时桂枝用量小，即引心阳下交于肾又避免其助阳而化热，使得阳有所附，此为治本之法也。龙骨、牡蛎育阴潜阳，阴阳调和，重镇安神，神归其所。柴胡，气味苦、平，无毒，在经主气，在脏主血，去脏腑内外俱乏，乃手足厥阴、少阳必用之药，以上引清气顺其阳道，以下入少阴平阴阳。临床证实，在药理研究中柴胡均表现出良好的中枢神经抑制作用，故其剂量应因人因时因地制宜，一般不超过15g。远志性味苦、辛、温，归心、肾、肺经，有安神，交通心肾之功。诸药结合可泻阳分之有余，补阴分之不足，并调理虚实，标本兼顾，沟通阴阳交会之道，阴阳经气通调，便可安卧入睡。郭诚杰认为，素体虚弱，或因病致虚、年老体弱的失眠患者临床多见。虚者，皆为后天不足，后天乏源，因而心失所养，心神不安。脾乃后天之本，气血生化之源，心主血脉，两者协同，气血方和，神明自合。心脾功能不足，气血生化乏源，运行不畅，心失奉养，神志不宁，则见失眠多梦。郭诚杰强调“补”为治虚之要，益气养血，则正气得扶，心有所养，正复神安。故以黄芪、白术健脾益气，当归、白芍、大枣补血行血而养心，气血生化之源得以充盈，用酸枣仁、远志、茯神、夜交藤、浮小麦宁神益智，加柴胡、木香以疏肝理气醒脾兼防气机郁滞化火之变。诸药合用，补其不足，濡养心血，鼓动心阳，气血生化得源，脉中气血可按时循经行走，阴阳之气顺接，心神安宁，睡眠自然安稳。

来源：中国中医药报2023年07月05日5版。

国医大师何成瑶治排卵障碍性不孕经验

罗来卫[1] 邹 燕[1] 程 力[2]
1. 贵州中医药大学
2. 贵州中医药大学第二附属医院

国医大师何成瑶是贵州中医药大学第二附属医院主任医师、教授，长期从事妇科临床及医学教育，在生殖内分泌方面积累了丰富的临床经验，对于不孕症，尤其是排卵障碍性不孕症诊治，经验丰富，临床疗效显著，对该病的认识有独特见解，跟何成瑶学习，收获颇多，现将何成瑶治疗排卵障碍性不孕症体会整理如下。

治法治则：补肾疏肝解郁，调畅冲任气血。《济生方》云："妇女血衰而气旺……治疗之法，女子当养血抑气，以减喜怒。"何成瑶临证治疗排卵障碍性不孕，常以补肾疏肝解郁、调畅冲任气血为基本原则，并根据临床症状及体征，佐以补气健脾、活血通络法，使得肾藏精和肝疏泄功能正常，冲任气血调和，从而恢复女性正常生殖功能。

何成瑶建议，通过B超监测子宫内膜和卵泡发育情况，准确把握排卵期，有效指导同房。嘱患者在月经第8天开始行阴道B超检查，监测卵泡大小、排卵情况和子宫内膜厚度，隔日检查1次。当卵泡直径≥18mm且出现优势卵泡时，予以妇科调经1号方(药物组成：鹿角霜12g，巴戟天12g，枸杞12g，杜仲12g，菟丝子15g，阿胶12g，熟地10g，当归10g，覆盆子12g，党参15g，白术10g，黄芩10g，桔梗10g，砂仁6g，大枣6g，麦冬12g，白芍10g，五味子10g，甘草6g。加小茴香10g，肉桂10g。)加川芎、大血藤、马鞭草、益母草，以行气活血通络，促进卵泡排出而帮助受孕。

注重调畅情志，减轻心理负担。何成瑶认为，不孕妇女平素思虑过度，长期承受着来自家庭和社会的压力，多数患者求子心切，损伤脾胃，久而久之，又损伤肝肾，导致肝郁气滞，进而引起月经失调或不孕症。正如《傅青主女科》记载"嫉妒不孕""肝气不开，则精不能泄"，不孕与肝郁关系密切。另外，许多年轻女性经常熬夜加班，工作压力大，饮食和作息均不规律，多数患者伴有睡眠障碍，更是难以受孕。何成瑶在治疗过程中，注重调畅情志，积极开导患者，嘱患者减轻压力，规律生活，增强运动，使身体处于阴平阳秘状态，才可易于受孕；鼓励患者增强信心，战胜疾病，提高疗效。处方上加用百合、合欢皮、首乌藤、柏子仁、酸枣仁等调节阴阳，帮助睡眠，疗效较好。

典型医案

赵某，女，38岁，2020年9月22日初诊。

主诉："婚后未避孕3年多未孕"。17岁初潮，孕0产0，末次月经（LMP）2020年9月12日，月经周期30～45天，经期3～5天，月经量少，色黑，有血块，无痛经，经前乳房胀痛、腰膝酸软，带下正常。平素精神抑郁，心情烦躁，腰膝酸软，畏寒肢冷，神疲乏力，饮食可，睡眠差，不易入睡，睡后易醒，大便稀溏，小便正常；舌淡，苔白，边有齿痕，脉弦细。2020年7月17日抗米勒管激素（AMH）0.99 ng/mL，黄体生成素（LH）31.25 IU/L，卵泡刺激素（FSH）5.68 IU/L，雌二醇（E2）52.1 pmol/L，孕激素（P）0.20 nmol/L。2020年7月17日B超显示子宫内膜厚0.7cm，子宫、卵巢正常大小。2020年7月24日宫颈脱落细胞人乳头瘤病毒检测未见异常；2020年3月15日子宫输卵管造影显示双侧输卵管通畅。

诊断：（肾虚肝郁、冲任失调型）不孕症（西医称为原发性不孕）。

治法：补肾疏肝，调理冲任。

处方：妇科调经1号方加丹参12g，牡丹皮12g，赤芍15g，川芎15g，茯苓12g，大血藤15g，蛇床子15g。上述中药共7服，每天半服，水煎取汁，分3次温服，共服用14天。

2020年10月10日二诊，患者月经来潮2天，量少，色红，血块较前减少，腰酸乳胀，精神抑郁，心情急躁易怒，白带正常；睡眠较差，大便不成形，小便可；舌红、苔白、脉细。处方：妇科调经1号方加百合12g，合欢皮12g，首乌藤10g，柏子仁10g，酸枣仁10g。上述中药共6服，每天半服，水煎取汁，分3次温服，共服用12天。

2020年10月20日三诊，患者感晨起腰痛，LMP为2020年10月9日，经期3天，量少，余无特殊。今日开始B超监测卵泡发育，2020年10月20日B超显示子宫内膜厚约0.55cm，右侧卵巢内见一大小约2.3cm×1.8cm卵泡回声。处方：地屈孕酮片口服，10mg/次，1次/天。

2020年11月5日四诊，患者仍诉晨起腰痛，乳房和小腹胀痛，心情急躁易怒，余无特殊；舌淡红，苔白，脉弦。2020年10月24日B超显示子宫内膜厚约0.66cm，右侧卵巢内可见一大小约2.5cm×2.0cm卵泡回声，其内可见丝网状回声，表明此次监测周期内监测到右侧优势卵泡黄体化，子宫内膜生长差。处方：妇科调经1号方加紫苏梗10g，大血藤15g，蛇床子15g，川芎15g，茯苓10g，郁金15g。上述中药共10服，每天半服，水煎取汁，分3次温服，共服用20天。

2020年12月8日五诊，患者诉腰酸胀，LMP为2020年11月6日，经期4天，量可，色暗，有少许血块，今晨自测尿妊娠试验（+），白带未见异常，现纳眠可，大便不成形；舌红，苔白，脉细滑。2020年12月8日测人绒毛膜促性腺激素β亚单位（β-HCG）497.5mIU/mL，P 117.5nmol/L。处方：口服叶酸片，0.4mg/次，1次/天。嘱患者1周后复查。

2020年12月22日六诊，患者诉乳房胀痛，目前停经46天，阴道流血10天，腰酸胀，纳眠可，尿频；舌淡红，苔白，脉细滑。B超显示宫内可见大小约1.5cm×1.0cm×2.6cm的孕囊反射，形态不规则，其内可见卵黄囊、少许胚芽组织及原始心管搏动，胚芽长约0.35cm，孕囊旁见范围约1.2cm×1.0cm的液性暗区，透声差，左侧卵巢内可见大小约2.4cm×1.8cm的囊性暗区，形态规则，透声可。处方：黄体酮注射液肌肉注射，40mg/次，1次/天；地屈孕酮片口服，起始剂量为40mg/次，随后10mg/8小时。处方：妇科调经1号方去香附、柴胡、延胡索、紫苏叶，加阿胶12g，牡丹皮10g，赤芍10g，川芎10g，益智仁12g，郁金10g，酸枣仁15g。上述中药共7服，每天半服，水煎取汁，分3次温服，共服用14天。

2020年12月29日七诊，患者孕53天，无阴道流血，无腹痛；舌淡红，苔薄白，脉细滑。B超显示宫内可见大小约3.6cm×2.0cm×1.4cm的孕囊反射，其内可见直径约0.5cm的卵黄囊，见少许胚芽组织及原始心管搏动。何成瑶嘱其注意休息，不适随诊。

按：此例患者17岁初潮，先天肾气不足，目前年逾五七，阳明脉衰，根据患者就诊时症状和西医辅助检查结果，诊断为典型排卵障碍性不孕，何成瑶综合患者病史和临床表现认为其证属肾虚肝郁型。肾虚故平素感腰膝酸软，畏寒肢冷，神疲乏力；肝郁故经前乳房胀痛，精神抑郁，心情烦躁；木旺乘土，加上平素思虑过度，损伤脾气，故见大便稀溏。治疗时应注重以调补先天为主，结合疏肝解郁，予妇科调经1号方加丹参、牡丹皮、赤芍、川芎、茯苓、法半夏、大血藤、蛇床子。丹参活血化瘀、除烦安神，牡丹皮、赤芍清热凉血、活血化瘀，川芎活血行气、使补而不滞，茯苓健脾渗湿，大血藤活血化瘀，蛇床子活血调经。患者二诊时正值行经期，患者求子心切，精神压力过大从而出现失眠，反映人体气血阴阳失调，故二诊时在补肾疏肝的同时，予百合、合欢皮、首乌藤、柏子仁、酸枣仁养心安神以助眠，增强全方治疗作用。三诊时何成瑶针对患者孕酮偏低，予地屈孕酮片口服，月经周期14～25天服用，补充内源性孕酮。四诊时患者晨起腰痛，乳房和小腹胀痛，心情急躁易怒，予妇科调经1号方加紫苏梗、大血藤、蛇床子、川芎、茯苓、郁金；郁金疏肝解郁，紫苏梗、大血藤、蛇床子、川芎、茯苓调经止痛。五诊时患者自测尿妊娠试验（+），血β-HCG阳性，提示妊娠，但目前数值较低，且未确认为宫内妊娠，故予补充叶酸，嘱患者1周后复查。六诊时患者确认为宫内妊娠，有先兆流产表现，孕酮较低，予黄体酮注射液肌肉注射、地屈孕酮片口服，妇科调经1号方加阿胶、牡丹皮、赤芍、川芎、益智仁、郁金、酸枣仁。阿胶补血止血；牡丹皮、赤芍、川芎、郁金活血行气，促进瘀血排出、新血化生；益智仁温肾固脱；先兆流产患者多有焦虑失眠，予酸枣仁养肝宁心安神。七诊时患者一切皆好，嘱其注意休息，不适随诊。

来源：中国中医药报2023年04月03日5版。

经方辨治八型失眠经验

李　广
河南中医药大学第三附属医院

经方在治疗失眠中的应用十分广泛，如酸枣仁汤、柴胡加龙骨牡蛎汤、栀子豉汤、百合类方等均明确提出能治疗“不得眠”“不得安”“欲卧不能卧”等失眠症状。笔者在多年临床实践中逐步认识并掌握了经方治疗失眠的技巧和要领，现将相关经验总结如下。

心脾两虚兼积热型，治以归脾汤合酸枣仁汤、栀子豉汤

失眠之心脾两虚、心脾积热证，主要症状为失眠多梦、头晕、耳鸣、心悸、健忘、神疲乏力、四肢倦怠、面色少华、口苦口臭或口唇疱疹、舌质淡红、苔薄白或薄黄、脉细弱。治宜补益心脾、清热宁神，方用归脾汤合酸枣仁汤、栀子豉汤加减。

处方：黄芪30g，党参12g，白术12g，当归12g，茯神20g，制远志9g，炒酸枣仁20g，木香6g，龙眼肉12g，川芎6g，知母10g，栀子10g，淡豆豉30g，首乌藤30g，甘草6g。

用药浅析：方中黄芪、党参、白术、甘草益气健脾；远志、炒酸枣仁、龙眼肉、茯神健脾养心安神，《名医别录》谓酸枣仁“主心烦不得眠，脐上下痛，血转，久泄，虚汗，烦渴……”；当归养血补血；木香理气醒脾，使补而不滞；少量川芎调肝血而疏肝气；知母、栀子、淡豆豉滋阴清热、除烦安神，且防止久服温补药引起上火。

临证加减：兼肝郁气滞者，合四逆散以疏肝理气；兼脘闷、纳呆者，合平胃散以理气和胃；兼便秘者，加瓜蒌仁、火麻仁、决明子以润肠通便；兼有口疮、咽痛等湿热症状者，宜用归脾汤合甘草泻心汤以补益心脾、清热利湿；失眠易惊者，加龙骨、牡蛎、柏子仁以镇惊止怯、养心安神。

阴虚内热型，治以百合地黄汤合百合知母汤

失眠之阴虚内热证，主要症状为失眠多梦、头晕耳鸣、心悸不宁或神志恍惚、心烦潮热、欲食不食、口苦口干、小便短赤、舌红少苔、脉细数。治宜滋阴养血、清心安神，方用百合地黄汤合百合知母汤加味。

处方：百合30g，生地30g，知母10g，北沙参30g，麦冬20g，石斛15g，炒酸枣仁20g，莲子心3g，陈皮6g，甘草6g。

用药浅析：方中百合、生地滋阴养血、补肺宁心；炒酸枣仁养血补肝、宁心安神；知母、北沙参、麦冬、石斛滋阴润燥、清热除烦；陈皮理气开胃，且防止滋阴药过量而碍胃；莲子心清心除烦；甘草和中缓急，调和药性。

临证加减：阴虚内热而失眠严重者，可用国医大师张磊的眠安汤（百合、生地、麦冬、黄连、炒酸枣仁、茯神、胆南星、生龙牡、淮小麦、竹叶、灯心草、苏叶、甘草）；心火甚者，加栀子、黄连以清心安神；兼气郁者，加醋香附、醋郁金、醋柴胡以疏肝理气；血瘀者，加丹参、赤芍、红花以活血化瘀；气虚者，加黄芪、太子参或西洋参以益气养阴；耳鸣者，加磁石、蝉蜕、僵蚕以升清降浊、聪耳利窍。

痰热扰心型，治以柴胡加龙骨牡蛎汤

失眠之痰热扰心证，主要症状为心烦失眠、噩梦纷纭、胸闷脘痞、头重泛恶、口苦口臭、嗳气频频、小便不利、时有谵语、舌苔黄腻、脉滑数。治宜清热化痰、和中安神，方用柴胡加龙骨牡蛎汤加减。

处方：北柴胡20g，清半夏20g，人参10g，黄芩15g，胆南星10g，龙骨30g（先煎），牡蛎30g（先煎），茯苓20g，桂枝10g，大黄6g，僵蚕10g，蝉蜕10g，磁石30g（先煎），甘草6g。

用药浅析：方中小柴胡汤加桂枝可使内陷之邪热从外而解；龙骨、牡蛎、磁石重以镇怯而止烦惊；大黄泻热和胃而止谵语；胆南星清热化痰；茯苓宁心而通利小便；蝉蜕、僵蚕止惊止谵、宁心安神。

临证加减：胆热上泛而出现口苦、泛酸、胁痛者，可用大柴胡汤合酸枣仁汤以和解少阳、泻热安神；顽痰郁结者，加青礞石、生铁落以坠痰镇惊；心悸不安者，加茯神、柏子仁以安神定悸；热象明显者，加栀子，并增加大黄用量以泻火解毒；湿盛苔腻者，加藿香、佩兰、砂仁以化湿和胃；纳呆者，加山楂、麦芽、神曲以消食开胃。

肝郁脾虚型，治以小柴胡汤合当归芍药散

失眠之肝郁脾虚证，主要症状为失眠多梦、郁郁不乐、胸闷脘胀、两胁作痛、恶心纳呆、舌质淡红边有齿痕、脉弦细。治宜疏肝理气、健脾养心，方用小柴胡汤合当归芍药散加减。

处方：北柴胡20g，黄芩12g，党参15g，清半夏20g，当归15g，白芍15g，川芎10g，茯苓20g，炒白术12g，炒枳实10g，合欢花10g，玫瑰花10g，柏子仁30g，甘草6g。

用药浅析：方中柴胡、黄芩、党参、清半夏为小柴胡汤的主药，有疏利少阳枢机、清少阳胆热及健脾和胃之功；当归、白芍、茯苓、川芎、炒白术为当归芍药散的主药，有理气活血，健脾祛湿之功；柴胡、炒枳实、白芍、甘草为四逆散，能疏肝解郁，调理气机，使气血调达，而郁证得解；柏子仁养血安神，且能疏肝理气；合欢花、玫瑰花能疏肝理气，解郁安神。

临证加减：若肝郁化热者，可用丹栀逍遥散以疏肝解郁、清热宁神；纳呆者，加炒山楂、炒神曲、炒麦芽以健胃消食；大便秘结者，加火麻仁、草决明和大量生白术以润肠通便；多疑善虑、失眠严重者，加炒酸枣仁、制远志、合欢皮以养心安神；急躁易怒者，加龙骨、牡蛎、珍珠母以重镇安神。

痰湿偏盛、脾胃不和型，治以半夏秫米汤合保和丸方

失眠之痰湿偏盛、脾胃不和、胃虚食滞证，主要症状为脘痞腹胀、嗳气不舒、纳食呆滞、舌苔白腻、脉弦滑。治宜健脾和胃、调中安神，方用半夏秫米汤合保和丸方化裁。

处方：清半夏30g，高粱米30g，茯苓15g，茯神15g，陈皮10g，炒莱菔子10g，木香6g，砂仁6g，连翘12g，炒山楂12g，炒六神曲12g。

用药浅析：《灵枢·大惑论》论述失眠的病机："卫气不得入于阴，常留于阳，留于阳则阳气满，阳气满则阳蹻（跷）盛，不得入于阴则阴气虚，故目不瞑矣。"半夏秫米汤出自《灵枢·邪客》，且对新发之失眠有"覆杯而卧"的效果。笔者临证常以高粱米代替秫米，取其益中、利气之效；清代医家柯韵伯认为半夏在此方中具有"引阳入阴"的功效；茯苓、茯神益心脾、安心神；陈皮、木香理气和胃；炒山楂善消肉食之积，炒莱菔子善消面食痰浊之积，炒六神曲能消酒食之滞；连翘清热散结；砂仁化湿和胃。

临证加减：腹胀者，加厚朴、佛手、大腹皮以理气化湿；泛酸者，加黄连、吴茱萸以泻肝和胃止酸；郁热扰心者，加栀子、淡豆豉、莲子心以清心安神；失眠严重者，加柏子仁、炒酸枣仁以养血安神；饮食减少者，加鸡内金、鸡矢藤、炒麦芽以健胃消食；脏躁者，合甘麦大枣汤以甘润缓急、安神定志。

肝肾亏虚、虚火上扰型，治以黄连阿胶汤

失眠之肝肾亏虚、虚火上扰引发的少阴热化证，主要症状为失眠多梦、心悸善惊、耳鸣健忘、腰膝酸软、心烦口干、舌质红、苔黄少津、脉细数。治宜滋补肝肾、清心安神，方用黄连阿胶汤加味。

处方：黄连10g，黄芩10g，阿胶6g（烊冲），白芍15g，生地30g，柏子仁20g，肉桂3g，鸡子黄2枚（冲服）。

用药浅析：黄连，《神农本草经》载其“主热气目痛，眦伤泣出，明目，肠澼，腹痛下痢，妇人阴中肿痛”；阿胶，《名医别录》谓其“主丈夫少腹痛，虚劳羸瘦，阴气不足，脚酸不能久立，养肝气”；鸡子黄，《本草纲目》谓其“除烦热……补阴血，解热毒，治下痢……”；黄芩助黄连直折心火，以除上炎之热；白芍、生地滋阴清热，又防止苦寒药太过伤阴；柏子仁养心安神，增强记忆；肉桂配黄连为交泰丸，能引火下行、交通心肾。

临证加减：心火偏旺者，加栀子、丹皮、竹叶以清心火、安心神；肾阴虚明显者，合麦味地黄丸以滋阴补肾；盗汗明显者，宜合用当归六黄汤以滋阴降火、清热止汗；大便干结者，合增液汤以养阴润燥；失眠较重者，加炒酸枣仁、龙骨、牡蛎以养血补肝、镇惊安神。

心胆气虚型，治以桂枝加龙骨牡蛎汤合保元汤

失眠之心胆气虚证，主要症状为心烦多梦、胆怯心悸、短气自汗、神疲乏力、脉弦细。治宜益气镇惊、安神定志，方用桂枝加龙骨牡蛎汤合保元汤化裁。

处方：人参10g，黄芪30g，桂枝12g，白芍12g，龙骨（先煎）30g，牡蛎（先煎）30g，制远志10g，茯苓20g，生姜10g，大枣15，炙甘草10g。

用药浅析：方中人参、黄芪大补元气、安神定悸，《神农本草经》谓人参“主补五脏，安精神，定魂魄，止惊悸，除邪气，明目开心益智”；制远志、茯苓健脾宁心利水；桂枝、白芍、生姜、大枣、炙甘草为桂枝汤，能调和阴阳；龙骨、牡蛎镇惊安神。

临证加减：易惊善恐者，加珍珠母、龟板、朱砂以镇惊安神；心气虚自汗者，加浮小麦、五味子、桑叶以益气固表、收敛止汗；心肾阳虚者，宜加淡附片、肉桂以温肾壮阳；头晕心悸、血压较低者，可合生脉饮以益气复脉；心肾不交、虚火上扰者，加交泰丸以交通心肾。

瘀血内阻型，治以桂枝茯苓丸合下瘀血汤

失眠之瘀血内阻证，主要症状为失眠多梦、头痛如刺、面色黧黑、舌质暗红（或有瘀点、或舌下脉络青紫）、脉象沉滞。治宜活血化瘀、宁心安神，方用桂枝茯苓丸合下瘀血汤加味。

处方：桂枝15g，茯苓20g，丹皮10g，赤芍12g，桃仁12g，红花10g，当归15g，生地20g，酒大黄6g，土鳖虫6g，川牛膝15g，甘草6g。

用药浅析：方中桂枝、茯苓温阳化气、通利血脉、健脾化湿；丹皮、赤芍清解郁热，合桃仁以化瘀消癥；桂枝温通经脉；土鳖虫、酒大黄泻热破瘀、推陈致新；桃仁活血化瘀、润燥破结。

临证加减：兼有烦躁谵语、鼻衄、齿衄等热盛动血症状者，可合泻心汤，以生大黄易酒大黄，并加白茅根以清热泻火、凉血解毒；头痛者，加川芎、白芷、醋延胡索以理气活血止痛；兼气滞者，加醋香附、醋郁金、青皮以疏肝理气；大便稀溏者，去酒大黄，加干姜、党参、炒白术以温中健脾、燥湿止泻；失眠严重者，加首乌藤30g、柏子仁20g、酸枣仁20g以养血补肝、宁心安神。

来源：中国中医药报2023年09月27日5版。

唐宋应用经方分型辨治泄泻

李　广
河南中医药大学第三附属医院

经方在泄泻治疗中的应用十分广泛，常用的有治疗湿热兼表证的葛根芩连汤，脾胃虚弱、气滞湿阻的《外台》茯苓饮，寒热虚实错杂的乌梅丸，阳虚里寒的理中汤、四逆汤，表里俱寒的桂枝人参汤，久泻滑脱不禁的桃花汤、赤石脂禹余粮汤等。唐宋是河南中医药大学教授，第四批、第六批全国老中医药专家学术经验继承工作指导老师。笔者曾跟随侍诊学习，现将其应用经方辨治泄泻的经验总结如下。

分型治疗

葛根黄芩黄连汤

适用证型：适用于太阳与太阴合病，表邪不解，里有湿热，湿热下注引起的泄泻。主要症见腹痛腹泻，发热恶寒，汗出或口渴，大便臭秽，肛门灼热，小便短赤；舌质红，薄黄腻，脉滑数或濡数。

治则方药：清热利湿，兼解表邪。方用葛根黄芩黄连汤。葛根30g，黄芩10g，黄连10g，炙甘草10g。

用药浅析：本方出自《伤寒论》第34条，原治表邪化热入里，里热下迫大肠所致的下利不止。方中葛根解肌清热，升阳止泻。《名医别录》谓葛根主治“伤寒中风头痛，解肌发表出汗，开腠理……”。黄芩、黄连苦寒，清热燥湿，坚阴止痢。甘草甘缓和中，调和药性。《伤寒贯珠集》曰：“邪陷于里者十之七，而留于表者十之三，其病为表里并受之病，故其法亦表里两解之法……葛根解肌于表，芩、连清热于里，甘草则合表里而并和之耳。”

临证加减：若湿重者，加苍术、薏苡仁、白豆蔻以祛湿止泻；脾虚者，加党参、茯苓、白术以健脾燥湿；大便带血者，加地榆炭、槐米炭、白茅根以清热止血；下痢不止者，加白头翁、鸦胆子以清热止痢；兼有风热表证者，加金银花、连翘、薄荷以疏散风热；若是暑湿入侵、表里同病者，可加新加香薷饮以解暑清热、利湿止泻。

理中丸合藿香正气散

适用证型：适用于太阳与太阴合病，表邪不解，里有寒湿，脾失健运引起的泄泻。主要症见恶寒重，发热轻，大便清稀如水样，脘腹冷痛，无汗，口淡不渴，脘闷纳呆；舌质淡，苔薄白腻，脉濡。

治则方药：温中解表，健脾化湿。方用理中丸合藿香正气散加减。党参15g，炒白术12g，干姜10g，藿香15g，陈皮10g，姜厚朴10g，法半夏12g，紫苏叶10g，白芷10g，茯苓15g，大枣5枚，甘草6g。

用药浅析：理中丸出自《伤寒论》第386条和396条，原治脾胃阳虚引起的霍乱吐泻和唾液分泌过多。方中党参、炒白术、甘草益气健脾，燥湿止泻；干姜温中散寒，扶阳抑阴。《成方便读》谓理中丸“此脾阳虚而寒邪伤内也，夫脾阳不足，则失其健运之常，因之寒凝湿聚。然必其为太阴寒湿，方可用此法……”。藿香正气散中的藿香辛温散寒，芳香化湿；陈皮、法半夏、姜厚朴理气降逆，燥湿除满；紫苏叶、白芷解表散寒，理气宽中；茯苓健脾渗湿；大枣补益调中。

临证加减：若表邪较重者，加荆芥、防风、羌活以疏风散寒；若湿盛苔腻者，加佩兰、砂仁、苍术以健脾祛湿；若里寒较甚者，加淡附片、肉桂以温阳散寒；腹泻明显者，加炒山药、炒车前子、炒山楂以健脾利湿止泻；纳食呆滞者，加炒麦芽、炒神曲、炒山楂以消食化滞。

《外台》茯苓饮

适用证型：适用于脾虚气滞，水湿内停引起的泄泻。主要症见肠鸣腹泻，胸闷脘胀，泛吐清水，纳食呆滞；舌质淡红，苔薄白腻或白滑，脉缓或濡。

治则方药：益气健脾，理气和胃，利湿止泻。方用《外台》茯苓饮加味。人参10g，茯苓15g，炒白术15g，炒山药30g，炒薏苡仁30g，炒车前子（包煎）30g，炒枳实6g，陈皮9g，生姜3片，大枣5枚，炙甘草6g。

用药浅析：本方出自《金匮要略》，原治脾胃虚弱，饮聚成痰的痰饮病。方中人参、茯苓、炒白术、炙甘草益气健脾，燥湿止泻；大枣、生姜健脾和胃止呕；炒枳实、陈皮理气消痞，使补而不滞，陈皮还能协助生姜以和胃止呕；又加炒山药、炒薏苡仁、炒车前子健脾利湿而止泻。

临证加减：纳差明显者，加炒麦芽、炒谷芽、炒山楂以消食化滞；中气下陷者，合补中益气汤以补中益气、升阳止泻；腹泻无度者，加煨诃子、赤石脂、禹余粮以收涩止泻；腹痛欲泻、泻后痛减者，合痛泻要方以疏肝理脾、缓急止痛。

乌梅丸

适用证型：适用于寒热虚实错杂型泄泻。慢性泄泻的病机主要是脾虚湿盛，若病久及肾，则易呈现寒热虚实错杂之证。主要症见水样大便或溏便，大便夹有黏冻，每日数次或十余次，便前肠鸣腹痛，便后痛减；神疲乏力，心烦嘈杂；舌稍红、苔白腻，脉沉细。

治则方药：温肾暖脾，清热燥湿，酸涩止泻。方予乌梅丸加减。乌梅20g，党参15g，黄连6g，黄柏10g，细辛3g，川椒6g，当归10g，桂枝10g，肉桂3g，制附子6g，干姜9g，煨诃子30g，甘草6g。

用药浅析：乌梅丸出自《伤寒论》第338条，原治寒热虚实错杂引起的蛔厥或久利。方中乌梅酸涩止泻，党参、当归益气补血而扶正，黄连、黄柏清热燥湿，细辛、川椒、桂枝、干姜、制附子温肾暖脾而助运化，煨诃子涩肠止泻，甘草调和诸药。《伤寒来苏集·伤寒附翼》曰："仲景此方，本为厥阴诸证立法，叔和编于吐蛔条下，令人不知有厥阴之主方……久利则虚，调其寒热，扶其正气，酸以收之，其利自止。"

临证加减：肝郁脾虚者，合痛泻要方以抑肝扶脾；脾虚者，加炒山药、茯苓、炒白术以健脾化湿；湿热重者，去川椒、桂枝、制附子，加白头翁、苦参、黄芩以清热燥湿；寒湿重者，去黄柏，增加肉桂、制附子用量；久病伤阴者，可加太子参、山药、石斛以益气养阴。

赤石脂禹余粮汤合桃花汤

适用证型：适用于虚寒下利、大肠滑脱证。主要症见腹泻或久痢不止，日夜无度，脘腹冷痛，腹痛绵绵，喜温喜按，小便短少不利，脱肛下坠；舌淡苔白，脉迟弱或微细。

治则方药：温阳散寒，升举阳气，收敛止泻。方用桃花汤合赤石脂禹余粮汤加味。赤石脂（冲服一半）30g，禹余粮30g，煨诃子30g，干姜15g，煨葛根30g，柴胡6g，升麻6g，粳米50g。

用药浅析：赤石脂禹余粮汤、桃花汤出自《伤寒论》第159条和306条，原治反复误用泻剂致下焦虚寒，大肠滑脱不禁的下利。此方对实邪未尽者，则非所宜。方中赤石脂、禹余粮、煨诃子涩肠止泻固脱，赤石脂一半用末冲服，令其留着于肠中，吸附水液，对虚寒性泻痢多能取效；干姜温胃暖脾，粳米补益脾胃；另加煨葛根、柴胡、升麻以生津止渴，升阳止泻。正如刘渡舟在《伤寒论讲解》中所说："阳衰不能温化脾土，中焦失运，寒气凝滞，故腹痛下利。阳气衰不能摄血，不仅下利不止，还夹有脓血。利久不止，势必伤阴，而见小便短少不利。治疗仍用桃花汤温阳散寒，涩肠固脱……赤石脂性温而涩，入胃与大肠经，直抵下焦血分，收涩固脱，止血止泻。干姜辛温，入脾胃经，温中散寒，守而不走。粳米甘温，益气调中，补久利之虚。"

临证加减：若脾肾阳虚者，合四逆汤以温肾壮阳、回阳救逆；脾虚湿盛者，加炒山药、茯苓、炒白术以健脾止泻；短气乏力明显者，加红参、黄芪、山茱萸以大补元气、收敛固脱；纳食减少者，加炒鸡内金、鸡矢藤、炒山楂以消食化滞。

四逆汤、桂枝人参汤合四神丸

适用证型：适用于脾肾阳虚型泄泻。主要症见水样大便或晨泄，稍进油腻则腹泻加重，神疲乏力，畏寒肢冷，脘痞腹胀，纳食呆滞；舌质淡、苔薄白，脉沉细弱。

治则方药：健脾温肾，收敛固涩，渗湿止泻。方予四逆汤、桂枝人参汤合四神丸加减。人参10g，茯苓15g，炒白术12g，煨诃子30g，补骨脂15g，制吴茱萸9g，五味子9g，煨肉豆蔻9g，干姜9g，桂枝9g，肉桂3g，淡附片6g，甘草6g。

用药浅析：《伤寒论》第91条“伤寒，医下之，续得下利清谷不止，身疼痛者，急当救里……救里宜四逆汤”，四逆汤在此条文中是治疗误下伤阳、脾胃虚寒引起的下利。《伤寒论》第163条“太阳病，外证未除，而数下之，遂协热而利，利下不止，心下痞硬，表里不解者，桂枝人参汤主之”。可见桂枝人参汤是治疗里寒而表未解的下利，虽与葛根黄芩黄连汤一样是治疗误下引起的下利，但二者有寒热虚实之别。如《伤寒经注·太阴辨证》曰：“表证误下，下利不止，喘而汗出者，治以葛根芩连。心下痞硬者，治以桂枝参术。一救其表邪入里之实热，一救其表邪入里之虚寒，皆表里两解法也。”方中人参、茯苓、炒白术、甘草健脾益气，渗湿止泻；桂枝、干姜温里散寒，制附子、肉桂以加强温补肾阳之力；四神丸中的煨肉蔻、补骨脂、制吴茱萸、五味子温肾暖脾，涩肠止泻；另加煨诃子收敛固涩。《本经逢原》谓诃子“生用清金止嗽，煨熟固脾止泻”。诸药相伍，使脾阳得健，肾阳得复，湿化气畅，则泄泻得止。

临证加减：腹胀明显者，加木香、陈皮、炒枳壳以理气行滞；腹痛者，加炒川楝子、醋延胡索、炒白芍以疏肝理气、缓急止痛；湿重者，加苍术、厚朴、白豆蔻以运脾化湿；中气下陷者，加小量柴胡、升麻和煨葛根以升举阳气；久泄滑脱不禁者，加炒山药、赤石脂、禹余粮以健脾益气、涩肠止泻。

辨治体会

泄泻的发病率较高，急性者病程较短，其病机主要为脾虚湿盛、感受外邪，外邪以寒湿和暑（热）湿之邪较为常见，此类病邪除了侵袭皮毛肺卫之外，也能直接损伤脾胃，使脾胃失于运化，引起泄泻。正如《杂病源流犀烛·泄泻源流》中所说：“湿盛则飧泻，乃独由于湿耳，不知风寒热虚，虽皆能为病，苟脾强无湿，四者均不得而干之，何自成泄？”慢性泄泻者病程较长，顽固难愈，严重影响患者的生活质量，成为临床治疗的难题之一。其病机主要为脾肾亏虚，寒热虚实错杂，以脾虚湿盛最为关键。如《素问·至真要大论》曰：“诸湿肿满，皆属于脾。”《素问·阴阳应象大论》载：“清气在下，则生飧泻……湿盛则濡泻。”《素问·水热穴论》曰：“肾者，胃之关也，关门不利，故聚水而从其类也。”《景岳全书·杂证谟·泄泻》曰：‘泄泻之本，无不由于脾胃。盖胃为水谷之海，而脾主运化，使脾健胃和，则水谷腐熟，而化气化血以行营卫，若饮食失节，起居不时，以致脾胃受伤，则水反为湿，谷反为滞，精华之气不能输化，及致合污下降，而泻痢作矣。”

唐宋认为，治疗慢性泄泻益气补脾药剂量宜大，而温热之品剂量宜小，收涩药亦可予稍大剂量。合并气虚下陷者，若纯用补益、收涩之剂难以收功，则宜配合煨葛根、柴胡、升麻等升发脾胃清阳之品。需要注意的是，对于顽固性腹泻的治疗，不可分利太过，以免耗气伤阴。“泄泻不利小便，非其治也”只适用于部分急性泄泻，而不适宜于久泻。

对病久寒热虚实错杂的患者，唐宋喜用少量苦寒之品，如黄连、黄柏等。一是寒能清热、苦能燥湿；二是苦能坚阴、益胃厚肠。湿邪郁久，易于化热而成湿热之证，此时即使患者无明显的湿热之象，若单纯应用补脾温肾之剂效果不佳时，也应该考虑潜在湿热的存在，可予温清并用、补涩结合的乌梅丸进行治疗。

典型医案

张某某，男，45岁。2015年4月23日初诊。

患者3年前贪凉饮冷后出现腹泻，当时未及时治疗，以至于泄泻时轻时重、反复发作，近半年来症状逐渐加重，曾服诺氟沙星胶囊、结肠炎丸、参苓白术颗粒等药治疗，效果均不佳。现症见：肠鸣腹泻，大便呈稀水样，每日5~6次，腹部隐痛，喜温喜按，面色苍白，形体消瘦，畏寒肢冷，纳食呆滞。舌质淡，舌体胖大，边有齿痕，苔白腻，脉沉细弱。

中医诊断：泄泻（脾肾阳虚证）。

治则：健脾温肾，收敛固涩，渗湿止泻。

处方：人参10g，茯苓15g，炒白术12g，煨诃子30g，补骨脂15g，制吴茱萸9g，五味子9g，煨肉豆蔻9g，桂枝9g，肉桂3g，干姜10g，制附子6g，甘草6g，大枣5枚。7剂，每日1剂，水煎早晚分服。并嘱其忌生冷、油腻和不易消化的食物。

2015年4月30日二诊，腹泻次数明显减少，大便溏薄，每日3次，余症好转，惟食欲欠佳。舌质淡，舌体稍胖大，苔薄白腻，脉沉细。守上方加陈皮10g、炒麦芽12g、炒山药20g。14剂，水煎服。

2015年5月15日三诊，临床症状基本消失，大便稍稀，每日1~2次，食欲增加。舌淡红，苔薄白，脉细缓。处方：人参10g，茯苓15g，炒白术12g，炒山药20g，补骨脂15g，制吴茱萸9g，煨肉豆蔻9g，肉桂3g，干姜10g，制附子6g，甘草6g，大枣5枚。续服20天后泄泻痊愈，随访半年病未复发。

按：患者贪凉饮冷后伤及脾胃，脾虚湿盛，日久脾病及肾，而致脾肾阳虚，故治宜健脾利湿、温补脾肾，使脾肾健旺则腹泻自止。方中桂枝人参汤、四逆汤健脾化湿，温补肾阳；四神丸加茯苓、煨诃子以补肾健脾，收敛止泻。二诊时患者食欲欠佳，故加入陈皮、炒麦芽、炒山药以健脾醒胃，消食化滞；三诊时患者腹泻次数明显减少，阳虚症状已明显改善，故减去温燥的桂枝和收敛固涩的煨诃子、五味子。药证相符，故获痊愈。

来源：中国中医药报2023年12月27日4版。

经方治疗“长新冠”应用举隅

张智民　吴霄畅　张　文
河南中医药大学第三附属医院

正气未复，余邪未尽，正虚邪实，虚实夹杂，是“长新冠”的核心病机，其影响脏腑主要在肺脾，并波及其他脏腑。常见症状包括乏力、心悸、咳嗽、咽痒、失眠、耳鸣、听力下降、食欲不振，味觉、嗅觉减退或丧失，甚或长时间低烧不退等。

新冠病毒感染急性期过后，多数人可恢复如初，但仍有部分患者会有一些症状长期存在，迁延难愈而成“长新冠”。“长新冠”可累及全身多个脏腑或系统，其症状可持续不退，或治愈后再发，严重影响人们的正常工作与生活。在临床实践中，笔者发现，经方不但对新冠病毒感染急性期治疗效果良好，对“长新冠”同样具有显著的疗效。今不揣浅陋，介绍日常运用经方治疗“长新冠”的点滴经验如下，供同道参考。

“长新冠”概述

定义与特征

新冠疫情发生以来，中西医结合、中西药并用，我国在防治新型冠状病毒感染方面取得了显著成效，但急性期过后一些症状长时间迁延不愈的问题在部分患者中仍然存在，世界卫生组织将其命名为“长新冠”或“新冠后综合征”，定义为：“新型冠状病毒感染恢复后仍持续存在的一系列症状表现，在感染后3个月内出现、持续至少2个月且无法通过其他诊断来解释。”这些症状可能是急性感染恢复后出现的新症状，也可能从疾病开始就出现，且可反复或复发，通常会对日常生活产生影响。对此，国内外专家进行了广泛深入的研究。由张伯礼院士牵头制定的《中医药治疗新型冠状病毒感染核酸/抗原转阴后常见症专家共识》指出：“新型冠状病毒感染轻型/中型患者核酸/抗原转阴后，以乏力气短、干咳少痰、口渴咽干、胃脘痞闷、纳呆便溏、心悸不寐、嗅味觉减退、自汗盗汗、昏蒙等为主要临床表现的症状群，多发生在感染后2周~3个月。”

从权威报道和临床实践中可以看出，“长新冠”主要具有以下特征：其症状与感染急性期症状可能不同，发病时间可能不重合，但是一定是在新冠感染以后产生或加重的，无法用其他诊断解释；病程较长，症状通常持续数月以上；症状复杂，常常涉及多个脏腑，以“症候群”的形式存在，往往会影响患者工作、生活。另外，根据临床所见，笔者认为“长新冠”的个体差异与体质密切相关，体质差异决定患者的发病倾向与易感性，即新冠病邪更倾向于攻击素体薄弱的脏腑或系统，并使得这些较为薄弱的脏腑或系统出现更为严重的症状；对于存在基础疾病的患者，则容易加重其原有疾病的病情。

病机与症状

正气未复，余邪未尽，正虚邪实，虚实夹杂，是“长新冠”的核心病机，其影响脏腑主要在肺脾，并波及其他脏腑。常见症状包括乏力、心悸、咳嗽、咽痒、失眠、耳鸣、听力下降、食欲不振，味觉、嗅觉减退或丧失，甚或长时间低烧不退等。现分述如下：

肺系：新冠病邪侵袭脏腑首先犯肺，导致肺气升降失常，迁延不愈。因此长期、顽固性咳嗽是“长新冠”的常见症状。久病耗伤肺气、肺阴，气阴两伤者多干咳少痰、口干舌燥；若阴虚化热，上扰咽喉，或久病入络、瘀血停滞者，望诊可见咽部多暗红或淡红，较少出现鲜红者。肺气升降失常兼脾虚失运者，常见咳喘咯痰，甚则咳吐清澈水液。余邪蒙蔽肺窍则可致嗅觉减退。

脾系：疲劳综合征亦是“长新冠”常见证候之一，表现为倦怠乏力、少气懒言，其病机主要是肺脾气虚。脾虚失运又可导致胃脘痞闷、纳呆便溏，脾虚湿滞、蒙蔽清窍可致味觉减退、头目昏蒙，以及健忘、反应迟钝等。

心系：新冠病邪可直接侵袭心脏，出现心悸、胸痛、头晕、目眩等症状，其病机主要是心之气阴不足或心阳不振。心脾两虚者则多致失眠多梦、健忘神疲等。

肝系：新冠后失眠、焦虑、抑郁，每与肝气不舒或胆胃不和有关；或见咽部异物感等症状，多由肝郁气滞、脾虚夹湿（痰）所致。

肾系：久病及肾，肾精亏耗，脑络失养，新冠后常见的健忘、耳鸣、注意力不集中、早泄、阳事不举、举而不坚甚至阳痿等症状多由此所致。

皮肤：新冠病毒每多夹杂风湿热邪，或在发病过程中出现痰瘀阻络的病机，导致不同类型的皮肤损伤，如麻疹样改变、斑丘疹、荨麻疹、脱发等。尤其需要注意的是，患者原有的皮肤疾病在“阳康”后可能复发或加重，如银屑病、湿疹等。

经验方药

常用经方

四逆散：四逆散在《伤寒论》中原用治少阴阳郁厥逆证，在后世医家的创新诠释与应用中，又成疏肝解郁、调节气机、畅肝理脾的祖方，并以之为基础衍生出逍遥散等经典名方。方中柴胡入肝、胆经，升发阳气，疏肝解郁，为君；白芍敛阴，养血柔肝，为臣，柴胡与白芍合用，在条达肝气的同时补养肝血，恰适肝体阴用阳之性，且使柴胡升散肝阳的同时无耗伤阴血之弊；枳实理气解郁，泻热破结，为佐，其与柴胡相伍则一升一降，更增舒畅气机、升清降浊之功，与白芍相配则理气和血，使气血调和；甘草调和诸药，益脾和中，再用白饮（米汤）和服，使全方在疏肝之中更兼理脾之效，亦取中气和则阴阳之气自相顺接之义。该方四药同用，疏柔相合，升降相使，肝脾并调，透邪解郁，配伍严谨，是笔者治疗“长新冠”的常用方。“长新冠”在康复过程中常常表现出气郁的病机，这既与新冠疾病特点有关，也与当代居民生活方式有关。一方面，早期新冠病毒感染期间，漫长的隔离治疗及其产生的经济压力和生活方式的改变，加重了患者的身心负担，更易诱发气郁病机；另一方面，现代繁忙的生活方式和纷繁复杂的社会关系，使城乡居民素体多有气郁之象，近现代医家对此现象已多有留意，如孔伯华曾指出时人“无论病程久暂，体质强弱，性别男女，邪气盛衰，切其脉或多或少总有弦象，且多兼数。余尝思其故，盖以诸病多生于郁，郁而不舒则不遂肝木条达之性，于是肝病，故脉多见弦”。新冠“阳康”以后，患者常见焦虑抑郁倾向或烦躁易怒、失眠多梦等症状。笔者治疗此类患者，多从疏肝解郁、调畅气机立法，以四逆散、逍遥散为底方加减进退，每获良效。

苓桂术甘汤：苓桂术甘汤是《伤寒论》中通阳利水、温阳健脾的名方，用治中阳受损、气化不利、水停中焦的痰饮病。方以甘淡之茯苓为君，消已聚之饮，杜生痰之源；臣以桂枝温阳化气，苓桂相伍，一利一温，是温通心阳、恢复三焦气化的基本配伍结构；

佐以白术健脾燥湿，苓、术相须，则健脾祛湿之效彰，起治病求本之作用；炙甘草甘温和中，配白术能益气健脾、崇土制水，配桂枝可辛甘化阳，温补中焦，并可调和诸药而兼佐使之用。四药相合，淡渗甘温合法，则温而不热、利而不峻，标本兼顾。新冠病久，易损心阳，病程中常有胸阳不振、行血无力的病机，证见心悸乏力、自汗怕风、面色晦暗、舌质淡暗、舌下瘀紫、脉沉。胸中为宗气所在、阳气出入之处，若胸阳不振则阳气不通，常累及全身导致气化无力，证见口渴或不喜饮水、小便不利、肢冷水肿，甚则见脏腑器官囊肿。伤寒大家刘渡舟指出，人身各处津液在全身阳气的整体气化作用下，构成一条“津液链”。因此，凡治气化不利，不仅要温通阳气，更当稍加利水之品以带动“津液链”的运行，这也是叶天士所谓“通阳不在温，而在利小便”的内在含义。故笔者治疗“长新冠”胸阳不振、行血无力或气化不行的病证，必用苓桂术甘汤为基础方以温通心阳，恢复三焦气化。据笔者观察，心阳不振又每每累及脾阳虚，症见纳差、腹胀、大便不成形、苔白腻、有齿痕，此时更宜用苓桂术甘汤心脾同治。

小柴胡汤：小柴胡汤是和解少阳之祖方，针对邪入少阳半表半里所致的往来寒热、胸胁苦满、默默不欲饮食、心烦喜呕、口苦、咽干、目眩等症。少阳病位处于表里之间，汗之不及、下之不可，故取表里之药以治中间之病。柴胡苦平，入肝、胆经，透泄少阳之邪，疏泄气机之郁滞，为君；黄芩苦寒，清泄少阳之热，为臣，柴胡、黄芩相配，一散一清，恰入少阳，以解少阳之邪；胆气犯胃，胃失和降，故佐以半夏、生姜和胃降逆止呕，兼通上焦不下之津液；邪陷少阳者必有血弱气尽之病机，少阳之邪又有内传阳明、三阴的趋势，故加人参、大枣、炙甘草扶正祛邪，先安未受邪之地；炙甘草在助参、枣扶正的同时，又可调和诸药，功兼佐使。“长新冠”病机核心为正虚邪实或正邪俱虚，其中未净之邪常寓于表里之间，妨碍枢机运转，症见低热不退、寒热往来、纳差呕恶、失眠焦虑、脉弦；病邪久稽，又连日发热、呕恶不能食，气血消耗不得补充，故正虚明显，表现出自汗、盗汗、乏力、神疲、消化功能低下等症状。叶天士谓小柴胡汤“与虚者为合治”，疏中寓补，正对“长新冠”正虚邪实或正邪俱虚之病机。若患者恶寒重、舌苔白，笔者常于小柴胡汤中再加桂枝、白芍，更增散寒、调和之功；若发热重、舌苔黄，则加银花、连翘，以散卫分之热而助黄芩清解半里之邪。

半夏厚朴汤：半夏厚朴汤出自《金匮要略》，主治“咽中如有炙脔”。从方药组成的角度看，半夏辛温入肺胃，化痰散结，降逆和胃，用为君药；厚朴苦辛性温，燥湿消痰，下气除满，用为臣药，半夏与厚朴相合，则痰气并治；茯苓健脾渗湿，使湿去则痰无由生；生姜辛温散结，和胃止呕，又兼制半夏之毒；苏叶芳香行气，理肺宽中，助厚朴行气宽胸，宣通郁结之气，共为佐药。诸药合用，辛行苦降，痰气并治，行中有宣，降中有散，共奏行气散结、降逆化痰之功。以方测证，其所治“咽中如有炙脔”，实际是痰气交阻于咽喉的证候。“长新冠”病延日久，对人身气机、津液的运行具有长期影响。临床所见，患者常有持续的咽部不适，有异物感或饮食不畅感，晨起恶心，望诊可见咽峡部暗红或淡红（少有鲜红者）、扁桃体肿大，符合半夏厚朴汤的方证。苏梗行气之力较苏叶更强，笔者通常将苏叶易为苏梗。对于肺系有热、咽红而痛的患者，每加黄芩、丹皮、桔梗等药以增强清热、凉血、利咽之功。

酸枣仁汤：酸枣仁汤出自《金匮要略》，是治疗肝血亏虚、虚热内扰之虚烦不眠的名方。肝藏血，血舍魂，若肝血不足，则魂不守舍，心失所养。加之血虚生内热，虚热内扰则虚烦不寐、惊悸不安。故酸枣仁汤重用酸枣仁为君，养血补肝，宁心安神；茯苓健脾宁心，知母滋阴润燥、清热除烦，共为臣药；川芎辛散，调肝血，疏肝气，为佐药，与酸枣仁相伍又可起收中有散、补中有行之功；甘草和中缓急，调和诸药，为佐使。合而成方，心肝同治，重在养肝；补中兼行，以适肝性。共奏养血安神、清热除烦之功。酸枣仁汤是笔者治疗“长新冠”睡眠障碍的常用方，盖久病暗耗心肝阴血，常见血虚失眠，尤以兼心悸、月经量少以及肝气郁滞所致脾气急躁者为多见。偏血虚重者，笔者每于酸枣仁汤中加丹参、四物汤；偏肝郁甚者，则合用四逆散，并加合欢皮疏肝解郁安神；血虚兼有痰热者，则用酸枣仁汤合温胆汤；心悸严重，且虚象不甚明显者，加生牡蛎、珍珠母以镇心宁神。

常用中药

桂枝、肉桂、附子：桂类药物在经方中被广泛应用，具有解表散寒、温经止痛、通阳化气、平冲降逆的功效。宋以前用药不分桂枝、肉桂。自北宋开始，在广泛临床实践的基础上，医家将桂分为桂枝、肉桂两种。桂枝即桂树嫩枝，兼备上述四种功用；肉桂即桂树粗皮，温性强于桂枝，较桂枝更能补火助阳、散寒止痛。笔者治疗"长新冠"心气不足、胸阳不振、舌质暗者，以及脾阳虚舌质淡、体胖大、边有齿痕者，常用桂枝温通阳气，此即仲景苓桂术甘汤、小建中汤中用桂枝法；桂枝通阳力大，肉桂长于温阳，故凡心脾阳虚较重，损及肾阳而现阴寒之象，症见畏冷、手足寒、足底冷汗者，则常桂枝、肉桂同用以达通、温并重之功。肾阳虚重者，畏寒肢冷，舌质淡嫩但舌体未必胖大，此时又宜用附子迅猛直达于肾中，振奋心肾真阳。

陈皮、化橘红、五味子：陈皮古称橘皮，于《金匮要略》中多有应用，如橘皮竹茹汤、橘枳姜汤等，黄元御谓其"降浊阴而止呕哕，行滞气而泻郁满，善开胸膈，最扫痰涎"，大抵以理气燥湿化痰为功，入肺、胃二经气分。化橘红，即化州柚的未成熟果皮或原个幼果，喻昌《医门法律》指出"化州陈皮消痰最灵"，近代恽铁樵认为，橘红"含有挥发油，其刺激性能减少气管壁膜及喉头黏膜发痒。痒瘥则咳少，是其化痰真相"，进一步提示后人橘红具有化痰止咳之显效，彼文受现代中医泰斗岳美中认可，并写入其所著《药物学辑要》中。陈皮理气化痰更偏向中焦，橘红则偏向于上焦。在以上认识的基础上，笔者治疗"长新冠"之脾虚湿滞、纳呆便溏、舌苔白厚者，多用二陈汤、平胃散或在所定基础方中加陈皮；若病在肺系，长期咯痰、咽痒咳嗽不愈者，则用化橘红。五味子收敛固涩，擅治久咳虚喘，早期咳嗽不宜用之，以免留邪，后期酌加，敛肺止咳，每收奇功。应当注意的是，肺主气、脾为后天之本，故"长新冠"久病伤及肺脾二脏者，常兼气虚病机，且正虚之地便是留邪之处，正气不复又碍病邪尽去。因此无论病本在肺、在脾，愈后总当继续健运中焦以培正气。故在治疗"长新冠"中的顽固性咳嗽、咯痰症时，笔者每于方中先用化橘红，后用陈皮，肺脾并调，随证遣方用药，咳止痰消而愈。

玄参、桔梗、丹皮：除玄参、桔梗、丹皮外，诸如黄芩、甘草、川芎、赤芍之品，亦是笔者治疗咽喉部病证的常用药，更为治疗"长新冠"咳嗽、咽部不适之要药。喉为肺之内窍，新冠病邪侵犯人体首先犯肺，邪热循肺系即扰咽喉。轻者咽喉微感不适，重者咽痛持续不解，更有部分咳嗽顽固不愈，咽痒、咽喉局部不适持续不退，因此笔者治疗"长新冠"尤重咽喉望诊。对于咽痒、咽痛而咽部色红者，于方中加桔梗、甘草（桔梗汤）、玄参、黄芩解毒利咽；咽暗红者，考虑病久血瘀，则于利咽药外加川芎活血行气；红肿重者，更加丹皮、赤芍凉血消肿散结。戴天章《广瘟疫论》认为，"时疫咽痛，为热淫于肺，当视其咽中有结、无结。无结者微红，以桔梗、花粉、黄芩、元参治之；有结者红肿，当加牛蒡、赤芍消其肿结"，可谓见解独到，用药精审；苏南伤寒泰斗朱莘农尤精"咽喉诊"，认为咽红而痛者属实火而当清，咽红不痛者则属虚火而当滋阴制火，此亦经方家之心悟，可补临证用药经验之不足。

酸枣仁、合欢皮、鬼箭羽："长新冠"患者常见失眠多梦，且持续失眠多梦又可成为其他身体不适的诱因，因此笔者尤其注意调理患者的睡眠。失眠多梦虽多源于肝郁，然细推其病机则又证分多门，当于基础方中加不同药物施治。酸枣仁补肝安神，兼能敛汗生津，适用于阴虚、肝血亏虚所致失眠，因其油润而能润肠，尤适于失眠兼大便不畅者。合欢皮长于解郁安神，失眠兼肝郁气滞者每多用之。鬼箭羽在历代本草中，多记其活血通经、杀虫之功，笔者临床实践认为其具较好的安神效果，主要针对噩梦纷纭者，起安定神魂之效。此外，茯苓安神而能补中，失眠兼气虚者用之。生牡蛎重镇平肝，肝郁化火失眠者，仅用滋阴、清肝药不足以平其亢阳，必用生牡蛎、珍珠母等重镇之品。然需留意患者体质，若素体气血亏虚、脾胃功能欠佳者，则需慎用性寒重镇之品，以防更伤脾胃。若必须用者，可加陈皮、炒神曲以护胃纠弊。另外，使用安神剂尤需注意服药时间，笔者通常叮嘱患者于中午、夜晚睡前一时许服药，使得药力在入睡时发挥作用，取得较好的治疗效果。

茵陈、藿香、佩兰：肺脾受邪，气化受到影响，导致"长新冠"常有脾虚和湿邪停聚之病机，症见脘闷纳呆、便溏乏力，此时笔者用药重视参考舌象。若舌苔黄腻者，属湿热病机，于方中加茵陈或薏苡仁，兼食欲不振或恶心欲呕者，加藿香、佩兰和中止呕、醒脾开胃；苔白腻者，属湿邪停聚而无热象或热象不重，则重用藿香；苔黄腻者，为湿邪停聚、郁而化热，宜重用佩兰。治疗脾胃虚弱、痰饮内停的证候，需要留意药液本身对患者消化系统的影响，笔者通常叮嘱患者将药液浓煎，以精纯药力减轻脾胃运化水液之负担，不然恐有服药后呕恶、腹胀之虑。

典型医案

徐某，女，60岁，2023年5月9日初诊。

主诉：新冠后心慌、失眠加重5个月余。2022年12月中旬感染新冠，体温最高37℃，愈后出现阵发性心慌不适至今，发作时血压下降，急躁易怒，失眠2年余，感染新冠后加重，口服阿普唑仑，1片/日，纳可，二便调，舌红苔白，舌下络脉瘀紫，脉弦细数。

诊断：心悸、失眠（肝郁血虚）。

治法：疏肝解郁，养血安神。

处方用四逆散合酸枣仁汤加减：柴胡10g，炒枳壳10g，炒白芍10g，炒酸枣仁15g，合欢皮30g，知母10g，川芎15g，茯神30g，红景天30g，丹参30g，党参30g，陈皮10g，生甘草10g。6剂，水煎服，每日1剂，午晚分2次温服。

2023年5月16日二诊，失眠消失，偶尔自觉心律不齐，傍晚心慌、头晕，口服倍他乐克，25~50mg/日，饮食正常，二便调，诊室血压131/98 mmHg，心率86次/分，舌红，苔薄白，舌下络脉轻度瘀紫，脉沉数无力。四诊合参，患者失眠已经消失，然其心慌、头晕属气血亏耗已久，非6剂药可毕全功，故仍守前方，再加生牡蛎30g以镇心安神，6剂，煎服法同前。

2023年5月23日三诊，患者心慌明显减轻，仅晨起轻微心慌、头晕，偶尔早晨舒张压高，口服倍他乐，克25mg/日，有痰，纳常便调。查咽暗红，舌淡暗，苔薄白，舌下络脉轻度瘀紫。效不更方，因其咽红、有痰，去陈皮，加化橘红15g、桔梗12g，6剂，煎服法同前。

2023年5月30日四诊，血压基本恢复正常，晨起头晕、心慌消失，体力改善，纳眠可，二便正常，舌质红，苔薄白，舌下络脉轻微瘀紫，脉较前有力。仍服上方6剂以巩固疗效。

按：此例为“长新冠”心悸、失眠之肝郁血虚证典型病例。肝藏血，血舍魂，患者素体肝郁不舒，故性情急躁易怒，长期失眠。新冠久病以后更耗心肝阴血，心失所养、肝体失养则心慌、急躁易怒加重，心肝阴血不能上荣则头晕，故用四逆散疏肝解郁、敛阴柔肝，合酸枣仁汤养血补肝、宁心安神，其中知母又可防止肝郁血虚化热；加合欢皮疏肝解郁安神，丹参、红景天补血和血，党参、甘草、陈皮更增全方益气健脾、顾护中焦之功。二诊患者自觉心悸、早搏改善不明显，考虑一方面久虚需当缓补，另一方面需稍用重镇之品以增强宁心之力，故加生牡蛎。后守方略作加减而收全功。

来源：中国中医药报2023年10月26日4版。

李乾构应用四君子汤经验

刘 汶
首都医科大学附属北京中医医院

人体生长皆因于脾胃，脾胃为后天之本，气血生化之源。《金匮要略》曰："四季脾旺不受邪。"故治病首先要固本，固本首先要健脾。四君子汤中人参、白术、茯苓、甘草四药配合，可以健脾益气。

全国名中医李乾构系首都医科大学附属北京中医医院主任医师，长期致力于临床对脾胃病的治疗研究，处方用药都是先以四君子汤为主方加减应用的。

四君子汤用药变通

李乾构认为，因疾病的不同和个体体质的差异，应用四君子汤时应根据具体情况加以化裁。四君子汤中的人参，可改用作用相同的党参 10~20g，难辨寒热时，改用太子参 10g，口干舌燥者，改用北沙参 20g，大便干燥者，改为玄参 30g。四君子汤中的白术，视病情而用，大便干者用生白术，大便软者用炒白术，大便溏者用焦白术，大便稀溏而排便次数多者改用苍术，若为萎缩性胃炎则用莪术。四君子汤中茯苓用量为 15~20g，若有水肿改用茯苓皮，兼有失眠改用茯神，若有口舌生疮或胃肠湿热者改用土茯苓。四君子汤中的甘草为调和药，一般用生甘草，用量为 5g 左右，伴恶心呕吐者宜减量用 3g，大便干者和脾虚者可用蜜炙甘草。胃肠湿热，舌苔黄腻者，用六一散。大量甘草久服可引起浮肿，使用时当注意。另外，组方时多与丹参同用，活血化瘀，可改善脏器的血液循环。李乾构认为，一味丹参，功同四物。

辨病治疗

消化性溃疡

症见反酸、烧心、胃痛，属中医胃痛、反酸范畴。李乾构认为该病病机为脾胃虚弱、肝胃不和，应用四君子汤健脾益气。加吴茱萸、黄连、乌贼骨、煅瓦楞、煅龙骨、煅牡蛎抑酸；加金铃子散、乌药理气止痛；如有出血，加三七粉、丹参、白及止血生肌。典型病例如下：

李某，男，40 岁。胃脘疼痛 2 年。多于饥饿及夜间发作。反酸，烧心，胃部喜暖喜按，纳差，大便稀溏，每日 1~2 次。舌质淡，苔白，脉弱。

诊断：（脾虚气滞，肝胃不和型）胃痛。

治法：健脾理气，疏肝和胃。

方药：党参 20g，茯苓 20g，炒白术 20g，炙甘草 5g，桂枝 10g，荜茇 10g，黄连 3g，吴茱萸 3g，乌贼骨 30g，煅瓦楞 30g，白及 10g，三七粉 3g。7 剂，水煎服。

7 天后胃痛缓解，反酸、烧心消失，饮食及大便较前好转，舌脉同前。上方继服 14 剂。病情好转，症状消失。

溃疡性结肠炎

症见便脓血、里急后重、腹痛，李乾构认为该病属中医痢疾范畴，是由于脾胃虚弱、气血失调所致。急性期用四君子汤加红藤、白头翁、黄连、虎杖、六一散清热化湿，消炎止痢；缓解期用四君子汤加黄芪、炒薏苡仁、补骨脂、肉豆蔻健脾补肾，收敛止泻。典型病例如下：

马某，男，31 岁，便脓血反复发作 3 年，加重 4 个月。患者 3 年来腹泻时作时止，近 1 个月来大便每日 3~4 次，夹脓血黏液，伴里急后重，腹痛，便后缓解，困倦乏力，四肢不温，口淡不渴，舌暗淡，苔白腻，脉弱。结肠镜示溃疡性结肠炎。

诊断：（脾肾两虚，湿热下注型）痢疾。

治法：健脾补肾，清热化湿，调气和血，标本同治。

方药：党参 20g，土茯苓 30g，炒白术 10g，生甘草 5g，生黄芪 20g，白头翁 10g，赤、白芍各 15g，白及 10g，焦三仙各 10g，鸡内金 10g，木香 10g，丹参 20g，仙鹤草 30g。

服药 7 剂后便脓血好转，大便减为每日 1 次，舌脉同前，上方去土茯苓，改为茯苓，去仙鹤草，加炒山药，继服 7 剂。困倦乏力好转，再随症加减，服 21 剂后，症状消失。复查结肠镜提示结肠黏膜基本正常。

慢性胃炎

症见胃痛、胃胀、喜暖喜按等，属中医胃痛、痞满等范畴。李乾构认为该病病机为本虚标实，其本是脾胃虚弱，其标是外寒袭胃，或是肝郁气滞，或是饮食内停，或是痰湿停滞，或是气滞血瘀。胃痛加乌药、金铃子散；胃寒加桂枝、荜茇、干姜、炮附子；胃胀加枳实、厚朴、炒莱菔子；反酸加吴茱萸、黄连、乌贼骨、煅瓦楞；舌苔厚腻加虎杖、茵陈；食欲不振加木香、砂仁、鸡内金、炒焦三仙；胃部重坠，中气下陷，加黄芪、升麻、柴胡、枳壳。典型病例如下：

张某，女，69 岁。胃胀痛 1 年，饭后加重，伴嗳气，纳差，大便干，每日 1 次。平时易生气，舌暗淡，苔薄白，脉弦细。

诊断：（肝胃不和型）胃痛。

治法：疏肝和胃，理气止痛。

方药：党参 20g，丹参 20g，生白术 30g，生甘草 5g，陈皮 10g，半夏曲 10g，厚朴 10g，赤、白芍各 10g，延胡索 10g，炒焦三仙各 10g，炒莱菔子 30g，酒军 3g，虎杖 10g。

14 剂后，患者胃痛消失，但觉胃胀，饭后明显，上方加降香 10g，旋复花 10g，代赭石 10g，去酒军，服药 7 剂后症状消失。

肠易激综合征

该病属于中医便秘、泄泻范畴，病机为本虚标实，其本是脾胃虚弱，其标是湿热内停，或是寒邪客脾，治疗用四君子汤加减。便秘型肠易激综合征用生白术，实热证加大黄、芒硝、炒决明，阴虚肠燥加火麻仁、郁李仁、何首乌、肉苁蓉；泄泻型肠易激综合征用炒白术，并加诃子肉、石榴皮。典型病例如下：

管某，男，29 岁。腹泻反复发作 2 年。就诊时症见大便稀溏，每日 3~4 次，无便脓血，伴里急后重，腹胀、腹痛，便前发作，便后缓解。舌淡苔黄腻，脉弦滑。

诊断：（脾气虚弱型）泄泻。

治法：健脾益气，燥湿止泻。

方药：党参 20g，苍、白术各 10g，茯苓 20g，生甘草 5g，陈皮 10g，半夏曲 10g，厚朴 10g，赤、白芍各 15g，延胡索 10g，焦三仙 30g，鸡内金 10g，诃子肉 20g，生黄芪 20g，丹参 20g。

7 剂后大便较前成形，每日 2 次，上方随症加减，服 21 剂后，症状缓解。

来源：中国中医药报 2023 年 04 月 19 日 5 版。

李中南用温胆汤辨治内分泌疾病经验

石红宾
安徽中医药大学

李中南是安徽省名中医、安徽省中医院内分泌科主任医师，师从国医大师韩明向，擅长运用经典名方治疗内分泌疾病，积累了丰富的临床经验。李中南临证中特别重视采用和清并行、异病同治之法论治疾病，她认为温胆汤的治法应属于医门八法中“和”法的范畴，并以此方为基础加减治疗内分泌代谢病，获效明显。笔者有幸侍诊学习，现将其运用温胆汤的经验总结如下。

方证与病机

温胆汤中含有半夏、陈皮、生姜三味温药，枳实、竹茹两味凉药，茯苓、甘草、大枣三味平药，寒热并用、辛苦兼施、酸甘相配，李中南总结温胆汤的特点：虽辛温而不热，清热而不寒，健脾而不腻，祛痰而不燥，其病证为气、痰、火交织为患，功在疏理气机使脾气健运、肝胆疏泄有常，杜绝生痰之源，辅清解诸药，以祛除久病之顽痰痼疾，“和”“清”并举，疗效明显。

调畅气机，以“和”为体。温胆汤证的病因病机主要为素体胆气不足，复因情志不遂，气机不能斡旋则生郁，郁而生痰，痰浊内扰，致胆失疏泄、决断失职，胆心同病，胆胃不和而发病，因此她强调治病先调和肝胆脾胃，疏理全身气机以解郁。《白虎通义》曰“胆者，肝之府也”，《脾胃论·脾胃虚实传变论》则指出：“胆者，少阳春生之气，春气升则万化安。”说明肝胆相应，其气具有生发、向上的特点。《素问·六节藏象论》云“凡十一藏，取决于胆也”，胆可启运全身阳气，以舒畅条达为平。清代医家陈修园在《时方歌括》中概括温胆汤功用似“日暖风和木气伸”，强调胆之气如春气之温和，应使其“和”而调畅，则胆气乃达。因此，李中南指出脾升胃降，肝气随脾升，胆气随胃降，温胆汤的相关症候皆因痰浊湿热客于肝胆，肝胆失去调达之性而发，所以采用通达调畅的方法，疏理肝胆脾胃气机，以“和”为体。脾胃之气通，则肝胆之气疏泄有常，全身气机升降有度，此为治本之法。

理气化痰，清解除邪。《杂病源流犀烛》论述痰邪特点曰“而其为物则流动不测，故其为害，上至巅顶，下至涌泉，随气升降，周身内外皆到，五脏六腑俱有”，可见痰邪致病广泛，危害甚广。李中南遵循“痰为百病之母”之说，认为痰与湿邪相似，无形之痰重浊黏腻，如油入面，难以快速清除，并且有火邪肆虐之性，窜行冲逆，所以痰邪致病常见各种兼夹证，如寒湿、湿热、食滞、瘀血、气虚、阳亢等。《难经集注》指出“胆者，清净之府也”，其性喜宁谧而恶烦扰，若少阳枢机不利，气机升降失常，痰邪挟兼证壅闭胆腑，其病深重。所以应在健脾理气以和脏腑的基础上，采取清化痰邪的方法，并辅以除湿润燥、活血化瘀、消食化滞等方药，以清除因痰而变生的各种兼夹证，达到恢复胆清净之目的。

李中南运用温胆汤治病的特点在于抓住其关键病机，知犯何逆，随证治之。她在临证中强调审证求因，抓住重点，注重调摄肝胆脾胃气机，通降胃气以利胆气，和清并举，灵活用药，达到疏解胆郁诸症的目的。根据多年的临证经验，李中南重视活血化瘀药的运用，她认为痰浊源于水液代谢障碍，瘀血源于血液运行停滞，病理上痰瘀同源。针对痰瘀互结证，常在温胆汤的基础上适当加入虫类药物，利用虫类药的走窜的特性，意在化痰的同时疏通脉络，加速清除痰瘀。此外，李中南在临证中善于运用“间者并行”的思维，辨证论治分清标本主次，治病求本，如甲状腺结节既有肝郁气滞、痰气交阻，又有脾虚瘀滞，病机根本为肝胆气郁，治疗时标本同治，既调理脏腑气机，疏肝解郁，又化痰祛瘀，快速消除症状。

辨病治疗

李中南认为温胆汤临床应用广泛，化裁众多，临证中要抓住脏腑功能气机失调及痰邪致病广泛多变的特点，对于临床常见的内分泌代谢病，如肥胖症、甲状腺结节、糖尿病、围绝经期综合征等，均可以温胆汤灵活化裁治疗，疗效明显。

肥胖症

关于肥胖，中医认识较早，《素问·通评虚实论》中“肥贵人”、《灵枢·顺逆肥瘦篇》中“肥人”等都可归为肥胖。《素问·奇病论》曰“甘者令人中满”，此与现代医学肥胖症的病因病机基本一致，即由过食肥甘油腻导致中焦脾胃负担过重，营养物质堆积所致。《内经》曰“诸湿肿满皆属于脾”，若脾胃受损，脾失健运，痰湿内生，气机运行不畅，经络阻塞不通，血行瘀滞，膏脂堆积过多则发为肥胖症。李中南在临证中发现，肥胖症患者辨证中以脾虚湿困证最为常见，其病机为过食肥甘，损伤脾胃，又或“久卧伤气，久坐伤肉”，伤气而致气虚，脾主四肢肌肉，伤肉则脾虚，脾气亏虚，健运失职，水湿内停，痰瘀内生，充斥肌肤，发为肥胖，所以应益气健脾、化痰利湿，以达轻身减脂的目的。

常见症状：形体肥胖，嗜睡少动，脘腹胀满，心烦头昏，口干、口苦，或嗜食肥甘厚味之品，头重如裹，肢体重着困倦，咳唾痰涎，舌淡红，苔白厚腻，脉滑数。采用化痰祛湿、行气活血法，方用温胆汤加减：黄芪、法半夏、陈皮、茯苓、甘草、胆南星、枳实、苍术、山楂、石菖蒲、川芎、当归、地龙、生姜。有重度脂肪肝者，加泽泻、荷叶；头晕明显者，加天麻、葛根；女子经少经闭者，加三棱、莪术；有瘀血之象者，加丹参、赤芍、桃仁、益母草；两胁胀痛者，加延胡索、柴胡、佛手；痰涎壅盛者，加礞石、苏子、白附子、白芥子等。

甲状腺结节

中医学中并无甲状腺结节的病名，但根据其颈部肿大和咽喉部有痰梗阻感等临床特点，可将其归于“瘿病”范畴。该病名首见于《诸病源候论·瘿候》，书中对其症状及病因作了较详细的论述。《三国志·魏书·贾逵传》有“发愤生瘿”的记载，提出了气郁致瘿的观点，《外科正宗》则提出瘿瘤之症多因五脏瘀血、浊气、痰滞而成，《杂病源流犀烛·颈项病源流》指出“瘿，又称为瘿气、影袋，多由气血凝滞，日久渐结而成”。李中南认为本病的病因与情志、饮食、体质密切相关，肝郁气滞、痰凝、瘀血壅塞于颈前是瘿病的基本病机，初期多为气机郁滞，津液输布失调，凝聚成痰，壅于颈前致甲状腺结节，日久血脉瘀阻，气虚、痰瘀、肝郁三者合而为患。

常见症状：颈前喉结两旁肿大，按之质地较韧或有结块，肿块经久不消，伴有胸闷、纳差，或咽中如有物阻，自觉颈部胀闷，舌暗红，苔白腻，脉弦滑。常用理气散结、活血化痰法，方用温胆汤加减：半夏、茯苓、白芥子、陈皮、胆南星、枳实、柴胡、川芎、丹参、白芍、三棱、莪术、浙贝、生牡蛎。肝气不舒、胸闷者，加香附、枳壳；郁久化火，症见口苦、目赤肿痛者，加夏枯草、牡丹皮、玄参、栀子；咽喉部肿痛不适者，加桔梗、射干、牛蒡子；咽部结块较硬者，加蜂房、僵蚕；脾虚者，重用黄芪、山药、炒白术；有癌变者，加山慈菇、半枝莲、半边莲等。

糖尿病

糖尿病属中医“消渴”范畴，《内经》提出消渴病名，不仅阐述其病因多为嗜食肥甘厚味，也指出其发病与脾密切相关，并提到肺消、肾热病、消瘅、漏风、消中、风消等诸多与消渴相关的病名。消渴的病因病机是由于肺、脾、肾三脏热灼津亏，水谷转输失常而致，阴虚为本，燥热为标，两者互为因果。李中南认为，消渴主要有阴虚火旺、气阴两虚、阴虚血瘀、气虚血瘀、阴阳两虚、脾虚痰湿等证型，其病始于微而成于著，病位初期在脾、晚期在肾，病程中应充分注意气阴两虚及痰湿的存在。所以无论何种证型，首先责之于脾，脾虚气弱不能为胃行其津液，易致胃阴不足，虚火内生则消谷善饥，脾虚不能运化水谷则痰湿内生。消渴多兼夹痰湿、痰浊，是现代消渴病的主要病因之一，治疗上健脾益气、祛除痰湿，防止阴虚、燥热、气虚、痰湿内阻交织发病。

常见症状：口干或黏腻不爽，脘腹胀满，神疲倦怠，肢体乏力，或合并高脂血症，呕恶时作，舌体胖大，苔白腻，脉滑数。常用益气健脾、化浊利湿法，方用温胆汤加减：黄芪、怀山药、陈皮、茯苓、法半夏、枳实、竹茹、鸡内金、苍术、白术、黄连、薏苡仁等。气虚明显者，加党参、太子参；便溏者，加白扁豆、砂仁、莲子；血脂偏高者，加山楂、泽泻；顽痰不化者，加海浮石、白芥子；食滞痰凝者，加莱菔子、木香等。

围绝经期综合征

围绝经期综合征又称更年期综合征，是以自主神经功能紊乱为主的一组症候群。中医认为其属于“脏躁”“百合病”的范畴，《金匮要略·妇人杂病脉证并治第二十二》对脏躁病早有记载：“妇人脏躁……甘麦大枣汤主之。”其发病基础首先在于冲任虚损、阴阳失衡，常涉及五脏虚衰，并夹气郁、瘀血、痰湿等证。李中南认为治疗总则应以平调五脏阴阳为主，兼化痰除瘀，辨证分为肾阴亏虚、肝郁血瘀、肝肾亏虚、痰热内扰等证型。

常见症状：心烦易怒，失眠多梦，胸闷脘痞，多汗，或口苦头重，目眩，或夜间早醒，醒后不能入睡，舌偏红，苔黄腻，脉滑数。常用清化痰热、安神止汗法，方用温胆汤加减：煅牡蛎、煅龙骨、法半夏、陈皮、茯苓、枳实、黄连、竹茹、甘草、浮小麦、穞豆衣、石菖蒲、制远志、大枣。入睡困难者，加夜交藤、酸枣仁、茯神养心安神，或用珍珠母、磁石重镇安神；脾虚症见脘闷纳呆、舌苔白腻者，加黄芪、厚朴、苍术；肝火炽盛症见烦躁郁闷者，加黄芩、龙胆草、栀子、夏枯草；肝郁症见胁肋胀痛、善太息者，加郁金、佛手；腰膝酸软、潮热盗汗者，加熟地黄、山茱萸、五味子、泽泻等。

来源：中国中医药报 2023 年 11 月 01 日 5 版。

梁宏正治疗五脏咳思路

吴绍彬[1]　娄　勍[2]　张晓娟[2]

1. 广东省肇庆市德庆县中医院

2. 广东省肇庆市中医院

五脏咳和六腑咳首见于《素问·咳论》，言“五脏六腑皆令人咳，非独肺也”，但只提及症候和病名，并无具体治法与方药。全国老中医药专家学术经验继承工作指导老师、广东省名中医梁宏正在数十年临床实践中，系统研究了五脏咳、六腑咳的病因病机与治法方药。本文主要介绍其治疗五脏咳的思路。

肺咳

病因病机：外内合邪为导致肺咳的主要原因，外受寒邪，内伤寒饮，即所谓“形寒饮冷则伤肺”。

症状特点：为咳而喘息有声或咳逆倚息，心烦胸痛，甚则久咳后肺络损伤而唾血。

治疗：①方药内服：治以宣肺散寒、化饮通络，以小青龙汤为主方。若寒饮在肺、郁而化热，可予厚朴麻黄汤；若咳而上气、烦躁而喘，则用小青龙加石膏汤；若咳而唾血，可用清燥救肺汤加减（桑叶、生石膏、党参、甘草、胡麻仁、阿胶、麦冬、枇杷叶、杏仁等）以清肺络降气止血，或用止嗽散加减（桔梗、紫菀、荆芥、百部、陈皮、白前、甘草等），再随证选用紫苏、赤芍、丹参、侧柏叶等。②针灸外治：取双侧列缺、太渊、肺俞，用毫针针刺，平补平泻法；或用艾条温和灸或麦粒灸法（孕妇慎用针灸，特别是腰腹部穴位，下同）。

心咳

病因病机：心咳多由邪犯心肺，气机不利而致心病及肺，或肺病及心所致。

症状特点：咳则心痛，或胸痛憋闷，心悸面红，咽部如物梗阻不舒，甚则心火刑金而见咽喉肿痛。

治疗：①方药内服：治以润肺益胃、降逆下气，可用麦门冬汤合加味甘桔汤加减（麦冬、法半夏、人参、甘草、桔梗、川贝、百部、白前、橘红等）；若属火逆上气者，则用清金降火汤加减（陈皮、法半夏、茯苓、桔梗、枳壳、贝母、前胡、杏仁、黄芩、生石膏等），或用梁宏正经验方清肺饮（黄芩、生石膏、栀子、瓜蒌霜、桔梗、枳壳、桑白皮、贝母、前胡、杏仁、薄荷等）加减治之，或止嗽散中桔梗用量加倍，并加牛蒡子、麦冬。②针灸外治：选取双侧神门、心俞、肺俞，用毫针针刺，平补平泻法；或用艾条温和灸或麦粒灸法。

肝咳

病因病机：因各种原因导致肝气不舒，气逆郁滞。凡肝病气逆犯肺，引起宣降失司而致咳嗽，或肺咳及肝者均为肝咳。

症状特点：咳则两胁下痛，甚则邪阻经气，使人不能转侧，转侧则两腋下胁上胀满。

治疗：①方药内服：治以疏肝泻肺，用柴胡泻白散加减（柴胡、黄芩、清半夏、甘草、桑白皮、地骨皮等）加青皮、枳壳、紫苏子治之；若遇见久咳胁痛，可予一贯煎加减（北沙参、麦冬、当归、生地、枸杞子、川楝子），酌加乌梅、五味子以清肝降逆，补肝之体，泻肝之用；若肝火犯肺之呛咳胁痛，治以泻白散合黛蛤散加龙胆、夏枯草之属，或止嗽散加柴胡、枳壳、赤芍、青皮、枇杷叶。②针灸外治：选双侧太冲、肝俞、肺俞，用毫针针刺，平补平泻法；或用艾条温和灸或麦粒灸法。

脾咳

病因病机：多为脾肺气滞或脾肺气虚，肺咳及脾或脾满及肺，大气下陷，或土不生金所致。

症状特点：咳则右胁下痛，痛引肩背，甚则不可以动，动则咳剧，或见胸闷短气不足息，胸中窒塞，背紧痛。

治疗：①方药内服：治以调理脾肺、引举中气，气滞者可予陈夏六君子汤加桔梗、枳壳、紫苏子、杏仁；气虚者用补中益气汤或升陷汤合二陈汤加减（生黄芪、知母、柴胡、桔梗、升麻、陈皮、法半夏、茯苓等），或止嗽散加葛根、秦艽、郁金、茯苓、法半夏。②针灸外治：选双侧太白、脾俞、肺俞，用毫针针刺，平补平泻法；或用艾条温和灸或麦粒灸法。

肾咳

病因病机：肾咳因肾受邪循上犯于肺，或肾病水气上泛侵肺形成。

症状特点：咳则腰背相引而痛，甚则咳涎，或见咳喘痰鸣、头晕重、腰冷、但欲寐等。

治疗：①方药内服：治以温肾散寒、纳气化饮，可用都气丸合生脉饮，或金匮肾气汤、真武汤加蛤蚧、紫河车、补骨脂、肉苁蓉、五味子等补肾纳气；如遇相火旺，水亏虚阳上浮，可予大补阴丸合复脉汤（熟地、盐知母、盐黄柏、醋龟甲、炙甘草、桂枝、党参、麦冬、麻仁等）以滋阴潜阳，或予知柏地黄汤加味以泻相火；如为寒邪直中少阴之咳，则用麻黄附子细辛汤加杏仁、款冬花，或止嗽散加附子、益智仁。②针灸外治：选双侧太溪、肾俞、肺俞，用毫针针刺，补法；或用艾条温和灸或麦粒灸法。

来源：中国中医药报 2023 年 04 月 12 日 4 版。

名医临症经验：李飞扶正祛邪治克罗恩病

凌发样　杜雪萌　华浩明
南京中医药大学

克罗恩病是一种全肠道节段性全壁层炎症性病变，病因目前尚未明确，多认为与感染、遗传和免疫反应异常有关，多见于青壮年，病变可累及胃肠道各部位，以末段回肠及其邻近结肠为主，多呈节段性、非对称性分布。临床主要表现为腹痛腹泻、瘘管、肛门病变和不同程度的全身症状，属于中医学“下痢”“滞下”“久泄”“久痢”“肠澼”“休息痢”“肠风”等范畴。该病病程缠绵，复发率高，被世界卫生组织列为现代难治病之一，且发病率和患病率在我国有明显增加趋势。李飞为南京中医药大学教授，长期从事方剂学的教学、科研及内科临床工作，在克罗恩病的治疗方面有丰富的经验。笔者有幸随师侍诊，获益匪浅，现将其经验介绍如下。

临证经验

健脾扶正以治本李飞喜用四君子汤以健脾，常用党参甘温益气、健脾养胃、补气而不助热。《本草从新》记载党参：“补中益气，和脾胃，除烦渴。中气微弱，用以调补，甚为平妥。”白术苦温燥湿以健脾，茯苓淡渗利湿以运脾，苓术合用健脾祛湿之功更显著。炙甘草甘温，益气和中，调和诸药，四药配伍共奏健脾益气之效。泄泻日久滑脱不禁，损及脾肾阳虚者，李飞多用四神丸加减，方中补骨脂补益肾阳，温养脾气；肉豆蔻温脾暖肾，涩肠止泻；五味子益气固肾，涩精止泻；吴茱萸温里散寒，暖肝脾肾；四药合用共奏温肾暖脾、固肠止泻之效。滑脱甚者加乌梅、石榴皮、煨诃子以助收涩之力，肺气虚者加黄芪以补脾肺之气。

清利祛邪以治标该病在活动期湿热邪毒炽盛，痰瘀互结，蕴阻肠道，治以致腹痛、腹泻明显，肛门灼热，里急后重，甚则便黏液脓血，治以清热利湿、理气活血为主。李飞常以白头翁汤去黄柏为用，方中白头翁清热解毒，凉血止痢；秦皮苦涩而寒，清热解毒兼以收涩止痢；黄连苦寒，泻火解毒，燥湿厚肠，为治痢要药。若热毒深陷血分、便脓血黏液甚者，喜用藤、败酱草、辣蓼、马齿苋等清热药，临床取效尤捷。

灵活加减有权变若瘀络互结、痰阻气滞明显者，给予祛瘀化痰、理气行滞，加赤芍以行气活血、凉血散瘀；陈皮、半夏以理气燥湿化痰；木香、枳壳以行气；玄胡以活血行气止痛。寒热错杂明显者，加炒黄连、黄芩以清热燥湿，加少量炮姜以温中散寒；纳食较差、食不消化者，加鸡内金、山楂以开胃消食；易受情绪影响、腹中隐痛者，加酸微寒之白芍以养肝体、助肝用、抑肝而扶脾，缓急而止痛。如陈士铎在《石室秘录》中说：“对‘腹中痛’多为肝经乘伐之因来侵脾胃之土，必加白芍以平肝木，则木弱而脾胃之土自安。”

治中有养缓图功李飞重视临证综合治疗，除积极药物治疗外，还注重病中及病后的调养，对患者进行膳食和运动指导，改善不良生活方式，对预防和控制克罗恩病的复发可起到重要作用。李飞认为，克罗恩病患者应慎食辛辣刺激之味及生冷或不洁食品，饮食应规律并戒烟酒。可根据患者的具体条件选择适宜的运动方式及运动量进行身体锻炼，如慢跑、散步、太极拳等。此外对患者进行心理疏导，减轻对疾病的心理负担，避免紧张、焦虑等不良情绪。

典型医案

倪某，男，26 岁，2014 年 9 月 23 日初诊。

就诊时形体消瘦，腹泻甚每日 4 ~ 5 行，便带黏液，伴腹痛腹胀，肛门灼热坠胀，小便频数，淋漓不尽，皮肤瘙痒，伴皮疹，纳眠差，精神较差，泛酸，乏力，腰酸，口腔溃疡，舌体胖大、色红苔白腻，脉滑数。半年前查出克罗恩病。

诊断：（脾肾亏虚、寒热错杂型）腹泻（西医称为克罗恩病）。

方药：潞党参 15g，生白术 15g，赤茯苓 15g，炙甘草 5g，生地 20g，炒川连 5g，炒黄芩 10g，红藤 10g，白头翁 15g，炒枳壳 15g，广木香 15g，海金沙 30g，石韦 15g，金钱草 30g，猪苓 15g，瞿麦 10g，焦山栀 10g，炒柴胡 10g，杭白芍 15g，泽泻 15g，水煎服，每日 1 服。

2014 年 10 月 1 日二诊，患者腹泻减轻，大便已成形，泛酸好转，精神好转，纳食可，口腔溃疡已愈，睡眠欠佳，仍肛门坠胀，尿频尿痛，舌红苔黄腻，脉滑数。守方加炒枣仁 30g，煅龙牡（各）30g，琥珀粉 5g，萹蓄 12g，六一散 15g，金樱子 15g，继服 7 服。

2014 年 10 月 8 日三诊，患者小腹胀满，肠鸣音亢进，大便不调，时干时溏，舌红苔黄腻。守方去炒柴胡加乌药 12g，共 7 服。

2014 年 10 月 15 日四诊，患者二便调，现胸闷气短、疲劳乏力，纳眠一般，舌体瘦小，舌质红苔薄黄。守方去萹蓄、六一散、金樱子、海金沙，加灵芝 12g，沙苑子 30g，丹参 30g，生黄芪 30g，继服 1 周后患者诸症消失。

按：本例患者为脾胃本虚、中焦气滞、下焦湿热和寒热错杂，故用四君子汤以补脾益气，木香、枳壳以理气行滞。腹泻便带黏液、肛门灼热为湿热蕴结肠道，故用黄芩、黄连、红藤、白头翁以清热燥湿止痢。患者紧张、腹痛，以柴胡、白芍养阴疏肝，缓急止痛。尿频、淋漓不尽且痛为脾肺气虚兼下焦有湿热，用黄芪以补肺益脾，加金钱草、瞿麦、猪苓、泽泻、六一散共清泄下焦湿热，清补兼施；且患者精神紧张，故加琥珀粉以镇静安神亦可利尿止痛。煅牡蛎制胃酸，酸枣仁养心安神以助睡眠，丹参活血化瘀，缓解患者胸闷、气短症状。

来源：中国中医药报 2023 年 01 月 04 日 5 版。

刘清泉应用柴胡桂枝干姜汤经验

曾天玉[1]　郭玉红[2]

1. 北京中医药大学

2. 首都医科大学附属北京中医医院

刘清泉为首都医科大学附属北京中医医院主任医师，长期从事中医急危重症工作，擅长运用六经辨证和卫气营血辨证体系，在经典方药使用方面积累了大量临床经验。刘清泉认为柴胡桂枝干姜汤的应用，主要在于把握主症，抓住核心病机，异病同治，针对不同疾病特点，可合以其他方剂。

柴胡桂枝干姜汤出自《伤寒论》，原文为“伤寒五六日，已发汗而复下之，胸胁满微结，小便不利，渴而不呕，但头汗出，往来寒热，心烦者，此为未解也。柴胡桂枝干姜汤主之”。《金匮要略·疟病脉证并治》又云：“柴胡桂姜汤”治疟寒多微有热，或但寒不热。其临床应用广泛，现将刘清泉应用柴胡桂枝干姜汤经验总结如下。

适应证及所主病机

少阳病兼汗下津伤金·成无己《注解伤寒论》中提出：“伤寒汗出则和，今但头汗出而身无汗者，津液不足而阳虚于上也。与柴胡桂枝干姜汤，以解表里之邪，复津液而助阳也。”认为汗后复下，邪入少阳，肝火内郁，灼伤阴液，属少阳病兼津液耗伤。

少阳病兼表邪未解柯琴《伤寒来苏集》中提出："小柴胡加减之妙，若无定法，而实有定局矣。更其名曰柴胡桂枝干姜，以柴胡证具而太阳之表犹未解，里已微结，须此桂枝解表，干姜解结，佐以柴胡之不及耳。"伤寒误治后，邪热内陷，兼有表邪未解，为柴胡桂枝干姜汤证。《医宗金鉴》《伤寒贯珠论》亦有同样观点。

少阳病兼水饮内结《伤寒论》对该方的注解为少阳病兼水饮内结，认为系伤寒五六日，先以汗法解表，又用下法攻里，误治伤正，邪入少阳，邪正相争，则往来寒热，少阳枢机不利、疏泄失常，三焦因之壅塞，决渎失职，而致水饮内结。

厥阴病寒热错杂经方大师胡希恕认为，小柴胡汤从阴，治疗半表半里阳证；柴胡桂枝干姜汤从阳，则治疗半表半里阴证。从阳即小柴胡加桂枝干姜后，方药变为以温下寒为主；从阴即小柴胡加瓜蒌根、石膏，方药变为清里热、上热为主。刘渡舟教授提出，柴胡桂枝干姜汤的病机为胆热脾寒，是少阳之邪不解而有脾寒和气阴、气津受伤，所以夹有一定的虚寒，也可以说是有太阴病阴证的机转。故治以清少阳之热，兼温太阴之寒。

临床应用

柴胡桂枝干姜汤由小柴胡汤发展而来，方中柴胡为主药，调畅气机、透散郁火，黄芩苦寒，能清解少阳郁热，二者合用，为柴胡类方经典药对，辛开苦降，枢转少阳，解半表半里之邪。干姜、桂枝配炙甘草辛甘化阳以温脾，牡蛎咸寒散结，合天花粉清热除烦止渴，又能兼以安神。诸药合用，既可疏利少阳，又能调和脾胃。

刘清泉使用柴胡桂枝干姜汤重在把握"肝热脾寒"核心病机。肝热即少阳有余，少阳之证以口苦、咽干、目眩、往来寒热、胸胁苦满、心烦喜呕为主症；脾寒即为太阴虚损，以畏寒、纳呆、腹胀、便溏、舌质淡暗、淡紫、苔白腻水滑等为主症。刘清泉认为，只要抓住主症及核心病机，即可异病同治。

在柴胡桂枝干姜汤的剂量配比方面，应当根据疾病不同、病情缓急、症状轻重以及个体体质差异，适当配伍。在刘清泉的处方中，各药常用剂量为柴胡 15 ~ 30g，桂枝 10 ~ 15g，干姜 10 ~ 30g，黄芩 10 ~ 15g，天花粉 30 ~ 60g，生牡蛎 30 ~ 90g，炙甘草 10g。当患者肝郁明显，柴胡可用至 30g；脾胃虚寒则重用干姜温胃散寒；若体内郁热甚，需生津润燥，天花粉可用至 60g；失眠多梦则重用生牡蛎重镇安神。临床根据患者表现，对处方进行加减，兼呕恶等胃气不和者，常加半夏、生姜；兼腹痛者，加芍药；兼食少、下利者，加党参、白术；兼心悸失眠者，加茯苓、龙骨等。

典型医案

医案一

患者女，41 岁，2019 年 1 月 29 日初诊，诉"失眠 1 年"。患者平素工作压力大。刻下症见：眠差，入睡困难、多梦易醒，心慌，倦怠乏力，头昏沉，双眼酸涩干胀，夜间胃脘痞闷，纳可，便调。舌淡紫，苔白厚，脉细弱。

诊断：（肝热脾寒型）不寐（西医称为失眠）。

治则：调和肝脾，予柴胡桂枝干姜汤合酸枣仁汤加减。

方药：柴胡 30g，桂枝 15g，干姜 30g，黄芩 15g，天花粉 30g，生牡蛎 60g（先煎），炙甘草 10g，炒酸枣仁 60g，川芎 10g，知母 10g，茯苓 30g，合欢皮 30g。14 服，水煎，1 服 / 天，分 2 次服。

2019 年 2 月 12 日二诊，患者诉入睡困难、乏力较前好转，心慌、头昏症状消失。后门诊长期规律服药，随症加减，睡眠好转。

医案二

患者，女，50 岁，2019 年 7 月 23 日初诊，诉焦虑抑郁 1 年余。规律口服文拉法辛 150mg/ 天抗抑郁治疗。刻下症见：心中烦闷，头晕，注意力不集中，易汗出，腹胀，纳呆，眠差多梦，小便可，大便不成形。舌紫暗，苔黄腻，脉弦细。

诊断：（肝热脾寒型）郁症（西医称为焦虑抑郁状态）。

治则：调和肝脾、清心除烦，予柴胡桂枝干姜汤合栀子豉汤加减。

方药：柴胡 30g，桂枝 15g，干姜 30g，黄芩 15g，天花粉 30g，生牡蛎 90g（先煎），炙甘草 10g，淡豆豉

30g，栀子15g。14服，水煎，1服/天，分2次服。

2019年8月6日二诊，患者诉心烦、头晕明显好转，睡眠好转，便调，继予上方加减。

医案三

患者女，52岁，2019年2月12日初诊，诉绝经伴潮热盗汗1年余。刻下症见：盗汗，潮热，晨起口干口苦，不欲饮，偶有心烦，时感胸闷心慌，偶有腹痛，肢体酸重，纳差，眠差，多梦易醒，二便调。舌暗，苔白腻，脉细弱。

诊断：（肝经郁火、营阴外泄型）绝经前后诸病（西医称为围绝经期综合征）。

治则：清肝泻火、和营敛阴，予柴胡桂枝干姜汤合甘麦大枣汤加减。

方药：柴胡30g，桂枝15g，干姜15g，黄芩15g，天花粉30g，生牡蛎60g（先煎），炙甘草10g，大枣30g，赤芍10g，浮小麦30g。14服，水煎，1服/天，分2次服。

2019年2月26日复诊：患者诉诸症皆有好转，睡梦不再易惊醒，续服前方14剂，巩固疗效。

来源：中国中医药报2023年04月03日5版。

刘沈林治疗慢性便秘经验

叶柠远
南京中医药大学

慢性便秘是临床常见疾病，发病率高，据报道我国成人发病率在4%～6%，并随年龄增长而升高，60岁以上人群患病率可达22%。全国名中医刘沈林是江苏省中医院主任医师，在便秘诊治方面积累了丰富经验，笔者根据侍诊所得，总结其经验如下。

魄门为五脏使，需从五脏辨治

肛门的启闭有赖于心神的主宰，肝藏血。刘沈林常从疏肝理气调治，常用方有柴胡疏肝散、四磨汤等，药物有柴胡、青皮、陈皮、枳实、槟榔、木香、乌药、香附等。

脾胃相合，为后天之本，气血生化之源。刘沈林根据脾胃生理特性，在治疗便秘时对脾虚患者，采用健脾升清的治疗方法，欲降先升，补气药常和升提药合用，以达清升浊降之功，常用的补气药有太子参、炙黄芪、白术、党参，升提药有升麻、柴胡、荷叶、羌活、防风、桔梗。

肺主气，肺气的开合。刘沈林根据“肺合大肠”的关系，在治疗便秘时从宣降肺气着手，采用杏仁、紫菀、桔梗、苏子、枇杷叶等药，取“上窍开泄，下窍自通”之意，亦即“腑病治脏，下病治上”之法也，开肺气以启魄门。

肾为后天之本，职司二便，刘沈林在治疗老年性便秘和久病体弱、肾元不足患者时，常采用益肾阴、补肾阳的方法，所用药物，大多具有补药之体，如熟地、制首乌、当归、肉苁蓉、枸杞子、山药、怀牛膝等。

虚证便秘，以补为通

素体虚弱，或病后、产后及年老体虚之人，气血两亏，气虚则大肠传送无力，血虚则津枯，肠道失润，甚则阴阳俱虚，阴亏则肠道失荣，导致大便干结，便下困难，阳虚则肠道失于温煦，阴寒内结，导致便下无力，大便艰涩。

刘沈林认为病后体弱或素体亏虚的便秘以气血不足为多，治疗多从健运脾胃、益气养血着手。气血亏虚，常用方剂为归脾汤或黄芪汤加减；老年便秘以肾虚者为多，其中有表现肾阴虚者，也有很多表现为肾阳不足，而肾阴肾阳俱虚者亦不少见，治疗肾阴虚可用增液汤、六味地黄丸加减，肾阳虚用济川煎化裁，在治疗肾阴虚和肾阳虚时要特别注意阳生阴长、阳杀阴藏的道理，重视从阳补阴，从阴补阳。

刘沈林认为虚秘要以补为通，通补结合；补气药常用太子参、黄芪、白术、党参，补血药常用熟地、桑椹子、当归、白芍、首乌、阿胶，补阴药常用生地、玄参、麦冬，温阳药常用肉苁蓉、锁阳、牛膝。

实证便秘，以通为要

实证便秘以通为要，有热秘、气秘之异，热秘由于肠胃积热，耗伤津液，治以通腑泄热、滋阴润肠，用麻子仁丸加减，可以配合黄连、黄芩、山栀清泄肠腑燥热，刘沈林认为清热药也有通便功用；阴虚者可配合养阴药，如增液汤；尽量使用缓下药，如五仁丸等，药如火麻仁、郁李仁、瓜蒌仁、杏仁、桃仁、决明子等，可据证选用数味；如燥结较甚，缓下疗效不明显者，也可使用攻下药，如大黄、番泻叶、芒硝等，但要中病即止，久用易致结肠损害，如大肠黑病变，有些患者可能发生肥大性骨关节病和电解质紊乱。

气秘由肝脾气滞所致，可用六磨汤合四逆散加减，视气滞之轻重，体质之虚实，斟酌选用不同的调气药物。病轻者可用木香、陈皮、枳壳、柴胡、乌药，病重者用枳实、槟榔、莱菔子、沉香。还可配合使用润肠通便药，如火麻仁、郁李仁、瓜蒌仁，甚者用导滞通下之品，如大黄、番泻叶，也只可短期应用，防止耗伤正气。

典型医案

郭某某，女，49岁。于2018年6月12日初诊。诉大便干结3年余，加重2周。有抑郁症病史，大便干燥，数日1行，排便困难，排便不尽，腹胀，口干欲饮，失眠，面色少华，舌淡苔薄白，脉细弦。

诊断：（心肝气郁，阴血亏虚，肠腑失濡，心神不宁型）便秘。

治则：行气疏肝，养血安神，润肠通便。

方选增液汤、麻子仁丸、四磨汤加减。药用：生地15g，玄参15g，麦冬10g，当归10g，肉苁蓉10g，木香10g，厚朴10g，槟榔10g，枳壳10g，火麻仁30g，郁李仁15g，决明子30g，酸枣仁30g，柏子仁30g，佛手10g，煅龙骨20g（先煎），煅牡蛎20g（先煎），茯神15g。14服，每日1服，水煎服2次。

嘱：保持心情舒畅，忌食辛辣之品，多食水果、蔬菜，养成定时如厕的习惯。

2018年6月26日二诊，大便2日1行，质软，排便不畅，腹胀减轻，睡眠明显改善，舌淡苔薄，脉细弦。原方加紫菀15g。14服，每日1服，水煎服2次。

2018年7月11日三诊，大便1～2日1行，排便通畅，质软，舌淡苔薄，脉细弦。原方继进14服。

按：患者年近5旬，肾元亏虚，阴血不足，下不能濡润肠腑，上不能养心安神，故长期便秘、失眠；有抑郁症病史，情志不畅，心肝气郁，心不能藏神，气不能布津，更加重了失眠、便秘。治疗以增液汤加当归滋阴养血，肉苁蓉补肾温阳，润肠通便，阳中求阴；木香、厚朴、槟榔、枳壳、佛手疏肝行气，扬帆行舟；火麻仁、郁李仁、决明子润肠通便；酸枣仁、柏子仁、龙骨、牡蛎、茯神宁心安神。药后大便干结明显改善，但仍有排便不畅，加紫菀宣肺布津，提壶揭盖，润肠通便，多年顽疾缓解。

来源：中国中医药报2023年03月20日5版。

刘亚娴从肝论治甲状腺癌

范焕芳[1] 李德辉[1] 王峥嵘[1] 韩长辉[1] 黄 茂[1] 霍炳杰[2] 李建波[2] 宋亚君[3]
1. 河北省中医院
2. 河北医科大学第四医院
3. 河北省石家庄市阜康社区卫生服务中心

全国名中医刘亚娴是河北医科大学第四医院主任医师、教授，刘亚娴临证经验丰富，对于甲状腺诊治有自己独特见解，注重经络辨证，从肝经论治，收到良好效果，现系统阐述如下。

临证经验

刘亚娴指出甲状腺癌患者常出现肝气郁结临床表现，故治疗应“疏肝”。肝郁日久，肝木克脾土，或饮食不节致脾胃损伤，脾胃升清降浊失常，脾气亏虚生湿，湿聚成痰。气机不畅，又致血行受阻，津液不行，痰湿不化，在颈前出现肿物结块，中医学称之为无形之痰，甲状腺癌远处转移亦与痰随气流注相关，故治疗当“化痰”“散结”。肝郁日久，郁火内灼，极易耗伤阴血而致阴虚火旺，故需“清肝”。对于阳气亏虚、温煦功能失常者，应注意“补虚”。

刘亚娴治疗甲状腺癌注重“疏”“化”“散”“清”“补”的运用，治疗以疏肝解郁、化痰散结、养血清肝、补益正气为大法，采用逍遥散、升降散、消瘰丸、栀子清肝散、八珍汤、右归丸化裁。

疏肝：逍遥散

逍遥散始见于宋代《太平惠民和剂局方》，作为和解剂，具有调和肝脾、疏肝解郁、养血健脾之功效。逍遥散有柴胡疏肝解郁，使肝气得以调达，为君药；当归甘辛苦温，养血和血；白芍酸苦微寒，养血敛阴，柔肝缓急，为臣药；白术、茯苓健脾去湿，使运化有权，气血有源；炙甘草益气补中，缓肝之急，为佐药。加入薄荷少许，疏散郁遏之气，透达肝经郁热。本方治疗情志抑郁引起的病证具有良好疗效。

化痰散结：升降散合消瘰丸

升降散最初来源于龚廷贤《万病回春·瘟疫门》诉：“僵蚕二两，姜黄、蝉蜕各二钱半，大黄四两，姜汁打糊为丸，重一钱一枚。治肿项大头病、虾蟆病。大人服一丸，小儿减半，蜜水调服，立愈。”杨栗山于《伤寒温疫条辨》提出：“是方不知始自何氏，二分晰义，改分量服法，名为赔赈散，予更其名曰升降散。”改后之升降散原方为：白僵蚕酒炒二钱，全蝉蜕一钱，广姜黄去皮三钱，川大黄四钱合研匀。病轻者分四次服，最重者分二次服。黄酒两盅，蜜一两，调匀冷服。

刘亚娴善用升降散治疗内有郁热的病证，认为方中僵蚕辛咸性平，气味俱薄，轻浮而升，善能升清散火，清热解郁；蝉蜕为甘咸性寒，升浮宣透；姜黄辛苦性寒，善能行气活血解郁；大黄苦寒降泄，清热泻火，通腑逐瘀，擅降浊阴；大黄、姜黄相配，荡积行瘀，清邪热，解温毒，降浊阴。方中药物有升有降，清者升，浊者降，气机畅达，升降相配，可使阳升阴降，内外通和，达到升清阳降浊阴之效。

消瘰丸由玄参、浙贝母、牡蛎组成。刘亚娴善用消瘰丸化裁治疗甲状腺肿瘤。刘亚娴认为其并非单一治肝，从经络循行部位看，涉及咽、喉、颈等部位的疾患，都可辨证运用消瘰丸。方中玄参滋阴降火，苦咸消瘰。玄参之性，《名医别录》谓其散颈下核，《开宝本草》谓其主鼠；贝母之性，善于疗郁结，利痰涎，兼主恶疮。牡蛎咸寒，育阴潜阳，软坚消瘰。合而用之，对瘰疬早期有消散之功；病久溃烂者，亦可应用。

清肝：栀子清肝散

栀子清肝散出自明代医书《保婴撮要》，由柴胡、栀子、牡丹皮、茯苓、川芎、芍药、当归、牛蒡子、甘草组成，方中药物用量轻，本用于小儿三焦及足少阳经风热，耳内生疮作痒需清肝者。对于肝郁日久，郁火内灼的甲状腺癌患者用此方化裁有效。方中柴胡疏肝；栀子泻心火，清三焦之火；牡丹皮清热疏肝，泻肝火力量强；当归养血；白芍柔肝敛阴，加用夏枯草、猫爪草解毒散结。

补虚：八珍汤合右归丸

甲状腺癌术后机体抵抗力低下，气血亏虚，肝郁不畅，日久子盗母气，肾气亏虚。当补益正气，用八珍汤合右归丸化裁，药用党参、白术、茯苓健脾补气；当归、白芍、鹿角胶养血补血；熟地黄、山药、枸杞子、山茱萸养肾阴；肉桂、菟丝子、杜仲温肾助阳，加郁金行气解郁，使气血行，从而达到气血双补、肾气充足之效。临床中甲状腺癌虚证相对较少，但对于手术后确实气血不足、肾气亏虚者，需辨证治疗。

临证鉴别

单纯甲状腺结节属于中医学“瘿瘤”范畴，表现为一侧或双侧单发或多发性结节，表面平滑或不平，质地较软或质地坚硬，吞咽时移动性大。本病近20年来发病患者急骤增加，其发病与毒热蕴结及内伤七情有关。情志不舒，肝气郁滞，肝郁日久乘脾，脾失健运，湿邪内生，湿聚成痰，痰阻气机，血行不畅，痰瘀日久而成肿物。甲状腺癌临床症状与单纯甲状腺结节可以表现为一致性，所以，对于疑似甲状腺癌的患者，一定注重临床检查，以便及时发现甲状腺癌的病例。

典型医案

患者，女，72岁，2012年11月25日初诊。诉甲状腺结节10年，行手术切除1年。患者10年前发现甲状腺结节，未引起重视，肿物生长缓慢。2007年出现表情淡漠，少言，心烦，不由自主发脾气，西医诊断为抑郁症，服用药物治疗。2011年甲状腺肿物增大，当年11月就诊于某三甲医院，行甲状腺大部分切除术(手术前肿物大小家属不能提供)，术后病理：乳头状腺癌，未发现淋巴结转移。术后口服优甲乐。2012年11月17日复查甲状腺彩超：甲状腺结节，气管旁小淋巴结。刻下见精神差，头晕、头痛、咽痒，不多言，心烦，纳食尚可，二便调，舌淡苔白，脉弦。患者既往抑郁症5年，一直服用派迪生、九味镇心颗粒。无过敏史。

诊断：（痰凝血瘀络阻型）瘿瘤（西医称为甲状腺癌术后复发）。

治则：理气化痰通络。

方药用川芎茶调散合消瘰丸加减：川芎30g，荆芥10g，防风10g，细辛3g，白芷10g，薄荷（后下）9g，羌活10g，浮小麦30g，夏枯草15g，玄参15g，浙贝母10g，生牡蛎30g，鸡内金10g，地龙10g，砂仁（后下）10g，合欢皮12g。

2012年12月9日二诊，心情较前舒畅，头晕减轻，头痛偶尔出现，舌脉同前。遂在前方基础上将川芎改为15g，加用当归10g，白芍12g，疏肝解郁，有逍遥散组方之意。连续服用，并停用抗抑郁之品。2013年7月27日复查：甲状腺彩超可见甲状腺部分切除术后，残余甲状腺未见明显异常。至今患者未出现明显头痛，甲状腺复查未见复发，生活质量好。

按：甲状腺肿瘤发病与毒邪蕴结及内伤七情有关。巢元方《诸病源候论·瘿候》记载：“瘿者，由忧恚气结所生。”情志不舒，肝气郁滞，肝郁日久乘脾，脾失健运，湿邪内生，湿聚成痰，痰阻气机，痰气流注，结于颈前而成肿物。刘亚娴采用纯中药汤剂治疗甲状腺结节，效果良好，免去患者手术之苦。本例患者有头痛头晕症状，故用川芎茶调散合消瘰丸加减，重用川芎治疗头痛。刘亚娴常用散偏汤治疗头痛，川芎用量即30g，临床效果显著。方中合用消瘰丸具有理气化痰通络、软坚散结之效，并用合欢皮、薄荷、浮小麦之品疏肝解郁。12月9日复诊时，患者症状减轻，但仍有肝郁之证，《本草纲目》云“白芍药益脾，能于土中泻木”。遂加当归、白芍取逍遥散之意，加强疏肝柔肝之效。此患者连续服用中药，并注重守方，也提示中药消散甲状腺结节坚持用药的重要性。采用中医药治疗甲状腺癌手术后的复发和转移是一条行之有效的途径，患者避免了再次手术带来的痛苦。此病案也提示，中医药治疗能减少肿瘤的复发和转移。用消瘰丸软坚散结，逍遥散化裁具有疏肝解郁、养血健脾之功效。临床中从肝着手，治疗甲状腺癌不欲手术或手术后复发、转移者，能取得良好疗效。

来源：中国中医药报2023年04月07日5版。

六和汤：调理脾胃止呕泻

毛德西
全国名中医

谈到六和汤，使人想起《水浒传》中宋江的一则故事。某日，天色已晚，“浪里白条”张顺送两条鲜鱼予宋江，宋江见鱼儿新鲜，便“贪爱爽口”，多吃了些，至夜四更，“肚里绞肠刮肚价疼”，至天明，竟泻下二十余次，昏晕睡在房中。翌日，张顺见宋江泻倒在床，欲请医生调治。宋江却说，“自贪口腹，吃了些鲜鱼，坏了肚腹，你只与我赎一贴止泻六和汤来吃便好了。”张顺买了一贴六和汤给宋江，宋江煎服一贴，次日腹泻告愈，又将息五六日，病症已痊。（见《水浒传》第三十九回）

六和汤何以有此效应？连梁山泊“及时雨”宋江都知晓。今就六和汤的来由与药性分析于后，以冀更多的人了解它、应用它。

方药

六和汤出自宋代《太平惠民和剂局方》（简称《和剂局方》），原文云：“六和汤治心脾不调，气不升降，霍乱转筋，呕吐泄泻，寒热交作，痰喘咳嗽，胸膈痞满，头目昏痛，肢体浮肿，嗜卧倦怠，小便赤涩，并伤寒阴阳不分，冒暑伏热，烦闷，或成痢疾，中酒烦渴畏食。妇人胎前、产后，并宜服之。”

组成：缩砂仁、半夏（汤泡七次）、杏仁（去皮、尖）、人参、甘草（炙）各一两，赤茯苓（去皮）、藿香叶（拂去尘）、白扁豆（姜汁略炒）、木瓜各二两，香薷、厚朴（姜汁制）各四两。上锉，每服四钱，水一盏半。生姜三片，枣子一枚。煎至八分，去滓，不拘时候服。

后世医家在转述六和汤时，或有白术，或有苍术，依临床见证为凭，益气健脾者用白术，燥湿健脾者用苍术。

释名

明代医家吴崑在《医方考》中云：“六和者，和六腑也。脾胃为六腑之总司，先调脾胃，则水精四布，五经并行，百骸九窍，皆太和矣。”

当代医家冉雪峰谓六和汤，“能御风、寒、暑、湿、燥、火六气，故曰六和”，并言“此方与藿香正气（散）、不换金正气（散）、纯阳正气（丸），为一类之貉，而谓统治六淫，实为通套活法中之活法矣。方中用药平淡，湿热郁滞，脾困不醒，未始不可借用”。（冉雪峰《冉雪峰医著全集·临证》）

吴崑所说，六腑有疾可调和总司六腑的脾胃，脾胃和则六腑安。冉雪峰则云，六淫所致六腑不和者，可以调和脾胃则六淫必除，两者所说并不矛盾。吴崑言致病之机为脾胃不和，冉雪峰则说致病之因为六淫所侵。然六淫所侵，有阴有阳，有表有里，有虚有实。所犯病位必及六腑，所致病证必为升降失和，所见之症必现呕吐腹泻，至此方可应用六和汤，反之，则不宜也。另外，吴崑六和汤将宋本六和汤易香薷为白术，以冀增强补益之力，更益于脾虚湿盛者。

方义

《医方集解》云六和汤：“此足太阴阳明药也。藿香、砂仁、杏仁、厚朴，香能舒脾，辛能行气；而砂仁、厚朴兼能化食。木瓜酸能平肝舒筋（肝木乘脾故转筋，木瓜酸能敛肺，助肺金以平肝邪，故治霍乱转筋）。扁豆、赤苓，淡能渗湿清热，而扁豆又能散暑和脾。半夏辛温，散逆而止呕。参术甘温，补正以匡邪。甘草补中，协和诸药。姜枣发散而调营卫。皆所以和之也。或加香薷者，用以祛暑；加紫苏者，用以发表散寒也。”

方中藿香祛暑化湿，人参、白术、甘草益气扶正，砂仁、厚朴行气宽中，且可化湿醒脾；扁豆、茯苓渗湿清热，且扁豆又能散暑和脾；杏仁下气利湿，木瓜平肝柔筋，半夏燥湿和胃，姜、枣发散而调和营卫。全方重在“和”字。六和者，和六气也。盖风寒暑湿燥火，夏月感之最多，故用诸药匡正脾胃，调和六腑。脾胃调和，则六气无伤，故谓六和汤。

主治

六和汤所治多为“冒暑伏热”时节（即夏月与长夏数月）的时令病，其主要症状为“呕吐泄泻”。这是由于中焦气机升降失序、清浊之气紊乱所致。至于《和剂局方》原文所言的“霍乱”与现代医学所说的急性传染病“霍乱”并非同义词。《伤寒论·辨霍乱病脉证并治》云：“病有霍乱者何？答曰：呕吐而利，此名霍乱。”其症状为“病发热头痛，身疼恶寒，吐利者”，可见《伤寒论》所述之霍乱，也是以“呕吐而利”为主症，多指急性胃肠炎，并非专指急性传染病的霍乱。多数医家认为，六和汤所治为夏月急慢性胃肠炎为主。主治夏季外伤暑气、内伤生冷，症见寒热交作、呕吐泄泻、胃脘痞满、腿肚转筋等病症。依据异病同治之理，许多医家将此方用于由脾虚湿盛所引起的疾病，亦有良好效果。

经验

清代名医张璐对夏月霍乱吐泻提出自己的辨治方法，曰：“夏月霍乱吐泻作渴，胃苓汤加半夏、藿香，面赤口干，加炒川连；春夏秋三时，饮食后触冒暴寒成此证者，藿香正气散；若吐利转筋，为风木行脾，平胃散加木瓜；夏秋感冒，吐泻霍乱，六和汤为要药。”（张璐《张氏医通·霍乱》）并对当时乱用藿香正气散提出了临证鉴别方法。

清代名医王孟英认为：“一人病霍乱，欲吐不吐，欲泻不泻，心腹疞痛，脉之沉伏如无，痛（则）脉每如是，此干霍乱也。急令盐汤探吐宿食痰涎碗许，遂泻。上窍得开，下窍自通，但得吐泻，即可治矣。与六和汤愈。”（王孟英《随息居重订霍乱论》）以盐汤探吐，是古代医家常用的急救法，主要用于急性胃肠炎疾患，以使胃中宿食痰涎吐出，减轻胃肠压力，缓解病势，以待后续治疗。此例后以六和汤调和脾胃，分清别浊，果愈。

现代名医蒲辅周认为此方“为治疗夏日外伤暑气、内伤生冷的方剂”“长夏感受暑湿，体虚者用之颇宜”。（薛伯寿等《蒲辅周医疗经验集》）

江苏南京市中医院傅宗浩认为调和胃肠，当以六和汤为主方。傅宗浩认为，此方“用治脾胃虚弱，胃肠不和，兼夹湿浊，见纳少泛恶，肠鸣便泻，舌苔腻等虚实并有之症。前贤有云：‘脾胃为六腑之总司’。故取该方补脾和胃，化湿健脾，以恢复脏腑功能。也即‘用诸药匡诸脾胃，以拒诸邪而平调之’之意”。其临证加减法为：兼风寒怕冷，舌白，加苏叶梗；夏月夹有暑湿，或伴低热、困倦，加香薷、佩兰；夹湿热，苔黄腻，加黄连、黄芩；寒湿偏盛，苔白腻，肢不温，加附子、干姜。（《和法的临床运用与体会》，出自《中医杂志》1989年第10期）

北京中医药大学东直门医院杜怀棠师从秦伯未、董建华先生，他对六和汤的应用有独到经验。他认为，六和汤的病因以“暑、湿、酒、食”为主，尤以“湿”多见。临床着重点应放在脾胃与湿邪两个方面，应用时应与四君子汤证、参苓白术散证、藿香正气散证进行鉴别。四君子汤证纯虚必补；参苓白术散证虚多邪少，以补益为主；藿香正气水散证邪多虚少，以祛邪为主；六和汤证序时相当，攻补兼半。（《杜怀棠教授六和汤临证经验分析》，出自《环球中医药》2015年2月第8卷第2期）

广东省中医院程志安认为，六和汤具有健脾祛湿、升清降浊、和中祛暑之功效，并举暑期胃肠型感冒治验为例，两例均为饮食生冷、酒食所伤，且均以泄泻为主症，湿热甚者可在六和汤基础方上加黄连、秦皮清热化湿，槟榔行气导滞。一例3日而愈，一例5日而痊。（《六和汤治疗暑期胃肠型感冒临证体悟》，出自《新中医》2017年7月第49卷第7期）

江西省井冈山医专尹质明应用六和汤治疗妇科疾患获得显效，如更年期经期浮肿、经期吐泻、经期腹痛、经期失眠、经期乳胀、妇女尿浊、带下等。究其机理，缘于当今女性劳心劳力过度，不免肝脾气滞，三焦气化受阻。六和汤升降气机，舒达肝脾，故为对应之举。经期浮肿加苏叶、防风，失眠加龙牡、竹茹，乳胀加路路通、黄荆子，经行量少加益母草、鸡血藤胶，带下加海螵蛸、升麻，便秘加莱菔子去党参等。这些经验，可能是受《和剂局方》六和汤所言“妇人胎前、产后，并宜服之”的启发有关。（《古方治今病临证体会》，出自《江西中医药》1996年第27卷第6期）

笔者治验：孙某，男，16岁。于1998年6月上旬在麦收中出现发热、恶寒、头蒙等。当时体温39.4℃，村医予复方氨基比林1支肌注，体温少退。后用抗生素加激素于液体中静注3天，体温虽有下降，但仍反弹至38.5～39℃之间。于第5天来诊。刻诊：发热、恶风寒、咽痛、纳呆。查体温38.9℃，呼吸21次/分，心率102次/分。线透视：两肺影清晰。血检：白细胞13200/mm^3，中性82%，淋巴18%。舌质红赤，苔薄黄腻，脉浮数。

辨证：暑邪内伏，外受风寒，暑为寒闭。

治则：祛暑解表，清热化湿。

方用六和汤加味：藿香10g，香薷10g，砂仁5g，厚朴花10g，白扁豆30g，茯苓15g，炒杏仁10g，青蒿30g，连翘15g，生甘草10g，生姜5g，大枣3枚。水煎服，2日服用3剂。其父言服药半小时后，全身渐汗出，约1小时后，大汗出，体温降至36.8℃，3剂服尽，热退症除。

来源：中国中医药报2023年12月28日4版。

赵锡武应用经方治心脏病经验

毛德西
河南省中医院

赵锡武（1902—1980），河南夏邑县人，曾任中国中医研究院（现中国中医科学院）副院长，对《伤寒论》《金匮要略》研究颇深。由中国中医研究院西苑医院编著的《赵锡武医疗经验》，集中反映了赵锡武对经方的认知与经验。

赵锡武认为，应用经方的前提是明确辨病与辨证的关系。《伤寒论》所列“辨某某病脉证并治”，这里说的病与证是什么关系？赵锡武云：“病者，为本，为体；证者，为末，为象。病不变而证常变，病有定而证无定。故辨证不能离开病的本质。”（《赵锡武医疗经验》）所谓辨证论治，是先辨其为何病，再辨其表、里、寒、热、虚、实，然后施治。其实质“就是辨别清楚‘病因体异’，然后‘同病异治’‘异病同治’‘药随证变’。”（《赵锡武医疗经验》）症状虽异而治法相同，则称异病同治，病虽相同而治法有异，则称同病异治。

赵锡武指出，“医者既要掌握原则性，又要有灵活性，方可谓辨证论治。”（《赵锡武医疗经验》）所谓原则性乃指病的本质是相对稳定的，而灵活性是指病的证候是变动不居的。“观其脉证，知犯何逆，随证治之。”（《伤寒论》）这就是辨证论治的指导原则。

今将赵锡武应用经方治疗心脏病的经验叙述于后，以飨读者。

临证经验

冠心病

对于冠心病，赵锡武重视心与血脉和胃的关系。胃主纳谷，脾主运化，二者纳运配合，将水谷之精微分为三隧，是为营、卫、宗气。宗气积于胸中，营、卫行于脉内外，而心舍脉主动，故有心之搏动与肺之呼吸。《素问·平人气象论》云：“胃之大络，名曰虚里，贯膈络肺，出于左乳下，其动应衣，脉宗气也。”左乳下，正是心尖搏动之处，所以心与胃有密切关系。

由此赵锡武认为，诊治冠心病应用整体观念，不能仅仅局限于心，而忽略心与其他脏腑的关联。

赵锡武重视冠心病“因虚致实”与“因实致虚”的特性，治疗原则是“以补为主，以补为通，以通为补，通补兼施；行补法而不使其壅滞，施通法而不伤其正气。”（《赵锡武医疗经验》）依次拟定出冠心病治疗六法。

宣痹通阳法以瓜蒌薤白半夏汤为主方。瓜蒌宣痹以通阳，薤白通阳以宣痹，半夏和胃以降逆。胸胁逆满、肢冷者，宜用枳实薤白桂枝汤；兼有脏躁及百合病者，可加百合知母汤、甘麦大枣汤等。

心胃同治法胸痹气塞实证，以橘枳姜汤为主方；虚证则以人参汤为主方。若病兼在肺而无胃肠症状，则以茯苓杏仁甘草汤治之；胸痹食后腹胀者，以厚朴生姜半夏甘草人参汤为主方；下利呕吐者，则以吴茱萸汤治之。

补气养血法补益常用当归补血汤，但若脉见间歇、气短、脉数者，则以当归芍药散为宜；若见脉结代、心动悸，则增投炙甘草汤；对于肝肾阴虚型高血压（或冠心病），常用杞菊地黄汤加减治之。

扶阳抑阴法胸痹时缓时急者，取薏苡附子散为宜，附子扶阳，薏苡仁缓急；四肢厥逆、脉微、下利者，可增投四逆汤；寒甚者，可加细辛、桂枝等。

活血行水法以真武汤为主方，血瘀浮肿加当归芍药散；若肺部瘀血或肝肿大，可加参苏饮（人参、苏木）；若脉结代、心动悸，兼阳虚浮肿者，则以瓜蒌薤白半夏汤与真武汤化裁，加用活血药。

补肾养筋法胸痹出现腰膝酸痛、两尺脉弱者，可用瓜蒌薤白半夏汤加肾气丸治之，亦可加用鹿角胶、巴戟天、淫羊藿、党参、麦冬等；若脉结代、心悸动（或见心房纤颤），则增炙甘草汤；不得眠者，加酸枣仁汤。

肺心病

赵锡武认为，肺心病“其本心肾阳虚，其标痰饮停蓄，肺气壅塞。治疗原则应分清主次，标本兼顾。”（《赵锡武医疗经验》）书中较为完整地记述了赵锡武治疗慢性肺心病的经验，以中药为主，必要时加用对症的西药。

当肺气壅塞，兼有表证时，宜用小青龙汤驱寒散邪；夹有热象者，用小青龙汤与麻杏石甘汤合方。

若以心肾阳虚为主，胸闷气短明显，且见下肢水肿，治疗当温阳宣肺利水，宜用真武汤合越婢汤加减；水肿甚者，可用消水圣愈汤（陈修园《时方妙用》），即桂枝汤加麻黄附子细辛汤加知母。

若心肾阳虚兼有心肺气阴不足，在温阳化水的基础上加用益气生津方药，如真武汤加生脉饮；水肿甚者，可加车前子 30g（包煎）、白茅根 30g，或加用活血药以助利尿，如藕节、苏木、桃仁等。

若喉中有水鸡声，听诊为干性啰音者，可用射干麻黄汤治之；若有稀稠混合痰，听诊为混合啰音者，可用厚朴麻黄汤治之；若是泡沫痰而脉数心悸者，则宜麻杏石甘汤合瓜蒌薤白半夏汤及生脉饮治之。

心力衰竭

赵锡武依据《素问·汤液醪醴论》所提出的治水三法，即开鬼门、洁净府、去宛陈莝，以真武汤为主配用之，治疗充血性心力衰竭，每有治本之效。真武汤为强心温阳制水剂，临床依据心衰所出现的肺瘀血、肝肿大、水肿等，分别配以开鬼门、洁净府、去宛陈莝三法。开鬼门法即宣肺透表，使肺气宣通，营卫因和，用于心衰兼有表证者，治以真武汤为主，配合越婢汤疏风解表、宣肺利水；肺热者，配以麻杏石甘汤辛凉宣泄、清肺平喘。洁净府法即行水利尿，指征为心衰水肿明显者，治以真武汤为主，配合五苓散加车前子 15g（包煎），沉香、肉桂各 9g，化气利水，作用在肾。去宛陈莝法即散瘀通络，作用在脉，应对心衰瘀血证明显者，治以真武汤为主，配以桃红四物汤去生地，加藕节、苏木，以冀化瘀散水。

心力衰竭并见心律失常者颇多，赵锡武推崇炙甘草汤、桂枝甘草龙骨牡蛎汤、茯苓甘草汤诸方。具体用法为：阴虚者用炙甘草汤合生脉饮；水气凌心、烦躁不安者，用桂枝甘草龙骨牡蛎汤；阳虚之甚者，则重用真武汤治之。

心肌炎

赵锡武依据多年临床实践，指出心肌炎乃温病的并发症或继发症。当患有表证有表邪的温病时，或邪盛损体，或病后期余邪残留体内，由血循损坏心肌所致（《赵锡武医疗经验》）。

诊治心肌炎，首先要辨别毒邪伤阴或是伤阳，是邪盛还是正虚，如此才能定其治疗法则，或扶正为主，辅以祛邪；或祛邪为主，辅以扶正。

初期当宣散解毒，养阴清热。宣散解毒以竹叶石膏汤加味，加葛根 18g、连翘 15g、生地黄 30g、紫花地丁 12g、蒲公英 30g、金银花 15g。养阴清热以生脉饮合一贯煎治之。

中期或后期出现心衰表现者，以扶正祛邪法，用四君子汤加味。若有水、血、瘀、食等有形因素影响，可采用活血利水法，取当归芍药散和宣阳通痹的瓜蒌薤白剂治之。

若低热不退，伴有恶寒不解者，可用柴胡桂枝汤调和营卫。调和营卫是调整体温的大法，方取桂枝汤助阳滋阴，小柴胡汤和解表里。特别是小柴胡汤，可使上焦得通，津液得下，胃气因和，热退而安。

心肌炎有病毒性心肌炎与风湿性心肌炎之分。前者多显咽喉部症状，治疗当先清其原发性病灶；后者多并见关节炎症状，治须兼用宣痹汤(《温病条辨》)，对心律不齐易于取效。

病态窦房结综合征

赵锡武在“略谈脉迟”中谈到，脉迟症类似于病态窦房结综合征。此类脉迟，既非因寒，亦无痰饮、癥瘕，又非阳明脉迟可下证，亦无下利厥逆，而与五脏有关。人之脉“资始于肾”“资生于胃”“统于心”“会于肺”“约于肝”（《赵锡武医疗经验》）。其治法为心动悸、脉结代用炙甘草汤，厥逆、下利、脉微细用四逆汤，病者兼有阳痿则用肾气丸合炙甘草汤。所用炙甘草汤与四逆汤必重用甘草，以借中焦之谷气以资之通之。

典型医案

肺心病案

患者女，48 岁。患慢性咳嗽 8 年，就诊时有明显肺心病体征（呼吸短促，唇色紫绀，颈静脉怒张，左心界扩大，两肺满布细湿啰音，二尖瓣可闻及Ⅱ级吹风样收缩期杂音，下肢高度浮肿等）。中医辨证属心肾阳虚，水饮内停，痰湿阻遏，肺气壅塞。治宜清宣肺金，降气化痰，温阳利湿。处方用越婢汤合真武汤加减：生石膏 12g，麻黄 3g，甘草 9g，茯苓 12g，白术 9g，白芍 9g，附子 6g，生姜 9g，大枣 5 枚（擘），车前子 15g，白茅根 30g，杏仁 9g。

服用 3 剂，尿量大增，下肢浮肿明显消退；5 剂后，肝大回缩，咳嗽减轻。后以厚朴麻黄汤加味治疗，病情大减，病势稳定。（《赵锡武医疗经验》）

心力衰竭案

游某，男，24 岁。心悸气短 3 年，近 7 个月尤甚。于 1960 年发现风湿性心脏病，未曾治疗，后逐渐加重，出现心悸气短、脘腹胀满、下肢浮肿等。查体：唇紫绀，巩膜黄染，结膜充血，颈静脉怒张，心界向左右扩大，心尖区可闻及Ⅲ级吹风样收缩期杂音及Ⅳ级隆隆样杂舒张期杂音。心律不齐有早搏，心率 69 次 / 分。又经心电图、X 线摄片等项检查，诊断为：风湿性心脏病，二尖瓣狭窄关闭不全，心房颤动，心源性肝硬化，心力衰竭Ⅱ度。中医辨证属心肾阳衰兼有瘀血。故选真武汤合去宛陈莝法施治。处方：附子 9g，杭芍 30g，白术 15g，茯苓 18g，生姜 9g，肉桂 6g（后下），沉香 6g（后下），当归 12g，红花 12g，白茅根 30g，藕节 10 枚。

服用中药 5 剂（未用西药），症状改善，尿量增加，肝脏硬度变软，心率偶有过速，心衰明显好转。后因附子缺货，病情出现波动。经继用原方，病情日趋好转。心衰得到控制，心电图提示心房纤颤。出院后继续治疗。（《赵锡武医疗经验》）

心肌炎案

曹某，女，37 岁，感冒后胸闷微痛，心率 110 次 / 分，频繁发作期前收缩，为心肌炎后期表现。脉沉迟无力，三动一至显有代象。首剂投桂枝加芍药汤合当归芍药散加蒲公英，以通阳活血利水，调和营卫，清热解毒。处方：茯苓 12g，白术 9g，泽泻 18g，当归 9g，白芍 15g，川芎 9g，蒲公英 30g，甘草 9g，桂枝 9g，生姜 9g，大枣 7 枚。10 剂。

二诊：药后诸症略减，照上方去桂枝、姜、枣，加瓜蒌薤白汤加党参 30g。继服 10 剂，病况著减。照二诊方继服 10 剂，证消病愈。(《赵锡武医疗经验》)

“尺脉不至”案

张某，男，65 岁。心电图证实为冠状动脉供血不足，心房纤颤。中医辨证：依据畏寒，心悸，尺脉不至，舌无厚苔，断为气损阳衰。遂予理中汤法论治。处方：红参、白术各 15g，干姜、炙甘草各 10g，黄芪 45g。

用药1周，颇觉平稳，心悸轻，可登三楼而不喘，畏寒亦好转。因略感腹胀，前方加陈皮、枳壳各15g，服用2周，脉象平和，寸关尺均匀。复查心电图：慢性冠状动脉供血不足已明显改善（继发性ST-T改变消失），心房纤颤长达4个月，竟转为窦性心律。（《赵锡武老中医谈扶阳抑阴》，出自《中医杂志》1980年第8期15~18页，作者于天星等）

高血压、冠心病案

孙某，男，67岁。患者于晚餐时，突然昏厥，手末凉冷，出汗，醒后至某医院就诊，测量血压220/140 mmHg，诊为高血压、冠心病。用西药后，血压下降，但一直不稳。时有头痛、胸闷，常于夜间3点发生右背痛，自觉似有气窜。舌质暗红、苔白，脉弦细促，血压210/105 mmHg，诊为肝阳头痛合并胸痹。治宜滋肾柔肝，清热潜阳，配合豁痰开胸，散结通阳。处方用杞菊地黄汤合镇肝熄风汤、瓜蒌薤白半夏汤加减：生地24g，枸杞18g，菊花18g，草决明30g，怀牛膝12g，生龙骨24g，牡蛎24g，代赭石18g，全瓜蒌30g，薤白15g，制半夏15g，香附12g，枳壳12g。

服用12剂后，血压降至180/100 mmHg，头痛减轻，胸闷、背痛消失。上方加牡丹皮12g，继服6剂后，血压降至正常，头痛消失。（《赵锡武运用滋阴法医案三则》，出自《中医杂志》1988年第8期，作者魏庆兴）

来源：中国中医药报2023年07月14日4版。

方药天地：从仲景方中的“甘草”说起

陆寿康
北京中医药大学

甘草有“国老”之称，诸方用之最多。生用则寒，炙用则温；生则分身、梢而泻火，炙则健脾胃而和中。解百毒，协诸药而不争。甘能缓急，有调摄之功。

张仲景有一物甘草汤，如甘草汤。有二物甘草药对方，如桂枝甘草汤、甘草麻黄汤、甘草干姜汤、芍药甘草汤、大黄甘草汤、桔梗汤等。有名居方首者，如甘草泻心汤、甘草附子汤等。又有潜名于方中而有重要作用者，如四逆汤、理中丸用甘草，恐其僭上也；调胃承气汤用甘草，恐其速下也；白虎汤、小柴胡汤用之，恐其损中也。

生甘草清热，炙甘草则助脾土而守中。《伤寒论》汤方中，甘草大多炙用，唯甘草汤中生用，取生甘草解毒清热、利咽喉之用。甘草一味单用，最能和阴而清冲任之热。每见患便（肛）痈者，令其急煎生甘草120g，顿服，取效甚捷，则可知其清少阴客热。

仲景用甘草、附子相配的方剂有14首。以四逆汤为基本方的回阳救逆方剂，如茯苓四逆汤、四逆加人参汤、通脉四逆汤、通脉四逆加猪胆汁汤等，这是附子温振元阳与甘草益气守中的典型配伍。以甘草附子汤为代表的温通经络、温散寒湿的方剂，如桂枝附子汤、白术附子汤、桂枝芍药知母汤等，此等方中大多以大剂量附子为主药，以走散、疏通为主，甘草居于次要地位。如正气较虚时，则增加甘草用量。以桂枝加附子汤、麻黄附子甘草汤为代表，或温散寒邪，或散风邪或散水气，则以温振阳气与发散外邪并行同治。以芍药甘草附子汤、桂枝芍药知母汤为代表，是为阴阳兼顾之治。此外，还有黄土汤温脾摄血，附子粳米汤温胃止痛止呕，桂枝去芍药加附子汤温振心阳等，均含有附子、甘草药对。

仲景方中，以甘草汤、甘麦大枣汤、甘草泻心汤、炙甘草汤、甘草附子汤五方为例，甘草汤生用单行，清热解毒、利咽止咳；其他四方均用炙甘草，寓甘以缓急、调和补中之义。其中，甘麦大枣汤养心解郁安神，甘草泻心汤调和脾胃寒热，炙甘草汤养心通阳复脉，甘草附子汤温经除痹止痛。如此看来，就较容易掌握甘草的性能效用了。

甘草可缓急止痛，尤其是消化系统的疼痛，包括食管、胃、十二指肠、胆、肝、肠、肛门各部，或痛而喜按，或挛急发作，或见吐下急迫而腹痛，均可用之。虚者用炙甘草，实者用生甘草。

阴虚火浮，以甘草和酸味药同用是为酸甘化阴法。如肾阴虚用熟地，肝阴虚用白芍，肺阴虚用乌梅，脾阴虚用木瓜，心阴虚用五味子等。一般二味药等量即可，效不显时可适当加重甘草用量，倍于酸味药。脾虚气陷，甘草常和人参、黄芪、柴胡、升麻同用，是李东垣补中益气汤法。若短气息促，疲乏困倦，是胸中大气不足，则以黄芪、甘草、桂枝或柴胡、升麻、同用，是张锡纯升陷汤法。

脾阳虚则以甘草、干姜为主，肾阳虚则以附子、甘草为主，是辛甘化阳法，以使药力持久，疗效巩固。

来源：中国中医药报 2023 年 02 月 17 日 4 版。

邱健行运用毒垢理论辨治大肠腺瘤及大肠癌前病变

邱剑鸣　张　伦
广东省第二中医院

大肠炎性息肉和腺瘤是大肠癌前病变的高危因素。中医药治疗大肠癌前病变有一定优势，尤其是对于大肠炎性息肉和腺瘤的治疗，有助于恢复肠黏膜屏障。

全国名中医、广东省第二中医院主任医师邱健行从事中医临床工作 58 年，尤擅脾胃病的治疗，其根据多年临床经验提出毒垢理论，用于指导临证治疗，收效颇佳。笔者跟师侍诊，获益匪浅，现将邱健行运用毒垢理论辨治大肠腺瘤及大肠癌前病变思路和经验用方整理分析如下。

病因病机

邱健行指出，毒垢理论中所谓的“毒”，即指能够对机体产生毒害或毒性作用的各种致病物质；所谓“垢”者，乃毒邪日久，藏于肌肤腠理，沉淀于筋骨血脉，伏于五脏六腑，在体内不断蓄积而成，有黏着、固定、不易祛除、危害逐渐增大等特点。从毒邪到毒垢，是一个从量变到质变的过程。

大肠腺瘤及大肠癌前病变，可归属于中医腹痛、癥积、泄泻、肠结、肠覃等范畴，其发生多因饮食不节、情志失调、劳倦内伤所引起。其病因病机为：（1）饮食不节、饥饱无常、嗜食肥甘，烟酒无制而伤脾害胃，助湿生热，湿聚化痰，郁热入血而为瘀热，痰瘀热交结而生内毒，久毒结垢而生毒垢。（2）忧思抑郁，导致肝胃气机失调，肝胃不和而终致脾胃气机升降失职，脾不升清，浊阴不降，浊邪凝聚生毒，毒结中焦而成毒垢。（3）脾胃素虚或劳倦内伤，中伤脾胃，脾胃运化失调，水湿不化；脾虚气弱，运血无力，酿成血瘀；湿瘀交结，蕴生内毒，久成毒垢。

治法方药

毒垢贯穿于大肠腺瘤及大肠癌前病变的始末，故解毒除垢为本病治疗总则。毒解垢除，从而气行血畅，结散癥消，恢复脾生胃降之特性，脾气上升，浊阴得下，大肠异型增生逐步消除，最终恢复正常；久病多瘀，又需多用活血化瘀通络法，使瘀不助垢，瘀去新生，有助正常组织恢复；久病多虚，又需补虚扶正，脾旺不受邪，有利于康复。代表方剂为莲花肠瘤方和莲花肠癥方。

莲花肠瘤方

组成：白花蛇舌草30g，半枝莲30g，猫爪草10g，三棱12g，薏苡仁30g，柴胡12g，白芍15g，枳实12g，甘草6g。

用法：每日1~2剂，水煎服。

功效：解毒除垢，消郁散结，调肝整肠，理气止痛。

主治：毒垢积胃、肝脾不调、气滞血瘀的大肠腺瘤病。

方解：方中白花蛇舌草、半枝莲解毒除垢，为君；猫爪草、三棱消瘀散结，为臣；四逆散（即柴胡、白芍、枳实、甘草）、薏苡仁开郁化湿，为佐；甘草兼调和诸药，为使。

加减：胃幽门螺杆菌感染或苔黄者，加蒲公英、夏枯草；纳呆者，加布渣叶、鸡内金；便秘者，加虎杖，枳实用量加倍；泄泻者，加火炭母、凤尾草；反胃者，加旋覆花、代赭石。

莲花肠癥方

组成：白花蛇舌草30g，半枝莲20g，升麻10g，青蒿10g（后下），重楼15g，丹参20g，三棱12g，莪术12g，水蛭10g，黄芪20g，白术15g，石斛20g，川厚朴20g，延胡索20g，甘草6g。

用法：每日1~2剂，水煎服。

主治：羽绒腺肌瘤样大肠多发息肉、中度异型增生型肠癌前病变等。

方解：方中白花蛇舌草、半枝莲、青蒿、升麻拔毒除垢，为君；重楼、丹参、三棱、莪术、水蛭消瘀散结，黄芪、白术、石斛益气养阴，为臣；川厚朴、延胡索理气止痛，为佐；甘草调和诸药，为使。

加减：气虚重者，黄芪倍量；阴虚重者，加生地、玄参；黑便者，加紫珠草、仙鹤草；疼痛重者，加乌药、三七；阳虚者，加熟附子、肉桂。

典型医案

李某某，女，64岁，2009年5月25日初诊。

主诉：反复腹泻2年余，加重1月。患者2年前无明显诱因出现大便溏泻，为水样便夹有黏液，每日5~6次，伴有胃脘部不舒，遂到当地医院做肠镜检查。肠镜示：乙状结肠息肉约6mm×5mm。肠镜检查后有下腹部蠕动痉挛感，且症状逐渐加重。曾于当地医院间断中药治疗，但症状未见明显改善。刻下：腹泻，解黄色水样便，夹有黏液，每日10余次，泻下时伴有肠鸣，伴有下腹部蠕动痉挛感，胃脘部不舒，眠差多梦，每夜睡2~3小时，舌稍红，苔黄腻，脉弦。

西医诊断：乙状结肠息肉、慢性胃炎。

中医诊断：肠瘤（毒垢积肠，肝脾不调，气滞血瘀，湿热下注）。

治法：解毒除垢，消瘀散结，调肝整肠，理气止瘀。

处方：白花蛇舌草30g，半枝莲30g，猫爪草10g，三棱12g，薏苡仁30g，柴胡12g，白芍15g，火炭母20g，凤尾草20g，败酱草30g，甘草6g。7剂，常法煎服。

2009年6月1日二诊，服药后肠蠕动痉挛感明显减轻，发作次数减少，仍有肠鸣但程度减轻，大便已成形，睡眠仍差，易醒，舌脉同前。上方去败酱草，加海螵蛸、生牡蛎以和胃坚便。7剂，常法煎服。

2009年6月8日三诊，下腹部肠道蠕动痉挛感已消除，大便稍溏，每日1次，睡眠仍欠好，舌红有裂纹。患者提出返乡调治。上方加柏子仁20g、珍珠母30g（先煎），煎服法同前。

2009年8月3日四诊，大便成形，每日1次，睡眠正常，舌质微红，苔微黄，脉弦。复查肠镜显示乙状结肠息肉消失。后予莲花肠瘤方与香砂六君子汤交替服用，以防肠瘤复发。一年后复查肠镜，肠瘤无复发。

来源：中国中医药报2023年07月06日4版。

沈桂祥巧用达原饮治顽固性低热

张敏红
江苏省无锡市惠山区康复医院

华某，女，41岁，2022年11月4日初诊。

主诉：低热7年余，午后尤甚。患者7年来每于劳累后出现间断低热，起初未介意，无结核病史。2022年7月30日因参与核酸采样工作而周身防护严实，体温达38.3℃，头昏、乏力，不恶寒，遂请江苏省无锡市惠山区康复医院副主任医师沈桂祥诊治。经问诊得知，该患者除多年低热外，胃脘胀痛亦有半年余，嗳气则舒，偶反酸，口干苦，经中药调治有所改善，现纳旺善饥，大便臭，每日2次，成形，溲黄。2022年8月25日因巧克力囊肿引发经行腹痛，服地诺孕素片（唯散宁）治疗见效。苔浊厚腻，舌偏红，脉滑小弦数。

辨证：湿遏热伏，食积瘀滞，邪伏膜原。

治法：宣透膜原，兼顾消癥除积。

处方用达原饮加味：柴胡15g，黄芩15g，槟榔10g，川朴10g，草果10g，知母8g，白芍15g，炙甘草4g，川连6g，淡吴萸4g，蒲公英30g，姜半夏15g，砂仁3g（打、后下），陈皮10g，炒白术15g，麸炒枳实10g，莪术20g，地鳖虫10g，桃仁泥15g。7剂。水煎服，每日1剂，分3次于饭后1小时温服（下同）。

2022年11月11日二诊，体温37.3℃，血常规检验提示白细胞、中性粒细胞、单核粒细胞、淋巴细胞、血小板异常升高。咽红，胃脘胀痛改善，偶嗳气，无反酸，口干苦，便臭，每日2次，成形，溲黄。舌脉如前。前方去地鳖虫，加莱菔子12g以消积导滞，加七叶一枝花12g以清热解毒，7剂。

2022年11月18日三诊，低热与二诊相仿，巧克力囊肿经行腹痛服药如前。胃脘胀痛改善，偶嗳气，纳旺，口干苦，便臭，每日2次，成形，溲黄。嘱饮食减量、清淡，少吃助湿蕴热的甜腻辛辣腥膻食物。辅助检查：血小板升高，白细胞偏高；高脂高胆固醇血症；乳腺结节3类；子宫后壁肌层增厚，回声不均匀（腺肌症可能）；宫颈纳氏囊肿；双侧附件区囊肿（巧克力囊肿可能）；窦性心动过速。舌脉如前。前方加苦参10g，冀减缓心率，清泄湿热伏火，14剂。

2022年12月5日四诊，每日测体温，较前有所降低。11月30日因见少许经血，腹部注射醋酸亮丙瑞林缓释微球终止经行，脘腹疼痛2天，中药暂停。继服中药后，纳旺、口干苦、便臭改善，每日2次。苔薄，脉细略数。原方知母增加为12g，泻火清热，14剂。

2022年12月19日五诊，体温接近正常。进食减少，大便每日2次，成形，量减少，善饥、口干苦、便臭消失。苔薄，脉细略数。加青蒿、丹皮各15g，以清透营阴膜原伏热，14剂。

2023年1月5日六诊，精神向好，体力恢复。守方再服14剂。

2023年1月20日七诊，服药近两个半月，低热消失，胃脘无不适，心率每分钟90次左右。1月7日胸部CT平扫示：两肺未见明显异常。当日B超提示：目前肝胆脾胰未见明显异常。舌脉如前。上方加党参20g、生姜3片以健脾温胃，加生龙牡各30g（先煎）以安神宁心，14剂。

2023年2月4日八诊，低热消失已20余天，停药。

2023年5月10日回访，低热未见反复。

按：患者低热7年余，辨证属湿遏热伏、食积瘀滞、邪伏膜原。善饥多食、大便臭秽、溲黄、低热、苔浊厚腻、舌偏红、脉滑小弦数为辨证眼目。因兼有癥积，故予达原饮加味治疗。达原饮出自《温疫论》，由槟榔、厚朴、草果、芍药、知母、黄芩、甘草组成，功能宣透膜原、辟秽化浊，主治温疫邪伏膜原，症见憎寒壮热、胸闷烦躁、口干、舌质红、苔白厚如积粉者，以及疫疟、瘴疟、痢疾等证候。主药槟榔、厚朴、草果气味辛烈，能燥湿辟秽、杀虫、破积、截疟、除瘴；黄芩、知母、芍药清里热，保津液，凉血和营为辅；甘草调和诸药。苦参性味苦寒，可清泄脏腑湿热伏火，对多种心率异常有效。

来源：中国中医药报 2023 年 05 月 25 日 4 版。

石仰山诊治腰腿痛经验

蔡奇文[1] 邱德华[1] 周 淳[2]

1. 上海市黄浦区中心医院

2. 上海中医药大学附属岳阳中西医结合医院

腰腿痛的病因很多，现代医学研究发现，腰椎间盘突出、腰椎滑脱、梨状肌痉挛等都可引起不同程度的腰腿痛症状。中医早在《黄帝内经》中就提出了腰痛的概念，《素问・刺腰痛》中说“衡络之脉令人腰痛，不可以俯仰，仰则恐仆，得之举重伤腰”，又云：“肉里之脉令人腰痛，不可以咳，咳则筋缩急。”《医学心悟》也说：“腰痛拘急，牵引腿足。”以上均说明，本病可由外伤引起，症状为腰痛合并下肢痛，咳嗽时加重。这与西医所说的坐骨神经痛的症状基本相似，中医称之谓“腰腿痛”或“腰痛连膝”等。

国医大师石仰山是上海市黄浦区中心医院主任医师，临证擅长治疗腰腿痛。由于饮食不节、起居不调、防病不力、遇病拖延等情况时有发生，导致前来就诊时，往往病情已趋复杂、严重，给诊断治疗带来了一定的难度。笔者有幸跟随石仰山抄方侍诊，发现石仰山运用石氏逐痰通络汤加减治疗各种腰腿痛，均取得较好疗效，现将诊疗经验总结分享如下。

因机证治

石仰山对诊治该病颇有心得，他认为石氏的兼邪理论、痰瘀理论即是针对上述这类复杂情形而设。所谓“兼邪”，石仰山认为：“凡非本病，其发生不论前后，而有一个时期与本病同时存在的，都叫兼邪。”兼邪虽可与本病完全无关，但常与本病相互为患，故而不可忽视兼邪的治疗。

另外，石仰山认为疾病迁延，日久不愈，必化生痰湿、瘀血。石仰山认为陈伤劳损之后，气血不和，痰湿每能凝滞经络。正如《仁斋直指》指出：“血气和平，关络条畅则痰散而无，气脉闭塞，脘窍凝滞，则痰聚而有。”疾病迁延，日久不愈，则必生瘀血，痰瘀交阻，痛必难除。因此，在腰腿痛的治疗上，石氏首重“痰瘀”，调治“兼邪”。

同时，石仰山还指出，在临床上，该类疾病还主要表现出两种经络走向的疼痛或麻木等症状：第一种疼痛沿着足太阳膀胱经传导，《灵枢・经脉》有云：“膀胱足太阳之脉……其直者，从巅入络脑……夹脊抵腰中，入循膂，络肾，属膀胱。其支者，从腰中，下夹脊，贯臀，入腘中。其支者，从髆内左右，别下贯胛，夹脊内，过髀枢，循髀外从后廉下合腘中。以下贯踹内，出外踝之后，循京骨至小趾外侧端。”故且称为太阳型。第二种疼痛沿着足少阳胆经循行，《灵枢・经脉》云：“胆足少阳之脉……其直者，从缺盆下腋，循胸，过季胁，下合髀厌中。以下循髀阳，出膝外廉，下外辅骨之前，直下抵绝骨之端，下出外踝之前，循足跗上，入小指次指之间。其支者，别跗上，入大指之间，循大指歧骨内，出其端，还贯爪甲，出三毛。”称为少阳型。痰瘀若阻于以上两条经脉，则疾病症状就发生了。

太阳型在治疗上，石仰山采用逐痰通络汤（牛蒡子、僵蚕、白蒺藜、独活、秦艽、白芷、半夏、桑枝）加减，属寒证者，酌加桂枝、炮附子，取桂枝汤之意；属热证者，酌加葛根、石膏，取葛根汤之意。

少阳型在治疗上，石仰山亦采用逐痰通络汤加减，寒者加吴茱萸、木瓜，取吴茱萸汤之意；热者加柴胡、白芍，取小柴胡汤之意。

典型医案

医案一

唐某，男，46岁。“右腰腿痛反复1年，加重2周”来诊，患者1年前查出有腰椎间盘突出症，期间用药治疗，时有反复，2周前感冒后，症状加剧，右下肢发麻，坐卧不安，夜不能寐，服用各类药物无效，遂慕名而来。患者疼痛沿足太阳膀胱经放射，俯仰转侧不能，畏寒，口淡不渴，舌暗，苔白腻，脉弦。此属痰瘀阻络，复感寒湿，本病与兼邪相互为患，方拟逐痰通络汤加减：牛蒡子9g，僵蚕9g，白芥子9g，炙地龙9g，泽漆12g，制南星9g，金雀根30g，当归12g，川牛膝12g，炙甘草6g，炮附子12g，桂枝12g，白术15g，全蝎6g，蜈蚣6g，生姜5片，7剂。服用1周后，患者诉夜间已可安睡，麻木减，行走仍不利，遂仍以前方加减调理，1个月后腰腿痛痊愈。

医案二

朱某，女，30岁。“左腰腿痛反复半年余”来诊，多年前有腰部外伤史，针灸、牵引等治疗半年余，期间时有反复，疼痛始终不除，遂来求诊。患者口干稍苦，急躁烦闷，腰部时有刺痛感，沿足少阳胆经放射，小腿抽痛屈伸不利，舌红少津，苔薄黄腻，脉弦数。此腰部有陈伤瘀血未除，肝胆郁热化火，炼津为痰，痰瘀交阻于脉络，遂予逐痰通络汤加减：牛蒡子9g，僵蚕9g，白芥子9g，炙地龙9g，炙地鳖9g，络石藤12g，制南星9g，浙贝母15g，丹参15g，当归12g，川牛膝12g，生甘草6g，柴胡15g，黄芩9g，竹茹12g，白芍12g，7剂。并嘱患者清淡饮食，调畅情志。药后症减，效不更方，前方再进，1个月后基本痊愈。

按：石仰山指出，以上两例分别为太阳型、少阳型，平时较为多见，但临床上另有几种腰腿痛，虽不多见，但同样值得注意。在此笔者一并列出，以供读者甄别。

医案三

李某，女，29岁。“腰腿酸痛2周”来诊，自诉2周前睡觉时腰部着凉，后发腰腿酸楚，肌肉抽痛，外院CT检查提示：L5S1椎间盘向后突出，伴椎管狭窄。患者畏惧手术，因服用消炎止痛片无效，遂来诊。患者平素畏寒，四肢不温，嗜睡乏力，唇舌色淡，脉沉无力。患者无明显经络症状可循，石仰山寻思良久，考虑患者为阴阳气血两虚，拟经方芍药甘草附子汤加减：白芍30g，炙甘草30g，炮附子15g，黄芪30g，当归12g，怀牛膝15g，7剂。该方连服2周后，疼痛缓解，后改予石氏调中保元汤调理善后。

医案四

王某，男，59岁。“右腰腿酸痛，行走不利3月”来诊，无明显诱因，行走不利加重。患者经服药牵引等治疗无效，遂来求诊。其人面赤，口干口苦，自汗盗汗，纳可，二便可，腰腿酸痛，卧立不安，舌红，苔黄腻，脉弦大。患者诉整条腿酸痛，无经可循，遂辨证为湿热下注，方拟逐痰通络汤加石膏、滑石、葛根、黄柏，并嘱忌辛辣酒食。又1周后，患者复诊，症状同前，没有任何改善，舌脉亦未变化。细问患者病史，发现患者平素大便一日3次，稀烂不成形，腥臭异常，患者本人不以为意，石仰山予大剂葛根芩连汤加减：葛根30g，黄连15g，黄芩15g，生甘草6g，滑石30g，秦皮9g，黄柏9g，7剂。又1周后，患者诉症状已愈一半，大便一日二行，成形。效不更方，继以上方续进14剂痊愈。

按：石仰山认为，腰腿痛的诊治，切忌先入为主，草率用药。逐痰通络汤虽疗效确切，然亦仍不能尽愈诸证，只有知常达变，辨证论治，灵活加减，才能发挥中医药的巨大威力。

来源：中国中医药报2023年06月21日5版。

史载祥衷中汇西辨治不明原因发热验案

刘莹莹[1]　朱婷婷[2]
1. 北京市朝阳区中医医院
2. 北京市第六医院

不明原因发热，是指发热持续3周及以上，体温多次超过38.3℃，经过至少1周详尽检查仍不能确诊的一类疾病。西医学治疗本病多以抗生素、糖皮质激素及对症治疗为主，因病因不明，疗效欠佳，给患者本人及家庭带来严重影响。全国名中医、中日友好医院主任医师史载祥临床擅治内科疑难杂症，尤其是各类发热疾病，往往药到病除。笔者有幸跟师学习，现将其治疗不明原因发热验案一则整理分析如下，以期与同道共同探讨学习。

患者男，39岁，2023年3月31日初诊。

主诉：发热1月。患者于1个月前劳累后出现发热，体温最高达40℃，伴恶寒、周身肌肉酸痛，无咳嗽、咳痰、呕吐、腹泻等，服用解热镇痛药后体温可降至正常。其后因发热多次至门诊就诊，完善血常规等检查后考虑病毒感染，先后予西药抗病毒、中成药及中药汤剂解表清热治疗，服用汤药期间出现周身散在皮疹，理化检查提示肝功能异常、细菌感染，予口服加静脉抗感染、保肝、抗过敏等治疗，经治皮疹和发热未见减轻。2023年3月14日，患者以“发热待查”入住中日友好医院呼吸与危重症医学科（结核病区）病房治疗。住院期间完善血常规、生化、凝血、细胞因子十二项、降钙素原、红细胞沉降率、血清铁蛋白、支气管镜、胸腹盆腔增强CT、PET-CT等检查后诊断：发热待查，肺部感染；甲型流行性感冒；过敏性皮疹；凝血功能异常；肝功能异常；胰腺功能异常；心功能不全；胸腔积液；心包积液。患者入院时每日体温高于38.5℃，先予头孢类抗生素静脉点滴治疗，后合用小剂量甲泼尼龙静脉点滴治疗，患者仍发热，体温最高达39.1℃，伴咳嗽、咳痰、咽痛。影像学检查提示双肺感染，停激素治疗，结合痰涂片、甲流核酸检测结果，予伏立康唑、利奈唑胺治疗，患者体温最高达38.5℃。刻下症见：往来寒热，每日发热2~3次，凌晨至3点发热更甚，体温可达39℃，发热前恶寒明显，周身肌肉酸疼，手指关节、前额、头顶、双髋部疼痛，服用解热镇痛药后汗出热退，双足凉，背冷，口唇干、咽干，口渴欲饮冷，饮水多则腹胀，呃逆，偶恶心，乏力明显，咳嗽，自觉呼吸困难，食欲欠佳，眠差，二便尚调。诊查：两颧红，双唇干燥脱皮，颤舌，舌红少苔，有白涎，左脉弦细数，右脉细滑数。

病机分析：该患者就诊时见恶寒、身痛，为太阳表证仍在；寒热往来、恶心、食欲欠佳，为邪在少阳；口干欲饮冷，为邪在阳明。舌红，脉数，四诊合参，本案辨证属三阳合病。

处方予柴葛解肌汤加减：柴胡20g，葛根60g，黄芩15g，赤芍15g，桔梗10g，生姜15g，大枣15g，炙甘草10g，羌活15g，石膏100g，西洋参20g，杏仁10g，麦冬15g，白芷15g。3剂，水煎服，每日1剂，分2次服用。

2023年4月3日二诊，患者服前方次日乏力明显减轻，每日寒热往来减至2次，体温较前下降，昨日夜间发热未服解热镇痛药，今晨体温正常，周身肌肉酸痛，恶寒，但头汗出，余处无汗，心烦，咳嗽，咳少量黏痰，夹有血丝，皮疹减轻，咽干减，口唇干，渴急饮水，偶恶心，食欲较前佳，今晨大便1次，先干后稀。两颧红，双唇干燥脱皮，颤舌，舌红减，少苔，有白涎，左脉弦细数，右脉细滑数。予柴胡桂枝干姜汤加减治疗：柴胡30g，干姜15g，黄芩15g，生牡蛎

30g（先煎），桂枝15g，天花粉40g，炙甘草10g。3剂，水煎服，每日1剂，分2次服用。

2023年4月7日三诊，服前方期间发热1次，体温最高38.1℃，近2日未发热，四肢无力，多汗，但头汗出，夜间汗出多于日间，心慌，口苦，口干，欲饮温水，恶寒，腹胀，腹泻1次。舌暗红，苔白腻，脉细滑数。继予前方加减治疗。处方①：柴胡30g，干姜15g，黄芩15g，煅牡蛎30g（先煎），桂枝15g，天花粉40g，炙甘草10g，浮小麦30g，枳壳15g，炒白术10g，法半夏15g，陈皮15g。4剂，水煎服，每日1剂，分2次服用。处方②：五倍子10g，煅龙骨30g，琥珀1.5g。上药共研细末储存，随用随取适量，以温水调至黏稠状，每晚外敷脐部，晨起取下。

2023年4月10日四诊，无发热，汗出减少，周身肌肉、关节疼痛减轻，偶咳嗽，口干、口苦减轻，纳增。舌暗红，苔白腻，脉细滑数。继予前方加减治疗：柴胡30g，干姜15g，黄芩15g，煅牡蛎30g（先煎），桂枝15g，天花粉40g，炙甘草10g，浮小麦30g，枳壳15g，炒白术10g，法半夏15g，陈皮15g，焦三仙各10g，刀豆子30g，生黄芪10g。4剂，水煎服，每日1剂，分2次服用。

2023年4月17日五诊，无发热，纳可，乏力，晨起双手胀痛，无僵，晨起咽干、咽痛，时恶心，无呃逆，晨起咳少量白痰。舌暗红，苔黄厚腻少津，脉细滑数。予竹叶石膏汤加减治疗：淡竹叶30g，石膏60g，法半夏12g，麦冬20g，党参20g，炙甘草12g，粳米1把。5剂，水煎服，每日1剂，分2次服用。嘱其大病瘥后注意休养生息。

按：患者就诊时已发热近1个月，多方寻求诊疗，但发热原因不明，西医退热、抗感染治疗已用至利奈唑胺、甲泼尼龙，仍每日往来寒热，遂延请中医诊疗。

该患者就诊时发热病程虽长，但表证仍在，且患者往来寒热、身痛严重，故以柴葛解肌汤解肌发表、调和营卫。面红、舌红、脉弦数，为阳盛，因此石膏量用至100g；双唇干燥脱皮、口唇干，为阴虚，故加西洋参益气养阴；咳嗽，自觉呼吸困难，加杏仁，合葛根取麻杏石甘汤之意。

二诊时患者体温已呈下降趋势，发热频次减少，但仍有寒热往来，头汗出，胸部CT提示双侧胸腔积液，此为少阳兼水气内结，故以柴胡桂枝干姜汤治疗。两次共予汤药6剂，服药4天后已热退身凉，其后复诊均为瘥后调理。伤寒汗多，加浮小麦敛汗；伤寒后胃虚失和，先后予炒白术、法半夏、陈皮、焦三仙、刀豆子和胃。末次就诊时诸症大减，仅余乏力、晨起咽干咽痛、恶心。考虑其发热近1个月，且此间反复服用解热镇痛西药发汗，致阴津亏虚，予竹叶石膏汤养阴、和胃、利咽。

该案的精彩之处在于衷中汇西的诊疗思路。首先，史载祥老师一直强调，当代西医的理化检查可作为中医四诊的延伸，并要求“双重诊断”要融入临床的各个环节，相互补充，相互为用。该患者胸部CT提示双侧胸腔积液，两侧胸胁为足少阳胆经循行路线，故选柴胡剂；胸腔积液为水液积聚在胸中，属“胸胁满微结”，结合他症，以柴胡桂枝干姜汤施治。其次，患者就诊前曾每日多次应用解热镇痛类药物，此类药物有发汗功效，反复出汗伤阴，且患者前后应用口服及静脉激素治疗，激素治疗后也常见阴虚，故史载祥老师在用药时始终注意顾护阴津。

此则医案反思的点在于，西医的解热镇痛药也具发汗功效，伤寒初起，病在太阳，可发汗治疗，但为何患者服用解热镇痛药物后仍反复发热？临床此类患者颇多，考虑原因或许有四：一为病为太阳有汗，不宜再发汗；二为汗出不彻或发汗太过；三为发病期间不避风寒，“凡伤寒之病，多从风寒得之。始表中风寒，入里则不消矣。未有温覆而当不消散者”，发热或汗出期间身热，若当风减衣，致反复感受风寒，则表证难解；四为服药误治或饮食不节，基于当代医疗之便利、物质生活之丰富，患者病后常多种药物齐下，不辨寒热，故临床常见误下、误汗的案例，而“禁生冷、黏滑、肉面、五辛、酒酪、臭恶等物”也被西医“病后应多补充优质蛋白”取代，表证还在，患者已大量进食肉蛋奶，以致疾病入里，迁延难愈，新冠之后此类患者颇为常见。

来源：中国中医药报2023年07月06日4版。

四逆散辨治释疑及临床应用

邱健行
广东省第二中医院

四逆散是由柴胡、白芍、枳实、炙甘草等四味药物配伍组成，具有调和肝脾、宣通肠胃、和解表里的作用，常用来治热厥、胸胁脘腹痛、胃纳欠佳、大便不正常或泄利下重，是临床常用方剂。现根据个人体会，分述其辨治释疑、方义和临床应用。

辨治释疑

四逆散出自《伤寒论》少阴病篇，为“少阴病，四逆，其人或咳，或悸，或小便不利，或腹中痛，或泄利下重者”主方。“四逆”是以大汗出、四肢厥冷为主证，又称厥逆。四逆散不是少阴药，但为何“少阴病，四逆”不用四逆汤而用四逆散？因为“厥逆”分“寒厥”和“热厥”两种不同的证候。

“寒厥”是阴寒过盛、阳气衰微，症见大汗出、四肢厥冷、口舌俱淡、白滑苔、脉微细，治以温阳救逆固脱为主，用四逆汤、白通汤之类。“热厥”是肝脾失调，热邪积郁在中下二焦，压抑脾阳，而脾主四肢，脾阳不振，则不能外达四肢，表里不和，因而构成“热厥”，症见大汗出、四肢厥冷、口干苦、舌质红、苔黄、脉弦细而数，在治疗上，如果温阳救逆，则内热更炽，用苦寒清其内热，则脾阳更受压抑。因为“热厥”是以表里不和、脾阳不能外达为主要矛盾，应该和解表里，使脾阳外达才可解决问题。那用何法才可和解表里，使脾阳外达？脏腑经络相互依存、相互制约。六经之中，少阳长于转枢，能代偿转枢诸经。其他五经中，任何一经的经气转枢功能受到障碍，少阳即可起到代偿的作用。脾为太阴，太阴转枢功能受到障碍，便可借少阳转枢以促进脾阳外达。小柴胡汤是转枢少阳、和解表里的主方，其主要用于热邪郁聚胸肋，证见“往来寒热，胸胁苦满，默默不欲饮食，心烦喜呕”。而“热厥”为热邪郁聚于中下二焦，没有“寒热往来”等小柴胡汤证的表现。病位和症状不同，故“小柴胡汤不中与”。既然小柴胡汤“不中与”，可否用大柴胡汤？大柴胡汤虽是用于“热结在里”（中下二焦），但“热厥”没有“呕不止，心下急，郁郁微烦”“往来寒热”以及“心中痞硬，呕吐而下利”等大柴胡汤证，病位虽同而症状不同，所以大柴胡汤也“不中与”。

大小柴胡均“不中与”，那如何能促进少阳转枢使脾阳外达？《伤寒论》（赵本）原文第101条指出“伤寒中风，有柴胡证，但见一证便是，不必悉具”。本证和小柴胡汤的七个加减法中的“腹痛”“心下悸，小便不利”“若咳者”等证相似，已经超过了加减法中柴胡证的半数，不只一证了。因此，变通小柴胡汤的加减法组成本方，直取柴、甘两味调和肝、脾、三焦、心包，通畅胃肠结气，仍可以保存小柴胡汤的转枢以及和解的作用。但还嫌柴、甘之力较缓，未能达到转移脾胃结气的目的，乃仿照小柴胡汤中“腹痛，去芩加芍药”的加减法，配入白芍，以柔肝和通解太阴脾的结气，又仿照大柴胡汤用枳实通降胃肠实邪之法而配入枳实，以通降阳明胃肠结气。四味配伍，便能调和肝脾、宣通胃肠，使邪热得泄、表里调和、脾胃功能恢复，则脾阳自然外达四肢，“厥逆”自除。

方义分析

本方之要旨在于“疏肝”。疏肝是指疏泄肝经郁滞之气，使气机通畅。肝气郁滞是指肝胆和胃肠等多种脏器疾病带有的症候群，很可能是由于肝胆的功能障碍，导致胃肠的蠕动和分泌功能减弱，同时对全身状况和精神状态有一定影响，而四逆散具有改善肝胆功能和胃肠活动的作用，故能治疗肝气郁滞。

本方以柴胡为主药，因其善于疏理肝胆和胃肠间的滞气，故人称柴胡为肝胆之药（亦有人称之为胃肠之药）。现代药理研究显示，柴胡具有解热、镇静、抗菌、抗病毒、健胃、护肝等作用，故能治疗肝胆感染，解除或减轻肝气郁滞的症状。枳实的作用也十分重要，其能宽胸止胁痛，理气消积滞，促进胃肠蠕动，故能辅助柴胡，加强疏肝作用。白芍则善于柔肝镇静、解痉镇痛，配合柴胡、枳实，在理气的同时又能调理肝阴，不致疏泄太甚。甘草具有缓和及解毒的作用，柴胡、甘草配合，护肝之力更胜，芍药、甘草配合，镇痛作用更好。实验证明，白芍与甘草的有效成分配合后，彼此有相互增强的协同作用。

本方具有解热、镇静、护肝、消炎等作用。山西医学院（现山西医科大学）曾针对柴胡与甘草配合而成的甘柴合剂的作用做过一些实验研究，结果如下：（1）护肝。甘柴合剂具有阻止脂肪在肝内蓄积、抑制纤维增生和促进纤维吸收的作用，且能减轻肝脏的变性和坏死。（2）降转氨酶。用甘柴合剂治疗急性传染性肝炎，有助于降低血清转氨酶。甘柴合剂能降低实验性肝损伤动物体内谷丙转氨酶的活力。

临床应用

本方临床主要用于治疗肝郁气滞、肝脾失调所致的多种病证。应用本方的基本指征是：四肢不温，心胸烦热，胁腹胀满或疼痛，不欲饮食，舌红苔黄，脉数。临床上广泛用于治疗表述为上述症状的肝病、胆道疾患、胃肠道疾病、乳房炎等。

治肝病特别适用于有胁痛和转氨酶增高的急性传染性肝炎、慢性肝炎和早期肝硬化。四逆散有助于护肝、减轻胁痛和降低转氨酶，并能有效改善其他症状。治疗时以四逆散为基本方随证加减。针对急性传染性肝炎者，常加茵陈、郁金、麦芽，以协助退黄、健胃、止胁痛；慢性肝炎伴有失眠多梦、口干苦、舌红、少苔、脉弦细数者，常加旱莲草、女贞子、珍珠母、糯稻根等，以加强养阴和镇静作用；早期肝硬化伴有腹胀、牙龈出血、尿黄、大便秘结、舌红、苔薄黄、脉弦细数者，常加首乌、旱莲草、鳖甲、牡蛎、川楝子等；浮肿、便溏者，加茯苓、苍术、穿山甲。

治胆道疾患适用于急慢性胆道感染、胆石症、胆道蛔虫病等，症见寒热往来、右胁及上腹疼痛、恶心呕吐、口干苦、舌红苔黄等。急性胆道感染者，多加茵陈、郁金、穿心莲、竹茹，以加强利胆、消炎和镇吐之效；慢性胆道感染者，加地骨皮、糯稻根、石斛、党参、生牡蛎等，以清热养阴、增强体质；胆石症者，则加金钱草、茵陈、郁金、鸡内金等，以加强利胆排石作用；胆道蛔虫病者，则加乌梅、槟榔，以助驱虫。

治胸膜炎及肋间神经痛所致胁痛胸膜炎之胁痛常伴有寒热往来或低热、四肢不温、胸闷、咳嗽，可用四逆散解热止痛，并加香附理气、解郁、镇痛、镇咳；肋间神经痛之胁痛，易枳实为枳壳，加郁金、薤白、瓜蒌皮等，以加强理气宽胸止痛的作用。

治胃脘痛适用于肝郁型胃、十二指肠溃疡病，症见胃脘疼痛、四肢不温、嗳气吐酸、口干苦、舌质淡红、苔黄、脉弦数，常加川楝子、郁金、两面针或左金丸等，以加强理气止痛作用。本方对胃脘部痉挛性疼痛而左右腹直肌较紧张者有更好的效果。

治急、慢性乳腺炎乳汁由气血所生化，脾胃为气血生化之源，乳房又为肝经循行所经之部位，故乳腺炎与肝气郁滞而致的脾胃失调有关，宜用四逆散疏肝解郁。急性者加蒲公英、紫花地丁、野菊花等加强清热解毒消炎作用；慢性者则加麦芽、山楂之类的消积回乳药以及穿山甲、王不留行之类的软坚散结药。

治月经不调月经先后无定期，量或多或少，色紫或质稠有血块，经前小腹或乳房胀痛，失眠多梦，心烦易怒，证属肝郁，治宜疏肝解郁，用四逆散加川楝子、香附治之。

治子宫脱垂及可回纳疝气四逆散合补中益气汤可加强升提作用，四逆散方中枳实能提高子宫平滑肌的张力，增强其收缩，又能增强胃肠蠕动，加入补中益气汤能提高对子宫脱垂及可回纳疝气的疗效。有报道谓，以四逆散加荔枝核等为基本方治疗小儿疝气有一定疗效（冬天效果较好）。

治腹泻、痢疾本方不是治疗腹泻的通用方，多用于湿热和食滞泄泻，脾胃虚寒泄泻应慎用，或配合温药同用。该方治泄泻的适应症为泻下稀烂便，或夹有黏液，腹部胀痛，饱闷不欲食，里急后重，无往来寒热、口干苦、舌质红等表现。如下利清谷、腹部不胀痛、口舌俱淡，则不属本方的适用范畴。加减应用：里急后重者，加薤白；腹痛较剧者，配白芍、冬瓜仁（打粉），白芍柔肝运脾止痛，配合甘草治筋肉挛急、腹痛，冬瓜仁调理胃肠湿热，可治疗腹痛；泻下量少、频急、肛门灼热者，为湿热偏胜，选加葛花、槐花、鸡蛋花、木棉花、冬瓜仁之类以治理大肠湿热；小便短赤者，选加茯苓、薏苡仁、滑石之类以运脾利湿；泻下较稀、口淡者，为寒湿偏胜，合平胃散加藿香、蔻仁以助运脾燥湿；食滞者，选加消食化滞药，如布渣叶、莱菔子、六神曲、山楂之类。湿热痢疾初起，本宜清热解毒为主，白头翁汤为常用方，但痢疾是由脾胃运化功能失常、复感湿毒邪气所致，故在清热解毒的基础上，需矫正胃肠功能，用白头翁汤合本方，加火炭母、冬瓜仁提高疗效，缩短疗程。如赤痢频数者，再加苦参、地榆。

来源：中国中医药报2023年10月20日5版。

酸枣仁汤：养血除烦助酣眠

张光霁
浙江中医药大学

夜晚阳入于阴以后，须藉阴血包涵，阴血亏虚，不能涵阳，是为虚劳虚烦不得眠的主要病机。酸枣仁汤重在补虚，方中重用酸枣仁养肝血以舍魂，茯苓运化痰湿、清理三焦通道以助阳入于阴，川芎化瘀行气，知母、甘草清热宁心、和胃安眠。酸枣仁汤调形、调气、调神以治不寐，可用于形质损伤如虚劳病、早期痴呆症，功能损伤如胃食管反流病、代谢性疾病，神志异常如抑郁症、焦虑症等。

酸枣仁汤是治疗失眠的经典方剂。历代医籍中此方的注解颇多，相关医案亦不胜枚举。实践证明，酸枣仁汤在养血补虚、祛邪化瘀、宁心安神等方面作用非凡，主要用于治疗虚热内扰、阴虚血少型失眠。为明其义，今举其要以辨之。

原文析义

《金匮要略·血痹虚劳病脉证并治》记载：“虚劳虚烦不得眠，酸枣仁汤主之。酸枣仁汤方：酸枣仁二升，甘草一两，知母二两，茯苓二两，芎䓖二两。上五味，以水八升，煮酸枣仁，得六升，内诸药，煮取三升，分温三服。”

辨治要点：失眠心悸，虚烦不安，口燥咽干，头目眩晕，舌红，脉弦细。

方解：酸枣仁味甘善补，味酸敛肝，养肝补血、安神静心，为治疗不寐的要药，其滋补之力不可小觑，为君药。茯苓运化痰湿，健脾宁心；知母苦寒清热，质润而不伤阴，二药合用，共为臣药。君臣合力，安神除烦。川芎活血行气、调肝血疏肝郁，以川芎辛散之气反佐酸枣仁酸收太过，补血与行血结合，补而不滞，是为调肝之法。甘草味甘，既能补中焦之虚，又能调和诸药。《金匮要略》有言：“夫肝之病，补用酸，助用焦苦，益用甘味之药调之。”酸枣仁汤之配伍，正合此意。

病因病机

虚劳之人营血不足而肝无所藏，肝木妄动而生火热，扰动心神而生虚烦。此火由血虚而生，是为虚火，治宜养阴血为主、除虚热为辅。正如清代唐容川《血证论》记载：“如或血虚，则肝失所藏，木旺而愈动火，心失所养，火旺而益伤血，是血病即火病矣。”中医大家陆渊雷《金匮要略今释》中亦有论述：“虚烦不得眠，亦神经衰弱之一种证候。人之睡眠，须血液流向下部，使脑部比较的贫血，方能入寐，所谓人卧则血归于肝也。病虚劳者，因营养不足而神经衰弱，于是神经常欲摄血以自养。虽睡眠时，脑部仍见虚性充血，故虚烦不得眠。”

方药应用

酸枣仁汤中，酸枣仁的用量一定要大。著名老中医刘惠民认为，用药之巧在于量，他临床上运用酸枣仁，一般成人一次用到30g以上，甚至可达75～90g。酸枣仁汤的煎煮也有讲究，张仲景取酸枣仁先煎，水由八升煎至六升，方可尽剂而煮。然张仲景未言此先煎酸枣仁之生熟。国医大师、中国中医科学院广安门医院主任医师刘志明认为自唐代起，酸枣仁始有生用、炒用之别，故张仲景所用酸枣仁当为生者。《本草纲目》言酸枣仁：“熟用疗胆虚不得眠、烦渴虚汗之症，生用疗胆热好眠。”盖仲景先煎使酸枣仁变熟，以疗肝急胆虚之患。茯苓化湿，川芎活血。曹颖甫在《金匮发微》中言：“盖虚劳之证，每兼失精亡血，失精者留湿，亡血者留瘀。湿不甚，故仅用茯苓……瘀不甚，故仅用川芎，此病后调摄之方治也。”胃不和则卧不安，知母与甘草合用既可清中焦之胃热，又可除上焦心之虚热，清热除烦以安神。

本方常用于由肝血虚导致的虚劳人群，通常表现为身体消瘦、爪甲干枯、口唇苍白、容易疲劳等。此类人群平时易烦恼、心情紧张不易放松、情绪不稳定、易激惹，可有轻度焦虑或抑郁；入睡困难、多梦、睡眠浅、易醒、醒后不解乏或整日昏昏欲睡。

本方所用病证的关键点在于“虚”。胡希恕认为，只要是其病证属虚，无论是嗜睡还是失眠，此方皆有良效。

国医大师张志远治疗血虚型虚劳者，常用处方为：酸枣仁30g，熟地黄15g，当归10g，川芎10g，知母6g，茯苓6g，甘草6g。每日1剂，水煎，分3次口服，连用15～30天。伴有食欲不振者，加砂仁10g，既可开胃消食，又能防止熟地黄滋腻碍胃而导致纳呆、厌食的症状。

酸枣仁汤加减运用：虚热兼见盗汗者，加牡蛎、浮小麦、桑叶、五味子；躁扰不安者，加栀子、淡豆豉；心悸易惊者，加龙齿、紫贝齿、人参、莲子心；湿浊壅滞者，加石菖蒲、陈皮、半夏、竹茹；阴血不足者，加生地、玄参；瘀血阻滞者，加桃仁、赤芍。

类方拓展

在酸枣仁汤的基础上，后世化裁出天王补心丹、安寐丹和归脾汤等。

天王补心丹

组成：人参、当归、五味子、茯苓、酸枣仁、远志、生地、柏子仁、玄参、麦冬、天冬、桔梗、丹参、朱砂。

天王补心丹与酸枣仁汤皆为治疗虚烦失眠的方药。所不同的是，天王补心丹滋养心肾二阴、上下兼顾，用于虚火太甚，症见口舌生疮、手足心热，亦可见精关不固之遗精滑泄，舌红少苔，脉细数。此外，天王补心丹还加了重镇的朱砂，以标本兼治。酸枣仁汤补益肝血，用于头目眩晕，舌红，脉弦细等，虚火不重，不会出现口舌生疮等症状。

安寐丹

组成：人参、石菖蒲、五味子、茯神、生酸枣仁、炒酸枣仁、当归、丹参、甘草、麦冬。

安寐丹是治疗心血不足导致失眠的方药。其所治疗心悸怔忡的程度比酸枣仁汤所治疗的要重，而多无烦热的症状。安寐丹之妙，妙在生、熟酸枣仁同用，并佐使诸补心之药。安心上不寐之圣药非酸枣仁莫属，其生用使人日间不卧，熟用使人夜间不醒。日夜皆安，怔忡自消。

归脾汤

组成：酸枣仁、炙黄芪、龙眼肉、当归、茯苓、远志、党参、大枣、炙甘草、木香、炒白术。

归脾汤治疗心脾两虚型不寐，症见心悸不寐、面色萎黄、体倦食少、气短盗汗、健忘乏力，舌淡苔薄白，脉细弱。归脾汤心脾同治，重在补脾；气血并补，重在补气。归脾汤还可治疗脾不统血证，如崩漏、便血、月经量多色淡或淋漓不止等。相比之下，酸枣仁汤重在补血。

古方新解

人体生命由形、气、神三个要素构成。正如《淮南子·原道训》有言：“夫形者，生之舍也；气者，生之充也；神者，生之制也。一失位，则三者伤矣。”即形、气、神三者各自独立，相互制约。各得其所、各尽其职，才能发挥出各自应有的作用，否则就会受到伤害。中医认为，疾病的产生是因人的形、气、神出现了异常。医者调形以调气，调气以调神。神宁、气调、形安，病自除矣。下面笔者将从形、气、神三个不同方面分析，探讨不同角度下酸枣仁的应用。

调形

形是指构成人体的物质形态，其包括组织结构、脏腑体窍等。形是气与神的物质基础。《神农本草经》中记载："补中益肝，坚筋骨，助阴气，皆酸枣仁之功也。"调形的关键之一在于把握酸枣仁的滋补强壮作用，酸枣仁的用量要很大。正如张仲景的酸枣仁汤中，酸枣仁用量为二升，换算成今天的计量单位约为188g。酸枣仁打碎后久煎效果更佳，并可通过分多次服用以图持续和缓地发挥药效。不仅如此，酸枣仁要长期服用，方可奏效。长时间的滋补能够提高机体对外邪的耐受能力，从而提高机体对气血津液的推动能力与对病理产物的清除能力，进而提升对气血阴阳、脏腑功能的激发作用，最终气血得充、五脏得安、元神得养。

酸枣仁汤中所用的炙甘草，今人多用炒甘草。倘若患者形体虚损严重、中气虚弱，此时用蜜制的甘草或许更好。蜜制甘草补脾和胃、益气复脉，与酸枣仁合用气血双补更加有助调形。酸枣仁汤证的患者常常操心耗神。此类患者需要服用中药时，最好请人代煎中药，以免煎药费时费力，更加损耗其形体精气而得不偿失。

调气

气是指充斥在人体生命之中的无形非实体物质。气的运动变化就是人体生命活力的表现。《医门法律·大气论》载："天积气耳，地积形耳，人气以成形耳。惟气以成形，气聚则形存，气散则形亡。气之关于形也，岂不巨哉？"现代研究表明，肥胖与睡眠不足7小时相关。睡眠时间较短和情绪压力较大的个体肥胖发生率明显更高，这在年轻人和中年人中更为显著。造成这种情况的原因可能与睡眠不足影响了能量代谢有关，即失眠导致了人体内气的运行异常。睡眠不足还会增加人们零食摄入的欲望、增加主动进餐次数，并使人偏好高热量饮食。失眠会导致人体内促进饮食、抑制能量分解代谢的神经肽Y含量上升，使下丘脑内抑制饮食、增加能量分解代谢的瘦素和阿黑皮素原含量下降。而服用酸枣仁可以使体内的瘦素和阿黑皮素原含量上升，使神经肽Y下降。从而抑制人进食欲望，同时增加能量代谢，所以酸枣仁汤也有减肥的功效。此外，酸枣仁汤中知母可清胃热、除虚烦。

调神

神是人生命活动的主宰，主导着生命的精神、思想意识活动，包括对外界的感知、情绪反应、心理变化、思维意识等。《黄帝内经》有云："志意者，所以御精神，收魂魄，适寒温，和喜怒者……志意和则精神专直，魂魄不散，悔怒不起，五脏不受邪矣。"人的睡眠质量，直接影响着人的意识和思维能力。人在深度睡眠状态中，大脑会"清洗排毒"。人睡着之后，大脑里血液量减少，这时候脑脊液才能自如循环，清除β淀粉样蛋白这类代谢副产物。β淀粉样蛋白正是导致阿尔茨海默病的主要物质。睡眠质量下降，则人脑的思维能力下降，时间一长对人脑的损害越来越大，甚至会使人脑出现不可逆转的损伤。相关实验证明，酸枣仁汤可能有改变单胺类递质的含量和抑制神经细胞凋亡的作用，这种机制可提高大鼠学习记忆的能力。因此，酸枣仁汤可以通过促进睡眠进而治疗大脑损伤类疾病。

中国中医药科技发展中心主任胡镜清认为，虚、痰、瘀不仅贯穿老年性痴呆发生发展的全程，此三者还能相互影响，从而化生火（热）之邪上犯脑窍、扰乱神明，而酸枣仁汤正可以解决这几方面问题。大剂量的酸枣仁养血补虚，茯苓运化痰湿，川芎活血化瘀，知母清扰神之热。审因辨治，脉证相符，方药得当，故当有效。临床研究提示，酸枣仁汤原方、合方、联用西药治疗焦虑症，疗效好且副作用少。

北京中医药大学教授傅延龄认为，酸枣仁汤或为酸枣汤，其认为后世审校者在勘校时凭后世用药习惯添一"仁"字，将酸枣改为酸枣仁，他主张全果用药。

来源：中国中医药报2023年07月24日4版。

田德禄治疗便秘经验

马卫国[1]　冯文亮[2]

1. 北京中医药大学东方医院

2. 北京颐康中医医院

便秘表现为排便次数减少、粪便干硬和（或）排便困难。排便次数减少指每周排便少于3次。排便困难包括排便费力、排出困难、排便不尽感、排便费时以及需手法辅助排便等。慢性便秘的病程至少为6个月。

全国名中医田德禄系北京中医药大学东直门医院主任医师、教授，对慢性便秘病因病机及治疗均有独到认识，临床疗效确切。笔者有幸侍诊，获益良多，现将田德禄治疗慢性便秘经验进行总结，与同道分享。

通腑为主

田德禄认为，胃肠通降功能失调是便秘的基本病机。临床中治疗不论何种病因引起的便秘，强调“通腑为第一要义”，腑包括胃和肠。通胃基础方由香附、苏叶、陈皮、炙甘草四味药组成。田德禄用苏梗替代苏叶，变本方为理气和胃通降方，治疗胃气壅滞证，作为治疗各种胃病的基础方，治疗便秘时常加苏子。通肠基本药物包括炒枳实、生白术、生薏苡仁、桃仁、杏仁、焦四仙（焦麦芽、焦山楂、焦神曲、焦槟榔）。枳实能行气导滞通腑，针对胃肠通降失调、气机阻滞而用。生白术具有生津通便、助大肠运化传导功效，田德禄常用剂量40g。生薏苡仁是传统的清热利湿健脾药，湿热便秘自当应用，田德禄将其应用于所有便秘患者，生薏苡仁剂量多用至40g。桃仁苦平无毒，入心、肝、肺、大肠经，功效在于活血祛瘀、润肠通便、止咳平喘。杏仁苦温，有小毒，功效为止咳平喘、润肠通便。“肺和大肠相表里”，桃仁和杏仁同归肺、大肠经，能使肺、大肠气机下行，同时均富含油脂，可润肠通便，可谓一药两用。焦四仙焦苦助脾，行气消食导滞，助胃肠蠕动通降。胃肠通降功能密切相关，具属“胃家”，在临床应用时，田德禄往往将通胃肠基础方药合用。基础方药气血兼顾，升降并调，能恢复胃肠通降传导生理功能。

田德禄非常强调胃肠动力药的使用，将具有通降作用的药物按照其功效的强弱，分为3类：一线药物主要有枳实、苏梗、苏子、陈皮、焦四仙（焦麦芽、焦山楂、焦神曲、焦槟榔）、莱菔子、旋覆花等；二线药物主要有秦艽、威灵仙；三线药物主要有黑丑、白丑。威灵仙煎剂有镇痛效能，可提高小鼠痛阈。秦艽中所含龙胆总苷比龙胆草多3倍，可起到健胃、促胃动力作用。二丑与甘遂功能相近，毒副作用较小，民间多用于胃脘膨闷胀饱，本品苦寒峻下，能通利二便、下气行水、消痰涤饮。田德禄认为，胃肠的通降功能从现代研究角度看，包括了胃肠动力，因此结合现代药理学研究结果，辨证选药，对临床疗效提高有很大帮助。而对于通腑泻热最常用的大黄，现代药理研究结果显示，长期应用蒽醌类泻药可引起结肠黑变病，进而提高结肠癌变风险，因此田德禄较少使用，多以润肠通便的决明子替代，但决明子仍含有蒽醌，不宜长期使用，应中病即止。

注重气机升降

对胃肠的通降功能影响最大的脏腑，当为肝脏。肝主疏泄，主升，调畅全身气机。肝失疏泄，肝气郁滞，横逆犯胃，木来克土，脾胃升清降浊功能失调，影响到大肠通降，传导失司，则引起便秘。其次为肺脾二脏，脾主升清，胃主降浊，脾胃升降是中焦气机升降枢纽，二者相互影响，胃失通降，则脾气升清受阻，中焦气机升降失调，影响大肠传导通降，也可引起便秘。“肺与大肠相表里”，主宣肃，肺失肃降，大肠传导失司，则引起便秘。此外，肾主二便，司开合，肾脏功能失调则开合失司，也可引起二便异常。因此，便秘与肝脾肺肾皆密切相关，故田德禄强调治疗便秘要重视调理脏腑气机升降。肝气郁滞为主者，合四逆散疏肝和胃、理气通降；若气郁化火，症见口苦咽干、苔黄脉数时，可加芦荟、黄芩、栀子泄肝通腑。肺失肃降者，合三子养亲汤润肺降气通便，甚者加瓜蒌仁、葶苈子等泻肺通便。脾失运化升清者，合香砂六君子、荷叶、升麻；中焦湿热阻滞者，用连朴饮加减。肾阳虚寒凝者，合济川煎，去泽泻，加胡桃肉温通导滞；肾阴虚肠燥者，合润肠丸润燥通便，加胡桃肉、肉苁蓉、制首乌。

慎用补药

田德禄强调，便秘治疗中应当始终不忘其主要病机是胃肠通降传导失司，有形积滞停留肠道，即使是虚证，也多虚中夹实，“大实有羸状”；加之当代人生活水平高，物质丰富，营养不良者少见，单纯虚证者十无一二。因此，对补益药的使用应谨慎。使用过程中当注意两点。一是应用时机。初期便秘病程短，多实证，多无需补益，基础方即可；中、末期邪留日久，损伤正气，伤及气血阴阳，仍以通腑为主，兼顾补益，轻补即可，剂量宜轻，不宜峻补。气虚加黄精、灵芝、太子参；阴虚加生地、沙参、麦冬、石斛；血虚加当归、制何首乌、黑芝麻；阳虚加肉苁蓉、胡桃肉等补而能通、能润之品。二是应用对象。年轻女性便秘，多由肝郁化热、气机不畅所致，多以疏肝清热、理气通便为主，宜合四逆散、小柴胡汤；若日久郁热伤及肝阴，可加生地、白芍、沙参、麦冬、天冬等，兼清肝热，可加菊花、决明子、牡丹皮等；若伤及血分，又需加养血之品，如当归、熟地、制何首乌、黑芝麻等。老年人多精血亏虚、肠道失润，可合用润肠丸、五仁丸；久病阳虚便秘之人，宜温通并用，以温脾汤加减。

典型医案

韩某，女，21岁，2015年3月3日初诊。

形瘦面黄白，言语低微。便秘7年余，6～7天行1次，腹胀，纳少，反酸，月经尚调，舌红瘦小，苔薄黄，脉细无力。

方药：柴胡10g，炒枳实15g，赤芍12g，白芍12g，生薏苡仁40g，生白术40g，炒莱菔子10g，焦四仙（各）10g，苏梗10g，苏子10g，香附10g，陈皮10g，柏子仁10g，决明子30g（单包），清半夏10g。颗粒剂30剂，冲服，每日1剂。

2015年4月7日二诊：服药后大便近10日以来2天行1次。纳呆，脱发，夜寐差。近日耳痛，外院诊断为中耳炎。月经量正常，经期腹痛，手足冰凉。舌红苔薄黄，脉细滑无力。证属肝气郁滞、相火上炎型。加当归10g，知母10g，黄柏10g，龙胆10g，茯神15g，清肝胆相火。颗粒剂30剂，冲服，每日1剂。

2015年5月19日三诊，进食后胃脘不适，大便每日1次，睡眠较前改善，耳痛头痛轻微。舌红苔薄黄，脉细滑无力。方药：苏梗10g，香附10g，佛手10g，焦四仙（各）10g，清半夏10g，茯神15g，丹参15g，砂仁3g，炒枳实15g，生薏苡仁40g。颗粒剂30剂，冲服，每日1剂。药后便秘已愈，基础方续服巩固疗效。

按：患者为青年女性，在校学生，学习压力大，久坐少动，致使肝气郁滞、胃肠通降失调而发病。治疗重在疏肝降胃、调畅气机。四逆散（炙甘草、枳实、柴胡、芍药）疏肝理气，基础方通降胃肠气机，合用则肝胃气机得以调畅。常年便秘，但月经正常，未伤及血分，故未用补血之品，终以通降胃肠取效。

来源：中国中医药报2023年04月07日5版。

王庆其用逍遥散加味治长新冠

蔡玥娇　王少墨　王秀薇
上海中医药大学附属龙华医院

在长新冠阶段，外邪虽已基本解除，但其引发人体一系列阴阳气血损伤、脏腑功能失调等内伤问题仍然存在，整体上符合余邪未尽、久病属虚及因病致郁的病机特点。

逍遥散疏调兼顾、气血并治，可升发少阳肝胆清气、调达肝木，故可治诸多病因所致郁滞不通的病证。根据患者长新冠的具体病情，运用逍遥散随症加减，收效较佳。

“长新冠”又称为长新冠综合征、新冠后综合征。世界卫生组织（WHO）定义为患者感染新型冠状病毒后，出现的一系列长期身体不适症状，症状持续3个月以上，且其中至少有2个月不能用其他疾病来解释。长新冠综合征并不等同于新冠感染后遗症，而是病毒感染后的长期持续症状，可累及全身多个系统，常表现为疲乏、失眠、心慌心悸、脑雾、嗅觉减退、呼吸短促、记忆力减退、肌肉疼痛等。临床上，长新冠综合征表现形式多样，往往一名患者有几种症状同时或先后出现，西医认为与病毒引起的组织损伤和免疫反应失调有关，但并无有效的治疗手段。

王庆其是上海中医药大学终身教授，上海市名中医，第五、六、七批全国老中医药专家学术经验继承工作指导老师。在多年临床实践中，王庆其提出“肝为调节之本”的观点，并据此理论运用逍遥散加味治疗“长新冠”,取得了一定疗效。兹根据近年跟师实践总结如下。

长新冠病机

新型冠状病毒感染属中医“湿毒疫”范畴。吴又可在《温疫论》中指出“一病自有一气”，新冠为感染湿毒疫疠之气，湿毒合邪而发病。对于长新冠综合征，王庆其认为主要病机有三，即余邪未尽、久病属虚、因病致郁。

“湿毒疫”中，湿邪既是主要致病因素，又是重要病理产物。湿为阴邪，湿性黏滞，表现为病势缠绵、复杂多变。湿邪为病，留滞于脏腑经络，最易阻遏气机、损伤阳气，而长新冠的形成往往因正气亏虚，无力驱余邪外出，且湿邪黏着，缠绵难去，故余邪未尽，多见咳嗽咯痰、咽部不适。新冠感染病起于肺，肺为五脏之华盖，其气以降为顺；肺又为清肃之脏，久病则耗伤肺气，出现嗅觉减退、呼吸短促等。根据《黄帝内经》的观点，脾属阴土而位居中央，既能运化水谷精微，又主人身之气机升降，所以脾具有坤静之德，又有乾健之能，可使心肺之阳降，肝肾之阴升，而成天地交泰之常。邪去正虚，毒邪虽除，但未能尽去，湿性缠绵，耗伤脾胃阳气，久病属虚，表现为疲乏、肌肉疼痛等肺脾气虚证。正气未复，余邪未尽，耗伤气阴，又因疫气各经传变，脑神亦伤，出现失眠、心慌心悸、汗多、低热、脑雾（大脑难以形成清晰思维和记忆的现象）、记忆力减退等气阴两虚证。

在人体功能正常情况下，能够通过自我调节而不出现病理状态。但如果长期气机不畅，就会出现功能性甚至器质性的病变。《素问·六微旨大论》曰：“出入废则神机化灭，升降息则气立孤危。”王庆其提出，长新冠阶段，患者病痛缠身导致抑郁、焦虑等情志失调，属“因郁致病”；而抑郁、焦虑的情绪则会进一步加重各种不适症状，或直接引起一些情志内伤病症，属“因郁致病”。临床上精神与躯体疾病往往难以分割，两者互为因果、相互作用，此属“病郁同存”。长新冠阶段，机体阴阳未平，脏腑功能未复，脾胃居中焦，权衡一身之气血；“神者，水谷之精气也”，脾胃运化水谷精微，化生血液，为情志活动提供能量来源。情志失调，“喜则气缓，怒则气上，悲则气消，恐则气下，思则气结，惊则气乱”（《素问·举痛论》），脾胃运化布散功能失调、肝之疏泄功能失常，致机体气血运行不畅，故可见胸闷不舒、情志不畅、全身不适、周身疼痛等症状。

从肝论治长新冠，以逍遥散加味

长新冠阶段，外邪虽已大部分解除，但其引发人体一系列阴阳气血损伤、脏腑功能失调等内伤问题仍然存在，整体上符合余邪未尽、久病属虚及因病致郁的病机特点。其病位以肝脾的运转失衡为要，肺脏为余邪未尽所害。因此治疗当以疏调气机为首，同时补肺健脾、益气养血，调理脏腑以清肃余邪。

《素问·六节藏象论》云：“肝者，罢极之本，魂之居也。”历代对“罢极”二字的注解不一，故“罢极之本”的含义解说众多。王冰注：“夫人之运动者，皆筋力之所为也，肝主筋……故曰：肝者罢极之本。”吴崑云：“罢，音皮。动作老甚，谓之罢极。肝主筋，筋主运动，故为罢极之本。”这一注解，为多数医家所认可。张登本、武长春主编的《内经词典》注：“罢，通疲，软弱，松弛。极，通急；刚强、紧张。罢极，软弱刚强，松弛紧张……罢极之本犹刚柔之本，缓（松弛）急（紧张）之本。喻肝和筋的生理表现。”上述注家都认为肝是主司人体运动的根本。人体的运动，有赖于精神思维活动的支配，“魂之居也”的“魂”，是概指精神思维活动。人一出生就要活动，而人体活动由肝所主，故肝是主司人体活动的刚柔之本。

人的生理和心理活动，形与神，都依赖于气的运动，生命的存在和活力来源于气以及气机的调畅，而升降出入是气机运行的基本形式。《素问·六微旨大论》云：“故非出入，则无以生长壮老已；非升降，则无以生长化收藏。是以升降出入，无器不有。”《素问·举痛论》载“百病生于气也”，许多疾病的产生首先表现为气机的紊乱与失调，“夫气之为用，虚实逆顺缓急皆能为病”。肝对全身气机升降出入的平衡协调起着重要的作用。气病不止于肝，亦不离于肝。王庆其认为，肝能燮理人一身之阴阳，总统脏腑之气血，斡旋全体之枢机。肝主疏泄，调畅气机，若全身气机调畅，则气血流利、正气充盈、营卫和谐、阴阳平衡，若气机阻滞，则机体失衡。

通过对肝之生理功能特点的深入考察，王庆其提出肝为“调节之本”。《说文解字》载：“调，和也。”肝为“调节之本”，指肝能使人体达到一种和谐、协调的状态。肝主疏泄、藏血，调节人体气血运行，对脏腑功能起协调作用，为机体的调控中枢。肝的疏泄功能正常，则气机调畅、气血运行通达，方能使藏血功能得以运作；肝藏血功能正常运作，方可使肝气有序运行、气机通达，不至疏泄太过；脏腑的气机运行协调，方能产生正常的情志活动。“心藏神，肝藏魂”，人体情志总统于心，调控于肝。情志内伤的基本病理改变为气机郁滞，肝气郁滞、气血不畅则神魂不安。肝气调达、肝血充沛、疏泄得宜，则情志舒畅、神采奕奕，万病不生。

王庆其指出，肝为将军之官，《内经》中记载：“肝者，将军之官，谋虑出焉。”肝能协调脏腑功能，助气化，调气血，使机体功能保持正常，不易感受外邪侵害。若肝疏泄功能失常，气血运行不畅，则五脏之气难以宣通，诸病丛生。对于长新冠综合征，我们也可从肝论治。如肝气郁滞、气滞血瘀，往往引起心胸气血壅滞，则见心悸怔忡、胸闷气短；肝失条达、脾土被肝木所克，脾胃络脉受损，可见不欲饮食、胃脘不适；肝调节情志功能异常，导致气机失调、肝失疏泄，则会出现抑郁焦虑、周身不适、疲乏、失眠等诸多症状。王孟英云“七情之病，必由肝起”，治疗内伤杂病兼有情志异常者多从调肝入手。《丹溪心法》载：“气血冲和，万病不生，一有怫郁，诸病生焉。”逍遥散配伍有升发舒达之意，善条达肝木，有治郁之功。

逍遥散组方分析

逍遥散出自宋代《太平惠民和剂局方·治妇人诸疾》，原文为：“治血虚劳倦，五心烦热，肢体疼痛，头目昏重，心忪颊赤，口燥咽干，发热盗汗，减食嗜卧，及血热相搏，月水不调，脐腹胀痛，寒热如疟。又疗室女血弱阴虚，荣卫不和，痰嗽潮热，肌体羸瘦，渐成骨蒸。”其中包含阴虚火旺、阴血不足、荣卫不和之象，病属虚劳，因劳倦所得，血虚、血弱、血热、阴虚为病机。

王庆其认为，逍遥散的作用是疏调兼顾、气血并治，不仅能治疗妇科疾病，更是心身疾病、肝脾疾病、内分泌疾病之良方。张秉成在《成方便读》中指出："夫肝属木，乃生气所寓，为藏血之地。其性刚介，而喜条达，必须水以涵之，土以培之，然后得遂其生长之意。若七情内伤，或六淫外来，犯之则木郁而病变多矣……如是则六淫七情之邪皆治，而前证岂有不愈者哉！"由此可见，逍遥散并非仅限于治疗狭义的肝郁，因其可升发少阳肝胆清气、调达肝木，故该方可以治疗由外感六淫、七情内伤等诸多病因所致郁滞不通的病证。

从组方来看，针对长新冠导致的气机不畅，逍遥散方中有柴胡疏肝解郁、解表清热；佐以薄荷疏散肝中郁遏之气，使肝郁得以条达，治疗长新冠阶段常见的情绪抑郁、胸闷气短、周身不适、泛酸灼热等症。白芍柔肝缓急，养血敛阴；配伍当归同为臣药，养血以涵养肝木，可以治疗如形体消瘦、面黄少华、脘腹隐痛等肝血不足症状。白术、茯苓健脾益气，补土以培其本，可治疗湿邪内困、余邪未尽引起的头目昏重、面肢浮肿、心悸心慌等。生姜味辛，可散达郁邪、升发清阳；配合甘草补中调和，可治疗中阳不足引起的食欲减退、大便稀溏等。《医学入门》云："（逍遥散）言药能使病安，则逍遥翱翔自适也。"诸药配伍，疏肝解郁、健脾和营，以解郁而逍遥也。

逍遥散应用经验

在临床治疗长新冠的过程中，王庆其常通过辨证论治化裁逍遥散，根据患者具体病情随症加减。如患者伴有焦虑症状，"诸躁狂越皆属于火"，则配伍山栀、淡豆豉，取张仲景"栀子豉汤"之意，组成栀豉逍遥散，起到清宣郁热除烦之效；或配伍知母、黄柏，组成知柏逍遥散，以养阴清热。伴有抑郁症状者，可予四花逍遥散（逍遥散加绿萼梅、代代花、玫瑰花、合欢花），王庆其指出"轻可去实"，花类药清轻、甘平，无峻猛伤正之虞，轻灵疏通，芳香辟浊，调畅气机，理气不伤阴；或配伍四逆散，组成四逆逍遥散，加强疏肝解郁之功。对于有气血不足症状的患者，则配伍人参、黄芪，组成参芪逍遥散以匡扶正气；配伍四物汤，组成四物逍遥散以养血补血；伴失眠症状者，则配伍柏子仁、酸枣仁，组成柏枣逍遥散；或配伍黄连、肉桂，组成交泰逍遥散以养心安神、交通心肾。对于有味觉或嗅觉丧失症状的患者，予苍辛逍遥散（逍遥散加苍耳子、细辛、辛夷花、远志、石菖蒲）芳香辛开通窍，其中苍耳子、辛夷花祛风通窍，细辛"利九窍"，远志、石菖蒲化痰开窍。若伴有咽痒、咳嗽有痰，可用桔射逍遥散（逍遥散加桔梗、射干、薄荷、款冬花、象贝母）；有虚热盗汗症状者，可选用清骨逍遥散（逍遥散加清骨散）、知柏逍遥散、丹栀逍遥散、黑逍遥散化裁。伴有食欲不振的患者，可予苏胃逍遥散（逍遥散加炒白术、炒谷麦芽）、和胃四花逍遥散（逍遥散加绿萼梅、代代花、厚朴花、扁豆花）开胃醒脾。对于伴有大便秘结者，王庆其善用生白术与生白芍、枳壳与枳实配伍以润肠通便，组成枳术逍遥散，通腑气、疏肝气，通便而不伤正。要之，"观其脉症，知犯何逆，随症治之"，对治疗长新冠综合征有很好的疗效。

典型医案

崔某某，男，40岁，2023年7月19日初诊。

患者2023年3月底感染新冠病毒，转阴后持续胸闷气短，伴头重脚轻、心慌心悸，胃纳欠佳，二便调，夜寐欠安，舌红苔白腻，脉弦滑。治以疏肝理气、健脾化湿。处方：柴胡12g，炒白术、炒白芍各12g，当归12g，薄荷6g，茯苓、茯神各15g，黄芪30g，党参15g，夜交藤15g，绿萼梅6g，玫瑰花6g，代代花6g，合欢花9g。14剂，水煎服。

2023年8月2日二诊，诸症好转，心慌心悸仍有，心电图示频发室性早搏，口服比索洛尔治疗。治以疏肝理气、养心安神。处方：柴胡12g，炒白术、炒白芍各12，当归12g，薄荷6g，茯苓、茯神各15g，甘草6g，生龙骨、生牡蛎各30g，酸枣仁30g，柏子仁15g，郁金12g，天麻12g，八月札12g，路路通12g，北沙参12g，五味子12g，川朴花6g。14剂，水煎服。

按：患者感染新冠病毒后4个月仍有各种不适主诉，就诊时可观察到明显焦虑，故予四花逍遥散疏肝解郁，再配伍益气健脾化湿之品。诸药合用，共奏疏肝解郁、理气散结之功。二诊时患者焦虑状态明显缓解，不适症状明显减轻，予柏枣逍遥散养心安神，配合滋阴潜阳之药加减，共达调畅气机、平衡阴阳之功。二诊之后随访，长新冠症状基本消失。

来源：中国中医药报2023年08月30日4版。

全国名中医临症经验：王檀辨体质治感冒

刘继民　袁　路　刘　通
长春中医药大学附属医院

全国名中医王檀系长春中医药大学附属医院主任医师，从事中医内科肺病的临床治疗及研究多年，尤善治支气管哮喘、间质性肺疾病、慢性阻塞性肺疾病及各种感染性疾病。现对其辨体质治疗感冒经验归纳分享如下。

痰湿体质体格肥胖而多脂肪，面部颜色暗淡而略显淡黄，口中黏腻感明显而多痰液排出，痰液质地黏滑，身体沉重而不爽，胸中闷滞而不利，脉象弦滑。

治法：宣肺散寒，解表化湿。

方药：通宣理肺丸加减。紫苏叶 20g，前胡 15g，桔梗 5g，苦杏仁 10g，麻黄 6g，甘草 10g，陈皮 15g，姜半夏 10g，茯苓 15g，枳壳（炒）10g，黄芩 15g，苍术 15g。上药水煎，取汁 300mL，每次 150mL，每日 2 次，口服。伴有鼻塞、流涕者，可加细辛 3g、苍耳子 10g；伴有头痛如裹者，可加藁本 15g、蔓荆子 15g；伴有痰多者，加炒莱菔子 20g、苏子 20g。

湿热体质体格大多偏瘦，面部油光而多垢，多伴有面疮，性格多焦躁易怒，口中干苦、或者口臭严重，舌质暗红，舌苔多黄腻，脉数或弦数。主要表现为：身体困重或者疼痛不利，困倦乏力，头部、颈部汗出较多，身热不扬，而且缠绵难退，双目发红而多眵，口干、苦而喜饮冷饮，咽喉肿痛，尿黄，后者尿短赤，大便黏滞而不爽，舌苔黄厚而腻，脉象弦滑。

治法：宣肺解表，清热利湿。

方药：三仁汤加减。苦杏仁 10g，炒薏苡仁 30g，白豆蔻 10g，川厚朴 10g，姜半夏 10g，甘草 10g，滑石 15g，竹叶 10g，黄芩 20g，连翘 20g，薄荷 15g（后下），黄芩 10g。上药水煎，取汁 300mL，每次 150mL，每日 2 次，口服。发热明显者，可以酌情加入羌活 20g、防风 10g；咽喉肿痛明显者，可加僵蚕 10g、山豆根 10g；目赤明显者，可加龙胆草 15g、菊花 15g；小便短赤者，可加浮萍 20g、车前草 30g。

瘀血体质大多面部颜色黧黑，体形多以偏瘦为主，常怕冷而胸中烦热，毛发枯燥而容易脱落，心悸，口干，喜漱口而不欲饮，皮肤干燥，伴有瘀点或者瘀斑，舌质暗青，舌边及舌下伴有瘀点，或者舌下脉络迂曲，脉细或涩。

治法：活血化瘀通络，宣肺解表散寒。

方药：通窍活血汤加减。赤芍 30g，川芎 15g，桃仁 10g，红花 10g，生姜 3 片，大枣 5 枚，老葱 3 根，羌活 30g，麻黄 6g，苦杏仁 10g。上药水煎，取汁 300mL，每次 150mL，每日 2 次，口服。寒包火证明显者，可以合用麻杏石甘汤；便秘严重者，加秦艽 15g；咽痛、咽痒严重者，可以酌情加入薄荷 10g、板蓝根 30g；周身疼痛明显者，可以酌情加入桑寄生 30g、独活 15g、桑枝 30g 等。

气郁体质面部表情忧郁，体格大多瘦小，亦可见于其他体形，情志抑郁，内向而静默，容易惊吓、心悸，严重失眠，伴有多梦，不思饮食，常太息，或咽中异物感，咳之不出，吞之不下；或胁肋胀满疼痛不适，多以窜痛为主；舌质红，苔薄白，脉象以弦为主。

治法：调和营卫，和解少阳。

方药：柴胡桂枝汤加减。柴胡 20g，姜半夏 7g，党参 15g，炙甘草 10g，黄芩 20g，生姜 3 片，大枣 5 枚，桂枝 15g，白芍 15g。上药水煎，取汁 300mL，每次 150mL，每日 2 次，口服。少阳合并阳明感冒病时，可改用大柴胡汤；太阳、阳明、少阳三阳合病之感冒时，可以改用陶氏柴葛解肌汤。

气（阳）虚体质面部颜色微黄或㿠白，体格偏胖后者肥瘦匀称；好静而恶动，性格寡言喜静，常感倦怠乏力，四末常凉，少气懒行，毛发枯槁无泽，口唇颜色淡白，小便清长，大便溏薄，舌体胖大，常伴有齿痕，舌苔白滑，脉象沉或细或迟。

治法：扶正祛邪，益气解表。

方药：偏于气虚感冒者，可用补中益气汤加减。黄芪 30g，炒白术 20g，陈皮 15g，柴胡 15g，人参 10g（单煎），升麻 5g，炙甘草 10g，当归 10g，紫苏叶 20g，桔梗 5g。上药水煎，取汁 300mL，每次 150mL，每日 2 次，口服。偏于阳虚感冒者，可用再造散加减。黄芪 30g，人参 10g（单煎），桂枝 15g，甘草 10g，熟附片 10g（先煮 2 小时），细辛 5g，羌活 20g，防风 10g，川芎 10g，生姜 3 片，大枣 5 枚，白芍 15g。上药水煎，取汁 300mL，每次 150mL，每日 2 次，口服。

阴（血）虚体质面色多见潮红，体格多见长，性格急躁易怒，好动而恶静，五心烦热，口燥咽干，消谷善饥，不寐而多梦，尿黄，便干，舌质偏红，舌苔偏少而干，脉象偏细或细数。

治法：扶正祛邪，滋阴（养血）解表。

方药：阴虚感冒者：连翘 20g，金银花 20g，荆芥穗 15g，牛蒡子 15g，芦根 30g，生葳蕤 10g，生葱白 2 根，桔梗 7g，东白薇 10g，淡豆豉 15g，苏薄荷 15g，甘草 5g，大枣 5 枚。上药水煎，取汁 300mL，每次 150mL，每日 2 次，口服。血虚感冒者：桑叶 20g，菊花 15g，苦杏仁 10g，连翘 20g，桔梗 5g，甘草 10g，葱白 2 根（带须），葛根 15g，豆豉 10g，生姜 3 片，桑白皮 30g，知母 15g，芦根 30g。上药水煎，取汁 300mL，每次 150mL，每日 2 次，口服。

来源：中国中医药报 2023 年 03 月 17 日 5 版。

王行宽柴芪生脉散治盗汗经验

许福丽　范金茹　毛小静　王子焱
湖南中医药大学第一附属医院

全国名中医王行宽系湖南中医药大学第一附属医院主任医师、教授，长期采用中医药治疗盗汗，其学术特色为“杂病治肝、微观辨证、多脏调燮、疏通督脉”，师古而不泥古，理论创新而验之于临床。笔者有幸侍诊左右，聆听教诲，受益良多，现将其运用柴芪生脉散治疗盗汗经验总结如下。

病因病机

汗的形成过程有三个重要的影响因素，分别是津液、腠理和阳气。《素问·阴阳别论》：“阳加于阴谓之汗”，即谓汗由阳气蒸化人体津液，津液从玄府达于体表而形成。汗液生于水谷，源于津液，津液是出汗的物质基础。肝主疏泄，调畅全身气机，推动血和津液运行，气机通畅，则津液输布正常，汗出正常。同时肝藏血，血汗同源，可以间接调节汗液代谢。盗汗，又名寝汗，指入睡后汗出，醒后自止。人入睡后，体表的卫阳潜入于营，卫外不固，阳乘阴位而逼津外泄，故汗出。醒后卫阳复行于表，则汗孔闭塞而汗止。盗汗病名首见于《金匮要略·血痹虚劳病脉证并治》：“男子平人脉虚弱细微，喜盗汗也。”现认为，盗汗多见于阴虚证，因阴虚阳亢而生内热，入睡则卫阳由表入里，肌表不固，内热加重，蒸津外泄而汗出。

王行宽认为盗汗之病因病机为：气阴两虚，肝胆失疏，因气阴两虚，肝胆失疏导致肌腠失于固密。其中气阴两虚为发病之本，肝胆失疏为病机之关键，肌腠失约为盗汗形成之果。

气阴两虚是根本《灵枢·决气》曰：“腠理发泄，

汗出溱溱，是谓津”，指出汗液是阳气蒸腾气化津液后，经汗孔排于体外的液体。《张氏医通·汗》释盗汗的病机为“盖平人脉虚弱微细，是卫虚不能鼓其脉气于外，所以不能约束津液。当卫气行阴目瞑之时，血气无以固表，腠理开则汗，醒则行阳之气复散于表，则汗止矣。”气虚则卫外失固，气不摄津则津液外泄，如盗汗专方牡蛎散、阴虚内热盗汗之祖方当归六黄汤，均用黄芪益气实卫，固表止汗，说明气虚的重要性。气阴两虚一则卫外不固，摄津无力；一则阴津亏虚，卫阳入里蒸腾而外泄，故为盗汗之本。

肝胆失疏是关键汗液的排泄与腠理疏泄密切相关。腠理的开阖对人体津液代谢输布有着重要的调节作用。盗汗之关键在于肝胆失疏：其一少阳胆所主子时，肝所主丑时，夜间主要为少阳胆及肝所主，《医学真传·嚏》“肝主肌腠”，任继学认为其主要与肝主疏泄及肝调之以血有关，俞根初《通俗伤寒论·伤寒要义·六经形层》“少阳经主腠理”，肝胆失疏导致腠理失约，故阴津自泄；其二肝为足厥阴之脏，厥阴乃阴尽阳生之时，其气主乎生发，舒畅，承前继后，枢转阴阳，夜半为阴阳交接、营卫大会之时，腠理开阖赖以厥阴肝枢转阴阳，若肝失疏泄则阴阳交接失于枢转，阳加于阴产生盗汗；其三肝主疏泄，不仅疏泄气机，而且调节津液代谢。《肿胀专辑·金匮要略》：“肝主水渎……主疏泄，有水则随之上下。”《金匮要略心典·水气病脉证并治第十四》：“肝喜冲逆而主疏泄，水液随之上下。”张锡纯《医学衷中参西录·厥阴病乌梅丸证》指出“盖肝主疏泄，原为风木之脏，于时应春，实为发生之始。肝膈之下垂者，又与气海相连，故能宣通先天之元气，以敷布于周身，而周身之气化，遂无处不流通也。”如肝失疏泄，水液敷布运行失常，则汗液排泄异常。

治法方药

张景岳《景岳全书·汗证》云：“自汗盗汗亦各有阴阳之证，不得谓自汗必属阳虚，盗汗必属阴虚也……盖火盛而汗出者，以火烁阴，阴虚可知也。无火而汗出者，以表气不固，阳虚可知也。”《临证指南医案·汗》“睡熟则出，醒则渐收，由阳蒸于阴分也……阴虚盗汗，治当补阴以营内”，说明养阴的重要性。

王行宽结合对盗汗的病机认识和多年临床经验，认为治疗盗汗当补益气阴、疏泄肝胆、调节腠理，自拟柴芪生脉散，全方由人参、当归、天冬、麦冬、白芍、柴胡、黄芩各10g，黄芪20~30g，五味子5g，浮小麦、煅牡蛎各30g组成。其中生脉散益气养阴，敛阴止汗；柴胡、黄芩合用为“小柴胡”之义，和解少阳，疏泄肝胆，枢达气机，调和气血，调节肌腠，使入阴之阳能退安其位；然阳虽有撤退机转之象，气阴亏损难御，予天冬增其养阴之力，黄芪大补元气，《医学真传·用药大略》言“黄芪助三焦之气从经脉以达肌腠，若三焦内虚，不能从经脉而达肌腠者必用之”；自拟归芍麦蛎汤（即当归、白芍、浮小麦、牡蛎）调节腠理，其以当归益肝血；白芍养阴柔肝，养其肝体以增其用，且制约柴芩疏散之力，防其耗散气阴，使疏中有养；浮小麦益气敛汗，《本经逢原》谓“浮麦，能敛盗汗，取其散皮腠之热也”；煅牡蛎味涩，收敛止汗。

临床中盗汗多兼杂他病，依据不同兼症加减治之：若兼杂郁热，可以增黄连、黄柏等清热；若郁热重，伤及营血，可酌加清营凉血之品，如赤芍、牡丹皮等；若兼脾虚，加白术、茯苓等以健脾利湿；若病久夹瘀，可酌加丹参、全蝎等；若恐收涩止汗之力不够，可散收结合，于大队收涩止汗药中少佐以发散之品，如防风、麻黄等，一般以3~5g为宜，寓散于收。

典型医案

刘某，男，43岁，2019年1月2日初诊。

盗汗2年，以冬春季为主，夜寐不谧，神疲，背部及手心热，纳食尚可，口干不著，大便易溏，舌淡红，苔薄黄，脉细缓。

方药：白参10g，黄芪30g，当归10g，天冬15g，麦冬15g，白术10g，白芍10g，五味子5g，熟地黄15g，柴胡10g，黄芩10g，黄连5g，浮小麦20g，煅牡蛎20g，炙甘草5g，麻黄根10g。14剂，水煎服，每日1剂。

2019年1月18日二诊，背部及手心发热减轻，盗汗亦减少，口不渴，大便软，日解1次。舌淡红，苔薄，脉细弦。上方出入，酌加发散之品，寓散于收。

方药：白参 10g，黄芪 30g，当归 10g，白术 10g，白芍 10g，柴胡 10g，黄芩 10g，麦冬 15g，五味子 5g，防风 5g，龙骨 10g，煅牡蛎 30g，浮小麦 30g，麻黄根 10g，山茱萸 10g，乌梅 15g，炙甘草 5g。21 剂，水煎服，每日 1 剂。

诸症皆解，随访未见复发。

按：人卧则血归于肝，肌腠失于致密，加之热郁于内故汗出，醒时阴血随营卫复外达，肌腠复固。方予柴芪生脉散补益气阴，疏泄肝胆，调节腠理，“汗为心之液”，加黄连以清泄心经郁热；盗汗、背部及手心热乃肾阴虚内热之象，故加熟地黄滋补真阴；神疲、大便溏为脾虚湿盛之象，加白术健脾燥湿，且使气阴生化有源；患者盗汗 2 年，病程时间长，加麻黄根专于固表止汗，且合黄芪、牡蛎为局方，牡蛎散取其收涩止汗，现代医学认为牡蛎散对神经、内分泌等系统均具有调节作用，炙甘草调和诸药，补中。二诊收效，继以原法，郁热减轻，故去黄连，加小剂量防风宣散相合，且取其入肝经，辛以条达气机，合白术、牡蛎为《备急千金要方》之牡蛎散，谓“正汗之验无出于此方”；加酸涩之山茱萸、乌梅，敛汗生津以收全功。

来源：中国中医药报 2023 年 04 月 17 日 5 版。

为何逍遥散治更年期情绪障碍效佳

冯晓玲

黑龙江中医药大学附属第一医院

经典名方是中医药伟大宝库中的精华，是历代名医大家的经验总结。逍遥散作为千古相传的经典名方，在妇科临床中广泛应用，在治疗更年期情绪障碍方面疗效确切。对逍遥散科学内涵的研究揭示，将为其在临床的应用提供科学依据。

更年期情绪障碍现状

更年期情绪障碍：指发生于女性更年期的临床非特异性心理异常症候群，以心情压抑、悲伤、焦虑、强迫观念及躯体化等为主要特征，尤以抑郁最多见，发生率达 30%~40%，中医属于更年期情志病范畴。据数据统计，绝经过渡期早期，28%~47% 的女性报告出现抑郁症状，这一时期抑郁症状增加的概率高于绝经前阶段；女性在更年期或绝经后早期患重度抑郁症的可能性要比其他时期高出 2~4 倍。广泛性焦虑症在人类整个生命周期内的发病率为 6.2%，且女性患病率是男性的 1.5~2 倍；女性群体中，年龄在 45 岁至 54 岁之间的发生概率最为显著。笔者团队采用横断面流行病学研究方法，以 2020 年 11 月至 2022 年 3 月期间就诊于黑龙江中医药大学附属第一医院妇科更年期门诊的更年期女性作为调查对象，通过抑郁和焦虑自评量表（SDS、SAS）对更年期女性情绪障碍现状进行了调查。结果发现：910 例更年期女性中，591 例存在情绪障碍，检出率为 64.95%，其中，单纯抑郁 98 例，占比 10.77%；单纯焦虑 70 例，占比 7.69%；抑郁焦虑共病 423 例，占比 46.48%。由此可见，在更年期女性中情绪障碍的发病率比较高，它对于女性的生活满意度、心理和身体状况等都造成了诸多不良影响，但是在临床却极易被忽视。鉴于此，探究更年期情绪障碍的致病原因，让更年期女性的焦虑和负面情绪得到重视和改善，提高其生活和身心的满意度，是一个亟待解决的问题。

更年期情绪障碍病因

生物—心理—社会医学模式在 1977 年被提出，该模式认为人类患病是由生物、心理和社会因素多层次相互作用而引发的。对于更年期情绪障碍的发生机制一直存在争论，目前众多学者在此基础上进行多角度的研究，并提出更年期情绪障碍的相关学说，包括神经递质学说、雌激素撤退学说、多米诺骨牌学说和社会心理学说等。

神经递质学说。单胺类神经递质分布于脑部许多不同区域及核团，参与情绪的调节，主要包括5–羟色胺（Serotonin，5–HT）、去甲肾上腺素（Norepinephrine，NE）和多巴胺（Dopandne，DA），突触间隙中的单胺类神经递质含量的减少或功能失调是抑郁和焦虑情绪发生的生物学基础，大量研究证实，5–HT、NE和DA相互紧密关联，三者分泌水平失衡和功能紊乱是诱发更年期情绪障碍的重要原因。笔者团队对于更年期情绪障碍的临床研究结果与单胺类神经递质功能下降学说相符。

雌激素撤退学说。此学说认为情绪障碍的出现继发于生殖激素的改变，女性进入更年期后，体内雌激素水平明显下降。研究发现，更年期女性雌激素水平的降低可能是导致抑郁和焦虑症状的危险因素，其内在机制与雌激素对神经的保护作用和对神经递质生成、代谢的调节作用有关。笔者团队对于更年期情绪障碍的临床研究结果提示，女性进入更年期易出现抑郁、焦虑等情绪障碍，可能与E2水平降低和FSH水平升高相关，且可能是通过降低5–HT和DA的表达水平而诱发更年期女性抑郁和焦虑等不良情绪的产生。

多米诺骨牌学说。多米诺骨牌学说仍然支持低雌激素与情绪障碍的关系，但不认为其为直接因素，而认为与低雌激素相关的躯体症状（如潮热、盗汗、失眠等）是更年期情绪障碍产生的主要原因。有学者推测，更年期躯体症状和情感障碍是双向关联的，两者相互影响，互为因果，形成恶性循环。笔者团队对于更年期情绪障碍的研究结果提示，更年期躯体症状可能与情感障碍相关。头痛、心悸、性交痛、疲乏、失眠、肌肉关节痛和潮热汗出是更年期情绪障碍的危险因素。

社会心理学说。社会心理学说认为，更年期女性情绪障碍的发生受生物—社会—心理因素的综合调节，其中生物因素是该病的生理基础，社会、心理因素可以诱发甚至直接致病更年期情绪障碍。女性进入更年期，性激素分泌下降，月经周期不规律或完全停止，发生不可避免的躯体老化、健康问题和个人形象的改变，同时伴有退休、子女离开身边或父母去世等家庭结构和社会事物的变化，这种随之而来的无力、失落和空虚无助的感觉，对更年期阶段女性的情绪影响巨大。笔者团队对于更年期情绪障碍的研究结果提示，更年期情绪障碍可能与社会支持情况相关。

中医对更年期情绪障碍的认识

“更年期情绪障碍”为西医病名，历代中医古籍中无类似病名记载，但根据其定义、临床表现、转归及历代医家的相关论述，本病相关症状可散见于古代中医“百合病”“脏躁”“郁证”和现代中医“经断前后诸证”等病症范畴。对于更年期情绪障碍的病因病机尚未完全统一，女子进入七七之年，肾气渐衰，天癸将竭，冲任亏虚，加之冲脉与肝、脾经交汇于三阴交，与肾经下行支并行，任脉与肝经交汇于“曲骨”，与脾经交汇于“中极”，与肾经交汇于“关元”，故冲任的疾病又多与肝、脾、肾有关。笔者团队通过聚类分析463例更年期情绪障碍患者的有效中医四诊信息，并结合专家意见，将更年期情绪障碍划分为5种证型，即肾虚肝郁证、肝郁脾虚证、肝郁化火证、心肾不交证和痰瘀互结证。由此可知，更年期情绪障碍的病机多属本虚标实，其发病多以肾虚为本、肝郁为标，伴随心、脾等脏腑功能失调，进而形成痰浊、瘀血等病理产物并相互影响，最终导致更年期情绪障碍的发生。

逍遥散在更年期情绪障碍中的应用

逍遥散始载于宋代《太平惠民和剂局方》，系由张仲景《伤寒论》之四逆散和《金匮要略》之当归芍药散加减化裁而成。方中柴胡加薄荷疏肝为主，是逍遥散调节情志的主要构成，而当归加白芍以养血为主，发挥的是辅助作用，柴胡、白芍、当归、薄荷这四味归肝经的中药是逍遥散能够治疗更年期情绪障碍的物质基础。诸药合用，肝脾同调，达疏肝理气、健脾养血之功。近年来实验研究从分子蛋白水平揭示，逍遥散通过纠正肝主疏泄的功能，调控中枢—杏仁核和海马的兴奋—抑制失衡，重建体内“神经—内分泌—免疫网络”稳态，治疗肝郁脾虚型更年期情绪障碍疗效显著。现代药理研究发现，逍遥散药物的有效成分可发挥抗抑郁、保护脑神经、调节神经递质的作用，治疗更年期情绪障碍疗效显见且不良反应少。临床应用需根据患者具体情况进行加减化裁。气郁较重者，加香附、郁金、陈皮疏肝理气；肝郁化火者，加牡丹皮、焦栀子疏肝健脾兼清郁热；心烦失眠甚至彻夜难眠者，加生龙牡、磁石、朱砂重镇安神；情绪抑郁严重者，加夜交藤、合欢皮解郁安神；郁火伤阴者，加酸枣仁、柏子仁、百合养心安神；气郁痰阻、咽喉不利者，合用半夏厚朴汤；胆郁痰扰、胆怯易惊者，合用温胆汤；病久耗伤气血、虚热内扰、心烦失眠者，合用酸枣仁汤；气血亏虚、悲伤欲哭者，合用甘麦大枣汤；肾精亏虚、阴虚内热者，合用二至丸等。

一项纳入11个研究的逍遥散治疗更年期综合征的Meta分析（元分析）结果表明，逍遥散治疗更年期综合征的有效性和安全性均优于激素替代疗法。另有纳入5个研究的Meta分析结果表明，逍遥散治疗更年期综合征的不良反应率比激素替代疗法更低。周雨禾等的临床研究表明，采用逍遥二仙汤加减治疗更年期情绪障碍（肾虚肝郁证）患者，可有效减轻情绪障碍及相关症状，并能调节单胺类神经递质、神经营养因子和雌激素，临床疗效显著，且使用安全，为证实逍遥散在更年期情绪障碍治疗方面的有效性提供了依据。

更年期是女性出现情绪障碍的敏感窗口期，以焦虑和抑郁为主要特征，焦虑、抑郁症状还会影响或加重更年期患者的睡眠障碍，加重心理困扰，影响患者的身心健康，成为家庭和社会的严重隐患。现代研究表明，中医药以其独特的辨证体系和整体观念在更年期疾病的应用中取得了显著的优势，受到越来越多临床医生的重视及应用。逍遥散既补肝体又疏肝用，气血兼顾，肝脾并治，使得气机调达，营血充盈，百症皆除。因此，应用逍遥散治疗更年期情绪障碍是可行的、有效的。

来源：中国中医药报2023年09月07日4版。

诊疗心悟：茯苓泽泻汤“三症”

姚鹏宇
山东省名老中医药专家陶汉华传承工作室

茯苓泽泻汤出自《金匮要略·呕吐哕下利病脉证治第十七》，原文载：“胃反，吐而渴欲饮水者，茯苓泽泻汤主之。”全方以茯苓、泽泻、甘草、桂枝、白术、生姜六味药组方，遵“病痰饮者，当以温药和之”之意，用以治疗水饮内停、胃气上逆所致病证。茯苓泽泻汤临证多以“吐”“渴”为施用主症，然于“眩”症论之未备。兹将茯苓泽泻汤用方主症概括为“吐”“渴”“眩”三者，浅论如下。

吐

茯苓泽泻汤原文首冠“胃反”病名，乃言其呕吐之症。“胃反”一词为仲景首提，治法方药悉备于《伤寒杂病论》之中，“朝食暮吐，暮食朝吐，宿谷不化，名曰胃反”，而列大半夏汤、茯苓泽泻汤等方。脾胃虚弱、胃气上逆为“胃反”核心病机，亦为吐症之由来。呕吐，茯苓泽泻汤主症也，然其病机为水饮内停、胃气上逆，与大半夏汤有异。脾胃虚羸，饮停于胃，气逆不降而呕吐，健脾化饮，通阳和胃，则饮去呕止。除胃反外，亦有用此方治疗妊娠恶阻者。

渴

茯苓泽泻汤原文谓：“吐而渴欲饮水者。”口渴系临床常见症状，《伤寒杂病论》一书中30余处论渴，然其症虽一，其机不同。茯苓泽泻汤之渴症，非津亏之渴，乃气化受阻之渴。曹颖甫云：“茯苓泽泻汤方治，于五苓中去猪苓以泄水，可知渴欲饮水为水气阻于心下，津液不能上达喉舌，而初非真渴。”《金匮要略》载：“渴欲饮水，水入则吐者，名曰水逆，五苓散主之。”病机证治与茯苓泽泻汤颇为相似，不过一重在膀胱利水，一偏于健中化饮。水饮内结，气不化津而致口渴，是茯苓泽泻汤主症之一。《外台秘要·卷十一·消渴方十七首》言其“消渴阴脉绝，胃反吐食方”，加小麦以疗消渴，后世亦多将此方用于消渴病的治疗。

眩

观茯苓泽泻汤现代应用，多用于椎-基底动脉缺血性眩晕、慢性原发性低血压、梅尼埃病、大面积小脑梗死等以眩晕为主症的疾病。仲景原文未言及眩，而何以医家皆施之，概明此方病机也。水饮内停，湿浊蒙窍，故见眩症，以此方疗之。观茯苓泽泻汤之组成，可视为苓桂术甘汤、泽泻汤之合方，“心下有痰饮，胸胁支满，目眩，苓桂术甘汤主之”“心下有支饮，其人苦冒眩，泽泻汤主之”，二方皆疗眩晕，茯苓泽泻汤亦具此功。成都中医药大学教授张家礼指出，茯苓泽泻汤所治症状当有“头眩，心下悸，便溏，初起舌质淡，久则暗红，苔薄白而润，脉缓滑”。

脂质代谢紊乱与中医之脾胃失司，痰浊、水饮内生关系密切。膏脂类津液，正化则供养人身，失和则为患致病，脂浊因于痰浊，脂质代谢紊乱可归属于中医痰浊、湿阻、水饮等病证范畴。因而高脂血症等脂代谢紊乱疾病亦可施茯苓泽泻汤健脾化浊以疗之。饮邪蒙蔽清阳，胃阳受阻失和，茯苓泽泻汤通阳之方也，桂枝、茯苓、泽泻通脾、胃及膀胱之阳，助其化气，以化水饮。糖尿病胃轻瘫亦有用此方治疗者，应是取其通胃阳之功效。

此文虽言茯苓泽泻汤“吐”“渴”“眩”三主症，然此方何止三症可概之，不过抛砖引玉之意，但能把握饮阻之病机，纵千般症状，亦可剖其根源，明方之用。

来源：中国中医药报2023年02月20日4版。

张恩树以四君子汤加减治多寐

杨晓明

江苏省仪征市中医院

四君子汤出自《太平惠民和剂局方》，是治疗脾胃气虚证的经典名方，后世诸多补气之方皆从本方衍化而来。方由人参、白术、茯苓、甘草组成，具有益气健脾的功效，用于治疗脾胃气虚导致的面色萎黄或苍白、语声低微、气短乏力、食少便溏等。方中人参健脾养胃，为君药；白术健脾燥湿，为臣药；二药相配，益气健脾之力大增。茯苓健脾渗湿，为佐药，与白术相配，则健脾渗湿之功更著。甘草助人参甘温益气，且调和诸药，为使药。四药配合，使中气复而脾运健，共奏益气健脾之功。

多寐是以不分昼夜、时时欲睡、呼之即醒、醒后复睡为主要表现的疾病，亦称嗜睡、多卧、多眠等，相当于西医学中的发作性嗜睡病、神经官能症等病症。

江苏省扬州市名中医、仪征市中医院主任医师张恩树认为，多寐大多由脾胃之气不运所引起，中医学有“脾困人则困”之说。脾胃为后天之本、气血生化之源，若调摄失当，脾胃虚弱，运化无力，痰湿内生，壅滞经脉，痰蒙心窍，心神被蒙，可致神志朦胧，昏睡不醒。诚如李东垣《脾胃论·肺之脾胃虚论》谓：

"脾胃之虚，怠惰嗜卧。"朱丹溪《丹溪心法·中湿》曰："脾胃受湿，沉困无力，怠惰好卧。"

张恩树指出，多寐之证治总以健脾化痰、开窍醒神为要，然据其病因病机、虚实夹杂不同，仍当分证辨治。笔者有幸跟师学习，现将张恩树运用四君子汤加减治疗多寐病验案一则整理如下。

患者徐某某，男，62岁，2018年9月15日初诊。

患者近1周来精神不佳，纳谷欠馨，头昏乏力，多寐欲卧，大便不实，面色㿠白，舌淡苔白，脉象虚软无力。证属脾气衰弱，清气不升。治以益气扶脾，升清降浊。方用四君子汤加减：党参15g，炒白术10g，茯苓10g，炙甘草6g，陈皮10g，麻黄2g，生姜2片，大枣4枚。3剂，水煎服，分早晚温服。

2018年9月18日二诊，药后多寐好转，唯感纳谷不香。上方去麻黄，加香谷芽15g，再服3剂，诸症蠲除而愈。

按：本案乃脾气衰弱、清气不升所致。脾气衰弱所引起的多寐病，一般多见于病后或高龄之人，以面色㿠白、纳谷欠馨、舌淡苔白、脉虚软无力为其辨证要点。方中四君子汤益气健脾，陈皮健脾开胃、燥湿化痰，生姜、大枣补中益气、调和脾胃，本例患者因无高血压病、心脏病等疾患，故在益气扶脾之方剂中酌加少量麻黄，取其兴奋大脑之功，但应中病即止。二诊时多寐已好转，唯有纳谷欠佳，故去麻黄，加香谷芽以增健脾开胃之力，以善其后。纵观诊治全过程，药证合拍，直中病所，故患者精、气、神渐复，人即安和。

来源：中国中医药报2023年06月19日4版。

张士舜治老年癌症十法

袁　素[1]　毕俊芳[1]　王彩红[2]　侯永飞[2]

1. 河北省石家庄市中医院张士舜名老中医传承工作室

2. 正定世舜堂中医综合诊所

张士舜系河北省首届名中医、全国老中医药专家学术经验继承工作指导老师，从事肿瘤临床50年，擅长治疗各系统良、恶性肿瘤及各种疑难杂症。笔者跟师多年，现将其治老年癌症十法总结整理如下。

1 补肾抗癌法

中医认为女子七七天癸竭，男子八八天癸竭，老年人肾虚是必然。只是由于男女生活方式不同，肾虚的程度也随之不同。肾为先天之本，肾包括真水、真火，真阴、真阳。肾阴对人体各脏腑起着濡润滋养的作用，为人体阴气之根；肾阳对人体各脏腑起着温煦生化的作用，为人体阳气之根。故认为肾是造化之枢纽，阴阳之根蒂。肾主生长、发育，人体的生长、发育、衰老均由肾气的盛衰所决定，而肿瘤正是一种异常的生长。所以从肾对人体生长发育的调节平衡机制入手探讨补肾对恶性肿瘤的干预、调控是有一定意义的。

补肾治疗肿瘤，关键是运用好补泻。补是补其不足，泻是泻其有余。清代医家冯楚瞻在《锦囊秘录》中说："倘邪重于本，则以泻为补，是泻中有补也。本重于邪，则以补为泻，是补中有泻也。"补肾还要根据阴阳互根的道理进行肾阴肾阳的调补，正如张景岳所说："故善补阳者，必于阴中求阳，则阳得阴助而生化无穷；善补阴者，必于阳中求阴，则阴得阳升而泉源不竭。"

张士舜善于根据肾虚的证候进行补肾。肾阴虚用六味地黄丸；肾阳虚用金匮肾气丸，还有左归丸（饮）、右归丸（饮）、麦味地黄丸、杞菊地黄丸、知柏地黄丸。张士舜临床运用补肾之法时，尤其重视黄精和玉竹的补肾功用，因此推出黄玉地黄汤：黄精30g，玉竹30g，熟地黄30g，砂仁5g，淫羊藿5g。功在滋阴补肾、填精益气，主治腰酸腿软，头晕目眩，耳鸣、耳聋，盗汗遗精，消渴，五心烦热，午后潮热，神疲乏力，舌红少苔，脉沉细尺弱。朱丹溪云："阳常有余，阴常不足"，补肾阴的方法很多，名方首推六味地黄丸，但该方的特点为三补三泻，而有的患者不宜三补三泻。张景岳云："补阴不利水，利水不补阴。"该方以黄精滋阴润肺、补脾益气，为君药，黄精甘、平，黄精多糖具有抑菌、抗动脉粥样硬化、抗肿瘤、抗衰老、调节血糖血脂、免疫调节以及抗氧化损伤的作用。玉竹养阴润燥、生津止渴，为臣药。两药合用共奏滋阴补肾之功。佐以熟地补血滋阴、益精填髓；配砂仁防滋阴之品腻膈；同时佐以小剂量的淫羊藿温肾化阳、强筋骨，以阳中求阴，对治肾中阴精亏虚诸症效佳。

石沙地黄汤：石斛30g，南沙参20g，生地黄10g，玄参10g，麦冬10g，天冬10g，甘草5g。功在养阴清热、益胃生津，主治口干欲饮，腰酸乏力，舌红少津，甚至光红无苔，脉沉细尺弱等一派阴虚之象，尤其适用于放疗后唾液腺萎缩所致的口干。阴虚与五脏有密切关系，尤以肾阴虚为主，且心肾、肝肾、肺肾往往结合为病。本方石斛甘、微寒，养阴清热、益胃生津，南沙参养阴清热、化痰益气，提高免疫力，两药合用共为君药；生地黄甘、苦寒，清热凉血、养阴生津，玄参清热凉血、养阴解毒，辅助君药加强滋阴力度，共为臣药；二冬养阴润肺、滋胃生津，为佐药；甘草调和诸药，为使药。

补元阴方：当归30g，益母草30g，菟丝子30g，女贞子30g，沙苑子10g，蛇床子10g。功在补血活血、补肾调经，主治女性月经量少，月经后期，烦躁易怒，心情郁闷，腰背酸楚，有胡须，体毛多，头晕耳鸣，视物昏花，五心烦热，夜尿频数，气短乏力，心悸失眠，记忆力减退，舌淡苔白，脉沉细尺弱。当归补血活血、调经止痛，为君药；益母草活血调经、利水消肿，菟丝子补肾固精、养肝明目、止泻安胎，女贞子补肝肾阴、乌须明目，三药合用共为臣药，协助君药加强活血、调经、补肾之效；沙苑子补肾固经、养肝明目，蛇床子温肾壮阳，共为佐药。本方为治疗月经量少、经期后错的基础方，适用于雌激素不足的女性患者和雄激素偏高的男性患者，男性患者若患前列腺癌、睾丸癌等，同时加抗腺癌的中药，如红豆杉、喜树果、蛇六谷、重楼、龙葵等。

补元阳方：仙灵脾30g，仙茅30g，巴戟天30g，肉苁蓉20g，锁阳20g，熟地黄10g，覆盆子10g，旱莲草10g。功在补肾助阳、益精壮骨，主治腰酸，乏力，舌淡苔白，脉沉细无力尺弱，女性月经量多，月经先期，腰酸乏力，内分泌紊乱造成的乳腺癌、卵巢癌、子宫内膜癌等雌激素偏高的疾病，以及男性阳痿、早泄等。月经先期、月经量多的病因病机主要是肾阳虚。本方以仙灵脾、仙茅、巴戟天温肾阳、补肾精，共为君药，取二仙汤之意，用其意而不用其方；肉苁蓉、锁阳补肾阳、益精血、润肠通便，为臣药，协助君药加强补肾阳之功；覆盆子益肾固精，旱莲草补肝肾阴，熟地黄补血滋阴、益髓生血，阴中求阳，三药合用共为佐使药，均能引经入肾。此方现代药理学研究表明有雄激素样作用，对乳腺癌、卵巢癌、子宫内膜癌等雌激素偏高患者有调节激素的作用，与抗癌中药合用，如红豆杉、喜树果、藤梨根、重楼、白英、龙葵等，有增效作用。

2 三辨治癌法

"三辨论治"理论是张士舜总结其54年肿瘤治疗经验而形成的中医抗癌新理论。所谓"三辨论治"，就是辨证论治、辨病理论治和辨病位论治。张士舜认为辨证论治是中医理论的基石，但癌症作为复杂性疾病，病理机制并不相同，要精准治疗，就要在辨证论治的基础上再进行辨病理论治。同时，即使是病理机制相同的癌症，因癌细胞所处部位不同，也会表现为不同的癌症，因此更要精准地治疗，还要在辨证论治、辨病理论治的基础上再进行辨病位论治，将药引到癌症所处部位，合称为"三辨治癌"。

本文重点讲辨病理论治，肿瘤的病理分型已多达200余种，并且在不断出现新的病理类型。西药抗癌药单指性很强，抗癌谱很明晰，而中药抗癌药过去常泛指一类清热解毒药，如半枝莲、白花蛇舌草、半边莲、龙葵、重楼、冬凌草、广豆根、北豆根等。近30年来，这些抗癌中草药的抗癌谱逐渐清晰，单指性也较强，因此中医抗癌也必须与时俱进，根据中药的抗癌谱进行辨病理论治。

举两味抗癌药加以说明。红豆杉抗癌谱：乳腺癌、卵巢癌、子宫内膜癌、小细胞肺癌和非小细胞肺癌、头颈部癌、前列腺癌、食管癌、胃癌、大肠癌、黑色素瘤、膀胱癌、间皮瘤、鼻咽癌、霍奇金淋巴瘤等。实践证明紫杉醇是最好的抗癌新药，红豆杉抗癌谱与紫杉醇相同，适用于老年肿瘤与体弱不能化疗的肿瘤患者，治疗功效也与紫杉醇相近，可根据患者兼证随证加减。蛇六谷抗癌谱：胃癌、胰腺癌、胆囊癌、脑胶质瘤、肺腺癌、乳腺癌、淋巴瘤、胸腺瘤、肉瘤、肝癌、直肠癌等。张士舜认为当肿瘤发生转移，尤其是脑转移、骨转移时，更需要重用蛇六谷，它还可以降血脂、降血糖、预防动脉粥样硬化、抗衰老。

在“三辨论治”理论指导下，张士舜曾治疗122例经病理检查确诊的晚期肺癌患者。经循证医学观察及1、2、3、4、5年生存率的观察对比，结果表明在“三辨论治”理论指导下采用中药治疗的晚期肺鳞癌、腺癌、小细胞肺癌患者1、2、3、4、5年生存率与单纯辨证论治组患者相比有显著性差异，“三辨论治”组疗效更好，患者生存期更长。

“三辨论治”理论突出了中医药在癌症治疗中的灵活性、精准性，具有个体化治疗的特性，避免了千人一方或千人一药的弊病，而且副作用小，尤其适用晚期肺癌患者、不能手术放化疗的老年患者。

3 扶正抗癌法

“正气存内，邪不可干”，这是扶正的理论依据。中医认为扶正即能达到祛邪，也就是抗癌的目的。黄帝内经中提到“邪之所凑，其气必虚”，包含两层意思，一为正虚当扶正，二为邪盛当祛邪。因此，抗癌就应从扶正和祛邪两方面入手。

中医的扶正抗癌法是以人为本，不是以病为本，采用整体的、个体化的辨证论治理念，针对不同肿瘤、不同分型进行对症治疗的一种方法，它能够有效调动人体天然的抵抗力，使癌症患者恢复机体平衡，并且能够抑制癌细胞的生长，从而实现带瘤生存的目的。尤其是老年人，本已气血两虚，加之多种疾病缠身，再患癌症，可谓是雪上加霜。张士舜认为鼓舞正气，提高免疫力，是贯穿治癌始终的治法。扶正不外乎气血阴阳，在此不加赘述。本文强调的是在选择扶正中药的同时，若其兼有抗癌作用，则应先加以选用。在此，例举几味张士舜临证常用扶正抗癌药，以飨读者。

人参皂苷、人参多糖等均能抑制癌细胞的生长。人参皂苷不仅可以抑制肝癌细胞分化生长，而且可以使之发生趋于正常化的改变。张士舜临证中发现，人参可以增强机体免疫力，提高造血机能，防治多种原因引起的白细胞下降，尤其是肿瘤患者放化疗后引起的白细胞下降。

木馒头别名霹雳果，甘、涩、平，入肾、胃、大肠经，益肾固精，通乳，活血消肿，解毒，抗癌。药理研究显示，木馒头对小鼠多种实体型肿瘤、腹水癌有明显抑制作用。张士舜常用木馒头治疗宫颈癌、卵巢癌、结肠癌、直肠癌、膀胱癌、前列腺癌、睾丸癌、乳腺癌、血管瘤等。

金针菇甘、咸、寒，有补肝、益肠胃、抗癌的功效。金针菇多糖对小鼠移植性Lewis肺癌、H22肝癌和S180肉瘤均有明显的抗肿瘤活性。张士舜临床上常嘱咐患者平时多食菌类食品，就是这个道理。

黄芪有补气升阳、固表止汗、生肌消肿的功效。黄芪的有效成分对癌症患者淋巴细胞功能有完全性免疫恢复作用，可以逆转化疗药造成的免疫抑制现象，可提高非特异性免疫力和细胞免疫力作用。在老年性肿瘤患者的治疗上，张士舜临床必用黄芪扶正抗癌，疗效可观。

灵芝甘、微温，入心、肺、脾胃经，益气补血，养心安神，止咳平喘，抗癌。张士舜将其广泛应用于治疗各种肿瘤，尤多用于治疗消化道肿瘤，如食道癌、胃癌、直肠癌及其他中晚期癌症，适用于经化疗、放疗后正气虚弱、气血不足者。现代药理研究显示其有抗肿瘤作用，对子宫颈癌、S180肉瘤、艾氏腹水癌、淋巴性白血病细胞、腺癌、肺癌等多种实验动物肿瘤有抑制作用，同时可增强机体免疫功能。

除以上几味药外，黄精、玉竹、山萸肉、女贞子、五味子、巴戟天、石斛、肉苁蓉、白术、冬虫夏草、沙苑子、补骨脂、刺五加、狗脊、骨碎补、桑螵蛸、菟丝子、锁阳、槲寄生等药均在扶正的同时，有一定的抗癌作用。

4 解郁抗癌法

随着社会节奏的加快，社会竞争日益加剧，多重因素导致抑郁患者发病率日渐上升。张士舜在临证中发现，肝气郁结或肝气郁滞的患者很多。《成方便读》云："而治郁者必先理气，以气行则郁行，气阻则郁结耳。"张士舜认为治疗此类人群重在解郁，应将疏肝理气解郁药放在首位。

方剂首选越鞠丸，主治六郁证。六郁为气郁、血郁、火郁、湿郁、痰郁、食郁。越鞠丸以香附为君，重在行气解郁。气行则血行，气行则痰、火、湿、食诸郁自解。次选柴胡剂，以柴胡疏肝散为代表，疏肝解郁，行气止痛，主治肝气郁滞症，症见胁肋疼痛，胸闷喜太息，情志抑郁或易怒，或嗳气，脘腹胀满，脉弦。此方以柴胡为君药，符合"木郁达之"之意。其余诸药皆开郁顺气之品。

肿瘤患者大多因情志不遂、肝气郁结而发病。很多患者自述生了一场"大气"而得了重病，但临床用越鞠丸、柴胡疏肝散辨证加减常效果不理想，故张士舜自制"合欢解郁汤"，组成为合欢花、合欢皮、预知子、百合、柴胡、郁金、白芍、香附。合欢花与预知子均可解郁安神，可治疗肝郁气滞、抑郁寡欢，并且均有抗癌的功效，疗效显著，比越鞠丸、柴胡剂更佳，值得推广。若用合欢解郁汤疗效仍不佳，则加升降散，火郁发之。笔者跟师期间，见一直肠癌患者，因精神压力过大，抑郁寡欢，夜不能眠，张士舜予合欢解郁汤合血府逐瘀汤辨证加减，患者药后睡眠明显改善，复诊时精神较前明显好转。张士舜认为单纯用血府逐瘀汤也不会有此效果，血府逐瘀汤与合欢解郁汤联合应用才可锦上添花，也体现了张士舜辨证论治与辨病论治的完美结合。

气滞则血瘀，血瘀则成积，积聚日久则成肿瘤。因此解郁顺气的同时还应适当加用活血化瘀、软坚散结之品，如三棱、莪术、穿山甲、皂角刺、生牡蛎、文蛤、王不留行、鳖甲、丹参、月季花、水蛭、地龙、土元、虎杖、乳香、没药等。

5 通法治癌法

"通"的基本思想源自《黄帝内经》，是在张仲景"五脏元真通畅，人即安和"的思想指导下建立起来的一种治疗大法。"通法"是中医的重要治法之一，所谓"通"，《说文解字》云："通，达也。"《易经·系辞》云："往来不穷谓之通"。"通"是人体各脏腑正常运行和保持平衡的前提，若由于各种原因出现脏腑经络等不通，则会导致人体气血阴阳的失调，五脏功能失衡。

中医八法，汗、吐、下、和、温、清、补、消，是中医治疗疾病的经典之法。"通法"虽在中医古籍中有提及，但在良、恶性肿瘤的治疗中甚少谈及。中医认为，癌症的病因病机是脏腑功能失调，气血津液运行失常，以致产生气滞、血瘀、痰凝、湿阻、热毒结滞等病理变化，张士舜认为以上病理变化均可总结为"不通"，若要想不生癌，则需通气血阴阳及经络，阻断其生癌之路，这也是张士舜"通法治癌"中的核心思想。

张士舜以通法治癌时常使用王不留行、漏芦、路路通等具有疏通作用的中药。王不留行用量宜大，一般90~120g，其能疏通乳管，为疏通药。现代药理研究表明，王不留行提取物能显著抑制移植性肿瘤的生长，该作用可能与其能促进肿瘤细胞凋亡及抑制新生血管有关。漏芦苦、寒，有清热解毒、消痈散结、通经下乳的功效。有研究表明，漏芦抗肺腺癌活性较强。张士舜临床上用于治疗胃癌、肺癌、乳腺癌等腺癌，效果明显。路路通辛、苦、平，能通络、下乳，张士舜临床上常将漏芦、路路通两药配伍使用，或从三味疏通中药中选取一味，或者两味搭配使用，防止产生耐药性。笔者跟诊期间，目睹张士舜用通法治疗一例乳腺结节4a类患者，将王不留行用到了120g，结果结节由4a类变为3类，可见通法不仅适用于癌症患者，对于结节病效果亦佳。

6 软坚抗癌法

肿瘤是一种肿块，这是肿瘤发生、发展最基本的特征，它是细胞异常增生的结果。《素问·至真要大论》云："坚者削之。"坚者就是指癥瘕积聚等，张士舜认为体内坚硬肿物均可以用削伐的药物治疗，此为"消法"，消法在后世肿瘤的治疗中逐渐演变为软坚散结法。

在此阐述几种张士舜常用的软坚散结药。牡蛎咸、涩、凉，入肝、肾经，功在软坚抗癌，敛阴潜阳，止汗涩精，可用于治疗多种恶性肿瘤。药理研究提示本品水提液对小鼠S180肉瘤有抑制作用，牡蛎壳煎液对肿瘤细胞亦有明显抑制作用。张士舜临床上不仅用其治疗恶性肿瘤，还常用于治疗各种结节，如乳腺结节、甲状腺结节、肺结节。海蛤壳咸、平、无毒，入肝、肺、肾、胃、膀胱经，功在清热利湿，化瘀软坚，制酸止痛，具有良好的抗癌作用，张士舜临证常用其治疗肺癌、肝癌、胃癌、甲状腺癌等。现代药理研究表明，文蛤中的蛤素起生长抑制剂或退化剂的作用，对艾氏腹水癌抑制率达 96.1%~262.5%。海藻苦、咸、寒，入肺、脾、胃经，功在软坚消痰，利水泄热。张士舜临床用其治疗消化道肿瘤、宫颈癌、乳腺癌、鼻咽癌、子宫肌瘤、单纯甲状腺肿、地方性甲状腺肿等。药理研究提示，海藻多糖对大肠癌有明显抑制作用，褐藻的热水提物对肉瘤的抑制率高达93.7%。蛇六谷辛、温，入肝、肾经，功在软坚散结，解毒抗癌。用药时必须先煎 60 分钟。药理研究提示，蛇六谷热水提取物对小鼠 S180 肉瘤抑制率为 49.8%，药敏试验表明其对贲门癌、结肠癌有较强的敏感性。张士舜门诊常用其治疗肺癌、脑瘤、鼻咽癌、甲状腺癌、食管癌等多种恶性肿瘤。笔者跟诊期间，目睹张士舜治疗一例不明原因 CA199（肿瘤标志物）升高患者，疗效显著。

7 化痰抗癌法

痰是人体的病理产物，为癌症的致病因素。“顽症多痰”，朱丹溪云：“凡人身上中下有块者多是痰。”化痰抗癌法是指用清化痰证药治疗肿瘤痰凝结聚之症。张士舜发明的二生汤，主要组成为生南星和生半夏，也是化痰抗癌法的临床运用。用药时生南星、生半夏必须先煎 1.5 小时，然后再煎其他药物。

以下简述化痰抗癌法的代表性中药。天南星为常用抗癌药，可广泛应用于各种肿瘤，尤多用于痰湿壅结、瘀血凝结的消化道癌、肺癌、子宫颈癌、颅脑肿瘤或肿瘤脑转移、淋巴结转移等。天南星可单用，也可配其他抗癌药使用。动物实验研究提示，本品复方对小鼠 Lewis 肺癌、肝癌、艾氏腹水癌等多种移植性肿瘤有抑制作用。半夏辛、温、有毒，入脾、胃经。功在燥湿化痰，降逆止呕，消痞散结。张士舜临床用于舌癌、食道癌、胃癌以及肺癌、乳腺癌、宫颈癌等，辨证属痰湿内阻者为宜。药理研究提示其对小鼠子宫颈癌、肉瘤、肝实体瘤以及 Hela 细胞均有抑制作用。动物试验证明长期服用本品，少数患者会出现肝功能异常和尿血。白芥子辛、温，入肺经，功在温肺豁痰，利气散结，通络止痛，“善治皮里膜外之痰”。张士舜临床上多用于治疗乳腺癌、甲状腺癌、食管癌等恶性肿瘤，亦可用于治疗皮肤癌。

8 祛湿浊抗癌法

《丹溪心法》载“浊主湿热，有痰、有虚”，古人称其为害清之邪气。湿与浊性质相近而又不同，浊为阴邪，其性重浊黏腻，缠绵难去，胶着难愈；湿为机体代谢障碍所形成的病理产物，湿聚成浊，湿为浊之源，浊为湿之甚。其症状大多为嗜卧少动，倦怠乏力，胸闷脘痞，咳吐大量黏痰，呕吐大量黏液，大便黏腻、臭秽不爽，小便黄浊。舌苔以白腻或黄腻苔多见。脉象以滑脉为多，或弦滑、细滑；有热者则数，见滑数脉。此法的总则为减少湿浊的生长和促进湿浊的代谢，采用兼具祛除湿邪和抗癌作用的药物。

张士舜提倡“浊病学说”在癌症中的应用，其认为浊邪为有余之邪，是癌症重要的致病因素，主张在“三辨治癌”的基础上以“损其有余”为大法，即化浊、泄浊。具体用药以泽泻、大黄泄浊；以土茯苓、萆薢降浊；以苍术、云苓、薏苡仁、石菖蒲化浊；以半夏、天南星祛浊；以藿香、佩兰宣浊；以萹蓄、通草、木通、泽泻、石韦导浊；以香加皮、泽漆、蝼蛄、葶苈子、白芥子、商陆利浊。同时，张士舜结合现代中药药理研究辨病理用药，腺癌加藤梨根、重楼、木馒头、山慈菇、白英、石见穿等，鳞癌加冬凌草、干蟾皮、山豆根、紫草等，腺鳞癌加长春花、红豆杉、三尖杉、喜树果等。现代药理研究表明，有的祛湿浊中药有抗癌作用，如五加皮体外试验结果显示其对人子宫颈癌细胞培养株系JTC-26有抑制作用，抑制率在90%以上。本品还能增强机体抵抗力，提高机体免疫力而起到抗癌作用；菝葜可祛风利湿、消肿解毒、收敛止血、抗癌。现代药理作用表明本品对小鼠 S180、S37、B32 等癌细胞有抑制作用，张士舜临床多用其治食管癌、贲门癌、胃癌、肠癌、肝癌、胰腺癌、胆囊癌、鼻咽癌等。

9 化瘀抗癌法

在癌症的病因学研究中，瘀的主要含义为“积”。

"积"为有形之物，积者瘀也。张士舜认为，瘀既是一种病理产物，也是一种致病因素，临床表现为人体内、外赘生肿块，坚硬如石，固定不移，生长迅速或有转移，相当于西医学的癌症。故化瘀抗癌法是癌症治疗的核心方法。这里讲的化瘀，主要为血瘀。

气滞则血凝，血凝则成癥瘕积聚。癥瘕有两种转归，恶变成癌，不恶变则呈良性肿瘤，常表现为络脉瘀阻，血行不畅，局部刺痛，舌质紫暗，脉滑涩等。应用活血化瘀药可疏通经络、化瘀行滞，有助于肿瘤的消散。现代研究表明，不少活血化瘀药有直接抗肿瘤作用，与抗肿瘤中药同用，有增效作用，可提高机体免疫功能、镇痛、消炎、抗感染。主要代表药如下：三七甘、苦、温，入肝、胃、心、肺、大肠经，功在止血、散瘀、消肿、定痛。药理研究提示，三七煎剂对人子宫颈癌细胞培养株系JTC-26抑制率达90%以上，三七多糖在体内能明显抑制小鼠肉瘤。苏木甘、咸、平，入心、肝经，功在行血破瘀，消肿止痛，抗癌。药理研究表明本品对人子宫颈癌细胞培养株系JTC-26有抑制作用，抑制率在90%以上。张士舜临床将其广泛应用于各种肿瘤，尤其是肝癌、宫颈癌。鸡血藤苦、甘、温，入心、脾、肝经，功在补血活血，舒筋活络，抗癌。药理作用表明其热水提取物对人子宫颈癌细胞培养株系JTC-26抑制率为94.4%。张士舜将其广泛应用于各种癌症，不论虚实，均可应用，对放化疗后引起的白细胞减少症及贫血，有较好的疗效。柘木甘、温，入肝、脾经，功在化瘀止血，抗癌。现代药理研究表明本品对小鼠S180肉瘤、食管腺癌、子宫颈癌等有抑制作用。张士舜临床将其用于治疗食管癌、贲门癌、胃癌、大肠癌、肝癌、肺癌等多种恶性肿瘤。拓木对失去放化疗机会者效果尤佳，能使患者肿瘤稳定或缩小，梗阻改善，疼痛减轻，纳增，体重增加，胸腹水消退，亦可增强晚期患者免疫力，改善恶病质。

10 不抗癌抗癌法

为什么癌症会复发、转移？根本还是抗癌不彻底，以致落下隐患。对此，张士舜提出不抗癌抗癌法，其要点就是抗癌的同时需开玄府、发郁火、达病原，这也是张士舜的新观点。

开玄府

"玄府理论"起源于《黄帝内经》，建立于金代刘河间《素问玄机原病式》。玄府理论作为中医学独具特色的组成部分，其理论价值和临床意义越来越受到关注，尤其在眼科、神经科、内分泌科及肾病科疾病的诊疗中均已取得显著成果。张士舜将玄府理论与中医药抗癌实践相结合，形成了其独特的理、法、方、药。

"玄府"首见于《素问·水热穴论》篇，"所谓玄府者，汗空也"，即指汗孔。至金元时期，刘河间《素问原机原病式》进一步完善了玄府的概念，"然玄府者，无物不有，人之脏腑、皮毛、肌肉、筋膜、骨髓、爪牙，至于世之万物，尽皆有之，乃气出入升降之道路门户也"。其将玄府扩展为一种存在于人体五脏六腑、四肢百骸、血脉皮毛甚至无处不在的细微结构，用以作为气机升降的门户以及精血津液出入的通路，这是中医学在人体组织结构认识上的一次深化。玄府的生理功能一为畅达气机，二为输布津液，三为渗灌精血，四为运转神机，五为调节阴阳，具有"门户"开阖之性及"隧道"通塞之性，以通为用，符合张士舜所提出的"通法"。

中国工程院院士王永炎提出"玄病"概念，认为五脏六腑皆有玄府。玄病的五大特点为易郁易闭、易热易燥、易虚易萎、易呆易钝、郁久生毒。由于玄府的基本病变是窍道的郁滞、闭塞，因而治疗的基本原则是解除引起玄府郁闭的病因，消除玄府郁闭的病理产物，恢复玄府的开放流通作用，畅达气血津液精神的升降出入。这种针对玄府郁闭病变的治疗措施就是开通玄府法，也是玄病的主要治法。

经云："三阳结谓之膈。"结为结热也，"玄府郁闭"可造成阳热怫郁，开通玄府才能解除热阳怫郁，畅达气血津液，保持机体健康。张士舜临床上常用开通玄府法，用辛散宣通之品的辛宣通利作用恢复玄府开阖通利，常用药物包括磁石、全蝎、生姜、附子、麻黄（汤）、桂枝（汤）、乌头、木香、肉桂等辛温辛热之品，佐以黄芩、生石膏、知母、柴胡、地黄、芍药、栀子、茵陈、葱白等寒凉药物。张士舜认为，开玄府的代表方剂是升阳散火汤，药物组成为升麻、葛根、独活、羌活、白芍、人参、炙甘草、柴胡、防风、生甘草，临床上根据患者情况加入升阳散火汤，疗效显著。

发郁火

癌症属热毒结滞，此热毒非实火，也非虚火，乃郁火。经云：“火郁发之。”火郁非一病之专名，而是外感内伤、内外妇儿共有之病机，所以涵盖甚广，纷纭复杂。七情内伤，必气机乖戾，气有余便是火，火遏于内，不得透达，因而形成郁火。

张士舜认为癌症即为郁火，其脉大多为滑脉，滑脉主痰，主孕，还主占位，故癌症之脉为滑脉，或沉滑、或细滑、或浮滑、或滑数、或弦滑，当采取抗癌解毒、发散郁火之品。火郁的治则为清透二字。有热当清、有郁当透。主方用升降散：白僵蚕6g，蝉蜕3g，姜黄9g，大黄4g。升降散以僵蚕为君，僵蚕辛、咸，性平，气味俱薄，轻浮而升，善升清散火，祛风除湿，清热解郁，为阳中之阳。蝉蜕为臣，甘、咸，性寒，功在升浮宣透，清热解表，宣毒透达，为阳中之阳。二药皆升而不霸，无助热化燥、通行伤阴之弊，二药皆升浮宣透，故可透达郁热。姜黄气辛，味苦，性寒，善行气活血解郁，畅达气机。大黄苦、寒，功在清热泻火，通腑逐瘀，善降浊阴。

达病原

病原即膜原，膜原为人体肌肉脏腑组织的间隙，膜原与经络沟通全身，与玄府相似，都是人体运行气血津液的最微小通道。此理论下的代表方剂为达原饮，组成药物为槟榔6g，厚朴3g，草果1.5g，知母3g，赤芍3g，黄芩3g，甘草1.5g。功在开达膜原，避秽化浊，主治邪伏膜原证。症见脉数，舌边深红，舌苔垢腻，或苔白厚如积粉。本方是为瘟疫秽浊毒邪伏于膜原而设。《重订通俗伤寒论》云：“膜者，横膈之膜；原者，空隙之处。”各种抗癌之药均应达到玄府、络脉、膜原，才能治疗彻底，根除祸害。

达原饮与升降散是治疗温病的名方。张士舜认为癌症是广义的“温病”，将温病的治法引入到中医药抗癌实践中来，是一种中医理论的进展、跃升、创新。

典型医案

卢某，女，82岁，2023年8月9日初诊。

右肺腺癌术后5年，未行放化疗治疗。2023年7月出现呼吸困难，入住北京某医院ICU病房抢救。检查提示胸腔积液、两肺多发感染性病变、两侧胸膜肥厚。手机视频会诊，刻下：胸闷，气短，面色苍白，精神不振，言语无力，卧床，纳差，乏力，易醒，舌淡，苔白腻如积粉。插氧气管，胸部插引流管，目前每日抽取胸水500~600mL，输白蛋白维持生命，已报病危。

治法：补气血，祛水饮，抗腺癌，达病源，散郁火。

方用复方红豆杉汤加减治疗约34天，病情缓解。主要药物为红豆杉、王不留行、三棱、莪术、鳖甲、皂角刺、灵芝、炒白术、葶苈子、茯苓、猪苓、焦三仙、鸡内金、藿香、佩兰、薏苡仁、黄芪、槲寄生、菝葜、佛甲草等，另加升降散、达原饮。方中红豆杉为主药，其抗癌谱与紫杉醇相同，但无明显副作用，老年肿瘤与体弱不能化疗的肿瘤患者适用，治疗功效也与紫杉醇相近，可根据患者兼症随证加减。臣药葶苈子、茯苓、猪苓、焦三仙、鸡内金、藿香、佩兰、薏苡仁、甘草、砂仁、白豆蔻祛湿抗癌，黄芪、人参、佛甲草补气健脾，力显扶正抗癌之功。佐药以达原饮、升降散为主，充分体现火郁发之的原理。使药以槲寄生、菝葜引药到病所。全方共奏抗腺癌、祛水湿、达病源、散郁火、补气健脾扶正之功效。服用12剂后，患者自述药后效果很好，尿量大，1小时1次，胸闷、气短好转，精神好转，12天后出ICU，转某医院治疗。2023年8月23日出院回家。

2023年9月13日二诊，患者健步进诊室，面色苍白，言语流利，无喘，乏力，能生活自理，一顿饭吃2两面条，自感明显好转，胸腔积液消失。继服扶正抗癌之药，回家后停中药改用靶向药，共治疗34天，病情缓解，胸水消失，生活可自理，共服中药20余剂。

此患者82岁高龄，为老年肺腺癌晚期患者，住ICU抢救并报病危，用中药扶正祛邪、散郁火、达病源，最终转危为安。张士舜认为癌症是一种复杂性疾病，单靠一种理论、一种方法很难征服它，应采用综合性治疗手段，集几种大法融于各方中，如补肾抗癌、三辨治癌、扶正抗癌、解郁抗癌、软坚抗癌、化痰抗癌、祛湿抗癌等，灵活运用，抓住敏感点，方能突破。

来源：中国中医药报2023年12月07日和08日5版。

张学文从瘀论治顽固性肾性水肿

刘宇娜[1] 王郁金[1] 苏衍进[2] 司海龙[2]
1. 陕西中医药大学
2. 陕西中医药大学附属医院

慢性肾脏病（CKD）是由各种原因引起的慢性肾脏结构改变和功能障碍的疾病，具有高患病率和高致死率。现代西医治疗以糖皮质激素、免疫抑制剂、降压、降尿蛋白等为主，但结果不甚理想。中医根据症状将慢性肾脏病归属于“水肿”范畴，中医认为水肿反复发生与“虚”有关。国医大师张学文是陕西中医药大学主任医师、教授，博古研今，临床经验丰富，在血瘀证的论治方面有很高的学术造诣，现将依据张学文的瘀血理论辨治顽固性肾性水肿经验阐析如下。

血瘀成因

外邪致瘀风为阳邪，风邪致病则营卫不和，阻停营卫而发为瘀血。《素问·举痛论》说：“寒气客于脉外则脉寒，脉寒则缩蜷。”说明寒主收引，脉道收紧，血液凝涩导致瘀血发生；湿为阴邪，阻碍气机，气机不通，日久则瘀。《医林改错·积块》云“血受热则煎熬成块”，火、暑、燥邪均为热邪，易煎灼血中津液，使血液更加黏稠从而形成瘀血。

七情致瘀《素问·举痛论》言：“百病生于气也，怒则气上，喜则气缓，悲则气消，恐则气下，惊则气乱，思则气结。”大怒则肝气上逆，不循常道致瘀；大喜则心气不足，无力推行血液致瘀；思虑过度则脾失运化致瘀；悲伤过度则耗气，气不足以充盈脉管致使血流不畅致瘀；恐惧过度使肾纳气之力削弱，气陷于下，导致血运不利，瘀血形成；过惊使心神无归，血不行常道致瘀。

虚证致瘀气为血帅，气虚一则无力统帅血行，血液停滞为瘀，二则血液主要依靠气的固摄功能才不至于使血液流于脉外，血虚则脉道得不到充分的营养物质滋养，正如《医论三十篇》曰：“血少则舟楫不足以行或行而迟缓。”从而形成瘀血。阴虚一则化生血不足，二则阴气不足，阳气相对亢进，脉道失于柔软，以上均可致瘀。阳虚则推动作用减弱，加之阳虚使血不得温煦，导致津液阻滞、血液凝结。

痰浊致瘀中医常说“百病多由痰作祟”，痰为阴邪，易随气血流动，内经脏腑，外行经络，使各脏腑功能失司，影响血液通行，致气机不畅致瘀。

治法方药

血瘀可以是全身性病变，也可瘀滞于脏腑、经脉等局部，从而形成不同的临床表现。血瘀证的临床多表现为刺痛拒按，夜间明显，紫绀，唇舌紫暗，舌下脉络可见瘀斑或瘀点，脉涩等。临床上能引起顽固性水肿的以下面五种证型多见。

气滞血瘀证张学文认为，气和血之间具有相互依赖的关系，如果单纯理气，有形之邪不能祛除，人体精微及气血不能送达脏腑及四肢，理气同时兼有祛瘀利水常事半功倍。血府逐瘀汤是张学文治疗此证的常用方剂，常用药物为茯苓、川芎、桃仁、枳壳、当归、车前子等。

气虚血瘀证除有血瘀证的表现，通常还会出现血尿、倦怠的症状，舌淡或有瘀点，脉细弱。张学文认为，久病伤气或年高体虚，不利于推动血液，出现血液运行障碍，瘀血成形后，停留于体内，使病变脏腑更加虚损，所以在诊治过程中，标本同治才是王道。临床上补阳还五汤加减是张学文最常用来治疗该证的方剂，常用药物为红花、党参、茯苓、黄芪、当归、桃仁等。

阳虚血瘀证除有血瘀证的表现，还伴有全身怕冷，乏力明显，该类患者水肿易反复发作，舌淡胖，舌边有瘀点，脉沉细等，临床治疗多以温阳化瘀利水为主。对于这类病证，酌情可用少腹逐瘀汤，常用三棱、附子、桂枝、茯苓、白术、车前子等药物，张学文在临床上多配合虫类药，如水蛭、蜈蚣活血通络。

痰瘀阻滞证除有血瘀证的表现，还可见水肿遍及全身，肢体困重，纳呆，舌暗，脉弦涩等，治当化痰降浊，活血化瘀为主。张学文擅用半夏白术天麻汤来治疗，常用药物为茯苓、半夏、桃仁、天南星、陈皮等。

湿热瘀阻证除有血瘀证的表现，通常还会出现口干但不甚饮水，该类患者水肿多按之凹陷易起，舌质暗红，苔黄腻，脉濡数等湿热表现，临床中治疗多以分利湿热，活血化瘀利水为主。张学文多用四妙散加减治疗，常用药物为白花蛇舌草、赤芍、川芎、牛膝、苍术、薏苡仁等。

典型医案

张某，男，76岁，2019年9月23日初诊。

诉1年前患者无明显诱因出现颜面肿胀，渐及双下肢，休息可缓解，遂就诊于某三甲医院，诊断为肾病综合征，用药不详，经治水肿减轻明显，服药近5月余后自行停药。1周前患者双下肢浮肿加重，遂来求诊。刻下症见：眼睑及双下肢浮肿，双手拘胀感，全身无力，少气懒言，腰部刺痛固定，纳少，睡眠差，皮肤局部可见有瘀斑瘀点，小便尚可，大便正常，舌质淡暗，有瘀点，脉沉细缓。

诊断：（气虚血瘀型）水肿（西医称为①肾病综合征；②高血压病3级）。

药用补阳还五汤加味：当归、川芎各10g，生黄芪30g，桃仁、赤芍、益母草、红花各12g，党参、白术各20g，茯苓15g，川牛膝15g，地龙、水蛭各6g。14剂，水煎服，1剂/天。同时服用盐酸贝那普利降压，10mg/次，2次/天；百令胶囊2粒/次，3次/天，补益肺肾。

服上药14剂后二诊，全身浮肿明显改善，精神较前有起色，饮食较前好转，尿量可，大便正常，患者诉畏寒怕冷，舌质暗，边有瘀点，脉沉细涩，电解质未见明显异常。上方黄芪加量为40g，加桂枝9g，继服14剂，上述西药维持原量不变。

再服上药14剂后三诊，双下肢水肿明显消退，自觉偶有口苦、口黏腻，偶觉腰痛，颜面无水肿，无畏寒，乏力显著改善，皮肤瘀点瘀斑部分消退，纳食可，夜休可，二便可，余无明显不适，舌质淡暗，脉沉细濡。患者病势日渐平稳，上方去桂枝、水蛭、地龙、赤芍，黄芪加至50g，丹参20g，苍术10g，薏苡仁10g，泽兰15g，1剂/天，连服14剂，同时继续口服上述西药，维持原量不变。

口服上述药物14剂后四诊：诸症大减，双下肢无明显浮肿，皮肤瘀点消退未复发，无乏力，纳食可，二便可，舌质淡，苔薄白，脉沉细。上方继服30剂维持，1剂/天，口服西药同前。此后每3个月回访1次，共计1年，患者水肿未再复发，病情稳定。

按：本例系年老患者，各脏腑逐渐衰退，气血必有亏损。治当补益正气为主兼以活血祛瘀、利水消肿，方用补阳还五汤辨证加减。血液能够流动顺畅是因为气的推动作用，方中大量黄芪用于补元气，达到祛瘀而不伤正；当归的功效为补血、活血祛瘀，辅以赤芍、桃仁、红花三药共用加强活血祛瘀之效；川芎作为血中气药，辅以黄芪能够加大其益气功效，利于气行推动血行，加大活血之功；茯苓可生津液、利小便，含有补泻双重功能；益母草善利血中之水；川牛膝在本方中一药多用，一则补肝肾以固本，二则逐瘀通经、利尿消肿以治标；张学文擅利用地龙、水蛭等虫类药通络活血的作用，对于血瘀日久的病症常能收获奇效。诸药共用，使气行血利，缓解症状。二诊患者全身浮肿明显好转，精神较前改善，根据患者病情，逐渐加大黄芪用量至40～60g，增强补气扶正功效；另加桂枝温阳气，疏通血脉，茯苓与桂枝二者相配，补阳同时兼可利水消瘀。三诊水肿及瘀点明显消退，无畏寒，自觉口苦、口黏腻，病情趋于平稳，上方去桂枝、地龙、水蛭、赤芍，加丹参、苍术、薏苡仁、泽兰，现代医学证实，苍术中的乙醇提取物可增强毛细血管通透性，对抑制肿胀有良效，配合薏苡仁利水渗湿，《神农本草经》中记载泽兰治疗“身面四肢浮肿”，古代医家认为泽兰走血分，对于活血消肿效果好。古语云“丹参一味，功同四物”，张学文善于在临床中活用丹参祛瘀生新，素有“张丹参”之美称。四诊诸症大减，无明显不适，继续服用上方维持，定期随访，水肿未复发，病情平稳。

来源：中国中医药报2023年06月21日5版。

赵冠英临证应用玉屏风散经验

李军艳　杨明会　窦永起
中国人民解放军总医院

首都国医名师赵冠英系解放军总医院主任医师，学贯中西，经验丰富，尤擅以古方新用治疗多种疑难杂症。笔者有幸跟赵冠英学习，受益颇深。玉屏风散是中医治疗表虚自汗的代表方剂。赵冠英临证除治疗常见的表虚感邪所致感冒、咳喘之外，还据该方配伍特点，扩展应用于多种病证，获得满意的疗效。现分述如下，以飨同道。

玉屏风散方义

玉屏风散为益气固表之剂，具有益气固表止汗之功效。主治表虚自汗证，汗出恶风，面色㿠白，舌淡苔薄白，脉浮虚。亦治虚人腠理不固，易感风邪。临床常用于治疗过敏性鼻炎、上呼吸道感染属表虚不固而外感风邪者等。玉屏风散由黄芪、白术、防风三味药组成，方中以黄芪为君，益气固表；白术为臣，健脾扶正；二药合用，使气旺表实，汗不外泄，邪不易侵；更佐防风走表以御风邪。黄芪与防风相得益彰，黄芪得防风，固表而不留邪；防风得黄芪，祛邪而不伤正。该方补中有散，散中寓收，既能补气健脾，又能燥湿祛风，有表里同治之功。

临证应用

益卫固表治皮疹

疹发于皮毛。皮毛居人体之表，有赖肺卫之气的濡养。《素问·经脉别论》曰："肺朝百脉，输精于皮毛。"肺宣发卫气，"卫气者，所以温分肉、充皮肤、肥腠理、司开合也"。《素问·咳论》云："皮毛者，肺之合也，皮毛先受邪气，邪气从其合也。"赵冠英认为，皮疹多与表虚、肺卫不固有关。"邪之所凑，其气必虚"。若表虚，肺卫功能失调，不能充达皮肤，则腠理疏松，易为外邪所干，发为皮肤疾患。皮疹多与风有关，其发病部位因人而异，或全身或局部，或四肢或头面，且有时轻时重、反复发作、缠绵难愈的特点。湿疹、瘾疹（荨麻疹）、牛皮癣皆如此。治疗时若仅散风祛邪而不固表，则邪虽暂去而又复来。故首当益卫固表，使皮毛得养，邪风得御。正如《医宗金鉴·删补名医方论》所述："治风者，不患无以驱之，而患无以御之，不畏风之不去，而畏风之复来。"

临证加减：急性发作的皮疹多为表气不固，风热外袭，郁于肌肤，化热伤络，故配以疏风清热之法，方选五味消毒饮、银翘散等；慢性皮疹病程长，患者多有脾虚、气血不荣之证，故配以健脾养血法，方选八珍汤等；若皮疹以痒为主、有抓痕、无渗液，则为血热风盛，配以凉血止痒之法，选用牡丹皮、紫草、柴胡、黄芩、地肤子、白鲜皮等；若皮疹瘙痒、抓后渗液、结痂，则为湿热浸淫，选用清热燥湿之苍术、白术、薏苡仁、佩兰、苦参、地肤子等；因脾虚生湿，湿为阴邪，故皮疹夜间重者，应加大健脾渗湿之力，重用党参、茯苓、山药等；如有明显的过敏史者，可选用具有抗过敏作用的银柴胡、乌梅、五味子等。

升阳举陷治泄泻

赵冠英认为，玉屏风散尚有升阳举陷之功。所谓升阳，是指升脾胃之清气。方中黄芪、白术皆能益气健脾，以振奋脾胃功能，促进脾胃运化，使脾气上升，托水谷之清气上行，黄芪尤为升阳举陷之第一要药。防风为升散上行之风药，其气薄质轻，入脾经，可鼓舞脾胃之气，引水谷之清气上升，故前人有"风药升阳"之说。三药合用，其升阳举陷之功确矣。赵冠英临证常用此方治疗脾不升清之泄泻，效果显著。黄芪益气升清；白术运脾去湿；防风祛风，既可助白术以胜湿，内升脾阳以止泻，又可佐黄芪以走表，外御贼风以固卫。药虽三味，但安内攘外，于脾虚之慢性泄泻有肯定的疗效。另外，临床尚可酌情配伍四逆散、补中益气汤、四君子汤及健脾化湿之品，如砂仁、白豆蔻、薏苡仁等。

补营卫之虚治痹痛

痹证是由风寒湿邪乘虚伤人，着于肌骨筋脉，使荣卫凝涩不通，气血运行不畅，经络痹阻，导致肌肉、筋骨、关节疼痛、麻木、重着、屈伸不利之证。赵冠英认为，此病关键在于营卫虚而滞涩。荣卫凝涩，“不通则痛”。治欲祛邪必先调补营卫之气。营卫之气生于中焦，黄芪能“直入中土而行三焦……内补中气……中行营气……下行卫气……利营卫之气，故凡营卫间阻滞，无不尽通”（《本经疏证》）；与白术配伍更增健脾之功，脾得健运，营卫之气生化有源，气行则血行，源畅而流自通。防风“遍行周身，为风药中之润剂……内除骨节疼痹，外解四肢挛急”（《医宗金鉴·删补名医方论》），白术尚有燥湿之功。三药合用，益气健脾以扶正，燥湿祛风以祛邪。故赵冠英常用此方治疗筋膜炎、关节炎、强直性脊柱炎、肩背痛等证属体质素虚、风湿侵着者，屡获奇效。且常配伍祛风湿药和活血药。畏寒甚者，加桂枝、细辛、附子等；上肢、肩背痛者，加羌活、威灵仙、姜黄、秦艽、川芎等；下肢关节痛者，加独活、牛膝、防己、鸡血藤等；腰膝疼痛甚者，加桑寄生、续断、杜仲、巴戟天等；肌肤麻木不仁者，加当归、赤芍、豨莶草、海桐皮等；痹痛日久、关节变形者，加桃仁、红花、全蝎、地龙、土鳖虫以增强逐瘀通络之力。

金水相生治肾病

《灵枢·营卫生会》云：“卫出于下焦。”卫气是由肾间动气所蒸发，由肺而宣散输布全身。肺在五行属金，肾属水，存在相生关系。水虚则金病，子盗母气，最终肺肾俱虚。肾虚则卫气蒸发不足，肺虚则输布无能，终致卫虚不能抵御外邪。赵冠英认为，慢性肾病患者常因反复外感诱发或加重病情，缘由就在于此。故据“虚则补其母”的原则，以玉屏风散补肺气、实卫气，以滋补肾气。临床观察表明，应用玉屏风散后不仅明显降低了肾病患者的感冒频率，而且增强了患者体质，延缓了病情的进展。肾病患者常有蛋白尿、血尿等症状，故常配伍除湿消蛋白药物，如茯苓、人参、当归、益母草、黄芩、金银花、石韦、白花蛇舌草等。若血尿较重者，可配以滋阴消血尿药物，如墨旱莲、女贞子、枸杞子、茜草、白茅根、大蓟、小蓟、藕节、地榆、槐花等。此外，还常酌情选用补肾固精药物，如芡实、金樱子、山茱萸、肉苁蓉等，及活血药物，如赤芍、丹参、川芎、红花、益母草等。

其他

玉屏风散因黄芪升阳，防风升散上行，善达阳位，赵冠英还常用其治头面部疾病，如面肌痉挛、面神经麻痹、偏头痛、痤疮等。因玉屏风散有表里同治、扶正祛邪的功用，赵冠英也常将其用于肿瘤术后气虚患者的调养，均获得满意的疗效。

对于方中黄芪、白术、防风的用量，医家各有所见，主要是黄芪、白术用量大小的差异。赵冠英认为，一般情况下，黄芪用量应大于白术，如黄芪20～30g，白术10～15g，防风5～8g。若侧重于肺卫之病，表气虚者，则用生黄芪；侧重于中焦气虚，则用炙黄芪，此时可加大白术用量，增强燥湿健脾之功；如治疗肾病时，黄芪用量不宜过大，因慢性肾病患者常有阴虚湿热之表现，而黄芪性甘，微温，用量过大则有助湿热留邪之弊。

赵冠英将看似简单的玉屏风散灵活巧妙地运用于临床，将祛邪寓于扶正之中，通过激发体内正气而达到正胜邪祛的目的。方虽单一，蕴意不同，加减化裁，随证治之，效如桴鼓。

来源：中国中医药报2023年05月01日5版。

名医讲名方：薯蓣丸：癌因性疲乏必选方

郑玉玲
全国名中医

薯蓣丸既有补益气血、调和阴阳、健脾和胃、益肺滋肾的作用，还有理气祛浊、疏散驱邪之功，具备补中有行理、益中有宣达的效力。全方补而不滞，温而不燥，理而不破，对于病机复杂、虚实夹杂的中晚期癌症患者出现的疲乏综合征来说是合适的方剂。

中晚期癌症患者在经过西医学日益更新、多种多样的“肃杀性”治疗后，常会出现不同的兼证，因此治疗应从整体出发，不失一隅，综合辨证。在运用薯蓣丸的基础上，据症灵活加减化裁处方，临证常获佳效。

张仲景在《金匮要略·血痹虚劳病脉证并治第六》中首提虚劳病概念，其临床表现以虚弱证候为主，以阴阳气血亏损、脏腑功能衰退为主要病机。癌症属于慢性消耗性疾病，而癌因性疲乏是癌症患者最常见的伴随症状，其在症状与病机上同虚劳病有诸多相似之处，笔者临证时用薯蓣丸为主治疗癌因性疲乏，常获佳效。

薯蓣丸出自《金匮要略·血痹虚劳病脉证并治第六》，该篇正文和附方共记载11首治疗虚劳的方剂，其中薯蓣丸所含药物最多，共21味，可谓是治疗虚劳第一大方。本文将介绍薯蓣丸的方证解读、辨证释疑、后世注解发挥及临证应用体会等要点，并附验案两则。

方证解读

原文：“虚劳诸不足，风气百疾，薯蓣丸主之。薯蓣三十分，当归、桂枝、曲、干地黄、豆黄卷各十分，甘草二十八分，人参七分，川芎、芍药、白术、麦门冬、杏仁各六分，柴胡、桔梗、伏苓各五分，阿胶七分，干姜三分，白蔹二分，防风六分，大枣百枚（为膏）。上二十一味，末之，炼蜜和丸如弹子大，空腹酒服一丸，一百丸为剂。”

功效：补益气血，调和阴阳，健脾和胃。

主治：气血两虚所致虚劳诸候。症见头晕目眩，神疲乏力，心悸气短，身体瘦弱，不思饮食，健忘失眠，骨节酸痛，风气百疾，舌淡，苔白，脉浮细或沉涩等。

本方由四君子汤、四物汤、炙甘草汤、桂枝汤、柴胡桂枝干姜汤、桂枝茯苓丸合方加减化裁而成，以补益气血为主，疏肝理气、健脾和胃为辅，扶正祛邪兼顾，寓祛邪于扶正之中。全方重用山药（薯蓣）健脾益气，化阴助阳，同补肺、脾、肾三脏，为君药。人参、甘草、茯苓、白术四药合为四君子汤，奏健脾益气、化湿和中之意；当归、地黄、白芍、川芎四药合为四物汤，奏补血敛阴、养血活血之功；阿胶、大枣补血化阴生精，麦冬养阴生津，上十一味共为臣药。桂枝、柴胡、防风解肌疏风、行气散邪，白蔹、桔梗、杏仁皆归肺经，宣肺开郁，助君臣补中寓散，补而不滞，上六味共为佐药。干姜温阳健脾，以温化八珍之厚味，大豆黄卷、神曲健脾和胃消食，寓消于补，使补而不滞；配合酒饮服为法，可温通助内补、可走表助邪散，是为使药。全方选药精，配伍妙，共奏调和阴阳、补益气血、健脾和胃之功。

辨证释疑

《素问·通评虚实论》指出“精气夺则虚”。“虚”是指正气虚弱不足的病理状态，是对人体正气虚弱不足所产生各种虚弱证候的概括。《金匮要略·血痹虚劳病脉证并治第六》中记载多首治疗虚劳的方剂，有调和阴阳、固精养神的桂枝加龙骨牡蛎汤，有建中益气、滋养津血的黄芪建中汤，有升启阳气、填精养神的肾气丸，也有破瘀消癥、扶正养血的大黄䗪虫丸。以上方剂均是千古名方，至今仍广泛应用于临床。癌因性疲乏是一种持续、强烈、主观的痛苦，患者疲乏程度与近期活动量不符，休息后不得缓解，严重妨碍日常生活，其成因与癌症或癌症治疗相关。

对于中晚期癌症患者出现的疲乏综合征来说，建中汤类、肾气丸等虽能补虚，但无行气散结之力；大黄䗪虫丸化瘀抗癌之力较强，恐进一步杀伐患者体内正气。而薯蓣丸既有补益气血、调和阴阳、健脾和胃、益肺滋肾作用，还有理气祛浊、疏散驱邪之功，具备补中有行理、益中有宣达的效力。全方补而不滞，温而不燥，理而不破，对于病机复杂、虚实夹杂的中晚期癌症患者出现的疲乏综合征来说是合适的方剂。同时中医看病的灵魂在于辨证论治，如张仲景在《伤寒论》第16条中所言："观其脉证，知犯何逆，随证治之。"因此，癌因性疲乏患者凡辨证属气血亏虚、阴阳失调、肺脾肾三脏同虚证，均可予薯蓣丸加减进行治疗。

后世注解发挥

薯蓣丸流传至今，受历代医家推崇，其中不乏精辟阐释，引述如下。

吴谦《医宗金鉴·订正仲景全书金匮要略注》："风中其外之气分，则病肺痿；风中其内之气分，则病百疾。主之以薯蓣丸，散诸风邪，补诸不足，滋诸枯槁，调诸荣卫，故其药温润共剂，补散同方也。"

尤在泾《金匮要略心典·卷上·血痹虚劳病脉证并治第六》："虚劳证多有挟风气者，正不可独补其虚，亦不可着意祛风气。仲景以参、地、芎、归、苓、术补其气血；胶、麦、姜、枣、甘、芍益其营卫；而以桔梗、杏仁、桂枝、防风、柴胡、白蔹、黄卷、神曲祛风行气。其用薯蓣最多者，以其不寒不热，不燥不滑，兼擅补虚祛风之长，故以为君。谓必得正气理而后风气可去耳。"

徐忠可《金匮要略论注》："此不专言里急，是内外皆见不足症，非独里急诸不足也。然较黄芪建中证，前但云里急，故主建中。而此多风气百疾，即以薯蓣丸主之。岂非此丸似专为风气乎？不知虚劳证，多有兼风气者，正不可著意治风气。故仲景以四君、四物养其气血，麦冬、阿胶、干姜、大枣补其肺胃，而以桔梗、杏仁开提肺气，桂枝行阳，防风运脾，神曲开郁，黄卷宣肾，柴胡升少阳之气，白蔹化入荣之风。虽有风气，未尝专治之。谓正气运，而风气自去也。然薯蓣最多，且以此为汤名者，取其不寒不热，不燥不滑，脾肾兼宜，故以为君，则诸药皆相助为理耳。"

该方亦在历代流传中广泛应用于临床。《脉经》载"寸口脉濡，阳气弱，自汗出，是虚损病。宜服薯蓣丸……补之。"王叔和承袭张仲景治疗虚劳病思想，指出虚损病机为阳气亏虚，固摄失司，津液耗散，寸口脉濡提示津血亡失，以薯蓣丸扶阳固津、温卫调营。《备急千金要方》记载薯蓣丸为"治头目眩冒心中烦郁、惊悸狂癫方"，即可以治疗头目眩晕、烦躁、惊悸、狂癫，病因病机为机体阴阳气血俱虚，正气不足，气机郁滞，邪风引动，上扰头目清窍。《外台秘要》云薯蓣丸："疗男子五劳七伤，晨夜气喘急，内冷身重，骨节烦疼，腰背强痛引腹内，羸瘦不得饮食，（及）妇人绝孕疝瘕诸病。服此药令人肥白。补虚益气方。"记载了薯蓣丸可以治疗五劳七伤、妇人不孕、疝瘕诸病，其病因病机为虚劳日久，阴阳气血俱虚，阳气不能温煦周身则"内冷""骨节烦疼"；营血不能濡养则"身重""腰背强痛""腹痛"；寒凝、瘀血阻滞胞宫则妇人不孕，形成疝瘕。

现代医家对薯蓣丸的研究应用也颇为深入。黄煌教授认为肺癌患者化疗后，多属气血阴阳俱亏，临床运用薯蓣丸加减治疗，常获佳效；梁晶晶等研究发现，薯蓣丸可显著改善肺癌患者放化疗后对血液系统和消化系统的毒副反应，提高患者生活质量；张春梅等研究发现，薯蓣丸可明显改善晚期胃癌恶病质患者食欲量和营养状态；朱颖等临床研究发现，加减薯蓣丸可有效改善乳腺癌化疗后患者免疫功能，调节机体功能状态，减轻患者的焦虑、抑郁情绪；劳春梅等研究发现，薯蓣丸联合放化疗手段治疗鼻咽癌具有良好临床效果，可增强患者免疫功能，降低血液中血管内皮生长因子（VEGF）水平；欧阳钦等研究发现薯蓣丸膏方能有效改善肝癌恶病质患者的临床症状及肝功能。

临证应用体会

众所周知，癌症患者在经手术、化疗、放疗、靶向、免疫等现代治疗后常出现一派虚象证候。笔者认为此时患者正气虚衰，阴阳气血俱不足，脏腑功能失调，尤以肺、脾、肾三脏虚损明显。肿瘤的发生发展是以消耗人体正气为主的，若失治，误治到中晚期时，多正气大衰，且癌毒亦盛。因此治疗时当以扶正祛邪为基本原则，扶正不可一味偏补，以防滋腻厚味碍脾胃运化；祛邪又不可杀伐太强，以防进一步消耗人体正气。当综合辨治，谨慎遣方，兼顾调补阴阳、益气养血、行气祛邪等治法，而薯蓣丸为多方合裁而成，可扶正祛邪，补益气血，燮理阴阳，调补肺、脾、肾三脏，同时兼有理气祛浊、疏散祛邪之功。因此，笔者临床应用此方治疗中晚期癌症患者，凡辨证准确，应用得当，均获良效。

此外，中晚期癌症患者在经过西医学日益更新、多种多样的"肃杀性"治疗后，常会出现不同的兼证，因此治疗应从整体出发，不失一隅，综合辨证。眠差者，合用百合地黄汤、酸枣仁汤、镇静安神汤以养心柔肝、镇静安神；纳差者，合以香砂六君子、七味白术散以益气健脾、消食和胃；胸闷、胸痹属心阳亏虚者，合用桂枝甘草龙骨牡蛎汤、当归四逆汤以温通心阳、通痹止痛；胸背痛剧烈伴见明显血瘀征象者，合用丹参饮、元胡索散以活血化瘀，通络止痛；汗出明显者，合以牡蛎散、撮阳汤以调和营卫、固摄敛汗；大便干结者，合用养荣承气汤、黄龙汤以通腑泻浊、导邪外出；大便虚溏者，合以四神丸、参苓白术散等方剂以温脾暖肾、渗湿止泻。如是灵活化裁，临证常获佳效。

典型医案

医案一

患者董某，女，56岁，2022年4月10日初诊。

主诉：确诊肺腺癌，伴脑、骨、左侧腋窝及纵膈淋巴结等多发转移14个月。患者2020年12月底出现咳嗽咳血，2021年1月至某医院行CT检查，发现左肺占位，并行CT引导下肺穿刺活检术，病理回示：(左肺穿)腺癌。免疫组化结果：AE1/AE3(CK)，TTF-1(+)，Napsina(+)，CEA(+)，Ki-67(约5%+)。行PET-CT发现颅脑、骨部、左侧腋窝及纵膈淋巴结多发转移灶，2021年1月27日行"培美曲塞+奈达铂"化疗一次，随后基因检测发现EGFR基因敏感突变，遂行埃克替尼治疗，近期复查发现肺部肿瘤较前增大，更换靶向药为阿美替尼。因疾病进展，加之长期治疗，患者体质非常差，遂寻求中医药治疗。刻下症见：患者精神状态差，诉极度乏力，头晕头疼，浑身难受，口干咽干，偶咳痰少，纳呆食少，眠浅易醒，二便调，舌质淡，苔薄白，脉细弱。

西医诊断：肺腺癌伴脑、骨、左侧腋窝及纵膈淋巴结多发转移。

中医诊断：肺积，虚劳（肺脾气虚、肾精不足、癌毒蕴结证）。

治法：补肺健脾，益气养血，滋肾填精，护骨解毒。

处方用薯蓣丸合补肾护骨方加味：山药30g，党参30g，白术12g，甘草9g，当归30g，熟地30g，白芍12g，麦冬30g，大枣6g，桂枝15g，防风9g，柴胡9g，白蔹12g，茯苓30g，干姜6g，炒神曲15g，川芎15g，桔梗15g，杏仁12g，菟丝子30g，炒杜仲30g，川断30g，肉苁蓉30g，骨碎补30g，炒白芥子9g，独活10g，炒麦芽15，焦山楂15，石菖蒲30g，远志15g，皂角刺30g，三棱30g，莪术30g。30剂，水煎服，每日1剂，分早晚2次温服。

二诊：服上方效佳，乏力身困、纳呆症状明显缓解，精神状态明显好转。仍以薯蓣丸为基础方加减服用，每30天随诊1次。

按：本案为晚期肺腺癌患者，并伴有脑、骨、左侧腋窝及纵膈淋巴结多发转移，在经过化疗、靶向等治疗后，出现乏力身困、精神状态差等一派虚弱证候，同时出现纳差，知气血生化乏源，眠浅易醒则知白日所耗精气难以修复，如此往复，必致身体状态进一步亏衰，再结合舌淡、脉细等体征，综合辨为肺脾气虚、肾精不足、癌毒蕴结之证。故遣薯蓣丸以补肺健脾，益气养血；补肾护骨方（笔者临床治疗恶性肿瘤骨转移经验方）以补肾填精、护骨解毒；再加炒麦芽、焦山楂以增健脾和胃消食之功；加石菖蒲、远志以化痰开窍、安神益智；加皂角刺、三棱、莪术以消瘤散结、除未尽余邪。诸药相合，方证对应，故获佳效。二诊时患者乏力身困、精神状态均明显好转，纳食也较前改善，效不更方，嘱患者继续服用上方。

肿瘤患者术后的关键就是防癌复发，而此恰为中医药之长。本案患者以薯蓣丸为基础方加减服用至今，2022 年 12 月 26 日复查，显示病情稳定。患者对中医药的治疗效果充满信心。

案二

患者刘某，男，73 岁，2021 年 11 月 9 日初诊。

主诉：直肠癌术后 1 年 9 个月，肝转移术后 4 个月。患者 2020 年 2 月因腹痛于当地人民医院诊治，经对症处理后腹痛稍缓但又出现大便下血。随即转至某医院消化科进一步诊治，经肠镜检查发现直肠肿瘤，并行直肠肿物切除术，术后病理示：直肠中分化腺癌，溃疡型。因患者年龄大、体质差，术后未行其他治疗。2021 年 7 月复查发现肝脏结节，考虑为直肠癌肝转移，行局部肝脏微创切除手术，术后化疗 5 次（奥沙利铂、5- 氟尿嘧啶联合贝伐珠单抗），但病情未得到控制，仍在进展中，同时经手术、化疗后患者体质迅速下降，生活质量极低，遂欲寻求中医药联合治疗。刻下症见：精神状态差，乏力身困，怕冷，易感冒，脚底前半部分麻木，食凉即泻，口干，纳差，眠可，二便调。舌质淡，苔薄白，脉细弱。

西医诊断：直肠癌伴肝转移术后，化疗后。

中医诊断：肠蕈，肝积，虚劳（气血虚衰、癌毒蕴结）。

治法：益气养血，解毒散结。

处方用薯蓣丸加味：山药 30g，党参 30g，麸炒白术 15g，茯苓 30g，甘草 3g，当归 30g，熟地 30g，川芎 12g，白芍 12g，桂枝 15g，麦冬 12g，杏仁 12g，柴胡 6g，桔梗 9g，防风 6g，白蔹 12g，生姜 9g，阿胶 9g（烊化），莪术 15g，炒山楂 15g，炒麦芽 15g，焦神曲 15g，菝葜 30g，八月札 30g，鸡内金 15g。15 剂，水煎服，每日 1 剂，分早晚 2 次空腹温服。

二诊：服上方效可，乏力身困、脚麻等症状较前减轻。效不更方。

三诊：初诊方前后共服用 60 剂后，怕冷、易感冒、脚底麻等症状基本缓解，生活质量明显提高。

经定期随访，目前患者病情稳定。

按：本案患者在直肠癌术后又出现肝转移，在经历两次手术和多次化疗后，身体处于虚衰状态，就诊时以精神状态差、乏力身困为主症，同时伴有纳差、腹泻等脾虚证候。以上诸证一是因手术、化疗副反应引起，二是原发肿瘤疾病对人体的影响，再结合舌淡、脉细弱等体征，综合辨为气血虚衰、癌毒蕴结证，遂处薯蓣丸以益气养血、健脾和胃；再加菝葜、莪术、八月札以解毒散瘀、消瘤散结，配焦山楂、炒麦芽、鸡内金以增健脾和胃消食之功。诸药配伍，共奏益气养血、解毒散结之功。

经中西医结合治疗后，患者病情逐步得到控制，生活质量明显改善，生存期也得以延长。

来源：中国中医药报 2023 年 01 月 09 日 4 版。

岐黄论坛：宣肺法与宣肺方药刍议

朱　光
河南中医药大学

宣肺药主要有两类，即解表药与化痰药。这反映了宣肺的两种形式：解表药通过发汗以解除表闭而达宣通，重在解决宣发的通路问题；化痰药则通过化痰祛壅而达宣通，重在解决肺脏自身的塞滞问题。

宣肺为临证常用治法，涉及范围颇为广泛。概括而言，通过宣肺，可以收到止咳、平喘、通腑、利水、透疹等效果。

宣肺，即宣通肺气，适用于肺气不宣证。作为一种治疗方法，宣肺在临证中颇为常用。而从文献资料来看，关于本法的认识并不一致，表述也较为杂乱，让人莫衷一是，难以把握。兹对其加以梳理分析。

肺宣法之识

肺居于脏腑至高，覆盖诸脏，朝百脉，主治节，开窍于鼻，外合皮毛，其主要生理功能是主气、司呼吸。《类经图翼》对此说得形象而生动："肺叶白莹，谓之华盖。以覆诸脏，虚如蜂窠，下无透窍。吸之则满，呼之则虚；一呼一吸，消息自然。司清浊之运化，为人身之橐籥。"

肺主一身之气，是通过宣发与肃降的形式实现的。所谓宣发，是指肺气向上、向外布散的功能。此为后世医家对肺把气和水谷精微布散于全身脏腑、皮毛，布散卫气，调节腠理开合，保持肺气通达等功能的概括，所据主要为《灵枢·决气》之"上焦开发，宣五谷味，熏肤，充身，泽毛，若雾露之溉，是谓气"，及《灵枢·痈疽》之"上焦出气，以温分肉而养骨节，通腠理"。所谓肃降，是指肺属金应秋，其气向下、向内，清肃异物。可以说宣与肃是肺气作用的两种趋向，二者相辅相成，肺才能把上焦之气布散于全身，把上源之水通调至下焦。

此外，肺脏娇嫩，为清虚之体，这实际上也是宣发之需要。其性喜清润，不耐寒热，容不得浊气异物。如《医学源流论》言："肺为娇脏，寒热皆所不宜。太寒则邪气凝而不出，太热则火烁金而动血，太润则生痰饮，太燥则耗精液，太泄则汗出而阳虚，太涩则气闭而邪结。"《临证指南医案》亦云："其性恶寒、恶热、恶燥、恶湿，最畏火、风。邪著则失其清肃之令，遂痹塞不通爽矣。"《医学三字经》在论述"咳嗽"时也强调了肺的这一特点，谓："（肺）只受得本然之正气，受不得外来之客气，客气干之则呛而咳矣；亦只受得脏腑之清气，受不得脏腑之病气，病气干之，亦呛而咳矣。"

作为证候术语，肺气不宣一般习惯性指外感风寒束表，皮毛闭塞，肺气外宣之路不畅，临证可见恶寒、无汗、鼻塞流涕、咽痒而咳或喘等症。而从肺的生态特点来看，凡是能影响肺的本体环境，妨碍其司职的各种因素，如痰贮于肺、饮停于肺，均可壅塞肺气，阻碍宣通。换言之，肺失宣发外可因于表闭，内可因于里壅。再进一步说，肺之宣发实际上是一种动能，肺气不足时则无力鼓宣，因而也可致肺失宣发。但这种认识又嫌泛化，于释用无益。

宣肺药之析

关于宣肺用药，历代记述差异颇大，文献中提及的有麻黄、桔梗、紫菀、紫苏、前胡、桑叶、细辛、杏仁、桂枝、荆芥、香薷、牛蒡子、辛夷、生姜、鱼腥草、菊花、化橘红等。温病大家赵绍琴总结的宣肺四药则为前胡、杏仁、浙贝母、枇杷叶。

分析发现，宣肺药主要有两类，即解表药与化痰药。这其实也反映了宣肺的两种形式：解表药通过发汗以解除表闭而达宣通，重在解决宣发的通路问题，代表药物为麻黄等；化痰药则通过化痰祛壅而达宣通，重在解决肺脏自身的塞滞问题，代表药物为桔梗等。

麻黄为宣肺药之首选。历代本草从不同角度论述了麻黄的相关特性与功用，如《本草纲目》云："麻黄乃治肺经之专药，故治肺病多用之。""麻黄遍彻皮毛，故专于发汗而寒邪散，肺主皮毛，辛走肺也。"再如《本草经疏》言："麻黄禀天地清阳刚烈之气……气味俱薄，轻清而浮，阳也，升也。手太阴之药，入足太阳经，兼走手少阴、阳明，轻可去实，故疗伤寒，为解肌第一。""麻黄轻扬发散，故专治风寒之邪在表，为入肺之要药。然其味大辛，气大热，性轻扬善散，亦阳草也，故发表最速。"又如《本草崇原》曰："植麻黄之地，冬不积雪，能从至阴而达阳气于上……治咳逆上气者，谓风寒之邪，闭塞毛窍，则里气不疏而咳逆上气。麻黄空细如毛，开发毛窍，散其风寒，则里气外出于皮毛，而不咳逆上气矣。"还如《本草正义》谓："麻黄轻清上浮，专疏肺郁，宣泄气机。虽曰解表，实为开肺；虽曰散寒，实为泄邪……肺气郁窒，治节无权，即当借其轻扬，以开痹着。"

桔梗的宣肺则与麻黄不同。如《药鉴》云："桔梗，气微温，味辛苦，气薄味浓，升也，阴中阳也。止喉疼，除鼻塞，利膈气，疗肺痈……诚诸药之舟楫，肺经之引药也。〈补遗〉以为开提气血，何哉？盖气血凝滞，则痰涎因之而作，今用之以开提，则气血流行，而痰壅自是疏通矣。"再如《景岳全书》曰："味苦微辛，气微凉。气轻于味，阳中有阴，有小毒，其性浮。用此者，用其载药上升，故有舟楫之号，入肺、胆、胸膈、上焦。载散药表散寒邪；载凉药清咽疼喉痹，亦治赤目肿痛；载肺药解肺热肺痈、鼻塞、唾脓、咳嗽；载痰药能消痰止呕，亦可宽胸下气。”又如《本草易读》言：“桔梗，苦、辛，微温；入手太阴肺、足少阴肾。疗咽喉之疼痛，开胸膈之壅塞。排脓血，化凝郁，散结滞，消肿硬……性轻飘上走，能引诸药至胸中至高之分。”

《儒门事亲》言：“宣者，升而上也。”从性味、归经的角度来看，宣肺药须具备两个基本条件：一是归经于肺，能达病所；二是具辛味，多性温（也有性寒者），且气薄味厚，能向上、向外散发。若以此为标准，可发现有些药物的宣肺作用值得商榷。如杏仁，温病学家叶天士、吴鞠通等均常用其开宣肺气，而实际大都认为其功主降肺，如《本草纲目》引张元素语云：“杏仁气薄味厚，浊而沉坠，降也、阴也；入手太阴经。其用有三：润肺也，消食积也，散滞气也。”《本草便读》亦云：“杏仁味苦性温，入肺经气分。凡仁皆降，故功专降气，气降则痰消嗽止；能润大肠，故大肠气闭者可用之。考杏仁之性，似无辛味，似乎只有润降之功，而无解散之力，但风寒外束，肺气壅逆，不得不用此苦降之品，使气顺而表方得解。”因此，杏仁的宣肺似只能理解为降肺助宣的间接作用。再如紫菀，多认为以润肺下气、化痰止咳为功，而《本草通玄》谓其“辛而不燥，润而不寒，补而不滞”，《本草正义》亦言：“紫菀，柔润有余，虽曰苦辛而温，非燥烈可比，专能开泄肺郁，定咳降逆，宣通窒滞，兼疏肺家气血。凡风寒外束，肺气壅塞，咳呛不爽，喘促哮吼，及气火燔灼，郁为肺痈，咳吐脓血，痰臭腥秽诸证，无不治之。”至于菊花，言其宣肺则嫌牵强。另外还有一些似可宣肺却未被认定者，如葱白，《本草经疏》谓：“葱禀天之阳气……气厚味薄，升也，阳也。入手太阴、足厥阴、足阳明经。辛能发散，能解肌，能通上下阳气。”《本草便读》亦言：“（葱白）味辛性温，升浮上达，入胃肺二经，其中空，故能外散风寒，内通阳气，又能行血散瘀、止腹痛、消肿毒，皆系行气之功。”

宣肺法之用

宣肺为临证常用治法，涉及范围颇为广泛。概括而言，通过宣肺，可以收到止咳、平喘、通腑、利水、透疹等效果。

宣肺止咳风寒袭肺者，可选用《太平惠民和剂局方》之三拗汤（麻黄、杏仁、甘草）；外感风寒、咳痰稀白者，可选用《伤寒论》之小青龙汤；外感风寒、咳嗽痰多者，可选用《普济本事方》之紫苏散（紫苏叶、麻黄、桑白皮、青皮、五味子、杏仁、炙甘草），或《太平惠民和剂局方》中的通宣理肺丸（紫苏叶、麻黄、前胡、桔梗、苦杏仁、甘草、陈皮、半夏、茯苓、枳壳、黄芩）；风邪犯肺、咳嗽咽痒、咳痰不爽者，可选用《医学心悟》之止嗽散（桔梗、荆芥、紫菀、百部、白前、甘草、陈皮）。清末云南名医翟玉六有一家传“止咳丸”（麻黄、白果、川贝母、紫苏子、厚朴、葶苈子、法半夏、罂粟壳、硼砂、枳壳、陈皮、桔梗、防风、白前、前胡、紫苏叶、桑叶、黄芩、南沙参、薄荷、茯苓、甘草），用以治疗风寒入肺，肺气不宣引起的咳嗽痰多、喘促胸闷，日久不愈者。

宣肺平喘风寒犯肺者，可选用《伤寒论》之麻黄汤，或《是斋百一选方》之宣肺汤（麻黄、细辛、防风、甘草）；风寒外束、痰热壅肺者，可选用《伤寒论》之大青龙汤或麻杏石甘汤，或《摄生众妙方》之定喘汤（白果、麻黄、半夏、款冬花、桑白皮、苏子、杏仁、黄芩、甘草）；外感风寒、内有痰湿者，可选用《圣济总录》之华盖散（麻黄、紫苏子、杏仁、陈皮、桑白皮、茯苓、甘草）。

宣肺通腑中医内科大家董建华院士有一宣肺通腑汤（生石膏、瓜蒌、大黄、杏仁、知母、苍术、赤芍、柴胡、前胡、芦根），实为宣肺与通腑并用，用以治疗外感温热之邪犯肺，传于大肠而致高热、便秘者。另有报道，用宣肺通便汤（桑白皮、杏仁、桔梗、枳壳、前胡、苏子、瓜蒌仁、郁李仁、芦根、甘草）治疗肺失宣肃、传导失职之便秘；还有用宣肺通便汤（苏子、杏仁、白蒺藜、蔓荆子、白前、紫菀、瓜蒌仁、柏子仁）治疗习惯性便秘。

宣肺利水张仲景用以治疗风水的越婢汤，首开宣肺以利水的先河。以越婢汤为基础，中医肾病大家邹云翔化裁有宣肺利水汤（麻黄、石膏、冬瓜子、冬瓜皮、葶苈子、旋覆花、白芥子、杏仁、白术、苍术、甘草），用以治疗水肿并外感者；国医大师张琪也化裁有宣肺利水汤（麻黄、石膏、苍术、杏仁、玉米须、西瓜翠衣、滑石、木通、生姜、大枣、甘草），用以治疗肺失宣降、水液泛溢的水肿。此外，近代医家张山雷用紫菀治疗小便不利，体现了元代朱丹溪提出的“提壶揭盖”法的用意，认为：“凡小便不利之候，多有由于气化不宣者，古人谓之气癃，不调其气，但与渗利，亦必不效，唯紫菀疏泄肺气，则上窍开而下窍亦泄，石顽谓其通调水道，其用在是，非仅以其温润也。”

宣肺透疹麻疹初起，欲出不出，身热无汗、咳嗽咽痛、烦躁口渴者，可选用《仁端录痘疹玄珠》之宣毒发表汤（升麻、葛根、牛蒡子、连翘、前胡、杏仁、木通、竹叶、防风、荆芥、桔梗、薄荷、甘草）；麻疹透发不出，发热咳嗽、烦躁口渴、小便赤者，可选用《痘疹活幼至宝》宣毒发表汤（升麻、葛根、前胡、桔梗、枳壳、荆芥、防风、薄荷、木通、连翘、牛蒡子、杏仁、竹叶、甘草）；痘浆饱满欲出、通身大热者，可选用《痘疹定论》之宣毒透疹汤（葛根、前胡、荆芥穗、防风、连翘、牛蒡子、枳壳、木通、桔梗、黄芩、薄荷、甘草、淡竹叶、灯心草）等。

综上所述，临证对宣肺的理解与应用并无明晰的标准，还有不少异见。按照通行的观点，宣肺主要通过发汗解表及化痰祛壅来实现，而实际上其他方法，如清肺、降肺、润肺、益肺等也都有助宣的间接作用。至于用药，虽然中医各家在经验上有所差异，但笔者认为更主要的是应把宣肺作为一种思路，借鉴并充分发挥其在解决临证疑难问题中的作用。

来源：中国中医药报 2023 年 02 月 20 日 4 版。

国医大师临症经验：干祖望从脾论治慢性咽炎

吴拥军[1]　严道南[1]　陈小宁[2]　陈国丰[2]　干　千[2]　黄俭仪[3]

1. 南京中医药大学

2. 南京中医药大学附属医院

3. 江苏省泰州市中医院

国医大师干祖望是南京中医药大学教授、主任医师。从事中医耳鼻咽喉科临床工作多年，现就干祖望从脾辨治慢性咽炎经验介绍如下。

临证经验

干祖望认为脾虚型慢性咽炎患者除有咽干咽痛、灼热、咽痒、异物感等一般症状外，还有几个伴随症状可以帮助诊断：（1）胸闷。患者胸前及两胁有闷塞感觉，叹息后可宽畅片刻。所以然者，宗气来源于脾，积于胸中，其病当然如此。（2）双侧颈部有牵掣感。（3）咽部反射感。晨起漱口刷牙，即引起恶心呕吐。此乃脾气一损则胃气上逆所致。（4）偶有耳鸣。听力障碍也有耳中憋气作闷者，此即李东垣所谓胃气一虚，耳、目、口俱为之病，而脾胃互为表里。（5）大便稀溏。患者常年便质偏稀、每日 2 ~ 3 次，此乃脾虚湿盛，大肠传化失职之故。（6）头昏乏力。患者常有不自主头晕昏蒙，尤其在活动后明显，此为脾失健运，精气不能上承之故。

干祖望临证时，常用健脾升清利咽，以四君子汤或参苓白术散为主方，根据患者临床症状适当化裁，每每能收到较好的疗效。

健脾益气法适用于脾运不健而气虚症状明显者。证见面色无华，少气懒言，声低气怯，畏风寒而易感冒，舌体胖大、边有齿痕、质淡，苔薄白，脉细或沉。常用补中益气汤、四君子汤。常用药：党参、白术、茯苓、黄芪、防风、炙甘草等。气短明显者，加诃子肉、绞股蓝；乏力甚者，加仙鹤草。

健脾渗湿法适用于脾运不健兼有湿浊不化者。证见咽部黏膜水肿明显，脘腹胀满，大便稀溏、便后擦拭不已，舌体胖大、边有明显齿痕、质润，苔腻，脉细濡或弱。常用方如参苓白术散。常用药：党参、茯苓、白术、山药、白扁豆、砂仁、莲子、薏苡仁、炙甘草。夏月，可加藿香、佩兰；久泻不止，加罂粟壳、肉豆蔻。

健脾润燥法适用于脾气虚弱，兼有阴虚津亏者。证见口干咽燥，饮不能解，四肢乏力，或有低热，咽黏膜萎缩或干燥，舌体胖大、边有齿痕、质淡红或红，苔薄白或薄黄，脉细虚数。常用方为生脉散合增液汤，方中人参可以太子参或党参代用。常用药：太子参、麦冬、五味子、玄参、生地黄、炙甘草。口干咽干明显者，加石斛、白芍；兼有低热者，加柴胡、黄芩。

健脾消痰法适用于脾气亏虚，健运失职，酿生痰浊者。证见咽干明显，反复咯痰，甚则异物感严重，恶心干呕，舌体胖大、边有齿痕、质淡红，苔厚腻或糙，脉平或滑。常用方为六君子汤。常用药：党参、白术、茯苓、法半夏、陈皮、炙甘草。痰多者，加紫苏子、莱菔子；痰黏者，加川贝母、瓜蒌皮；痰附着者，加礞石、大黄。

健脾升清法适用于脾失健运，清阳不升，浊阴不降者。证见面色无华而阴沉，双目无神，常伴头昏头晕，倦怠乏力，舌体胖大、边有齿痕、质淡，苔薄白，脉细弱。常用方为补中益气汤。常用药：党参、茯苓、白术、黄芪、柴胡、升麻、葛根、炙甘草。乏力甚者，加仙鹤草；头晕甚者，加天麻、蒺藜。

健脾和胃法适用于胃强脾弱，脾运化水液之功为胃热约束者。证见咽喉干燥明显，咽后壁充血，小血管扩张，淋巴滤泡增生明显，伴有腹胀、嗳气、胃痛、嘈杂、便秘等，舌体瘦削、质红，苔少、中间有裂纹。常用方为四君子汤合清胃散。参考选药：党参、白术、茯苓、炙甘草、升麻、黄连、当归、生地黄、牡丹皮。腹胀嗳气甚者，加木香、佛手；便秘甚者，加火麻仁、郁李仁。

健脾温肾法本法较为少用，适用于脾肾两亏，失于温煦者。证见咽喉干燥作痛，但痛势隐隐，遇寒加重，受热反轻，舌质淡，苔薄白，脉沉细。常用方为四君子汤合缩泉丸。常用药：党参、白术、茯苓、炙甘草、山药、乌药、益智仁。畏寒甚者，加附子、干姜；肾虚明显者，加仙茅、淫羊藿。

典型医案

患者男，44岁，1996年6月28日初诊。

咽喉隐痛3年余，发作时时轻时重，有时感觉咽喉干燥，但不欲饮水，时觉咽中如有梗阻、似痰液附着于咽喉间，难以咯出，饮食未见明显异常，大便微溏，曾在他院诊为慢性咽炎，经多方医治，效不佳。查：喉后壁淋巴滤泡增生，黏膜轻度弥漫性充血。舌质胖嫩，苔薄，脉平。

辨证：咽喉者，水谷之道路，脾胃之门户。

治法：健脾渗湿。

药用：太子参10g，麸炒白术10g，茯苓10g，白扁豆10g，山药10g，桔梗6g，马勃3g，玄参10g，金银花10g，甘草3g。每日1服，水煎服。

1996年7月12日二诊，上方连进14服，患者咽喉中症状改善比较明显，异物感、痰黏感减轻。原方去马勃、白扁豆，加芦根30g。以此方加减治疗2月余而告愈。

按：干祖望治疗本病认为，咽干原非虚火上炎、熏蒸咽喉，实因脾虚致湿邪停留中焦，津液失于升腾，无以上承于口。故取健脾渗湿之参苓白术散加减。方中太子参、山药、麸炒白术益气健脾；茯苓、白扁豆渗湿健脾，桔梗载诸药上行，并能宣发肺气而通利水道；金银花、马勃、玄参清热凉血利咽；甘草为佐使，调和诸药。全方共奏益气健脾、生津润燥之功。一般认为，二术（苍术、白术）不入喉门，因其性温而燥，有伤阴之弊。干祖望则认为，脾虚湿阻，清阳不升致咽喉失养而干燥者，取白术健脾化湿，升清利咽，效如桴鼓，犹如湿浊黏腻，死抱一团，阻碍精微上承，此时以白术一燥，则死结自开。李中梓亦认为白术能生津。但若明显偏阴虚者则应慎用，可选白扁豆、薏苡仁等，健脾而不伤阴。

来源：中国中医药报2023年01月16日5版。

国医大师临症经验：张灿玾运用膏药外治皮肤病

李玉清
山东中医药大学

国医大师张灿玾为山东中医药大学教授，早年曾自制三黄膏和三黄苦参膏治疗脓疱疮、肘窝癣、坐板疮等多种皮肤病，现简介如下。

膏药制作方法

张灿玾早年在山东荣成农村行医时，常自制三黄膏或三黄苦参膏治疗皮肤病。他自制的三黄苦参膏由于疗效好，还得到了同在荣成县崂山区卫生所工作的西医同行认可，他们治疗皮肤病时，不开西药，专开张灿玾自制的三黄膏或三黄苦参膏，取得了较好疗效。这也是中西医互相学习的一个例证。

三黄膏和三黄苦参膏的制作方法为：三黄膏以黄连、黄柏、大黄等份，共为细末，以凡士林油适量，调匀制成软膏备用。若组方中再加入苦参，则名三黄苦参膏。

临床运用经验

三黄膏和三黄苦参膏可治疗脓疱疮等皮肤病。脓疱疮俗称黄水疮，是一种常见的急性化脓性皮肤病，夏秋季节易发。症见头面耳项忽生黄泡，破流脂水，顷刻沿开，多生痛痒。此因日晒风吹，热毒郁于皮毛，暴感湿热；或是食用湿热之物，致风动火生而发，治当清热凉血祛风。坐板疮，又名痤痱疮，亦为过去常见多发皮肤病，夏秋季节尤多。症见红色丘疹生于两股，密如撒粟，尖如芒刺，痒痛非常，浑身毛刺感，甚则皮损沾衣。此由脾经湿热、湿毒郁久而成，亦有因久坐湿地而成，或是坐烈日石上，酿成湿热所致，治当清热祛湿。肘窝癣为双肘窝和脚踝处起癣，呈鳞癣状，掉白屑，瘙痒，可因七情内伤，气机壅滞，郁久化火，以致心火亢盛，毒热伏于营血，或因饮食失节，过食腥发动风之物，脾胃失和，气机不畅，郁久化热，复受风热毒邪而发病，治当清热凉血祛风。以上三种皮肤疾病虽然症状不同，病机均责之湿热。

黄连大苦大寒，苦燥湿，寒胜热，能降泄一切有余之湿火，而心、脾、肝、肾之热，胆、胃、大小肠之火，无不治之。其有清热燥湿、泻火解毒之功，取之制为软膏外敷，可治皮肤湿疹、湿疮；黄柏泄已土之湿热，清乙木之郁蒸，有清热燥湿、解毒疗疮之功；大黄味苦性寒，《本草纲目》认为其为足太阴、手阳明、足阳明、手厥阴、足厥阴五经血分药，用其治皮肤病，取其既能凉血解毒、逐瘀通经，又能通腑泻热，以祛热邪；三药共奏清热解毒祛湿之功。三黄膏亦可用于痈肿初起。苦参苦寒，有清热祛湿、疗疮杀虫之功，如《金匮要略》用苦参汤治狐惑病，此药可治热毒风、皮肌生疮、赤癞眉脱等病，故加入苦参，能增强清热祛湿杀虫之功。三黄膏和三黄苦参膏均有清热解毒祛湿之功，适对脓疱疮、肘窝癣、坐板疮等多种皮肤病之病机，疗效较佳。

典型医案

张灿玾在荣成行医时，夏秋季节多见脓疱疮，应用三黄苦参膏治疗均获良效。审证要点为：脓疱较密集，疮黄，周围有红晕，破后糜烂，面鲜红等。此方屡试得验。变通应用方法为：若渗出较少时，可用三黄苦参膏；若脓疱破损，渗出液较多时，则改用散剂。他还常用此方治疗肘窝癣、坐板疮等，现举病案如下。

医案一

患者男，中年，因肘窝部及腘部皮肤轻度瘙痒求诊。症见皮肤增厚，呈细皱折状，色灰褐，皮肤干燥。患此病已有年余，曾多方求诊并用多种外用药治疗，均无效验。其发病与气候变化无关，亦不影响劳作。

张灿玾认为此病的病机：风热邪毒留滞经络，久而化燥，伤及皮肤。

治则：清热解毒、润燥之法。

处方：黄连15g，黄柏15g，大黄15g。共为细末，以凡士林油适量，调成软膏，搽患处。

二诊：用上药涂擦数日，已大见好，皮肤变软，瘙痒亦减轻。嘱继用此方而愈。

按：本案以三黄膏清热凉血祛湿，凡士林涂抹在皮肤上可以保持皮肤湿润，使皮肤组织保持最佳状态，加速皮肤自身的修复能力。

医案二

患者男，中年，体型较胖，时处夏季，因左右臀部皮肤患粟疮浸淫求诊。症见痒痛红肿，粟疮蔓涣，不能落座，疮面有少量脓水，并向四周蔓延。张灿玾认为此患者体胖而重，又值夏暑季节，每坐久时，暑热之气积于臀下，不能及时散发，故蕴郁为毒，发为粟疮，破溃蔓延，痒痛不已。当以清热解毒之药外治可也。

处方一：忍冬藤20g，苦参10g（二药鲜者尤佳），水煎，以棉絮蘸药液清洗患处。

处方二：黄连、黄柏、大黄各25g，共为细末搽在患处。

用此方两日后，痒痛即减轻，脓水逐日减少，十日即痊愈。

按：患者皮肤生疮，红肿痒痛，因此先用忍冬藤、苦参外洗。忍冬藤有清热解毒之功，能治疗一切痈肿；苦参清热祛湿。用三黄散而不用三黄膏，系因皮肤表面有脓水，此为湿邪过盛，用药散搽上，燥湿效果更好，使脓水减少。

来源：中国中医药报2023年01月13日5版。

基于“阳化气，阴成形”理论“因地制宜”运用经方辨治疫病的验案举隅

邓声熔　吴　倩

昭通市中医医院，云南 昭通 657000

摘要：文章介绍邓声熔主任基于“阳化气，阴成形”理论内涵辨治疫病的诊疗思路、遣方用药特点。邓声熔主任认为“阳化气，阴成形”功能失调是疫病发病的主要病机，“阳化气”不足，以脾阳、肾阳亏虚为主，“阳化气”不足进而导致属阴的病理产物如痰饮、水湿等形成过多，阻滞于下焦，最终发为疫病。邓声熔主任认为云南省昭通市地区疫病的证候多以寒湿为主，注重标本兼治，根据多年的临床经验善于运用经方辨治疫病，疗效显著。

关键词：阳化气，阴成形；疫病；因地制宜；邓声熔

邓声熔，汉族，男，主任医师，入选云南省第一批中医临床优秀人才培养计划，昭通市中医医院治未病科学科带头人，行医近30年，自2019年开始，一直投身临床一线坚持运用中医药防治新冠肺炎，擅长运用经方治疗外感、内伤等疾病方面积累了丰富的经验，主张标本兼治贯穿于疫病的始终，临床收效显著。

一、疫病的源流及地域特点

疫症之原不一，如春时应暖而反寒，则有寒疫。冬时应寒反温，则有温疫。推之于夏应热而反凉，秋应凉而反热，应燥而反温，及久雨之湿，久旱之燥，偏于过者，则皆可成疫也；《伤寒指掌》卷一有云：“凡风寒初感，先入皮毛肌表，外症便有头痛，项强，

身痛，腰痛，骨节烦疼，发热，恶寒，此皆太阳经之见症。如无汗而脉浮紧，此营卫俱强而表实也，用麻黄汤以发表，使营卫之邪，从皮毛而出，则诸症自除矣；如脉浮而弱，汗自出者，此卫强营弱而表虚也，用桂枝汤以解肌，使营卫和，而邪自解矣"[1]。黄帝曰："余闻五疫之至，皆相染易，无问大小，病状相似，不施救疗，如何可得不相移易者？"岐伯曰："不相染者，正气存内，邪不可干，避其毒气，天牝从来，复得其往，气出于脑，即不邪干。"

己亥年末，新型冠状病毒大肆席卷而来，其超强的传染性与流行性令人闻声色变，也因此带走了许多鲜活的生命，云南省昭通市也未能幸免于难。经过长时间不断的临床研究及治疗后，新冠暂缓了传染进度半年。癸卯年丁巳月(2023年5月)，病毒再次入侵，疯狂肆虐。有了第一次抗击疫情的基础，加之对民众新冠疫苗的普及使用，使人体内产生了病毒抗体，大部分人群再次感染新冠病毒肺炎后症状相较新冠初次感染轻上一些。然而，新冠病毒或会长期存在，成为常见的传染性疾病，既为中医医学领域形成了新的挑战，也造就了新的机遇。昭通地区同样接受着这样的挑战，面临着如此的机遇。

二、疫病的流行病学特点

（一）疫病的病因

新型冠状病毒性肺炎是一种由新发现的冠状病毒新毒株致病，具有极强传染性，以呼吸道为主要传播途径，人群普遍易感的传染病。属中医"疫病""瘟疫"等范畴，而昭通地区的疫病又可被细分为疫病之"寒湿疫"的领域。寒湿疫病因主要分外感与内因两方面。外因有自然因素与六淫邪气两种致病因素。古籍早有记载，其中《素问》中记述："四时不节，则生大疫"[2]。阐述了天地四时之气若不遵循规律运转，则生异变，易致疾病。《伤寒大白》亦有所著，"疫症之原不一，如春时应暖而反寒，则有寒疫。冬时应寒反温，则有温疫。推之于夏应热而反凉，秋应凉而反热，应燥而反温，及久雨之湿，久旱之燥，偏于过者，则皆可成疫也"，这足以说明自然气候的异常变化可对人体疾病产生重要影响，而人也应该遵循自然规律而作息，反则病。针对昭通地区气候条件而言，邪气致病中，以风邪携带寒、湿或其他邪气为主侵入机体。其中《素问·风论》曰："故风者，百病之长也"，更有《素问. 生气通天论》"故风者，百病之始也"的记载[3]。风邪最易侵犯人体，为致病最广泛的邪气。上述论述说明了风邪致病具有致病迅速、善行数变和致病广泛的特点。对于昭通市地域而言，地处高原地区，风大干燥，降水丰沛，冬春寒，夏秋热，以风、湿、燥、热为主要致病因素。5月气温理应逐渐变热，而四时反常，寒气逼人，风寒夹湿侵袭机体，部分由风寒燥或风热夹湿而为病。内因则为人体正气不足，难以抵抗外邪侵袭机体，而为病。

（二）寒湿疫的发生机理

寒湿疫病位主要在肺，可累及其他脏腑。其病机大致遵循伤寒中的六经传变规律，以太阳经病证为首，部分少阳病，兼见少阴病证与太阴病证。5月，阳气始发，病势传变迅速，然四时之气反常，风寒侵袭机表，正邪相争于机表，营卫受邪，故首犯太阳。寒湿疫初期，人体正气相对充足，抗病能力较强，故病位多在一身之表，证候表现多属阳性。患者多表现为发热、咳嗽、头身疼痛、舌淡苔薄白、脉浮紧等。随着邪气入表里之间，未至阳明，邪气浮，客于少阳，血弱气尽，腠理开，邪气入而与正气相搏，结于胁下。少阳经循胁络胆，故出现寒热往来、口苦、咽干、胸胁苦满或痛、脉弦或紧等证。若太阳少阳合病，则太阳脉浮，两经证相合。而表证日久不愈，累及太阴，风寒外束加之体虚损，寒邪阻滞肺气，可见咳不止、胸中憋闷、泡沫痰、汗出、腹胀痛、口渴、不欲饮食等。患病后期，少阴病，风寒之邪夹湿，寒湿阻滞肺气，易闭阻气机，气阴两伤，故常见胸闷、短气、口渴、疲乏无力，时有惊悸、舌绛红，影像学检查可见肺部结节，而正气不足之人易生白肺。总而言之，针对昭通地区的新冠，主要以轻症、中症多见，重症多见于夙病者，而伤寒主要针对寒湿立法。在寒湿疫的诊疗过程中，可合理并正确使用经方，由于病位及致病邪气各有不同，需在正确辨证后选择合理方剂治疗伤寒类病。

（三）寒湿疫的辨治

针对于昭通地区的寒湿疫治疗，主要以伤寒为指导。《伤寒瘟疫第二十二》中有记载："伤寒病，极变迁，六经法，有真传。"[4]其中指出伤寒类病变化极为复杂，前人张仲景所著《伤寒论》，为其辨证与治疗，创立了六经辨证理论，经千年的流传，传承至今，仍为历代医家所遵循。根据昭通地区气候地理条件，疫邪初起，卫表郁集，邪气首犯人体，以太阳经中病为主，《伤寒指掌》卷一有云：“凡风寒初感，先入皮毛肌表，外症便有头痛，项强，身痛，腰痛，骨节烦疼，发热，恶寒，此皆太阳经之见症。如无汗而脉浮紧，此营卫俱强而表实也，用麻黄汤以发表，使营卫之邪，从皮毛而出，则诸症自除矣；如脉浮而弱，汗自出者，此卫强营弱而表虚也，用桂枝汤以解肌，使营卫和，而邪自解矣。”[5]故太阳病治疗，以“八法”中汗法为主，祛邪复正，宣解透邪，可根据不同兼证选择大青龙汤、麻黄汤、桂枝汤、葛根汤、栀子豉汤、麻杏苡甘汤等；太阳与少阳合病，致病于半表半里之间，治以汗法为主，清法为辅，可使用宣散解表、芳香化浊之品，结合昭通地域气候干燥的条件，芳香制品不可过量。可用小柴胡汤、柴胡桂枝汤、瓜蒌薤白半夏汤、瓜蒌薤白枳实汤、枳术丸、葛根汤、桂枝人参汤等方加减化裁。疫邪致病中期，邪气入里，累及少阴经，气机郁闭，以清法为主，补法为辅；清除邪气，调畅气机，扶正祛邪，可选用栀子豉汤、麻黄细辛附子汤、麻杏石甘汤等。疫邪后期，疫邪留恋，气阴两伤，以补为主，清为辅，滋养肺胃阴液，可辨证选用麦门冬汤、沙参麦冬汤、补中益气汤等。

三、“阳化气，阴成形”的理论内涵

“阳化气，阴成形”理论蕴含深刻的生命观、恒动观与疾病观。《素问·阴阳应象大论》开篇即提出：“阴阳者，天地之道也……治病必求于本。故积阳为天，积阴为地。阴静阳躁。阳生阴长，阳杀阴藏。阳化气，阴成形。”其中，“阳化气”是指阳气可以把机体有形物质化为无形之气，即从静止变化为运动的过程；“阴成形”则是指阴气可以使外界物质凝聚转化成机体自身有形物质，即从运动变化为静止的过程。气的运动结果不外乎“升、降、出、入”四种形式，若人体之气以“升、出”为主，则机体会表现出阳气主动、发散特性，即“阳化气”的正常生理功能，机体内的精血津液等阴性物质则能正常布散于全身；反之人体之气以“降、入”为主，则机体会表现阴气主静、凝敛特性，即“阳化气”不足，难以调节机体的气机及气化，导致气血津液生化异常，凝聚成有形之阴邪，即“阴成形”太过，形成“痰、湿、瘀”等病理产物。“阳化气，阴成形”是机体新陈代谢的关键，两者处于动态平衡的状态时，生命才能协调有序发展[6]。

人体的一切生命活动、新陈代谢，都可以用“阳化气，阴成形”理论来阐释。明代张景岳对《内经》中“阴阳者，天地之道也……阳化气，阴成形”加以阐释，认为“阳化气，阴成形”即“阳动而散，故化气，阴静而凝，故成形”[7]。认为人体各种生命活动均为“气化”的过程，阳气无形而主“动”，阳动而散，故可化气，产生防御、温煦、推动等生理功能，维持正常的生命活动；阴气有形而主“静”，阴静而凝，故成形。人体“阳化气”与“阴成形”始终处于动态平衡状态，一旦该动态平衡被打破，以“阴成形”太过的病理状态表现出来，即发病。“阳化气”与“阴成形”又可相互转化，两者辨证统一维持着人体正常的新陈代谢及生命活动，“阳化气，阴成形”理论亦阐释了功能与形体的密切关系。

四、从“阳化气，阴成形”理论认识疫病的病机

《素问·生气通天论篇》：“阳气者，若天与日，失其所则折寿而不彰，故天运当以日光明。是故阳因而上，卫外者也”。在人体生命活动过程中依赖于阳气的温养、卫外等功能。若阳气虚损或失去正常的运行规律就会使机体衰弱，外邪易于侵犯人体，引发诸多疾病[8]。“阳化气”是阳的蒸腾气化功能使阴精物质转化为无形之气，保障机体的正常运行，当“阳化气”不足时，失去了阳的温煦推动作用，气的升降出入运动失常，气血津液输布失常，不化生为对人体有用之阴精。反而转化成有形之阴邪，聚集在体内阳气最虚弱处。即出现“阴成形”相对太过的表现，痰、湿、瘀等病理产物停滞于下焦，肠道失去阳气的推动，致使疫病的发生[9]。

五、昭通地域气候特点

昭通市与四川、贵州紧密相连，有“鸡鸣三省”之称，是祖国大西南的腹地。全市总面积 2.3 万平方千米，东西宽 241 千米，南北长 234 千米。地势南高

北低，最低海拔是267米的水富县滚坎坝中嘴，最高海拔是4040米的巧家药山，高低相差3773米。境内有金沙江、牛栏江、大关河、白水江等393条江河纵横切割，山峦起伏；气候多样，江边河谷属热带、亚热带，高山属冷凉高寒带，造就了“一山分四季，十里不同天”“山下桃花山上雪，一日之行四季衣”的立体气候自然环境。昭通春季多风、多燥、多温，夏季多暑热、湿邪，秋季多湿邪、燥邪，冬季多寒凉。昭通特殊的自然环境，造就了生物、矿产的多样性，自古以来，昭通境内鼠疫、霍乱、天花、伤寒、痢疾、麻疹、白喉、流行性脑脊髓膜炎等传染病便流行猖獗。

六、验案举隅

胡某某，男，43岁，2023年6月1日初诊。3天前出现发热恶寒、咳嗽，咳嗽呈阵发性，咳大量白色泡沫痰，痰易咳出，伴见动则汗出，疲乏倦怠、胸中烦闷、口渴不欲饮，纳眠欠佳，二便调。舌红苔薄白，脉浮缓稍紧。辨证为感冒之营卫不和，治以解肌发表，调和营卫。方予桂枝汤加减化裁，具体如下：桂枝15g，白芍15g，大枣15g，甘草10g，佩兰15g，薏苡仁20g，掸苦杏仁15g，炙远志15g，芦根20g，淡竹叶10g，生姜15g。3付，日一剂，分早中晚饭后半小时服下，饮下饮半碗温粥，上述症状服药后即愈。

按语：肺中阳气可化为肺气，《素问·阴阳应象大论》又云：“水火者，阴阳之征兆也。”以水火的属性来集中反映阴阳之属性。肺阳的功能就是运动的、升散的，且可转化为肺之阳气，对应了肺的“宣发”之功。而肺阴的功能就是静止的、降聚的，对应了肺的“肃降”之功。本案患者感染疫邪，肺脏易感外邪，肺阳不足，肺之阴阳失衡，风寒携带湿邪侵入肌表，腠理失司，卫外不固，营阴不守，卫强营弱，有发热恶寒，自汗出，肺胃失和，则纳眠失常，疫邪袭肺，肺失宣肃，气机紊乱，升降失司，则现咳嗽，湿滞肌表，则身重疲乏，风寒湿着于肺经，痰多色白多泡沫。湿邪闭阻气机，抑制阳气生发，口渴不欲饮、胸中烦闷。舌脉皆符合辨证。本案以《伤寒论》中桂枝汤为主方，以汗法为主，宣、清为辅，助肺阳生发，使阴阳平衡，而营卫和。加以佩兰、薏苡仁芳香化湿利水，加之芦根入肺经以生津止渴，宣肺止咳，予炙远志、淡竹叶宁心安神助眠。

七、小结

《素问·刺法论》言：“余闻五疫之至，皆相染易，无问大小，病状相似，不施救疗，如何可得不相移易者？岐伯曰：不相染者，正气存内，邪不可干，避其毒气，天牝从来，复得其往，气出于脑，即不邪干。”总的来说，疾病的发生与防治密不可分，在感染疫邪之前，我们最应该做好的是顺应自然规律作息，保证自身正气护体，邪气自然不易侵害入体。若不慎邪气入体，需因地制宜，遵循疾病的演变规律，准确辨证论治，方可预后良好。在疫病流行期间，邓声熔主任结合昭通地域气候特点，临证遵循“阳化气，阴成形”理论灵活运用经方来辨治疫病，临床疗效显著。总之，疾病的诊治不应只局限于本证分类辨证论治治法，需要综观，才能更好的把握疾病的定位，减少疾病的误治、失治。

参考文献

[1] 高世栻．伤寒大白·卷四·疫病[M]．北京：人民卫生出版，1982.

[2] 清·吴坤安．伤寒指掌·卷一·太阳总要古》[M]．上海：上海科技技术出版，1982.

[3] 田代华，整理．黄帝内经·素问·刺法论篇第七十二[M]．北京：人民卫生出版社，2005.

[4] 北京中医药大学中药教研室．医学三字经白话解·伤寒瘟疫第二十二[M]．北京：人民卫生出版社，1961.

[5] 李秋琼，甘斌，黄德弘．基于“阳化气，阴成形”论治头痛[J]．环球中医药，2021，31(7)：1304-1306.

[6] 张妙芬，刘城鑫，黄慧婷，等．基于“阳化气，阴成形”理论探讨温阳散结法治疗肺结节[J]．中医杂志，2021，6(22)：1960-1962.

[7] 刘芳媛，徐佳越，沈影，等．基于“阳化气，阴成形”理论探讨卵巢癌防治策略[J]．辽宁中医，2022，49(10)：46-49.

[8] 刘德果，李姿蓉，胡金辉，等．由“阳化气，阴成形”理论探讨扶阳法在前列腺癌治疗中的应用[J]．中华中医药杂志，2021，31(5)：2775-2778.

[9] 周攀．基于“肺阳虚”探析支气管哮喘的发病机制[J]．中医民族民间医药，2024，24(10)：6-9.

经方医案

国医经方年鉴

2024

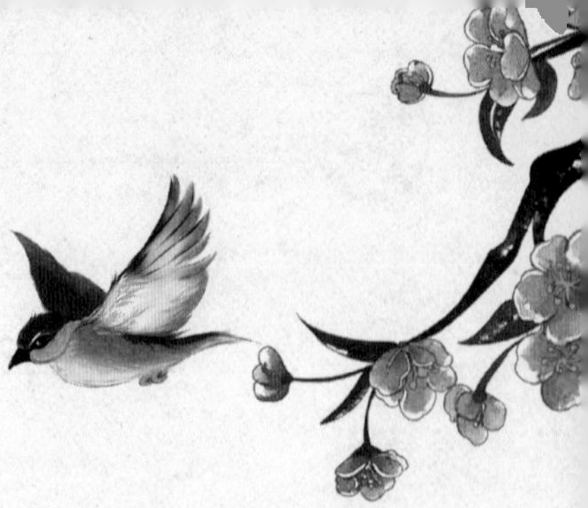

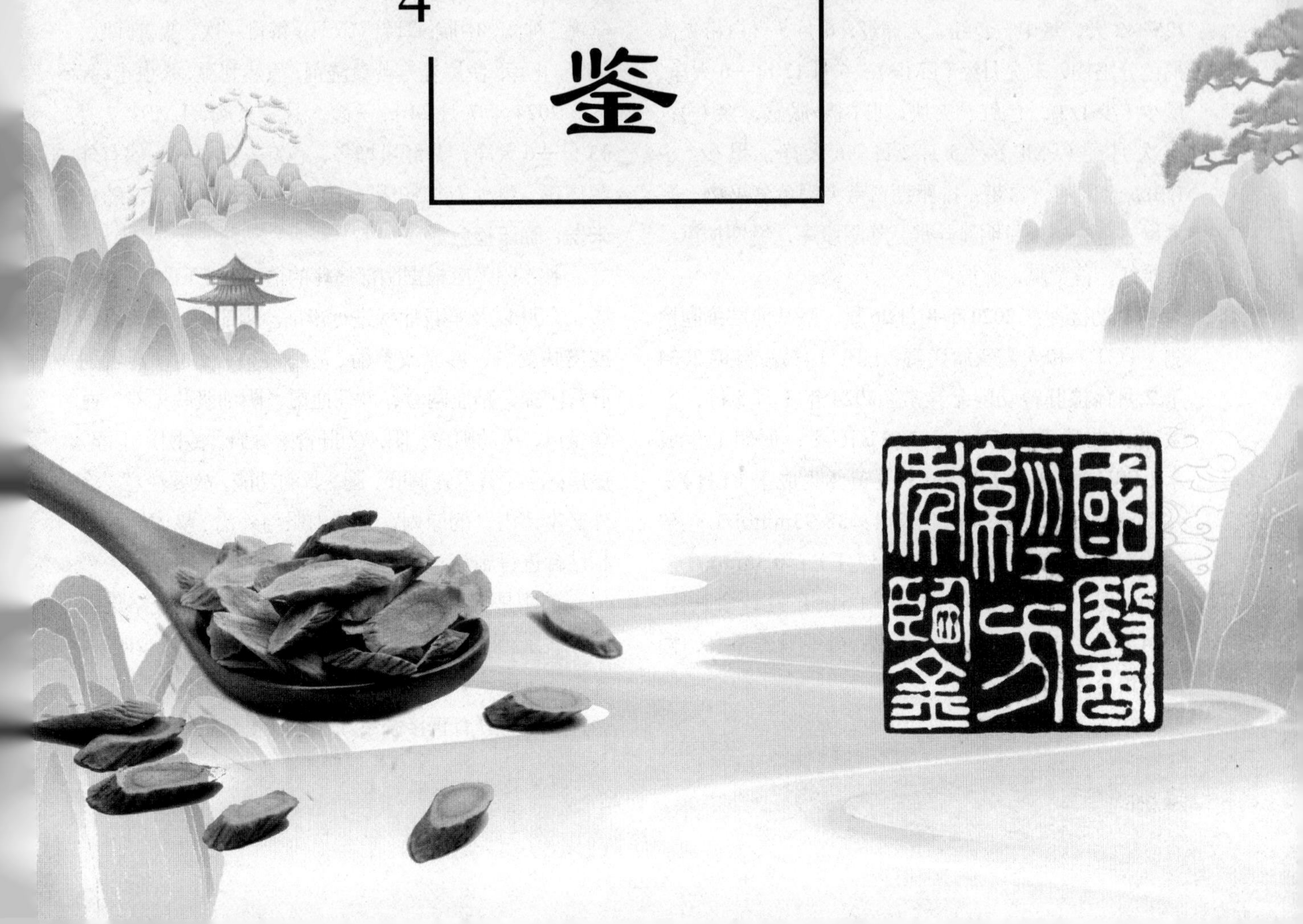

李洪忠中医妇科经方临床应用案6例

李洪忠
四川省雅安市第二人民医院，四川 雅安 625000

医案一 左归饮加减治疗阴痒案

王某某，女，43岁，2024年6月30日初诊。

主诉：外阴瘙痒20年，月经周期推后伴月经量少（少1/3）3月。急躁易怒，晨起口苦，纳可，多梦，打喷嚏稍明显，平素二便调，2013年因宫外孕行双侧输卵管切除术；否认肝肾疾病、乙肝、结核等传染病史，否认高血压、糖尿病、冠心病等慢性病史。过敏史：否认食物、药物过敏史。婚孕史：已婚，怀孕4次，剖宫产2次，流产2次，套避孕（双侧输卵管切除术）/无生育要求，2次宫外孕，2次宫内孕，2016年行人工授精产双胞胎；初潮月经12岁6-7天/25-42天，量中，色红，无痛经，6月5日白带夹淡褐色分泌物，末次月经（LMP）：6月12日—6天净，量少（少1/3），色红、夹块，肛门坠胀感，余（-）；前次月经（PMP）：5月2日—6天净，量少（少1/3），余同前，白带：排卵期白带夹褐色分泌物，平素量、色、质未见明显异常。外阴瘙痒，经期加重。舌质红，苔黄腻，脉滑。

辅助检查：2020年8月26日，液基薄层细胞检测（TCT）和人乳头瘤病毒（HPV）(-)。自诉2024年2月体检肝肾功能无异常。2024年3月5日，性激素：催乳素（PRL）：7.63μIU/L；促卵泡生成素（FSH）：4.49mIU/mL；促黄体生成素（LH）：4.15mIU/mL；雌二醇（E2）：38.93mmol/L；孕酮（P）：0.53nmol/L；睾酮（T）：0.3nmol/L；甲功：促甲状腺激素（TSH）：1.51mIU/L，余(-)。2024年3月22日，电子阴道镜：外阴营养不良，慢性宫颈炎。

中医诊断：阴痒；月经后期。

证型：肝郁脾虚证－血虚生风。

治则：调补肝肾，滋阴降火。

方药：归芍左归饮加减。

山药15g，枸杞子15g，当归15g，白芍15g，荆芥15g，地肤子15g，酒川芎15g，鸡血藤15g，炒吉藜15g，甘草6g，黄芪20g，白癣皮15g，白芷15g，防风15g，茯苓木15g，丹参20g。共8剂，3天2剂。用法：水煎服，一次用量100mL。嘱：治疗期间严格避孕，服药期间如有不适及时停药并就诊。

2024年7月12日二诊，口服上方8剂，外阴瘙痒、急躁易怒、晨起口苦、多梦、打喷嚏明显减轻，继续服用上方8剂。同时配合灯火灸每日一次，选穴关元、气海、神阙、中脘；耳针（双耳）每日一次，改善睡眠，调经，止痒；使用复方苦参洗剂，清热利湿，杀虫止痒。

2024年7月24日三诊，月经来潮，LMP：7月13日—6天净，月经量增多，色红，夹血块，偶有外阴瘙痒，继前方加蛇床子10g，巩固治疗8剂，随访未发，临床痊愈。

按：阴痒应根据阴部瘙痒的情况，带下的量、色、质、气味以及全身症状进行辨证。阴部干涩、灼热，或皮肤变白、增厚或萎缩，甚则皲裂，夜间痒甚者为肝肾阴虚，精血两亏，冲任血虚，阴部肌肤失养，血燥生风，风动则痒，阴户为肝肾之分野，故阴户干涩、瘙痒；治疗着重强调肝、脾、肾的功能，故要注意"治外必本诸内"的原则，采用内服与外治，整体与局部相结合进行施治。

前阴是女性生殖系统的一部分，它通过经络与脏腑相联系。肝足厥阴之脉"入毛中，过阴器，抵少腹"；《素问·厥论》说："前阴者，宗筋之所聚"，前阴通过经络与肝有直接联系。肝藏血，主疏泄，性喜条达，若情志不畅，肝郁化热，肝气郁结，肝气犯脾，脾虚湿盛，以致湿热互结，损伤任带，发为阴痒；肝肾阴虚者，肝脉过阴器，肾司二阴，肝肾阴虚致阴户失养，致阴痒。左归饮出自《景岳全书》，主治肾阴亏损，腰酸耳鸣，口干，舌红少苔，脉细数。《素问·六节藏泉论》曰："肾者主蛰，封藏之本，精之处也。"故阴痒当先考虑肾虚为本，本病除因肾虚以外，相火妄动亦为影响肾脏封藏不密之因。多因早婚，或恣情纵欲，暗耗真阴，阴不制阳，致使相火妄动、封藏失职而呈阴痒。方中枸杞子填精补髓，白芍收敛相火，二药同用，一滋不足阴精，一敛浮动相火，调理阴阳，使其阴平阳秘。辅以山药、当归、甘草补气健脾，脾气健运，才能化生精微以充养先天。对于肾阴不足证候，可用本方补肾滋阴。本方即六味地黄丸减牡丹皮、泽泻，加枸杞子、炙甘草而成。加地肤子、白鲜皮既调补肝肾，又除湿止痒；同时配合复方苦参洗剂清热利湿，杀虫止痒。

医案二　四君四物四子汤加减治疗月经量少案

陈某某，女，37岁，2024年7月12日初诊。

主诉：月经量少（少1/3），2+年，未避孕未孕5+月，孕期调理。

现病史：疲倦乏力，急躁易怒，口干口苦，纳眠可，大便偶不成形，质稠，1~2日一次，小便调。既往史：10+年前胆囊切除，乙肝小三阳病史20+年；否认肝肾疾病、结核等传染病病史。过敏史：否认食物、药物过敏史。婚育史：G1PO+1，未避孕/有生育要求，2023年12月孕2+月胎停后自然流产。月经史：初潮年龄13岁，5~7天/25~29天，量中，色红，无痛经，LMP：7月3日—5天净，量少（少1/3），色红，日1~2天量中，余量少，经期乳房胀痛；PMP：6月3日—7天净，量少（少1/3），色红，日1~2天量中，余量少，余同前。白带：量、色、质、味均未见明显异常。同房后偶外阴瘙痒。

辅助检查：2023年11月12日自身免疫力抗体和不孕不育抗体(—)。3小时胰岛素释放试验(IMS)：45.4mu/L；3小时C肽：1.9ng/ml。舌暗红，苔白腻，脉弦。

中医诊断：月经过少；癥瘕。

证型：肝肾血虚证。

治则：补益肝肾，养血调经。

方药：四君四物四子汤加减。

党参15g，炒白术15g，茯苓25g，甘草6g，盐大菟丝子15g，盐覆盆子15g，枸杞子15g，桑葚15g，白芍15g，当归15g，酒川芎15g，黄芪25g，丝瓜络15g，六通15g，鸡血藤20g，炒扁豆15g。共6剂，3天2剂。用法：水煎服，一次用量150mL。配合：灯火灸，每日1次，选穴灸关元、气海、神阙、中脘；耳针。嘱：建议监测卵泡。月经未至，复查血人绒毛膜促性腺激素（HCG），服药期间如有不适，及时停药并就诊。

2024年7月21日二诊，口服上方，疲倦乏力、急躁易怒好转，大便已成形，继续加北柴胡10g，6剂，3天2剂。

2024年7月30日三诊，口服上方，疲倦乏力，急躁易怒已无，二便可，经前乳房胀痛，前方减北柴胡，加醋延胡索15g，6剂，3天2剂。

2024年8月10日四诊，月经已来潮，LMP：8月1日—7天净，月经量增多，色暗，夹血块，前方去丝瓜络、六通、鸡血藤、炒扁豆、醋延胡索，8剂，3天2剂。

2024年9月2日五诊，月经未至，查血HCG 109UI/L ↑，确定已怀孕。

按：本案例月经过少为气血两亏兼肾虚，应用四君四物四子汤加减，四君子汤出自《太平惠民和剂局方》。此证属于脾虚气弱机理，《素问·脉要精微论》说："言而微，终日乃复言者此气夺也。"气由水谷精微所化，脾虚食少，气血生化之源不足，导致脾肾气虚。

四物汤出自《太平惠民和剂局方》，本方是由《金匮要略》胶艾汤化裁而成，是补血调经方之基础。方中白芍养血和营，补益阴津，白芍不仅益阴，并具柔肝解痉作用。经脉挛急而痛，得此可以消除。此证血虚与血滞同时存在，若无行血药物，显然与其病机不符。故用当归、川芎助其行血。川芎为血中气药，可行气活血；当归既可增强白芍补血功效，也可增强川芎活血力量，二药是为血滞而设。此方补血而不滞血，活血而不伤血，成为至平至稳养血调肝之方。四子即枸杞子、覆盆子、菟丝子、桑葚子，乃益精药也，以此合而成方，颇与机理相符。

本案例致病原因分别为先天禀赋不足，或房劳久病，损伤肾气，或屡次堕胎，伤精耗气，肾精亏损，肾气不足；及数伤于血，大病久病营血亏虚，或饮食劳倦，思虑过度，损伤脾气，脾虚化源不足，而致冲任气血亏虚，血海满溢不多，而月经量少。夹杂七情内伤，气滞血瘀，或感受邪气，邪与血结，瘀滞冲任，而致气血运行不畅，血海满溢不多，致经行量少，因此说，月经过少的发生与“冲任气血不足或不畅”有关。

医案三　四逆失笑散加减治疗痛经案

唐某，女，29 岁，2024 年 6 月 26 日初诊。

主诉：经行腹痛 10+ 年，反复下腹疼痛 4 月。

现病史：经后下腹疼痛（右侧明显），肛门坠胀，腹痛。现偶右侧小腹部酸痛，口干，自觉咽中有痰，纳可，眠差，入睡困难，大便黏腻，日 1 解，小便微黄，舌淡红，边齿痕，苔白腻。（6 月 7 日 ~16 日因腹痛于华西门诊静点抗生素）。月经史：初潮年龄 13 岁，5~6 天 /30~35 天，量中，色红，痛经。LMP：6 月 10 日—3 天净（止血药），量中，色暗红，腰酸，腹痛（抗生素）。PMP：4 月 22—6 天净，量中，色红，腰酸，经后小腹疼痛（止痛药）。PMP：3 月 22—6 天净，量中。白带：量中，质黏稠，色黄，无瘙痒。

辅助检查：2024 年 7 月 16 日超声：子宫前后径 4.5cm，内膜 0.35cm（单层），厚壁肌壁稍增厚，子宫腺肌症待排，右侧卵巢巧克力囊肿：2.2cm × 1.9cm，右侧卵巢囊性占位：盆腔炎性积液，4.0cm × 2.6cm × 3.4cm，右侧附件囊性占位，3.6cm × 2.7cm × 3.2cm；2024 年 7 月 8 日，血常规：白细胞计数：12.3 × 10^9/L ↑；中性粒细胞：82.15%。

中医诊断：痛经。

证型：肝郁血瘀型。

治则：行气活血，祛瘀止痛。

方药：四逆失笑散加减。

北柴胡 5g，白芍 10g，枳壳 5g，甘草 3g，五灵脂 10g，蒲黄 10g，延胡索 5g，白芷 5g，香附 5g，茯苓 15g，桔梗 5g，续断 5g，莪术 15g，三棱 15g。8 剂，中药配方颗粒，每日 1 剂。用法：开水冲服，一次用药 50mL，分早中晚 3 次口服。配合妇安宁栓（规格 2.1g × 9）2.1g，Qd，塞肛门；配合耳针（助眠、调经）；灯火灸（关元、气海、中极、三阴交）一次。嘱：调畅情志，避免精神高度紧张，尤其是经前期的时候，有助于改善痛经等不适。

2024 年 7 月 12 日二诊，口服 8 剂药后，LMP：7 月 8 日—3 天净，量中，色暗红，夹血块。经行小腹疼痛、肛门坠胀明显减轻。现偶右侧小腹部酸痛、口干、自觉咽中有痰、纳可、眠差、入睡困难、大便黏腻减轻；给予前方 8 剂巩固治疗。

按：本病属中医妇科学“痛经”，亦称“经行腹痛”范畴，《伤寒论·辨少阴病脉证并治》里：“少阴病、四逆、其人或咳、或惊，或小便不利，或腹中痛，或泄利下重者，四逆散主之”。四逆失笑散加味治疗肝郁血瘀型痛经。患者既往有子宫腺肌病合并腺肌瘤，又有卵巢巧克力囊肿，进一步影响子宫、盆腔内环境，该案例病因复杂，病症疑难，更加增大了治疗的难度。根据多年临床经验，病证结合，审证求因，认为本案例的根本病机是肝郁肾虚，瘀阻胞宫胞络。治以行气活血、祛瘀止痛，予四逆失笑散加减口服，配合妇安宁栓外塞、耳针和灯火灸，形成了内外合治的特色治疗方案。该患者 29 岁，因痛经日久，肝气郁滞，加重冲任瘀滞，且肝肾同源，肝气郁结，精血不能互化，加重致病机制，故活用经方四逆散，行气活血，祛瘀止痛，缓解情绪焦虑烦躁，四逆散以“解四经之郁，开胞结之门”，同时，冲任气血瘀滞，故在四逆失笑散的基础上加用延胡索、白芷、香附、茯苓、桔梗、续断、莪术、三棱等，加强活血、散结、通络之功，改善宫腔微环境和内膜容受性。外治法予妇安宁栓，使药物直达病所，以改善盆腔微环境，并佐以耳针、灯灸等中医外治法，加强补肾疏肝、活血止痛之功。

医案四　四物坤茜汤加减治疗经间期出血案

王诗琦，女，25 岁，2024 年 7 月 20 日初诊。

主诉：间断性两次月经间出血 1+ 年，发现子宫内膜息肉 4+ 月。

现病史：疲倦，多思、焦虑，手臂及大腿部片状红斑，未处理，半小时后自行好转，四肢凉，怕冷，纳可，眠差，二便调，舌暗红，舌薄白，脉弦滑。2017年多囊病史。月经初潮13岁，7天/30天，量中，色红，LMP：7月13日—6天净，量中，色红，夹血块，下腹坠胀，腰酸；PPMP：5月15—7天净，量中，色红，夹血块，伴腰酸，经前乳房胀痛。白带：量、色、质、味均未见异常。经前外阴瘙痒，现偶有瘙痒。内膜息肉：0.6cm×0.4cm。

中医诊断：经间期出血；胞宫息肉。

证型：肝郁血瘀型。

治则：活血化瘀，固冲摄血。

方药：四物坤茜方加减。

生地15g，白芍15g，川芎15g，当归15g，益母草15g，茜草15g，柯子（打碎）15g，五倍子（打碎）5g，合欢皮15，海螵蛸20g，地肤子20g，炒蒺藜15g，白癣皮20g，白芷10g，薏苡仁20g，炒僵蚕10g。共8剂，3天2剂。用法：水煎服，一次用量150mL。

2024年8月2日二诊，口服前方，经间期未出血，疲倦好转，多思、焦虑、四肢凉、怕冷、眠差好转。前方减柯子、五倍子、海螵蛸，加女贞子15g、旱莲草30g，共8剂，3天2剂。

2024年8月20日三诊，月经正常来潮，LMP：8月13日—5天净，量中，色红，夹血块，已无下腹坠胀，腰酸症状，随访经间期已无出血症状，临床痊愈。

按：四物汤为最常用方之一，源自宋《太平惠民和剂局方》，后世称为补血调血及治妇女疾病调经养血之首方。四物汤之衍化、加减方甚多，八珍汤(《正体类要》）即四物汤合四君子汤加姜、枣，统治气血病虚之各证。参照傅青主治妇女病，总在不损人之二天，亦不单从血立论，体现“治病必求其本”之旨。由此而掌握四物汤之运用。

四物汤运用加减变化，尤当注意者，为气与血之关系。“气为血帅”，气行则血行，气顺则血顺。此方体现了以气为血帅调经，久服其效显著。凡妇女经前、产后病，俱以此出入加减，亦是从“气”“血”双方着眼也。

月经中期又称氤氲期，是冲任阴精充实、阳气渐长、由阴盛向阳盛转化的生理阶段。若由于素体阴虚，房劳多产，肾中精血亏损，阳虚内热，热伏冲任，于氤氲之时，阳气内动，阳气乘阴，迫血妄行，而致出血；出血之后，阳气外泄，阴阳又趋于平衡，故出血停止，下次周期，又再复发；或忧思劳倦，或饮食不节，损伤脾气，脾气虚弱，冲任不固，于氤氲之时，阳气内动，但阳气不足，血失统摄，故而出血；阴随血泄，阴阳又趋于平衡，故出血停止，下次周期，又再复发；或外感湿热之邪，或情志所伤，肝郁犯脾，水湿内生，湿热互结，蕴于冲任，于氤氲之时，阳气内动，引动湿热，迫血妄行，遂致出血；湿热随经外泄，冲任复宁，出血停止，下次周期，又再复发；或经期产后，余血内留，离经之血内蓄为瘀；或情志内伤，气郁血结，久而成瘀，瘀阻冲任，于氤氲之时，阳气内动，引动瘀血，血不循经，遂致出血，瘀随血泄，冲任复宁，出血停止，下次周期，又再复发。因此说，经间期出血与“阴阳转化不协调”有关。

临诊实践，并不拘一家之言，总在融会贯通之。由四物汤之运用而对照仲景治妇科诸法：如不孕症之肝肾不足兼肝郁，在此方及四逆基础上加四子。肝虚当补其血，肾虚当益其精。方中熟地黄、当归、白芍乃补血药也。诸药合用，使病得以痊愈。

医案五　寿胎四君子汤加减治疗不孕症案

何某，女，36岁，2024年6月10日初诊。

主诉：未避孕未孕2+年，月经量少（少1/3）1+年。急躁易怒，压力、焦虑，纳眠可，二便调，舌暗红，苔薄白，脉弦滑（2024年1-5月在其他医生处中药调理）。间断性反复尿路感染3+年。近期无尿频尿急尿痛，自诉多喝水后缓解。初潮年龄15岁，3-6天/28-31天，量中，色红，LMP：6月24日—6天净，量少（少1/3），色暗红，经前乳房胀痛；PMP：5月25日—5天净，量少（少1/3），余同前。白带：量少，色、质、味未见明显异常，无瘙痒。

中医诊断：不孕症；月经量少。

证型：脾肾不足兼肝郁型。

治则：补肾益精，养血调经。

方药：寿胎四君子汤加减。

太子参20g，白术15g，山药15g，甘草10g，鹿角胶6g（烊化），桑寄生15g，续断15g，菟丝子15g，枸杞子15g，石斛15g，山萸肉15g，肉苁蓉15g，茯苓20g，熟地15g，白芍20g，百合15g，陈皮15g。共8剂，3天2剂。用法：水煎服，一次用量150mL。口服叶酸，维生素E胶囊1盒；耳针、艾灸1次。嘱：月经应期未至查尿HCG；服药期间如有不适请及时就诊。

2024年6月22日二诊，口服上方后急躁易怒、焦虑症状好转，前方加合欢皮20g，共8剂，3天2剂，用法同上。

2024年7月05日三诊，现已无急躁易怒、焦虑症状，前方加桑葚子15g，共8剂，3天2剂，用法同上。

2024年7月25日四诊，月经未至，查血HCG增高，已怀孕。

按：先天禀赋不足，或房劳久病，损伤肾气，或屡次堕胎，伤精耗气，肾精亏损，肾气不足，冲任亏虚，血海满溢不多，遂致月经量少致不孕。数伤于血，大病久病，营血亏虚，或饮食劳倦，思虑过度，损伤脾气，脾虚化源不足，冲任气血，气血亏虚，血海满溢不多，致经行量少也致不孕症发生。

寿胎丸出自《医学衷中参西录》，肾虚不固为辨证依据。菟丝子有补肝肾、益精髓功效，作用全面；续断、桑寄生有调血脉之功；氤氲全凭血以养胎，故用鹿角胶补肾填精；四药性味和平，静而不动，组合成方，用治不孕症最为合拍。

根据衰者补之、损者益之治疗原则，气虚法当补气，气虚是由脾虚所致，理当健脾，脾运健则运化复，运化复则谷气充，生化之机旺盛，诸证才能向愈。方用太子参补脾益气，激发肾中精气生发之机；白术健运脾胃，增强谷气生化功能；两药先后两天齐补，真元可望逐渐充盛。白术健全脾胃运化功能，使肠道消化吸收良好。甘草调中益脾，亦能补气。运用此方治疗甚多，但必须根据病情变化，灵活加减，对症施治。

医案六　苍附导痰汤加减治疗痰湿型多囊卵巢综合征案

陈某，女，38岁，2024年6月30日初诊。

主诉：间断性月经周期推后（最长3月）伴月经量少（少1/3）5+年。

现病史：口干，纳差，眠差，入睡困难，小便调，舌暗红，苔白腻，脉弦滑。（6月2日6—月5日因尿路感染口服左氧氟沙星、三金片；6月6日—6月9日因痔疮外用中药洗剂）。既往有慢性支气管炎病史；多囊卵巢综合征（PCOS）病史5+年；反复尿频尿急尿痛8年（2~3次/年），2024年6月1日—6月5日尿路感染史。G1P1（剖），近1月未同房/暂无生育要求，2017年1月剖宫产1次。初潮年龄12岁，5-7天/30-90天，量中偏少，色红，无痛经，LMP：6月18日—5天净，量少，色红，余（-）；PMP：5月13日—4天净，量少（少1/3），色淡红，经前腰酸、乳胀，肛门坠胀，余（-）；PPMP：4月3日—4天净，量少（少1/3），余（-）。白带：量、色、质、味均未见异常，无外阴瘙痒。

中医诊断：月经后期；月经过少。

证型：痰湿型（肝郁脾虚证）。

方药：苍附导痰汤加减。

麸炒苍术10g，四制香附15g，法半夏15g，胆南星15g，神曲15g，茯苓15g，麸炒枳壳15g，冬瓜皮15g，荷叶15g，白芥子5g，山楂20g，粉葛15g，陈皮15g，薏苡仁20g，盐巴戟天15g，黄芪20g，当归15g，酒川芎15g，白芍15g，茯苓木15g，鸡血藤20g。共8剂，3天2剂。用法：水煎服，一次用量150mL；配合灯火灸（关元、气海、中极、三阴交）每日1次；耳针（双耳），每日1次，改善睡眠，调经。

2024年7月12日二诊，自诉服中药后急躁易怒改善，大便次数增加，大便不成形，质黏腻，2~3次/日，前方加炒白扁豆15g，共8剂，用法同前。

2024年7月25日三诊，月经来潮，LMP：7月16日—5天净，量中偏少（较治疗增多），经前腰酸、乳胀、肛门坠胀明显减轻，继服前方8剂。

2024年8月7日四诊，急躁易怒、口干、纳差、眠差、入睡困难已基本消失，大便正常，继服前方巩固治疗。

按：苍附导痰汤来源于《叶天士女科全书》，苍术气味芳香，其性辛、苦、温，具有健脾燥湿，祛风散寒之功；香附味苦，疏泄以平肝气横逆，主入肝经气分，芳香辛行，善散肝气之郁结，散解六郁，兼入血分，统通脉络，又为“血中气药”，前人称其为“女科要药”。半夏燥湿祛痰，陈皮醒脾化湿，茯苓淡渗利水，甘草和中缓急，不仅已成之痰可消，并可恢复脾运，杜绝痰浊再生。枳实降泄胆胃，其意欲使痰随气降。主治肥胖之女无子者，通过中西医结合方式来调节虚实，并且整体协调脏腑中阴阳的偏亢或偏衰，因势利导，刚柔并济，以促进机体恢复“阴平阳秘”的状态，从而改善PCOS排卵障碍。

由于PCOS的病因未明，病理生理复杂，目前尚无彻底治疗的方法。故在治疗患者时，只能根据其不同要求，针对某些环节制定方案。因不孕症患者使用促排卵药物发生卵巢癌的报道逐年增多，已引起了临床医生对促排卵药物潜在致肿瘤作用的关注，故对未婚、或暂时无生育要求者，不要强求促排卵。因PCOS复发率高，对已经解决生育问题者，应告知仍有子宫内膜病变和糖、脂代谢异常的风险，应长期随访。

杨景锋教授运用经方治疗常见难治病3则

马　卓　杨景锋

陕西中医药大学，陕西 咸阳 712046

经方是指张仲景《伤寒论》《金匮要略》中的方剂，虽药味相对较少，但辨证准确，疗效卓著。《金匮要略心典·徐序》言：“惟仲景则独祖经方，而集其大成，惟此两书，真所谓经方之祖。”张仲景所著经方，虽然至今经过近两千年的发展，但仍然广泛应用于在现代临床中。《伤寒杂病论》太阳病篇大量条文对发热、咳嗽等病证进行论治，《金匮要略》中同样对多种杂病进行脉证论治。中医经方被认为是辨治常见病及难治病的最佳选方。杨景锋教授从事临床工作多年，善用经方辨治疾病，其遣方用药组合灵活，化裁加减法度谨严，效专力宏，现将其三例医案分享如下。

医案一　小柴胡汤合白虎汤化裁治疗发热案

李某，男，76岁，西安市人，退休医生，2021年6月25日初诊。

主诉：发热伴咳嗽半年。

现病史：患者半年前感冒后发热，于多家医院住院治疗，经各种检查，诊断不明。应用多种抗生素治疗后，出现耐药，菌群失调，肺部多种细菌、病毒、真菌感染，西医治疗无效，并出现皮肤松弛症状，曾三次入住ICU抢救，患者出现意识障碍。现ICU及住院部均不愿收治，建议求助中医。诊见：形体极度消瘦，神志时清时昏，病史主要靠家属陈述。仍每日发热，下午、夜晚为重，最高体温39.2℃，伴便秘，咳嗽痰多色白，呈泡沫样，不能自主进食，饮食、服药靠鼻饲。舌质暗红，苔少而黄，脉沉滑。

中医诊断：发热。

辨证分析：少阳阳明合病，肺胃宣降失司。

治则：和解少阳，兼清阳明。

方药：小柴胡汤合白虎汤化裁。

柴胡25g，黄芩10g，姜半夏10g，党参15g，全瓜蒌15g，炙冬花10g，炙麻黄6，炙杷叶10g，炙甘草10g，生石膏30g（先煎），知母15g，鱼腥草30g，炙桑皮15g，桃仁15g，生姜3片，大枣5枚。6付，每日1付，水煎服400mL，早晚温服。

2021年7月4日二诊，患者家属诉上方鼻饲服药两付即热退身凉，神志转清，能自主服药进食。体温稳定在37℃以下，咳嗽减少，主要集中在夜晚，有白痰，便秘减轻。处方调整如下：柴胡25g，黄芩10g，清半夏10g，党参10g，全瓜蒌15g，炙冬花10g，桔梗10g，炙杷叶10g，炙甘草10g，生石膏（先煎）30g，川贝10g，鱼腥草30g，紫菀15g，桃仁15g，炒杏仁10，生姜3片，大枣5枚。6付，每日1付，水煎服400mL，早晚温服。

2021年7月13日三诊，服上方后患者神志、精神显著好转，可自己陈述病情，饮食、睡眠俱佳，未发热，仍有咳嗽，发作时间不确定，伴白痰不易咯出，咽痒明显，大便三日两行。舌暗红，苔稍黄、花剥，脉滑，较前有力。

方以小青龙汤化裁：炙麻黄6g，桂枝10g，炒白芍10g，炙甘草10g，干姜10g，细辛3g，炙五味子15g，法半夏10g，威灵仙15g，黄芩10g，木蝴蝶10g，鱼腥草30g，桃仁10g，炒杏仁12g。6付，每日1付，水煎服400mL，早晚温服。

结果：2月后随访，患者发热、咳嗽痊愈。

按：不明原因发热在现代医学是一个难以解决的问题。本案一诊时患者以持续性高热为主症，《伤寒论》曰“病有发热恶寒者，发于阳也；无热恶寒者，发于阴也”，故诊为三阳之病。考虑到发热已有半年之久，现无太阳病表证，热势多以午后、傍晚为重，伴有腹重便秘等腑气不通的症状，因肺与大肠相表里，阳明腑气不通必然影响到上焦肺气的宣降，故出现咳嗽痰多等肺气失宣之症；清气不升浊气不降，阳明肠腑不得疏泄，浊气上攻故见神志恍惚，正如《伤寒论》所言：“……不大便五六日，上至十余日，日晡所发潮热，不恶寒，独语如见鬼状。”综上，结合舌脉，诊断为少阳阳明合病。本应以大柴胡汤和解少阳，通腑泄热治之，但考虑到患者年龄偏大，体弱消瘦，病程较久，恐大柴胡类峻剂损伤本就虚弱的正气，故改为小柴胡汤合白虎汤加减。方以小柴胡汤和解少阳，加配白虎汤清解里热；加麻黄宣利肺气，冬花、枇杷叶、桑白皮清肺化痰而止咳；配以全瓜蒌既可宽胸利气，清热涤痰，又可兼合桃仁润燥生津，行气通腑。考虑患者肺部多种细菌、病毒感染，合以鱼腥草清热解毒，现代药理证明，鱼腥草具有显著的抗炎、抗病毒等作用。二诊时患者发热减轻，夜间咳嗽，时轻时重，故去辛燥之麻黄，加桔梗宣利肺气，紫菀润肺下气，川贝化痰止咳。三诊患者发热痊愈，但以咳嗽白痰为主症，更方为宣肺化饮、止咳下气的小青龙汤加减，方中加用鱼腥草清热解毒；威灵仙以治痰饮积聚；木蝴蝶行气消胀；桃仁、杏仁润燥生津，下气止咳。理法合拍，收效甚显。

医案二　四逆散合乌梅丸化裁治疗泄泻案

郭某，女，62岁，2021年12月11日初诊。

主诉：慢性泄泻10余年。

现病史：患者近10年饮凉物、饮食不当后则出现泄泻，于外院被诊为“慢性肠炎”。诊见：泄泻，呈水样，量少，3~5次/日，饮凉物、饮食不当后加剧，无腹痛，自觉腰部凉，早起咳痰黏稠，痰稍黄，纳可，寐安，小便可。舌淡，苔黄腻，脉沉弱。既往：肺结节、乳腺结节、甲状腺结节1年。查肠镜（－）。

中医诊断：泄泻。

辨证分析：肝脾不调，上热下寒。

治则：调和肝脾，清上温下。

方药：四逆散合乌梅丸加减。

枳壳10g，炒白芍15g，柴胡10g，炙甘草5g，乌梅30g，黄连5g，细辛3g，干姜10g，制附子8g（先煎），肉桂5g，川楝子10g，炒白术15g，当归10g，党参15g，炙五味子15g。14付，每日1付，水煎服400mL，早晚温服。

2022年2月19日二诊，患者服上方后泄泻症状缓解，今诉左侧头目、颈后间歇性疼痛，左下腹痛，寐欠安，舌暗，苔灰白略腻，脉沉细。上方加吴茱萸6g，胡芦巴15g，柴胡6g，葛根10g。14付，每日1付，水煎服400mL，早晚温服。

结果：3月后随访，患者泄泻好转，食凉物后未出现泄泻。

按：《景岳全书·泄泻》曰：“若饮食失节，起居不时，以致脾胃受伤，则水反为湿，谷反为滞，精华之气不能输化，乃致合污下降而泻痢作矣。”本案患者病程日久，系因寒食所伤，情志失调，脾胃虚弱致脾失健运，肠道传化失常，升降失调，清浊不分，故见水样泄泻。上焦燥热，见早起咳黄痰，苔黄腻。下焦寒湿，见腰部发凉，饮食凉物泄泻加重。故此为久病导致肝脾失调，上热下寒，治以调和肝脾、清上温下，方用四逆散合乌梅丸加减。《伤寒论·辨少阴病脉证并治》第318条言："少阴病，四逆，其人或咳、或悸、或小便不利、或腹中痛、或泄痢下重者，四逆散主之。"可见泄利下重为其主症之一，方中柴胡既可疏解肝郁，又可升清阳以使郁热外透，芍药养血敛阴，与柴胡相配，一升一敛，使郁热透解而不伤阴，佐以枳实行气散结，以增强疏畅气机之效，甘草缓急和中，诸药合用，调畅气机，使郁阳得伸。《伤寒论》厥阴病篇第338条曰："伤寒，脉微而厥，至七八日肤冷，其人躁，无暂安时者，此为脏厥，非蚘厥也……蚘厥者，乌梅丸主之。又主久利。"成无已注解《伤寒论》将乌梅丸作为治蛔厥和久痢的主方。本案重用乌梅、炙五味子涩肠止泻，细辛、干姜、肉桂、制附子辛热之品以温下，黄连苦寒之品以清上，达到寒热并治之效，炒白术健脾祛湿，川楝子行气止痛，党参、当归补气养血，以顾正气之不足。二诊服上方后泄泻症状缓解，诉左侧头目、颈后间歇性疼痛，故加柴胡、葛根生津舒筋，左下腹痛，加吴茱萸、胡芦巴温肾祛寒止痛。

医案三　甘麦大枣汤合百合地黄汤、桂枝加龙骨牡蛎汤化裁治疗郁病案

姚某，女，50岁，2023年9月16日初诊。

主诉：喜悲伤欲哭，伴心悸汗出2月。

现病史：患者近2月无明显诱因自觉情绪不佳，偶心悸汗出，遂来就诊。诊见：喜悲伤欲哭，心神不宁，多疑易惊，心悸，气短，阵发性烘热汗出，已停经，情绪不稳定。纳差，寐差，小便可，大便稍干。舌暗红，苔白腻，脉沉弱。既往：体健。化验性激素六项（-）。

中医诊断：郁病。

辨证分析：心肺阴虚，阴阳失调。

治则：滋阴清热，调和阴阳。

方药：甘麦大枣汤合百合地黄汤，桂枝加龙骨牡蛎汤加减。

炙甘草15g，百合30g，生地15g，桂枝10g，炒白芍10g，生龙牡各15g，远志10g，肉苁蓉20g，生姜3片，大枣5枚，陈小麦1把。14付，每日1付，水煎服400mL，早晚温服。

2023年10月28日二诊，患者服上方后，心悸、气短、汗出明显改善，今诉仍情绪差，纳差，舌淡红，苔白厚腻，脉沉。上方加香附15g，柴胡6g，当归10g。14付，每日1付，水煎服400mL，早晚温服。

结果：1月后随访，患者心悸汗出痊愈、情绪状态佳。

按：《金匮要略·妇人杂病脉证并治》言："妇人脏躁，喜悲伤欲哭，象如神灵所作，数欠伸，甘麦大枣汤主之。"首次提出"脏躁"概念，即妇女精神忧郁，烦躁不宁，无故悲泣，哭笑无常，喜怒无定，呵欠频作，不能自控者。本案患者系因七七之年，任脉虚，天癸竭，导致情志不佳，气机郁滞，故见喜悲伤欲哭，心神不宁，烘热汗出等一系列症状，可见此病机为心失所养，心肺阴虚，阴阳失调。故治以甘润缓急，滋阴清热，调和阴阳，方用甘麦大枣汤合百合地黄汤、桂枝加龙骨牡蛎汤加减。百合地黄汤为"百合病"代表方，出自《金匮要略·百合狐惑阴阳毒病脉证并治》篇，其主要是以神志恍惚、精神不定为主要表现的情志病。桂枝加龙牡汤见于《金匮要略·血痹虚劳病脉证并治》第8条："夫失精家，少腹弦急，阴头寒，目弦，发落，脉极虚芤迟，为清谷、亡血、失精。脉得诸芤动微紧，男子失精，女子梦交，桂枝加龙骨牡蛎汤主之。"主症为少腹急，阴头寒，目弦，发落，脉虚芤迟，证属阴阳失调。可见以上方均可治疗情志病，三方合用，甘草甘润缓急，小麦补益心气，大枣益脾养血，百合、生地滋阴清热，桂枝、炒白芍、生龙牡调和阴阳，并加远志安神益智，因患者大便干，故加肉苁蓉20g润肠通便。二诊患者心悸、气短、汗出明显改善，诉仍情绪差，纳差，故上方加香附、柴胡、当归疏肝理气活血，巩固疗效。

桂枝芍药知母汤治疗痛风发作一例

庄伟坤
贵州省湄潭县中西医结合医院，中医经典病房，贵州 遵义 564100

患者男，30 岁，2024 年 6 月 10 日初诊。

主诉：左踝关节疼痛反复 2 月，再发 2 天。

现病史：患者反复左踝关节疼痛 2 月余，经口服止痛药和中药后可稍缓解，但上班劳累时容易反复，近 2 天因上班过多劳累再次发作，疼痛难忍，无法正常行走，走快则疼痛加剧。自行控制饮食及口服依托考昔后仍缓解不明显，胃口欠佳，自诉体重减轻 10 斤左右，遂求中医治疗。

既往史：既往有高尿酸血症病史，5 月 21 日查尿酸 471 μ mol/L

刻诊：左踝关节疼痛难忍，走动时疼痛明显加重，左踝关节稍肿胀，肤温不高，无明显潮红。偶有心烦，精神可，大便基本正常，小便正常，无头痛，无发热恶寒，无怕风怕冷，无口苦口干，睡眠可。舌质红，苔白有齿痕，中间稍凹陷有薄脱，自觉脉有力。

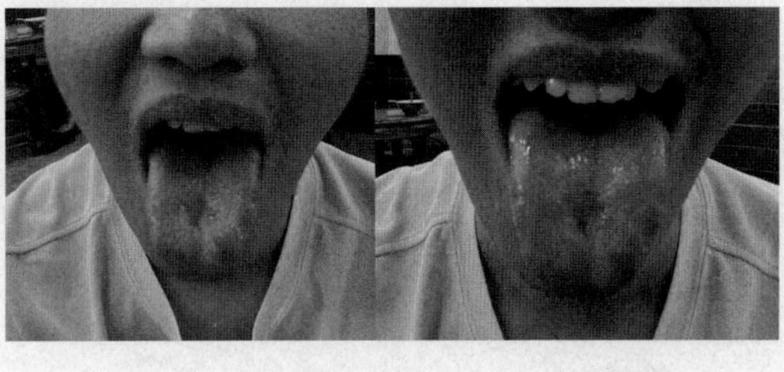

中医诊断：痹症（肝郁脾虚，兼有水湿邪气）。

方药：柴芍六君子汤（处方一）。

柴胡 15g，白芍 30g，陈皮 10g，姜半夏 10g，党参 15g，苍术 20g，茯苓 20g，炙甘草 15g，大枣 15g，枳壳 10g。3 剂，煎水内服，1 日 1 剂。

药后反馈：处方时已经是夜间 8 点多，患者 11 日又忙了一天，到当天晚上才吃上中药，当时给的反馈是疼痛比没吃药前加重，仔细了解下来，考虑跟过多走动相关，而且中药才喝一次，料想辨证无错，所以嘱其动态观察，若仍有加重情况，予暂停上方。改处方为：桂枝 20g，白芍 30g，炙甘草 15g，知母 30g，白术 30g，防风 15g，麻黄 10g，附片 10g，生姜 10g，片姜黄 10g，土茯苓 15g，威灵仙 15g（桂枝芍药知母汤 + 痛风汤 + 片姜黄）2 剂（处方二）。

2024 年 6 月 15 日二诊，刻诊：今日一早询问患者，诉疼痛好了七八成。诉听从我所言 12 日改处方为桂枝芍药知母汤 + 痛风汤 + 片姜黄，但是从 13 日才拿到药开始服用，至 14 日共服两剂，今日便感觉疼痛好了七八成，且脚肿也消除了八九成。舌象也明显好转。

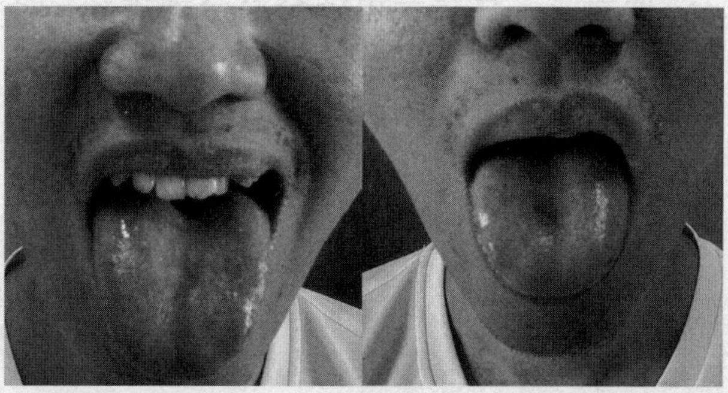

方药：同前继予桂枝芍药知母汤 + 痛风汤 + 片姜黄，3 剂，煎水内服，1 日 1 剂。

2024 年 06 月 18 日三诊，疼痛总体好了八成，走快了还是会隐痛，但脚已完全不肿，现工作也无大影响了，饮食可，睡眠可，大便正常。

现嘱其适当注意饮食，注意低嘌呤饮食，但同时也要兼顾营养均衡，规范口服苯溴马隆片控制尿酸。

方药：予柴芍六君子汤加味善后。

柴胡 15g，白芍 30g，陈皮 10g，姜半夏 10g，党参 15g，苍术 20g，茯苓 20g，炙甘草 15g，大枣

15g，枳壳10g，片姜黄10g，土茯苓10g。嘱其继服1周。

按：经回访患者现已无明显左踝关节疼痛加重，且饮食较前改善。《金匮要略·痉湿暍病脉证第二》言“太阳病，关节疼痛而烦，脉沉细者，此名湿痹”。患者初诊时以左踝关节疼痛，伴关节肿胀，时有烦躁，舌红，苔白有齿痕，中间稍凹陷有薄脱，自觉脉有力，辨为痹症，类似太阳病。从舌象看，舌边肿胀而舌中凹陷，且中间还出现舌苔薄脱，此乃肝木旺而脾土弱，导致木郁乘土，肝郁脾虚，脾运化失常，水湿内停，湿性下注，留住于踝关节，故发为踝关节疼痛肿胀。所以初诊以柴芍六君子汤处理，意在治病求本。方中用柴胡疏肝理气，以肝“喜条达，恶抑郁”，使肝气得以疏通，白芍酸甘入阴柔肝缓急，以肝“体阴而用阳”，留得肝阴，而肝阳之用才得以发挥，二者共入于肝而解决肝生发疏散功能。陈皮、半夏、党参、苍术、茯苓、炙甘草、大枣益气健脾，祛湿利水；加枳壳增强疏肝理气之效。诸药合计，共奏疏肝健脾，祛湿利水之功。

然而《金匮要略·中风历节病脉证并治第五》却提及“诸肢节疼痛，身体尫羸，脚肿如脱，头眩短气，温温欲吐，桂枝芍药知母汤主之。”患者当下所苦为关节疼痛肿胀，影响工作，故先救其标。处方用桂枝芍药知母汤+痛风汤+片姜黄（韦安理师兄经验）。

二诊时，虽服用2剂，已见明显成效，故知辨证思路正确，继续服药以进一步治疗。

三诊时，患者已明显好转，现当以调理善后为主，按最先思路，当以疏肝健脾、祛湿利水为法，用柴芍六君子汤加味。

经方治验9则

孟　康
晋州市中医院名医堂，河北 晋州 052260

医案一　虚寒腹泻血不止，温阳摄血病得已

庞某某，男，53岁，外科住院患者，2023年10月10日初诊。

主诉：间断性便血两年加重两月余，曾因贫血住院输血治疗。一周前门诊用云南白药、咖啡酸片，效果不佳，以“混合痔，重度贫血”收入院，欲择期行手术。辅助检查：血红蛋白（HGB）43g/L，红细胞（RBC）1.41×10^{12}/L。凝血功能无异常。现仍出血，请中医会诊。

现病史：患者大便次数多，每天3~4次，便鲜血，胃怕凉，恶心，易醒，乏力，头晕，面色萎黄，舌淡苔薄黄，脉细数。

中医诊断：便血之太阴阳明合病。

方药：理中汤、甘草干姜汤、柏叶汤、桃花汤化裁。

人参10g，苍术10g，干姜20g，炙甘草10g，艾叶10g，侧柏叶10g，赤石脂20g。2剂，中药免煎颗粒。

配合西药输液止血药，云南白药及输血治疗。

2023年10月12日二诊，患者诉大便2次/天，便血淡红，乏力缓解，脉数，较前有力，余症同前。上方赤石脂增为30g。2剂，中药免煎颗粒。同时配合输血治疗。

2023年10月13日下午三诊，患者诉大便每天1次，成形，便血少，复查血常规：HGB59g/L；RBC2.01×10^{12}/L，头晕无，乏力缓解，舌淡苔薄白，脉左弦右沉细，余症同前。上方干姜减为18g，赤石脂减为20g。3剂，中药免煎颗粒。同时配合输血治疗。

后于10月14日行“环状混合痔内扎外切术+内痔硬化注射疗法”。术后住院10天，无便血，于10月25日出院。

按：“见血休治血”，古人早有明训，并非出血不止血，而是强调要根据出血之病源，分别采用不同的治本之法。陈修园《医学三字经》吐血章有曰：“温摄法，草姜调。”说明甘草干姜汤可有温摄止血之功，故本案用之。根据患者之病情便鲜血，胃怕凉，恶心，乏力，头晕，可考虑为太阴病，苔薄黄，略有上热，有阳明之证，故用理中汤、桃花汤、柏叶汤合方治之，止血温里略清上热，故便血止。

医案二　寒热错杂扁平疣，治从厥阴不用愁

李某，女，34岁，2018年9月30日初诊。

主诉：扁平疣数年，经多方诊治效不佳。

现证：口黏，着凉则腹泻，白带色白黏，阴痒，眠差。舌淡苔薄白，脉左细右滑。

中医诊断：厥阴病。

方药：为甘草泻心汤合赤豆当归散、薏苡附子败酱散。

生甘草15g，黄芩10g，黄连6g，干姜10g，清半夏15g，党参10g，大枣4枚，赤小豆30g，当归10g，败酱草30g，生薏苡30g，炮附子6g（先煎）。7剂，水煎服。

后因他事来医院，眼服上药7剂后，自服蒲公英代茶饮，身上扁平疣净自然脱落，中药之神，出乎意料。

按：对于扁平疣，中医称之为“扁疣”，一般认为是风热毒邪，阻于经络，与肝热搏于肌腠，或者是肝失血养，遂发为扁平疣。治疗上，有清热利湿、清热解毒、活血软坚等法。但这些治法，仅仅是考虑局部的病变，未从整体辨证上去考虑，故有些患者反反复复，缠绵难愈。

患者就诊时，口黏、白带质黏，脉滑，当为湿热之证；着凉腹泻当为内有寒证；脉细，为正气不足之表现。按胡冯经方医学体系当为辨厥阴病之上热下寒证。且患者白带色白质黏，加着凉腹泻，下焦寒热错杂，当用薏苡附子败酱散、赤豆当归散清利湿热且温下寒。扁平疣一般考虑为湿热内蕴，考虑患者有下寒，甘草泻心汤在《金匮要略》中用治寒热错杂之狐惑病，在此治疗上热下寒之扁平疣，病机相合，故用之。此方针对患者整体而用方，不专治扁平疣而数年扁平疣渐愈，中医辨证论治的精神在，当能出奇方而愈疑难病。

医案三　阳虚水停上冲心，温阳利水化其饮

孟某，男，93岁，2023年1月2日初诊。

主诉：呼吸困难20余天。

现病史：患者于2022年12月感染新冠病毒，曾服用清肺排毒汤治疗，后因劳累性呼吸困难以“支气管炎”收入院，经治疗后病情缓解。出院后服药不规律，动则气短，纳差。现“心衰”收入院。现症：四肢凉，小便少，动则气短，纳差，舌淡苔薄白，脉沉细。既往冠心病、高血压、慢支气管炎、心衰病史。

西医诊断：慢性心力衰竭；新型冠状病毒感染。

中医诊断：喘证，太阴少阴合病夹饮证。

方药：真武汤加减。

淡附片10g，茯苓15g，白芍10g，生姜10g，白术10g，清半夏10g，五味子10g，细辛6g，黄芪15g，炒鸡内金15g。1剂，中药免煎颗粒，每日1剂，分2次，每次取汁约200mL，饭后半小时以上用温开水冲服。

配合西药扩冠、口服利尿药及益气复脉汤（红参、麦冬、五味子）。

2023年1月3日二诊，喘略减，余症同前。上方茯苓增为30g，白术增为15g，去清半夏、五味子、细辛，加桂枝10g、炙甘草6g。2剂，中药免煎颗粒，每日半剂，少量多次频服。

2023年1月7日三诊，患者仍诉气短，腿凉，纳差，舌淡苔薄白，脉沉细。考虑太阴少阴合病。

方药：真武汤合苓桂术甘汤化裁。

淡附片15g，茯苓30g，白芍10g，生姜10g，白术10g，桂枝15g，炙甘草6g，黄芪15g，泽泻15g，肉桂6g。2剂，中药免煎颗粒，每日半剂，温开水冲服，少量多次频服。

2023年1月10月四诊，患者诉气短减，略咳，足转前温，纳尚可，舌淡红苔薄白，脉细滑。上方白术增为20g，桂枝减为10g，炙甘草增为10g，去黄芪、泽泻，加车前子10g。2剂，中药免煎颗粒，每日半剂，温开水冲服，少量多次频服，以巩固疗效。

按：由于新冠病毒的攻击以及细胞因子风暴、缺血、缺氧等直接或间接的机制会导致心肌细胞和血管内皮细胞损伤，造成了新冠感染后急性期的一系列循环系统并发症的发生。对于老年患者，新冠初起在少阴、太阴者并不少见。此例患者初用清肺排毒汤误治，邪入少阴，幸而中西医结合而得以康复。中医治疗考虑其四逆，脉沉细病考虑病在少阴，纳差乏力考虑病属太阴，小便少考虑有内饮，综合考虑为太阴少阴合病夹饮。初诊根据《伤寒论》316方后注：咳者，加五味子、细辛、干姜。考虑到患者纳差、大便少，故用生姜不用干姜，加半夏化饮。喘减后根据刘渡舟教授用小青龙汤经验，用小青龙汤证减后，以苓桂剂善后，故用真武汤合苓桂术甘汤温阳化饮。因患者服药困难，故采用加大剂量而日用半剂，少量频服的方法，使药力充足而病得除的目的。

医案四　发热胸痛兼黄痰，三阳同治效不凡

李某，男，37岁，2024年4月8日初诊。

主诉：发热两天。

现病史：发热，咳嗽，右胸痛，黄痰，怕冷，汗出，纳差，口中无味，乏力，小便黄，舌红苔黄腻齿痕，脉左寸关浮滑右关滑。于今日行直接数字化X射线摄影（DR）示：右肺下叶片状高密度影，考虑炎症。白细胞：15.68×10^9/L。

中医诊断：辨六经为三阳合病。

方药：柴胡桂枝汤加石膏合苇茎汤。

柴胡24g，黄芩10g，党参10g，炙甘草6g，石膏50g，大枣10g，清半夏10g，芦根40g，桃仁10g，薏苡仁30g，冬瓜子30g，桂枝10g，白芍10g，生姜3片（自备）。5剂，水煎服。配合口服阿莫西林胶囊。

2024年4月13日二诊，咳，少量黄痰，汗出，纳可，舌淡红苔薄黄齿痕，脉左寸浮滑右关滑。考虑太阴阳明合病。

方药：半夏厚朴汤合苇茎汤加减。

清半夏15g，芦根30g，桃仁10g，薏苡仁30g，冬瓜子30g，厚朴15g，茯苓15g，紫苏子10g，枇杷叶15g，桑白皮10g，生姜3片（自备）。7剂，水煎服。

按：此患者初诊发热，怕冷，汗出，脉浮，为太阳；纳差，右胁痛，乏力，为少阳；咳黄痰，苔黄腻，为阳明。三阳合病，故用柴胡桂枝加石膏汤合苇茎汤化裁。结合DR和血常规，已达住院指标，患者又不想住院，勉为其难，重用柴胡、石膏、芦根，仅配合阿莫西林胶囊以控制感染，未曾想能使其热退症减。二诊时以半夏厚朴汤合苇茎汤收功。经方治热病，方证相应，疗效非凡！

医案五　药毒从表误吸入，治从太阳从表出

庚某某，女，47岁，2022年7月19日初诊。

主诉：头疼头晕沉4月余，缘于3月份实验课后收拾化学药品误吸引起。

现病史：头晕沉，晨起明显，咳嗽，胸痛，咽略疼。不能吹空调，食多则腹泻。舌淡苔薄黄，脉左弦右关尺弦。

中医诊断：辨六经为太阳阳明太阴合病。

方药：桂枝加厚朴杏子汤合泽泻汤。

桂枝10g，白芍10g，炙甘草6g，厚朴15g，杏仁30g，泽泻50g，苍术20g，生姜3片，大枣4枚。5剂，水煎服。

2022年7月25日二诊，患者诉服上药后诸证减，停药后复发。去炙甘草，加甘草15g。7剂，水煎服。

2022年8月9日三诊，上方7剂，水煎服，巩固治疗。

按：对于化学药物中毒，中医并没有特效药。根据其临床表现而随证治之。此患者由呼吸道吸入而导致，可考虑为外邪由表而入，又有咳嗽、胸痛、不能吹空调之表现，故辨为太阳病，辨方证为桂枝加厚朴杏子汤。又有头晕沉、苔薄黄、脉弦，考虑为阳明太阴合病，以泽泻汤治之，外来之毒通过汗及小便而解，故毒解而病除。故不囿于西医病名，用六经辨证，方证对应而取效。

医案六　发热夜间定时苦，大柴加膏先时服

彭某，外科住院患者，2020年11月24日初诊。

主诉：因睾丸囊肿、鞘膜积液手术治疗后，每晚夜间3点左右发热数日，主治医师邀请余会诊。

证见：口干苦，便头干。舌淡苔薄白腻，脉滑。患者言“以前发烧，拉拉肚子就好了。”

患者仅有少许内热盛的表现，又有泻下则热退的经历，当用下法。想到胡老在讲解257条：“患者发热六七日，无表里证，虽脉浮数者，可下之。”时曾说此种发热，可用小柴胡加石膏汤或者大柴胡加石膏汤治之。于是予以大柴胡加石膏汤治之。

柴胡24g，黄芩10g，清半夏10g，白芍10g，枳实10g，大黄6g，生姜6g，生石膏45g。3剂，中药免煎颗粒。

想起53条用桂枝汤治疗发热，先其时服药，在病势未盛之前用药的方法值得借鉴。于是嘱咐患者下午吃一次，夜间2点左右吃一次。

第二天，接到主治大夫电话说，患者吃完药后效果不好，怎么办？考虑到应该是病重药轻，回答到：“让他一天只喝一次，在夜间2点服完。”服药后烧退，后出院未再发热。

医案七　麻黄体质得感冒，麻黄类方切莫少

牛某，女，45岁，2016年8月29日初诊。

主诉：咳嗽20余天。

现病史：怕冷，不出汗，咳，黄黏痰，口黏，口干，鼻塞。舌淡苔薄白齿痕，脉浮紧。

中医诊断：辨六经为太阳阳明合病。

方药：大青龙汤加败苡汤。

麻黄18g，桂枝10g，杏仁10g，炙甘草6g，生石膏40g，生姜3片，大枣4枚，败酱草30g，生苡仁30g。2剂，水煎服。

2016年8月31日二诊，诉服药后咳减，仍有黄黏痰，口干，平素易积食。舌淡苔薄白齿痕，脉浮紧。考虑为太阳阳明合病。

方药：大青龙加败酱草、薏苡仁，合入消导之品。

麻黄15g，桂枝10g，杏仁10g，生甘草10g，生石膏40g，生姜2片，大枣3枚，败酱草30g，生苡仁30g，炒莱菔子20g，神曲10g，佩兰10g。3剂，水煎服。

2016年9月3日三诊，患者诉药后微咳，纳差，少量黏痰，咽不适，胸闷，口苦。舌淡苔薄白齿痕，脉紧左略细。考虑为太阴阳明夹饮证。

方药：半夏厚朴汤化裁。

清半夏10g，厚朴15g，苏子10g，茯苓15g，生姜3片，枇杷叶15g，杏仁10g，生甘草10g，桔梗10g，炒莱菔子20g，神曲10g，黄芩10g，陈皮6g。5剂，水煎服。

又续：2016年12月21日，患者因感冒来诊，证见：鼻塞，流涕，身紧，身痛，无汗，怕冷，口苦，舌根痛。舌淡苔薄白，脉浮紧。考虑诊断为太阳病。

方药：麻黄汤合苍耳子散化裁。

生麻黄10g，桂枝10g，杏仁10g，生甘草10g，苍耳子10g，辛夷10g，白芷10g，薄荷6g（后下），厚朴10g。3剂，水煎服。

后以他病来诊，言服上药两剂而愈。

按：患者初诊时虽咳嗽20余天，但从怕冷、不汗出、鼻塞、脉浮紧考虑，仍属太阳外，咳黄黏痰、口干为阳明郁热，故以大青龙汤为主方，加败酱草、生苡仁。二诊时证减，故减少麻黄、生姜、大枣之量。三诊咳减，太阳之邪轻微几无，故用半夏厚朴汤加减善后。

第二次因感冒来诊，无汗，鼻塞，证属太阳，仍以麻黄汤为主，加苍耳子散通鼻窍。汗出邪祛之后其病得解。此患者诉平时汗出偏少，故外感之后邪无出路，当以发汗，邪去而病解。

此患者两次感冒的治疗均以麻黄为主药，用麻黄汤类方。第一次郁久化热入阳明，为太阳阳明合病；第二次初得即来，为太阳病，若日久当有入阳明之变，及早用药而愈。由此可见，感冒之后属风属寒，不在于外感邪气，而在于患者之体质。

医案八　新冠之后味觉消，切记少阳主孔窍

王某某，男，79岁，2023年2月3日初诊。

主诉：味觉丧失1月余。

现病史：患者1月前感染新冠，略咳。曾于2023年1月18日行电子计算机断层扫描（CT）示：两肺多发炎症，下叶炎症吸收，新增上叶炎症。后渐渐出现味觉丧失，纳差。现症：纳差，胃怕凉，便不成形，味觉丧失，听力减弱，偶口苦，少量白痰，动则气短，汗出，乏力，怕冷，眠差，难入睡，梦多，多思虑。高血压、完全性左束支传导阻滞病史。舌暗苔薄黄，脉弦。

西医诊断：新型冠状病毒感染，恢复期。

中医诊断：失味症，太阳少阳太阴合病。

方药：小柴胡合桂枝汤加龙骨牡蛎汤加减。

柴胡10g，黄芩10g，清半夏10g，党参10g，生姜10g，大枣10g，炙甘草6g，桂枝10g，白芍10g，龙骨30g，牡蛎30g，化橘红10g，炙黄芪15g，蒲黄10g。7剂，中药免煎颗粒。

2023年2月11日二诊，患者诉食欲增，偶有味觉，便较前成形，梦减少，余症同前。舌淡苔薄黄，脉弦。上方去炙黄芪，加生黄芪15g。7剂，免煎颗粒，继服。

2023年2月18日三诊，患者诉食欲增，恢复至以前八成，味觉恢复，怕冷减，余症及舌脉同前。考虑为少阳太阴合病。

方药：小柴胡汤合生脉饮加减。

柴胡10g，黄芩10g，清半夏10g，党参10g，生姜10g，大枣10g，炙甘草6g，龙骨20g，牡蛎20g，五味子10g，炒酸枣仁15g，首乌藤15g，麦冬10g。5剂，免煎颗粒，继服。

按：嗅觉和味觉障碍是新冠病毒感染的特征性症状，有研究发现，在新冠急性感染后4周有超过50%的患者存在嗅觉或味觉障碍[2]。中医认为，因味觉乃舌之所司，舌为孔窍之处，为少阳所主。又结合本患者有味觉丧失、口苦，为少阳病证；汗出、怕冷，为太阳病证；乏力、气短，为太阴病证，故考虑太阳少阳太阴合病。治用小柴胡合桂枝汤加龙骨牡蛎汤为主，合入黄芪补气，蒲黄通经络。后期合入生脉饮养气阴，经三诊治疗，正气充足而病证得解。

医案九　左脚肿痛三月余，当归芍药散效奇

田某，男，58岁，2014年4月22日初诊。

主诉：左脚肿痛三月余，左脚穿棉拖鞋，走路则痛。脚部光检查无异常，肾功能及尿常规亦无异常。苔薄黄，脉弦。

中医诊断：太阴病。

方药：当归芍药散化裁。

当归20g，白芍30g，川芎10g，泽泻20g，苍术10g，茯苓15g，防己10g，益母草30g。5剂，水煎服。

2014年4月29日二诊，患者诉脚肿疼痛减轻，口干，余症及舌脉同前。仍以上方化裁：

当归20g，白芍30g，川芎10g，泽泻20g，苍术10g，茯苓30g，防己10g，益母草20g，川牛膝10g，麦冬10g，甘草9g。5剂，水煎服。

2014年5月5日三诊，肿痛明显减轻，余症及舌脉同前。继以原方加减巩固：

当归20g，白芍30g，川芎10g，泽泻20g，苍术10g，茯苓30g，益母草20g，川牛膝10g，麦冬10g，甘草9g。

后因他事回家，其家人言其病已愈。

按：对于当归芍药散，如果从脏腑角度去考虑，一般为肝脾不和，如此考虑，方证精准度不足。如从方中用药角度来看，此方当归、白芍、川芎入血分，为养血活血之用；茯苓、白术、泽泻为利水湿之药；此方当为活血利水之剂。如此考虑，此方大有可为。此患者经过相关检查，并无大碍。但考虑到腿肿为水湿盛，足痛为血瘀，用当归芍药散活血利湿，重用白芍止痛，苍术换白术加强利水之效，再加上防己、益母草、牛膝等加强活血利水之功，历经三诊而病愈。

孟康经方验案四则

孟 康
晋州市中医院名医堂，河北 晋州 052260

医案一 妊娠身痒夜难忍，解表清热效如神

牛某，女，21岁。2021年2月7日初诊。

主诉：身痒1月余。患者妊娠7月余。

证见：四肢、腹部、腰部痒，热则痒，夜间不能忍受。舌淡苔白剥脱，脉滑。

中医诊断：考虑为妊娠身痒之太阳阳明合病。

方药：麻黄连翘赤小豆汤加减化裁。

麻黄6g，杏仁10g，连翘10g，茯苓15g，墨旱莲15g，紫草10g，生地20g，桑白皮10g，薏苡仁30g。3剂，免煎颗粒，温开水冲服，每日1剂，每次取汁约200mL，分两次饭后半小时温服。

2021年2月10日二诊，患者诉服上药后痒减，夜间尚能忍受。继予上方7剂以巩固疗效。后足月顺产。

按：身痒多属太阳。此患者妊娠7月，且热则痒，当有阳明内热，故考虑为太阳阳明合病。方用麻黄连翘赤小豆汤合用墨旱莲、生地、紫草清热凉血，茯苓、薏苡仁祛湿之品，服用后痒减。身痒总属太阳，若内无阳明之热，可用桂麻各半汤除太阳之邪；若有内热，则用桂枝二越婢一汤、麻黄连翘赤小豆汤，临床屡获良效。

医案二 产后火盛口生疮，大柴清火建奇功

孟某，女，30岁，2014年2月4日初诊。

主诉：大便困难10余天。患者诉产后不足一月，口角生疮，口苦，纳差，胃略胀痛，便难。奶水较前略少，但足够哺乳。舌苔薄黄，脉滑。

中医诊断：少阳阳明合病，不囿于“产后多虚多瘀”之说。

方药：大柴胡汤加减。

柴胡10g，黄芩10g，枳实10g，白芍20g，法半夏10g，生姜3片，大枣4枚，生大黄6g（后下），麦冬15g，天花粉15g，王不留行10g。

服3剂过后，诸症减轻。电话联系，再嘱其原方服2剂善后。

按：产后病，一般多虚多瘀。但又并非全部病证特点。此患者口苦，纳差，考虑为少阳；胃胀略痛，便难，舌苔薄黄，脉滑，考虑为阳明；故辨为少阳阳明合病。辨方证为大柴胡汤证。略有乳汁少，加入养阴通乳之品。遵循辨六经、析八纲、辨方证之原则，不囿于产后而病愈。

医案三 热入血室体温高，小柴加膏方药妙

刘某，女，30岁，2017年7月17日初诊。

主诉：发热3天，先觉怕冷、喷嚏两日余，纳差。2014年7月14日起渐发热，夜间最高达到40℃左右。正逢经前，经血未至。口服布洛芬悬浊液，配合成药小柴胡冲剂，热退后略有恶寒，几无喷嚏，不久体温降而复升，如此两日。期间化验血常规，略有贫血。7月17日经至。脉滑数，舌质红，口略渴。

中医诊断：热入血室，少阳阳明合病证。

方药：小柴胡汤加石膏丹皮。

柴胡24g，黄芩10g，法半夏10g，党参10g，炙甘草6g，生石膏40g，牡丹皮10g，生姜3片，大枣4枚。1剂，水煎服。

下午1服，夜间1服，药呕大半。自购四季抗病毒合剂（荆防桑菊鱼腥草之类）。

2014年7月18日二诊，温度略降，仍自服小柴胡冲剂加四季抗病毒合剂。下午仍发热，38℃左右，咽痛。

方经：小柴胡加石膏丹皮桔梗。

柴胡25g，黄芩15g，法半夏10g，党参10g，生甘草10g，生石膏50g，牡丹皮10g，生姜3片，大枣4枚，桔梗10g。1剂，水煎服，煎药时加入大米一撮。

夜间服药半剂，服药后即打喷嚏数个，自服四季抗病毒合剂。当夜蒸蒸汗出，体温自觉正常。第二天早晨体温36.7℃。

按：热入血室首见于《伤寒论》143-145条：妇人中风，发热恶寒，经水适来，得之七八日，热除而脉迟身凉。胸胁下满，如结胸状，谵语者，此为热入血室也，当刺期门，随其实而泻之（143）。妇人中风，七八日，续得寒热，发作有时，经水适断者，此为热入血室，其血必结，故使如疟状，发作有时，小柴胡汤主之（144）。

一般认为，热入血室为经期或经前感受外邪。证见寒热如疟，经水适来或适断，少腹硬满，或胸胁下满，谵语。治疗上，多用柴胡剂加减，如加生地（许叔微）；加五灵脂（杨仁斋）；加牛膝、桃仁、丹皮或酒制大黄少许（钱天来）。

此案为经前外感，考虑有脉滑数，舌质红，口略渴等阳明之象，加入石膏、丹皮。二诊时因有咽痛，故加入桔梗。四季抗病毒合剂为解表清热之剂。服用第二剂汤剂后，体内正气充足，得以祛邪达表，故蒸蒸汗出而解。

医案四　眠差紧张无欲望　小柴百合地黄汤

房某某，女，38岁，2024年2月20日初诊。

主诉：难入睡半年余。家人陪同来诊。

现病史：难入睡，易醒，心烦，易怒，紧张情绪波动，不欲外出，不欲与人交流，无生活之欲望，家庭关系紧张。手足凉，口干，嗳气，胃怕凉，大便数日一行，月经两月未至，舌淡苔薄白，脉左关弦右关沉细。

中医诊断：郁病之三阳太阴合病。

方药：小柴胡汤合百合地黄汤、枳术汤加减化裁。

柴胡10g，黄芩10g，清半夏10g，党参10g，甘草6g，白术30g，桂枝10g，合欢皮20g，柏子仁15g，夏枯草10g，百合20g，生地黄20g，枳实10g，大枣10g，生姜10g（自备）。7剂，水煎服。

2024年2月28日二诊，患者诉今日经至，难入睡改善，不易醒，有外出及与人交流之欲望。大便1~2日一行，仍心烦及紧张，余症及舌脉同前。上方清半夏增为15g，加益母草15g，姜3片，枣4枚（自备）。7剂，水煎服。

2024年3月7日三诊，患者自行来诊，诉2月28日经至，经行5天。眠改善，大便3~4天一行，口干，烧心。舌暗苔薄白，脉左关沉细右关沉弦，余症同前。上方去白术、枳实、益母草，加郁李仁10g、麸炒枳壳10g、酒女贞子30g、海螵蛸15g、浙贝10g。7剂，水煎服。

2024年3月14日四诊，患者诉眠改善，心烦减，紧张缓解，大便3~4天一行，脉左关沉细尺弦右关沉弦。上方郁李仁增为15g，去枳壳、海螵蛸、浙贝；加枳实10g、煅瓦楞子30g（先煎）、旋覆花15g（包煎）。7剂，水煎服。

2024年3月21日五诊，患者诉眠改善，人多环境仍心烦，大便5~6日一行，余症及舌脉同前。上方去生地黄、旋覆花，加郁金10g、厚朴15g。7剂，水煎服。

2024年3月28日六诊，患者诉嗳气缓解，余症及舌脉同前。上方桂枝改为6g，柏子仁改为20g，加牛膝15g。7剂，水煎服。

半年后以胸闷来诊，情志与正常人无异。

按：患者以难入睡为主诉，但有情绪紧张、无欲望等症状，符合中医“郁病”之范畴。其不欲外出，不欲与人交流，无生活之欲望，与百合病“常默默，欲卧不能卧，欲行不能行”表显相符。其心烦，易怒，脉弦，属少阳；其手足凉，属太阳；胃怕凉，大便数日一行，属太阴；故治用小柴胡汤、百合地黄汤、枳术汤加桂枝治之。并加入解郁安神之柏子仁、合欢皮。半夏配夏枯草亦能安神。7剂后经至。后随证加减加入止酸、通便、降逆等品。方证相应，治疗两月后诸症得消而如常人。

濮阳市基层中医经方培训班学员医案 8 则

刘同坤
刘同坤工作室 河南 濮阳 457000

濮阳市仲景学堂基层中医经方临证能力提升培训班于 2024 年 9 月正式开班，培训师资以河南省濮阳市胡希恕学术传承基地、刘同坤学术传承工作室团队为主。每月集中培训 1 天，目前已经开展至第 6 期，采用集中培训、线下自学、经典诵读、知识竞赛、纪律考核、阶段考试有机结合的方式。学员参与积极性高，学习氛围浓厚，有效地促进了基层中医药服务能力水平的提升。现将部分学员的经方临证验案分享如下，与同道共同的方式探讨学习。

医案一　痤疮案

濮阳市基层中医经方培训班 1 班　张米红医案

某女，17 岁，油田某高中学生，2024 年 11 月 16 日初诊。

主诉：面部痤疮 3 年余。

现病史：面部痤疮 3 年余，中西医治疗效不佳。双侧脸颊及额头布满痤疮，大小不一，颜色紫暗，根部有硬结，表面有脓头，但痛不痒。心烦，偶有便秘，月经量少色黯、痛经、少腹喜温喜按，饮食可、小便可，舌紫苔白根腻，脉弦滑。

辨证：太阳阳明太阴合病夹瘀 .

治则：解表清热，活血化瘀，祛湿化浊。

处方：当归芍药散合桂枝茯苓丸加浙贝母、连翘。

当归 15g，川芎 15g，赤芍 25g，茯苓 15g，生白术 15g，泽泻 15 g，桃仁 12g，牡丹皮 12g，连翘 30g，浙贝 15g。

5 剂，日 1 剂，水煎服，分服。

2024 年 11 月 26 日二诊，患者服用五剂药后面部痤疮及脓包明显好转，未再新长，只剩痘印和少许硬结。舌质淡红，舌苔薄白。继服原方五剂。

2024 年 12 月 5 日三诊，痤疮未再起，面部皮肤红润，痤疮残留的痘印和硬结逐渐变软变小。守方 10 剂。

按语：患者为青春少年，面部痤疮有硬结，表面有脓头，但痛不痒，为典型之太阳表实证，月经量少色黯，痛经，少腹喜温喜按，舌紫苔白根腻，脉弦滑为太阴里虚寒夹瘀，心烦、便秘，为阳明内热，整体为虚实相兼、寒热错杂。正如《胡希恕医论医案集粹》中所言，桂枝茯苓丸合当归芍药散就是血瘀之中存在于虚实的两端，那两者的合方就是其“中间态”。临床辨证如果兼有虚寒、血虚、水湿、瘀血四大要素，且介于虚实之间的患者，均可考虑使用两祛瘀方证的合方。方中，当归、赤芍、川芎活血化瘀，可改善脸部气血瘀滞之态，助肌肤代谢、疏通毛囊，对痤疮引发的局部气血不畅有化解之功；生白术、茯苓、泽泻健脾祛湿，调理脾胃运化，杜绝湿邪内生，减少因湿浊蕴结肌肤诱发的痤疮反复；桃仁、牡丹皮强化活血清热、凉血化瘀，助力清解皮下瘀热；桂枝温通经脉、助阳化气、调和营卫，让药力畅达肌表。根据刘同坤教授应用桂枝茯苓丸治疗面部痤疮医案及用药经验，加味连翘、浙贝母清热泻火、解毒散结，专攻痤疮红肿热痛、软坚消肿，多药协同，内调脏腑气血、运化湿浊，外解肌肤热毒、消散硬结。

医案二　梅核气案

濮阳市基层中医经方培训班 1 班 梁彦增医案

孔某，女，48 岁，濮阳县西杨十八郎村人，2024 年 12 月 10 日初诊。

主诉：咽喉异物感 1 周。

现病史：患者1周前与家人争吵，继而出现咽部异物感，咳吐不出。伴有胸闷、胁肋部不适、不思饮食，经期延后、少腹微痛。脉象弦滑，舌苔白腻。

辨证：少阳太阴合病。

治法：和解少阳，理气化痰。

方药：半夏厚朴汤合柴胡疏肝散加减。

半夏15g，茯苓15g，生姜12g，紫苏梗10g，炙甘草6g，厚朴6g，柴胡6g，枳壳9g，陈皮12g，川芎9g。

取6剂，水煎服，日1剂，早晚分服。

按语：方中，柴胡、川芎、枳壳、苏梗、厚朴和解少阳、宽胸理气；陈皮、半夏、茯苓、生姜、甘草健胃和中、理气化痰。方证对应，诸药合功，患者服药2剂后，感觉全身轻松，咽部症状减轻，情绪愉悦，胸闷胁肋部不适感缓解，继续服用4剂后，诸症皆消。

医案三　腹泻案

濮阳市基层中医经方培训班1班　高明科医案

肖某某，女，54岁，濮阳县庆祖镇孟还城村人。2024年9月12日初诊。

主诉：腹泻2月余。

现病史：患者2月前外出打工，刚到2天出现上吐下泻，无明显诱因。食入即吐，呕吐物为未消化食物，稀水样便，腹痛即泻，日夜无度，四肢酸软，于当地医院治疗10余日，症状减轻后回家治疗，辗转多家医院至今未愈。具体辅助检查结果不详，曾服诺氟沙星胶囊、多酶片、多潘立酮片、蒙脱石散、复方地芬诺酯片、洛哌丁胺胶囊及输液治疗等。刻下症：大便每日4~5次，晨起、早餐后各1次，晚饭前1次，晚饭后至睡前1~2次，泻下物为稀便或稀水样便，无明显异味，饮食生冷及油腻后加重，伴见食欲减退，胃脘部痞满，口不渴，面色萎黄，四肢温，腹软无压痛及反跳痛，舌淡苔白腻，脉濡。

辨证：太阴病夹饮。

治则：温中散寒，利水止泻。

方药：理中丸加味。

党参15g，炒白术15g，苍术15g，干姜10g，茯苓15g，炒车前子30g，甘草6g。

7剂，水煎服，每日1剂，分2次饭后温服。

2024年9月19日二诊，患者服药第二日即恢复大便每日1次，仍有食欲不振，舌淡苔白稍腻，脉缓。腹泻已止，去茯苓、炒车前子、干姜；食欲不振，加木香10，白豆蔻10g，砂仁10g。5剂。服毕大便正常，3月后随访未反复。

按语：患者初到外地，水土不服，引动里寒内饮上逆下犯而发生呕吐、腹泻。虽经2月的诊治，但方药不对，机体良能难复，迁延不愈。首诊患者除腹泻，并无其他明显不适，《伤寒论》277条“自利不渴者，属太阴，以其脏有寒故也”，选理中丸加炒车前子，温中散寒，利水止泻，方证对应，故一诊即取得明显疗效。二诊患者饮食乏味、苔腻脉缓，但泄泻已止，故减去炒车前子、茯苓、干姜，加木香、砂仁、白豆蔻，以芳香化湿、开胃消食善后。

医案四　眩晕案

濮阳市基层中医经方培训班2班　许自强医案

王某某，男，62岁，濮阳范县农民，2021年5月13日初诊。

主诉：阵发性眩晕5年余。

现病史：患者5年前无明显诱因出现阵发性眩晕，每年发作3~5次，发作时视物旋转，如坐车船，动则头眩，闭目减轻。伴恶心、呕吐、耳鸣，无口渴、汗出，无意识及肢体活动障碍，给川芎嗪注射液120mg静脉输液后缓解。现症：神志清，精神可，形体偏瘦，晨起偶感头部不适，巅顶发沉，纳可，眠可，二便调，苔白腻，脉沉。吸烟史40年，每天平均10支。无饮酒史。

辨证：太阴病夹饮。

治则：温降水饮。

方药：苓桂术甘汤合泽泻汤加味。

茯苓15g，桂枝10g，白术20g，炙甘草10g，泽泻45g，生姜3片，大枣4个。

5剂，水煎服，日1剂，早晚分服。

2021年5月24日二诊，自诉巅顶发沉及耳鸣明显减轻，余无不适。守方再服7剂。

2021年6月11日三诊，患者症状消失如常人，嘱患者停药观察。随访半年眩晕未发作。

按语：患者素体脾胃虚弱，水饮内停，寒饮上冲，则头晕目眩。《伤寒论》67条，“伤寒，若吐、若下后、心下逆满，气上冲胸，起则头眩，脉沉紧，发汗则动经，身为振振摇者，茯苓桂枝白术甘草汤主之”。患者巅顶发沉属冒症，亦因水饮所致。《金匮要略·痰饮咳嗽病脉证并治十二》指出，“心下有支饮，其人苦冒眩，泽泻汤主之”。茯苓、白术、泽泻利尿逐水，桂枝温阳化气合甘草治其气上冲，方证对应，故收佳效，加生姜、大枣建中益胃，助机体良能恢复，以防头晕再发。

医案五　寒疝案

濮阳基市层中医经方培训班2班　杨国伟医案

王某某，男，75岁，2024年11月8日初诊。

主诉：右腹股沟疝气5年。

现病史：右腹股沟疝气，考虑动手术，因患者有肝炎，医院顾虑危险度高不予手术，朋友推荐前来就诊。现证：右腹股沟近耻骨联合处疼痛，休息好转，行走加重，左脚冰凉，口中和，纳可，稍畏寒，小便频数，夜尿十几次，前半夜为甚，大便2~3日1行，舌淡，苔白，脉弦紧。

辨证：太阴夹饮夹滞。

治则：温里行气止痛。

方剂：天台乌药散合暖肝煎加减。

乌药15g，木香3g，小茴香10g，肉桂6g，茯苓12g，高良姜15g，槟榔10g，炮附片15g，苍术10g，醋香附10g。

7剂，水煎服，日1剂，早晚分服。

2024年11月17日二诊，诸证减，加炮附子为20g。

2024年11月24日三诊，已无不适，守方7剂而愈。

按语：患者左脚凉，畏寒，小便频，一派机能沉衰之象，无热象，属阴证。病无从表解之势，无口苦咽干、目眩等半表半里之证，六经辨证为里证，病性属阴，为太阴夹饮夹滞。里虚有寒，寒凝气滞水停，治宜温里行气止痛，加炮附子振奋沉衰恢复机能，方药对应，相得益彰。

医案六　自汗案

濮阳市基层中医经方培训班2班　师艳轩医案

王某，女，67岁，2024年12月12日初诊。

主诉：自汗出间断发作20年余。

既往高血压20年。

现病史：患者20年前行子宫肌瘤切除术，术后间断自汗，汗出时身体有灼热感，头面部、前胸后背为甚，晨起上午汗出为重，下午、夜间汗止，夏季轻冬季重，发作时伴有乏力，左手指发凉，劳累活动后加重，间断双下肢水肿。食欲尚可，眠欠佳，多梦，二便正常。舌淡红、苔薄白、有齿痕，脉沉弦。

辨证：少阴太阴阳明合病。

治则：温阳固表敛汗。

方药：桂枝加黄芪附子汤合桂枝汤加龙骨牡蛎汤加味。

桂枝9g，白芍9g，生姜9g，大枣4枚，炙甘草6g，炮附子10g，黄芪30g，煅龙骨15g，煅牡蛎15g，白薇20g，浮小麦30g。

5剂，水煎服，日1剂，早晚分服。

2024年12月19日二诊，患者服药5剂后，出汗量明显减少，时间明显缩短，指端发凉症状减轻。效不更方，继续服药14剂后，无出汗症状，诸症好转。

按语：《伤寒论》20指出，太阳病，发汗，遂漏不止，其人恶风，小便难，四肢微急，难以屈伸者，桂枝加附子汤主之。本是太阳病，汗出太多而转为少阴病，发作时伴有乏力、劳累活动后间断、双下肢水肿、舌有齿痕、脉沉弦为太阴之证，而体有灼热感则为阳明有热，六经辨证为少阴太阴阳明合病。选桂枝加黄芪附子汤合桂枝汤加龙骨牡蛎汤加味，为有是证用是方；加白薇助龙骨牡蛎清热，加浮小麦助龙骨牡蛎敛汗，为有是症用是药。

医案七　咳喘案

濮阳市基层中医经方培训班3班　杨春玲医案

孙某，男，52岁，2024年11月5日初诊。

主诉：胸闷气短20余年，加重1月。

现病史：患者反复发作性咳嗽、气喘，活动后加重，冬季尤甚。因着凉，近 1 月来咳喘复发，喉中痰鸣，大量黄白痰，喘促，胸闷，发热，纳呆，口干，二便如常。体温 38.5℃，呼吸较促，双肺呼吸音粗，舌淡苔微黄，脉弦数。

辨证：太阳阳明合病夹饮。

治法：解表散寒，温肺化饮，佐以清热。

处方：小青龙汤合麻杏石甘汤加味。

麻黄 10g，桂枝 10g，白芍 10g，杏仁 12g，石膏 30g，清半夏 10g，五味子 10g，细辛 3g，干姜 6g，射干 15g，葶苈子 30g，甘草 6g，大枣 4 枚。

5 剂，水煎服，日 1 剂，早晚分服。

按语：本病是患者素有痰饮，复感外寒，外邪里饮，日久化热，而见发热、黄痰、舌苔黄等阳明热象，整体病态为外寒里饮、寒热错杂，六经辨证太阳阳合明合病夹饮，予小青龙汤合麻杏石甘汤加味，加葶苈子泻肺中水饮，加射干宣肺平喘。方证对应，诸药共力，邪去正安，诸症得愈。

医案八　胃脘痛案

濮阳市基层中医经方培训班 3 班　王学宁医案

患者女性，67 岁，2024 年 9 月 12 日初诊。

主诉：胃脘痛 5 年，再发 3 日。

现病史：患者胃痛、呕吐近 5 年，每年发作 6~7 次。近日再次出现胃脘剧疼、呕吐苦水、胸胁胀痛，右上腹有压痛。服用奥美拉唑、吗丁啉、阿莫西林等效果不佳。舌质淡，苔薄白，脉弦细。腹部 B 超检查示胆囊结石、胆囊炎。

辨证：少阳病夹石。

治则：和解少阳。

方剂：小柴胡汤加味。

柴胡 20g，黄芩 12g，姜半夏 15g，党参 15g，炙甘草 10g，生姜 10g，大枣 12 枚，白芍 12g，金钱草 20g，枳实 12g，鸡内金 15g，海金沙 30g。

3 剂，水煎服，每日 1 剂，早晚分服。

2024 年 9 月 15 日二诊，药后疼痛减轻，可以喝些稀粥，效不更方，原方 6 剂。

2024 年 10 月 21 日三诊，腹软呕止。后服鸡内金善后。1 个月后复查 B 超，结石尽失。

按语：患者胆囊结石、胆囊炎，症见胃脘剧疼、胸胁胀痛、呕吐苦水，证属少阳病夹石，予小柴胡汤和解少阳，加白芍缓急止痛，加枳实理气止疼，加金钱草、鸡内金、海金沙消积化石。方证对应，诸药共力，诸症得解。

刘同坤教授经方治疗急危重症验案 10 例

罗杨敏　刘　佩

濮阳市中医医院，河南 濮阳 457000

医学的生命力在其可靠的疗效，中医治疗急危重症，自古以来就有明确记载并积累了丰富的实践经验。近代以来，随着现代医学的传入，以及医患关系模式的改变，中医药在疾病诊疗中的地位及参与度日益下降，在急危重症领域几近丧失话语权，这种状况不仅不利于中医药的发展，更是人类健康事业的损失。我们有幸跟诊刘同坤教授，见证老师灵活运用经方治疗各种急危重症的可靠疗效，有感古人所言“效如桴鼓，覆杯而愈”。刘同坤教授出生于中医世家，家传中医内科《坤草堂》传承至今 150 余年，现为主任中医师，河南中医药大学硕士研究生导师，第七批全国老中医药专家学术经验继承工作指导老师。刘师临证 40 余年，面对急危重症多能守正创新、出奇制胜地活用经方，为患者解除病痛。现分享部分刘师运用经方治疗急危重症医案，与同道探讨学习，为唤起和重塑壳医患对中医治疗急重症的信心共同努力。

医案一　大柴胡汤加味治郁证案

杨某，女，32岁，2018年7月初诊。

主诉：身困乏力、失眠多梦2个月。

现病史：患者目前在国外攻读博士，半年前因学习压力大导致情绪抑郁、失眠多梦，继而出现注意力不集中，心情烦躁，口苦，腹胀，大便干。国外医院诊断抑郁症，予抗焦虑治疗，患者服药3个月后不见好转，故回国治疗。

刻下：面色萎黄，精神萎靡，身困乏力，失眠多梦，心慌，时有汗出，不思饮食，口苦口臭，大便1周1次，按压心下痞硬，腹胀满，月经3月未至。舌红，苔黄腻，脉沉弱。

辨证：少阳阳明少阴太阴合病。

治则：清解少阳阳明郁热，温补少阴太阴里虚。

方药：大柴胡汤加味。

柴胡24g，黄芩9g，清半夏12g，枳实9g，白芍10g，大黄（后下）9g，龙骨30g，牡蛎30g，附子6g，黄芪15g，大枣4个，生姜（自备）3片。5剂，水煎服，早晚温服。

2018年7月26日二诊，胃口稍好，身困乏力稍减，睡眠明显好转，大便2天1次，余症无变化，守方继服5剂。

2018年8月2日三诊，诸症明显好转，大便1天1次，患者情绪改善，信心倍增，嘱西药逐渐减量，守方继服5剂。

2018年8月10日四诊，诸症尽愈，予医院自制药“柴胡解郁丸”和调理脾胃方药，停用西药。

按：患者在国外攻读博士，毕业难度大导致情绪抑郁、失眠多梦、不思饮食、口苦，为邪热郁滞少阳；大便1周1次、腹胀满、按压心下痞满、口臭、舌红苔黄腻，为邪致阳明腑实；面色萎黄、精神萎靡、身困乏力、心慌、时有汗出、月经3月未至、脉沉弱，为少阴太阴里虚。大柴胡汤是仲景群方中开郁泻火第一方，为少阳阳明合病主方。《伤寒杂病论》关于大柴胡汤的条文有四条。往来寒热、热结在里、心中痞硬、心下急、按之满痛、呕吐而下利、郁郁微烦等症，是历代医家研究此方的主要依据。患者情绪抑郁，日久郁热，症见心情烦躁、口苦口臭、腹胀痞满、大便干结不通，此为典型的少阳阳明合病，与大柴胡汤方证对应。患者起病之因明确，因情志致病，病在少阳，日久郁热内结在阳明，为少阳阳明合病。时下所见不思饮食、面色萎黄、心慌时有汗出、神疲乏力、精神萎靡、失眠多梦，虽与患者病久因实致虚有关，主要还是过用抗焦虑药抑制脏腑功能所致。虚象为标，病本为实，属虚实夹杂之证。患者虽众多虚象，但年轻体壮仍可攻之，谨守病机，仍处大柴胡汤以和解少阳、内泻热结，加附子、黄芪振奋脏腑功能，攻补兼施，方证对应，故取得理想效果。

医案二　麻黄连翘赤小豆汤合五苓散治妊娠湿毒案

曹某，女，38岁，2018年9月11日初诊。

主诉：全身瘙痒、肿胀两天。

现病史：患者10天前，左侧小腿内侧皮肤起一疖疹，两天后大如核桃，村医给予局部消毒处理，口服消炎药无效，疖毒逐渐增大，红肿热痛，并迅速浸润周围皮肤。5天前到乡卫生院住院，输液治疗无效，9月9日晨起出现全身瘙痒、肿胀。转诊到市人民医院就诊，因妊娠4个月，接诊医生建议求中医诊治。

刻下：面部浮肿如桃，双目难睁，眼睑及睑颊为重，皮肤隐隐有液体渗出，腋窝、肘窝、腿窝、腹部、下肢肿胀明显，皮肤瘙痒难耐，右侧小腿内侧疖肿已散开，浸润皮肤如掌大。伴口苦口干，苔薄黄，脉浮数。

辨证：太阳阳明合病挟湿。

方药：麻黄连翘赤小豆汤合五苓散加板蓝根。

麻黄10g，连翘30g，赤小豆30g，杏仁10g，桑白皮15g，茯苓30g，猪苓10g，盐泽泻25g，桂枝12g，白术30g，板蓝根15g，甘草15g。共5剂，自备生姜3片，大枣4枚，水煎服，早晚各一次温服。

2018年9月18日二诊，面部及全身肿胀尽消，皮肤仍有瘙痒。随处方药：麻黄桂枝各半汤加荆芥9g、防风9g、蝉蜕6g、蜂房6g，5付水煎服。患者微信回复，服后好如常人。

按：患者妊娠四月出现湿毒内陷全身水肿，属急重症无疑。一则因患者为孕妇不便用药，二则患者全身水肿明显，输液只会加重病情，对此西医确无良法，故建议患者求诊中医。患者10天前，小腿内侧生一疖疹，因处理不当持续加重，今症状均属湿热邪毒内陷所致，病症在皮肤属表，表邪不解邪毒内陷阳明，为太阳阳明合病挟湿。《伤寒论》262条“伤寒瘀热在里，身必黄，麻黄连轺赤小豆汤主之”。患者虽未发黄，然其水肿亦为湿热邪毒在里欲从表解所致。《金匮要略·痰饮咳嗽》：“假令瘦人脐下有悸，吐涎沫而癫眩，此水也，五苓散主之。”患者面部浮肿如桃，双目难睁，眼睑及脸颊为重，皮肤隐隐有液体渗出，腋窝、肘窝、腘窝、腹部、下肢肿胀明显，有水无疑。故予麻黄连翘赤小豆汤合五苓散加味以解表散邪、清热解毒、利水祛湿。麻黄连翘赤小豆汤方中麻黄、桂枝、杏仁、生姜意在辛温宣发，解表散邪；连翘、桑白皮（生梓白皮）、赤小豆意在苦寒清热解毒；甘草、大枣甘平和中，共奏辛温解表散邪，解热祛湿之效。五苓散健脾利水渗湿。重用泽泻，以其甘淡，直达肾与膀胱，利水渗湿；茯苓、猪苓淡渗，利水渗湿；白术、茯苓健脾以运化水湿，使水湿之邪从小便而去。配伍板蓝根清热解毒，消肿散结，利水的同时兼顾解毒，双管齐下，方证对应，药到病除。

医案三　芍药甘草汤治肾结石急性发作案

郭某某，女，41岁，2018年12月20日初诊。

主诉：腹痛、恶心欲呕1小时。

现病史：患者素患肾结石，因工作繁忙，未能坚持服药治疗，下午下班后突发绞痛，伴恶心欲吐，不能食。舌淡暗，苔薄白腻，脉弦。

辨证：太阴病夹石夹瘀。

方药：芍药甘草汤加味。

白芍45g，炙甘草15g，醋郁金12g，醋延胡索20g，乌药10g，川芎15g，姜黄10g，生姜3片，大枣5个。1剂，水煎200mL，少量多次温服。

按：患者腹痛、恶心欲吐、不能食，《伤寒论》273条“太阴之为病，腹满而吐，食不下，自利益甚，时腹自痛。”故病在太阴，但与常见的太阴腹痛有别，若为外邪入里的太阴虚性腹痛，则用桂枝加芍药汤，若腹痛偏实，则用桂枝加大黄汤，该患者腹痛非外邪内传或积滞，而是结石为患，阻遏气机，气滞血瘀，不通则痛。治疗遵太阴腹痛重用芍药的原则，予芍药甘草汤缓急止痛，另据结石致病的特点予醋郁金、川芎活血化瘀，醋延胡索、乌药、姜黄理气止痛。患者恶心欲吐，需确保药到，才能病除。电话嘱其少量频服，并配合穴位按压，以防药后呕吐。患者反馈，第一次服后即吐，第二次服后半小时痛缓，第三次服后痛消。

医案四　小柴胡加石膏汤加味治急性化脓性扁桃腺炎高热案

陈某某，女，12岁，2020年2月10日初诊。

主诉：咽干、咽痛2天。

现病史：患儿自8岁起，每年春天必患化脓性扁桃腺炎，需输液治疗，本次发作正值疫情严控，不愿至医院输液治疗，至中医院简易门诊咨询中医治疗办法。（患儿家长代述）刻下：咽干咽痛，咽喉红肿有脓点，高烧39.5℃，无咳嗽咳痰、胸闷症状。简易门诊医生求方。

辨证：少阳阳明合病夹毒。

方药：小柴胡加石膏汤加味。

柴胡18g，黄芩9g，清半夏10g，党参10g，石膏30g，板蓝根15g，连翘25g，鱼腥草10g，生黄芪30g，生甘草10g，生姜3片，大枣4枚，大米1把。5剂，水煎服，早中晚饭后半小时温服。简易门诊医生反馈服药一剂半烧退体温如常，5剂后诸症尽消。次年再发，守方7剂，效如同前。

按：因惧怕疫情传染，患儿居家，其父到医院简易门诊求助，虽四诊不全，但仍可辨出少阳阳明合病，询问其无咳嗽、胸闷，可排除新冠肺炎，小孩发病急、变化快，太阳表证很快传里，迅见少阳、阳明里热证，少阳病提纲证可见少阳邪热所致的口苦、咽干，患儿现咽干咽痛且有脓点，伴高热，病至少阳且已出现里热征，考虑少阳阳明合病，予小柴胡加石膏汤以和解少阳、清泄里热。中医的诸多病邪在致病过程中，唯有“毒邪”最能腐肌、伤肉、损脉，具有酷烈性、损伤性、多变性的特点。患者扁桃体化脓有蕴热化毒之势，故加板蓝根、连翘、鱼腥草，增强清热解毒排脓之力，甘草不仅调和诸药还可清热解毒，而生黄芪则有托毒外出、敛疮生肌之效，刘师临证治疗疮疡、颜面痘疖、重度口腔溃疡、消化系统溃疡等，常重用生黄芪。

医案五　小柴胡汤合葛根汤合桂枝茯苓丸治急性肩背痛案

李某某，男，78岁，2020年7月28日初诊。

主诉：肩背部疼痛2周余，加重3天。

现病史：患者2周前晨起后出现肩背部疼痛，尤以背部为甚，无汗出，近3天疼痛加重，痛如刀割，牵拉至两侧胸胁，伴情绪急躁，口干口苦，舌紫暗，苔厚腻，脉沉弦。

辨证：太阳少阳合病夹瘀夹痰。

方药：小柴胡汤合葛根汤合桂枝茯苓丸加味。

柴胡18g，黄芩10g，清半夏12g，党参15g，桂枝12g，茯苓20g，牡丹皮15g，白芍12g，桃仁15g，葛根15g，麻黄12g，醋延胡索15g，青皮10g，，炙甘草10g，生姜3片，大枣4枚。5剂，水煎服，日服1剂，早晚分服。患者家属反馈服药3剂疼止，现仅剩肩背酸沉，咨询守方再服还是复诊调方，二诊处方桂枝加葛根汤善后。

按：患者晨起突发肩背疼痛，尤背部为甚，《伤寒论》31条“太阳病，项背强几几，无汗，恶风，葛根汤主之。”痛在太阳予葛根汤解表解肌。口干口苦，痛及胸胁，情绪急躁，悉为邪入少阳之证，予小柴胡汤以和解少阳。舌紫暗，苔厚腻，脉沉弦，则为挟瘀挟痰之象，予桂枝茯苓丸活血化瘀、通络止痛，另加青皮疏肝理气，加醋延胡索以增理气止疼之力，其中党参、茯苓、清半夏又可祛湿化痰，诸方药同力共治，即可表解、气通、瘀化、痰消，诸症得解。

医案六　桂枝茯苓丸合葶苈大枣泻肺汤治不明原因胸腔积液案

张某某，男，86岁，2023年5月17日初诊。

主诉：发现胸腔积液半年余。

现病史：患者半年前发现胸腔积液，右侧较多，时有胸部刺痛，夜间明显，胸闷、轻度咳嗽影响夜间睡眠，至某医院就诊，行各种检查未发现胸腔积液原因，间断院外口服中药治疗，效果不佳。患者舌紫暗，苔腻，小便黄，口干，睡眠差，大便可。

辨证：支饮夹瘀。

方药：桂枝茯苓丸合葶苈大枣泻肺汤加味。

桂枝12g，茯苓30g，赤芍15g，牡丹皮15g，炒桃仁15g，葶苈子60g，大枣25g，浙贝母12g，盐车前子30g，枳壳15g，首乌藤30g，炒酸枣仁10g，甘草片10g。7剂，水煎服200mL，每日1剂，分服。

2023年5月23日二诊，复查彩超胸腔积液明显减少，睡眠质量改善，胸闷症状缓解，患者精神压力减轻，遂要求继续口服中药。予守方7剂，服法同前。

2023年5月31日三诊，胸腔积液明显减少，患者精神、饮食、睡眠、大小便均无明显异常，查看舌质稍暗。予5月23日方去酸枣仁，加皂角刺30g、炒鸡内金15g、陈皮15g，取7剂水煎服，每日1剂，分服。

2023年6月7日四诊，患者胸腔少量胸腔积液，睡眠改善，乏力症状较前明显好转，继续予中药7剂以巩固疗效。予5月31日方去陈皮、首乌藤、甘草，加益母草10g、生黄芪30g、猪苓15g、大枣25g。

按：《金匮要略·痰饮咳嗽》：“支饮不得息，葶苈大枣泻肺汤主之。”患者不明原因胸腔积液，属于肺部水液代谢异常的表现，属支饮范畴。“血不利则为水”，水病源于血病，舌质暗，小便黄，亦是内有瘀热之证。首诊治疗以桂枝茯苓丸合葶苈大枣泻肺汤加味以活血化瘀、泻肺利水，枳壳、车前子、首乌藤、浙贝助行气利水。二诊诸症均减，守方7剂。三诊胸腔积液明显减少，稍调整处方，上方基础上增陈皮调畅气机，皂角刺、鸡内金以消瘀积，此时水已利，加大行气消瘀积之品以进一步改善“血不利”的情况。四诊患者整体状况明显改善，上方去陈皮、首乌，加益母草、生黄芪、猪苓、大枣以增益气温经利水之效。治疗过程中需要注意正虚邪实的动态变化，酌情调整化瘀、利水及扶正的用药比重。

医案七　桂枝茯苓丸加味治三叉神经痛急性发作案

裴某某，女，69岁，2023年6月24日初诊。

主诉：面痛风10年，反复发作。

现病史：患者自述已有三叉神经痛10年余，反复发作，发作时呈针刺样疼痛，以右唇至右耳处为主，夜间疼痛明显，严重影响睡眠。1年前行射频消融术，2月前行局部封闭、针灸等治疗，效果不佳，平素口干口苦，饮食可，睡眠一般，大小便正常。嘴唇紫绀，舌紫暗，苔白厚腻，脉沉弱无力。

辨证：少阳厥阴太阴合病夹痰瘀。

方药：桂枝茯苓丸加通络化浊药对。

桂枝12g，茯苓30g，牡丹皮15g，赤芍15g，炒桃仁15g，鸡血藤30g，地龙10g，细辛15g，陈皮15g，石菖蒲20g。共5剂，水煎400mL，分早晚两次温服。

2023年7月1日二诊，服药2剂后，诸症减轻，面痛风消失未再发。守方10剂，随访半年面痛未复发。

按：患者面痛风10余年，每次发作痛如针刺，疼痛难眠，夜间明显，属久病入络，瘀浊内阻无疑。桂枝茯苓丸为妇人癥病而设，活血化瘀平和而效确，刘师临证善于活用桂枝茯苓丸为主方配以不同的通络药物以治疗瘀血导致的各种疾病，此患者疼痛症状及舌脉表现都为典型的瘀浊阻滞，局部不通则痛、不荣则痛，以桂枝茯苓丸为主方以活血化瘀，桂枝通肝阳，芍药滋肝阴，茯苓补心气，丹皮运心血，桃仁监督其间，领诸药直抵于癥痼而攻之，使瘀结去，而新血无伤。加通络化浊药对鸡血藤、地龙、细辛使活血化瘀之力畅达于头面络脉，陈皮、石菖蒲祛浊以通络，诸药合用，瘀去络通，通则不痛，故效显。

医案八　桂枝加大黄汤合小柴胡汤合桂枝茯苓丸治子宫腺肌症重度痛经案

王某，女，41岁，2023年8月20日初诊。

主诉：痛经10余年，加重1年。

现病史：患者痛经10余年，近1年明显加重，疼痛剧烈，需服止痛药，遇热时疼痛减轻。妇科彩超示：子宫腺肌症。平素月经周期正常，量可，色暗，有血块，经期小腹凉、腰酸。纳可，眠可，二便调。舌质暗苔薄白，脉沉弦。

辨证：少阳少阴合病夹瘀浊。

方药：桂枝加大黄汤合小柴胡汤合桂枝茯苓丸加散结药对。

桂枝10g，茯苓30g，赤芍15g，牡丹皮12g，莪术15g，黑顺片12g，炒桃仁12g，醋三棱12g，醋莪术12g，酒大黄10g，三棱15g，醋柴胡24g，黄芩10g，清半夏12g，党参20g，炙甘草10g，生姜3片，大枣4个。共10剂。水煎400mL，早晚两次温服。

10剂后，痛经明显减轻，第二周期继服10剂，未再痛经。后随访半年，痛经未再发作。

按：患者以腹痛为主证，遇热时疼痛减轻，经期小腹凉、色暗、腰酸，脉沉弦，属少阳少阴合病。《伤寒论》279条“……因而腹满时痛者，属太阴也，桂枝加芍药汤主之，大实痛者，桂枝加大黄汤主之。”患者腹痛剧烈，有血块，属于大实痛，故选桂枝加大黄汤，腹痛与痛经相关，彩超示子宫腺肌症，舌脉症符合瘀血阻滞，有形之瘀阻滞，不通则痛。《金匮要略·妇人妊娠病》云：“妇人宿有癥病……其癥不去故也。当下其癥，桂枝茯苓丸主之”。故合桂枝茯苓丸以活血化瘀下其癥，另加散结药对三棱、莪术以增破血散结之效。女子经血源于肝肾，患者痛经10余年，下焦瘀浊，痛经与少阳郁结无疑，故合小柴胡汤以和解少阳、疏肝行气、缓急止痛。寒主收引，患者疼痛剧烈、遇热时疼痛减轻、经期小腹凉，故加黑顺片助桂枝温经散寒，诸药合用则寒散热祛瘀消，气血和顺痛除。

医案九　桂枝汤合大柴胡汤加味治脊髓损伤反复发热案

陈某某，男，37岁，2023年9月19日初诊。

主诉：脊髓损伤（四肢瘫、二便障碍）1年。

现病史：患者1年前因车祸导致脊髓损伤（四肢瘫、二便障碍），9月初至我院康复科进行康复治疗，体温调节能力差，反复发热，西药治疗效果不佳。9月14日再次发热，伴汗出，体温波动在38.2~38.6℃，物理降温、抗生素、激素等对症治疗1周效果不明显，康复科请求会诊。

刻诊：持续发热，烦躁，周身酸痛，腹胀满不欲食，腹胀如鼓，大便不通（依赖开塞露两天一次），肌张力强，舌质红，苔腻微黄，脉沉细。

辨证：三阳合病。

方药：桂枝汤合大柴胡汤加石膏。

桂枝 10g，白芍 20g，北柴胡 24g，黄芩 10g，清半夏 12g，麸炒枳实 10g，大黄 6g，石膏 30g，炙甘草 20g，大枣 10g，生姜 10g。3 剂代煎，水煎服，早晚两次温服。

康复科反馈：患者当日口服半剂，灌肠 1 剂，下午体温降至 36.6℃，3 剂服完体温平稳，无反复。

按：患者 1 年前因车祸导致脊髓损伤（四肢瘫、二便障碍），反复发热，予物理降温、抗生素、激素等对症治疗效果不佳，患者无脉浮、恶寒等外感之证，时发热，汗出，考虑为脊髓损伤导致体温调节中心异常。《伤寒论》54 条“患者脏无他病，时发热，自汗出而不愈者，此卫气不和也，先其时发汗则愈，宜桂枝汤。”患者周身疼痛、不欲食、烦躁、腹胀满、大便不通，为汗出不解内传少阳阳明。《伤寒论》165 条“伤寒发热，汗出不解，心中痞硬，呕吐而下利者，大柴胡汤主之。”故予桂枝汤合大柴胡汤，调和营卫、和解少阳、通腑泻热，加生石膏清热生津除烦。方证对应，诸症得解。

医案十　大柴胡汤合桂枝茯苓丸治慢性胰腺炎急性发作案

张某，男，42 岁，2023 年 11 月 18 日初诊。

主诉：间断腹疼 5 年余，加重 1 天。

现病史：2019 年至今胰腺炎反复发作，至本次就诊时发作 23 次，每次发作时于医院住院使用抗生素治疗，每次输液 3 天左右疼痛方可逐渐缓解。昨日下午开始出现腹部隐痛，后逐渐加重，夜间 11 点左右腹疼剧烈，伴恶心，患者近期工作原因出差无法住院治疗，特慕名前来求诊。

刻诊：脐上三寸周围疼痛拒按，心下痞疼，无恶心呕吐，至今 24 小时未尽食水，近 3 日大便量少，脉弦滑，舌暗苔白腻，齿痕严重。彩超提示急性胰腺炎，实验室检查：淀粉酶 780U/L。

辨证：少阳阳明合病夹瘀夹毒。

方药：大柴胡汤合桂枝茯苓丸加消疮止痛药对。

醋柴胡 24g，黄芩 10g，清半夏 12g，炒枳实 10g，大黄 12g，牡丹皮 15g，赤芍 15g，大枣 12g，桂枝 12g，茯苓 30g，炒桃仁 15g，连翘 30g，延胡索 25g，乌药 12g，生姜 6g。3 剂代煎，水煎 400mL，早晚两次温服。

因患者病情较重，先予颗粒药 1 剂立即冲服，3 剂饮片代煎。11 月 20 日回访患者诉服药 1 次疼痛明显减轻，疼痛基本控制，后又守方 6 剂，腹痛完全缓解，于 2023 年 12 月 5 日复查上腹部计算机断层扫描（CT）及血清淀粉酶，结果均提示正常。

按：患者既往有慢性胰腺炎病史，此次腹痛拒按，上腹部CT提示积血胰腺炎，血清淀粉酶高达780U/L，为慢性胰腺炎急性发作，且存在胰腺水肿、坏死出血等可能，属于急危重症无疑。患者平素首选住院西医治疗，此次迫于外在因素选择中医治疗，实属无奈之举。患者腹痛拒按，脐上三寸周围疼痛拒按，心下痞疼，伴恶心，近 3 日大便量少，脉弦滑，舌暗苔白腻，齿痕严重，属少阳阳明合病夹瘀毒，予大柴胡汤合桂枝茯苓丸以内泄瘀毒。消疮止痛药对为刘师经验用药，可广泛用于身体内外的疮疡肿痛，连翘乃“疮家圣药”，清热毒消疮肿，促进胰腺组织恢复，延胡素、乌药行气止痛。患者服完半剂药后不到一小时入厕大便 4 次，感觉有点像拉肚子，又有点像用洗洁精把肠子里的油全洗出来似的。大概 3 个小时后腹部疼痛就减轻了，第 2 天正常出差。类似这样的急症，医生精准辨证用药是基本，更重要的是患者对中医治疗有信心，中医医生有信心和胆量去接诊这类患者。辨证思路简洁，虽处方平实，但疗效甚佳，中医治疗急危重症的效果毋庸质疑。

刘同坤教授柴胡桂枝干姜汤验案6则

罗杨敏　刘同坤

刘同坤工作室，河南 濮阳 457000

刘同坤教授出身中医世家，主任中医师，河南中医药大学硕士研究生导师，第七批全国老中医药专家学术经验继承工作指导老师。灵活运用六经辨证，执简驭繁，抓核心病机，坚守“有是病用是法，有是证用是方，有是症用是药”原则，方证对应，疗效确切。柴胡桂枝干姜汤为刘师常用处方，治疗多类疾病，临证运用不拘泥于《伤寒论》条文，只要辨证病在厥阴，症状有上热下寒、上实下虚的表现，即为厥阴病的柴胡桂枝干姜汤证。现分享6则刘师柴胡桂枝干姜汤验案，与同道一起探讨学习。

医案一　顽固失眠案

张某，女，50岁，2024年10月20日初诊。

主诉：失眠20年。

现病史：失眠20年，眠浅易醒多梦，口臭，情绪急躁，平素多发口腔溃疡，乏力疲惫，腰酸，下肢偶有抽筋，纳差，大便干，小便频，起夜3~5次，舌紫暗，苔略黄腻，脉弦滑。

辨证：厥阴阳明夹饮。

治则：和解寒热，清热除烦，利尿祛湿。

处方：柴胡桂枝干姜汤加味。

柴胡24g，黄芩10g，肉桂12g，干姜9g，天花粉25g，牡蛎30g，龙骨30g，杜仲20g，黄芪30g，连翘25g，伸筋草15g，车前子30g，茯苓30g，甘草10g，大枣10g。取7剂，每日1剂，水煎服，早晚温服。

2024年10月26日二诊，睡眠及下肢抽筋明显改善，尿频明显减少，起夜1~2次，仍口臭、乏力，下午脸红，夜间汗出甚，大便干。予10月20日方加生地30g、石膏30g，7剂后诸症皆消。

按：患者失眠20年，眠浅易醒多梦、情绪急躁、口臭、平素多发口腔溃疡，为有上实（热），乏力疲惫、腰酸、尿频、起夜，为有下虚（寒），病为半表半里的厥阴病。患者口臭、口腔溃疡、大便干、舌紫暗、苔略黄腻等为热伤津液、阳明无形邪热上扰表现，小便频、起夜3~5次则是津液代谢异常之象，六经辨证为厥阴阳明夹饮。有是病用是法，当和解寒热，清热除烦，利尿祛饮；选柴胡桂枝干姜汤为主方，为有是证用是方；加牡蛎、连翘增强清降阳明上扰邪热之力，加杜仲、伸筋草治腰酸、下肢抽筋，加茯苓、车前子利小便去水饮，则为有是症用是药。二诊诸症均减，仍有口臭、乏力、下午脸红、夜间汗出、大便干之证，为阳明热重，予生地、石膏以清热生津。诊诸药相合，方证相应，病机得治，诸症自消。

医案二　便秘案

胡某，女，44岁，2024年10月12日初诊。

既往乳腺结节，声带息肉。

主诉：便秘5年余。

现病史：便秘5年余，2~3日一行，服用多种通便中药，效不佳，停药则便秘如故，兼见怕冷，脚凉，头汗，乏力，腰酸疼，口干，情绪急躁，食欲差，无心下痞，眠可，小便可。经前口腔溃疡，月经提前1周，痛经。舌淡，苔薄白，有齿痕，脉沉弱无力。

辨证：厥阴病。

治则：和解厥阴。

处方：柴胡桂枝干姜汤加味。

柴胡24g，黄芩10g，肉桂12g，干姜10g，天花粉25g，牡蛎30g，杜仲20g，黄芪30g，黑顺片10g，陈皮15g，炙甘草10g，大枣10g，酒大黄9g。7剂，每日1剂，水煎服400mL，早晚分服。

2024年10月26日二诊，便秘改善，口干及汗出消失，腰酸乏力减，仍有怕冷，情绪急躁，食欲差。守方7剂，大黄减量至6g，加酒苁蓉30g，服法同前。

2024年11月2日三诊，大便正常，诸症均减，仍有汗出，情绪急躁，予二诊处方加栀子10g，7剂。服毕诸症均消失，2月后随访，大便正常。

按：患者便秘5年余，服用多种通便药，效皆不佳。刘师运用六经辨证，论其证，执简驭繁地抓住核心病机，不拘泥于便秘的病因。患者便秘，反复应用下法，必致津伤化燥生热，更见便秘、口干、头汗、情绪急躁诸症，正是《伤寒论》147条"伤寒五六日，已发汗而复下之，胸胁满微结，小便不利，渴而不呕，但头汗出，往来寒热，心烦者，此为未解也。柴胡桂枝干姜汤主之。"故辨证为厥阴病，治当和解厥阴寒热，为有是病用是法；选柴胡桂枝干姜汤，为有是证用是方；加黄芪、黑顺片、杜仲治乏力、怕冷、腰酸痛，加陈皮增进食欲，加酒大黄化瘀泻浊。诸药相合，机体良能恢复正常，大便畅，诸症消。

医案三　眩晕案

吉某，女，55岁，2024年10月20日初诊。

2018年北京协和医院诊断为：前庭失衡。高血压病史，降压药物控制。

主诉：眩晕10年余，加重半月。

现病史：患者眩晕10年余，近半月加重，伴见恶心欲吐，头沉如裹（以颠顶及枕部明显），二便正常，睡眠可。舌紫暗，脉寸关弦滑，尺无。

辨证：厥阴病夹饮。

治则：和解厥阴，降逆利饮。

处方：柴胡桂枝干姜汤合苓桂术甘汤并泽泻汤。

柴胡24g，黄芩10g，桂枝12g，干姜9g，天花粉18g，牡蛎30g，泽泻20g，茯苓30g，白术30g，甘草10g，大枣10g。取7剂，每日1剂，水煎服400mL，早晚分服。

2024年11月9日二诊，眩晕明显减轻，头沉如裹消失。守方7剂诸症均消，3月后随访无复发。

按：患者高血压多年，病机为上实下虚，病在厥阴。头晕、头沉如裹为水饮上逆，脉寸关弦滑尺无，上实下虚，脉证相应。有是病用是法，病在厥阴当和解厥阴，水饮上逆当利水降逆；方证对应，选柴胡桂枝干姜汤合苓桂术甘汤并泽泻汤，为有是证用是方。三方合用，方证对应，切中病机，诸症得愈。

医案四　脏躁案

王某，女，54岁，2024年11月9日初诊。

主诉：多汗、急躁1年余。

现病史：患者后背多汗，情绪急躁，心烦，易生气，喜叹息，面红，口干口苦，胃部胀满不适，左腹沉胀，下肢凉，腿抽筋，大便干，眠差。舌暗，苔白腻，脉沉弦。

辨证：厥阴阳明合病。

治则：和解厥阴，清热除烦。

处方：柴胡桂枝干姜汤合栀子豉汤加味。

柴胡24g，黄芩10g，肉桂12g，干姜9g，天花粉25g，牡蛎30g，栀子12g，淡豆豉30g，伸筋草10g，甘草10g。7剂。

2024年11月16日二诊，诸症大减，遇事后仍有眠差。守方7剂，诸症愈。

按：《伤寒论》147条："伤寒五六日，已发汗而复下之，胸胁满微结，小便不利，渴而不呕，但头汗出，往来寒热，心烦者，此为未解也。柴胡桂枝干姜汤主之。"患者后背多汗、心烦、口干、胃部胀满不适、大便干，可辨柴胡桂枝干姜汤证典型。患者上热下寒之症明显，上热重于下寒，上热见汗出、面红、心烦、口干口苦，下寒见腿抽筋、下肢凉、脉沉弦等。六经辨证为厥阴阳明合病，有是病用是法，有是证用是方，治以柴胡桂枝干姜汤为主方和解厥阴，合栀子豉汤清胸膈无形之热。而加伸筋草舒筋活络，则为有是症用是药。

医案五　便溏案

马某，男，52岁，2024年10月29日初诊。

既往高血压、糖尿病1年。

主诉：大便溏8年

现病史：晨起腹泻，伴肠鸣、少腹痛，食凉后腹胀，早醒3~4点易醒，时有五更泄，舌干涩，舌紫暗，苔黄腻，脉沉弦。服用附子理中丸无效。

辨证：厥阴太阴合病夹饮。

治则：和解厥阴，温化水饮。

处方：柴胡桂枝干姜汤合赤石脂禹余粮汤加味。

柴胡18g，黄芩10g，肉桂12g，干姜10g，天花粉25g，牡蛎30g，煅赤石脂30g，禹余粮30g，白扁豆30g，盐泽泻20g，黑顺片10g，甘草10g。7剂，每日1剂，水煎服，分服。

2024年11月5日二诊，诸证减，守上方10剂，诸症愈。

按：患者上热下寒，下寒重于上热。上热见舌干涩、苔黄腻、血压升高，下寒见晨起腹泻、肠鸣、少腹痛、食凉腹胀、脉沉。服用附子理中丸未见效，可知病不只在太阴，细辨为厥阴太阴合病夹饮，为下寒所致，且与水饮相关，当利其小便。《伤寒论》159条“伤寒服汤药，下利不止，心下痞硬。服泻心汤已，复以他药下之，利不止。医以理中与之，利益甚。理中者，理中焦，此利在下焦，赤石脂禹余粮汤主之。复利不止者，当利其小便。”有是病用是法，有是证用是方，以柴胡桂枝干姜汤合赤石脂禹余粮汤为主方，和解寒热、温化水饮，加黑顺片，温下之力更强，加白扁豆、泽泻，化湿利水之效更佳。

医案六　混合性耳聋案

卓某，女，41岁，2024年7月20日初诊。

主诉：双耳听力下降1月余。

现病史：双耳听力下降，眼涩眼干，口干，情绪急躁，记忆力减退，头痛，下肢酸沉，倦怠乏力，腰酸，入睡难、多梦，纳可，二便可。舌淡，苔薄白，脉沉弦无力。

辨证：厥阴病。

治则：和解厥阴。

处方：柴胡桂枝干姜汤加味。

柴胡24g，黄芩10g，肉桂12g，干姜10g，天花粉25g，龙骨15g，牡蛎30g，黄芪30g，酸枣仁15g，杜仲25g，甘草10g。7剂，每日1剂，水煎服，早晚两次温服。

2024年7月22日，患者电话告知服药后大便不成形，呈水样，次数多，量少，伴恶心，电话指导，加炒白术30g，嘱少量多次频服。

2024年7月30日二诊，双耳听力明显改善，头痛、腰酸、下肢酸沉诸症均减轻，现乏力，口干，经期脐周腹痛，大便不成形。予首诊处方去酸枣仁、杜仲，加茯苓30g、乌药6g，7剂，服法同前。

2024年8月10日三诊，经期未腹痛。现多梦难入睡，身困乏力，情绪急躁，心下痞满。予小柴胡汤加龙骨、牡蛎、川芎、黄芪、酸枣仁，服7剂余症皆愈，后随访耳聋未作。

按：该患者听力下降、入睡难、多梦、眼涩眼干、情绪急躁、口干、头痛为上有实热，下肢酸沉、腰酸、倦怠乏力、脉沉无力为下有虚寒，六经辨证为厥阴。有是病用是法，当和解寒热、泄上补下；有是证用是方，选柴胡桂枝干姜汤；加龙骨、酸枣仁泄上热安神助眠，加黄芪、杜仲补下虚治强壮腰膝，则为有是症用是药。患者首诊服药后出现恶心，水样便，次数多，量少，伴恶心，头痛及双耳闷聋感明显减轻，刘师判为瞑眩反应，为机体在药物的调节下恢复正常代谢，将浊毒排出体外的表现。《尚书·说命上》言“药弗瞑眩，厥疾弗瘳”，医者临证要注意药物的瞑眩反应，对服药后患者出现某些“不良”症状，要认真评估，做出准确的判断，守方继服，顽疾自愈。

罗杨敏经方验案15则

罗杨敏　刘同坤
刘同坤工作室，河南 濮阳 457000

罗杨敏，副主任医师，北京中医药大学硕士研究生，崇尚仲景学说，热衷胡冯学术，师从第七批全国老中医药专家学术经验继承工作指导老师、河南中医药大学硕士研究生导师、全国首届优秀仲景国医传人刘同坤教授。临证谨记刘同坤老师“有是病用是法，有是证用是方，有是症用是药”的教导，处方要求自己力争做到方证相应，证机相通，方药有的，临证虽多有困惑不解，但亦偶有所得，现分享部分经方验案，与同道探讨学习。

医案一　胸闷心悸案

高某，女，49岁，2023年9月6日初诊。

主诉：胸闷心悸4天。

现病史：近4天夜间突然胸闷、心悸、气喘，严重时气喘憋醒，坐起后减轻，无咳嗽咳痰，偶有流涎，夜间打鼾重。平素气短、怕冷，偶有心慌，无胃脘不适及腹胀，大便偏干，每日1次，小便正常，眠可，食纳可。舌质淡，有齿痕，苔薄白，脉细弱。心电图：窦性心律，ST-T改变。

辨证：太阴病夹饮。

治则：温化水饮。

处方：甘草干姜汤合苓桂术甘汤合瓜蒌薤白半夏汤加味。

桂枝20g，炙甘草6g，白术15g，茯苓30g，干姜15g，黄芪15g，薤白10g，瓜蒌10g，杏仁10g，姜半夏10g。7剂，每日1剂，水煎400mL，早晚温服。

2023年9月19日二诊，患者胸闷气喘憋醒、气短怕冷明显减轻，予守方7剂，症状消失。

按：患者平素气短、怕冷、偶有心慌，近4天夜间出现胸闷、心悸、气喘，严重时气喘憋醒，坐起后减轻，舌质淡，有齿痕，苔薄白，脉细弱。整体病机为水饮不化，随气上逆于心胸，见胸闷、气喘、心悸。辨六经析八纲，病性为虚证、寒证、阴证，病位在里的太阴病，治以温化水饮。本方药味不多，但含多个处方，甘草干姜汤合苓桂术甘汤温化水饮，重用桂枝以降上冲之气，合瓜蒌薤白半夏汤重在宽胸理气，加黄芪益气固表，加杏仁降气平喘。诸药相合，使寒消饮去，饮不上犯则胸满、心悸、气喘不作，诸症得解。

医案二　口腔溃疡、裂纹舌案

冯某，男，61岁，2023年11月4日初诊。

主诉：口腔溃疡、裂纹舌10年。

现病史：患者口腔溃疡、裂纹舌10年，无口干口苦，食纳可，眠可，大便可，小便略黄，饮水多后缓解，寒热之象不明显。舌红有裂纹、剥脱苔，脉弦，左关略细。

辨证：厥阴太阴合病。

治则：养阴生津，和解寒热。

处方：甘草泻心汤合芍药甘草汤加味。

清半夏12g，黄芩6g，黄连6g，干姜9g，党参15g，白芍12g，甘草12g，连翘15g，淡竹叶6g，大枣10g。7剂，每日1剂，水煎服400mL，早晚温服。

2023年11月12日二诊，舌体溃疡、裂纹及剥脱均明显改善，小便黄减轻，大便时有不成形。效不更方，守方7剂，服法同前。

2023年11月20日三诊，溃疡、舌裂痊愈，舌苔恢复正常，停服中药。

按：甘草泻心汤证核心病机为太阴津亏，虚热上扰，上扰于心见《伤寒论》158条的心下痞，呕吐、下利、肠鸣等；上扰于口腔见《金匮要略》“狐惑之为病……蚀于上部则声嘎”，出现口腔、咽喉部溃疡，声音沙哑等症。该患者除长期口腔溃疡及裂纹舌症状外，寒热虽不明显，但舌脉之象应为阴虚有热，邪热上扰于口舌，日久则生溃疡。甘草泻心汤为治疗口腔溃疡第一方，连翘为疮家圣药，加白芍滋阴养血，加淡竹叶利尿清热，诸药相合，阴液复邪热去而病安。

医案三　失眠案

陈某，男，59岁，2023年8月12日初诊。

主诉：失眠3年。

现病史：患者近3年持续失眠，凌晨1~3点说梦话，大声吵架、骂人或惊叫，口苦，纳可，二便正常，余无明显异常。舌红苔黄腻，舌下络脉瘀阻，脉左关细，右关弦。经西医各种治疗无效。

辨证：少阳阳明合病。

治则：和解少阳，清热除烦，重镇安神。

处方：小柴胡汤合桂枝加龙骨牡蛎汤加味。

柴胡15g，半夏12g，党参10g，炙甘草6g，黄芩6g，桂枝10g，白芍10g，煅龙骨20g，煅牡蛎20g，首乌藤15g，茯神30g。取7剂，每日1剂，水煎分服。（生姜3片、大枣4枚自备）。

2023年8月22日二诊，7剂后失眠、口苦、说梦话减轻。原方龙骨、牡蛎加量至30g，继服7剂。

2023年9月6日三诊，近两天夜间没有说梦话，醒2次，时有心烦。二诊处方加竹茹15g、珍珠母20g，14剂，服法同前。2月后随访，患者睡眠正常，症状未反复。

按：患者失眠3年，凌晨1~3点说梦话，大声吵架、骂人或惊叫，口苦，舌红苔黄腻，舌下络脉瘀阻，脉左关细，右关弦，六经辨证少阳阳明合病。少阳热扰神明则失眠、说梦话，病久热入阳明，热扰神明更甚，则大声吵架、骂人或惊叫，舌红苔黄腻。治疗予小柴胡汤和解少阳瘀热，桂枝加龙骨牡蛎汤补津液、祛邪热、重镇安神，加首乌藤、茯神养血安神，诸药相合，津液复，阴阳调，神宁则眠安。二诊增加龙骨、牡蛎用量，意在降敛上扰神明之邪热。三诊加竹茹、珍珠母，增清热除烦安神之力。

医案四　胃脘不适案

王某，女，15岁（初四学生），2024年1月18日初诊。

主诉：胃脘不适1月。

现病史：患者1月前进食不当（麻辣烫）后出现胃脘不适，干呕，影响正常上学，经当地诊治效不佳，医生建议至郑州大学第一附属医院进一步检查。

刻下：胃脘不适，心下痞痛，干呕，口干口苦，不欲食，无反酸烧心，无明显腹胀，大便3日未解，小便正常，眠可。痛经，有血块，经期怕冷。舌尖红，苔白腻有齿痕，脉右弦滑，左弱。

辨证：阳明病。

治则：清热消痞止疼。

处方：大柴胡汤加味。

柴胡12g，黄芩6g，白芍15g，清半夏9g，枳实12g，大黄4g，大枣15g，生姜6g，山楂15g，陈皮15g。3剂，每日1剂，水煎服，早晚分服。

2024年1月23日二诊，患者服用中药后大便正常，胃脘不适、心下痞痛明显减轻，口干口苦消失，食欲改善，舌尖红，苔白腻均有减轻，脉无明显变化，仍有干呕。今日进食韭菜胃部不适。守方大黄减量至3g，加竹茹10g，5剂，服法同前。嘱其清淡易消化饮食，忌辛辣刺激、生冷、黏腻等不易消化食物。

2024年2月3日三诊，患者诸症消失，予香砂六君子丸成药善后。

按：阳明之为病，胃家实是也。患者病因明确，因进食不当后出现胃脘不适，心下痞痛，干呕，口干口苦，大便3日未解，舌质尖红，苔白腻，有齿痕，脉右弦滑，左弱。四诊合参符合浊热之邪聚于胃肠之征，病在阳明，阳明实但不到承气汤的程度，以大柴胡汤清热消痞止疼，加山楂、陈皮增强健胃消食之力。二诊大便通，瘀热下，胃脘不适、心下痞痛，口干口苦诸症大减，仍有干呕，守方大黄减量至3g，加竹茹清热止呕。三诊患者诸症消失，予香砂六君子丸善后。

医案五　左下肢酸沉冷痛案

李某，女，54岁，2024年11月26日初诊。

主诉：左下肢酸沉冷痛2周。

现病史：近2周左下肢膝盖以下酸沉、冷痛，严重时需口服止痛片，活动加重，遇温减轻，略有口干口苦，大便时有偏干，小便不黄，睡眠可，饮食可，心情可。舌质淡，苔白腻，脉细。

辨证：厥阴病。

治则：和解寒热，温经通络。

处方：当归四逆汤加味。

当归15g，桂枝15g，白芍20g，细辛6g，通草12g，炙甘草10g，牛膝12g，鸡血藤20g，川芎15g，白薇15g，大枣15g。5剂，每日1剂，水煎分服。

2024年12月3日二诊，服药后左下肢酸沉冷痛明显减轻，余无不适。守方3剂，诸症消失。

按：口干口苦为厥阴之上热，大便时有偏干为厥阴之津亏，下肢膝盖以下酸沉、冷痛、活动加重、遇温减轻为厥阴在下之虚寒。六经辨证为厥阴病，治疗予当归四逆汤加味以温通血脉、和解寒热。《伤寒论》351条：手足厥寒，脉细欲绝者，当归四逆汤主之。当归四逆汤为桂枝汤的变方，即桂枝汤以细辛易生姜以增强温通血脉的功效，加当归、通草增养血活血、通利血脉的功效。患者的情形与当归四逆汤证相吻合，方证对应，治以当归四逆汤为主方，加鸡血藤、川芎，活血化瘀、温通经络之力更强，加牛膝引火下行、强筋骨，加白薇清解厥阴之虚热，诸药同工，其效甚佳。

医案六　咳嗽案

王某，男，56岁，2024年11月12日初诊。

主诉：咳嗽3月。

现病史：咳嗽3月，晨起阵发性咳嗽，剧烈咳嗽时反胃，白痰，咽痒，受凉加重，锻炼后汗出则咳嗽减，无口干口苦，无胃脘不适，食纳可，眠可，二便调。舌淡暗，苔薄白略腻，脉弦滑。

辨证：太阳表虚夹饮

治则：温阳解表，祛湿化痰

处方：桂枝加厚朴杏子合二陈汤加味。

桂枝12g，白芍12g，清半夏10g，姜厚朴12g，茯苓20g，紫菀10g，款冬花10g，杏仁12g，陈皮20g，炙甘草6g，姜枣自备。7剂，每日1剂，水煎分服。

2024年11月25日二诊，咳嗽基本消失，少量白痰。守方5剂巩固疗效。

按：患者晨起阵发性咳嗽、白痰、咽痒，受凉加重，为邪气在表，严重时咳嗽致反胃，且锻炼后汗出咳嗽减，咳嗽应为气上冲的表现。与“太阳病，下之微喘者，表未解故也，桂枝加厚朴杏人汤主之”。的情形本质相同，皆为机体借汗出的机转驱邪外出的良能减弱，气携痰饮上逆，而症见咽痒、咳嗽、白痰，予桂枝加厚朴杏子合二陈汤加味治疗。桂枝汤扶正解表，厚朴杏仁降气止咳，二陈汤祛湿化痰，加紫菀、款冬花温化痰饮。病虽3个月，但表邪未祛，用桂枝汤扶正解表，为有是病用是法；方选桂枝加厚朴杏子合二陈汤，为有是证用是方；加紫苑、款冬花，为有是症用是药。

医案七　眠差案

吉某，女，40岁，2024年11月11日初诊。

现病史：眠差3年，多梦易醒，夜间至少醒5次，醒后不易入睡。伴头晕，脱发，乏力，怕冷，眼干涩，肩背强硬，口干，口不苦，纳可，二便正常。月经量少、有血块，经期腰酸。舌红，苔薄干，脉细。

辨证：太阳阳明合病。

治则：益气解表，清热除烦。

处方：桂枝加龙骨牡蛎汤加黄芪葛根川芎菊花。

桂枝12g，白芍12g，煅龙骨15g，煅牡蛎30g，黄芪30g，粉葛30g，菊花15g，川芎10g，生姜10g，大枣10g，甘草6g。7剂，每日1剂，水煎服400mL，早晚分服。

2024年11月23日二诊，服药1周睡眠明显改善，由至少醒5次减少为醒2次，醒后可入睡，头晕乏力、肩颈僵硬减轻，余症也有缓解。守方7剂。

2024年12月2日三诊，诸症均消失，仅睡眠夜间醒2次，梦多。上方去川芎、菊花，加酸枣仁、夜交藤，5剂后诸症未作。

按：患者眠差3年，多梦易醒，伴头晕、脱发、乏力怕冷、脉细，为太阳表虚证，眼干涩、肩背强硬，为津液虚不能荣养体表及孔窍，津伤则舌红苔干、虚热上扰神明，此热非表热亦非口苦的少阳热，乃是津亏所致的阳明无形之热，六经辨证为太阳阳明合病。桂枝加龙骨牡蛎汤为治疗津伤失精家主方，为有是证用是方；加黄芪益气固表、葛根清热生津解痉、川芎温经活血、菊花清热明目，为有是症用是药。诸药合力，诸症自愈。

医案八　晨起头晕沉案

杨某，男，46岁，2023年9月6日初诊。

既往高血压病、肩周炎。

现病史：近3月晨起头晕沉，血压波动，最高150/100mmHg，胃脘胀满，反酸烧心，口苦，平素怕热，肩颈时有不舒感，大便时有不成形，饮食可，睡眠可。舌淡暗有齿痕，苔黄腻，脉弦，左偏细，右偏滑。近几日鼻塞流清涕，咽部不适，咳嗽咳白痰。

辨证：太阳少阳合病夹饮。

治则：太少双解，温化寒饮。

处方：柴胡桂枝汤合苓桂术甘汤加味。

柴胡24g，黄芩10g，半夏12g，党参15g，桂枝12g，白芍12g，葛根20g，炒白术15g，茯苓15g，磁石50g，甘草6g，吴茱萸6g。7剂，每日1剂，水煎温服，生姜3片、大枣4个自备

2023年9月15日二诊，头晕消，血压控制正常范围，胃胀反酸明显减轻，偶有，鼻塞流涕、咳嗽减轻。脉左细改善。守方7剂。

2023年9月22三诊，已无不适，停服中药。随访半年血压平稳，头晕未发。

按：患者鼻塞流清涕、咽部不适咳嗽咳白痰，肩颈不舒感为邪在太阳。头晕沉、反酸烧心、口苦、咽部不适、胃脘胀满为病在少阳，属小柴胡汤证，《伤寒论》263条："少阳之为病，口苦、咽干、目眩也。"患者大便不成形、舌淡齿痕苔腻为内有饮邪，头晕沉、血压偏高为水饮上冲的表现。六经辨证为太阳少阳合病夹饮，予柴胡桂枝汤太阳少阳双解，合苓桂术甘汤温化水饮、降逆止冲，为有是证用是方；加磁石重镇降逆，加吴茱萸和胃止酸，为有是症用是药。诸药相合，则邪热去、水饮化、冲气降、上体荣，诸证尽消，血压正常。

医案九　鼻流浊涕案

周某，男，51岁，2024年3月11日初诊。

既往有鼻窦炎病史。

现病史：患者10天前感冒后出现鼻塞流浊涕，味臭，咳嗽咳黄痰，咽干口苦，余无不适。舌暗红，苔白腻，脉细弱。

辨证：少阳夹饮。

治则：和解少阳，清热通窍。

处方：小柴胡汤加味。

柴胡18g，黄芩10g，半夏10g，北沙参15g，炙甘草6g，辛夷10g，苍耳子10g，陈皮15g，茯苓20g。7剂，每日1剂，水煎分服，生姜3片、大枣4枚自备。

2024年3月14日二诊，患者服用3剂后，咳嗽咳痰及咽干口苦明显减轻，但鼻流浊涕增多，臭味加重，今日更甚，难以忍受，患者询问是否加用消炎药。考虑鼻流浊涕增多，臭味加重是机体自我修复过程的排毒现象，为药物的瞑眩反应，继续服用即可。

2024年3月19日三诊，患者诉鼻涕明显减少，咳嗽、口干口苦基本缓解，咽部不适常清嗓子。调整处方，去苍耳子、辛夷，加桔梗12g，继服7剂后诸症消失。

按：患者外感十日见鼻塞流浊涕、咳嗽、咳黄痰、鼻腔臭味明显均为邪在孔窍，孔窍位属少阳，合咽干口苦，更说明邪入少阳，六经辨证为少阳夹饮，病机为邪气携饮上冲并少阳郁热上犯清窍。病在少阳用"和法"，为有是病用是法；小柴胡汤和解少阳，为有是证用是方；加陈皮、茯苓燥湿化痰，辛夷、苍耳子通畅鼻窍，为有是症用是药。患者二诊时出现口鼻局部症状加重，全身症状减轻的情况，排除温燥药物灼伤津血因素，考虑为药物的瞑眩反应，是机体良能恢复、经孔窍排毒于外的表现，嘱其继续服用，诸症得愈。

医案十　盗汗案

王某，男，37岁，2024年10月22日初诊。

主诉：盗汗5年。

现病史：盗汗5年，半夜口干口苦明显，耳鸣，时有乏力，情绪易急躁，失眠（易醒多梦），尿酸偏高530μmol/L，纳可，二便可。舌红，苔薄黄腻，脉弦细。

辨证：太阳阳明合病夹饮。

治则：益气固表，清热除烦。

处方：桂枝加龙骨牡蛎汤加味。

桂枝15g，白芍15g，煅龙骨15g，煅牡蛎30g，天花粉15g，盐泽泻10g，绵萆薢20g，槐米20g，酸枣仁15g，生姜10g，大枣10g，炙甘草6g。10剂，每日1剂，水煎服400mL，早晚分服。

2023年12月16日二诊，患者期间于简易门诊抄方10剂口服，现盗汗无，余症几近消失，11月22日复查尿酸由原来的530μmol/L降至428.4μmol/L。原方去酸枣仁，巩固7剂，随访盗汗未反复。

按：患者盗汗、半夜口干口苦为津伤生热，情绪

易急躁为热扰胸膈，辨病在阳明。《伤寒论》201条“阳明病，脉浮而紧者，必潮热，发作有时，但浮者，必盗汗”。少阳口苦的特点为晨起口苦可与之鉴别。桂枝加龙骨牡蛎汤见于《伤寒论》和《金匮要略》，《伤寒论》118条论其治津伤邪热上扰的烦躁，《金匮要略.血痹虚劳病脉证并治》论其为亡血、失精家专方。患者盗汗5年，属失精家，表里同病，表有怕冷汗出，里有津伤生热，六经辨证为太阳阳明合病夹饮。予桂枝加龙骨牡蛎汤为主方，其中桂枝汤益胃生津，龙骨、牡蛎降邪热，加天花粉清热生津，酸枣仁安神助眠，加盐泽泻、绵萆薢、槐米以清利小便，降尿酸。

医案十一　怕冷案

李某，男，28岁，2024年11月6日初诊。

主诉：怕冷1月。

现病史：近1月明显怕冷，四肢冷甚，乏力，精神萎靡，心烦，胸口烦热，腹部胀满，眠浅多梦，大便每日1次，成形，小便黄。舌质淡，有齿痕，苔白腻，舌下络脉曲张，脉沉细。

辨证：少阴厥阴阳明合病。

治则：温阳解表，和解寒热。

处方：麻黄附子甘草汤合当归四逆汤合栀子厚朴汤。

黑顺片10g，麻黄6g，炙甘草10g，桂枝15g，白芍15g，通草10g，细辛6g，大枣10g，当归15g，炒栀子12g，枳壳9g，厚朴12g。7剂，每日1剂，水煎服400mL，早晚分服。

2024年11月13日二诊，服药后，怕冷、肢冷、乏力明显改善，心烦有所改善，睡眠正常，腹胀消失。守方5剂巩固疗效，后未复发。

按：《伤寒论》281条：少阴之为病，脉微细但欲寐。351条：手足厥寒，脉细欲绝者，当归四逆汤主之。79条：伤寒下后，心烦腹满，卧起不安者，栀子厚朴汤主之。患者明显怕冷、四肢冷甚，乏力，精神萎靡，脉沉细，为少阴厥阴合病。腹部胀满，心烦及胸口烦热，为阳明无形邪热上扰。六经辨证为少阴厥阴阳明合病，予麻黄附子甘草汤合当归四逆汤合栀子厚朴汤治疗。3个合方，方证对应，疗效甚佳。

医案十二　乏力案

何某，男，46岁，2024年10月28日初诊。

主诉：乏力1月余。

现病史：患者近1月出现乏力，颈肩强硬，周身酸痛，时有汗出，口渴口干，胸口憋气烦闷，容易急躁，脱发明显，入睡困难，多梦，食纳可，大便每日1次，成形，小便可。舌尖红，苔白略干，脉沉细。

辨证：太阳阳明合病。

治则：益气固表，清热除烦。

处方：桂枝加葛根汤合栀子豉汤加味。

桂枝12g，白芍12g，粉葛25g，煅龙骨15g，煅牡蛎30g，炒栀子12g，淡豆豉30g，黄芪30g，大枣12g，生姜12g，炙甘草6g。7剂，每日1剂，水煎服400mL，早晚分服。

2024年11月6日二诊，患者诸症明显减轻，仍有汗出，口干口苦、乏力缓解不明显，舌脉同前，守方加仙鹤草30g以补虚敛汗，加石膏25g以清热生津，服用7剂后诸症均消。

按：《伤寒论》14条：太阳病，项背强几几，反汗出恶风者，桂枝加葛根汤主之。患者乏力怕冷，周身酸痛，颈肩强硬，有汗出，为太阳病桂枝加葛根汤证。胸口憋气烦闷，易急躁，口渴口干，脱发，入睡困难，为阳明无形邪热上扰，予栀子豉汤清胸膈无形邪热。选桂枝加葛根汤合栀子豉汤，为有是证用是方；加龙骨、牡蛎降上扰邪热除烦躁，加黄芪补气固表以治乏力，为有是症用是药。

医案十三　头晕案

邢某，女，54岁，2024年10月24日初诊。

主诉：头晕3年。

现病史：近3年头晕沉，活动时头晕明显，心悸，时有汗出，肩颈僵硬，食纳可，眠可，大便每日1次，时有不成形，小便可。舌淡苔白腻润，脉细弱。

辨证：太阳太阴合病夹饮。

治则：发汗解肌，温化寒饮。

处方：桂枝加葛根汤合苓桂术甘汤。

茯苓30g，桂枝15g，炒白术30g，炙甘草6g，炒白芍20g，粉葛30g，生姜10g，大枣10g。7剂，每日1剂，水煎服400mL，早晚分服。

2024年11月4日二诊，头沉、心悸消失，头晕及肩颈不适大减，身热汗出，乏力，口苦口干，舌脉同前。守方加黄芪30g、黄芩10g、煅牡蛎30g。7剂，服法同前。

2024年11月13日三诊，诸症均减，仍感肩周怕冷，肩臂不适，舌淡苔薄白，脉细。守方加伸筋草20g、川芎20g。7剂，服法同前。

按：患者肩颈不适、时有汗出为病邪在表，大便不成形、头晕沉、苔白腻润为太阴里饮之征。虽头晕病史长达3年，但其表证仍在，表邪里饮，邪气携水饮上冲而见头晕沉、心悸，有是病用是法，治当表里同解。六经辨证为太阳太阴合病夹饮，予桂枝加葛根汤合苓桂术甘汤治疗，为有是证用是方。二诊、三诊随症酌调处方，调方原则为有是症用是药。

医案十四　头晕案

蒋某，女，61岁，2024年10月30日初诊。

主诉：头晕半年。

现病史：头晕半年，与体位无关，头如戴帽，不欲睁眼，手心热，口干，晨起口苦，时冷时热，时有汗出，后背冷痛，肩膀硬，容易紧张，食纳一般，大便每日1次，成形，小便可，眠差（入睡困难，易醒，多梦）。舌质淡暗有瘀点，苔薄白，舌下络脉曲张，脉沉细弦。

既往史：焦虑，高血压。

辨证：太阳少阳合病夹饮。

治则：发汗解肌，和解少阴，化饮降逆。

处方：桂枝加葛根汤合小柴胡汤合泽泻汤。

桂枝12g，白芍12g，粉葛30g，柴胡24g，黄芩10g，半夏10g，党参15g，泽泻15g，炒白术15g，炙甘草6g，生姜10g，大枣10g。7剂，每日1剂，水煎服400mL，早晚分服。

2024年11月6日二诊，口苦、时冷时热、心情紧张明显缓解，睡眠改善，头晕减轻，肩膀硬减轻，肩膀怕凉，眼睛干，眉棱骨疼，舌脉同前。加白芷12g，继服7剂。

按：患者口干、口苦、头晕正是《伤寒论》263条“少阳之为病，口苦、咽干、目眩也”少阳病的提纲证。手心热，口干，时冷时热，肩膀硬则是《伤寒论》99条小柴胡汤证“伤寒四五日，身热恶风，颈项强，胁下满，手足温而渴者，小柴胡汤主之”的表现。患者后背冷、颈项强、时有汗出，为太阳表不解的桂枝加葛根汤证，《伤寒论》14条“太阳病，项背强几几，反汗出恶风者，桂枝加葛根汤主之”。患者头晕除与少阳有关，还与水饮相关，头晕发作与体位无关，可与“起则头眩”的苓桂术甘汤证鉴别，头晕发作表现为头晕沉，头如戴帽，不欲睁眼，此为《金匮要略》所言“心下有支饮，其人苦冒眩”的表现，泽泻汤主之。六经辨证为太阳少阳合病夹饮，予桂枝加葛根汤合小柴胡汤合泽泻汤，方证相应，诸药合力，切中病机，共取奇效。

医案十五　咳嗽案

赵某，男，50岁，2024年4月1日初诊。

主诉：咳嗽半年。

现病史：咳嗽半年，耳鼻喉科、呼吸科均看过，效不佳（抗生素、激素、雾化治疗），阵发性咽痒咳嗽，咽干，口干口苦，咳嗽剧烈，每日10余次，情绪激动、遇冷空气明显，咳白痰，咽部异物感，食纳可，二便调，眠可。舌质尖红，苔薄黄，脉细弦。

辨证：太阳少阳合病。

治则：太少双解。

处方：柴胡桂枝汤加味。

柴胡24g，黄芩10g，半夏10g，北沙参15g，桂枝12g，白芍12g，紫菀10g，冬花10g，炙甘草6g，百部12g，生姜10g，大枣10g，僵蚕12g。3剂，每日1剂，水煎服400mL，早晚分服。

2024年4月9日二诊，服完3剂后继续守方服用2剂，咳嗽明显减轻，每天偶尔咳嗽两三次，咳嗽四五声。予守方3剂，巩固疗效。

按：患者遇冷空气咳嗽明显、咳白痰为太阳表虚；咳嗽特点为“阵发性咽痒咳嗽，咽部异物感，咳嗽剧烈，情绪激动诱发”，病在咽喉孔窍，孔窍为半表半里，由表传半表半里，而见口干、口苦、咽干，舌红苔薄黄，脉细弦，为典型太阳少阳合病。有是病用是法，有是证用是方，予柴胡桂枝汤太少双解，加紫菀、冬花润肺止咳，加僵蚕、百部解痉止咳，为有是症用是药。

柴胡加龙骨牡蛎汤合甘麦大枣汤治疗抑郁状态医案

郭心涛
东莞市大岭山镇社区卫生服务中心，广东 东莞 523819

转眼间进修精神心理疾病已近三月，见了太多的儿童和青少年心理问题。几乎每一个心理精神疾病患者背后，都有或大或小或多或少的心理应激事件伴随。

在一个少小的心灵成长的过程中，一些看似司空见惯的事件，都关乎着其心灵发育和人格形成。如家庭关系的和谐与否、成长历程的亲情陪伴、学习压力的大小、长期留守隔代管护……

聪明的父母不仅给予孩子物质上的丰厚，更加关注孩子的心灵成长，让他拥有敢于面对未来、敢于挑战困境而又懂得适时安放歇息的心态。例如下文提及的这位美妈，就是位勇敢而睿智的单身妈妈。

2023 年 12 月 20 日接到老家一弟妹微信求助，小女儿 12 岁，小学六年级在读，生性乖巧，学习努力，此次期中考试成绩排班级第 3 名。因其一月前在老家开了一家饭店，无暇顾及小孩上学接送，交由姥姥管护。小孩近十天突发失眠健忘，注意力不集中，上课走神，思维强迫，问问题重复，情绪激动，悲伤易哭……

嘱其网络填表后拍舌苔照片如下图：

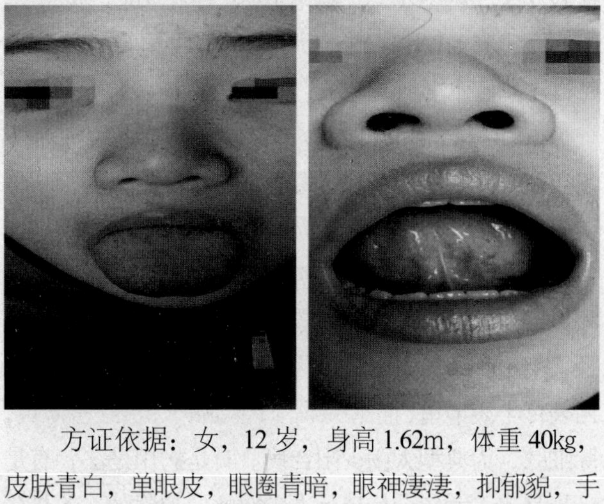

方证依据：女，12 岁，身高 1.62m，体重 40kg，皮肤青白，单眼皮，眼圈青暗，眼神凄凄，抑郁貌，手脚冰凉，舌尖红点，舌中后段苔厚腻，小便黄，大便干结，“默默不欲饮食，烦惊，辗转难眠（柴胡类方证）。”“喜悲伤欲哭，白天困倦（可理解为“数欠伸”）。”

处方：柴胡加龙骨牡蛎汤合甘麦大枣汤。

北柴胡 15g，黄芩 10g，姜半夏 10g，桂枝 10g，党参 15g，茯苓 15g，干姜 5g，酒大黄 5g，龙骨 20g，牡蛎 20g，炙甘草 10g，大枣 20g，小麦 60g。7 剂，一煎二分服。

2023 年 12 月 29 日收到信息反馈，诸症大减，药已中病，效不更方，守方续服，并嘱其间断服此方调理巩固可愈。

按《黄煌经方使用手册》：柴胡加龙骨牡蛎汤和甘麦大枣汤，都是古代医家治疗情志病的常用方。现代研究柴胡加龙骨牡蛎汤是一张抗抑郁方，可以定惊、安神、解郁、解痉、除烦……可改善焦虑情绪，镇静安眠，抗癫痫等。

甘麦大枣汤是一张心神营养方，可以养心安神，具有止哭泣、止躁动、止汗、缓急的功效。现代研究提示甘麦大枣汤能抗抑郁、改善睡眠、镇静等，适用于以神志恍惚、喜悲伤为特征的精神心理疾病。

近年来临床治疗情志类病，我常用此两方合用。运用恩师黄煌教授：“方 - 病 - 人”诊疗思维指导临床遣方用药，如方证相应，多取良效。

此病若按西医主流观念诊疗，大概率诊断为起病于儿童青少年期情绪和行为障碍，大多数以心境稳定剂和镇静安眠药治疗为主，疗效日久和难以避免的副作用，非亲历而难言……

然当中西医相轻难融之局面不知何时能破？如能早日打破壁垒（上海和深圳医师执业证可以同时注册中医、西医），则医之幸，患之幸，民之幸，国之兴矣！

经方治疗肺炎医案1例

郭心涛
东莞市大岭山镇社区卫生服务中心，广东 东莞 523819

患者，女，36岁，2024年2月21日初诊。

主诉：流涕咳嗽胸闷1周。

现病史：患者7天前着凉后出现发热咽痛、流涕，咳嗽咳黄痰，伴胸闷两胁痛，全身酸痛，自行服用感冒药后症状反复来诊，2024年2月20日在东莞市中西医结合医院输液（头孢曲松、左氧氟沙星注射液）效不佳，医院要求住院治疗。因其之前找我服用经方调理乳腺结节，遂拒绝住院要求服用中药治疗。患者发病以来精神一般，睡眠欠佳，胃纳一般，小便无异常，大便偏干。

既往史：肺结节、乳腺结节。

过敏史：未发现。

月经史：末次月经：2024年2月21日。

体格检查：体温：37.4 ℃，脉搏：86次/分钟，呼吸频率：18次/分钟，身高：160cm，体重：49kg。

一般情况可，人瘦疲倦貌，鼻咽黏膜充血，脉细滑，口苦，舌尖红，苔薄黄，心脏听诊无异常，左肺呼吸音粗，未闻及明显哮鸣音及湿罗音，腹力中等，腹壁薄，剑突下轻压痛，心下痞满稍痛，重压有窒息感，两胁下胀满，叩诊全腹鼓音，双下肢无水肿。

辅助检查：（2024年2月18日）白细胞（WBC）：16.36×10^9/L,（2024年2月20日）胸部X线检查（DR）：左下肺部炎症。

初步诊断：左下肺炎，寒热错杂，痰气互结。

处方：小柴朴合小陷胸汤。

北柴胡15g，姜半夏15g，黄芩15g，黄连5g，党参15g，甘草10g，干姜5g，大枣15g，厚朴15g，茯苓15g，紫苏梗15g，瓜蒌皮30g，枳壳15g，赤芍15g。3剂，一煎二分服。

2024年2月25日二诊，咳嗽咳痰胸闷均减轻，原方3剂。

2024年2月27日三诊，咳嗽明显好转，咳白痰，无胸闷胸痛，舌胖大，苔润水滑。

处方：柴苓汤加味。

北柴胡15g，黄芩10g，姜半夏10g，党参15g，干姜5g，炙甘草10g，桂枝15g，茯苓15g，白术15g，泽泻15g，厚朴15g，紫苏梗15g。3剂，一煎二分服。

2024年3月3日四诊，诉本来咳嗽基本已好，昨晚不知是何原因又出现咽痒阵发性干咳伴腹胀反酸，舌尖红点，舌苔薄黄伴舌纹开裂，剑突下按压痞满不适，考虑感染后余邪未尽。

处方：半夏泻心汤合半夏厚朴汤。

姜半夏15g，黄芩15g，黄连5g，党参15g，甘草10g，干姜5g，大枣15g，厚朴15g，茯苓15g，紫苏梗15g。3剂，一煎二分服。

2024年3月13日，小孩感冒来诊问之，言服后痊愈。欲过阵时间再调理身体。

附舌苔照片：

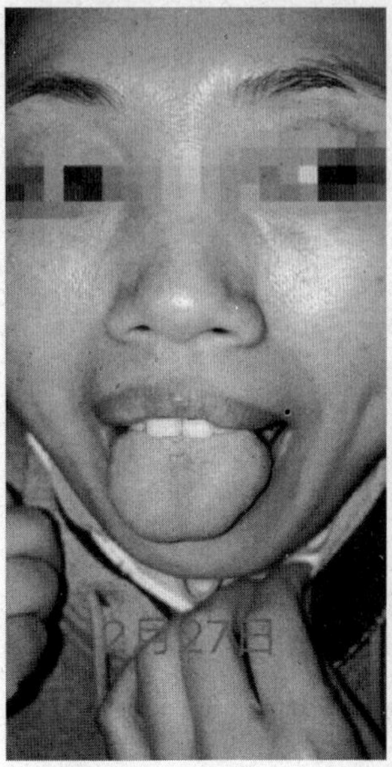

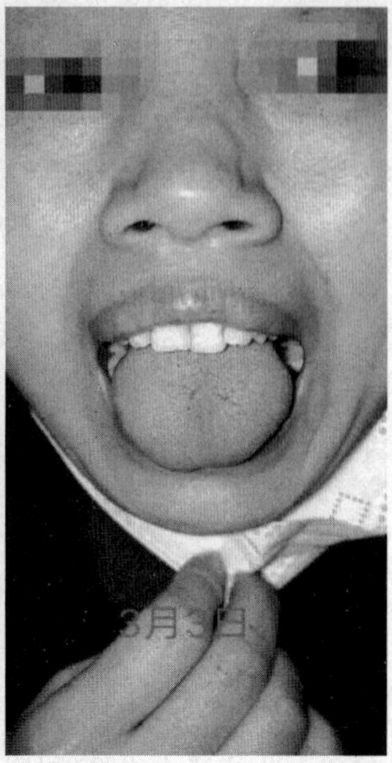

按：小柴胡汤是经典的少阳病方和传统的和解方，具有除寒热、透邪气、提意欲、止呕吐等功效。小柴胡汤证以往来寒热、胸胁苦满、默默不欲饮食、心烦喜呕为临床表现特征，多见于发热性疾病、病毒性疾病，以及呼吸系统、消化系统、免疫系统、精神神经系统疾病。呼吸道疾病（如咳嗽、哮喘）、皮肤病等见咽喉异物感、腹胀、痰多者，合半夏厚朴汤；见胸痛、黄黏痰、便秘者，合小陷胸汤。

以恩师黄煌教授："方－病－人"诊疗模式分析此案，方人为小柴胡体质的"小柴胡人"，以小柴胡汤为基础方，结合方证，随证治之，疗效满意。

经方合方治疗代谢障碍综合征案

郭心涛
东莞市大岭山镇社区卫生服务中心，广东 东莞 523819

阳春三月，春光明媚，M 先生又来复诊开中药，高兴地连声道谢说："我前几天去医院做了鼻咽血管瘤手术，体检发现尿酸血脂都正常了，血压也比较稳定，真的谢谢您！"

M 先生是个除血糖不高的"三高"患者——高血压、高血脂、高尿酸。平素服用两种降压药，降压效果不甚满意。因其同事初发高血压服用中药调理后疗效满意介绍而来。初见 M 君是 2023 年 7 月下旬，第一印象是——包公的表弟玩穿越。

望其身高 170cm，体重 89kg，身材魁梧，肩宽背厚，颈部"富贵包"，声若洪钟，面色黝黑，双眼皮，浓眉大眼，双目有神，多年的黑眼圈犹如一副墨镜尤为醒目。脉弦沉，口唇暗，舌质嫩，色黯底瘀，舌苔花剥有一椭圆形白斑多年，无进食槟榔史。上腹部膨隆充实，按压两胁抵抗明显，左下腹轻压痛。双下肢皮肤干燥脱屑（肌肤甲错），有不明原因铜钱形鱼鳞状湿疹，多年经久不愈。

处方：大柴胡汤合桂枝茯苓丸加葛根、川芎、肉桂。

3 剂后复诊，感觉全身困重减轻。

守方 1 周后转方：大柴胡汤合五苓散加葛根、川芎。后用方：半夏泻心汤合桂枝茯苓丸加葛根、川芎，大柴胡汤合半夏厚朴汤。

前日查电脑门诊记录，以上几张经方断断续续、兜兜转转共服用近两月，一直到我 10 月上旬外出进修时停服。

此时，M 先生身体发生了很大的变化：以前吃两种降压药，血压 147/100mmHg，现在吃一种降压药，血压稳定在 120~130/80mmHg；降尿酸药早已停服但痛风从未发作；黑眼圈逐日变淡，直至恼人的"墨镜"消失；双下肢湿疹悄然痊愈；"富贵包"消失；舌苔白斑变淡缩小；春节前公司体检，血脂正常，尿酸正常。

按：以黄师"方—病—人"诊疗思维指导临床，此例患者方人为"大柴胡汤人"：颈短体壮肩膀宽，胸大臀圆上腹满。方证抓手为"按之心下满痛"，即指剑突下三角区拘紧感或窒闷感，且两胁下抵抗感明显。

恩师黄煌教授经验：大柴胡汤是经典的宿食腹满病方，传统的和解清热泻下方，具有除寒热、止呕吐、除腹胀、解郁除烦等功效。大柴胡汤证以上腹部充实或压痛等为临床特征，胰胆病、代谢病、胃肠功能紊乱等多见，多发于胃肠功能紊乱或营养过剩的中老年人。高血压患者，常加葛根（扩血管、解痉、抗凝血），川芎（扩血管、降压、改善微循环）。

五苓散为经典的通阳健脾利水方，现代药理研究提示其能保肝、降脂、降酶、利尿、调节水电解质代谢、缓解颅内高压等，可视作调节人体水液代谢障碍的专方。本案患者舌胖大，舌质嫩，肥胖，人困重且有高尿酸、高血脂，病机为脾阳不振，水饮内停。

半夏厚朴汤是调情志、理气化痰方，具有利咽喉、止呕吐、除胀满、止咳喘、定眩悸等功效。“方病”是适用于以咽喉有异物感乃至躯体感觉异常、腹胀、恶心为特征的疾病，多见于神志病、胃肠病、咽喉病、咳喘病等。经典方证：“妇人咽中若有炙脔”——咽喉异物感，其人大多舌胖大，苔黏腻，病机为痰气互结。此方与大柴胡汤合方在本案的切入时机为：按之心下满痛或抵抗力明显，且咽喉异物感，腹胀明显，舌苔多粘腻或伴白黏痰。

桂枝茯苓丸多用于瘀血体质的调理，不只局限用于妇科。黄煌教授称之为“东方的阿司匹林”，现代药理研究表明其能降血黏度、降血脂、抑制动脉粥样硬化形成、扩张微血管、改善微循环。本案久病生瘀，体现在舌底小静脉迂曲、双下肢“肌肤甲错”（湿疹为硬币样大小黑斑），以及“黑眼圈”，其病理实质是皮肤浅层小静脉瘀阻造成代谢障，碍从而引起的色素沉着。

半夏泻心汤是经典的胃肠病方，机体大多属于寒热错杂状态，也可用于湿疹、皮炎等皮肤病伴睡眠障碍、焦虑不安、消化道症状明显者。此案应用半夏泻心汤合桂枝茯苓丸的时机为大柴胡汤方证不明显时，即患者由“按之心下满痛”变为“按之有痞无痛”，且舌尖红、舌底瘀、或苔黄腻或苔黄白夹杂时，陈雁黎先生经验：适用于病机为湿热、食积、血瘀三者兼有者。

综合分析此案，患者是一典型的大柴胡人，由于饮食不节、作息无度、工作紧张等原因导致了代谢障碍综合征，在经方干预的过程中凸显了夹杂其中不同的方证：食积夹水饮——大柴胡汤合五苓散，食积夹血瘀——大柴胡汤合桂枝茯苓丸，食积夹痰气——大柴胡汤合半夏厚朴汤；湿热夹血瘀——半夏泻心汤合桂枝茯苓丸，再酌加葛根——药证“富贵包”（葛根背），川芎——对病用药（高血压）。

此医案服药方法采用了黄师喝5停2服法和两方交替服法，既避免了患者长期服药难以耐受，增强了患者的依从性；又针对病证精准用药，避免合方太多、方大药杂而疗效不专。故临证遣方时，一手抓人，一手抓病，方随证转，方证相应，疗效斐然。

下巴欲脱不难医，随证治之经方奇！
——经方治愈躯体忧虑障碍医案

郭心涛
东莞市大岭山镇社区卫生服务中心，广东 东莞 523819

课上老师讲到了“躯体忧虑障碍”这个病，解答了我上个月为一患友下一个合适诊断病名的困惑。

张先生，47岁，2023年9月27日初诊。

主诉：间断性下巴欲脱感偶伴视力模糊3个月。既往右肩周炎2年，胃病史，慢性腰肌劳损多年，下巴欲脱的感觉工作劳累忙碌时不明显，闲坐时症状明显加重，且近1个月来症状有逐渐加重的趋势并伴失眠。多方求治检查无果，中药、西药均用，效果不佳，要求转诊市人民医院找相关专家进一步检查诊疗。问无不良生活习惯（有一部分患者喜欢用手撑下巴趴在桌上或者在床上看书看手机），经我检查劝说后愿用中药治疗一试。

刻下：中等身材，焦虑面貌，下颏宽，肤白单大眼，咽后黏膜红，口唇红暗，舌尖舌边红，舌后段黄腻，舌中间有裂纹，舌底小静脉瘀堵，口气重。双侧颞颌关节检查活动度好，张口无弹响。后背颈部有富贵包，右肩关节向上超过 120° 时抬举困难。肩胛骨下角脊柱侧压痛明显，胸腹诊：胸骨轻压痛，剑突下痞满，稍重压有窒息感。双下肢皮肤干燥，伴下肢静脉曲张。小便黄，屁多，大便黏腻粘马桶。

诊断：肩周炎，眼疲劳，肺胃湿热症。

方药：葛根 30g，姜半夏 15g，黄芩 15g，黄连 5g，党参 15g，干姜 5g，大枣 15g，甘草 10g，桂枝 15g，茯苓 15g，赤芍 15g，桃仁 15g，牡丹皮 15g。3 剂，一煎二分服。

2023 年 10 月 3 日二诊，诉感觉不太明显，但症状没有加重的倾向，有腰痛，口气好像减轻了一些，舌诊舌苔有淡好转，二便依旧。原方加盐牛膝 15g、酒大黄 10g，3 剂续服。

2023 年 10 月 7 日三诊，诉感觉下巴欲脱感有好转。肩周疼痛、胃脘痞满、睡眠也均好转，但有间断鼻塞，补充说明既往有鼻炎病史。初诊中药处方加北柴胡 15g、辛夷花 15g、川芎 15g，3 剂，一煎二分服。（并嘱咐患者每日有空时可吊单杠自然下垂，量力坚持即可。此为岭南“靳三针”传人柴铁劬治疗腰椎间盘突出大道至简之经验。）

2023 年 4 月 10 日四诊，以上诸证进一步好转，面露喜色，但是感到右上牙龈有隐痛酸胀不适感。检查未发现牙龈红肿及龋齿，右侧胸锁乳突肌按压轻度酸胀不适。咽诊：口咽黏膜充血明显。二诊中药处方去酒大黄，加连翘 30g，3 剂，一煎二分服。

2023 年 10 月 12 日五诊，笑说下巴欲脱的感觉已无，眼疲劳、胃部不舒服症状基本消失，睡眠如常，肩部疼痛的范围比以前有扩大，但疼痛程度减轻。自我感觉这一种痛是痛并舒服着（我解释这应该是粘连的筋膜和肌丝纤维筋结被拉伸拉开后气血疏通的缘故），他表示认同，希望继续服中药治好他的肩周炎。舌诊：舌尖边红，后段苔白稍厚。

方药：半夏泻心汤加桂枝 15g，赤芍 15g，白芍 15g，葛根 30g，怀牛膝 15g，白术 15g，茯苓 15g，盐泽泻 30g。3 剂，连声道谢笑去。

按：该病共服药 12 剂，症消人安且兼证大减，守方变动不大。虽然病机不是太明确，但是不影响中医用经方思维治疗此病。以黄师“方－病－人”诊疗思维遣方用药，不去纠缠推理错综复杂的病机，关注当下眼前真真切切的“人”，所有的症状在细究之下，必有其发病的生理基础，没有一种病证是脱离人而存在的。此病案表现为半夏泻心汤方证，其核心抓手“呕，痞，利，烦”，黄煌教授经验：“半夏泻心汤是经典的胃肠病方，传统的和胃降逆方，具有止呕，除痞，止利，除烦的功效。多用于消化道疾病及精神心理疾病，其“烦”实质可能是在焦虑心境下消化道黏膜充血，胃蠕动减慢和肠蠕动亢进，上缓下急的状态。一般成年人多见。”故如能做到方证相应，自然疗效满意。

正如黄师所言，现代很多的疾病都是西医诊查有手段，治疗缺乏有效的方法；西医检查现代化，中医用药天然化；西医有新药，中医有古方；古方即经方——经典方。虽然朝代更替，时代变迁，但是古人和今人的基因会有根本的改变吗？方还是那个方，人还是炎黄人，只是时空不同而已。经方是先人们用无数次试错，用无数人生命试验总结出来疗效确切的经验医学，是先人留给我们最宝贵的一笔财富。与当今在实验室里面用小白鼠、兔子、猫猫狗狗做的试验得出来的数据相比，试想哪个更科学？故那些有名气的中医馆医师在开诊之前大都要沐浴更衣，或焚香净手，潜心静气，全神贯注去伺诊而遣方用药。记得黄师曾在一次网课上讲：“读《伤寒论》古人是要跪读的，现在不要求你跪着去读，去洗洗手，总还可以吧……”

我认为这样做不是迷信，而是一种虔诚和敬畏——是对知识的尊重、是对为经方医学经验积累和生生不息的传承而付出生命的先驱们最好的敬重，医者如此，患家亦应如此。

黄煌经方实践医案

孟昭强
高阳县高阳镇锦华街道卫生院北环社区卫生站，河北 保定 071599

医案一

孙某龙，男，53岁，2022年11月14日初诊。

刻下：患者体型中等面红，血压：140/90mmHg，未服用降压药物，主因反复口腔溃疡、牙龈出血来诊。平素口干口苦，食后易胃胀烧心，经常性乏力，怕冷，精神萎靡，腹诊：上腹部按压不适感。大便稀溏，小便正常。舌质淡嫩边有齿痕，脉沉。

辨证：外寒里热证。

治则：清泄里热，温补肾阳。

处方：附子泻心汤原方，免煎颗粒剂：制附子、大黄、黄芩、黄连。10剂，每日1次。

2022年11月25日二诊，患者胃胀烧心感较之前明显减轻，大便可，怕冷症状消失，精神佳，上方继续服用。

患者一直坚持服用中药两月余，期间口腔溃疡、牙龈出血均未出现，食欲佳，大便正常，血压下降，稳定在130/80mmHg，其余诸症基本消失。

按：《伤寒论》155条："心下痞而复恶寒，汗出者。附子泻心汤主之。"古代的急救方，多用于吐血、伤食、晕厥等急症，有通阳泻痞的功效，适用于以心下痞、恶寒、精神萎靡、自汗为特征的疾病。附子泻心汤适用于热陷于胃兼阳虚于外者。该方主治痞而复恶寒汗出之阳虚痞证，方中大黄、黄连、黄芩苦寒，清热消痞，附子辛热，温经回阳，诸药共奏扶阳泄热消痞之功。唐容川说："泻心皆水火虚气作痞。唯此是火气实，水气虚，水中化气，即卫外之阳气也。故用附子补水分之阳气。"《医宗金鉴》云："其妙尤在以麻沸汤渍三黄，须臾绞去滓，内附子别煮汁，意在泻痞之意轻，扶阳之意重也。"黄煌老师《经方方证》说以上腹部不适、多汗、出血、腹泻、头痛、烦躁以及头面部炎症为主诉的病症，可以考虑使用本方，适用人群为：（1）寒体热病：体型胖壮，肤色黄暗，性格随和，但一脸疲惫，无精打采，舌胖大，苔白厚，腹部硕大而软，无压痛，多患有出血、热痞、口疮、嘈杂、烦躁失眠等病证。（2）上热下寒：上有火，或烦躁失眠，或头痛耳鸣，或胃痛嘈杂，或吐血便血，或口唇、舌糜烂，或面部痤疮，或齿龈出血；下有寒，男子或阳痿早泄，女子或月经稀发闭经，或脐腹隐痛，或腹胀腹泻。（3）脉舌性质相反：或脉沉无力而舌红苔腻，或脉滑大而舌淡胖。本案患者上有火，口腔溃疡、牙龈出血，口干口苦，食后易胃胀烧心；下有寒，大便稀溏。符合附子泻心汤证。寒热并用，温阳泻心，攻补兼施，其效无穷。

医案二

耿某月，女，17岁，2022年11月9日初诊。

主诉：主因水痘。

刻下：患者面黄体瘦，前天脸部多发深红色丘疹，伴恶寒低热，患者咽痛乏力，食欲差。现痘内含半透明浆液伴瘙痒，手足口腔未见痘痘，腹诊：腹肌紧张无压痛。小便黄，舌淡红苔微腻，脉弦滑。

辨证：湿热内蕴证。

治则：清热解毒利湿。

处方：小柴胡汤合五苓散加味。

柴胡15g，黄芩10g，甘草10g，生大黄8g，猪苓15g，茯苓15g，泽泻20g，桂枝12g，白术15g，蜂蜜10g，芦根30g，薏米30g。5剂，水煎服，每日4次。

2022年11月16日二诊，患者热退，咽痛消失，面部水痘颜色黯淡伴疼痛，瘙痒较之前明显减轻。上方继服5剂。

2022年11月22日三诊，患者脱痂不痒，疼痛消失。上方继服5剂后，患者面部痘印几乎消退，其余诸症消失，已正常上学。

按：水痘是由水痘－带状疱疹病毒感染引起的急性传染病。主要发生在婴幼儿和学龄前儿童，成人发病症状比儿童更严重，以发热及皮肤和黏膜成批出现周身性红色斑丘疹、疱疹、痂疹为特征，皮疹呈向心性分布，主要发生在胸、腹、背，四肢很少。冬春两季多发，其传染力强，水痘患者是唯一的传染源，自发病前1～2天直至皮疹干燥结痂期均有传染性，接触或飞沫吸入均会被传染，易感儿发病率可达95%以上。该病为自限性疾病，一般不留瘢痕，如合并细菌感染会留瘢痕，病后可获得终身免疫，有时病毒以静止状态存留于神经节，多年后感染复发而出现带状疱疹。现代医学对病毒性疾病没有特效药，发热期应卧床休息，食易消化食物，保证营养和水分的供给；体温较高者可予退热剂，皮肤瘙痒甚者可口服抗组胺药，亦可外用炉甘石洗剂止痒，水疱破溃后涂2%龙胆紫等等，均为对症治疗。中医认为本病为外感时邪，伤及肺脾，生湿化热，发于肌肤所致。治疗以疏风清热、解毒祛湿为主，而经方小柴胡汤合五苓散为黄煌老师经验方，两方合用共奏清热解毒利湿的功效。临床应用本合方的指征有四：一是外有表证，内停水湿，症见头痛发热、烦渴欲饮或水入即吐、小便不利；二是水湿内停，症见水肿泄泻、身重、小便不利，以及霍乱呕吐；三是痰饮，症见气短而咳、或脐下动悸、吐涎沫而头晕；四是舌苔白，脉弦浮。

医案三

孙某山，男，60岁，2022年11月9日初诊。

主诉：主因左腿腘窝处疼痛伴左腿僵硬12天，走路后疼痛加重两天。

刻下：患者体格壮实，面色黯红粗糙，恶寒无汗，怕冷着厚衣，遇冷后疼痛加剧，表情淡漠，舌淡苔白滑，大便正常，小便清长，右寸脉浮紧，左尺脉沉弱。

辨证：风寒表虚，筋脉失养证。

治则：解表散寒，濡养筋脉，温阳止痛。

处方：葛根汤合麻黄附子细辛汤加味。

葛根30g，麻黄5g，桂枝15g，白芍20g，甘草10g，干姜10g，大枣20g，制附子6g，细辛4g。5剂，水煎服，每日3次。

2022年11月15日二诊，服药后患者左腿疼痛僵硬感较之前好转，行动不便。精神佳，恶寒怕冷感减轻。上方加牛膝15g，5剂继服。

2022年11月21日三诊，患者自述服上药后左腿僵硬感消失，疼痛较之前明显好转，只在劳累后疼痛，恶寒怕冷感消失。因患者外出打工，要求开具10剂中药，以巩固疗效。

半月后电话随访，腿未痛，其余症状均消失。

按：患者左腿腘窝疼痛僵硬，恶寒无汗，考虑病在太阳经，《伤寒论》31条云：太阳病，项背强几几，无汗，恶风，葛根汤主之。《伤寒论》301条云：少阴病始得之，反发热，脉沉者，麻黄细辛附子汤主之。《伤寒论》281云：少阴之为病，脉微细，但欲寐也。其怕冷，脉沉弱精神差考虑少阴病，合以麻黄附子细辛汤以温经散寒止痛。黄煌老师《经方方证》讲到葛根汤是经典的太阳病方，传统的解肌散寒升清方，具有发汗、松项背、利头目、治腹泻、促月经的功效。葛根汤证以恶寒无汗、腰背强为特征，多见于发热性疾病、循环系统疾病、内分泌疾病、骨关节病、皮肤病等。麻黄附子细辛汤适用于以精神萎靡、恶寒无汗、身体疼痛、脉沉为特征的患者，多见于身体极度疲劳而感受风寒者。适用人群：（1）体壮面暗黑：体格健壮，但面色黄暗或发黑，无光泽，皮肤干燥无汗，但也有瘦弱而面色苍白者。（2）极度疲惫：如精神萎靡，无精打采，表情淡漠，声音低弱；或昏昏欲睡，呼之能应；或反应迟钝，包括听觉、嗅觉、味觉、触觉失灵。（3）严重恶寒：怕冷厚衣，特别是头部、背部冷感更为显著，常常包以头巾或戴棉帽，或体温高而无热感。（4）口不渴、清水多：口不渴，或口水多、发热而不喜热水；或鼻流清涕而不觉；或痰液清稀，小便清长等。舌苔白滑或白腻。（5）身体疼痛：一般有疼痛的主诉，如头痛，或咽痛，或牙痛，遇冷加剧。（6）脉沉：脉重方取得，但沉而不弱，或脉沉紧，或沉细。在发热性疾病中出现此脉象，更有诊断价值。

医案四

王某红，女，37岁，2022年11月9日初诊。

主诉：主因支气管炎愈后反复咳嗽气喘加重7日。

刻下：患者发作时喘息痰鸣有声，不能平卧，咽塞微咳胸闷，咳吐泡沫样痰，量多清稀，俯伏方舒，烦躁不安，面色白。患者体型消瘦，食欲差。舌红苔白滑，脉浮。

辨证：外邪束表，痰热壅肺证。

治则：解表化饮，清热除烦。

处方：小青龙加石膏汤加味。

麻黄6g，杏仁10g，桂枝10g，甘草10g，干姜7g，细辛4g，五味子6g，白芍10g，制半夏10g，大枣20g，山药30g，仙鹤草30g，生石膏30g，鸡内金15g，神曲15g。7剂，水煎服，每日3次。

2022年11月17日二诊：患者咳喘发生戏剧性好转，较之前明显改善，痰量减少，晚上睡觉可以平卧，精神佳，烦躁感消失，小便增加，口微渴，此为寒去欲解之象。上方7剂继服。

10天后电话随访，诸症消失。

按：《金匮要略》原文："肺胀，咳而上气，烦躁而喘，脉浮者，心下有水，小青龙加石膏汤主之。"本方的辨证要点：小青龙汤方证兼烦躁者。本案患者为经典的小青龙汤人，痰鸣有声，不能平卧，咽塞微咳胸闷，咳吐泡沫样痰，量多清稀。黄煌老师在《经方方证》关于小青龙汤适用人群描述：（1）脸色青灰无红光：面色多青灰，如被水浇，绝少面红光亮者；或面部黧黑，两眼眶发青；或面部浮肿貌，眼袋大。（2）鼻涕及痰如水：咳嗽气喘，鼻涕、痰液水样或透明如鸡蛋清，或是泡沫样痰，量多，很容易咳出，吐在地上很快消失，喉间水鸡声。（3）水滑苔：水滑苔是特异性舌证，患者无渴感，不愿多喝水，或喜喝热水；口内清稀的口水多，甚至伸舌时有水滴下，舌面湿润，灯光下有反光；舌苔多出现水滑苔或白厚苔，甚至灰黑苔。（4）胸背部特别冷：恶寒怕冷明显，尤其是背部和胸部，背冷如掌大，或背部如浇凉水；衣被厚多，戴厚帽子，怀里经常揣着暖水袋；疲倦，身体困重，不喜动，动则气促；无汗常见，在寒冷的冬季，出汗更少。本方加石膏为内有郁热烦躁之象。黄煌老师在《张仲景50味药证》中写到，石膏主治身热汗出而烦渴，脉滑数或浮大、洪大者。因患者体型消瘦，食欲差，加山药、鸡内金、神曲兼顾调理脾胃。现代人们生活节奏快，压力大，容易熬夜，同时饮食不规律，故多为寒热错杂之体质，临床诊病时应注意，治疗应以寒热同调为主，小青龙汤方证兼烦躁者亦为寒热错杂，故仲景在《金匮要略》中提到小青龙加石膏汤这首方子以解表化饮，清热除烦，寒热共治。

医案五

何某斌，男，49岁，2022年11月9日初诊。

主诉：因从事纺织工作，需要长时间低头看机器，导致颈椎不适，头晕1周，加重3天。

刻下：患者体格偏瘦，面色黄，项背部僵直，面色乏华，精神倦怠，患者改变体位时头晕加重伴恶心，视物旋转，不能站立，闭目畏睁，动则如乘舟车，食纳可，腹诊：按压脐下动悸。舌胖大苔水滑，脉沉弦。

辨证：水饮上泛证。

治则：温阳利水。

处方：泽泻汤合苓桂术甘汤加味。

泽泻30g，茯苓20g，桂枝20g，白术15g，甘草10g，葛根40g，川芎15g，丹参15g，红藤20g，红曲20g。7剂，水煎服，每日3次。

2022年11月17日二诊，患者头晕较之前明显改善，恶心无。上方继服用5剂，头晕消失。

按：头晕是一种常见的脑部功能性障碍，也是临床常见的症状之一，为头昏、头胀、头重脚轻、脑内摇晃、眼花等感觉。头晕可由多种原因引起，最常见于发热性疾病、高血压病、脑动脉硬化、颅脑外伤综合征、神经症等，此外还见于贫血、心律失常、心力衰竭、低血压、药物中毒、尿毒症、哮喘等，抑郁症早期也常有头晕。头晕可单独出现，但常与头痛并发。头晕伴有平衡觉障碍或空间觉定向障碍时，患者感到外周环境或自身旋转、移动或摇晃。偶尔头晕或体位改变而头晕不会有太大的问题，如果长时间头晕，可能是重病的先兆，应引起重视。《伤寒论》67条：

伤寒，若吐若下后，心下逆满，气上冲胸，起则头眩，脉沉紧，发汗则动经，身为振振摇者，茯苓桂枝白术甘草汤主之。《金匮要略》第十五篇第二十五条：心下有支饮，其人苦冒眩，泽泻汤主之。本案患者改变体位头晕加重，伴恶心，舌胖大苔水滑，脉沉弦，符合水饮病病机。两方合用，共建温阳利水之功。其中泽泻用量应大。《神农本草经》谓泽泻主“风寒湿痹，乳难，消水，养五脏，益气力，肥健”。关于泽泻，黄煌老师在《张仲景50味药证》中写道，泽泻主治冒眩而口渴、小便不利者。因患者伴项背部不适，加葛根、川芎、丹参、红藤、红曲米舒筋活络，增加脑部供血功能。

医案六

李某娟，女，50岁，2022年11月9日初诊。

主诉：主因最近降温，长时间在外收售废品，导致腰疼，疼痛时自述从后腰放射到右侧大腿腘窝处，加重两天来门诊寻求治疗。

刻下：患者体格偏瘦，疲惫貌，面色黯黄，说话声音低弱，恶寒感严重，来时穿两层棉服，腹诊：上腹部及两胁下腹肌比较紧张，按之较硬。大便干结，舌质淡，苔薄白，脉沉紧。

辨证：肾阳虚衰，复感寒邪证。

治则：温阳散寒，扶正祛邪。

处方：麻黄附子细辛汤合芍药甘草附子汤合大黄附子汤加味。

麻黄6g，制附子6g，细辛4g，党参15g，仙灵脾10g，牛膝15g，制大黄6g，白芍20g，甘草6g。5剂，水煎服，每日3次。

2022年11月15日二诊，患者活动腰部，疼痛感减轻，大便正常，向大腿后侧放射痛消失。因为患者平时工作忙，故上方开具5剂免煎颗粒，每日1次继服，巩固疗效。

1月后因感冒来门诊，询问患者腰痛情况，已经活动如常，腰痛消失。

按：《伤寒论》第301条：少阴病，始得之，反发热，脉沉者，麻黄细辛附子汤主之。《金匮要略》原文：胁下偏痛，发热，其脉紧弦，此寒也，以温药下之，宜大黄附子汤。两方都是止痛方，均用于寒痛。黄煌老师《经方方证》关于两方鉴别点写到：（1）病位有表里之别。大黄附子汤用大黄攻里，麻黄附子细辛汤用麻黄发表。（2）痛势轻重之别。大黄附子汤附子用量3枚，其证痛势重；麻黄附子细辛汤用炮附子1枚，其证痛势轻。本案患者腰痛因外感风寒为诱因，此属表实；其体格偏瘦，疲惫貌，说话声音低弱，恶寒感严重，来时穿两层棉服，脉沉紧，此为本虚。故两方合用，表里同治。合芍药甘草附子汤以加强止痛效果，《伤寒论》68条：“发汗病不解，反恶寒者，虚故也，芍药甘草附子汤主之。”芍药甘草附子汤由芍药甘草汤加附子而成。唐容川曰：“阳虚故反恶寒，用附子为主，以补膀胱之阳虚，其芍药甘草，只是调营气以濈其汗而已，营调则汗液不至大伤，阳气复振，则卫外驱邪，病自不留。”可见，芍药甘草附子汤是治疗太阳表证发汗之后阴阳虚而未复的方剂。

医案七

梁某芬，女，56岁，2022年11月9日初诊。

主诉：主因便秘加重5天。

现病史：患者自2年前起出现便秘，3~4天排便1次，干结难排，予开塞露无效，因而来求诊。

刻下：患者形体消瘦，自觉食欲减退，食后腹胀、嗳气，便而不爽，腹中胀痛，口干舌燥，腹诊：左下腹轻度压痛。小便白天次数多，频而数，舌淡红苔薄腻，脉弦滑。

西医诊断：习惯性便秘。

辨证：脾约便秘（肠燥津枯，气血亏损证）。

治则：润肠行气，通便泄热。

处方：麻子仁丸加味。

麻子仁15g，杏仁10g，生大黄10g，厚朴15g，枳壳20g，木香10g，白芍30g，白术30g，蜂蜜10g。7剂，水煎服，每日3次。

2022年11月15日二诊，自诉服用第1剂后已解大便，排便困难、大便干结较前改善，食后腹胀腹痛减轻，效不更方，继服5剂。

2022年11月20日三诊，每天可排便1次，排便顺畅，无不适感，自觉食欲增进，腹胀消失，上方继服。

上方服药2个疗程后，排便仍可维持每日1次，为软条状便。随访两月便秘无复发。

按：便秘在《伤寒论》中有“脾约”“阳结”“阴结”之称，是指由于大肠传导失常，导致大便秘结，排便周期延长；或周期不长，但粪质干结，排出艰难；或粪质不硬，虽有便意，但便而不畅的病症。便秘直接原因不外热、实、冷、虚四种，胃肠积热者发为热秘，气机郁滞者发为实秘，阴寒积滞者发为冷秘，气血阴阳不足发为虚秘。黄煌老师《经方100首》关于麻子仁丸方证写到适用人群为：（1）小便数、经常便秘而无所苦者。（2）心下痞、腹挛痛、大便干涩、外观壮实、肌肉坚紧者。本案患者大便干结，小便白天次数多，频而数，兼有嗳气，便而不爽，腹中胀痛。符合黄煌老师“有是证，用是方”的学术思想，开具麻子仁丸原方，针对患者腹中胀痛、嗳气等症状加白术、木香以补中益气，行气导滞。火麻仁具有润燥、滑肠、通淋、活血的功效，治肠燥便秘，消渴、热淋、风痹、痢疾、月经不调、疥疮、癣癞。《本经》：“补中益气。”；《别录》：“主中风汗出，逐水，利小便，破积血，复血脉，乳妇产后余疾。”《药性论》：“治大肠风热结湿及热淋。”《唐本草》：“主五劳。”现代药理研究表明其具有缓泻作用，本品能刺激肠黏膜，使分泌增加，蠕动加快，减少大肠吸收水分，有泻下作用。因其含脂肪油较多，故为润滑性泻药。

黄煌老师《张仲景50味药证》药证发挥说，大黄主治痛而闭、烦而热、脉滑实者，兼治心下痞、吐血衄血、经水不利、黄疸、呕吐、痈疽疔疮等。根据原文考证，大黄诸方主治有以下四方面：（1）腹证：如心下硬、按之心下满痛、按之心下坚、心下痛按之石硬、心下急、心下必痛、心下痞、少腹急结、少腹满、腹胀、腹微满、腹满不减、大实痛、痛而闭、胸满等；（2）精神症状：如谵语、心热、其人如狂、烦、烦躁、独语如见鬼状、目中不了了等；（3）大便症状：如大便难、不大便六七日、大便乍难乍易、大便硬或下利脉反滑、自利清水而心下必痛等；（4）脉证：如脉滑而疾、脉数而滑、脉迟而滑、脉实、脉沉而紧、下利而脉反滑等。以上诸证虽非大黄一药主治，但也不离大黄主治，临床则是各证的程度不一罢了。为便于记忆，大黄主治的以上诸证，可概括为痛而闭、烦而热、滑而实三证。

便秘总以虚实为纲，实者病机在于邪滞胃肠，壅塞不通；虚者病机在于肠失温润，推动无力；虚实之间又常转化，虚实夹杂。其辨证也不外虚实两类，在治法上实者宜通泻，虚者宜润补，虚实之间应标本兼治。

《金匮要略·五脏风寒积聚病脉证并治》：“趺阳脉浮而涩，浮则胃气强，涩则小便数，浮涩相搏，大便则坚，其脾为约，麻子仁丸主之。”方中麻子仁润肠通便，为主药，辅以杏仁降气润肠，芍药养阴和里，大黄苦寒、攻下实热，厚朴苦辛温、消胀除满，枳实苦微寒、破结消痞，三药分量俱从轻减，更取质润多脂之麻子仁、杏仁、芍药、蜂蜜等，一则益阴增液以润肠通便，使腑气通、津液行，二则甘润减缓承气攻下之力，使下不伤正，诸药合用，共奏润下缓通之功。

孟昭强经方临床应用医案6则

孟昭强
高阳县高阳镇锦华街道卫生院北环社区卫生站，河北 保定 071599

医案一 柴苓汤治疗脑积水案

崔某宁，男，41岁，2024年8月9日初诊。

主诉：头部沉重，逐渐加重两月余。

现病史：近几年记忆力下降，容易失眠，睡眠只在家里好，上月检查血钾低：3.1mmol/L。

体征：体中，面色忧虑，眉头紧锁，晨起口苦严重，食欲差，整个头部胀痛，早晨至上午天旋地转、卧床不起，下午略有减轻。

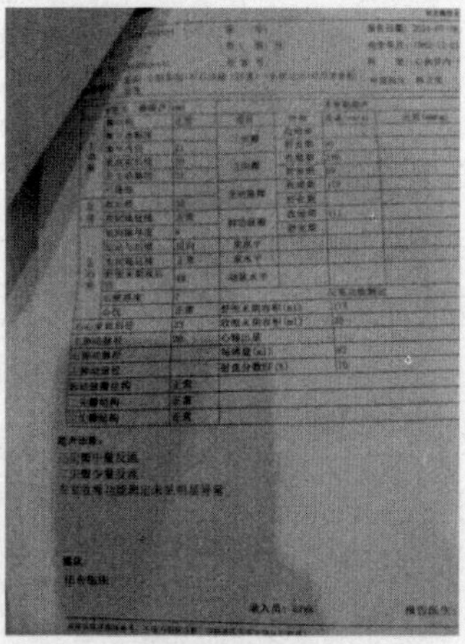

患者报告单

西医诊断：心脏二尖瓣、三尖瓣反流，脑部脑萎缩、伴有积液。

方药：柴苓汤加味。

柴胡15g，红参8g，姜半夏10g，黄芩10g，甘草10g，生姜15g，大枣20g，猪苓15g，茯苓60g，泽泻20g，苍术15g，肉桂10g，薏苡仁100g。7剂，每日2次。

2024年8月27日二诊，电话随访，患者吃药第4天头晕沉重的症状就消失了，已经恢复正常工作。

医案二 甘草附子汤治疗痛风肿痛案

张某磊，男，37岁，2024年8月11日初诊。

主诉：右脚腕痛风、红肿热痛5天。

现病史：平素饮食油腻，爱吹空调，痛苦面容，患者右足红肿热痛，用手轻轻触之即疼痛不能忍受，行走障碍，腹诊：腹部大而松软。大小便可，脉浮而滑。

体征：体壮，身材魁梧，唇黯，咽红，舌质润苔薄黄腻。

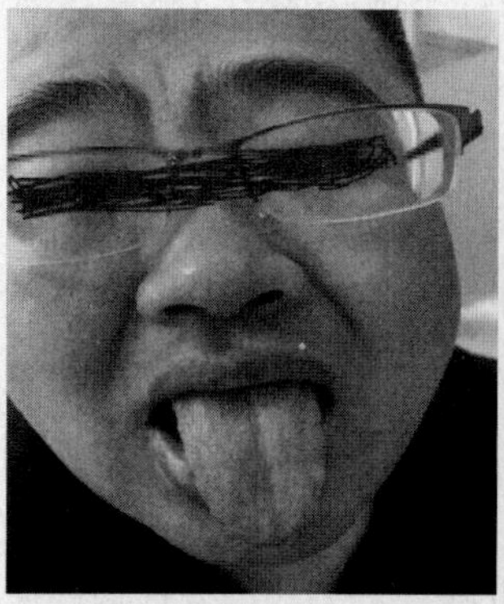

患者舌诊

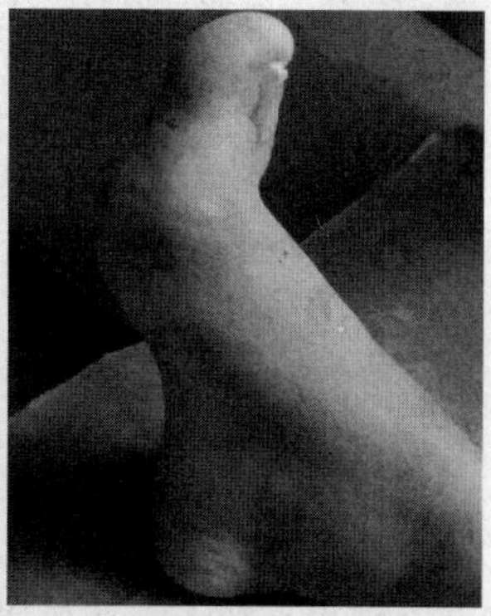

患侧局部红肿热痛

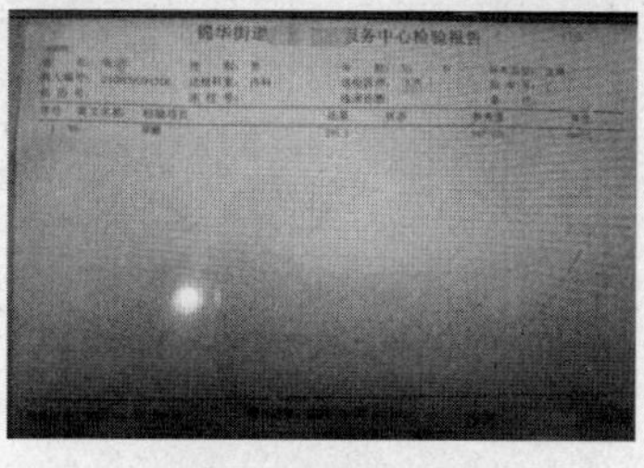

患者检查报告单

西医诊断：尿酸299.5μmol/L。

方药：甘草附子汤加味。

制附子6g，甘草15g，苍术15g，赤芍30g，牛膝40g，车前子40g，薏苡仁100g，制大黄6g，滑石10g，桂枝10g。7剂，每日2次。

2024 年 8 月 25 日二诊，患者右足局部肿痛明显减轻，能正常走路，上方继服 7 剂，巩固疗效。

按：痛风之病由来已久，西方医学认为尿酸过高导致沉淀物堆积在关节中，故产生剧痛，主要症状为皮肤呈红且肿大，碰触不得，一般治疗就是止痛药，同时要求患者不可喝酒，以免痛风再发，至今毫无根治之法和预防之法。而中医在治疗此类疾病方面具有非常明显的优势。《伤寒论》里就藏有一首治疗痛风的神奇方子——甘草附子汤：风湿相搏，骨节疼烦，掣痛不得屈伸，近之则痛剧，汗出短气，小便不利，恶风不欲去衣，或身微肿者。由其组成可知，该方主要治疗风湿骨节疼痛，掣痛不得屈伸症状，对于风湿关节痛有较好的疗效。根据黄煌教授“有是证用是方”的治疗原则，予本案患者开具甘草附子汤，直接抓主证，方证相应，治疗效果迅速，患者症状明显缓解。

医案三　经方合方治疗便秘案

韩某仙，女，77 岁，2024 年 8 月 3 日初诊。

主诉：便秘，有便意不好结，石子状。

现病史：县医院住院调理 2 次，口服麻仁软胶囊无效。

既往史：甲状腺术后。

体征：体重近半年明显减轻，体瘦面黄黯憔悴，眨眼频繁，长脸，唇黯，咽淡红，舌质黯润，苔薄黄腻，心烦，乏力，爱生气，遇到事情容易着急，食欲差，总感觉刀口处有异常感，腹诊：腹直肌紧张，心下痞。小便次数多，色白，大便干结难解，脉弦滑。

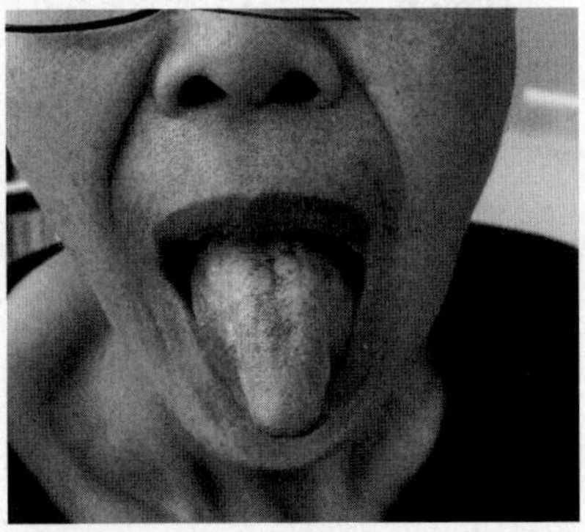

患者舌诊

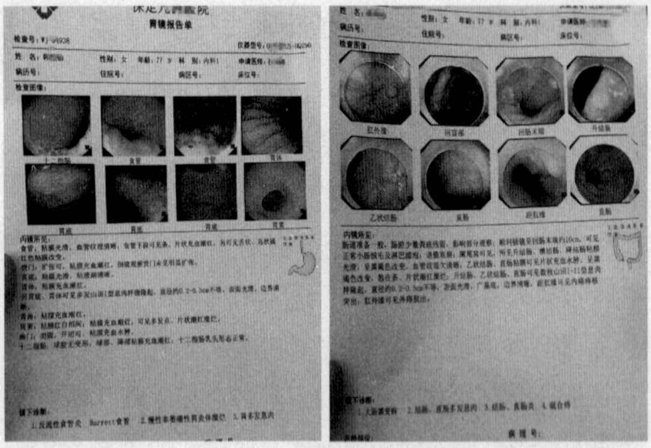

患者检查报告单

西医诊断：胃息肉，胃反流，胃糜烂，胃窦部黏膜充血糜烂，黑肠病。

方药：四逆散合半夏泻心汤加味。

柴胡 20g，赤芍 40g，甘草 10g，枳壳 20g，制半夏 15g，黄芩 10g，生大黄 5g，干姜 6g，大枣 20g，红参 8g，茯苓 40g，香附 10g。5 剂，每日 2 次，3−2 服法。

2024 年 8 月 13 日二诊，便干稍减轻，大便 2~3 天一次，食欲差，舌红，苔黄腻。

方药：上方加神曲 15g，继服 5 剂，3−2 服法。

2024 年 8 月 22 日三诊，大便干结明显好转，乏力可，说话声音有力，食欲较之前增加。腹诊：心下痞明显减轻，上方继服 5 剂，3−2 服法，继续观察疗效。

按：排便困难的原因有很多，比如排便动力不足、肠道刺激不足、神经精神因素等，所以临床遇到便秘不能一味的使用泻下类药物，临床还要仔细斟酌，对证用药。本案患者有小便次数多、大便干结等症，但自行口服麻仁软胶囊无效。黄煌老师讲到本方能较快地消除心下痞的症状，根据《伤寒论》中条文，明确提示半夏泻心汤可以治疗消化道疾病。上呕、中痞、下肠鸣，病变在整个胃肠道。根据患者柴胡脸，腹直肌紧张，爱着急生气，脉弦，开具四逆散；再有患者腹诊心下痞明显，心烦乏力，舌红苔黄腻，开具半夏泻心汤，再加茯苓、香附补津液，健脾胃，理气安神，从体质入手，很快缓解患者的便秘。本案服药方法也有一定特点，按照黄煌老师临床经验进行 3−2 服法，即吃 3 天歇 2 天，持续间断地作战，这主要是根据患者自身焦虑紧张的特点进行服药，打消患者疑虑，间断的服药让患者明确感受到疗效的突出。

医案四　吴茱萸汤加味治疗头晕案

梁某，男，80岁，2024年8月16日初诊。

主诉：头痛半月，口服西药无效（具体药物不详）来诊。

既往史：去年肠镜检查有溃疡，肠炎，脐周有疙瘩腹痛，腹痛就想大便，近半年体重明显减轻。

体征：体型消瘦，面色黄黯，唇黯淡，大便干，食欲差，不吃甜食，舌红苔白腻，腹诊：舟状腹，腹皮薄而松弛，腹直肌明显紧张，脐上、脐下均有正中芯，小便可。

刻下：体瘦，面黄，唾沫多，口不苦不干，头疼下午较轻，晨起到中午疼，耳鸣。

西医诊断：脑白质疏松症，脑萎缩，神经性头痛。

方药：吴茱萸汤加味。

吴茱萸6g，党参15g，生姜20g，大枣15g，丹参10g。5剂，每日2次，早晚饭后分服。

2024年8月30日二诊，头晕减轻，耳鸣依旧，患者描述像一阵一阵风声，腹诊：舟状腹，脐下悸动明显。

方药：吴茱萸汤合苓桂枣甘汤加味。

吴茱萸6g，党参15g，生姜20g，大枣30g，丹参10g，茯苓30g，桂枝15g。

按：本案患者以头痛为主诉来诊，头痛程度剧烈，通过询问得知其较易唾涎沫，符合吴茱萸汤经典条文："干呕，吐涎沫，头痛者，吴茱萸汤主之"。同时黄师在《黄煌经方使用手册》中写到：适用于吴茱萸汤人群为："面色苍白，或青白，或晦暗，眉头紧皱，多痛症，尤以头痛为多，其痛势剧烈，易恶心呕吐，或吐酸水"。二诊患者头痛明显减轻，其腹诊提示脐下悸动明显，根据《伤寒论》原文："发汗后，其人脐下悸者，茯苓桂枝甘草大枣汤主之"，再合苓桂枣甘汤，继服观察疗效。

医案五　真武汤加味治疗甲减案

殷某雅，女，36岁，2024年1月15日初诊。

主诉：调体。

现病史：2024年1月12日某医院体检提示，促甲状腺激素8.2μIU/mL（正常参考值：0.3~4.5μIU/mL）。

既往史：甲减、乳腺结节。

体征：体瘦，面黄无光泽，乏力明显，下眼睑色淡，唇淡，舌质润，苔薄白，女强人类型，心思缜密，工作压力大，经常性熬夜，睡眠差，半夜惊醒后易心慌出虚汗，起夜1~2次，腹诊：少腹不仁，左侧脐旁动悸。大便可，脉沉弦。

方药：真武汤加味。

茯苓30g，白芍20g，干姜5g，白术15g，淡附片8g，肉桂10g，鹿衔草30g，甘草8g。7剂，每日2次。

2024年1月26日二诊，患者乏力明显减轻，睡眠可，心慌出汗好转。上方继服10剂。

患者间断服药至4月份，乏力消失，睡眠可，患者自己开玩笑说："现在能吃能喝，啥事都没有了。"嘱患者再次检查，检查报告提示，促甲状腺激素下降至5.715μIU/mL，基本恢复正常。

按：根据黄师经验，真武汤是治疗甲减的专病专方之一，其人大多疲劳感明显、精神萎靡、畏寒肢冷，而个体差异显者应该予以加味，本案患者因工作原因经常性熬夜，导致半夜惊醒后易心慌出虚汗，加之腹诊左侧脐旁有动悸，故合桂枝甘草汤强心安神，再加大量鹿衔草增强真武汤补肾利水之功效。

医案六　经方治疗头晕、不举案

张某意，男，46岁，2024年8月1日初诊。

现病史：无明显诱因头晕10余天，且变化体位头晕加重。

既往史：脑血栓，糖尿病。

体征：体型中等，壮实，秃顶，唇黯，颈后富贵包，关脉弦紧，尺脉沉弱，舌质淡润边有齿痕，苔薄黄，腹诊：脐上、脐下悸动明显，少腹不仁。大小便可。

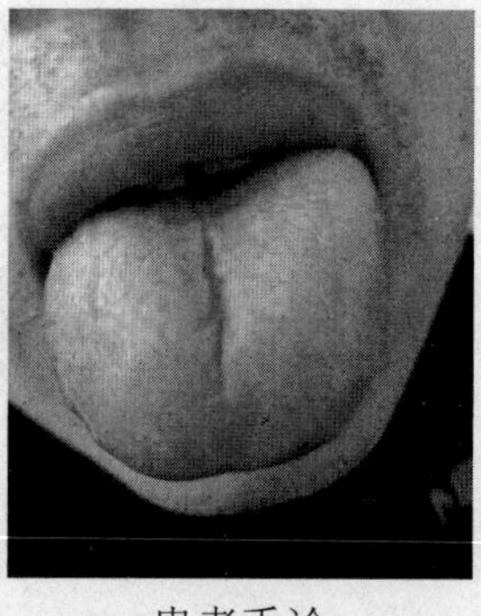

患者舌诊

方药：苓桂术甘汤加味。

茯苓40g，桂枝15g，苍术15g，甘草10g，红景天20g，葛根30g，丹参12g，川芎15。7剂，每日2次。

2024年8月13日二诊，患者外出旅游停药3天，自述药后头晕明显减轻，身体轻松，偶有活动后气短，面色黯淡憔悴，舌质黯润边有齿痕，苔薄黄腻。腹诊：少腹不仁。患者自述劳累后易腰酸，无晨勃，不举，想一块调理。夜尿1~2次，大便可，脉象如前。

方药：真武汤合苓桂术甘汤加味。

茯苓60g，赤芍20g，干姜6g，苍术15g，制附子6g，桂枝20g，甘草10g，红景天20g，鹿衔草30g，巴戟天15g，锁阳15g，肉苁蓉30g。7剂，每日2次。

2024年8月25日三诊，患者头晕已消失，晨勃次数增多，房事时可挺举但中途容易疲软，比之前好多了。上方继服7剂，观察后续疗效。

按：本案患者初诊主诉头晕且变化体位明显，脉象沉紧，经典的条文病，《伤寒论》第67条："伤寒若吐、若下后，心下逆满，气上冲胸，起则头眩，脉沉紧，发汗则动经，身为振振摇者，茯苓桂枝白术草汤主之。"7剂药后头晕明显好转，此时患者想调理不举，根据其脉象双关弦紧，尺脉沉弱，易腰酸，腹诊：少腹不仁，均提示患者肾阳不足，水饮不化，故开具真武汤温阳补肾利水，黄煌老师讲到真武汤是经典的水气病方，传统的温阳利水方，具有退水肿、定眩悸、止震颤、止痛、轻身等功效。现代研究提示，真武汤能兴奋下丘脑－垂体－肾上腺轴，改善肾功能等，适用于以精神萎靡、畏寒肢冷、脉沉细无力、浮肿或震颤为特征的疾病，再加鹿衔草、巴戟天、锁阳、肉苁蓉加强补肾温阳之功效。

运用黄煌教授学术思想验案5则

孟昭强

高阳县高阳镇锦华街道卫生院北环社区卫生站，河北 保定 071599

黄煌教授是国内知名的经方家，他的经方学术思想唤醒了一批又一批国内外经方人，被亲切地称为国际经方热的"点火者"。

笔者跟随黄煌教授学习经方十几年，运用恩师学术思想治疗疾病效果尚可，欣闻《中国中医药报》开设："国医经方传承人经方临床应用优秀案例"展示专栏，特将本人门诊近期运用黄煌教授思想治疗的几则医案与各位同道分享，希望各位同道批评指正。

医案一

刘某新，女，71岁，2024年6月11日初诊。

主诉：咳喘伴胸闷气短加重1周。

现病史：半月前感冒后，口服中成药，发热消失，但出现咳喘、胸闷气短等症状。

体征：体型中等偏瘦，平常容易操心，爱生气，晨起咽干口黏，下眼睑肿，腹诊：两侧胸胁苦满，腹部充实有力，心下按之疼痛，脐左侧有压痛。大便干，舌质黯淡，苔薄黄腻，舌下静脉中迂，脉弦滑有力。

方药：大柴胡汤合小陷胸汤合桂枝茯苓丸加味。

柴胡15g，黄芩10g，姜半夏12g，制大黄3g，枳壳15g，赤芍30g，生姜12g，大枣20g，黄连3g，瓜蒌30g，茯苓20g，丹皮20g，桂枝15g，桃仁20g。7剂，每日1剂，分2次服。

2024年6月20日二诊，患者咳嗽消失，胸闷明显改善，口黏，脐左侧少腹压痛消失，大便依旧偏干，脉弦滑，舌苔黄厚腻，舌下静脉中迂。上方瓜蒌加至40g继服。

2024年6月30日电话随访，胸闷咳嗽已愈，未再发作，大便基本正常。

按：呼吸系统疾病为临床常见病症，笔者以经方治之常获良效。只要方证相应、辨证准确，效果极佳。本案患者咳喘反复，伴有双侧胸胁苦满、口苦、腹部充实有力、大便干，符合大柴胡汤证；同时又有小陷胸汤证：脉象弦滑，舌苔薄黄腻，心下按之有压痛；再加桂枝茯苓丸针对患者瘀血证：舌下静脉中迂，脐左少腹压痛；三方合而用之，收效快。黄煌老师认为，上腹部按压充实或疼痛，咽喉暗红，舌苔厚，或有口气，多有脂肪肝、胃炎、胰胆疾病，这种咳嗽与反流有关，可以用大柴胡汤。大柴胡汤在《伤寒论》中用于治疗伤寒发热，在《金匮要略》中用于治疗宿食腹满，后世应用较广，适用疾病种类很多，其着眼点在于那种特殊的体质状态，所谓的“热结在里”。而小陷胸汤出自《伤寒论》第138条：“小结胸病，正在心下。按之则痛，脉浮滑者，小陷胸汤主之”，具有清热化痰、宽胸散结之功效。由于病情复杂，个体差异大，桂枝茯苓丸治疗咳喘常需合方和加味，所以只要有瘀血表现可放心用之，即有是证用是方。

医案二

梁磁，男，80岁，2024年3月23日初诊。

主诉：腹痛加重1个月。

现病史：2023年11月份肠镜检查提示结肠多发溃疡，肠炎，近半年体重明显减轻，自觉脐周有疙瘩，经常性腹痛，腹痛有便意。

体征：体型消瘦，面色黄黯，唇黯淡，眼睑淡，食欲可，不爱吃甜食，舌红苔白腻，脉弦细，腹诊：舟状腹，腹皮薄而松弛，腹直肌明显，紧张，脐旁有硬结动悸感，脐上脐下轻触可按及正中芯。大便干结，3~5天一次，小便可。

方药：大小建中汤加味。

桂枝15g，赤芍30g，甘草8g，干姜10g，大枣20g，饴糖40g，红参6g，川椒6g，炒麦芽15g，神曲15g。7剂，每日2次。

2024年3月30日二诊，药后腹痛减轻一半，大便干但较之前通畅，2~3天一次，现头晕、下肢酸痛麻木冷，活动后加重。

方药：上方加牛膝30g、肉苁蓉20g。

2024年4月20日三诊，药后腹痛大为好转，食欲佳，体重近半月增加5斤，上方继服，观察疗效。

按：本案处方是大建中汤与小建中汤的合方，两方都是主治腹痛的经方，但其方证各有特点。黄煌老师总结，大建中汤证是腹痛剧烈有物攻冲，小建中汤证是腹中拘急绵绵而痛；大建中汤证多呕吐不能进食，小建中汤证进食不受影响；大建中汤证舌苔多白滑，小建中汤证多脸色黄瘦；大建中汤以驱寒为主，小建中汤以理虚为主。不过，临床上虚寒腹痛多，于是两方同用的机会多。

医案三

王瑞峰，男，33岁，2024年1月9日初诊。

主诉：头晕。

现病史：半月前应酬喝酒，第二天出现头晕恶心等症状，缠绵半月来门诊治疗。

体征：体中，面黄，唇红，口渴，爱喝热水，最近食欲差，食后易腹胀，腹诊：腹部平坦，按压紧实，胃内振水音明显。大便干，小便黄。

方药：五苓散合茯苓饮：泽泻、猪苓、茯苓、白术、肉桂、陈皮、枳壳、党参、生姜，10剂配方颗粒剂，每日2次。

2024年1月20日二诊，口渴消失，服药后头晕减轻，现在仅有晨起和下午工作劳累后头晕，头皮发紧。腹诊：肌肉紧实，胃部振水音明显，脉沉紧。

方药：外台茯苓饮合苓桂术甘汤加味：党参、白术、茯苓、甘草、枳壳、陈皮、肉桂，10剂配方颗粒剂，每日1次。

按：本案患者主诉头晕伴有消化道症状，且口渴、小便黄有热象，黄煌老师在《经方方证》中写到五苓散是经典的利水方，传统的通阳化气、健脾利水方，具有止口漏、利小便、止吐、止泻、止汗、定眩、治头痛等功效。五苓散证以口渴、小便不利为临床特征，故开具五苓散，并根据患者腹诊胃内振水音明显合上外台茯苓饮健脾利水，复诊患者头晕明显减轻，口渴消失，但腹诊胃内振水音依旧，并有改变体位头晕加重的症状，故处方合上茯苓饮合苓桂术甘汤，苓桂术甘汤是经典的痰饮病方，传统的温阳化饮方，具有利水、定悸、定眩的功效。药后电话随访，患者基本恢复正常工作，头晕未再发作。

医案四

赵某娜，女，47岁，2023年12月25日初诊。

主诉：胃炎

现病史：胃胀满十余天，食不下，曾在诊所口服健脾丸等中成药无效，大便难解，小便黄，爱吃甜食。

体征：体瘦面黄，唇红，腹诊：心下痞满，脐旁脐上悸动。大便难解，小便黄，腹软，舌红苔黄厚腻。

月经史：停经半年。

西医诊断：慢性非萎缩性胃炎伴糜烂。

方药：半夏泻心汤合小建中汤。

姜半夏15g，黄芩10g，黄连5g，干姜5g，甘草8g，红参6g，大枣20g，桂枝10g，白芍30g，生姜15g，饴糖30g。7剂，每日2次。

2024年1月8日二诊，药后患者腹胀明显减轻，能吃下东西，腹诊患者心下痞满消失，大便正常。上方7剂继服。

按：黄煌教授讲到黄连汤是经典的胃肠病方，传统的清上温下、和胃降逆方，具有止腹痛、止呕吐、止泻、助睡眠等功效。黄连汤证以腹中痛、欲呕吐为表现特征，多见于消化系统疾病。黄连汤与半夏泻心汤两方的组成十分相近，仅仅区别于黄芩与桂枝的有无，故主治亦多相同；不同的是，黄连汤证有桂枝证的汗出、动悸，而半夏泻心汤证无此症。肠症状虽然大体相似，但黄连汤证以腹痛为多，半夏泻心汤证以心下病为主。本案患者体瘦、腹胀满、便干、爱吃甜食、舌苔黄厚腻，且伴有脐旁脐上悸动感，故开具半夏泻心汤与小建中汤合方。

医案五

齐某敏，女，36岁，2024年1月9日初诊。

主诉：脾气急，调理身体。

既往史：近三年每年行子宫内膜息肉术后，带环后经期容易出血。

体征：面色黄黯，眼睑色淡，腹诊：腹部软，脐上动悸。大便秘结，舌黯苔滑，舌根苔薄黄。

方药：小建中汤合胶艾四物汤加味。

桂枝10g，白芍30g，甘草8g，干姜6g，大枣20g，阿胶4g，艾叶10g，当归10g，川芎10g，生地10g，7剂。每日2次，早晚饭后分服。

2024年1月16日二诊，药后大便正常，食欲佳。

体征：体型中等，面黄，缺乏光泽，下眼睑色淡，爱吃甜食，腹诊：腹壁薄而软，心下按压疼痛。舌淡苔薄白，脉沉细。

月经史：量少易痛经。

方药：小建中汤合胶艾四物汤加味。

当归10g，川芎10g，生地10g，白芍30g，炙甘草8g，干姜5g，大枣30g，阿胶4g，艾叶8g，桂枝15g，饴糖30g，仙鹤草40g，7剂。每日2次，早晚饭后分服。

按：胶艾四物汤出自《金匮要略》，为用于月经病常用方，阿胶配艾叶、地黄、川芎、当归、芍药，用于月经提前、血量多、热象不明显的情况。阿胶补血，是阴药；艾叶温通，是阳药。一阴一阳，能够温煦血液。胶艾四物汤功具有补血益气、补肾安胎功效，适合女子气血双亏所致的崩漏不止、过多和先兆性流产等疾病。本案患者有出血史，近三年每年行子宫内膜息肉术后，带环后经期容易出血，且面黄，下眼睑色淡，为贫血貌，又患者大便硬，爱吃甜食，食欲一般，腹诊有脐旁动悸，舌黯淡，为小建中汤使用指征，故以胶艾四物汤补血养血，小建中汤调理脾胃、增强脾胃运化气血功能，两方和而用之。二诊患者大便正常，食欲好转，为方中的有效现象，上方继服观察疗效。

从易老枳术丸看易水学派

王海龙
易县中医医院呼吸科，河北 保定 074200

中医学认为：正气与邪气相争决定着疾病的发生、演变和转归，而正气居于主导地位。正气，即内因，是对人体正常生理功能及其物质基础的概括，包括人体正常生理功能所产生的各种维护健康的能力，如自我调节能力、适应环境的能力、抗邪祛病能力和康复自愈能力等。邪气，即外因，是对一切致病因素的概括，无所谓有形亦或无形。基于唯物辩证法所说“外因是变化的条件，内因是变化的依据，外因通过内因而起作用”这一普遍真理，患者体之所以有为证反应，其主要原因，当亦不是由于疾病的外在刺激，而是由于人体抗御疾病机制的内在作用。

仲景之后，金元之前，中医临床有“伤寒”“杂病”之称，但真正创立内伤证治体系的为易水学派。从外感学说主导的临床中独立出内伤学说，更是中医学的一大突破。

易水学派开山鼻祖张元素提出："运气不齐，古今异轨，古方今病，不相能也。"其易老原意是反对拘泥于古方的保守思想，却被后人曲解为古方不能治今病。

枳术汤见于仲景《金匮要略·水气病脉证并治第十四》：【32】“心下坚，大如盘，边如旋盘，水饮所作，枳术汤主之。枳术汤方：枳实七枚，白术二两。上二味，以水五升，煮取三升，分温三服，腹中软即当散也。”

病位在心下，病症为痞积如盘，病机为饮停气滞，治疗以枳实七枚苦泻消痞，降气破积为主，合以白术二两健脾化饮。

枳术丸见于李东垣的《内外伤辨惑论》，实为张元素所创。易水张先生枳术丸：治痞，消食，强胃。白术二两，枳实麸炒黄色，去穰，一两，上同为极细末，荷叶烧饭为丸，如梧桐子大，每服五十丸，多用白汤下，无时。白术苦甘温，其甘温补脾胃之元气，其苦味除胃中之湿热，利腰脐间血，故先补脾胃之弱，过于枳实克化之药一倍。枳实味苦寒，泄心下痞闷，消化胃中所伤。荷叶之体，生于水土之下，出于秽污之中，而不为秽污所染，挺然独立。其色青，形乃空，清而象木者也，食药感此气之化，胃气何由不上升乎？其主意用此一味为引用，可谓远识深虑，合于道者也。更以烧饭和药，与白术协力，滋养谷气而补，令胃厚，再不至内伤，四味药组合调理脾胃的升清降浊。此一药下胃，更是先补其虚，而后化其所伤。

王好古在《阴证略例》中指出：“枳术丸：本仲景汤也，易老改丸。治老幼虚弱，食不消，脏腑爽。”清代医家张璐在《张氏医通》中指出：“东垣枳术丸，本仲景枳术汤，至晚年道讲，用荷叶烧饭为丸，取留滓于胃也。太无曰：金匮治水肿心下如盘，故用汤以荡涤之；东垣治脾不健运，故用丸以缓消之。二方各有深意，不可移易。”

可以肯定的是，枳术丸源于枳术汤。但二方的主治已全然不同。仲景的枳术汤治饮、治气、治积，而易老的枳术丸治虚、治食、治痞。

食欲，为人之第一欲望。随着生活条件的改变，饮食结构的变化，饮食所伤致病者日益普遍，很多小儿病、老年病都与饮食所伤有关。但时至今日，对内伤饮食病变的认识、对内伤饮食病变的治疗远没有受到医者应有的重视。医者治疗饮食所伤，常单纯着眼于邪实，即食积，通常会选用平胃散、保和丸、小承气汤或大承气汤等方，“焦四仙”、牵牛子等为常用药物。

而易水张先生枳术丸："白术者，本意不取其食速化，但久令人胃气强实，不复伤也。""夫内伤用药之大法，所贵服之强人胃气，令胃气益厚，虽猛食、多食、重食而不伤，此能用食药者也。"即：治疗的目的不仅仅是"化其食"，更重要的是"不复伤"。大而言之，医生治病用药的目的不仅仅是缓解眼前之病痛，更重要的是使患者成为一个健康人。此即易老所创"易水学派"所倡导的用药境界，即"王道法"之境界。

中医临证，需要理法方药。理法方药之上，更需要一种境界，一种认识上的境界。以张景岳为代表的明清"温补学派"，在理法方药方面，为中医做出了巨大的贡献。我们在学习其理论和临证的同时，也应该注意到其整体的认识高度。"虚则补之"，气虚用人参补气，血虚用当归补血，阴虚用熟地补阴，阳虚用鹿茸补阳……脾虚补脾，肾虚补肾，心虚补心，肝虚补肝……没有人会怀疑这样做的合理性，中医临床本当如此。"虚则补之"没有错，但使虚得补可以有两种方法，一种是上述的气虚补气、阴虚补阴之直接补；另一种是解决其引起虚证的原因，促使其自身恢复正常，如气血生化于中焦，我们可以通过调节胃纳脾运来治疗气虚病证、血虚病证。自然，在认识高度上，后一种治法要高于前一种治法。

甘温补，苦味泻，中医是用中药气味来治病的。临床使用中药，必须回归到"四气五味"这一最基本的中药学理论中来。没有四气五味的认识，所用中药也就不成其为中药。中医临床学，是在经典的中医理论和中药学理论基础上构建和发展起来的。脱离基础，也就谈不到存在，更谈不到发展。

学习易水张先生枳术丸，白术与炒枳实，一补一泄；炒枳实与荷叶，一升一降。易老更是在上述用方的基础上引入了升降概念。对内伤病的治疗，由单纯的补泻脏腑，发展到恢复脏腑功能。明末医家赵献可在《医贯》中说："洁古枳术一方，启东垣末年之悟，补中益气，自此始也。"可见李东垣补中益气汤中用升麻、柴胡，源于枳术丸中用荷叶的启发。

易水学派治病的理念是扶正祛邪，重视扶持人体的正气，重视后天之本脾胃，不提倡霸道医学会伤人正气的以攻立法。用补法治虚证，又讲究治病求本，斩草务必除根。故又有"医中王道"之称。

方证是辨证论治的尖端

王海龙

易县中医医院呼吸科，河北 保定 074200

摘要：胡老提出：经方临证，先辨六经，继辨方证，求得方证对应而治愈疾病，辨方证是辨证论治的尖端。通过1则案例的诊治过程，并分析总结方证相应是临床取效的关键。

关键词：胡希恕；辨方证是辨证论治的尖端；方证相应

李某，男，35岁，2022年12月8日初诊。

患者于1天前出现发烧，体温最高达39.5℃。2019-nCoV抗原（+）。曾口服连花清瘟、布洛芬等，发热反复发作。

刻下：发热、恶寒明显，项背疼痛，头痛，鼻塞，口渴咽痛，无汗。小便黄，大便可，舌淡苔白，脉浮紧数。

方药：葛根汤加生石膏。

葛根颗粒 30g，麻黄颗粒 15g，桂枝颗粒 12g，白芍颗粒 12g，生姜颗粒 15g，大枣颗粒 10g，生石膏颗粒 45g，甘草颗粒 10g。2 剂，开水冲服，4 小时服一袋。嘱其服第一次药后加辅汗法发汗一次。

2022 年 12 月 9 日二诊，患者服第一袋药加用辅汗法出汗后热退，项背酸痛、头痛和鼻塞均有明显减轻。其后 4 小时服药一次，未再加用辅汗法，凌晨 4 点又出现发热，体温 38.4℃，仍伴有头痛鼻塞。

刻下：发热、微恶寒，头痛，鼻塞，口干不思饮，无汗。无食欲，小便量少，未有大便，舌淡苔白微腻，脉浮偏数。

方药：桂枝去桂加茯苓白术汤（白术易苍术）。

白芍颗粒 15g，炙甘草颗粒 10g，生姜颗粒 15g，大枣颗粒 12g，茯苓颗粒 15g，苍术颗粒 15g。2 剂，开水冲服，4~6 小时服 1 袋。

2022 年 12 月 11 日三诊，患者服药后未加辅汗法，而微微汗出后热退，小便量恢复正常。药喝完头痛、鼻塞等症亦愈。嘱其清淡饮食，未再开药。

按：初诊时患者发热恶寒，项背疼痛，头痛，鼻塞，无汗，脉浮紧，提示存在表证；其口渴咽痛，小便黄，脉数，提示存在里热。伤寒论第 7 条“病有发热恶寒者，发于阳也；无热恶寒者，发于阴也。”又其脉紧为实脉，故其病性为阳。进而确定其六经为太阳阳明合病。法随证立，病在太阳应以汗解，阳明里热予以清解。方从法出，患者无汗脉紧，其津液未伤且表较重，应予麻黄剂；因其里热不重，又医圣在解表剂配伍清热剂中只选辛寒的生石膏，故选方应为麻黄石膏配伍的大青龙汤。但其项背疼痛又有葛根药证，更据胡老经验而选方葛根汤加石膏。

二诊时患者服药并加用辅汗法虽汗后热退，诸症减，但其表未全解，故发热反复，仍伴有头痛、鼻塞、脉浮。其虽有口干但不思饮，加之无食欲，小便量少，舌淡苔白微腻，考虑里有水饮停聚。本案虽经多次发汗但其脉仍浮，未陷入阴证。故六经为太阳太阴合病（外邪里饮）。其表未解仍需解表，而里有水饮当兼以化饮。解表化饮即外邪里饮常见方证，如小青龙汤、射干麻黄汤、厚朴麻黄汤、麻黄加术汤、桂枝加厚朴杏子汤、苓桂术甘汤、五苓散、桂枝去桂加茯苓白术汤、真武汤、麻黄细辛附子汤……面对诸多方证又该如何选择呢？胡老曾提出：辨方证是六经八纲辨证的继续，即辨证的尖端，中医治病有无疗效，其关键就是在于方证是否辨的准确。那如何做到精准辨方证呢？马家驹老师常说，单纯的去鉴别症状没有意义，我们要站在六经的高度去鉴别方证。以上诸方虽均为外邪里饮，但从六经层面对比，真武汤、麻黄细辛附子汤属少阴太阴合病（少阴夹饮），而本案为太阳太阴合病（太阳夹饮），故此二方除外。其余诸方均为太阳太阴合病（太阳夹饮），故又涉及类方证的精细鉴别，即在六经八纲辨证的基础上，还须细察全部脉证表现，辨出最精准的方证。

小青龙汤方证：

《伤寒论》（2 条）：

【40】伤寒表不解，心下有水气，干呕发热而咳，或渴，或利，或噎，或小便不利，少腹满，或喘者，小青龙汤主之。

【41】伤寒心下有水气，咳而微喘，发热不渴。服汤已渴者，此寒去欲解也，小青龙汤主之。

《金匮要略》（3 条）：

【12.23】病溢饮者，当发其汗，大青龙汤主之，小青龙汤亦主之。

【12.35】咳逆倚息不得卧，小青龙汤主之。

【22.7】妇人吐涎沫，医反下之，心下即痞，当先治其吐涎沫，小青龙汤主之。涎沫止，乃治痞，泻心汤主之。

小青龙汤：

麻黄（去节）三两，芍药 三两，细辛 三两，干姜 三两，甘草（炙）三两，桂枝（去皮）三两，五味子 半升，半夏（洗）半升。

本方证的辨证要点：外邪里饮而致咳喘者，即其表似麻黄汤证兼有寒性水饮者[1]。（其用麻、桂、甘解表；姜、夏、辛、味化饮。）

射干麻黄汤方证：

《金匮要略》：

【7.6】咳而上气，喉中水鸡声，射干麻黄汤主之。

射干麻黄汤：

射干十三枚，麻黄四两，生姜四两，细辛三两，紫菀三两，款冬花三两，五味子半升，大枣七枚，半夏（洗，大者）八枚 。

本方证的辨证要点：小青龙汤证又见喉中痰鸣明显者[1]。

厚朴麻黄汤方证：

《金匮要略》：

【7.8】咳而脉浮者，厚朴麻黄汤主之。

厚朴麻黄汤：

厚朴五两，麻黄四两，石膏如鸡子大，杏仁半升，半夏半升，干姜二两，细辛二两，小麦一升，五味子半升。

本方证的辨证要点：小青龙加石膏汤证见胸闷、短气者[1]。

麻黄加术汤方证：

《金匮要略》：

【2.20】湿家身烦疼，可与麻黄加术汤，发其汗为宜，慎不可以火攻之。

麻黄加术汤：

麻黄（去节）三两，桂枝（去皮）二两，甘草（炙）二两，杏仁（去皮尖）七十个，白术四两。

本方证的辨证要点：麻黄汤证而见湿痹烦疼者，即麻黄汤基础上兼表湿无热，体表困重疼痛为特点（太阳夹表湿[1]）。

桂枝加厚朴杏子汤方证：

《伤寒论》（2条）：

【18】喘家，作桂枝汤加厚朴杏子，佳。

【43】太阳病，下之微喘者，表未解故也，桂枝加厚朴杏人汤主之。

桂枝加厚朴杏人汤：

桂枝（去皮）三两，甘草（炙）二两，生姜（切）三两，芍药三两，大枣（擘）十二枚，厚朴（炙，去皮）二两，杏仁（去皮尖）五十枚。

本方证的辨证要点：里饮咳喘见桂枝汤方证者，即表证轻（可见汗出），里饮亦不重，以喘为特点[1]。

苓桂术甘汤方证：

《伤寒论》（1条）：

【67】伤寒若吐、若下后，心下逆满，气上冲胸，起则头眩，脉沉紧，发汗则动经，身为振振摇者，茯苓桂枝白术甘草汤主之。

《金匮要略》：（2条）

【12.16】心下有痰饮，胸胁支满，目眩，苓桂术甘汤主之。

【12.17】夫短气有微饮，当从小便去之，苓桂术甘汤主之。肾气丸亦主之。

茯苓桂枝白术甘草汤：

茯苓四两，桂枝（去皮）三两，白术二两，甘草（炙）二两。

本方证的辨证要点：外邪内饮的头晕目眩、短气、小便不利、气上冲者，即表不解，里饮上冲出现“心下逆满，气上冲胸，起则头眩”为特点[1]。

五苓散方证：

《伤寒论》（8条）：

【71】太阳病，发汗后，大汗出，胃中干，烦躁不得眠，欲得饮水者，少少与饮之，令胃气和则愈。若脉浮，小便不利，微热消渴者，五苓散主之。

【72】发汗已，脉浮数烦渴者，五苓散主之。

【73】伤寒，汗出而渴者，五苓散主之。不渴者，茯苓甘草汤主之。

【74】中风发热，六七日不解而烦，有表里证，渴欲饮水，水入则吐者，名曰水逆，五苓散主之。

【141】病在阳，应以汗解之，反以冷水潠之，若灌之，其热被劫，不得去，弥更益烦，肉上粟起，意欲饮水，反不渴者，服文蛤散；若不差者，与五苓散。寒实结胸，无热证者，与三物小陷胸汤。白散亦可服。

【156】本以下之，故心下痞，与泻心汤；痞不解，其人渴而口燥烦，小便不利者，五苓散主之。

【244】太阳病，寸缓、关浮、尺弱，其人发热汗出，复恶寒，不呕，但心下痞者，此以医下之也。如其不下者，患者不恶寒而渴者，此转属阳明也。小便数者，大便必鞕，不更衣十日，无所苦也。渴欲饮水，少少与之，但以法救之；渴者，宜五苓散。

【386】霍乱，头痛发热，身疼痛，热多欲饮水者，五苓散主之，寒多不用水者，理中丸主之。

《金匮要略》：（3条）

【12.31】假令瘦人，脐下有悸，吐涎沫而癫眩，此水也，五苓散主之。

【13.4】脉浮，小便不利，微热消渴者，宜利小便、发汗，五苓散主之。

【13.5】渴欲饮水，水入则吐者，名曰水逆，五苓散主之。

五苓散：

猪苓（去皮）十八铢，泽泻 一两六铢，白术 十八铢，茯苓 十八铢，桂枝（去皮）半两 。

本方证的辨证要点：太阳表虚证兼见心下停饮、小便不利而见口渴者[1]。（太阳太阴阳明合病）

桂枝去桂加茯苓白术汤方证：

《伤寒论》：

【28】服桂枝汤，或下之，仍头项强痛，翕翕发热，无汗，心下满，微痛，小便不利者，桂枝去桂加茯苓白术汤主之。

桂枝去桂加茯苓白术汤：

芍药 三两，甘草（炙）二两，生姜（切）三两，白术 三两，茯苓 三两，大枣（擘）十二枚 。

本方证的辨证要点：外邪内饮见身热头痛、胃脘不适、小便不利者[1]。

结合本案并通过方证鉴别，桂枝去桂加茯苓白术汤最为切合病机。故选用桂枝去桂加茯苓白术汤原方外解表邪内化水饮，方证相应，药后未加辅汗法，而微微汗出后热退，小便量恢复正常，诸症而愈。

讨论

1、关于痰饮水湿证的六经归属

六经辨证作为一个完整的辨证体系，痰食瘀不可能游离于体系之外。痰食瘀既是病理产物又是新的致病因素，经方辨证主要依据症状反应，我们可以把痰食瘀看做是症状反应之一。痰、饮、水、湿并不相同，湿邪弥漫而无定体，痰饮重浊黏腻，水饮清稀。但本质上都是一样的，都属于津液代谢敷布失常的病理产物。在机体功能沉衰的情况下，才更容易产生痰饮水湿，医圣更是提出：病痰饮者当以温药和之[2]。因此，马家驹老师将单纯的痰饮水湿证归属于太阴病。

2、关于桂枝去桂加茯苓白术汤去桂还是去芍的问题

对于本方证的争议，历来不断，其焦点是本方证表未解，到底是去桂枝还是去芍药？胡希恕胡老遵从《医宗金鉴》观点去芍药。冯世纶冯老在继承其学术观点的基础上提出该方应为去桂枝。去芍药而不是去桂枝是认为去了桂枝无法解表；实际上本方证表不解不是因为表证重，而是水饮郁阻的缘故。去桂枝，也是因为服桂枝汤，或下之，损伤了津液、阳气，去桂枝避免发汗更伤津液阳气。同时生姜亦有解表发汗的作用，去桂枝，保留了生姜，并不影响解表，同时更考虑到了津液的问题[3]。

3、关于外邪里饮的治则治法

表里合病，外邪里饮，当表里双解，解表与祛饮同时治疗。单纯化饮而表不解，表不解饮亦难去。表证未解，则里气难和；单纯化饮而忽视了表证，则表证不去易引邪入里；单纯解表则易击动里饮变证百出。

胡老提出：经方临证，先辨六经，继辨方证，求得方证对应而治愈疾病，辨方证是辨证论治的尖端。六经是对方证所属病位、病性及兼夹因素的确认，方证则要落实到具体症状表现，精究病机并不是机械推理，而是立足临证做整体、动态的证候分析。

辨方证要对方证的适应证、药味组成、剂量比例等了然于胸。辨方证要精究方证病机；辨方证更要做好类方证的精细鉴别。方证相应作为辨证的尖端、取效的关键，方证相应不仅局限在方与证的相应，同时，药量、制剂、煎服法和调摄等诸层面，均应与证相应[4]。

参考文献

[1] 冯世纶，张长恩，主编．解读张仲景医学经方六经类方证 [M]．2 版．北京：人民军医出版社，2011：138.

[2] 马家驹．胡希恕经方医学　经方表证 [M]．北京：中国中医药出版社，2021：112.

[3] 胡希恕注按，冯世纶解读．经方医学：六经八纲读懂伤寒论 [M]．北京：中国中医药出版社，2014：38-39.

[4]冯世纶．经方医学讲义 [M]．北京：中国中医药出版社，2020.

方证相应≠方症对应

王海龙
易县中医医院呼吸科，河北 保定 074200

以方名证，是古人长期医疗经验的总结，是经方发展的特点，更是构成《伤寒论》的主要内容和理论体系的特点。胡老强调方药的适应证，即简称为方证，某方的适应证，即称之为某方证。方证是用方的证据、征象，是以主治方剂来命名的证。如《伤寒论》原文【34】太阳病，桂枝证，医反下之，利遂不止，脉促者，表未解也，喘而汗出者，葛根黄连黄芩汤主之。【101】伤寒中风，有柴胡证，但见一证便是，不必悉具，凡柴胡汤病证而下之，若柴胡证不罢者，复与柴胡汤，必蒸蒸而振，却发热汗出而解。这里的“桂枝证”“柴胡证”等都是以方名证的范例。

后世医家将方与证之间的这种密切对应关系概括为“方证相应”。《伤寒论》【317】条方后注：“病皆与方相应者，乃服之”，便是“方证相应”的肇始。然后世诸多医家却把“方证相应”理解为方和症状的简单对应，即“方症对应”。临床中“方症对应”不仅有守株待兔之嫌，更有漏诊误诊之弊。试举一案例：

清代名医曹颖甫先生，崇尚仲景医学，并曾提出“仲师之法，今古咸宜”！由其门人姜佐景整理的《经方实验录》是其医案集录，也是我们经常学习的一本医案。录中第30案是老先生为女儿若华治疗头痛的案例，下面我们来学习一下：

第【30】案：若华忽病头痛，干呕，服吴茱萸汤，痛益甚，眠则稍轻，坐则满头剧痛，咳嗽引腹中痛，按之，则益不可忍，身无热，脉微弱，但恶见火光，口中燥，不类阳明腑实证状。盖病不专系肠中，而所重在脑，此张隐庵所谓阳明悍热之气上循入脑之证也。按即西医所谓脑膜炎之类。及其身无热、脉微弱之时，而急下之，所谓釜底抽薪也。若身有大热、脉大而实，然后论治，晚矣。

生川军（三钱）芒硝（三钱）枳实（四钱）厚朴（一钱）。

【佐景按】若华女士服本方后约三小时，即下，所下非燥矢，盖水浊也，而恙乃悉除，不须再诊。

本案患者初诊头痛、干呕。先生据《伤寒论》原文【378】干呕，吐涎沫，头痛者，吴茱萸汤主之。予吴茱萸原方，然药后病未除头痛反增剧。重新采集二诊，辨为承气汤证，予大承气汤原方，药后所下水浊而病遂除。案读至此，给人颇多思考，作为事后诸葛加以分析。本案初诊，先生忽略了整体观，只抓住头痛、干呕两个症状去对应《伤寒论》条文、对应方子，可谓“方症对应”而为其误也。再观二诊予大承气汤病愈，反思初诊时先生可谓“未有查色按脉，亦未别阴阳”。

整体观念，辨证论治是中医学的两大基本特点。整体观念告诉我们，中医看病着眼的是生病的人，而不是“头痛医头，脚痛医脚”。辨证论治告诉我们，治疗靠的是药物，而由药物组成的是方。但是，方是由法而定，我们称为“方从法出”；法是为证而设，我们称为“法随证立”。这样证和法是相应的，法和方也是相应的，那自然方和证亦是相应的。

“证”是指对某一疾病过程中某一时段的刻下症的病位、病性等的高度概括，其包括病位和病性两个要素。而“症”是指正邪交争而反应于病位上的或太过或不及的一系列异常表现，症亦包括症状和体征两个要素。故其“症”为四诊信息，而“证”是诊断结果，“症”经辨证法综合分析加工而得出“证”。故“方证相应”比“方症对应”更适合于临床。

方证是经方医学体系中一个原创思维概念，经方强调方证相应，同时更强调其归六经辨证指导。因此胡老提出经方临证先辨六经，继辨方证，求得方证相应而治愈疾病。方证相应不仅局限在方与证的相应，同时药量、制剂、煎服法和调摄等诸层面，亦均应与证相应。中医治病有无疗效关键在于方证是否辨的准确，辨方证是辨证论治的尖端！

桂枝加厚朴杏子汤亦为外邪里饮证

王海龙

易县中医医院呼吸科，河北 保定 074200

咳嗽为临床常见病，传统的中医内科学将咳嗽分为外感与内伤两大类，如明代张介宾曾在《景岳全书－咳嗽篇》中说："咳嗽之要，止惟二证。何为二证，一曰外感，一曰内伤，而尽之矣。"临床中咳嗽可见或单纯外感、或单纯内伤，或外感内伤兼加，其病因复杂，正如《黄帝内经》说"五脏六腑皆能令人咳，非独肺也"。下面分享1则笔者治疗咳嗽的案例：

李某，女，57岁，2022年8月30日初诊。

主诉：患者4天前外出受凉后出现咳嗽气促，伴少量咯痰，动则喘憋，偶有鼻塞喷嚏，无流涕，无发热，但感恶寒明显。自行口服药物（具体用药用量不详）疗效欠佳。1天前到曾到某县中医院就诊，查胸部计算机断层扫描（CT）：考虑两肺间质性改变，双侧少量胸腔积液，右侧为著。当天住某县医院静脉输液治疗，治疗过程中出现多种抗生素过敏现象，予以对症处理后，建议转上级医院进一步治疗。今日办理出院后来我处就诊。

刻下：咳嗽气促，痰不易咯出，伴胸闷气短，偶感胃脘堵胀，无明显鼻塞流涕，遇风冷有喷嚏，有汗出，恶寒不明显，口中和，大便可，夜尿2行，舌淡齿痕苔白润，脉弦细。

方药：桂枝加厚朴杏子汤合半夏厚朴汤加减。

桂枝颗粒15g，白芍颗粒15g，炙甘草颗粒10g，生姜颗粒15g，大枣颗粒10g，厚朴颗粒15g，苦杏仁颗粒10g，茯苓颗粒24g，陈皮颗粒30g，苏叶颗粒18g，姜半夏颗粒18g，桔梗颗粒10g，枳实颗粒10g，白术颗粒15g。7剂。

药房颗粒剂每剂均做成两袋，每次1袋，每日2次口服。因患者病情较重，嘱其每次1袋，每日3次服用。并嘱其当晚喝药辅以辅汗法发汗1次。

2022年9月3日二诊，患者服上药后咳嗽明显减轻，（患者家属诉好转80%）已无明显气促，可以咯出少量白痰，胃脘堵胀减轻，胸闷气短好转，感两胁不适，大便调，夜尿1~2行，舌淡苔薄白，脉弦细。患者及家属主动要求复查胸部CT：双肺CT平扫未见明显异常；双侧胸腔少量积液，较前明显吸收。

方药：桂枝加厚朴杏子汤合半夏厚朴汤加减。

姜半夏颗粒18g，厚朴颗粒15g，紫苏子颗粒18g，陈皮颗粒30g，茯苓颗粒24g，生姜颗粒15g，苦杏仁颗粒10g，桔梗颗粒10g，枳实颗粒10g，白术颗粒15g，柴胡颗粒15g，白芍颗粒12g，炙甘草颗粒10g，7剂。

再次嘱其每次一袋，每日3次服用，继续巩固治疗。

按：中年女性急性起病，受凉后出现咳嗽气促，胸部CT提示双肺间质性改变，伴双侧少量胸腔积液。住院后因多种抗生素过敏，无奈寻中医治疗。初诊患者虽无明显恶寒，无鼻塞流涕，但遇风遇冷有喷嚏，加之急性起病，受凉史，考虑存在表证。口中和，夜尿2行，舌淡齿痕苔白润，考虑里有痰饮水湿内停。患者咳嗽气促，一为表不解气上冲，一为痰饮水湿上犯。痰饮水湿阻滞气机可见胸闷气短，或胃脘堵胀。脉弦表未陷于阴，故六经为：太阳太阴合病（外邪里饮）。法随证立，方从法出，外邪里饮当解表化饮，其代表方即小青龙汤。然再看本案，其表不重，且有汗出而非麻黄剂；里有痰饮水湿但其饮未及小青龙之寒饮。故选用外邪里饮轻剂桂枝加厚朴杏子汤解表化饮，但其痰饮水湿阻滞气机明显，见胸闷气短，或胃脘堵胀，而非厚朴杏子能及，故合用半夏厚朴汤行气化痰。加枳实、白术合方中茯苓、陈皮、生姜等，又具茯苓饮之意。诸药合而方证相应，表解水饮亦化，故诸症减。二诊其痰饮水湿未完全得化而表解去桂枝汤，因两胁不适考虑邪侵半表半里，故在半夏厚朴汤基础上合用四逆散善后。

医圣仲景在《伤寒论》原文第40条提出“伤寒表不解，心下有水气”即为外邪里饮之肇始。其表不解属太阳病，以麻黄汤表证为特点，可以见发热、恶寒、身疼痛、不汗出、脉浮紧等症，也有一些非典型症状，如遇寒加重。其心下有水气属太阴病的痰饮水湿。痰饮水湿易阻气机，可随气机周流无处不到，故可见诸多或然证。但其外有表邪内有水饮，仍以呼吸系统的咳痰喘为主症。小青龙汤为外邪里饮证的代表方，其以麻黄、桂枝、白芍、炙甘草等解表；以半夏、干姜、细辛、五味子温化水饮。解表兼以温化水饮，表里双解。

临床当中若外邪里饮其表不重水饮亦轻，小青龙汤还能否胜任呢？其实医圣也早已给出了答案。《伤寒论》原文第【18】喘家，作桂枝汤加厚朴杏子佳。第【43】太阳病，下之微喘者，表未解故也，桂枝加厚朴杏人汤主之。桂枝加厚朴杏子汤是在桂枝汤基础上加入厚朴、杏仁而成。厚朴苦温，行气祛湿；杏仁甘温，止咳逆上气。仲景厚朴、杏仁同用的方证还有《金匮要略·肺痿肺痈咳嗽上期病脉证并治第七》：咳而脉浮者，厚朴麻黄汤主之。可见厚朴、杏仁合用能温化痰饮水湿、兼以行气平喘。清代温病大家吴鞠通在《温病条辨》上焦篇29条自注亦曾言“……再加厚朴、杏仁，利肺泻湿，预夺其喘满之路。”因此本方解表化饮属于表里合病，病机亦为“伤寒表不解，心下有水气”，即外邪里饮的轻证。

外证不完全等于表证

王海龙

易县中医医院呼吸科，河北 保定 074200

胡希恕经方医学的临床思维是先辨六经，继辨方证，求得方证对应而治愈疾病。经方六经的实质是三个病位、两个病性构成的。三个病位包括表、里、半表半里，那我们怎么认识经方病位的“表”呢？

首先要明确的是经方病位的概念，这里的病位是指病邪所反映的部位，并不一定是病变所在的部位。比如：体表皮肤的痤疮、湿疹、银屑病等，其症状若表现为口干苦，小便黄赤，大便干燥，舌红苔黄，脉弦数，那么它的病位应在里而不是表。经方的表是指体表，即由皮肤、肌肉、筋骨等所组成的机体外在躯壳。若病邪集中地反应于此体部，即称之为表证。而表证的机理为机体欲借发汗的机转，自体表以解除疾病，而尚未得以解除的病理状态。常结合太阳病提纲和麻黄汤相关条文归纳其典型症状表现为：发热，恶风寒，头身疼痛，汗出或不汗出，脉浮紧。临床中也常依据上述典型症状来判断有无表证的存在。但是不是只要见到发热、恶寒、头身疼痛就一定可以诊断为表证呢？

《温病条辨》上焦篇43条：头痛恶寒，身重疼痛，舌白不渴，脉弦细而濡，面色淡黄，胸闷不饥，午后身热，状若阴虚，病难速已，名曰湿温。汗之则神昏耳聋，甚则目瞑不欲言，下之则洞泄，润之则病深不解，长夏深秋冬日同法，三仁汤主之。吴鞠通在文中也提到了“头痛恶寒，身重疼痛”，那么是不是诊断有表证呢？如果诊断表证，则表证的治法就是汗法，而吴师却在文中说：汗之则神昏耳聋，甚则目瞑不欲言。故此处“头痛恶寒，身重疼痛”，并非我们所说的表证。我们在通读全文后得知，这里的“头痛恶寒，身重疼痛”是内有湿邪郁阻气机，气机不通所致。三仁汤用六经辨证看来为太阴阳明合病。这样看来，这里的“头痛恶寒，身重疼痛”只是里证的一个外在表现，可以叫它为外证。所谓外证，是指人体疾病状态下表现于外部的症状，它可以是表证，也可是里证或半表半里证，或称为外在综合症更合适。

《伤寒论》中常称麻黄汤证为表证，麻黄汤谓解表：如【46】太阳病，脉浮紧，无汗，发热，身疼痛，八九日不解，表证仍在，此当发其汗。服药已微除，其人发烦，目瞑，剧者必衄，衄乃解。所以然者，阳气重故也。麻黄汤主之。【51】脉浮者，病在表，可发汗，宜麻黄汤。常称桂枝汤证为外证，桂枝汤谓为解外：如【42】太阳病，外证未解，脉浮弱者，当以汗解，宜桂枝汤。【44】太阳病，外证未解，不可下也，下之为逆。欲解外者，宜桂枝汤。也常以外证代表证：如【106】太阳病不解，热结膀胱，其人如狂，血自下，下者愈。其外不解者，尚未可攻，当先解其外。外解已，但少腹急结者，乃可攻之，宜桃核承气汤。

然亦有特殊情况，如仲景原文【182】问曰：阳明病外证云何？答曰：身热，汗自出，不恶寒，反恶热也。这里的外证则非表证，而是指阳明里热的外在症候表现。再如【104】伤寒十三日，不解，胸胁满而呕，日晡所发潮热，已而微利，此本柴胡证，下之而不得利，今反利者，知医以丸药下之，非其治也。潮热者，实也。先宜服小柴胡汤以解外，后以柴胡加芒硝汤主之。这里以解外并非指表证，而是小柴胡汤相对于柴胡加芒硝汤而言为外。

因此我们常说的外证不完全等于表证，片面地看问题、或者犯经验主义错误都是我们需要避免的。但见一证便是，不必悉具，是有条件的。所以临床当中还是要四诊合参，始终要坚持和遵循中医学的整体观念和辨证论治。

附子理中汤合吴茱萸汤治疗呕吐病

黄湘颖
北京同仁堂浙江国医馆，浙江 杭州 310000

患者，男，72 岁，2024 年 8 月 19 日初诊。

主诉：呕吐半年余，加重 1 周。

现病史：患者半年余前出现呕吐，乏力，前往医院诊治，诊断为肝恶性肿瘤。曾住院采用西医方法治疗多次，仍呕吐明显。患者为治疗肝恶性肿瘤，自行服用“片仔癀”中成药数月。1 周来恶心呕吐症状较前加重，干呕或吐清涎冷沫，面色苍白晦暗，手足畏寒，神疲乏力，口干口黏，偶有心悸，胃纳欠佳，夜寐欠安，排便无力，小便尚通调。舌质暗紫，舌底络瘀，苔薄白腻，脉沉细无力。

中医诊断：呕吐病；证属中焦虚寒之重症、脾肾阳虚，胃失和降，浊阴上逆。

治则：温中散寒，降逆止呕。

方药：附子理中汤合吴茱萸汤加味。

黑顺片 10g（先煎），炒党参 15g，炒白术 15g，干姜 10g，制吴茱萸 9g，生姜 18g，大枣 9g，旋覆花 9g，炙甘草 6g。7 剂，水煎服，每日 1 剂，分两次饭后温服。

2024年8月26日二诊，患者恶心、干呕或呕吐清涎冷沫次数较前明显减少，胃纳欠佳，感咽中有痰，夜寐转安，口干口黏好转，仍有神疲乏力，排便较前有力，小便通调。舌质暗红，舌底络瘀，舌苔薄白，脉沉细无力。上方加入陈皮12g、焦六神曲10g。14剂，水煎服，日1服，巩固疗效。

2024年9月10日三诊，患者病情好转，偶有恶心、干呕，手足始温，面色较前有光泽，胃纳好转，夜寐安。舌质暗红，舌底络瘀，舌苔薄白，脉沉细无力。嘱患者清淡饮食，营养均衡，适当活动。继守上方7剂，水煎服，隔日1服，巩固疗效。

2024年9月28日四诊，患者病情稳定，恶心、干呕不明显，面色稍有红润，手足较前温暖，精神转佳，神疲乏力好转，舌质暗红，舌底络瘀，舌苔薄白，脉象细弱。守方7剂，水煎服，3日1服。

按：呕吐是指胃失和降，气逆于上，迫使胃中之物从口中吐出的一种病证。一般以有物有声谓之呕，有物无声谓之吐，无物有声谓之干呕，临床呕与吐常同时发生。呕吐的病名最早见于《内经》，并对其发生的原因论述甚详。汉·张仲景在《金匮要略》中，对于呕吐的脉证治疗阐述详尽，制定了行之有效的方剂，如小半夏汤、大半夏汤、生姜半夏汤、吴茱萸汤、半夏泻心汤、小柴胡汤等。龚廷贤《寿世保元·呕吐》则认为："有外感寒邪者，有内伤饮食者、有气逆者，三者皆从藿香正气散加减治之；有胃热者，清胃保中汤；有胃寒者，附子理中汤；有呕哕痰涎者，加减二陈汤；有水寒停胃者，茯苓半夏汤；有久病阴虚者，比和饮。医者宜审而治之也。"呕吐的发病机理总为胃失和降，胃气上逆。其病理表现不外虚实两类，实证因外邪、食滞、痰饮、肝气等邪气犯胃，以致胃气痞塞，升降失调，气逆作呕；虚证为脾胃气阴亏虚，运化失常，不能和降，其中又有阳虚、阴虚之别。

本例患者恶心呕吐、呕或吐清涎冷沫，面色苍白晦暗，手足畏寒，神疲乏力，舌质暗紫，舌底络瘀，苔薄白腻，脉沉细无力，此为肝恶性肿瘤癌病后期，正气虚弱，脾肾阳虚，中焦虚寒，加之患者久服具有清热解毒的"片仔癀"，本品性味寒凉，苦寒直折损伤中焦脾胃。患者感心悸，此为中气虚极，脾阳不运，心阳不振，心脉鼓动无力所致。患者感口干，乃阳气虚极，气不化津，津液不能上承于舌所致。患者属中焦虚寒之重症、脾肾阳虚，胃失和降，浊阴上逆，当予附子理中汤合吴茱萸汤。《太平惠民和剂局方》中论述附子理中汤："治脾胃冷弱，心腹绞痛，呕吐泄利，霍乱转筋，体冷微汗，手足厥寒，心下逆满，腹中雷鸣，呕哕不止，饮食不进，及一切沉寒痼冷，并皆治之。"方中附子大辛大热，温中散寒之力强且能温肾；干姜大辛大热，温脾阳，祛寒邪，扶阳抑阴；党参性味甘温，补气健脾；脾为湿土，虚则易生湿浊，故用白术甘温苦燥，健脾燥湿；甘草合参、术，益气健脾，调和药性。《伤寒论·辨阳明病脉证并治》："食谷欲吐，属阳明也，吴茱萸汤主之。"方中吴茱萸味辛苦而性热，归肝、脾、胃、肾经，既能温胃暖肝以祛寒，又善和胃降逆以止呕；生姜温胃散寒，降逆止呕；党参益气健脾；红枣甘平，合党参益脾气，合生姜以调脾胃，并能调和诸药。另外方中加入旋覆花，加强降气、消痰、止呕的功效。二诊见患者得效，胃纳仍欠佳，方中加入陈皮健脾理气，燥湿化痰；焦六神曲健脾开胃，消食化积，祛湿利水。三诊时患者胃纳好转，恶心呕吐偶发，其余诸症缓解，病情稳定，继守前方，巩固疗效。四诊时患者面色开始红润，手足始温，精神转佳，说明患者正气渐复，继续服用本方。并嘱患者脾气逐渐恢复健运，清淡饮食，营养均衡，不可过食肥甘厚味之物以影响脾胃运化，并保持良好心态以保证气机调畅，适当活动以助气血运行。

中医治病，应当治病求本，观其脉证，知犯何逆，随证治之。

老年性术后尿潴留经方治验

师晨松

河北省中医院肛肠科，河北 石家庄 050013

李某某，男，65岁，教师，2022年2月16日初诊。

主诉：因混合痔（三期脱出）入住且行手术，术后当日下午开始小便欠佳，点滴难出，小腹膨隆显著，叩诊浊音显著，考虑已达导尿指征，患者拒绝。坚持一晚，次日上午依然小便点滴难出，最后无奈选择导尿，导出尿液1000mL许，患者强烈要求拔出导尿管，多次沟通后暂留置，3日后强烈要求拔出，否则自行拔除，无奈给予撤除导尿管，小便仍点滴难出，伴尿频，且下肢可见轻度浮肿，压之轻度凹陷尚起，小腹膨隆仍显著，叩诊浊音显著，患者自觉小便处无力，面色㿠白欠华。舌淡红，苔白厚腻，边有齿痕，脉沉细。

中医诊断：考虑为肾气不足，膀胱气化无力之象所致。

治则：益肾气之虚衰。

方药：白术15g，泽泻10g，猪苓15g，茯苓15g，桂枝10g，白芍15g，淫羊藿10g，杜仲30g，当归15g，桃仁20g，红花10g，天麻10g，钩藤15g，车前子20g，鸡内金30g，甘草15g，川芎10g。水煎取汁200mL，每日1剂，连服3天。

3天后，可见小便自主排出，自觉小便时乏力改善明显，下肢浮肿见消，其舌淡红，苔淡白微腻，舌边齿痕渐少，脉沉细，考虑此乃肾气升发、膀胱气化得力之象。患者再次自诉小便时轻度刺痛、灼热感，遂在上方基础加延胡索15g、苦杏仁10g、独活15g、炒薏苡仁20g、黄柏15g、石韦10g、苍术30g、牛膝10g。连服5剂后明显好转，即考虑出院时另带7剂目前此方，半月后患者复诊，未诉小便不适。

按：癃闭之名，出自《素问·五常政大论》《灵枢·本输》。《类证治裁·闭癃遗溺》：“闭者小便不通，癃者小便不利”。本例患者年老体弱，肾元亏虚，肾阳不足，命门火衰，气不化水，是以“无阳则阴无以化”，而致尿不得出；兼之体内瘀血停滞，阻滞水道，两相为害，故病势缠绵纠结，治当温肾行瘀，徐徐图之。因病症复杂，而以温肾壮阳、行瘀解痉、通利缓急为法，拟方，方中淫羊藿、杜仲温阳补肾，红花、川芎活血祛瘀，钩藤、天麻镇静、止痉、通络，当归、桃仁祛湿热瘀久所成浊热，白术、泽泻、猪苓、茯苓、车前子、鸡内金清利湿热之淋，桂枝、白芍温经通脉、缓急止痛，甘草调和诸药。复诊时患者未诉小便不适等，遂中药停服，以观之。

癃闭，中医病名，又称小便不通、尿闭，以小便量少，点滴而出，甚则闭塞不通为主症的一种疾患。病情轻者涓滴不利为癃，重者点滴皆无称为闭。癃闭有虚实之分，实证多因湿热、气结、瘀血阻碍气化运行；虚证多因中气、肾阳亏虚而气化不行。临床多因败精阻塞、阴部手术等，使膀胱气化失司，水道不利，致小便量少、点滴而出、甚至闭塞不通，属肾病和排尿障碍，现代医学称为尿潴留。

癃闭的病因病机主要有湿热蕴结，肺热气壅，尿路阻塞，脾气不升，肾元亏虚。其病位在膀胱，但与三焦、肺、脾、肾均有密切关系。

本证的辨证首先应分清虚实。因湿热、浊瘀、肺热等所致者，多属实证；因脾气不升、肾阳不足、命门火衰、气化不及州都者，多属虚证。辨别虚实的主要依据：实证多发病急骤，小腹胀或疼痛，小便短赤灼热，苔黄腻或薄黄，脉弦涩或数；虚证多发病缓慢，面色少华或㿠白，小便排出无力，精神疲乏，气短，语气低细，舌质淡，脉沉细弱。《景岳全书·癃闭》将癃闭的病因归纳为四个方面：有因火邪结聚小肠、膀胱者，此以水泉干涸而气门热闭不通；有因热居肝肾者，则或以败精，或以槁血，阻塞水道而不通；有因真阳下竭，元海无根，气虚而闭者；有因肝强气逆，妨碍膀胱，气实而闭者。该书还详细阐述了气虚而闭的病理机转。故治疗应根据“腑以通为补”的原则，着重通利。实证治以清热散结通利法，虚证用补肾通窍法。

该案属癃闭之证，小便点滴难出，即小便不通、闭而不出，加之患者为老年男性，且见于痔疮手术后，或肾功能衰竭者。考虑年老体弱所致肾气虚衰可能性很大，遂主济生肾气丸加减配伍，以益肾气之所长，且利膀胱之水道。

脉证经方理论指导精神卫生中心60例住院患者流行性感冒发热的诊疗

杜学杰

临朐县蒋峪中心卫生院中医科，山东 潍坊 262613

2021年、2022年立冬节气前后，临朐县精神卫生中心都有一些住院患者罹患流感。2022年立冬是11月7日（农历十月十四），节气后第10天（11月17日），笔者受邀到精神卫生中心开展中医药诊疗流行性感冒住院患者的调查研究工作。本次调研采用典型患者调查方式，即在若干同类调查对象中选取一个或几个有代表性的对象进行系统周密的调查研究。

精神卫生中心的住院患者都是精神疾病患者，当时院内有高热患者10人，缠绵发热患者50人。选择其中正在高烧发热急性期患者5人，其中男性4人、女性1人，其中有4名患者输液10天以上，慢性迁延反复发热。笔者应用北京仲景国医导师、胡希恕名家研究室负责人陈建国主任发掘整理的脉证经方体系指导诊断和治疗。

一、发热病例诊疗情况

病例1　38岁男性，身体强壮，高热不退，伴咳嗽，双脉有力。给予清肺排毒汤3剂。

病例2　老年男性，迁延反复发热，郁郁微烦，伴大便稍秘结，双脉力度稍微弱。给予小柴胡汤合厚朴三物汤。小柴胡汤为临床常用药，针对大便秘结者，用健胃消食片消导或番泻叶等治疗。

病例3　41岁男性，输液16天仍反复发热，舌苔白厚腻，双脉力量弱。

病例4　合并癫痫患者，41岁，舌苔白厚腻，双脉力量弱。

病例5　女性患者，舌苔白厚腻，双脉力量弱。

病例3、4、5需要抽丝剥茧，求同存异。他们的病机相同之处在于正气不足，需要扶助正气并且祛除痰湿，选用经方当归芍药散作为基础方加减。

二、病例治疗分析总结

2022年冬，精神卫生中心住院患者的流行性感冒既有成人流感的共同特征，如静脉输液十余日仍发热；同时也有自身的特殊性，如长期应用镇静类药品等。

所有患者舌苔均厚，典型患者整体以痰湿为主，湿性粘浊缠绵，故而难愈。

高热期患者（病例1）体格壮实，正气充足以抵御外邪，见双脉有力，为实证。本轮流行性感冒发热涉及住院患者多，时间紧，任务重，必须选择一首能够通治流感发热的中药方剂，而清肺排毒汤正好是疫情发生后国家新型冠状病毒感染肺炎防控方案第二至第九版推荐的唯一一首通治方剂，选用清肺排毒汤加味治疗急性期高热的实证患者，时间相符合，病机也相符。

发热十日以上者，正气见衰，而仍反复发热，舌苔白厚，双脉力量不及，为正衰，治疗以扶正为主，必须选用既扶助正气又能祛除痰饮的方剂。《伤寒杂病论》中当归芍药散正好就有这方面的作用。《金匮要略》中的橘枳姜汤与茯苓杏仁甘草汤合用可开胸顺气，安神止咳，既治疗胸痹，也能辅助治疗精神症状。加入党参、麦芽、神曲补气健脾养胃，共同组成一首方剂治疗此病机患者。

见是少阳热症，寒热往来，胸胁苦满，默默不欲饮食等证，为小柴胡汤（小柴胡颗粒）的治疗范围，给予小柴胡汤治疗。大便不通也能加重发热，选用健胃消食片消导或番泻叶等治疗。

治疗效果：所有治疗病例都基本痊愈。

三、处方用药、服用方法和疗程

1. 高热期处方

症状表现：高热，或伴咳嗽、痰多或哮鸣音等，双脉有力。

方药：清肺排毒汤加减。

麻黄 2g，蜜麻黄 2g，香薷 2g，杏仁 10g，柴胡 15g，黄芩 6g，姜半夏 10g，生石膏 23g，猪苓 10g，茯苓 15g，泽泻 10g，白术 10g，射干 10g，细辛 5g，紫菀 10g，款冬 10g，山药 10g，橘红 10g，枳实 6g，生姜 10g，葛根 15g，桂枝 10g，藿香 10g，甘草 5g。

方剂分析：清肺排毒汤由麻黄杏仁甘草石膏汤、小柴胡汤、五苓散、射干麻黄汤和橘枳姜汤五方经方组合而成，笔者又加入葛根汤，六方化裁组成此方。清肺排毒汤通治新冠肺炎轻型、普通型、重型患者，也可治疗普通感冒和流感患者。经过央视报道后，前 4 首方剂广为人知，橘枳姜汤本来就是小方，隐藏在大方里面不容易被人察觉。体质强的人感受风寒外邪，多从麻黄汤治疗开始，而麻黄汤药性猛烈。包括胡希恕先生、师父蔡长福先生在内多位中医老先生都认为，葛根汤较麻黄汤药效平和，临床中一定程度上可代替麻黄汤，具有更广阔的适应面。市场有葛根汤中成药而无麻黄汤中成药，也可窥见一斑。

重点药物分析：麻黄有兴奋作用，如果晚上服用可能影响睡眠。麻黄汤又名还魂汤，麻黄草有治疗精神神志疾病的作用。古人的汤方与中药命名明确提示，风寒外感疾病诱发精神疾患，尤其在患者全是精神卫生中心住院患者的情况下，更是需要考虑。生石膏是中药里面类似雾化稀释痰凝且下气平喘之良药。紫菀全草为返魂草，治疗咳嗽咯痰喘憋，是 1910 年东北鼠疫的核心药物。麻黄与石膏配伍是本方的核心配伍。针对外感的不同程度，分别选用麻黄、蜜麻黄、香薷 3 种药物来组方，以求更普遍的适应面。原方中石膏是轻者 15g，重者 30g，我直接四舍五入后取中，选用 23g。

水煎，1 剂药物煎取 2 袋，每袋 250mL。

用法用量：每日 1 剂，分两次温服，早上、中午各 1 次，每次 1 袋，饭前或饭后 40 分钟左右服药。每次服药后服大米汤半碗，舌干津液亏虚者多服至 1 碗。

疗程：3 天，如果症状好转未痊愈，则服用第 2 个疗程，根据患者实际情况修改处方，症状消失则停药。

2. 感冒发热缠绵反复即中医恢复期处方

症状表现：静脉输液后热势减轻，第 2 天体温又上升，病程 10 天甚至半月以上。舌苔白厚腻，双脉力量弱。

方药：当归芍药散合橘枳姜汤合茯苓杏仁甘草汤加味。

白芍 5g，炒白芍 5g，当归 10g，川芎 6g，茯神 15g，泽泻 10g，白术 10g，炒白术 5g，杏仁 3g，橘红 10g，枳实 3g，炒枳实 2g，党参 5g，神曲 20g，炒麦芽 15g，生麦芽 15g，甘草 5g。

加减：视情况加柴胡 10g、黄芩 3g，即联合应用小柴胡汤退热。若大便干者，用健胃消食片消导或番泻叶等治疗。

煎药方法：水煎，1 剂药物煎取 2 袋，每袋 250mL。

用法用量：早、晚各 1 次，饭前或饭后 40 分钟左右温服，每次 1 袋。

疗程：连续服 3 天为 1 疗程。若有效而未痊愈，加服 1 疗程。

虽然乍看起来是用 2 首方剂治疗 60 人的发热，实际涉及 9 首经方合方加减。

四、回顾、思考总结与展望

1.文献回顾。20世纪70年代，某化工厂毒气伤人，刘渡舟教授看了三四个人后觉得基本症状都一样，轻声告诉郝万山教授两句“口诀”：“呕而发热，小柴胡汤主之；正在心下，按之则痛，小陷胸汤主之。”事后在场西医负责人说，“我观察你们开方，刘老在你（郝万山教授）耳边念念有词，你们既没有商量讨论，也没深入研究，就随手把药写了下来，这些人吃了就好了。”

2.临证思考。精神科医师熟悉患者病情，提前安排典型患者，分别代表3个不同的证型。男女生理不同，我又请来一位女患者。去会诊的前几天我已经治愈了一位刚从这所医院出院后的新发外感体质强壮男同志，用的大青龙汤合小陷胸汤，开3剂，服2剂愈。会诊的第一位患者与他病情相似，为求广谱计我选清肺排毒汤。第二位患者是小柴胡汤合厚朴三物汤或者大柴胡汤类方。第三、四位患者既有共性又有不同，第五位为女患者。我必须找出患者们的相同病机，根据多年中医临床经验形成的直觉，也就是娄绍坤教授所形容的“猫眼”，迅速捕捉第三、四、五位患者的相同之处，得选用不伤阴血且最好能补阴血的方剂，于是，理中汤、大建中汤、补中益气汤类方就不在考虑范围内了。我首先想到的是时方八珍汤，但是其中的地黄太过滋腻，接着想起了马家驹博士与陈建国教授讲课时提到的当归芍药散。本次发热会诊也让我明显意识到针对疾病的群体给药与个体给药的差异化。个体给药在传统中医内科辨证的基础上强调精准治疗，更像是狙击手；而群体给药更像是一种新药物的研发，在有效的基础上还要兼顾药物副作用、群体耐受力、药物广谱性等诸多方面的因素，让人联想到机枪作战半径。

用仲景的伤寒六经病脉方法来看，第一位患者是无阳明腑实证的三阳合病证，近三年应用清肺排毒汤的经验多。第二位是少阳阳明合病。第三、四、五位是迁延恢复期的太阴患者。因为都是普通的住院精神患者，体质并不是特别差，故未见少阴寒化证患者，复加补液而未见少阴热化患者，也就是未见四逆辈、麻黄细辛附子汤类方证型及黄连阿胶汤证型患者。厥阴患者多是老年患者或久病患者，乌梅丸常见证如不寐和久泄，麻黄升麻汤治肺病夜咳等，门诊虽时常遇到，但此次会诊未见。未见到差后劳复之枳实栀子豉汤、竹叶石膏汤等证。病例虽少，却隐约透露出伤寒六经病脉证并治。为什么要用六经方法来诊疗呢？因为在患病机体的普通反应规律基础上总结而成总论疾病，发展出疾病的通治方法；而从人体的特殊反应规律考虑则分论疾病，发展为专治方法。通治法是中医学的主流主脉，攀登这一高峰是经方医师的使命。

总结：普通感冒、流感、温病、瘟疫皆属广义伤寒范畴。“六经钤百病”。《素问·热论》曰：“人之伤于寒也，则为病热，热虽甚不死。其两感于寒而病者……”。非洲见到两小时喝3L水或大盆冰水解渴的白虎汤证或白虎加人参汤证。特殊情况下厥阴病可见到厥证，也就是休克患者，即使发生休克，在住院情况下西医也有多种方法积极救治。感染性疾病、发热性疾病“液体复苏”是现代医学强有力的“救阴”手段。很少看到西医住院患者中有舌绛或舌光无苔者，这就是西医现代支持救治的精华。不过同时出现伤阳耗气的患者多了，从中医来看，伤了阳气，气不摄血。西医抗感染，液体复苏救阴；中医护阳气，助气化。通过这种方法实现中西医临床的融合。

3.展望。钱学森院士说，中医包含着非常宝贵的科学真理。中医的看法跟现代科学中最先进、最尖端的系统科学的看法是一致的。中医现代化是医学发展的正道，最终会引起科学技术体系的改造——科学革命。伽利略说，数学比科学大得多，因为数学是科学的语言。数学为人类理性本能所固有，并在人类特性和人类历史中占有着不亚于语言、艺术的地位。医疗卫生行业也在急切地寻求数学上的规律并广泛地应用严格的数学方法。知识的数字化不仅在于利用已经是现成的数学方法和结果，而且在于创立一个特有的数学方式，使其能准确又完整地描述我们周围的世界，并将获得的结果应用到实践活动中。陈建国教授采用了孙承华同学提议的“-1、0、1”简单数字来形容脉学。简单，简易，简洁，明了晓畅，配合上左右手，寸关尺三部，容易上手。然后再分痰饮水湿瘀血等病机。换句话说，数字化脉证图标志着中医脉诊科学技术的重大突破。

我是如何抓住核心病机的呢？关键在于陈建国老师的脉证经方指导。

四逆散加减治疗胆囊结石伴黄疸泄泻

杜学杰
临朐县蒋峪中心卫生院中医科，山东 潍坊 262613

刘某，男，77 岁，2017 年 1 月 11 日初诊。

主诉：胆囊结石，黄疸 20 天。临朐县人民医院出院后来找中医调理。

现病史：面黄，晨起腹鸣胀，如厕胀轻，泄泻，色白（胆道梗阻）。肝功：转氨酶高。舌水滑，淡青色，苔白腻，左脉弦紧。

方药：四逆散加减。

柴胡 25g，枳实 15g，白芍 20g，炙甘草 10g，薤白 15g，桂枝 10g，茯苓 10g，淫羊藿 12g，当归 10g，三七 5g。5 剂，水煎，1 日 1 剂，分早中晚 3 次饭后温服，每次 200mL。

2017 年 1 月 17 日二诊，面黄几乎消失，下眼睑色黑，大便颜色已经不白了，泄泻减轻。

方药：四逆散加减。

柴胡 25g，枳实 15g，白芍 20g，炙甘草 10g，薤白 15g，桂枝 10g，茯神 15g，淫羊藿 12g，当归 10g，三七 5g。3 剂，水煎，1 日 1 剂，分早中晚 3 次饭后温服，每次 200mL。

按：附子有毒，用淫羊藿代替。此患者没有咳嗽故未加干姜、五味子，其他加减都用上了。舌青，大便白，加三七和当归。干姜、五味子治疗下利临床常用，我特意没用。当时的一个想法是不用姜味，用薤白一味治疗泄泻能不能管用呢？结果证实了仲景的记载，薤白可泻气滞。

四逆散多治疗内脏疾病、平滑肌疾病，也可治疗腚痛、腰腿痛。枳实治疗胀痛。

能够把《伤寒论》中四逆散加减都用上的这种患者在临床中可遇而不可求。实践证明仲圣的经验可复制性，我是经方的搬运工。

《伤寒论》318 条：少阴病，四逆，其人或咳，或悸，或小便不利，或腹中痛，或泄利下重者，四逆散主之。

炙甘草、炒枳实、柴胡、芍药上四味，各十分，捣筛，白饮和服方寸匕，日三服。

咳者，加五味子、干姜各五分，并主下利；悸者，加桂枝五分；小便不利者，加茯苓五分；腹中痛者，加附子一枚，炮令坼；泄利下重者，先以水五升煮薤白三升。煮取三升，去滓，以散三方寸匕内汤中，煮取一升半，分温再服。

根据原文提示，四逆散证的手足厥逆类似少阴病，但实际为少阳气郁与血郁而引起的四末厥逆者，四逆散主之。四逆散的四逆证，是四肢末端发冷，或指头寒，一般不过腕踝，厉害的凉到肩膀，到膝盖也常见。四逆散又称回逆散，散者散也，以疏肝。主证见心烦肢凉不过腕踝，身体胀痛，常觉着体内气窜，苔黄，脉弦。四逆散病机为气郁，热攻冲，为何用散？备急而用。诸葛亮气周瑜此类事件时常发生，俗称气攻心，雅称气闭，书面语言气厥。怒火攻冲，上下左右，气闭于内，影响血分。

陈建国教授认为，四逆散病机是气机的阻滞，治法是向周围疏解，帮助气机布达于外。实邪郁滞体内，人体正气欲解开这个邪气，通过向周围，如向上、向外（柴胡）、向下向内（芍药、枳实）的方向来疏解。因正气不足（炙甘草和合而同用力），邪气较盛而难以疏解。上而为咳、悸、头痛、失眠，下而为小便不利、泄利下重或屁股痛（平素就有结滞，邪之所凑，其气必虚）。邪气在体内，腹中痛与病机联系最紧密。人体调动更多外部气血到体内与邪气相争，四末气血较平素少，出现四逆症状。用过四逆散，邪散后诸证平。四逆散证实际是管道不通，古语有“日月行空不住空”来形容太阳的运行轨道，我则以“少阳在经不住经”来形容四逆散的功效。

四逆类方剂鉴别：

阳虚厥逆：四逆汤。原文本意与四逆汤鉴别诊断。两首方剂一虚一郁，病机相反；一汤一散，鲜明对立。或然证可为主证。知常达变，知己知彼。

热郁厥逆：白虎汤证、大承气汤证。

血虚寒厥：当归四逆汤的阳气闭于表。

四逆散诸症中腹痛最关键，多为胀痛，不排除腿痛、尻痛，为郁热，一般不合温阳药。如果加用温阳药物，则更偏向于柴桂姜汤证。

后世尊称四逆散为疏肝第一方。四逆散的衍生方有：柴胡疏肝散、血府逐瘀汤、逍遥丸。

脾大案

杜学杰

临朐县蒋峪中心卫生院中医科，山东 潍坊 262613

张某，男，68 岁，2022 年 6 月 10 日初诊。

主诉：脾大 6 年。

现病史：胸闷胸痛，乏力，颈肩腰腿痛，视力模糊，花眼，膝盖以下寒，饭后腹胀，大便坚，时如羊屎蛋样，夜尿多。

辅助检查：心电图：心电轴右偏，房颤，完全性右束支阻滞。空腹血糖 14.95mmol/L。腹部彩超示脾厚 47mm（正常脾的厚度为 30~40mm，一般不超过 45mm）。既往史、过敏史：-。

脉证舌象：左寸溢脉，右关 > 左关，右关太过。舌大齿痕。

西医诊断：脾大，糖尿病。

中医诊断：脾大，消渴。

六经诊断：太阳阳明太阴合病。

治则：和解少阳，滋阴通便。

方药：小柴胡汤合麻仁丸合防已地黄汤加减。

柴胡 10g，黄芩 4g，沙参 10g，清夏 6g，防已 5g，桂枝 5g，防风 3g，地黄 15g，砂仁 6g，麻仁 12g，桃仁 10g，炒杏仁 5g，白芍 5g，酒军 10g，枳壳 10g，厚朴 10g，槟榔 10g，郁李仁 10g，甘草 5g，生姜 3g，大枣 10g，白蜜一勺冲服。5 剂，水煎，分早中晚 3 次饭后 40 分钟温服，每次 200mL。

2022 年 6 月 15 日二诊，右尺部肉眼可见跳动，双寸溢脉。

方药：柴胡加龙骨牡蛎汤合麻仁丸加减。

柴胡 10g，黄芩 3g，沙参 10g，清夏 6g，桂枝 5g，白芍 5g，茯苓 15g，龙骨 15g，煅牡蛎 30g，麻仁 12g，桃仁 10g，炒杏仁 10g，砂仁 6g，酒军 10g，枳壳 10g，厚朴 10g，槟榔 10g，郁李仁 10g，甘草 5g，生姜 3g，大枣 10g，苁蓉 5g，白术 15g，灵仙 12g，楮实子 10g，白蜜一勺冲服。7 剂。

2022 年 6 月 25 日三诊，服药口苦。二诊方加丹参 6g、莪术 10g、苍术 5g、柴葛根 10g，7 剂。

2022 年 7 月 11 日复查腹部彩超脾厚度为 43mm。

按：我从读书时就一直关注脾大的中医药诊疗。2008 年青岛市中医院著名老中医药专家梁静玉教授赠送我一本关于 20 世纪 60 年代青岛中医院老中医药专家治疗疾病的中医内科诊疗方案汇编书籍，其中就有关于脾大的记录。这位患者最近 6 年查体一直脾大，直到找到我才开始治疗。通过中医诊疗，服中药 1 个月，脾大消失，效果出乎意料。

肺癌案

李高勤
甘肃中医药大学附属医院 急诊科，甘肃 兰州 730000

肺癌是我国乃至世界死亡率最高的恶性肿瘤，2015年，我国新发肺癌病例占全部恶性肿瘤病例的20%，全国肺癌发病率为57.3/10万。肺癌多表现咳嗽、咯血、呼吸困难、发热以及侵犯邻近组织引起的症状，包括胸闷、胸痛、声音嘶哑、吞咽困难，肿瘤远处转移则可引起头痛、恶心等多系统症状。其治疗手段包括化疗、放疗、手术及分子靶向等。化疗作为主要治疗手段，在早期干预和术后辅助治疗中都有重要的意义。然而，化疗患者多有一系列毒副反应，如消化道反应，多表现为恶心、呕吐，骨髓抑制，则出现感染、出血、贫血，部分患者出现脱发、皮疹等症状。中医认为，肺癌属于中医“肺积”“息贲”等范畴。《难经》最早记载“肺积”之名：“肺之积，名曰息贲，在右胁下，覆大如杯。久不已，令人洒淅寒热，喘咳，发肺壅”。《医宗必读·积聚》记载：“积之成者，正气不足，而后邪气踞之。”其治疗当扶正以祛邪。现分享一例经方治疗肺癌患者医案。

董某，男，52岁，甘肃人，2021年6月30日初诊。

主诉：发现肺癌5个月，右侧头痛伴咳嗽咳痰3个月。

现病史：患者因咳嗽咳痰就诊于省某医院，查胸部计算机断层扫描（CT）示：左肺上叶占位性病变并不张，左肺上叶支气管闭塞，中心性肺癌不排；双肺散在分布粟粒样结节影，首先考虑血型播散型肺结核；右肺上叶胸膜下间质纤维化，并间质性肺气肿。住院系统检查后诊断为左肺上叶恶性肿瘤（多处转移）；恶性肿瘤维持性化学治疗。化疗2个疗程后（TP方案），患者自觉头晕、恶心严重，并伴有右侧头痛，眼睛胀痛，心悸，胸闷气短严重，出汗多，严重影响生活，故停化疗，托人延中医药治疗。

刻下：患者神志清楚，精神差，右侧眼睛胀痛，有牵扯感，右侧头痛，鼻塞，怕冷，咳嗽，咳白稀痰，入睡困难，睡后易醒，气短，心悸，出汗，腰痛，饮食一般，偶有恶心，便秘，3天1次。舌稍青，苔薄白腻，稍水滑。

分析：1、患者表证有右侧眼睛胀痛、头痛、鼻塞、怕冷、咳嗽、咳痰、腰痛、出汗，明显有表证存在，因有出汗，可考虑太阳中风桂枝汤类方。《伤寒论》记载“太阳中风，阳浮而阴弱，阳浮者热自发，阴弱者汗自出，啬啬恶寒，淅淅恶风，翕翕发热，鼻鸣乾呕者，桂枝汤主之”。患者入睡困难，睡后易醒，亦是营卫不和，阳不入阴病机的体现。2、患者咳嗽、咳白稀痰、气短、心悸、恶心，有水饮冲逆可能，查舌，白腻、水滑，亦是水饮存在的证据。水饮之源，源于脾虚，正常津液无以生成，异化为水饮，水饮射肺，则咳白稀痰，水饮凌心，则气短、心悸，水饮据于脾胃，则恶心呕吐、二便异常。其治疗，“病痰饮者，当以温药合之”，可选择苓桂术甘汤、小半夏汤、二陈汤等方剂降逆止呕化饮。

西医诊断：肺癌。

中医诊断：肺积，太阳太阴合病。

方药：桂枝汤合二陈汤加减。

桂枝15g，白芍15g，生姜12g，大枣6g，甘草10g，龙骨30g，牡蛎30g（先煎），生白术30g，陈皮12g，半夏12g，胆南星15g，茯神15g，白芷12g。5剂，1日1剂，1日2次，饭后服用，忌口辛辣、油腻、湿冷、水果。

服药后反馈：服药5剂后，出汗、怕冷、头痛、眼睛胀痛明显缓解，便秘、失眠明显好转。现在有心悸，气短，咳嗽，恶心不适，患者欲继续服药治疗。

2021年7月4日二诊，患者经第一次治疗后，出汗、怕冷、头痛、眼睛胀痛、便秘、失眠症状缓解。现在心悸，气短，双眼视物不同步，模糊，偶有恶心，咳嗽，咳白稀痰，吃饭一般，食欲差，睡觉正常，大便正常。舌基本同前。

分析：患者心悸明显，仍有咳白稀痰、恶心症状，提示饮盛，加强温阳化饮中药桂枝剂量，新增橘红20g、细辛5g化饮通络，减少甘草剂量；患者头痛缓解，白芷减量至10g；《神农本草经》记载附子"辛温，主风寒咳逆，邪气，温中，破癥坚积聚，血瘕，寒湿……"，附子、细辛、牡蛎合用以温中破积，软坚散结，通络化饮。

方药：桂枝加附子牡蛎汤加减。

桂枝20g，焦山楂30g，炒白芍15g，生姜12g，炒白术30g，苍术20g，橘红20g，细辛5g，甘草6g，牡蛎30g，陈皮12g，白芷10g，淡附片15g，胆南星15g，茯神30g，党参9g。3剂，1日1剂，1日2次，饭后服用，忌口辛辣、油腻、湿冷、水果。

服药后反馈：患者服药3剂后，眼睛胀痛消失，心悸消失，余症同前，查舌，舌较前红润，舌面水滑明显改善。

2021年7月8日三诊，患者头顶痛，下午加重，眼睛模糊，视物不同步，髋关节疼痛，咳嗽，咳白痰，胸闷气短，偶有恶心，吃饭睡觉正常，二便调，口干，无口苦。眼睛胀痛、前额痛消失，心悸消失，无明显出汗怕冷。舌较前红润，苔薄白腻，水滑减轻。

分析：患者视物模糊，出现口干，上焦局部津虚病机出现，胆南星换成竹茹，竹茹甘寒，降逆止呕，生津除烦；患者心悸缓解、怕冷不明显，桂枝减量至15g；加款冬花润肺止咳；患者恶心，加重生姜至30g化饮止呕。

方药：桂枝加附子汤加减。

桂枝15g，焦山楂30g，炒白芍15g，生姜30g，炒白术30g，苍术20g，橘红20g，细辛6g，甘草15g，陈皮20g，白芷15g，川芎15g，淡附片15g（先煎），竹茹15g，茯神30g，党参15g，石菖蒲15g，款冬花15g。5剂，1日1剂，1日3次，饭后服用，忌口辛辣、油腻、湿冷、水果。

服药后反馈：服药1剂后，痰中带血，加浙贝母20g。服药5剂后，痰中带血消失，头痛缓解明显，咳嗽次数减少，变成干咳，胸闷气短缓解，偶有恶心，眼睛模糊。

2021年7月15日四诊，患者2天前着凉后咳嗽咳痰加重，咳白色稀痰，量不多，容易咳出来，头痛加重，主要是头顶部疼痛，怕冷，无汗，恶心，口干，纳差，喜热饮，疲乏，精神差，不欲下地干活，不想活动，右侧眼睛疼，模糊，大小便正常。

分析：1、患者受寒后表证再次出现，怕冷、无汗、咳嗽咳痰加重、咳白色稀痰、量不多、容易咳出来、头痛，与首诊时表现相比，出现疲乏、精神差、不想动等表阴证表现，此外，此次饮证仍存在，但无明显水饮冲逆表现，是表寒内饮，可以考虑麻黄附子细辛汤合小青龙汤解表化饮止咳；2、患者纳差，口干，喜热饮，太阴寒证明显，可考虑附苓理中汤温阳散寒化饮。

诊断：少阴太阴合病。

方药：附苓理中汤合小青龙汤加减。

桂枝12g，炙麻黄6g，细辛3g，白芍12g，五味子9g，生白术30g，生姜12g，附片15g（先煎），茯苓30g，干姜15g，党参15g，甘草15g，陈皮15g，竹茹9g，苍术12g。3剂，1日1剂，1日2次，饭后1小时服用。忌口辛辣、油腻、湿冷、水果、烟酒。

服药后反馈：服药3剂后，怕冷消失，精神好转，胃口改善，咳嗽咳痰明显好转，可再次下地干活，但仍有晨起咳嗽咳痰症状，头顶部疼痛。

2021年7月21日五诊，患者自觉中药效果挺好，身体状态明显改善，最近准备前往省某医院化疗，故自作主张，又自行取四诊中药3剂口服，服药后眼睛胀痛，烦躁不休，口干，咽干，喜饮冷水。无怕冷，出汗正常。

分析：患者四诊后怕冷消失，表证已不是主要矛盾，患者自认为四诊处方效果改善症状明显，多服3剂后出现热伤津液、眼失濡养表现，治疗当清热生津止痛。

诊断：太阴阳明合病。

方药：白虎汤加减。

石膏30g，菊花30g，生甘草15g，吴茱萸15g，陈皮30g，胆南星20g，川芎12g，水蛭15g，地龙

15g，细辛5g。3剂，1日1剂，水煎服，1日2次，饭后服用。忌口辛辣、油腻、湿冷、水果、饮料。

服药后反馈：服药1顿后，眼睛胀痛明显缓解，烦躁逐渐缓解，口干、咽干减轻。患者自觉精神状态好，再次前往省某医院治疗。住院期间，停服中药，给予化疗，中成药口服。患者化疗后返回家中休养，再次受凉后病情加重，急往县医院诊治，门诊予以对症治疗后返家。患者病情日益加重，家属无奈又前来寻求中医治疗。

2021年8月16日六诊，患者精神差，忽冷忽热，颈部酸困，无汗，鼻导管吸氧，乏力，难以起身活动，右侧头痛，眼睛胀痛，烦躁，恶心，纳差，毫无食欲，失眠，每小时醒来一次，咳嗽，咳少量白黏痰，口干，咽干，喜凉饮，无鼻塞，大便1日2~3次，小便频数。舌稍暗红，苔白稍黄腻，舌下静脉迂曲。

分析：患者忽冷忽热、颈部酸困、无汗，可考虑葛根汤，方中葛根可清热生津止泻；患者纳差、恶心、小便频，考虑脾虚湿盛，上不制下，可予炒白术、苍术、茯苓健脾化湿。

方药：葛根汤加减。

桂枝12g，赤芍12g，生姜9g，大枣5g，甘草9g，葛根30g，麻黄9g，炒白术30g，苍术15g，茯苓15g，牡蛎30g（先煎）。3剂，1日1剂，1日2次，饭后服用。忌口辛辣、油腻、湿冷、水果、烟酒。

服药后反馈：患者服药3剂后，右侧头疼和眼睛胀疼明显缓解，之前疼痛难忍，现可忍受。颈部酸困好转，口干有缓解，饮食好转，可以稍微吃一点，余症无改善。察患者舌，可见舌变红润，白腻苔明显变少，罩黄苔消失，说明表证基本已去。但患者其余症状无改善，仍然烦躁，口干，咽干，全身乏力，动则气短气喘，全身出汗，腹泻，一天4~5次。

2021年8月22日七诊，患者精神烦躁，眩晕，全身大汗淋漓，忽冷忽热，恶心，胸闷，心慌，气短，乏力，动则气喘，口干，咽干，右侧头疼，眼睛胀痛，失眠，每小时醒来一次，恶心，不欲饮食，喜凉饮，大小便次数多，小便频，大便一天5~6次。

分析：患者精神烦躁、眩晕、全身大汗淋漓、腹泻、小便频，多考虑中气大脱、清阳下陷，宜补中益气汤补气升阳。《古今名医方论》记载：“凡脾胃一虚，肺气先绝，用黄芪护皮毛而闭腠理，不另自汗；元气不足，懒言气喘，人参以补之。炙甘草补脾胃而生气。佐白术以健脾；当归以和血；气乱于胸，清浊相干，用陈皮以理之。胃中清气下沉，用升麻、柴胡引胃气以上腾，复气本位，便能升浮以行生长之令”。患者口干、咽干、眩晕、不欲饮食，可合小柴胡汤和解少阳。

诊断：元气虚脱（少阳夹太阴）。

方药：补中益气汤合小柴胡汤加减。

柴胡30g，黄芩12g，法半夏20g，生姜30g，炙甘草15g，大枣9g，党参20g，红参12g（另兑），黄芪30g，炒白术50g，升麻12g，当归15g，陈皮20g，橘红20g，香附12g，草果12g，焦槟榔15g，厚朴15g。3剂，1日1剂，水煎服，中晚餐后服药，忌口辛辣、油腻、湿冷、水果、牛羊肉。

服药后反馈：患者服药3剂后，出汗、忽冷忽热、头疼、眼睛疼明显缓解，眩晕消失。睡眠明显好转，吃药前1小时就起来一次，现在一晚上只起来2~3次，并且2~3分钟就能进入睡眠。恶心也明显减轻。家属自诉发现患者气色明显好多了，小便次数减少。

2021年8月28日八诊，患者疲软无力，恶心，纳差，心慌胸闷，全身酸困，怕冷，咳嗽咳痰，忽冷忽热，出汗较多，无口干口苦，咽干，喜凉饮，失眠，一晚上醒来3~5次，腹泻，一天4~5次，舌淡红，苔白厚腻，舌下瘀。

分析：患者病情危重，继续予大剂量补中益气汤补中益气固脱。同时，健脾胃，化痰湿，重用半夏，生姜，为小半夏汤，化饮止呕，解决化疗后呕吐问题；茯苓、车前子、浙贝母、白芥子化痰利水湿；莪术、红花理气活血化瘀，减少癌症扩散。大剂量炮姜30g温中以扶阳。同时助脾胃以化药力。

方药：补中益气汤合二陈汤加减。

黄芪60g，党参45g，炒白术30g，炙甘草15g，升麻15g，柴胡15g，当归15g，陈皮20g，橘红20g，桔梗20g，姜半夏30g，生姜35g，丹参30g，浙贝母20g，白芥子15g，炮姜30g，茯苓45g，车前子15g，大枣15枚，薤白30g，牡蛎30g，红参15g（另兑），红花10g，莪术15g。3剂，1日1剂，水煎服，饭后40分钟服药，忌口辛辣、油腻、湿冷、水果、牛羊肉。

服药后反馈：服药一顿后，腹泻止，晚上睡眠好，一觉到天亮，自称是这么多年睡得最好的一晚；服药2剂后，患者自诉全身不适均明显减轻。

2021年9月24日九诊，患者近来出现双下肢浮肿，经口服利尿剂后双下肢浮肿减轻，但全身开始浮肿。仍有咳嗽，咳白痰，怕风，面色萎黄，上唇可见疱疹，纳食可，睡觉可，大便正常。舌青嫩，薄白腻苔，舌下瘀。

分析：《金匮要略》记载："皮水为病，四肢肿，水气在皮肤中，四肢聂聂动者，防己茯苓汤主治之。"

方药：防己茯苓汤加减。

防己12g，茯苓30g，黄芪15g，桂枝12g，甘草6g，泽泻30g，炒白术30g，苍术15g。3剂，1日1剂，水煎服，忌口辛辣、油腻、湿冷、水果。

服药后反馈：服药后浮肿消失。

按：本案患者病情重，症状多，治疗棘手。早期治疗时，患者存在明显表证，表明表证在患者肺癌的形成、治疗中发挥重要作用，根据"邪之来路，即邪之出路"原则，在温阳健脾、化痰祛湿基础上，不离解表去邪。而且，解表不单为解表，也是防止表邪入里，加重病情。本案中，患者五诊后，自觉身体状态良好，前往医院化疗，化疗后身体表里虚弱，营卫不足以御邪，故着凉受风后病情加重，因此，表邪值得重视。此外，经过分析患者临床症状，痰饮水湿在患者病机中占据重要部分，《黄帝内经》记载"饮入于胃，游溢精气，上输于脾，脾气散精，上归于肺，通调水道，下输膀胱，水精四布，五经并行。"由此可知，水饮由口入胃后，经过胃的受纳、腐熟，脾的运化、升清，才能上归于肺，下输膀胱。脾胃为水津转化、输布第一站，若脾胃虚弱，阳不化气，津液无以生成，异化为痰饮水湿，上归于肺，则咳嗽、咳痰，下输膀胱，则二便异常，故水饮的治疗，首先在脾胃，重点在脾胃。而一旦脾胃虚衰，中气下陷，则病情凶险异常，随时发生危险。故而对肺癌的治疗，当扶正祛邪，根据经方法度，辨别表里轻重，在表则祛邪，防止由表入里，在里则扶正，由阴转阳，透邪外出。尤其需要重视表证和脾胃的治疗。

桂枝厚朴杏子汤合三仁汤加减治疗幼童咳嗽发烧案

李高勤[1]　张志明[2]　雍文兴[1]
1. 甘肃中医药大学附属医院 急诊科，甘肃 兰州 730000
2. 甘肃省中医院，甘肃 兰州 730050

咳嗽有助于机体清除气道异物及分泌物，是机体重要的防御性反射。咳嗽病因较多，常见的有多种病原菌感染、多种原因造成的呼吸道阻塞及压迫、化学性物质刺激等。剧烈咳嗽甚至会导致气胸、晕厥、尿失禁、肋骨骨折等严重后果。长期慢性咳嗽影响患者工作与生活，增加患者心理压力，增加经济负担。中医认为，咳嗽既是肺系疾病的一个症状，又是独立的一种疾病。咳嗽病名最早出现于《黄帝内经》。《素问·阴阳应象大论篇》记载："秋伤于湿，冬生咳嗽"。其提出的"五脏六腑皆令人咳"观点，为后世对咳嗽病的认识、诊治奠定了基础。本人临床喜用经方治疗疾病，疗效较好，现分享一例桂枝厚朴杏子汤合三仁汤加减治疗幼童咳嗽发烧案例。

张某，男，3岁，甘肃兰州人，2022年1月22日就诊。

主诉：咳嗽、发烧5天。

现病史：家属诉患儿5天前受凉后感冒，咳嗽剧烈，发烧，最高38.5℃，口服"头孢类口服药、布洛芬、风寒感冒颗粒"（具体不详）无效。遂要求口服汤药治疗。

刻下：患儿精神差，咳嗽频繁，可咳出稀痰，发烧，体温 38.5℃，出汗可，咽喉不红。睡觉时喉中呼吸音粗，纳差，不欲饮食，大便先干后稀，不喜饮水，舌淡红，舌中苔稍黄腻，鼻涕黄。

分析：（1）患儿咳嗽、发烧、出汗可，无明显怕冷怕风描述，多考虑太阳中风，可考虑桂枝汤类方。患者太阳表证，咳嗽咳痰，《伤寒论》记载："太阳病，下之微喘者，表未解故也，桂枝加厚朴杏人汤主之"。方中桂枝汤调和营卫，杏仁宣肺止咳化饮，厚朴健脾祛湿下气，对于太阳中风表证以咳嗽发烧为主症者，疗效较好。（2）患者精神差，考虑与患者发烧伤津有关，杏仁质润可补津，同时防止祛湿治法进一步加重伤津。（3）患儿有咳稀痰，睡觉时喉中呼吸音粗、大便先干后稀，结合纳差、不欲饮食、苔腻，考虑脾虚湿盛，可合用三仁汤。《温病条辨》记载："头痛恶寒，身重疼痛，舌白不渴，脉弦细而濡、面色淡黄、胸闷不饥，午后身热、状若阴虚，名难速已，名曰湿温。汗之则神昏耳聋，甚则目瞑不欲言，下之则洞泄，润之则病深不解，长夏深秋冬日同法，三仁汤主之。"本人多将三仁汤用于有轻微表证，脾虚湿盛，轻微湿热患者。三仁汤具有宣畅气机、清热利湿之效，主治湿温初起及暑温夹湿之湿重于热证。方中杏仁有"小麻黄"之称，可以宣肺解表、化饮润肺，豆蔻化湿行气，薏苡仁清热利湿，法半夏、厚朴温脾化湿，滑石、茯苓利水道以去湿。

方药：桂枝厚朴杏子汤合三仁汤加减。

桂枝 15g，赤芍 15g，炮姜 3g，大枣 9g，甘草 5g，杏仁 10g，白豆蔻 15g，薏苡仁 20g，厚朴 15g，法半夏 9g，滑石 15g，茯苓 15g。3 剂，颗粒剂，饭后服药。忌口辛辣、油腻、水果。

服药后反馈：服药后患儿未再发烧，咳嗽消失，精神好转，饮食二便正常。

按：桂枝加厚朴杏子汤出自《伤寒杂病论》，是治疗咳喘病症的经典方剂之一。现代众多医家对桂枝加厚朴杏子汤治疗咳喘疾病积累了丰富经验。由于现代生活习惯的改变，笔者在临床中发现湿热患者日益增多，且湿热患者症状繁杂，治疗易有效，但难以彻底治愈。临床中，太阳表病患者，亦多可见合并湿热者，其治疗，仍当遵循"先辨六经、继辨方证，全解病机，精准选药"原则，往往能取得较好疗效。

柴胡加龙骨牡蛎汤加减治疗爆震性耳聋案

李高勤[1] 张志明[2] 雍文兴[1]

1. 甘肃中医药大学附属医院 急诊科，甘肃 兰州 730000

2. 甘肃省中医院，甘肃 兰州 730000

爆震性耳聋也称噪声耳外伤，是指由炸弹、枪击或其他爆炸物的强烈爆震或声音（压力波）引起的中耳或内耳损伤而造成的听力损失。患者多可出现听力下降、耳鸣、耳痛、耳出血、眩晕、恶心等表现，听力损伤可在短时间内达到高峰。对于爆震性耳聋的治疗，现代医学多采用扩张血管、改善循环、营养神经、激素及高压氧治疗。根据爆震性耳聋的临床表现，中医多将其归于"暴聋"范畴。历代医家认为其证型有肝火上扰、气滞血瘀、外邪侵袭、肾精亏损等证。现运用经方治疗一例爆震性耳聋案，疗效较好，与同道共享。

张某，男，41 岁，甘肃平凉人，2023 年 3 月 23 日就诊。

主诉：听力下降 3 年，炮仗致右耳耳聋 40 天。

现病史：患者自诉 3 年前熬夜追剧后感觉右耳耳闷，听力下降，尚不影响正常工作和生活，患者未予以重视及治疗，40天前因炮仗轰炸后右耳耳聋，听力完全丧失，患者立即前往当地县医院治疗，住院期间行高压氧、激素治疗20余天后，未见明显好转，遂转求中医治疗。

刻下：患者精神差，右耳聋，听力完全丧失，发作性头晕，恶心，呕吐胃内容物，口干，口苦，喝水少，易叹息，纳差，右侧颈部不适，舌质略暗红，苔薄白，舌面略水滑，舌下脉络瘀曲，双脉弦滑，出汗正常，大小便正常。既往长期饮酒史。

西医诊断：爆震性耳聋。

中医诊断：暴聋。

分析：（1）患者外在原因导致耳聋，伴有恶心、呕吐、头晕，不欲饮水，舌面水滑，为水饮上冲之征。（2）患者口干口苦，为上热，舌暗红、脉弦滑，舌脉提示为水热，结合耳聋、恶心呕吐、头晕、不欲饮水，上述症状病机考虑为水热上冲。（3）患者耳聋，右侧颈部不适，为表证。（4）舌暗红，舌下络脉瘀曲，为瘀血。（5）患者既往长期饮酒史，易叹息，纳差，结合舌脉，为里虚。由上述分析可知，患者病机为上热、水饮冲逆、里虚夹瘀血。《伤寒论》记载："伤寒八九日，下之，胸满、烦惊、小便不利、谵语、一身尽重、不可转侧者，柴胡加龙骨牡蛎汤主之。"条文中记载病症虽与本案患者症状不完全相同，但透过症状看病机，相差无几。条文中"胸满、烦惊、谵语"亦是水热上冲所致，"小便不利、一身尽重、不可转侧"是里虚湿盛，中不制下，水湿壅滞经脉的表现。本案患者也有"右侧颈部不适"表现，只不过条文"一身尽重、不可转侧"程度较重而已。柴胡加龙骨牡蛎汤，为小柴胡汤去甘草，加桂枝、茯苓、大黄、龙骨、牡蛎、铅丹而成。方中小柴胡枢转少阳，桂枝降冲逆，茯苓利尿安神，大黄清热活血，桂枝、茯苓、大黄三药合用重在降水热冲逆。龙骨、牡蛎、铅丹镇静安神。方中半夏、生姜为小半夏汤，《金匮要略》记载"呕家本渴，渴者为欲解，今反不渴，心下有支饮故也，小半夏汤主之"，小半夏汤可降逆化饮止呕。铅丹有毒，故不用。本案患者大便可，有瘀血证据，故减少大黄用量，加川芎、红花活血化瘀。

方药：柴胡加龙骨牡蛎汤加减。

柴胡24g，黄芩9g，姜半夏20g，生姜12g，桂枝15g，茯苓30g，大黄6g，龙骨15g，牡蛎15g，人参12g，大枣12g，川芎12g，红花12g。草药5剂，先煎龙骨、牡蛎30分钟，另煎人参30分钟，下余药，药成后另兑人参汁。饭后服药，忌口烟酒、冷饮、羊肉。

服药后反馈：患者服药后，耳聋明显改善，听力基本恢复正常，偶有耳闷不适，头晕、恶心、呕吐消失。患者自觉症状改善明显，已正常工作生活，未再就诊。

按：本案患者病程较长，3年前已出现听力下降表现，此次炮仗导致病情加重，右耳听力完全丧失，西医系统治疗病情无明显缓解，才寻求中医诊治。在后期中医治疗过程中，患者未同时服用西药治疗，相比于中西医一起治疗的案例，单纯中医治疗取得如此疗效，实属不易。这也进一步说明了中医经方的魅力与活力。

苓桂术甘汤加减治疗喉癌气切后饮水呛咳案

李高勤

甘肃中医药大学附属医院 急诊科，甘肃 兰州 730000

喉癌是发生在声门部位及其周围组织的恶性癌症，由于生活习惯的改变、工作环境、空气污染等因素导致喉癌的发病率呈现逐年上升的态势。喉癌临床表现可见声嘶、咽痒、咳嗽、吞咽梗阻感及吞咽困难，甚者出现颈部肿块、呼吸困难、咳血等症。喉癌目前的治疗方式有手术治疗、放射治疗、靶向治疗和免疫治疗，由于早期症状不典型，无特异性，大多数喉癌患者在晚期才被发现。中医学对喉癌的认识较早，清代《医宗金鉴》记载："喉疳初觉阴虚成，嗌干刺痛色淡红，肾火炎上金受克……"祖国医学根据喉癌的临床表现多将其归于"喉疳""慢喉瘖""喉瘤"的范畴。历代医家多从阴虚、阳虚、痰湿瘀阻等方面进行论述，并取得较好疗效。现整理1则运用经方治疗喉癌气切术后饮水呛咳案例，疗效较好，在此写出与同道共享。

李某，男，56岁，2023年9月11日就诊。

主诉：发现喉癌2年，咽喉干涩伴饮水呛咳1月。患者2年前因咽喉不适前往医院就诊，经系统检查后诊断为喉癌，住院期间前后两次手术治疗（具体术式不详），第二次手术后又多次行放射治疗。患者住院期间因呼吸困难行气管切开术。

刻下：咽喉干涩，口水多，饮水呛咳明显。胃口尚可，易出汗，怕冷，口干口苦，无头晕头疼，无胸闷气短，大便1天1次，小便淋漓不尽（既往前列腺增生病史）。睡眠一般，无手脚冰凉，腰背有疼痛感。舌淡嫩水滑，网诊无脉。

西医诊断：喉癌，气切术后。

中医诊断：慢喉瘖。

方药：桂枝加葛根汤＋苓桂术甘汤＋四逆理中汤加减。

桂枝12g，茯苓20g，炒白术20g，甘草6g，赤芍12g，葛根30g，生姜9g，附片15g（先煎30分钟），白芍12g，炮姜12g，厚朴18g，百合30g。5剂，饭后服药，1日2次。忌口辛辣、油腻、烟酒。

分析：（1）整体分析，患者易出汗，怕冷，腰背疼痛感，为太阳中风表证，可以从痉病柔痉考虑。《金匮要略》记载："太阳病，发热汗出，而不恶寒，名曰柔痉。""太阳病，项背强几几，反汗出恶风者，桂枝加葛根汤主之。"所以治疗可以考虑桂枝加葛根汤。（2）再分析，患者饮水呛咳，口水多，同时也是患者主诉，是本次需要立即解决的问题，小便淋漓不尽，为水饮冲逆，舌象是否支持水饮？患者舌淡嫩水滑，为水饮无疑，《金匮要略》记载："心下有痰饮，胸胁支满，目眩，苓桂术甘汤主之。"可用苓桂术甘汤降逆化饮。（3）患者舌淡嫩水滑，小便淋漓不尽，又有水饮冲逆，考虑患者太阴里虚，脾阳运化不足，津液生成不足，故现咽喉干涩、口干口苦等津虚、虚热之象，而小便淋漓不尽又是中不制下的另一指征。《伤寒论》记载："霍乱，头痛发热，身疼痛，热多欲饮水者，五苓散主之；寒多不用水者，理中丸主之""大病瘥后，喜唾，久不了了，胸上有寒，当以丸药温之，宜理中丸"。"寒多不用水""喜唾，久不了了，胸上有寒"等句，与本案患者口水多，饮水呛咳有诸多神似之处。故针对患者太阴脾虚，可予以理中汤，为进一步加强太阴里寒治疗，合附子成四逆汤。为增强疗效，标本兼治，可予以百合甘寒润肺，百合与桂枝加葛根汤中白芍对治患者口干口苦、咽喉干涩之症，此外，百合是药食同源之品，百合润而不寒，凉而不滋，可治养结合，改善汤药口感。

服药后反馈：患者服药后，食欲、睡眠、精神都比以前好很多，饮水呛咳也好多了。

按：喉癌是常见的头颈部恶性肿瘤，近年来，其发病率不断上升，且5年生存率不断下降。目前，手术治疗仍然是喉癌的主要治疗手段。但手术治疗会导致喉部结构异常，无法发声，饮食异常，部分气切患者预后及生存质量受到严重影响。在我国，中医药具有完整的理论体系与治疗手段，在疾病的预防与诊治中发挥着不可替代的作用。而经方作为中医经典方剂的璀璨明珠，一直发挥着重大作用。本案患者诊断明确，按照经方论治体系，先辨六经，继辨方证，全解病机，根据"无一症是多余，无一症不相关"原则，随证选方，准确用药，疗效显著。

苓桂术甘汤加减治疗偏头痛案

李高勤[1] 张志明[2] 雍文兴[1]
1. 甘肃中医药大学附属医院 急诊科，甘肃 兰州 730000
2. 甘肃省中医院，甘肃 兰州 730050

偏头痛是临床常见的原发性头痛，多表现为反复发作的搏动性中重度头痛，多同时伴有恶心、呕吐、畏光和畏声等症状。偏头痛发病率高、病程长，在神经系统疾病负担中居第二位。目前有研究认为，偏头痛的发病机制包括三叉神经血管学说、血管源学说、神经递质学说、皮层扩布性抑制学说和线粒体能量代谢障碍学说。西医临床治疗以尼莫地平、盐酸氟桂利嗪胶囊、曲普坦等药物为主，但多需要长期服药，且临床症状多有反复，仍需进一步探索更为有效的治疗药物。

中医学多记载有"首风""脑风""偏头痛""偏头风""偏正头痛"等病名。《素问·骨空论》记载："风从外入，令人振寒， 汗出， 头痛。"外感风邪是头痛常见原因。朱丹溪提出 "头痛多主于痰，痛甚者为火"，则从内伤痰火论治。明·王肯堂提出"下虚者，肾虚也，故肾虚则头痛"，重视肾虚头痛。程钟龄指出"偏头风者，半边头痛，有风热、有血虚"。王清任则强调瘀血在头痛中占据重要位置，并提出通窍活血汤治疗。张瑶等人在"基于《中医方剂大辞典》挖掘古代治疗偏头痛的用药和时代规律"中指出，各年代医家辨治偏头痛用药不尽相同，但其用药思想包括性味归经等基本相同，从汉唐至清代整体一脉相承，总不离祛风、活血、止痛和从肝论治。中医经方诊疗体系历史悠久，独具特色，具备完整立法方药，因其疗效显著而备受推崇。现分享一例经方治疗偏头痛医案。

曹某，女，29岁，甘肃静宁人，2021年5月20日就诊。

主诉：右侧搏动性偏头痛8年。

现病史：右侧间断性偏头痛，呈搏动样，压力大、紧张、受凉或月经期间会发作。以前曾针刺治疗（血管搏动处围刺，穴位多取头维、太阳、列缺、合谷、太冲等穴），口服小柴胡合川芎茶调散等中药治疗，针刺及服药后疼痛缓解，但停药、停针刺则又复发，症状反复。

刻下：右侧搏动性偏头痛，头痛明显；平素不出汗，天热时出汗；自觉有一点感冒，经常鼻塞；口渴，平时常饮热水，偶尔饮冷水；协肋两侧无胀疼，偶有胸闷气短；心情一般，无大喜大悲；近期将考试，压力比较大，思虑较多；最近食欲不好，小便黄，大便有点便溏，黏腻；平素容易感冒，怕冷怕风，手脚冰，素乏力，记忆力差，头闷身重；现正值经期，月经量偏少，手脚发热，痛经明显；胃部偶有反酸，烧心。既往有鼻炎、鼻中隔偏曲病史。舌淡稍暗稍胖大，稍水滑，齿痕，网诊无脉。

分析：（1）患者自觉感冒，有鼻塞，右侧头痛，偶有胸闷气短，平素怕冷怕风，头闷身重，考虑有表证。（2）患者口渴，喜饮热水，大便溏而黏腻，食欲差，多考虑太阴脾虚水饮代谢异常，舌淡、暗、胖大，齿痕，亦是太阴饮盛明证；太阴脾虚，运化无源，正常津液无以生，体表不得濡养，则身重，异常水饮趋于胃肠，则便溏、黏腻，水饮凌心则，胸闷气短，水饮冲逆于清窍，则头闷、头痛。（3）患者正值经期，月经量少，痛经，结合水饮冲逆，多是血虚水盛，可考虑当归芍药散。既有表证、又有太阴脾虚水饮冲逆，可考虑苓桂术甘汤解表化饮降逆；《外台秘要》记载：《外台》茯苓饮"主心胸中有停痰宿水，自吐水出后，心胸间虚，气满，不能食，消痰气，令能食方"，可合用以增加"消痰气、去宿水、令能食"的功效。

诊断：太阳太阴合病夹痰饮。

方药：苓桂术甘汤合当归芍药散合外台茯苓饮。

桂枝 15g，茯苓 30g，苍术 15g，甘草 6g，当归 12g，白芍 12g，川芎 15g，泽泻 15g，陈皮 15g，枳实 15g，生姜 12g。7 剂，水煎服，1 日 1 剂，忌口辛辣、油腻、湿冷、水果、麻辣烫。

服药后反馈：服药后，患者自诉效果挺好，头部闷重感减轻，全身轻松。头痛减轻，但仍有，体重减轻 1kg。但是患者出现腹泻症状，每天大便 2~3 次。自觉乏力、头晕。

分析：患者虽然整体好转，但用药偏凉，与太阴脾虚湿盛病机不相宜，故而消化道症状加重。调整方药，予附苓理中汤温阳利水，合麻黄附子细辛汤太少同治，鼓邪外出。

方药：桂枝汤合附苓理中汤合麻黄附子细辛汤加减。

桂枝 15g，淡附片 30g，茯苓 30g，干姜 15g，党参 9g，炒白术 30g，炙麻黄 3g，细辛 3g，川芎 15g，甘草 6g，赤芍 9g。3 剂，1 日 1 剂，中晚餐后服用。忌口辛辣、油腻、湿冷、烟酒、水果、麻辣烫、牛羊肉。

服药后反馈：服药 2 剂后，患者自诉头晕头痛已明显缓解，此外，鼻炎、鼻塞、反酸烧心、怕风怕冷、手脚冰凉这些症状都好多了，稍口渴，食欲一般，小便稍黄，大便 1 日 1 次，基本正常。

按：本案患者治疗虽有波折，但终归取得了较好的治疗效果。从表里观而言，患者是表里合病，表有表阳太阳、表阴少阴之别，患者鼻塞、头痛、平素怕冷怕风、手脚冰凉、乏力、记忆力差，更像是少阴病，里有纳差、便溏、及一系列水饮冲逆的表现，治疗当表里同治。从正邪观而言，患者以正虚太阴脾虚为因，邪盛以水饮冲逆为果。从津液观而言，患者有口渴，貌似是有热的病机，但就其本质而言，仍是脾虚津液输布异常的表现，津液异化为水饮，水饮患者多无口渴症状，亦有部分患者会有局部津虚表现，何以鉴别，舌脉可参，本案患者舌淡、暗、胖大、齿痕，无热证依据，此时若单纯依据口渴症状予以清热泻火类治疗，将败坏脾胃，事倍功半。笔者以为，不论诊治何种疾病，严格分析每个症状背后的病机与内在逻辑联系，辨别轻重，分清主次，按照“先辨六经，继辨方证，全解病机”原则，都会取得较好疗效。

甘草泻心汤加生地治疗湿疹案

马进疆
贵州中医药大学，贵州 贵阳 550025

Y 女士，36 岁，花溪高坡人，身高 160cm，体重 120 斤，在家务农。

2023 年 2 月 15 日就诊。

主诉：全身皮肤瘙痒 15 年余。15 年前在浙江打工刷纸盒，起初不注意不戴手套，可能是碰到乳胶漆等化工产品，7 个月后出现双手、四肢躯干、腹部大面积皮损，皮肤增厚、有渗液，瘙痒难忍。近 10 余年内多次住院、门诊治疗，但反复发作，患者对治疗了无信心。今年初经花溪区中医院体检科某医生推荐前来我处就诊。

诊断：湿疮（血虚风燥证）。

方药：甘草泻心汤加生地。

甘草 30g，黄连 6g，黄芩 15g，清半夏 25g，干姜 5g，大枣 15g，生地黄 60g 。7 剂，每天 1 剂，水煎服。

服用 1 周后，瘙痒止住，皮肤渗水明显好转，随后又服用 5 周。共计 40 余剂，全身皮损消失。1 年后回访，已无新发。

按：甘草泻心汤在《伤寒论》中是治疗胃痞病的，在《金匮要略》中是治疗狐惑病的，而在本案中拓展应用到治疗皮肤病。如何理解呢？胃痞与狐惑无论是从“病机”或“症状”上很难找到共同点，很难理解甘草泻心汤能够治疗狐惑病和皮肤病类疾病。此方是小柴胡汤衍生成半夏泻心汤，又从半夏泻心汤加重甘草而成。甘草泻心汤结构严谨，面面俱到，是一首适应症广泛、临床疗效显著的名方。不能只用“辛开苦泄”的药性组合去理解本方，对于本方不妨根据仲景辨证用药规律，从多角度去理解。甘草泻心汤由四组药物组成，分别是甘草干姜汤、三黄泻心汤、半夏和人参大枣。甘草干姜汤在《金匮要略·肺痿肺痈咳嗽上气病脉证并治》：“肺痿吐涎沫而不咳者，其人不渴，必遗尿，小便数，所以然者，以上虚不能制下故也。此为肺中冷，必眩，多涎唾，甘草干姜汤以温之。”“吐涎沫”“多涎唾”“遗尿”“小便数”等就是指排泄物、分泌物方面的病证。当然还要有“其人不渴”等为佐证，并且分泌物、排泄物是“澄澈清冷”的属于“肺中冷”者。仲景有干姜的方如：理中汤、桃花汤、肾着汤、干姜半夏人参丸等，都是有“吐涎沫”“下利”“下利青谷”等证。甘草也是甘草泻心汤的关键，甘草用于外科溃疡、渗出性疾病在后世医方和医案中都不难见到，如四妙勇安汤里面也有大量的甘草。西医常给经久不愈皮肤病患者用甘草的提取物——复方甘草酸苷片辅助治疗，用于稳定生物膜，减少炎症物质释放，并可以缓解黏膜刺激，保护黏膜，修复黏膜溃疡。甘草泻心汤另外一组核心药物黄芩、黄连，除了消痞外还有清热燥湿的作用，《金匮要略·疮痈肠痈浸淫病脉证治》：“浸淫疮，黄连粉主之。”后世的方，如黄连解毒汤，实为泻心汤演变而来。半夏在甘草泻心汤中也是非常关键的，仲景用半夏消痞止呕是常规用法，如小半夏汤、小柴胡汤。生半夏对局部皮肤黏膜有刺激作用，能去腐生新，《伤寒论》第313条：“少阴病，咽中痛，半夏散及汤主之。”要注意半夏散及汤是“少少咽之”，目的是使药物慢慢接触疮面，使腐去而黏膜易于修复。人参和大枣在甘草泻心汤中起到固护中焦脾胃的作用。我的老师黄仕沛老师在《经方亦步亦趋录（续）》里就详细介绍了本方及其治疗皮肤黏膜系统疾病的经验，限于篇幅，感兴趣的读者可参阅黄老师的书。

皮肤痒是该患者最苦恼的事，困扰了她近15年。皮肤瘙痒是皮肤病最常见的症状，关于皮肤瘙痒古今论述皆很多。宋代文人苏东坡的论述尤为精彩：“人生耐贫贱易，耐富贵难；安勤苦易，安闲散难；忍疼易，忍痒难；能耐富贵，安闲散，忍痒者，必有道之士也。”《伤寒杂病论》中仲景论述痒的条文只有3处，有明确方证的只有23条桂枝麻黄各半汤。与痒相关的条文最值得研究的是第196条：“阳明病，法多汗，反无汗，其身如虫行皮中状者，此以久虚故也”。此条虽无痒，但身如虫行皮中状者，当与身痒无异。此条文是说阳明久虚，其实是阴虚，阴虚则汗源不充，故法多汗反无汗，而皮肤干燥瘙痒。本来是濈然汗出的阳明病，现在却皮肤干燥，瘙痒，“身如虫行皮中状”。如荨麻疹、带状疱疹、神经性皮炎等，特别是老年性皮肤干燥症，经久不愈多考虑为阳明久虚，津液不足，潮红、脱屑比较明显者，以生地养阴填补为主，常用大剂量生地（60~120g），此乃后世的“滋水涵木”之法。

吴氏中医伤寒六经针法葛根汤加减治疗颈痹证案

吴军尚[1] 吴军瑞[2] 李之涵[3] 李雨声[4] 王宣权[5]
1. 广东省中医院，广东 广州 510120
2. 北京世针联中医微创针法研究院，北京 丰台区 100079
3. 北京中医药大学，北京 朝阳区 100071
4. 北京世针联中医微创针法研究院，北京 丰台区 100079
5. 北京中医药大学，北京 朝阳区 100071

唐某某，男，45 岁，建筑工人，2018 年 6 月 20 日初诊。

主诉：颈项疼痛伴活动受限 1 年。

现病史：患者 1 年前因长期室外劳动引起颈项疼痛，后逐渐出现颈部活动受限，曾多处求医诊疗，服中西药疗效不佳。

刻下：患者项背强痛，头不能前屈、后仰、侧转，颈部触诊 C5、6、7 太阳经筋压痛明显，条索样筋结，伴上肢太阳经筋区疼痛，向环指小指放射痛，无汗，舌淡苔白，脉浮紧。

中医诊断：颈痹证，风寒痹阻太阳经筋。

方药：葛根汤加减。

葛根 30g，桂枝 15g，麻黄 9g，赤芍 30g，细辛 6g，生姜 9 片，炙甘草 9g，大枣 12 枚。7 剂，水煎服，日 2 服。

吴氏中医筋骨针法：手阳关三针前谷透后溪、液门透中渚、三间透合谷，颈下阳关三针大椎、双侧肩中俞，颈夹脊穴松解筋结。隔日 1 次。

2018 年 6 月 27 日二诊，服药 7 剂，筋骨针治疗 3 次后，颈肩臂疼痛明显减轻，颈部活动受限程度减少。上方麻黄量减为 6g，加炒苍术 10g，继服 7 剂，筋骨针刺 3 次，颈阳关外贴吴氏筋骨膏以固其本而痊愈，随访半年无复发。

按：该患者项背部太阳经经筋循行处，风寒之邪客其经筋，项背强几几、或慢性劳损，筋伤痹阻筋结形成，引起太阳经，经筋受累，经络痹阻不通而致活动受限。葛根汤适用于太阳表寒兼经输不利表实证，发热恶风无汗，头项强痛脉浮。主证表现在“项背强几几”，无麻黄汤证之“喘”，故不取杏仁，有“几几然”之风寒循经侵袭较深，且筋脉失于津液所濡养，故以葛根发汗解肌，滋筋脉而舒拘急，芍药、甘草、大枣之酸甘化阴以生津，麻黄为发汗解肌，细辛散寒通络。针法方面按照十四经筋理论体系，三关定位法，在筋守筋，筋骨针取颈下阳关三针肩中俞、大椎以及华佗夹脊穴筋结，在项背部太阳、督脉经筋骨突筋结点进行松解，解除筋结对气血的阻碍，使经络得通，通则痛止，再配合开三关针法，针远端手三阳关前谷透后溪、液门透中渚、三间透合谷，疏通三阳气机，主头面项背诸疾病。针药结合，疗效显著。

伤寒六经针法小青龙汤加减治疗咳喘案

吴军瑞[1] 吴军尚[2] 李之涵[3] 李雨声[4] 杨国智[5]

1. 北京世针联中医微创针法研究院，北京丰台区，100079

2. 广东省中医院，广东广州，510120

3. 北京中医药大学，北京朝阳区，100071

4. 北京世针联中医微创针法研究院，北京丰台区，100079

5. 北京中医药大学，北京朝阳区，100071

郭某某，男，53岁，2019年9月28日初诊。

主诉：咳喘10余年。

现病史：患者10余年前出现咳喘，痰白质稀，冬重夏轻，西医诊为慢性支气管炎、肺气肿，西药治效不显。

刻下：气喘憋闷，耸肩提肚，咳吐稀白痰，夜晚加重，不能平卧，晨起痰多，背部恶寒，视其面色黧黑，舌苔水滑，脉弦滑。

中医诊断：喘证，外寒内饮。

方药：小青龙汤加减。

麻黄9g，桂枝10g，杏仁15g，姜半夏15g，川朴15g，茯苓30g，干姜10g，五味子6g，细辛6g，射干15g，炒莱菔子30g，炙甘草9g，生姜9片，大枣6枚。7剂，水煎服，每日2服。

吴氏中医筋骨针法：腕阴关经渠透太渊、孔最、尺泽、天突，胸阴关鸠尾透膻中、丰隆、太白、肺俞。均用强开强通法，青龙摆尾针法。隔日1次。

2019年10月5日二诊，服药7剂，针3次后，咳喘大减，吐痰减少，夜能卧寐，胸中觉畅。上方加杏仁10g，川贝10g，继服7剂，针3次而愈，随访半年未复发。

按：小青龙汤是治疗寒饮咳喘的名方。仲景先师医治“伤寒表不解，心下有水气”“咳逆倚息不得卧”支饮为患。本案咳喘吐痰，痰色清稀，背部恶寒，舌苔水滑，为寒饮内扰于肺，肺失宣降之职。方中麻黄、桂枝发散寒邪，兼以平喘；杏仁止咳平喘；干姜、细辛温肺胃，化水饮，兼能辅麻桂以散寒；姜半夏涤痰浊，健胃化饮；茯苓健脾利湿，助化痰饮之功；五味子滋肾水以敛肺气；炒莱菔子消食除胀，降气化痰；射干祛痰利咽；炙甘草益气和中，调和诸药。本方具有散寒邪，去水饮，肺气通畅则咳喘自平功效。针取太渊脉之会、手太阴肺经之原，调理肺气以助脉络之行；继取经渠，调理肺气，疏通经络；取肺经之郄穴孔最，肃肺气，宣肺窍；尺泽为肺经之合穴，合主逆气而泄，可宣导上焦气机以泄肺气之壅；刺任脉与阴维脉之会穴天突，以宣畅胸阳；膻中一名上气海，亦为八会穴中之气会，取之宣通上焦，理气降逆，令胸膈气机通达，以平气逆不得息之苦；丰隆为祛痰要穴；太白健脾利湿以消生痰之源；肺俞以通肺气，外合皮毛兼行太阳之气。针药结合，效果颇佳。

管媛媛经方医案 2 则

管媛媛

北京市通州区梨园镇梨园社区卫生服务中心，北京 通州 101121

医案一　人工流产后漏汗案

李某，女，29 岁，2023 年 9 月 8 日初诊。

主诉：人工流产后多汗 1 月余。

现病史：患者于 7 月前妊娠，产检过程未见异常，1 月前因胎动异常就诊于当地医院急诊，经查体和化验检查诊断为宫颈管扩张。处置建议立即终止妊娠，予流产手术，术后患者多汗。

刻下：自汗出、汗出不止，四肢不温，面色㿠白，自觉身体四处透风，畏风如箭，衣被浸湿需每日一换，兼见口干，乏力懒动，纳差，寐欠安，舌淡嫩边有齿痕，苔中厚腻，脉沉细。

中医诊断：漏汗。

辨证：阳虚不固。

治则：调和营卫，扶阳固表。

方药：桂枝加附子汤主之。

桂枝 15g，白芍 15g，炙甘草 6g，生姜 15g，大枣 4 枚，黑顺片 10g（先煎）。7 剂，每日 1 剂，早晚温服。

2023 年 9 月 15 日二诊，服上方 7 剂，自诉身体透风明显缓解，汗出减少，口干稍减，余症同前。舌淡齿痕减轻，苔中厚腻，脉沉细。守上方加人参 3g。7 剂，每日 1 剂，早晚温服。

2023 年 9 月 22 日三诊，自诉已无透风感，多汗已止，四肢转温，口腔润泽，饮水正常。自觉身体力增，食欲恢复，目前正在旅游散心。

按：《金匮要略》云：“新产血虚，多汗出……”《伤寒论》言：“太阳病，发汗，遂漏不止，其人恶风……桂枝加附子汤主之。”上述患者漏汗病，虽与桂枝加附子汤证不同，但主症、病机相同，故以该方治之而取效。此患者兼见口干、苔腻，首诊欲加薏仁、佩兰、麦冬之品，然思之经云：“饮入于胃，游溢精气，上输于脾，……，和于四时五脏阴阳，揆度以为常也。”口干正是水液未归于正途，遂未加之。二诊患者虽苔厚腻、然口干减轻，但用桂、附之辛热而无忧虞。

医案二　舌痛（灼口综合征）案

秦某，女，74 岁，2023 年 3 月 1 日初诊。

主诉：舌痛 1 月余。

现病史：患者 1 月前因舌体腺体瘤于北京口腔医院行手术切除，术后自觉舌面疼痛，诊断为灼口综合征。予甲钴胺片口服、西帕依固龈液漱口，未见明显改善。

刻下：舌痛，言多及进热食则痛剧，口干，纳少，食后腹胀满，心烦，乏力，寐浅，二便调，舌暗红，苔少，脉沉细。

中医诊断：舌痹。

辨证：脾胃虚弱，阴阳不调。

治则：健脾和胃，调和阴阳。

方药：甘草泻心汤。

炙甘草 30g，黄芩 15g，黄连 6g，清半夏 12g，大枣 4 枚，干姜 10g，党参 20g。7 剂，每日 1 剂，分 3 次温服。

2023 年 3 月 8 日二诊，自诉舌痛明显好转，纳食增多，乏力明显减轻，饭后腹部胀满明显减轻，仍寐浅，多梦，舌暗红，苔少，脉沉细。守上方继服 7 剂。

2023 年 3 月 15 日三诊，舌痛基本未再出现，纳食正常，乏力感消失，唯遗留多梦。守上方加百合 30g。14 剂，每日 1 剂，分 3 次温服。电话随访 3 个月，患者诸症皆消，未再出现舌痛症状。

按：灼口综合征多见于绝经期女性，目前西医病因不明，尚无确切治疗方法。患者术后因舌痛而进食不便，日久脾胃虚弱，可见纳差、食后腹胀，心烦等，为内生虚热、寒热错杂，综合患者症状和舌脉，乃脾胃不和、阴阳失衡所致，治以健脾和胃、调和阴阳，方以甘草泻心汤补中和胃，燮理阴阳。《日华子本草》记载百合“安心，定志，养五脏”。寐浅遂加百合。

桂枝茯苓丸治疗药物流产后宫腔内残留案

吴鑫鑫

南京乾生堂社区卫生服务站，江苏 南京 210017

陈某，女，37岁，2024年4月8日初诊。

现病史：自然流产后宫腔内残留19天，患者早孕后于2024年3月19日查出胎停育，因感冒未能立即行清宫手术，服用感冒药后3月20日夜间突然阴道大量出血，鼓楼医院急诊科医生考虑自然流产，予以对症处理。第二天查B超示：宫腔见24mm×14mm×13mm不均匀回声。后口服益母草颗粒，促进宫腔内残留自然排出。4月3号复查B超示：宫腔见24mm×13mm×3mm不均匀回声，因害怕清宫来诊。

刻下：咽喉有痰，稍有咳嗽，咽部不适，多汗，吃饭胃口好，大便1天1次，不干不稀，睡眠正常，阴道未见流血，偶有左下腹隐痛，腹肌力可，左下腹按之稍有压痛。舌红苔薄白，脉细滑。

方药：桂枝茯苓丸合半夏厚朴汤加味。

桂枝15g，茯苓20g，桃仁10g，白芍15g，牡丹皮15g，浮小麦30g，姜半夏15g，厚朴15g，紫苏梗15g，桔梗10g，甘草5g。7剂，每日1剂，水煎服。

药后回访，咳嗽已无，4月17日复查B超示：宫腔内已无残留。

按：随着现代生活方式和生活环境的改变，生育政策的调整，高龄孕产妇人数的增加，胎停育的发病率逐年升高。胎停育发生后最终都以流产为结局，药物流产是目前常见的早孕终止妊娠方法，据统计，药流结果有近10%的患者存在不全流产的风险。药流后宫腔残留是指药物流产后，少量绒毛组织和陈旧性血凝块未及时排出体外，影响子宫正常收缩。目前，西医治疗主要采取清宫方案，但费用较高且会产生不可预期的并发症，增加患者后期生育难度。对于宫腔内残留物较小且阴道出血不多的妇女，采用药物保守治疗更易于被接受，且药物保守治疗创伤小、并发症发生相对较少。

桂枝茯苓丸是古代的下死胎方，经典的活血化瘀方，具有降低血液黏度、扩张微血管管径、改善微循环的作用。陈良甫在《妇人大全良方》中称本方为“夺命丹”，用来治疗“妇人小产，下血过多，子死腹中”，并以“若胎未损，服之可安；已死，服之可下”评价本方的功效。现代有研究发现，桂枝茯苓丸有活血化瘀、温经通络的作用，可以用于药物流产后的患者，减轻副作用。此患者自然流产后宫腔内残留，左下腹按之稍有压痛，桂枝茯苓丸指征明显，因咳嗽有痰，合方半夏厚朴汤，咽部不适加桔梗，汗多加浮小麦，整体方证丝丝入扣，病体相合，用后效果明显。若能有更多案例报道，形成大数据统计，更深入探讨桂枝茯苓丸治疗流产后宫腔残留的对病用药认知，则可进一步拓展经方桂枝茯苓丸的疾病谱。

陈玉铭验案10则

陈玉铭
甘肃省定西市第二人民医院，甘肃 定西 743099

医案一　龟头湿疹案（清热利湿解毒法）

曹某，男，38岁，2014年3月14日初诊。

主诉：龟头潮湿、发红、瘙痒2月。

现病史：患者2月前因卧久日未烧的土炕，第2天即出现龟头发痒，当时未予重视，1周后逐渐出现龟头潮湿、发红，瘙痒，包皮与龟头接触面尤甚，经西医抗过敏治疗后减轻，但过后又发作。反复发作数次，遂求治于余。观其阴茎红肿，龟头和包皮发红潮湿，有白色黏液样物浸润，而尿道口无黏液样物质，阴囊潮湿，舌红苔黄腻，脉滑数。

西医诊断：龟头湿疹。

中医诊断：狐惑，证属湿热蕴结下焦。

治则：清热利湿解毒。

方药：甘草泻心汤、赤小豆当归散加味。

生甘草15g，半夏10g，黄连6g，黄芩10g，干姜3g，大枣6枚，党参6g，当归20g，赤小豆30g，苦参10g，土茯苓30g，全蝎2g，萆薢20g，黄柏10g，白藓皮20g，半枝莲15g，苡米30g。7剂，第1、2次煎液和匀，分3次1日内服完，第3次煎液熏洗前阴。

2014年9月19日二诊，上次服完7剂即痊愈。半月来又出现上述症状，阴茎和龟头稍红，不潮湿，舌红苔黄，脉数，以前方原方7剂。后随访6月未复发。

按：该患者龟头潮湿、发红、瘙痒，类似中医“狐惑”的症状。狐惑病是以咽喉、口腔、眼和外阴溃烂为主证，并见精神恍惚不安等为主要表现的一种疾病。与西医之白塞氏综合征（眼、口、生殖器三联综合征）类似。本例虽无明显的口腔溃疡、咽喉疼痛，但舌红也为口腔热症，故以狐惑病名之。所用甘草泻心汤、赤小豆当归散均为治疗本病的伤寒验方。笔者在治疗口腔溃疡屡用屡验。方中生甘草解毒化湿，治疗狐惑，诸名家常用15~30g，方达其效；半夏、党参、薏米、大枣健脾和胃、化湿散毒；干姜温中化湿。上药专治湿毒之源，若脾虚生寒之因素得遏，湿毒方可不复。黄芩、黄连、黄柏、赤小豆、苦参、土茯苓、萆薢、白藓皮、半枝莲清热解毒，化湿止痒。清热除湿解毒为治标之法，急则治其标，标抑正得复。当归活血养血，血行风自灭；全蝎祛风止痒。诸药配伍得当，健脾安正、化湿解毒、养血活血、祛风止痒，诸法熔为一炉，狐惑一病方得全熄。

医案二　神经性头痛案（柔肝息风通络法）

张某，男，12岁，2013年9月25日初诊。

主诉：头痛头晕、双眼皮跳动半年，加重1周。

现病史：患者就诊前6月因惊吓出现头痛抽痛，左侧头痛尤甚，头晕，一日一发或数发，双眼皮跳动，右眼尤甚，夜间睡梦中双下肢抽搐，口苦，二便尚可，舌红苔黄，脉弦。脑电图 δ 波异常。

西医诊断：神经性头痛。

中医诊断：头痛（血虚肝风证）。

治则：养血柔肝，祛风通络，潜阳止痛。

方药：柴胡桂枝干姜汤合芍药甘草汤加减。

柴胡6g，黄芩6g，桂枝6g，牡蛎15g（先煎），白芍20g，甘草10g，木瓜10g，全蝎1g（冲服），黄连2g，夏枯草10g，石菖蒲6g，生龙骨10g（先煎），茯神10g，郁金10g。7剂，水煎服，并加服养血清脑颗粒1包，1日3次。

2013年10年9日二诊，服上药后，头痛头晕、口苦大减，头痛两三日发作一次，余症稍减。效不更方。处方同前，部分药量有变动，具体如下：

柴胡6g，黄芩10g，桂枝6g，生牡蛎30g（先煎），白芍45g，甘草10g，木瓜20g，全蝎1g（冲服），黄连6g，夏枯草20g，石菖蒲6g，生龙骨15g（先煎），茯神12g，郁金10g，鸡子黄1枚（烊化），7剂。养血清脑颗粒1包，1日3次。

2013年10月16日三诊，其母代诉，患者头痛只发生一次，但右眼皮仍然眴目，频率同前。乃于上方加葛根15g、钩藤15g、麻黄6g、秦艽10g，7剂。养血清脑颗粒1包，1日3次。此乃王幸福《杏林薪传——一个中医的不传之秘》秘法，眼皮跳用葛根汤加钩藤、秦艽，安徽民间中医蔡长福老先生也善以葛根汤治疗面部疾病，故余参之。方中暗含芍药甘草汤加木瓜，养阴柔肝、缓急止痛，专治眼皮跳。

2013年10月24日四诊，其母来取药，说近2周头痛2次，太阳照射时易头痛，痛时头摇。眼皮跳也减少，其母大喜。以前方7剂，未做加减。

2013年11月5日五诊，头痛再未发作，前方10剂，2日1剂，养血清脑颗粒1包，1日2次。

2月后来告，头痛头晕再未发作，右侧眼皮再未跳动，孩子考试成绩优秀。随访1年未复发。

按：本案神经性头痛类似中医"头痛"的症状，病情复杂，病势缠绵，根据病情确定病机，治疗前后曾用柴胡桂枝干姜汤、芍药甘草汤、黄连阿胶汤三方和成药养血清脑颗粒，治本之法为养血柔肝，而除标之法为潜阳熄风、通络止痛。曾用白芍、甘草、木瓜、鸡子黄养血滋阴，柔肝解痉，此乃治本；柴胡、黄芩、夏枯草、黄连清肝泻火，止痛抗晕；生龙骨、牡蛎重镇潜阳熄风；全蝎虫蚁搜剔、通络止痛；茯神、郁金、石菖蒲豁痰解郁，醒神止痛；桂枝温经通络止痛。养血清脑颗粒为中成药，方中四物汤养血活血，钩藤、夏枯草、决明子泻肝降火，熄风通络，元胡索、细辛温阳止痛，珍珠母潜阳熄风，止痛抗眩。由此可见，中药汤散配伍严谨，选药精当，动物、植物、矿石滋燥同施，故能收到如此佳效。

古代中医治病，善于抓住病机，从脏腑经络气血和阴阳虚实之根本着手，特别从虚论治，结合风火痰瘀湿毒燥内外淫邪，治疗似乎有点慢，但效果稳定而持久，这可能也是中庸之道的一个表现，更是中医能够在几千年与病邪斗争中得以生存并发展至今的一个重要原因。

医案三　子宫切除术后大便不下（清热化瘀法）

罗某，女，43岁，2014年12月23日初诊。

现病史：因不规则阴道流血4日、伴腹痛而入院。入院后确诊子宫肌腺瘤、慢性宫颈炎、宫颈息肉、高血压病。2014年12月15日，行子宫切除术，之后未见明显异常。12月21日，忽然小便不利，经中医科针灸医生针刺后小便稍利，但大便数日未下，小腹重坠不适，遂于12月23日请余会诊。

刻下：小腹下坠，尿道胀痛，小便不利，大便不下，甚为痛苦，舌红苔黄，脉弦。

西医诊断：肠功能紊乱。

中医诊断：便秘（瘀热证），即瘀热蕴结于下焦，肾不主二阴所致。

治则：清热化瘀，导滞通溲。

方药：伤寒桃核承气汤合红藤煎剂加味。

大黄6g，芒硝10g（烊化），桃仁10g，桂枝10g，甘草6g，车前草10g，蒲公英20g，败酱草30g，槟榔20g，红藤20g，薏米30g，乳香6g，没药6g，金银花10g，连翘20g，丹参15g，白芷6g，黄芪15g。3剂，水煎服。23日下午3点多取药，24日早，该患者之主治医师来我门诊报喜，大小便均利，小腹重坠大减。

按：《伤寒论》106条：太阳病不解，热结膀胱，其人如狂，血自下，下者愈。其外不解者，尚未可攻，当先解外，宜桂枝汤，外解已，但少腹急结者，乃可攻之，宜桃核承气汤。桃核承气汤为治疗下焦蓄血证之方，方中桃核和大黄是本方的缩写，也是活血通便的药对，国医大师张琪善以此二药为对药，专治尿血。近日看到一个名家医案，一名老年男性腰部扭伤后检查为腰椎病，服用桃核承气汤后大便下黑血而腰痛痊愈，亦下焦蓄血矣。2024年12月，我院疼痛科专家曾说，一名兰州骨科专家明确告诉他，腰痛患者大多有便秘（特别是术后），要求我对此类患者进行中医会诊，遂以桃核承气汤合肾著汤加当归、肉苁蓉为基本方加减。红藤煎剂本为治疗肠痈瘀热蕴结者，南京黄煌善以桂枝茯苓丸加红藤治疗小腹病变，故用红藤煎剂。白芷、薏米善于消散热痈，黄芪配活血化瘀之乳没、丹参益气活血，车前草、蒲公英、败酱草与红藤一并清热解毒、利水通淋，消散下焦瘀热，槟榔理气消胀、利水通便。

医案四　发热案（和解清热法）

王某，女，65岁，2012年1月11日初诊。

现病史：患者因子宫脱垂而行子宫切除术后，体温保持在39℃左右已7日，昨晚12点体温达39℃。经西医及针灸治疗效果不明显，故请我会诊。

刻下（16：40）：恶寒发热，有时发颤，体温38.3℃，下午和晚上加重，少汗，口苦，有时恶心，大便干结难下，胸腹不胀满，舌淡稍红，脉浮数。

西医诊断：感染性发热。

中医诊断：感冒（少阳阳明合证）。

治则：和解少阳，宣表发汗，导热通便。

方药：仲景大柴胡汤合杨栗山升降散加减。

柴胡12g，半夏10g，党参10g，黄芩6g，石膏15g（先煎），连翘15g，青蒿10g，白薇10g，郁李仁15g（捣），大黄6g（后下），蝉蜕6g，僵蚕6g，藿香6g（后下），甘草6g，生姜6g，大枣3枚，2剂，水煎服。同时服用感冒清热软胶囊2粒，一日3次。当晚8点喝药1次，晚12点体温36.8℃，自觉热，小便时腹胀，未大便。

2012年1月12日10：40二诊，诉今早6：00泻黑便一次，量少，但进病房时又感身冷不舒，随后恶寒发热，体温39℃，舌淡脉浮。即告将煎的二剂去大黄（10：40）。继进，当晚10点体温37.5℃。

2012年1月13日9：00三诊，诉今早7：00体温37℃，面色舒展而带笑容，全身舒服，无恶寒发热，饮食增加，二便正常，舌淡，脉细。鉴于患者彩超示胆囊壁粗糙，右胁不舒，邪气未能除尽，停静脉滴注药物，观察一日，准备明日出院，即以原方减大黄，加丹参10g，7剂。

2012年1月16日早来告：14日已服1剂，因腹部皮下囊肿而行手术，至今未再发热，今日出院，继续服用原方，停感冒清热软胶囊。

按：发热在临床上很常见，关键是针对发病因素精准治疗，如病原微生物和药敏试验，然后选用敏感的抗菌素（或/和激素）进行治疗，包括足够药量和用药频次。中医药治疗发热，当辨清风寒、风热、湿热、温热瘀积、虚热（气虚、血虚、阴虚、虚阳外越等），选用合于辨证的方药，重在发表达邪、化湿、清解阳明、通便和化瘀，必要时配合扶正生津诸法，既要考虑方简力迅，也要顾及病机全面，扶正祛邪时机合适，正确选用麻黄、石膏、大黄、白薇、青蒿、柴胡与其他清热解毒等药物及其剂量，必要时配合拔罐、刮痧、放血（穴位：耳尖、十宣）和推拿等中医适宜技术，疗效大多如意。本案在中药辨证治疗中就是一个典型案例，所用大柴胡汤合杨栗山升降散是和解少阳、宣散透邪的代表方，方中柴胡、石膏、青蒿、白薇和大黄等皆为低中量，当时顾及脾胃运化功能欠佳，大黄必须后下。涉及湿邪的，要区分湿热和寒湿及其转机趋势。临床中，如果条件允许，青蒿榨汁，白茅根和芦根用鲜品，其效更佳。

医案五　产后血痹案

马艳，女，27岁，2013年8月21日初诊。

主诉：产后90天，忽然出现双上肢麻木疼痛。听长辈说，产后四肢麻木疼痛当在产后及时治疗，效果良好。遂于2013年8月21日求诊于余，时值出现痹症后十余天。

刻下：满色苍白，汗多，双上肢从肩至指尖麻木疼痛，活动后尤甚，舌淡白，苔薄白，脉细弱。

西医诊断：产后风湿病。

中医诊断：产后血痹（气血亏虚，风邪着络证）。

治则：补益气血，调和营卫，疏风通络，除痹止痛。

方药：黄芪桂枝五物汤合玉屏风散加减。

炙黄芪15g，当归10g，桂枝6g，白芍12g，防风3g，白术15g，鸡血藤15g，木瓜10g，威灵仙15g，豨莶草15g，透骨草12g，党参6g，益母草15g，炙甘草6g，生姜6g，大枣6枚，7剂。

2013年9月3日，其母专程来院报喜，言服完第1剂后上肢麻木疼痛症状即减，5剂后症状消失。产妇乃气血营卫亏虚之体，风邪易于袭入。方中包涵黄芪桂枝五物汤合当归补血汤、鸡血藤调和气血，专治血痹；桂枝、甘草辛甘化阳，促使气血流通，达到“通则不痛”的目的；玉屏风散补益脾肺，固护卫气，提高免疫能力；芍药甘草汤加木瓜酸甘化阴，威灵仙、豨莶草、透骨草疏风通络除痹，益母草化瘀利水、益坤调宫；草姜枣调和气血营卫。

按：产后血痹是痹症的特殊类型，病因多为内有气血亏虚，外受风寒湿邪，导滞疼痛麻木诸症状。《金匮要略》黄芪桂枝五物汤所主为“血痹，阴阳俱微，寸口关上微，尺中小紧，外证身体不仁，如风痹状”，与产后血痹颇为适合，部分患者虽然有畏寒肢冷及脉沉之阳虚象，如果给婴儿喂奶，尽量不用制附子，防止中毒；麻黄也当慎用，因为女人血虚之心肌缺血比较常见，个别婴儿心脏不好。方中配合玉屏风散补益脾肺，护卫固表；鸡血藤养血活血，祛风通络；木瓜养阴柔筋，活络蠲痹；威灵仙、豨莶草、透骨草祛风散寒通络；党参与黄芪补中气，固营卫；益母草活血利水，养宫除痹。全方配伍肯綮紧密，颇合病机，效果如约。

医案六　眩晕案（和解枢机，舒肝潜阳法）

王某，男，45岁，2013年8月29日初诊。

主诉：头昏目眩，起则重甚，恶心，有时呕吐口苦2月。

刻下：症状同上，舌红脉弦。B超示：右侧椎动脉狭窄，血流量减少。

西医诊断：椎基底动脉供血不足。

中医诊断：眩晕（少阳输转不利，中气亏虚，风阳上扰证）。

治则：和解少阳，升提中气，平肝潜阳。

方药：柴胡加龙骨牡蛎汤加减。

柴胡10g，黄芩10g，升麻3g，葛根20g，半夏10g，生姜6g，生龙骨12g（先煎），生牡蛎30g（先煎），夏枯草10g，钩藤20g，菊花10g，白蒺藜15g，竹茹10g，丹参15g，甘草6g，6剂。同时予脑心通4粒，倍他乐克10mg，倍他司汀片10mg，1日各3次。

2013年9月4日二诊，眩晕大减，恶心已停，信心倍增。用方同前。

按：《伤寒论》107条：伤寒八九日，下之，胸满烦惊，小便不利，谵语，一身尽重，不可转侧者，柴胡加龙骨牡蛎汤主之。当代医家用本方比较普遍，如眩晕病、高血压病、神志病和失眠等属于少阳输转不利者。本案因有气虚，故加升麻和葛根升阳气；夏枯草泻肝阳；钩藤、菊花和白蒺藜柔肝息风；竹茹清胆和胃，化痰止呕；丹参乃活血通络、促进心脑供血的佳品。本案虽用了西药倍他乐克和倍他司汀片，但主药仍为柴胡加龙骨牡蛎汤与温胆汤。

医案七　外阴白斑案（清利湿热解毒法）

厚某，女，17岁，2014月2月27日初诊。

主诉：左侧阴唇出现五分钱大的一块白斑，疼痛半年，经多方治疗效果欠佳。遂由我院妇产科副主任介绍来我门诊治疗。

西医诊断：外阴白斑。

中医诊断：狐惑病（湿热蕴毒证）。

治则：清利湿热，解毒消斑。

方药：以甘草泻心汤、赤小豆当归散合当归贝母苦参丸加减。

甘草15g，半夏10g，黄连6g，黄芩6g，干姜3g，党参6g，苦参10g，蛇床子10g，当归10g，贝母3g，赤小豆30g，白花蛇舌草10g，7付，水煎服。归芪三七口服液2盒，一次10mL，一日3次。

2014年3月5日二诊，其父告诉效果甚佳。上方加减，继续治疗。

2014年3月18日三诊，其父告诉白斑面积减小，伴慢性阑尾炎，以苇茎汤合前方加减治疗。

2014年8月11日四诊，因外阴白斑再次疼痛，再来诊治。初诊方加白芷6g、土茯苓30g，7剂，水煎服。归芪三七口服液2盒，一次10mL，一日3次。四诊后共服30多剂，痊愈。

按：狐惑病主以湿热蕴毒所致。狐惑蚀于阴为狐，甘草泻心汤为专方。赤小豆当归散解毒复疡，白斑亦疡也。当归贝母苦参丸清热解毒、活血软坚，不必困于“妊娠小便难，饮食入故”，引用治疗狐惑很好。白花蛇舌草治疗热毒除湿对胃尤佳，蛇床子温阳化湿消疡更妙。归芪三七口服液中归芪益气养血活血，并提高免疫力，对于本病更为适宜；三七益气活血且防出血，保护皮肤黏膜，对于本病有益。笔者治疗本病，常用上药，取效如是。

医案八　粉刺案（祛风清热化湿法）

贾某，男，24岁，2014年8月9日初诊。

主诉：因面部粉刺半年，嗜麻辣烧烤饮食，经人介绍求我诊治。

西医诊断：痤疮。

中医诊断：粉刺（风湿热邪蕴结上焦证）。

治则：祛风清热，化湿消疡。

方药：桂枝茯苓丸、麻黄连翘赤小豆汤、黄芪当归散合方加减。

桂枝9g，茯苓20g，赤芍10g，桃仁6g，丹皮10g，芦根15g，麻黄10g，连翘20g，赤小豆30g，杏仁10g，桑皮10g，枇杷叶18g，薏米30g，黄芪15g，当归10g，葛根12g，益母草30g，甘草6g。3剂，水煎服。

2014年8月14日二诊，面部痘疹明显瘪小，疼痛减轻，颗粒减少。以前方原方稍变药量继续治疗半月，遂愈。告嘱远戒烟酒、海鲜、麻辣饮食。

按：本例患者素嗜麻辣烧烤饮食，加之外感风邪壅里化热成毒，不得外达，成为痤疮，即皮肤痈疡也。故选麻黄连翘赤小豆汤祛风化湿解毒，杏仁与桑白皮宣透肺热，连翘为消疡圣药；桂枝茯苓丸活血利水、疏肝通阳，从温法来除湿热，为治疗痈疡的根本之法，凡体内气血水湿失调之疾，大多用此方可谋得出路；薏米甘淡渗利、化湿解毒、健脾美容，为治疗粉刺必用之药食两用之品；枇杷叶宣肺清热；葛根宣解太阳风湿；益母草利水活血；黄芪助当归益气活血，散瘀消疡。可见，中医善于从多个角度辨证施治，方药各异，且效果卓著，此乃中医药坚挺的生命力所在，博大精深无比，千万医师万代探索也不能掘尽精髓。

医案九　咳嗽案（疏风润燥，化痰止咳法）

霍某，女，38岁，2024年3月22日初诊。

主诉：口干咳嗽1月。1月来夜间咽喉干涩，痰少，咽喉有一股气上冲，而且每年春夏之交时都会咳嗽，连续一两月难愈。舌红少苔，脉浮。

西医诊断：慢性支气管炎。

中医诊断：咳嗽（风燥伤肺，痰热壅结证）。

治则：疏风润燥，化痰止咳。

方药：竹叶石膏汤合贝母瓜蒌散加减。

生石膏30g（先煎），法半夏15g，麦门冬10g，平贝母10g，瓜蒌15g，桑白皮15g，款冬花15g，紫菀15g，苏子15g，连翘15g，乌梅30g，桑叶15g，马兜铃10g，旋覆花10g（包煎），黄芪20g，石斛10g，北沙参15g，玄参20g，天花粉15g，炙甘草10g。3剂，水煎服，1日1剂。

2024年4月16日二诊，主诉3月22日方药仅服1剂咳嗽即停止，效果很好，故3剂药服完后再未来。本次因受风再次咳嗽，要求开上次处方，故照搬前方3剂，服完后咳嗽消失。

按：本案咳嗽属于燥证和痰证之范畴，二者互相为病，同时助纣为虐，而耗气伤阴、损阳成瘀。所拟处方有20味药，属于大方，集疏风润燥、降气化痰、益脾保肺和护阴清热诸法于一炉，比较全面，但如果瘀血证存，血清D-2聚体等凝血数据较高，活血之法当需顾及。虽同类药物列队对敌，但各有优势，加之当今中药质量有待商榷，必要时，何必弃大方而独守小剂乎？竹叶石膏汤是治疗温热病气阴受损合痰热壅结的代表方，不必囿于“后期”之限。方中石膏一物，性辛大寒，众人因受白虎汤之习，非大热、大汗、大渴、脉洪大者不可用也，也顾虑脾胃虚弱不敢轻易用之。琼州经方流派掌门人、海南省中医院教授林天东主任医师提出：“南方宜用麻桂，因温散之性可疗南方寒凉体质；北方宜用石膏知母，其清热之性可去北方之内燥”（选自《国医经方年鉴2023》73页，中医古籍出版社，2024年5月第一版）。笔者读此茅塞顿开，石膏清热化燥、保津宣透之性不容小觑，对证者放胆使用，根据经验，石膏与麻黄剂量比例变化妙分祛风散邪和清热润燥之异，石膏配伍芦根和山药效果更好。另外，乌梅敛涩护阴，马兜铃救咳量以3~5g则可，在急性期量大有留邪而迁延病程之虞；旋覆花降气化痰，全草名金佛草，是止咳良药。其他药物不再赘述。

医案十　血精案（益气养阴，活络止血法）

刘某，男，57岁，2024年4月7日初诊。

主诉：同房时精液有血迹1月。患者1月来夫妻同房时发现精液里有血迹，阴茎内疼痛，烧灼，腰部酸困，舌瘦红，苔黄，脉细数。因血精2020年6月23日始在我处治疗半月痊愈，故再次求治。

西医诊断：精囊炎。

中医诊断：血精（气阴两虚，湿热灼损精络证）。

治则：益气养阴，清热利湿，凉血止血。

方药：知柏地黄汤合二至丸加减。

女贞子15g，旱莲草20g，知母15g，黄柏6g，生地黄30g，麸炒山药12g，山萸肉10g，丹皮10g，茯苓10g，泽泻15g，虎杖15g，蒲公英15g，绵萆薢20g，茜草炭20g，紫草15g，三七5g（冲服），藕节20g，地榆炭15g，炙黄芪20g。6剂，水煎服，戒除房事。

2024年4月14日二诊，服药结束后，患者同房注意到精液中血迹消失，阴茎中烧灼疼痛感基本消失。遂来复诊。按照热毒减故去掉虎杖和蒲公英，加入车前子30g（包煎）利湿保精，及金樱子15g、煅牡蛎30g（先煎）、仙鹤草20g、赤石脂10g等收敛止血。6剂，水煎服。告嘱中药服完后以晨服归脾丸、晚服知柏地黄丸以获长期疗效。

按：血精一病，属于中医“血证”范畴，有阴虚火旺、下焦湿热、脾肾亏虚、脾不统血、气血亏虚、肝郁化火、血热和瘀血阻滞等证型，本案属于阴虚火旺、下焦湿热和死血瘀积三证相合所致。曹开镛《中医男科选方用药初探》中对阴虚火旺证首选知柏地黄丸加减而成的血精汤1号。本案初诊中，知柏地黄丸和二至丸（女贞子、旱莲草）都是滋阴降火、清泄下焦相火之作用，从源头上治疗血精之证。虎杖、蒲公英和绵萆薢清利下焦湿热，湿性下趋，湿热是中下焦大多病变的罪魁祸首，尤其舌苔黄腻、尿精、肛门及下肢烧灼疼痛溃烂等都是下焦湿热引起。茜草炭、紫草、三七、藕节和地榆炭有活血止血之功，止血不留瘀，活血不纵血出血，这是中医学的特点，富有辨证论治和整体观念的哲理，治疗疾病善于运用双向调节作用之法，互相监制，但不乏互相助力之功。黄芪一药，补中益气摄血，增强免疫除瘀。

从患者2020年和2024年两次发病来看，临床治疗疾病，不能仅仅使症状消失，更重要的是从化验结果、病理损害、调整阴阳和充养正气上功夫，这样会减少复发，并防止该病机导致其他方面的损害，我的师父、全国首届名中医刘宝厚教授所提出的“湿热不除，蛋白难消；瘀血不祛，肾气难复”就是这个思想的精准明证。

马鸿斌主任医师治疗过敏性紫癜性肾炎验案1则

陈玉铭

甘肃省定西市第二人民医院，甘肃 定西 743099

我的导师马鸿斌主任医师为甘肃省名中医，当代中医巨擘李可之弟子，也为我定西市中医药学会仲景学说专业委员会的名誉主任委员。先生通过36年的临床实践，在中西医诊治肾脏病等方面积累了丰富的临床经验。笔者在2008—2011年有幸随师学习，有所感触。今选马老师诊治过敏性紫癜性肾炎验案1则，望与同道共享。

蔡某，男，汉族，22岁，甘肃兰州职业技术学院学生，兰州市榆中县人。2009年3月19日初诊。

主诉：患者近一周来小便色黄，泡沫多，全身疲乏无力，在某医院查尿红细胞（++），尿蛋白（+），面部微见浮肿，经兰州四家大医院治后效寡。遂来马老师门诊求治。两年前，患者曾因双足背紫癜及下肢关节疼痛等，被当地某医院诊为“过敏性紫癜”，而给以激素、抗过敏及对症治疗，紫癜消失，即停治。

刻下：全身乏力，面部呆顿，双睑浮肿，若卧蚕起之状，纳差，舌质红微干，舌下脉络迂曲而紫，苔少稍黄，脉濡。二便尚可，尿常规检查：尿蛋白（+），红细胞（+），镜下红细胞 1~2 个 /HP。

西医诊断：紫癜性肾炎。

中医诊断：尿血（脾肾气阴两虚型）。

治法：补脾肾之气阴，兼以止血活血，使止血而不留瘀，祛瘀而不助衄。

方药：参芪地黄汤。

生黄芪 15g，生地黄 15g，生山药 15g，山萸肉 15g，泽泻 9g，茯苓 15g，丹皮 15g，白茅根 15g，大蓟 30g，生甘草 9g。4 剂。

2009 年 3 月 28 日二诊，自诉感冒 3 天，恶寒发热，头痛，咽部红肿出血，舌微红少苔，舌下脉络迂曲而紫，脉滑数，尿检红细胞（++），尿蛋白与镜下红细胞（-）。急当抑其风热，以防激起血热之恶浪，而虐热难挫。乃司以银翘散化裁：金银花 9g，连翘 15g，荆芥 9g，牛蒡子 12g，薄荷 6g（后下），淡豆豉 9g，淡竹叶 9g，生甘草 9g，桔梗 6g，白茅根 30g，4 剂外感即愈。

2009 年 4 月 11 日三诊，患者自觉疲乏无力，尿检红细胞（++），余无不适，舌脉同前，以参芪地黄汤去人参，加白茅根 30g、甘草 9g，5 剂。

2009 年 5 月 9 日四诊，无乏力，小便无泡沫，尿检红细胞（+-），尿蛋白（-），依前方，5 剂。

2009 年 6 月 6 日五诊，尿检正常，患者欣喜。再处初诊方 5 剂，稍作加减，以善其后。共服 60 剂，临床痊愈。

按：中医无过敏性紫癜性肾炎一名，但以血证、肌衄、紫斑、葡萄疫、尿血等散见于中医诸典籍中。急者常以风热外袭、血热内炽、湿热内蕴为主，缓者则以气阴两虚、肝肾阴虚、脾肾阳虚、脾气亏虚为主，常兼瘀血、湿浊内阻等。本例马老师遵秦伯未《清代名医医案精华·叶天士医案》：“从前衄血，都以养阴益气而愈，知非实热，皆劳役伤胃以致阴血之动也。”《景岳全书·便血证治》论述更为精辟：“盖脾统血，脾气虚则不能摄血、化血，胃气虚则不能运化，是皆血无所主因而脱陷妄行”，参之则辨为脾肾气阴两虚型，气虚不能摄血，阴虚血瘀，血溢经外，血载气泄而气愈虚，而处以参芪地黄汤加减，黄芪补气摄血，六味滋阴，大蓟凉血止血，化瘀散血，白茅根清热凉血止血。另外马老师在有水肿时，善加玉米须、石韦以利水消肿；有尿血时，常加血余炭；有热时，而加小蓟、藕节、紫草、黑豆；有寒时，合用炮姜甘草汤加血余炭，以温阳止血；寒凝止血时，习佐三七以活血止血。如斯辨证治疗，可收全功。

国医大师临症经验：张镜人用参苓白术散经验

张亚声　陈怀红　周　萍
上海市第一人民医院，上海 虹口 200080

国医大师张镜人是上海市第一人民医院主任医师、中医内科专家，恪守“茹古涵今，兼收并蓄，立足临床，重在创新”的治学思想。临床上张镜人重视脾胃学说，以培后天育先天，最喜用参苓白术散缓缓建功，视为仁者之师。现举医案数例，以窥一斑。

医案一 咳嗽

王某，男，52 岁。慢性支气管炎病史 20 余年，平时常易咳嗽，伴喉痒，咯痰黏稠，面色不华，胸闷，纳呆，便溏，神疲乏力。脉濡滑，舌苔腻，边呈齿痕。

诊断：（肺脾两虚，痰湿内盛型）咳嗽。

治则：健脾除痰，肃肺止咳。

药用参苓白术散加制半夏10g，陈皮10g，象贝母10g，白僵蚕10g。服药2周，咳嗽痰出已少，喉痒缓和，胸闷稍畅，脉舌如前；继服上方2月余，咳嗽渐平，咯痰量减，面稍红润，食欲增进，神疲乏力减轻，精神转旺，舌边齿痕消失。改服参苓白术丸，每日3次，每次3g，温开水送服，以资巩固。

按：脾为生痰之源，肺为贮痰之器。脾虚聚湿生痰，痰生于脾而贮于肺，肺虚常受痰湿内扰，清肃失令，咳嗽难已。故咳嗽之症易治亦不易治，外邪袭肺引起的咳嗽易治而愈，内伤痰湿引起的咳嗽，每多反复发作。清代林琴有"因痰致咳者，痰为重，主治在脾"之说，健脾培土，可杜痰源，痰少咳自减，以参苓白术散治之，颇切合病机，虽起效甚慢，但功不可没。

医案二 胁痛

李某，女，41岁。慢性肝炎史6年，右胁常感隐痛，纳钝、食后腹胀，面色萎黄，头昏泛恶，下肢酸软乏力，大便溏薄。肝功能检查：血清丙氨酸氨基转移酶90U/L。脉细弦，舌苔黄腻。

诊断：（肝失疏泄，脾失健运型）胁痛。

治则：调肝理气，健脾化湿。

药用参苓白术散加柴胡6g，炒枳壳6g，杭白菊10g，炙延胡索10g，白花蛇舌草30g。进服前方2周，泛恶已减，肝区疼痛及食后腹胀亦缓，肝功能复查稍有好转。上方增以田基黄15g，川楝子10g，服药1月余，头昏泛恶已平，胁痛及食后腹胀均减，胃纳转佳，下肢稍有力，便溏转成形。肝功能复查：各项指标均降至正常。脉细弦，舌苔黄腻渐化。嘱守方连服，以固疗效，半年后门诊复查，症情稳定，肝功能正常。

按：慢性肝炎，肝功能时有反复者，症情亦多缠绵难愈。临诊除治肝之外，还须实脾。《金匮要略》明确指出："见肝之病，知肝传脾，当先实脾。"尤其肝病而见纳呆腹胀，便溏等肝木侮脾之症，用实脾之法确能见效。方以参苓白术散为基础，肝气阻滞，选加柴胡、杭白菊、枳壳、郁金、延胡索、川楝子；肝经热郁，选加连翘、田基黄、鸡骨草、黄芩、白花蛇舌草；肝脏血虚，选加当归、丹参、枸杞子、制首乌、旱莲草。斟配运用，法无馀蕴。

医案三 肾劳

沈某，女，35岁。慢性肾小球肾炎病史5年，面色㿠白，两足浮肿，血压偏高，头晕腰酸，食欲不振，疲乏倦怠，小便量少。尿常规检查：白细胞少许，红细胞（+）~（++），尿蛋白（++）。脉细，舌苔薄黄腻。

诊断：（脾肾两虚，湿热逗留型）肾劳（西医称为慢性肾小球肾炎）。

治则：健脾益肾，化湿清热。

药用参苓白术散加连翘10g，银花藤30g，仙鹤草30g，贯仲炭10g，莲须3g，芡实10g，米仁根30g，石苇15g，大蓟根30g。服药2周，水肿消退，小便量增多，腰酸已减，纳食增进，精神亦振。尿检：尿蛋白（+），红细胞、白细胞均消失。脉濡细，舌苔腻渐化。继前方去仙鹤草服用。3月后，门诊随访，诸症均安，尿常规检查正常，改以丸剂，以资巩固。

按：慢性肾炎的症状表现，都有不同程度的容颜㿠白，水肿，腰酸，溲溺减少。脾肾两虚，势必影响精微的摄取和精气的固密，导致蛋白尿。"肾为胃关，关门不利，故聚水而从其类"。临床治疗以参苓白术散适当配合益肾、清湿热之品。

医案四 胃脘胀满

高某，男，60岁。慢性萎缩性胃炎病史10年，主诉胃脘胀满，食少便秘，形体消瘦，胃镜及病理活检示：慢性中、重度萎缩性胃炎。脉细弦，舌苔薄腻，质偏红。

诊断：（脾胃虚弱，气阴营血俱亏型）胃脘胀满。

治则：益气健脾，调营和阴。

药用参苓白术散加川石斛10g，丹参10g，陈木瓜10g，炙乌梅10g，六神曲10g，香谷芽12g。进服上方2周后，食欲转旺。至3个月，脘胀显著减轻，面色转润，胃纳增进，形体亦见丰腴，脉弦象略和，舌质偏红转淡。6个月后门诊随访，诸症均瘥。胃镜及病理复查示：慢性浅表萎缩性胃炎。

按：慢性胃炎的病位，虽在于胃，其病机涉及肝脾两脏，与少阳胆腑有关，且脾胃共居中焦，脾气宜升、胃气宜降，脾喜刚燥、胃喜柔润，两者的生理相反相成，最为密切。临床可见，慢性胃炎病起之初，常由肝胆郁热犯胃而致，然亦易侵及脾家。胃炎在浅表阶段时，多偏重肝胃失调，气滞热郁；日久易导致络损血瘀，加之病情迁延，伤戕中气，气血俱累，煦濡无能，遂易引起胃黏膜腺体萎缩。故慢性萎缩性胃炎，多偏重脾胃不和，而呈气虚血瘀的证候。其临床证候特点是胃脘胀满，少有疼痛，食欲减退等症。参苓白术散当属首选，再加活血和营、养血调营之品，往往能获良效。

来源：中国中医药报 2023 年 01 月 06 日 5 版。

半夏白术天麻汤治新冠后遗头晕

景国栋[1] 郑桂桂[2]

1. 甘肃省定西市安定区称钩驿镇卫生院，甘肃 定西 743022

2. 甘肃省定西市中医院，甘肃 定西 743000

湿为重浊之邪，湿邪伤人，易于困阻阳气，清阳不升，浊阴不降，故而眩晕、头重如蒙。而新冠病毒感染后的头晕多为自觉昏昏沉沉，头重如裹布的感觉。舌苔多见白腻，脉弦滑。

经验方药

笔者常用《医学心悟》之半夏白术天麻汤治疗新冠后遗头晕。原方为：半夏一钱五分，天麻一钱，茯苓一钱，橘红一钱，白术三钱，甘草五分，生姜一片，大枣两枚。笔者常用剂量为：半夏 12g，天麻 6g，茯苓 6g，橘红 6g，白术 15g，甘草 3g，生姜 3g，大枣 2 枚。

方中半夏辛温，长于燥湿祛痰；天麻甘平，善于熄风止眩。二者合用，相辅相成，故以为君。脾喜燥而恶湿，白术功偏健脾燥湿，茯苓甘以扶脾、淡以利湿，二者一燥一渗，运利结合，使水湿除而脾气健，为臣药。佐以橘红，理气化痰。生姜辛温，功专散寒解表、温中和胃；大枣甘平，功长补中益气、扶脾安胃。生姜与大枣相伍，辛甘配对，阳表阴里，刚柔相济。且大枣甘守力多，得生姜乃不至过守；生姜辛通力多，得大枣乃不至过通。二者合用，具有调和营卫、调和脾胃的双重功效，和以甘草调和诸药，三者共为使。

加减：眩晕较甚者，加僵蚕、钩藤、胆南星；头痛较甚者，加蔓荆子、白蒺藜；呕吐频繁者，加代赭石、竹茹；耳鸣重听者，加葱白、郁金、石菖蒲；脘闷不食者，加白蔻仁、砂仁；气虚者，加党参、黄芪。

典型医案

张某，男，36 岁。于 2022 年 12 月底感染新冠病毒，症见发烧、头痛、头晕、咽痛、浑身酸痛。后至当地卫生院就诊，给予柴葛解肌汤 4 剂加减治疗后，发烧、咽痛、浑身酸痛症状缓解，头晕症状未见明显改善。现症见头晕，头重如蒙，偶有头痛，胸中泛恶，痰多、色白、易咳出，倦怠嗜睡，食欲不佳，舌苔白腻，脉濡滑。

诊断：眩晕（湿痰中阻）。

治则：健脾燥湿，化痰和胃。

方药：半夏 12g，天麻 6g，钩藤 12g（后下），僵蚕 12g，胆南星 6g，茯苓 6g，橘红 6g，白术 15g，蔓荆子 10g，白蒺藜 10g，竹茹 6g，砂仁 3g（后下），甘草 3g，生姜 12g，大枣 2 枚。

患者服药 5 剂而痊愈。

按：患者服用柴葛解肌汤，外解风寒，内清郁热，故而恶寒发热、咽痛、浑身疼痛得解。唯祛湿作用不佳，致使湿邪内滞，聚湿成痰，痰湿内阻，清阳被蒙。

清阳不升，浊阴失降，故而头重如蒙。湿阻气机，胃失和降，故而胸闷泛恶。痰湿伤阳，脾阳不振，故嗜睡倦怠，饮食减少。痰多色白，舌苔白腻，脉濡滑，皆为痰湿内阻之象。

半夏白术天麻汤所治头晕，乃为脾湿生痰、肝风内动所致。古人有“无痰不作眩”之说，风痰上扰则眩晕头痛，痰阻气机则胸膈痞闷。李东垣《脾胃论》谓：“足厥阴头痛，非半夏不能疗，头旋眼黑，风虚内作，非天麻不能定。”此患者初用柴葛解肌汤解外寒而清郁热，4剂后外寒已解，郁热已清，患者病机已由外感转变为内湿。病机已变，则必更方，现用半夏白术天麻汤以化痰息风、健脾祛湿而治遗邪。辨证准确，故取效显著。

来源：中国中医药报2023年07月13日4版。

补阳还五汤治验4则

吴永国
安徽省天长市中医院，安徽 滁州 239300

补阳还五汤出自清代医家王清任所著《医林改错》，方由黄芪、当归（尾）、赤芍、川芎、红花、桃仁、地龙组成，主治中风气虚血瘀证。临床用于治疗脑血管意外后遗症、冠心病、小儿麻痹后遗症以及其他原因引起的偏瘫、截瘫等。

中医认为脑梗死等由脑血栓引起的疾病属于“中风（中经络）”范畴，风痰入络而致瘀血阻滞，如辨证为气虚血瘀证，可用补阳还五汤治疗。方中大剂量黄芪，力专而行走全身，大补元气而起痿废，与少量活血药相伍，使气足血行、络通瘀消。黄芪可从小剂量（30~60g）开始，逐渐加量至100~120g。半身不遂、以上肢为主者，加桂枝、桑枝以温经通络；半身不遂、以下肢为主者，加牛膝、杜仲以补益肝肾；日久效果不显者，加土鳖虫、水蛭以破瘀通络；语言謇涩不利者，加石菖蒲、郁金、远志以化痰开窍；痰多者，加制半夏、天竺黄以化痰；体寒者，加干姜、熟附子以温阳散寒；脾虚者，加党参、白术以益气健脾；兼面瘫者，加全蝎、蜈蚣、白附子；兼痉挛者，加白芍、钩藤。总之，随证加减，灵活用药，药证吻合，效果即显。但若证属阴虚阳亢而致痰瘀阻滞，症见舌红苔黄、脉洪大有力者，本方则不适宜。《医学衷中参西录》云“然王氏书中未言脉象如何，若遇脉之虚而无力者，用其方原可见效。若其脉象实而有力，其人脑中多患充血，而复用黄芪之温而升补者，以助其血愈上行，必至凶危立见，此固不可不慎也”。药效显现后还需继服一段时间以巩固疗效，防止复发。王清任谓：“服此方愈后，药不可断，或隔三五日吃一付（服），或七八日吃一付（服）。”

补阳还五汤加味治验

医案一

孟某，男，70岁，2013年1月7日初诊。

主诉：患者1个月前中风（脑出血），在医院抢救脱险后，变为半身不遂。

刻下：左半身不能动，手足不能主动抬举，需借外力搬动，下半身发酸，口齿尚清，口流涎，失眠，面色红，纳可，大小便正常。舌淡苔薄，脉浮缓少力。

辨证：气虚血瘀，经络阻滞。

治则：益气化瘀，温经通络。

方药：生黄芪100g，桃仁10g，红花6g，当归10g，赤芍12g，豨莶草30g，地龙15g，鸡血藤30g，桑枝30g，桑寄生15g，夜交藤30g，三七粉4g（分冲）。5 剂，水煎服。

2013 年 1 月 11 日二诊，患者家属诉服用 1 剂药后，患者夜间身上出汗，自觉非常舒服，次日左半身手足已能屈伸，5 剂后即可拄杖行走，但自觉心烦，睡眠不好。守原方加酸枣仁 20g，10 剂，水煎服。

2013 年 1 月 24 日三诊，家属诉患者已能弃杖行走且能登楼，但偶感腿部抽筋。守二诊方加生白芍 30g，10 剂，水煎服。

2013 年 2 月 1 日四诊，患者行走自如，左臂伸举亦自如，唯觉左腿有麻木酸痛。舌淡，苔薄，脉弦缓。血压 130/80mmHg。守三诊方去酸枣仁，加木瓜 12g，10 剂，水煎服。

按：本案辨证要点为“脉浮缓少力，舌淡苔薄”这两个气虚之症。只要辨证准确，便可放胆使用补阳还五汤，越早使用效果越好，不可犹豫而错失治疗的最佳时期。即使有高血压病史，只要不属肝阳上亢者，黄芪用之无碍。现代药理研究证明，黄芪对扩张血管、改善微循环、增加毛细血管抵抗力有显著作用，大剂量使用可使血压下降。

医案二

陈某，男，76 岁，2019 年 4 月 25 日初诊。

主诉：患者中风后半身不遂，经治疗后好转。

现病史：头昏、头晕，全身乏力，行走不便，经常跌倒，听力差，需人靠耳边大声说话才能听见，大便干结。据家属诉计算机断层扫描（CT）检查结果为脑梗死（具体情况不详）。舌淡，苔薄，脉弦缓。

辨证：气虚，脑络瘀阻，经脉不利。

治则：益气活血，通利经脉。

方药：黄芪 100g，桂枝 12g，赤芍 15g，当归 15g，川芎 10g，桃仁 10g，水蛭 5g，土鳖虫 10g，葛根 50g，丹参 30g，红花 7g，甘草 6g，全蝎 7g，蜈蚣 2 条，天麻 15g。10 剂，水煎服。

2019 年 5 月 7 日二诊，服药后诸症大减。患者自觉身体有力，头脑清爽，像换了一个人，能弃杖行走，做家务劳动。但因近日忙碌太过，偶然感觉轻度眩晕。舌红偏淡，脉细缓。守前方加黄芪至 120g，10 剂，水煎服。嘱患者定期复诊。

随访：患者服中药 30 剂后痊愈，已如正常人一样生活。

按：实验研究结果显示，补阳还五汤有扩张脑血管、增加血流量、改善脑部缺氧、抑制、溶解血栓和改善微循环等作用，但在此方基础上加减药物亦很重要，此案与病例一相比，病例一多加藤类药，病例二多加虫类药，病例一有肢体痿软证候，加藤类药可舒筋，二诊出现抽筋且脑出血刚愈不久，不宜以虫类药物破血。病例二中风半身不遂后基本痊愈，但遗留脑梗死，需以虫类药通络化瘀。其中水蛭为破血逐瘀常用药。

补阳还五汤合黄芪桂枝五物汤治验

医案一

徐某，男，64 岁，2016 年 6 月 1 日初诊。

主诉：患者有脑梗死病史，曾服用多种西药，效果不显。近来感到头昏、头晕，项强，肩胛骨疼痛，尤感双下肢麻木难受。舌淡，苔白稍腻，脉弦迟。

辨证：阳虚脉痹，气虚血瘀。

治则：益气活血，温经通络。

方药：生黄芪 60g，桂枝 12g，当归 15g，桃仁 10g，鸡血藤 30g，土鳖虫 10g，赤芍 15g，川芎 10g，红花 6g，威灵仙 12g，仙灵脾 15g，补骨脂 15g，怀牛膝 15g，菟丝子 15g，生姜 3 片，大枣 5 枚。5 剂，水煎服。

2016 年 6 月 15 日二诊，服药后双下肢已不麻木，头晕、项强、肩痛诸症亦大有好转。其间正值农忙，一直未闲，要求服药巩固。守前方加葛根 30g，黄芪加至 100g。5 剂，水煎服。

按：本案除有气虚血瘀之证外，尚有脾肾阳虚、营卫不和、寒凝血痹之证，故合用黄芪桂枝五物汤加温补肾阳药而取效。黄芪桂枝五物汤为桂枝汤去甘草加黄芪组成，有益气温经、和血通脉的作用，可治四肢麻痹、肩背疼痛等风寒阻络之症。加活血化瘀药物，并重用黄芪，再加温补肾阳的药物，药力更甚，则使阳振寒消，气盛脉鼓，瘀化血行，5 剂即见明显疗效。

医案二

刘某，女，56 岁，2020 年 6 月 25 日初诊。

刻下：头昏、头晕，手足麻木，左手尤甚，夜间时因手足麻木而醒，项强，腰痛，大便时秘结。舌淡，苔薄白，脉沉细缓。

辨证：肾督亏损，气虚血瘀。

治则：益气通脉，活血化瘀。

方药：黄芪 60g，桃仁 10g，红花 7g，赤芍 15g，甘草 6g，桂枝 15g，葛根 30g，鸡血藤 30g，当归 15g，党参 20g，炒白术 10g，升麻 6g，柴胡 6g，淫羊藿 10g，补骨脂 10g，菟丝子 10g，熟地黄 15g，干姜 10g，大枣 10 枚。7 剂，水煎服。

2020 年 7 月 3 日二诊，药后腿麻稍减，头仍昏，手麻，左手尤甚。守前方去党参、白术、升麻、柴胡、淫羊藿、补骨脂、菟丝子，将葛根加至 40g，再加川芎 10g、全虫 5g、地龙 10g、陈皮 10g。7 剂，水煎服。

2020 年 7 月 10 日三诊，患者家属诉患者药后头已不昏，手也不麻，夜间也未发作，寐安，遂要求服药巩固。嘱按二诊方继服 7 剂。

按：本案患者初诊时被诊断为颈椎和腰椎病，因其经济困难，未做磁共振成像（MRI）或 CT 检查，笔者以益气活血、补益脾肾之法治之而乏效。二诊效果明显，关键在于去掉了补脾肾之药，加了川芎、全虫、地龙这三味活血化瘀药，配伍黄芪等，专于益气活血化瘀，使药力不受中、下焦脾肾药之牵制而能畅行四肢。

来源：中国中医药报 2023 年 10 月 26 日 5 版。

曾宪玉用半夏泻心汤治皮肤病案 2 则

胡曼丽

湖北中医药大学，湖北 武汉 430065

半夏泻心汤出自《伤寒论》，为厥阴证常用方。从八纲辨证分析，厥阴证与少阳证同为邪在半表半里证，少阳证属阳，厥阴证属阴，邪处半表半里，无直接出路，治宜和解。原文此方用于柴胡证误下而成心下痞，表现“但满而不痛者”“呕而肠鸣，心下痞者”。“心下痞”属于脾胃病的范畴，故常将此方用于慢性胃炎、功能性消化不良的治疗，疗效颇佳。湖北省武汉市中西医结合医院主任医师曾宪玉用半夏泻心汤治疗脂溢性皮炎、慢性荨麻疹、结节性血管炎、痤疮、湿疹、酒渣鼻等辨证为上热下寒之厥阴证的皮肤病，疗效满意，现举 2 例，报道如下。

医案一 脂溢性皮炎

患者，男，2018 年 1 月 17 日因“面部起红斑脱屑伴瘙痒 2 年余”初诊。曾外用甲硝唑凝胶、抗脂洁尔等，皮疹未减轻。

刻下：头部大量油腻性鳞屑，鼻部及周边片状红斑、干燥脱屑。口干不苦，咽干，欲饮冷，偶反酸、嗳气，进凉食、饮食不洁时大便泄泻，畏寒，四逆，易生冻疮，舌红苔白根腻，脉沉。

诊断：（上热下寒之厥阴证型）脂溢性皮炎。

方药：半夏泻心汤加减。

姜半夏 12g，党参 10g，干姜 6g，大枣 10g，炙甘草 6g，黄芩 10g，黄连 3g，薏苡仁 20g，凌霄花 10g，7 剂。停用甲硝唑凝胶、抗脂洁尔。

2018 年 1 月 24 日二诊，红斑减轻，鳞屑已无。口干减，大便仍泄泻，舌红、苔黄腻。上方加生石膏 30g、蒲公英 10g，14 剂。电话随访 1 年未再复发。

按：患者头面部红斑、鳞屑，伴口干、咽干、欲冷饮，为上有热；脾阳虚寒、不耐冷饮，则进凉食后易泄泻；脾阳不足，胃气不振则水湿不化，寒饮郁而化热，上泛则嗳气、反酸；阴阳不相顺接，阳气不达四末，失其温煦之功，则畏寒、四逆、易生冻疮。以半夏泻心汤温中清上，凌霄花质轻上行，凉血退斑；薏苡仁健脾祛湿，《本草新编》云：“薏仁最善利水，不至损耗真阴之气，凡湿盛在下身者，最宜用之，视病之轻重，准用药之多寡，则阴阳不伤，而湿病易去。”二诊大便仍泄泻，舌苔由白腻转黄腻，余症皆减，湿热之邪仍在，增蒲公英补脾和胃、泄火，与生石膏合用，使湿热得清而脾胃不伤。

医案二 慢性荨麻疹

患者，女（年龄不详），全身起风团伴瘙痒1年，2017年12月11日初诊。

刻下：风团数小时自行消退，近2周服复方甘草酸苷片，2片/次，3次/天，艾叶泡水外洗，诉可稍减轻。口干欲冷饮，身热遇热加重，嗳气，大便稍稀，胸闷心慌，夜尿0~1次，月经推迟、量少，舌淡红苔黄腻，脉弦。

诊断：（寒热错杂之厥阴证并血虚水盛型）慢性荨麻疹。

治则：平调寒热，养血利水。

方药：用半夏泻心汤合赤小豆当归散加减。

姜半夏15g，党参10g，干姜6g，大枣10g，炙甘草6g，黄芩10g，黄连3g，生石膏30g，赤小豆15g，当归10g，丹皮10g，7剂。

2017年12月18日二诊，月经仍推迟4天未行，风团减轻。胸闷、大便稀较前减轻，舌红苔白腻，脉弦。上方去丹皮，加蝉蜕10g，增干姜为10g，14剂。

2018年1月1日三诊，瘙痒较前减轻30%，遇冷风团加重。大便近来变干，口干减轻，反酸已，嗳气减轻，胸闷未作，心慌已，舌红，苔腻减。辨证为太阳厥阴合病，予以半夏泻心汤合麻黄汤加减：上方去赤小豆、当归，减干姜为6g、姜半夏为12g，加麻黄12g、桂枝10g、杏仁10g，14剂。

2018年1月10日四诊，已停用复方甘草酸苷片，瘙痒减轻70%~80%，大便每日1行，成形，口干、嗳气减，胸闷未作，末次月经量增多，夜尿1~2次，舌淡红，根白腻减。上方加生姜6g，9剂。

后经半年调制，痊愈。

按：首诊口干欲冷饮、身热遇热加重为热，嗳气、大便稀为中焦虚寒，水饮不得运化，辨属上热下寒厥阴证，脾阳虚衰，生化乏源，血海空虚则月事推迟、量少，《金匮要略·水气病脉证并治第十四》云“经为血，血不利则为水”，湿邪内盛则胸闷心慌、夜尿频数、大便稀。以半夏泻心汤温中清上，赤小豆当归散养血利水，治疗后大便成形、风团和瘙痒减轻，示里虚寒得减轻。三诊时患者诉风团遇冷加重，属风寒束表之太阳证，故合用麻黄汤解表散寒，使寒湿从表而解，服用后患者症状明显缓解，再加用生姜合大青龙汤方义，加强解表散寒之功，患者服用后诸证得解。

来源：中国中医药报2023年07月07日5版。

陈国权治咳嗽验案3则

李 克
湖北中医药大学，湖北 武汉 430065

陈国权系湖北省首届老中医药专家学术经验继承工作指导老师、湖北中医药大学教授。从事《金匮要略》教研几十年，潜心于《金匮要略》脏腑相关理论研究，喜用经方辨治疑难杂症。笔者有幸跟师学习、侍诊，现将其治疗咳嗽验案3则整理如下，以飨同道。

医案一 痰涎壅盛、肝肾亏虚案

蔡某，男，34岁，2021年7月25日初诊。

主诉：咳嗽半月。自述半月前咳嗽，痰稠、色白清稀，量或多或少，自觉咽中有异物感，双目视久则干涩，口干，流涎，动则汗出，大便色黑、带血、

1日1行、成形。腰骶久坐则僵硬不适，劳则加重。有肺纤维灶病史，西医检查结果为强直性因子阳性。舌红，苔白，咽略红，脉弦。

诊断：咳嗽（痰涎壅盛，肺失宣肃，肝肾亏虚）。

治则：行气化痰，润肺止咳，滋补肝肾。

方药：半夏厚朴汤、玄麦甘桔茶、二至丸加减。

法半夏10g，厚朴20g，苏叶6g，茯苓15g，生姜15g，玄参10g，麦冬10g，桔梗10g，生甘草8g，射干10g，女贞子15g，旱莲草15g，陈皮10g，姜半夏10g，炙甘草6g，苏子6g，炒莱菔子10g，炒谷芽15g，炒麦芽15g，制香附10g，郁金10g。14剂，每日1剂，水煎服，每日3次。

2021年8月15日二诊，服药后咳嗽基本痊愈，唯受凉及闻刺激性气味后咽中产生异物感，无咽干、咽痒、咽痛，近5日口腔溃疡发作，余症改善不明显。舌暗红，苔白，脉微弦。遂变方主治其腰痛。

按：该患者咳嗽半月，标在肺，本在肝肾，肝肾不足，虚火上浮，扰乱肺之气机，使肺失宣降，肺气上逆则咳嗽。肺为贮痰之器，肺脏受损，津液输布失司则聚而为痰。咽为五脏六腑之门户，气机、痰涎阻滞，循经上犯于咽，故咽部产生异物感，咽略红提示虚火犯咽。《金匮要略》中有“妇人咽中如有炙脔，半夏厚朴汤主之”之论，陈国权用半夏厚朴汤行气开郁、降逆化痰，玄麦甘桔茶润肺止咳，另加射干增强祛痰利咽之功。腰为肾之府，肾主骨生髓，肝肾亏虚，筋骨失其濡养，故腰骶酸胀不适，劳则加重，二至丸滋补肝肾以治本，陈皮、半夏、炒莱菔子、苏子降气化痰止咳以治标。脉弦提示气机郁滞，以郁金、制香附行气开郁，炒谷芽、炒麦芽顾护脾胃。全方共奏行气化痰止咳，滋补肝肾之功。

医案二　肺肾虚寒、脾虚湿阻案

丁某，女，47岁，2021年5月16日初诊。

主诉：咳嗽1个月余。患者1个月前出现咳嗽，经抗生素等治疗后无缓解，且近日有加剧之势，遂来诊。

刻下：咳嗽剧烈不已，咳声洪亮，多咳唾涎沫，色白、质清稀，咳嗽则汗出且伴有小便溢出，咳时欲呕，食后则吐，夜晚睡前须将晚饭吐尽方才稍适。舌淡红，苔白稍厚，脉濡沉。

诊断：肺痿（肺肾虚寒，脾虚湿阻）。

治则：温肺暖肾，健脾祛湿。

方药：甘草干姜汤、香砂六君子汤加减。

炙甘草16g，干姜5g，制香附10g，砂仁8g，党参10g，茯苓10g，炒白术10g，陈皮10g，法半夏10g，杏仁10g，白蔻仁10g，薏苡仁20g，桔梗10g，厚朴10g，淫羊藿15g，韭子10g，小茴香6g，玄参10g，五味子10g，山萸肉10g，炒莱菔子6g。7剂，每日1剂，水煎服，每日3次。

2021年5月30日二诊，服药后咳嗽痊愈，无小便失禁。但近日因食海鲜咳嗽出现反复，下午、傍晚加重，咽部有鱼刺感，余皆可。舌红偏暗，苔白稍腻，脉略濡。守上方将五味子加至15g、炒莱菔子加至10g。7剂，每日1剂，水煎服，每日3次。并嘱其尽量避免进食刺激性发物。

按：该患者咳嗽1个月，经西医治疗无缓解，多因抗生素等药物药性寒凉，非但不能改善症状，反雪上加霜。《金匮要略》云“肺痿吐涎沫而不咳者，其人不渴，必遗尿，小便数，所以然者，以上虚不能制下故也。此为肺中冷，必眩，多涎唾，甘草干姜汤以温之”，肺中虚寒，咳唾涎沫，色白质或清稀，故陈国权用甘草干姜汤温肺散寒、培土生金，使中阳振、肺可温、寒可消。“以上虚不能制下故也”，肺虚不能制约于下，母病及子，金水不生，肾中虚寒失于固摄，则小便失禁，以淫羊藿、小茴香、韭子、五味子、山萸肉以暖肾固摄。肺为贮痰之器，脾为生痰之源，祛肺中寒痰，须先健益脾气，脾气健则水湿得以运化，以绝生痰之源。脾虚生湿，水湿停聚，故食入即吐、吐后则舒，脉沉濡、苔白稍厚即是明证，故用香砂六君子汤健脾祛湿，另加杏仁、白蔻仁、薏苡仁取三仁汤之义增强祛湿之功，以杏仁、桔梗恢复肺之宣发肃降，厚朴、炒莱菔子降气化痰止咳。全方共奏温肺暖肾、健脾祛湿、培土生金、金水相生之功，故首诊获此良效。

医案三　中焦湿热、肺失宣肃案

许某，女，77岁，2019年3月3日初诊。

主诉：咳嗽近2个月。计算机断层扫描（CT）

结果示：右肺上叶、双肺下叶多发结节影，左肺上叶少量纤维化，纵膈淋巴结增多、部分增大，主动脉及冠状动脉局部硬化。现血脂偏高，曾有便秘史。

刻下：干咳，痰难出，出则为白痰，咳重则小便溢出，喉咙痰鸣如“辘辘声”，咽不痒。全身燥热时发，晨起口干、咽干，余皆可。舌淡，苔白稍厚，脉细。

诊断：咳嗽（中焦湿热，肺失宣肃）。

治则：清热化湿，宣肺化痰止咳。

方药：甘草泻心汤、甘草干姜汤加减。

生甘草12g，法半夏10g，干姜6g，黄连8g，黄芩12g，党参10g，炙甘草8g，杏仁10g，厚朴10g，玄参10g，苏子6g，炒莱菔子10g，韭子10g，淫羊藿15g，僵蚕10g，钩藤10g，炒谷芽15g，炒麦芽15g，桔梗10g，射干10g。7剂，每日1剂，水煎服，每日3次。

2019年3月10日二诊，自述服药第6剂时咳嗽减轻，白痰减少，晚上睡眠较前好转，全身燥热发作频率减少。但上午11点左右自觉疲劳，夜尿2次，今日轻微头痛，晨起口干欲饮、口苦。舌淡，苔白稍厚，脉濡。守上方加佩兰10g、茵陈蒿20g、神曲10g。7剂，每日1剂，水煎服，每日3次。

按：根据舌脉辨证，脉细、苔白稍厚主湿，湿渐化热，炼液为痰，痰黏难咳，干咳不止，久之伤肺耗气，肺体虚不能制约于下，故咳重时出现小便失禁。陈国权用甘草泻心汤清热化湿，合甘草干姜汤制约于下以治本，佐以杏仁、厚朴、苏子、炒莱菔子、桔梗、射干化痰止咳以治标。韭子、淫羊藿入肾暖肾，使金水相生；玄参性寒入肾经，滋肾阴，使得阴阳平调；僵蚕化痰散结；钩藤性寒，清肝热。全方共奏清热化湿、宣肺化痰止咳之功，首诊即获疗效。

来源：中国中医药报2023年10月30日5版。

戴恩来用半夏泻心汤治反流性食管炎经验

党文静

甘肃中医药大学附属医院，甘肃 兰州 730000

反流性食管炎（RE）是一类表现为上腹疼痛、消化不良、反酸烧心等症状的临床常见病，是胃食管反流病（非糜烂性反流病、反流性食管炎、Barrett食管）中最常见的类型，因胃内容物反流后胃酸刺激食管壁形成炎症，于饱餐后或夜间加重，或可见咽喉炎、咳嗽病症，长期的严重刺激可能发展为食管腺癌等多种并发症。目前西药治疗该病以抑酸、促动力药、保护黏膜为主，应用此类药物时间过长易导致高胃泌素血症，诱发胃炎甚至影响肾功能。随着近年来人们饮食结构的变化，各种压力的增加使得反流性食管病发病率逐年上升，且反复发作，难以自愈甚至长期用药，影响人们日常生活工作。

甘肃省名中医、甘肃中医药大学附属医院肾病科主任医师戴恩来临床经验丰富，擅长运用经方治疗内科疾病。戴恩来守方而不泥古，辨证而不离旨，结合经典，精准辨证，灵活加减运用药物，治疗反流性食管炎以半夏泻心汤为主方，对于该病的辨证调理亦可认为是“治未病”，辨证为偏寒、偏热则随证加减，病证结合，调整中焦升降气机，佐以抑酸之药，从而平调寒热，收效甚佳。

笔者有幸跟师学习，现将戴恩来运用半夏泻心汤治疗反流性食管炎经验介绍如下。

病机探讨

反流性食管炎与饮食、情志、外邪密切相关，寒、湿、痰、热、瘀、虚、滞等为主要病因。其主要临床症状，即中医所谓“痞证”“吐酸”“嗳嗝”。《寿世保元·吞酸》云：“夫酸者，肝木之味也。由火盛制金，不能平木，则肝木自甚，故为酸也。”可见肝气疏泄不利则胃失和降，所谓肝气横逆克土。《伤寒论》151条：“脉浮而紧，而复下之，紧反入里，则作痞。按之自濡，但气痞耳。”从虚实来看，邪气入里、肝气犯胃为实，脾胃虚弱、受纳不济为虚。戴恩来认为，反流性食管炎病机以脾胃升降失常、寒热不调为主，脾为生痰之源，痰浊中阻则影响脾胃气机升降，郁而化热，烧灼，黏膜溃烂，久而成瘀，滞涩不行，气机阻滞，痞满则生。“病发于阳而反下之，热入，因作结胸；病发于阴而反下之，因作痞”，痞指胸腹部满闷不舒，按之不痛。《素问·至真要大论》谓“诸呕吐酸……皆属于热”，戴恩来认为幽门螺杆菌感染之炎症为中医之“湿热”，过多之胃酸为阴寒之物，故成寒热错杂之证。

需要强调的是，反流性食管炎鉴别于咽喉炎等外感疾病，二者均有咽喉部不适感，后者可有咳嗽频发、受凉加重，而无反酸烧心；鉴别于梅核气则以梅核气与情志影响关系密切，常在情志刺激后有吐之不出、咽之不下感，痰阻气滞而呃逆。

方药分析

《伤寒论》原文：“伤寒五六日……但满而不痛，此为痞，宜半夏泻心汤。”《金匮要略·呕吐哕下利病脉证治第十七》：“呕而肠鸣，心下痞者，半夏泻心汤主之。”戴恩来认为，半夏泻心汤治法实属八法中的“和法”，以其证测其方，所治呕、心下痞、满而不痛，为胃气不和、中焦寒热不和、脾胃不和之故，因此应调和寒热、调畅气机、调和气血、调和脾胃。反流性食管炎治以调和中焦寒热，寒热调则中轴和，由此脾胃、肝胆气机升降调和，则不再发生反流。半夏泻心汤原方折合现代计量为：半夏35g，黄连14g，黄芩42g，干姜42g，炙甘草42g，人参42g，大枣28g。方中半夏、干姜之辛以温散化痰行痞；黄芩、黄连之苦以降泄燥湿，合脾之喜燥恶湿，胃之喜润恶燥；炙甘草助干姜辛甘化阳，温中暖土，合脾之性；人参、大枣益气养营，助脾气健生，润胃资营。脾升胃降，中轴转运，则寒热错杂得调，散结除痞功见。

典型医案

刘某，女，55岁，2022年6月24日初诊。

主诉：胃脘部嘈杂不适10余年。患者10年前因腹胀、反酸烧心就诊于某西医院，诊断为反流性食管炎，给予艾司奥美拉唑镁肠溶片口服，20mg/次，每日1次，服药后症状可缓解。规律服用该药10年，停药则出现反酸烧心、咳嗽，夜间加重，甚者不能平卧，进食寒凉之品后腹胀加重。为求进一步治疗而求诊于中医。

刻下：神清，精神可，胃脘部胀满，反酸烧心，咽喉不适，偶有气短，饮食一般，大便不成形，小便可，睡眠可，舌质暗，苔白腻，脉濡。

中医诊断：胃痞（寒热错杂证）。

方药：清半夏10g，干姜10g，黄连3g，黄芩6g，炙甘草3g，党参15g，蒲公英10g，北沙参10g，麸炒枳壳10g，乌药15g，煅瓦楞子20g，海螵蛸20g。7剂，水煎服，每日1剂，分2次温服。

2022年7月1日二诊，患者诉药后腹胀明显减轻，反酸烧心好转，因惧怕复发，每5日服用1次西药。大便成形，小便可，舌质暗，苔薄白，脉濡。上方减去煅瓦楞子、党参，加入牡丹皮10g、太子参15g。7剂，水煎服，每日1剂，分2次温服。

2022年7月8日三诊，患者诉药后胃脘部胀满消失，不用西药未见反酸烧心，大便成形，小便可，舌淡苔薄白，脉滑。上方加入煅瓦楞子30g、肉桂10g、炙甘草6g。7剂，水煎服，每日1剂，分2次温服。

随访至今，患者未再服用西药，未见反酸烧心症状。

按：本案患者为中年女性，结合症状辨为胃痞，属寒热错杂证。脾胃阴虚生内热，故见反酸烧心；胃气上逆故咽喉不适；脾胃阳气不足，运化不及，故见腹胀不适；脾之升清不能，食饮欠佳，土不生金，脾胃濡养不足，肺气难生，故见气短，脉象则“浮而柔细知为濡”。治以半夏泻心汤调和寒热，配以行气化瘀、抑酸止痛药物。二诊加牡丹皮凉血活血，以祛瘀生新；加太子参以益气健脾，生津润肺。三诊考虑患者未再服用西药抑酸，故重用煅瓦楞子30g以制酸止痛；肉桂温下焦以助中焦，补火助阳，调和中焦寒热。

来源：中国中医药报2023年09月29日4版。

戴永生辨治慢性咳嗽验案2则

刘 威 欧江琴
贵州中医药大学，贵州 贵阳 550025

全国名中医戴永生是贵州中医药大学第一附属医院主任医师、教授，从医多年，学验俱丰，善从系统观治疗脾胃及内科杂病，重视体质在临证诊疗中的应用。中医将慢性咳嗽归于“咳嗽”“喘证”等范畴，临床上在辨证辨体思想的指导下进行施治，多有良效。笔者有幸师从戴永生，得其授业解惑，现将戴永生从体质角度辨治小儿慢性咳嗽及青年慢性咳嗽经验总结如下。

医案一 小儿慢性咳嗽

患儿，男，6岁，2018年8月7日因“反复咳嗽、咯痰3个月余”就诊。实验室检查结果显示：支气管激发试验（-），肺炎支原体（-），肺炎衣原体（-），血常规、胸部线检查均未见明显异常。西医诊断为咳嗽。经抗感染、解痉平喘等治疗后效果欠佳，故求诊于戴永生。

刻下：咳嗽，痰色白、量多易咯，咽痒即咳，口唇稍红，饮食一般，大便偏干，每日1次，舌边尖红，苔薄白，脉弦。

诊断：（风盛挛急夹热型）咳嗽。

治则：疏风宣肺，止咳化痰。

方药：止嗽散合枳术丸加减。

蜜百部、白前、桔梗、苦杏仁、夏枯草、枳壳各6g，荆芥、陈皮、白术各9g，甘草片3g。5剂，水煎服，每日1剂。

2018年8月14日二诊，患儿服药后，咳嗽、咯痰较治疗前改善，痰量较少，质黏不易咯，无咽痒即咳，咽痛，目赤唇红，饮食一般，大便干结，每日1次，舌质红，苔薄白，脉弦稍数。服一诊方后，风去热存，肝热及肺，出现目赤唇红，辨为（木火刑金型）咳嗽。治以清肝泻肺，降气化痰。方药：黄芩片、栀子、地骨皮、枳壳、桔梗、苦杏仁各6g，桑白皮、白术、夏枯草各9g，甘草片3g。5剂，水煎服，每日1剂。

2018年8月21日三诊，服二诊方后，患儿偶咳嗽、咯痰，痰少易咯，无咽痛，目赤唇红明显改善，饮食一般，大便正常，每日1次。舌质红，苔薄白，脉弦。于二诊方基础上加炒建曲、炒山楂各6g。3剂，水煎服，每日1剂。

2018年8月25日四诊，患儿服药后偶咯痰，痰少易咯，余症皆无。舌边红，苔薄白，脉弦。患儿病情近愈，未开药，嘱其避风寒，勿吃甜食，勿饮冷。随诊4个月，未再复发。

按：本例患儿平素养护失当，感受风热之邪，外受风邪，首伤肺经，故见咳嗽，咯痰，色白量多，易咯，咽痒即咳；热在内则见大便偏干，口唇稍红。结合患者舌边尖红、苔薄白、脉弦，辨为风盛挛急夹热型咳嗽，方用止嗽散合枳术丸加减以疏风宣肺，止咳化痰。方中百部止咳化痰；桔梗开宣肺气，白前降气化痰，一宣一降，恢复肺气之宣降；荆芥疏风解表，祛在表风邪；陈皮理气化痰，加强化痰之功；甘草调和诸药；枳壳、白术健脾益气，以断痰源。另加夏枯草清泻肝火，苦杏仁增强降气止咳之功。二诊患儿咳嗽、咯痰较前改善，痰量减少，无咽痒即咳，此为风邪已祛。热势较前加重，出现痰黏、咽痛、目赤唇红、便干结症状，此为止嗽散偏于温热，小儿肝之余气夹热而上侮肺所致。《丁甘仁医案》谓：“肺体属金，譬若悬钟，鸣声在钟，撞钟在木。”此时咳嗽、咯痰乃木火刑金引起，当清肝泻肺、降气化痰，方用泻白散、黄芩清肺饮、枳术丸加减，一诊方去荆芥、陈皮、蜜百部、白前，加桑白皮、地骨皮、黄芩片、栀子。

桑白皮可泻肺气之余，止嗽而能利水；地骨皮能退肾虚热，息肝热所生之风，虽不入肝经，而肝风亦并治也，故地骨皮可清肝火，兼清肺中之热；夏枯草归肝经，善清泻肝火；黄芩、栀子性寒，归肺经，善清肺热；桔梗、苦杏仁宣降相和，可恢复肺脏气机；枳壳、白术健脾以断痰源；甘草调和诸药，止咳化痰。方药对证，故三诊患儿的症状明显改善，但饮食仍一般，加炒建曲、炒山楂健运脾胃。四诊时，患儿病情近愈，故未予以药治，嘱其加强生活调摄，以防再次被邪所乘。

医案二 青年慢性咳嗽

患者，男，30岁。2018年5月8日因“反复咳嗽、咯痰5个月余”就诊。实验室检查结果显示：结核菌素（－），抗酸染色（－），痰结核抗体（－），痰培养未见致病菌。血常规、胸部CT、纤维支气管镜检查均未见明显异常。经抗感染、止咳、化痰等治疗后症状无明显改善，故求治于戴永生。

刻下：咳嗽，咯黄脓痰，量多易咯，咽痒即咳，口干，嗳气，饮食一般，眠差，入睡难，小便正常，大便时干时稀，舌质红，苔黄腻，脉弦滑。患者平素饮食偏嗜辛辣肥甘。

诊断：（痰热郁肺型）咳嗽。

治则：清热化痰，肃肺止咳。

方药：桑白皮汤合黄连温胆汤加减。

黄连片6g，胆南星、法半夏、陈皮、茯苓、黄芩片、桑白皮、苦杏仁、浙贝母各12g，栀子10g，枳实、淡竹叶、桔梗各9g，甘草片3g。7剂，水煎服，每日1剂。

2018年5月15日二诊，患者服药后，咳嗽、咯痰减轻，痰量减少，咽痒减轻，时感口干，时嗳气，大便不成形，余症同前。舌质红，苔黄微腻，脉弦滑。在一诊方基础上加远志、酸枣仁各15g。7剂，水煎服，每日1剂。

2018年5月22日三诊，服二诊方后，患者咳嗽、咯痰症状持续改善，痰量减少，无咽痒，无口干，时嗳气，饮食一般，入睡困难较前改善，大便成形，舌质稍红，苔黄，脉弦滑。二诊方去胆南星、栀子，加白术12g。7剂，水煎服，每日1剂。

2018年5月29日四诊，服三诊方后，患者偶咳嗽，咯少量白痰，余症皆无。舌质稍红，苔薄黄，脉弦。患者症状明显改善，继续服用三诊方5剂，水煎服，每日1剂，以巩固疗效。随诊半年，未再复发。

按：患者平素饮食偏嗜辛辣肥甘，湿热内生，戴永生认为，湿热流于上可变生痰热，影响肺气宣发肃降，津液输布失常，故见咳嗽、咯黄脓痰、量多易咯。“咽喉为肺之门户”，为痰热所扰则咽痒即咳。《素问·经脉别论》云：“饮入于胃……脾气散精，上归于肺……五经并行。”肺失宣降，则脾气不升，胃气不降，见嗳气、纳差；入睡困难为痰热扰神之故。肺与大肠相表里，肺气不降影响大肠传导功能，见大便时干时稀。结合患者舌质红、苔黄腻、脉弦滑，辨为痰热郁肺型咳嗽，治以清热化痰、肃肺止咳，方用桑白皮汤合黄连温胆汤加减。戴永生指出，该病乃湿热变生痰热所致，须苦、辛、寒解之。黄连温胆汤苦降辛通，具有疏理气机、通利三焦、清热化湿、调和脾胃、化痰清火的功效。方中黄连清热燥湿泻火；半夏燥湿化痰，降逆和胃；陈皮与枳实相合，共奏化痰、顺气、和胃之功；茯苓甘淡健脾。桑白皮汤功善清肺泻火，化痰止咳。方中桑白皮、黄芩、栀子清肺泻火，苦杏仁降气止咳，浙贝母清热化痰。另加胆南星清热化痰，淡竹叶清热泻火，桔梗宣肺止咳，甘草调和诸药。方药对证，加之青年脏腑功能强健、正气未虚，痰热祛则肺之宣降恢复，故二诊时症状缓解大半。但仍感入睡困难，为痰热阻滞清窍所致，故二诊方加远志、酸枣仁祛痰、敛肝、安神。《保命集·咳嗽论》曰：“嗽是无声而有痰，脾湿动而为痰也。”故三诊加枳术丸健脾以断痰源。四诊时患者病情基本痊愈，故守三诊方治疗以巩固疗效。戴永生认为，四诊寥寥止咳之药，达止咳之功，乃青年人脏腑功能强健，正气未虚，邪祛则病愈。

来源：中国中医药报2023年06月07日5版。

丹栀逍遥散合百合地黄汤加减治失眠伴痛瘿

张 磊
湖北中医药大学，湖北 武汉 430065

林某，女，40岁，2023年5月5日初诊。

主诉：失眠3年余，甲状腺疼痛伴吞咽梗阻1个月余。患者现入睡困难，约1~2小时方可入睡，眠浅易醒，无多梦、早醒情况。未服用镇静类西药和安神类中药，曾发盗汗1次，汗出湿衣，无潮热、自汗等不适。1个月前患者触摸到甲状腺处有结节，伴有轻度肿大、疼痛，吞咽梗阻感明显，自诉1口唾液需分3次咽下。曾于医院诊断为亚急性甲状腺炎，用药疗效不佳。平素情绪急躁易怒，冬季手足冰凉，口干口苦，自诉易上火，牙龈出血，无胃肠不适，月经正常。纳可，二便调。舌形尖，舌两侧高凸隆起，舌边尖红，舌中根部苔黄白腻，舌下左侧络脉较粗。因远程无法脉诊。既往史：乳腺多发结节。辅助检查：3月15日曾于某医院行甲状腺彩超显示：甲状腺双侧叶多发结节（TI-RADS 3类）；甲状腺双侧叶多发片状低回声（甲状腺待排）；甲状腺双侧叶下方低回声，左侧叶多个低回声结节，较大者约0.78cm×0.67cm；右侧叶多个低回声结节，较大者约0.45cm×0.48cm。甲功显示：抗甲状腺过氧化物酶抗体102 IU/mL（正常值≤34IU/mL）。

辨病：痛瘿，失眠。

辨证：肝郁热毒，心神不宁证。

治则：疏肝清热，解毒活血，宁心安神。

方药：丹栀逍遥散加减。

柴胡15g，黄芩9g，姜半夏9g，生甘草6g，党参10g，丹皮10g，栀子10g，生白芍15g，当归10g，青皮12g，黄菊花15g，黄连9g，干姜3g，郁金10g，延胡索12g，玄参15g，山慈菇6g，夏枯草20g。7剂，水煎服，每日1剂，分3次饭后温服。

外用方：冰片、山慈菇粉按照1∶10比例用蛋清调和，外敷患处。

2023年5月11日二诊，患者自诉上方服用1剂后晨起觉甲状腺处疼痛减轻，但日间仍有不适，继续服用3剂后疼痛明显减轻，吞咽梗阻亦减轻，睡眠好转，余症同前。舌同前，脉未诊。上方加百合15g、生地20g。7剂，煎服法同上。外用方药同前。

2023年5月19日三诊，服用上方后疼痛及梗阻感程度均较之前减轻，睡眠明显改善，余症同前。舌同前，脉未诊。二诊方夏枯草加至30g、山慈菇加至10g。10剂，煎服法同上。外用同前。

2023年5月27日四诊，甲状腺处疼痛消失，吞咽梗阻感减轻过半，纳寐尚可，无口干口苦，大便不成形，小便调。舌淡红，苔中根稍白腻，舌下左侧络脉稍瘀，因远程无法脉诊。续遵三诊方，改汤剂为丸剂，巩固调理。外用同前。

其后随访，现甲状腺处疼痛、吞咽梗阻感、失眠均未复发。

按：此患者患有亚急性甲状腺炎，以甲状腺肿大、疼痛、吞咽梗阻为主要表现，归属于中医学“痛瘿”之类，并伴有较严重的慢性失眠。其主要病位在肝，肝经郁热为其主要的病理基础。肝主疏泄，喜条达，主调畅全身气机，与精神情志密切相关。患者平素脾气急躁易怒，怒则气上，气机郁滞，日久则化火，郁火循经作祟，结于颈项，导致津停、血阻、气滞，互相胶结于咽喉，故出现吞咽梗阻、疼痛、肿大、口干口苦等症。肝火扰动君火，导致心神不宁，故失眠。此患者虽远程无法脉诊，但舌象特征典型：舌边尖红为典型心肝火旺；舌形尖、舌两侧高凸隆起提示有肝郁气滞；肝随脾气左升，胆随胃气右降，舌下左侧络脉较粗提示瘀阻因肝经气机不畅导致。辨证肝郁热毒、心神不宁证，治以疏肝清热、解毒活血、宁心安神，处方选用丹栀逍遥散合百合地黄汤加减。

丹栀逍遥散疏肝气、清郁热、和营血，加用菊花疏风、清热、平肝；郁金配延胡索活血化瘀，理气止痛；玄参、山慈菇、夏枯草清热散结；百合配生地养阴清热，宁心安神。本案采用内外合治，将冰片、山慈菇粉按1：10比例用蛋清调和后外敷患处。《本草纲目》言冰片可“通诸窍，散郁火”。冰片辛香，具有挥发性，可促进药物透皮吸收，开玄府之窍，一方面可散窠巢之郁火，另一方面可使药力直达病所。山慈菇清热解毒、消肿散结，是治疗甲状腺肿大、结节等的专药。二者合用外敷，可进一步提升治疗效果。

来源：中国中医药报2023年09月11日5版。

经方合用治多年失眠

张　磊

湖北中医药大学，湖北 武汉 430065

冉某，女，40岁，2023年1月27日初诊。

主诉：失眠3年余。患者自诉3年前无明显诱因出现入睡困难，眠浅易醒，无多梦，早醒，日间疲劳乏力，冬季手足冰凉，情绪急躁易怒，纳可，二便调。月经期伴腰酸、腰痛、痛经。舌淡红，舌两边稍隆起，苔薄白，舌下络脉无瘀曲，脉弦细。

既往史：霉菌性阴道炎病史4年余，时有瘙痒及异味。

诊断：不寐（心肝阴虚，湿热下注）。

治疗：（1）内服：方用酸枣仁汤合百合地黄汤、栀子豉汤、当归四逆汤加减：知母6g，茯苓6g，川芎6g，炙甘草6g，炒栀子10g，淡豆豉15g，当归12g，桂枝9g，炒白芍9g，细辛3g，小通草6g，郁金12g，仙鹤草50g，柴胡10g，百合15g，生地黄30g，肉桂10g。7剂，水煎服，每日1剂，分2次饭后温服。（2）外用坐浴熏洗：当归20g，苦参30g，浙贝母20g，地肤子20g，龙胆15g，生薏苡仁30g，土茯苓30g，生百部15g，黄柏15g。3剂，每3日1剂，煎水坐浴熏洗。（3）针刺治疗：针刺腰痛点3次治腰痛。

2023年2月3日二诊，患者自诉睡眠较前好转，白天精神状态尚可，疲劳感减轻，腰痛、痛经明显改善，余症同前。舌同前，因远程无法脉诊。守初诊内服方，将仙鹤草增至60g，加制何首乌30g、五味子15g、酒萸肉10g，去细辛。7剂，煎服法同前。

2023年2月13日三诊，病史同前，现在日间精神状态尚可，无明显疲劳感，情绪转佳，自诉“发不起火”。眠仍欠佳，纳可，二便调，余症同前。舌同前，因远程无法脉诊。守二诊内服方将肉桂减少至6g，改制首乌为首乌藤15g，加灯心草2g、丹参15g、石菖蒲10g、煅牡蛎（先煎）15g、煅磁石（先煎）20g、合欢皮15g、焦六神曲15g。7剂，煎服法同前。

2023年2月20日四诊，病史同前，服药后睡眠转佳，精神状态可，唯胃脘隐隐不适，二便调。舌淡红，苔薄白，舌面无明显隆起，因远程无法脉诊。守三诊内服方将首乌藤、合欢皮均加至20g，去煅磁石，加党参15g、炒白术20g。7剂，煎服法同前。

2023年3月5日五诊，眠可，精神可，情绪尚佳，自诉服完四诊内服方后才使用坐浴熏洗方，外洗后症状好转，无异常不适。舌同前，因远程无法脉诊。守初诊外用坐浴熏洗方加徐长卿30g、枯矾（另包）5g、冰片（另包）1g。7剂，每3日1剂，水煎坐浴熏洗。

按：此案患者属心肝阴虚伴有肝郁，兼具夜寐难安、疲劳乏力、精力不济，此乃心肝阴血亏虚不能潜阳养神。《金匮要略》中载“虚劳虚烦不得眠，酸枣仁汤主之”。患者年四十而阴自半矣，加之平素性情急躁易怒，多有情志不遂，郁而化火，复伤阴血，相火妄动，扰乱心神，故合用百合地黄汤养阴清心安神，此处重用生地黄以弥补酸枣仁空缺之憾（酸枣仁价格较贵，且临床使用的起效剂量稍大，给患者带来的经济负担较大），用栀子豉汤解郁除烦、改善入睡问题。患者手足厥寒并伴有经行腹痛，故以当归四逆汤养血通脉、温经散寒。柴胡配郁金进一步增强疏肝解郁的功效，肉桂引火归元，仙鹤草重用补气，缓解日间疲劳。其后随症加减，或加制何首乌、五味子、酒萸肉等滋养肝肾阴血，或加煅牡蛎、煅磁石重镇安神，亦或加党参、炒白术调补善后。外用方以清热燥湿为主，坐浴熏洗可直达病所，此内服之法所不能及。

来源：中国中医药报 2023 年 12 月 01 日 5 版。

丁樱治儿科杂症案 3 则

都修波　任献青　闫永彬

河南中医药大学第一附属医院，河南 郑州 450000

国医大师丁樱是河南中医药大学第一附属医院教授、主任医师，精于儿科疑难杂症的诊治。笔者从师学习多年，受益匪浅，现整理其医案 3 则介绍如下。

医案一 疫毒痢案

赵某，男，10 岁，2008 年 7 月 14 日初诊。

现病史：持续高热不退，伴频繁抽搐 1 天。患儿 1 天前突然出现腹痛不适，高热不退，抽搐不止，烦躁不安，体温 39.0 ~ 40.2 ℃，在某三甲医院予复方冬眠灵、赖氨匹林肌内注射等治疗后无效，遂请丁樱会诊。

刻下：患儿腹痛不适，壮热汗出，抽搐时作，每次持续 3 ~ 5 分钟，呼吸气粗，口气臭秽，口干溲赤，舌质红、苔黄厚而糙，脉洪大有力。

查体：体温 40.2℃，神志清，精神差，全身皮肤黏膜无斑丘疹及出血点，心、肺、肝、脾未见异常，腹部稍胀，脑膜刺激征（-），病理征（-）。血常规示：白细胞（WBC）11.2×10^9/L，中性粒细胞（N）78%，淋巴细胞（L）22%，红细胞（RBC）4.5×10^{12}/L，血小板（PLT）238×10^9/L；C- 反应蛋白（CRP）42.2mg/L。脑脊液检查：常规生化均正常，血及脑脊液细菌培养（-）。丁樱仔细追问病史，患儿有饮食不洁史，但一直未解大便，立即肛诊取大便送检，结果显示白细胞（++++），红细胞（++）。

诊断：（湿热疫毒，毒邪内闭，邪陷厥阴型）疫毒痢（西医称为中毒性细菌性痢疾）。

治则：通便泄热，清肠解毒。

方药：清导散加味。

生大黄 15g，牵牛子 15g，黄连 6g，栀子 12g，钩藤 15g，僵蚕 9g。1 剂，研为细末，煎煮约 10 分钟，取药液 600mL，分 2 次灌肠。

2008 年 7 月 15 日二诊，灌肠后约 30 分钟，排便 6 次，粪便臭秽，带有大量黏液；腹部渐软，体温渐降，当晚体温降至 37.8 ℃，抽搐次数减少，精神好转，舌质红，苔稍润、黄厚略减，脉数有力。继以上方 1 剂，煎、用法同前。

2008 年 7 月 16 日三诊，灌肠后排便 3 次，有少量黏液，气味变淡，体温 37.2 ~ 37.5℃，抽搐未再发作，热势已减。上方生大黄、牵牛子均减至 7.5g，加生薏苡仁 15g。1 剂，煎、用法同前。

2008 年 7 月 17 日四诊，灌肠后排便 2 次，已无黏液，渐成形，未见抽搐发作，体温恢复正常。观察

3天后出院，随访3个月未复发。

按：丁樱认为疫毒内结，毒邪炽盛，脓血内留肠道是疫毒痢最基本的病机，常用泻下通便、釜底抽薪的方法，通因通用，及时排除体内疫毒之邪。本例患儿湿热疫毒，化火迅猛，热势鸱张，充斥内外，热极生风，若不及时治疗，毒邪炽盛，耗气伤阳，则可致阴竭阳脱、内闭外脱、五脏俱败之危象。故急以清导散（生大黄、牵牛子）清热泻火，攻下积滞，荡涤肠胃，导热下行，使釜薪得抽，热从下泄，此治本之法也；伍以黄连、栀子清热燥湿，泻火解毒；钩藤、僵蚕清热平肝，息风止痉。诸药合用，共奏清热通下、息风止痉之功。三诊时，热势已减，恐伤脾胃，故减生大黄、牵牛子之量，酌加生薏苡仁健脾利湿，兼以解毒而收全功。《类经》云："火热内蓄，或大寒内凝，积聚留滞，泻利不止，寒滞者以热下之，热滞者以寒下之，此通因通用之法也。"（清）高士宗的《黄帝素问直解》亦云："通因通用则邪不能容，故可使气和，可使必已。"对于疫毒痢，丁樱强调应及时应用泻下之法，通因通用，使邪无容留之所、稽留之地，才能取得好的治疗效果。

医案二 痹证案

杨某，女，10岁，2010年5月9日初诊。

主诉：反复高热、皮疹、关节疼痛1个月。

现病史：患儿1个月前无明显诱因出现高热不退，弛张热，最高体温40.0℃，发热时全身皮肤可见淡红色皮疹，同时伴有肘、膝关节疼痛，在某医院考虑为"幼年特发性关节炎"，予激素、布洛芬、甲氨蝶呤等治疗，效果不佳，遂至医院就诊。

刻下：高热不退，皮疹隐隐，肘、膝关节疼痛，汗出口渴，渴不欲饮，心烦不安，面赤唇干，眠差，小便短赤，大便干，2日一行，舌质红绛、苔黄乏津，脉数有力。

查体：体温39.8℃，体质量26kg，心肺听诊未闻及异常，肝肋下2.5cm，质软边钝，脾未触及，四肢及关节无畸形和红肿。血常规示：WBC18.9×10^9/L，N66%，L34%，RBC3.9×10^{12}/L，血红蛋白（Hb）110g/L，PLT138×10^9/L；CRP52mg/L；血沉（ESR）50mm/h，抗核抗体（ANA）（-），类风湿因子（RF）（-），血细菌培养（-），骨髓检查呈感染象。

诊断：（热毒炽盛，气血两燔，邪热壅滞经络，气血郁滞不通型）热痹（西医称为幼年特发性关节炎）。

治则：清热解毒，清气凉营，通利经络。

方药：自拟五藤通络饮合清瘟败毒饮加减。

水牛角30g，生地黄15g，赤芍15g，玄参12g，牡丹皮12g，黄芩9g，连翘12g，栀子12g，淡竹叶12g，黄连6g，生石膏60g，知母12g，芦根30g，忍冬藤15g，鸡血藤15g，海风藤15g，络石藤15g，青风藤15g，甘草6g。6剂，每日1剂，水煎，分3次温服。

2010年5月18日二诊，患儿体温渐降，最高38.2℃，皮疹减少，关节疼痛减轻，心烦消失，眠佳，无食欲，舌红绛、苔少。去芦根，石膏减为30g，加陈皮9g、炒麦芽15g。6剂，煎、服法同前。

2010年5月25日三诊，患儿体温转至正常，皮疹消失，肘、膝关节仍有痛感，口唇干燥，大便干，食欲不振，舌红、苔少花剥，脉细数无力。热邪渐退，胃阴已伤，治以养阴益胃，解毒通络，方以五藤通络饮合沙参麦冬汤加减：忍冬藤12g，鸡血藤12g，海风藤12g，络石藤12g，青风藤12g，麦冬12g，沙参9g，天花粉9g，玉竹9g，白扁豆12g，山药12g，麻子仁12g，炒麦芽12g。煎、服法同前，调理半月，诸症明显好转。出院后以五藤通络饮加减调理半年后停药。随访1年无复发。

按：幼年特发性关节炎是儿童时期常见的结缔组织病，丁樱常以自拟五藤通络饮随证加减治疗。（清）张秉成的《本草便读》云："凡藤蔓之属，皆可通经入络。"丁樱认为藤蔓之属，缠绕蔓延，犹如网络，纵横交错，无所不至，为通络之佳品。本例患儿弛张高热，皮疹隐隐，汗出烦渴，结合舌脉表现，为一派气血两燔的征象，故以海风藤、青风藤祛风除湿，通经活络，蠲痹止痛；络石藤祛风通络，清热凉血，活血消肿；忍冬藤清热疏风，解毒通络；鸡血藤活血补血，养血活络；水牛角、生地黄、牡丹皮、赤芍、玄参凉血活血；黄芩、连翘、栀子、淡竹叶、黄连清热解毒；生石膏、知母、芦根清气凉营。诸药合用，共奏祛风除湿、凉血解毒、养血荣筋、舒筋活络之功。

医案三 痫证案

钱某，女，5个月，2010年3月5日初诊。

主诉：反复抽搐发作1个月有余。

现病史：患儿1个月前因鞭炮声受惊后，出现惊厥发作，表现为意识丧失，双目凝视，口中痰涎，四肢强直阵挛发作，约1分钟后缓解，缓解后困倦入睡，2～3天发作1次，有时1天发作数次，曾在某医院予丙戊酸钠口服液治疗，已逐渐加量至40mg/（kg·bw·d），仍发作频繁，近1周发作3次，遂来医院就诊。

刻下：反复抽搐发作，吮乳乏力，夜卧不宁，夜惊夜啼，受惊易发，小便黄，大便稀薄，舌质红、苔腻微黄，指纹青紫，达气关。

查体：神志清，精神可，全身皮肤未见咖啡牛奶斑，心肺听诊未及异常，肝脾未触及，脑膜刺激征、病理征均阴性。无遗传性家族史，其母平素及孕期嗜食辛辣。头颅磁共振成像和血尿代谢均未见异常，脑电图显示：全导可见大量棘波、棘慢波发放。

诊断：（痰热内蕴，风痰火热，扰神化风，遇惊而发型）痫证（西医称为癫痫）。

治则：清热涤痰，镇惊息风。

方药：痫愈散3g，龙虎镇惊散3g，定风散3g。14剂，冲服，每日1剂，每日1次。丙戊酸钠口服液维持原量［40mg/（kg·bw·d），每日2次］继服。

2010年3月20日二诊，患儿抽搐次数明显减少，近1周无发作，睡眠好转，二便及纳乳正常，舌质红、苔白厚，上方去定风散，加二陈散3g。30剂，服法同前。停服西药。

2010年4月20日三诊，患儿近1个月抽搐未发作，发育良好，精神佳，面色稍黄，大便糊状，纳乳量少，舌质淡、苔白微厚，指纹淡滞，复查脑电图可见少量棘慢波。后以龙虎镇惊散3g、二陈散3g、参苓白术散3g，间断调理2年余，复查脑电图正常，遂停服中药。随访至5岁，未再发作。

按：孕母喜食辛辣，酿生湿热，丁樱认为此患儿禀受孕母之湿热，与体内痰湿相合，化生痰热，卒遇惊恐，气机逆乱，痰随气逆，蒙蔽清窍而发为癫痫。故治以清热涤痰，息风止痉，镇惊安神。予院内制剂痫愈散、龙虎镇惊散、定风散治之。痫愈散由生石膏、滑石、雄黄、白马蹄、钩藤、沉香、僵蚕、蝉蜕、朱砂组成；龙虎镇惊散由龙齿、琥珀、钩藤、僵蚕、全蝎、蝉蜕、蜈蚣组成；定风散由生石膏、天竺黄、蜈蚣、胆南星组成。其中，生石膏、滑石清热泻火，泻诸经之火；胆南星、天竺黄清化痰热；钩藤、僵蚕、蝉蜕、全蝎、蜈蚣、白马蹄平肝息风，定惊止痉；龙齿、琥珀、朱砂息风定惊，镇心安神；雄黄入肝，燥湿祛痰，能化留聚痰涎之积；沉香温胃调气，以防寒凉之药损伤脾胃。诸药相合，共奏清热涤痰、息风止痉、镇惊安神之功。二诊时患儿热象已减，故去定风散，加二陈散（院内协定方，由陈皮、半夏、茯苓、紫苏子组成）燥湿化痰。三诊时热象全无，脾虚痰湿之象已显，故再去寒凉之痫愈散，加参苓白术散健脾利湿，合二陈散既可化已生之痰，又可杜生痰之源，故而取得佳效。

来源：中国中医药报2023年05月19日5版。

高仲山治杂病验案3则

李敬孝
黑龙江中医药大学，黑龙江 哈尔滨 150006

高仲山（1910—1986），著名中医学家、教育家，近代黑龙江省“四大名医”之首。他出身于中医世家，幼承庭训，家学渊源，独树一帜，开创龙江医派之先河。笔者有幸侍诊于高老左右，聆听教诲，耳濡目染，获益良多。兹摘其治验3则，以飨同道。

医案一　瘟黄

柴某某，男，35岁，1960年3月22日初诊。

主诉：患者曾于1960年3月17日午夜，因意识不清7~8小时而被家人紧急送往医院治疗。经检查，西医诊为急性传染性肝炎、急性黄色肝萎缩、肝昏迷。患者曾自述5日前突感全身不适，发热恶寒，至午夜汗出热退，每日均吐黄色苦汁2~3次，不思饮食，尤厌油腻，大便6日未解，小便短赤。

刻下：不省人事，知觉全无，目赤睛定，瞳孔缩小，舌短口噤，遍身黄染如金，身热不扬，躁扰不宁，循衣摸床，时时呕呛，呕出暗红色汁液。已十多日未大便，小便每日1次，色如啤酒。脉数而实。

中医诊断：瘟黄（热入心包，肝风内动）。

治则：急宜清心开窍与釜底抽薪同进。

方药：牛黄承气汤（安宫牛黄丸2丸、牛黄1g、大黄25g），用大黄煎汁送服安宫牛黄丸和牛黄，日间每4小时服用1次，夜间停服。待能解大便2~3次，则停用此方。

因患者口噤难开，故采用鼻饲，鼻饲失败，又改由肛门注入给药。当夜平静，无躁动谵语，无呕呛，仍昏迷。次日午夜突然抽搐，经用葡萄糖酸钙仍不能控制，继续以前方保留灌肠。

1960年3月25日二诊，患者意识渐转清晰，但时有幻视、谵语等症，肢体抽搐，脉象滑实。此时神志虽清，郁热仍盛，肝阴耗损，肝风内动，故抽搐、幻视。虽经灌肠导便，因胃肠津液未复，仍有燥粪结滞。拟急下存阴，予以清心疏肝解毒之品。方药：水牛角丝50g（先煎），生地黄20g，白芍10g，丹皮10g，黄连8g，黄芩10g，栀子10g，黄柏10g，生石膏30g，知母10g，茵陈15g，柴胡10g，甘草10g。2剂，水煎服。兼服牛黄承气汤，服法同前。

1960年3月27日三诊，患者虽见清醒，但狂躁加剧，骂詈抓胸，舌起芒刺，苔黄腻，脉滑实，仍无大便。急投通腑泻热、急下存阴之大承气汤：大黄30g，厚朴10g，枳实15g，玄明粉15g。2剂，水煎服。嘱服后若大便泻下2次即停服。兼服牛黄承气汤（安宫牛黄丸3丸、牛黄1g、大黄25g），每日6次。

1960年3月29日四诊，患者于前晚大便1次，干燥臭秽。意识清楚，精神萎靡，极度倦怠，黄疸日益加深。近2日抽搐较频繁，每1~2小时发作1次，发作时口角歪斜，目珠上吊。因郁热已久，引动肝风，拟用3月25日处方增加羚羊角2.5g，以清热息风，8剂。

1960年4月6日五诊，患者精神好转，但脉散，全身发斑，紫红如云片，皮肤金黄，时有狂躁不安。此系正邪交争关键时刻，如果脉能逐渐恢复，斑能顺利透发，则病势可趋好转；若正气不能胜邪，脉不能复，斑不得透，则危险难救。嘱于前方加重剂量，以清热解毒、凉血化斑、维护心包。方药：牛黄承气汤2剂（安宫牛黄丸4丸、牛黄1g、大黄25g），每间隔1次加服牛黄1g，每日6次。

1960年4月8日六诊，服药后逐渐好转，已无狂躁谵语之象，能自进饮食，自知便溺。红斑布满全身，脉转弦数。再予前方2剂。

1960年4月11日七诊，红斑与黄疸均稍减退，患者自觉胸中满闷，心烦不宁。此乃温邪未尽、邪热伤阴之故，拟滋阴清热、化斑解毒法。方药：水牛角丝100g（先煎），生地黄20g，白芍15g，丹皮15g，玄参15g，麦冬15g，石膏50g，知母20g，黄连10g，黄芩10g，黄柏10g，栀子10g，茵陈15g，柴胡10g，粳米10g，甘草10g。1剂，水煎服，每日2次。兼服安宫牛黄丸，每次1丸，每日4次。

1960年4月12日八诊，病情好转，言谈清楚，能翻身活动，三餐均可自进饮食。昨夜颈项胸背满起白痦，胸闷随之减轻，心中稍感清爽，仍服用前方5剂。

1960年4月17日九诊，白痦消退，遍身瘙痒，肝大肋下一横指、剑突下四横指处质硬有压痛，脾不大，无腹水。方药：生地黄50g，玄参18g，麦冬15g，黄连5g，栀子10g，黄芩10g，石膏50g，知母10g，粳米10g，甘草10g。70剂，水煎服。兼服安宫牛黄丸，每次1丸，每日4次。

1960年6月27日十诊，前方药减半量服用。

1960年7月6日十一诊，黄疸全退，一切症状均消失，肝脏未触及，停服中药观察。

1960年8月18日十二诊，实验室检查结果提示总蛋白6.57g/100mL，白蛋白3.65g/100mL，球蛋白2.82g/100mL，高田氏反应阴性，麝香草酚浊度试验3单位，黄疸指数3单位，凡登白试验直接反应与间接反应均阴性，胆红素无异常。患者在悉心调治下历经105天，终脱离险境，康复痊愈，于1960年8月23日出院。

按：本病西医诊断为亚急性重症肝炎，病情凶险，预后不良。高仲山精思明辨，根据患者遍身黄染如金、不省人事、身热不扬等症，诊其为瘟黄。本病初起可见发热恶寒，随即猝然发黄，全身、齿垢、白睛黄色深。严重者变证蜂起，或四肢逆冷，或神昏谵语，或直视，或遗尿旁流，甚至舌卷囊缩，循衣摸床。本病是由于感受湿热时毒，毒盛化火，深入营血所致。外感湿热时毒，初起卫分被郁，失于辛散，传里化热，阳明热结，不能清降，邪热深入营血，内陷心包，上蒙清窍，下犯厥阴，热盛动风。高仲山常引用薛生白“中气实则病在阳明”的观点，认为湿热病的病变中心在中焦脾胃。本案始终以阳明为变化之枢纽，正所谓“阳明为湿热之薮”，此乃本案辨证关键。《湿热病篇》曰：“湿热证，壮热烦渴，舌焦红，或缩，斑疹，胸痞，自利，神昏痉厥，热邪充斥表里三焦。”薛生白自注云“此条乃痉厥中之最重者”，并提出“独清阳明之热、救阳明之液为急务者”的治疗原则。本案既有大承气汤急下存阴，又有犀角地黄汤、增液汤凉血育阴，时刻顾护阴液，存得一分阴液，便有一分生机。

医案二　热痹

高某，女，27岁，1980年5月24日初诊。

主诉：患“风湿热”4个月余，肢体关节游走疼痛反复发作。曾于关节周围出现结节，局部红肿、疼痛，现已消退。曾入住西医医院治疗月余，虽病势稍减，但因长期服用激素类药物抗风湿治疗而致面似满月，遂寻求中医治疗。

刻下：患者神疲不振，步履艰难，由家属搀扶入诊室。周身关节疼痛，尤以下肢为甚，两膝关节肿胀，屈伸不利，痛不可近，并伴有低热（37.5℃）、口渴、心胸烦闷等，舌红，脉滑数，化验室检查结果提示抗“O”值700单位，血沉35mm / h。

中医诊断：热痹（内有蕴热，复感外邪，邪郁化热，流注经络关节）。

治则：清热通络，疏风散湿。

方药：用麻黄杏仁薏苡甘草汤加减。

麻黄10g，杏仁10g，薏苡仁40g，甘草10g，羌活10g，当归10g，葛根10g，川芎10g。3剂，水煎服。

1980年5月27日二诊，服药3剂后身热已退，下肢活动便利，唯两膝关节仍肿胀。上方加黄柏10g、苍术10g。3剂，水煎服。

1980年5月30日三诊，膝关节肿胀已消，疼痛明显减轻，今晨可行百余米而下肢并无不适。因其热退肿消，遂治以疏风散湿。方药：麻黄10g，杏仁10g，薏苡仁10g，甘草10g，羌活10g，独活10g，川芎10g，蔓荆子10g，藁本10g，防风10g。3剂，水煎服。

1980年6月8日四诊，患者已能独自来院就诊，行走无异常，关节肿痛全消。抗“O”、血沉均正常。

按：痹证是指人体机表、经络因感受风、寒、湿、热等引起的以肢体关节及肌肉酸痛、麻木、重着、屈伸不利，甚或关节肿大灼热等为主症的一类病证，临床上有渐进性或反复发作性的特点。痹证主要病机是气血痹阻不通，筋脉关节失于濡养。临床上有行痹（风痹）、痛痹（寒痹）、着痹（湿痹）和热痹之分。高仲山治疗热痹常用清热通络、祛风除湿法，方选麻黄杏仁薏苡甘草汤加羌活、葛根、川芎、当归轻宣风热，和血除痹；或再增二妙散利湿清热；羌活胜湿汤祛风胜湿，巧为变化，投之辄效。

医案三　奇恒痢

王某，男，13岁，1975年2月1日初诊。

主诉：患者5个月前曾患湿热痢，初经某医院治疗数日无效，仍下痢脓血，时发时止，伴腹痛。遂转院，经治疗数日亦无效，又因疑为肿瘤而转入外科，开腹探查发现并无肿物，遂封闭切口而请高仲山会诊。

刻下：患儿消瘦，昏睡，口唇干裂，口内糜烂，口角有血痂，舌质鲜红，无苔，脉滑数。家属代述：患儿自觉咽喉疼痛，腹痛里急后重，约半小时大便脓血1次，甚者日夜便血多达52次之多，每次便血量约为20mL。

中医诊断：奇恒痢（湿热毒邪滞留胃肠，日久不除，致肠腑败坏）。

治则：清热解毒，除湿导滞。

方药：当归导滞汤。

当归20g，生白芍20g，炒枳壳15g，广木香15g，黄芩15g，槟榔15g，黄连15g，吴茱萸10g，肉桂10g，焦山楂15g，厚朴15g，生甘草10g，栀子10g，大腹皮30g。3剂，水煎服。

因患儿饮食下咽困难，可不拘时间与剂量，多次喂服。总量以每日最少服用1剂汤药为准，并嘱家属严格控制患儿饮食。服1剂汤药后，便血仅出现3次，患儿精神略转好，遂继续服药。继则患儿自诉腹痛减轻，口角有血痂脱落，口内糜烂渐愈，饮食转增。2周后电话随访得知，患儿已能下地行走。效不更方，仍继服前药，并控制饮食。2周后大便成形而痊愈。

按：高仲山指出，奇恒痢较一般痢疾严重，虽然其下痢不重，但患者常见神昏谵语、咽干喉塞、气呛喘逆等上焦危重症状。患者患病后，从口腔至肛门整个消化道均会受到邪气侵袭，损害严重。病邪本位虽在大肠腑，但常缠绵日久不去，而波及其他脏腑。此病异常凶险，临证治疗需谨慎。

本案从表面看患儿一派衰竭之象，虚损之征明显。但实质上为湿热毒邪滞留肠腑，日久不除，致肠腑络脉被毒热灼伤、败坏，出现频繁下痢便血的“实证”。患者的舌象是辨证之关键。湿热壅盛者当见舌苔厚腻，而该患儿舌质红赤、无苔，类似阴虚内热之证。此为湿热毒邪极度壅盛，损伤络脉，深入血分所致。不能因未见到舌苔厚腻而否定湿邪的存在。病属“实证”，当以“通因通用”为原则，祛邪为主，邪去则正安。

本案中所选的当归导滞汤，为高仲山在金元医家张洁古的芍药汤（白芍、黄连、当归、黄芩、大黄、肉桂、甘草、槟榔、木香）基础上加枳壳、厚朴、山楂、吴茱萸组成，其常用此方治疗痢疾及胃肠瘀滞者，每多获效。

本案下痢脓血，上有口炎，虽然口炎属于何种病菌所致不甚清楚，但高仲山并未究其表象，而是透过现象看本质，治病求本，观其泄泻症状（下痢、腹痛、里急后重、脉滑数）与口炎症状（咽痛、口角糜烂、舌红、苔光、口内有水泡），辨本病属于热毒湿滞，予以清热利湿导滞之法，大见奇效，足见高仲山医技之精湛。

来源：中国中医药报2023年08月23日5版。

桂苓五味姜辛夏汤治支饮验案举隅

李发枝
河南中医药大学第三附属医院，河南 郑州 450008

《金匮要略·痰饮咳嗽病脉证并治第十二》记载："冲气即低，而反更咳，胸满者，用桂苓五味甘草汤去桂加干姜、细辛，以治其咳满。""咳满即止，而更复渴，冲气复发者，以细辛、干姜为热药也。服之当遂渴，而渴反止者，为支饮也。支饮者法当冒，冒者必呕，呕者复内半夏以去其水。"桂苓五味甘草去桂加干姜细辛半夏汤方：茯苓四两，甘草、细辛、干姜各二两，五味子、半夏各半升。上六味，以水八升，煮取三升，去滓，温服半升，日三服。

该方证病机为寒饮郁肺，气逆上冲。笔者用此方常不去桂而为桂苓五味姜辛夏汤，其功效为温肺散寒、降逆化饮，多用于老年慢性支气管炎、肺气肿、肺心病或冠心病、风湿性心脏病所致之心功能不全等。其辨证要点为：素有咳喘之疾，遇冷发作或加重；动则喘甚；吐白痰或有痰鸣；小便不利或下肢水肿等。现举验案7则，以供参考。

医案一

陈某，男，66岁，2014年6月12日初诊。

主诉：咳喘，吐白痰或黄痰3年。

现病史：3年前出现咳喘、吐白痰或黄痰，遇冷加重，食欲不振，少腹热，小便不利，舌质淡苔白，脉沉弦。

辨病：支饮（慢性支气管炎伴前列腺肥大）。

方药：桂苓五味姜辛夏汤合真武汤加减。

桂枝30g，云苓30g，干姜12g，五味子12g，细辛3g，清半夏15g，制附子10g，白术12g，白芍12g，甘草10g。5剂，每日1剂，每剂煎2次，每次久煎1小时。每剂分2次服用。

2014年6月17日二诊，前症均大减，上方去白术，清半夏加至20g。15剂。

2014年7月1日三诊，症再减，服上方15剂，症状基本消失。

按：本案之咳喘伴有小便不利而少腹热，乃慢性支气管炎伴前列腺肥大。其病机为寒饮郁肺、少阴阳虚、气化不利，故用桂苓五味姜辛夏汤温肺散寒、降逆化饮；合真武汤以温肾通阳化气。其少腹热是水停下焦、阳郁所化之标热，随着小便之通利，其热自散。

医案二

李某，男，70岁，2014年4月24日初诊。

主诉：间断胸闷、气短、心悸2年。

现病史：患者2年前出现胸闷、气短、心悸，在外院诊断为冠心病，行经皮冠状动脉介入治疗术。半个月前症状再发，住院治疗后症状减轻而出院，为求进一步改善症状而来诊。患者素有慢性支气管炎。

刻下：胸闷，气短，心悸，活动后加重，咳嗽，喉间时有痰鸣，便溏，舌质淡，苔白滑，脉沉弦、时一止。

辨病：支饮（心衰，慢性支气管炎）。

方药：桂苓五味姜辛夏汤合木防已汤加减。

生晒参15g，桂枝20g，防已20g，云苓30g，干姜10g，五味子10g，细辛3g，清半夏10g，紫苏叶12g，甘草10g，厚朴12g。7剂，每日1剂，每剂煎2次，每次煎半小时。每剂分2次服用。

2014年5月5日二诊，服上方诸症均大减，守上方再服7剂，诸症基本消失。

按：本案为心衰并慢性支气管炎而咳喘者，从其脉证看，当属寒饮郁肺之支饮，故用桂苓五味姜辛夏汤温肺散寒、降逆化饮；合木防已汤去石膏益气通阳、利水散饮；加紫苏叶、厚朴者，有半夏厚朴汤意，可理气化痰，以助寒饮之消散。

医案三

刘某，女，79岁，2014年9月3日初诊。

主诉：肺气肿、肺心病10年。

现病史：患者10年前出现咳嗽、吐痰，遇冷加重。诊断为慢性支气管炎并肺气肿、肺心病。

刻下：咳嗽，吐白痰，动则气喘，下肢水肿，舌质暗淡，苔白滑，脉时一止。左肺底可闻及湿啰音。

辨病：支饮（慢性支气管炎并肺气肿、肺心病）。

方药：桂枝24g，云苓30g，干姜12g，五味子12g，细辛3g，清半夏24g，人参15g，炒苏子20g，甘草12g。2剂，中药颗粒剂，每日1剂，早晚各1次，开水冲服。

2014年9月5日二诊，咳喘稍减，下肢仍水肿。守上方加黄芪50g、防已20g。7剂。

2014年9月12日三诊，下肢水肿及咳喘均大减。方用桂苓五味姜辛夏汤加减：桂枝24g，云苓30g，黄芪50g，防已20g，干姜12g，五味子12g，细辛3g，人参15g，紫苏叶20g，炙甘草12g。7剂。药后诸症基本消失。

按：本案之咳喘属肺心病心衰之较轻者，故初诊仅取2剂以观后效；二诊咳喘稍减，但下肢仍然水肿，提示方药不完全对证，故加黄芪、防已，与前方之桂枝、人参、茯苓合用，有木防已汤及防已茯苓汤之意；三诊咳喘、水肿均大减，说明方证相符，加紫苏叶以理气，有助于饮邪之消散。三诊之后症基本消失，短期疗效较好。

医案四

周某，男，70岁，2013年12月31日初诊。

主诉：反复流清涕、打喷嚏5年。

现病史：流清涕，打喷嚏，咳喘痰鸣，吐白痰或黄痰，便溏，遇冷加重，反复发作已5年，此次发作半个月。舌质淡，苔薄黄而润，脉弦。

辨病：支饮（慢性支气管炎伴肺气肿）。

方药：桂苓五味姜辛夏汤加减。

桂枝20g，云苓30g，干姜12g，五味子12g，细辛3g，清半夏20g，杏仁12g，炒苏子12g，黄芩12g，厚朴12g，鱼腥草30g，冬瓜仁30g，炙甘草12g，大枣5枚。7剂，每日1剂，每剂煎2次，每次煎半小时。每剂分2次服用。

2014年1月20日二诊，症减，再取上方15剂。

2014年2月9日三诊，前症均再减，无黄痰，食欲稍差。方用桂苓五味姜辛夏汤加减：桂枝20g，云苓30g，干姜12g，五味子12g，细辛3g，清半夏20g，杏仁12g，紫苏叶12g，厚朴12g，生山药60g，炒苏子12g，炙甘草12g，大枣5枚。15剂。

2014年3月24日四诊，诸症再减，时吐白痰，咽不利，大便仍溏。上方加盐补骨脂12g，20剂。药后症状缓解，未再服药。

按：本案既有寒饮郁肺之咳喘、流清涕，又有郁久化热之黄痰，故初诊、二诊均加清化痰热之黄芩、鱼腥草、冬瓜仁，另加杏仁、苏子、厚朴以止咳化痰；三诊无黄痰，但食欲稍差，故去黄芩、鱼腥草、冬瓜仁，加补脾肾之山药；四诊诸症再减，大便仍溏，说明肾阳亦虚，故加盐补骨脂以补肾固肠。寒饮郁肺者，若见黄痰，说明郁久化热，可酌加清化痰热之品，即有是证用是药也。

医案五

张某，男，59岁，2017年1月10日初诊。

主诉：咳嗽、吐白痰10年。

现病史：患者10年前出现咳嗽、吐白痰，遇冷加重。有冠心病、糖尿病、高血压病史，行心脏支架介入术2次。

刻下：自觉有气上逆则咳吐白痰，遇冷加重，流清涕，打喷嚏，二便正常。舌质淡红，苔薄白，脉弦。

辨病：支饮（慢性支气管炎）。

方药：桂苓五味姜辛夏汤加减。

桂枝20g，云苓20g，干姜12g，五味子12g，细辛6g，清半夏20g，杏仁10g，炙甘草15g。7剂，每日1剂，每剂煎2次，每次煎半小时。每剂分2次服用。

2017年1月17日二诊，服上方，咳基本愈，再取5剂巩固疗效。

医案六

赵某，男，55岁，2019年2月11日初诊。

主诉：反复咳嗽、吐白痰30年。

现病史：患者咳嗽30年，抽烟、外感或受凉时咳嗽加重，夜间打鼾。

刻下：咳嗽吐白痰，流清涕，遇冷加重1个月，口苦6个月余，大便溏，每日4次，舌质淡红苔白，脉弦。

辨病：支饮（慢性支气管炎）。

方药：桂苓五味姜辛夏汤合小柴胡汤加减。

桂枝20g，茯苓15g，干姜12g，五味子12g，细辛10g，清半夏12g，柴胡12g，黄芩10g，炙甘草12g。7剂，每日1剂，每剂煎2次，每次煎半小时。每剂分2次服用。

2019年2月18日二诊，服上方，前症均大减。上方加杏仁10g，再服12剂。

按：本案因口苦，故合小柴胡去参、枣。

医案七

宋某，男，62岁，2018年11月15日初诊。

主诉：咳嗽吐白痰3年。

现病史：患者3年前出现咳嗽，吐白痰，遇冷加重，动则气喘。吸烟史30年，已戒断3年，饮食、二便可。

辨病：支饮（慢性支气管炎并肺气肿）。

方药：桂苓五味姜辛夏汤加减。

桂枝20g，茯苓20g，干姜12g，五味子12g，细辛10g，清半夏20g，生山药60g，炙甘草12g，炒苏子15g。12剂，每日1剂，每剂煎2次，每次煎半小时。每剂分2次服用。

2019年2月25日二诊，前症大减。上方加葶苈子30g、大枣12枚。20剂。电话随访，咳喘症状基本消失。

按：本案动则气喘，除寒饮郁肺外，尚与肾不纳气有关，故初诊加山药、苏子补脾肾以纳气、降气；由于饮食、二便正常，说明脾运尚健，故二诊合葶苈大枣泻肺汤以泻肺逐饮。

来源：中国中医药报2023年09月18日5版。

黄芪建中汤治验举隅

李发枝
河南中医药大学第三附属医院，河南 郑州 450008

十二指肠溃疡

医案一

郭某，男，33岁，2017年8月14日初诊。

主诉：胃痛伴烧心2年。

现病史：空腹胃痛或有烧心已2年。去年曾在某县医院做电子胃镜诊断为十二指肠溃疡。

刻下：晨起上腹痛，得食痛减，喜温喜按，偶有烧心，但不泛酸，二便正常，舌质正红，苔薄白，脉弦。

诊断：胃痛（十二指肠溃疡）。

方药：炙黄芪40g，桂枝12g，白芍20g，藿香10g，清半夏18g，生姜9g，大枣20g，炙甘草18g。24剂，中药颗粒剂，每日1剂，水冲2次服。

2017年9月15日二诊，服上方后诸症消失，但近几天晨起口气较重。上方加蒲公英30g，20剂。

2018年3月25日电话随访，诸症至今未再发作。

医案二

宋某，女，58岁，2017年5月15日初诊。

主诉：胃痛半年，加重5天。

现病史：患者因胃痛于2017年5月10日做电子胃镜，检查提示：慢性浅表性胃炎；十二指肠球部溃疡（A1期）。

刻下：上腹隐痛、空腹痛甚、得食痛减半年，不烧心、泛酸，饮食、二便可，舌质淡红，苔薄白，脉弦。

诊断：胃痛（十二指肠球部溃疡）。

方药：炙黄芪40g，桂枝18g，白芍20g，藿香10g，清半夏18g，生姜9g，大枣20g，炙甘草18g。14剂，中药颗粒剂，每日1剂，早晚各1次，开水冲服。

2019年7月31日二诊，2017年开的中药在他院又取20剂，胃痛已愈。前几天又出现空腹胃痛，得食痛减，舌脉同前。仍服上方60剂。

医案三

冯某，女，72岁，2019年5月9日初诊。

主诉：反复上腹痛2年。

现病史：患者2年前因胆结石行胆囊切除术；2018年8月16日因上腹痛做电子胃镜，检查提示：慢性食管炎；慢性非萎缩性胃炎伴糜烂；多发胃息肉；十二指肠球部溃疡。

刻下：空腹上腹痛、得食痛减已2年，不烧心、泛酸，饮食、二便可，舌质正红，苔薄白，脉弦。

诊断：胃痛（十二指肠球部溃疡）。

方药：炙黄芪30g，桂枝18g，白芍20g，藿香20g，清半夏24g，生姜9g，大枣30g，炙甘草18g。7剂，中药颗粒剂，每日1剂，早晚各1次，开水冲服。嘱慎食生冷油腻。

2019年5月12日二诊，上腹痛稍减，咽中或有黏痰。上方加威灵仙20g、柴胡18g。7剂。

2019年5月24日三诊，上腹痛大减，咽中已无黏痰。方药：炙黄芪30g，桂枝18g，白芍20g，藿香20g，清半夏24g，生姜9g，大枣30g，炙甘草18g。14剂。

2019年6月11日四诊，上腹痛已愈，再服上方10剂。

慢性胆囊炎

医案四

王某，男，33岁，2018年8月8日初诊。

主诉：胃烧心，胸骨后泛酸1年。

现病史：1年前烧心、胸骨后泛酸，于2017年9月3日做电子胃镜，检查提示：慢性浅表性胃炎；2018年8月6日腹部B超示：胆囊壁毛糙。

刻下：烧心，胸中泛酸，上腹稍胀，饮食、二便可，舌质正红，苔薄白，脉弦。

诊断：烧心泛酸（慢性胆囊炎）。

辨证：大柴胡汤证。

方药：柴胡24g，黄芩10g，清半夏18g，炒枳实12g，白芍20g，乌梅20g，炙甘草15g，生姜9g，大枣20g。7剂，中药颗粒剂，每日1剂，早晚各1次，开水冲服。

2018年9月7日二诊，烧心泛酸均不减，早上起床前后烧心泛酸加重，得食缓解或消失。证属黄芪建中汤证。方药：炙黄芪30g，桂枝12g，白芍20g，藿香20g，清半夏18g，生姜9g，大枣20g，炙甘草18g。12剂。

2019年5月24日三诊，去年服9月7日方后，烧心泛酸已愈，前几天又发作，症状与去年一样，再服上方12剂。

反流性食管炎

医案五

傅某，男，48岁，2016年7月29日初诊。

主诉：上腹胀、胸骨后疼痛6年。

现病史：患者6年前出现上腹胀、胸骨后疼痛，于2016年1月27日做电子胃镜，检查提示：反流性食管炎（A级）；胃息肉；慢性红斑性胃窦炎。给予兰索拉唑肠溶片等西药治疗，时轻时重，至今未愈。

刻下：上腹胀，胸骨后疼痛，便溏、每日1次，饮食尚可。舌质正红，苔薄白，脉弦。

诊断：胸痛（反流性食管炎）。

辨证：大柴胡汤证。

方药：柴胡20g，黄芩10g，清半夏12g，炒枳实

10g，白芍15g，僵蚕10g，乌梅20g，威灵仙20g，甘草15g。7剂，每日1剂，常法煎服。

2016年8月8日二诊，服上方后，症状不轻亦不重，上方加蒲公英30g。10剂。

2016年8月19日三诊，诸症仍不减。仔细询问得知：上腹胀及胸骨后痛均在空腹时加重，得食则减，舌脉同前。证属黄芪建中汤证。方药：炙黄芪40g，桂枝15g，白芍20g，清半夏20g，藿香10g，炙甘草20g，生姜10g，大枣5枚。10剂。

2016年8月29日四诊，服上方后，胀痛大减。继服上方至9月18日，胀痛未再发作，又取上方10剂巩固之。

按：《金匮要略·血痹虚劳病脉证并治第六》记载："虚劳里急，诸不足，黄芪建中汤主之。"该方证病机为阴阳气血俱虚。运用黄芪建中汤可温中补气、和里缓急，临床多用于胃、十二指肠溃疡等。

黄芪建中汤为小建中汤加黄芪一两半，余依上法。气短胸满者加生姜；腹满者去枣，加茯苓一两半；及疗肺虚损不足，补气加半夏三两。小建中汤方：桂枝三两（去皮），甘草二两（炙），大枣十二枚（擘），芍药六两，生姜三两（切），胶饴一升。上六味，以水七升，煮取三升，去滓，内胶饴，更上微火消解，温服一升，日三服。呕家不可用建中汤，以甜故也。

黄芪建中汤本来应当用胶饴，但过去假劣者多，故去之。上述5则医案病症不同，前3则均为十二指肠球部溃疡；医案四为胆囊炎；医案五则为反流性食管炎。但其共同特点都是空腹加重，得食症减。医案四的烧心泛酸虽胃镜未发现食管反流，从其泛酸在胸骨后加之有慢性胆囊炎分析，可能是胆汁反流性胃炎所致。笔者治疗反流性食管炎属实证热证者，往往用大柴胡汤加减治之，但若用之无效或加重者，如医案四、医案五，提示辨证有误，改用黄芪建中汤后效果较好。黄芪建中汤加藿香，是笔者的另一位先师郭子谦先生的经验用法，其认为藿香为碱性药物，可中和胃酸，故习惯加之；据现代药理研究，半夏有抗胃溃疡作用，其抗胃溃疡作用的药理基础可能是减少胃液分泌、降低胃液游离酸度和总酸度、抑制胃蛋白酶活性、保护胃黏膜、促进胃黏膜的修复等，故笔者亦习惯加之。总之，黄芪建中汤适用于阴阳气血俱虚而见空腹时症状加重、得食症状减轻的胃溃疡或十二指肠溃疡及食管反流等病症。

来源：中国中医药报2023年08月07日5版。

黄芪桂枝五物汤治验举隅

李发枝
河南中医药大学第三附属医院，河南 郑州 450008

《金匮要略·血痹虚劳病脉证并治第六》记载："血痹阴阳俱微，寸口关上微，尺中小紧，外证身体不仁，如风痹状，黄芪桂枝五物汤主之。"黄芪桂枝五物汤方：黄芪三两、芍药三两、桂枝三两、生姜六两、大枣十二枚。上五味，以水六升，煮取二升，温服七合，日三服。

该方证病机为营卫气血不足，风邪袭表，络胁痹阻。作为通阳行痹之方，笔者临床曾用于血痹、中风等疾病的治疗。现分享验案4则，以供参考。

血痹

医案一

王某，女，52岁，2014年3月12日初诊。

主诉：左下肢外侧麻木半年。

现病史：左下肢股骨外侧有一如手掌大皮肤部位出现麻木或像风吹样感觉并持续半年，抓之知痛痒，饮食、二便正常，舌质淡红，苔薄白，脉沉弦。

诊断：血痹。

方药：黄芪60g，桂枝20g，白芍20g，生姜20g，大枣5枚。7剂，每日1剂，每剂煎2次，每次煎半小时。

2014年3月31日二诊，前症减，另多梦，上方加柴胡12g、黄芩10g、川楝子10g，12剂。

2014年7月2日三诊，左大腿外侧麻木及多梦已愈。近来自感视力疲劳，视物昏花，有时头痛，改用益气聪明汤加减，处方从略。

医案二

王某，女，59岁，2019年7月3日初诊。

主诉：右大腿麻木3个月。

现病史：3个月前出现右腿膝以上、腹股沟以下麻木，抓之知痛痒，久坐、久站加重，平卧及休息则缓解或消失，或有腰痛，舌质正红，苔薄白，脉沉弦。

诊断：血痹。

方药：黄芪60g，桂枝20g，白芍20g，炒杜仲15g，川续断15g，生姜10g，大枣5枚。12剂，每日1剂，每剂煎2次，每次煎半小时。

2019年7月31日二诊，服上方后麻木消失，前几天劳累又轻微麻木，再服上方15剂。

按：肢体局部麻木或如微风所吹是谓“血痹”，为黄芪桂枝五物汤的主症，其病机为营卫气血不足，风邪袭表，络脉痹阻。《灵枢·邪气脏腑病形》：“阴阳行气俱不足，勿取以针，而调以甘药。”仲景遵内经之旨制黄芪桂枝五物汤，益气通阳行痹，疗效较好。医案一、医案二均是下肢局部麻木，属血痹证，故用黄芪桂枝五物汤。其中，医案二与劳累有关且伴有腰痛，故加杜仲、续断以补肾壮腰。

半身汗出

医案三

朱某，女，47岁，2016年4月29日初诊。

主诉：右半身汗出，右肩疼痛半年。

现病史：患者右半身汗出，右肩疼痛，月经尚正常，饮食、二便可，舌质淡红，苔薄白，脉沉弦。

诊断：半身汗出症。

方药：黄芪60g，桂枝18g，白芍20g，葛根30g，当归20g，生姜9g，大枣30g。7剂，中药颗粒剂，每日1剂，早晚各1次，开水冲服。

2016年5月13日二诊，前症均减，另右肩关节凉，鼻聋。上方加细辛3g、羌活6g、防风10g，10剂。

2016年5月27日三诊，半身汗出、右肩凉痛、鼻聋均大减，继服上方12剂。

2016年12月7日因感冒鼻塞、流清涕、咳嗽前来就诊，询前症均愈。乃治其感冒，处方从略。

按：本案半身汗出伴右肩疼痛，故加葛根、羌活、防风、细辛以祛风通经。

中风

医案四

曹某，男，70岁，2008年10月20日初诊。

主诉：右侧肢体活动不遂半个月。

现病史：患者于10月5日因突然右半身不遂，语言謇涩，饮水呛咳，住某县中医院，经CT检查，诊为脑干梗死，治疗半月，病情无好转，请余会诊。

刻下：右侧上下肢不能抬举，语言謇涩，饮水呛咳，时口角流涎，插鼻饲管注流质食物，二便正常，舌质淡，苔白滑，脉紧。

诊断：中风（脑干梗死）。

方药：黄芪80g，桂枝30g，白芍30g，巴戟天30g，白术15g，制远志10g，石菖蒲15g，炒白芥子12g，制附子3g，半夏15g，茯苓15g，生姜10g，大枣5枚。6剂，每日1剂，每剂煎2次，每次久煎1小时。鼻饲服用。

2008年10月27日二诊，右上下肢较前稍有力，口角流涎少，语言稍利，可食少量煮鸡蛋。继服上方。

上方再服15剂，拔掉鼻饲管，可食半流质，仍时有呛咳，语言缓慢，可下床倚人行走，但右下肢抬不高，右手握力较前好转，后以上方加当归15g、山萸肉12g，服用4个月，除右上肢稍无力外，余症消失。

按：本案为中风后遗症。《医宗金鉴·杂病心法要诀·中风死候·黄芪五物汤》：“黄芪五物虚经络，偏废虚风无力瘫，心清语謇因舌软，舌强神浊是火痰，补卫黄芪起不用，益营芍桂枣姜煎，左加当归下牛膝，筋瓜骨虎附经添。”后注曰：“不仁不用在右者属气，宜倍加黄芪；在左者属血，则加当归。”余每遵其法而用之，疗效尚可。本案所加巴戟天等味是取地黄饮子与二陈汤之意化裁之。

来源：中国中医药报2023年07月31日5版。

桂枝芍药知母汤：痹证圣方 寒热兼宜

史载祥
全国名中医

桂枝芍药知母汤由九味药组成，实为麻黄汤、桂枝汤、甘草附子汤、芍药甘草汤化裁。该方表里同治、气血兼顾、阴阳并调，是治疗痹证的基础方、常用方、通用方，可应用于西医学诊断的风湿性关节炎、类风湿性关节炎、强直性脊柱炎、风湿性多肌痛、关节型银屑病、痛风性关节炎等。

对于痹证病程顽缠、邪实正虚、病久入络者，桂枝芍药知母汤则药力不及，此时可合用焦树德所创补肾祛寒治尪汤，或朱良春所创益肾蠲痹汤。

凡肢体、关节、肌肉等处酸楚、疼痛、麻木，严重时关节肿大、变形、功能障碍，不能正常行走和活动的病证，均可归属于中医学“痹证”范畴。西医学所谓风湿性关节炎、类风湿性关节炎和强直性脊柱炎等均属痹证。

痹证在临床中较为常见，其治疗困难、缠绵难愈，有“顽痹”“尪痹”之称，给患者造成极大痛苦。西医学治疗此类病证虽可暂时缓解症状，但不良反应诸多。中医药治疗痹证有明显优势，其中桂枝芍药知母汤为治疗该类病证的效验方之一。

本文主要介绍桂枝芍药知母汤治疗痹证相关经验。

痹证源流简述

痹为闭阻不通之意，所谓“痹者，闭也”。痹证最早见于《素问·痹论》：“风寒湿三气杂至，合而为痹，其风气盛者为行痹，寒气盛者为痛痹，湿气盛者为着痹。”张仲景《金匮要略·中风历节病脉证并治第五》中将“诸肢节疼痛”命名为“历节病”，历代医家对此多有详细论述。

痹证发病，多因营卫先虚、腠理不密，风寒湿邪乘虚而入，流注经络，久则成痹。风寒湿三邪多并合而至，但有孰轻孰重之别，《素问·痹论》将其分为行痹、痛痹、着痹。另有体质素属热盛，或风寒湿邪稽留日久化热，症见关节红肿热痛、苔黄、脉数者，如《类证治裁》中所述“初因风寒湿郁痹阴分，久则化热致痛”，属于热痹。

方源与传承

桂枝芍药知母汤，始见于《金匮要略·中风历节病脉证并治第五》：“诸肢节疼痛，身体尪羸，脚肿如脱，头眩短气，温温欲吐，桂枝芍药知母汤主之。桂枝四两，芍药三两，甘草二两，麻黄二两，生姜五两，白术五两，知母四两，防风四两，附子两枚，上九味，以水七升，煮取二升，温服七合，日三服。”

历代医家治疗痹证多宗此方。如《古今录验方》所载防风汤，即桂枝芍药知母汤去麻黄、以桂心易桂枝，以减弱走表发散之功，增强温里通脉之力，治疗里寒较重的“身体四肢疼痛坠脱”之痹证。再如《备急千金要方》所载小续命汤（麻黄、桂心、甘草、生姜、白术、人参、川芎、附子、防已、防风、芍药、黄芩），治“中风冒昧不知痛处，拘急不得转侧，四肢缓急”之痹证，亦是以此方化裁。

当代治疗痹证大家、中日友好医院主任医师焦树德教授所创“补肾祛寒治尪汤”（桂枝、芍药、知母、防风、麻黄、苍术、制附片、补骨脂、熟地黄、川断、仙灵脾、骨碎补、威灵仙、伸筋草、牛膝、炮山甲、土鳖虫等），即为桂枝芍药知母汤合《太平惠民和剂局方》虎骨散加减化裁而成。其团队以该方治疗类风湿性关节炎300例，取得显著疗效。后该方被研发为国药准字中成药“尪痹冲剂”，畅销国内外。

方义与应用

桂枝芍药知母汤由九味药组成，实为麻黄汤、桂枝汤、甘草附子汤、芍药甘草汤合方化裁。药物可分为以下四组：桂枝、麻黄、防风，辛温发散、祛风化湿；白术、附子，温经散寒、除湿助阳；知母、芍药，育阴清热、缓急止痛；甘草、生姜，和胃调中。该方表里同治、气血兼顾、阴阳并调，是治疗痹证的基础方、常用方、通用方，可应用于西医学诊断的风湿性关节炎、类风湿性关节炎、强直性脊柱炎、风湿性多肌痛、关节型银屑病、痛风性关节炎等。清代医家李彣在《金匮要略广注》中称赞本方为“历节病之圣方”。

历代注家多认为桂枝芍药知母汤是为治疗热痹而设，其实不然。笔者认为，从经典思维认识“风寒湿三气杂至，合而为痹”，痹证成因绝非单一，而桂枝芍药知母汤集祛风散寒、化湿清热于一炉，因此无论行痹、痛痹、着痹、热痹均可应用。临证应用时，方中药物剂量及药味随证加减即可。行痹，可加羌活、独活；痛痹，可加乌头，用干姜替代生姜；着痹，用苍术代替白术，加秦艽；热痹，加生石膏、生地黄，用赤芍代替白芍。石膏清热解凝，《吴鞠通医案》谓：“停饮兼痹脉洪，向用石膏无不见效。”生地黄，《神农本草经》谓其可“逐血痹”，临床用之多验。

痹证病程顽缠、邪实正虚、病久入络者，多见肝肾不足、血瘀络阻，此时单用桂枝芍药知母汤往往力不能及。中医界有“治痹南朱北焦”之说，“朱”为笔者恩师、已故国医大师朱良春，“焦”则指前文所提及的焦树德教授，二者皆为中医治痹大家。这种情况下，据证合用焦树德所创“补肾祛寒治尪汤”（尪痹冲剂），或朱良春所创“益肾蠲痹汤”（全蝎、蜈蚣、蜂房、僵蚕、地龙、土鳖虫、乌梢蛇、延胡索、当归、生熟地、骨碎补、徐长卿、鹿衔草、仙灵脾、寻骨风、鸡血藤、老鹳草、虎杖等），往往效果较佳。益肾蠲痹汤后形成国药准字“益肾蠲痹丸”，治痹证病邪乘虚袭踞经隧，气血为邪所阻，壅滞经脉，留滞于内，深入骨骱，胶着不去，血瘀络阻，凝滞不通者。选虫类药搜剔逐邪、散瘀消痰通络，确有卓效。

典型医案

医案一　类风湿性关节炎合并银屑病

何某某，女，51岁，2016年5月19日初诊。

主诉：周身关节疼痛4年，加重半个月。患者2012年无明显诱因出现周身关节疼痛，以双腕、掌指关节为甚，晨僵约30~60分钟，手腕肿胀，足部稍肿，畏风、怕冷、恶湿，严重时有关节红肿，曾就诊于北京大学第一医院、复旦大学附属华山医院等，化验类风湿因子和抗环瓜氨酸多肽抗体，相关数值均明显升高，诊断为类风湿性关节炎。服用雷公藤多苷、甲氨蝶呤、柳氮磺吡啶等药物治疗，后因出现白细胞降低而停用。2016年5月关节疼痛症状加重。5月8日查类风湿因子为245 IU/mL，血沉60mm/h。既往有银屑病病史10余年。双腕、掌指关节疼痛肿胀，晨僵1~2小时，足部肿痛，皮损红肿，皮肤瘙痒，伴有脘腹胀满，纳谷尚可，夜寐欠安，二便调。舌暗苔腻，脉沉细。

诊断：类风湿性关节炎、银屑病（风寒湿瘀痹阻，日久化热耗损气血）。

治则：祛风散寒，除湿通络。

方药：桂枝芍药知母汤合活络效灵丹加味。

桂枝10g，赤芍15g，知母15g，炙甘草10g，生麻黄6g，干姜10g，附子10g，防风10g，防已10g，苍术20g，丹参30g，乳香6g，没药6g，当归15g，生石膏30g，乌梢蛇30g，首乌15g，白蒺藜15g，熟地黄15g，鲜地黄10g，生黄芪30g，莪术15g，知母12g，黄柏12g。7剂，水煎服，每日1剂。

2016年5月23日二诊，患者诉关节疼痛缓解，晨僵消失，手腕肿、足部肿缓解，脘腹胀减轻，皮损仍然，大便溏。舌苔薄腻，脉沉细尺弱。继用上方加减。

10月17日患者回老家后，继续服用上方。服药后关节疼痛明显缓解，与5月8日化验结果比较：类风湿因子由245 IU/mL下降至61 IU/mL，血沉由60 mm/h下降至15 mm/h。手腕肿、足肿消退。

2016年11月17日、2018年5月1日和2020年10月分别随访，患者反馈关节疼痛基本好转，皮损基本未再发作。

按：该患者既有类风湿性关节炎，亦有银屑病，风湿痹阻于关节，则见关节疼痛、肿胀；病症日久寒热错杂，故见怕风寒恶湿，肿胀发作明显时有关节和皮损红肿、皮温升高；气滞血瘀，故见脘腹胀满、瘙痒夜甚、影响睡眠。结合舌暗苔腻，脉沉细，治疗以桂枝芍药知母汤祛风除湿，寒热同调，以活络效灵丹活血理气。服药后，患者关节疼痛、肿胀明显缓解。随访4年病情控制平稳。

医案二　强直性脊柱炎

苑某某，男，44岁，2014年4月17日初诊。

主诉：患者自2006年起骶髂关节疼痛，并逐渐加重。2010年做髋关节线片检查提示：骶髂关节间隙变窄、融合。人白细胞抗原B27（HLA-B27）+，诊断为强直性脊柱炎，曾注射激素、口服甲氨蝶呤片，效果不理想，已停用。每于受凉、劳累后疼痛加重，持续数日至十余日方逐渐减轻，但平时仍有腰骶部隐痛、转侧不利。近3日受凉后疼痛加重，背部、腰骶部疼痛、僵硬，夜间痛剧，翻身困难，影响睡眠。舌暗苔薄，脉沉细滑。

诊断：强直性脊柱炎（风寒湿瘀痹阻，肾督亏虚，血瘀络损）。

治则：祛风逐湿，通阳行痹。

方药：桂枝芍药知母汤加味。

桂枝10g，知母15g，赤芍20g，生麻黄4g，防风15，防已15g，炙甘草10g，川牛膝15g，苍术30g，茯苓30g，巴戟天30g，生地黄20g，细辛3g，青风藤15g，海风藤15g，穿山龙60g，山甲珠10g。14剂，水煎服，每日1剂。

2014年5月8日二诊，上方服完第1剂，次日即感疼痛有所减轻（原需持续数日至十余日）。服完14剂，疼痛明显减轻，僵硬感亦减，夜间翻身活动轻度受限，长时间站立或受凉后疼痛加重。上方加生黄芪、三棱、莪术、山萸肉，益气活血。

2014年6月23日三诊，疼痛减轻六成，晨僵消失，夜间疼痛减轻，可安睡。询其十余年前有腰部外伤史，且常睡卧地板，有受凉史。在前方基础上细辛加量至6g，并加水蛭、补骨脂、鹿角胶补肾温阳、活血，继服巩固。

按：本案患者强直性脊柱炎诊断明确，曾注射激素及应用免疫抑制剂治疗，效果不明显，症状持续存在，且每于劳累、受凉后加重，严重影响生活质量。询问得知其曾有腰部外伤史和反复受凉史，既有风寒湿邪伏于经脉筋骨，又有瘀血留着。结合现代病因辨识和舌脉分析，患者还存在肾督亏虚、血瘀络损证候，故予桂枝芍药知母汤祛风逐湿、通阳行痹，加巴戟天、地黄、山萸肉、补骨脂、鹿角胶补肾壮督，穿山龙、青风藤、海风藤、山甲珠通络止痛。全方标本兼顾，祛邪兼以扶正。

医案三　风湿性多肌痛

宋某某，女，60岁，2014年6月12日初诊。

主诉：患者5年前冬季擦窗汗出受凉后，次日感双腿疼痛，屈伸困难，周身乏力，曾在外院专科查血沉为114 mm/h，C-反应蛋白为46mg/L，抗核抗体（ANA1）为320（阳性），诊断为风湿性多肌痛，予口服激素治疗，症状有所减轻。5年来口服强的松龙（每日5mg）维持，并间断服用中药治疗，仍感乏力明显，以双下肢更为突出，并感疼痛、发凉、腿沉，关节无红肿变形。肌活检报告提示：选择性Ⅱ型肌纤维萎缩。类风湿因子阴性，抗链“O”阴性。舌暗苔薄，脉弦紧。

诊断：风湿性多肌痛（风寒湿邪稽留化热，虚瘀并存，虚实夹杂）。

治则：祛风逐湿，通阳行痹，化瘀止痛。

方药：桂枝芍药知母汤加味。

桂枝15g，知母20g，赤芍30g，生麻黄6g，防风10g，防已10g，炙甘草10g，干姜15g，苍术30g，附子10g，细辛6g，丹参30g，乳香4g，没药4g，当归15g，生石膏60g，怀牛膝15g。7剂，水煎服，每日1剂。

2014年6月26日二诊，患者诉乏力、疼痛显减，治疗前行走300~400米后就走不动了，现可步行1200米左右。服药后出汗增加，活动后双腿出凉汗，双下肢仍有发冷、沉重感。复查血沉为37 mm/h。上方加生黄芪、桑枝、马钱子益气活血，通络止痛。

按：患者劳汗当风，感受风寒湿邪，痹阻经络气血运行而发病。病程5年，风寒湿邪稽留化热，久病多瘀，久病多虚，故以桂枝芍药知母汤为基础方加石膏清热解凝，黄芪益气扶正，合活络效灵丹化瘀逐痹，马钱子通络定痛，共奏振颓止痛之功。症状减轻，血沉显著下降，运动耐受量明显增加，收效显著。

来源：中国中医药报2023年07月20日4版。

姜惠中治月经病验案3则

邓阿黎　周忠明
湖北省中医院，湖北 武汉 430061

全国名中医姜惠中是湖北省中医院主任医师，长期从事妇科临床工作，学风严谨，造诣精深，在中医和中西医结合治疗妇科疾病方面积累了丰富的临床经验。笔者有幸随姜惠中临诊，受益匪浅。姜惠中在治疗月经不调、不孕症、宫颈疾病等多方面颇有建树，现将其治疗月经病的经验介绍如下。

医案一　经期延长

刘某，女，28岁，2011年9月3日初诊。

主诉：患者平素月经正常，14岁月经初潮，28天一行，5~7天干净。末次月经期：2011年8月25日，近三月来经期延长，10~14天方净，血量稍多，色淡，质稀，伴小腹时有隐痛，体倦，乏力，失眠，余无不适。舌淡红，苔薄白，脉弱。

诊断：（脾气虚型）经期延长。

治则：补气摄血，固冲调经。

方药：举元煎加减。

黄芪20g，党参15g，白术10g，升麻6g，阿胶10g（另包烊化），当归10g，乌贼骨10g，炮姜6g，酸枣仁10g，淮山药10g，炙甘草6g。5剂，每日1剂，水煎服。

2011年9月8日二诊，阴道流血基本已止，全身乏力和小腹痛亦明显好转。舌淡红，苔薄白，脉沉弱。上方去乌贼骨、炮姜、当归，再5剂，水煎服。药后血止，诸症愈。

随访：药后1个月，月经来潮，5天干净，无特殊不适。

按：经期延长是妇科常见病证，虽然临床有虚实寒热之别，但冲为血海，隶属于肝，任主胞胎，脾统摄有权是维持妇女经行有常的关键所在；脾气虚损，失于统摄，从而导致妇女经期延长。本案中以举元煎加减治疗经期延长及量多，疗效显著。其中以举元煎补气升提摄血；阿胶养血止血，当归补血活血，炮姜温经止血，乌贼骨固冲止血，酸枣仁宁心安神，炙甘草调各诸药。诸药合用，共奏补气摄血、固冲调经之功效。二诊阴道流血既止，去止血之药，从根本上补脾益气、固冲调经，故诸症愈。姜惠中强调，对于阴道流血过多、时间过长之病，虽然为出血病，但对于止血药的选用必须注意两点：一是不能一味用止血药，应针对病因病机，调节自身固血机制以止血。前者为治标之法，后者方为治本之举。肝藏血，脾统血，肾主封藏，使血行脉中而不逸出脉外。考虑到女子的生理特点，临床应肝脾肾同治，从而达治本止血之目的；二是止血药并非不可用，但止血药都有收敛之性，过早、过多应用止血之品，则有闭门留寇之弊。止血药应在阴道流血量较少且无瘀滞的情况下应用，以助自身收敛之性。

医案二　月经后期

陈某，女，25岁，未婚，因“月经推迟两月余”就诊。该患者平素月经规律，但30~35天一潮，行经3~4天，末次月经期：2011年8月14日，行经2天，量少，色黯淡，伴有腰酸膝软，小腹不适，夜尿频多。舌质淡，苔薄白，脉沉迟。妇科彩超提示：子宫内膜厚度0.5cm，血妊娠试验阴性。

诊断：（肾虚型）月经后期。

治则：补肾益精，养血调经。

方药：当归地黄饮加减。

当归25g，熟地黄12g，山药12g，山茱萸10g，续断20g，菟丝子20g，杜仲20g，紫石英20g，川牛膝15g，香附12g，红花10g，金樱子15g，阿胶12g，炙甘草6g。6剂，水煎服，每日2次。同时口服河车大造胶囊。

服上药6天后二诊，自述小腹不适缓解，夜尿明显减少，偶有腰酸，现双乳微胀，舌苔正常，脉沉涩，月经未来潮。原方去山茱萸、紫石英、金樱子、阿胶，加郁金15g、丹参15g、泽兰15g、月季花20g、白芍6g，6剂。

服上药4天后三诊，月经来潮，行经4天，量中等，色红，伴有轻微下腹不适。继用上方巩固治疗，并嘱其平衡饮食，规律作息，随诊2个月，月经正常。

按：肾精亏虚，故患者自觉腰膝酸软，脉沉迟亦为肾虚之象，肾虚精亏，化源不足，阴不化阳，致使月经不能按时来潮。治疗应以补肾填精、滋阴养血为主，予当归地黄饮加减，其中当归、熟地黄、山茱萸滋补肾精，为君药，使经水化生有源；菟丝子、续断补益肝肾，山药、杜仲固肾气以补命门，阿胶滋阴养血，紫石英补肾助阳，使阴阳调和，共为臣药；香附、红花活血调经，川牛膝引血下行，共为佐药；金樱子益肾固精，甘草调和诸药，为使药。诸药相伍以滋补为主，补而不滞，阴阳调和。配合河车大造胶囊口服可达补肾调经养血之功。二诊患者双乳微胀，脉沉涩，出现轻微气滞之象，故去山茱萸、紫石英、金樱子、阿胶，加郁金、泽兰、月季花、白芍，疏肝理气祛瘀，使胞脉通畅，阴平阳秘，经血自能下行。三诊时患者月经来潮，嘱其随诊，保持规律作息，合理饮食。在治疗此类患者时，各期均以肾的作用为主导，治疗时补肾以固本，同时根据患者的临床表现佐以健脾、疏肝、活血等治法。初期不可大量运用活血之品，否则经血非但不能下行，反被其所伤；后期不可一味滋补，否则经血滞涩不通。

医案三　月经过少

方某，女，28岁，因“人流后月经量少两月”就诊。患者平素月经规则，痛经(-)，末次月经期：2013年4月18日，4天干净。诉2月前人流后，月经如期而至，自觉经量较前明显减少，头2天用3个卫生巾，后2天1个卫生巾即可，经色暗，挟小血块，伴腰酸、下腹隐痛。面色萎黄，舌暗，苔白，脉沉细。

诊断：（脾肾亏虚兼血瘀证型）月经过少。

治则：补肾健脾。

方药：熟地20g，山药15g，山萸肉10g，当归12g，白芍10g，菟丝子20g，桑寄生15g，枸杞12g，鹿角胶10g，紫河车10g，制首乌10g，阿胶10g，丹参12g，黄芪25g，党参20g，茯苓10g，炙草6g。10剂，每日1剂，水煎服。

10天后二诊，患者自觉精神稍好，腰酸偶发，予补肾活血中药方。方药：桃仁12g，红花10g，当归12g，川芎10g，赤白芍各10g，怀牛膝10g，香附10g，益母草12g，月季花10g，泽兰10g，肉苁蓉20g，杜仲12g，黄芪20g，甘草6g。7剂，每日1剂，水煎服。

7天后三诊，停药后，月经来潮，色红，经量中，无血块，5天干净，第2~3天量多，余无殊。患者要求再巩固一个疗程。方药：熟地10g，山药10g，山萸肉10g，当归12g，白芍10g，菟丝子15g，枸杞12g，鹿角胶10g，制首乌10g，丹参12g，黄芪12g，党参10g，炙草6g。12剂，每日1剂，水煎服。后接方：桃仁12g，红花10g，当归12g，川芎10g，赤白芍各10g，香附10g，益母草12g，鸡血藤10g，泽兰10g，杜仲12g，黄芪12g，甘草6g。7剂，每日1剂，水煎服。随访，诉月经恢复正常，经量中等，无不适。

按：月经过少患者，有些有明显的诱因，例如无痛人流后月经过少者，已经成为一个社会问题，引起广泛的关注。对于这部分患者的治疗，往往非一日之功，虚者重在补肾滋肾，健脾濡养精血以调精；而脾为后天之本，气血生化之源，脾气健运，血循常道，血旺而经调。还可酌加紫河车、鹿角胶、龟甲胶等血肉有情之品，以濡养精血。切不可妄用攻伐，以免重伤精血。即便是虚实夹杂，也是先补后攻，或攻补兼施，中病即止，不可过量。同时，治疗周期中讲究分时而治，虚证者，平时重在濡养精血，或滋肾补肾养血调经，或健脾益气养血调经；经期加用养血活血之品，如鸡血藤、当归、丹参之类。

来源：中国中医药报2023年06月05日5版。

经方治疗汗证验案3则

王道成
南京中医药大学扬州附属医院，江苏 南京 210019

医案一

陈某，女，49岁，2021年6月19日初诊。

主诉：反复汗出一年余。患者1年前因子宫肌瘤行子宫切除术，术后出现头面汗出、不分昼夜，伴见面红烘热，头晕失眠，恶风，全身肌肉酸痛不适，言语喋喋不休，时欲悲伤落泪，舌红、苔白腻，脉细。

诊断：（解肌发表，调和营卫型）汗证（西医称为多汗症）。

方药：桂枝10g，白芍15g，大枣15g，甘草6g，生姜2片，酸枣仁30g。4剂，每日1剂，水煎（或用煎药机按规范煎煮，或按要求煎煮2次后混合），早、晚饭后15～30分钟各温服1次，每次约200mL。

2021年6月23日二诊，患者服药4剂后，头面汗出明显缓解；心情平静，夜可寐；仍有头晕，时有头重如裹。守6月19日方加葛根30g以解表升阳、舒筋活络。服药15剂后，病告痊愈。

按：本案以自汗出为主。患者正值七七之龄，任脉虚，太冲脉衰少，冲任不固、气血逆乱、阴阳不和，加之术后气血亏虚、气机不畅，营不内守，致汗液外泄，发为本病，审证求机，治当以解肌发表，调和营卫为宗。《伤寒论》中桂枝汤原主治外感风寒表虚证，如《伤寒论》第13条："太阳病，头痛，发热，汗出、恶风，桂枝汤主之。"现代临床加以拓展亦常用于汗出异常性疾病，以及体质虚弱的人群，如先天禀赋不足，年老体衰，平时多病以及手术后、放化疗的肿瘤患者等。方中以桂枝、白芍散邪敛汗，调和肌表之营卫；生姜、大枣益脾畅胃，调脾胃之营卫；更以甘草扶卫气，助营气；加入酸枣仁以养肝安神，全方共奏调和营卫功而汗自愈也。

医案二

周某，女，67岁，2020年1月10日初诊。

主诉：反复全身汗出3年，加重1周。患者3年来反复全身汗出，夜间尤甚，汗如水滴，浸衣湿被，近1周来因烦心事加重，平时亦多心烦、焦虑，情绪激动、焦躁不安时易出微汗；口渴不欲饮，纳差，大便稍干、每日1行；舌红降、无苔，脉细数。

诊断：（阴虚火旺型）汗证（西医称为多汗症）。

治则：滋阴降火安神，兼以健脾和胃。

方药：黄连12g，黄芩6g，白芍10g，阿胶（烊化）10g，鸡子黄2枚，石斛30g，生地黄30g，焦山楂15g，神曲15g，炒麦芽30g，炒谷芽30g。4剂，每日1剂，水煎（或用煎药机按规范煎煮，或自己按要求煎煮2次后混合），早、晚饭后15～30分钟各温服1次，每次约200mL。

2020年1月14日二诊，患者服药4剂后，汗出大减，睡眠、情绪、饮食均有改善。再守原方，随证加减，1个月后，病告痊愈。

按：本例患者为老年女性，阴气自半，阴液不足；复因家中烦事伤心，郁郁寡欢，肝气郁结，郁久化火，暗耗肝阴，母病及子，心血亏虚；肝肾同源，久病及肾，水火不济，虚火上炎，热迫汗出。如《伤寒论》第303条："少阴病，得之二三日以上，心中烦，不得卧，黄连阿胶汤主之。"又《温病条病·卷三·下焦篇》十一条："少阴温病，真阴欲竭，壮火复炽，心中烦，不得卧者，黄连阿胶汤主之。"可见黄连阿胶汤主要用于心肾不足、阴虚火旺较重的心烦失眠。方中黄连、黄芩清热除烦，芍药补血敛阴，阿胶补血化阴，鸡子黄清热育阴，石斛、生地黄益胃阴、滋肝肾，使津液之根本源源不断；山楂、神曲、麦芽、谷芽健脾和胃，助心肾交通，使阴液内收，则营卫调和，汗出自愈也。

医案三

刘某，女，35岁，2019年7月7日初诊。

主诉：自盗汗、手足心热5年。近5年来反复汗出，动则尤甚，夜间盗汗、手足心热，汗出肢冷，畏寒；寐中易醒，醒后难眠；肢倦乏力，面色苍白无华，大便虚坐努责；舌淡嫩、苔薄白，脉细。

诊断：（阴虚火旺型）汗证。

方药：酸枣仁30g，茯苓30g，知母10g，川芎6g，炙甘草10g，当归10g，黄芪30g，白术10g，生地黄10g，白芍30g。14剂，每日1剂，水煎服。

2019年7月21日二诊，服药14剂后，自盗汗、手足心热明显改善，仍肢倦乏力、寐中易醒，2019年7月7日方加太子参30g、五味子10g，以增强益气养心、收敛固涩之功。患者续服上方7剂后，病告痊愈。

按：本案重用黄芪大补脾肺之气，以资生血之源，更入白术、茯苓、甘草补脾益气；酸枣仁、白芍、生地黄滋养心血，川芎入血分而理气、养血通络，伍当归补而不滞；太子参、五味子益气生津、收敛固涩，使津气互生、营卫调和，知母滋阴泻火。全方共收气血双补之功。此药虽平淡，但与病症合拍，故获效迅速。

来源：中国中医药报2023年04月14日5版。

经方治顽固性呃逆验案2则

王　忻

甘肃中医药大学附属医院，甘肃 兰州 730000

医案一

张某某，男，78岁，2019年5月3日初诊。

主诉：间断性打嗝4日。患者因“原发性肝癌”入院，住院期间消化道反复出血，5月3日查房时被告知患者已间断性打嗝4日，发时嗝声连连，持续半小时左右，一段时间后又发作，痛苦难熬，主管医师已予西药抑酸、止吐、促胃动力，但未缓解。舌淡略红、无苔，脉弦滑数，右脉浮大。

诊断：呃逆（气阴不足，虚热上冲）。

治则：益气清热，降逆止呃。

方药：橘皮竹茹汤。

竹茹30g，陈皮10g，太子参10g，甘草6g，生姜6g，大枣6g。配方颗粒2剂，每日1剂，每日2次。服1/2剂后打嗝即止，此后1周内未再发，患者出院。

患者1个月后因消化道出血再次住院，近2日又出现间断性打嗝，观其舌红无苔而干，脉弦数滑，仍用前方，1剂即愈。

医案二

曾某某，男，52岁，2019年3月13日初诊。

主诉：化疗后持续打嗝2日。2019年3月10日，患者因“多发性骨髓瘤”入院化疗，化疗第3日即出现频发打嗝，嗝声响亮，连连不止，予足量抑酸、止吐、促胃动力西药，生理盐水配利多卡因。嘱少量频服消旋山莨菪碱，药后可缓解1个小时。舌淡红，苔黄厚腻，脉浮大弦滑而数。

诊断：呃逆（中焦湿热，胃火上冲）。

治则：清泄胃火，降逆止呃。

方药：小陷胸汤加味。

法半夏15g，黄连10g，瓜蒌30g，炒枳实12g，竹茹12g，陈皮10g，酒大黄6g。配方颗粒2剂，每日1剂，每日2次。服药1次后打嗝止，服完1剂半时又发，即时服剩余1/2剂后便止。患者后期住院化疗期间均以此法治疗，未见明显打嗝。

2019年9月10日二诊，患者化疗后再次出现频频打嗝，予前方未见显效。舌淡红，苔薄黄腻，舌中、舌前少苔，脉弦滑，无浮大之势。辨证为湿热未尽、阴分渐伤，转用竹叶石膏汤加味：生石膏30g（先煎），淡竹叶10g，北沙参10g，麦冬10g，法半夏12g，竹茹30g，柿蒂10g，甘草6g。3剂，水煎服，每日1剂，分3次服用。服药后症状减轻大半，守二诊方减法半夏为10g，加麦冬为15g，继服3剂后痊愈。

按：《素问》云“胃为气逆，为哕”，指出呃逆的病机为胃气上逆，治疗此病应以降逆止呃为原则，据寒热虚实之不同而选方用药。医案一患者消化道反复出血，舌淡略红、无苔，脉弦滑数，右脉浮大，为出血伤阴、气随血脱致气阴不足、虚热上冲之证，《金匮要略》谓“哕逆者，橘皮竹茹汤主之”，服之即止，再发病机未变，用之仍效如桴鼓。医案二患者化疗后呃逆，舌淡红，苔黄厚腻，脉浮大弦滑而数，属中焦湿热、胃火上冲之证。《伤寒论》云“小结胸病，正在心下，按之则痛，脉浮滑者，小陷胸汤主之”。《温热论》谓“再人之体，脘在腹上，其地位处于中。按之痛，或自痛，或痞胀，当用苦泄，以其人腹近也。必验之于舌，或黄或浊，可与小陷胸汤或泻心汤，随症治之”，并创用小陷胸加枳实汤治阳明暑温舌黄滑苔、脉洪滑、饮水则呕之症。因此，选用小陷胸汤加枳实苦泄辛开、清热祛湿，配合橘皮、竹茹降逆止呃。《金匮要略》云“食已即吐者，大黄甘草汤主之”，酒大黄通腑泄热，配合黄连，取泻心汤之意，清泄阳明，直折胃火，以降逆气。患者愈后数月再发，前方用之无效，细审病机有变，湿热未尽，阴分已伤，虚实夹杂，《伤寒论》云“伤寒解后，虚羸少气，气逆欲吐，竹叶石膏汤主之”，故转用竹叶石膏汤加味养胃阴、清余邪、降逆止呃。两例患者均属顽固性呃逆，经西医常规治疗无效，转用中医治疗，同病异治，均收显效。

来源：中国中医药报2023年10月26日5版。

张志明运用经方治验

王 忻
甘肃中医药大学附属医院，甘肃 兰州 730000

全国名中医、甘肃省中医院主任医师张志明运用经方疗效显著。现整理3则验案如下，以供临床参考。

医案一

陈某某，男，45岁，2023年2月12日初诊。

主诉：间断性胸闷、气短1年，活动后及夜间加重。双下肢无水肿，二便调。舌暗稍红，苔薄黄腻，脉沉细。心电图正常；心脏彩超显示：二、三尖瓣少量反流，左室舒张功能减低；运动平板试验阳性；碳14呼气试验阳性。

诊断：胸痹（胸阳不振，痰浊瘀痹）。

治则：温通胸阳，豁痰祛瘀。

方药：瓜蒌薤白半夏汤加减。

瓜蒌30g，薤白30g，桂枝12g，法半夏12g，紫苏梗15g，丹参30g，茯苓20g，石菖蒲15g，生姜6g，甘松12g，蜜麻黄3g，赤芍15g，红参3g（另炖兑入），苏木6g，灯心草6g。14剂，水煎服，每日2次，每次200mL。

2023年3月1日二诊，胸闷、气短症状明显好转，夜间偶有胸闷，时有反酸，二便调。舌暗稍红，苔薄白腻，脉沉细。守前方加麸炒苍术12g，14剂，水煎服。

2023年3月15日三诊，胸闷、气短症状消失，剧烈运动后不复发。舌暗，苔薄白腻，脉细。守前方加防风6g，14剂，水煎服。

2023年4月2日四诊，胸闷、气短未复发，受凉后胃脘闷胀，偶有反酸。舌暗，苔薄白腻，脉细。前方去蜜麻黄，加苍术9g。14剂，水煎服。

药后病愈，随访半年未见复发。

按：《金匮要略》指出胸痹的病机为“阳微阴弦”，即胸中阳气不足，阴寒凝滞上焦。胸中阳气不足，痰湿上蒙心胸，致使胸阳不展，宗气不能贯心脉以助心行血，从而出现胸闷、气短、胸痛等症。此患者间断性胸闷、气短1年，活动后及夜间加重，属胸痹轻症，治以温振胸阳、宽胸理气、豁痰祛瘀之法。初诊用瓜蒌薤白半夏汤豁痰通阳，以小半夏汤化痰降逆，祛上逆之痰浊。《金匮要略》云：“胸痹，心中痞气，气结在胸，胸满，胁下逆抢心，枳实薤白桂枝汤主之，人参汤亦主之。”故以人参补气助阳，桂枝温通心阳。脾为生痰之源，痰阻心脉，血行受阻，以石菖蒲、茯苓化痰通窍、健脾宁心，以丹参、赤芍、苏木活血通脉。肺朝百脉，痰浊蒙蔽，宗气不展，不能助心行血，温通胸阳之中，佐以蜜麻黄、紫苏梗宣通肺气，甘松理气开郁。舌红、苔黄为痰浊郁热之证，以灯心草利水清热治之。药后患者症状明显缓解，二诊时因苔腻仍存，时有反酸，加麸炒苍术12g，即合用苓桂术甘汤，取“病痰饮者，当以温药和之”之意。三诊时胸闷气短症状完全消失，但仍有腻苔、舌暗，痰浊未尽，血脉不利，风能胜湿，故在二诊方中加防风6g祛风除湿。四诊见患者受凉后胃脘闷胀，偶有反酸，中虚不运，内外相招，则去蜜麻黄，加苍术9g，佐防风运脾和中、祛风除湿而愈。

医案二

李某某，男，67岁，2022年10月12日初诊。

主诉：间断性咳嗽、咳痰10余年。痰多不易咳出，胸闷，气喘，活动后加重，乏力。患者曾于甘肃省人民医院就诊，胸部计算机断层扫描（CT）显示：慢性支气管炎并肺气肿、肺间质纤维化；肺功能检查显示：弥散功能中度减退。既往吸烟史30余年。纳可，眠可，二便调。舌暗淡边透红，苔薄白水滑，脉弦细。

诊断：喘证（水饮伏肺证）。

治则：温肺化饮，止咳平喘。

方药：小青龙汤加减。

蜜麻黄9g，桂枝12g，干姜3g，法半夏9g，细辛3g，五味子6g，生姜6g，甘草6g，白芍15g，赤芍15g，水蛭3g（打粉冲服），连翘20g，浮海石15g（先煎）。14剂，水煎服，每日2次，每次200mL。

2022年10月26日二诊，患者咳嗽、咳痰好转，胸闷、气喘减轻，活动后加重，乏力。舌暗淡，苔薄白水滑，脉弦细。守前方去连翘，加紫苏梗12g、甘松9g。14剂，水煎服。

2022年11月13日三诊，药后病情好转，患者因近日感冒，前症加重，服感康后感冒痊愈，但咳喘不减。述平素易受凉，反复感冒。舌红，苔黄厚干，脉弦细。方用涤痰汤加减：胆南星6g，化橘红15g，浙贝母15g，连翘20g，桔梗9g，茯苓20g，生姜6g，酒大黄6g，陈皮15g，法半夏12g，竹茹20g，麸炒枳壳12g，前胡12g，石菖蒲9g，蜜麻黄6g，甘草6g。14剂，水煎服，每日2次，每次200mL。

2022年11月30日四诊，患者咳嗽好转，痰少黏稠，不易咳出，胸闷、气短缓解。舌暗，苔薄白水滑，脉弦细。方用小青龙汤加减：蜜麻黄9g，桂枝12g，干姜3g，法半夏9g，细辛3g，五味子6g，生姜6g，甘草6g，白芍15g，水蛭3g（打粉冲服），桔梗9g，青礞石12g（先煎），莱菔子15g，化橘红15g。14剂，水煎服，每日2次，每次200mL。药后咳嗽消失，胸闷、气喘明显改善，仅活动后不适。

随访半年，感冒后咳喘复发，但症状较轻，及时治疗，症状很快缓解。

按：肺主宣发肃降、通调水道，为水之上源。外邪犯肺或脏腑相干，致肺失宣肃，水饮内停，发为咳喘。卫出上焦，饮伏肺中，肺气失宣，卫表不固，不耐邪袭，反复外感。外感里饮，内外相招，咳喘缠绵难愈，饮停肺中，水病及血，肺络瘀阻，久病不易根治。咳喘，舌暗淡、苔薄白水滑，脉弦细为饮伏肺中之证。《伤寒论》谓：“伤寒心下有水气，咳而微喘，发热不渴，服汤已渴者，此寒去欲解也，小青龙汤主之。”小青龙汤取名青龙，意在龙能兴云布雨，宣散上焦饮邪，使如雾露之溉。因此初诊用小青龙汤加减，方中蜜麻黄宣肺散水而不走表，生姜温肺止咳而化痰饮，赤芍、水蛭化瘀通络利肺气，浮海石化痰下气定咳喘。仲景治水饮郁热用小青龙加石膏汤，但该患者舌边透红，郁热不重，治上焦如羽，非轻不举，故用连翘清宣之。药后患者症状明显好转，舌边已不红，活动后胸闷气喘，疲乏，以原方加苏梗、甘松宽胸理气。三诊时，外感后肺热明显，热灼津伤，痰热储肺，咳喘加重，本“观其脉证，知犯何逆，随证治之”之旨，转用涤痰汤加减，病机逆转，咳喘大轻。四诊时，因痰少不利，不易咳出，舌暗，苔薄白水滑，脉弦细，故在初诊方中加炒莱菔子、橘红化痰止咳，并取《金匮要略》治肺痈用桔梗汤法，加桔梗宣肺排痰。咳喘痼疾，方证相应，药症相合，仅治月余，咳痰、胸闷、气喘明显改善。

医案三

韩某，男，46岁，2022年11月20日初诊。

主诉：胃脘胀满5年余，饭后加重，反酸，偶有打嗝。患者曾服西药治疗，未见好转。纳可，眠可，大便黏。舌淡尖红，苔薄白中根腻，脉细滑。

诊断：痞满（脾虚不运，胃失和降，气滞化热）。

治则：辛开苦降，行气消痞。

方药：陷胸和胃汤加减。

黄连3g，瓜蒌30g，法半夏12g，高良姜6g，醋香附10g，酒大黄6g，焦槟榔9g，前胡9g，吴茱萸3g，连翘20g，花椒3g，香橼9g，炒鸡内金15g。14剂，水煎服，每日2次，每次200mL。

2022年12月7日二诊，胃脘胀满减轻，偶有反酸、打嗝，大便黏。舌红，苔薄白中根腻、水滑，脉细滑。守原方加吴茱萸至5g，加郁金9g。14剂，水煎服。

2022年12月25日三诊，胃脘胀满逐渐好转，饭后仍加重，无打嗝、反酸，大便黏腻不爽，数日1次。舌质淡，苔薄白，满布舌面，脉细。方用温脾汤合五磨饮子：淡附片3g（先煎），干姜3g，红参3g（另炖兑入），酒大黄6g，沉香3g（后下），木香6g（后下），檀香3g（后下），炒枳壳12g，乌药9g，醋香附9g，砂仁6g（后下），焦槟榔12g。14剂，水煎服，每日2次，每次200mL。药后胃脘胀满消失，大便正常。

随访半年，未见复发。

按：脾胃为气机升降之枢纽，脾升胃降，是其常也。脾虚不运，清阳不升，胃气必不能降，浊气在上，则生䐜胀。《伤寒论》云：“脉浮而紧，而复下之，紧反入里，则作痞，按之自濡，但气痞耳。”指出痞证因中虚邪陷、虚实错杂、脾胃升降失序所致。脾虚失运，湿阻气滞，久郁化热，即生胃热。胃热脾湿互结，痞塞中焦气机，虽无小结胸证之“按之则痛”，但病机确与痰热结于心下相近，故选用小陷胸汤辛开苦降、消痞散结，良附丸温中行气，疏肝气以调枢机。酒大黄、焦槟榔通降阳明，以复太阴；吴茱萸、花椒温中散寒、化湿理气，以助脾升。脾胃升降相因，纳化相得，脾不运化，胃气上逆，患者食后胀增，打嗝、反酸，前胡降胃逆，内金消食滞，相须为用，降浊升清。治胃不治肝，非其治也，故以香橼疏肝理气和中。气有余便是火，故以连翘清散中焦郁热。药后胀减，但舌转红，苔白腻，反酸、便黏仍旧，此为脾湿不化、肝胃郁热之象，故重用吴茱萸温化中焦寒湿，加郁金清肝胃郁热。药后胃热除，胀满减而未愈，大便黏腻不爽，《内经》云“中气不足，溲便为之变”，《伤寒论》云“自利不渴者，属太阴，以其脏有寒故也，当温之，宜服四逆辈”，故转用《千金要方》温脾汤合五磨饮子温运脾阳、行气消胀而愈。

来源：中国中医药报2023年10月18日5版。

经方治小儿咳嗽验案5则

林 伟 高 军 王洪强 孙若愚 时 乐
江苏省仪征市中医院，江苏 扬州 211401

咳嗽为儿科最常见的肺系病症状，其病因病机多端，故治疗各异。臣字门儿科第五代传人孙浩善用经方治疗多种证型的小儿咳嗽，现整理分析5则验案如下。

医案一 麻杏石甘汤清宣肺热以治咳

吴某，女，9岁，因发热咳嗽气喘3天来诊。

主诉：患儿服用感冒药后汗出热不解，咳嗽加重，伴气喘，痰多黏稠，不易咯出，纳差，大便干结，小便黄，苔薄黄，脉浮数。

辨证：邪热壅肺，肺失清肃。

治则：清宣肺热。

方药：炙麻黄6g，杏仁4g，甘草3g，生石膏20g（先煎），浙贝母10g，炙桑白皮8g，紫苏子10g，莱菔子6g。3剂。

患儿药后热退，咳嗽大减，痰少，大便已通，原方去炙桑白皮，加茯苓、焦薏苡仁各10g，再进5剂。

按：孙浩认为，该患儿服药后汗出热不解，说明邪热已入里迫肺，肺失清肃，故见喘息；热灼肺津，炼液为痰，壅闭于肺，故痰多黏稠，不易咯出；大便干结、小便黄、苔薄黄、脉浮数提示里热证。故用麻杏石甘汤清宣肺中郁热而定喘，加浙贝母、紫苏子、炙桑白皮、莱菔子降气化痰。

医案二 小青龙汤温化水饮以治咳

刘某，男，10岁，因恶寒发热、咳嗽气喘、难以平卧来诊。

主诉：患儿素有哮喘史，受风寒后即恶寒发热，咳嗽气喘，喉中痰鸣如水鸡声，痰清稀，纳差，舌淡苔薄白，脉滑。

辨证：外感风寒，内有停饮。

治则：解表散寒，温化水饮。

方药：炙麻黄6g，桂枝8g，炒白芍10g，细辛2g，干姜2g，制半夏8g，化橘红5g，五味子3g，甘草3g。3剂。

二诊：患儿恶寒发热已解，咳嗽减轻，喉中痰声减少，睡卧安宁，原方再进3剂。三诊：患儿咳喘已平，唯肺脾气虚，哮喘易反复发作，嘱常服中成药补中益气丸，以补益肺脾。

按：孙浩认为，该患儿受风寒后即恶寒发热，此为太阳表证；咳嗽气喘，难以平卧，喉中有痰齁声，时咳吐白痰，此为内有水饮之邪。水饮泛滥，侵犯肺胃，致肺失宣降，胃气上逆，故治以麻黄发汗、平喘、利水，配桂枝则增强通阳宣散之功，芍药与桂枝配伍调和营卫，干姜、细辛散寒化饮，五味子敛肺止咳，半夏降逆化痰，化橘红理气宽中、燥湿化痰，甘草和中兼调和诸药。

医案三 调胃承气汤通腑肃肺以治咳

金某，女，4岁，因咳嗽6天来诊。

主诉：因患儿发热咳嗽，家长给予感冒药治疗，热退而咳嗽未愈，咳而有痰，烦躁，寐欠安，纳呆，大便1周未解，口中异味，舌苔黄厚腻，脉滑。

辨证：痰湿内阻，腑气不通。

治则：通腑肃肺。

方药：生大黄5g（后下），玄明粉3g（冲入），制半夏6g，橘红5g，炒白术、炒苍术各5g，郁金10g，炙甘草3g。2剂。

患儿药后大便通，咳嗽止，睡眠安，纳稍增，二诊时舌苔稍厚，予王氏保赤丸口服以巩固疗效。

按：孙浩认为，该患儿外感表证后出现烦躁寐不安、便秘等症，属阳明腑实，热虽聚于胃，而未见潮热、谵语等症，主以调胃承气汤。方中以大黄苦寒泄热祛实；芒硝咸寒，润燥软坚，通利大便；炙甘草甘平和中；加制半夏、橘红化痰燥湿；郁金行气解郁。诸药合用，共奏通腑肃肺止咳之功。

医案四　半夏泻心汤降逆消痞以治咳

王某，男，6岁，因发热、咳嗽、痰多气粗来诊。

主诉：患儿素体肥胖，昨日贪凉后晚间始发热，微恶寒，无汗，咳嗽，痰多气粗，咳出黏痰，腹胀，大便稀溏、酸臭，苔黄腻，脉滑数。

辨证：外感痰食互结，中焦气机痞塞。

治则：疏风解表、降逆消痞。

方药：淡豆豉8g，薄荷3g（后下），制半夏8g，炒黄芩5g，黄连2g，淡干姜2.5g，茯苓10g，甘草3g，大枣3枚。3剂。

二诊：患儿汗出热退，痰少咳减，不呕吐，腹胀消，大便正常，治以健脾化湿，方药：茯苓10g，炒白术8g，焦薏苡仁10g，炒扁豆8g，制半夏6g，橘红5g，炒枯芩6g，莱菔子5g，甘草3g，大枣3枚。5剂。

按：孙浩认为，该患儿形体颇丰，素有痰食内结，加之外感风寒，导致寒热错杂之邪痞塞于中焦，脾胃升降失和，故出现发热、咳嗽痰多、腹胀、肠鸣下利、恶心、呕吐等症，故治以淡豆豉、薄荷轻清达表，使邪从汗而解，并用半夏泻心汤苦降并用，加茯苓健脾利湿，因有外感表邪，故弃用人参，以防闭门留寇。二诊诸症悉解，以健脾化湿善其后。

医案五　桂枝汤调和营卫以治咳

余某，男，4岁，因低热、咳嗽6天来诊。

主诉：患儿6天前患感冒，恶寒发热，在外院治疗后仍有低热、咳嗽，动辄汗出，纳差，大便偏干，舌淡红，脉浮缓。

辨证：属营卫不和。

治则：调和营卫。

方药：桂枝6g，炒白芍6g，甘草3g，生姜1片，大枣3枚，杏仁4g，莱菔子8g，3剂。

二诊：患儿热退，汗止，咳嗽大减，纳渐增，大便通。上方加太子参8g、茯苓8g。5剂。

按：孙浩认为，本例患儿低热、咳嗽、动则汗出、纳差、大便干、舌淡红、脉浮缓，证属营卫不和，故用桂枝汤调和营卫，加杏仁、莱菔子肃肺利便，故咳嗽自止。

来源：中国中医药报2023年04月20日4版。

李冀运用玉屏风散加减治验3则

郝　峰　魏　爽　胡晓阳　庞宇航
黑龙江中医药大学，黑龙江 哈尔滨 150006

全国名中医李冀是黑龙江中医药大学副校长、主任医师、教授，师从国医大师段富津，尤善治疗消渴、胸痹、心痛等证。玉屏风散由防风、黄芪、白术三药组成，主治表虚自汗之证。自汗实证者常责之于风、湿、热。玉屏风散所治之证为虚，证因表气不固而自汗出。而此方立法亦有尚待探讨之处。受业李冀数载，获益良多，侍诊之暇，忝集此三案，以飨同道。

方解

《神农本草经》谓黄芪“补虚”，脾胃为后天之本，五脏六腑皆赖后天之滋养。而脾胃之气不足，则易累及肺气，正如东垣所谓“脾胃一伤，肺气先绝”。黄芪补中，人参亦补中，即曰脾气不足，何不用参？实则正如脾气与胃气不同一样，黄芪与人参所补者也有不同。脾胃同居中焦，而功能上有着本质的不同，“胃受谷而脾磨之”，胃的作用在于受纳，脾则在于消磨水谷，且水与谷的化生是两条不同的途径，脾气与胃气亦是升降如环的运动状态。临床治疗时虽常常脾胃同补，而人参与黄芪之补气有着本质的不同。人参偏于补的是胃，仲景治痞等胃中不和时常配伍人参以健胃；黄芪偏于补脾，如“黄芪建中汤”即是配伍黄芪以增强脾之化生功能。同时人参又可补血分，如东垣所谓“仲景之法，血虚以人参补之”，黄芪纯补气分，如“当归补血汤”中以一两黄芪配二钱当归，取意“有形之血不能速生，生于无形之气”。

黄芪发挥益卫气的作用更在于配伍 黄芪补脾益肺作用偏于和缓，故配以风中之润者防风引之出表。东垣谓“黄芪得防风而功愈大”，盖指黄芪欲更大地发挥其实卫之功能，则需配伍走表之防风。防风散而不燥，全无燥涩之患，黄芪得防风，则补气之中有行气之功，防风得黄芪，则散气之中有益气之效，二者相伍，则无壅补或耗散之虑。

白术具有补气健、燥湿利水、止汗、安胎等功效，主治脾气虚弱、神疲乏力、食少腹胀、大便溏薄、水饮内停、小便不利、水肿、痰饮眩晕、湿痹酸痛、气虚自汗、胎动不安。在历代本草著作中，如《神农本草经》《本草汇言》中均有记载。

典型医案

医案一

张某琳，女，30岁，2015年9月就诊。

主诉：症见“过敏性鼻炎”7年，换季及遇冷时加重，鼻中痒，清涕，喷嚏，口干，呼吸不畅，不易外感，纳可，眠可，二便可，月经调，经前乳胀，偶有血块。舌红苔薄，脉沉滑。

诊断：（表虚不固型）鼻渊。

方药：黄芪20g，炒白术15g，防风15g，辛夷15g，白芷15g，炙甘草10g。7剂，每日1剂，水煎，早晚分服。

二诊：服上方后，自觉鼻中清利，且日渐症减。效不更方，继服上方14剂，无复发。

按：今医疗鼻渊，概以通鼻窍为治，唯妄投苍耳、辛夷之类，曾不辨其虚实寒热。或药味繁杂，未知所主何症。此患盖因表气不固，易受风寒所扰，虽不易外感，却有气壅鼻窍之虑。故以玉屏风补气固表，配伍通鼻窍之辛夷、白芷。补气以治本，通窍以治标，标本同治，其效甚捷。《医宗金鉴》认为，鼻渊一证为“风热入脑”，而“气有余便是火”，此患虽有表气不足之明证，而补气之黄芪不宜过用，一者恐其过用助火，一者不欲过分补气壅塞气机，加重标证。因此君药黄芪仅用20g，以略缓图之。黄芪与防风几乎等量，是于补气之中兼顾解表之用，使“药力”达于体表。鼻者，阳明所过，白芷辛温可散寒，又专入阳明，兼具通鼻窍之用，且其遇风寒加重，用药当偏辛温，白芷、辛夷相配，共奏散寒通窍之功，同为佐使之用。李冀疗此患，只六味尔，二诊即曰其症大减，继服半月不复顾矣。乃知诊疾立方，不患味之少，而患药不精。

医案二

盛某丽，女，51岁，2018年5月就诊。

主诉：近3年，皮肤常发风团，色白。平素气短乏力，晨起眼睑浮肿。齿痕舌，脉弦。

诊断：（表气不固，内有湿浊型）瘾疹。

方药：黄芪30g，白术15g，防风15g，党参20g，茯苓30g，川芎15g，荆芥10g，薏苡仁30g，泽泻15g，炙甘草10g。7剂，每日1剂，水煎，早晚分服。

随访：自述服上方后至今未复发。

按：是患平素气短乏力，脾胃之气不足可知。“脾主运化”，脾虚不能运化水气，则易聚而成湿，因此常见眼睑浮肿。脾胃不足则表气不充，若遇风寒则可发风团，风团色白可知其性属寒。因此治疗上当以补益脾胃为主以治其本，运利水湿以治其标。故在芪术的基础上，又加党参，脾胃同补。是患以气虚为主，且病性属寒，故君以黄芪一倍于防风之量，取其于补气之中兼解表之力，虽大力补气而不患助热。脾喜燥而恶湿，其晨起眼睑浮肿，又兼齿痕舌，是脾虚水湿不化之兆，故佐茯苓渗湿以健脾。与参术配伍，颇有四君之意，更疗其气短乏力之证。风团发时，当为外邪侵袭，虽处平时，亦恐邪气少留，故配荆芥以疏表，同时具有透疹的作用。水湿内停，易于阻滞气机，配伍川芎，于解表之中又有行气之用，且兼顾血分。“少阴有余病皮痹瘾疹”，此患水湿较重，恐茯苓一味难以奏效，故以生薏苡以助其利湿，与泽泻相伍，导湿以出二窍。诸药配伍，共奏补气疏表、内化湿浊之效。此方中黄芪一倍于防风，而又配伍解表之荆芥，如此则方中补气与解表之力几乎相当，而因黄芪用量略多，故以补气为先。

医案三

乔某，男，31岁，2018年7月就诊。

主诉：自汗，动辄尤甚。偶盗汗，素怕热，头胀不适，寐差。口干，口中异味，疲乏，便黏，溲黄，易怒，舌红苔薄有齿痕，脉沉细略数。

诊断：（表气不固，兼阴虚肝郁型）自汗。

方药：黄芪25g，白术15g，防风10g，地骨皮20g，牡丹皮20g，川楝子15g，川芎15g，陈皮15g，白芍药15g，山茱萸15g，茵陈20g，炙甘草10g。7剂，每日1剂，水煎，早晚分服。

随访：2018年9月因他病就诊，知服上方后诸症明显改善，因而未曾复诊。

按：此患的自汗乏力，与玉屏风散证基本吻合，是脾气不足之明证，因此处方主旋律应以玉屏风散为主。盗汗多为阴虚，此患常年自汗，“汗者心之液”，其睡眠不佳，是多汗伤阴之兆，且口干、畏热、舌尖红，是有阴虚阳胜之虑，故配伍丹皮、地骨皮，以滋阴清虚热。头胀易怒，为肝气失其调达。然阴虚肝郁者，柴胡实非所宜，恐其更劫肝阴，故以川楝子利肝气，川芎行气以治头痛。陈皮与诸行气药配伍，助其行气之力，与诸补中之甘药相伍则添其益气之效，肝体阴而用阳，又伍白芍以敛其肝阴，山茱萸以滋肾阴，二者肝肾同补，且皆俱收涩之性，于滋阴之中又兼敛汗之用。而其便黏溲黄亦不可忽略，脾气不足则湿浊内生，溲黄为内热已生，故以茵陈一味以清利其湿热。佐甘草以调和诸药。是方补气疏肝，滋阴清热，又兼利湿，数法同用，分而治之，恐难奏效。

此案之久患自汗，本欲重用黄芪以补其虚，而恐所化之热难解，若减用又虑所伤之气难于得补，故黄芪用25g，使其不因过少而失用，又防过用助火。而防风一味只用10g，实为是患本有自汗出，略用防风以引黄芪出表，而不欲其耗散也。故而见本欲以黄芪30g倍防风15g之量而二者皆减5g用之。“方无至方，方以效论”，实践与疗效是检验处方合法与否的一个方法。是患服药1周而诸症改善明显，足见李冀处方之精准。

来源：中国中医药报2023年04月14日5版。

国医大师临症经验：李今庸辨治皮肤紫斑验案四则

袁思芳

湖北中医药大学，湖北 武汉 430065

皮肤紫斑，或称“紫癜”，以皮肤出现大小不等、散在紫色斑块为其主要临床特征。现代教科书上记载紫斑的病因很多，如血热妄行、湿热下注、脾不统血、脾肾阳虚、瘀血阻滞、寒凝血脉等。笔者根据国医大师、湖北中医药大学教授李今庸治疗本病的验案归纳整理，从而看出临床辨证施治的意义。

医案一

某男，6岁，1978年4月初诊。

其父代诉：患儿素来体弱，周身皮肤经常散在出现青紫色斑块，尤以四肢为多见，斑块或大或小，不痛不痒，牙不出血。伴食欲不振，睡眠欠安。察见患儿精神倦息。

辨证：心脾亏虚。

治则：补益心脾。

方药：归脾汤。

党参8g，黄芪8g，白术（炒）8g，当归8g，炙甘草6g，茯苓8g，远志5g，酸枣仁8g，广木香3g，龙眼肉8g，大枣2枚（擘），生姜3片。4剂，水煎服。

患儿服药后，皮肤紫斑消失，食欲好转，精神渐增。

本例患儿为素体虚弱，心脾不足。心虚则火不生土，脾虚则血失统摄，于是血溢脉外而停留皮肤之中，因而症见皮肤紫斑，并伴见食欲不振、睡眠不安、精神倦怠等症。归脾汤为补益心脾方，方取党参、黄芪、白术、甘草甘温补脾；心为脾母，故取茯神、远志、枣仁、龙眼肉甘温酸苦补心火以生脾土，当归滋阴养血活血；木香顺气舒脾，且既可行血中之滞，又可助党参、黄芪补气，气壮则能摄血，而血自归经。故本例患儿仅用药4剂而诸证悉除。

医案二

某女，41岁，1989年7月初诊。

主诉：近1年来周身皮肤经常出现紫色斑块。经期常提前1周，经量多，潮时如崩。小腹坠痛，腰痛，但躺下后腰痛减轻，伴肢冷身凉，脉缓而尺弱。就诊时正值月经来潮，量多色暗，不能站立。

辨证：冲任不固，气虚下陷。

治则：温冲暖胞，益气举陷。

方药：胶艾汤加味。

熟地10g，当归10g，川芎8g，白芍10g，艾叶10g，党参10g，黄芪10g，白术10g，炙甘草8g，阿胶（烊）10g。3剂，上药先以水煎前9味，数沸，去滓，内阿胶令溶化，温服。

患者服上药1剂后，月经干净，皮肤紫斑减少，尽3剂后，诸证悉退。

本例患者为冲寒宫冷，气虚下陷。冲寒宫冷，固摄无力，血不循经，溢于脉外，留于肌肤，则见皮肤紫斑。冲任虚寒，则见腰痛，肢冷身凉，脉缓而尺弱。气虚下陷，血失统摄，下溢前阴，则见月经量多，甚至如崩，小腹坠痛等。方取四物汤合阿胶养血活血，取党参、黄芪、白术、炙甘草益气举陷，取艾叶温暖冲任。药证相扣，故杯覆而病除。

医案三

某女，19岁，1991年10月初诊。

主诉：近年来周身皮肤经常出现青紫色斑块，时少时多。月经10个月未自然来潮，其间曾经注射黄体酮来潮1次，但时间短，经量少，其后又未来潮。每稍受热即流鼻血，背部时常发胀，舌苔薄白，脉略涩。

辨证：肺经燥热，肃降失职。

治则：润燥益肺。

方药：麦门冬汤加味。

麦门冬20g，半夏10g，党参10g，粳米（炒）10g，大枣4枚（擘），生地10g，当归10g，赤芍10g。7剂，水煎服。

半月后二诊，上药服至第7剂时，月经来潮，经量中等，颜色正常，无任何不适感，5天后干净。尽7剂后，皮肤紫斑、背胀均消失。现每天早晨起床后，胃脘部微感胀满不适，纳差，食后腹胀，仍以前方加减出入。

方药：麦门冬20g，法夏10g，党参10g，粳米10g（炒），炙甘草10g，当归10g，白芍10g，生地10g，丹参10g，大枣4枚（擘）。7剂，以水煎服。

本例患者为燥热迫肺，肺气不降，而致心气不通，胞脉闭阻，故月经停闭恶血留内，溢于肌肤则皮肤出现青紫色斑块，脉涩；肺气上逆，血随气升，上溢肺窍，则鼻衄；肺气不行，滞于胸背，则背胀。方中重用麦门冬滋肺润燥，取半夏配麦冬以降肺逆，取生地、当归、白芍、丹参养血活血，取党参、炙甘草、粳米培土以生金。此案辨证准确，选方遣药丝丝入扣，效果很好。

医案四

某女，1991年9月初诊。

主诉：肢体皮肤稍经撞击即出现青紫色斑块，历经数日难以消退，按压斑块时则有痛感，舌苔薄白，舌质略紫暗，余无所苦。

辨证：瘀血内停。

治则：活血祛瘀。

方药：桃红四物汤加味。

生地10g，当归10g，赤芍10g，川芎8g，桃仁10g，红花10g，制乳、没各10g，制香附10g。3剂，水煎服。

二诊时，紫斑渐消，数量减少，颜色变淡，按压时疼痛减轻。药已中病，效不更方，原方继进3剂，诸证悉除。

按之不痛为虚，痛则为实。本例患者症状的最大特点是皮肤紫斑按压有疼痛的感觉，且舌质紫暗，瘀血内停之实证。所以方取桃红四物汤养血活血，加制乳香、制没药以增强活血化瘀之力，增制香附行血分之气以助活血之势。药证相应，故仅服6剂而病愈。

按：辨证施治不是中医的理论，而是属于中医方法论的范畴，是中医临证时的一种重要思维方式。辨证施治，就是通过望、闻、问、切四诊，全面准确地收集患者的病情资料，然后依据中医基本理论综合进行分析，从而找出疾病的病机，针对病机立法、选方、遣药。在患者群中，同一疾病虽大多症状相同，但因人而异，亦有不同之处。临床表现不同，表明病机不同，治疗方法也当各异。所以，辨证施治实质上是唯物辨证法，是具体问题具体分析的原则在中医临床工作中的具体运用。如上述医案，西医诊断均为血小板减少，皮肤紫斑是其共同的临床表现，但在中医看来它们除有这一共性外，还分别具有各自的特点。医案一有食欲不振，睡眠欠安，精神倦怠。医案二有月经过多，来时如崩，小腹坠痛等。医案三有闭经，流鼻血。医案四有紫斑压痛，舌质暗，有诸内，必形诸外。临床症状是脏腑病理变化的外在反映，表明它们的病理变化既有共同的一面——血液病变，也有不同的一面——或心脾两虚，或冲任不固、气虚下陷，或肺燥不降，或瘀血阻滞。正是注意了它们各自的特点，所以在治疗时或补益心脾，或温冲暖胞、益气举陷，或润燥益肺，或活血通瘀。与此同时，也不忽视其共同的一面，这就是又在各病例处方中均加以养血活血药的道理所在。正是根据不同的具体情况，采用了不同的处理方法，因而均取得了较好的疗效。足见“辨证施治”在中医临床工作中的重要意义。

来源：中国中医药报2023年01月18日5版。

李文瑞应用经方治心动过缓案3则

赵展荣　黄　飞　李秋贵
北京医院

心动过缓临床常继发于冠心病、窦性心动过缓、病态窦房结综合征（心率缓慢型）等疾病。心动过缓可以分为两类：一类为功能性心动过缓，如运动员由于长期大量运动，可能造成心动过缓，是一种良性适应过程，一般无需特殊处理；运动量较大的青少年等迷走神经张力较高的人群，也可能出现心动过缓。病理性心动过缓，由疾病、药物、电解质紊乱等导致，如患有心肌炎、心肌梗死、脑中风等疾病，或服用地高辛、普萘洛尔等减慢心率的药物等，都可引发心动过缓，并出现乏力、头晕、眼前发黑等症状。如果出现心动过缓，但是没有任何临床症状，如晕厥、一过性的眼前发黑、黑蒙、乏力、头晕等，是不用积极干预的，进行随诊和观察并定期监测心率就行。如果伴有明显的上述所说的临床症状，就需要积极地干预，可以服用一些提高心率的药物，如心宝丸、宁心宝丸、茶碱缓释片等，甚至在必要的时候安装心脏起搏器。心率过低会出现重要脏器缺血症状。脑缺血主要症状是头晕、黑蒙、甚至意识丧失，对人体危害很大。长期的心动过缓对脑部来说会导致认知功能下降，甚至记忆力严重下降；胃部缺血会导致消化功能下降，患者会出现食欲不振、恶心、呕吐；心动过缓会导致心脏血液循环迟缓，患者会出现胸闷、气短、心前区疼痛，且容易出现血栓，导致心肌梗死甚至休克。

国医大师李文瑞是北京医院主任医师，临证擅于应用麻黄附子细辛汤、四逆加人参汤治疗心动过缓，现将其治疗经验介绍如下。

病因病机

中医理论认为，心动过缓之病机为阳虚阴盛。阳虚乃心肾阳虚，阴盛为寒凝血滞；阳虚为本，阴盛为标，心之跳动、脉搏之搏动、血液运行皆有赖于心阳心气之温煦和推动作用。《血证论》曰："气为血帅。"气行则血行，气滞则血瘀，而心阳根于肾，心阳之作用又必须受肾阳命门之火温煦，才能发挥其"心主血脉"作用；心肾阳虚，阳虚则内寒，寒凝血脉则血行迟缓；此外，寒为阴邪，易伤人体阳气，正与邪内外相引，闭阻心阳，加之心气不足，行血无力，使气血运行更为迟缓而导致心动过缓。

治则治法

心动过缓以心肾阳虚为本，阴寒内盛为标。标本之间互为因果，阳虚生寒，寒盛伤阳。治宜温阳益气治其本，散寒行血治其标，标本同治，以达回阳祛寒复脉之功效。

典型医案

医案一

李某，女，18岁。心率40~45次/分钟已年余。患者无明显不适症状，但运动时感觉胸闷短气。平素形寒恶冷，手足不温，舌质淡、苔薄白，脉细缓。

诊断：（心阳不足，寒凝气滞，致使血涩而脉缓型）胸痹（西医称为病态窦房结综合征）。

治则：温通心阳。

方药：麻黄附子细辛汤。

麻黄5g，制附子10g（先煎），细辛3g。3剂，水煎服。

药后无明显不适，且脉证略有好转。上药共为细末，炼蜜为丸，每丸重9g，每次服1丸，每日3次。服40日后，述运动时无胸闷感，四末温如常人，心率65~70次/分钟。嘱服完丸剂。随访2年，身体健康。

按：此例患者正气虽虚而不甚，无明显自觉症状，只在运动时有胸闷短气感。病因为素体阳虚，曾感受风寒，治之不彻底，而遗阳虚寒化，阴盛久滞于内，致使脉凝滞不畅，出现心动过缓。辨证为心阳不足，寒凝气滞，用麻黄附子细辛汤三味原方，且用量不大，方中制附子扶阳以温心肾之遗寒；细辛散阴寒之邪；麻黄发表散寒，开泄皮毛，散邪于表；麻黄与细辛相伍，兼治表里之寒邪，以驱散久留之寒气。此患用麻、附、辛相配，于扶阳之中促进解表邪，于解表邪之中不伤阳气，可谓相得益彰。

医案二

张某，女，53岁。患者停经已年余，更年期综合征已渐息，尚有心烦、气急、易怒，均可控。5年前出现胸闷胸痛、心悸气短、善太息等。心电图示：ST段下移等，诊为冠心病。憋闷、胸痛重时，急服硝酸甘油可缓解。两年前发现心动过缓，心率55~60次/分钟。24小时动态心电图示窦性心动过缓，且有Ⅱ度房室传导阻滞。素日易外感，每1~2个月必发感冒，感冒时不发高热，调服板蓝根冲剂之类，4、5日后可渐复。舌质淡、苔白不厚，脉沉细而缓，心率55~58次/分钟。

诊断：（心阳气虚，阴寒内盛型）胸痹（西医称为冠心病）。

治则：温阳散寒，益气通脉。

方药：麻黄附子细辛汤加味。

制附子15g（先煎），炙麻黄8g，细辛5g，生晒参15g（单煎兑服），生黄芪15g。3剂，水煎服。

药后无明显变化，又服3剂后，自觉身冷有所缓解，神情渐振。上方制附子改用20g，先煎30分钟后再下余药，5剂。药后患者心率提高到65次/分钟。上方再服10余剂后，病情稳定，无明显不适。为服药方便，改为蜜丸以巩固疗效。

方药：制附子30g，炙麻黄10g，细辛6g，人参25g，生黄芪25g。共为细末，炼蜜为丸，每丸重9g，每次服1丸，每日3次。

1个月后，患者病情平稳，胸闷短气已减，心率保持在60~65次/分钟。上方适当减量：制附子15g，炙麻黄8g，细辛5g，生晒参15g，生黄芪

15g。共为细末，炼蜜为丸，每丸重 9g，每次服 1 丸，每日 3 次。

20 日后，病情进一步好转，每日坚持半体力半脑力工作，神疲已不显，纳馨，体重略增，形寒已除，心率维持在 60~62 次 / 分钟。坚持服用上述丸药 2 年，病情稳定。

按：此例患者冠心病病史已 5 年余，虽经治疗，病情时有反复。李文瑞辨证为阳气虚衰，寒邪久滞，故而出现阳气虚衰，鼓动无力，血行不畅，心血瘀阻，则见短气胸闷，甚则时发胸闷憋气，肢软乏力，四末不温，脉来缓慢，且易感冒风寒之邪。麻黄附子细辛汤温肾阳通心脉，再加人参、生黄芪，益气养心，振奋心阳，加速脉率。方中重用附子且久煎，毒减功足，取其温通十二经脉，以贯通心脉，鼓动心率；细辛宣通散寒；麻黄辛温，驱散久留之寒邪，温血通脉，三味相协，寒则温之，虚则补之，从而取得疗效。

医案三

刘某某，女，45 岁。患病态窦房结综合征已久，每日坚持半日工作。素有短气胸闷症状时发，重则伴有心绞痛，平时心率为 50~55 次 / 分钟，病发时则为 45~50 次 / 分钟。伴有下利，便质稀，时止时发，面白不华，精神不振，恶风，四肢逆冷，纳可，月经量偏少，血色偏淡。舌质淡、苔薄白，脉迟缓，沉取有弦象；心率 50~52 次 / 分钟。

诊断：（阳衰阴盛、心脉不振型）胸痹（西医称为病态窦房结综合征）。

治则：温阳益气通脉。

方药：四逆加人参汤加味。

制附子 15g（先煎），党参 25g，干姜 10g，山药 10g，炙甘草 6g。5 剂，水煎服。

1 周后来诊，诉全身寒象大减，大便成形，心率 55~60 次 / 分钟。上方加生黄芪 15g，7 剂，水煎服。

10 日后，此次经量略增，血色加深，心率 55~60 次 / 分钟。患者要求服丸剂，再投方：制附子 25g，焦白术 10g，干姜 10g，党参 15g，生黄芪 15g，茯苓 10g，炙甘草 10g。以上方 15 倍量，共为细末，水泛为丸，每次服 6~10g，每日 2~3 次。半年后随访，患者诉自服丸药之后，形寒、手足冷均好转，心率平稳，60~65 次 / 分钟，很少发短气胸闷，月经量正常。

按：此例患病已久，为心肾阳虚不能温煦血脉之证。肾阳乃一身之本，温煦生化五脏六腑。今肾阳虚衰，不能温运，则全身形寒，四肢逆冷。心阳虚，血脉推动无力，而见短气胸闷或时伴有心绞痛。肾阳虚，不能温煦脾阳，运化失司，则见下利。面白不华，精神不振，月经量偏少，血色偏淡和舌苔脉弦象等均为阳虚之象。故治用四逆加人参汤加味，以回阳救逆、温阳散寒、益气通脉为法。方中附子温肾散寒，振奋心阳；干姜温中散寒；炙甘草和中益气；加党参补气，以增附子通阳复脉之力；加山药健脾益肾，以补先后天之不足而助益气通脉。酌加黄芪、焦白术、茯苓健脾，以资气血生化之源治其本。阳复寒散，气足血盈，则心动过缓自愈。

来源：中国中医药报 2023 年 06 月 14 日 5 版。

李中南用温胆汤治杂病验案3则

储思慧
安徽中医药大学，安徽 合肥 230012

安徽省名中医李中南系安徽中医药大学第一附属医院主任医师，从事中医临床、教学工作40余载，积累了丰富的经验。其常用温胆汤加减治疗多种疾病，如甲状腺结节、肥胖症、多囊卵巢综合征、眩晕、睡眠障碍等，收效颇佳。笔者有幸跟师学习，获益良多，现将其运用温胆汤治验3则总结如下。

医案一　肥胖案

高某，女，43岁，2021年5月4日初诊。

主诉：患者自诉月经半年未行，半年体重增加超过10公斤，喜食油腻肉食，形体肥胖，无阵发性出汗，平素性情急躁易怒，身体昏沉，大便微溏，舌质红，苔白腻，脉细滑。

诊断：中满（脾虚湿困证）。

方药：温胆汤加减。

陈皮12g，茯苓15g，法半夏9g，枳实10g，胆南星10g，竹茹10g，泽泻20g，车前草20g，薏苡仁30g，泽兰15g，丹参20g，益母草20g，三棱10g，莪术10g，郁金20g，土鳖虫10g，女贞子15g，菟丝子10g。14剂，每日1剂，水煎服。

2021年5月17日二诊，患者诉身体昏沉好转，体重减轻，余同前，检查总胆固醇6.62mmol/L。原方加山楂20g、荷叶10g，继服14剂。

按：患者平素喜食油腻，体重增加，中医诊为“中满”，西医病名为肥胖症。患者平素喜食油腻之品，损伤脾胃，脾气虚弱，易生痰湿，进而阻滞气机，故选用温胆汤化痰降气，化痰以利胆，胆清则气转。半夏为化痰之圣药；陈皮理气化痰；茯苓健脾利湿，宁心安神；竹茹清热化痰，是清少阳腑热之要药；枳实理气化痰，消积除痞；三棱、莪术、郁金行气解郁；加入虫类药土鳖虫，加强其通络之功；加入菟丝子补肾固精，一则助女贞子滋补肾阴、滋水涵木，二则可以固精，防止化痰祛湿导致精失太过。全方共奏化痰降气利胆之功。二诊时检查示总胆固醇高，故加入山楂、荷叶以化浊降脂。

医案二　眩晕案

江某，女，47岁，2020年9月20日初诊。

主诉：眩晕5年，加重1周。患者自诉反复眩晕、呕吐，头重如蒙，时时昏睡，胸闷，食少，自觉胃胀，平素情绪易波动，舌苔白腻，脉濡缓。

诊断：眩晕（痰湿郁阻证）。

方药：温胆汤加减。

半夏9g，天麻10g，川芎10g，葛根20g，枳壳9g，竹茹10g，百合30g，远志10g，茯苓10g，茯神10g，陈皮10g，柴胡10g，地龙10g。7剂，每日1剂，水煎服。

2020年9月28日二诊，眩晕微有好转，头重减轻，昏睡时间较之前缩短，胃胀减轻，余同前。原方继服14剂，每日1剂，水煎服。

2020年10月13日三诊，眩晕明显好转，昏睡好转，胃胀消失，纳香，舌苔转淡薄，脉象好转。原方继服7剂以巩固疗效。

按：患者自诉平素头晕目眩，近期加重，头重如蒙，好昏睡，食少，舌淡红，苔白腻，脉濡滑。中医诊断为眩晕，证属痰湿郁阻，方选温胆汤治疗。方中半夏、枳壳、竹茹、茯苓、茯神、陈皮化痰理气；川芎、天麻、葛根可以治疗头痛；柴胡、百合疏肝行气，可以缓解患者平素情绪波动、胸闷等症状。诸药合用，共奏通络化痰、健脾宁心之功。

医案三　失眠案

鲍某，女，32岁，2020年10月14日初诊。

主诉：患者形体肥胖，平素思虑过多，近出现心神不宁，入睡困难，甚则彻夜难眠，头昏乏力，纳差，腹胀，大便黏滞，舌质红，苔白腻，脉濡滑。

诊断：不寐（痰热内扰）。

方药：温胆汤加减。

黄芪30g，苍术15g，茯苓15g，法半夏9g，陈皮10g，枳实10g，胆南星10g，白芥子15g，丹参20g，泽泻20g，车前草20g，益母草20g，薏苡仁20g，玉米须30g。14剂，每日1剂，水煎服。

2020年10月29日二诊，睡眠好转，头昏、乏力好转，舌脉同前。原方继服14剂。

2020年11月13日三诊，睡眠改善明显，头昏、乏力消失，纳香，大便转为正常，舌质红，苔薄白。原方继服14剂以巩固疗效。

按：患者形体肥胖，思虑过多，故心神不宁、入睡困难，结合纳差、大便黏滞、舌红苔白腻等症，中医诊断为不寐，辨证为痰湿内扰证。患者忧郁思虑，思则气结，阻滞气机，气机不畅，水液停滞，瘀而成痰，上则扰乱心神，使入睡困难；中则影响脾胃运化，导致纳差、腹胀；下则影响大肠传导与小肠泌别清浊，故见大便黏滞。方中法半夏、陈皮、枳实、胆南星、白芥子化痰力强；茯苓利水渗湿，宁心安神；苍术燥湿健脾；玉米须、薏苡仁利水渗湿。全方共奏化痰行气、清热利水之功，使痰湿得消，心神得宁，运化得行。

来源：中国中医药报2023年07月14日5版。

梁宏正活用经方治慢阻肺验案3则

吴绍彬[1]　罗齐军[2]
1. 广东省肇庆市德庆县中医院，广东 肇庆 526600
2. 广东省肇庆市中医院，广东 肇庆 526020

慢性阻塞性肺疾病（简称慢阻肺）属中医“喘证”“肺胀”等范畴，是一种比较常见的呼吸系统疾病，具有死亡率高、病情发展迅速等特点，严重威胁患者健康。西医治疗该病常采用抗生素、支气管舒张剂、糖皮质激素等常规药物，能在一定程度上缓解喘咳等症状，但不能有效阻止病情进展，且药物不良反应较多。

全国老中医药专家学术经验继承工作指导老师、广东省名中医梁宏正系广东省肇庆市中医院主任医师，其在数十年临床实践中运用经方治疗慢阻肺积累了丰富经验。笔者有幸侍诊左右，获益良多，现将梁宏正治疗慢阻肺典型医案3则整理分析如下。

医案一　风寒内饮，小青龙汤主之

陈某，男，75岁，2015年12月20日初诊。

主诉：反复咳嗽、咯痰、气促10余年，再发加重5天。

现病史：患者10余年前开始出现反复咳嗽、咳痰，每遇天气变化则症状反复发作，每年发作累计时间大于3个月，曾反复予抗感染、解痉、平喘、化痰治疗，治疗后症状好转。5天前患者不慎受凉后再次咳嗽，咯白色黏痰，较难咯出，喘促，活动后尤甚，无端坐呼吸，无夜间阵发性呼吸困难，无粉红色泡沫痰，症状逐渐加重，遂来诊。

刻下：神清，咳嗽、气促，咯白稀痰，畏寒发热，周身酸楚，胸闷心悸，精神、睡眠、胃纳欠佳，二便尚调，近期体重无明显变化。舌淡暗，苔白滑，脉浮紧、偶结。

既往史：否认高血压、糖尿病、肝炎、肺结核病史。

体格检查：体温 36.6℃，桶状胸，呼吸气促，双肺呼吸音增粗，双下肺闻及干湿性啰音。心率 76 次 / 分钟，律不齐。

辅助检查：肺功能检测：混合性通气功能极重度减退，第一秒用力呼气量 / 用力肺活量（FEV1/FVC）44.3%，最大呼气中段流量（MMEF）、最大通气量（MVV）下降 >20%，支气管舒张试验阴性。胸部计算机断层扫描（CT）检查提示：慢性支气管炎并肺气肿并感染、双侧陈旧性胸膜炎（胸膜增厚）。

中医诊断：肺胀（风寒内饮证）。

西医诊断：慢阻肺急性加重，肺炎。

治则：温肺散寒，化痰平喘。

方药：小青龙汤加减。

麻黄 10g，细辛 3g，芍药 15g，干姜 10g，炙甘草 10g，五味子 6g，桂枝 10g，半夏 5g，浙贝母 15g，杏仁 10g，瓜蒌皮 15g，桃仁 10g，丝瓜络 15g，甘草 6g。3 剂，每日 1 剂，水煎服。

西医内科基础治疗予以抗感染、化痰、解痉平喘和对症处理。

2015 年 12 月 24 日二诊，患者无恶寒发热，仍咳嗽，咯白色稀痰，量少，活动后气促，无胸闷心悸，双下肢无水肿，纳眠可，二便尚调，舌淡暗，苔薄白，脉细缓。患者表证已解，仍见咳甚喘急，处方用苓甘五味姜辛夏杏汤加减：蒸五味子 10g，干姜 10g，茯苓 25g，甘草 6g，苦杏仁 15g，浙贝母 15g，细辛 3g，法半夏 12g，甘草 6g，桃仁 10g，丝瓜络 15g，瓜蒌皮 15g。10 剂，每日 1 剂，水煎服。

2016 年 1 月 5 日三诊，患者劳累后稍气促，咳嗽、咳痰明显减少，纳食不佳，便溏，舌淡暗，苔薄白，脉细。患者症减，易方予陈夏六君子汤加减（处方略）调服以巩固疗效，随访 3 个月未见急性发作。

按：患者不慎受凉后再次咳嗽，畏寒发热，周身酸楚，脉浮紧，乃伤寒表不解；咯白稀痰、苔白滑为心下有水气，为寒饮内停之象，故予小青龙汤解表化饮，并酌加杏仁、浙贝母止咳平喘、化痰；舌质暗，考虑为瘀血阻络，故予桃仁、丝瓜络通血活络。《伤寒论》曰：“伤寒表不解，心下有水气，干呕，发热而咳，或渴，或利，或噎，或小便不利，少腹满，或喘者，小青龙汤主之。”又曰：“伤寒，心下有水气，咳而微喘，发热不渴。服汤已渴者，此寒去欲解也，小青龙汤主之。”由此可知小青龙汤当为治疗外寒内饮之咳喘的主方，故初诊取之。

梁宏正指出，小青龙汤的辨证要点为：咳嗽症状日轻夜重，平卧时更甚，咳声重浊，痰多、质稀或泡沫痰，鼻流清涕，面部虚浮或形体肥胖，舌质胖大或有齿痕，苔滑，脉浮紧等。其结合《金匮要略》相关条文认为，射干麻黄汤、厚朴麻黄汤均为小青龙汤的加减方，临床可随证选用。若无外邪，但见寒饮内停者，可予苓甘五味姜辛汤；若痰多欲呕者，加半夏以温化寒痰、降逆止呕，名苓甘五味姜辛夏汤；咳甚喘急者，加杏仁、厚朴以降气止咳，名苓甘五味姜辛夏杏汤；脾虚食少者，可加人参、白术、陈皮等以益气健脾。

二诊外寒已散，内饮未除，续之以苓甘五味姜辛夏杏汤。该方以干姜为君，既温肺散寒以化饮，又温运脾阳以化湿；臣以细辛，助干姜温肺散寒化饮之力；复以茯苓健脾渗湿、化饮利水，一则杜绝生饮之源，二则可导水饮之邪从小便而去；佐以五味子敛肺止咳，与干姜、细辛相伍，一温一散一敛，使散不伤正、敛不留邪；法半夏温化寒痰、降逆止呕，杏仁降气止咳，甘草和中。全方有温散并行、开阖相济、肺脾同治、标本兼顾的配伍特点，为温化寒饮之良剂。

纵观该案治疗全程，慢性病多病因复杂，虚实并见，治疗上应分阶段辨证论治，急则治其标、缓则治其本非常必要。喘平痰消咳减后，固本防复为此病治疗的重要一环，可综合采用吐纳、天灸、食疗、中药等法，以达补肺、健脾、固肾之效。

医案二　阳虚水泛、寒痰阻肺，投以真武汤加减

凌某，男，80 岁，2016 年 10 月 9 日初诊。

主诉：反复咳嗽、咯痰 20 余年，再发加重 1 周。

现病史：患者 20 余年前受凉后出现咳嗽、咯痰，予止咳化痰等治疗后症状反复迁延，在当地医院诊为慢性支气管炎，间断治疗，但多于感冒后或气候变化时症状明显，并逐渐出现气促。1 周前患者受凉后出

现咳嗽，咯白稀痰、量多，在当地诊所予输注抗生素等药物治疗，症状无明显改善，遂来诊。

刻下：神清，神疲身倦，咳嗽，夜间及晨起咳嗽明显，咯白稀痰、量多，恶风寒，活动后气促，夜间不能平卧，偶感心悸、胸闷，稍头晕，双下肢轻度浮肿，纳少，眠差，小便多且清长，大便溏。舌质淡暗有瘀斑，舌体胖嫩边有齿痕，苔白滑，根部厚腻，脉沉细。

既往史：慢性支气管炎病史。

体格检查：双肺呼吸音减弱，双下肺可闻及少许湿啰音。双下肢轻度凹陷性浮肿。

辅助检查：胸片提示慢性支气管炎并肺气肿，心影稍大。

中医诊断：喘证（阳虚水泛，寒痰阻肺证）。

西医诊断：慢阻肺急性加重期，慢性肺源性心脏病。

治则：温阳化气，止咳平喘。

方药：真武汤加减。

茯苓 20g，干姜 10g，桂枝 10g，白术 15g，制附子 12g（先煎），陈皮 10g，法半夏 15g，石菖蒲 15g，细辛 4g，五味子 6g，丹参 15g。6 剂，每日 1 剂，水煎服。

二诊：药后咳嗽明显好转，痰亦减少过半，呼吸较前通畅，渐能平卧，双下肢浮肿已消退，舌质稍转红润，苔厚腻减。上方继服 7 剂，以巩固疗效。

按：患者咳喘反复发作，恶寒肢冷，气短倚息难卧，舌质暗淡无华，皆肾阳衰微之征。因肾为水脏，肾中真阳衰微不能化气，则水饮内停；水寒之气上泛，则头晕；水气停于胸肺，则咳嗽不已，痰涎清稀量多，气短难卧；水气溢于肌表，故双足浮肿沉重。舌质胖嫩，兼有齿印与瘀斑，舌苔白而厚腻，皆为水泛寒凝之象。同时患者年逾半百，阳虚益甚。综上所述，此属少阴肾阳衰微、水寒射肺，故投以温阳散寒、化气行水之真武汤。《伤寒论》云：“太阳病发汗，汗出不解，其人仍发热，心下悸，头眩，身（目闰）动，振振欲擗地者，真武汤主之。”又云：“少阴病，二三日不已，至四五日，腹痛，小便不利，四肢沉重疼痛，自下利者，此为有水气，其人或咳，或小便利，或下利，或呕者，真武汤主之。”清代汪昂《医方集解》关于真武汤的论述云：“茯苓、白术补土利水，能伐肾邪而疗心悸；生姜、附子回阳益卫，能壮真火而逐虚寒；芍药酸收，能敛阴和营而止腹痛。真武，北方之神，一龟一蛇，司水火者也，肾命象之。此方济火而利水，故以名焉。”

本例咳嗽，应属少阴阳虚，水泛成痰，水寒袭肺，肾阳虚而累及于肺，既有水气，又系少阴寒化。梁宏正用真武汤加减，以附子之辛热壮肾之元阳，则水有所主；以白术之苦燥健运中土，则水有所制；干姜温散，佐附子以补阳；茯苓淡渗，佐白术以补土，并寓散水渗湿之意；桂枝温经通脉，加速温经散寒、化气行水之功。纵观全方，其壮元阳以消阴翳，逐寒痰以清水源，不攻肺而肺之病自愈，不止咳而咳嗽自平。

医案三　肺脾亏虚、痰湿内阻，施以麦门冬汤加味

梁某，男，76 岁，2016 年 9 月 26 日初诊。

主诉：反复咳嗽、咯痰 10 余年，再发加重 1 周。

现病史：患者于 10 余年前开始出现咳嗽、咯痰，每逢冬春季节交替时症状明显，经治疗后症状可缓解。患者 1 周前不慎外感后出现咳嗽，咯少量白色黏痰，呈阵发性，发时咳嗽剧烈，夜间较频，咳重时喘息出汗，咽干不适，口微干渴，口不苦，无恶寒发热，纳可，二便可。舌淡暗胖嫩，舌尖红，苔薄白腻，舌中两处剥苔。脉寸浮、关尺弦数。

既往史：慢性支气管炎并肺气肿病史，未行肺功能检查。

体格检查：咽部稍充血，双肺呼吸音粗，双下肺可闻及少许湿啰音。

辅助检查：胸片提示慢性支气管炎并肺气肿。

中医诊断：咳嗽（肺脾亏虚，痰湿内阻证）。

西医诊断：慢阻肺急性发作。

治则：益气养阴，降逆止咳。

方药：麦门冬汤加味。

麦冬 40g，法半夏 6g，党参 15g，炙甘草 10g，五味子 8g，前胡 10g，紫苏子 12g，大枣 15g，苦杏仁 12g，瓜蒌皮 12g。3 剂，每日 1 剂，水煎服。

二诊：咳嗽明显减轻。继服上方 6 剂后病情好转，稳定。

按：本案患者年龄大，病史长，肺脾渐虚，咳嗽喘息，咯痰不爽，咽喉不利，舌尖红，脉数，故病机以内伤之虚咳为主，合并痰浊内生。《景岳全书·咳嗽》谓：“然外感之邪多有余，若实中有虚，则宜兼补以散之。内伤之病多不足，若虚中挟实，亦当兼清以润之。”提出了外感咳嗽宜以辛温发散为主、内伤咳嗽宜以甘平养阴为主的治疗原则，丰富了辨证论治的内容。

麦门冬汤出自《金匮要略》：“大逆上气，咽喉不利，止逆下气者，麦门冬汤主之。”《桂林古本伤寒论》载：“咳而上气，咽喉不利，脉数者，麦门冬汤主之。”《神农本草经》谓麦冬“主心腹结气，伤中伤饱，胃络脉绝，羸瘦短气”，此药能力除心腹结气，润通胃络之闭结以通畅中焦，是为君药。半夏辛平，下气止咳化痰饮。人参、甘草、粳米、大枣益胃气、生津液。全方特点是寓降于补中气，寓降于通结气。处方加前胡，意在加强降气祛痰之效，《本草纲目》谓前胡“主痰满，胸胁中痞，心腹结气……祛痰下气”；加五味子，意在加强降气止咳之效并能生津敛汗，《神农本草经》谓五味子“主益气，咳逆上气，劳伤羸瘦，补不足”，且五味子与方中麦冬、党参相伍，暗合李东垣《内外伤辨惑论》之生脉散意，以加强益气生津之功。

梁宏正认为运用麦门冬汤的要点有三：首先要把握好其临床症状。由于其主要病理为肺胃阴津不足，故可见久咳、咯痰不爽、呛咳或痰液黏稠成丝状；咽喉干燥不利，灼热而痛，咽堵闷如有异物梗阻，咳嗽剧烈时面红、痉挛、气喘，全身有发热、多汗、口渴或干，手足烦热，甚则其人多瘦削、肌肉萎缩，并可见溲黄、便秘、舌红或中有裂纹、脉细数或虚数。其次，要掌握好方中各药的配伍剂量。该方为胃津液不足、津伤火逆而设，故麦冬一定要重用，否则会影响本方疗效。同时，半夏下气化痰，性燥，应少剂量应用。原方麦冬与半夏比例折合为 9：1 或 7：1 较为适宜。第三，要掌握本方现代临床应用范围。可广泛应用于肺炎、慢性支气管炎、支气管扩张、慢性咽炎、糖尿病、干燥综合征、慢性复发性口腔溃疡、肺结核。并据《玉函经》云“病后劳复、发热者，麦门冬汤主之”，可用于恶性肿瘤患者放疗、化疗过程中，或治疗后的恢复期，见形体消瘦、津伤口干、体力消耗、伤阴发热等各种病情的康复治疗。

来源：中国中医药报 2023 年 07 月 12 日 5 版。

梁继荣经方治验 4 则

褚付英

北京中医药大学东方医院枣庄医院，山东 枣庄 277101

梁继荣系全国第六批老中医药专家学术经验继承工作指导老师，擅长内科、儿科疑难杂症的诊治。2008 年，梁继荣以中国中医专家身份行医英国。笔者曾跟师学医，获益颇多，现将其在英国行医验案 4 则整理分享如下，以飨同道。

医案一　泄泻（慢性溃疡性结肠炎）

古某，女，48 岁，中国人，2008 年 6 月 12 日初诊。

主诉：患者自述每天排便 3~5 次，里急后重，便血。

刻下：饱胀嗳气，腹部压痛，舌质淡红，苔少，脉沉弦。

诊断：泄泻（湿热伤中）。

治则：清热利湿，调气和血。

方药：芍药汤加减。

芍药 15g，当归 9g，黄连 6g，槟榔 5g，木香 5g，黄芩 6g，官桂 5g，党参 18g，姜半夏 9g，莲子

12g，乌梅10g，炒山药20g，甘草5g，大黄10g，乌贼骨15g，延胡索9g，诃子10g。7剂，水煎服，每日1剂。另用苦参30g、地榆15g、槐花15g水煎浓缩至100~250mL，将珍珠粉6g溶于药液中，保留灌肠，1日1次。

2008年7月20日二诊，服药、灌肠1周后，每天排便减至3次，里急后重减轻，已无便血，饱胀嗳气减轻，腹部仍痛，舌质淡红，苔少，脉沉弦。效不更方，守原方继服7剂。

2008年7月28日三诊，每天排便2次，无里急后重感，腹痛轻，纳佳，时有腹胀，四肢乏力，舌质正常，舌苔薄白，脉沉有力。守原方去黄连、延胡索，将党参加至24g，继服7剂。予锡类散12g，稀释灌肠，连用7日。后改予人参健脾丸，1日2次，每次1丸，连服2个月。随访而愈。

按：现代医学的慢性溃疡性结肠炎属中医"泄泻"范畴。本案患者症见腹痛腹泻、里急后重、饱胀嗳气、上腹不适等，方用具有清热燥湿、调气和血的芍药汤加减治疗。方中重用白芍，取其止泻痢腹痛之功；黄连、黄芩苦寒，可清热燥湿、解肠中热毒，以治湿热成痢之本；大黄苦寒，可泻热祛积破瘀、泻肠中之湿热，使积滞瘀血去，则下痢可止，此为"通因通用"之法；木香、槟榔行气导滞；当归柔肝和血，与大黄合用，又有行瘀之功，即所谓"行血则便脓自愈，调气则后重自除"；半夏辛开苦降，降逆止呕；地榆凉血止血，解毒敛疮；党参、莲子补益脾气；甘草益气和中，调和诸药；肉桂辛热，配在苦寒药中为反佐药，可防止苦寒伤中与冰伏湿热之邪。结合保留灌肠，治疗月余而收效。

医案二　腹痛（克罗恩病）

患者女，34岁，英国人，2009年10月12日初诊。

主诉：持续性低热半年。伴有腹痛、腹泻，恶心呕吐，血便恶臭，关节疼痛，曾服用柳氨磺胺嘧啶、5-氨基水杨酸、肾上腺皮质激素、甲硝唑、干扰素等药物治疗，效果不佳。

刻下：消瘦，脐周和右下腹间歇性、阵发性疼痛，有时可累及全腹，大便隐血试验阳性，舌红，少苔，脉弦细。

诊断：腹痛（脾肾虚弱，感受外邪，正虚邪盛，饮食劳倦）。

治则：补气升阳，扶正祛邪，清热凉血，理气止痛。

方药：补中益气汤合芍药汤加减。

红参15g，白芍30g，炒白术30g，陈皮12g，升麻9g，柴胡10g，黄连12g，黄柏12g，黄芩12g，槟榔9g，白头翁15g，蒲公英15g，炒金银花18g，地骨皮15g，甘草8g，焦山楂12g。7剂，水煎服，每日1剂。

2009年10月20日二诊，服药后热退，腹痛轻，仍腹泻、恶心、纳差。守上方去三黄、金银花、地骨皮，加炒山药20g、赤芍15g、姜半夏10g、地榆炭12g、六曲10g，继服7剂。

2009年10月28日三诊，药后腹泻次数减少，仍纳差。守二诊方去地榆炭，将白芍改为15g，加稻芽12g、谷芽12g，继服7剂。此后在此方基础上加减化裁，共服60余剂。后改服补脾益肠丸善后。半年后追访而愈。

按：克罗恩病临床表现多种多样，千变万化。多数患者起病隐匿，初起症状不明显，可延误诊治；少数患者起病急骤，易误诊为急性阑尾炎、肠梗阻等。其病程长短不一，部分患者经治疗后痊愈，不再复发；部分可长达数年，经久不愈，或复发与缓解交替出现，最终导致肠管纤维化、肠腔狭窄、梗阻或穿透肠壁形成瘘管，或侵入附近脏器、组织。中医学认为本病属中医"腹痛"范畴，多因脾肾虚弱，感受外邪，情志内伤，饮食劳倦所致。本案患者正虚邪盛，光用补药容易恋邪，一味祛邪，正气愈虚，只有将扶正与祛邪结合，才能达到预期目的。故用补中益气汤合芍药汤，两方合用，扶正与祛邪并举，补气升阳，甘温除热，清热燥湿，调气和血。本病属疑难病症，治疗切不可一蹴而就，除药物治疗外，还应嘱患者规律生活起居，禁食生冷不洁食物，注重精神调养，适当进行体育锻炼。

医案三　虚劳（慢性疲劳综合征）

患者女，34岁，澳大利亚留学生，2009年11月3日初诊。

主诉：患者自述近1年来因学习压力大而出现

疲倦乏力、焦虑不安、失眠健忘、月经不调等症，曾服用谷维素、维生素等药物治疗，效果不佳。

刻下：四肢乏力，失眠多梦，反应迟钝，耳鸣耳背，腹胀便秘，月经量少延迟，舌淡红，苔薄黄，脉沉弦细。

诊断：虚劳（劳神过度，气血亏虚，阴阳失调）。

治则：益气养血，滋阴温阳。

方药：补中益气汤合六味地黄汤加减。

黄芪15g，人参15g，白术15g，炙甘草15g，陈皮6g，升麻6g，柴胡12g，熟地黄15g，炒山药20g，远志12g，山萸肉18g，益智仁12g，云茯苓15g，牡丹皮10g，当归15g，夜交藤24g，生姜9片，大枣6枚。10剂，水煎服，每日1剂。针刺：足三里（双）、三阴交（双）、百会、关元、中脘、天枢，2日1次。

2009年11月14日二诊，服药和针刺后，四肢乏力减轻，腹胀、失眠改善不明显，舌脉同前。守原方去熟地黄、牡丹皮，加佛手10g、枣仁25g、白芍15g、黄连9g，将陈皮加至12g。10剂，水煎服，每日1剂。针灸处方同前。

2009年11月25日三诊，情绪稳定，失眠多梦、腹胀便秘好转，月经量稍多，舌淡红，少苔，脉沉有力。守上方去黄连，继服10剂。针灸改为每周1次。

2009年12月6日四诊，诸症轻，唯耳鸣改善不明显。守上方加石菖蒲15g、蝉蜕12g，继服10剂。停针灸。

2009年12月17日五诊，药后耳鸣好转，记忆力改善。嘱患者上、下午分别服用补中益气丸和六味地黄丸，连服1个月，以巩固疗效。患者寒假从澳大利亚回国，专程告知笔者其已痊愈。

按：慢性疲劳综合征属中医学“虚劳”范畴，最早见于《金匮要略·血痹虚劳病脉证并治》，后巢元方在《诸病源候论》有较详细论述，金元以后，虚劳的理论认识和临床治疗则有了更大的发展。本案患者劳神过度，气血阴阳俱虚，方用补中益气汤合六味地黄汤加减补益脾肾，益气养血，滋阴温阳，使气血充盈，清阳得升，浊阴得降，配合针灸疏通经络，使气血流畅，体力得以恢复而告愈。

医案四　尿频（膀胱过度活动症）

患者男，36岁，印度人，2010年3月15日初诊。

主诉：尿急、尿频，时有尿失禁3年余。

刻下：头晕，腰膝酸软无力，性功能低下，舌淡红，苔薄白，脉虚。

诊断：尿频（脾肾两虚，固摄失司）。

治则：补益脾肾，固涩缩尿。

方药：济生肾气汤合五子衍宗丸加减。

山茱萸15g，泽泻20g，熟地黄20g，茯苓15g，巴戟天10g，牛膝15g，赤石脂10g，山药25g，杜仲15g，菟丝子30g，肉苁蓉15g，五味子18g，金樱子12g，车前子（包煎）24g。7剂，水煎服，每日1剂。针灸：关元、水道、中极、三阴交（双）、脾俞、肾俞，每周1次。

2010年3月23日二诊，服药和针灸后，小便次数减少，舌脉同前。守上方加覆盆子15g、石莲子20g，继服7剂。针灸处方同前。

2010年4月3日三诊，患者尿急、尿频症状明显改善，头晕、腰膝酸软亦好转，时有腹胀、纳差，舌淡红，苔正常，脉沉。守二诊方加砂仁（后下）8g、陈皮12g、焦三仙各10g，继服7剂。针灸处方同前。

2010年4月10日四诊，药后精神好，腹胀轻，胃口好，头已不晕，夜尿2次，舌象正常，脉沉有力。

方药：山茱萸15g，熟地黄15g，茯苓15g，巴戟天10g，牛膝15g，赤石脂10g，山药25g，杜仲15g，菟丝子30g，肉苁蓉15g，五味子9g，金樱子12g，覆盆子15g，石莲子20g，车前子（包煎）24g，陈皮12g，稻芽10g。7剂，水煎服，每日1剂。针灸处方同前。

2010年4月18日五诊，诸症轻。改服六味地黄丸，继服1个月，并继续针灸治疗，巩固疗效。

按：膀胱过度活动症是一种以尿急症状为特征的症候群，常伴有尿频和夜尿症状，可伴或不伴急迫性尿失禁。本病既是一种生理疾病，也是一种心理疾病，虽然没有生命威胁，却严重影响生活质量。许多患者认为此病是一种老龄化的自然现象，羞于启齿而放弃治疗。膀胱过度活动症属于中医学“尿频”范畴，以补肾固涩缩尿为治则，方用济生肾气汤合五子衍宗丸加减温阳补肾，化气利水，固涩缩尿，配合针灸疏通经络，调节神经，得以治愈。

来源：中国中医药报2023年12月28日5版。

林天东运用补中益气汤治验举隅

王立春[1]　王定国[1]　董秀娟[2]
1. 海南省中医院，海南 海口 570203
2. 海南医学院，海南 海口 571199

补中益气汤最早出自金元时期李杲所著《内外伤辨惑论·饮食劳倦论》，立方理论可溯源到《素问·至真要大论》，其中有“劳者温之”“损者温之”的记载。后原方在《脾胃论·脾胃损在调饮食适寒温》中有记载，主治“饮食失节，寒温不适，则脾胃乃伤”。补中益气汤主治中气不足，脾胃气陷。患者多见面色萎黄，或面白虚浮，气短懒言，神疲乏力肢软，腹泻便溏，自汗，下血，带下，发热，头痛，渴喜温饮，舌质淡，舌苔薄白等。

李杲立此方名曰“补中益气汤”，其“中”者即中焦脾胃之土位。脾胃互为表里，居人之中焦，秉坤卦之象，授母德之司，承载运化无穷，滋养五脏、六腑、四肢、百骸，为人后天生生之本也。其中胃为阳土，主司受纳腐熟水谷；脾为阴土，主司运化水谷精微，可为胃行其津液，输布于脏腑百骸经络诸窍。脾胃为气血生化之源以滋养元气，若脾胃虚损则致正气损而百病生。所谓“益气”之“气”，乃脾胃升降之中气。脾胃为人之气机升降之枢机，脾主升清，为阴中之阳以升；胃主降浊，为阳中之阴以降。阴阳化合，冲气以和，中气乃生。若中气不足，则脾之清阳无以升，胃之浊阴无以降，脏腑无以安和。故脾胃病，中气虚损，则水谷不运，精微无以从化，脏腑无以充养，人安有不病者。因此，益中气而复脾胃升降之机，调受纳运化之本，促人之机体康复。李杲立方遵从于理，方从理出，理显于方，精妙绝伦。

国医大师、海南省中医院主任医师林天东从医近60年，学验俱丰，临证善用经方、验方，基于“异病同治”的治疗原则，运用补中益气汤治疗多种疾病取得显著疗效。林天东认为补中益气汤集补、温、运、燥为一身，大凡中气亏虚之病症，皆可用此方加减变化，以健运中州，使脾升胃降，元气得充。全方配伍考究，用药量轻而不重，药性辛甘温，清轻而升。方中重用黄芪为君，其性甘温，入脾、肺经，而补中气、固表气，且升阳举陷。臣以人参大补元气，炙甘草补脾和中。君臣相伍，李杲称此三味为“除湿热烦热之圣药也”。佐以白术补气健脾，助脾运化，以资气血生化之源。其气既虚，营血易亏，故佐用当归以补养营血，且“血为气之宅”，可使所补之气有所依附；陈皮理气和胃，使诸药补而不滞。更加升麻、柴胡为佐使，升阳举陷，与人参、黄芪配伍，可升提下陷之中气。《本草纲目》云：“升麻引阳明清气上行，柴胡引少阳清气上行，此乃禀赋虚弱，元气虚馁，及劳役饥饱，生冷内伤，脾胃引经最要药也。”诸药合用，既补益中焦脾胃之气，又升提下陷之气，使气虚者补之，气陷者升之，气虚发热者，甘温益气而除之，使元气内充，清阳得升。本方意理深邃，为李杲补土思想之精妙体现，但其临床应用关键在辨病证之虚实，切不可实证妄投补剂，反致病重。临证之时更要圆机活法，熟用本方的同时，也不能局限于原方，需结合病证精妙运用，方能事半功倍。

笔者有幸侍诊林天东教授，聆听教诲，经整理总结，现将其临床运用补中益气汤治疗痿病、阴吹、异位妊娠、虚劳、臁疮的典型病案列举如下，以飨读者。

医案一　痿病

何某，女，7岁，2017年5月8日初诊。

主诉：左眼上睑下垂6个月，伴咳嗽、喉咙痒3天。

现病史：6个月前，患儿因“小儿肺炎”住院治疗时，出现左眼上睑下垂，新斯的明试验（+），诊断为重症肌无力，给予口服溴吡斯的明治疗，未见明显好转，遂至林天东门诊寻求中医治疗。

刻下：左眼上睑下垂，上睑遮盖瞳孔约1/5，伴咳嗽，咽痒，鼻塞，流鼻涕，上午及安静休息时症状缓解，夜间咳嗽、鼻塞较重，纳食一般，睡眠佳，大便不成形，小便正常，舌质淡红，苔薄腻，脉沉细。

西医诊断：重症肌无力。

中医诊断：痿病（脾虚夹湿，兼有外感证）。

治则：补气升阳健脾，祛风解表除湿。

方药：补中益气汤加味。

黄芪20g，炒白术6g，陈皮6g，当归9g，升麻6g，炙甘草6g，党参6g，柴胡3g，五指毛桃6g，牛大力9g，炙麻黄6g，杏仁6g。7剂，每日1剂，水煎服，分两次温服。

2017年5月14日二诊，患儿服药期间无不适，左眼上睑下垂，上睑遮盖瞳孔约1/5，无咳嗽、咽痒、鼻塞、流涕，伴睡眠差，多梦，纳可，二便正常，舌质淡红，舌苔薄，脉细。前方减五指毛桃、牛大力、炙麻黄、杏仁，加茯神10g、远志10g。14剂，煎服法同前。

2017年5月28日三诊，患儿服药后无不适，左眼上睑下垂明显改善，无咳嗽、咽痒、鼻塞、流涕，可安稳入睡，纳食可，二便正常，舌质淡红，舌苔薄，脉细。效不更方，再续前方7剂巩固疗效，煎服法同前。

2017年6月4日电话随访，家属诉患儿左眼上睑未见下垂。

按：重症肌无力是一种获得性自身免疫性疾病，主要由神经－肌肉接头间传递功能障碍造成，以眼睑下垂、四肢乏力、肌肉消瘦、吞咽困难等为主要临床表现。我国重症肌无力的发病率约为0.68/10万，儿童发病率为0.3/10万~2.8/10万。临床多以糖皮质激素、胆碱酯酶抑制剂、血浆置换术等方式治疗，但不良反应大、治疗效果欠佳。中医药治疗往往疗效显著，且价格低廉，不良反应小，患者和家属接受度高。

重症肌无力属于中医学“痿病”范畴。本案患者经四诊详参，辨证为脾虚气陷夹湿，兼有外感证。

林天东认为，治疗小儿重症肌无力应遵循“治痿独取阳明”的治疗原则。胞睑在脏属脾，在“五轮学说”中称之为肉轮，肉轮之病则责脾胃。脾胃，后天之本，气血生化之源，濡养四肢肌肉。脾胃虚弱，水谷运化失司，气血生化无源，无力升举，则肢体肌肉筋脉失于濡养而弛纵不收，故见眼睑下垂；脾气虚弱，复感风寒湿邪，病情加重，风寒湿邪气侵犯肌表，卫阳被郁，腠理内闭，肺气不宣，气机升降不利，故见咳嗽、咽喉痒、鼻塞、流鼻涕等症；脾喜燥恶湿，脾胃为气机升降枢纽，脾胃虚弱，水谷精微的输布与代谢失常，故见纳食一般；湿邪困脾，水谷运化功能失司，导致水湿内停，渗利肠道，故见大便溏。治疗上应辨病、辨证相结合，方选补中益气汤加味。

方中重用黄芪补气健脾解表，为君药。党参、炒白术、炙甘草益气健脾燥湿，共为臣药。当归可养血和营，协党参、黄芪补气健脾养血；陈皮理气健脾、除湿和胃，使诸药补而不滞，共为佐药。少量柴胡、升麻可升阳解表，共为佐使，助君药升提中气。全方共奏补气升阳健脾、解表和胃除湿之功。患者伴有咳嗽、喉咙痒、鼻塞、流鼻涕症状，加炙麻黄、杏仁解表宣肺止咳，五指毛桃、牛大力补气健脾润肺；伴有寐差症状，加茯神、远志宁心安神。

医案二　阴吹

刘某某，女，40岁，2019年10月3日初诊。

主诉：阴道不自主排气1年。

现病史：患者诉1年前分娩第2个孩子后，感阴道有气排出而不臭，时断时续，时轻时重，平素自觉气短乏力，纳食不香，睡眠可，二便调。面色苍白，舌质淡，舌苔白，脉弱。前往妇科门诊就诊，妇科检查未见明显异常，遂至林天东门诊寻求中医治疗。

西医诊断：阴道排气。

中医诊断：阴吹（中气下陷证）。

治则：补中益气，升阳举陷。

方药：补中益气汤加味。

党参30g，白术15g，黄芪30g，当归15g，炙甘草10g，柴胡3g，升麻10g，陈皮10g，五指毛桃30g，牛大力30g，山药30g，炒麦芽15g。14剂，每日1剂，水煎服，分两次温服。嘱患者忌食生冷，调畅情志。

2019年10月18日二诊，患者服药无不适，自觉服药后排气次数减少，气短乏力减轻，食欲增加不明显，睡眠可，二便调。面色较前好转，舌质淡，苔白，脉弱。上方加藿香10g、豆蔻10g。14剂，煎服法如前。

2019年11月2日三诊，患者自觉服药后偶有排气，气短乏力消失，食欲佳，睡眠可，二便调。面色红润，舌质淡，苔薄白，脉稍弱。基本痊愈，为巩固疗效，续予前方14剂，煎服法如前。

2020年6月17日随访，患者服药后无排气，至今未见复发。

按：西医并无“阴吹”病名，且无特效药物治疗，针对此病症状，发病机制可归纳为阴道壁或盆底组织松弛、阴道损伤、直肠阴道瘘、阴道感染、神经症、先天性畸形等。而中医学则对此病的记载由来已久，且中医药治疗也取得较好的疗效。

林天东认为本案患者为产后气血大虚，中气不足，脾虚气弱，脾运不健，运行无力，湿浊痞塞中焦，致腑气无法循常道，故时常感觉前阴有气作响而不臭；气血不足，则可见面色苍白、疲乏气短、脉弱、舌质淡、舌苔薄白等气血亏虚之症；脾胃失和则纳食不香。方用补中益气汤化裁，补中益气、升阳举陷。同时，患者伴有气短乏力，故加五指毛桃、牛大力，消化不良，加山药、炒麦芽，食欲不振，加藿香、豆蔻。

医案三　异位妊娠

唐某某，女，28岁，2021年2月18日初诊。

主诉：停经67天，B超提示妊娠位置异常。

现病史：自述此前妊娠3胎，前两胎剖宫产，第3胎行人工流产清宫术。今第4次妊娠，于海南某医院产检发现“瘢痕妊娠”，医生建议终止妊娠，患者及家属仍想尽力保住胎儿，遂至林天东门诊求诊。患者诉时感乏力，自汗多，时觉腰腿酸软。舌质淡嫩，脉细弱。1月30日超声可见：孕囊下缘近切口瘢痕处，距下段前壁浆膜层较薄处约3.8mm；宫内妊娠相当于6+周（注意瘢痕妊娠）。2月9日超声可见：孕囊下缘距下段瘢痕处约6mm，瘢痕处未见明显异常血流信号；宫内早期妊娠，相当于妊娠7+周（孕囊位置偏低），建议复查。2月17日超声可见：宫腔中下段孕囊回声，考虑剖宫产瘢痕妊娠，相当于妊娠8+周。末次月经：2020年12月14日。

西医诊断：子宫瘢痕处妊娠。

中医诊断：异位妊娠（气虚证）。

治则：固肾益气，安胎转胎。

方药：寿胎丸合补中益气汤加味。

菟丝子10g，桑寄生10g，续断10g，阿胶（烊化）6g，黄芪20g，白术15g，陈皮5g，升麻9g，柴胡3g，党参15g，炙甘草10g，当归10g，五指毛桃10g，牛大力10g。14剂，每日1剂，水煎煮，分两次温服。嘱患者艾灸至阴穴（双），每天25分钟。

2021年3月4日二诊，患者服药后无不适，乏力、自汗稍减，仍见腰腿酸软。舌淡，脉细弱。予前方7剂，煎服法同前。嘱患者艾灸至阴穴同前。

2021年3月11日三诊，患者服药后无不适，乏力、自汗减轻，仍见腰腿酸软。舌淡红，脉弱。3月5日超声可见：胎盘位于前壁，早期妊娠，妊娠11+周。再予前方14剂，煎服法同前。嘱患者艾灸至阴穴同前。

2021年10月15日电话随访，患者于9月15日顺产1子。

按：西医治疗子宫瘢痕处妊娠主要是通过药物或手术方式来终止妊娠。林天东考虑本案患者孕囊位置偏低，补中益气汤可补中益气、升阳举陷，取此方的升提、固摄作用，一方面可提升孕囊位置，另一方面可预防出血。同时类比运用胎位不正验穴至阴穴，嘱患者艾灸之。

《傅青主女科·脚手先下难产》云：“产母之气血足，则胎必顺，产母之气血亏，则胎必逆；顺则易生，逆则难产。”当知气血虚损乃异位妊娠之主因也，故方用补中益气汤以升阳举陷。此外，患者常腰膝酸软，乃肾虚之象，故予寿胎丸补肾安胎。方中党参、黄芪、炙甘草三药合用，表中里三气同补；升麻、柴胡、陈皮升提阳气，以促胎儿于胞中转逆为顺；五指毛桃、牛大力、白术三药以健脾润肺补气；当归、阿胶养血补血；菟丝子、川续断、桑寄生三药滋补肝肾而兼益胎元。全方大补气血，药性上举，补母强胎，则胎必顺。又嘱患者每日艾灸至阴穴，至阴乃治胎位不正之验穴。盖其为足太阳膀胱经井穴，水之金穴，而金能生水。本穴上承足太阳经气下转于足少阴经，故能与肾经相沟通。灸之可补养肾气，平衡胞宫。

医案四 虚劳

王某，女，35岁，2021年12月3日初诊。

主诉：胸闷气短1年，加重半个月。

现病史：1年前，患者出现胸闷气短症状，伴乏力，后半夜疲倦更甚。自述曾就诊于某医院，冠状动脉造影显示无异常。胃镜检查显示：慢性浅表性胃炎。近半个月，病情反复发作，且上述症状较前加重，多在劳累后发作。

刻下：发作时胸闷气短，倦怠乏力，怕冷，四肢畏冷，睡眠差，纳食少，易自汗。舌淡，苔白，脉虚大无力。

西医诊断：胸闷查因；慢性胃炎。

中医诊断：虚劳（脾虚气陷证）。

治则：益气补中，升阳济心。

方药：补中益气汤加减。

黄芪30g，党参15g，白术15g，当归10g，陈皮5g，升麻9g，柴胡3g，生姜3片，大枣4枚，酸枣仁15g，龙眼肉15g，桂枝15g，炙甘草10g。7剂，每日1剂，水煎服，分两次温服。嘱患者切勿烦躁、焦虑和过度操劳。

2021年12月10日二诊，服上方后，患者胸闷气短明显缓解，夜寐好转，畏冷等症状均改善。上方加牛大力20g。续服14剂，巩固疗效。

2021年12月24日随访，无复发。

按：虚劳也称为虚损，是以脏腑功能衰退、气血阴阳亏损、日久不复为主要病机，以五脏虚候为主要临床表现，由多种病因导致的慢性虚弱性证候的总称。发病时间较长，多见于长时间患病或大病后的患者。中医在治疗虚劳病时，重视培补中焦脾胃，脾胃为后天之本，运化水谷精微，化生气血，充养先天。

林天东认为，心本脏之病，多起于内伤，如素体脏气虚弱，或病后调养不当以及思虑过度，伤及心脾，都可导致心阳虚或心气虚等。心之病证有虚实，虚者常为气血阴阳不足。心主血，脾统血，且脾为后天之本。脾虚生血不足，脾气虚则统摄无权可致心血亏耗；生气不足，则倦怠乏力难以养心，心神失养则可出现心区不适、心悸、不寐等症。

本案虽病位在心，但其根源在后天之脾，故探本溯源、直指心脾，主方选用补中益气汤加味。补中益气汤补气升阳健脾，加酸枣仁、龙眼肉补益心脾、养血安神，辅以桂枝通阳化气，后加牛大力补虚润肺、强筋活络、以固肾气。诸药相伍，心脾两及，温而不燥，补而不滞，补中气、健脾胃、升清阳、复纳运、济心君，共奏捷效，诸症皆安。

医案五 臁疮

吴某某，女，67岁，2016年10月23日初诊。

主诉：反复下肢皮肤溃疡2年。曾多方求医问药，疗效不佳，遂至林天东门诊寻求中医药治疗。

刻下：双下肢多发溃疡，溃疡面大者约3.0cm×2.5cm，创面凹陷，周围肉芽色暗淡，渗出物清稀，伴见神疲乏力，舌质淡，苔薄，脉细。患者否认糖尿病病史。

西医诊断：下肢慢性溃疡。

中医辨证：臁疮（气虚证）。

治则：补气健脾，托脓生肌。

方药：补中益气汤合五味消毒饮。

黄芪30g，党参15g，白术15g，当归15g，陈皮5g，升麻9g，柴胡3g，炙甘草10g，金银花6g，野菊花6g，蒲公英10g，紫花地丁6g，天葵子6g。14剂，每日1剂，水煎服，分两次温服。嘱患者保持创面干燥清洁，饮食清淡。

2016年11月7日二诊，服上方后，患者诉创面逐渐缩小、愈合，神清，乏力较前好转。效不更方，继服上方14剂，巩固疗效。

2016年11月21日随访，再无复发。

按：臁疮俗称“裤口毒”“裙边疮”“老烂腿”。中医认为，本病多由久站或过度负重，而致小腿筋脉显露，瘀血阻滞，停留经络，久而化热，或小腿皮肤破损染毒，局部溃破渗出，久不愈合所致。其病因病机多为湿热、气虚、血瘀等，治疗上强调辨证与辨病相结合。西医称为“下肢慢性溃疡”，多见于下肢静脉曲张、下肢深静脉血栓形成、下肢静脉瓣膜功能不全等下肢慢性静脉性疾病的并发症。多发于小腿下1/3内外侧，有难以愈合、发病率高的特点。截至2014年，我国下肢静脉系统疾病每年新发病率为

0.5% ~ 3.0%，其中臁疮的发病率约占1.5%。西医治疗本病容易反复发作，经久难愈，费用较高，而中医药运用内外治法治疗臁疮历史悠久且疗效显著。

患者为老年女性，疮疡久溃不愈，同时伴神疲乏力，属脾胃虚弱、中气不足、气血俱虚、正虚邪实之候。林天东认为，肺主皮毛，脾主肌肉四肢，疮疡久不收口，与气血亏虚、气血无法濡养疮口有关。因此，临床运用补中益气汤补肺健脾，补气生血，促进伤口愈合。林天东治疗外科疮疡，患者出现气虚需要大补气血时，常用补中益气汤合五味消毒饮。五味消毒饮中的金银花、野菊花、蒲公英、紫花地丁、天葵子不仅善解阴毒，同时也蕴含补性，与补中益气汤配伍，更能增加敛疮生肌之效。

来源：中国中医药报2023年09月01日5版。

刘建和用柴胡三参汤治心悸经验

张曾宇　卢圣花

湖南中医药大学第一附属医院，湖南 长沙 410007

刘建和系全国老中医药专家学术经验继承人、湖南中医药大学第一附属医院主任医师，擅长以“和法”为纲，运用柴胡三参汤加减治疗心悸。

柴胡三参汤是由刘建和及其师全国老中医药专家学术经验继承工作指导老师程丑夫根据多年的临证经验，以“和解定悸”为核心思想，通过经典名方小柴胡汤加减化裁而来。此方以和解少阳为主，辅以寒热并用、扶正祛邪、宣通内外、和畅气机等多种调和之法，具有和解定悸、解郁化痰、顾护正气之功，治疗心悸疗效显著。该方由柴胡、法半夏、党参、丹参、苦参、黄芩、青蒿、炙甘草组成。

柴胡为疏肝要药，柴胡三参汤以柴胡为君，疏泄肝气、调畅气机；配伍黄芩清泄少阳之邪，取疏泄和解之意，以法半夏下气化痰，丹参活血清心，共为臣药；佐以苦参通利清火，青蒿截邪，并助柴胡和解少阳之邪，党参益气，有助血行，甘草缓急，调和诸药，共为佐使。全方合用具有疏肝行气、化痰活血、和解伏邪之效，兼顾治疗痰瘀所生之热与邪气耗伤正气之虚。

刘建和临证发现，心悸常常由年老体虚、外邪入侵、七情所伤等多种病因诱发，病情复杂多变，证候虚实错杂，治疗不能拘泥于单一的治法，应以“和法”为治疗纲领。心悸的基本病机是本虚标实，素体亏虚，外加邪气入侵，邪在半表半里，邪气和正气争斗剧烈，故和解少阳。《医学心悟》言“而和之法变化无穷焉”，刘建和治疗心悸提出的“和法”，不是单一地运用和解少阳这一治疗方法，还包括调和脏腑阴阳，即利用多种治疗手段，和其不和，合治为和，使阴平阳秘。现将其用柴胡三参汤加减治疗心悸验案2则整理如下，以飨同道。

医案一

谭某某，女，65岁，2023年2月15日初诊。

主诉：心悸、心慌、头晕5天。患者诉5天前感染新冠病毒后出现心悸、心慌、头晕，时胸闷、气促，头痛（麻木感），手脚麻木，四肢乏力，自汗，口苦，无反酸，纳可，二便调，寐差，难入睡，多梦。舌红，舌脉常瘀，苔黄腻，脉弦。既往有颈椎病史。

诊断：心悸（痰火扰心证）。

治则：清热涤痰，宁心安神。

方药：柴胡三参汤加减。法半夏10g，柴胡10g，黄芩10g，党参10g，丹参15g，苦参10g，甘松10g，瓜蒌15g，薤白10g，枳壳10g，竹茹10g，陈皮10g，茯苓15g，蓝布正15g，酸枣仁15g，甘草5g，生姜3片，红枣3枚。14剂，水煎服，每日1剂，分2次早晚温服。

按：患者素体亏虚，复感外邪，遂发心悸。舌红、苔黄腻、不寐多梦、脉弦是痰浊内阻，郁而化火，扰乱心神之象，其病机为肝脾不和、痰瘀互结。脾胃亏虚，水谷精微运化失司，水湿停滞，聚而生痰，气机受阻，则见手脚麻木、四肢乏力、自汗、头痛。清代医家汪昂在《汤头歌诀》中云"百病皆由痰作祟"，强调痰浊是一个重要的致病因素。刘建和认为治疗上应以清热涤痰、宁心安神为主。柴胡三参汤，其以"和法"组方，取疏泄和解之意，清泄少阳之邪，除痰瘀之热。加用甘松、薤白、枳壳行气导滞开郁，竹茹、瓜蒌清热泻火，陈皮、茯苓、蓝布正健脾养胃，酸枣仁宁心安神，生姜、红枣调和气血，甘草调和诸药。

医案二

惠某某，女，50岁，2023年3月9日初诊。

主诉：心悸、心慌近3年。患者诉3年前出现心慌，情绪激动时易发，反复胸闷、气短、乏力，无口干、口苦，纳可，无嗳气，无反酸，大便溏，二便调，寐差易醒，多梦。舌红，苔腻厚，舌脉常瘀，脉弦。既往有子宫切除手术史7年。

中医诊断：心悸（瘀阻心脉证）。

治则：补益心气，散瘀祛痰。

方药：柴胡10g，黄芩10g，法半夏10g，党参10g，苦参10g，丹参10g，甘松10g，桂枝10g，白芍10g，瓜蒌15g，薤白10g，白术10g，茯苓15g，炒酸枣仁15g，夜交藤15g，甘草5g，淮山20g，薏苡仁20g，川芎20g，生姜3片，大枣3枚。14剂，水煎服，每日1剂，分2次早晚温服。

按：患者年逾五旬，心脾亏虚，痰浊瘀血内生，阻滞气机，心脉失养。苔腻厚、舌脉常瘀、脉弦是痰瘀阻滞之象。心脾气虚、心脉失养则出现气短、乏力、情绪激动后心慌的现象。此外，痰饮为阴邪，阴易损及阳。所以刘建和结合临床经验，补益心气、健脾益气、散瘀祛痰的同时温补心阳，在柴胡三参汤上加桂枝温通经脉、助阳化气；薏苡仁、淮山、白术、茯苓健脾益气；炒酸枣仁、夜交藤养心安神；川芎、薤白行气导滞。同时，因为患者年龄较大，用药不宜过猛，方中白芍、淮山、薏苡仁等药性和缓，补虚固正，充分体现了"和法"治疗的精神。

来源：中国中医药报2023年11月16日5版。

毛德西用柴胡加龙骨牡蛎汤治验

李 广
河南中医药大学第三附属医院，河南 郑州 450008

《伤寒论》第107条原文记载："伤寒八九日，下之，胸满烦惊，小便不利，谵语，一身尽重，不可转侧者，柴胡加龙骨牡蛎汤主之。"其药物组成为：柴胡四两，龙骨、黄芩、生姜（切）、铅丹、人参、桂枝（去皮）、茯苓各一两半，半夏二合半（洗），大黄二两，牡蛎一两半（熬），大枣六枚（擘）。

柴胡加龙骨牡蛎汤出自《伤寒论》，主要适用于邪入少阳、肝胆郁热、心神逆乱之证。笔者有幸跟随首届全国名中医、河南省中医院主任医师毛德西教授学习，现将其应用柴胡加龙骨牡蛎汤验案总结如下。

方药解析

本方系小柴胡汤去甘草，加桂枝、茯苓、大黄、龙牡、铅丹而成。因邪入少阳，故以小柴胡汤和解泄热、扶正祛邪为主；加桂枝通阳和表，大黄泻热清里，龙骨、牡蛎、铅丹重镇安神，茯苓宁心定志而通利小便；因邪热弥漫，故去甘草之缓，而专以和解泄热，使表里错杂之邪得以速解。《医宗金鉴》谓："是证也，为阴阳错杂之邪。是方也，亦攻补错杂之药。柴、桂解未尽之表邪，大黄攻已陷之里热，人参、姜、枣补虚和胃，茯苓、半夏利水而降逆，龙骨、牡蛎、铅丹之涩重，镇惊收心而安神明。"铅丹为铅的氧化物，久服易铅中毒，故常用生铁落或磁石代之。

功能主治

柴胡加龙骨牡蛎汤原治伤寒误下之后，邪热乘虚内陷，弥漫于全身，表里上下俱病，虚实互见的证候。《注解伤寒论》谓："伤寒八九日，邪气已成热，而复传阳经之时，虚其里而热不除。胸满而烦者，阳热客于胸中也；惊者，心恶热而神不守也；小便不利者，里虚津液不行也；谵语者，胃热也；一身尽重不可转侧者，阳气内行于里，不营于表也。"总之，柴胡加龙骨牡蛎汤证病机主要为肝胆郁热，气火交结，心神被扰，不得潜藏所致，该方具有和解少阳、通阳泄热、镇惊安神之功，主要适用于少阳病兼有心胆不宁、烦躁失眠和惊痫谵语等。全国名中医、南京中医药大学教授黄煌认为，本方为传统的安神定惊解郁方，具有抗抑郁、改善焦虑情绪、镇静、安眠和抗癫痫等作用。其临床表现以胸满，心悸或脐部动悸，烦躁不安，失眠多梦，易惊谵语，小便不利，身重难以转侧，舌苔黄腻，脉弦滑有力为主症。

临证加减

肝火偏盛者，加龙胆草、栀子、夏枯草以清泻肝火；痰热内盛者，加胆南星、天竺黄、浙贝母以清热化痰；肝郁气滞者，加醋郁金、合欢花、素馨花疏肝理气、解郁安神；病及血分者，加丹皮、桃仁、红花以凉血活血；易惊善恐者，加僵蚕、蝉蜕、琥珀以化痰止痉、宁心安神；失眠多梦者，加炒酸枣仁、制远志、柏子仁以养血除烦、安神定志；食欲不振者，加麦芽、谷芽、六神曲以开胃消食；大便稀溏或腹泻者，去大黄，加炒白术、炒山药、黄连以健脾止泻、泻肝和胃。

典型医案

医案一　烦躁失眠案

张某，男，52岁，2018年10月初诊。

主诉：自诉严重失眠半年。半年前因经常熬夜引起失眠多梦，每晚彻夜不寐或仅睡3小时左右，白天也无困意，曾服中药归脾汤、温胆汤等效果不佳，单服氯硝西泮片每晚2片仍效差。

刻下：烦躁不安，声高语急，心烦焦虑，容易胡思乱想，胸胁胀闷，时有头痛、头懵，大便秘结，3~4天一行，舌质红，苔黄腻，脉弦滑。

辨证：肝胆郁热，痰热内扰，心神不宁。

治则：和解少阳，清热化痰，镇惊安神。

方药：柴胡加龙骨牡蛎汤加减。

北柴胡15g，黄芩15g，生牡蛎30g（先煎），生龙骨30g（先煎），茯苓15g，莲子心5g，灯心草5g，大黄9g，清半夏15g，胆南星10g，浙贝母10g，桂枝10g，人参10g，大枣6枚。并嘱其忌食辛辣刺激性食物，氯硝西泮片宜逐渐减量服用。

中药服7剂后，患者心烦胸闷明显减轻，精神好转，睡眠得到改善，大便每天1次，氯硝西泮片已减至每晚1片。二诊时守上方大黄减至6g，又加浮小麦30g、炒酸枣仁30g，清半夏加量至20g。

服药7剂后，诸症明显好转，三诊时苔已不腻，脉弦稍滑，中药配合氯硝西泮半片已能睡6~7个小时。中药守二诊方去胆南星、浙贝母，莲子心、灯心草均减至3g，黄芩减至10g。又连续服药1个多月，患者睡眠正常，安眠药也停服。

医案二　癫痫发作案

王某，男，42岁，2019年3月初诊。

主诉：间断性癫痫发作10余年。自诉10年前因车祸脑外伤而致癫痫发作，经服丙戊酸钠缓释片等药后发作次数减少。近年来每月仍发作5~6次，发作时意识丧失，四肢抽搐，小便失禁，约数十秒后意识清醒，但有短暂失忆的感觉，口苦口臭，睡眠欠佳，易惊善恐，饮食尚可，小便黄，大便时干，舌质红，苔黄厚腻，脉弦滑。

辨证：少阳郁热，痰浊内蕴。

治则：和解少阳，清热化痰，镇静安神。

方药：柴胡加龙骨牡蛎汤加减。

柴胡12g，桂枝10g，黄芩10g，党参15g，清半夏15g，茯苓20g，生龙骨30g（先煎），生牡蛎30g（先煎），大黄6g，茯神20g，磁石30g（先煎），胆南星10g，浙贝母15g，僵蚕10g，蝉蜕10g，生姜3片，大枣5枚。7剂，水煎服，每日一剂，早晚分服。

二诊：服药后癫痫发作一次，持续时间仅数秒钟，守上方加醋郁金15g、制远志10g、石菖蒲10g，再服10剂，病未发作。

后随症加入全蝎3~6g、蜈蚣2g，又调治1个多月，病情好转稳定。

医案三　夏季发热案

赵某，女，16岁，学生，2019年6月初诊。

主诉：夏季发热5年。5年前受凉后出现发热恶寒，头痛身痛，初服连花清瘟胶囊、三九感冒灵等药效差，半月后服中药汤剂10余剂才逐渐痊愈。但此后每年入夏必发病一次，初起如感冒状，发热恶寒，头项强痛，急躁易怒，胁肋胀痛，口苦咽干，大便秘结，2~3日1次。数日后每晚出现低热，体温37.6℃左右，需用冷水擦身方觉舒适。舌质红，苔薄黄，脉弦滑数。曾在当地医院检查计算机断层扫描（CT）、彩超和各种化验均正常，服用中药开始有效，再服效差。

辨证：少阳郁热，心神被扰。

治则：和解少阳，通泻阳明，镇惊安神。

方药：柴胡加龙骨牡蛎汤去铅丹加磁石。

柴胡15g，清半夏12g，黄芩10g，酒大黄6g，生龙骨30g（先煎），生牡蛎30g（先煎），磁石30g（先煎），太子参15g，桂枝10g，茯苓20g，生姜5片，大枣6枚。

服药5剂后，患者诸症均减，但出现大便溏泻，每日2~3次，故守上方去酒大黄，加萸黄连6g，又服5剂而愈，2年后随访病未复发。

按：以上3案患者均属三阳经病证均见，而以少阳经病证较为突出。医案一患者以胸满烦惊、夜眠不安为主症，加之苔黄腻、脉弦滑，即可诊断为肝胆郁热、痰热内扰之证，故予柴胡加龙骨牡蛎汤疏通和解、宣畅化郁、清热化痰、镇静安神，又加莲子心、灯心草清心除烦，胆南星、浙贝母清热化痰，浮小麦、炒酸枣仁养血安神。对于那些入睡困难，且痰湿偏盛、胃失和降的患者，可重用清半夏以引阳入阴，和胃安神。《灵枢·邪客》篇载有半夏秫米汤治疗失眠，对新发之病有“覆杯而卧”的效果。

医案二患者以发作性癫痫、舌质红、苔黄厚腻、脉弦滑为主症，中医辨证仍属少阳郁热、痰浊内蕴，治疗仍用此方加减。徐灵胎在《伤寒论类方》中说：“此乃正气虚耗，邪已入里，而复外扰三阳，故现症错杂，药亦随症施治，真神化之方者也。按：此方能治肝胆之惊痰，以之治癫痫必效。”方中加僵蚕、蝉蜕、全蝎、蜈蚣以息风化痰、镇惊止抽，加醋郁金、制远志、石菖蒲以化痰开窍。

医案三以夏季发热、舌质红、苔薄黄、脉弦滑数为主症，证属少阳郁热、心神被扰，治以和解少阳、通泻阳明、镇惊安神。故予柴胡加龙骨牡蛎汤去铅丹加磁石治之。初服患者大便溏泻，故去苦寒的酒大黄，加萸黄连以温清并用、泻肝和胃。此外，要嘱患者坚持服药，心无杂念，多出去走走，多晒晒太阳，这些也是必要的调护措施。

来源：中国中医药报2023年08月28日5版。

毛德西用小续命汤治卒中和暴聋案

李　广
河南中医药大学第三附属医院，河南 郑州 450008

小续命汤出自《备急千金要方》，组方中以祛风和补益药为主，其处方原则体现了张仲景“正虚邪中”的中风病因学说。唐宋之后，中医治疗中风以“内风”立论，多数医家不重视续命类方，直至明代医家喻嘉言提出“填窍”学说，才使续命类方又逐渐引起关注。

脑卒中又名中风，小续命汤主要用于卒受风寒、外邪直中入里者。医圣张仲景和药王孙思邈对中风的病因病机和证候分类作了精辟描述，对当今临床防治中风仍具有重要指导意义。

笔者有幸跟随全国名中医、河南省中医院主任医师毛德西教授学习，现将其应用小续命汤辨治卒中和暴聋经验总结如下。

方药解析

《备急千金要方·卷第八·诸风》谓小续命汤：“治卒中风欲死，身体缓急，口目不正，舌强不能语，奄奄惚惚，精神闷乱，诸风服之皆验，不令人虚方。”药物组成：麻黄、桂枝、甘草各二两，生姜五两，人参、川芎、白术、附子、黄芩、白芍、防己各一两，防风一两半。即大续命汤去当归、石膏，以生姜易干姜，并加附子、防己、黄芩、白芍、白术组成。

功能主治

唐宋以前，中风多以“内虚邪中”立论，治疗中风主要用大、小、西州续命诸汤，绵延数百年。如许叔微曰：“凡中风，用续命、排风、风引、竹沥诸汤及神精丹、茵芋酒之类，更加以灸，无不愈者。”《备急千金要方·卷第八·诸风》云：“大续命汤治肝厉风，卒然喑哑，依古法用大、小续命二汤，通治五脏偏枯贼风。”说明续命汤为五脏偏枯中风之通治方。宋代之后多以“内风”立论，刘河间、李东垣、朱丹溪各持一家之说，视心火、气虚、痰热等为中风主因。其他医家相随者众多，究其原因，在于南方医生有畏用麻黄的习俗，且李时珍曾谓“小续命汤今人多用，不能随证加减，遂至危殆”。《古今名医临证金鉴·中风卷》载有陈耀堂治中风偏瘫每赖麻桂，而疗效肯定。其实，麻黄具有兴奋大脑、开窍醒神的作用，如古方还魂丹中即应用了麻黄。

毛德西认为，小续命汤主要用于体虚患者骤然感受风寒引发的卒中、暴聋或暴喑等疾病。《医宗金鉴·卷三十九》谓：“小续命汤虚经络，八风五痹总能全，麻杏桂芍通营卫，参草归芎气血宣，风淫防风湿淫已，黄芩热淫附子寒，春夏石膏知母入，秋冬桂附倍加添。”说明小续命汤可用于阳气亏虚、风邪入中经络之证，也可以治疗风湿引起的各种痹证。孙思邈在《备急千金要方·卷第八·诸风》中说：“吾尝中风，言语謇涩，四肢痪曳，处此方（续命煮散）日服四服，十日十夜服之不绝，得愈。”而续命煮散正是由小续命汤化裁而来，只是该方增强了健脾除湿的力量，且温清并用，久服不易温燥上火，颇值得借鉴。

总之，本方具有祛风散寒、益气温阳通脉之功。主要适用于素体阳气不足，复感外邪，导致脏腑功能失调，痰浊瘀阻之证。症见卒然口眼歪斜，筋脉拘急，半身不遂，舌强不能语，或神情闷乱。也可用于暴聋、暴喑或风湿痹痛。

临证加减

运用此方应根据病情灵活加减，春夏宜去黄芩，加石膏、知母，既能清热滋阴，又能制药麻、桂、附子的温燥之性；秋冬宜倍附子、桂枝（或肉桂），以增强温阳散寒之力；神志恍惚者，加茯神、远志以安神定志；口舌歪斜者，合牵正散以化痰、息风、通络；痰湿偏盛者，加法半夏、浙贝母、胆南星以燥湿化痰；神昏窍闭者，加石菖蒲、郁金、远志以开窍醒神；风湿痹痛者，加白芷、秦艽、威灵仙以祛风除湿，通络止痛。

方解

方中麻黄汤疏风散寒，人参大补元气，附子温阳散寒，防风助麻、桂以祛风，防已、白术健脾燥湿；川芎行气活血，又能载药上行；黄芩清热燥湿、白芍滋阴舒筋，二者又能防止麻、桂、附子的温燥太过。全方温清并用，补散兼施，确是治疗卒中或暴聋、暴喑的良方。

典型医案

医案一

郑某，男，46 岁。

主诉：患者于 2018 年 1 月 10 日凌晨外出，骤感风寒后，出现左耳暴聋 1 天，急诊入院，做头颅核磁共振成像（MRI）、磁共振血管造影（MRA）检查，结果均无异常。西医诊断为神经性耳聋，予西医常规治疗 3 天，效果不佳，为寻求进一步诊治，特邀中医会诊。

刻下：左耳听力明显下降，伴头痛身痛，恶寒重，发热轻，平时畏寒，神疲乏力，易患感冒，四肢厥冷，睡眠多梦，大便溏薄，舌质淡，苔白腻，脉浮紧。

中医诊断：暴聋，证属阳虚感寒、寒滞经络、清窍失聪。

治则：温阳散寒，通经止痛。

方药：小续命汤加减。

麻黄 15g，淡附片 15g（先煎 1 小时），细辛 9g，桂枝 15g，人参 10g，白术 10g，川芎 10g，白芍 20g，黄芩 10g，石菖蒲 12g，醋郁金 12g，制远志 10g，甘草 15g，生姜 20g，大枣 6 枚。3 剂，每日 1 剂，水煎，分 3 次服。

二诊：患者服上方 3 剂后，恶寒、发热、头痛、身痛已止，左耳听力稍有好转，舌质淡，苔白腻，脉浮紧。考虑患者为风寒入中，导致经络瘀滞，在上方基础上加蜈蚣 3g、僵蚕 15g；表邪已解，里寒未除，故麻黄减量至 10g，淡附片加量至 20g，甘草加量至 20g。6 剂，每日 1 剂，水煎，分 3 次服。

三诊：患者服上方 6 剂后诸症大减，听力逐渐恢复，但出现心烦、失眠现象。前方去黄芩，加石膏 30g、炒酸枣仁 20g，细辛减至 6g。

续服 2 周后，左耳听力已基本恢复。随访半年未复发。

按：本例患者卒受风寒而突发暴聋，根据扶正祛邪的治则，予小续命汤加减治疗。方中麻黄散寒解表，《神农本草经》谓其“主中风，伤寒头痛，温疟”；淡附片温补肾阳、散寒止痛，《本草正义》谓其“本是辛温大热，其性善走，故为通十二经纯阳之要药，外则达皮毛以除寒，里则达下元而温痼冷”；细辛气味辛温，助麻黄以解表，《神农本草经》谓其“主咳逆，头痛脑动，百节拘挛，风湿痹痛，死肌，明目，利九窍”；人参、白术益气扶正，健脾除湿；桂枝、生姜、细辛祛风解表，散寒止痛；川芎行气活血，祛风止痛；黄芩清热燥湿，白芍缓急止痛，二者相伍能防止温燥药过量伤阴；石菖蒲、郁金、远志以开窍醒神；甘草、大枣和中解毒，调和药性。二诊时加入蜈蚣、僵蚕以搜风止痉，通络止痛。三诊时加入石膏以清热除烦，且能缓解服麻黄后的心烦失眠。全方配伍合理，标本兼治，故获佳效。

医案二

王某，男，48 岁，2019 年 2 月 25 日初诊。

主诉：左侧肢体麻木无力 2 天 ,2 天前因外出受凉后突然出现左侧偏瘫，于是被急诊收入院，计算机断层扫描（CT）述示：右侧基底节区脑梗死。

刻下：左侧肢体麻木无力，咳嗽咯痰，胸闷气急，发热恶寒，头痛头晕，乏力纳差，二便失禁，舌体左歪，舌质淡，苔白腻，脉浮紧。

西医诊断：急性脑梗死，给予对症常规治疗。

中医诊断：中风（中经络），证属阳虚受寒、寒湿痹阻。

治则：温阳益气，散寒除湿。

方药：小续命汤加减。

麻黄 12g，桂枝 15g，杏仁 10g，淡附片 15g（先煎1小时），白术12g，防己12g，川芎12g，人参12g，防风10g，白芍20g，黄芩12g，生姜20g，甘草15g。2剂，水煎服，每日1剂，分3次服。

二诊：服药2剂后仍感左侧肢体无力，发热恶寒明显减轻，咳嗽咯痰、肢体麻木也减轻。上方麻黄加至15g，去黄芩，加石膏30g。5剂，水煎服，每日1剂，分2次服。

三诊：服上方5剂后，发热恶寒已止，左侧肢体麻木无力减轻，咳嗽、咯痰明显好转，略感乏力，无头痛、头晕，舌淡苔白腻。上方麻黄减至10g，并加水蛭6g、全蝎6g。7剂，水煎服，每日1剂，分2次服。

7天后随访，患者左侧肢体麻木、无力明显好转，咳嗽、咯痰消失，二便已能控制。

按：本例患者卒感风寒，邪在肌表，正邪交争，则发热恶寒；风寒犯肺，水液失于输布，肺气失宣，则咳嗽、咯痰；寒邪入里，直中脑脉、脑络，气血痹阻，肌肉筋脉失于濡养，则见头痛头晕、肢麻无力和舌体歪斜等症；舌质淡，苔白腻，脉浮紧，为外感风寒、内有痰湿之征。根据扶正祛邪的治疗原则，予小续命汤加减。二诊时去黄芩，加石膏以制麻黄温燥之性。三诊时加入水蛭、全蝎，以破血逐瘀、息风通络。整个治疗过程组方精妙，温清并用，补散兼施，故获良效。

来源：中国中医药报2023年07月10日5版。

毛德西治新冠后遗杂症验案3则

王文娟

河南省洛阳市中医院，河南 洛阳 471900

全国名中医、河南省中医院主任医师毛德西对新冠感染后遗杂症的治疗有颇多独特见解，笔者跟师学习获益匪浅。今举治验3则，与读者交流。

医案一　胃痞

李某，女，41岁，2023年2月16日初诊。

主诉：患者于1个月前感染新冠病毒后，出现胃脘部痞满、干呕、闷堵，伴有口苦、口黏、口涩，咽中有痰，头晕，心烦，体倦乏力，劳累后加重，二便正常，舌淡红苔薄白，脉弦细无力。

诊断：胃痞（脾虚湿阻，浊气不化）。

治则：芳香化湿，醒脾开胃。

方药：三三九气汤加味。

藿香10g，佩兰10g，砂仁6g（后下），代代花10g，厚朴花10g，佛手花10g，生麦芽30g，谷芽15g，稻芽10g，黄芪15g，太子参15g，红景天15g，麦冬15g。10剂，水煎服。

后复诊两次，随证加入霜桑叶10g、桔梗10g，以清肺利咽。共服30剂，症状基本消失，后改为2日1剂，调服半月余而愈。

按：三三九气汤是毛德西经验方，由藿香三味饮（藿香、佩兰、砂仁）、芳香三花汤（代代花、厚朴花、佛手花）、疏肝三芽汤（麦芽、谷芽、稻芽）组成。该方具有芳香开胃、化湿、疏肝的作用，主要用于脾胃不和、湿浊不化、肝气不舒等证。本例为“疫后”胃痞症，乃因湿邪困阻中焦，影响其升清降浊、运化精微之功能所致。故治疗选用芳香化湿之品，以冀恢复胃纳脾运的功能。三三九气汤对于湿困中焦的胃痞症，具有化湿、醒脾、开胃、疏肝等综合作用，与证合拍，故必用之。“疫后”多伤及气阴而出现疲劳，毛德西喜用益气养阴四味（黄芪、太子参、麦冬、红景天）补益之，能很快恢复人之精气神。

医案二　咳嗽

冯某，女，44岁，2023年3月13日初诊。

主诉：患者感染新冠病毒后咳嗽喘息、胸闷、乏力2个月余，咳嗽阵作，以夜间、晨起较甚，咳吐白痰，舌淡苔薄白，脉弦细无力。既往有哮喘病史。

诊断：咳嗽（风寒袭肺，痰阻肺络）。

治则：宣肺化痰，降逆止咳。

方药：麻黄九味汤加减。

蜜麻黄5g，麻黄5g，醋五味子5g，橘红10g，清半夏10g，炒杏仁10g，茯苓15g，葶苈子10g（包煎），蜜冬花10g，桔梗10g，前胡10g，蝉蜕10g，丹参20g，赤芍15g，生甘草10g，生姜3片。7剂，水煎服。

二诊：服药7剂，咳喘、胸闷明显好转，唯觉乏力，舌红苔薄白，脉细弱。前方加太子参10g，以增强补益肺脾之力。再服10剂，以巩固治疗。

按：麻黄九味汤是毛德西经验方，其在临床中常用该方治疗寒湿型咳喘证。该方由蜜麻黄、麻黄、醋五味子、橘红、清半夏、炒杏仁、茯苓、葶苈子、蜜冬花、桔梗、前胡、甘草等药组成，实为三拗汤、二陈汤、桔梗汤3个小方加葶苈子、蜜冬花、前胡、五味子组成，全方具有温肺散寒、宣肺止咳之功。本例患者素有咳喘之疾，感受疫邪后，外寒引动内饮，肺失宣肃，可见咳嗽咯痰、胸闷微喘，予以麻黄九味汤加蝉蜕以宣肺平喘、止咳化痰；疫后耗伤正气，病久络脉瘀阻则胸闷乏力，加太子参、丹参、赤芍益气活血通络。此方契合病机，故有良效。

医案三　不寐

闫某某，女，29岁，2023年5月15日初诊。

主诉：患者半个月前第二次感染新冠病毒后入睡困难，易醒，每晚仅睡3~4个小时，头重目眩，胸闷心烦，胃胀，纳差，口苦，大便黏滞不爽，舌尖红苔薄黄，脉滑数。

诊断：不寐（痰热扰心，胆胃失和）。

治则：化痰清热，和中安神。

方药：黄连温胆汤加味。

黄连6g，清半夏10g，竹茹10g，炒枳实10g，陈皮10g，茯神15g，甘草10g，肉桂3g，首乌藤15g，合欢皮15g，合欢花15g，藿香10g，砂仁10g（后下），佩兰10g。7剂，水煎服。

后复诊两次，睡眠明显改善，食欲好转，随诊加入淡豆豉10g、莱菔子10g，以清热除烦、消食化积。共服21剂痊愈。

按：黄连温胆汤即温胆汤加黄连而成。温胆汤出自《备急千金要方》，由半夏、枳实、陈皮、竹茹、甘草、生姜6味药组成，用于治疗胆寒所致之大病后虚烦不得眠。至宋代陈无择将原方加茯苓、大枣，主症也扩充为“心胆虚怯，触事易惊，或梦寐不详……”本例属疫后不寐症，因病后气机不畅，痰湿停滞，郁久化热，痰热内扰，胆胃不和所致，毛德西予黄连温胆汤以理气化痰、清心安神，加藿香三味饮（藿香、佩兰、砂仁）以芳香开胃、化湿和中，使中焦升清降浊功能恢复；加首乌藤、合欢皮、合欢花以增强活血、安神、解郁之力，全方共奏清热化痰、宁心安神之效。辨证精准，用药精当，效如桴鼓。

来源：中国中医药报2023年08月18日5版。

清震汤合四逆散治疗头目痛验案 1 则

廖华君　钟玉梅
南方医科大学，广东 广州 510515

施某，女，60 岁。2019 年 5 月 10 日初诊。

主诉：头目疼痛半月余。患者以左手抚左目而缓慢步行到诊室，其言头目疼痛剧烈，以左侧为甚，犹如被人打。其左侧眼睑红肿，巩膜血丝较多，畏光，双目眼屎较多、色黄，口干渴，喜饮，疼痛牵涉左侧牙痛，睡眠差，大便干结难解，小便可。舌红、苔轻度黄腻。脉实，长而微弦，浮沉皆有力而弹手，应指愊愊然。于眼科诊察未见明显异常，嘱其滴新泪然滴眼液，滴 3 日，头目疼痛依旧。

诊断：头目痛。

病机：肝火上炎，扰动清窍。

治则：清肝明目，泻火利湿。

方药：清震汤合四逆散加味。

广升麻 10g，麸炒苍术 10g，荷叶 10g，北柴胡 15g，赤芍 15g，麸炒枳壳 10g，炙甘草 10g，夏枯草 20g，炒决明子 10g，牡丹皮 10g，炒栀子 10g，当归 10g，煅赭石 20g（先煎）。6 剂，每日 1 剂，水煎服 200mL，分 2 次温服。

二诊：诸症明显好转，患者自诉服药后自觉左目疼痛大大缓解，头痛顿时减轻，牙痛消失，睡眠改善，眼屎减少。

刻下：左目仍少许红肿，眼屎少许，口干口渴，眠好转，舌稍红、苔轻度白腻，脉弦实长劲明显缓解。效不更方，原方麸炒苍术增至 20g。6 剂，每日 1 剂，水煎服 200mL，分 2 次温服。

经随访，患者明显好转，嘱其后期饮食调理，不必再服药。

按：头目为机体清窍，易被火热之邪上扰侵袭，足厥阴肝经上系于目，入脑至巅顶，《黄帝内经》云："肝足厥阴之脉，起于大趾丛毛之际……连目系，上出额，与督脉会于巅"。因此，肝火上炎，火热之邪易循经上犯，致头痛、目赤肿痛等病症。

在本医案中，患者表现为头痛，左目如被人打、畏光，口干渴，喜饮，左牙痛，结合舌红、脉实弦长而有力搏指，确定为肝火无疑；患者眼屎多，舌红，苔轻度腻，此为湿热俱盛。因此，治拟清肝明目、泻火利湿为法，方选清震汤合四逆散加味。

清震汤出自刘完素《素问病机气宜保命集》，主治"雷头风"，其中升麻具清热解毒之功，且有升阳之效，易引诸药循经上达头面部从而发挥药效；荷叶出淤泥之地，禀清芳之气，具消暑、化湿浊之能；苍术气味雄烈，具走窜之性，辟秽毒、化湿气，运脾之功卓著。三药合用，可清泻火毒，芳化湿浊，实为治疗火毒上冲、浊毒上犯头痛之良方。

四逆散出自医圣张仲景所著的《伤寒论》，其记载"少阴病，四逆，其人或咳，或悸，或小便不利，或腹中痛，或泄利下重者，四逆散主之"。四逆散为治疗阳郁厥逆之代表方，其中柴胡疏肝解郁，推陈致新；芍药柔肝缓急，破阴凝，布阳和，与柴胡相配，一散一收；枳壳行气止痛，化痰除痞；炙甘草甘温补虚，与芍药相合，酸甘化阴，柔肝缓急。再配伍夏枯草、决明子，此二者皆为肝火目赤目痛之要药，以增强清肝明目之功。栀子泻三焦之火，丹皮凉血散瘀，当归补血活血，煅赭石重镇降逆、清肝凉血，诸药合方，共奏清肝明目、疏达气郁、泻火利湿之功，脉证合拍，故疗效卓著。

来源：中国中医药报 2023 年 08 月 21 日 5 版。

名医临症经验：乌梅丸临床应用医案4则

许烽平　沈一山　郎　翔
浙江省杭州市余杭区第五人民医院，浙江 杭州 311100

乌梅丸首见于《伤寒论·辨厥阴病脉证并治第十二》和《金匮要略·趺蹶手指臂肿转筋阴狐疝蛔虫病脉证治第十九》，乃治疗厥阴病之主方。因经文有“蛔厥者，乌梅丸主之。又主久利”之语，后世视此方为治蛔和治久利之方。然自清以来，诸多医家却多用其寒热并用、攻补兼施的特点，广泛用于治疗寒热错杂、虚实并存的多种疾病。浙江省杭州市名中医、浙江省杭州市余杭区第五人民医院中医科主任医师沈一山运用乌梅丸治疗多种病证均取得良效。现将部分医案运用体会简述如下，以飨同道。

医案一　咳嗽案

王某，男，83岁，2012年11月19日初诊。

主诉：患者咳嗽旬余，线胸片示“支气管肺炎，左下胸膜增厚”，后半夜咳嗽明显，痰中带血，口干鼻衄，背冷，便溏，舌淡，苔白，脉弦缓。

方药：乌梅10g，细辛3g，桂枝6g，党参10g，制附子6g，炒黄芩10g，炒黄连3g，干姜6g，白茅根15g，麦冬10g，当归10g，甘草6g，3服。

2012年11月22日二诊，患者诉咳嗽减轻，无咯血，舌脉如前，原方加紫苑、款冬花各10g，继服5服而愈。

按：咳嗽可由外感或内伤多种病因引起，使肺气不清，失于宣肃，上逆作声。该患者症状多，既有咳嗽、咳痰稀白、背冷、便溏、舌淡等一派寒像，又见痰中带血、口干鼻衄等一派热像，初觉不知从何处下手，当获知咳嗽发作时间在后半夜，顿时想到此乃厥阴病主时，故以乌梅丸加减治疗。其中黄芩、黄连、党参、干姜有泻心汤之意，既能平调寒热，又辛开苦降，使升降有序，咳嗽迎刃而解。

医案二　反酸案

李某，男，35岁，2015年7月12日初诊。

主诉：患者半年来经常反酸，胸骨后烧灼感，尤以1~2点明显。此次反酸及夜间胸骨后烧灼感又作，伴口干欲饮，饮不解渴，胃纳欠佳，大便稀，舌淡，苔薄，脉细弦。

方药：乌梅10g，细辛3g，桂枝6g，当归10g，党参10g，干姜5g，制附子10g，川椒6g，炒黄连3g，黄柏6g，海螵蛸10g，炙甘草6g，7服。

2015年7月19日二诊，患者反酸、烧灼感、口干明显缓解，效不更方，继服7服而愈。

按：反酸又名“吞酸”，病位在肝胃，病性或寒或热。该患者症状既有胸骨后烧灼感、口干，又有大便稀、舌淡，证属寒热错杂。反酸以1~2点发作为主，此时为丑时，乃阴尽阳生之时，如阴阳不能正常转化，则会导致阴阳之气不相顺接，形成“厥阴之为病”，故用乌梅丸清上温下，调和阴阳，加海螵蛸增强制酸、止痛之力，服药2周，治之取效。

医案三　腹泻案

唐某，男，72岁，2015年10月17日初诊。

主诉：患者反复腹泻1年余，便下清稀，每于3~4点发作，伴肠鸣，脐周隐痛，口苦、口臭，胃脘嘈杂不适，乏力，夜寐不佳，舌淡红，苔黄厚，脉沉弦。

方药：乌梅12g，细辛3g，肉桂6g，党参15g，制附子9g，炒黄芩10g，炒黄连3g，煨木香6g，干姜6g，当归10g，5服。

2015年10月22日二诊，患者大便较前成形，仍有肠鸣、口苦等，舌脉同前，原方加薏米仁30g，继服7服。

2015年10月29日三诊，上述症状均有缓解，舌淡红，苔薄黄，脉弦缓，继服7服。

2015年11月5日四诊，党参加至20g，服7服而愈。

按：患者反复腹泻1年余，当为“久利”，脾胃虚寒，则运化失常，致肠鸣泄泻，便下清稀；肝火上炎，则口苦、口臭，夜寐不佳，舌苔黄厚，无疑为“寒热错杂”之证。且腹泻时间在后半夜，发病时机正合“厥阴病欲解时，从丑至卯上”。本例患者诸症均符合厥阴病的病机特点，果断投以乌梅丸，因有肠鸣等表现，方中以煨木香易川椒，不减止泻之力，更增行气之功。首诊起效，复诊随症加减，患者治疗1个月而愈。

医案四 胃脘痛案

泮某，女，58岁，2016年6月29日初诊。

主诉：患者诉反复中上腹痛1个月，每天4点半左右发作，起床后消失，伴口干、口苦、乏力、大便偏溏，舌淡，苔黄，脉缓。

方药：乌梅15g，细辛3g，肉桂6g，炒黄连3g，黄柏6g，当归10g，党参10g，炮姜5g，川椒6g，制附子10g，白芍15g，炙甘草6g，吴茱萸3g，7服。

2016年7月5日二诊，患者诉胃痛、口干等症明显缓解，仍有乏力，党参加至20g，续服1周。

2016年7月12日三诊，加黄芪15g，患者胃痛、口干、乏力等症均缓解。

按：该患者胃脘痛发作时间在4点半左右，乃寅末之时，与厥阴病欲解时相应，且症状寒热错杂，故治以乌梅丸。方中乌梅酸涩止痛；细辛、肉桂、炮姜、川椒、附子辛热，温阳散寒；黄连、黄柏苦寒，清中焦之热；党参益气；当归养血；吴茱萸散寒止痛；白芍、炙草缓急止痛。全方寒热并用，攻补兼施，获得良效。

综上，沈一山认为，乌梅丸为厥阴病主方，临床病症在后半夜丑时至卯时发病者，皆可选择乌梅丸。龙砂医学流派代表性传承人顾植山也持此观点：厥阴病病机为枢机不利，阴阳气不相顺接；病象为寒热错杂；临床各种疑难杂病，在后半夜丑时至卯时出现相关症状或症状加重者，皆可选择乌梅丸奏效。本文医案4则，病症各不相同，但辨证均是抓住寒热错杂，发病时间在丑至卯上这两点而使用乌梅丸，均获得满意效果。

来源：中国中医药报2023年01月30日5版。

孙伟正治疗内伤发热案3则

雍彦礼 孙 凤
黑龙江中医药大学，黑龙江 哈尔滨 150006

全国名中医孙伟正为黑龙江中医药大学附属第一医院教授，中医理论渊博，临床经验丰富，临床过程中辨证治疗内伤发热疗效显著。现将其治疗内伤发热验案3则介绍如下。

内伤发热是由于脏腑功能失调，气血阴阳亏虚而引起的以发热为主要表现的一种病症，以低热为主，有时高热或自觉发热而体温并不升高。一般起病较缓，病程较长。内伤发热的治疗以辨证论治为基础，辨证候之虚实，但内伤发热属虚者居多，临证时可针对病情补益气血阴阳，以促进脏腑功能及阴阳平衡的恢复，切不可一见发热，便用发散解表和苦寒泻火之剂，以致耗气伤阴或伤败脾胃。

医案一 血虚发热案

徐某，女，62岁。2013年7月5日初诊。

主诉：反复发热4月余。

刻下：低热，面色无华，唇甲色淡，乏力，活动后心悸气短，头晕，关节疼痛，失眠多梦，饮食和二便尚可，舌质淡、苔白，脉细弱。

诊断：（血虚发热型）内伤发热。

治则：养血益气，佐清虚热。

方药：归脾汤加减。

黄芪 50g，党参 15g，白术 15g，当归 15g，茯苓 15g，远志 15g，酸枣仁 15g，龙眼肉 15g，木香 5g，炙甘草 10g，阿胶 15g，鸡血藤 20g，白薇 15g，地骨皮 15g，银柴胡 15g。7 剂，常法煎服。嘱患者注意生活调护，以防外邪乘虚而入。

2013 年 7 月 12 日二诊，患者发热，最高体温为 37.8℃，乏力、心悸气短、失眠多梦症状略有好转，饮食和二便尚可，舌质淡、苔白，脉细弱。继服上方 7 剂。

2013 年 7 月 19 日三诊，患者低热，乏力、心悸气短、失眠多梦症状缓解，饮食和二便可，舌质淡、苔白，脉细。上方去白薇、地骨皮和银柴胡。7 剂，水煎服。

2013 年 7 月 26 日四诊，患者无发热，无明显乏力和心悸气短，睡眠、饮食和二便可，舌质淡、苔薄，脉细。患者停服汤剂，予归脾丸，每日 3 次口服。嘱其每半月来诊，监测血常规。

按：孙伟正认为导致内伤发热的病因有虚实之分，实者有气滞、血瘀和湿郁之别；虚者有气虚、血虚、阴虚和阳虚之分；也有因虚致实及邪实伤正者，其临床表现既有正虚，又有邪实，而为正虚邪实、虚实夹杂的证候，亦属常见。其病机为脏腑功能失调，气血阴阳亏虚，其病位在五脏，可因病机不同，分别伴有气滞、血瘀、湿郁或气虚、血虚、阴虚、阳虚的表现。

患者为老年女性，病程日久，长期饮食失调，偏食，素食，且食量小，脾虚失于运化，气血化生无源，脏腑功能失调，日久导致血虚，营血亏虚，阴虚不足，阳气偏盛，故见发热。血虚五脏六腑、四肢百骸失养，则见面色无华，乏力，心悸气短，头晕和关节疼痛；心血不足，心失所养，心神不安，故见失眠多梦；舌质淡、苔白，脉细弱均为血虚不足之象。

《证治汇补·发热》指出："血虚发热，一切吐衄便血，产后崩漏，血虚不能配阳，阳亢发热者，治宜养血。"故用归脾汤以补气养血，佐清虚热，使血足阳平，则虚热自退。方中黄芪、党参、白术补气健脾；当归、龙眼肉养血补心；阿胶、鸡血藤补血和血；茯苓、远志、酸枣仁养心安神；木香理气醒脾，与补气养血药配伍，使之补不碍胃，补而不滞；白薇、地骨皮和银柴胡清退虚热；甘草益气补中，调和诸药。诸药共奏补气养血，清退虚热之效。患者初诊时在归脾汤加减的基础上，合用清退虚热的白薇、地骨皮和银柴胡，热退之后则继续应用归脾汤以调理脾胃，促进血液的化生，并在随访时嘱患者坚持服用归脾丸以巩固疗效，经过适当的调理，疾病痊愈。

医案二　气虚发热案

牛某，女，45 岁，2014 年 5 月 15 日初诊。

主诉：间断性发热、乏力、头晕 1 年余，加重 5 天。

刻下：语声低微，面色潮红，乏力，头晕，心悸气短，活动后加重，形体消瘦，纳差，寐差，易感冒，大便秘结，小便正常，舌质淡、苔薄，脉细弱。

诊断：（气虚发热型）内伤发热。

治则：益气健脾，甘温除热。

方药：补中益气汤加减。

黄芪 50g，党参 15g，白术 15g，甘草 15g，陈皮 15g，当归 15g，茯苓 15g，砂仁（后下）15g，酸枣仁 15g，夜交藤 15g，柴胡 10g，升麻 10g，防风 5g。7 剂，常法煎服。嘱患者防外感。

2014 年 5 月 22 日二诊，患者体温略有下降，最高时为 37.6℃，乏力、头晕、心悸气短等症减轻，大便秘结，小便正常，舌质淡、苔薄，脉细弱。原方减酸枣仁、夜交藤，7 剂，水煎服。

2014 年 5 月 29 日三诊，患者无明显发热，乏力、头晕、心悸气短症状缓解，睡眠、饮食和二便可，舌质淡、苔薄，脉细弱。效不更方，继服上方 7 剂，水煎服。

2014 年 6 月 4 日四诊，患者无发热，余症大减。停服汤药，予补中益气丸，每日 3 次口服，连续服用 1 个月。患者治疗后，发热、乏力、心悸气短等症状消失，半年内未复发。

按：孙伟正指出调理阴阳，补虚泻实是本病的基本治疗原则。虚证者，补气血阴阳的不足以消其虚火；实证者，宜视肝郁、湿阻及瘀血之异，分别行气、化湿、活血，祛除病邪以清其实热；虚实夹杂者，则需分清主次，兼而顾之。

患者间断性发热1年余，实验室检查未见明显异常，虽多次应用抗生素，但效不显，反复发作。患者以发热为主证，劳累后加重，伴有乏力、头晕、心悸气短等气虚不足之症，且平素易于感冒，综合四诊辨证为气虚发热。患者平素气虚体质，易感外邪，失于调理，病程日久，脾胃气衰渐重，中气下陷，阴火内生，故发热；劳则耗气，故发热在劳累后加重；脾虚失于健运，气血化生不足，五脏六腑失养，故见乏力头晕，心悸气短；气虚卫表不固，则易于感冒；气虚推动无力，故见大便秘结；舌质淡、苔薄，脉细弱，均为气虚不足之证。治疗投以具有甘温除热和调畅气机作用的补中益气汤，即在补气药基础上，加用具有升提中气、调畅气机作用的升麻、柴胡，则脾胃升清降浊功能正常，气机通畅，虚热自退，并随症加减，疗效显著。方中黄芪、防风补中益气，升阳固表；党参、甘草、白术、砂仁、茯苓健脾补气；当归养血活血，与党参、黄芪配伍能补气和营；升麻可引胃气上腾复其本位，柴胡可引少阳之气上升，二者既可升举清阳，又能透泄热邪；陈皮理气和胃，使诸药补而不滞；砂仁行气温中，北方人用量可大；酸枣仁、夜交藤养心安神。诸药合用，共奏健脾胃、升清阳、补元气、除烦热之功效。

医案三　瘀血发热案

王某，女，44岁，2014年10月20日初诊。

主诉：间断性发热2月余。刻下：面色晦暗，形体适中，语声正常，低热，乏力，口渴不欲饮，时有小腹部疼痛，纳差，月经先期，量多，睡眠和二便尚可，舌质紫暗、苔白，脉细涩。

诊断：（瘀血发热型）内伤发热。

治则：活血化瘀，凉血清热，益气养血。

方药：血府逐瘀汤加减。

当归20g，生地15g，熟地15g，鸡血藤20g，川芎15g，赤芍15g，桃仁10g，红花10g，柴胡15g，枳壳15g，桔梗15g，牛膝15g，甘草15g，黄芪20g，党参15g，茯苓15g，白术15g，白薇15g，丹皮15g，栀子15g。7剂，常法煎服。嘱患者须注意调节情志并保暖避风，防止感受外邪。

2014年10月27日二诊，患者无发热，小腹疼痛症状好转，仍觉乏力、纳差，口干渴症状稍轻，舌质紫暗、苔白，脉细涩。继服上方7剂，水煎服。

2014年11月3日三诊，患者无发热，无小腹疼痛和口渴，乏力、纳差症状缓解，饮食和二便可，舌质暗、苔白，脉细。上方去白薇、丹皮、栀子，7剂，水煎服。

2013年11月10日四诊，患者诸症消失，舌质淡、苔薄，脉细。停服汤剂，予血府逐瘀胶囊，每日2次口服，连服2周。患者治疗后无发热，面色红润，口渴、乏力、纳差等症状消失，月经恢复正常。

按：本案为内伤发热之瘀血发热。孙伟正认为导致瘀血发热的病机主要有两个方面：一方面，瘀血阻滞日久，郁而化热；另一方面，瘀血内存，新血不生，导致血虚生热。但临床上瘀血发热的主要病机是以郁而化热为主，部分兼有血虚之热。瘀血发热辨证要点为发热、以夜间发热为主，伴瘀血相关之症。唐容川《血证论·卷六·发热》说："瘀血发热，瘀血在肌肉，则翕翕发热，证象白虎，口渴心烦，肢体刺痛，瘀血在腑，则血室主之，证见日哺潮热，昼日明了，暮则谵语。"

患者月经先期、量多，病程日久导致气血两虚，血液运行不畅，血脉瘀阻，壅遏不通，故见发热；瘀血阻滞，不通则痛，则小腹疼痛；瘀血内停，新血不生，脏腑失于濡养，故面色晦暗、乏力；瘀血阻滞，津液运行不畅，故口渴不欲饮；舌质紫暗、脉细涩均为瘀血内停表现。瘀血发热的治疗以活血化瘀、凉血清热为法，不可妄投苦寒，以免伤正。《金匮翼》谓："瘀血发热者，其脉涩，其人但欲漱水而不欲咽，两脚必厥冷，小腹必结急，是不可以寒治，不可以辛散，但通其血，则发热自止。"故孙伟正选用血府逐瘀汤（当归、生地、川芎、赤芍、桃仁、红花、柴胡、枳壳、桔梗、牛膝、甘草）加白薇、丹皮、栀子、黄芪、熟地黄、鸡血藤、党参、茯苓、白术。血府逐瘀汤为桃红四物汤与四逆散的合方，其中桃红四物汤活血养血，四逆散行气活血；桔梗开肺气，引药上行；枳壳行气，使气血上下通调，而疏通于全身；川牛膝通利血脉；白薇、牡丹皮、栀子清热凉血，且具走而不守之性，无寒凉凝滞之嫌；鸡血藤、熟地黄养血和血；黄芪、党参、茯苓、白术补气生血；甘草调药和中。诸药配合，使血活气行，则瘀化热消，诸证自愈。

来源：中国中医药报2023年04月19日5版。

王三虎治前列腺癌验案三则

王 欢[1] 李兴国[2]
1. 陕西省西安市中医医院，陕西 西安 710000
2. 陕西省渭南市中心医院，陕西 渭南 714000

全国老中医药专家学术经验继承工作指导老师、广西壮族自治区和陕西省名中医王三虎教授擅长运用经方治疗恶性肿瘤，提出了“风邪入里成瘤说”“寒热胶结致癌论”“燥湿相混致癌论”等新观点，临床上多有效验。兹列举其近期治疗前列腺癌验案 3 则，与同道共勉。

医案一

张某，男，67 岁，2023 年 6 月 27 日初诊。

主诉：患者于 2022 年 9 月确诊为前列腺恶性肿瘤，未接受治疗。2023 年 5 月 31 日 B 超显示：前列腺 6.6cm × 5.7cm × 8.7cm，前列腺占位累及膀胱输尿管，右肾盂积水。肾功能异常：尿素氮 11.1mmol/L，肌酐 156μmol/L，尿酸 432μmol/L。

刻下：尿频、尿急、尿痛，小腹胀，纳可，大便正常，舌红苔腻，脉滑。

诊断：癃闭（太阳少阳合病，三焦水道不通，燥湿相混，寒热胶结）。

治则：疏利三焦，化气行水，润燥除湿，分解寒热。

方药：小柴胡汤、五苓散、当归贝母苦参丸、瓜蒌瞿麦丸加减。

柴胡 15g，姜半夏 12g，黄芩 12g，人参 12g，干姜 10g，甘草 6g，大枣 30g，桂枝 12g，泽泻 15g，白术 12g，茯苓 30g，猪苓 15g，当归 15g，土贝母 15g，浙贝母 15g，苦参 15g，天花粉 30g，瞿麦 30g，山药 30g，黄芪 30g，土茯苓 30g，泽漆 50g，巴戟天 12g，吴茱萸 6g。28 剂，每日 1 剂，水煎服。

2023 年 7 月 27 日二诊，患者自觉效果甚佳，尿频、尿急减缓，尚有小便不利，舌苔仍黏腻，脉滑。守上方加砂仁 6g 化湿浊。20 剂，每日 1 剂，水煎服。

2023 年 9 月 27 日三诊，来诊前已停药 1 个月，仍感乏力，尿频减少。2023 年 9 月 8 日 B 超显示：前列腺 4.0cm × 3.2cm × 3.6cm，欠均匀，输尿管未见扩张，双肾形态正常。前列腺素 0.34ng/mL，睾酮 0.09nmol/L。舌苔厚，脉沉。嘱原方继服 28 剂，水煎服。

按：王三虎特别重视小柴胡汤疏利三焦、通调水道的功能，《伤寒论》云“上焦得通，津液得下，胃气因和，身濈然汗出而解也”，另合五苓散增强化气行水之力。当归贝母苦参丸、瓜蒌瞿麦丸均为张仲景针对燥湿相混、小便不利的主方，《金匮要略》云“小便难，饮食如故，当归贝母苦参丸主之”“小便不利者，有水气，其人若渴，瓜蒌瞿麦丸主之”。尿痛，“因寒故痛也”，舌红、苔腻、脉滑系寒热胶结之象，故用土茯苓、泽漆、巴戟天、吴茱萸寒热并用。

医案二

车某，74 岁，2023 年 7 月 14 日初诊。

主诉：腰腿痛 1 年，加重 2 个月，前列腺癌史 10 年。

刻下：前列腺癌全身骨转移，激素治疗和放疗后眼袋突出，头发稀疏，腰痛酸胀，心悸盗汗，左肩出汗，食欲减退，体重下降，眠差，尿少，二便可。舌暗红体胖，苔厚覆黄膜，脉结代。

诊断：癃闭、心悸（风邪入里，心肾两亏，燥湿相混，骨质受损）。

方药：炙甘草汤、独活寄生汤、当归贝母苦参丸加减。

炙甘草 20g，大枣 30g，人参 15g，生地 30g，麦门冬20g，阿胶6g（烊化），火麻仁15g，干姜6g，桂枝12g，独活15g，桑寄生15g，茯苓12g，秦艽12g，油肉桂10g，防风12g，细辛6g，怀牛膝15g，生杜仲15g，白芍12g，川芎12g，当归12g，醋龟板20g，骨碎补30g，浙贝母12g，苦参12g。28剂，每日1剂，水煎服。

2023年8月14日三诊，腰痛显著减轻，眠、食均增，汗多乏力。舌红，苔薄，脉结代。守上方去浙贝母、苦参，加五味子12g、山萸肉20g增强补肾之力，改生地为60g、麦门冬为30g、独活为12g、桑寄生为12g。28剂，每日1剂，水煎服。

2023年9月14日四诊，虚汗多，濈然汗出，汗黏，面赤，肘臂时痛，纳可，眠可。舌暗红，苔薄，脉滑。方用知柏地黄丸、二至丸、独活寄生汤加减：熟地30g，山药15g，山萸肉15g，丹皮12g，茯苓12g，盐泽泻12g，知母12g，黄柏12g，女贞子12g，旱莲草12g，五味子12g，续断15g，桑寄生15g，龟板30g，骨碎补30g，自然铜15g，土鳖虫10g，浮小麦30g。28剂，每日1剂，水煎服。

2023年10月14日五诊，腰背疼痛明显减轻，盗汗减轻，身上发黏，乏力，眠差，舌暗红变淡，苔薄，脉弱。前列腺特异性抗原（PSA）已恢复正常（6月13日675ng/mL；7月24日216ng/mL；9月20日0.1ng/mL）。于9月14日方加人参10g、黄连9g。28剂，每日1剂，水煎服。

按：本案针对脉结代、心悸，先以炙甘草汤为主，稳定大局。心气得复，再加强补肾壮骨。王三虎常用“骨四味”（龟板、骨碎补、自然铜、土鳖虫）治疗多种恶性肿瘤，屡用屡效。

医案三

姚某，男，60岁，2023月5月6日初诊。

主诉：2022年12月27日患新冠肺炎后食欲差，乏力，口苦，胸膈、胃肠不适。患者自述有前列腺癌，B超显示：前列腺4.97cm×3.9cm×3.8cm。游离前列腺特异抗原（fPSA）79.13ng/mL，总前列腺特异抗原（tPSA）153.18ng/mL。

刻下：双目翼状胬肉，面黄，体重减轻，少腹痛不适，肩痛，胳膊疼，舌后半部分有异样感觉，情绪失控，头部麻木，眠差，失眠四月余，尿道痒，尿急，夜尿频，大便不利，小便无力，舌红，苔薄，脉沉。

诊断：癃闭（瘀阻下焦，湿热壅滞，心肾不交，毒在阴中）。

治则：活血化瘀，清利湿热，交通心肾，解阴中毒。

方药：抵挡汤、四妙散、萆牛茯菟汤、交泰丸、升麻鳖甲汤加减。

烫水蛭6g，虻虫6g，桃仁15g，大黄6g，黄连12g，肉桂6g，萆薢15g，茯苓15g，盐菟丝子15g，苍术15g，黄柏12g，生薏苡仁30g，牛膝15g，栀子12g，淡豆豉12g，车前子30g，升麻30g，鳖甲15g，煅牡蛎15g，泽泻15g。27剂，每日1剂，水煎服。

2023年6月9日二诊，初服疗效显著，近日又尿频。舌淡红，苔薄，脉滑。守上方加天花粉15g，28剂，每日1剂，水煎服。

2023年7月1日三诊，尿频改善，面黄，腿软。守上方改烫水蛭为5g、虻虫为5g、牛膝为30g、车前子为20g、泽泻为10g，加龟板20g、烫骨碎补30g。20剂，每日1剂，水煎服。

2023年7年31日四诊，tPSA、fPSA两次复查正常。目内眦翼状胬肉充血，牙软、眠差、尿频均减，皮肤光润，情绪平和。舌淡，苔白，脉滑。守上方加女贞子12g、墨旱莲12g。28剂，每日1剂，水煎服。

2023年9月11日五诊，以上述方化裁，并配合正元胶囊服用。

随访：2023年10月14日，PSA降至0.01ng/mL。

按：舌后半部分有异样感觉、情绪失控，表明瘀血不仅在下焦，而是已上冲于头，抵挡汤之虻虫堪当大任。萆牛茯菟汤是王三虎在南京中医学院读研究生期间跟全国名中医、江苏省中医院主任医师徐福松学习的治疗前列腺炎的效方。同时，王三虎认为前列腺癌为阴阳毒，非升麻鳖甲汤难于彻底清剿毒根。

来源：中国中医药报2023年10月19日5版。

吴光炯应用翘荷四逆散治验 2 则

黄瑞峰　徐月芳

贵州中医药大学第一附属医院，贵州 贵阳 550001

全国名中医吴光炯是贵州中医药大学第一附属医院主任医师，长期从事临床、教学、科研工作，擅长中西医汇通治疗疾病。笔者有幸随师侍诊，并整理总结其临床应用翘荷四逆散经验，现介绍如下。

翘荷四逆散解析

翘荷四逆散是由翘荷汤和四逆散合方而成，吴光炯常将两方合用治外感热病合并气机不畅证。翘荷汤出自《临证指南医案》，由吴鞠通整理而得，收录于《温病条辨·上焦》。原方由“薄荷，连翘，生甘草，黑栀皮，桔梗，绿豆皮”组成。治燥气化火、清窍不利诸症。四逆散来源于东汉张仲景《伤寒杂病论》：“少阴病，四逆……或咳，或悸，或小便不利，或腹中痛，或泄利下重者，四逆散主之。”由柴胡、芍药、枳实、甘草四味药组成，起调和肝脾、舒畅气机之功。将两方合用，体现了吴光炯深谙中医基础理论和现代医学知识。

明·方以智认为中西学术间存在差别，应“随闻随决、随时录之，以俟后日之会通”，吴光炯认可中西医学术会通，发现中西医之间存在诸多融合点。例如肺主气，开窍于鼻，外感后，出现鼻塞流涕、出汗、耳鸣等症。与现代解剖学对于咽鼓管的认识具有相似性，咽部的炎症可通过咽鼓管而导致类似的症状出现。正是通过对中西医会通的深入认识，吴光炯对于疾病的认识和方药的选择，具有自己的独特性，翘荷四逆散由此而产生。

典型医案

医案一 鼻窦炎案

赵某某，女，28 岁，2018 年 7 月 11 日初诊。

主诉：因“鼻塞、咽痛 3 天”就诊。2 年余慢性鼻窦炎病史，此次 3 天前因外感后，感鼻塞加重，伴有咽痛、汗出，血常规检查未见白细胞和中性粒细胞增高，口服抗生素治疗无效，遂就诊于中医门诊。

刻下：鼻塞，咽痛，汗出，不恶寒，四肢不温，腹胀，纳差，二便调，月经量少，周期正常，舌质淡、苔薄黄，脉浮。

诊断：（外感风热，气机不畅型）鼻窒。

方药：翘荷四逆散加味。

连翘 15g，薄荷 10g（后下），炒栀子 10g，炒黄芩 10g，竹柴胡 10g，枳壳 10g，桔梗 10g，甘草 9g。6 剂，水煎服，每日 1 剂。

2018 年 7 月 18 日二诊，服用 6 剂后，鼻塞、咽痛明显改善，守上方继续服用 5 剂，电话随访，诸症消退而愈。

按：此乃外感后，出现鼻塞、咽痛等症，因其舌苔薄黄，脉浮，辨为风热外感；外感后，上犯于肺，肺开窍于鼻，清窍不利而感鼻塞；肺脏受邪，气机不畅，胃失和降，运化失常，即感纳差、腹胀；吴光炯选翘荷四逆散加减治疗。方中以连翘、薄荷为君，配伍炒栀子、炒黄芩疏风清热、清利诸窍。栀子和黄芩炒制后，可防止其寒凉太过，损伤脾胃；纳差、腹胀则为气机不畅，配伍四逆散，调畅气机，选竹柴胡，取其擅治外感之义。诸药合用，共奏疏风利窍，宣畅气机之功。

医案二 耳鸣案

廖某华，男，46 岁，2018 年 8 月 17 日初诊。

主诉：因“突发耳鸣 1 周余”就诊。1 周余前出现耳鸣，耳闷不适，以左侧为著，听力正常，曾就诊于五官科门诊，听力学检查未见异常，头颅计算机断层扫描（CT）：未见异常，经治疗后症状未见改善，伴有流涕，咽痛，遂就诊于中医门诊。

刻下：耳鸣、耳闷，流涕、咽痛，四肢不温，肢体困倦，饮食欠佳，情绪不良，二便调，舌红、苔薄黄，脉滑。

诊断：（外感风热，气机不畅型）耳鸣。

方药：翘荷四逆散加味治疗。

连翘 15g，薄荷 10g（后下），炒栀子 10g，炒黄芩 10g，竹柴胡 9g，枳壳 10g，白芍 15g，桔梗 10g，泽泻 15g，茯苓 20g，石菖蒲 30g，川芎 9g，白芷 15g，甘草 9g。6 剂，水煎服。

2018 年 9 月 12 日二诊，患者诉耳鸣服药后改善，继续守方加紫苏叶、薏苡仁，服用 6 剂而愈。

按：本例患者主诉为耳鸣，其为五官科常见病症之一，易复发。吴光炯临证时问患者是否存在外感史和咽痛的症状，若咽痛与耳鸣同时出现或咽痛先于耳鸣出现，则表明患者多存在咽鼓管的炎症反应。因咽鼓管为鼻咽部与鼓室的通道，鼻部或者咽部的感染可通过该通道侵入鼓室，从而出现耳鸣等症。诸药合用，外邪得清，气机调畅，湿邪得利，诸窍通利而解。

来源：中国中医药报 2023 年 06 月 14 日 5 版。

吴光炯治疗老年失眠案 3 则

吴晓勇　毕　莲
贵州中医药大学第一附属医院，贵州 贵阳 550001

全国名中医吴光炯是贵州中医药大学第一附属医院主任医师、教授，在吴光炯诊室就诊患者中，主诉或被问及睡眠情况时，约 80％以上老年患者告知存在各种形式的睡眠障碍，如入睡困难、睡眠维持障碍、睡眠质量下降、总睡眠时间缩短和日间残留效应等。吴光炯收集了大量中医历代医家关于失眠的论述，并结合长期的临床工作，形成了一套行之有效治疗失眠的思路和方药。

心脾两虚之失眠案

医案一

蒲某，男，61 岁。因长期失眠，服中西药无效，于 1994 年 5 月 14 日来诊。

刻下：患者精神萎顿、焦虑不安、面容憔悴、不善言谈，易伴腹泻，舌淡，苔薄白，脉沉细。细阅所携带的所有病历，其中用归脾汤的记录不在 5 次以下。

详审证、舌、脉，确系心脾两虚，故仍用归脾汤治疗，原方去木香、桂圆肉，加阿胶珠 15g、黄连 9g、浮小麦 30g。患者接处方后仔细与原病历自己抄写的归脾汤方一一对照后，述说前面服用了归脾汤后睡眠更差，彻夜不眠，心中如火，胸闷气促，大便溏而不畅。经耐心解释后，嘱先试用 2 剂，若服后仍症状加重，即停服，另行处方。

第 4 天患者二诊，述服药后不但没有上述副作用，而且能睡 3 ~ 4 h 。后继用归脾汤加减，调治月余而愈。

按：吴光炯认为，失眠本系“阳盛阴衰，阳不入阴”所致。归脾汤原方偏于温补，如桂圆肉、木香可助阳，失眠患者服用后反而兴奋不已、加重失眠，故临床应用时，当去桂圆肉、木香，易党参为太子参或西洋参，必要时加阿胶、黄连、百合。

胃不和则卧不安之失眠案

《黄帝内经》说“胃不和则卧不安”。临床工作实践中发现许多患胃肠道疾病者都伴有轻重不同的睡眠障碍，在老年人中尤其突出。胃为升降之枢、阴阳水火交济之机，胃失和降影响营卫运行，阴阳不交而致失眠，看似“胃不和”是“卧不安”的病因，实则临床上二者常相互影响、互为因果。胃肠道疾病可致失眠，失眠也可导致胃肠道疾病的发生，现着重讨论前者。实验研究提示，原来认为只存在于脑内的肽类物质，如与睡眠密切相关的5-羟色胺、胆囊收缩素、血管活性肠肽等，被发现在胃肠道中也有分布，这些物质同时对胃肠道运动有重要的调节作用，证实胃肠与睡眠之间确实存在相互影响的物质基础。随着增龄、消化器官逐渐老化，胃酸、消化酶分泌减少，胃肠动力减弱，饮食稍不节，就极易损伤脾胃，“饮食自倍，肠胃乃伤”，致饮食停滞，胃失和降影响营卫运行而造成失眠。对此，只需消食导滞和胃，睡眠自然恢复，如服用枳术丸、保和丸、木香槟榔丸等。

医案二

王某，女，76岁，2014年4月8日初诊。

主诉：睡眠差，时上腹饱胀痛，打嗝，胸部气息不舒，眼部干涩，无烧心、反酸，大便偏干，食欲可，情绪欠好，舌嫩红，苔黄少，脉细。

诊断：（肝气郁滞）不寐（西医称为失眠）。

治则：疏肝理气，和胃安神。

方药：酸枣仁汤加减。

酸枣仁30g，川芎15g，知母15g，茯苓30g，丹参15g，砂仁（后下）6g，檀香9g，柏子仁12g，佛手15g，菊花15g，女贞子20g，刺蒺藜15g，当归15g，甘草6g。7剂，每日1剂。

1周后因耳道发痒、打喷嚏就诊，告知睡眠、上腹胀痛、眼部不舒服药后好转，辨证风热上扰，予翘荷汤加减，4剂后上症缓解。

医案三

管某，男，65岁，因睡眠不宁，上腹不舒于2014年11月26日就诊。

主诉：伴心烦、潮热、汗出，无反酸、烧心、打嗝，大便正常，舌红，苔黄，脉滑。

辨证：胆胃不和。

治则：清降痰热，和胃利胆。

方药：黄连温胆汤。

黄连9g，瓜蒌皮15g，法半夏12g，陈皮10g，茯苓20g，枳壳10g，薤白10g，竹茹12g，甘草6g，蒲公英20g，苏叶15g，神曲10g，生姜4片。共服10剂，上症缓解。

按：“胃不和”致失眠的治疗，应以治胃为要，不管是运脾和胃、疏肝和胃、清降胃火还是清胆和胃，均需遵循“腑以通为用，胃以降为和”的原则，不止用降气的药物，还要降痰浊、湿、瘀、气、火等，包括理气、行滞、消导、涤荡、苦降、化痰、化湿、化饮等，“以和为贵”。吴光炯认为中医的治法虽多，但总是通过补偏救弊或因势利导，协助机体启动、矫正自稳调节装置来维持内环境的稳态，和其不和而达到治病的目的，故临证主张用和合思想指导处方用药，“和”不仅是温和，更是调和，包括升清降浊、辛开苦降、寒温并用、补泻宣通、燥湿并用等。

对于有睡眠障碍的老年人，吴光炯还常采用非药物疗法。指导老年人坚持参加日间活动，嘱白天睡眠时间不宜超过1小时；睡前避免任何刺激性或使人兴奋的活动，睡前避免进食，尤其少饮水以防夜间起床小便影响睡眠。

来源：中国中医药报2023年04月12日5版。

伍炳彩运用柴胡桂枝汤治验 1 则

杨 坤[1] 伍建光[2]
1. 江西中医药大学，江西 南昌 330004
2. 江西中医药大学附属医院，江西 南昌 330006

国医大师伍炳彩是江西中医药大学教授，其治学严谨，勤求古训，临证善用经方。下文为伍炳彩运用柴胡桂枝汤治疗头两侧紧束样疼痛验案 1 则。

方证解析

柴胡桂枝汤见于《伤寒论》第 146 条："伤寒六七日，发热微恶寒，肢节烦疼，微呕，心下支结，外证未去者，柴胡加桂枝汤主之。"其中发热恶寒、肢体疼痛为太阳表证未解、风寒束表之象，呕吐、心下支结为邪气内传、少阳枢机不利、胆热犯胃之证，太阳表邪未解而又并入少阳，形成太阳少阳并病，而微字说明病症俱轻，柴胡桂枝汤主之，以小柴胡汤、桂枝汤各取半量合而为成，既用桂枝汤解肌祛风，以散太阳之邪，又取小柴胡汤通利枢机，和解少阳之邪，使相引为援的太少两感共同化解。

伍炳彩认为，柴胡桂枝汤病机本质就是太阳表证未解，邪犯少阳。病位按六经辨证来说为太阳、少阳两经并病；按八纲辨证来说属于阳病，表里同病，偏于寒证、实证；按气血辨证来说应以气分为主；按脏腑辨证来说应涉及肝、胆、脾、胃。本方以小柴胡汤半量，和解少阳枢机、扶正达邪，桂枝汤半量，解肌祛风、调和营卫。但凡症见发热，微恶风寒，肢节烦疼，微呕，胸胁心下如有物支撑感，伴有舌苔薄白、脉浮弦者皆可使用，临证时只要能反映外证未解、少阳枢机不利的病机特点，但见一证便是，不必悉具。伍炳彩在使用柴胡桂枝汤时，多根据问诊中是否有太阳穴处、两侧颈动脉处、两胁肋处等少阳经巡行部位疼痛，是否有口苦、反酸打饱嗝等胆热病症，是否容易出汗、是否喜风吹、是否怕冷、是否有项背疼痛等太阳表证来审证用药。在临床应用中，伍炳彩对于药物的配伍也是严格按照原方来执行，他认为仲景药物的配伍是很严谨的，小柴胡汤中柴胡一味不能称为和解少阳，必须配伍黄芩，一散一清，透表泄热，调畅气机；配伍人参是因邪气从太阳传入少阳，缘于正气本虚，不能抵御外邪，佐之补中益气，扶正以祛邪，正气旺盛则邪无内向之机；半夏归胃经，少阳枢机不利、胆热犯胃，胃失和降，佐之以和胃降逆；生姜助半夏和胃降逆，大枣助人参补中益气，甘草调和诸药。桂枝汤中桂枝、白芍相配可辛散解表而不伤阴、敛阴合营而不恋邪，白芍与甘草相配使酸甘化阴以助阴，桂枝配甘草辛甘化阳以助阳，白芍、大枣相配益阴敛营以合营，桂枝配生姜辛散解肌以调卫，生姜大枣相配温补脾胃以和营卫。

典型医案

刘某，女，49 岁，2018 年 6 月 8 日初诊。

主诉：两侧紧束样疼痛近 2 月，症见头部两侧紧束样疼痛，怕冷，双眼视物模糊，周身困重，颈肩背部自觉僵硬发紧，换季或变天时腰及以下关节酸，脾气急躁易怒，容易上火，易出汗，口渴欲饮，有时饮不解渴，想吃酸味食物，无口苦口黏，纳一般，易胃胀，偶有胃脘部灼热感，寐可，大便偏干，两日一行，小便可。末次月经 2018 年 4 月 27 日，平素月经周期不规律，提前 2~3 天，经期腰酸，经量稍少，色暗红，有血块，无痛经，无经期乳房胀痛。舌质淡苔白腻，舌下络脉粗，脉弦稍数寸旺。

方药：柴胡 10g，半夏 10g，党参 10g，甘草 6g，黄芩 10g，桂枝 10g，白芍 10g，豨莶草 10g，蔓荆子10g，全蝎3g，生姜3片，大枣2枚，10剂。

2018年6月18日二诊，服上方后头紧样疼痛减轻七分，头晕较前减轻四分，肩颈困重减轻，双手小指、无名指夜间发麻，腰以下酸痛改善不明显，怕冷，易出汗，晨起胃脘部有灼热感，进食后无缓解，纳可寐安，二便平。末次月经2018年6月11日，经期5天，经量偏多，经色暗，夹有少许血块，经期无乳房胀痛。舌质淡苔白，舌下络脉瘀滞，脉弦寸旺。守上方15剂。

2018年8月2日三诊，服上方后症状减轻。现无头痛，无头晕和紧束痛感，肩颈部稍感僵硬紧束，疲劳乏力，纳一般，寐可，大便黏厕所，每日一行，小便稍有解不净感。末次月经2018年7月4日，经期5天，无血块，无痛经，无乳胀。舌淡暗，苔根部黄腻，舌下络脉粗暗，脉软寸旺。处方李氏清暑益气汤（黄芪、苍术、升麻、人参、泽泻、陈皮、白术、麦冬、当归、炙甘草、青皮、黄柏、葛根、五味子）。

按：从经脉循行路线来看，头部两侧为少阳经脉循行路线，肩颈背既有少阳经又有太阳经脉循行。从脏腑来看，肝开窍于目，酸为肝之味，肝主怒，容易上火，反映肝经有火，肝胆互为表里，肝经有热传入胆经，可见胆火上扰的病症；患者容易胃胀，偶有胃脘部灼热感即为胆火扰胃，致使胃气不降，脾胃气机逆乱。从寒热来看，紧束样疼痛多为风寒之邪遏阻一身之阳气，经脉不利，且寒主收引，经脉拘急，而口渴、饮不解渴是内有郁热的表现。从表里来看，有一分恶寒，即有一分表证，怕冷为外邪束表，卫气被遏，不能正常发挥“温分肉”的功能。患者有汗出，表明腠理疏松，营阴外泄、营卫不和，为太阳伤寒与太阳中风的鉴别要点。结合脉象，弦主肝胆，数主热，而寸脉主上焦，所以该患者初诊时即表现为风寒束表、营卫失调夹有肝胆郁热、枢机不利，予柴胡桂枝汤解肌祛风、和解少阳。豨莶草、蔓荆子是伍炳彩常用药对，用于治疗湿邪上蒙清窍、湿邪痹阻经络等症。患者周身困重，是有湿邪痹阻周身经络的表现，且患者换季或变天时腰及以下关节酸，风寒湿痹较为明显，加用全蝎增强祛风通络之功。该患者虽然有脾气急躁易怒、易上火、月经提前等肝经热证表现，但是无口苦，无目赤肿痛，无经期乳房胀痛，而反见视物模糊，月经量少，舌质淡。目受血则能视，肝血不足不能养目，则视物模糊，肝主藏血，女子以肝为先天，肝血不足则月经量少，且患者接近更年期，《素问·上古天真论》云“女子七七，任脉虚，太冲脉衰少，天癸竭”，所以此处的肝经热证表现应判断为肝阴血不足，阴虚火旺所致，并非实火。结合患者想吃酸味食物，《黄帝内经》云“味过于酸，肝气以津”，食酸太过则肝气旺盛，迫津外泄，肝之阴血受损。因此伍老临证时并未选用清泻肝胆实火类方药。二诊时患者症状较前好转，虽有手指发麻、腰以下酸痛，但主要矛盾未变，仍守前方。三诊时症状痊愈，因久病正气皆抵御邪气外出，脾胃功能孱弱，精微物质及水湿运化失常，则见疲劳乏力、便黏、脉软等脾虚湿盛之象，予李氏清暑益气汤后病愈。

来源：中国中医药报2023年06月16日5版。

夏桂成“调周”治崩漏

罗倩倩　谈　勇　胡荣魁　夏　云

南京中医药大学附属医院，江苏 南京 210023

崩漏是指经血非时暴下不止或淋漓不尽，前者称崩中，后者谓漏下，是月经周期、经期、经量严重紊乱的一种疾病，是妇科的常见病、多发病。

国医大师夏桂成是江苏省中医院主任中医师、教授，长期从事中医妇科临床与教学工作，提出“经间期学说”“月经周期节律调节法”“心－肾－子宫轴”等学术观点，对于妇科疑难杂症积累了丰富的临床经验。现就夏桂成临证经验和相关验案作简要介绍。

临证经验

急则塞流，不唯止血　《丹溪心法附余》中提出治崩三大原则：塞流、澄源、复旧，即“治崩次第，初用止血以塞其流，中用清热凉血以澄其源，末用补血以还其旧”。在“急则治其标，缓则治其本”原则指导下灵活选用，夏桂成认为，出血量较大时应首重止血，却不唯止血。围绝经期崩漏应首先排除子宫内膜恶性病变，先行诊刮以明确诊断；出血时间较长，应考虑夹有血瘀，则需化瘀止血，常选方加味失笑散（药用炒当归、赤芍、制香附、五灵脂、炒蒲黄、益母草），用于瘀阻冲任，新血难归之月经淋沥不尽；偏阴血虚者，则需滋阴止血、补益肝肾，方选加减二至地黄汤（药用女贞子、墨旱莲、大生地黄、怀山药、山萸肉、牡丹皮炭、茯苓等）合加味失笑散，补而不滞，滋而不腻，止血而不留瘀。

调周立论，分期论治　崩漏血止后应重在调周论治。夏桂成创造性地提出“经间期学说”，完善了妇科周期理论，将女性月经周期具体分为行经期、经后期、经间期、经前期4期。行经期重在活血调经，方选五味调经汤加减（当归、丹参、赤芍、五灵脂、桃仁、红花、益母草、艾叶等）；经后期重在滋阴养血，方选二甲地黄汤加减（制龟板、炙鳖甲、怀山药、山萸肉、熟地黄、赤白芍、茯苓、丹参等）；经间期重在重阴转阳，方选补肾促排卵汤加减（丹参、赤白芍、怀山药、山萸肉、茯苓、川断、菟丝子、制香附、五灵脂等）；经前期重在补肾助阳，方选毓麟珠加减（炒当归、赤白芍、怀山药、山萸肉、紫丹参、菟丝子、鹿角霜、生山楂、茯苓等）。

大整体观，心（脑）为主导　夏桂成从《周易》阴阳消长转化观点出发，根据女性生殖生理轴的圆运动生物钟节律，提出心（脑）－肾－子宫轴调节轴，并将其运用于临床，取得显著疗效。长期临床观察，当问及患者二便情况时，多有偏稀，或先干后稀，或有腹胀、失气频等症状，提示有肝郁或脾虚，常用党参、白术、荆芥等健脾疏肝之品。故夏桂成又提出“心（脑）－肾－肝－脾－子宫轴”，认为调整女性周期节律应从大整体观调治，并以心为主导。“心为五脏六腑之大主”，“肾”这个脏腑不动，“肾主静”，靠心气推动。故夏桂成认为，临床中单纯的肾阴虚、肾阳虚是不存在的，肾虚必然兼夹心虚，如心肾阳虚、心肾阴虚。夏桂成认为“心不静，则肾不实”，因此在运用大整体观念时，必须将心放在首位。

典型医案

患者，女，44岁，2018年5月31日初诊。

主诉：因“月经淋漓不净2个月”就诊。现患者末次月经2018年4月3日，持续至今未净，量时多时少，色深红，无痛经，量多时有大血块。13岁初潮，7/26天，量中，色暗红，无痛经。2017年1月因“经行未净”行诊刮术，病理示增生期子宫内膜，诊刮后阴道流血持续未净，口服3个周期避孕药方调治。

刻下：月经已淋漓2个月，量不多，色深红，无血块，无腰酸及腹痛，大便易稀溏，夜寐欠佳，易醒，醒后难入眠，焦虑，易烦躁。舌淡红，苔薄白，脉细弦。2018年5月30日B超：内膜1.4cm，子宫附件未见明显异常。

诊断：（脾肾两虚、心肾不交、瘀血内阻型）崩漏（西医称为子宫异常出血）。

病机分析：水不涵木，肝郁化火，迫血妄行。

治则：清心健脾，化瘀固冲。

方药：清心健脾汤合加味失笑散。

钩藤（后下）10g，莲子心3g，炒白术15g，潞党参10g，广木香6g，砂仁（后下）3g，青龙齿（先煎）10g，莲子肉10g，炒蒲黄（包煎）10g，黑当归10g，炒五灵脂（包煎）10g，血余炭10g，大蓟、小蓟各10g，制苍术10g，地榆炭10g，马齿苋15g。12剂，每日1剂，水煎，早晚分服。嘱夜寐不宜迟，注意心情调摄。

2018年6月11日二诊，药后2天（6月3日）出血止，6月9日又现少许深褐色分泌物，现转少许粉红色，自觉疲劳感。按经后期论治，予清心健脾汤：钩藤（后下）10g，莲子心3g，黄连3g，青龙齿（先煎）10g，党参15g，炒白术10g，广陈皮6g，广木香

6g，菟丝子 10g，砂仁（后下）3g，白芍 10g，山萸肉 9g，川断 10g，炒酸枣仁 20g，生地榆 10g，生黄芪 10g。7 剂，每日 1 剂，水煎，早晚分服。后继予经前期论治，补天种玉丹合钩藤汤：丹参 10g，赤芍、白芍各 10g，淮山药 10g，山萸肉 9g，川断 10g，茯苓、茯神各 10g，杜仲 10g，巴戟天 9g，鹿茸片（另煎）6g，广木香 6g，炒白术 10g，生黄芪 10g，钩藤（后下）10g，莲子心 3g，合欢皮 10g，炒酸枣仁 20g，太子参 15g。12 剂，每日 1 剂，水煎，早晚分服。

2018 年 6 月 28 日三诊，阴道无流血，已净 2 周，基础体温（BBT）单相，似有体温上升，见少许拉丝状带下，小腹冷感，尿频，寐易醒，大便正常。舌淡红苔薄白，脉细弦。继续经前期论治，补天种玉丹合加味失笑散加减，佐以少许清心之品：黑当归 10g，赤芍、白芍各 10g，茯苓、茯神各 10g，炒川断 10g，菟丝子 10g，杜仲 15g，鹿茸片（另煎）6g，鹿血晶（另服）1g，山萸肉 9g，紫石英（先煎）10g，太子参 15g，炒五灵脂（包煎）10g，钩藤（后下）10g，莲子心 3g，炒酸枣仁 10g，合欢皮 10g。12 剂，每日 1 剂，水煎，早晚分服。继予经期方：制苍术 10g，制香附 10g，生山楂 10g，丹参 10g，赤芍 10g，川牛膝 10g，泽兰叶 10g，益母草 15g，肉桂（后下）6g，红花 6g，广木香 6g，茯苓 10g。7 剂，每日 1 剂，水煎，早晚分服。

如此调治数月，重在清心健脾，兼有化瘀止血，周期渐恢复正常，BBT 恢复双相。2019 年 1 月 31 日复诊，月经周期第 19 天，无阴道出血，妇科 B 超提示子宫内膜 0.7cm。本例患者月经淋漓不尽，带下偏少，伴有寐差、焦虑，心（脑）的问题较为关键，目前仍在中药调治巩固中。

按：本案患者年逾四十，卵巢功能退化，以“月经淋漓不净 2 月余”就诊，属围绝经期崩漏。围绝经期心理容易波动，体质下降，结合患者症状、体征及舌苔、脉象，认为其属脾肾两虚、心肾不交、瘀血内阻。既往曾行诊刮，已排除子宫内膜恶性病变。来诊时正值漏下不止，病程日久，治疗上主要在于清心安神、健运脾胃、化瘀固冲，选方清心健脾汤合加味失笑散加减。待血止后，重在调周治疗，平衡阴阳，以期恢复正常月经周期。如此调治，患者渐愈。

来源：中国中医药报 2023 年 07 月 05 日 5 版。

小柴胡汤合桂枝茯苓丸治乳癖验案

杜志春

甘肃省平凉市泾川县中医医院，甘肃 平凉 744300

小柴胡汤出自《伤寒杂病论》，其功效主要是“和解少阳，和胃降逆，扶正祛邪”。桂枝茯苓丸出自《金匮要略》，其主要功效是“活血，化瘀，消癥”，临床用于妇人宿有癥块，或血瘀经闭、行经腹痛、产后恶露不尽等。笔者跟随家父、甘肃省平凉市泾川县中医医院已故老中医杜浩昌临床实践，获益匪浅，现将其用小柴胡汤合桂枝茯苓丸治疗“非肿瘤性乳房肿块”临证经验整理分析如下。

袁某，女，31 岁，2020 年 7 月初诊。

主诉：双侧乳房胀痛 2 年，加重 2 月。

现病史：患者自诉 2 年前出现经期先后不定，自觉双侧乳房增大，随后出现双侧乳房胀痛。经某三甲医院肿瘤科诊治，服用逍遥丸、当归片及其他中药，病情缓解，但停药后病情加重且反复发作，于是来诊。

刻下：月经不规则，经前、生气、劳累后两侧乳房胀痛加重，伴有痛经、胁肋胀痛、烦躁、口苦、头痛、腰膝酸软等症状。近期行乳腺彩超、钼靶片、乳腺肿瘤标志物检查，均排除乳腺肿瘤。

查体：患者形体消瘦，精神可，舌质淡，苔薄白，脉弦涩，胸廓对称无畸形，双乳呈杯型对称，乳头乳晕及皮色无异常，乳头无溢出液，右侧乳房外上象限可扪及 4.5cm × 3.5cm 包块，压痛，质稍硬，左侧乳房外上象限可扪及 4.5cm × 3.5cm 包块，有压痛，质中硬，边界尚清，活动度尚可，表面软且较光滑，双侧腋下淋巴结增大。

西医诊断：非肿瘤性乳房肿块（乳腺增生、乳腺结节等）。

中医诊断：乳癖（肝郁血瘀型）。

方药：柴胡 15g，黄芩 10g，人参 15g，清半夏 10g，炙甘草 8g，生姜 6g，大枣 4 枚，桂枝 10g，牡丹皮 15g，茯苓 20g，桃仁 10g，白芍 15g，醋香附 15g，穿山甲 10g，牡蛎 40g。每日 1 剂，连服 7 天。

二诊：双侧乳房胀痛明显减轻，本次月经来潮后痛经缓解，色红，有少量血块，经期胁肋胀痛、烦躁、口苦、头痛等症状较前明显缓解。上方柴胡、香附加量至 20g，继服 7 剂。

三诊：双侧乳房胀痛基本消失，双侧乳房肿块明显缩小，其余诸症状较前明显缓解。二诊方剂继服 7 剂，然后嘱患者服用中成药小柴胡汤丸合桂枝茯苓丸 2 个月。半年后随访，诸症状基本消失，双侧乳房肿块明显缩小。

按：小柴胡汤出自《伤寒杂病论》，书中将“有柴胡证，但见一证便是，不必悉具”作为辨证要点。在临床实践中，家父认为“胸胁苦满”才是应用小柴胡汤的辨证要点，该患者形体消瘦，舌质淡，苔薄白，脉弦涩，可知患者为“肝郁”体质，同时伴有月经不规则，经前、生气、劳累后两侧乳房胀痛加重等症状，符合小柴胡汤“胸胁苦满”的辨证要点，故首选小柴胡汤类方剂。

四诊合参显示患者具有寒凝血瘀的体质，符合《金匮要略方义》中桂枝茯苓丸“为化瘀消癥之缓剂”的辨证要点。《金匮玉函经二注》：“桂枝、桃仁、丹皮、芍药能去恶血……肝藏血，血蓄者肝急……利而行之。”乳房是肝经必经之路，血瘀者肝急，导致肝经循行部位气血不畅，形成瘀积并积聚在乳房而发生病变。桂枝茯苓丸具有温阳通脉、化瘀消癥之功效，与小柴胡汤“疏肝解郁”功效合用，共奏疏肝解郁、化瘀消癥之功。

来源：中国中医药报 2023 年 08 月 16 日 5 版。

张恩树运用清骨散加减治疗手足心热

杨晓明

江苏省仪征市中医院，江苏 扬州 211404

清骨散源自《证治准绳》，方由银柴胡、胡黄连、秦艽、鳖甲、地骨皮、青蒿、知母、甘草组成，具有清虚热、退骨蒸的功效，用于治疗阴虚内热、虚劳骨蒸，症见午后或夜间潮热盗汗、骨蒸心烦、咽干、舌红少苔、脉象细数。方中银柴胡味甘苦、性微寒，直入阴分而清热凉血，善退虚劳骨蒸之热而无苦燥之弊，为君药。知母泻火滋阴以退虚热，胡黄连入血分而清虚热，地骨皮凉血而退有汗之骨蒸，三药俱入阴退虚火，以助银柴胡清骨蒸劳热，共为臣药。秦艽、青蒿皆辛散透热之品，清虚热并透伏热使从外解；鳖甲咸寒，既滋阴潜阳，又引药入阴分，为治虚热之常用药，同为佐药。使以甘草，调和诸药，并防苦寒药物损伤胃气。本方集大队退热除蒸之品于一方，重在清透伏热以治标，兼顾滋养阴液以治本，共收退热除蒸之效。

手足心热是一种临床常见症状，主要是指手心、足心有自觉发热感，临床大多是阴虚内热导致的发热。手足心热常见于西医学中的甲状腺功能亢进、自主神经功能紊乱、围绝经期综合征等疾病。

江苏省扬州市名中医、仪征市中医院主任医师张恩树认为，手足心在人体属里属阴，阴虚则生内热，阴虚阳亢，水不能制火，导致虚火内扰，发为手足心热，治疗以滋阴清热降火为主，根据临床表现，具体辨证施治。笔者有幸跟师学习，现将张恩树运用清骨散加减治疗手足心热验案1则整理如下。

张某，女，28岁，2023年5月15日初诊。

主诉：手足心烦热难耐，夜间热甚，历时一月余，常欲手握冷物，卧时手脚喜伸被外，口燥舌干，腰膝酸软，舌质光红，苔少，脉细数。

辨证：肝肾阴虚，虚火内扰。

治则：滋阴清热，补益肝肾。

方药：清骨散加减。

银柴胡10g，地骨皮10g，秦艽10g，知母10g，生甘草6g，白薇10g，酒黄芩10g，芦根15g，酒女贞子10g，墨旱莲10g。7剂，水煎服，分早晚温服，并嘱其饮食宜清淡，忌食肥甘厚腻、辛辣刺激之品。

2023年5月22日二诊，药后诸症悉除，舌质淡红，苔薄，脉细。上方再进7剂，以资巩固。

按：本案乃体内阴阳平衡失调，阴液亏虚，肾水不能抑制心火，导致虚热内扰，故见手足心烦热难耐。方中银柴胡、地骨皮、秦艽、知母、白薇清虚热，退骨蒸；酒黄芩升散，泻火解毒，清热燥湿；芦根甘寒，有清热泻火、生津止渴之功；酒女贞子、墨旱莲合为二至丸，能够滋补阴液、补肝益肾；生甘草清热解毒，调和诸药。纵观全方，药证相符，能补益肝肾，平衡阴阳，使阴平阳秘，手足心热自消。

来源：中国中医药报2023年07月06日4版。

张英栋以大黄附子细辛汤为主治疗甲减

杨　婉

山西中医药大学

山西省中西医结合医院中医科副主任医师张英栋临证擅用经方，笔者有幸跟师学习，近日张英栋以大黄附子细辛汤为主治疗1例甲状腺功能减退症，取效佳，现将该医案整理分析如下。

安某，女，10岁，2023年7月26日初诊。

主诉：甲状腺功能减退3个月。目前口服优甲乐（左甲状腺素钠片），每日1/2片，麻仁润肠丸每日早、晚各1.5袋。2023年7月20日甲功三项结果为三碘甲状腺原氨酸（T3）：2.34nmol/L，四碘甲状腺原氨酸（T4）：135.4nmol/L，促甲状腺激素（TSH）：3.670μIU/mL。

刻下：精神、睡眠好，饮食一般，挑食，颈部肿大，大便2～3日一行，不干不稀，基础体温36.5℃，头、颈部易多汗，冬天手脚冰凉。舌淡胖，苔薄白，舌下淡。诊断：瘿病（少阴证）。

治则：温运通便。

方药：大黄附子细辛汤。

大黄3g，附子3g，细辛3g。颗粒剂，每日1~2袋（1袋为1/2剂），根据大便情况调整，希望大便1天1次。嘱患者将食量控制在食欲的1/3（损谷法），控制汗出，希望做到"无汗而热"。麻仁润肠丸按原量服用。

2023年7月31日二诊，患儿精神、睡眠好，食欲较好，食量控制在7成。大便1～2日一行，不干不稀。基础体温36.3~36.9℃，头、颈部汗出减少。中药继服大黄附子细辛汤，加量服，早、晚各1袋。同时将麻仁润肠丸逐渐减量至每日0.5袋，优甲乐每日1/2片。

2023年8月7日三诊，患儿精神、睡眠好，食欲好，食量控制在7成。大便1~2天一行，偶尔偏稀。基础体温36.6℃，头、颈部汗出减少。中药继服大黄附子细辛汤，早、晚各1袋，停麻仁润肠丸，优甲乐每日1/2片。

2023年8月14日四诊，患儿精神、睡眠好，食欲好，食量控制在7成。大便1日1行，偶尔偏稀。基础体温36.4℃，无汗出。中药继服大黄附子细辛汤并适当加量，理中丸早、晚各1袋（1袋为5g），希望身体热，关注舌质变化，优甲乐减量，一日1/2片、一日1/4片交替服用。嘱患者继续控制食量在3~5成。

2023年8月21日五诊，患儿精神、睡眠好，食欲好，食量控制在4~5成。大便1日1行，不干不稀。基础体温36.5℃，无汗出。2023年8月19日甲功三项检查结果为TSH：2.770μIU/mL，游离三碘甲状腺原氨酸（FT3）：5.76pmol/L，游离四碘甲状腺原氨酸（FT4）：18.31pmol/L。中药继服大黄附子细辛汤，减量服，一日2袋、一日1袋交替服用。理中丸早、晚各1袋。优甲乐减量至1/2片，隔日服1次。

2023年8月30日六诊，患儿精神、睡眠好，食欲好，食量控制在4~5成。大便1日1行，正常。基础体温36.2℃，无汗出。中药继服大黄附子细辛汤，一日2袋、一日1袋交替服用。理中丸早、晚各1袋。优甲乐减量至1/4片，每两日服1次。

2023年9月15日七诊，患儿精神、睡眠好，食欲好，食量控制在4~5成。大便1日1行，正常。基础体温36.2℃，无汗出。2023年9月9日甲功三项检查结果为：TSH：3.700μIU/mL，FT3：5.06pmol/L，FT4：19.55pmol/L。中药继服大黄附子细辛汤，加量服，早、晚各1袋。理中丸加量服，早、中、晚各1袋。优甲乐减量至1/4片，每3日服1次，情况稳定则每4日服1次，逐次增加间隔1天。

2023年9月30日八诊，患儿精神、睡眠好，食欲好，食量控制在4~5成。大便1日1行，偶尔偏稀。基础体温36.2℃，无汗出。2023年9月29日甲功五项检查结果为T3：2.12nmol/L，T4：126.2nmol/L，TSH：2.270μIU/mL，FT3：6.25pmol/L，FT4：23.43pmol/L。中药继服大黄附子细辛汤，早、晚各1袋。理中丸早、中、晚各1袋。优甲乐减量至1/4片，每4日服1次，情况稳定则每6日服1次，逐次增加间隔2天。

2023年10月15日九诊，患儿精神、睡眠好，食欲好，食量控制在4~5成。大便1日1行，正常。基础体温36.2℃，无汗出。2023年9月29日甲功五项检查结果为T3：1.63nmol/L，T4：111.7nmol/L，TSH：2.400μIU/mL，FT3：4.55pmol/L，FT4：21.43pmol/L。中药继服大黄附子细辛汤，早、晚各1袋。理中丸早、中、晚各1袋。优甲乐减量至1/4片，每8日服1次，情况稳定则逐次增加间隔2天。

按：甲减症在中医学中无专有病名，基于患儿临床主要表现为脖子肿大，故诊断为瘿病。本案患儿先天禀赋不足，水谷精气不充，阳气虚衰，不能温煦四肢，故见手足冰凉；脾气虚弱，运化无力，中焦气机升降失司，可见食欲减退、挑食；气虚大肠传送无力，血虚津枯，肠道失润，故而便秘，呈一派不足之象。结合舌淡胖、苔薄白、舌下淡，辨为少阴证。通过中药和生活处方治疗，希望达到增强运化、调节代谢、减停西药的目的。

本案患儿为远程治疗，处方兼顾用药和生活两方面，围绕“中医治人、人治病”，目标并不是指标，而是人的整体健康，优甲乐从每日1/2片减少至每8日1/4片、用量减少为原先1/16的前提下，指标一直很好。用药上，根据患儿挑食、大便失常、手脚凉等症，予小剂量大黄附子细辛汤激发阳用，理中丸“理中焦”，以患儿大便次数为健康指标调整药量。生活处方上采用损谷法，即减少过多谷物摄入的负担，以期提高脾胃运化功能，恢复自身自主代谢能力。同时临床上有很多患儿因出汗多导致体温低，进一步导致基础代谢降低，影响运化，嘱患儿控制出汗、保暖，尽可能长时间保持全身“无汗而热、热而无汗”的状态，以提高基础代谢率（本案患者基础体温呈现不断下降的趋势，结合其舌质一直淡胖的情况，在后期完全停掉优甲乐后会采用以鹿角胶为主的方剂以提高基础体温、改善舌质）。

本案患儿年龄小，病史短，经过2个月余纯中医治疗，优甲乐药量大幅减少，目前大便正常，食欲可控，汗出减少，甲功各项指标正常。治疗还在继续，最终目标是帮助患儿停掉需长期服用的优甲乐，减少其对孩子生长发育的长期干扰，激发机体本身的调节机制，恢复整体和长久健康。

来源：中国中医药报2023年11月06日5版。

张英栋用经方联合治疗银屑病验案1则

陈泓朋
山西省吕梁市交口县温泉乡卫生院，山西 吕梁 032499

笔者有幸师从山西省中西医结合医院中医科副主任医师张英栋老师，跟师期间，目睹其用多首经方联合治疗银屑病，获益匪浅，现将医案整理分析如下。

宋某某，男，9岁，2021年12月16日初诊。

主诉：7个月前无明显原因左上臂长出散在疹点，当地医院诊断为“银屑病”，给予卡泊三醇等药物外用治疗，效果不佳，皮损逐渐蔓延至全身，上覆银白色片状鳞屑。后给予中成药消银颗粒和中药汤剂（具体不详）治疗，皮损时轻时重，反复不愈。1个月前停上述药物后皮损加重，后背、四肢有大量新起的疹点，诉瘙痒严重，其上抓痕明显。

刻下：全身怕冷明显，腹部、腰臀部和四肢凉且不易出汗。因皮损剧烈瘙痒入睡困难，夜间易醒。大便1~2天1次，偏干、不顺畅，便不尽感明显，小便正常。全身大面积斑片状斑丘疹，色暗红，密集分布在背部、腰臀部、腹部和四肢，皮损厚硬、干燥，上布白色片状鳞屑，Auspitz征阳性，抓痕明显。舌苔白腻，舌色淡，质暗，舌下瘀，左关细弦缓，右关弦滑。

辨证：本案症状复杂，需要多层次辨析。张英栋临床将常见的寒湿郁于表及上、运化不足于里及下、邪气疏泄运化不及导致郁热于中的情形，命名为“三明治模型”——表及上疏泄不及属“阴”，里及下运化不足属“阴”，中间层郁热属“阳”，外面两层一样而中间层不同，类似于两层面包中间夹着一层肉和蔬菜的“三明治”。该患儿按“三明治模型”分析：全身怕冷、身体多处不易出汗为寒湿郁于表层；腹部、腰臀部和四肢凉、舌苔白腻为最里层运化不足；大便偏干、不顺畅、有便不尽感为中间层郁热。

治则：宣散在表的寒湿，提高在里的运化，散掉中间层的郁热。

方药：桂枝汤（肉桂15g，赤芍15g，生姜15g，甘草10g，大枣12g）、小青龙加石膏汤（麻黄3g，桂枝3g，赤芍3g，甘草3g，姜半夏3g，醋五味子3g，细辛3g，干姜3g，生石膏2g）、大承气汤（生大黄4g，姜厚朴8g，麸炒枳实5g，芒硝3g）和变通四甲散（鳖甲10g，鸡内金10g，龟板10g，鹿角胶12g）。诸方合用，同时治疗“三明治模型”的三层，药物均使用中药智能免煎颗粒剂，桂枝汤和变通四甲散早晚饭前各服1袋，小青龙加石膏汤和大承气汤早晚饭后各服1袋。可以适当加减剂量和服药次数。

2021年12月21日二诊，患者诉服药后全身怕冷较初诊减轻1/3，腹部、腰臀部和四肢凉较初诊减轻1/4。大便1日1~2次，偏稀、顺畅，已无便不尽感。全身皮损逐渐变薄，脱屑减少，新起疹点逐渐变薄，皮损仍干燥瘙痒明显。舌苔白腻，舌下瘀滞减轻，左关弦滑，右关缓滑。继服桂枝汤，另加麻黄附子细辛汤（麻黄3g，黑顺片3g，细辛3g）并单开鹿角胶12g，都用中药智能免煎颗粒剂，麻黄附子细辛汤与鹿角胶早饭前各服1袋。

2021年12月28日三诊，患者诉服药后全身怕冷、腹部、腰臀部和四肢凉较初诊减轻1/2，近日手脚心出汗偏多。皮损瘙痒较初诊减轻1/2，除四肢皮损仍厚硬外，其余皮损逐渐变薄变淡，范围缩小，干燥、脱屑减轻，无新起疹点。舌苔腻减轻，舌下瘀滞减轻，左关细弦滑，右关弦滑。继服桂枝汤，服法同初诊，予小青龙汤（麻黄3g，桂枝3g，赤芍3g，甘草3g，姜半夏3g，醋五味子3g，细辛3g，干姜3g）合四逆散（北柴胡9g，麸炒枳壳9g，赤芍9g，甘草9g）及四逆汤（干姜15g，制附片15g，甘草15g），均采用中药智能免煎颗粒剂。

2022年1月3日四诊，患者诉服药后自觉身体温热、已不怕冷，腹部、腰臀部和四肢基本感觉不到凉，手脚心出汗较三诊减少1/2。全身皮损逐渐变薄变淡，大部分消退，剩余皮损已基本不痒。舌苔薄白，舌下瘀滞减轻，左关细滑，右关弦滑。继服桂枝汤，针对手脚心出汗予桂枝加龙骨牡蛎汤（煅龙骨15g，煅牡蛎15g，赤芍15g，桂枝15g，生姜15g，大枣12g，甘草10g）。

2022年1月11日五诊，患者诉服药后腹部、腰臀部和双下肢转热、时有微汗，上身出汗可控。全身皮损变薄变淡，脱屑减少，大部分皮损消退明显，露出白色消退印记，四肢遗留少量厚硬皮损，皮肤较前变润，已无新起皮疹。予温经汤（当归12g，赤芍12g，川芎12g，生姜18g，牡丹皮12g，肉桂12g，姜半夏15g，麦冬30g，制吴茱萸18g，阿胶自备12g，北沙参12g，甘草12g）和小青龙汤，均采用中药智能免煎颗粒剂，温经汤饭前、小青龙汤饭后各服1袋。1年后随访情况平稳。

按：患者之前治疗效果不佳，停药后皮损加重，说明治疗未及疾病本质，只在"掩饰"皮损。张英栋老师治疗不到1个月的时间，身体整体情况变好，皮损也基本消退，说明皮损是身体内部出现问题所反映出的信号，"立足整体治疗局部"的方法也是有效的。

患者初诊时全身怕冷，腹部、腰臀部和四肢凉，可能是患者素体的情况，也有可能是因前7个月的误治所致。张英栋老师治疗过程中，服用温通类中药让身上变热、同时控制出汗，即以"无汗而热、热而无汗"为目标。此时身体整体运化提高，瘀积在体内的气血痰湿食等病理产物减少，皮损自然变好。

治疗前后用了桂枝汤、小青龙加石膏汤、大承气汤、麻黄附子细辛汤、小青龙汤、四逆汤、四逆散、桂枝加龙骨牡蛎汤、温经汤等10个方剂，以"三明治模型"来动态分析病情及制订治疗方案，方多而有序，最终以疏通"郁"滞、让身体恢复正常的"升降出入"为目标。

来源：中国中医药报2023年10月09日5版。

张英栋用四逆汤治外感案1则解析

刘　宁
山西中医药大学

近日张英栋老师运用经方四逆汤治疗笔者外感病获得速效，现将该医案整理分析如下。

笔者女，26岁，学生，2023年2月26日初诊。

主诉：咳嗽、鼻塞、流涕加重1天。笔者于2月25日受风后感冒，表现为恶寒、乏力、汗出明显、呕逆，伴随咳嗽、咳白痰、喘，鼻塞流涕、色白质清，头晕头重，上半身热、下肢冷。2月26日诸症加重，自己诊断为太阳病，拟使用葱白连须4根，沸水泡服。张英栋老师四诊合参进行诊断之后提示：第一，"太阳病，脉浮，头项强痛而恶寒"，太阳病的病机本质在"浮"，笔者脉沉与太阳病完全不符。第二，笔者平素小便频数，很容易汗出，康治本《伤寒论》第11条（对应宋本《伤寒论》第29条）谓"伤寒脉浮，自汗出，小便数，心烦，微恶寒，脚挛急，反服桂枝汤。得之便厥，咽中干，烦躁，吐逆者，与甘草干姜汤，以复其阳……若重发汗者，四逆汤主之"。桂枝汤是解表方的代表，宋本《伤寒论》91条"救表宜桂枝汤"、164条"解表宜桂枝汤"、372条"攻表宜桂枝汤"皆可佐证；"伤寒脉浮，自汗出，小便数，心烦，微恶寒，脚挛急，反服桂枝汤"，此误也，有里虚寒就不能用桂枝汤之类解表。第三，"重发汗者，四逆汤主之"，指很容易出汗或者反复误用了发汗的方法治疗者，用四逆汤。综上所述：本案脉沉、自汗出、小便数、恶寒，并非太阳病，不能用或者说不能单用解表的方法，可以考虑使用四逆汤。张英栋老师遂开具四逆汤为笔者治疗，方药如下：附子15g，干姜15g，生甘草15g。中药颗粒剂，2剂（4袋），嘱每天服用3次，每次1袋。并嘱咐希望服药后达到身体热、不汗出的目标。笔者询问老师是否可用葱白4根泡水送服，老师考虑到笔者平素容易汗出，卫表失司，表里皆不足，故言若控汗效果不好，则去葱白。

笔者当日服四逆汤第1袋（1/2剂）后半小时内喘息消失，咳嗽、咳痰、鼻塞、流涕减轻，无汗，下肢发冷加重，6小时后下肢厥寒，寒热往来持续半小时后，小腿突觉热感向下窜动，并均匀汗出，而后下肢变暖，上半身热、下肢冷症状消失。

2023年2月27日二诊，鼻塞消失，咳嗽、咳痰、流涕减轻大半。老师嘱咐以将息法服药——未达目标、没有不适则每次服药加1袋，四逆汤原方不变。

2023年3月1日三诊，四逆汤服至每次最多3袋，共服四逆汤4剂后，诸症基本消失。老师遵《内经》“大毒治病，十去其六；常毒治病，十去其七；小毒治病，十去其八；无毒治病，十去其九；谷肉果菜，食养尽之”之旨，嘱停药“候气来复”。

按：宋本《伤寒论》第92条“病发热头痛，脉反沉……当救其里，四逆汤方”，是对本案最好的注解。我们可以将人体的卫阳比作自行车外胎，当轮胎内胎气不足的时候，由于轮胎与地面接触面积变大，除了骑车时会吃力，还增加了外胎嵌入碎石、异物的风险，如此使用会导致轮胎过早报废。故需要：第一，及时对内胎充气，保持气压；第二，定时检查轮胎，把潜在漏气的地方补好，以防散气。“充适当的气、尽量使之不漏”是自行车轮胎使用和保养的常识。同理，在人体保养上，也需要“温分肉、充皮肤、肥腠理、司开合”（《灵枢·本藏》）。即当机体感受外邪时，应先关注机体内部阳气是否充足，努力达到“正气存内，邪不可干”。如果以过度耗气为代价散邪外出来减轻症状，即使暂时得安，也会让疾病处于越治越难治的境地。很多同道认为四逆汤只能治疗“四肢厥逆”等危重病症，对于外感却鲜少思及，经本案用药后的实际情况及预后观察可知：里虚不可发表，应补不足之处，四逆汤治疗里阳虚外感的思路是经得起推敲的，张英栋老师总结为“当救其里，当复其阳”。

本案治疗周期仅3天，症状消失较快，效果较佳，并且后遗症状消失得也很快，出汗明显比原来要少。整体治疗符合广汗法“立足长效求速效”的原则。在此之前，笔者对类似症状的认识仅停留在太阳病，通常用葱白泡水、藿香正气水、通宣理肺丸等发散方法解决，服药2周左右症状才会逐渐减轻，但会遗留咳嗽、咳痰数月不消，缠绵难愈，并且出汗越治越多。

因此，学习经方必须回到经典的理论框架才有意义，不能将学习经方浅化为学习零散的、肤浅的用方经验。不仅要博采众方，更要回归经方本身，从整体上理解把握，才能真正用对、用好经方。

来源：中国中医药报2023年05月18日4版。

张英栋用小青龙汤加减治糖尿病验案1则

杨 婉[1] 郝娟娟[2]
1. 山西中医药大学
2. 山西省中西医结合医院，山西 太原 030013

山西省中西医结合医院副主任医师张英栋临证擅长运用经典方治疗糖尿病，取效较佳。笔者跟师学习，获益匪浅，现将其运用小青龙汤加减治疗糖尿病验案1则整理分析如下。

姜某某，男，59岁，2023年3月7日初诊。

主诉：血糖升高30余年。既往有高血压病史15年，冠心病病史1月余，肾结石术后2年，体质指数（BMI）26.5，腰围100cm，目前注射德谷门冬双胰岛素早20U晚16U，服用阿卡波糖片午餐时50mg，血糖控制可，餐前血糖6mmol/L,餐后血糖8mmol/L。

刻下：患者精神、睡眠可，食欲一般，大便偏稀，次数多，1日3~4次，小便正常，全身怕冷、后背凉明显，不怕热，手温热，上半身出汗较多，自述新冠病毒感染痊愈后偶有胸闷疼、咳嗽、流清涕，舌边有齿痕，苔白腻，舌下淡。左脉细，右脉浮紧有力。

治则：外“发其阳”温化水饮，内涤痰通阳下气。

方药：小青龙汤加瓜蒌、薤白。

麻黄3g，细辛3g，半夏3g，干姜3g，桂枝3g，芍药3g，甘草3g，五味子3g，瓜蒌3g，薤白3g。做成免煎颗粒剂，饭后服用，每日3次，每次1袋。同时减少胰岛素用量，从原先36U减为28U，即德谷门冬双胰岛素早16U、晚12U，予利拉鲁肽0.6mg，每日1次。

2023年3月15日二诊，患者精神、睡眠可，食欲一般，大便不干不稀，次数减少为每日2~3次，小便正常，全身怕冷、后背凉减轻，手温热，上半身出汗减少，近日无胸闷疼，无咳嗽、流清涕。舌边齿痕，苔白腻减，舌下淡。左脉细，右脉浮紧有力。体重下降2kg，BMI 25.8，腰围94cm。血糖平稳，餐前血糖6mmol/L,餐后血糖8mmol/L，中药继续给予小青龙汤加瓜蒌、薤白，服法同前。胰岛素用量从28U减为20U，即德谷门冬双胰岛素早12U、晚8U，予利拉鲁肽1.8mg，每日1次。

2023年3月21日三诊，患者精神、睡眠可，食欲一般，大便不干不稀，次数减少为1日1~2次，小便正常，全身怕冷、后背凉明显减轻，手温热，上半身出汗减少，无胸闷疼，无咳嗽、流清涕。舌边齿痕、苔白腻减，舌下淡。左脉细，右脉浮紧有力。体重下降3kg，BMI 25.5，腰围93cm。血糖保持平稳，餐前血糖6mmol/L,餐后血糖8mmol/L。中药继续给予小青龙汤加瓜蒌、薤白，服法同前，另加二仙汤，饭后服用，1日3次，1次1袋。胰岛素用量从20U减为12U，即德谷门冬双胰岛素只早上用12U，停阿卡波糖片，予利拉鲁肽1.8mg，每日1次。

2023年3月28日四诊，患者精神、睡眠可，食欲一般，大便正常，每日1次，小便正常，无怕冷、后背凉，上半身出汗很少。体重下降4kg，BMI 25.15，腰围92cm，近日血糖正常。中药继续给予小青龙汤加味及二仙汤，服法同前。胰岛素用量从12U减为8U，即德谷门冬双胰岛素只早上用8U，予利拉鲁肽1.8mg，每日1次。病情好转后，患者返回东北。

2023年4月11日随访，患者体重下降5.5Kg，BMI 24.6，腰围90cm。近日血糖控制好，平稳如前。德谷门冬双胰岛素已停，予利拉鲁肽1.8mg，每日1次。

6月30日随访：血糖控制可，平稳如前：餐前血糖6mmol/L，餐后血糖8mmol/L。利拉鲁肽减为1.2mg，每日1次。

按：本案患者病情复杂，长期使用胰岛素导致肚子大、怕冷明显、大便稀且次数多，新冠后遗症咳嗽、胸闷、心悸等不适。用三明治模型对患者症状进行分析，全身怕冷、后背凉明显，右脉浮紧属表层；咳嗽、流清涕，大便偏稀次数多，舌边齿痕、苔白腻、舌下淡，均为内有水饮之症的表现，属中间层；且患者体质肥胖，患多种代谢类疾病，为核心运化不足，属最里层，此为外有风寒、内蓄水饮，兼有阳虚之症。

本案先予小青龙汤加味表里同治，参考《伤寒论》40条：“伤寒表不解，心下有水气，干呕发热而咳，或渴，或利，或噎，或小便不利，少腹满，或喘者，小青龙汤主之。”二诊时，患者症状迅速缓解，上半身出汗减少，大便稀好转，咳嗽、流清涕、胸闷疼症状消失，取得速效，且在后续治疗过程中进一步好转。在此过程中，逐渐减停胰岛素、降糖药，患者血糖仍保持平稳。后续予二仙汤温阳治本，整体治疗方法属三明治治法中兼顾三层之法。随访时患者体重下降5.5kg，腰围下降10cm，且精神、睡眠好，血糖控制较好。2个月后随访，仅用一种西药且用量逐渐减少，血糖平稳，身体状况总体变好。

对于复杂疾病的治疗，张英栋认为需着眼全局，“治人、人治病”。本案以人为本，贯彻广汗法治疗肥胖型糖尿病的治则，在保证安全的前提下，短期内取得速效，停掉胰岛素和阿卡波糖片。在科学减停药物的同时，血糖一直保持平稳，为“立足长效求速效”的成功案例。

来源：中国中医药报2023年07月24日5版。

张英栋运用小青龙汤加减治验1则

杨 婉
山西中医药大学

山西省中西医结合医院副主任医师张英栋临证擅用经方，笔者有幸跟师学习，近日张英栋运用小青龙汤加减治疗外感病获得速效，现将该医案整理分析如下。

熊某，女，44岁，8月9日初诊。

主诉：自述晨起自觉咽部不适、声音沙哑、说话无力。张英栋嘱患者用苦酒汤，用法：醋适量煎半夏15g约5分钟，然后加入等量鸡子清，变白浊即离火，放瓷碗中，放冷后频频抿服。患者只自行购得姜半夏8g，且未完全按上述方法服用，本该频频抿服、让药液在咽喉部停留时间较长一点，患者却当鸡蛋汤喝了。8月9日晚上8点左右，患者出现轻微咳嗽、打喷嚏。

8月10日二诊，患者诉早上醒来感觉嗓子疼、鼻塞，嗓子有痰，怕热、不怕冷，无汗。自述2天前有长时间坐动车受凉及吃辛辣食物史。辨病机为寒闭热郁，予以小青龙汤合升降散加减。

方药：僵蚕12g，蝉衣6g，生大黄6g，生麻黄3g，桂枝6g，赤芍9g，大枣3枚，细辛2g，干姜6g，五味子6g。3剂，中药颗粒剂（1剂2袋），水冲服。嘱患者尽量做到身体温热无汗，大便通畅。患者下午喝药1袋，晚9点量体温38℃，服药后未解大便，鼻塞明显，咳嗽气紧缓解。嘱其继续服药1袋后入睡。

8月11日，患者晨起体温37.1℃，精神恢复，鼻塞、咳嗽气紧、声音嘶哑均明显缓解，大便通畅，仍觉咽部吞咽时疼痛。嘱上方继服，多喝水，希望尽量长时间保持“热而无汗、无汗而热”，并达到以下四点：鼻塞无，大便通畅，气紧咳嗽无，说话声音不哑。当只剩下咽痛症状时，可改服中成药小柴胡颗粒、板蓝根颗粒。患者早上继服小青龙汤合升降散加减1袋，中午时自觉嗓子说话较前有力，精神可，之前提到的四点基本都已达到目标。中午、晚上继服小青龙汤合升降散加减各1袋。

8月12日，患者晨起体温36.4℃，服小青龙汤合升降散加减1袋后，改服小柴胡颗粒加板蓝根颗粒，送服通宣理肺丸1/2丸。至中午，患者不适症状均已消失。

按：患者初始只有咽部症状，本欲用苦酒汤治疗咽部不适、声音沙哑，据张英栋临证经验，此法屡试屡效，然而这次疗效并不满意，分析原因有三：一是半夏的品种，治疗咽部的半夏炮制方法只能是水洗，不能过度炮制；二是半夏剂量不足，开的剂量是15g，患者只购得8g；三是服药方法出现了问题，频频含咽和像喝汤一样喝下去，功效完全不同，前者作用部位在上，后者作用部位在下。

患者8月9日前有坐动车受凉和吃辛辣食物的情况，埋下了“寒包火”的伏笔。夏季长时间待在空调环境里，会造成体表寒闭。吃了辛辣食物、情志不畅或者熬夜等均可导致体内有热，虽有热但热不足以散掉表之寒闭。这就形成了“寒包火”，即寒热闭拒，寒热同时存在，且寒越重，热越重。

治疗要点在于宣散寒闭，疏解热郁。小青龙汤、升降散等都可考虑，特别是气机不利影响到大便，出现干或黏时，升降散和麻黄类同用可以起到迅速宣散疏解的作用。例如本案患者服小青龙汤合升降散加减3剂后，症状迅速缓解。如果症状不很急，单用栀子豉汤类方亦可，情况紧急的话需用到麻黄、大黄类药。

小青龙汤合升降散加减迅速取效后，改为中成药小柴胡颗粒、板蓝根颗粒和通宣理肺丸善后，兼具有效性和方便性，但是需要注意中成药的服用剂量。因为寒闭已减轻许多，所以通宣理肺丸服用说明书上的半量，针对喉咙疼痛，小柴胡颗粒和板蓝根颗粒可在说明书推荐的剂量上翻倍服用。

来源：中国中医药报2023年08月25日5版。

周天寒治疗急腹症验案3则

刘 驯
重庆市江津区中医院，重庆 江津 402260

全国名中医周天寒是重庆医药高等专科学校主任医师，长期从事中医教学及临床工作，临床融中西医理于一炉，善于因病施治，选药组方，独出新意，尤能化裁古方，折衷至当，因而屡起沉疴，深受患者及同道好评。组方以药味精简，组方缜密，法度严谨，方证浑然一体，疗效可靠为特点。笔者有幸跟随周天寒学习，现整理其治疗急腹症临床医案3则，以飨同道。

医案一 急性胆囊炎案

蔡某某，女，42岁，1975年4月16日初诊。

既往史：素有上腹部疼痛史，多在夜间发作，劳累或吃油腻食物诱发。曾多次诊断为胆囊炎、胆石症。建议手术治疗，因畏惧开刀，未同意手术。此次发生在饱餐之后，初在右上腹绞痛，此后整个上腹部胀痛，疼痛放射至右肩背，持续钝痛，伴有恶心呕吐，吐出食物残渣，大便3天未解，尿黄赤短少。前医诊断为肝胆湿热，以清热利胆为法，用龙胆泻肝汤加减治疗未效，故前来就诊。检查见右上腹有明显触痛，可扪及梨形大小的块物，有反跳痛，轻度肌紧张。白细胞13.8×10^9/L，中性粒细胞85%。舌质红，苔黄微腻，脉弦数有力。

诊断：（热郁肝胆，通降失调型）便秘（西医称为急性胆囊炎）。

治则：泻热通腑，疏肝利胆。

方药：小承气汤加味。

大黄15g，枳实12g，厚朴12g，柴胡30g，延胡索10g，金钱草30g，郁金15g。2剂症减，守上方8剂而愈，后以柴胡四逆散加味调理善后。迄今随访亦未再发。

按：本例患者右上腹胀痛，拒按，大便不解，舌红苔黄，脉弦数有力，说明是热结而非寒凝，是气滞而非血瘀，病机总为“不通”所致，故治疗总宜掌握好一个“通”字。“通”是广义的，温中散寒，使寒凝散则气行，是“通”；通里攻下，使传化有常，是“通”，疏肝理气，使气机通畅，是“通”；通经活血，使血液流畅，是“通”；消食导滞，使运化有常，也是“通”。本例患者虽病在胆，但因肝胆疏泄之令不行，以致肠道传化停顿，上下关格，出入废止，大便因而闭塞；滞塞不运则胀；气机郁滞，不通则痛；升降悖逆则呕。故治疗上除了要注意疏肝理气外，泻下通腑法也不可忽略。本案的治疗始终贯穿一个的“通”字，故能满意收效。

医案二 肠梗阻术后再梗阻案

周某某，男，27岁，1975年11月21日初诊。

既往史：患者于5天前急于赶集，途中感觉腹胀腹痛，继而呕吐3次，当即在村医院诊治，未见好转，疼痛更剧，又呕吐3次，最后一次带血红色，故急诊入院。诊断为黏连性肠梗阻。次日手术，按常规解除梗阻。术后3天未见排气排便，患者腹胀难受，阵阵剧痛，总计已有90余小时未排气排便，腹部可闻及气过水声，故西医考虑可能再梗阻，准备二次手术，应患者要求，于是邀中医会诊。检查见患者神志清楚，面色潮红，心烦躁扰，腹部胀满，痛而拒按，舌质红，苔黄，脉弦数有力。

诊断：（热结胃腑，传化失司型）便秘（西医称为肠梗阻术后再梗阻）。

治则：泄热通便，行气散结。

方药：大承气汤加味。

大黄15g，厚朴15g，枳实12g，芒硝18g（冲服），炒莱菔子24g，赤芍18g。服后半小时，肠鸣如雷，随即排气，1小时后连续泻大便3次，泻出粪便及蛔虫2条。泻后顿觉腹部舒适，升降恢复之征兆，继以养阴益胃善后。

按：升降出入乃人体运化之生机。《黄帝内经》云："出入废则神机化灭，升降息则气立孤危。"患者腹胀腹痛达5天之久，虽经手术也未达全效，是气机升降出入受阻，以致胃肠气不行，传化停顿之故，即所谓"关格"之证。此等症候总当审证求因，泄腑通幽，以恢复运化、枢转气机为急务，以大承气汤加味泻热通腑而获效，免除了第二次手术之苦。

医案三　胆道蛔虫症案

胡某某，女，12岁，1982年10月18日初诊。

既往史：素有蛔虫病史，腹痛经常发作，时通时止。前两天突然腹痛剧烈，伴呕吐，经当地医院治疗，了无寸效，故急诊入院。西医检查诊断为胆道蛔虫症。经抗感染、解痉等治疗，效果不显，家属要求改用中药治疗，检查见患儿急性病痛苦面容，精神欠佳，神志清楚，检查合作，右肋下疼痛拒按，压痛明显，已3日未解大便，舌质深红，苔黄干，脉弦数有力。

诊断：（蛔热内结，升降失调型）蛔厥（西医称为胆道蛔虫症）。

治则：泻热通腑，安蛔止痛。

方药：调胃承气汤加味。

大黄12g，芒硝12g（冲服），炙甘草6g，乌梅12g，川楝子10g，黄连3g。2剂便通，泻下蛔虫十余条，后以柴芍六君子汤加味善后。

按：胆道蛔虫症属于中医"蛔厥"范畴，是因为肠内蛔虫窜入胆道发病，胆为六腑之一，助消化，以通降下行为顺，滞塞上逆为病。本例患儿因虫热互结，虫不安位，上串胆道，致使胆气不利，腑气不通，传化失常，引起呕、痛、闭三大主症。"不通"是本病最基本的病机，根据六腑以通为用的理论，故以通下为主，佐以安蛔而获效。

来源：中国中医药报2023年06月05日5版。

国医大师方和谦临症经验：方和谦运用和肝汤验案4则

徐　佳

湖南中医药大学，湖南 长沙 410208

和肝汤为国医大师方和谦所创。方和谦系首都医科大学附属北京朝阳医院教授、主任医师。笔者近年读其医案、医话，深受启发。和肝汤体现了中医学中的整体思维观和和解观。一方治疗多系统疾病，效果满意。和肝汤的方剂由当归、白芍、柴胡、党参、白术、茯苓、苏梗、香附、薄荷、甘草、生姜、大枣等十二味药物组成。全方舒肝郁，助脾阳，扶正固本。现将本方化裁后的一些临床应用验案介绍如下，以资印证。

医案一

患者，女，67岁，2014年4月15日初诊。

主诉：胸胁苦满疼痛，咽干目眩，头晕，恶心，神疲食少，苔微黄，脉弦直。查体：肥胖体型，上腹广泛压痛，墨菲征（++），行彩超检查，胆囊厚度74.4mm×28.3mm，壁毛糙，厚3.9mm，内无明显异常回声，肝内胆管未见明显扩张。

诊断：（肝胆气郁，久而化热型）胁痛（西医称为胆囊炎）。

治则：利胆疏肝，泻火解毒，健脾消食。

方药：柴胡15g，当归15g，白芍15g，茯苓15g，白术20g，党参15g，枳壳15g，木香6g，砂仁6g，郁金20g，香附10g，黄连10g，黄芩15g，黄柏

15g，茵陈30g，公英30g，鸡骨草15g，焦三仙各20g，鸡内金10g，炙甘草3g，姜3片，枣5枚为引。7服。

2014年4月22日二诊，诸症皆减轻，只觉胸部仍满闷，气逆于上，故在原方基础上加代赭石30g、炒莱菔子15g，7服。

2014年4月29日三诊，时患者面露喜色，言身轻食香，嘱其再服7服以滋巩固。

医案二

患者，男，55岁，2012年7月5日初诊。

主诉：胃脘胀痛3年余。初诊见，胃脘胀满疼痛，痛及两肋，纳差，舌淡红，苔黄厚，脉弦滑。

查体：体瘦，腹软，中上腹压痛。

诊断：（肝郁气滞，湿热中阻型）胃脘胀痛（西医称为慢性萎缩性胃炎，幽门螺杆菌阳性）。

治则：疏肝理气，清热化湿。

方药：当归15g，白芍20g，柴胡15g，香附10g，苏梗15g，茯苓15g，白术20g，黄芩15g，黄连10g，大黄3g，蛇草30g，半夏15g，厚朴10g，鸡内金10g，炙甘草3g，姜3片，枣10枚为引。10服。

2012年7月16日二诊，上腹胀满、疼痛均减轻，纳食增加，苔厚微黄。考虑到患者体质原因，上方加党参15g、枳壳10g，10服。

2012年7月28日三诊，诸症皆减，上腹偶不适，舌淡红，苔薄黄，上方加丹参20g、莪术10g，嘱其继续服药。患者坚持服药3个月，复查胃镜，浅表性胃炎，幽门螺杆菌（－），临床治愈。

医案三

患者，女，39岁，2013年5月2日邀中医科会诊。

主诉：患者自幼室间隔缺损，于1年前在山西省心血管病医院，行室间隔缺损修补术。患者表现为上腹痞满，疼痛，出汗，乏力，时而抑郁，时而烦躁。

查体：上腹、下腹均有广泛压痛，舌红，苔黄腻，脉弦。

诊断：（湿热型）胃痛（西医称为慢性胃肠炎，盆腔附件炎兼神经功能失调）。

方药：当归15g，白芍12g，柴胡15g，白术20g，茯苓20g，香附10g，苏梗15g，薄荷10g，黄连10g，黄芩15g，黄柏15g，栀子10g，大黄5g，桃仁10g，牡丹皮15g，蒲公英50g，焦三仙各20g，桂枝10g，枳壳15g，炙甘草3g，姜3片，枣5枚为引。7服，水煎服。

上方以和肝汤、黄连解毒汤、大黄牡丹汤合方。治疗后病情很快好转，抑郁、焦虑显著减轻。二诊时神经症状又减，原方不变，7服。三、四诊时在原方基础上去蒲公英，加党参15g、麦冬15g、山药20g，以扶助正气，7服。由于患者属中年女性，病情复杂，加上手术后体质下降等因素，感觉其有时如惊弓之鸟，害怕，变化多端，治疗上抓住了主要矛盾，用药随病情细致入微，辅之以言语、心理上的疏导，终获痊愈。

医案四

患者，女，64岁，2011年8月5日初诊。

主诉：患者体瘦，大便干硬4年，多年来苦于便秘，每2～3天解大便1次，登厕力努，汗出沾衣，便后疲惫不堪。兼心烦，乏力，纳谷不香。

查体：体重52kg，腹扁平，无压痛，反跳痛，苔白脉细。

诊断：（气虚型老年）便秘。

治则：补气和血润燥。

方药：党参20g，白术20g，茯苓10g，柴胡15g，当归15g，白芍30g，薄荷15g，枳壳15g，香附10g，炒决明子30g，火麻仁15g，阿胶10g，肉苁蓉15g，炙甘草10g，姜3片，枣5枚为引。6服。

2011年8月12日二诊，诉其第3天大便得通，渐爽快。治疗上白术增量至30g，枳壳换成枳实15g，以加快肠蠕动，6服。

2011年8月20日三诊，诉其大便已顺畅，每日1行。嘱其要多运动，配合腹部按摩。守方坚持4周，以资巩固。

按：方和谦的和肝汤共由十二味药组成，当归、白芍滋养血脉，取《金匮要略》当归芍药散之意，治疗腹痛；党参、白术、茯苓、炙甘草健脾益气，以助后天之本；柴胡、香附、苏梗、薄荷疏肝解郁，理气宽中。全方配合严谨，有逍遥散之意，又有所创新，细细玩味，而每有所得。

医案一治疗胆囊炎，以和肝汤加减清热解毒，利胆消食，而收效甚捷。

医案二治疗慢性萎缩性胃炎，以和肝汤合泻心汤，并辅以杀灭幽门螺旋菌的药物，如白花蛇舌草、厚朴。治疗慢性病要有方有守，坚持不懈，缓缓而收全功。

医案三是慢性胃肠炎（湿热型）、盆腔附件炎、兼神经功能失调的病例，以和肝汤合黄连解毒汤、大黄牡丹汤加减，黄连解毒汤主治一切火热，表里俱盛，口燥咽干，大热狂躁，烦心不眠，吐血衄血，热盛发斑等证。狂、躁皆为神经症状，此案说明和肝汤治“郁”，黄连解毒汤治“躁”，故效若桴鼓。

医案四以和肝汤治疗老年气虚性习惯性便秘，是受近代日本医学家矢数道明的启发。其用逍遥散、小建中汤治疗上述病症取得疗效，余师其意，取当归、白芍，白芍量加大至每剂30g，枳术丸加肉苁蓉，治病求因，弃硝黄而能通其便。

通过对和肝汤的体会和临床应用，笔者有如下心得。

（1）和肝汤的设计确有中医学的整体思维观。当归、白芍滋养血脉，四君子辅助后天，柴胡、香附、薄荷舒肝郁。全方通调表里、上下之阴阳，从而达到阴阳之平衡，“阴平阳秘，精神乃治”也就是中医治病的最高境界。

（2）和肝汤的应用，一定要和众法相结合，要灵活结合别的处方，法贵于活。针对不同病情、环境、性别，进行个体化调节。通过化裁，还可以治疗妇女的神经症、更年期综合征、乳腺增生、老年性抑郁、肝硬化、淋巴结炎症等。

（3）和肝汤扶助正气，调节整体的作用，只有坚持不懈，才方可为功。

来源：中国中医药报 2023 年 01 月 06 日 5 版

和阳解凝法治疗肠道息肉

梁会凤[1]　陈春凤[2]

1. 上海市徐汇区枫林街道社区卫生服务中心，上海 徐汇 200030

2. 上海市徐汇区凌云街道社区卫生服务中心，上海 徐汇 200237

肠道息肉是消化系统常见疾病之一，术后容易复发且易发生癌变，临床症状和精神压力会对患者的身心健康产生严重影响，中医药治疗肠道息肉有其独特的优势。上海市徐汇区大华医院主任医师张菁临证十分注重人体的阳气，提出肠道息肉乃因阳虚阴凝，秉“离照当空，阴霾自散”之旨，运用和阳解凝之法治疗肠道息肉，收获良效。

肠道息肉是指一类从黏膜表面突出到肠腔内的隆起状病变，在没有确定病理性质前统称为息肉。肠道息肉常见于40岁以上的男性，临床可有便血、腹泻、腹痛等无特异性的临床表现，绝大部分是在内镜检查中偶然发现的。肠道息肉的病因尚未明确，但研究表明肠道息肉的发生与幽门螺杆菌感染、长期应用质子泵抑制剂、胆汁反流基因遗传、环境、吸烟、饮食习惯等相关，并提示肠道息肉的发生与生活方式、饮食习惯具有很大关系。现代医学以手术摘除为主要治疗手段，复发率高。中医学重视机体内环境的整体调节，内服、外治联合施治。张菁认为，肿瘤、结节、息肉、囊肿、斑块等的形成多与内环境，即“土壤”有关，因阳气不振，脾胃运化失司，“土壤”欠佳，污浊垢生。除草根留，极易复发，必须温阳化浊、健运脾胃、固本清源。

张菁熟读经典，推崇仲景之说，潜方用药，法活机圆，“治病必求于本”，调和阴阳，以期“阴平阳秘，精神乃治”。《素问·生气通天论》之“阳气者，若天与日，失其所，则折寿而不彰，故天地当以日光明”，从阳气的生理病理论述阳气的重要性。阳气具有温煦机体、气化推动、卫外固密等功能，阳气不到之处，即湿浊阴凝之所，阳气耗伤，阴浊乃生，易生痰瘵之变，化生百病，故张菁从“阳和汤”之义拟和阳解凝之治则，温散寒凝，化痰祛瘀，软坚消积，阴消阳复。宗异病同治之旨，辨证论治属阳虚阴凝者，皆可用之。临床上延伸运用于胸阳不振所致扩张型心肌病、肺部结节，肝阳不振所致肝脓疡、肝内胆管结石，肾阳不振所致输尿管结石、不孕症等，常随手而应。

笔者运用和阳解凝之法，临证用于治疗心力衰竭、冠状动脉狭窄、糖尿病下肢神经病变等，常收意外之效。张菁谓：斑块亦为常见病、多发病，其形成亦因痰凝瘀阻，运用和阳解凝之法治疗颈动脉斑块、下肢血管斑块亦应有效。

以下验案基于《黄帝内经》“阳化气，阴成形”，治疗秉“离照当空，阴霾自散”之旨，拟定温阳散寒、涤痰祛浊、软坚散结之法，标本兼治，阳气得振，污浊得祛，病向而愈。

周某，男，54 岁，2018 年 6 月 4 日初诊。

主诉：肠道多发息肉术后 1 个月。

现病史：2018 年 5 月体检发现肠道多发息肉，肠壁不光滑，予以手术切除，嘱半年后复查，无其他治疗，寻求中医调治。

既往史：脂肪肝。

刻下：患者体型瘦削，面色淡白，倦怠嗜卧，忧郁多思，腿软无力，四肢不温，口苦纳差，嗳气反酸，便溏次频。素恣食肥甘，劳逸失当。舌体胖，质淡黯，苔白腻，脉细濡。

西医诊断：肠道息肉。

中医诊断：肠蕈（脾虚肝郁，痰浊瘀阻）。

治则：健脾疏肝，化痰祛瘀，兼温补脾肾。

方用四君子汤、小柴胡汤、薏苡附子败酱散加减：党参 10g，茯苓 10g，白术 10g，山药 10g，枳壳 10g，柴胡 6g，黄芩 6g，赤芍 10g，黄芪 15g，当归 10g，麦芽 15g，蜂房 10g，浙贝母 10g，瓦楞子 15g，苏败酱 15g，升麻 10g，白花蛇舌草 15g，炒薏苡仁 30g，菟丝子 15g，巴戟天 10g，附子 6g，乌梅 10g，甘草 6g。7 剂，水煎服，每日 1 剂。

2018 年 11 月 27 日二诊，患者 11 月初肠镜复查，提示息肉复发，手术切除。宗“阳化气，阴成形”之理，予麻黄附子细辛汤和阳解凝，四君子汤健运中州。处方：炙麻黄 10g，附子 10g，细辛 9g，鹿角 12g，白芥子 10g，党参 10g，茯苓 10g，白术 10g，山药 10g，枳壳 10g，柴胡 6g，黄芩 6g，赤芍 10g，黄芪 15g，当归 10g，麦芽 15g，蜂房 10g，海藻 15g，瓦楞子 15g，苏败酱 15g，炒薏苡仁 30g，菟丝子 15g，巴戟天 10g，乌梅 10g。5 剂，水煎服，每日 1 剂。

2020 年 7 月 15 日三诊，2019 年 7 月和 2020 年 7 月肠镜复查，肠壁光滑，未见息肉复发。纳馨腑畅，精神矍铄，舌质淡红，苔薄白，脉和缓有力，取“丸者缓也”，予健脾丸、金匮肾气丸缓调，复方图治。

按：“息肉”一词，最早记载于《灵枢·水胀》：“肠覃何如？岐伯曰：寒气客于肠外，与卫气相搏，气不得营，因有所系，癖而内着，恶气乃起，瘜肉乃主。”《素问·阴阳应象大论》云：“阳化气，阴成形。”张景岳注：“阳动而散，故化气，阴静而凝，故成形。”息肉乃阳气不充、脾胃虚弱、阴浊内生、水湿停滞、积聚而成的有形之物，故亦可属“积”之范畴。积聚由寒凝、气滞、血瘀、津停 4 个环节互为影响所致，其中，寒为祸首。病机概括为寒湿、痰瘀，阴疽的病机亦为寒湿、痰瘀，故治疗肠道息肉宗“异病同治”之旨，运用和阳解凝之治则乃“离照当空，阴霾自散”也。

本案患者嗜食膏粱厚味，致脾失健运，水湿内停，痰浊瘀阻；肾阳渐衰，阳气不振，阴浊无以化，痰瘵无以消，污浊积聚，息肉乃生。初诊从健脾疏肝、化痰祛瘀，兼温补脾肾入手，然阳气不充，温散力弱，疗效欠佳。二诊斟酌再三，依据“肠覃”形成的病因病机，予麻黄附子细辛汤和阳解凝，肺与大肠相表里，方中麻黄通肺气，外散表寒；附子力大气雄，温经助阳，鼓邪外出；细辛能够外解太阳之表，内散少阴之寒，既能够增强麻黄发汗解表的效果，又能够增强附子温经散寒的效果；麻黄、附子、细辛三药合用，补阳散阴兼施，能使外感寒邪从表散，内阴里寒为之散逐，达到助阳解表的疗效，合四君子汤健运中州。方中麻黄、鹿角、白芥子取阳和汤之意，鹿角为血肉有情之品，温补肾阳，活血散瘀；白芥子祛除皮里膜外之痰。诸药合用，共助温阳散结，阳回阴消，血脉宣通，犹如“离照当空，阴霾自散”，故肠镜复查息肉未再发作。三诊遵丸者也，予健脾丸、金匮肾气丸，复方图治，以防复发。

秉"离照当空，阴霾自散"之旨治疗慢性心力衰竭 1 例

梁会凤
上海市徐汇区枫林街道社区卫生服务中心，上海 徐汇 200030

慢性心力衰竭（CHF）是由各种原因致使心肌受损，导致心室充盈能力降低及射血功能衰弱，出现肺循环和体循环瘀血的一种心血管疾病，临床常表现为呼吸困难、乏力（活动耐量受限）以及液体潴留（肺瘀血和外周水肿），严重影响患者的生活质量和预后，甚至危及生命安全。现代医学对于心力衰竭的治疗指南不断更新，《中国心力衰竭诊断和治疗指南 2024》推荐使用利尿剂来减轻心力衰竭症状和体征，并应用钠 - 葡萄糖协同转运蛋白 2（SGLT2）抑制剂降低心衰住院和心血管死亡的风险，此外，还可考虑应用血管紧张素转化酶抑制剂（ACEI）/ 血管紧张素Ⅱ受体拮抗剂（ARB）、血管紧张素受体脑啡肽酶抑制剂（ARNI）、β 受体阻滞剂、醛固酮受体拮抗剂（MRA）等药物。目前，慢性心力衰竭临床尚无根治方法，仅能通过药物或者非药物治疗来延缓病情恶化。由于患者多数为老年群体，多项基础疾病共存，治疗难度大大提升。

慢性心力衰竭可归属于中医的"心水""心悸""喘证""水肿"等范畴，早在《黄帝内经》就有对心衰的描述："心胀者，烦心短气，卧不安"，《华氏中藏经》在心烦、气短、不能平卧的基础上，又增加了心腹痛、水肿等症状，"心胀，则心烦短气，夜卧不宁，心腹痛，懊，肿，气来往上下行"，其与现代医学重度心衰症状极为相似。东汉张仲景在《金匮要略》中提出了与心衰关系较为密切的支饮和心水两个疾病的概念，如"咳逆倚息，短气不得卧，其形如肿，谓之支饮""心水者，其身重而少气，不得卧，烦而悸，其人阴肿"等，并提出了治疗该病的指导大法："腰以下肿，当利小便"，同时还提出了振奋心阳、温阳利水等治法，如临床治疗心衰的常用方剂，如真武汤、猪苓汤、桂枝甘草汤、葶苈大枣泻肺汤等。王清任在《医林改错》中开创了活血化瘀法治疗心衰的先河。

《慢性心力衰竭中医诊疗指南（2022 年）》中，慢性心衰归属于"心衰"的范畴，作为统一中医病名。心衰的病理性质总属本虚标实，多见虚实夹杂。本虚为气、血、阴、阳亏虚，常以气虚为主，兼有阴虚、阳虚，可气损及阴而致气阴两虚，或气损及阳而致阳气亏虚、阴损及阳致阴阳两虚，甚至阴竭阳脱；标实以血瘀为主，常兼痰、饮等，与气血阴阳虚损相互影响，促进心衰病情急慢转化。总之，本虚是心衰的基本要素，决定了心衰的发展趋势；标实是心衰的变动因素，影响着心衰的病情变化，本虚和标实的消长决定了心衰的发展演变。但笔者认为，心衰本质是心阳不振。《素问・六节藏象论》曰："心者，……为阳中之太阳，通于夏气"，《血证论》曰："心为火脏，烛照万物"，心居上焦，属阳脏而主阳气。心阳不振，胸阳不展，心气不充，血运不畅，阴精不布，致气、血、阴亏虚。"阳气不到之处，即湿浊阴凝之所"，阳气不充，阴浊乃生，痰饮不化，瘀阻血脉，肺失通调水道、脾失运化转输、肾失蒸化协助，三焦运化失司，水液代谢失常，发为此病。

本案选择 2021 年 12 月 1 名慢性心力衰竭患者为观察对象，调治一年半余，患者病情稳定，疗效确切，值得进一步观察研究。

洪某，女，84 岁，2021 年 12 月 3 日初诊。

主诉：反复胸闷、胸痛、心悸、气短 20 年余，加重伴双下肢水肿 1 月。

现病史：30 年前因胸闷、胸痛、心悸、气促就诊中山医院，经心电图（EKG）检查诊断为心房颤动（具体不详），不规律口服抗心律失常、调脂、抗凝

等药物。1月前胸闷、胸痛、气喘加重，不能平卧，双下肢肿胀至膝，就诊第六人民医院，诊断为急性心力衰竭、风湿性联合瓣膜病、慢性左心功能不全，予抗凝、利尿、抗感染、平喘、化痰、营养支持等对症治疗，好转出院。出院后半月患者感胸闷、胸痛加重，气喘不得卧，就诊于余。

既往史：高血压病3级（高危），2型糖尿病，风湿性联合瓣膜病，心房颤动，脑梗死，慢性阻塞性肺病。

辅助检查：2017年2月17日第六人民医院心脏超声检查提示：风湿性心瓣膜病二尖瓣狭窄（轻度），左心房扩大，二尖瓣反流（轻度），三尖瓣反流（轻度），肺动脉压增高（轻度－中度），未见节段性室壁运动异常。

刻下：胸闷胸痛，心悸怔忡，喘息、短气不得卧，面色灰滞，萎靡不振，腰膝痠软，四肢不温，口渴不欲饮，纳谷不香，大便干结，数日一行，尿频量少。舌体胖，质淡瘀紫，舌下络瘀，苔薄白，结代脉。

西医诊断：慢性心力衰竭。

中医诊断：心衰，乃心阳不振、血运不畅，肺失通调，脾失转输，肾失开合，三焦气化不利之证。

治则：温补心阳，泻肺逐水，健脾化湿，活血祛瘀，安神定悸。

方药：桂枝甘草龙骨牡蛎汤、葶苈大枣泻肺汤、苓桂术甘汤、泽泻汤、失笑散加减。

桂枝15g，炙甘草9g，生龙骨15g，生牡蛎15g，白茯苓9g，炒白术9g，生白芍9g，葶苈子30g，红枣9g，泽泻9g，冬瓜皮30g，玉米须30g，苏木9g，降香6g，苏梗9g，丹参18g，蒲黄9g，五灵脂9g，怀山药9g，炒麦芽30g，炒六曲9g。水煎服，每日1剂，14剂。

2021年12月17日二诊，药后双下肢肿消十去其七，胸闷胸痛显减，夜间平卧，纳运欠佳，大便畅，尿频量多，舌胖，质淡瘀紫，舌下络瘀，苔薄白，结代脉，血糖增高，原方去炙甘草、苏梗，葶苈子易为15g，加炒九香虫理气止痛、温肾助阳，加炒鸡内金健胃消食。水煎服，每日1剂，14剂。

2023年8月11日三诊，经一年半余中药调治，患者病情基本稳定。EKG示：窦性心律，I度房室传导阻滞，顺钟向转位，U波明显；心脏超声示：左房增大，二尖瓣瓣叶、瓣环钙化，三尖瓣轻中度关闭不全，轻度肺动脉高压，左室舒张功能减退；化验回示：N端前体纳尿肽2056pg/mL（0~1800pg/mL）；2023年8月10日，本院检查：电解质正常；现患者稍感胸闷，偶有心悸怔忡，活动后气短，无胸痛，大便偏干，努挣汗出，梦多，四肢不温，舌质淡黯，苔薄白。乃因心之气、血、阴、阳俱虚，当拟补益气血、温振心阳、温补肾阳、养阴复脉治疗，予当归补血汤、四物汤、真武汤、生脉饮等加减治疗。

处方：黄芪45g，当归9g，白茯苓9g，炒白术9g，桂枝9g，生白芍9g，淡附片6g，赤芍12g，葛根30g，川芎9g，红花9g，熟地12g，人参片9g，麦冬9g，五味子9g，鹿角片9g，龟板9g，荷叶30g，火麻仁30g，柏子仁15g，桃仁9g，生大黄6g，生牡蛎15g，灵磁石15g。水煎服，每日1剂，7剂。

观察至今，患者病情平稳，临床症状得到显著改善，生活质量明显提高，治疗期间未出现其他并发症，后续门诊定期随访治疗。

按：《素问·生气通天论》之“阳气者，若天与日，失其所，则折寿而不彰，故天地当以日光明”，此案患者心阳不振，胸阳不展，肺、脾、肾、三焦运化失司，水液失布，血运不畅，故胸闷胸痛、心悸怔忡，双下肢水肿，均乃“阳虚阴凝”之候，宗“和阳解凝”之旨，治拟首当温振心阳、安神定悸，再拟泻肺逐水、健脾温肾、利水消肿，佐以活血祛瘀为治则，方以桂枝甘草龙骨牡蛎汤以温振心阳，葶苈大枣泻肺汤泻肺逐水，苓桂术甘汤健脾温肾利水，泽泻汤利水除饮，失笑散活血祛瘀、行气止痛。心阳得振，阴凝渐消，诸症显减；二诊加入炒九香虫，加强理气止痛、温肾助阳之功。经一年半余加减调治，患者病稳，三诊复查N端前体纳尿肽2056pg/mL（0~1800pg/mL），虽高于正常，但患者症状显减。后续调治当首顾心之本：气、血、阴、阳，兼祛邪，治予当归补血汤、四物汤补气生血；真武汤鼓舞脾肾之阳以利水；生脉饮益气复脉；葛根、川芎、赤芍调气行血；鹿角温肾通督，龟板滋阴补任，二者相合，一阴一阳，通调任督二脉；牡蛎、磁石镇心安神；荷叶宣清导浊；火麻仁润肠通便；柏子仁养心安神，润肠通便；桃仁活血祛瘀，润肠通便；生大黄荡涤肠胃。综上：阴平阳秘，气通血畅，病趋平稳，正所谓“离照当空，阴霾自散”也。

辨体质、用经方治疗新冠感染后咳嗽 2 例

安广青　梁会凤
上海市徐汇区枫林街道社区卫生服务中心，上海 徐汇 200030

《黄帝内经》的五运六气理论，是中医用来解释自然气候变化及其对人体健康影响的理论体系。五运是木火土金水五行的运动变化，六气是风寒暑湿燥火六种气候特征，中医认为，五运六气的变化会影响人体，导致疾病的发生。田合禄老师对五运六气理论有深入的研究，他提出根据出生年月，也就是出生时的五运六气状况可推算出人的基本体质。田合禄师根据出生年把人的体质分为三大类型：出生于寅申巳亥年的为风火体质，出生于子午卯酉年的为燥火体质，出生于辰戌丑未年的为寒湿体质。根据人的出生年体质结合临床辨证运用经方在临床治疗上有很好的疗效。现将根据出生年月辨体质、用经方治疗新冠感染后咳嗽病案 2 例记录如下：

医案一

尹某某，女，45 岁，教师，出生时间：1978 年 11 月 5 日，戊午年五之气。

患者出生于戊午年五之气，戊为火运太过，克肺金，五之气主气阳明燥金，客气少阳相火，出生体质肺脏偏弱。少阴君火司天，阳明燥金在泉，燥热体质，多上热下寒。少阴君火，君火即心火，心主血脉，心火在血分，临床表现有口唇干燥，但无口渴多饮。

2024 年 5 月 18 日初诊。

主诉：咳嗽 2 月余。

现病史：2 月前新冠病毒感染后反复咳嗽至今，痰多，伴气喘无力，活动后加重，微恶风寒，大便干结，3 日未行。

既往史：2 年前曾因新冠感染后咳喘 1 年。否认过敏史，否认慢性支气管炎、慢性阻塞性肺病、高血压、糖尿病、冠心病等慢性病史。

舌脉：舌淡红，齿痕，苔薄，脉滑细弱。

诊断：新冠感染后咳嗽。

处方：定喘汤、桂枝汤、生脉饮加味。

白果 9g，炙麻黄 6g，款冬花 12g，半夏 9g，紫苏子 12g，桑白皮 12g，桂枝 12g，炒白芍 12g，炙甘草 12g，瓜蒌皮 12g，瓜蒌子 12g，党参 12g，北沙参 6g，石斛 15g，麦冬 12g，五味子 6g，杏仁 6g。水煎服，每日 1 剂，10 剂。

2024 年 5 月 30 日二诊，服药后咳喘减轻，乏力稍好转，心烦，大便偏干。原方加蒲公英 12g 清金平木，清肺热的同时兼以疏肝之用；加莱菔子 9g 化痰通腑。水煎服，每日 1 剂，10 剂。

2024 年 6 月 13 日三诊，服药后咳喘减轻，仍有活动后气短无力。上方去定喘的白果、麻黄，加当归 9g、白术 9g、柴胡 6g、升麻 6g，取补中益气汤之义以升提中气；加怀山药 12g、山茱萸 12g、续断 9g，补脾肾之气。水煎服，每日 1 剂，10 剂。

2024 年 6 月 24 日四诊，病情稳定，无明显不适，原方加生麦芽 9g，续服 10 剂，以调理善后。

按：患者咳喘明显，微恶风寒，首选定喘汤以平咳喘。定喘汤为明代张时彻的治喘名方，记载于《摄生众妙方》，具有宣降肺气、定喘化痰之效，用于治疗风寒外束、痰热内蕴之证。患者虽咳喘明显，但身体明显偏虚，因其职业为大学教师，教学任务繁重，多语耗气，用桂枝汤（《辅行诀》称之为小阳旦汤）以顾护阳气，生脉饮加北沙参、石斛保肺气。患者腑气不畅，肺与大肠相表里，腑气通则肺气易降，遂加瓜蒌子、莱菔子、杏仁化痰通便。该患者虽然体弱，但运气体质因素中有中运火运太过，以及客气少阳相

火因素，所以用桑白皮、瓜蒌皮等以清肺金之火，用石斛、麦冬、北沙参以养阴保肺。三诊、四诊在患者症状明显缓解后加用补脾肾药物以调理善后。患者平素怕胖，有意控制主食摄入量，故嘱患者适当增加主食摄入以助气血生化之源，以期通过合理饮食达到培土生金之效；改变晚睡习惯，给身体以修复的机会，更有助于快速康复。

医案二

金某某，女，61岁，出生时间：1963年1月，壬寅六之气。

患者出生于壬寅年六之气，木运太过之年，少阳相火司天，厥阴风木在泉，风火体质，中寒明显。六之气主气太阳寒水，客气厥阴风木。

2024年11月28日初诊。

主诉：咳嗽近半年。

现病史：2023年7月新冠病毒感染，2023年8月行肺结节手术。现咳嗽频发，痰多，开始难以咳出，22—23点入睡，夜间多醒，1小时1次咳痰，大便困难。

既往史：无。

舌脉：舌淡红，体胖，齿痕，苔薄，脉弦细。

处方：四君子汤合小柴胡汤、三子养亲汤加味。

人参片10g，白术18g，朱茯苓12g，炙甘草12g，黄芩9g，半夏12g，柴胡12g，炒莱菔子18g，炒白芥子9g，紫苏子12g，紫菀12g，炙百部12g，杏仁12g，蒲公英12g，干姜3g，煅蛤壳30g。水煎服，每日1剂，7剂。

2024年12月5日二诊，服药后咳嗽减半，大便好转，舌淡红，苔薄白。原方加炒瓜蒌子18g、石斛12g、麦冬9g、当归12g，以增润肺化痰之效。水煎服，7剂。

2024年12月26日三诊，现稍感咳嗽，原方加桂枝9g、炒白芍12g，合桂枝汤滋阴和阳；加怀山药12g补肺肾；加青黛3g，合黛蛤散以清肝止咳。水煎服，7剂。

按：患者壬寅年出生，壬为木运太过，克脾土，脾胃偏弱。风火体质，中焦虚寒，故首用四君子汤，四君子汤出自《太平惠民和剂局方》，由《伤寒论》理中汤演化而来。人参、白术、茯苓、炙甘草甘温益胃，有健运之力，具冲和之德，故称四君子汤。脾胃虚弱，气血生化乏源，则排便无力，用四君子汤健运脾胃，培土生金；用小柴胡汤以达到“上焦得通，津液得下，胃气因和，身濈然汗出而解也”，即上焦得通则心肺气机通畅，宣发卫气，布散水谷精微，津液濡养，胃气因和，则大便通畅，身体微微汗出，新冠余邪透达于外。三子养亲汤出自《韩氏医通》，由明代医家韩懋所创，功效为化痰、降气、止咳，主要用于治疗咳嗽、气喘、痰多等症，兼以润肠通便。紫菀、百部润肺止咳，煅蛤壳清热化痰，瓜蒌子润肺化痰通便，杏仁降气止咳通便。

结语：新冠病毒具有较强传染性，属于疫戾之气，《温热论》云：“温邪上受，首先犯肺”，多表现为高热、咽痛、咳嗽等肺卫之症，如不能及时驱邪外出，病毒遗留体内，可导致咳嗽经久不愈，严重影响生活质量。此2例医案根据运气体质，结合不同病机采用合方治疗，收获良效。

每个人出生时的五运六气状况决定了一个人的运气体质。运气体质理论的提出为中医个性化治疗提供了理论依据，对患者运气体质的把握为提高临床疗效提供了另一个诊疗思路。目前，对运气体质的认识和运用非常有限，是值得中医临床医生探索的一个领域。

麻黄附子细辛汤治验2则

梁会凤
上海市徐汇区枫林街道社区卫生服务中心，上海 徐汇 200030

医案一　皮肤瘙痒案

患者女，25岁，办公职员，2024年11月1日初诊。

主诉：全身皮肤瘙痒反复发作10年，近1年加重。

现病史：10年前患者无明显诱因全身瘙痒发作，以躯干和上肢为甚，搔抓后皮肤呈米粒样大小红疹，抓至皮肤出血方可缓解，在当地医院就诊诊断为“过敏性皮炎”，予抗组胺药、激素等对症治疗。后病情反复发作，均予对症治疗。近1年发作频繁，症状加重，反复就诊多家医院，使用多种口服、外用药物（具体不详），效果不理想。现患者皮肤呈阵发性瘙痒，搔抓后皮肤出现米粒样大小红疹、皮肤抓痕，夜间加重，发作4~6次，严重影响睡眠，恶风寒，疲乏欲寐，体胖、肤白，无皮疹、渗液、脱屑，无皮肤增厚、苔藓样变，纳谷不香，二便调，舌质淡胖，苔薄白，脉沉细。

既往史：自幼体弱，反复发热咳嗽，常通过肌肉注射、静脉输液激素类、抗生素类药物进行治疗（具体不详），否认其他疾病史。

西医诊断：过敏性皮炎。

中医诊断：风瘙痒。

辨证：太少两感。

治则：温经散寒，祛风止痒。

方药：麻黄附子细辛汤加减。

生麻黄6g，炮附子9g，细辛3g，防风9g，黄芪9g，生白术6g，蝉衣9g，升麻6g，生甘草6g。水煎服，每日1剂，3剂。

2024年11月5日二诊，服上药后瘙痒十去其五，夜间发作1~2次，稍搔抓后仍可安眠，微恶风寒，精神转佳，舌质淡，苔薄白，脉沉细。原方加当归9g、川芎9g、地肤子9g，以养血和血，祛风止痒，5剂。

2024年11月12日三诊，服上药后偶有瘙痒，夜寐可，精神佳，予四物汤、玉屏风散补血养血，益气固表，酌加祛风止痒之药，14剂调理善后。随访至今，未有反复。

按：风瘙痒是指无原发性皮肤损害，而以瘙痒为主要症状的皮肤感觉异常性皮肤病，以自觉皮肤阵发性瘙痒，搔抓后常出现抓痕、血痂、色素沉着和苔藓样变等继发性皮损为临床特征。中医病名首见于《诸病源候论》：“风瘙痒者，是体虚受风，风入腠理，与气血相搏，而俱往来于皮肤之间。邪气微，不能冲击为痛，故但瘙痒也。”临床辨证分虚实，虚者多为血虚生风，如《丹溪心法》认为：“诸痒为虚，血不荣于肌腠，所以痒也”；实者多为风、湿、热、毒等。

本案患者自幼体弱，怕冷，属于阳虚体质。“凡阴阳之要，阳密乃固”，阳虚卫外不固，外感六淫之邪客于机体，故感冒频作，治疗当以助阳解表，驱邪外出，然本案患者常治以肌肉注射、静脉输液激素类、抗生素类药物之法，致阳气郁遏，邪气内伏，如遇饮食不当、劳累、六淫之邪再袭等诱因，导致肺卫不和，感冒频作，如此反复，形成恶性循环。现患者全身皮肤瘙痒，乃因风寒之邪客于肌表，阳气内虚，无力抗邪于外，正邪相搏于肌肤腠理，风性善行数变，故全身瘙痒不止，以麻黄附子细辛汤温经散寒，玉屏风散益气固表，蝉衣祛风止痒，升麻升阳透表，甘草解毒并调和诸药，既可防麻黄发表太过，又可缓附子燥烈之性。秉“治风先治血，血行风自灭”之意；二诊加入当归、川芎以养血和血，加入地肤子以增止痒之效；

三诊病情趋稳，调理善后。

医案二　新冠后遗症案

患者女，53岁，办公职员，美籍华人，2023年7月5日初诊。

主诉：咳痰、心慌、乏力2年。

现病史：2年前在美国因新冠病毒感染导致重症肺炎，发展至白肺，于重症加强护理病房（ICU）住院1个月，数次抢救方才脱离危险，康复出院后遗留反复咳痰、心慌、乏力等不适症状，回沪探亲，其母介绍来诊。现患者晨起反复咳偏绿色黏痰，难咳，每日早餐时心跳加快，心动悸，乏力气短，动则汗出，全身不舒，午后体重，昏沉感，欲寐，纳可，二便调。舌质淡黯，苔薄白，脉沉细。

既往史：高血压病史5年，否认其他慢性病史。

西医诊断：新冠后遗症。

中医诊断：咳嗽。

辨证：邪气稽留，阳气郁遏。

治则：温经散寒，驱邪达表。

方药：麻黄附子细辛汤合桂枝甘草汤加减。

炙麻黄6g，炮附子6g，细辛3g，桂枝6g，生白芍6g，红枣6g，太子参9g，浙贝母9g，杏仁6g，炙甘草6g。水煎服，每日1剂，3剂。

2023年7月10日二诊，服上药后全身舒畅，服药第2天咳出大量偏绿色黏痰，昨日痰量明显减少，心悸减半，精神转佳，纳差，二便调，因1周后回美国，予桂枝甘草汤、四君子汤7剂调理善后。

2024年7月10日三诊，患者回国，现偶有心慌，余无不适症状，续予桂枝甘草汤、四君子汤调理。

按：患者感染新冠病毒，正虚邪盛，引起重症肺炎，发展至白肺，在抢救过程中输液并使用大量激素、抗生素类药物，虽挽救生命，但阳气郁遏，余邪未尽，正气难复。“少阴之为病，脉微细，但欲寐也”，此案患者午后体重，昏沉感，欲寐，脉沉细，属少阴之证；《素问·生气通天论》云：“故阳气者，一日而主外，平旦人气生，日中而阳气隆，日西而阳气已虚，气门乃闭。”人体的阳气，在清晨的时候开始活跃，并逐渐趋向于外，然患者阳气内郁，清阳不升，心阳不振，故早餐时心跳加快，心动悸；心气不足，则乏力气短，动则汗出。治以麻黄附子细辛汤温经散寒，驱邪达表；桂枝甘草汤补助心阳，扶阳补中；太子参益气健脾；浙贝母、杏仁化痰止咳。诸药合用，共达温肾阳、补心阳、散寒驱邪之效。二诊效显，中病即止，予桂枝甘草汤生阳化气以补心阳、四君子汤补益中气以生气血，调理善后。1年后回国复诊随访，仅存偶有心慌不适症状，续予善后调理。

总结：麻黄附子细辛汤出自《伤寒论·辨少阴病脉证并治》：“少阴病，始得之，反发热，脉沉者，麻黄附子细辛汤主之。”用以治疗素体阳虚，复感外邪之证。此2案患者均因输液过多，中伤阳气，阳气虚，无力鼓邪外出，邪气稽留，迁延不愈，均属少阴病，治疗当以麻黄附子细辛汤温振阳气，驱邪于外。犹记得在呼吸科实习期间，我的带教老师对刚入院患者开出的第一剂方子多为麻黄附子细辛汤，他认为：呼吸系统疾病之所以发展到需要住院治疗，多因自身阳气不足，抗生素的不合理使用、过度输液致使阳气愈虚，卫外不固，多属少阴病之证，见此证便用此方。钱潢在《伤寒溯源集》卷9中论述此方：“以麻黄发太阳之汗，以解其在表之寒邪；以附子温少阴之里，以补其命门之真阳；又以细辛之气温味辛专走少阴者，以助其辛温发散。三者合用，补散兼施，虽微发汗，无损于阳气矣，故为温经散寒之神剂也。”张菁主任在临床辨证时，拓展运用，证属阳虚寒凝者皆可运用此方加减化裁进行治疗，常延伸运用于肝脓疡、冠心病、过敏性鼻炎、三叉神经痛、下肢丹毒（多为误用过量寒凉药物治疗后）、多囊卵巢综合征等证属少阴病者，亦获良效。

经方验方治疗痛风

成家泰　朱林圆

阳新易杏堂中医研究所

痛风，属中医“浊痹”范畴，因饮食、情志、体虚或感痰邪湿浊所致，多发于中年男性，常于下肢关节疼痛，疼痛进行性加剧，痛处呈撕裂样、刀割样或咬噬样，受累关节及周围组织红、肿、热、痛，功能受限。部分患者可有发热、寒战、头痛、心悸和恶心等全身症状，重者可出现关节残疾和肾功能不全。痛风常伴腹型肥胖、高脂血症、高血压、2 型糖尿病和心血管病等表现。

痛风症多发于中老年男性肥胖者，其身体痰湿重，易瘀阻，突然反复发作单个关节红肿剧痛，腿部和脚趾都会发作，可自行缓解及间歇期无症状者，血尿检测超标者，或秋水仙碱治疗有效者，可诊断为痛风。

痛风在中医上从痰瘀论治，临床效方有四妙汤加味，常用中药有黄柏、苍术、薏米、牛膝、丹参、当归、杜仲、白芍、甘草、车前子、茯苓、元胡、木瓜、寄生、虎杖、桂枝、伸筋草等。本篇以 2 例治愈医案以供参考。

医案一

陈某，男，37 岁。

病史：患者于半年前突感双脚疼痛，痛处会鼓起呈多种形状，不固定疼痛，初以为是劳累所致，便休息 2 天，仍不见好转，后去当地医院检查为痛风，治好后暂时不痛了，医生告诉患者，想要痛风不发作，一定要忌口，患者一直谨记，但事过半年，患者某日晚餐食海鲜喝啤酒后，当晚痛风发作，痛甚时下地走路都困难，后经介绍来门诊求治。

刻下：双脚疼痛，走路只能跛行，无法长时间走路，已影响睡眠，饮食尚可，大便干硬。舌质偏暗，苔黄厚，脉沉。

辨证：痰瘀互结，湿阻。

治则：祛痰除湿，活血化瘀。

方药：四妙丸加味。

黄柏 9g，苍术 15g，薏米 30g，牛膝 9g，虎杖 20g，杜仲 20g，寄生 15g，木瓜 15g，桂枝 9g，丹参 15g，鸡血藤 20g，伸筋草 10g，茯苓 20g，元胡 15g，车前子 20g。水煎服，1 剂煎 2 次，分早晚服，宜温服。

服药禁忌：勿食绿豆、发物（如雄鸡、牛肉、羊肉、狗肉等、动物内脏、鱼虾海鲜类）、辛辣、寒凉、酸腐之类刺激食物。

服药 10 剂后，患者大便已偏软，双脚疼痛已缓解大半，睡眠略好。上方去牛膝，加白芍 30g、甘草 10g。

服药 10 剂后，已无痛疼不适，双脚可行走 2 千米以上。嘱其控制饮食，勿食豆类、发物、酒类。

医案二

郭某，男，56 岁。

病史：患者于半月前突感双脚疼痛，经当地医生以风湿疼痛治疗半月，仍不见好转，便不放心，后去当地医院经血尿检查诊断为痛风，患者闻讯来门诊求治，考虑到痛风根治难度大，嘱咐患者一定要忌口，否则治也白治。

刻下：双脚疼痛，走路只能跛行，无法长时间走路，睡眠不佳，饮食尚可，大便干。舌质红，苔黄腻，脉沉。

辨证：痰瘀阻络，痹症。

治则：祛痰通络，活血止痛。

方药：四妙丸加味。

黄柏9g，苍术15g，薏米30g，牛膝9g，当归10g，丹参15g，元胡15g，杜仲15g，鸡血藤20g，虎杖20g，木瓜15g，白芍30g，甘草10g，车前子20g，茯苓20，桂枝9g。水煎服，1剂煎2次，分早晚服，宜温服。

服药禁忌：勿食绿豆、发物（如雄鸡、牛肉、羊肉、狗肉等、动物内脏、鱼虾海鲜类）、辛辣、寒凉、酸腐之类刺激食物。

服药10剂后，疼痛缓解，大便已通畅。效不更方，上方续服10剂，疼痛已止。

恐反复发作，再服10剂以巩固疗效，并嘱其一定要忌口。共服30剂治愈。

按：痛风症，属中医“浊痹”，因饮食、情志、体虚或感痰邪湿浊所致，四妙丸本是祛湿热之方，佐以丹参、当归、鸡血藤，活血祛瘀；虎杖、车前子、茯苓，助利湿；元胡、白芍、甘草、桂枝，温通，缓急止痛。方药切中病因，故易奏效。

经方治疗乳腺增生

成亚泰　成家恒

阳新易杏堂中医研究所

乳腺增生的形成有多种原因，内分泌激素代谢失衡，雌激素水平增高，使乳腺组织增生过度和复旧不全，经过一段时间后，增生的乳腺组织不能完全消退，就形成乳腺增生症。本病好发于中年妇女，青少年和绝经后妇女也时有发生。

乳腺增生在不同年龄组有不同特点，未婚女性、已婚未育、尚未哺乳的妇女，其主要症状为乳腺胀痛，月经前乳腺胀痛明显，月经过后胀痛减轻并逐渐停止。35岁以上妇女主要症状为乳腺肿块，乳疼和触痛较轻，且与月经周期无关。45岁以上妇女常表现为单个或多个散在的囊性肿物，边界清楚，多伴有钝疼、胀痛或烧灼感。绝经后妇女乳房腺体萎缩，囊性病变更为突出，也会出现月经不规律，脾气不好，爱着急生气，爱出汗等症状。临床表现为乳腺胀痛、肿块、结节感，并伴有触痛；两侧乳房有多个大小不等、界限不清的结节。

乳腺增生治疗原则为调节心态，中医治疗宜疏肝理气、活血化瘀、软坚散结，临床多用方为丹栀逍遥散加减，常用药为柴胡、白芍、当归、枳壳、白术、甘草、丹皮、栀子、丹参等。

医案一

邹某，女，43岁。

主诉：患者平时容易生气，常与伴侣斗气，感觉双侧乳房胀痛，摸之有块状结节，后去医院检查为双侧乳腺结节、乳腺增生，医院医生嘱咐一定要清心，勿乱发脾气，否则治也白治。患者谨记嘱咐，吃了2个月的中成药，虽有改善，但未能治愈，后求治于门诊。

刻下：双侧乳房胀痛已有2月，心态尚好，饮食欠佳，睡眠质量稍差，二便正常。舌质偏暗，苔薄黄，脉弦。

诊断：肝郁气滞。

治则：疏肝理气。

方药：丹栀逍遥散加减。

柴胡10g，白术15g，甘草10g，枳壳10g，陈皮10g，丹参15g，当归10g，七厘15g，丹皮10g，白芍20g，栀子15g，夏枯草15g。水煎服，1剂煎2次，分早晚服，宜温服。

服药禁忌：勿食绿豆、发物（如牛肉、羊肉、狗肉等、动物内脏、鱼虾海鲜类）、辛辣、寒凉、酸腐之类刺激食物。

服药10剂后，乳房胀痛减轻许多，饮食、睡眠有所改善。上方加公英15g、川贝母10g。续服10剂，乳房已不再胀痛，饮食、睡眠已恢复正常。

恐担心病情反复，嘱咐患者少生气，放宽心态，谨记少生气就少生病。并嘱咐患者口服丹栀逍遥散以巩固疗效。后去医院检查，乳腺已恢复正常疏通。

医案二

肖某，女，32岁。

主诉：患者因一次吵架大发脾气后，感觉双侧乳房胀痛，摸之有硬块，后去医院检查为双侧乳腺结节、乳腺增生，经医院开处方口服西药及点滴治疗，未能改善，后求治于门诊。

刻下：双侧乳房胀痛3月有余，触之有硬块，按之会痛，伴有刺痛，心烦易怒，饮食欠佳，睡眠质量差，二便正常。舌质淡，苔薄黄，脉弦。

诊断：肝郁气滞。

治则：疏肝解郁，理气健脾。

方药：丹栀逍遥散加减。

柴胡10g，白术15g，甘草10g，枳壳10g，陈皮10g，丹参15g，当归10g，七厘15g，丹皮10g，白芍20g，元胡15g，栀子15g。水煎服，1剂煎2次，分早晚服，宜温服。

服药禁忌：勿食绿豆、发物（如牛肉、羊肉、狗肉等、动物内脏、鱼虾海鲜类）、辛辣、寒凉、酸腐之类刺激食物。

服药10剂后，乳房胀痛已有减轻，偶有刺痛，其余诸症皆有改善。效不更方，上方加川贝母10g、天丁10g、夏枯草9g，以助软坚散结之效。

续服10剂后，乳房伴有轻微胀痛，其余诸症已无。

上方再服10剂，已无乳房胀痛、刺痛，心情得以舒畅，饮食、睡眠均恢复正常。后去医院检查，乳腺已恢复通畅。

按：丹栀逍遥散本是治疗乳腺增生的效方，佐丹参、元胡、陈皮、七厘，以奏活血止痛、行气散结之效，后加入软坚散结效力更强的夏枯草、川贝母、天丁，以加强疗效。最终病患共服30剂药物治愈。

自拟养膜种玉汤在妇科不育不孕领域中的应用

刘美清
湘潭湘仁中医院

闭经病、月经过少，究其原因除卵巢功能衰退外，还可能是子宫内膜菲薄所致，临床上很常见。西医常采用性激素治疗，但效果甚微。本人自2015年以来，自拟养膜种玉汤运用于妇科的子宫内膜菲薄所致的闭经病与月经过少，有据可查的病例71例，取得了较满意的效果。下面列举继发性子宫型闭经的2个案例。

医案一

刘女士，湘潭市湘钢职工，41岁，2024年1月初诊。

主诉：反复早期流产清宫6次后闭经，一年难来一次月经，即便来潮了，经量也极少，点滴即净。

现病史：心烦，失眠，面色晦暗，舌红，苔少，脉细数。

辅助检查：宫腔镜检查，无明显子宫内膜，无宫腔粘连，性激素六项在正常范围。

西医诊断：子宫型闭经。

辨证：气血不足，肝肾阴虚。

治则：补益气血，滋肾养阴。

方药：自拟养膜种玉汤。

熟地 20g，枸杞子 20g，麦冬 15g，当归 15g，阿胶 15g，白芍 20g，川芎 10g，石斛 15g，桑椹 20g，鸡血藤 30g，川牛膝 15g，柴胡 15g。

2024 年 2 月 8 日二诊。服药 1 个月后，症状改善，月经来潮，量较少。有效不更方，继续服自拟养膜种玉汤。

2024 年 3 月三诊。刘女士俱症消失，子宫内膜达 8 毫米，月经正常。

2024 年 5 月怀孕。2025 年元月剖腹产一女婴。

医案二

周女士，37 岁，长沙天心区人，2024 年 3 月初诊。

主诉：自述以往月经正常，自 3 年前妊娠 3 个月人流后，月经不再来潮，B 超检查有排卵，未见明显内膜，雌孕激素人工周期半年亦不见来潮，多家大医院治疗无果。

现病史：腰酸背痛，五心烦热，口燥咽干，白带正常，舌红少苔，脉细数。

西医诊断：继发性子宫型闭经。

中医辨证：闭经，肾阴亏虚

治则：滋阴清热。

方药：养膜种玉汤加味。

服药 3 个月后，内膜增厚至 6 毫米，月经来潮，量不多。服药 4 个月后，内膜达 8 毫米，月经正常，诸症消失。现已妊娠 6 月余。

按语：以上 2 个病例均为继发性子宫型闭经，因刮宫过度，从而使子宫基底膜严重损伤，因而虽口服雌激素，注谢孕激素仍不能引起月经来潮。现代医学认为子宫型闭经只能明确诊断，目前尚无有效疗法。祖国医学认为，人体以经络脏腑为本，以气血为用，妇女的月经是脏腑经络气血天癸作用于胞宫的结果，既然子宫受损，经络气血天癸也就受到损伤，因而在治疗上取“虚者补之，损者益之”的原则，以养膜种玉汤加味，方中生地、沙参、枸杞、麦冬，当归，阿胶，石斛滋阴养血，川楝，柴胡疏肝理气，鸡血藤补血活血，川牛膝引血下行。诸药合用，补益肝肾，调理气血，使“天癸至，经脉通，太冲脉盛，月事以时下”。

名医名方

国医经方年鉴

2024

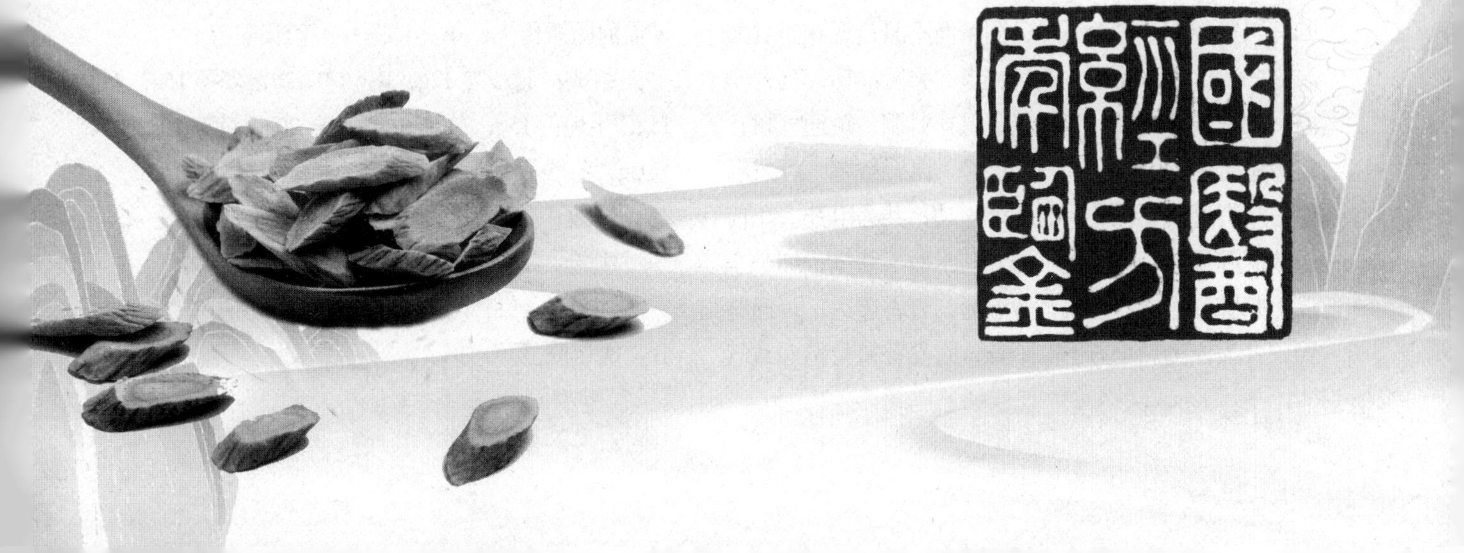

林天东—八味强精丸

名人小传

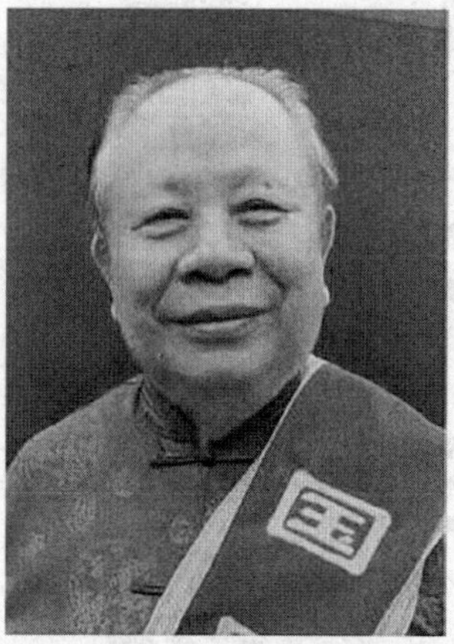

林天东，男，1947年12月出生于中医世家，海南万宁人，国医大师，全国中医药杰出贡献奖获得者，海南省中医院主任医师、教授，曾任海南省中医院院长。临证擅长治疗不孕不育症等疾病，开创了“琼州经方流派”，多年来致力于推广和发展海南黎族医药，填补了黎医药学理论的空白。

组成：枸杞子15g，菟丝子15g，车前子15g，覆盆子15g，五味子15g，乌药15g，沉香6g，细辛3g。

功效：补肾益精，益气健脾，种嗣衍宗。

主治：精子量少、精子成活率低、生殖系精索静脉曲张等所致不育症。

用法：除沉香外，其余七味中药先用温水泡半小时，大火煎至沸腾，转小火煎40min，将药汁倒入碗中，沉香打粉放入碗中，早晚饭后各温服1次。

方解：八味强精丸主要针对肾精亏虚、脾气虚弱所致的少、弱精子不育症，方中枸杞子甘平，归肝、肾经，补肾阴而生肾精；菟丝子辛甘微温，归肝、脾、肾经，健脾补肾益精，共为君药。覆盆子甘酸微温，归肝、肾经，温肾而不燥，固精而不凝；五味子甘酸温，归心、脾、肾经，益气补虚，强阴涩精；乌药辛温，归脾、肝、肾、膀胱经，温补肾阳，疏通气机；沉香辛苦温，归脾胃、肾、肺经，温肾散寒，行气温中，具有温而不燥、行而不散之功，共为臣药。车前子清肝肺风热，导膀胱水邪，利水而不动气；细辛辛温，归肺、肾、心经，辛散温通，芳香透达，可通精窍，合为佐药。全方不凉不燥，共奏补肾益精、益气健脾、种嗣衍宗之功。该方验之临床，可改善全身或局部微环境，保护精子生成以及精子的结构和功能，提高精子浓度和活力及形态正常的精子比例。

临证加减：少弱精子症，加乌药、沉香、细辛；精索静脉曲张，加王不留行、路路通、通草、穿山甲；阳痿，加四逆散、蜈蚣、蛇床子、阳起石、锁阳；早泄，加金锁固精丸、刺猬皮；慢性前列腺炎、精液白细胞升高，加易黄汤；睾丸胀痛，加橘核、延胡索、郁金、鸡血藤；不射精（逆行射精），加蜜麻黄；夜尿频，加桑螵蛸、五加皮。

（海南省中医院 王定国 整理）

来源：中国中医药报2023年2月2日4版。

单兆伟—养阴润肺消梅汤

名人小传

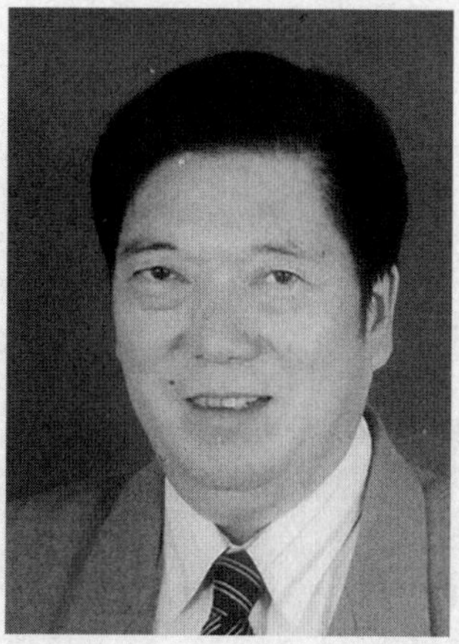

单兆伟，1940年出生，江苏省中医院主任医师，南京中医药大学博士生导师，首届全国名中医，全国老中医药专家学术经验继承工作指导老师。师从孟河医派传人张泽生和国医大师徐景藩，长期从事脾胃病和疑难病的证治研究，主持省部级以上课题8项，主要论著有《实用中医消化病学》《中医胃肠病学》《孟河医派传人：单兆伟医疗经验集》等。

组成：北沙参12g，南沙参12g，麦冬15g，石斛15g，生地黄15g，玄参10g，百合20g，黄芩10g，木蝴蝶3g，冬瓜子15g，枸杞子10g，桔梗5g，甘草3g。

功效：养阴润肺，化痰利咽。

主治：梅核气之阴虚痰阻证。

用法：每日1剂，分煎2次，取药液250mL，分2次口服。

方解：梅核气一证，仲景《金匮要略》云："妇人咽中如有炙脔，半夏厚朴汤主之。"可见此方所治梅核气为情志不遂、痰气交阻所致。临床中梅核气较为常见，但亦常见阴虚引起，临证多见咽干、咽痒、干咳、咳嗽痰少或无痰、干呕、咽中如有物堵等症。咽喉为肺之门户，喉为肾之主。《类证治裁》说："肺为音所自出，而肾为之根，以肺通会厌，而肾脉挟舌本也。"肺肾阴虚，咽喉失却滋养而使咽部异物感持久不消。《医学举要》云："肺必燥金，为水之母，阴损于下，则阳孤于上，水涸金枯，火过于燥，肺燥则痒，痒则咳不能已。"考阴虚之由，多为热病后期，邪热灼伤，加之滥服抗菌药物，或过用苦寒，失之浮散，遏伏外邪，苦寒伤阴。故对于此证之梅核气，当务之急，重在养润。

本方中，南北沙参同用，南沙参化痰力强，北沙参养阴效佳；麦冬、玄参、石斛均为养阴之品；生地黄清热润燥；百合、枸杞子均为药食同源之物，百合甘润，善养肺胃之阴，枸杞子甘平，能养肺肝肾三脏之阴，久服无弊。桔梗利咽，且载药上行至咽喉，甘草清热利咽，两者同用为桔梗汤，亦为治疗咽部疾病之名方。木蝴蝶轻清上行；黄芩、冬瓜子清热化痰，冬瓜子亦有润肠之用，取"肺与大肠相表里"之意。

另外，对于此类病证，用代茶饮每获良效。泡茶频服可达局部养润之目的，对于阴虚证，多选用西洋参这一益气养阴平补之品，徐缓图之。

（江苏省仪征市中医院 时乐 整理）

来源：中国中医药报 2023 年 11 月 24 日 4 版。

邱健行 —骨痿方

名人小传

邱健行，广东省第二中医院主任医师，博士生导师，全国名中医，全国老中医药专家学术经验继承工作指导老师。从事中医内科临床、教学、科研工作58年，擅长治疗脾胃、肝胆系统疾病，各种血证，如消化道出血、再生障碍性贫血、原发性血小板减少性紫癜等，以及顽固性咳嗽、失眠、眩晕、消渴等内科杂病。出版《岭南脾胃论》等著作，在国内外期刊发表学术论文 50 余篇。

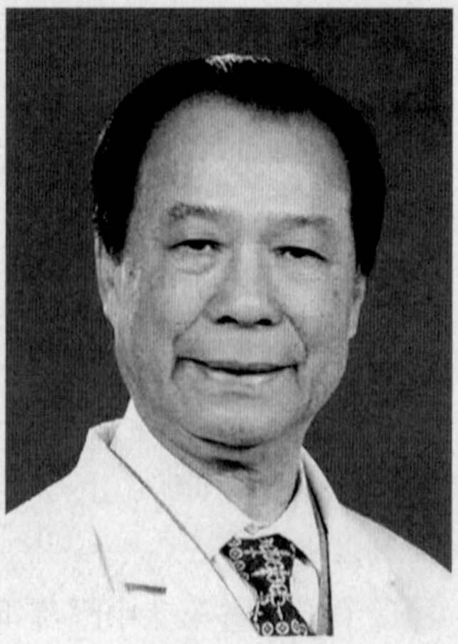

组成：楮实子 20g，威灵仙 15g，骨碎补 20g，补骨脂 10g，川续断 20g，黄芪 30g，白术 15g，乌药 20g，三七 6g，阿胶 10g（烊化）。

功效：补肾健脾，养肝活血，理气止痛。

主治：骨质疏松症，症见腰酸背疼、全身骨痛、身重、四肢沉重难举、身长缩短、驼背、容易骨折等。

用法：每日 1 剂，水煎服。

方解：方中楮实子、骨碎补、补骨脂补肾壮骨，黄芪、白术健脾益气，川续断、阿胶补血养肝强筋，三七、乌药、威灵仙活血止痛。其中，川续断、白术又为陈修园治疗腰背痛的经验药对；楮实子、威灵仙是古方药对，楮实子补肝肾固护骨质，威灵仙可疗骨赘，抑制增生。

临证加减：疼痛以颈项为主者，加姜黄、葛根；疼痛以腰痛为主者，加狗脊、杜仲；疼痛以双膝为主者，加怀牛膝、宣木瓜；疼痛以足跟为主者，加当归，重用骨碎补。

验案举例：王某，男，81 岁，2017 年 5 月 5 日初诊。主诉：周身疼痛 16 年，加重 1 个月。患者腰背部、双胁部、双髋部、双膝、双足跟部疼痛，时轻时重，劳累久立时加重。就诊时坐轮椅，神疲，面白，情绪抑郁，善太息，易怒，食纳、睡眠皆差，夜尿频，大便溏稀，舌暗红、苔白，脉弦细弱。胸腰椎 X 光片提示：胸腰椎骨质疏松，双膝双足跟骨质疏松，骨密度 T 值 3.17。西医诊断为骨质疏松症；中医诊断为骨痿（肝郁脾肾虚型），治以补肾健脾、调肝、填精壮骨。处方用骨痿方加郁金 12g、柴胡 12g、合欢皮 15g、玫瑰花 10g。7 剂，每日 1 剂，水煎服。5 月 12

日二诊：腰背部、双胁部、双髋部疼痛稍减，精神差，面白，情绪抑郁，善太息，食纳、睡眠差，无发热恶寒，夜尿频，大便溏稀，舌暗红、苔白，脉弦细弱。上方加杜仲20g、牛膝20g、宣木瓜15g、桑螵蛸20g、当归12g、石榴皮20g、秦皮20g。14剂，煎服法同前。5月28日三诊：周身疼痛进一步减轻，精神可，心情稍舒畅，纳可，眠差，夜尿频，大便仍溏，舌暗红、苔白，脉细弱。上方去柴胡，加灵芝10g，继服14剂以巩固疗效。

（广东省第二中医院 邱剑鸣　广州华立科技职业学院中医药学院 江振龙 整理）

来源：中国中医药报2023年5月19日4版。

邱健行—温肺散寒止咳方

组成：麻黄6g，杏仁12g，炙甘草10g，干姜10g，法半夏12g，陈皮6g，白芥子12g，苏梗15g，紫菀15g。

功效：温肺散寒，止咳平喘。

主治：寒痰、湿痰久咳，痰鸣量多，喘嗽有声，脉缓滑。

用法：每日1剂，水煎服。

方解：方中麻黄味苦辛、性温，为肺经专药，能发越人体卫表阳气，有发汗解表、宣肺平喘作用；杏仁味苦、性温，亦为肺经专药，有止咳平喘作用，麻黄与杏仁一宣一降，使肺气宣肃正常；炙甘草、干姜温肺复气、温阳散寒，炙甘草甘温，补中益气，干姜性温热，守而不走；以上四药为君，温肺散寒效佳。白芥子味辛、性温，归肺、胃经，温肺化痰，利气散结；法半夏味辛、性温，燥湿化痰，可除咳嗽痰多；陈皮味辛苦、性温，归脾、肺经，可理气健脾，燥湿化痰；苏梗味辛甘、性温，归肺、脾、胃经，宽胸利膈，顺气除满；以上四药为臣。紫菀味苦、辛、甘，性微温，归肺经，对肺虚寒所致久咳有较好的化痰止咳作用，为佐药。甘草补气，化痰止咳，调和诸药，为使药。诸药合用，寒痰可散，湿痰可去，咳可止，喘可平，是一首治寒痰、湿痰久咳的良方。

临证加减：寒痰浊凝，症见咳吐白痰、胸闷脘痞、气喘哮鸣、畏寒肢冷、舌苔白腻、脉弦滑或弦紧，加细辛6g、五味子10g，干姜加至20g；痰多欲呕、反胃，加生姜10g、代赭石20g；脾虚食少，加党参30g、白术15g、茯苓20g；腰酸尿频、男子阳痿、女子宫寒，加仙灵脾15g、仙茅15g；痰中带血，加仙鹤草20g、款冬花15g。

（广东省第二中医院 邱剑鸣 整理）

来源：中国中医药报2023年2月3日4版。

张雪亮—悦心方

名人小传

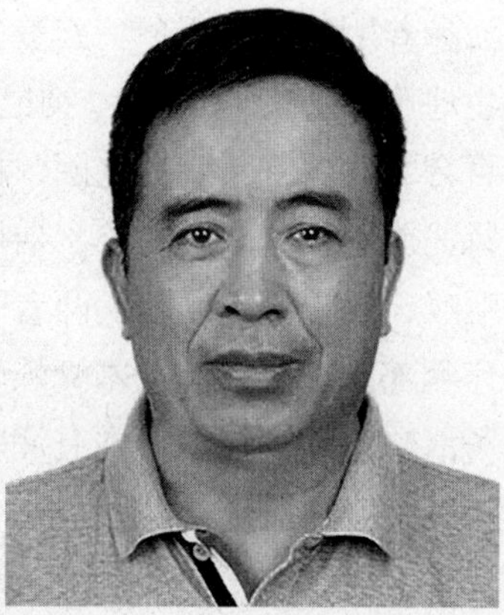

张雪亮，男，1963年出生，山东菏泽人。中国中医科学院研究员、主任医师、博士生导师，第七批全国老中医药专家学术经验继承工作指导老师。师从伤寒大家刘渡舟和北京四大名医孔伯华之孙孔令诩教授，从事临床及科研工作40余年，临证强调标本辨证、名方合用，擅治各种常见疾病及疑难杂症。

组成：炒栀子10g，淡豆豉8g，炒麦芽30g，炙甘草10g，大枣10g，百合30g，地黄10g，佛手15g，代代花15g，合欢花15g。

功效：清热除烦，疏肝解郁，安神定志。

主治：神经官能症，包括神经衰弱、抑郁症、强迫症、焦虑症等，症见心烦急躁、担惊受怕、心悸怔忡、情绪低落、抑郁寡欢、悲伤欲哭、胸闷喜叹息、精神恍惚、喃喃自语、失眠多梦、手足心热等。

用法：水煎服，每日1剂，早晚温服。

方解：本方由栀子豉汤、甘麦大枣汤、百合地黄汤三首经方合方化裁而来。栀子豉汤是治疗热郁胸膈证的代表方，栀子苦寒清热，泻火除烦；淡豆豉既可解表宣热，又能降胃和中；二药一升一降，共奏清热除烦之功。甘麦大枣汤主治脏躁，甘草甘缓和中，小麦养心肝之气，大枣健脾补中，药仅三味，心脾并补，能养心安神、补脾和中。百合地黄汤主治百合病，表现为一天到晚觉得累，不高兴，不愿意动，还不爱吃饭，身上忽冷忽热。百合甘寒入心肺，养阴润肺、清心安神；生地黄甘寒入肾，益心清热；两药配合治疗心肺阴虚内热所致情绪不佳。佛手、代代花、合欢花能疏肝行气解郁，是张雪亮临床常用的疏肝行气角药。全方共奏清热除烦、疏肝解郁、安神定志之效。此外，张雪亮强调心理问题是本，身体问题是标，临证必问患者脾气性格诸般情况，耐心开导患者，消除其疑虑或紧张，支持鼓励患者稳定心态、学会自我调适心理。

临证加减：以心烦急躁、爱发火为主症的神志异常者主以栀子豉汤，大便溏患者不用栀子豉汤。以担惊受怕、抑郁寡欢、悲伤欲哭为主症的神志异常者主以甘麦大枣汤，汗多者易炒麦芽为浮小麦，用量一般为40~60g。以精神恍惚、喃喃自语、精神饮食行动异于常人为主症的神志异常者主以百合地黄汤，舌苔厚腻、便溏者不用百合地黄汤。夜寐欠安者，加茯神、夜交藤、龙骨、牡蛎安神定志。

（第七批全国老中医药专家学术经验继承人 邓琼 整理）

来源：中国中医药报2023年6月14日4版。

谢煜焜——参梅茶

名人小传

谢煜焜，1940年出生，主任医师，全国基层名老中医药专家，曾任广东省肇庆市德庆县中医院院长，1965年毕业于广西医学院（现广西医科大学）临床医学专业。幼承庭训，并师从岭南名医梁剑波，从事中医内科临床、科研和教学工作60余年，对《伤寒论》和温病学研究颇有心得，学术上推崇王清任《医林改错》，多从痰瘀论治消化系统疾病、心脑血管疾病、慢性肾病和不孕不育症等，积累了丰富的临床经验。

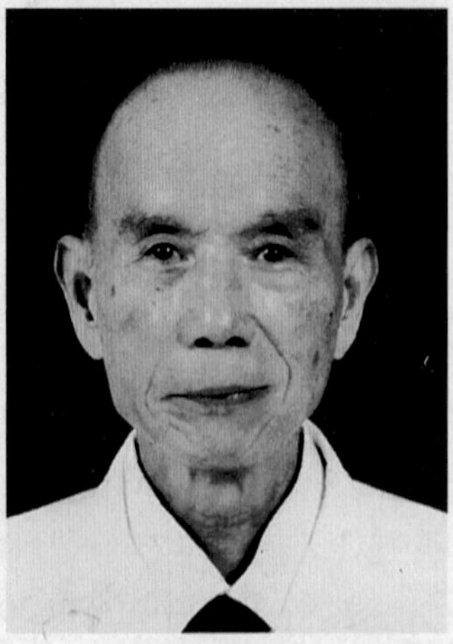

组成：南沙参10g，救必应10g，桑叶10g，玄参10g，岗梅根30g，土牛膝10g，桔梗10g，生甘草5g，银花藤10g，木蝴蝶10g，牛蒡子10g，制佛手10g。

功效：清热除痰，养阴生津利咽。

主治：急慢性咽喉炎、喉头结节和声带息肉，以及新冠病毒感染引起的咽痛、声音嘶哑、咽干口燥等症状，对牙龈肿痛、口腔溃疡等也有一定的辅助治疗作用，并可解除烟酒过多或过食煎炒辛辣之品引起的各种咽喉不适症状。

用法：水煎代茶饮。

方解：南沙参性甘微寒，养阴清肺，祛痰止咳；救必应又名熊胆木、铁冬青，为岭南地区特有的道地中草药，性味苦寒，清热解毒，利湿止痛，谢煜焜常用其治疗感冒发热、咽喉肿痛和消化系统疾病等；桑叶苦甘寒，疏风清热，清肝明目；玄参苦咸寒，清热滋阴，泻火解毒，养肺、胃、肾之阴，滋水以涵金；岗梅根为梅叶冬青的根，也是谢煜焜日常喜用草药，味苦、甘，性凉，清热解毒，生津止渴；土牛膝苦、酸，凉，解毒泻火，主治咽喉肿痛、白喉等；《伤寒论》言“少阴病，咽痛者，可与甘草汤；不瘥，与桔梗汤”，桔梗、生甘草为治疗咽痛要药，桔梗味辛，宣肺开咽，生甘草甘而益气，调和诸药；银花藤甘寒，有清热解毒通络之功；木蝴蝶苦寒，清肺疏肝，和胃生肌，善治咳嗽音哑、咽喉肿痛等症；牛蒡子辛苦寒，疏风透疹，利咽消肿；制佛手又名五指柑，为德庆县特产及“四大南药”之一，性味辛苦酸温，理气健胃，止呕止痛，以防上述苦寒之药伤胃。全方专病专药与辨证用药相结合，共奏清热除痰、养阴生津、消炎利咽之功。

临证加减：兼外感风热表证者，加薄荷、菊花，以疏解透散；风寒偏盛者，加生姜、防风、紫苏叶；

兼见发烧及肌肉酸痛者，加生石膏、柴胡、葛根；咳嗽，加杏仁、紫菀、款冬花等降气药；咽痒，加蝉蜕、防风；咽喉异物感，加厚朴、法半夏，以频饮润咽为要；痰多，加莱菔子、浙贝母；大便秘结，加生大黄、枳实；小便短赤，加六一散；睡眠差，加茯神、夜交藤等。

（广东省肇庆市德庆县中医院 吴绍彬 梁宏业 徐杰弟　广东省肇庆市德庆县官圩镇谢村卫生站 黄煜新 整理）

来源：中国中医药报2023年11月15日4版。

王多让—镇痉方

名人小传

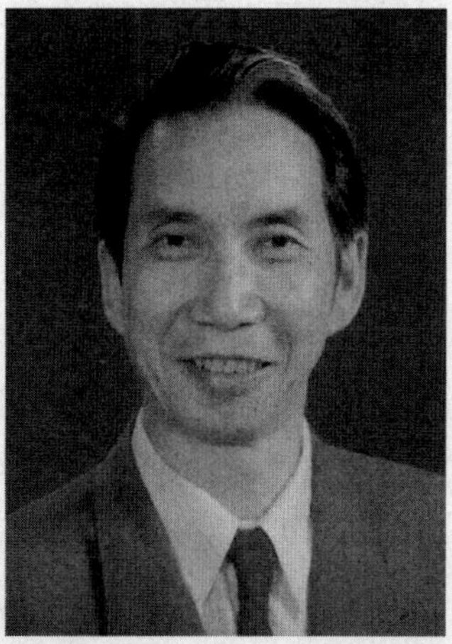

王多让，男，1938年出生。第二批全国老中医药专家学术经验继承工作指导老师，享受国务院政府特殊津贴，主任医师。曾任新疆维吾尔自治区乌鲁木齐市中医医院院长，新疆中医药学会副会长。出版《王多让医学心悟录：从气血论治现代疑难病》等著作。

组成：生黄芪40g，当归30g，白芍30g，制何首乌40g，桃仁20g，红花30g，天麻30g，白芷30g，羌活30g，防风20g，全蝎30，僵蚕50g，地龙30g，乌蛇30g，蜈蚣20条，佛手20g，甘草20g。

功效：益气养血活血，祛风镇痉，通络解痉挛。

主治：颜面神经痉挛，面部搐动无休止，口眼歪斜，面部偏瘫。

用法：上药净洗后共碾细粉，过80目筛，装入胶囊备用。每日服3次，早、中、晚服用，开始先从小剂量2粒服，逐渐加量，最大剂量至每次4粒，温水送服。本方也可改为汤剂用，用时将上药剂量改成汤剂用量，切不可用原量作汤剂使用。汤剂剂量中，全蝎6g，僵蚕15g，地龙10g，乌蛇15g，蜈蚣2条，其余药物剂量均减为原方半量。

方解：本病为慢性顽疾，需较长时间用药，方可见效，用散剂，意在缓缓取效。本方专治颜面神经痉挛和面瘫（面神经麻痹症）。重用生黄芪、当归、白芍、制首乌，益气养血滋阴，扶助正气，提高机体对疾病的修复能力，是本方的基础用药；再配上红花、桃仁，活血化瘀，通经活络；合用天麻、全蝎、僵蚕、乌蛇、地龙、蜈蚣，活血通经络，祛风邪，镇痉解挛；配上白芷、羌活、防风，可增强祛风解痉之力；佛手和胃，顾护胃气；甘草调和诸药。诸药合用，共奏益气养血活血、通经络、镇痉解痉挛、除顽疾之效。

临证加减：心烦易怒，肝郁火旺者，加柴胡10g、青皮10g、栀子15g；头晕、目干涩者，加菊花15g、蔓荆子10g、黄芩10g。

（新疆维吾尔自治区乌鲁木齐市中医医院 李婷整理）

来源：中国中医药报2023年2月16日4版。

霍介格—参芪益肠方

名人小传

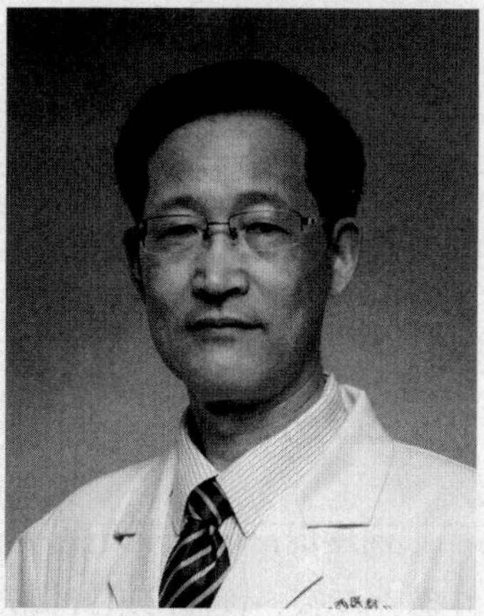

霍介格，男，汉族，1966年出生，江苏省名中医，全国老中医药专家学术经验继承工作指导老师，江苏省中医药研究院（江苏省中西医结合医院）主任医师，南京中医药大学教授、博士生导师。临床擅长中西医结合诊治肿瘤、肿瘤相关并发症及内科疑难杂症。

组成：人参10g，黄芪15g，藤梨根15g，八月札10g，薏苡仁20g，苦参6g。

功效：健脾祛湿，化瘀解毒。

主治：结直肠癌放化疗后及中晚期患者，证属脾虚湿滞、瘀毒内结者，症见纳差、乏力、大便溏，舌质淡胖、苔薄白腻，脉细弦或濡。

用法：每日 1 剂，水煎服。

方解：方以人参、黄芪健脾益气、扶正培本，为君药。藤梨根味淡、性平，清热解毒，消积化瘀；八月札味苦、性微寒，行气活血止痛，同为臣药。薏苡仁味甘、性淡，健脾化湿；苦参苦寒，清热燥湿解毒，共为佐药。全方标本同治，共奏健脾祛湿、化瘀解毒之功。

临证加减：阴伤津亏者，加麦冬、石斛、沙参；腹痛者，加白芍、甘草；大便溏烂者，加炒白术、茯苓、山药；瘀毒明显者，加莪术、独角蜣螂；便血者，加三七粉（冲服）、炒槐花。

验案举例：患者男，70 岁，2018 年 10 月 2 日初诊。主诉：结肠癌术后化疗后 2 年余。患者 2016 年 2 月 25 日行右半结肠癌根治术，术后病理提示溃疡型腺癌，TNM 分期为 T4aN1bM0 Ⅲ b 期，术后辅助化疗 6 个周期。2016 年 10 月复查，CT 提示精囊腺周围见约 3.3cm×4.1cm 占位，予手术治疗，病理提示转移性腺癌，术后再行化疗 2 个周期。刻下：身倦乏力，头晕耳鸣，不思纳谷，四肢畏寒，手足麻木，大便稀软，日行 2 ～ 3 次，夜寐易醒，舌质淡红、苔薄黄、中后偏腻，脉细缓。西医诊断为结肠癌术后；中医诊断为肠癌病，病机属脾虚阳弱、瘀毒内结，治以健脾温中益气、化瘀解毒。处方用参芪益肠方加减：人参 10g（另炖），黄芪 15g，肉桂 3g（后下），陈皮 6g，炒白术 15g，山药 20g，赤芍 10g，茯苓 15g，干姜 5g，仙鹤草 15g，藤梨根 15g，白花蛇舌草 15g，焦山楂 15g，六神曲 15g，炙甘草 3g。常法煎服，并嘱患者避免进食生冷和辛辣刺激之物。2018 年 12 月 13 日二诊：诉服上药 2 月余，神疲乏力和头晕耳鸣好转，食纳增加，睡眠改善，手足麻木如前，大便质地偏硬，日行 1 次，舌质淡暗、边有瘀斑、苔薄白，脉沉细弦。原方去干姜，加桂枝 6g、莪术 10g、姜半夏 10g。2019 年 2 月 1 日三诊：诸症皆有改善。治疗仍以扶正益气、抗癌解毒为大法。患者近期查 CT 提示肠癌术后改变，余未见异常。

（李灵常 整理）

来源：中国中医药报 2023 年 5 月 22 日 4 版。

申春悌—柴芪固溺汤

名人小传

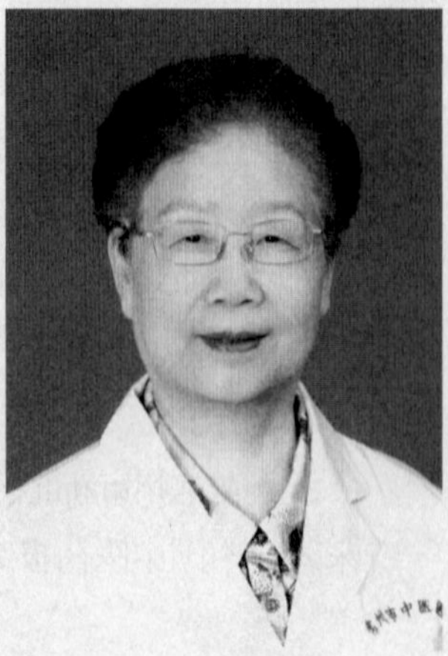

申春悌，1949 年出生，第五、七批全国老中医药专家学术经验继承工作指导老师，江苏省名中医，南京中医药大学教授、博士研究生导师，主任中医师，孟河医派传人，曾任常州市中医医院副院长。从事中医临床、科研、教学工作 50 余年，擅长治疗咳嗽、哮喘、慢性阻塞性肺疾病、心悸等内科杂病和更年期综合征、痛经、月经不调、不孕症等妇科疾病。

组成：炙黄芪 20g，春柴胡 10g，乌药 10g，山药 10g，益智仁 15g，菟丝子 10g，覆盆子 10g，桑螵蛸 10g，粉葛根 20g。

功效：温肾健脾，益气固摄。

主治：膀胱过度活动症。

用法：水煎服，每日 1 剂，分早晚 2 次温服。

方解：膀胱过度活动症又称尿道综合征，是一组以尿急为特征的症候群，常伴有尿频、夜尿增多和小腹坠胀不适，严重者伴有急迫性尿失禁，一般以绝经后妇女多见。该病可归属于中医学“淋证”“遗溺”“小便不禁”等范畴。尿液的生成、排泄与肾、膀胱密切相关。肾为水脏，与膀胱相表里，肾气不足，则膀胱气化失司。申春悌指出，《灵枢·口问》云“中气不足，溲便为之变”，脾气亏虚，中气不足，则不能运化。孟河医派用药和缓醇正，首重健脾，本病多因肾阳不足、脾气亏虚，无力温煦与固摄尿液，加上膀胱功能失调，进而导致机体内水液代谢失常，治疗当以温肾健脾、益气固摄为主，故拟柴芪固溺汤治之，临床疗效显著。方中炙黄芪益气健脾，春柴胡升举阳气，共为君药。缩泉丸出自宋代《魏氏家藏方》，方中乌药调气散寒，能消除膀胱肾间寒气；山药健脾补肾，固涩精气；益智仁温肾固精；三药助君药温肾健脾，共为臣药。佐以菟丝子、覆盆子、桑螵蛸，收敛固涩，益肾缩尿。葛根轻清升散，药性升发，可升举阳气，为阳明经引经药，属方中使药，《本草正义》谓其“气味皆薄，最能升发脾胃清阳之气”，可助君药鼓舞正气上升。

临证加减：小腹坠胀者，加炒白术、升麻、陈皮、制大黄；湿热偏盛、尿急尿热者，加炒萹蓄、瞿麦、车前草、淡竹叶；更年期阴阳失调、寒热互作者，加知母、黄柏、仙茅、淫羊藿、女贞子、墨旱莲；脾肾阳虚、尿失禁者，加党参、太子参、白参、枸杞子、五味子、车前子。

（江苏省常州市新北区薛家镇卫生院 沈萍 整理）

来源：中国中医药报2023年8月17日4版。

王化猛 —化痰降浊祛脂方

名人小传

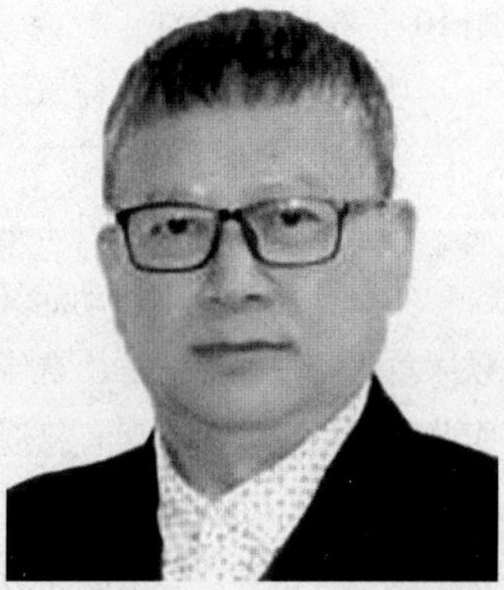

王化猛，1963年出生，安徽省名中医，安徽省立医院涡阳分院（涡阳县人民医院）主任医师，师承国医大师徐经世，兼任中华中医药学会科普分会常务委员，中华中医药学会肝胆病分会委员等。主编、参编《中医本草之韵》《走近亳州名医》《徐经世内科临证精华》等著作。临床擅长中西医结合治疗各种慢性肝病、疑难杂症等。

组成：白芥子30g，清半夏12g，胆南星10g，炒枳实12g，化橘红10g，茯苓30g，生姜6g，甘草6g。

功效：化痰降浊，行气消脂。

主治：高脂血症、脂肪肝之痰浊凝滞证，症见形体丰满，喜静少动，素嗜肥甘，头昏脑重或右胁不适，胸脘痞闷，肢麻身重，恶心欲吐，舌苔腻，脉弦滑或沉。

用法：每日1剂，常法煎服。服药期间注意加强运动，低脂、低盐饮食。

方解：遵仲景“病痰饮者，当以温药和之”之旨，故重用白芥子搜剔内外痰结、行气导痰，半夏、胆南星辛温性燥而燥湿化痰，共为君药；橘红、枳实理气燥湿，散结化浊，使气顺痰消，为臣药；茯苓健脾渗湿，生姜温脾，脾旺则痰无由生，为佐药；甘草调和诸药，为使药。诸药合用，共奏化痰降浊、行气消脂之功。

临证加减：如兼湿热，见头昏脑涨或胁肋胀痛、心烦口苦、口渴不引饮、尿黄、便秘或便溏、舌红苔黄腻、脉滑数，加炒黄连6g、姜竹茹20g；如兼血瘀，见形体丰腴、胸闷刺痛、头晕纳呆、舌淡胖苔薄白腻，或舌紫暗有瘀斑或瘀点、脉滑或脉弦细，加丹参20g、蒲黄10g（包）；如兼阳亢，见性情急躁、心烦易怒、面红目赤、头痛脑胀、焦躁不安、舌红苔黄、脉弦数，加草决明15g、石决明15g（先煎）、夏枯草10g；如兼阴亏，见形体消瘦、头晕耳鸣、腰膝酸软、失眠多梦、健忘、心烦、口干咽燥、大便秘结、舌红少苔或花剥苔、脉虚细数，加熟地黄10g、枸杞子15g；如兼脾虚，见形体肥胖、嗜睡头晕、神疲乏力、四肢酸重、呕恶纳呆、胸闷脘痞、舌淡苔白腻、脉濡细、或形寒肢冷、泄泻、舌体胖大有齿痕、水滑苔、脉沉细，加白术20g、绞股蓝15g。

（安徽省亳州市中医院 殷紫苇 整理）

来源：中国中医药报2023年8月11日4版。

王道坤 —化瘀消痞汤

名人小传

王道坤，男，1941年生，甘肃中医药大学教授，博士生导师，首届甘肃省名中医，第三、五、六批全国老中医药专家学术经验继承工作指导老师，享受国务院政府特殊津贴，北京中医药大学中医临床特聘

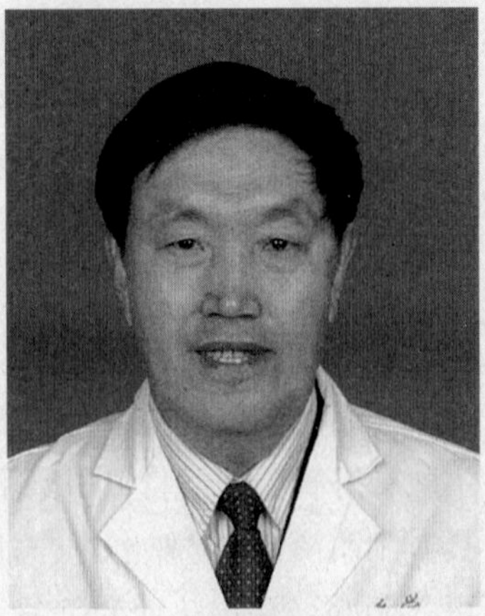

专家。王道坤教授深入研究伤寒、易水、温补等学派，临证衷中参西，既善攻邪，又娴扶正，活用“风火痰瘀”理论辨治疑难病症，临床诊疗涉及内、外、妇、儿，尤对脾胃疾病见解独到。主要著作有《医宗真髓》《决生死秘要》《新脾胃论》等。

组成：枳实12g，黄连6g，半夏曲15g，黄芪12g，党参12g，茯苓12g，白术15g，麦芽12g，干姜6g，厚朴10g，三七粉6g（冲服），全虫粉3g（冲服）。

功效：益气健脾，化瘀消痞。

主治：由血瘀痞结、脾虚食滞、气机阻滞所致胃痞病，症见胃脘胀满或胀痛，不欲饮食，食入不化，嗳气频作，身体懒倦，形瘦多梦，舌下静脉迂曲怒张，右手关脉弦等。

用法：水煎服，每日1剂，早、晚饭后1小时温服。

方解：《临证指南医案》指出“初病在经，久病入络”。王道坤认为，若痞结日久，脾气大衰，运血无力，血行瘀滞，故在枳实消痞丸的基础上加减化裁，创立该方。其病机为气机升降失常，客于胸胃之间，与有形之痰血饮食搏结一处。方中以黄连、干姜并用，辛开苦降，无论寒热之邪，皆可开泄，二味实为治痞之主药。然痞结于中焦，气机阻滞，必渐与痰食交阻，故以枳实破气、厚朴散湿、麦芽化食；久必痰瘀互结，故用半夏化痰，三七粉和全虫粉化瘀通络。“邪之所凑，其气必虚”，又以四君子汤去甘草加黄芪补气健脾。综观全方，消补兼施，寒热并用，气血并调，共奏益气健脾、化瘀消痞之功。

临证加减：若得冷食胃痛加重，口流清涎，四肢不温，宜加大干姜用量，加肉桂粉以振奋中焦阳气；若大便稀溏，舌苔腻，加大茯苓用量，加苍术以化湿；若口苦，舌苔转黄，宜佐蒲公英、黄芩以苦寒泄热。

按：本方所主治之胃痞病，近似于现代医学的慢性胃炎、慢性萎缩性胃炎、胃肠神经官能症等。此类疾病病情顽固，病程较长，王道坤认为本病在治疗上，以3个月为一疗程，治疗过程中应劝告患者树立信心，坚持治疗。平素饮食宜规律，切忌饥饱无度，应选择易消化无刺激性食物，进食宜细嚼慢咽，忌浓茶、烟酒、咖啡等。嘱患者舒畅情志，勿忧愁恼怒。

（甘肃中医药大学 王韶康 殷世鹏 段永强 整理）

来源：中国中医药报2023年7月24日4版。

谢林 ―加味三痹汤

名人小传

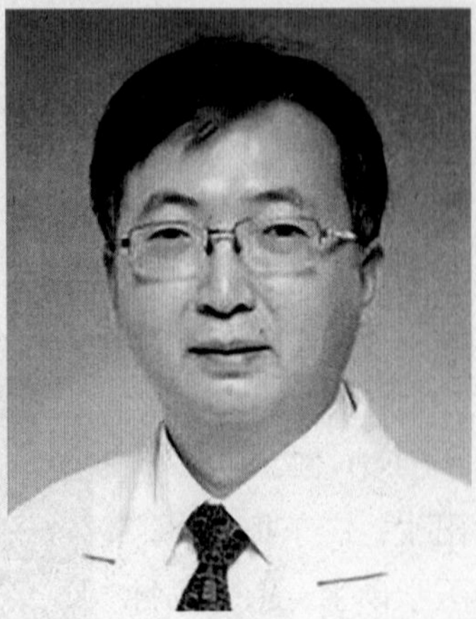

谢林，男，汉族，1965年出生，江苏省中西医结合医院（江苏省中医药研究院）副院长兼骨科主任，主任医师、教授、博士生导师，第七批全国老中医药专家学术经验继承工作指导老师，江苏省中医药领军人才，江苏省名中医。临床擅长脊柱疾病的微创手术及骨折创伤、关节疾病等的中西医结合治疗。

组成：杜仲12g，续断12g，怀牛膝12g，川芎10g，当归10g，赤芍10g，黄芪12g，党参10g，茯苓15g，独活12g，防风10g，桂枝10g，秦艽10g，延胡索10g，醋没药5g，细辛3g，乌梢蛇10g，甘草5g。

功效：补益肝肾，祛风除湿，通络止痛。

主治：腰椎间盘突出证属肝肾不足、风寒湿痹者，症见腰腿疼痛、腰膝酸软、下肢麻木、活动不利等。

用法：每日1剂，水煎服，早晚温服。

方解：方中杜仲、续断、怀牛膝为君，补益肝肾、强筋壮骨、祛湿止痛；川芎、当归、赤芍为臣，补血活血；佐以细辛、防风、秦艽、独活、乌梢蛇祛风散寒、除湿止痛，黄芪、党参、茯苓健脾益气、固后天之本，桂枝助阳化气、通行气血，延胡索、醋没药更增强祛风行气、活血止痛之功；甘草为使，调和诸药。

临证加减：下肢麻木甚者，倍黄芪，加全蝎3g；下肢疼痛甚、神经根水肿严重者，加泽泻、猪苓10g；腰背肌筋膜紧张者，加葛根12g、鸡血藤12g；痰饮重者，加牛蒡子12g、僵蚕6g；腹胀、大便燥结者，加制大黄6g、厚朴12g、肉苁蓉12g；下肢冷痛者，加制附片6g、淫羊藿8g；腰部酸痛者，加熟地黄15g、枸杞15g。

（张啸宇 整理）

来源：中国中医药报2023年4月28日4版。

罗仁—罗氏痛风汤

名人小传

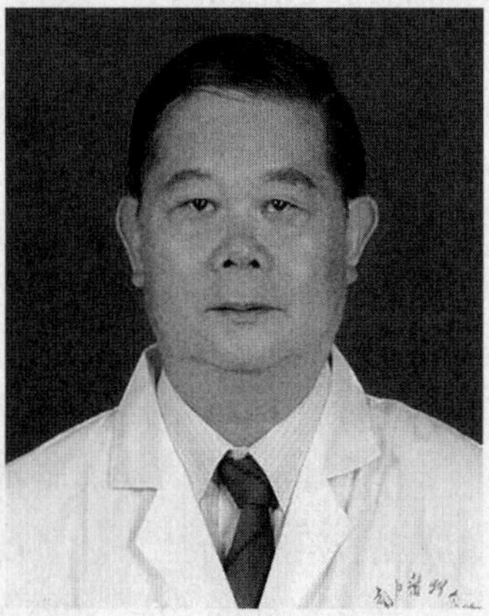

罗　仁，1952年出生，广东梅州人，医学硕士，南方医科大学教授，主任医师，博士生导师。第五、七批全国老中医药专家学术经验继承工作指导老师，广东省名中医。从事中医临床工作40余年，参与主编《亚健康评估与干预》等专著3部，临证擅长经方合方应用，疗效显著。

组成：百合30g，黄柏10g，薏苡仁30g，牛膝30g，山药30g，赤芍10g，苍术10g，车前子15g，金钱草30g，白茅根30g，炙甘草5g。

功效：清热祛湿，活血止痛。

主治：湿热毒瘀阻于经络所致痛风性关节炎。

用法：水煎服，每日1剂，分早晚2次温服。

方解：痛风性关节炎属于中医湿热痹范畴，究其原因，多是素体肥胖或过食膏粱厚味或醇酒肥甘，导致湿热久蕴，热极生毒，湿热毒邪阻于经络，流注关节，使血脉瘀阻，以致关节红肿热痛，故湿热毒瘀为其主要病机。围绕本病机，罗仁灵活运用了清热利湿之四妙散为底方，并结合个人临床心得，逐渐形成了罗氏痛风汤。方中黄柏苦寒，归膀胱经、肾经，苦以燥湿，寒以清热，其性沉降，长于清下焦湿热，为君药。苍术辛苦温燥，长于燥湿健脾；牛膝补肝肾、强筋骨，引药下行；薏苡仁甘淡微寒，具有利水渗湿、健脾止泻、排脓除痹、解毒散结之功，可入阳明经祛湿热而利筋络，三药共为臣药。车前子甘寒，清热利尿通淋，渗湿止泻；金钱草甘咸微寒，清热解毒，利尿通淋，除湿退黄，散瘀消肿；白茅根甘寒，凉血止血、清热生津、利尿通淋；三者皆有清热利尿之功，使邪从小便而解。山药补脾益胃，补肾涩精；赤芍清热凉血，散瘀止痛；百合养阴清热，补中益气，且含有秋水仙碱，可除遍身疼痛。以上六味药合用，共为佐药。炙甘草缓急止痛，调和诸药，为使药。诸药合用，凉血解毒，利尿通淋，疏经通络，消肿止痛，为治疗湿热下注所致痛风之良方。临床应用时，以足膝关节肿痛、小便短赤、舌苔黄腻为辨证要点。

临证加减：湿热甚者，宜加大腹皮、木瓜；下部有湿疮者，可加赤小豆、土茯苓等清湿热、解疮毒之品；红肿灼热甚者，可加忍冬藤、海风藤等祛风通络止痛；瘀血甚者，可加丹参、红花等活血化瘀。

（南方医科大学南方医院增城分院 伍银英 整理）

来源：中国中医药报2023年6月15日4版。

王佩娟—补肾活血汤

名人小传

王佩娟，女，1961年出生，江苏南京人。江苏省中西医结合医院（江苏省中医药研究院）主任中医师，江苏省名中医，第六批全国老中医药专家学术经验继承工作指导老师。临证擅长中西医结合治疗疑难杂症，尤其在妇科内分泌疾病、不孕症的中西医结合治疗及妇科微创技术应用方面具有较高造诣。

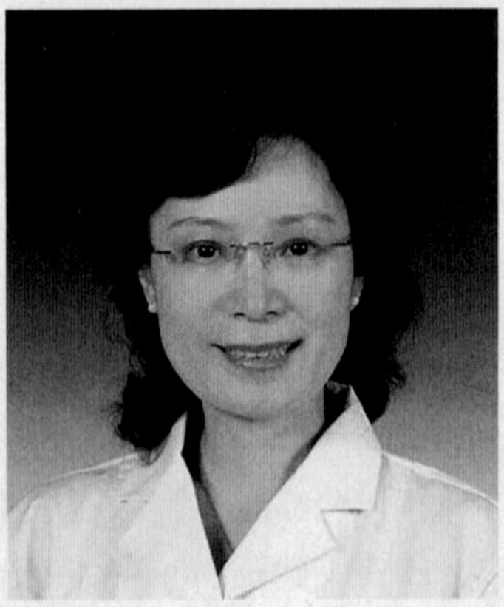

组成：熟地黄 10g，淫羊藿 10g，菟丝子 10g，当归 10g，川芎 10g，白芍 10g，柴胡 6g，知母 10g，黄柏 10g。

功效：补肾活血，疏肝调经，滋阴降火。

主治：卵巢功能减退诸症，包括卵巢储备减退、早发性卵巢功能不全、卵巢早衰等。症见月经后期或无定期，量少、色暗，甚至闭经为主症，伴见腰膝酸软、头晕耳鸣、心烦少寐、潮热盗汗，舌淡红，苔薄白，舌质紫暗或有瘀点，脉细弱或沉弱。

用法：每日 1 剂，水煎服。

方解：方中熟地补血滋阴，益精填髓；当归活血化瘀又兼养血；二药同为君药，共奏补肾活血之功。臣以菟丝子补肾益精，淫羊藿补肾益阳，川芎活血祛瘀、行气开郁，白芍养血调经，四药合用，共奏滋阴补肾、活血养血之功，以助君药之力。佐以柴胡疏肝解郁，黄柏清热泻火、解毒燥湿，使补而不滞，知母滋阴降火。诸药合用，共奏补肾活血、疏肝调经、滋阴降火之效。

临证加减：经闭不行者，加少量桃仁、红花行瘀而不破血；出血淋漓不止者，加三七、益母草、阿胶、茜草根化瘀止血且不留瘀；小腹或少腹疼痛者，加小茴香、香附、艾叶温经止血；带下黄稠属湿热者，加苦参、苍术、薏苡仁清热利湿；腰痛欲折属肾虚者，加怀牛膝、桑寄生、杜仲补肾强筋骨；大便秘结难解者，加大黄、桃仁化瘀通便；夜寐欠安者，加茯神、酸枣仁、龙骨安神定志。

（卢燕 整理）

来源：中国中医药报 2023 年 4 月 10 日 4 版。

赵尚华—柴翘五淋散

名人小传

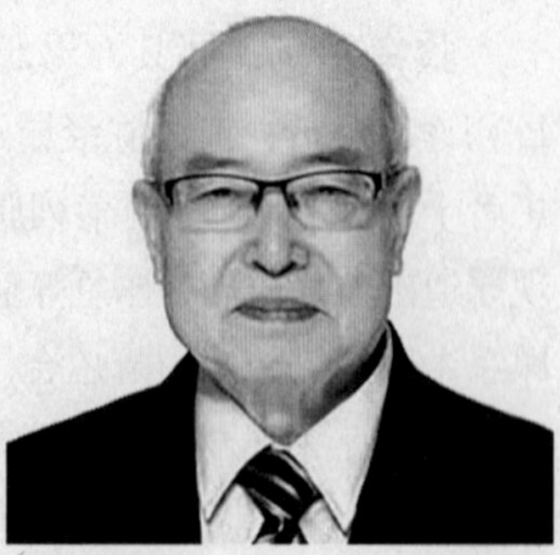

赵尚华，男，1943 年出生，山西省原平市人，山西中医药大学教授、主任医师，第四批全国老中医药专家学术经验继承工作指导老师。长期从事中医外科学教学、临床和科研工作，在周围血管病、乳房病和肿瘤的治疗方面有独到经验。著有《中医外科心得集》《中医外科外治法》《中医外科类聚方》等多部著作。

组成：柴胡 10g，连翘 15g，五味子 10g，茯苓 10g，赤芍 10g，当归 10g，栀子 10g，甘草 10g。

功效：益阴清热，通利三焦。

主治：湿热下注、三焦壅滞、反复发作、缠绵难愈之淋证，症见尿频、尿急、尿痛、咽干、脉细。

用法：水煎服，每日 1 剂，早晚温服。

方解：淋证是由于饮食不节、劳欲久病等，致肾与膀胱气化失司、水道不利所引起的以小便频数短涩、淋漓刺痛、小腹拘急隐痛为主症的一类病证。淋证日久，伤及阴血，多见湿热较轻、阴虚较重之证，治疗若一味利湿则加重阴津的亏损，过分滋阴则有碍湿热的清利，故以清利与滋阴并举，扬长避短，针对病机，灵活组方。方中用柴胡合连翘以清热解毒、表里双解，同时“柴胡为风药，风能胜湿”（缪希雍《神农本草经疏》）；赤芍散邪行血，更佐五味子以加强滋阴之力；合入五淋散，“用栀、苓治心肺，以通上焦之气，而五志火清；归、芍滋肝肾，以安下焦之气，而五脏阴复；甘草调中焦之气，而阴阳分清，则太阳之气自化，而膀胱之水府洁矣。”（陈修园《医学实在易》）诸药合用，共奏益阴清热、通利三焦之效。

临证加减：发热甚者，加金银花、白花蛇舌草；

小腹胀满者，加乌药、香附；局部疼痛症状明显者，加川楝子、石韦、瞿麦；伴有尿血者，加地龙、川牛膝、仙鹤草、三七；腰困者，加杜仲、续断、枸杞子、狗脊；会阴不适者，加王不留行、地龙、川楝子、川牛膝；口干、舌红、脉细数者，加生地、丹皮、白茅根。

验案举例：邢某，男，67岁，2008年12月21日初诊。主诉：前列腺经尿道电切术后尿血14天。患者于2008年11月行前列腺经尿道电切术，术后出现尿道出血、尿痛、尿急等症状。当地医院诊断为泌尿系术后感染，使用菌必治、左氧沙星、头孢哌酮舒巴坦等治疗21天未愈。尿常规显示：潜血（++++），白细胞（+++）。遂寻求中医治疗，诊断为术后阴血不足、湿热下注，治以益阴清热、通利三焦。处方用柴翘五淋散加减：柴胡10g，连翘15g, 五味子10g，车前子10g（包煎），金银花30g，赤芍30g。每日1剂，水煎服。二诊：服用上方6剂后，患者观察排尿前段仍有血，后段无血，尿常规显示：白细胞（++），潜血（++）。上方加地龙10g、生薏苡仁30g、生蒲黄10g。三诊：服用上方9剂后，尿常规显示：潜血（±），白细胞（-）。患者尿痛、尿血症状消失，仅有尿急、夜尿多症状，苔白，有瘀斑，脉滑。诊断为脾肾气虚不摄，治以益气温肾、缓急缩尿。处方用补中益气汤加桑螵蛸、益智仁等。服用6剂后症状很快得到控制，无其他不适，嘱患者继服原方3剂，以巩固疗效。

（山西省大同新建康医院 周益新 整理）

来源：中国中医药报2023年02月13日4版。

赵尚华—痔疮洗剂

组成：朴硝30g，莲房30g，五倍子30g，地榆30g，槐角30g，防风30g。

功能：消肿止痛，收敛止血。

主治：内痔脱出、出血，炎性外痔，脱肛等症。

用法：上药共为粗末，装入纱布袋中，加水2500~3000mL，煮沸，先熏再洗，后坐浴。每次30min，每日1~2次，每剂可用1~2日。

方解：方中朴硝味咸软坚，性寒降下，故取其清热散瘀之力，而收软坚消肿之功，是为君药；五倍子外用取其清热、收湿、敛疮、止血之功，辅助主药，是为臣药；清热则毒解，瘀散则痛止，湿去则肿消。再佐以化瘀止血的莲房、凉血止血的地榆、泻热止血的槐角；防风外用有止痒除痛、散风胜湿之力，是为使药。合而用之，熏洗痔疮，可收散瘀、祛湿、止血、敛疮之效。

验案举例：赵某，男，32岁。主诉：肛门肿痛伴便血8天。现病史：肛门肿物突出疼痛，呈持续性，伴便血、色鲜红、量多、呈喷射状流出。查体：肛门3、7、11点（截石位）肿物突出、潮红水肿、有触痛，齿线上3、7、11点黏膜隆起充血、糜烂、有散在出血点。舌尖红，苔薄黄，脉弦滑。中医诊断为痔疮，辨证属风伤肠络，治以消肿止痛、疏风止血。处方用痔疮洗剂：朴硝30g，莲房30g，五倍子30g，地榆30g，槐角30g，防风30g。上药置大盆中，加水3000mL，煮沸15min后，先熏后洗，后坐浴，每日2次。3日后复诊，便血消失，疼痛明显缓解，继续治疗3天后痊愈。

（山西省大同新建康医院 周益新 整理）

来源：中国中医药报2023年4月3日4版。

沈炳章—安胃止糜汤

名人小传

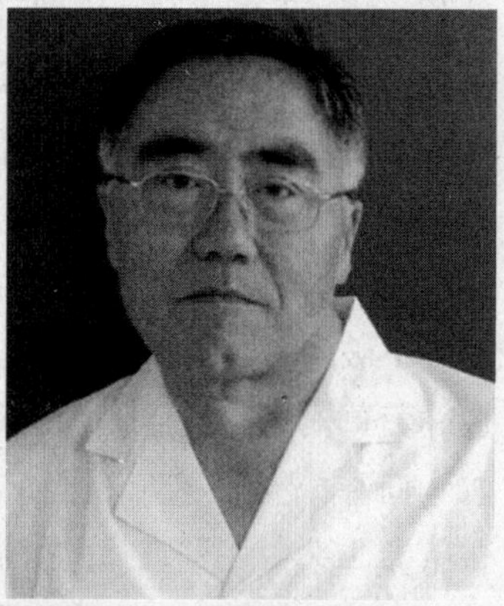

沈炳章，1943年出生，江苏省名中医，江苏省太仓市中医医院主任中医师。曾任江苏省中医药学会脾胃病专业委员会常务委员、苏州市中医药学会脾胃病专业委员会副主任委员。从事中医临床工作50余年，擅长治疗脾胃病及疑难杂病。

组成：姜半夏9g，姜竹茹9g，枳实9g，云茯苓18g，陈皮6g，炒白芍9g，川连3g，吴茱萸3g，党参12g，炒白术9g，干姜5g，炙甘草3g。

功效：温通宣达，安胃止糜。

主治：糜烂性胃炎，证属胃阳虚衰者，症见胃脘疼痛，纳谷减少，泛吐清水，口淡无味，舌淡红，苔薄白或白腻，脉濡缓。

用法：每日1剂，常法煎服。

方解：糜烂性胃炎属于消化系统的常见病、多发病，以胃脘痛、嗳气泛呕、纳谷减少等为主要临床表现。本病归属于中医学“胃脘痛”范畴，病位在胃，与肝、脾密切相关。

沈炳章认为，胃主受纳，职司传导，化而不藏，以通为用；脾主健运，化生精微，藏而不泻，以升为补；肝主疏泄，善于调畅气机。正常情况下，脾、胃与肝三者协同配合，共同维系着中焦升清降浊的生理功能；反之，饮食不节（洁），或情志乃伤，则运化失司，升降失调，痰饮、湿热及瘀血等积聚于胃，日久产生糜烂。从微观上看，糜烂的形成与局部炎症（湿、热）有关；但从整体分析，该病患者胃部常喜温喜按、得温则减，并无便溏、形寒肢凉等脾阳虚证，火热的征象也并不明显，结合苔、脉，往往可辨证为胃阳虚衰证。治疗上当以温通胃阳为主，辅以制肝。

安胃止糜汤中，以姜半夏、姜竹茹化痰降逆，姜炒加强止呕之力；茯苓、枳实旋转中阳，化饮消痞；干姜、吴茱萸温胃暖肝；党参、白术、炙甘草健脾益气；陈皮理气宽中。肝木横逆犯胃，以酸寒之白芍和营止痛；参入少量黄连与半夏同用，能开能泄；与吴茱萸相合，苦降辛通。本方在治则上突出胃腑以通为补、以降为顺的特点。在用药上“远柔用刚”，以辛温为主，化湿宣通，有薛生白《湿热病篇》“湿滞阳明，宜用辛开”之意，再配以苦味药，取辛开苦降、调和阴阳之意。全方集《外台》茯苓饮、橘皮竹茹汤及左金丸等诸方之长，共奏温通宣达、安胃止糜之功。

临证加减：痛有定处者，加失笑散、丹参饮；胀满明显者，加广木香、厚朴；嗳气明显者，加旋覆花、代赭石；呃逆甚者，加公丁香、柿蒂；肠鸣有声者，加少量附子振奋阳气；大便溏薄者，加石榴皮、乌梅。

（江苏省太仓市中医医院 吴力强 整理）

来源：中国中医药报2023年8月30日4版。

沈炳章—升麻杏仁煎

组成：炒党参9g，炙黄芪15g，生白术24g，炙升麻6g，当归9g，生白芍12g，广木香6g，枳实9g，火麻仁9g，光杏仁9g，生甘草5g。

功效：益气和中，宣肺润肠。

主治：老年性便秘，证属脾肾两虚者，症见大便干结难解，或艰涩不畅，甚则如羊屎，舌淡红，苔薄少，脉沉细。

用法：每日1剂，常法煎服。

方解：老年性便秘是以老年人出现排便间隔时间延长、大便干燥、排出困难或大便不硬却艰涩不畅为临床表现的一种病症，在老年患者中比较常见。本病归属于中医学“便秘”范畴，病位在大肠，与肺、脾胃、肝肾密切相关。

沈炳章认为，大肠属六腑，具有传化糟粕的生理功能，以通为用，以降为顺。正常情况下，大肠的润濡需要依赖于肺气的宣发肃降，脾胃的升清降浊，以及肝肾精血的充养。随着年龄的增长，由于饮食失调、外感六淫，或劳倦内伤等，导致脏腑机能失常，大肠传导失司，大便干结难解，日久成为本虚标实之证。老年人脾胃运化功能衰减，气血不足，清热通腑之品偏于苦寒，仅可暂用，而养阴增液又过于滋腻，也不能久施。因脾胃为气血生化之源，气机升降之枢纽，《素问·六微旨大论》曰“气之升降，天地之更用也”，故从中焦论治，既能补中益气，亦能培土生金，还可益气生血，使气血周流，则大便得解，是为王道治法。

升麻杏仁煎中，以党参、黄芪、白术健脾益气，大剂量生白术兼有养阴通便之能。老年人多“阳有余，阴不足”，加当归、芍药滋阴养血。火麻仁入脾、胃、大肠经，善于益气润肠。肺与大肠相表里，加杏仁宣肺以通腑，下病上治。年老中焦易于壅滞，配以木香理三焦之气，枳实消痞散结。全方以斡旋中焦为主，兼以治上、治下之法，三焦同治，但各有侧重，集补中益气汤、枳术丸、麻子仁丸等诸方之长，共奏益气和中、宣肺润肠之功。值得注意的是，方中用少量的升麻与杏仁配伍，提中气、降肺气，一升一降，是本方的点睛之笔，遂以此为方名。

临证加减：口干舌红者，加玄参、生地；痔疮出血者，加生地榆、槐米；有肠道手术史者，加桃仁、皂角刺；矢气明显者，加厚朴、槟榔；纳差乏力者，加焦山楂、陈皮。

（江苏省太仓市中医医院 吴力强 整理）

来源：中国中医药报2023年10月09日4版。

叶柏—白血汤

名人小传

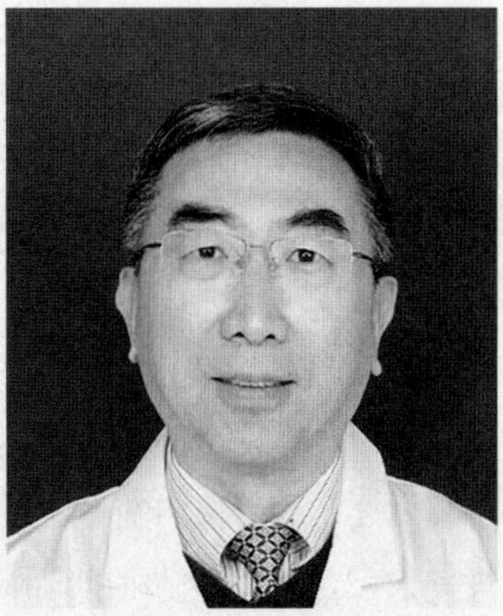

叶柏，1961年出生，江苏省名中医，江苏省中医院主任医师，南京中医药大学教授、博士生导师，江苏省“333高层次人才培养工程”中青年科学技术带头人。师从著名脾胃病专家、首届国医大师徐景藩教授。临证擅长运用中医药治疗消化系统疑难病症，对于炎症性肠病、慢性萎缩性胃炎、功能性胃肠病等疾病的治疗颇有心得。

组成：白头翁13g，黄连3g，黄柏10g，秦皮15g，血见愁15g，煨木香10g，炒当归10g，炒白芍15g，炒薏苡仁30g，地榆炭15g，仙鹤草30g，荆芥炭15g。

功效：清肠化湿，凉血活血。

主治：溃疡性结肠炎之大肠湿热证。

用法：每日1剂，早晚温服。

方解：溃疡性结肠炎是一种病因尚不明确的直肠和结肠慢性非特异性炎症性疾病，发作期临床表现为腹泻、里急后重、腹痛、黏液脓血便。《医部全录·外科痈疽疔毒门》云：“肠痈小腹胀痛、脉滑数，或里急后重，或时时下血。”其中黏液脓血便乃溢脓、溃烂出血的表现，发热、腹痛符合痈疡热、痛的特点，而本病慢性反复发作、病变难以愈合，则更接近于“疡”的范畴。因而本病属中医“内疡”范畴，可称之为“肠疡”。本病在活动期以标实证为主，多有湿热内蕴肠腑、气滞血瘀、肉腐血败成疡之病理变化，辨证当属大肠湿热证，故自拟白血汤治之。

本方以白头翁汤合芍药汤化裁而来。方中白头翁清热解毒，凉血活血；黄连、黄柏、秦皮清热燥湿，厚肠止泻；血见愁清热解毒，燥湿止血；煨木香、炒白芍、炒当归调气和血；仙鹤草、地榆炭、荆芥炭清热祛风，收敛止血，炭类药还有生肌敛疡之效；炒薏苡仁健脾渗湿，清热止泻。全方共奏清肠化湿、凉血活血之功。

临证加减：兼恶寒发热、表邪未解而里热又炽者，加葛根、金银花、鸭跖草、蜀羊泉解表清热；腹痛、里急后重明显者，加槟榔、陈皮行气导滞；有大便白多红少、脘痞纳呆、舌苔白腻等湿重于热表现者，加藿香、厚朴、苍术、六月雪燥湿健脾；大便红多白少或纯为血便者，加紫草、丹皮、水牛角、鸡冠花凉血止血；便血消失者，加山药、白术健脾化湿。

（江苏省仪征市中医院 时乐 整理）

来源：中国中医药报2023年5月17日4版。

周益新—柴陷枳术汤

名人小传

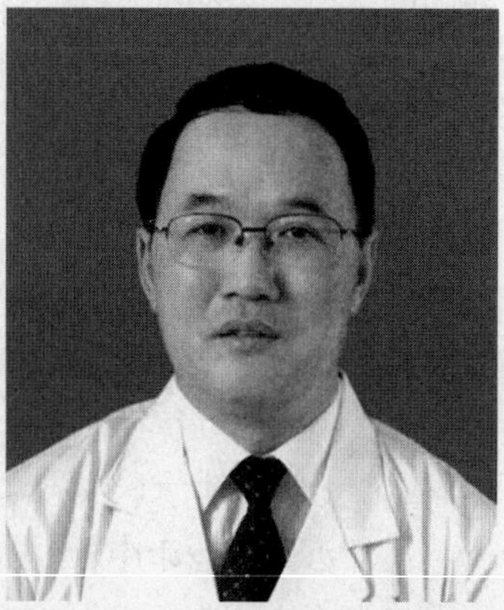

周益新，男，1960年出生，山西省宁武县人，山西省大同新建康医院主任医师，山西省名中医。长期从事中医临床及中医医史文献研究工作。临证擅治内科、妇科疾病，尤擅用经方及针灸治疗各种疾病。著有《话说国医·山西卷》一书，参编《〈本草纲目〉补正》《中华效方汇海》《〈四诊抉微〉校注》等多部著作。

组成：柴胡18g，白芍15g，白术15g，枳实10g，全瓜蒌15g，法半夏10g，黄连6g，蒲公英30g，青皮、陈皮各10g，炒谷芽、炒麦芽各30g，炙甘草6g。

功效：疏肝理脾，清热消痞。

主治：肝郁脾虚、痰热郁阻所致的胃脘痛，症见脘腹痞满，灼热疼痛，按之痛甚，牵及胸胁背部，呕吐嗳气，吞酸吐酸，口苦口黏，大便黏滞不爽，舌暗红，苔黄腻，脉弦实或滑数。

用法：水煎服，每日1剂，分早晚2次服用。

方解：肝主风木，喜条达而恶抑郁；胃气主降，脾气主升，共司运化。厥阴之脉，挟胃属肝；冲脉隶属阳明，肝主冲脉，故肝胃之气相通。肝经调畅，则脾气升发，胃气和顺。若肝气失于疏泄，侵脾犯胃，脾胃失运，升降失司，湿热壅滞，极易形成肝脾不和、肝胃不和证。本方根据“治肝可以安胃”之原理，以《伤寒论》四逆散、小陷胸汤、枳术汤三首方剂组方而成，故亦称为“三合汤”。方中主以四逆散疏肝理气，和中缓急，主治肝脾不和、气郁不畅所致的脘腹胁痛之证。以柴胡疏肝解郁，调畅气机，配白芍柔肝缓急，和营止痛，既可收脾气之散乱，又可平肝气之恣横，于土中泻木，又善治腹痛；枳实破气消积，化痰除痞，可泻脾气之壅滞，调中焦之运化；且枳实、白芍配伍，为枳实芍药散，可以行气血，善治气血郁滞之腹痛；白芍、甘草合用，为芍药甘草汤，又可缓急止痛。辅以枳术汤健脾消痞，专治脾胃虚弱、运化不良所致的食后脘腹痞满不舒之证。方以白术健脾祛湿，助脾运化；辅以枳实下气化滞，消痞除满。小陷胸汤清热化痰、宽胸散结，可治疗痰热阻于中焦而致的胸胁脘腹痞满胀痛证。方中瓜蒌清热化痰、宽胸散结，黄连偏入中焦、清热燥湿，半夏燥湿化痰，与黄连配伍，寒温并用，辛开苦降，善治痰热之结。再佐以蒲公英兼入肝、胃经，可清胃定痛，清肝达郁；陈皮理气健脾，燥湿化痰；青皮疏肝破气，散结消滞；炒谷芽、炒麦芽消食和中，健脾开胃。炙甘草补中益气，调和诸药，为使药。诸药合用，共奏疏肝理脾、清热化痰、散结消痞之功。

临证加减：热甚者，加虎杖15g、连翘10g；疼痛较剧者，加木香6g、延胡索12g、川楝子12g；嗳气频多者，加旋覆花10g（包煎），代赭石15g（先煎）；泛酸、嘈杂者，加海螵蛸15g（先煎）、瓦楞子30g（煅，先煎）；烦躁易怒、口苦者，加栀子12g、丹皮12g；胃脘胀满甚，加八月札15g或合良附丸（制香附15g、高良姜10g）；胃部糜烂或溃疡者，加白及10g、浙贝母15g。

（国药同煤总医院 樊丽娜 整理）

来源：中国中医药报2023年5月11日4版。

周益新—排石止淋汤

组成：金钱草30g，海金沙15g，鸡内金15g，郁金10g，金铃子10g，川牛膝10g，青皮10g，琥珀6g（研冲），滑石15g（包煎），白芍30g，生甘草6g。

功效：化石通淋，行气破血。

主治：石淋（尿路结石），症见腰部疼痛，并放射向腹部、外生殖器、大腿内侧，痛甚则面色苍白、冷汗淋漓、恶心呕吐，伴有尿频、尿急，痛剧可见肉眼血尿，舌质红，苔薄黄，脉弦数。

用法：水煎服，每日1剂。

方解：尿路结石包括肾结石、输尿管结石、膀胱结石等，以腰腹酸痛、血尿为主症，属于中医“急淋”“石淋”“砂淋”“癃闭”等范畴。通常认为是由于湿热久蕴，煎熬尿液成石，阻滞肾系而成。“轻则为砂，重则为石”。治以通利消石为主。方中金钱草甘、淡、平，能利水通淋、排除结石，为治疗泌尿系结石之要药；海金沙甘、淡、寒，利尿通淋，《本草纲目》谓其治“小便热淋，膏淋，血淋，石淋茎痛”；鸡内金化坚消石，《医学衷中参西录》称：“鸡内金为鸡之脾胃，中有瓦、石、铜、铁皆能消化，本品含有稀盐酸，不但能消脾胃之积，无论脏腑何处有积，鸡内金皆能消之。”三药共为君药，以清热利湿、消石化石。清代尤在泾《金匮翼·卷八·沙石淋》曰：“夫散热利小便，只能治热淋、血淋而已。其膏、石、沙淋，必须开郁行气，破血滋阴方可也。古方用郁金、琥珀开郁也；青皮、木香行气也；蒲黄、牛膝破血也；黄柏、生地黄滋阴也。”故以郁金行气解郁，活血止痛；金铃子（即川楝子）疏肝行气，清热止痛；琥珀利水通淋，散瘀止血；川牛膝利尿通淋，引药下行，又可补肝肾；青皮破气行滞，疏郁降逆；上药共为臣药。滑石与甘草相配即六一散，以清热利尿；白芍与甘草相伍即芍药甘草汤，以解痉缓急止痛；上药共为佐使药。诸药合用，共奏利水通淋、消石化石之功。

临证加减：尿中带血者，加白茅根、小蓟、藕节、蒲黄以清热利尿，凉血止血；气滞痛甚者，加乌药、香附、厚朴以行气顺气，理气止痛；阴虚有热者，加阿胶、女贞子、旱莲草以滋阴清热；肾阳虚者，加肉桂、小茴香温阳化气。

（山西大同大学 李伟峰 贺千里 整理）

来源：中国中医药报 2023 年 5 月 24 日 4 版。

沈玉鹏—固本健脾汤

名人小传

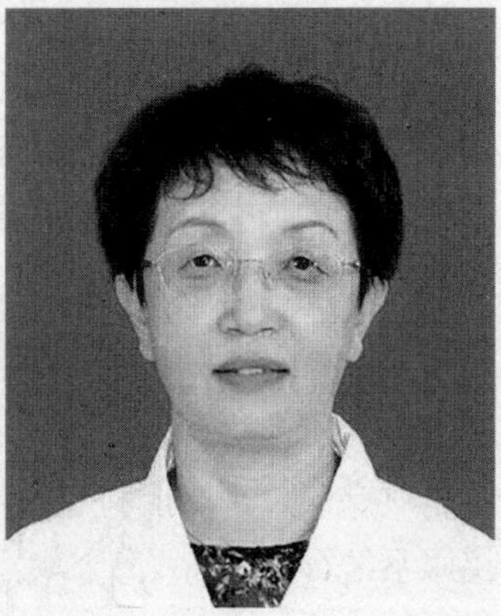

沈玉鹏，女，1962 年出生。甘肃省名中医，主任医师，甘肃省中医院儿科原主任，甘肃省中医药学会儿科专业委员会副主任委员，《中医儿科杂志》编委。主持完成省级课题 4 项，获甘肃省皇甫谧中医药科技奖三等奖 1 项，参编著作 2 部，发表论文 20 余篇。从事临床教学工作 30 余年，对小儿肺系疾病的中医药防治经验丰富。

组成：生黄芪 15g，炒白术 10g，防风 6g，当归 6g，五味子 6g，制黄精 10g，陈皮 6g，玉竹 10g，煅龙骨 15g，煅牡蛎 15g，桂枝 6g，山药 10g，补骨脂 10g，薏苡仁 10g，生地 10g，甘草 6g，焦山楂 10g，女贞子 10g。

功效：健脾益气，补肺固本。

用法：每剂方药加水浸泡半小时，大火煎开后，转小火煎煮 30min，煎煮 2 次，共取药液 100mL，分 2 次于饭后半小时口服。忌生冷、油腻、辛辣及发物。

主治：反复呼吸道感染，证属肺脾气虚，症见反复外感，少气懒言，动则多汗，面黄少华，唇口色淡，食少纳呆，大便不调，舌质淡红，脉细无力。

方解：此方以玉屏风散为主方加减，方中黄芪甘温，主入肺、脾经，为补药之长，可益肺固表；白术主归脾、胃经，健脾益气，为补气健脾第一要药；《本草正义》释防风“通治一切风邪”，可防风邪、固肌表，与黄芪、白术共为君药。徐大椿在《神农本草经百种录》中提出“当归辛香而润，香则走脾，润则补血，故能透入中焦营气之分，而为补营之圣药”，当归入心、脾经，补血和营；山药甘平，治诸虚百损，补益脾肺；《药鉴》指出生地黄“又实脾药中二三分，以固脾气，使脾家永不受邪……”，故用生地以补土生金；《汤液本草》曰“陈皮，益气利肺”，故以陈皮健脾利肺；《本草思辨录》提出“薏苡仁属土，阳明药也，故能健脾益胃……然薏苡为益中气之要药”，故用薏苡仁以健脾气；焦山楂行气健胃，可消一切食积，以上六药同为臣药，主以补脾益肺。桂枝性温味甘，善宣阳气于卫分、畅营血于肌表，故可助卫实表；补骨脂辛温，归脾、肾经，可补脾肾、壮元阳；黄精甘平，入肺、脾、肾经，可补脾气、养肺阴、益肾精；玉竹味甘微寒，与黄精相配可补肺胃之阴，与桂枝、补骨脂相合一阴一阳，亦清亦补，宣纳共奏；煅龙骨收敛浮越之气；煅牡蛎味咸而涩，能固精气，合煅龙骨收敛固涩；五味子性温、酸咸，专收敛肺气而滋肾水；女贞子甘平而凉，入足少阴肾经，养阴气、平阴火，以上八药共为佐药，以求金水相生、补肺固本。甘草为使药，可调和脏腑、贯通阴阳，既能益气补虚又可调和诸药。全方共奏健脾益气、补肺固本之功。

临证加减：气阴不足者，加太子参、麦冬以益气养阴；久病汗出易于伤阴耗液，可酌情加乌梅、北沙参养阴敛营，顾护阴液；低热者，减桂枝、补骨脂，加用牡丹皮、地骨皮、银柴胡以清虚热；腹胀、便秘、舌苔白厚者，可加用厚朴、槟榔、莱菔子以理气和胃，消食导滞；纳者差，加鸡内金、焦三仙等健脾消食。

（沈玉鹏名医工作室 任耀全 杨志华 周黎黎 石玉娇 整理）

来源：中国中医药报 2023 年 10 月 25 日 4 版。

施仁潮 —三妙二草痛风方

名人小传

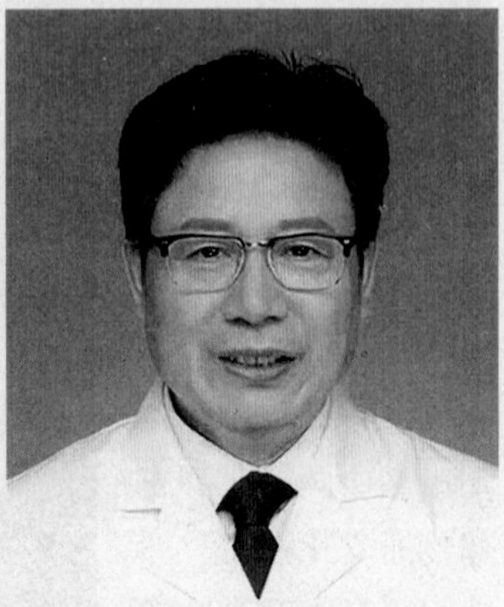

施仁潮，男，1954 年出生，浙江天台人。浙江省立同德医院主任中医师、浙江中医药大学硕士研究生导师。师从首批全国老中医药专家学术经验继承工作指导老师潘澄濂，从事中医临床 40 余年，擅长治疗痛风、类风湿性关节炎、强直性脊柱炎、干燥综合征等风湿病，慢性萎缩性胃炎、溃疡性结肠炎、顽固性腹泻等胃肠病。编著有《名医朱丹溪论治痿痹的经验》《骨关节病中医保健》《胃肠病中医保健》等。

组成：苍术 12g，酒黄柏 9g，牛膝 9g，猫须草 30g，车前草 30g，桃仁 9g，酒地龙 9g，神曲 15g，桂枝 3g。

功效：清热利湿，泄浊行瘀。

主治：痛风、高尿酸、肾结石等。

用法：水煎服，每日 1 剂，分 2 次于早晚饭后半小时温服。

方解：痛风多由湿浊热毒壅聚，阻滞经脉，气血运行不通而致病，治以清热除湿，更需要行瘀阻、畅气血。方用苍术、黄柏、牛膝，即三妙丸，其中黄柏苦寒，苦以燥湿，寒以清热；苍术苦温，长于燥湿；二药相伍，清热燥湿，主治湿热痹证；牛膝活血通络，引药入病所，尤适宜于下焦湿热病证。车前草、猫须草利尿祛湿，排毒消石，其中猫须草味甘、淡，归肾、肝、膀胱经，具有清热利湿、通淋排石之功，现代药理研究证实其有降尿酸的作用，并能通淋排石，对痛风兼肾结石病症颇为相宜。方中地龙既助清热，并能通络；桃仁活血祛瘀，而有破瘀止痛之功；桂枝横行手臂，温通经络；神曲消除中焦陈积，理脾胃之气。

临证加减：痛风急性发作，症见关节红肿热痛、活动不利、苔黄浊腻、舌质红、脉滑数者，重在清热毒，加用防己、忍冬藤、紫花地丁；关节红肿刺痛、肿胀变形、屈伸不利，局部肌肤色紫暗、按之稍硬，舌质紫暗或有瘀斑，苔薄黄，脉细涩或沉弦者，当清热、行瘀并重，在加用防己、忍冬藤、紫花地丁清热毒的基础上，再加用炒蒲黄、酒川芎活血行瘀；肥胖、高血脂者痛风发作期，症见关节肿胀、胸脘痞满、苔白腻、脉弦滑者，加用羌活、胆南星、薏苡仁；痛风反复发作，症见关节变形、头晕耳鸣、舌红少苔、脉细者，加用生地、生白芍、百合。此外，对于痛风急性发作、肿痛明显者，施仁潮常嘱患者配合透骨凝膏（胶）类产品外用，主要原料有龙胆草、黄柏、土茯苓、透骨草、羌活、威灵仙、皂角刺、薄荷等；对于痛风高尿酸者，可取百合、薏苡仁、栀子、木瓜、山楂、桃仁、金银花、槐花等原料适量代茶饮，对降尿酸、控制发病有帮助，痛风发作时还能辅助消除炎症、减轻病痛。

（浙江省杭州胡庆余堂 施文 整理）

来源：中国中医药报 2023 年 6 月 29 日 4 版。

张存龙 —温脾益胃汤

名人小传

张存龙，1967 年出生，甘肃省定西市通渭县中医医院中医全科主任医师，甘肃省基层名中医，定西市名中医，甘肃省五级中医药师承教育第一、二、四批指导老师。从事中医药临床工作 33 年，善用经方

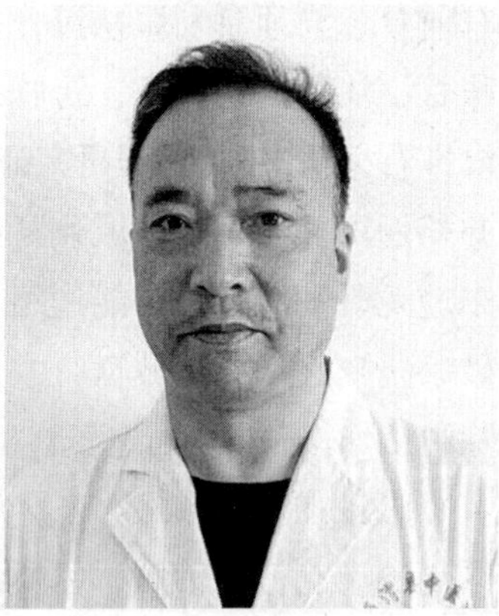

治疗内科杂症及皮肤疾患。

组成：黄芪24g，山药18g，白术12g，炮姜9g，淫羊藿12g，太子参9g，麦冬12g，陈皮6g，苍术9g，郁金12g，五灵脂6g，元胡12g，糯米6g（包煎），甘松9g，荷叶6g，炙甘草6g。

功效：温阳益阴，通络止痛。

主治：脾阳胃阳虚寒，胃阴脾阴不足，症见胃痛时发，其痛绵绵，气短乏力，纳差，口干，舌质暗淡有裂纹，舌体胖，少苔，脉沉弱或弦细。

用法：每日1剂，常法煎服，早晚饭前半小时温服。

方解：温脾益胃汤是张存龙临床加减用于治疗慢性胃炎、萎缩性胃炎、胃及十二指肠溃疡的经验方。张存龙经过多年临床观察认为，脾土厚实，不运则壅，调理仓廪、温脾益胃为治疗慢性脾胃疾患的基本法则。此方宗《内经》虚者补之、劳者温之、脾主为胃行其津液之旨，补益脾肾之阳；又谙叶天士“太阴脾土，得阳始运，阳明胃土，得阴自安”“脾喜刚燥，胃喜柔润”之胃阴学说，及周慎斋“胃不得脾土之阴，则无以运转，而不能输精于五脏”之要旨而立法遣方。将脾阳虚与胃阴虚、胃阳虚与脾阴虚当作一个整体对待。脾胃疾患以虚证居多，其虚往往表现在脾阳虚兼胃阴虚，胃阳虚兼脾阴不足。此类患者平素具有体质虚弱的特点，其胃疼发作往往缘于受寒凉、进食生冷、气郁因素刺激而诱发。故方中重用甘温黄芪补气升阳，山药益气养阴，白术补脾气，共为君药；炮姜温经健脾，淫羊藿温补肾阳命门，太子参、麦冬滋脾养阴生津，陈皮、苍术理气运脾化湿，郁金、五灵脂、元胡解郁活血止痛，共为臣药；佐使甘松开郁行气止痛，糯米健脾益胃，荷叶引清气上升，甘草调和诸药。全方脾胃之阳同温，脾胃之阴共养。

临证加减：泛酸、嘈杂、口苦、烧心，合左金丸加蒲公英、海螵蛸；纳差，加鸡内金、炒谷芽、槟榔；脘胀，加木香、砂仁、大腹皮；口臭、便秘，加酒大黄、佩兰叶、玄明粉；便溏、便次增多，加防风、炒槐米。

（甘肃省通渭县中医医院 刘菲菲 整理）

来源：中国中医药报2023年2月9日4版。

张恩树—白虎石茵汤

名人小传

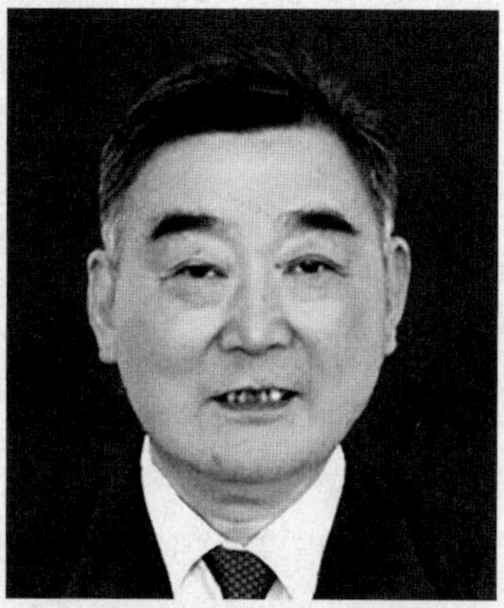

张恩树，1944年出生，江苏省仪征市中医院主任医师，扬州市名中医，江苏省非物质文化遗产“然字门内科中医术”第十二代传承人。师从全国老中医药专家学术经验继承工作指导老师任达然，临证擅用经方，擅长治疗内科、妇科杂病。发表学术论文多篇，著有《任达然老中医临床经验录》。

组成：白茅根30g，虎杖15g，石见穿15g，茵陈30g。

功效：利湿退黄，清热解毒。

主治：急性黄疸型病毒性肝炎。

用法：以上为成人量，儿童酌减。每日1剂，分煎2次，分上、下午温服。

方解：急性黄疸型病毒性肝炎大多属于中医学“阳黄”范畴。湿热之邪是形成该病的主要病理因素，如《金匮要略》云：“黄家所得，从湿得之。”《黄帝内经》亦云：“湿热相交，民当病疸。”概括性地指明了本病的病因病机与湿热搏结有关。

张恩树认为，本病的主要问题是湿热为患，化湿清热必须放在治疗的首位，白虎石茵汤即是基于这一点拟定的。方中白茅根味甘性寒，有清热生津、凉血止血、利尿通淋之功效，常用于治疗热病烦渴、小便淋沥涩痛、黄疸等诸病，《本草纲目》云：“（白茅根）止吐衄诸血，肺热喘急，水肿黄疸，解酒毒。”虎杖利湿退黄、清热解毒；石见穿清热利湿、活血化瘀、消肿散结，能治急、慢性肝炎；茵陈清热利湿、利胆退黄，可用于治疗各种黄疸，《医学衷中参西录》描述茵陈谓：“善清肝胆之热，兼理肝胆之郁，热消郁开，胆汁入小肠之路毫无阻隔也。”诸药合用，共奏利湿退黄、清热解毒之功，令其湿化热清而病解。

临证加减：脉象弦数，乃热重于湿，可加栀子、大黄；大便溏、口中黏腻、舌苔厚腻微黄、脉象濡缓，乃湿重于热，可加苍术、川厚朴、薏苡仁等；若邪客于肌表而见恶寒、发热、头痛，可加麻黄、连翘、赤小豆；若邪郁少阳而见寒热往来，可加柴胡、黄芩；若胸腹痞胀、恶心呕吐，可酌加藿香、白蔻仁、法半夏。

（江苏省仪征市中医院 杨晓明 时乐 张月瑶 整理）

来源：中国中医药报 2023 年 11 月 1 日 4 版。

张恩树—宁心安神汤

组成：酸枣仁 15g，柏子仁 10g，石菖蒲 5g，炙远志 10g，茯神 15g，夜交藤 30g，知母 10g，川芎 10g，合欢花 10g，煅龙齿 30g（先煎），生甘草 5g。

功效：宁心安神。

主治：不寐，症见心神不宁、失眠多梦、虚烦不安，苔薄腻、脉细弦。

用法：每日 1 剂，分煎 2 次，取药液 400mL，分下午、睡前 2 次温服。

方解：不寐是由于情志、饮食内伤、病后及年迈、禀赋不足、心虚胆怯等，引起心神失养或心神不安，从而导致经常不能获得正常睡眠为特征的一类病证。张恩树指出，不寐的病因虽多，但以情志、饮食或气血亏虚等内伤病因居多，由这些病因引起心、肝、胆、脾、胃、肾的气血失和，阴阳失调，其基本病机以心血虚、胆虚、脾虚、肾阴亏虚进而导致心失所养，及由心火偏亢、肝郁、痰热、胃失和降进而导致心神不宁两方面为主。其病位在心，但与肝、胆、脾、胃、肾关系密切。治疗以宁心安神、调整阴阳为基本原则。

方用酸枣仁，以其性味甘平，入心肝经，养血补肝，宁心安神，正如《本草通玄》所言：“（酸枣仁）味酸，性收，故其主疗多在肝胆二经。肝虚则阴伤而烦心不卧，肝藏魂，卧则魂归于肝，肝不能藏魂，故目不得瞑。枣仁酸味归肝，肝得养，故熟寐也。”柏子仁味甘质润、药性平和，主入心经，有养心安神的作用；石菖蒲、炙远志入心开窍，交通心肾，除痰定惊；茯神、夜交藤健脾养血，安神定志；知母滋阴清热，与酸枣仁相伍为用，以安神除烦；川芎调畅气机，疏达肝气，与酸枣仁相配，酸收辛散并用，相反相成，具有养血调肝之妙；合欢花疏肝解郁、安定神志，诚如《神农本草经》谓：“（合欢花）安五脏，和心志，令人欢乐无忧。”煅龙齿平肝调肾，镇静安神除烦，《药性论》云：“（龙齿）镇心，安魂魄。”甘草生用，和中缓急，调和诸药。诸药相伍，宁心安神以助眠。

临证加减：夜寐易醒梦多尤甚者，加生龙骨、生牡蛎；心烦者，加栀子、淡豆豉；胃脘不适者，加法半夏、北秫米；血虚者，加熟地、白芍、龙眼肉；心肾不交者，加川连、肉桂。

（江苏省仪征市中医院 杨晓明 陶佳 潘灯银 整理）

来源：中国中医药报 2023 年 6 月 12 日 4 版。

王劲松—益精温阳养心脾方

名人小传

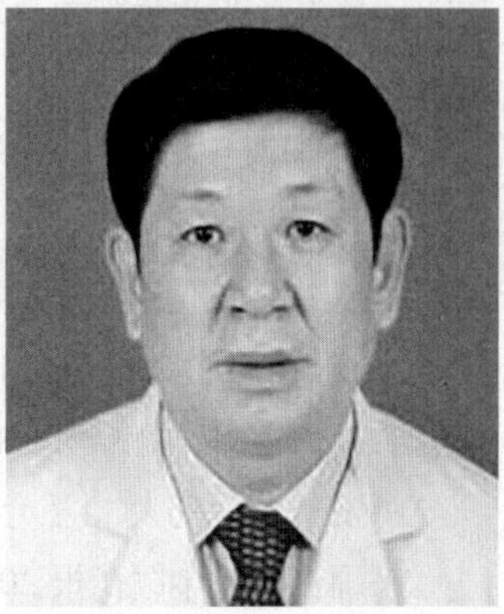

王劲松，1965 年生，安徽省萧县人，医学硕士，江苏省徐州市名中医，江苏省徐州市第一人民医院主任医师，师承首届全国名中医徐福松教

授。著有《王劲松中医精室论》《男科专家临床随笔》等。

组成：山茱萸20g，巴戟天、杜仲、茯神、酸枣仁、紫丹参各15g，补骨脂、柴胡、车前子（包煎）、乌药、炒白术各10g，制附片（先煎）、益智仁、五味子各5g。

功效：温命门，补脾肾，健中焦，益心神。

主治：阳痿、早泄、精浊、男子不育、房事后胃肠功能紊乱与男科郁证等，证属命门火衰、脾肾阳气不足，或伴有脾胃功能虚弱，或伴有焦虑抑郁状态者。

用法：水煎服，每日1剂，上午9：30与晚上9：00左右各服1次，温服。

方解：张景岳谓："命门为精血之海，脾胃为水谷之海，均为五脏六腑之本""然命门为元气之根，为水火之宅"。命门蕴含先后天之阴精阳气，藏精舍神，为生命之本、生化之源。命门水火乃机体身心之根基，全身脏腑经络、阴阳气血津液及精神心理情绪等无不与之互根、互用，息息相关。身心功能之异常，皆随命门水火之生理病理变化而波动起伏。若是烦劳太过、恣情纵欲、戕伐损耗、久病所伤、年老体衰、禀赋虚弱等导致命门火衰，脾肾阳气不足，则阳虚之证迭生。然命门之论治则在脏腑经络阴阳水火与精气神。方中以巴戟天、山茱萸、补骨脂、杜仲、制附片鼓动命门之火，温养脾肾阳气；柴胡、乌药、炒白术、益智仁、车前子疏肝理气和胃，健脾除湿助运；酸枣仁、五味子、茯神、紫丹参养心补肝，益气生津，养血安神。诸药合用，共奏温煦命门、濡养肝肾、运脾健胃、益智宁神之功。现代药理研究也表明，此类药物对神经、内分泌、消化、血液循环、生殖与免疫等功能具有改善或调节作用，并且能够强壮机体以及延缓衰老等。

临证加减：脾肺气虚者，加炙黄芪15g、人参5g；心脾两虚者，加当归10g、炙远志10g；精血亏损者，加鹿角胶3g（烊化）、枸杞子10g；肝肾阳虚者，加沙苑子10g、续断20g；阴阳俱损者，加熟地黄10g、菟丝子10g；气郁血瘀者，加香附10g、川芎10g。

（安徽中医药大学 王心恒 整理）

来源：中国中医药报2023年3年23日4版。

王劲松—益精温阳养神方

组成：熟地黄、茯神、山茱萸、紫丹参各15g，巴戟天、石斛、麦冬、石菖蒲、远志、枸杞子各10g，酸枣仁20g，五味子5g，制附片3g（先煎）。

功效：滋阴精，温阳气，养血安神，蠲浊益智。

主治：性欲减退、阳痿、早泄或男性不育等，证属阴精阳气亏虚、痰浊郁滞，以及精神心理受伤而累及心神者。

用法：水煎服，每日1剂，分早晚温服。

方解：男子以精为根，以气为用，性与生殖功能强弱以脏腑经络阴精阳气为物质功能基础。若恣情纵欲、不知持满、心怀欲念、暗耗肾精，或饮食失节、七情内伤、痰浊内扰，或医家囿于传统之说，温热杂投，助火劫阴，阴精亏损，久则阴阳两虚，甚或心神暗伤受损。其主要病机为脏腑阴精阳气亏虚，痰浊郁滞，精室窍道失于荣养，或者精神心理受伤而累及心神，性与生殖功能不足或失调。临证施治当以阴阳并调、标本并用、上下兼顾之法。方中以熟地黄、山茱萸、巴戟天、枸杞子滋补肝肾阴精阳气；石斛、麦冬、五味子濡润肺肾气阴；制附片鼓动命门之火；石菖蒲、远志、茯神、紫丹参、酸枣仁养心肝，安心神，化痰浊，利窍道。诸药合用，共奏滋阴温阳、养血安神、祛浊邪、益神智之功。

临证加减：肺肾阴虚者，去制附片，加生鳖甲、生牡蛎各30g（先煎）；命门火衰者，去石斛，加仙灵脾15g、仙茅10g；心脾两虚者，加人参5g、当归10g；恐惧胆怯者，加煅龙骨、煅牡蛎各30g（先煎），制胆南星5g；肝气郁滞者，加柴胡10g、刺蒺藜10g；湿热内扰者，去制附片，加萆薢20g、羌活10g；瘀血内阻者，加川芎10g、蜈蚣3g；气血不足者，加黄芪20g、当归10g。

（安徽中医药大学 王心恒 整理）

来源：中国中医药报2023年7月26日4版。

梁万发—黄芷甘草汤

名人小传

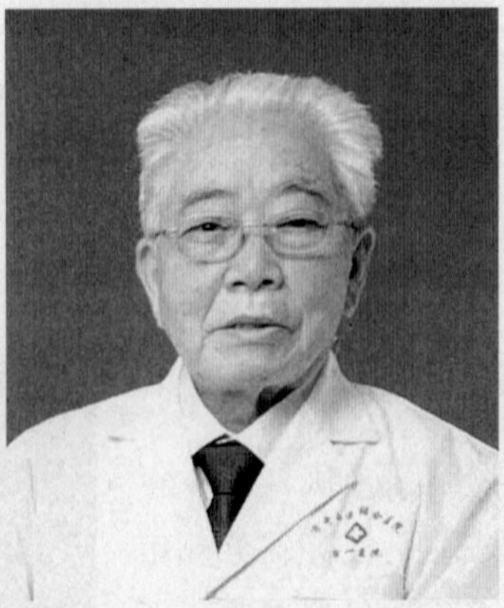

梁万发，男，汉族，1945年出生，四川省成都市双流人，毕业于成都中医学院（现成都中医药大学）医疗系，四川省成都市第一人民医院主任中医师、教授，成都市名中医。从事中医临床、教学、科研工作近50年，临证擅治肺胃系疾病，先后发表论文40余篇，参编著作1部。

组成：生黄柏10~20g，白芷10~20g，炮山甲5~10g，皂角刺10~15g，生甘草5~10g。

功效：清热解毒，消肿散结。

主治：急、慢性扁桃体炎，鼻窦炎，副鼻窦炎，额窦炎，急性泪囊炎，中耳炎，牙龈炎，牙周脓肿，急、慢性阑尾炎，睾丸及附睾炎，痔疮，妇人盆腔炎、附件炎、子宫颈糜烂，静脉炎等。上述疾病出现红、肿、热、痛，舌质红，苔黄或黄腻，脉滑数或弦数者适用本方。

用法：水煎服，每日1剂，分3次温服。

方解：黄柏、白芷共为君药，具有清热燥湿、泻火解毒、消肿止痛、透脓散结之功；臣以穿山甲活血消癥、软坚散结、消肿排脓、通经下乳；佐以皂角刺搜风拔毒、消肿透脓、溃坚，共助君药清热解毒、消肿止痛；甘草生用能散邪泻火、消除积热、解毒消痈，为使药。全方共奏清热解毒、消肿散结、透脓外出之功。

临证加减：1.急性化脓性扁桃体炎，加用五味消毒饮，以助清热解毒、消肿散结之功；发烧体温升高者，加柴胡、黄芩、生石膏，以疏风清热、解毒透邪。2.咳嗽痰黄而稠者，加金银花、连翘、射干、浙贝母、牛蒡子、桑白皮、枇杷叶，以清热解毒、利咽止咳。3.鼻窦炎、副鼻窦炎、额窦炎流脓涕或额窦积液者，加苍耳子、辛夷、金银花，以助解毒透邪、宣利鼻窍；额头胀痛、脓液结于窦部者，可加生黄芪、天花粉、柴葛根，以透脓解毒。4.泪囊炎流黏液稠泪者，加金银花、夏枯草、通草、生黄芪，以助主方清热解毒、透脓外出之功。5.中耳炎见红肿热痛者，加龙胆泻肝汤，清肝泻火、利水渗湿；或加金银花、连翘、苍术、栀子、柴胡、车前子、苦参、夏枯草，以泻肝胆实火。6.牙龈炎见红肿热痛者，加金银花、黄芩、黄连、蒲公英，以加强清热解毒、消肿止痛之功。7.牙脓肿者，宜加生黄芪、天花粉、金银花、连翘，以加强清热解毒、透脓消肿之功。8.急性化脓性阑尾炎，可选用山西中医李可的攻毒承气汤加减，以清热解毒、透脓消痈。9.慢性阑尾炎偏寒证者，宜加《金匮要略》薏苡附子败酱散，减黄柏用量，以温阳散寒、解毒消痈、排脓止痛。10.睾丸炎及附睾炎者，宜加金铃子、延胡索、橘核、乌药、蒲公英等，以清热解毒、疏肝散结。11.内外痔疮症见红肿热痛者，宜加槐角、枳壳、大黄、黄芩等，以清热凉肝、解毒消肿。12.泪囊炎，症见流泪、泪液黏稠而热者，宜加夏枯草、金银花、天花粉、通草等，以清热解毒、透脓散热。13.盆腔炎属湿热积聚、气滞血瘀者，宜加银甲丸及青蒿、鳖甲与本方合用，以清热解毒、行气化瘀通络。14.附件炎，症见小腹痛、附件处压痛者，宜加红藤、败酱草、乌药、香附，以清热解毒、行气止痛。15.子宫颈糜烂，症见带下黄稠、舌质红、苔黄腻者，宜加红藤、败酱草、乌贼骨、苍术、薏苡仁，以清热解毒、除湿止带；带下色白量多，属脾虚湿盛者，宜减黄柏用量，加用《傅青主女科》完带汤及乌贼骨等，以健脾除湿止带；带下清稀、久带不止、腰痛如折、小溲清长、舌质淡者，本方去黄柏之苦寒，加《女科切要》内补丸以温阳止带。16.伴有慢性胃炎属脾胃虚寒者，可加香砂六君子汤合良附丸，以益气健脾、温中和胃；脾胃湿热，症见胃脘痞满隐痛、嗳气吞酸、舌苔黄腻者，宜加黄连温胆汤及豆蔻，以燥湿清热、分消走泄。

（成都市第一人民医院 梁波 李欢 整理）

来源：中国中医药报2023年9月11日4版。

梁万发—清热除湿化瘀汤

组成：苍术10~20g，盐黄柏10~20g，薏苡仁20~30g，川牛膝10~15g，土茯苓20~30g，萆薢10~15g，生大黄3~5g，羌活10~15g，独活10~15g，威灵仙10~20g，木防己10~15g，山慈菇10g，制乳香5g，制没药5g，生甘草5~10g。

功效：清热除湿，祛风通络，化瘀止痛。

主治：急性痛风性关节炎之下肢膝踝关节、跗跖关节、跖趾关节、趾骨间关节等红、肿、热、痛，下肢痿软沉重，口干口苦，舌红苔黄厚腻，脉弦滑数。

用法：水煎服，每日1剂，分3次温服。

方解：本方是在四妙丸的基础上加味而成。其中，四妙丸出自清·张秉成《成方便读》。方中黄柏味苦、性寒，归肾经、膀胱经，善清下焦湿热，具有清热燥湿、滋阴降火的功效，可用于治疗湿热痹、痿躄、躄躄之足膝肿痛、酸软无力；苍术味苦、辛，性温，归脾、胃二经，具有燥湿健脾、祛风胜湿的功效，其辛香燥烈，走而不守，能解肌表而发汗，健脾胃以燥湿邪，除秽浊以悦脾，解湿郁以快气；薏苡仁味甘淡而性凉，归脾肺胃经，具有健脾利湿、清热排脓、舒筋除痹、利水消肿的功效；川牛膝味辛、性温，归心、肝经，具有活血止痛、通经活络、引血下行的功效；四药妙配，常用来治疗湿热痹阻引起的关节红肿热痛、下肢酸软胀痛等，共为君药。土茯苓味甘淡、性平，归肝、胃经，具有利湿排酸、通利关节的功效；萆薢利湿祛浊、通络止痛；大黄清热解毒、通里攻下泄浊，以除湿浊尿酸，使酸毒从便而去；威灵仙通行十二经络，祛风湿、通经络、利关节，泄肌肉关节的尿酸湿浊于体外；防己祛风除浊、利水消肿；羌活、独活解表散寒、祛风止痛、通达肌表腠腠，使尿酸从肌表随汗而出；七药合用，一使湿浊尿酸从大便而出；二使湿浊尿酸从小便而走；三使湿浊尿酸从肌表腠腠随汗而出，共为臣药。制乳香、制没药活血化瘀止痛，山慈菇清热解毒、化痰散结，共为佐药。炙甘草味甘、性温，调和诸药之凉，解诸药之偏，和诸药之性，故为使药。此方余已用二十余年，屡用屡效。

（成都市第一人民医院 李欢 梁波 整理）

来源：中国中医药报2023年11月29日4版。

葛友庆—补中缩泉汤

名人小传

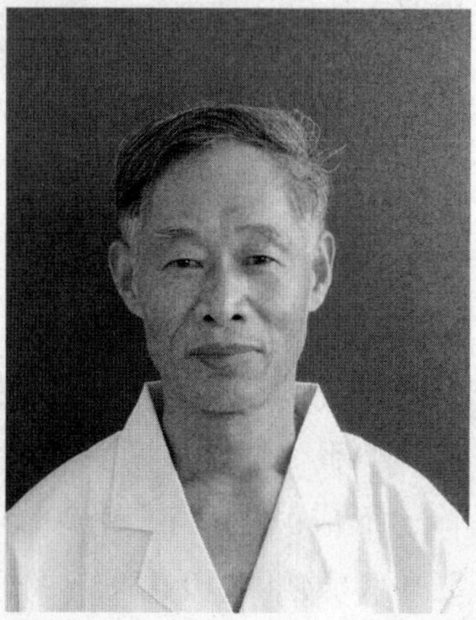

葛友庆，1946年出生，江苏省苏州市名中西结合医师，江苏省太仓市名中医，太仓市中医医院副主任中医师。曾任江苏省中医学会肾病专业委员会常务委员，苏州市中医学会肾病专委会副主任委员，太仓市中医医院肾病科主任。从事中医临床50余年，擅长治疗肾病、内分泌疾病等内科杂病。

组成：党参10g，黄芪15g，炒白术10g，陈皮10g，升麻5g，柴胡5g，炒白芍15g，炒山药20g，乌药10g，益智仁10g，炙甘草5g。

功效：补脾温肾，缩泉止遗。

主治：神经性尿频，症见尿频、尿急、尿不畅，平时小便如常人，遇到急事或者精神紧张时发作，尿程短，甚至点滴而出，无尿痛，实验室检查无特殊表现，症见神情紧张，舌红苔薄白，脉细沉。

用法：每日1剂，早晚饭后温服。

方解：人到中老年阶段中气逐渐亏虚，《黄帝内经》曰："年四十而阴气自半也，起居衰矣。"人一旦中气不足，则"溲便为之变"，中气下陷则出现尿频、尿急伴排尿时不畅快。实验室检验血常规、尿常规正常，并无尿路感染指征，西医运用抗菌药物治疗，往往效果不佳，泌尿系统超声检查也未见异常。本病易反复发作，遇到急事，如突然受到精神刺激时即发作，严重者几分钟即如厕一次，每次点滴而出，甚则夜尿20余次，间断入眠，不眠则尿，尿后不眠，甚至彻夜难眠，痛苦难言。

中气不足为此证主因，气虚则无以固摄小便，膀胱开合失司。又有“肾司二便”，此病久之，肾阳气虚无法温煦膀胱，以致膀胱开合失司。故补中气与温肾阳两者须兼顾，治疗时兼顾脾肾之气。此方中以补中益气汤合缩泉丸，健脾气以固中州，温肾阳以调水道。脾者，土也，居中以镇四方；肾者，水也，土克水，以制衡水液之不合时而出。方中加炒白芍一药，合甘草有疏经缓急之功，芍药甘草汤缓急解痉，尤擅解肌肉痉挛之症。神经性尿频多因精神高度紧张而致膀胱开合失调，故需兼顾调情为宜。

临证加减：兼有神情紧张者，可加龙骨、牡蛎镇惊安神；兼有外阴涩痛者，可加苦参、黄柏清热；兼有睡眠不佳者，可加酸枣仁、首乌藤、合欢花。

验案举例：张某，65岁，反复尿频、尿急2年，加重1月来院就诊。每家中遇急事即每隔5min小便1次，每次尿量不多，尿后小腹部酸胀不适，纳可，大便调，寐不佳。方用补中缩泉汤加味：党参10g，黄芪15g，炒白术10g，陈皮10g，升麻5g，柴胡5g，炒白芍15g，炒山药20g，乌药10g，益智仁10g，炙甘草5g，五味子5g。7剂，水煎服，日1剂，早晚饭后温服。1周后复诊时自诉尿频次数减少，偶有小腹胀满不适，于原方中去五味子，加枳壳6g、山萸肉10g，7剂。随访：尿频好转大半，守方同前，1个月后尿频症状消失，停药1个月后随访未复发。

（江苏省太仓市浮桥镇金浪卫生院 徐军奇整理）

来源：中国中医药报2023年12月27日4版。

王玉生—肺癌要方

名人小传

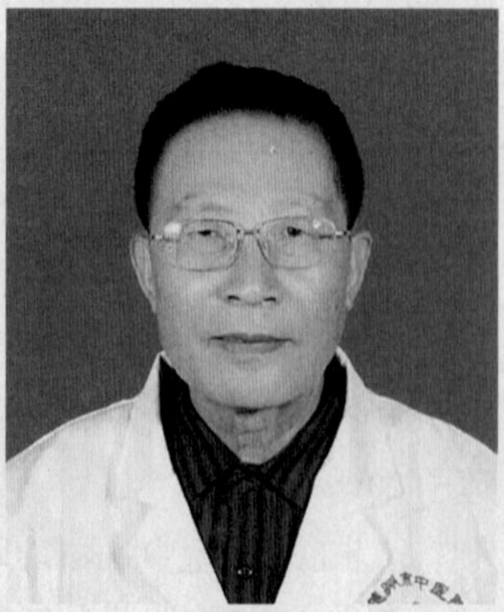

王玉生，1945年出生，山东省德州市中医院主任医师，德州市名中医。兼任山东中医药学会肝病专业委员会委员、中国民族医药学会教育研究分会常务理事等。出版中医学专著《温病精论阐析》《类经图翼·类经附翼评注》《中医理法方药心悟》《王玉生谈医中误》等。

组成：虎杖15g，半枝莲30g，三叶青15g，忍冬藤15g，蜈蚣4g，鳖甲30g（研末），夏枯草30g，黄芩25g，苦杏仁15g，生姜12g，大枣15g。

功效：清肿瘤痰湿毒，软坚散结化瘀。

主治：肺癌及各种癌瘤术后肺转移者。

用法：水煎服，每日1剂，分2~3次温服；或将以上诸药研细粉冲服，每日3次，每次3~6g。

方解：虎杖、半枝莲、三叶青三药均入肺经，其性微寒，既能清肺中毒瘤又能化痰湿，还可散瘀结、通血络。忍冬藤清解肺中郁毒、通络止痛；蜈蚣性温，走窜善行；二者共同增进攻毒散结之功。鳖甲、夏枯草咸能软坚、辛能走散，共同起到清散、软化瘤体的作用。苦杏仁、黄芩同归肺经，一温一寒，以助解湿毒痰、清肺止咳。生姜、大枣温补脾肺以扶正气。诸药合之，寒温适中，清解湿毒不伤肺气，软坚散结不伤肺阴，瘤体得以软化疏解，痰毒血瘀得以清化，从而达到抑制癌瘤痰湿毒、缩减消散癌瘤的目的。

临证加减：以西医各项检验结果作为参考，应用中医四诊所获取信息进行审因论治。肺癌初期，正气尚存、毒邪不盛，主要应用肺癌要方以祛痰湿毒邪、软坚化瘀。中期痰湿毒发极速，正气内亏虚损，主以扶正祛邪、标本同治，肺气虚明显者，以肺癌要方加用炙黄芪15g、灵芝12g；肺阴虚明显者，加用百合15g、龟板30g；少食胃胀者，加人参15g、炒白术20g、茯苓15g、炙甘草12g、炒枳壳12g；咳嗽痰白者，加浙贝母15g、炒山药20g。肺癌晚期，痰毒内盛、正气极虚，肺癌要方中去蜈蚣、黄芩、半枝莲，加用炙黄芪15g、灵芝12g，健脾和胃加人参15g、白术20g，补肝肾加用菟丝子20g、龟板30g、巴戟天20g等。肺癌晚期极严重时常常会出现气短无力、少食口干、舌光无苔的气阴两虚证，加用石斛15g、天花粉15g、人参15g、炒山药20g、莲子20g。

（北京弘医堂中医医院 邱奕霏 整理）

来源：中国中医药报2023年10月12日4版。

秦小平—化湿消风散

名人小传

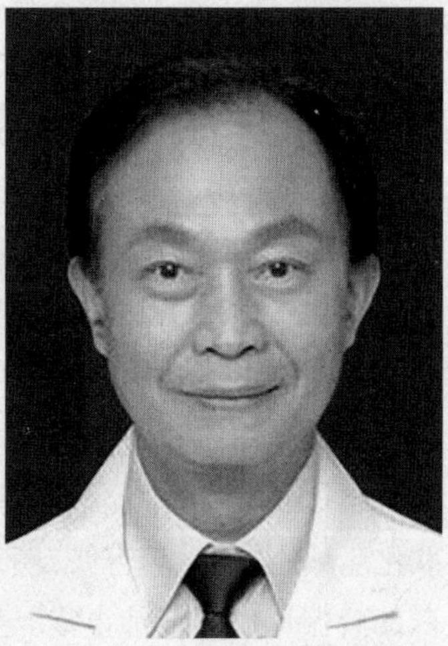

秦小平，男，1960年出生，重庆市合川区中医院主任医师，重庆市名中医，长期从事中医内科教学、临床和科研工作，擅长运用经方治疗疑难杂症，对心悸、胸痹、中风、水肿、痹证、肺结节、胃痛、失眠、小儿夜啼、咳嗽、喘证的诊治独有心得。

组成：乌蛇粉10g（分吞，自小量起），牡丹皮10g，紫草10g，地肤子15g，苦参15g，苍术10g，黄柏15g，鸡血藤30g，当归10g，生甘草15g。

功效：清热利湿，祛风止痒。

主治：急、慢性湿疹。

用法：水煎服，每日1剂，早晚温服。

方解：湿疹，古代多称浸淫疮、湿疮。《诸病源候论》载："浸淫疮，是心家有风热，发于肌肤。初生甚小，先痒后痛而成疮，汁出，侵溃肌肉；浸淫渐阔，乃遍体。其疮若从口出，流散四肢者，则轻；若从四肢生，然后入口者，则重。以其渐渐增长，因名浸淫也。"急性湿疮以丘疱疹为主，有渗出倾向；慢性湿疮以苔藓样变为主，易反复发作。本病治疗当以清热利湿解毒、疏风活络止痒为主，佐以清热凉血、养血活血之法。方中重用乌蛇为君，取其虫药走窜之性，能够搜剔皮肤、肌腠之湿毒。紫草性寒而滑，可清热凉血；牡丹皮辛凉疏利，既可清热凉血又可活血化瘀；二药共为臣药。地肤子性味苦寒，可清热利湿；苦参、苍术、黄柏清热燥湿，祛风止痒；鸡血藤、当归养血和血，血行风自灭；诸药共为佐药。生甘草清热解毒，调和诸药，为使药。

临证加减：风邪偏盛者，加蝉蜕、防风以增强祛风之力；热邪偏盛者，加黄芩、石膏以增强清热之力；脾虚湿盛者，加白术、山药、薏苡仁；血瘀者，酌加川芎、丹参等。

（重庆市合川区中医院 周双双 整理）

来源：中国中医药报2023年4月21日4版。

朱明刚—芪丹苓桂汤

名人小传

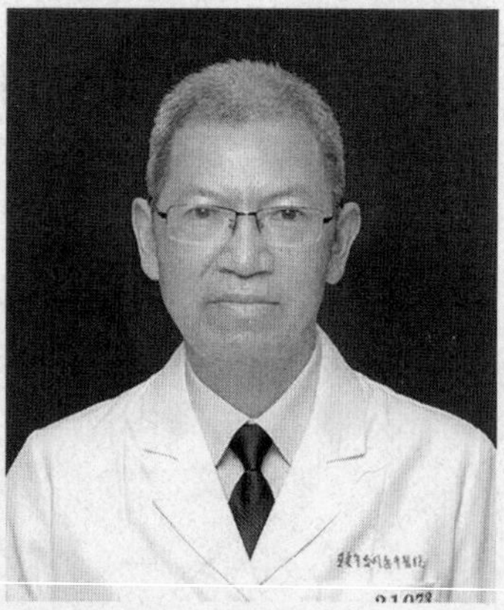

朱明刚，男，1963年出生，重庆市合川区中医院主任中医师，重庆市名中医，第七批全国老中医药专家学术经验继承工作指导老师。临证擅长运用中医药诊治心脑血管疾病、急慢性失眠症、急慢性肾病、急慢性肝

病等。参与主编医学著作《周天寒医论精选》等3部，发表学术论文20余篇。

组成：黄芪30g，丹参20g，茯苓30g，桂枝12g，猪苓20g，白术20g，泽泻20g，青皮10g，通草6g，琥珀20g（包煎）。

功效：益气温阳，活血利水。

主治：慢性心力衰竭，证属心阳气虚、血瘀水停者，症见活动后心悸、气促，胸闷紧，双下肢水肿，小便不利，乏力，畏寒，舌淡红或胖大或紫暗或边尖有瘀点，脉沉细或沉迟或沉滑。

方解：慢性心力衰竭根据其症状特点，可归属于中医学“心悸”“喘症”“水肿”“痰饮”等范畴，为多种心血管疾病长期发展的终末阶段。《素问·痹论》指出：“心痹者，脉不通，烦则心下鼓，暴上气而喘，嗌干善噫，厥气上则恐。”《素问·脏气法时论》曰：“腹大胫肿，喘咳身重。”《素问·逆调论》言：“夫不得卧，卧则喘者，是水气之客也。”《金匮要略·痰饮咳嗽病脉证并治第十二》道：“咳逆倚息，短气不得卧，其形如肿，谓之支饮。”这些均论述了心力衰竭的临床表现。朱明刚认为，心为火脏，上居阳位，不耐阴邪（水、饮、瘀）侵袭，否则即会引发病变。慢性心力衰竭是由于先天不足或者各种后天致病因素导致的脏腑虚损，心气不足，阳气受损，无力鼓动血脉，血不利则为水，水湿内停，水凌心肺而发病。其病机特点为本虚标实，气虚阳虚为本，血瘀水停为标。治疗应标本兼顾，既益气温阳以扶正，又活血化瘀、利水渗湿以除标。方中以甘温之黄芪为君，益气利水；臣以桂枝温通心阳，丹参活血化瘀，泽泻利水渗湿；佐以茯苓、猪苓、通草之淡渗，增强利水之力，白术合茯苓健脾运湿，青皮破气消瘀，琥珀安神定悸。诸药合用，使三焦气机通畅，心阳得振，水饮得出，瘀血得化，共奏益气温通、活血利水之功。

临证加减：气虚甚者，黄芪可加量至60g，或加用人参10g，以大补元气；血瘀重者，可加桃仁、红花、川芎、赤芍等增强活血化瘀之力；水邪盛者，可加车前子、薏苡仁、五加皮等增强利水渗湿之效。

（重庆市合川区中医院 卢美枚 整理）

来源：中国中医药报2023年6月1日4版。

邹如政—疏肝补肾益精方

名人小传

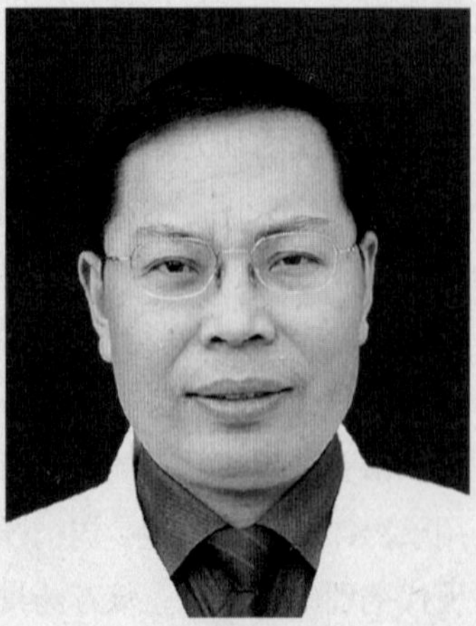

邹如政，男，汉族，1963年出生，湖北武汉人，第七批全国老中医药专家学术经验继承工作指导老师，湖北省襄阳市中医名师、襄阳市“隆中名医”。湖北中医药大学附属襄阳医院主任医师、教授。擅长从肝论治不育不孕症、前列腺疾病、性功能障碍、内分泌代谢病、糖尿病以及辅助生殖调理等。主持及参与完成省、市科研课题18项，获得省、市科技奖励10项，发表学术论文60余篇，主编及参编《男科疾病中西医诊疗方略》《中国妇科秘方全书》等著作10部。

组成：柴胡15g，橘核12g，当归15g，淫羊藿20g，菟丝子15g，肉苁蓉18g，仙茅15g，枸杞子18g，熟地15g，黄精15g，山药18g，五味子18g，覆盆子15g，鹿角胶12g，黄芪15g。

功效：疏肝补肾，益精增育。

主治：少精、弱精子以及精索静脉曲张症等所致男性不育症，证属肝郁肾虚者。

用法：水煎服，每日1剂，早晚温服。

方解：由于环境污染、社会及生活压力等因素影响，男性精液质量呈下降趋势，少弱精子症成为常见的男性不育症。中医学统称不育为“无子”。既往认为本病发生多由肾气不足、气血亏虚、瘀血内阻、湿热下注等所致，治疗上多以温肾壮阳、滋阴填精、补气养血、清热利湿、活血化瘀等方法为主，但在临床中发现许多患者治疗效果并不理想。本病的发生发展与肝脏密切相关，因为“肝足厥阴之脉……循股阴，过阴器”（《灵枢·经脉篇》），提示肝与男性生殖相关。肝肾同源，肝血不足则肾精不充，影响精液的产生；肝主疏泄，决定肾精的固藏与排泄，肝失疏泄影响于肾，致肾精之生成、固藏与排泄失常。因此，肝郁肾虚成为少弱精不育症的主要发病原因，临床中发现不育者多兼肝郁，单一的肾气不足、肾精亏损并不常见，而以肝郁肾虚为主。现代医学也认为，精神或体力过度疲劳可致精神心理异常，使机体内分泌发生紊乱，睾丸功能受到影响，干扰精子的产生，影响精子数量或活动力，治当疏肝补肾、益精增育。

方中以柴胡、橘核、当归疏肝活血通精；淫羊藿、菟丝子、仙茅、肉苁蓉补肾温阳生精；熟地、黄精、枸杞子、鹿角胶滋肾补肝填精；覆盆子、五味子补肾固涩精气；佐以黄芪、山药益气健脾，实后天以养先天。诸药合用，共奏疏肝补肾、益精增育之功。该方用于治疗肝郁肾虚型少弱精子不育症临床疗效显著。现代药理研究表明，该方药具有改善微循环、调节下丘脑－垂体－性腺轴功能等作用，可提升精子质量。

临证加减：偏肾阳虚者，加巴戟天、附片；偏肾阴虚，者加龟板、旱莲草；伴精神焦虑抑郁者，加合欢花、郁金；有慢性前列腺炎者，加萆薢、败酱草；血瘀，加桃仁、红花；脾虚，加白术、茯苓；有湿热，加车前子、泽泻等。

（湖北中医药大学附属襄阳医院 李玉婷 整理）

来源：中国中医药报 2023 年 12 月 29 日 4 版。

宋兆普—黄芩清肺饮

名人小传

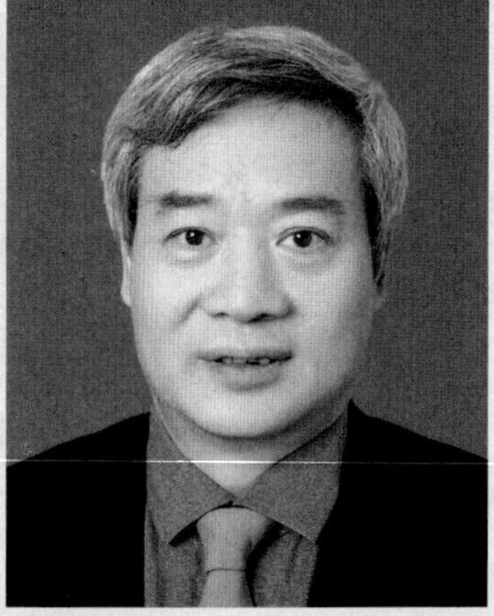

宋兆普，男，汉族，1964 年出生，副主任医师，国家级非物质文化遗产代表性项目“中医诊疗法（宋氏中医外科疗法）”代表性传承人，河南省中医药杰出贡献奖获得者，河南中医药大学“中医药特殊技能专家”，河南省平顶山市首届名中医。临证推崇“和中”理念，注重整体辨证、外病内治、内外同治，擅治骨髓炎、股骨头坏死、脉管炎、腰椎间盘突出、小儿脑瘫、老年痴呆等。

组成：黄芩 10g，生地黄 10g，天冬 9g，麦冬 3g，紫菀 15g，百合 10g，百部 6g，金银花 30g，桔梗 10g，荆芥穗 15g，川贝母 6g，桑白皮 10g，甘草 6g，蜜款冬花 3g，防风 10g，麻黄 6g，生姜 3 片，大枣 3 枚。

功效：养阴宣肺，润燥败毒，化痰止咳。

主治：各种轻重度肺炎及肺间质病变。

用法：水煎服，每日 1 剂，早晚温服。

方解：该方为国家级非物质文化遗产代表性项目“中医诊疗法（宋氏中医外科疗法）”的验方，原出自清代名医傅青主的《青囊秘诀》，经过宋兆普多年在临证运用中加减化裁、不断改进而成黄芩清肺饮，用于治疗慢性阻塞性肺疾病、间质性肺炎、肺纤维化等肺系病效果明显。

中医认为，寒邪束肺导致肺气不宣，加上痰湿壅肺，患者就会出现咳喘、胸闷、乏力。方中黄芩、金银花燥湿解毒，生地、天冬、麦冬、百部、百合滋阴润肺止咳，川贝母、紫菀、桔梗、甘草、蜜款冬花、桑白皮化痰止咳，麻黄、防风、荆芥穗宣肺解表，生姜、大枣调和脾胃。此方清中有补，补中有泻，宣肺化痰止咳，可以有效治疗肺炎引起的咳喘、胸闷、白肺、肺结节、肺纤维化等。

临证加减：胸闷，加全瓜蒌 15g、薤白 6g；痰多，加苏子 10g、白芥子 6g、莱菔子 10g；肺气虚，加太子参 30g；恶心呕吐，加砂仁 6g、木香 6g；发热，加石膏 30g、知母 10g、粳米 30g。

（宋氏中医传承人 宋毅鹏 整理）

来源：中国中医药报 2023 年 1 月 16 日 4 版。

万鹏—头痛通络效灵方

名人小传

万鹏，1972 年 7 月出生，重庆市名中医，广州

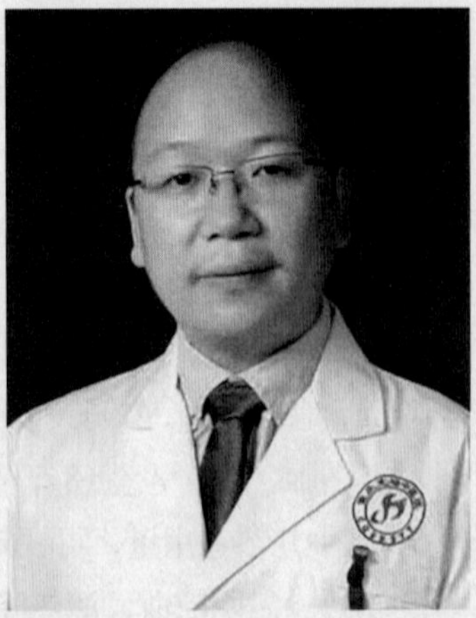

中医药大学第一附属医院重庆医院（重庆市北碚区中医院）主任医师，广州中医药大学硕士生导师。被重庆市政府授予“重庆市抗击新冠肺炎疫情先进个人”。临床擅于运用伤寒六经辨证及温病伏邪理论辨治疑难杂症，完成专著《伤寒浅析——师徒临证问答实录》。

组成：羌活10g，独活10g，防风10g，川芎15g，当归10g，细辛3g，苍术10g，麦冬10g，甘草6g，黄芩10g。

功效：祛风散寒，除湿通痹。

主治：三叉神经痛、偏头痛、经期头痛、鼻窦炎所致头痛、顽固性头痛、慢性头痛等，症见头痛时轻时重，部位固定或不固定，可反复发作，或久治不愈；可伴见恶心呕吐、眩晕、舌质淡、苔白滑或腻、脉弦数或弦细。

方解：明代王肯堂《证治准绳·诸痛门·头痛》指出：“医书多分头痛、头风为二门，然一病也，但有新久去留之分耳。浅而近者名头痛，其痛卒然而至，易于解散速安也；深而远者为头风，其痛作止不常，愈后遇触复发也。皆当验其邪所从来而治之。”万鹏认为，头痛之初多因风邪所致，常可兼夹寒、湿、火等邪，可根据祛邪原则分别给予祛风除湿，或散寒、或清热，皆能取效。而头痛反复发作或久治不愈者，多因体内伏邪作祟，当予表里同治之法。本方羌活、独活、防风祛风散寒，能引诸药上行以通诸阳之络，故为君药；当归、川芎、细辛逐入里之沉寒，为臣药；麦冬、苍术填太阴肺脾之虚损、防湿邪伏藏，黄芩既可防细辛等药上火之虞，又可防伏邪久郁化火，甘草调和诸药，此四味共为佐药。临证还可根据头痛部位加用引经药以助药达病所。全方表里兼顾、气血寒热同调，经临床反复验证，其既可作为一般头痛的通治方，经加减化裁后又可作为难治性头痛的效方。

临证加减：左侧头痛，加菊花10g、柴胡10g、生地黄10g；右侧头痛，加黄芪10g、葛根10g；鼻窦炎所致头痛，加白芷10g、蔓荆子10g、苍耳子10g；头顶痛，加藁本10g、吴茱萸6g；经期头痛，加红花10g、赤芍10g。

（重庆市北碚区中医院 熊春花 整理）

来源：中国中医药报2023年10月20日4版。

杨进—健步通络饮

名人小传

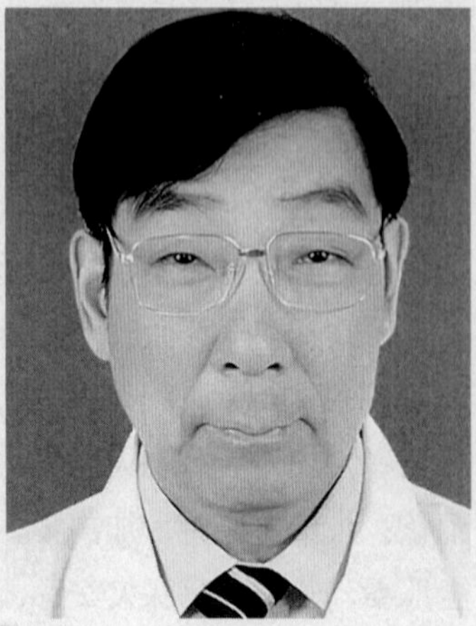

杨进，1944年出生，江苏省名中医，南京中医药大学教授、博士生导师，享受国务院特殊津贴专家。曾获得“全国优秀教师”、教育部首批百名“国家级教学名师”等称号，出版《新编温病学》等专业著作68部。从事温病学的教学、科研40余年，临床工作50余年，对感染性疾病和内科疑难杂症的诊治有深入研究。

组成：生地18g，当归12g，赤芍12g，络石藤18g，丝瓜络10g，豨莶草15g，木瓜10g，鬼箭羽15g，地龙10g，炙全蝎3g，生黄芪18g，生甘草3g。

功效：益气养血，宣痹通络。

主治：糖尿病周围神经病变，证属气虚血瘀者，症见四肢远端疼痛、麻木、感觉障碍、蚁行感或针刺感等，舌质淡紫，苔薄白腻，脉细涩。

用法：每日1剂，常法煎服。

方解：糖尿病周围神经病变是指机体长期处于高血糖状态引起的微循环与代谢障碍，是糖尿病常见的慢性并发症之一。其进行性加重的神经损坏严重影响患者的生活质量。本病归属于中医学“消渴病痹证”的范畴，具有病程绵延、病情顽固、病机复杂的特点。

糖尿病周围神经病变是由消渴病久延不愈发展而来。消渴日久，病及肝肾，精血耗伤，难以濡养四末，络脉空虚，不荣则痛，从而因病致虚。另外，五脏久损，气的防御、温煦功能减退，气虚则推动血液无力，气滞瘀阻，不通则痛，由此因虚致瘀。其病机与叶天士提出的“初为气结在经，久则血伤入络”颇为吻合。故在治疗上，扶正和祛邪并举，养血与通络共施，意在使患者的气血调达，健步如常，遂以此为方名。

方中，生地、当归养血和营，木瓜、赤芍、甘草酸甘化阴，黄芪扶正补虚，豨莶草、丝瓜络、络石藤祛风通络，鬼箭羽行血通经、散瘀止痛。本病根深蒂固，常规入络之品又恐难“松透病根”。叶天士曰：“邪留经络，须以搜剔动药。”遂以地龙、全蝎血肉有情之品，前者性善走窜，长于通络治痹，后者能引风药直达病所，推陈致新。全方遵循“络以通为用”的治则，集补虚通络、辛润通络、虫蚁通络等诸法于一方，共奏益气养血、宣痹通络之功。

临证加减：口干多饮者，加石斛、麦冬；大便干结者，加生大黄、火麻仁；视物不清者，加桑叶、菊花；头晕头痛者，加钩藤、天麻；胸闷胸痛者，加全瓜蒌、桂枝；夜寐欠安者，加首乌藤、炒白芍。

（江苏省太仓市中医医院 吴力强 王静 整理）

来源：中国中医药报 2023 年 12 月 20 日 4 版。

张炜—青玉汤

名人小传

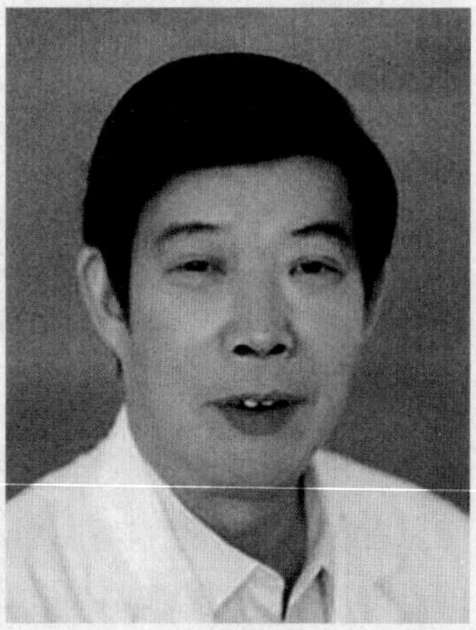

张炜，男，1962 年出生。河南省名中医，第二批全国优秀中医临床人才，河南中医药大学硕士研究生导师，河南中医药大学附属南阳张仲景医院主任中医师，南阳理工学院兼职教授。1985 年 8 月毕业于河南中医学院（现河南中医药大学）中医系，从事中医儿科工作 38 年，潜心于仲景学术研究，致力于中医儿科经方临床应用研究。

组成：青蒿 30g（后下），鳖甲 10g（先煎），生石膏 20 ~ 50g，知母 6g，怀生地 15g，玄参 15g，麦冬 6g，地骨皮 6g，牡丹皮 6g，白芍 6g，甘草 4 ~ 6g，酒女贞子 18g，墨旱莲 18g，甜叶菊 2g。（以上为体重 15kg 小儿参考用量，可视年龄、病情增减）

功效：滋阴凉血，清热降火。

主治：小儿发热，阴虚内热证，症见发热，无汗，口渴，便秘，小便黄，舌瘦红，少苔或苔厚白干，脉微细数。

用法：水煎服，每日 1 剂，分早、中、晚饭前 30min 服。开药当日 4 小时 1 次，次日改 1 日 3 次。

方解：青玉汤是治疗小儿阴虚发热的经验方，由青蒿鳖甲汤、白虎汤、玉女煎合二至丸化裁而成。《素问·调经论》谓“阳虚则外寒，阴虚则内热”，阴虚阳盛，发热乃作。《温病条辨·卷三·下焦篇》谓“夜热早凉，热退无汗，热自阴来者，青蒿鳖甲汤主之”“此方有先入后出之妙。青蒿不能直入阴分，有鳖甲领之入也；鳖甲不能独出阳分，有青蒿领之出也”。青蒿苦寒无毒，凉血而退虚热，可引邪外出，主“留热在骨节间”（《神农本草经》），退热应用时一要量大，二要后下；鳖甲味咸性平，直入阴分，滋肝肾之阴而退骨蒸虚热。两药合用，透热而不伤阴，养阴而不恋邪，祛邪而不伤正。玉女煎主“少阴不足，阳明有余，烦热干渴，头痛牙疼，失血等证”（《景岳全书》）。生地黄甘寒，补益肾水，清心肝之热；石膏辛甘，大寒，泄气分之实；麦冬除烦清心，养肺胃之阴；知母质润性寒，既升又降，上行清肺热，入中清胃火，下走泻相火。“地骨皮治有汗之骨蒸，牡丹皮治无汗之骨蒸”（《本草新编》），地骨皮味甘性寒，归肺、肝、肾经，走行表里，退三焦之虚热；牡丹皮苦辛微寒，归心、肝、肾经，凉血活血，透阴分之伏火。玄参润肾阴，泻无根之火；白芍柔肝血，退血分之热。墨旱莲甘酸性寒，夏至日采；女贞子甘苦性平，冬至日收，二药相须均入肝肾经，为“足少阴药”（《医方集解》），择季节交替之吉时，顺天地自然之法则，撷取本草阴阳精华，滋养肾阴不生湿邪。此方之妙是青蒿鳖甲汤与白虎汤合融，滋阴、凉血、清气、透热诸法共用，甘草调和诸药，同退热邪。发热无表证，舌瘦红少苔，脉微细数，是其方眼。

临证加减：扁桃腺化脓者，加蒲黄少量、四妙勇安汤（金银花宜 30 ~ 50g）；腹泻者，加生龙牡、猪苓汤；便秘者，加火麻仁或芒硝；咳喘者，加枇杷叶；痰多者，加海浮石；夹食积者，加焦楂。

（河南中医药大学附属南阳张仲景医院 郑亚飞 黄亚攀 张亚　郑州澍青医学高等专科学校 贾广枝 整理）

来源：中国中医药报 2023 年 12 月 13 日 4 版。

张炜—麻杏麦冬汤

组成：麻黄 3g，杏仁 5g，生石膏 15g，甘草 3g，南沙参 5g，麦门冬 5g，清半夏 5g，浙贝母 5g，陈皮 5g，桔梗 3g，炙紫菀 5g，炙款冬花 5g，生姜 3g，细辛 3g，五味子 3g，甜叶菊 1g。（以上为体重 15kg 小儿饮片用量，可随体重、视病情增减。颗粒剂各药剂量乘 0.6）

功效：宣肺清热，养阴化痰，止咳平喘。

主治：小儿上呼吸道感染、支气管炎、肺炎、哮喘发作期等，证属风邪犯肺、肺热阴虚者，症见咳嗽喘息，痰少，发热或不发热，自汗或无汗，便秘，舌瘦红苔薄少，脉浮紧而细。

用法：水煎服，每日 1 剂，分早、中、晚饭前 30min 温服。颗粒剂每剂分 3 份，每次 1 份，热水化开，于早、中、晚饭前 30min 温服。

方解：麻杏麦冬汤是由麻黄杏仁甘草石膏汤合麦门冬汤加减化裁而成。方中麻黄味辛性温，宣肺开闭，解表散寒，止咳平喘。杏仁味苦质润，开宣肺气，降泄下气，定喘止咳。石膏辛甘大寒，清肺胃之热而解肌。“胃气者，肺之母气”（《医门法律》），胃阴虚弱，肺气为之上逆，以南沙参、麦门冬滋养肺胃阴液，用清半夏降逆气。万密斋《万氏家传幼科指南心法》谓“大凡咳嗽治法，必须清化痰涎，化痰顺气最为先，气顺痰行咳减”，故以陈皮合清半夏、浙贝母降气化痰。用生姜、细辛、五味子温肺散寒，以杜后患。《神农本草经》谓紫菀“主咳逆上气，胸中寒热结气”，宣降肺气，善于祛痰；款冬花“主咳逆上气，善喘，喉痹”，重在止咳，两药为对，行于上能降气止咳，润肺化痰，入于下可利于膀胱气化，使水邪顺小便而去，寒热虚实之咳嗽均可润化。《珍珠囊药性赋》载桔梗：“一为诸药之舟楫；一为肺部之引经。”《长沙药解》载其：“善下冲逆，最开壅塞。”桔梗可载诸药于不沉，宣达肺气，通二便，使邪有所出路，亦是“提壶揭盖”之妙用，体现了“通阳不在温，而在利小便”之妙。甘草味甘性平，既防辛温药物耗散肺气劫掠阳根，又助苦寒药物祛痰止咳，甘味自能调和诸药。甜叶菊养阴生津且能矫味。

临证加减：此方治疗病机关键是肺胃阴虚。痰燥难咯，加海浮石；便秘，加火麻仁；络瘀（面部血丝缕缕、面色晦暗、舌下络瘀），加桃仁、红花；气虚，加仙鹤草；血虚，加当归；阴虚甚，加玄参或合二至丸；阳虚，加炮附子；肝郁，加佛手或合四逆散。

（郑州澍青医学高等专科学校 贾广枝　河南中医药大学附属南阳张仲景医院 郑亚飞 张亚 整理）

来源：中国中医药报 2024 年 7 月 19 日 5 版。

马伟明—三和混元汤

名人小传

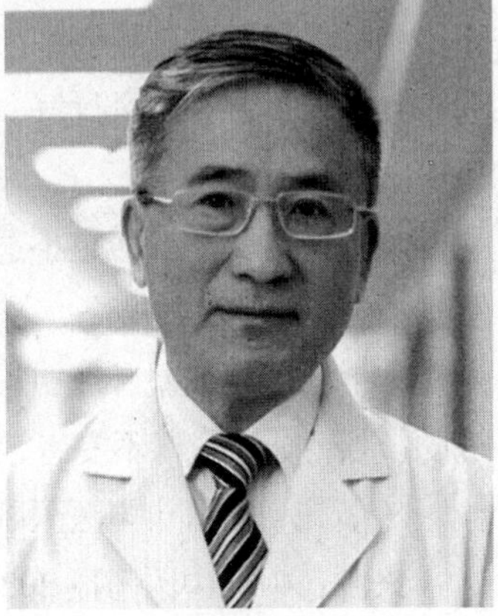

马伟明，男，1957 年出生，汉族，浙江余姚人。浙江省名中医，全国老中医药专家学术经验继承工作指导老师。发表论文 40 余篇，发明专利 1 项。参编著作

《慢性萎缩性胃炎临证心悟》（主编）、《中医脾胃肝胆病验案》（主编）、《企业家常见病中医药防治指南》（副主编）等。临证擅治脾胃病，对慢性萎缩性胃炎、功能性胃肠病、代谢相关脂肪性肝病有独到的临床经验。

组成：柴胡10g，姜半夏9g，炒黄芩15g，党参12g，白芍15g，桂枝10g，生黄芪30g，炒白术15g，防风10g，茯苓15g，生姜6g，大枣30g，甘草6g，郁金15g，石菖蒲10g，藿香10g，晚蚕砂10g（包煎）。

功效：调和表里营卫，调和气血，调和脾胃。

主治：慢性疲劳综合征，证属气血营卫失和、中焦脾胃失和者。症见乏力、怕冷，头晕，咽干，关节肌肉疼痛，神经精神症状，如睡眠不佳、抑郁、焦虑等，消化系统症状，如纳差、恶心等。舌质淡，苔薄白或黄腻、白腻，脉细弦或沉细等。

用法：水煎服，每日1剂，分2次温服。

方解：三和混元汤源于第三批全国老中医药专家学术经验继承工作指导老师王晖的三和汤，在此基础上加茯苓、郁金、石菖蒲、藿香、晚蚕砂，更注重调和脾胃、顾护中焦，故名为三和混元汤。“谨察阴阳所在而调之，以平为期”，三和混元汤升降共调、通补兼施、寒热并投、肝肺兼顾、燥湿相济，充分体现了中医“和”的理念。该方可拆解为桂枝汤、小柴胡汤、玉屏风散三首方剂。三方从卫气营血而言，在于和卫气，护营阴；从表里辨证而言，在于驱表邪，扶内里；从脏腑辨证而言，在于调肝脾，和胃气。茯苓，寄藏于松根下之土中，其质成于阴、气摄于阳，本松木之精华，藉土气伏结而成，味甘，为脾胃之正药，使轻清者条畅，重浊者自然下达，故有土位中央而枢机旋转之功。石菖蒲性温，郁金性凉，一温一寒，相辅相成，起到疏肝解郁、活血化瘀之功效。藿香、蚕砂合用，可芳香疏风行气、醒脾胜湿化浊，有快气和中之妙。

临证加减：腰膝酸重不适者，加川牛膝、木瓜；咽喉干肿不适者，加麦冬、玄参；烘热多汗者，加煅龙骨、生牡蛎；纳差者，加焦三仙；恶心呕吐者，加陈皮、姜竹茹；夜寐不安者，加炒酸枣仁、秫米。

（浙江省余姚市中医医院 谷红苹 整理）

来源：中国中医药报2023年8月25日4版。

田耀洲—熄风化湿方

名人小传

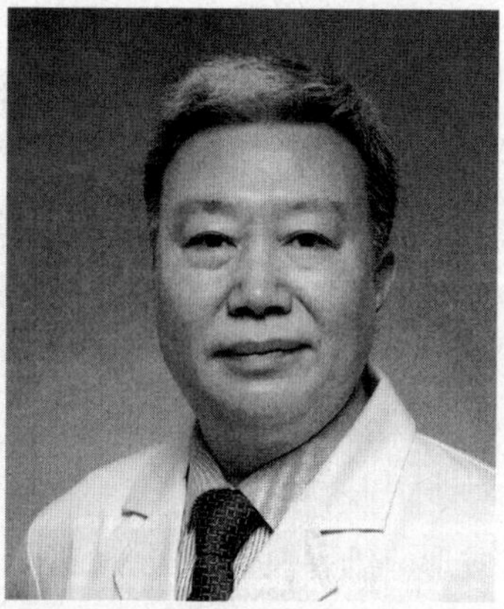

田耀洲，男，汉族，1963年出生，江苏省中医药研究院（江苏省中西医结合医院）主任医师、博士生导师，江苏省名中医，全国老中医药专家学术经验继承工作指导老师。临证擅长中西医结合诊治消化系统各类疾病及内科疑难杂症。

组成：白芍10g，钩藤10g（后下），蒺藜15g，木香6g，黄连3g，干姜3g，黄芩6g，陈皮6g，防风6g，白术10g，败酱草15g，石榴皮10g，生甘草6g。

功效：柔肝熄风，清热化湿。

主治：腹泻型肠易激综合征，证属肝风内动、湿热内阻证者。症见腹痛腹泻，泻后痛减，腹胀肠鸣，情绪抑郁或烦躁易怒，舌红苔黄腻，脉弦。

用法：每日1剂，常法煎服。

方解：方以蒺藜、白芍、钩藤柔肝熄风，为君药；陈皮、防风理气祛风，黄芩、黄连、败酱草苦寒，清热燥湿，共为臣药；白术甘淡，健脾渗湿，木香、干姜辛温，理气祛湿，振奋阳气，防苦寒伤阳，以行郁滞之气，共为佐药；石榴皮酸涩，涩肠止泻，甘草调和诸药，二者为使药。诸药相合，共奏柔肝熄风、清热化湿之功。

临证加减：脘腹胀满疼痛、嗳气者，加厚朴花、娑罗子、枇杷叶等行气降逆；两胁疼痛者，加郁金、香附、川楝子、延胡索等疏肝理气止痛；神疲乏力、纳呆者，加党参、茯苓、扁豆、鸡内金等益气健脾、消食开胃；久泻反复发作者，加乌梅、焦山楂等酸涩止泻。

验案举例：王某，女，56岁。2019年8月12日初诊。主诉：腹痛腹泻反复发作1年半。1年半来每日大便3～4次，不成形，伴脐周疼痛，无黏液脓血便，服用匹维溴铵片等改善不明显，且反复发作，查肠镜等未见明显异常，近半年来症状加重，遂来诊。刻下：腹痛、腹泻反复发作，大便日行3~4次，进食油腻易作，伴嗳气，胸胁胀闷，头痛，纳差，夜寐不安，恼怒后病情加重。舌淡红、苔薄黄腻，脉弦。西医诊断为腹泻型肠易激综合征，中医诊断为泄泻（肝风内动、湿热内阻）。治以柔肝熄风、清热化湿，以熄风化湿方加减：白芍10g，钩藤15g（后下），蒺藜15g，木香10g，黄连6g，干姜6g，黄芩10g，陈皮10g，防风10g，白术10g，败酱草15g，石榴皮15g，生甘草6g。7剂，常法煎服，并嘱患者避免饮食生冷及肥甘厚腻。8月19日二诊：服药后症状明显好转，大便次数减少、成形，仍偶有腹痛，纳食、睡眠均改善。原方加川楝子10g、延胡索10g、茯神15g，7剂。8月26日三诊：腹痛明显改善，大便每日1次、成形，饮食、睡眠可。原方继服1个月以巩固疗效，3个月后随访未复发。

（张伟 整理）

来源：中国中医药报2023年2月22日4版。

王庆其—宣阳化痰开郁汤

名人小传

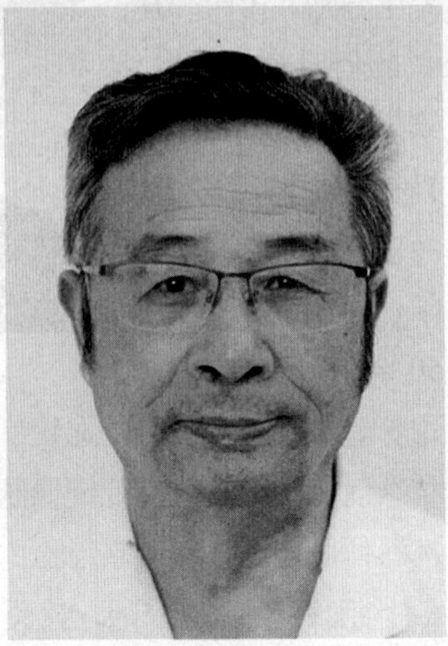

王庆其，男，1944年出生，上海中医药大学终身教授、教学名师、博士生导师、博士后合作导师，上海市名中医，第五、六、七批全国老中医药专家学术经验继承工作指导老师。从事中医内科临床工作50余年，擅长治疗脾胃病及疑难杂症；从事《内经》教学工作40余年，对《黄帝内经》理论的临床运用与文化价值研究有较深造诣。

组成：柴胡12g，桂枝6g，郁金12g，石菖蒲12g，制半夏12g，竹茹6g，枳壳12g，枸橘李12g，玫瑰花6g，厚朴花6g，茯苓、茯神各15g，藿香梗、紫苏梗各12g，炙甘草6g。

功效：宣阳开郁，理气化痰。

用法：水煎服，每日1剂，分早晚2次温服。

方解：王庆其把由长期精神情志因素导致的脾胃病，或者由于脾胃病久治不愈而引发的一系列精神症状，称为“情志相关性脾胃病”，其中发于情绪抑郁者，采取宣阳开郁法治疗，自拟宣阳化痰开郁汤方。王庆其认为抑郁症属阴证，其主要表现为“三低”症状，即情绪抑郁、思维迟钝、行为减少。抑郁症责之肝木，木喜条达，肝喜疏泄，木郁则不达。方中柴胡、枳壳、枸橘李、玫瑰花、厚朴花旨在疏肝利气解郁，桂枝、郁金、石菖蒲宣阳开郁，制半夏、竹茹、茯苓、茯神、藿香梗、紫苏梗化痰利湿泄郁。王庆其认为，气机内郁则痰湿内聚，欲解郁必先化痰湿，欲开郁必赖通阳，此《黄帝内经》所谓“阳化气”。离照当空，抑郁的阴霾自会消失。

临证加减：气滞甚者，加四逆散；情绪抑郁严重者，加代代花、绿萼梅、合欢花；痰湿重者，加温胆汤；睡眠差者，加柏子仁、酸枣仁；心脾两虚者，加归脾汤、甘麦大枣汤；元阳不足者，佐以淫羊藿、仙茅；惊悸不宁者，加龙骨、牡蛎；胃脘痞满者，加炙鸡内金、焦山楂、焦神曲；腹部胀满者，加大腹皮、葫芦壳；咽中似有异物感者，加半夏厚朴汤等。

验案举例：王某，女，52岁，因胃脘痞满来诊。患者平素郁郁寡欢，时有嗳气，胃脘痞满，常有饱胀感，胸闷，纳谷不佳，症状随情绪波动，叹气得舒。胃镜示：慢性萎缩性胃炎，肠上皮化生（++）。舌质淡，苔薄腻，脉细。治以宣阳开郁、疏肝和胃，药用柴胡、枳壳、郁金、桂枝、枸橘李、降香、厚朴花、玫瑰花、鸡内金、莪术、煅螺蛳壳。患者服上方14剂，胃痞症状缓解，给予耐心劝导、宽胸解怀，在原方基础上加减，心身同治，坚持随诊半年后复查，胃镜示：慢性浅表性胃炎，肠上皮化生消失，抑郁症状基本消失，工作生活正常。

（上海中医药大学 陈正 整理）

来源：中国中医药报2023年8月28日4版。

梁宏正—乌沉益智散

名人小传

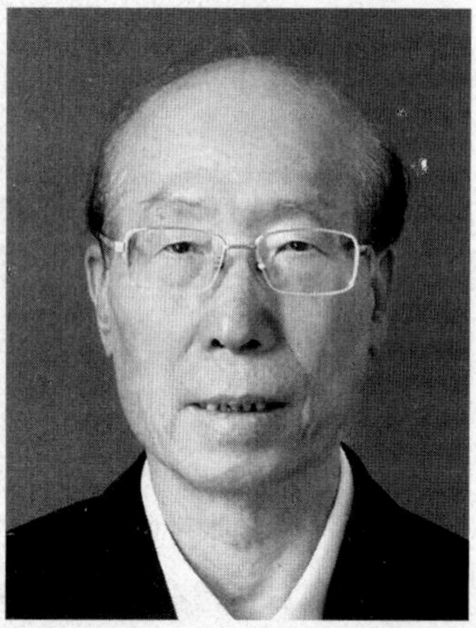

梁宏正，1948年出生，主任医师，广东省名中医，全国老中医药专家学术经验继承工作指导老师。从医50余年，临床擅治内科杂病及妇科、儿科常见病，尤其在肾脏病、男科病、肿瘤、风湿病、癫痫等疑难杂病的辨治上经验独到，疗效显著。

组成：制川乌、沉香、益智仁各25g，天麻、炮附子、防风、法半夏、青礞石各20g，僵蚕、全蝎、大黄各15g，雄黄、冰片各3g。

功效：开窍醒神，息风豁痰，定痫抗惊。

主治：癫痫大发作，症见猝然晕倒、尖叫抽搐、痰涎壅盛甚至二便失禁，食顷乃苏。

用法：上药共研极细末，用瓷瓶收贮密封。应用于癫痫发作时，以生姜汤送服5~10g，小儿酌减。平时早晚各服1次，白开水送服。28日为1个疗程，连用3~6个疗程。此方可改作煎剂。

使用注意：原已服用抗癫痫西药者，不宜骤停西药，待服本方治疗3个月后，在医生指导下逐渐减西药剂量，直至停用西药。另外，治疗期间必须告知患者忌服生冷、肥腻、酸辣类食物，以防复发。

方解：癫痫，中医谓之“痫证”，是指反复发作的以猝然昏仆、两目上视、四肢抽搐、口吐白沫为特征的病证。痫病的发生虽与心、肝、脾、肾有关，但与脾的关系最为密切，尤其是小儿痫证。痰既为痫证的病因，又是病理产物，而各种原因引起的脾胃损伤均会导致脾胃功能失调，水液运化失常，而蕴湿成痰，酿成发病内因。由于痰为本病发生的先导因素，故治疗时先用化痰熄风开窍药以治标，待抽搐控制后，即改用参苓白术散等方剂以健脾祛痰、培土抑木而固本。

该方有逐痰泻火之功。以制川乌、炮附子、沉香、法半夏温肾散寒，降逆调中；益智仁温脾摄涎，固气宁神益智；天麻、防风、僵蚕、全蝎祛风解痉，通络止搐；至于青礞石、沉香、大黄3味，即王隐君专治老痰之礞石滚痰丸也。《医宗金鉴·删补名医方论》载：“大黄泻肠胃有质实火，此治痰必须清火也。以礞石之燥悍，此治痰必须除湿也。以沉香之速降，此治痰必须利气也。二黄得礞石、沉香则能迅扫直攻老痰巢穴浊腻之垢而不少留，滚痰之所由名也。”方中还合冰片、雄黄以开窍醒神，劫痰定惊。全方配伍切中病因，功专力宏，故对久病服一般药无效之癫痫患者，用之多获卓效。

（广东省肇庆市中医院 易咏希 梁宏正 广东省肇庆市德庆县中医院 吴绍彬 整理）

来源：中国中医药报2023年8月18日4版。

李敬孝—五参芪汤

名人小传

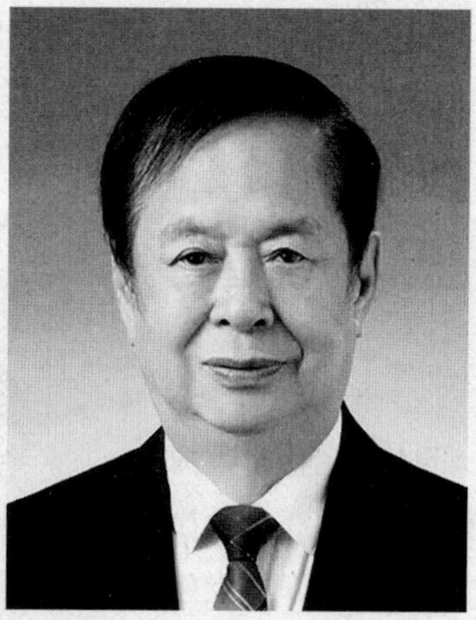

李敬孝，1945年出生，教授、博士研究生导师，第四、五、六批全国老中医药专家学术经验继承工作指导老师，黑龙江省名中医。从事中医教学、科研及临床工作50余年，对经方的运用见解独到，擅长心脑血管疾病、脾胃肝胆疾病等内科杂症的治疗，并对亚健康状态、久病、慢病、大病术后体质调理等有丰富经验。

组成：生晒参10g，黄芪50g，太子参15g，沙参15g，麦冬15g，五味子15g，炒酸枣仁25g，柏子仁15g，丹参25g，瓜蒌皮25g，山楂25g，檀香10g，砂仁10g，当归20g，桔梗15g，苦参10g，炙甘草15g。

功效：益气养阴安心神，理气活血散痰结。

主治：以心气虚为主，兼心阴不足，痰瘀阻滞所致的心悸、胸痹、不寐等心系疾病。

用法：水煎服，每日1剂，分早晚2次温服。

方解：方以生晒参、黄芪补益元气兼生津养阴，为君。臣以生脉散、丹参饮，一者配伍太子参、沙参、麦冬、酸枣仁、柏子仁增其补气生津养血之力，因津血同源，故滋阴养血可安心神；二者气为津血之帅，气虚则津血运行无力而化生痰瘀，故以丹参饮配伍瓜蒌皮、茯苓、山楂合参芪补气化痰祛瘀，佐以当归养血调血，与黄芪配伍合为当归补血汤，益气生血，气壮血旺则阴平阳秘，诸症自去。桔梗与檀香配伍，两者升降相因，调畅气机，方中佐苦参，取其抗心肌缺血和抗心律失常等药理作用，为辨病论治用药。全方病证结合，标本兼治，集扶正、养阴、活血化痰于一体，使补而不滞、气血调和。

临证加减：伴有慢性气管炎、支气管炎见气喘甚者，加紫菀、桑白皮、熟地黄；胸阳不振、胸痛剧烈且遇寒加剧或见刺痛者，加制川乌、制草乌、麻黄、附子、细辛；因生气加重或发作者，加枳实、青皮、降香、木香；瘀久化热而见口干苦、舌暗红苔薄黄者，加莲子心、丹皮；心动过速者，加甘松、鹿衔草、重楼、十大功劳叶。

（黑龙江省中医研究院 刘烨玄 整理）

来源：中国中医药报2023年9月25日4版。

杨桂云—痛经方

名人小传

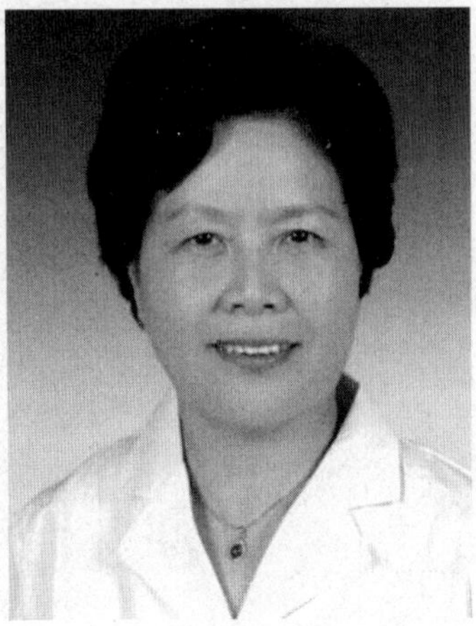

杨桂云，女，汉族，1946年出生，江苏省中医药研究院（江苏省中西医结合医院）妇产科主任医师，江苏省名中医，全国老中医药专家学术经验继承工作指导老师。临证擅治不孕症、子宫内膜异位症、月经不调、痛经、习惯性流产、更年期综合征、子宫肌瘤等疾病。

组成：丹参15g，延胡索12g，川楝子10g，川牛膝10g，制葛根12g，制没药5g，小茴香6g，淡吴萸5g。

功效：活血化瘀，温经散寒，行气止痛。

主治：因气滞血瘀、寒凝血滞导致胞宫、胞脉瘀阻不通所引起的痛经。包括原发性痛经，或由子宫内膜异位症、慢性盆腔炎导致的继发性痛经。症见月经期或经行前后小腹胀痛或冷痛，疼痛拒按，经色暗红，喜热熨，或夹有血块，块下痛减。舌淡红，有紫气或瘀斑、瘀点，脉沉紧。

用法：于月经来潮前3天（或疼痛发生前3天）开始服药，每日1剂，早晚温服，连服7天。连续治疗3个月经周期为一疗程。

方解：方中丹参苦、微寒，能活血通经、行瘀止痛，后世推为女科要药；延胡索辛散、苦泄、温通，既入血分又走气分，能行血中气滞，理气中血滞，能行气活血、调经止痛，尤以止痛效用卓著；两药共为方中君药。川牛膝活血通脉、调经逐瘀，性善下行；制没药行瘀散血、化癥止痛；两药共为臣药，助君药活血化瘀、行气止痛，并引药直达病所。制葛根解痉止痛为佐药；小茴香行气散寒、温经止痛，为使药。全方共奏活血行气、温经化瘀、散寒止痛之功，故对寒凝血瘀型痛经效佳。

临证加减：痛经伴有小腹胀痛、经量偏少、经行不畅者，可酌加当归、川芎、红花、乌药以活血行气；经量偏多、并夹多量血块者，可加蒲黄、五灵脂化瘀摄血；痛甚呕吐腹泻者，可加砂仁、茯苓、炒白术以理气和胃、健脾止泻。

验案举例：周某，女，28岁，已婚未育，2020年10月7日初诊。主诉：患有原发性痛经12年，月经周期不定（2~30天），经量偏少，色暗，有血块，每次月经前及月经期小腹胀痛明显，经行不畅，痛时伴有汗出肢冷、恶心呕吐，须服用止痛药物方能暂时缓解。末次月经时间为2020年9月10日，间隔数日又再次月经来潮，遂前来求诊。刻下：舌质淡白，夹有紫气，脉细弦，辨证属寒凝气滞、瘀血阻滞胞宫、胞脉，不通则痛。治以痛经方加减：丹参15g，延胡索12g，川楝子10g，川牛膝10g，制葛根12g，制没药5g，小茴香6g，淡吴萸5g，附片3g，当归10g，川芎6g，红花10g，乌药6g，炒五灵脂10g。每日1剂，早晚温服，连用7天。二诊：腹痛明显好转，未见汗出肢冷、呕吐等症，但经量尚不多。之后照此法连服3个月经周期，痛经完全消失，经量渐转正常，随访半年未见复发。

（张蕾 整理）

来源：中国中医药报2023年3月6日4版。

朱启勇—肺纤方

名人小传

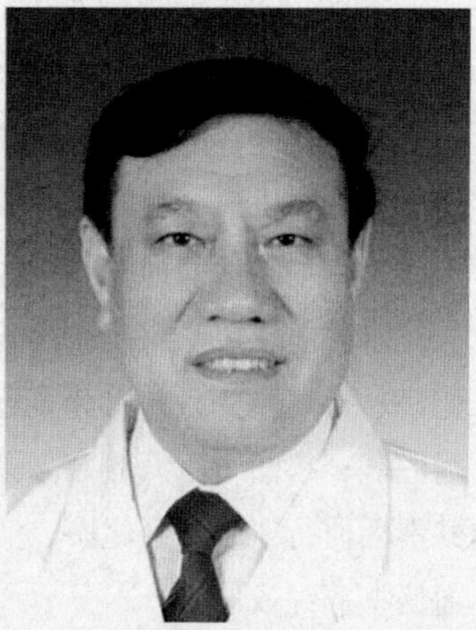

朱启勇，男，汉族，1952年出生，江苏省中医药研究院（江苏省中西医结合医院）主任医师，博士生导师，江苏省名中医，全国老中医药专家学术经验继承工作指导老师。临证擅长中西医结合治疗呼吸系统常见病和疑难疾病。

组成：丹参15g，麦冬10g，赤芍10g，桃仁6g，水蛭3g，青果10g，木蝴蝶3g。

功效：活血化瘀，养阴利咽。

主治：肺纤维化引起的反复咳嗽，以干咳为主，咳嗽伴有气短胸闷不适，可有午后潮热、五心烦热、咽干咽痒、局部刺痛，舌质红或紫暗，或舌有瘀点，脉细涩或细数。

用法：水煎服，每日1剂，早晚分服。

方解：肺纤维化乃阴虚血瘀，咽喉不利，肺失宣肃，发为咳喘。本方乃朱启勇经验方。本方中丹参为君药，味苦微寒，活血祛瘀。麦冬为臣药，味甘微苦，养阴燥湿。赤芍酸敛阴柔，养阴行瘀；桃仁味苦，活血祛瘀，止咳平喘；水蛭味咸苦，破血消积；三者辅佐丹参活血化瘀，共为佐药。青果味涩酸甘，利咽生津；木蝴蝶味苦甘凉，利咽润肺；二者共助麦冬润燥利咽，为使药。全方共奏活血化瘀、养阴利咽之功。

临证加减：喘息连连，甚则气急气短不能平卧，加用炙麻黄、石韦、钩藤等宣肺止咳平喘；鼻塞流涕，加用荆芥、防风、薄荷疏风解表清热。疾病日久，考虑肺肾两虚，可予以补肺益肾。朱启勇多用仙灵脾、巴戟天、肉苁蓉补肾阳兼祛风湿，用老鹳草祛风通络兼以活血，用黄芪、红芪补气升阳固表。

验案举例：李某，男，60岁，2018年8月初诊。主诉：反复咳嗽，咳痰，伴有气喘10年。胸部CT提示间质性肺炎伴纤维化改变。就诊前两天患者因感冒出现咳嗽症状加重，干咳为主，伴有口干，气喘胸闷，喉中可闻及喘鸣音。舌质淡、有紫气，苔少，脉滑数。辨证为阴虚血瘀，治以活血化瘀、养阴补虚。处方用肺纤方加减：丹参15g，桃仁6g，水蛭3g，红花10g，炙麻黄6g，石韦30g，南沙参12g，北沙参12g，天冬12g，麦冬12g，老鹳草30g，仙灵脾15g，巴戟天15g，肉苁蓉10g，炙甘草6g。7剂，常法煎服，每日1剂。二诊：患者诉服药后咳嗽好转，气喘改善，去石韦、炙麻黄，续服14剂。三诊：患者诉近期服药后病情稳定，无明显咳嗽咳痰，稍有活动后气喘。继续给予养阴活血方剂治疗。

（谌晓莉 整理）

来源：中国中医药报2023年2月8日4版。

国医经方年鉴

2024

经验交流

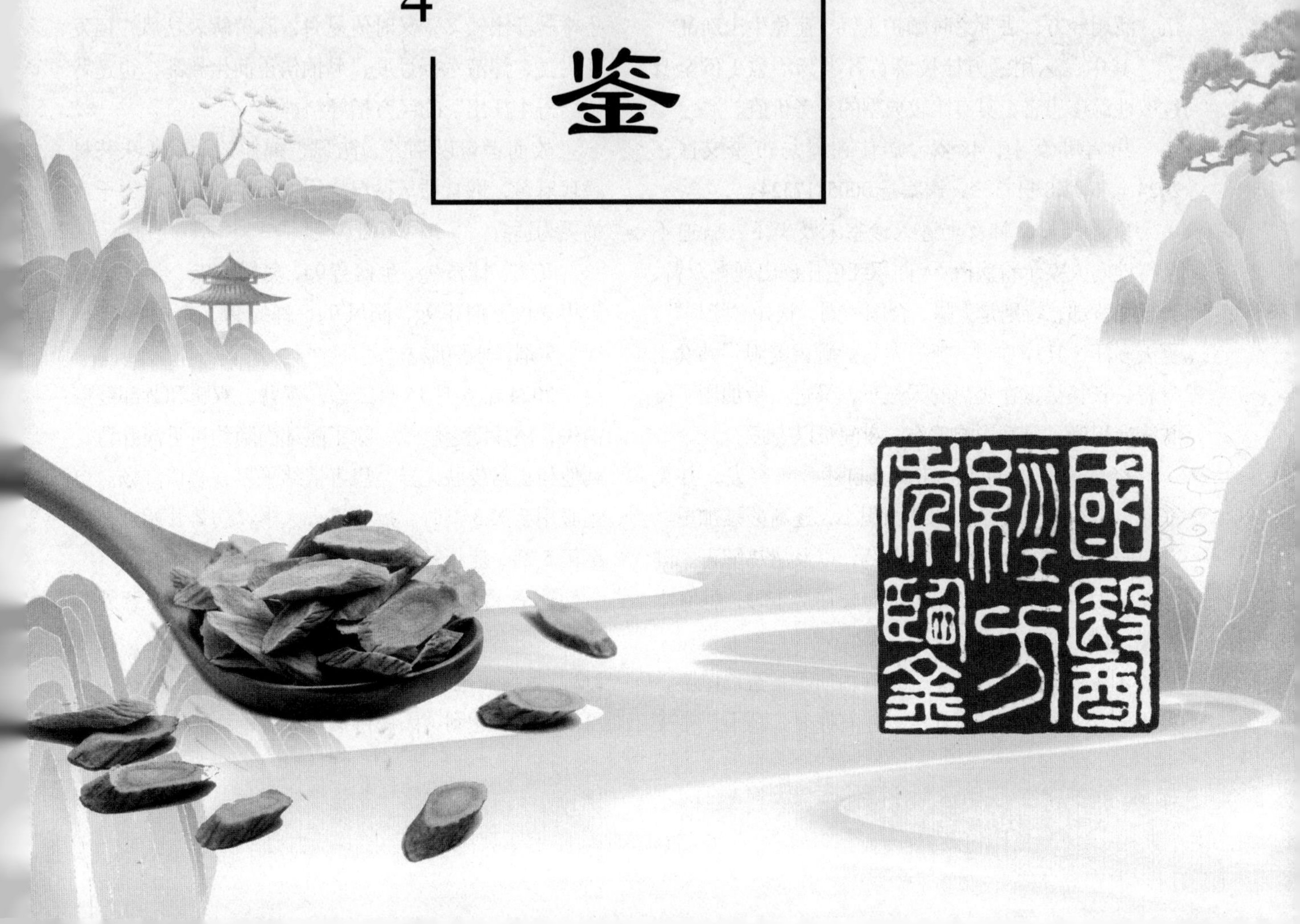

蔡新生应用桂枝麻黄各半汤治愈湿疹医案1则

赵长林[1]　石少华[2]
1. 潍坊市中医院，山东 潍坊 261041
2. 山东中医药大学附属眼科医院，山东 济南 250001

蔡新生教授，现为潍坊市中医院肿瘤二科主任医师，山东中医药大学硕士研究生导师，善用经方治疗内外妇儿疑难杂症。重视脉诊、舌诊、问诊、腹诊，把握阴阳总纲，执六经驭病机，推演方证治病求本。

夏月时节，过敏性湿疹高发常见，在湿热天气下，往往缠绵难愈，尤其是女性患者，担心示人以病，被迫着长衣长裤，身心皆扰。蔡新生教授从太阳病入手，根据汗出、恶风、畏寒情况，结合脉象、舌象，推演桂枝汤、麻黄汤或桂枝麻黄各半汤等，方证相合，往往表证得解，湿疹随之而愈。同时，注重把握经方方义，发扬经方指导精神，根据患者实际情况，加减配伍，活用经方，去邪之时顾护正气，避免生出新乱。

其中，运用经方桂枝麻黄各半汤治愈1例全身过敏性湿疹患者，具有比较典型的参考价值。

患者韩女士，48岁，居住在潍坊市奎文区，2024年6月8日首诊，病案号0005117324。

就诊当日，韩女士进入诊室未及坐下，就迫不及待地向大家示看病情：大面积红色丘疹出现在双臂、大腿和背部，特别是大腿，合围一圈，状如“红桶”。夏天多汗，其痒难耐，抓痕累累。顾虑美观，韩女士身着长衣长裤，在炎热的天气下，又进一步加剧了皮肤瘙痒程度。日间影响工作，夜间难以安睡。

经过进一步询问，韩女士自述今年突发，并无征兆，至今1月有余，初期面积小，逐渐蔓延加重。曾口服外敷抗过敏、抑菌类西药，以及清热解毒、健脾除湿为主的中药，效果不显。发作严重时，韩女士发现，用热水洗浴可缓解。

刻下：脉浮，汗出，恶风，舌质暗，苔白厚腻，大便黏。皮肤表面红斑丘疹，伴有抓痕，高于正常皮肤，属于过敏性湿疹，中医诊断为湿疮。

首分阴阳，属于阳证。六经辨证为太阳病。合据恶风、汗出等，属于桂枝汤证。而其“身痒色红”，又属于麻黄汤证。最终推论方证，对应经方为桂枝麻黄各半汤。

《伤寒论》23条：“面色反有热色者，未欲解也，以其不能得小汗出，身必痒，宜桂枝麻黄各半汤。”

经方名家胡希恕对该条指出，“热色”即为红色，怫郁在面，表热不出，若得小汗出，则蕴结于皮肤里的湿邪之气得以发出，红和痒必然随之而解。这也印证了韩女士用热水洗浴可缓解的原因。

但蔡新生教授并未急于开方，再经度衡，韩女士本就汗出较多，又时值夏月，麻黄解表祛风，但发汗力猛，津液亏损过度，恐怕伤正而生新乱，也违背了“得小汗出”的经方指导精神。

故而考量以荆芥、防风、蝉蜕、全蝎4味药材替代麻黄，取其祛风祛湿之用，而无伤津之虞，于病情更为适宜。

疏方：桂枝9g，生白芍9g，炙甘草9g，生姜3片，大枣3枚，荆芥9g，防风9g，蝉蜕9g，全蝎6g。

7剂，水煎服。

2024年6月15日二诊，双臂、双腿和背部红疹消失，瘙痒随之解除，除了腿部尚隐约可见淡红色，其他与正常皮肤无异。患者情绪平复，心情舒畅。自述服用至第3剂时，症状退去大半，病势开始逆转，至第5剂，症状基本消失。

患者又言，不仅湿疹得愈，还获得一个意外惊喜，双手背部出现了10余年的大面积老年斑，减去2/3，剩余颜色变淡。对于这些老年斑，一度认为不可治疗，没想到“因病得福”。

蔡新生教授认为，皮肤病虽然变化多端，但皆涵盖于表证之下，从六经辨证出发，老年斑与湿疹的病发规律在本质上是相同的，进一步说明经方在现代临床上的应用范围非常广泛。

韩女士欣喜之余，提出日常还有烧心、反酸、睡眠差等症状，希望一并治疗。蔡新生教授在上方基础上加入海螵蛸、生龙牡。

疏方：桂枝9g，生白芍9g，炙甘草9g，生姜3片，大枣3枚，荆芥9g，防风9g，蝉蜕9g，全蝎6g，海螵蛸15g，生龙牡各15g。

7剂，水煎服。

服用完毕，大腿尚余的淡红色消失，烧心解除，睡眠转好。随访3个月，疗效稳定，未有复发。

该病例应用桂枝麻黄各半汤效果显著。不着眼于病，而着眼于证，按照六经八纲辨证，不论疾病如何变化，均可执简驭繁，纲举目张，方证相合，因而效如桴鼓。这进一步证实，六经是对疾病规律的高度总结，经方具有旺盛的医学生命力和广阔的应用空间。

绵阳王华元主治医师肠痈临床病案

王华元
梓潼县王华元中医诊所

徐某某，女，45岁，1993年8月15日初诊。

现病史：患者因上腹部疼痛3天，在村卫生室治疗无效，应邀上门就诊。现右侧小腹剧痛难忍，疼痛拒按，逐渐加重，心烦恶心呕吐，胃脘不适，不欲饮食，大便燥结，右腿不能伸。因惧怕手术而拒上医院，痛苦面容，面色青黄、呻岭、舌质红、无苔、舌心如镜面，脉弦滑数。

查体：体温38.3℃，阑尾点周围皮肤发热而肿凸如鸭蛋大，稍按则明显的压痛及反跳痛。

中医诊断：急性肠痈。

西医诊断：阑尾炎伴脓肿。

辨证：湿热积毒蕴于肠中，以致传导不利气血壅塞而成肠痈。

治法：清热解毒，急下以存阴。

方药：大黄30g，丹参15g，赤芍15g，白芍10g，吴茱萸5g，黄连15g，木香10g，台片10g，厚朴15g，蒲公英30g，败酱草15g，地丁草15g，金银花30g，连翘30g，枳实20g，元明粉（烊化兑服）10g。

1993年8月16日二诊。服上方1剂后腹痛或轻，药后解便4次，先排羊粪蛋样便，后排出脓血便样，胃脘舒适，饮食稍增，舌质淡红，略有黄苔，脉弦滑数，体温37.6℃，再拟前方加减。

大黄10g，丹参15g，赤芍15g，白芍10g，吴茱萸5g，黄连15g，木香10g，台片10g，厚朴15g，蒲公英20g，败酱草15g，地丁草15g，桃仁10g，延胡索10g，金银花30g，连翘30g。

1993年8月17日三诊，服上方一剂后，腹痛大减，精神转佳。下腹痛止，解下粪便如黄白黏痰状脓性物，舌苔薄白，脉弦滑，体温36.7℃，依上方再服2剂。

1993年8月19日四诊，服药后腹痛已不明显，精神饮食如常。大便色黄梢溏，舌苔薄白，脉弦滑，依上方再服2剂。

1993年8月21日五诊，上方服2剂后，腹已不痛，阑尾点压痛、反跳痛均已消失，局部无异常，大便已成形。即停药观察。

随访，1994年1月15日回卫生室复查，身体健康，一切正常。

按：大黄牡丹汤是一种具有重要价值的中医方

剂主要用于治疗湿热瘀滞引起的肠痈。大黄牡丹汤的方中，大黄苦寒攻下，可以泻肠中湿热郁结祛除肠中稽留的瘀血；桃仁苦平入血分，性善破血，与大黄相融能够破瘀泻热，两者为君药。芒硝咸寒可以泻热导滞，软坚散结，助大黄以荡涤实热；牡丹皮辛苦微寒，能够凉血消肿，两者为臣药，佐以败酱草能清肠中湿热，排脓散结消痈。黄连配吴茱萸，具有泻火疏肝和胃止痛的功效，其中，黄连为苦寒药，用于湿热痞满呕吐，吞酸，泻痢等；吴茱萸为热性药，用于治疗肝胃虚寒，两药合用有共清肝降逆，行气止痛的效果。加乌药，木香，厚朴，以增强行气止痛效果；加银花与连翘主要是清热解毒，散结消肿，疏散风热，主治风温病发热。热毒血痢痈肿疔疮、喉痹及多种感染性疾病。蒲公英，地丁草共有清热解毒消中散结的功效，主治痈肿疗毒、乳痈内痛、热淋涩痛、湿热黄疸等病症，诸药配伍热清瘀祛肠痈得消。

大黄牡丹汤的配伍特点在于下消之中寓清利之能以通为用，其中大黄和芒硝能泻热导滞，助蒲公英、败酱草、银花、连翘，清肠中湿热，排浓散洁消痈；配木香、乌药、厚朴、积实，行气止痛，这种配伍方式，既能清除体内湿热瘀滞，又能散结消肿，达到治疗肠痈的目的。

后在临床治疗肠痈病例几十例中均用中药临床治疗无一例复发。

郭锦荣临床医案2则

郭锦荣
上海健康医学院附属周浦医院，上海 201318

医案一　三黄泻心汤治疗口唇疱疹案

陈某某，男，58岁，2024年9月15日初诊。

主诉：脑出血术后口唇疱疹3天。

病史：2024年9月11日患者因脑出血入院神经外科，并行手术治疗，术后患者出现口唇疱疹，外用药物治疗欠佳，神经外科医生考虑中医辅助治疗，遂请中医科会诊。既往有高血压病史，血压控制欠佳；有冠心病史，未规律服用药物。

中医诊断：热疮病（心脾积热）。

西医诊断：脑出血术后。

辨证：患者，中年男性，因脑出血术后口唇疱疹三天就诊。患者脑出血术后出现口唇疱疹，表现为局部红色疱疹，疼痛明显，不能张口，口干口苦，腹胀，大便干结等症状。结合患者病史，考虑为术后邪热内侵，心脾积热所致。心脾积热是指邪热壅滞心脾，表现为发热口渴，口舌生疮、溃烂、疼痛，舌红苔黄，脉数有力等症状。口唇疱疹满布唇周，疼痛明显，局部溃破，提示局部热毒炽盛，湿热内蕴。口干口苦，腹胀，大便干结，数日未行，均为热邪内结，津液受损，大肠传导失司的表现。舌红，苔黄腻，脉滑，均为湿热内蕴之象。

治则：清热燥湿，泻火解毒。

方药：三黄泻心汤。

大黄5g，黄芩10g，黄连5g。3剂，每日1剂，水煎服。

二诊：患者服用上述方药3天后，疱疹消失，大便通畅，舌苔好转，嘱其勿食辛辣、刺激、生冷。

按：口唇疱疹在中医中被称为“热疮”。口唇疱疹在中医理论中被认为是由多种因素引起的，主要包括外感风热邪气侵袭、心脾积热、虚火上炎、脏腑虚弱以及肝胆湿热下注等。这些因素相互作用，导致体内湿热郁滞、脾胃功能失调，从而在口唇部位形成疱疹。本案患者术后不甚感风热之邪，由肌表侵入，内应于脾胃，脾开窍于口，齿龈属胃，风热邪毒上攻心脾，导致火热上炎，熏灼口舌，故发口唇疱疹。三黄泻心汤最早出自于东汉张仲景所著的《金匮要略》。这个方剂由大黄、黄连、黄芩三味药材组成，具有泻火解毒、燥湿泄热的功效。三黄泻心汤作为治疗实热火毒的基本方剂，以大黄泻热逐瘀、推陈出新，黄连、黄芩清实热、泻心火、祛湿热。诸药合用，形成苦寒直折之势，泻火解毒之力倍增。

医案二　柴胡加龙骨牡蛎汤治疗青少年抑郁案

徐某某，女，15岁，高中生，2023年12月6日初诊。

主诉：情绪低落、兴趣减退半年余，加重2周。

病史：患者半年前因同学矛盾开始出现情绪低落、厌学情绪、恐惧上学，对平时喜欢的活动失去兴趣，伴有失眠、多梦、早醒，注意力不集中，记忆力下降，学习成绩下滑，目前处于休学状态。近2周患者症状加重，出现悲观厌世情绪，日夜颠倒，夜间自言自语，喜怒无常，精神卫生中心就诊确诊抑郁症。家属考虑口服西药副作用，希望中医干预治疗。患者精神萎靡，不欲与人沟通，乏力，嗳气，胃纳可，大便稀薄，日行1-2次，睡眠欠佳，不易入睡，多梦。

查体：Lmp2023年12月1日，持续3天，量中等，痛经。体型偏胖，面色晦暗，腹肌紧张。舌淡红，苔薄白，脉细弦。

中医诊断：郁病（肝郁脾虚）。

西医诊断：抑郁症。

辨证：患者因“情绪低落、兴趣减退半年余，加重2周”就诊。患者因同学矛盾出现情绪低落、厌学情绪、恐惧上学，对平时喜欢的活动失去兴趣，这些症状与肝失疏泄、脾失健运有关。患者情绪低落，厌学、乏力、嗳气、大便稀薄等症状与肝郁脾虚证相符。患者出现睡眠障碍，注意力不集中，记忆力下降，这些症状反映了心失所养，心神不宁。舌淡红，苔薄白，脉细弦。四诊合参，辨证为郁病，肝郁脾虚证。

治疗原则：疏肝解郁，健脾养心，安神定志。

方药：柴胡加龙骨牡蛎汤加减。

柴胡15g，制半夏10g，黄芩10g，人参须10g，桂枝10g，茯苓15g，龙骨15g，牡蛎15g，干姜5g，大枣20g，磁石30g。7剂，每日1剂，水煎服。嘱家长多陪伴，对孩子进行心理疏导。

二诊：服药后，患者情绪较前稳定，嗳气、失眠等症状均明显减轻。原方14剂，每日1剂，水煎服。

三诊：患者情绪尚可，各项症状消失，对生活充满信心。续服原方1个月。

四诊：家属代诊，诉患者已复学。复学后，各项症状均未发作。嘱家属多陪伴孩子，跟孩子多沟通，对孩子进行心理疏导。患者间断服用柴胡加龙骨牡蛎汤，患者情绪稳定，学习成绩稳步提升。

按：青少年抑郁症状较成年人更为隐蔽，且进展缓慢、持续时间较长，导致无法得到及时诊断与治疗。青少年抑郁症的发生与多种因素相关，包括心理社会因素如个体心理状态、应对能力、童年创伤和情感问题；环境因素，尤其是家庭和学校环境，家庭功能性障碍、家庭变故、学业压力等压力性生活事件；社交媒体的过度使用等。抑郁症属于中医“郁病”范畴。中医对抑郁症的认识主要基于情志内伤，其病机主要为肝失疏泄、脾失健运、心失所养及脏腑阴阳气血失调。

柴胡加龙骨牡蛎汤出自《伤寒论》，具有和解少阳、镇静安神的作用，适用于治疗抑郁症、焦虑症等精神心理疾病。徐灵胎《伤寒论类方·柴胡汤类》述柴胡加龙骨牡蛎汤“能下肝胆之惊痰，以之治癫痫必效”。柴胡加龙骨牡蛎汤作为治疗少阳病方及情志病方，可用于治疗失眠、惊悸、癫狂、小儿梦惊等病症。柴胡加龙骨牡蛎汤在治疗精神神经系统疾病中具有重要作用，包括抗抑郁、改善失眠、抗焦虑、神经保护作用、抗应激作用和抗癫痫。研究表明，该方能够通过调控多种信号通路，如核因子-κB（NF-κB）、环氧化酶-2（COX-2）/前列腺素2（PGE2）-腺苷通路、磷脂酰肌醇3-激酶（PI3K）/蛋白激酶B（Akt）通路等，来发挥其疗效。

王平运用固本培元法论治老年衰弱症经验

王长江[1, 2, 3, 4]　郑桃云[2, 5]　王　平[2, 5]
1. 湖北省中医院肾病科，湖北 武汉 430061
2. 湖北时珍实验室，湖北 武汉 430061
3. 湖北中医药大学附属医院肾病科，湖北 武汉 430061
4. 中医肝肾研究及应用湖北省重点实验室，湖北 武汉 430061
5. 湖北中医药大学老年医学研究所，湖北 武汉 430065

摘要：衰弱症是老年人群中常见的疾病，目前尚无专门的治疗方法被批准用于该病的防治。中医学的元气学说为本病的治疗提供了思路。王平教授提出衰弱症是以元气亏虚为本，痰、湿、瘀内生为标，固本培元为主要治疗方法。

关键词：固本培元；衰弱症；王平；名中医经验

衰弱症（frailty）是人体多个生理系统功能下降，对应激源的敏感性增加为主要特征，导致死亡率、住院率、跌倒、个人生活质量下降和孤独感等风险增加[1]。随着全球人口结构老龄化，身体衰弱的老年人数量也随之增加，给世界各地的卫生保健系统带来了巨大的经济负担[2]。我国人群也呈现老年化趋势，有研究发现我国社区 65 岁及以上成年人的标准化衰弱症患病率为 15%，年发病率为 16%，体弱的老年人死亡、住院、残疾和跌倒的风险是无衰弱症老年人的 1.7 ~ 4.4 倍[3]。衰弱症涉及神经、循环、运动、内分泌、泌尿等多个系统，发病机制复杂，目前尚无专门的治疗方法被批准用于该病的防治[4]。老年衰弱症发病在于气血亏虚、阴阳失衡、五脏亏损，尤以脾肾虚损为甚[5]，元气是人体最根本、最重要的气，其他诸气皆由元气化生，从而维持人体正常的生命活动，为衰弱症的治疗提供了一种良好的思路。

王平先生是湖北中医药大学二级教授，博士研究生导师，博士后指导老师，岐黄学者，湖北省首批医学领军人才，第六批、第七批全国老中医药专家学术经验继承指导老师。先生学术上承岐黄之理，立法遣方严谨精当，治病施药中正平和，尤重固根本培元气。笔者曾师从先生，有幸窥得先生学术精华之一斑，将先生固本培元思想治疗老年衰弱症的经验撷取一二，望与同行参考。

1　衰弱症的理论渊源及病因病机

衰弱症与中医“虚劳”相似，“虚证”理论肇始于《内经》，《素问·通评虚实论》说：“精气夺则虚。”元气根源于肾精，充盛于脾胃，敷布于肝，通行于三焦[6]。《金匮悬解》指出：“虚劳者，五劳七伤，劳伤五脏元气也。”究其元气的亏耗，常由年老体衰、久病和术后、生活不节、药物损伤而致。

1.1 年老体衰，元气亏虚

《素问·上古天真论》指出：“夫肾者，主水，受五脏六腑之精而藏之。”肾精一部分来源于父母的先天之精，一部分来源于脾胃运化的后天之精，两者共同构成了人体各种功能活动的物质基础。肾精化生元气，二者相互依存，共同调节并维持身体处于阴平阳秘的状态。《医林改错·半身不遂论叙》讲到：“若元气足，则有力；元气衰，则无力；元气绝，则死矣。”随着人体的衰老，元气渐亏，身体虚弱。如《素问·阴阳应象大论》记载：“年四十，而阴气自半也，起居衰矣。”

1.2　久病、术后，元气暗耗

元气可以防御外邪侵袭和防止内邪自生。《寿世传真·总论精气神》说：“常使元气内运，阳气若壮，则阴气自消，阳壮阴衰，百病不生。”元气充足，封藏有度，邪犯人体，元气调动脏腑奋起抗邪、祛邪外出。《诸病源候论》指出：“夫虚劳者，五劳、六极、七伤是也。”因此，五劳、六极、七伤，元气不足，或导致脏腑功能失常，或者内邪自生，或外邪来犯，以致发病。如《药性微蕴》所载：“百病生于寒热，寒热总由于水火，水火统归于元气。”久病不愈，元气暗耗，痰、湿、瘀、滞内生，终致虚虚实实、虚实夹杂。我国的一项调查发现，老年人群虚弱症的患病率为12.5%，在虚弱症的老年人参与者中，3种最普遍的偏倚体质是痰湿、阴虚和阳虚，气滞、气虚、阳虚、痰湿和阴虚的老年人更容易出现虚弱[7]。大病术后，加之麻醉、创伤、出血、禁食等因素也导致人体元气亏损[8]。

1.3 生活不节，元气自伤

元气宜敛宜藏，不宜耗散，以备不时之需时发挥抗病作用。《济阴纲目·治虚劳平补诸方》中说：“命门之气，宜藏而不宜泄。”若嗜烟好酒，劳力、劳神、房劳，元气自伤，在需要时不能发挥抗病作用，亦可发病。《医学衷中参西录·元气诠》记载：“元气虽坐镇中宫、统摄气化，而其统摄之力时时必需。”如饮食失度，脾胃受损，精微无以生成，不能充养先天，以致元气受损。过度房事也是导致衰弱症的重要原因，如《古今医案按》记载：“房后元气必虚，连下之则虚极。”

1.4 药物损伤，波及元气

老年人基础疾病多，使用药物繁多，从而导致药物性损伤[9]。如西药抗菌药物、糖皮质激素、免疫抑制剂、抗肿瘤药物等使用，导致机体免疫功能的紊乱，也可伤及元气。还有一些中药，如过用附子、肉桂等大温大热之药物；或者大寒之药物，如石膏；或者攻下，如大黄、番泻叶等；或者发散太过，如麻黄、桂枝等，均易耗伤人体元气。《古今名医汇粹·肿胀》记载：“世人过信刘张之学，以汗、吐、下三法劫除百病，罔顾元气之羸劣……自明者观之，不过为猛药所攻，即以此身之元气，转与此身为难首，实有如驱良民为寇之比。”《名医类案·大头天行》也记载：“误服发散之药，耗损元气。”

1.5 痰、湿、瘀内生，伤及元气

先生认为，痰、湿、瘀不但是元气亏虚的病理产物，而且伤及元气，促进病程的进展。肺为气之主，肾为气之根，脾胃为气血生化之源，其功能的发挥均依赖于元气的充沛。《类经·邪变无穷》指出：“真气，即元气也……然钟于未生之初者，曰先天之气；成于已生之后者，曰后天之气。气在阳分即阳气，在阴即阴气，在表曰卫气，在里曰营气，在脾曰充气，在胃曰胃气，在上焦曰宗气，在中焦曰中气，在下焦曰元阴元阳之气，皆无非其别名耳。”因此，肺、脾、肾亏虚，痰、湿、瘀内生，阻碍元气的生成和散布，并进一步加重了元气的损伤，以致形成恶性循环，易犯虚虚实实之弊。

2 治疗

2.1 补肾精，养元气

《素问·六节藏象论》说：“肾者，主蛰，封藏之本，精之处也。”人体脏腑之精充盈，则肾精充盛，元气充足，人体机能活动则正常；反之亦然。《医理真传》说：“凡精气盛，元阴元阳自盛；凡精气衰，元阴元阳自衰。”针对年老体衰，元气亏虚的患者，需要补肾精，养元气，常用大补元煎化裁。方中人参大补元气为君；甘草、山药补脾气，助人参益阳消阴，固本培元。如《脾胃论·脾胃虚实传变论》所说：“元气之充足，皆由脾胃之气无所伤，而后能滋养元气。”枸杞、山茱萸、杜仲滋肝肾，熟地、当归益精血。本方着眼肾和脾，不忘精和血，调理阴和阳，兼施补和通。

2.2 健脾胃，培元气

肾为先天之本，脾胃为后天之本，后天需要先天的活力资助，先天需要后天的日常培养，可益寿延年。《医宗金鉴》记载：“后天之气得先天之气，则生生而不息；先天之气得后天之气，始化而不穷也。”脾胃亏虚也会引起元气不足，如《古今医统大全·脾胃门》所说：“脾胃虚，则元气不足，而诸病变生。”中焦困惫，湿羁脾胃，元气温煦以助太阴湿土免受湿困。因此，针对久病或者吐下导致脾胃虚弱的患者，需要健脾胃，培元气。方用补中益气汤加减，其义有二：一则脾胃健运则阴充阳旺，二则中气振奋则元气自充。如《景岳全书》记载：“亦犹土兼四气，其于补泻温凉之用，无所不及，务在调平元气，不失中和之为贵也。”

2.3 疏肝气，调元气

肝之疏泄，畅气机不离元气之动力，而元气的运行又赖肝疏泄之功。《医学衷中参西录·治气血郁滞肢体疼痛方》说："盖人之元气根基于肾，萌芽于肝，培养于脾，积贮于胸中为大气以斡旋全身。"因此，肝的疏泄功能正常，则气机调达舒畅，气血调和，经络畅通，元气化生诸气散布全身，脏腑得安。恰如《医学衷中参西录·霍乱暴脱证》所说："是以元气之上行，原由肝而敷布，气即能助肾施布元气。"常用柴胡疏肝散联合六味地黄丸加减。柴胡疏肝散一可疏肝以布施元气，二可使中州转疏如衡，配合六味地黄丸补肾精，滋水荣木。两方合用补中寓散，补而不滞，散而不伤。

2.4 养心血，摄元气

心主血脉和神志，血的生成、运行与神志的功能需要元气的充沛。元气足则心气旺，血液畅行，营养周身，神志清明。《素问·调经论》强调说："人之所有者，血与气耳。"而血液的生成与精和气密切相关，如《诸病源候论·虚劳精血出候》说："肾藏精，精者，血之所成也。"肾精足则元气盛，元气盛则心血足，神有所养。常用加味人参养荣汤加减。《医宗金鉴》记载："后天之治本血气，先天之治法阴阳。"本方由人参、黄芪、当归、熟地黄、杜仲、白术、苍术、茯苓、白芍、陈皮、厚朴、远志、五味子、炙甘草、大枣、生姜组成。方中人参大补元气，黄芪健脾益气为君药；熟地、当归养血活血为臣药；白术、苍术健脾，茯苓健脾，白芍养肝血，杜仲补肾；陈皮、厚朴行气以防滋腻太过而生湿；远志养心安神、五味子敛肺，滋肾，生津，共为佐药；草、枣、姜为使药。本方以补为主，以通为辅，通补兼施，标本同治。

2.5 宣肺气，固元气

肺为气之主，肾为气之根。《养生秘旨》指出："是以元精炼交感精，以元气炼呼吸气，以元神炼思虑神。"元气具有交通肺、肾的作用。《名医方论》记载："夫元气藏于关元之中，上通肺而下通肾。元气不伤，则肾中真阳自升于肺，而肺气始旺，行其清肃之令，分布于五脏七腑之间。"肺病日久，元气不纳，喘息频发。如《古今医统大全·肺痿证》所载："大抵咳久伤肺，元气渐虚。"此时滋阴则生湿，过燥则伤气。常用金水六君煎化裁，此方由当归、熟地加二陈汤而成。方中当归、熟地滋养肺肾阴血，补行并用，补而不滞。二陈汤化痰涤湿，布宣气机，痰与湿不致相互胶结而邪势孤立。六药合用，以遵蒲辅周老先生指出的"气以通为补，血以和为补"之旨。

2.6 补元气，充脑髓

《灵枢·经脉》记载："人始生，先成精，精成而脑髓生。"年老精亏，元气不足，髓海空虚。《医学衷中参西录·脑气筋辨》指出："脑为髓海……乃聚髓处，非生髓之处。究其本源，实由肾中真阴真阳之气，酝酿化合而成……缘督脉上升而贯注于脑。"肾精足，元气盛，脑有所养，精神、意识、记忆力和思维活动正常；肾精虚，元气亏，脑失所养，则出现精神、意识混乱，记忆力减退，思维出现异常。常用生慧汤加减。方中，重用熟地滋肾填精，人参大补元气，山茱萸助熟地益肾；枣仁、柏子仁、茯神养心安神。上药合用，心之神明下通于肾，肾之精华上升于脑。复加白芥子搜络剔痰，远志安神益智，交通心肾，石菖蒲开窍益智。本方温润不燥，和而不亢。

2.7 化痰、祛湿、活血，畅元气

先生认为，老年衰弱症以元气亏虚为本，痰、湿、瘀内生为标，在治疗上需要标本同治，在上述治疗的基础上，还需要化痰、利湿、活血，可用加味温胆汤加减，由法半夏、陈皮、枳实、竹茹、丹参、当归、熟地黄、益智仁等组成。方中法半夏、陈皮、竹茹化痰祛湿，丹参、当归活血化瘀，熟地健脾养血，益智仁益肾暖脾。本方健脾温肾，化痰、活血、利湿并用，以畅元气运行。

3 结语

我国关于老年衰弱的中医指南提出5个分型，包括肾精亏虚、气血亏虚、脾肾阳虚、脾虚痰湿、五脏虚弱[10]。中医辨证治疗不但改善老年衰弱症肌肉功能指数，而且有助于减少不良事件的发生[11]。

先生围绕阴阳、形神、气血、情志4个方面，提出"形与神俱、九候若一、阴平阳秘、婉然从物"的《内经》健康标准[12]，认为老年人气血衰弱，精力虚减，五脏不坚、血气亏虚、脉道不畅是寿夭命短的根本原因[13]。衰弱症是以元气亏虚为本，痰、湿、瘀内生为标，固本培元为主要治法。

有研究发现，Klotho蛋白与衰弱症密切相关，

不但可以抗衰老，而且与肌肉力量呈正相关，与骨质疏松、虚弱、残疾和死亡率呈负相关[14]，可以作为诊断衰弱症的生物标志物之一[15]。Klotho蛋白是肾精的主要成分[16]，与脑[17]、生殖、生长发育[18]、慢性肾脏病[19]密切相关，并尝试了以单侧肾切除大鼠模拟元气亏虚的动物模型，发现循环中Klotho蛋白水平下降[20]。*Klotho*基因表达蛋白，并产生生物学效应的过程在某种程度上类似肾精化生元气，从而维持人体的生命活动。因此，基于*Klotho*基因的作用特点，通过补肾药物干预衰弱症将是未来的研究方向。

参考文献

[1] HOOGENDI JK EO, AFILALO J, ENSRUD KE, et al. Frailty: implications for clinical practice and public health[J].Lancet, 2019, 394(10206): 1365-1375.

[2] DAVINELLI S, CORBI G, SCAPAGNINI G. Frailty syndrome: A target for functional nutrients. Mech Ageing Dev,2021,195: 111441.

[3] ZHENG Z, GUAN S, DING H, et al. Prevalence and Incidence of Frailty in Community-Dwelling OLder People: Beijing Longitudinal Study of AGING II[J]. J Am Geriatr Soc, 2016, 64(6): 1281-1286.

[4] ZHU Y, GE J, HUANG C, et al. Application of mesenchymal stem cell therapy for aging frailty: from mechanisms to therapeutics. Theranostics,2021, 11(12): 5675-5685.

[5] 姜凤依，史晓，季思勤，等．补肾健脾通络方治疗老年衰弱综合征临床疗效观察[J]．中华中医药学刊,2024,42(2)：1-11.

[6] 孔梦，王平．培调元气法论治月经不调学术经验撷菁[J].中华中医药杂志,2023,38(4): 1632-1635.

[7] MA,TANG H, ZENG J, et al. Traditional Chinese Medicine Constitution Is Associated with the Frailty Status of Older Adults: A Cross-Sectional Study in the Community[J]. Evid Based Complement Alternat Med, 2022: 8345563.

[8] 李非洲，龙清华，石和元，等．王平培元固本法治疗术后疲劳综合征经验[J]．中华中医药杂志，2018, 33(11): 4993-4995.

[9] ATES BULUT E,ISIK AT.Abuse/Misuse of Prescription Medications in Older Adults. Clin Geriatr Med,2022,38(1): 85-97.

[10] 衡先培，杨柳清．中医内科临床诊疗指南·老年衰弱（制定）[J]．中华中医药杂志，2020, 35(8): 4030-4035.

[11] 姜凤依，史晓，施丹，等．先后天论结合中医辨证治疗老年衰弱症的价值研究[J].中华中医药学刊,2021, 39(9): 58-61.

[12] 王平．《黄帝内经》健康标准探析[J]．中华中医药杂志,2021,36(1): 17-21.

[13] 莫亮波，王平．明清时期中医寿夭理论初探[J].中华中医药杂志,2022,37(7): 3757-3760.

[14] VERONESI F,BORSARI V,CHERUBINI A,et al. Association of Klotho with physical performance and frailty in middle-aged and older adults: A systematic review[J]. Ep Gerontol,2021,154: 111518.

[15] CARDOSO AL, FERNANDES A, AGUILAR-PIMENTELJA, et al. Towards frailty biomarkers: Candidates from genes and pathways regulated in aging and age-related diseases[J]. Ageing Res Rev, 2018, 47: 214-277.

[16] 王长江，王平，王小琴，等．基于Klotho基因的生物学效应探讨"肾藏精"的科学内涵[J]．中医杂志，2016. 57(24): 2078-2082.

[17] 王长江，王平，王小琴，等．论Klotho基因与"肾藏精，生髓"的关系[J]．中华中医药杂志，2018,33(2): 459-461.

[18] 王长江，邹新蓉，王岚，等．论Klotho基因与肾主生殖生长发育的关系[J]．贵州中医药大学学报,2022,44(1): 1-4.

[19] ZOU R, ZHAN LR, CHEN L, et al. Influence of the Klotho/FGF23/Egrl signaling pathway on calcium-phosphorus metabolism in diabetic nephropathy and the intervention of Shenyuan granules[J]. J Biol Regul Homeost Agents, 2019, 33(6): 1695-1702.

[20] 郑桃云，王长江，周玲，等．元气亏虚动物模型初探及复元丹的干预作用[J]．中华中医药杂志，2018,33(5): 1800-1803.

一种内服外熏对宫颈调理应用方法

李朝东
布依阿妈布依族医药传承研究工作室，贵州 兴义 562499

中医认为宫颈出了问题，大多数都是人的体质受外界压力、饮食、运动量、情绪等因素影响，从而导致体内代谢功能差、免疫力下降、人体气血不通畅，阴阳失调，上焦燥热下焦寒，血瘀凝滞盘宫坚等。简单地说，宫颈没有好的环境来滋养。

通过多年临床经验总结蛇草橘核汤和枳实䗪虫汤加减组方能治疗气滞血瘀、痰湿寒凝等症状。与宫颈炎、子宫肌瘤、宫颈囊肿、宫颈糜烂等宫颈疾病的治则相吻合，故常以此方为基础随证加减。如月经不规律，经前或经期伴有腹痛，加香附、元胡、益母草、鹿角霜、巴戟天；气虚量多，加党参、炙黄芪、白术。现将其用蛇草橘核汤和枳实䗪虫汤加减组方治疗宫颈疾病案例整理如下。

朱某，女，56岁，2023年4月21日一诊。面色暗淡，舌苔白而厚腻，头发掉得严重，精神欠佳，易烦躁，月经不规律、有血块、腰腹部痛，乳腺结节、甲状腺结节。

西医诊断：HPV58型高危，宫颈纳囊，TCT非典型鳞状细胞。

中医诊断：体内脏腑失调，气机阻滞，瘀血内停，以气滞血瘀，痰湿寒凝为多

治法：气滞血瘀、痰湿寒凝。

方药：半枝莲20g，白花蛇舌草20g，皂角刺20g，枳实12g，柴胡12g，昆布20g，生牡蛎30g，海藻25g，三棱15g，莪术15g，荔枝核15g，橘核15g，乳香9g，没药9g，夏枯草20g，何首乌15g，续断15g，王不留行30g，生山药30g。20剂，水煎服，每日1剂，早晚温服。

煎煮方法：上药加清水适量浸泡30min，用大火煎煮15min，文火煎40min，每剂药分2次煎后混合成500mL药液，早晚各温服250mL。

外用方法：每剂煎煮后的药渣晚上再次加水煮，药液用于熏蒸臀部，每次熏蒸30min，通过熏蒸使药物经皮肤、腔道从外而内被人体吸收，通过经络系统被输送到体内，起到舒经通络、祛风除寒、理气活血、恢复人体阴阳平衡的作用。

2023年6月12日二诊：患者面色转佳，睡眠好转，月经准时，腰腹痛明显改善。

8月15日患者病检报告显示HPV58型转阴正常。

按：《神农本草经》《本草纲目》等均记载：半枝莲能治疗瘰疬，癌肿；白花蛇舌草能清热散瘀，消痈解毒，治痈疽疮疡，瘰疬；皂角刺能治痈肿；枳实能破气消积、除寒热结；柴胡能治疗妇人热入血室，升举阳气；昆布能软坚散结；海藻能软坚、退肿、主瘰疬、瘿瘤；生牡蛎能软坚散结；荔枝核能行散滞气，治颓疝气痛，妇人血气刺痛；橘核能治小肠疝气及阴核肿痛；乳香能消痈疽诸毒，活血定痛；没药能散血消肿，定痛生肌；夏枯草能治疗瘰疬、破症，散瘿结气；何首乌能除痈肿、瘰疬诸疾矣；续断能治疗痈疡；王不留行能止血逐痛，出刺；生山药能益肾气，健脾胃。蛇草橘核汤和枳实䗪虫汤加减组方可用于临床治疗宫颈炎、子宫肌瘤、宫颈囊肿、宫颈糜烂等宫颈疾病。

炙甘草汤治疗心悸医案

孙长霞

黑龙江省鸡西市中医院治未病科，黑龙江 鸡西 158399

患者：刘某，女，55 岁。

初诊：2023 年 6 月 15 日。

主诉：心悸 2 年，加重 1 周。

现病史：心悸 2 年，加重 1 周，伴见胸闷气短，头晕头痛，寐可，大便略溏，面色萎白，四末不温。舌淡苔白，脉结代无力，律常不齐，时而三五不调，时而略数、促。

既往史：2021 年 6 月 4 日彩超示双房、左室轻度增大，二、三尖瓣轻度反流。动态心电图示房颤，频发室早，ST 段改变。

辨病：久病气血两虚，损及阴阳，心阳不足，鼓动无力，胸阳不振，故见胸闷气短。阴血亏虚，心神失养，故见心悸。阳气不足，温煦失司，故四末不温。气血阴阳俱虚，不能上荣头面，不荣则痛，故见面色无华，头晕头痛。阴血不能充盈于脉，阳气不能鼓动血脉流行，故见脉结代无力。本方在《伤寒论》中治“伤寒脉结代、心动悸”，是为气血阴阳俱虚之证。阴血虚则不能充盈血脉，加之阳气虚而不能鼓动血脉，故脉来不能自续，而为结代；气血阴阳俱不足，心失所养，故心动悸、虚羸少气。至于虚劳肺痿，亦是气血阴阳皆亏所致。

治法：补阳气，益阴血。

中医诊断：心悸。

辨证：心阳不足证。

治法：益气温阳，复脉定悸。

方药：炙甘草 12g，人参 6g，生地黄 20g，桂枝 9g，阿胶 6g，麦门冬 10g，麻仁 10g，生姜 9g，大枣 10 枚。

7 剂，水煎服，早晚分服。

二诊 2023 年 6 月 22 日。心悸减轻，但脉仍结代。上方加当归 15g，黄芪加 5g，川芎 15g。7 剂。

三诊 2013 年 6 月 29 日。诸症减轻，偶寐差，脉沉。上方加蜜远志 10g。7 剂。服上方后，诸症消失。

按：心阴阳气血俱虚，心失所养，故发心动悸。阴血亏虚，不能充盈于脉；阳气不足，不能鼓动血脉流行，脉来不能自续，故见脉结代。阴阳气血俱虚证，症候复杂多变，临证时必须分清阴阳气血中何者偏重，按照病机的轻重缓急而灵活配伍，不可拘于古方。本案以气虚为重，故补气为主，滋阴为辅，兼以助阳之品。本方中重用生地黄为君药，滋阴养血。臣以炙甘草益气养心，益气养心，桂枝温通心脉，与生地黄相伍，可收气血阴阳并补之功，桂枝有平冲降逆、温通经脉之效，配伍炙甘草可提升疗效，且与炙甘草配伍有健脾益营之效；生地黄与桂枝配伍，有化肾气、助卫气之功；人参具有补气的功效，使五脏之气得充二者均宜补养阴阳气血之法治之。阿胶滋阴养血；麻仁滋阴润燥；大枣益气养血；生姜辛温，具宣通之性，合桂枝以温通阳和气，配大枣益脾胃以滋化源、调阴阳、血、诸药配伍，使阴血足而血脉充，阳气旺心脉通，气血充足，阴阳调和，则悸定脉复，故本方又名“复脉汤”。用法中加酒煎以清酒辛热，可温通血脉，以行药势。二诊时，脉仍结代，故加大黄芪用量以补气；当归以养血活血；川芎行气活血，使之补而不滞。本方为炙甘草汤加减，炙甘草汤首载于《伤寒论》太阳病篇第 177 条“伤寒脉结代，心动悸，炙甘草汤主之”。因其有恢复血脉之功，《千金翼方》将其易名为“复脉汤”，即桂枝汤去白芍加人参、地黄、麦冬、麻仁、阿胶及大量炙甘草并煮以清酒而成，可作为“损其心者，调其营卫”之经典方。主以滋阴养血，益气温阳之品，气血并补，营卫同调，寓调和营卫于养气血阴阳之中，使营血得补则脉道自充，阳气充足则运血有力，营气充卫气行，心神得养，心悸得平。三诊时，脉未见结代，但寐略差，故加蜜远志以养心安神。如此加减调理 2 月余，阳气得复，阴血得充，心悸始安。

苏青照治疗不孕不育验案3则

苏青照
乌鲁木齐市新市区苏青照中医诊所，新疆 乌鲁木齐 841100

验案一：不孕症（子宫发育不良、原发性不孕）

柳某，女，29岁，2012年3月26日初诊。

主诉：闭经已8年。

现病史：患者于13岁初潮，月经稀发，5~6个月行经1次，量少。21岁开始闭经至今，作人工周期偶能行经，25岁结婚，婚后4年来一直未受孕，曾往妇科检查称：幼稚型子宫（子宫发育不良）；平时自觉手脚心发热，气短乏力，腰酸痛，口干，情绪不畅，烦躁易怒，乳房发胀，小腹坠胀。

舌象：暗红。

脉象：沉细弦。

西医诊断：原发性不孕。

中医辨证：脾肾不足，肝郁血虚经闭。

治法：健脾疏肝解郁，益肾养血通经。

处方：生黄芪20g，当归15g，炒白芍15g，川芎（黄酒炒）10g，炒白术15g，茯苓15g，益母草15g，柴胡10g，制香附10g，黄芩10g，丹皮10g，菟丝子15g，覆盆子15g，炙女贞子15g，桑寄生15g，生甘草5g。21剂，水煎服，每日1剂，早晚分服（饭后1小时）。

2012年4月18日来诊所复诊上述症状均有减轻，说明药已对症。根效不更方，继续服用14剂。2012年5月3日患者告知月经已来潮，量偏少，色暗，小腹仍有坠胀感。

2012年5月8日复诊，此次月经行经4天，量偏少，色暗，小腹仍有坠胀感，气短乏力，无其他不适。

舌象：苔薄白。

脉象：沉细弦弱。

中医辨证：为肝郁血虚，脾肾不足。

佐以健脾疏肝益肾的法则，投入祖传验方“健脾疏肝益肾助孕方”予以治疗。

处方：生黄芪90g，生山药60g，炒白术50g，茯苓50g，当归50g，炒白芍50g，川芎（黄酒炒）40g，柴胡50g，制香附50g，丹皮40g，菟丝子50g，覆盆子50g，炙女贞子50g，桑寄生50g，车前子40g，炙甘草30g。

粉碎，制成散剂，日服2次，每次8克，早晚饭后1小时温开水冲服。

经过治疗，连续服用27天。患者告知月经来潮。2012年6月13日复诊，此次月经行经5天，量适中，色鲜红，无血块，经期前乳房无胀满感，小腹已不再坠胀，无疲乏气短症状。月经干净后继续服用散剂，日服2次，每次8克，早晚饭后1小时温开水送服。

2013年7月18日患者告知已怀孕。2014年4月足月顺产1男孩。

按：本例患者为原发性不孕，究其原因是子宫发育不良（幼稚型子宫），中医辨证为肝郁血虚，脾肾不足，使用“健脾疏肝益肾助孕方”对本例不孕的治疗，通过健脾使患者的脾主运化的功能与统血造血功能加强。肝藏血，喜条达，与月经密切相关，若因情志不舒，肝失条达，气血失调，冲任不能相资，故不能孕育；治以疏肝解郁，养血调经之法能够使患者情志得以调节，改善气血运行，促进排卵。通过益肾使不孕患者改善内分泌，增强生殖功能《黄帝内经·素问》中注述“肾藏精，主生殖”。因此，益肾是不孕患者最关键的治疗环节。

本方从原发性不孕症患者的整体病变入手，即辨病又辨症，通过健脾疏肝益肾之法使患者增强了机体整体功能，使得患者经血复来，且规律适量，从而提高受孕概率。

本例患者的西医诊断为幼稚型子宫（子宫发育不良），属原发性不孕症，经过3个多月的中医辨证施治加减用药能够自然妊娠，说明子宫发育已正常。

验案二：不育症（精子活率低下，畸形精子过多）

李某，男，33岁，工人，2010年1月26日初诊。

主诉：婚后7年不育，婚后夫妻一直生活在一起，每周2次性生活，未避孕，妻子妇科检查无异常，具备生育能力。男方在某生殖医院进行精液常检查显示：精子计数仅8×10^6/mL，活动率为40%，畸形精子达43%，液化时间为7.5小时。患者身热汗出、汗后怕冷、伴睡眠欠佳、晨起口苦、整日口干等。

舌象：质红、苔黄。

脉象：脉沉弦。

西医诊断：男性不育症（精子活率低下，畸形精子过多）。

中医辨证：阴虚火旺、肾精不足。

治法：滋阴降火、清利湿热、补肾益精。方用知柏地黄汤合五子衍宗丸加减。

处方：柴胡15g，黄芩10g，生地20g，生山药15g，山萸肉15g，丹皮10g，泽泻10g，茯苓15g，生知母10g，生黄柏10g，菟丝子15g，覆盆子15g，枸杞15g，北五味子10g，车前子10g，沙苑子15g，炙女贞子15g，麦冬15g，石斛15g，洋藿叶15g，巴戟天10g，肉苁蓉15g（先煎10分钟）。35剂，水煎服，每日1剂，早晚分服（饭后1小时）。

35剂后所有症状消失，其配偶受孕。

按：肾为生殖之本，男子以精为根，精血阴液充足，精气旺盛，溢泻正常才具有生育能力。若肾阴亏虚，相火偏亢，虚火扰精，湿热循经下注，蕴结下焦，故而影响精子的存活。

本病为1例男性不育症，根据其临床表现及舌象脉象辨证为阴虚火旺，肾精不足。故投以知母地黄汤与五子衍宗丸合方加减用于滋阴降火、清利湿热、补肾益精，服用35剂汤药后而收功。

验案三：不孕症（3次试管婴儿失败，中医干预治疗自然妊娠）

刘某，女，42岁，个体美容师，2015年5月12日初诊。

主诉：结婚14年，未避孕，未怀孕，3次试管婴儿均失败。

现病史：患者28岁一直以来性生活正常，同居，未避孕，未怀孕。曾在新疆医科大学第一附属医院行子宫输卵管造影术显示左侧输卵管堵塞，右侧输卵管粘连；并通过子宫附件B超检查提示卵泡发育异常。2011年9月至2014年4月做3次试管婴儿均失败，2次拮抗剂方案，1次超长方案，每次获卵8枚，胚胎1个，移植不成功。该院专家告知失败的原因是有抗子宫内膜抗体阳性存在。配偶经过多次精液检查正常，该患者现月经周期基本正常。经量偏少，行经有血块，色暗红，偶有痛经，平日疲乏无力，腰酸背痛。今日月经干净第5天。

舌象：舌质暗、舌体略胖、边有瘀点、苔薄白。

脉象：细弦。

西医诊断：（1）原发性不孕；（2）左侧输卵管堵塞；（3）右侧输卵管粘连；（4）卵泡发育异常。

中医辨证：血虚血瘀，肾精亏损。

治法：补肾养血，活血化瘀通络。

处方：生黄芪30g，熟地25g，当归20g，炒白芍15g，赤芍（白酒炒）15g，川芎（黄酒炒）10g，生山药30g，菟丝子20g，覆盆子15g，杞果15g，肉苁蓉15g（先煎10分钟）。

炙女贞子15g，制何首乌20g，淮牛膝15g，莪术15g，桃仁20g，红花15g，制香附15g，东阿阿胶15g（粉面分冲服）。

14剂，水煎服，每日1剂，早晚分服（饭后1小时）。

5月28日复诊，患者诉服用第12剂汤药后感觉身体没有以前疲乏，腰膝酸痛略有所好转。

处方：红参10g，熟地20g，当归20g，赤芍（白酒炒）15g，川芎（黄酒炒）10g，生山药25g，山萸肉15g，菟丝子20g，川断15g，覆盆子15g，枸杞15g，肉苁蓉15g（先煎10分钟）。

炙女贞子15g，制何首乌15g，莪术15g，红花

15g，鸡血藤20g，巴戟天15g，东阿阿胶15g，（粉面分冲服）。

10剂，水煎服，每日1剂，早晚分服（饭后1小时）。

6月9日患者告知已来月经，嘱患者注意观察月经的行经天数，经血颜色，血块多少，腰、小腹疼痛等情况。

6月15日复诊，称此次月经行经5天，色鲜红，血块明显比之前少了很多，经量有所增加，仍有轻微痛经，腰酸背痛症状消失。

治法：补肾养血，活血化瘀通络。

处方：生黄芪30g，熟地25g，当归20g，炒白芍15g，川芎（黄酒炒）10g，山萸肉15g，菟丝子20g，川断15g，覆盆子15g，枸杞15g，炙女贞子15g，制何首乌15g，三棱15g，莪术15g，桃仁20g，红花15g，鸡血藤20g，制香附15g，巴戟天15g，东阿阿胶15g（粉面分冲服），紫河车10g（粉面分冲服），肉苁蓉15g(先煎10分钟)。21剂，水煎服，每日1剂，早晚分服（饭后1小时）。

连续服用后，嘱停药，等待月经，观察症状。7月16日患者告知月经已推迟7天。嘱患者使用早孕试纸检测，或去医院进行血液检测以确定是否怀孕。7月18日患者告知已怀孕。2016年4月足月顺产一女婴，且母女强健。

按：本例患者婚后多年不孕，已做3次试管婴儿，每次获卵8枚，胚胎1个，提示卵子质量差，后查卵泡刺激素水平升高，提示卵巢功能衰退。对此患者的中医治疗方案，首先根据病程病史详细分析及其临床表现，舌象、脉象的辩证来确立“理、法、方、药”的治疗原则，最终辨证为血虚血瘀，肾精亏损。采用补肾养血、活血化瘀通络之法，自拟处方随病症状况加减用药治疗2个月即愈。

本例患者因输卵管堵塞不通，卵泡发育异常而至不孕，又因卵子质量差，卵巢功能衰退，做过3次试管婴儿均已失败。经过中医辨症施治加减用药治疗2个月能够自然怀孕，说明堵塞的输卵管已通，卵泡发育已正常，卵巢功能已恢复。

银屑病方治疗顽固性寻常型银屑病1例

王子阳　郑　焱
西安交通大学第一附属医院皮肤科

银屑病（psoriasis）俗称牛皮癣，是一种免疫介导的慢性炎症性皮肤病，影响着2%~4%全球人口，我国约有700万银屑病患者。常表现为伴有瘙痒的鳞屑性红斑或斑块，部分患者可能伴有关节疼痛、肿胀以及指（趾）甲的异常，不仅影响患者的生活质量，还可危及生命。我国古代文献记载有“松皮癣”“干癣”“蛇虱”“白壳疮”等病名，现相当于“白疕”，认为本病总由营血亏虚，血热内蕴，化燥生风，肌肤失养而成，进行期以清热凉血为主，静止期、退行期以养血润燥、活血化瘀为主[1]。本病总体治疗效果不理想，且病情缠绵难愈，易复发。对于顽固性银屑病，目前采用的生物制剂存在复发率高、副作用大、价格昂贵等缺点。中西医结合治疗银屑病，融会贯通，各取所长，从而达到提高疗效的目的。现报道1例以中西医结合治疗的银屑病患者，旨在为临床诊疗提供参考。

1　病案举例

常某，女，24岁，陕西省西安市人，2024年4月16日初诊，发病节气为清明。

主诉：四肢鳞屑性斑块5年余，加重2月。

现病史：5年前，因外感后四肢出现散在丘疹及斑块，并覆有银白色鳞屑，每因感冒后皮损增多。2月前患者不慎外感，皮损增多，遂于当地医院就诊，诊断为“寻常型银屑病”，给予口服阿维A胶囊，2粒，1日1次，服后鳞屑增多，皮损较前加重。为进一步诊治，来我院门诊就诊。

刻下症见：畏热，爱吃凉，出汗多，入睡喜掀被，时有口苦、口干，胃纳一般，大便成形，1日1次，记忆力下降，偶有经行腹痛，经色暗有块。舌质红，苔白，脉数。如图1所示。

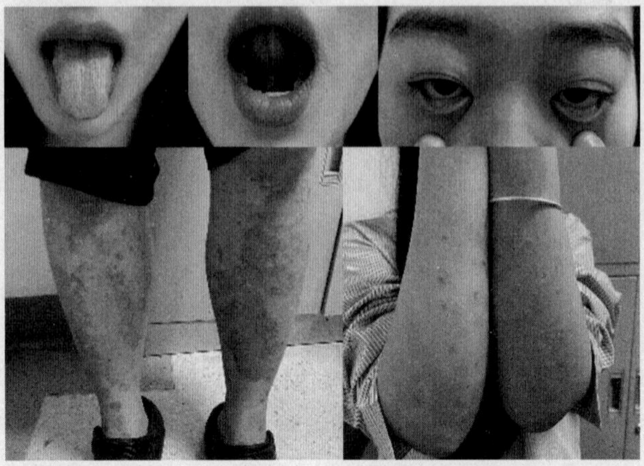

图1 初诊结果

既往史：平素身体健康状况，否认结核、肝炎、疟疾等传染病及传染病密切接触史，否认高血压、糖尿病、心脏病、脑血管病史，否认输血史，无献血史，无手术、外伤史，否认药物过敏史、食物过敏史。预防接种史随当地计划免疫。

个人史：生长于原籍，无外地长期居住史，无疫区、疫水接触史，无工业粉尘、毒物、放射性物质接触史，无牧区、矿山、高氟区、低碘区居住史，平日生活规律，否认吸毒史、否认吸烟史，否认饮酒史，否认冶游史。

月经史及婚育史：月经周期28天，规律，行经天数4天，偶有经行腹痛，经色暗有块。未婚未育。

家族史：父母体健，家族无遗传病和类似病史。

2 体格检查

头颈、四肢未见异常。心肺腹未见异常。咽、扁桃体无肿大，浅表淋巴结无肿大，腹部无压痛及反跳痛，肾区无叩击痛。

专科体格检查显示，四肢伸侧皮肤见对称性境界清楚的红色斑块，上覆厚层白色鳞屑，若刮除最上层的银白色鳞屑，可观察到鳞屑成层状的特点，就像在刮蜡滴一样。刮去银白色鳞屑可见淡红色发光半透明薄膜，剥去薄膜可见点状出血。

3 诊断与诊断依据

3.1 中医

诊断：白疕，脾虚血瘀兼有血热证。

中医诊断依据包括辨病和辨证。（1）辨病：白疕又名蛇虱、疕风、松皮癣，是指以皮损状如松皮，形如疹疥，搔起白皮为主要表现的红斑鳞屑性皮肤疾病[2]。（2）辨证：该患者胃纳一般，时有口苦，属于脾虚证。患病时间长、病情反复发作，偶有经行腹痛，经色暗有块，属于血瘀证。该银屑病处于进行期，表现为新发皮损不断出现，颜色鲜红，上覆银白色鳞屑，鳞屑多且易脱落[2]，发病迅速的鲜红色皮疹上覆层层鳞屑，伴剧烈瘙痒，畏热，爱吃凉，时有口干，全身出汗多，脉数，属于血热证。

3.2 西医

诊断：寻常型银屑病。

西医诊断依据：皮损好发于四肢伸面，有蜡滴现象、薄膜现象与点状出血现象，出现同形反应。

4 干预措施

1. 方药

治法：清热解毒，健脾利湿，活血化瘀。

处方：银屑病方加减。

用药：茯苓15g，麸炒薏苡仁25g，山药30g，金银花8g，党参10g，当归15g，防风10g，土茯苓30g，连翘8g，牡丹皮8g，紫草8g，生地黄15g，荆芥10g，麸炒白术15g，白花蛇舌草10g。均为一方制药中药配方颗粒，14剂，每日1剂，水冲服，早、晚温服。

方义：该患者属白疕－脾虚血瘀兼有血热证。运用金银花、连翘、薏苡仁、白花蛇舌草等清热解毒。方中，茯苓、麸炒薏苡仁、山药、党参、麸炒白术等健脾益气、燥湿利水；牡丹皮、当归、紫草等活血化瘀，解毒通络。

外治：他卡西醇乳膏、复方克霉唑乳膏、龙珠软膏按照药品说明书外擦皮损处，1 日 2 次。

5　病情变化与转归

2024 年 4 月 29 日二诊：服上药后，患者皮疹鳞屑减少，瘙痒减轻，畏热减轻（夏天空调 21℃一夜），出汗多，纳食增。继用上方，14 剂。外治同前。嘱患者饮食清淡，忌食辛辣、生冷肥甘厚腻之品。二诊结果如图 2 所示。

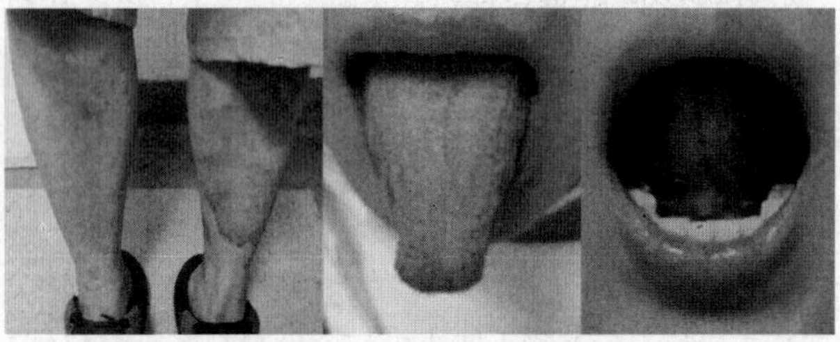

图 2 二诊结果

2024 年 5 月 21 日三诊：服上药后，患者皮损斑块消退，色转淡红，鳞屑减少，舌质红，苔薄白，脉沉。畏热好转（夏天空调 23℃一夜），出汗稍多（额头及腋下），纳食可。有经行腹痛，经色暗有块。继用上方，减茯苓至 10g，连翘至 6g，加用红花 10g，炒桃仁 10g，泽泻 8g。14 剂。外治同前。三诊结果如图 3 所示。

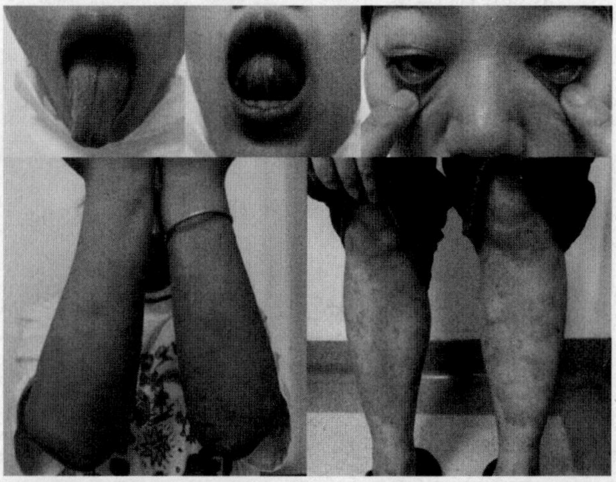

图 3 三诊结果

2024 年 4 月 29 日四诊：诸症皆减轻。继用上方减麸炒白术至 12g，删去连翘，14 剂。外治：复方克霉唑乳膏、龙珠软膏按照药品说明书外擦皮损处，1 日 2 次。

近 3 月随诊，病情未复发。四诊结果如图 4 所示。

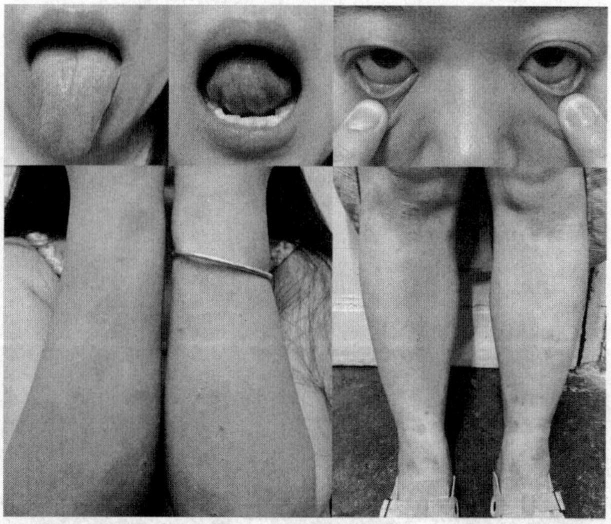

图 4 四诊结果

6　临证体会

本病治疗的过程中，通常可从证论治，分为风热证、血热证、血燥证、血瘀证，从解表祛风、凉血解毒、养阴润燥、化瘀解毒治疗用药[3-6]。由于临床上所见本病常夹杂兼证，因此伴随寒热、阴阳、表里、虚实等不同兼证时，还应具体辨证施治。

血瘀是银屑病病变发展过程中的病理产物，又是致病的原因之一，在银屑病发生发展过程中起着重要作用[7]，主要见于银屑病静止期，多为顽固性银屑病[8]。银屑病患者在辨证上多有血热、血瘀，所谓“久病必有瘀”“瘀热互结”[9]。此患者疾病迁延不愈，热毒郁久不解，耗伤阴血，血行不畅，瘀血内阻，予牡丹皮、当归、紫草等活血化瘀、解毒通络。

《温病条辨·中焦》曰：“徒清热则湿不退，徒祛湿则热愈炽”。热邪常与湿邪相兼致病，故当湿热同治[10]。此患者有神疲乏力、胃纳一般等脾虚表现，需注重中焦脾胃的顾护[11]，治以茯苓、麸炒薏苡仁、山药、党参、麸炒白术等健脾益气、燥湿利水。

“络脉盛色变”，热盛迫血妄行，轻刮皮损即有点状出血，热盛生风化燥则层层脱屑，此为中医学对银屑病血热证的认识。该患者病程 5 年余，加重 2 月，常规西药治疗无效，畏热，爱吃凉，全身出汗多，脉数，属于血热证。故治疗以金银花、连翘、薏苡仁、白花蛇舌草等清热解毒之功用为基础。

此外，疾病在发病过程中的传变具有整体性，发生、发展、缓解各个阶段也具有不同的特点。进行期外来风温之邪侵袭，常伴有发热、咽痛。如果此时被治愈，病邪不继续传变，则不会在皮肤上发生银屑病表现。如果发生了传变，则温邪伤血动血不伏留，则进一步发展，属中医“温毒发斑”范畴，“伏风伤血，温邪发斑”为静止期银屑病主要病机。“余热伤阴”为消退期银屑病主要病机，导致营血耗伤，阴血亏虚，从而发展为血虚生内风，风盛化燥，肌肤在发斑后进一步失去滋养。故后期治疗应以养阴透热为主[12]。本例患者起病为外感后四肢出现散在丘疹及斑块，每因感冒后皮损增多，为风邪侵袭后未完全治愈，在皮肤病上出现银屑病表现，病邪从卫气发展为营血的病机传变，以治其伏风，透散血分热毒为基本治则。经治疗后患者好转，属于银屑病消退期，滋阴养血以恢复耗伤之阴液，兼顾清透余热。

此方随证加减，体现了辨证论治特色。运用中药配方颗粒，疗效确切，使用方便，患者依从性高，安全性好。同时，中医西医相辅相成，治标治本相互兼顾，为现代医学研究成果与中医临床实践相结合提供了经验。

此外，银屑病患者的中医健康管理对疾病的防治尤为重要。《黄帝内经·素问》中《刺热篇》曰：“病虽未发，见赤色者刺之，名曰治未病。”治未病在银屑病的防治中有良好的应用前景，外感急性期如果未发生皮肤传变，局限于咽部，可以治未病，以防为主[11]。此外，应注重饮食调节、生活调摄、情志调节、心理干预等方面[13]，故指导本患者饮食清淡，忌食辛辣、生冷肥甘厚腻之品以减轻病情，预防外感以防止复发。

参考文献

[1] 中华中医药学会皮肤科分会．皮肤科分会银屑病中医治疗专家共识（2017 年版）[J]．中国中西医结合皮肤性病学杂志，2018，17(3)：273-277.

[2] 中医药学名词审定委员会．中医药学名词（2013）[M]．北京：科学出版社，2014.

[3] 李波，吴美兰，曲刚．徐宜厚教授辨证治疗寻常型银屑病学术研究 [J]．浙江中医药大学学报，2018，42(11)：911-914.

[4] 中国医师协会皮肤科医师分会中西医皮肤科亚专业委员会．中成药治疗寻常性银屑病专家共识（2014）[J]．中华皮肤科杂志，2014，47(3)：215-216.

[5] 曾宪玉，徐宜厚．徐宜厚教授治疗银屑病纵横论 [C]//2019 全国皮肤科名老中医经验传承论坛暨湖北省中医药学会皮肤专业委员会学术年会论文集．武汉：中华中医药学会，2019：54-66.

[6] 裴悦，熊述清，李红毅．国医大师禤国维治疗银屑病用药规律研究 [J]．广州中医药大学学报，2023，40(1)：197-203.

[7] 刘学伟．试论血与银屑病病因病机的相关性 [J]．中医研究，2010，23(4)：10-12.

[8] 孙占学，王京军，张丰川，等．当代名医治疗银屑病临床用药经验分析 [J]．北京中医药大学学报（中医临床版），2011，18(1)：27-30.

[9] 罗光浦，曲永彬，刘宇刚，等．治未病理论在银屑病防治中的应用 [J]．湖北中医杂志，2014，36(6)：52-53.

[10] 汪碧滢，汪海珍．杨志波教授运用培土生金法治疗银屑病经验 [J]．中国药物经济学，2024，19(4)：126-129.

[11] 李婉溶，杨志波．杨志波教授论治寻常型银屑病经验 [J]．湖南中医药大学学报，2019，39(12)：1456-1458.

[12] 闫景东，安月鹏，杨素清．银屑病病机新论 [J]．中医药学报，2017，45(5)：127-128.

[13] 李红毅，卢传坚，禤国维．银屑病患者的中医健康管理之我见 [J]．中国中西医结合皮肤性病学杂志，2011，10(1)：58-59.

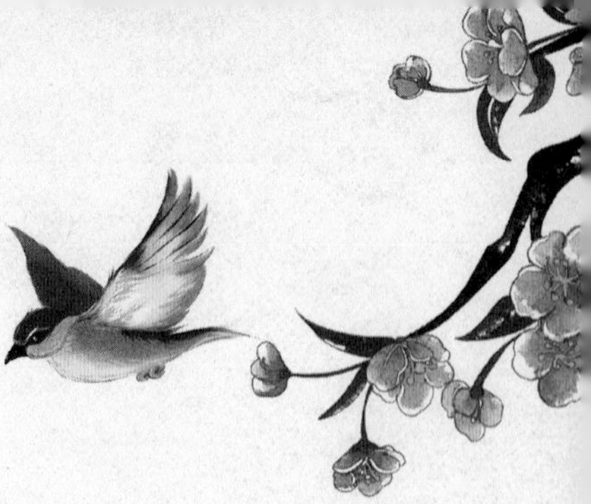

国医经方年鉴

年度成果

2024

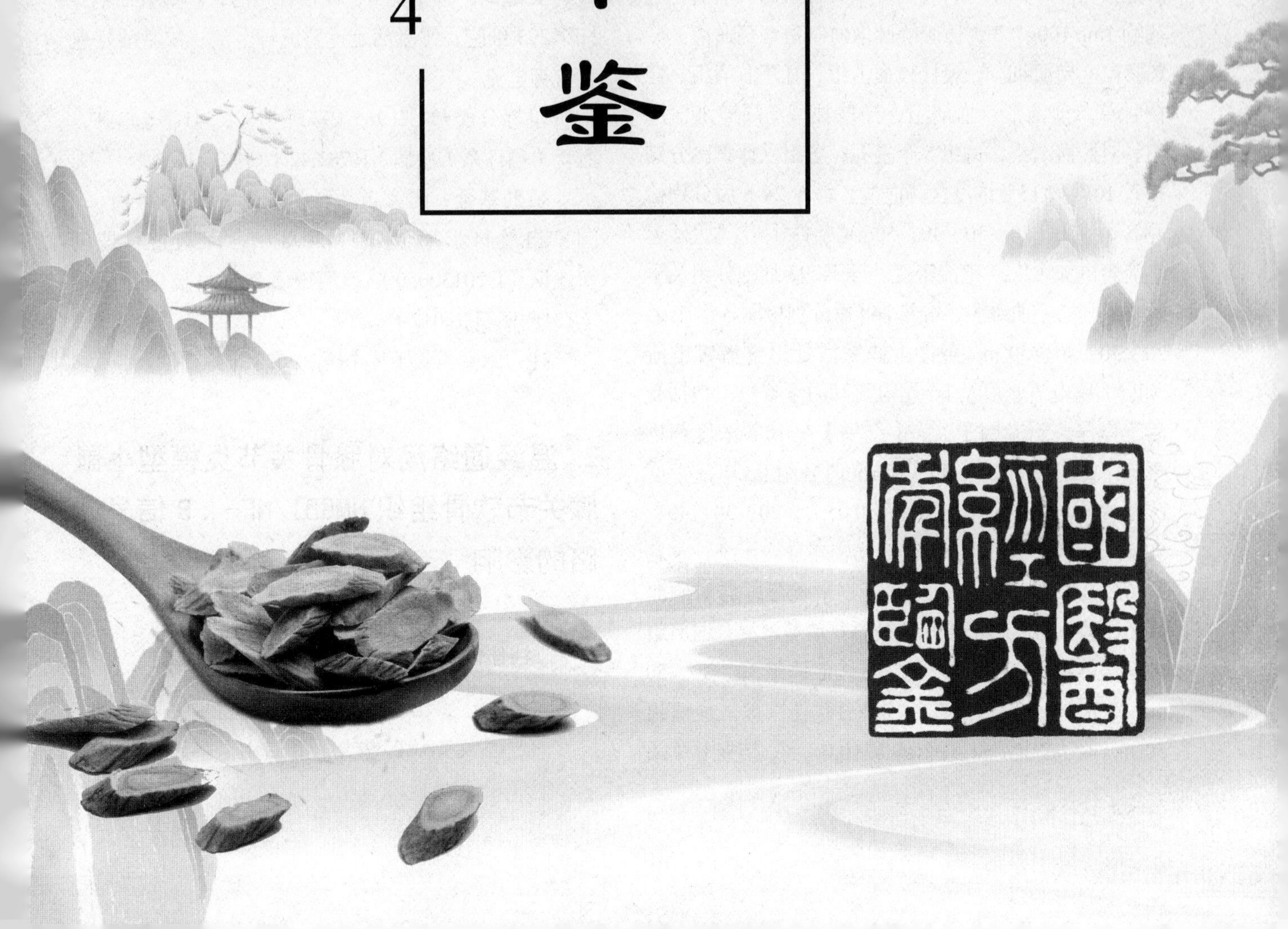

邢作英教授等学验选编

1. 桂枝甘草汤对豚鼠心室肌细胞 IKs 及 HEK293 细胞 Ikr 的影响

邢作英[1] 王永霞[2] 朱明军[2] 胡宇才[2]
陈召起[3] 高 原[2] 宋欢欢[2] 邱伯雍[2]

1. 河南中医药大学
2. 河南中医药大学第一附属医院
3. 河南省人民医院 / 郑州大学人民医院

摘要：【目的】探讨桂枝甘草汤治疗心律失常的可能作用机制及配伍意义。【方法】30 只 SD 大鼠随机分为桂枝组（桂枝单煎液 120mg/ml）、甘草组（甘草单煎液 60mg/ml）、桂枝甘草单煎液混合组（桂枝单煎液 + 甘草单煎液混合 180mg/ml）、桂枝甘草汤同煎液组（桂枝和甘草同煎液 180mg/ml）、对照组（生理盐水），每组 6 只。各组每天灌胃相应药物 1ml/100g，3 天后腔静脉取血制备含药血清。分离豚鼠心室肌细胞，设桂枝血清组、甘草血清组、桂枝甘草单煎液混合血清组、桂枝甘草汤同煎液血清组、对照血清组，每组 5 个复孔；各组以体积比分别加入 10% 和 15% 浓度含药血清，培养 24 h 后分别检测各组在 0、20、30、40、50mV 条件下慢激活延迟整流钾电流（Iks）电流密度。HEK293 细胞分组及干预方法同心室肌细胞，培养 24h 后分别检测各组在 0、20、30、40、50 mV 条件下快激活延迟整流钾电流（Ikr）尾电流密度及 Ikr 尾电流动力学参数（包括激活半电压、斜率因子）。【结果】在 10% 浓度药物干预下，0、20、30、40、50mV 时各组 Iks 电流密度比较差异均无统计学意义（$P>0.05$），20、30、40、50 mV 时各组 Ikr 尾电流密度比较差异均无统计学意义（$P>0.05$）。在 15% 浓度药物干预下，与对照血清组比较，甘草血清组和桂枝甘草单煎液混合血清组各电压 Iks 电流密度均降低，桂枝血清组 30、40、50 mV 时 Iks 电流密度降低，桂枝甘草汤同煎液血清组 50 mV 时 Iks 电流密度降低（$P<0.05$ =；桂枝甘草汤同煎液血清组各电压 Ikr 尾电流密度均降低，桂枝甘草单煎液混合血清组 50 mV 时 Ikr 尾电流密度降低，甘草血清组 0 mV 时 Ikr 尾电流密度升高（$P<0.05$ =。在 15% 浓度药物干预下，与甘草血清组比较，桂枝甘草汤同煎液血清组 30 mV 时 Iks 电流密度升高，各电压 Ikr 尾电流密度均降低（$P<0.05$）；与桂枝血清组比较，桂枝甘草汤同煎液血清组 30、40、50 mV 时 Ikr 尾电流密度降低（$P<0.05$）。与对照血清组比较，在 10% 药物浓度干预下，各组 Ikr 尾电流激活半电压均减小（$P<0.05$）；在 15% 药物浓度干预下，各组 Ikr 尾电流激活半电压均减小（$P<0.05$），甘草血清组、桂枝血清组斜率因子减小（$P<0.05$）。【结论】桂枝甘草汤可在一定程度上抑制心室肌细胞 Iks 及 HEK293 细胞 Ikr，这可能是其治疗心律失常的作用机制之一，且方中桂枝和甘草配伍具有协同增效的作用。

关键词：心律失常；桂枝甘草汤；心室肌细胞；HEK293 细胞；慢激活延迟整流钾电流；快激活延迟整流钾电流

机标分类号：R965（药理学）R541.7（心脏、血管（循环系）疾病）R781.42（口腔内科学）

资助基金：国家自然科学基金（81803944）；国家自然科学基金（81102698）；河南省科技创新团队（C20130050）；河南省高校科技创新团队（131RTSTHN012）。

注：本文原载于《中医》2023 年第 7 期。

2. 温经通络汤对膝骨关节炎模型小鼠膝关节软骨组织 HMGB1/NF-κB 信号通路的影响

钱佳佳[1] 许 奇[2] 许炜民[1] 黄桂成[1]

1. 南京中医药大学
2. 安徽中医药大学第一附属医院

摘要：【目的】探讨温经通络汤治疗膝骨关节炎的可能作用机制。【方法】将32只小鼠随机分为假手术组，模型组及温经通络汤低剂量组、高剂量组，每组8只。除假手术组外，其余各组采用前交叉韧带横断术（ACLT）法建立膝骨关节炎模型。术后4周，温经通络汤低剂量、高剂量组分别以温经通络汤20、80g/（kg·d）灌胃，假手术组及模型组给予0.2ml/10g生理盐水灌胃，均每天1次，持续4周。采用HE染色及番红O-固绿（S-O）染色法观察各组小鼠软骨组织病理形态，并根据改良Mankin's评分标准对病理变化进行评分；Western blot法检测各组小鼠关节软骨组织中基质金属蛋白酶13（MMP13）、Ⅱ型胶原（COL Ⅱ）及高迁移率族蛋白B1（HMGB1）、核因子κB（NF-κB）通路的蛋白表达情况；qPCR法检测COL Ⅱ、MMP13及NF-κB mRNA表达；免疫组化法观察软骨中诱导型一氧化氮合酶（iNOS）表达；ELISA法检测血清炎症因子前列腺素E2（PGE2）、白细胞介素-6（IL-6）、肿瘤坏死因子α（TNF-α）表达。【结果】与假手术组比较，模型组关节软骨表面破坏明显，软骨层有明显缺损，改良Mankin's评分提高，软骨组织中p-IKBα/IKBα值、p-p65/p65值、MMP13及HMGB1蛋白表达，MMP13、NF-κB1及NF-κB2 mRNA表达均显著提高，iNOS阳性细胞表达增加，血清炎症因子IL-6、PGE2和TNF-α表达明显升高，且COL Ⅱ蛋白及mRNA表达明显降低（$P<0.05$或$P<0.01$）；与模型组比较，温经通络汤高、低剂量组软骨组织病理形态均改善，关节软骨表面破损减少，改良Mankin's评分降低，软骨组织中p-IκBα/IKBα值、p-p65/p65值、MMP13及HMGB1蛋白表达，MMP13、NF-κB1 mRNA表达，血清炎症因子IL-6、PGE2和TNF-α表达水平均明显降低，iNOS阳性细胞表达减少，COL Ⅱ蛋白表达升高（$P<0.05$或$P<0.01$）；与温经通络汤低剂量组比较，温经通络汤高剂量组改良Mankin's评分，p-IκBα/IκBα值和MMP13蛋白表达，MMP13、NF-κB1、NF-κB2 mRNA，血清炎症因子IL-6、PGE2和TNF-α表达降低，p-p65/p65值升高（$P<0.01$）。【结论】温经通络汤可显著改善膝骨关节炎模型小鼠软骨组织病理形态，延缓疾病进程，其作用机制可能与抑制HMGB1/NF-κB信号通路，减轻炎症反应有关。

关键词：膝骨关节炎；软骨退变；温经通络汤；HMGB1/NF-κB信号通路；炎症因子

资助基金：国家自然科学基金（81774341）；江苏高校品牌专业建设工程二期项目。

注：本文原载于《中医》2023年第9期。

3. 芍药甘草汤化裁热敷对患者结肠镜检查相关不适症状的影响——随机对照单盲临床试验

陈一秀　曹艳霞　罗晓颖　杨俭勤　赵苗苗　谭　静
张　涛　邱雪霏　刘晓云

中国中医科学院望京医院

摘要：【目的】观察芍药甘草汤化裁热敷预防结肠镜检查相关不适症状的效果。【方法】将预行结肠镜检查的患者168例随机分为治疗组和对照组各84例。对照组给予普通结肠镜常规护理。治疗组在对照组基础上，于结肠镜检查前给予以神阙穴为中心的芍药甘草汤化裁热敷。比较两组结肠镜检查中及检查后1天、检查后1周时总体不适症状发生情况以及腹痛、腹胀程度评分与持续时间。比较两组结肠镜检查过程中医师的进镜时间、结肠镜插入次数以及盲肠插镜率。观察并记录患者干预前后不良事件发生情况。【结果】最终154例患者（对照组76例，治疗组78例）完成研究。与对照组比较，治疗组能够明显减轻结肠镜检查中患者的腹痛、腹胀严重程度评分，明显缩短检查过程中腹痛、腹胀持续时间及医师进镜时间（$P<0.05$或$P<0.01$）。治疗组、对照组患者结肠镜检查中总体不适症状发生率分别为：97.44%、97.37%，检查后1天总体不适症状发生率分别为19.23%、23.68%，检查后1周分别为1.28%、5.26%；盲肠插镜率以及结肠镜插入次数比较，差异均无统计学意义（$P>0.05$）。两组干预期间均未出现不良反应。【结论】结肠镜检查前给予芍药甘草汤化裁热敷能有效减轻结肠镜检查过程中患者的腹痛、腹胀程度和持续时间，缩短医师进镜时间，且有较好的安全性。

关键词：芍药甘草汤；中药热敷；结肠镜检查；腹痛；腹胀；进镜时间

资助基金：中国中医科学院望京医院院级科研课题（WJYY2020-23）。

注：本文原载于《中医》2023 年第 10 期。

4. 香砂六君子汤对脾虚胃弱型功能性消化不良模型大鼠胃窦组织 mTOR/ghrelin/GHSR-1a 通路的影响

李润法[1] 安耀荣[2] 白 敏[1] 马秀兰[1] 赵琳娜[1] 刘梦雅[1] 成映霞[3]

1. 甘肃中医药大学 / 甘肃中医药大学实验动物中心

2. 甘肃中医药大学

3. 宁夏医科大学中医学院

摘要：【目的】探讨香砂六君子汤对脾胃虚弱型功能性消化不良（FD）模型大鼠胃排空的影响及可能作用机制。【方法】60 只 SD 大鼠的乳鼠随机分为空白组、模型组、莫沙必利组和香砂六君子汤低、中、高剂量组，每组 10 只。除空白组外，其余各组大鼠采用碘乙酰胺联合蔗糖溶液灌胃 + 隔日给食 + 游泳力竭复制脾胃虚弱型 FD 大鼠模型。造模成功后香砂六君子汤高、中、低剂量组分别给予香砂六君子汤 12、6、3g/（kg·d）灌胃；莫沙必利组给予枸橼酸莫沙必利片 1.35mg/（kg·d）灌胃；空白组和模型组大鼠给予生理盐水 10ml/（kg·d）灌胃。连续干预 2 周后，测定各组大鼠体质量、胃排空率和肠推进率，HE 染色观察各组大鼠胃组织病理学改变，检测大鼠胃窦组织中哺乳动物雷帕霉素靶蛋白（mTOR）、胃生长激素释放激素（ghrelin）、生长激素促分泌素受体 1a（GHSR-1a）、c-kit 蛋白表达和血浆酰基化胃生长激素释放激素（Acly-ghrelin）水平。【结果】与空白组比较，模型组大鼠体质量、胃排空率、肠推进率降低，胃窦组织中 ghrelin、GHSR-1a、c-kit 蛋白表达和血浆 Acly-ghrelin 水平均降低，mTOR 蛋白表达升高（$P<0.05$）。与模型组比较，香砂六君子汤中、高剂量组和莫沙必利组大鼠体质量、胃排空率、肠推进率升高，胃窦组织中 ghrelin、GHSR-1a、c-kit 蛋白表达及血浆 Acly-ghrelin 水平均升高，mTOR 蛋白表达降低（$P<0.05$）。与莫沙必利组比较，香砂六君子汤高剂量组大鼠胃窦组织中 ghrelin 蛋白表达升高，mTOR 蛋白表达降低（$P<0.05$）。HE 染色结果显示，各组大鼠胃组织病理形态学正常，腺体无萎缩，无炎性细胞浸润。【结论】香砂六君子汤中、高剂量能够显著促进脾胃虚弱型 FD 大鼠胃排空，其作用机制可能与香砂六君子汤可正向调控 mTOR/ghrelin/GHSR-1a 信号通路相关。

关键词：功能性消化不良；脾胃虚弱型；香砂六君子汤；胃排空；mTOR/ghrelin/GHSR-1a 信号通路

资助基金：甘肃中医药大学研究生创新创业基金项目（2022CX30）；宁夏回族自治区科技厅重点研发引才专项（2022BSB030080）。

注：本文原载于《中医》2023 年第 13 期。

5. 苓桂术甘汤对非酒精性脂肪肝相关肝细胞癌模型小鼠肝脂肪酸代谢重编程的影响

曹慧敏[1] 孔 亮[1] 隋国媛[1] 冷 雪[1] 陈文娜[2] 贾连群[1]

1. 辽宁中医药大学中医脏象理论及应用教育部重点实验室

2. 辽宁中医药大学医学检验学院

摘要：【目的】从肝脂肪酸代谢重编程角度探讨苓桂术甘汤治疗非酒精性脂肪肝相关肝细胞癌（NAFLD-HCC）的可能作用机制。【方法】将 60 只 C57BL/6 小鼠随机分为正常组、脂肪肝组、脂肪肝相关肝癌组以及苓桂术甘汤低、中、高剂量组，每组 10 只。脂肪肝相关肝癌组及苓桂术甘汤低、中、高剂量组小鼠采用腹腔注射二乙基亚硝胺和高脂饲料喂养相结合方式建立 NAFLD-HCC 模型；脂肪肝组小鼠采用高脂饲料喂养建立非酒精性脂肪性肝病模型；正常组予普通饲料喂养。造模成功后，苓桂术甘汤低、中、高剂量组小鼠分别给予苓桂术甘汤 4.875、9.750、19.500g/（kg·d）灌胃，正常组、脂肪肝组、脂肪肝相关肝癌组小鼠每天给予 10ml/kg 生理盐水灌胃，各组均连续灌胃 30 天。检测各组小鼠血脂含量[包括甘油三酯(TG)、总胆固醇(TC)、低密度脂蛋白胆固醇（LDL-C）、高密度脂蛋白胆固醇（HDL-C）]及肝脏游离脂肪酸（FFA）含量，HE 及油红 0 染色观察小鼠肝脏组织病理学改变；检测各组小鼠血清甲胎蛋白（AFP）、癌胚抗原（CEA）含量及肝脏肿瘤增殖抗原 Ki-67 蛋白表达，肝脏脂蛋白脂肪酶（LPL）、白细胞分化抗原 36（CD36）、肉毒碱棕榈酰基转移酶 1α（CPT1α）、B 淋巴细胞瘤 -2 基因（Bcl-2）、Bcl-2 相关 X 蛋白（Bax）蛋白表达，LPL、CD36、CPT1α mRNA 表达。【结果】与正常组比较，脂肪肝相关肝癌组小鼠肝脏炎性细胞浸润，脂肪变性明显，部分细胞出现小细胞性增生的病理改变，血清 TC、TG、LDL-C、AFP、CEA 含量升高，HDL-C 含量下降（$P<0.05$ 或 $P<0.01$），肝脏 Ki-67 蛋白、Bcl-2 蛋白表达均升高，LPL、CD36、CPT1α mRNA 及蛋白表达升高（$P<0.05$ 或 $P<0.01$）；脂肪肝组仅血清 TC、TG 和 LDL-C 含量升高，病理显示肝脏组织仅有脂肪变性和炎细胞浸润，AFP、CEA 含量及肝脏 Ki-67 蛋白表达差异无统计学意义（$P>0.05$）。与脂肪肝相关肝癌组比较，苓桂术甘汤高剂量组可显著改善肝脏病理形态，显著降低肝脏脂质沉积面积，降低血清 TC、TG、LDL-C、AFP、CEA 含量，升高 HDL-C 含量，降低肝脏 Ki-67、Bcl-2 蛋白表达和 LPL、CD36、CPT1α 蛋白及 mRNA 表达（$P<0.05$ 或 $P<0.01$）；苓桂术甘汤中、低剂量组上述各指标改善效果不及高剂量组。【结论】苓桂术甘汤可能通过影响 LPL/CD36/CPT1 信号轴调控脂肪酸代谢重编程，从而抑制 NAFLD-HCC 的发生发展。

关键词： 非酒精性脂肪肝；肝细胞癌；苓桂术甘汤；脂肪酸代谢重编程；脂肪酸氧化

资助基金： 国家自然科学基金（82074145）；国家自然科学基金（82104552）；辽宁中医药大学校级课题（2021LZY029）；辽宁中医药大学中医脏象理论；教育部重点实验室开放基金（zyzx2102）；

注：本文原载于《中医》2023 年第 13 期。

6. 加减大柴胡汤对胆囊胆固醇结石湿热证模型小鼠回肠组织病理及肠道菌群的影响

闵　莉　王素英　林雪娟　丁珊珊
朱　龙　陈梅妹　谢玉春
福建中医药大学

摘要：【目的】探讨加减大柴胡汤对胆囊胆固醇结石湿热证模型小鼠的干预作用及可能作用机制。【方法】将 48 只小鼠随机分为空白组、模型组、加减大柴胡汤组和熊去氧胆酸组，每组 12 只。除空白组外，其余各组小鼠采用“内湿 + 外湿 + 高胆固醇致石饲料”建立胆囊胆固醇结石湿热证小鼠模型。造模成功后，加减大柴胡汤组小鼠给予浓度为 1.17g/ml 的加减大柴胡汤药液 0.02ml/g 灌胃，熊去氧胆酸组小鼠给予浓度为 2.5mg/ml 的熊去氧胆酸溶液 0.02ml/g 灌胃，同时空白组和模型组给予 0.02ml/g 生理盐水灌胃，每日 1 次，共干预 4 周。自造模起每周观察记录各组小鼠体质量、饮食量、皮毛、二便等一般情况变化，造模前后及给药干预后均进行旷场实验（包括水平穿越格子数、直立次数和静止时间）评价小鼠活跃情况；干预结束后检测胆汁中总胆固醇（TC）、总胆汁酸（TBA）含量；HE 染色法观察回肠组织病理学变化；16SrDNA 扩增测序法检测各组小鼠肠道菌群生物多样性。【结果】干预后与空白组比较，模型组小鼠水平穿越格子数和直立次数均减少、静止时间均延长，胆汁内 TC 含量升高、TBA 含量降低（$P<0.01$）。与模型组和熊去氧胆酸组比较，加减大柴胡汤组小鼠水平穿越格子数和直立次数增多、静止时间缩短，胆汁内 TC 含量均降低、TBA 含量均升高（$P<0.05$ 或 $P<0.01$）。HE 染色显示，模型组小鼠回肠结构完整性被破坏，肠绒毛疏松、杂乱、断裂，固有层明显增厚；加减大柴胡汤组和熊去氧胆酸组小鼠较模型组肠绒毛密度有所增加，肠绒毛断裂等状况有所好转，其中加减大柴胡汤组小鼠回肠组织病理形态改善状况更佳。肠道菌群 Alpha 多样性分析结果示，与空白组比较，模型组小鼠肠道 Chao1、Observed species、Pielou_e、Shannon、Simpson 指数均降低（$P<0.01$）；加减大柴

胡汤组小鼠肠道 Shannon、Pielou_e 指数明显高于模型组和熊去氧胆酸组（$P<0.05$ 或 $P<0.01$）。Beta 多样性分析发现，除模型组与熊去氧胆酸组之间的组间差异小于组内差异、组间差异不明显（$P>0.05$）外，其余各组组间差异均大于组内差异、组间差异显著（$P<0.01$）。各组之间在界、门、纲、目、科、属分类学水平总共有 66 个显著差异菌，其中属水平有 25 个。与模型组和熊去氧胆酸组比较，异杆菌属、乳杆菌属和苏黎世杆菌属为加减大柴胡汤组显著差异菌属。【结论】加减大柴胡汤可改善胆囊胆固醇结石湿热证模型小鼠活跃程度及湿热证候，调节脂质代谢，从而达到利胆消石功效，其机制可能与改善肠道菌群紊乱及回肠组织病理损伤有关。

关键词：胆囊胆固醇结石；湿热证；加减大柴胡汤；肠道菌群；旷场实验；回肠组织

资助基金：国家自然科学基金（81603541）；福建省自然科学基金项目（2021J01928）。

注：本文原载于《中医》2023 年第 13 期。

7. 运用黄连汤加减治疗岭南地区甲状腺功能亢进症经验

甘梦文[1]　张雯双[1]　王谢雅聃[1]　刘树林[2]

1. 广州中医药大学

2. 广州中医药大学第一附属医院

摘要：岭南地区具有高温多雨的气候特征，且居民多嗜食生冷厚味，故岭南人易形成上热下寒体质，其发病时也多见上热下寒之证候。认为岭南地区的甲状腺功能亢进症（简称甲亢）患者多以上热下寒为主要病机，表现为脾阳虚而胃火盛或肾水亏而心火亢，致使阴阳不交、升降失常的上热下寒之证，故脾寒胃热、心肾不交是岭南地区甲亢的主要证型。临床多采用黄连汤加减治疗岭南地区甲亢患者，对于脾寒胃热型，加用茯神、白术补脾胃，以求标本兼治；对于心肾不交型，临床上多加用牡蛎潜阳补阴、五味子补肾宁心、沙参养阴生津，以滋肾水而涵心阴。

关键词：甲状腺功能亢进症；黄连汤；岭南地区；上热下寒

注：本文原载于《中医》2023 年第 18 期。

8. 运用麻黄升麻汤治疗支气管扩张症经验

刘俨熠[1]　夏坤[2]　赵鹏飞[3]　李光熙[2]

1. 中国中医科学院广安门医院 / 北京中医药大学

2. 中国中医科学院广安门医院

3. 青海省第四人民医院

摘要：总结运用麻黄升麻汤治疗支气管扩张症的经验。认为支气管扩张症病机以肺脾气虚为本，痰热壅肺为标，调治要点在于改善机体“痰、热、虚”的内环境。根据临床经验认为麻黄升麻汤功擅升阳散火、清上温下，正切中支气管扩张症的病机。临证治疗支气管扩张症以麻黄升麻汤为基础，根据患者寒热病机之侧重，调整方中清热与温中药物的偏重，同时根据患者症状有所加减。重视麻黄的应用，强调根据患者邪气郁闭的程度灵活调整麻黄的剂量，共达宣发郁热、培土生金，寒热同调、标本同治之功效。

关键词：支气管扩张症；麻黄升麻汤；寒热同调

资助基金：国家中医药管理局医政司慢性病治未病干预方案制定项目（ZYZB-2020-196）

注：本文原载于《中医》2023 年第 20 期。

9. 柴胡疏肝散对功能性消化不良模型大鼠十二指肠黏膜屏障和肠道菌群的影响

杨珂鸣　贾越博　叶丽亚・叶尔太
刘雪娇　王香香　蒋凯林　凌江红

上海中医药大学附属曙光医院

摘要：【目的】探讨柴胡疏肝散治疗功能性消化不良的可能作用机制。【方法】将 24 只 SD 大鼠随机分为正常组、模型组、柴胡疏肝散组和益生菌组，每组 6 只。除正常组外，其余各组大鼠均予改良夹尾激惹法复制功能性消化不良大鼠模型。造模同时，正常组及模型组予生理盐水 10ml/（kg·d）灌胃，柴胡疏肝散组予柴胡疏肝散水煎液 9.6g/（kg·d）灌胃，益生菌组予益生菌水溶液 0.945g/（kg·d）灌胃，每天 2 次，连续 4 周。4 周后检测各组大鼠胃排空率与小肠推进率，HE 染色观察大鼠胃窦及十二指肠组织病理学变化，16srDNA 高通量基因测序法分析大鼠的肠道菌群变化，并且采用免疫组织化学法及蛋白免疫印迹法检测十二指肠带状闭合蛋白 1（ZO-1）和咬合蛋白（Occludin）的表达，并对肠道菌群与 ZO-1、Occludin 蛋白表达进行 Pearson 相关性分析。【结果】各组大鼠胃窦组织结构层次清晰，腺体结构规整，胃组织黏膜光滑，未见糜烂、溃疡等病理改变。与正常组比较，模型组十二指肠组织肠绒毛明显减少或萎缩，杯状细胞排列紊乱，可见嗜酸性粒细胞浸润，大鼠胃排空率及小肠推进率、十二指肠组织中 ZO-1、Occludin 蛋白表达均降低（$P<0.01$）。与模型组比较，柴胡疏肝散组及益生菌组十二指肠组织结构层次清晰，肠绒毛长度较长，杯状细胞排列较为整齐，柴胡疏肝散组未见明显嗜酸性粒细胞浸润，大鼠胃排空率、小肠推进率及 ZO-1、Occludin 蛋白表达均升高，益生菌组可见少量嗜酸性粒细胞浸润，大鼠胃排空率、Occludin 蛋白表达升高（$P<0.05$ 或 $P<0.01$）。肠道菌群 Beta 多样性分析显示，与正常组比较，模型组的肠道菌群整体结构出现了显著变化（$P<0.01$）。与模型组比较，柴胡疏肝散组和益生菌组的肠道菌群整体结构更接近正常组。物种组成分析，与正常组比较，模型组厚壁菌门相对丰度降低，拟杆菌门、未分类的 Muribaculaceae 菌属相对丰度增加，拟杆菌门 / 厚壁菌门值升高（$P<0.05$ 或 $P<0.01$）。与模型组比较，柴胡疏肝散组和益生菌组厚壁菌门相对丰度增加，拟杆菌门、未分类的 Muribaculaceae 菌属相对丰度降低，拟杆菌门 / 厚壁菌门值降低（$P<0.05$ 或 $P<0.01$）。益生菌组与柴胡疏肝散组各指标组间比较差异均无统计学意义（$P>0.05$）。Pearson 相关性分析显示，在门水平上，厚壁菌门与 ZO-1（$r=0.610$，$P=0.016$）、Occludin（$r=0.694$，$P=0.004$）蛋白表达量呈正相关。拟杆菌门与 ZO-1（$r=-0.557$，$P=0.031$）、Occludin（$r=-0.662$，$P=0.007$）蛋白表达量呈负相关。在属水平上，未分类的 Muribaculaceae 菌属与 ZO-1（r=-0.727，P=0.002）、Occludin（r=-0.760，P=0.001）蛋白表达量呈负相关。【结论】柴胡疏肝散可能通过恢复肠道菌群结构，调节厚壁菌门、拟杆菌门和未分类的 Muribaculaceae 菌属的丰度水平，同时上调 ZO-1、Occludin 蛋白，进而修复十二指肠黏膜屏障，对功能性消化不良起到治疗作用。

关键词：功能性消化不良；柴胡疏肝散；肠道菌群；十二指肠；黏膜屏障

资助基金：国家自然科学基金（82174309）

注：本文原载于《中医》2023 年第 23 期。

10. 大建中汤调控小胶质细胞自噬治疗腹泻型肠易激综合征内脏痛和抑郁症共病的作用机制

武　静[1]　田维毅[1]　蔡琨[1]　李尧锋[1]　杨莎莎[2]

1. 贵州中医药大学；2. 贵州中医药大学第一附属医院

摘要：【目的】探讨大建中汤治疗腹泻型肠易激综合征内脏痛和抑郁症共病的作用机制。【方法】采用慢性不可预知性刺激加葡聚糖硫酸钠方法建立腹泻型肠易激综合征内脏痛和抑郁症共病大鼠模型。大鼠随意分为正常对照组、模型组、大建中汤组 [10.8g/（kg·d）]、氟西汀组 [0.01g/（kg·d）]。治疗 14 d 后，采用强迫游泳评估各组大鼠的抑郁状况，腹壁撤退反应（AWR）评估各组大鼠肠道痛觉敏感性，酶联免疫吸附法检测各组大鼠前扣带回皮质（ACC）中白细胞介素 -1β（IL-1β）、肿瘤坏死因子 -α（TNF-α）、IL-10、IL-4 表达；蛋白质印迹法检测 ACC 区髓鞘脂蛋白（PLP）、髓鞘少突胶质细胞糖蛋白（MOG）、髓鞘碱性蛋白（MBP）及微管相关蛋白 1 轻链 3-Ⅱ（LC3-Ⅱ）、p62、Beclin-1，以及小胶质细胞相关蛋白精氨酸酶 1（Arg1）和诱导型一氧化氮合酶（iNOS）蛋白表达；免疫荧光双标法观察 ACC 区自噬相关蛋白 LC3-Ⅱ和 MG 离子钙结合衔接分子 1（Iba1）共表达情况。【结果】与正常组大鼠相比，共病大鼠强迫游泳时间减少（$P<0.01$），不动时间增加（$P<0.01$），在 20、40、60 mmHg（1 mmHg ≈ 0.133 kPa）3 个

压力下 AWR 分数上升（$P<0.01$），前扣带回皮质 PLP、MOG、MBP 蛋白表达下降（$P<0.01$），iNOS 蛋白表达升高（$P<0.01$），促炎因子 TNF-α、IL-1β 升高（$P<0.01$），抗炎因子 IL-10、IL-4 水平有增加趋势，LC3-Ⅱ、Beclin-1 蛋白表达下降（$P<0.01$），p62 蛋白表达升高（$P<0.01$），LC3-Ⅱ、Iba1 阳性细胞降低（$P<0.01$）；与模型组大鼠比较，大建中汤组不动时间及各压力下 AWR 评分降低（$P<0.01$），ACC 中 PLP、MOG、MBP 蛋白表达升高（$P<0.01$），Arg1 蛋白表达升高（$P<0.01$）、iNOS 蛋白表达下降（$P<0.01$），TNF-α、IL-1β 下降（$P<0.01$），IL-10、IL-4 升高（$P<0.01$），LC3-Ⅱ、Beclin-1 蛋白表达升高（$P<0.01$），p62 蛋白表达降低（$P<0.01$），LC3-Ⅱ、Iba1 阳性细胞增加（$P<0.01$）。上述各指标，氟西汀组与大建中汤组差异均无统计学意义。【结论】通过促进自噬以调控小胶质细胞清除髓鞘碎片，是大建中汤治疗腹泻型肠易激综合征内脏痛和抑郁症共病的可能作用机制。

关键词：腹泻型肠易激综合征；抑郁；自噬；小胶质细胞；大建中汤；大鼠

资助基金：国家自然科学基金（No.82260855）；国家自然科学基金（No.81960821）；贵州省基础研究计划（自然科学类）项目

注：本文原载于《北京中医药大学学报》2023 年第 2 期。

11. 黄芪桂枝五物汤调节 M1/M2 巨噬细胞改善炎症反应的分子机制研究

王馨慧[1]　王苏童[1]　吕穆杰[1]　田子芳[1]　马度芳[2]
王永成[2]　边　莉[3]　李　晓[2]　姜　萍[2]

1. 山东中医药大学中医学院
2. 山东中医药大学附属医院
3. 山东省肿瘤防治研究院

摘要：【目的】探讨黄芪桂枝五物汤调节 M1/M2 巨噬细胞极化的机制。【方法】U937 细胞经脂多糖诱导为 M1 巨噬细胞，建立 α7 烟碱型乙酰胆碱受体（α7nAchR）沉默和激动模型，实验分为对照组、10% 含药血清组、siRNA 阴性对照（NC）10% 含药血清组、siRNA α7nAchR 10% 含药血清组和 α7nAchR 激动剂 GTS-21 组。免疫荧光检测 M1、M2 型巨噬细胞数量，定量反转录 PCR 检测 M1、M2 型巨噬细胞标志基因 mRNA 表达水平，酶联免疫吸附测定检测 M1 型巨噬细胞产生的促炎因子和 M2 型巨噬细胞产生的抗炎因子水平，蛋白质印迹法检测巨噬细胞 α7nAchR 表达。【结果】与对照组相比，10% 含药血清组 M1 型巨噬细胞数量减少（$P<0.01$），M2 型巨噬细胞数量增加（$P<0.01$）；M1 型巨噬细胞基因黏附蛋白白细胞整合素（Cd11c）、诱导型一氧化氮合酶（iNOS）表达均降低（$P<0.01$），M2 型巨噬细胞基因精氨酸酶 1（Arg1）、甘露糖受体 1（CD206）表达均升高（$P<0.01$）；M1 型巨噬细胞产生的促炎因子白细胞介素 -1β（IL-1β）、IL-6 含量减少（$P<0.01$），M2 型巨噬细胞产生的抗炎因子 IL-10 和转化生长因子 -β（TGF-β）含量升高（$P<0.01$）；10% 含药血清组、siR-NA NC 10% 含药血清组、GTS-21 组 α7nAchR 表达均增加（$P<0.01$）。与 siRNA α7nAchR 10% 含药血清组比较，siRNA NC 10% 含药血清组、GTS-21 组 M1 型巨噬细胞数量减少（$P<0.01$），M2 型巨噬细胞数量增加（$P<0.01$）；siRNA NC 10% 含药血清组 Cd11c、iNOS 表达降低（$P<0.01$），Arg1 表达升高（$P<0.01$）；siRNA NC 10% 含药血清组 IL-1β、IL-6 含量减少（$P<0.01$），IL-10、TGF-β 含量升高（$P<0.01$）；siRNA NC 10% 含药血清组、GTS-21 组 α7nAchR 表达均增加（$P<0.05$，$P<0.01$）。【结论】黄芪桂枝五物汤可能通过激动 α7nAchR 促使 M1/M2 型巨噬细胞极化，改善炎症反应。

关键词：α7 烟碱型乙酰胆碱受体；巨噬细胞；极化；炎症；黄芪桂枝五物汤；小鼠

资助基金：国家自然科学基金（No.81874449）；泰山学者岗位建设项目（No.2018-35）；中国博士后科学基金面上项目（No.2021M702043）；山东省自然科学基金青年项目（No.ZR2020QH307）。

注：本文原载于《北京中医药大学学报》2023 年第 6 期。

12. 半夏泻心汤加减方治疗多囊卵巢综合征合并胰岛素抵抗的作用及机制

贾　凡[1]　赵红玉[2]　郑冬雪[2]　陈如枫[3]
陈　彤[2]　郁　悦[2]　张娜娜[4]　朱诗琴[4]
张武凡[2]　王超颖[4]　赵一鸣[2]　刘新敏[2]

1. 中国中医科学院广安门医院 / 无锡市中医医院
2. 中国中医科学院广安门医院
3. 中国中医科学院广安门医院 / 重庆大学附属沙坪坝医院
4. 北京中医药大学研究生院

摘要：【目的】从磷脂酰肌醇 3- 激酶（PI3K）/ 蛋白激酶 B（Akt）/ 葡萄糖转运蛋白 4（GLUT4）信号通路探讨半夏泻心汤加减方治疗多囊卵巢综合征（PCOS）合并胰岛素抵抗的作用机制。【方法】以来曲唑联合高脂饮食构建 PCOS 合并胰岛素抵抗大鼠模型。SPF 级 SD 雌性大鼠随机数字表法分为对照组、模型组、二甲双胍组［二甲双胍 0.1575 g/（kg · d）］和半夏泻心高、中、低剂量组［半夏泻心汤加减方 26.46、13.23、6.615 g（kg · d）］，每组大鼠 6 只，灌胃相应药液 2 周。使用血糖仪检测大鼠空腹血糖，HE 染色观察卵巢组织病理改变，采用酶联免疫吸附测定大鼠血清性激素、糖脂代谢相关指标，实时荧光定量 PCR（RT-PCR）技术、免疫组织化学（IHC）染色法、蛋白质印迹法（Western blotting）分别检测 PCOS 合并胰岛素抵抗大鼠卵巢组织中 PI3K/Akt/GLUT4 信号通路相关因子的表达。【结果】与对照组相比，模型组大鼠卵泡结构失常，颗粒细胞层数减少，并可见较多囊状扩张卵泡；睾酮（T）、胰岛素抵抗指数（HOMA-IR）、总胆固醇（TC）、甘油三酯（TG）水平升高，差异具有统计学意义（$P<0.05$）；Akt1 mRNA 水平和 PI3K、p-PI3K、Akt1、p-Akt1、GLUT4 蛋白表达水平下降，差异具有统计学意义（$P<0.05$）。与模型组相比，二甲双胍组、半夏泻心高剂量组、半夏泻心中剂量组、半夏泻心低剂量组可见黄体及不同发育时期的卵泡，且颗粒细胞层数增多、囊状扩张卵泡数目减少甚至消失；二甲双胍组、半夏泻心高剂量组 T 水平降低，半夏泻心高剂量组 TC、TG 水平下降，差异具有统计学意义（$P<0.05$）；二甲双胍组、半夏泻心高剂量组、半夏泻心中剂量组、半夏泻心低剂量组 PI3K、Akt1 mRNA 水平有上升趋势，二甲双胍组、半夏泻心高剂量组、半夏泻心中剂量组 GLUT4 mRNA 水平有上升趋势，差异无统计学意义（$P>0.05$）；二甲双胍组、半夏泻心高剂量组、半夏泻心中剂量组、半夏泻心低剂量组 p-PI3K、GLUT4 蛋白表达水平上升，差异具有统计学意义（$P<0.05$）。【结论】半夏泻心汤加减方可改善 PCOS 合并胰岛素抵抗大鼠胰岛素抵抗、生殖内分泌水平，治疗 PCOS，其作用机制与调控 PI3K/Akt/GLUT4 信号通路相关因子有关。

关键词：多囊卵巢综合征；胰岛素抵抗；PI3K/Akt/GLUT4 信号通路；半夏泻心汤；二甲双胍；大鼠

注：本文原载于《北京中医药大学学报》2023 年第 8 期。

13. 黄芪建中汤靶向 BMAL1 调控 cAMP/PKA/CREB 信号通路对 3T3-L1 细胞脂解及棕色化模型影响的研究

吴　涛[1]　曲一玮[1]　徐圣洁[2]　李　晓[3]　王　咏[3]
马度芳[3]

1. 山东中医药大学中医学院
2. 山东中医药大学第一临床医学院
3. 山东中医药大学附属医院

摘要：【目的】探索黄芪建中汤含药血清对异丙肾上腺素（ISO）诱导的 3T3-L1 脂肪细胞脂解及棕色化模型的抑制作用及与脑和肌肉芳烃受体核转录因子样蛋白 -1（BMAL1）调控环磷酸腺苷（cAMP）/ 蛋白激酶 A（PKA）/ 环磷酸腺苷反应成分结合蛋白（CREB）信号通路的关系。【方法】制备空白及黄芪建中汤含药血清。体外培养 3T3-L1 脂肪细胞，诱导其分化成熟后分为对照组、空白组、2.5% 含药血清组、5% 含药血清组、10% 含药血清组。除对照组外，其余各组加入 10 mmol/L ISO 以构建脂肪细胞过度脂解及棕色化模型。采用油红 O 染色法和酶联免疫吸附剂测定（ELISA）法检测各组脂肪细胞内脂滴阳性面积比及其水解后产物的含量，采用实时荧光 PCR 法和蛋白质印迹法检测各组脂肪细胞脂解及棕色化相关基因及蛋白的表达，以筛选出最优体积分数的含药血清进行下一步慢病毒转染实验。取分化成熟的 3T3-L1 脂肪细胞，分别加入 BMAL1 小干扰 RNA、空载体小干扰 RNA，构建沉默 BMAL1 的 3T3-L1 脂肪细胞。将细胞分为空载体组、含药血清空载体组、BMAL1 沉默组和含药血清 BMAL1 沉默组。各组加入 ISO 孵育后，油红 O 染色法检测各组脂肪细胞内脂滴阳性面积比；ELISA 法检测各组脂肪细胞内甘油三酯（TG）、cAMP 及培养基中游离脂肪酸（FFA）的含量；蛋白质印迹法检测 PKA、CREB 的蛋白表达；实时荧光 PCR 法检测激素敏感性脂肪酶（HSL）、甘油三酯脂肪酶（ATGL）、线粒体解偶联蛋白 1（UCP1）和 T-box 转录因子 1（TBX1）的 mRNA 表达。【结果】与 2.5% 及 5% 含药血清组比较，10% 含药血清组细胞内 cAMP 含量及培养基中 FFA 含量降低（均 $P<0.05$）、TG 含量升高（$P<0.05$）、P KA 蛋白表达降低（$P<0.05$）、HSL 及 ATGL mRNA 表达降低(均 $P<0.05$)。慢病毒转染 3T3-L1 脂肪细胞后，与空载体组比较，BMAL1 沉默组中 BMAL1 蛋白表达降低（$P<0.05$），表明 BMAL1 沉默的脂肪细胞成功构建。与空载体组比较，BMAL1 沉默组细胞内脂滴阳性面积比及 TG 含量降低（均 $P<0.05$），培养基中 FFA 含量、细胞内 cAMP 含量和 PKA、CREB 蛋白表达升高（均 $P<0.05$），HSL、ATGL、UCP1 和 TBX1 mRNA 表达量升高（均 $P<0.05$）。与 BMAL1 沉默组比较，含药血清 BMAL1 沉默组细胞内脂滴阳性面积比及 TG 含量升高（均 $P<0.05$），培养基中 FFA 含量、细胞内 cAMP 含量、PKA 和 CREB 蛋白表达降低（均 $P<0.05$），HSL、ATGL、UCP1 及 TBX1 的 mRNA 表达降低（均 $P<0.05$）。【结论】黄芪建中汤含药血清可以抑制 ISO 诱导的 3T3-L1 脂肪细胞脂解及棕色化，其机制可能通过介导 BMAL1 调控 cAMP/PKA/CREB 信号通路有关。

关键词：黄芪建中汤；恶病质；脂肪消耗；脑和肌肉芳烃受体核转录因子样蛋白 -1；环磷酸腺苷 / 蛋白激酶 A/ 环磷酸腺苷反应成分结合蛋白信号通路；大鼠

注：本文原载于《北京中医药大学学报》2023 年第 10 期。

14. 探讨保元汤加减方通过 AMPK/SIRT1/PGC-1α 通路对小鼠的抗疲劳作用

魏柯健[1]　俞静静[1]　苏　洁[1]　周衡朴[1]
董子墨[1]　张文隆[1]　陈素红[2]　吕圭源[1]

1. 浙江中医药大学药学院
2. 浙江工业大学

摘要：【目的】探讨保元汤加减方（人参、黄芪、甘草、肉桂、红景天）缓解疲劳的作用及机制。【方法】用 HPLC 检测保元汤加减方主要成分及含量。将 160 只 SPF 级 ICR 雄性小鼠分为 4 部分（各 40 只），每部分均完全随机分为空白对照组（等体积纯化水）及保元汤加减方低、中、高剂量（1.9、2.1、2.3 g/kg）组，各组每日灌胃 1 次，共 30 d。末次灌胃后取材并处死。（1）40 只小鼠分别于第 21 天检测行为学指标（抓力、背温、自主活动次数、转棒疲劳时间），第 30 天检测负重游泳时间。（2）40 只小鼠用于检测肝 / 肌糖原水平。（3）40 只用于检测血乳酸（BLA）含量及计算血乳酸曲线下面积。（4）40 只小鼠用于检测机体代谢产物 [血清尿素氮（BUN）、乳酸脱氢酶（LDH）、BLA] 水平，氧化应激相关酶 [骨骼肌及心脏中丙二醛（MDA）、超氧化物歧化酶（SOD）、过氧化氢酶（CAT）] 活性，血液运氧能力 [全血红细胞（RBC）、血红蛋白（HGB）、平均血红蛋白浓度（MCHC）]，三磷酸腺苷（ATP）相关酶 [骨骼肌及心脏中 Na+-K+-ATP 酶、Ca2+-Mg2+-ATP 酶、琥珀酸脱氢酶（SDH）及血清中肌酸激酶（CK）] 活性，腺苷酸活化蛋白激酶（AMPK）/ 沉默信息调节因子 2 相关酶 1（SIRT1）/ 过氧化物酶体增殖物激活受体 γ 辅激活因子 1α（PGC-1α）通路相关蛋白表达。【结果】保元汤加减方中人参皂苷 Rg1、人参皂苷 Re、人参皂苷 Rb1、红景天苷、毛蕊异黄酮含量分别为 8.15、3.82、1.07、0.41、0.067 g/L。各剂量保元汤加减方可增加心脏与骨骼肌中 Na+-K+-ATP 酶、Ca2+-Mg2+-ATP 酶、SDH、CAT、SOD 活性（均 $P<0.05$）；降低小鼠心脏与骨骼肌中 MDA 水平（均 $P<0.05$）；降低小鼠血清中 CK、LDH 水平（均 $P<0.05$）；增加肝糖原、肌糖原储备量（均 $P<0.05$）；降低小鼠血清 BUN 水平与 BLA 曲线下面积（均 $P<0.05$）；增加全血 RBC、HGB 与 MCHC（均 $P<0.05$）；增加小鼠骨骼肌和心脏 p-AMPK、SIRT1、PGC-1α、TFAM 蛋白表达（均 $P<0.05$）。【结论】保元汤加减方可能通过激活骨骼肌、心脏中 AMPK/SIRT1/PGC-1α 信号通路，增强线粒体能力，减少机体代谢产物的积累，抑制机体氧化应激与增加血液运氧能力，达到抗疲劳的作用。

关键词：保元汤；补气；抗疲劳；线粒体；腺苷酸活化蛋白激酶 / 沉默信息调节因子 2 相关酶 1/ 过氧化物酶体增殖物激活受体 γ 辅激活因子 1α 通路；小鼠

注：本文原载于《北京中医药大学学报》2023 年第 12 期。

15. 加味苓桂术甘汤联合热量限制改善动脉粥样硬化的实验研究

张俊杰[1] 李志超[1] 彭国顺[1] 赵晓东[1] 林红军[2]

1. 珠海市中西医结合医院，珠海，519000

2. 中山市中医院，中山，528400

摘要：【目的】研究加味苓桂术甘汤联合热量限制对 apoE-/- 小鼠动脉粥样硬化的影响。【方法】C57BL/6 小鼠为正常对照组，普通饲料喂养，apoE-/- 小鼠随机分成模型组、加味苓桂术甘汤组、单纯限食组、中药限食组，其中模型组与加味苓桂术甘汤组以高脂饲料喂养，单纯限食组、中药限食组每日按模型组 50% 热量投饲高脂饲料，中药限食组和加味苓桂术甘汤组给予加味苓桂术甘汤液 2ml 灌胃，其余各组予以等量生理盐水灌胃。12 周后，采血及留取胸主动脉，分别采用酶联免疫吸附试验（ELISA）检测血脂、炎症介质水平，苏木精 - 伊红（HE）染色观察管腔内粥样斑块，蛋白质印迹法（Western Blotting）检测血脂、炎症介质及主动脉腺苷一磷酸活化蛋白激酶、磷酸化腺苷一磷酸活化蛋白激酶、过氧化物酶体增殖物激活受体 α、核因子 κB、p- 核因子 κB 蛋白表达。【结果】与模型组比较，加味苓桂术甘汤组、单纯限食组与中药限食组动脉粥样硬化病变减轻，斑块面积与管腔面积比值明显降低（$P<0.05$ 或 $P<0.01$），血清总胆固醇、三酰甘油、低密度脂蛋白胆固醇、肿瘤坏死因子 -α、白细胞介素 -6 及白细胞介素 -1β 浓度均显著低于模型组（$P<0.05$ 或 $P<0.01$），而中药限食组动脉粥样硬化病变最轻，斑块面积与管腔面积比值最低。蛋白质免疫印迹法显示中药限食组磷酸化腺苷一磷酸活化蛋白激酶、过氧化物酶体增殖物激活受体 α 蛋白表达显著升高（$P<0.01$），而 p- 核因子 κB 蛋白表达显著下降（$P<0.01$）。【结论】加味苓桂术甘汤联合热量限制具有抗动脉粥样硬化作用，其机制可能是通过降低血脂、减轻炎症反应，激活腺苷一磷酸活化蛋白激酶 / 过氧化物酶体增殖物激活受体 α 信号通路，从而抑制核因子 κB 活性，有效发挥抗动脉粥样硬化作用。

关键词：加味苓桂术甘汤；热量限制；过氧化物酶体增殖物激活受体 α；腺苷一磷酸活化蛋白激酶；核因子 κB 炎症；介质；血脂；动脉粥样硬化

资助基金：广东省中医药局科研项目（20201323）。

注：本文原载于《世界中医药》2023 年第 3 期。

16. 四君子汤应用研究的知识图谱的构建

邹孟龙[1] 陈雅璐[2] 宁 芯[1] 黄晓燕[2]

1. 广西中医药大学，南宁，530001

2. 广西中医药大学第一附属医院，南宁，530023

摘要：【目的】通过 CiteSpace 软件对近十年国内四君子汤应用研究的相关文献进行可视化分析，探讨四君子汤应用情况。【方法】检索国家知识基础设施数据库（CNKI）2011 年 1 月 1 日至 2020 年 12 月 31 日发表的四君子汤应用研究的期刊文献，运用

CiteSpace软件绘制该领域的知识图谱，并对文献的关键词进行共现分析、聚类分析、时间线分析及突现分析。【结果】初步检索获得1378篇四君子汤应用研究相关文献，进一步筛选后共纳入1129篇，研究热点集中四君子汤治疗慢性胃炎、溃疡性结肠炎及妊娠糖尿病。【结论】通过知识图谱分析四君子汤应用研究的热点及发展趋势，为今后的研究提供参考方向，从而更好地提高四君子汤的应用价值。

关键词：四君子汤；CiteSpace软件；知识图谱；可视化分析；发展趋势；慢性胃炎；溃疡性结肠炎；妊娠糖尿病

资助基金：国家自然科学基金（81460714）；广西自然科学基金项目（2020GXNSFAA238009）；广西科技重大专项（AA17202031）；广西中医药大学研究生教育创新计划资助项目（YCSY2020034）。

注：本文原载于《世界中医药》2023年第4期。

17. 网络药理学在经典方剂治疗溃疡性结肠炎中的应用研究进展

黄业保 肖 倩 李红梅 刘春强

广西医科大学附属柳州市人民医院，柳州，545006

摘要：溃疡性结肠炎是临床上较为常见的消化道顽疾，难以治愈。中医药治疗此病具有独特的优势，取得了确切的临床治疗效果，但具体的作用机制尚不明确。随着生物信息学的迅速发展，网络药理学应用于探讨中医药治疗疾病的机制，能从对多系统阐述药理作用机制，与中医的整体观相契合。本文根据网络药理学的研究思路，总结中医传统经典方剂在治疗溃疡性结肠炎中的现状，以期为中药防治溃疡性结肠炎的现代化开发与应用提供新的思路，进一步阐述中医传统理论的科学内涵。

关键词：溃疡性结肠炎；中医药；经典方剂；网络药理学；活性成分；靶点；信号通路；作用机制；综述

资助基金：国家自然科学基金（82060866）；广西自然科学基金项目（2017GXNSFAA198119）；广西中医药适宜技术开发与推广项目（GZSY20-58）；广西壮族自治区中医药管理局自筹项目（GZZC2020380）。

注：本文原载于《世界中医药》2023年第4期。

18. 经方中大黄的配伍在慢性肾脏病治疗中的应用

庞欣欣[1] 王学艺[2] 郑 威[2] 李新宝[2]
赵晓朦[2] 韩佳瑞[2]

1. 河南省中医院/河南中医药大学第二附属医院肾病科，郑州，450002

2. 河南中医药大学第二临床医学院，郑州，450046

摘要：慢性肾脏病已成为公共健康问题，目前仍缺乏有效药物。经方在慢性肾脏病中被广泛应用，尤其是包含大黄配伍的经方治疗慢性肾脏病疗效显著，对现代医学有重要的指导意义。大黄在经方中运用灵活，配伍精妙，深入分析其理论内涵，对慢性肾脏病的诊断和治疗至关重要。慢性肾脏病的病机复杂，总为本虚标实，标实以瘀血、湿热、浊毒内蕴为主，标实证既是脏腑亏损、功能下降的产物，又阻碍脏腑气化，导致慢性肾脏病缠绵难愈，是慢性肾脏病进展的关键，也是慢性肾脏病治疗的难点。标实不祛则正气难复，脏腑气化难以恢复。大黄味苦性寒，具有逐瘀通经、清热利湿、通腑泄浊的功效，配伍诸药切中慢性肾脏病的病机，既通利二便，给邪以出路，又通利六腑以调整脏腑气化，恢复正常功能。从慢性肾脏病的中医病机入手，分析经方中大黄配伍的理论内涵，以指导大黄配伍在慢性肾脏病临床中的应用。

关键词：大黄；经方；配伍；瘀血；湿热；浊毒；慢性肾脏病

资助基金：国家中医临床研究基地业务建设科研专项（2019JDZX068）；国家中医临床研究基地业务建设科研专项（2019JDZX2119）；河南省自然科学基金项目（202300410256）；河南省中医药科学研究专项重点课题（20-21ZY1003）；河南省高等学校重点科研项目（19A360009）；河南省重点研发与推广专项（科技攻关）项目（212102310505202102310171）；全国名老中医药专家传承工作室设立分站项目；全国

中医药创新骨干人才培养项目；河南省中医药拔尖人才培养项目（2019ZYBJ17）。

注：本文原载于《世界中医药》2023 年第 5 期。

19. 桂枝芍药知母汤联合西药治疗急性痛风性关节炎的疗效和安全性 Meta 分析

杜少鹏　刘　维　樊一桦　曾　苹　王爱华

天津中医药大学第一附属医院，天津，300193

国家中医针灸临床医学研究中心，天津，300380

摘要：【目的】系统评价桂枝芍药知母汤联合西药治疗急性痛风性关节炎的安全性和疗效。【方法】计算机检索 PubMeb、The Cochrane Library、EMBASE、Web of Science、国家知识基础设施数据库（CNKI）、中国学术期刊数据库（CSPD）、中文科技期刊数据库（CCD）和中国生物医学文献数据库（CBM），搜索桂枝芍药知母汤联用西药与单用西药治疗急性痛风性关节炎的疗效与安全性临床随机对照试验，并用改良后的 Jadad 量表对纳入的文献质量进行初步评价，利用 Revman5.3 软件进行 Meta 分析。【结果】共纳入 7 篇文献，共 498 例患者。Meta 分析结果显示：中西药联用观察组患者总有效率明显高于西药对照组，差异有统计学意义（RR=1.20，95% CI 为 1.12 ~ 1.28，P<0.00001）；中西药联用观察组在降低 BUA（MD=-61.35，95% CI 为 -93.17 ~ -29.53），CRP（MD=-1.83，95% CI 为 -2.56 ~ -1.11），ESR（MD=-3.93，95% CI 为 -6.60 ~ -1.26），关节肿胀积分（SMD=-2.89，95% CI 为 -3.36 ~ -2.43）和关节疼痛积分（SMD=-3.11，95% CI 为 -3.87 ~ -2.35）的效果明显优于西药对照组，差异有统计学意义（$P<0.05$）；中西药联用干预的观察组不良反应发生率明显低于西药对照组（$P<0.05$）。【结论】桂枝芍药知母汤联合西药治疗急性痛风性关节炎的疗效和安全性明显优于单用西药，但受纳入研究质量和数量的限制，仍需更多高质量的临床随机对照试验来证实上述结论。

关键词：桂枝芍药知母汤；急性痛风性关节炎；高尿酸血症；秋水仙碱；中医药；非甾体抗炎药；系统评价；随机对照试验

资助基金：国家自然科学基金（81673927）；天津市科技计划项目（15ZXLCSY00020）；国家中医药管理局中医药重点学科建设（2018ZDXK001）。

注：本文原载于《世界中医药》2023 年第 6 期。

20.《伤寒杂病论》中干姜的量效关系及配伍规律

刘　星[1]　沈　璐[2]

1. 陕西中医药大学，咸阳，711301

2. 陕西省中医医院，西安，710000

摘要：【目的】探讨干姜在《伤寒杂病论》中的量效关系以及配伍用药规律。【方法】整理出《伤寒论》《金匮要略》中含有干姜的条文，采用 SPSS 19.0 统计软件单因素逻辑回归分析、二元相关性分析以及独立样本 t 检验分析干姜剂量与其相关因素之间的关系，并且总结干姜量效特点及其主治证候。【结果】经筛选共纳入含干姜方剂 42 首，占《伤寒杂病论》全部方剂比例的 16.28%，对其中可进行统计学分析的 30 方剂分析发现，干姜单次用量与药味数量、剂量、服用次数均有相关性。单因素逻辑回归分析表明，干姜的单次用量、药味数量、用水量、剩余水量、单次服用水量、服用次数和干姜在组方中是否作为主药并无相关性；与其作为非主药比较，干姜与附子、细辛、人参、配伍时作为主药的单次用量差异明显。【结论】通过对其量效关系的研究可以发现，干姜在临床上的使用及其疗效主要通过与其他药物配伍实现，与附子配伍时用量为 13 ~ 28 g，与细辛配伍时用量为 4 ~ 6 g，与人参配伍时用量为 6 ~ 16 g，（表 6 得出为 6 ~ 16 g）并得出干姜可作为固定剂量应用于临床，所得剂量为 6 ~ 35 g。干姜的作用部位主要在中焦，以温中为主，通过温中，散寒邪在胸中，治寒邪在筋骨者，治寒邪在肠胃者。

关键词：干姜；《伤寒杂病论》；量效关系；配伍规律；主治证候；二元相关性分析；单因

资助基金：全国中医学术流派传承工作室建设项目；陕西省中医药传承创新暨秦药开发重点科学研究项目（2021-03-22-007）。

注：本文原载于《世界中医药》2023 年第 6 期。

21. 六味地黄丸及其类方联合二甲双胍治疗 2 型糖尿病疗效的 Meta 分析

陈 宇[1] 陈小愚[1] 苏冠甸[1] 王世东[2] 肖永华[2]

1. 北京中医药大学，北京，100029

2. 北京中医药大学东直门医院，北京，100700

摘要：【目的】系统评价六味地黄丸及其类方联合二甲双胍治疗 2 型糖尿病（T2 DM）的有效性和安全性，为临床应用提供依据。【方法】系统检索国家知识基础设施数据库（CNKI）、中国学术期刊数据库（CSPD）、中文科技期刊数据库（CCD）、中国生物医学文献数据库（CBM）、PubMed、Embase、Web of Science、EIsevier，收集六味地黄丸及其类方联合二甲双胍治疗 T2DM 的临床随机对照试验（RCT）。采用 Cochrane 风险评价表评价文献的研究质量，RevMan 5.3.3 软件进行 Meta 分析。【结果】共纳入 37 个 RCT 包括 4101 例患者。Meta 分析显示：观察组患者的总有效率（OR=6.07，95 % CI 为 4.70 ~ -7.83，P<0.00001）、对空腹血糖（FBG，MD=-1.59，95 % CI 为 -1.82 ~ -1.36，P<0.00001）、餐后 2 h 血糖（2 h PBG，MD=-1.61，95 % CI 为 -1.89 ~ -1.34，P<0.00001）、糖化血红蛋白（HbA1 c，MD=-1.13，95 % CI 为 -1.32 ~ -0.93，P<0.00001）、血清总胆固醇（TC，MD=-0.57，95 % CI 为 -0.89 ~ -0.25，P<0.0005）、三酰甘油（TG，MD=-0.39，95 % CI 为 -0.58 ~ -0.19，P<0.00001）、低密度脂蛋白（LDL，MD=0.24，95 % CI 为 0.12 ~ 0.35，P<0.0001）、胰岛素抵抗指数（MOHA-IR，MD=-1.11，95 % CI 为 -1.57 ~ -0.64），P<0.00001）、空腹胰岛素水平（FINS，MD=-5.97，95 % CI 为 -7.90 ~ -4.04，P<0.00001）的降低和对高密度脂蛋白（HDL-C）的升高均优于对照组（MD=0.24，95 % CI 为 0.12 ~ 0.35，P<0.0001）。亚组分析显示，六味地黄丸类方各组对 FBG、2 h PBG、HbA1 c、TC、LDL-C、MOHA-IR、FINS 的降低也优于对照组。【结论】六味地黄丸及其类方联合二甲双胍治疗 2 型糖尿病疗效显著，不良反应少。目前整体研究质量偏低，未来需要设计更严谨、更大样本研究证实相关结论。

关键词：Meta 分析；系统评价；2 型糖尿病；六味地黄丸；二甲双胍；随机对照；试验中西医结合疗法；类方

资助基金：国家重点研发计划（2018YFC1704402）。

注：本文原载于《世界中医药》2023 年第 7 期。

22. 逍遥散降低情志应激诱导的乳腺癌"易感性"的作用机制研究

吴燕萍[1] 罗 祥[2] 周青青[2] 龚海标[2] 梁 磊[2] 李怡芳[2] 栗原博[2] 陈家旭[3] 何蓉蓉[4]

1. 广东省疾病易感性及中医药研发工程技术研究中心 / 暨南大学，广州，510632
暨南大学中医学院，广州，510632
暨南大学中西医结合博士后流动站，广州，510632

2. 广东省疾病易感性及中医药研发工程技术研究中心 / 暨南大学，广州，510632
暨南大学药学院，广州，510632

3. 暨南大学中医学院，广州，510632

4. 广东省疾病易感性及中医药研发工程技术研究中心 / 暨南大学，广州，510632
暨南大学中医学院，广州，510632
暨南大学药学院，广州，510632

摘要：【目的】从巨噬细胞吞噬功能角度探讨逍遥散缓解情志应激诱导的乳腺癌"易感性"的作用机制。【方法】将 20 只小鼠采用完全随机方法分为对照组、模型组、低剂量逍遥散组、高剂量逍遥散组，每组 5 只。小鼠连续 28 d 给予拘束应激或低、高剂量的逍遥散（3.25 g/kg，6.50 g/kg），在第 7 天皮下接种 4T1 小鼠乳腺癌细胞建立小鼠荷瘤模型，记录小鼠的瘤径、瘤重以及肿瘤拍照。小鼠取材后通过高效液相－紫外分光法检测血浆中皮质酮的含量；免疫组织化学方法观察肿瘤组织中巨噬细胞吞噬现象；采用蛋白质印迹法、实时荧光定量反转录聚合酶链反应（RT-qPCR）、免疫荧光技术检测肿瘤组织中“吃我”信号受体低密度脂蛋白受体相关蛋白（LRP1）、“不吃我”信号受体信号调节蛋白α（SIRPα）和微RNA（miRNA）的表达情况。【结果】与模型组比较，低、高剂量逍遥散组显著缓解应激诱导的乳腺癌“易感性”，抑制肿瘤组织中巨噬细胞的吞噬功能，其作用与促进巨噬细胞LRP1的蛋白和基因表达水平，抑制SIRPα蛋白表达有关（$P<0.05$）；逍遥散对巨噬细胞的调节作用，与增加miRNA-4259/6680-5p/7847-3p表达有关（$P<0.05$）。【结论】逍遥散降低情志应激诱导的乳腺癌“易感性”，其作用机制与缓解LRP1-SIRPα信号紊乱并促进巨噬细胞对肿瘤细胞的吞噬作用有关。

关键词：情志应激；乳腺癌；逍遥散；巨噬细胞；低密度脂蛋白受体相关蛋白；信号调节蛋白α；吞噬作用；微RMA

资助基金：国家自然科学基金（82004231）；国家自然科学基金（81973718）；国家自然科学基金（81630104）；中国博士后科学基金资助项目（2020M683204）；广东省基础与应用基础研究基金项目（2020A1515110388）。

注：本文原载于《世界中医药》2023年第7期。

23. 苓白术散对2型糖尿病患者血糖及其相关指标影响的系统评价

金小琴[1]　刘晓敏[1]　陈　辉[1]　燕树勋[2]

1. 河南中医药大学，郑州，450046

2. 河南中医药大学第一附属医院，郑州，450000

摘要：【目的】系统评价参苓白术散对2型糖尿病患者血糖及其相关指标的治疗效果，为参苓白术散在2型糖尿病患者中广泛应用及作用机制研究提供依据。【方法】计算机检索PubMed、Embase、Sinomed、Cochrane library、Web of Science、国家知识基础设施数据库（CNKI）、中国学术期刊数据库（CSPD）、中文科技期刊数据库（CCD）等8个常用数据库，检索参苓白术散对2型糖尿病患者干预效果的随机对照试验（RCT），检索时限从建库至2021年4月20日。由两位研究人员根据纳入和排除标准独立进行文献筛选、资料提取、质量评价和风险评估。运用Review Manager 5.3软件进行Meta分析。【结果】检索相关文献143篇，最终纳入24篇，共纳入2131例患者。Meta分析结果显示，参苓白术散能降低患者空腹血糖（FBG）[加权均方差（MD）$=-0.75$，95 % 置信区间（CI）$=-0.96\sim-0.53$，$P<0.01$]；降低患者餐后2 h血糖（2 h PG）（$MD=-0.79$，95 % CI为$-1.22\sim-0.35$，$P<0.01$）；降低患者糖化血红蛋白（HbA1 c）（$MD=-0.77$，95 % CI为$-0.95\sim0.60$，$P<0.01$）；升高患者空腹胰岛素（FINS）（$MD=-4.641$，95 % CI为$-5.601\sim-3.67$，$P<0.01$）；还能显著影响患者的胰岛素抵抗指数（$MD=-2.36$，95 % CI为$-2.60\sim-2.11$，$P<0.01$）、胰高血糖素样肽-1（GLP-1）（$MD=5.25$，95 % CI为$4.80\sim5.70$，$P<0.01$）、抑胃肽（GIP）（$MD=16.86$，95 % CI为$14.27\sim19.45$，$P<0.01$）、体质量（$MD=-4.45$，95% CI为$-6.53\sim-2.37$，$P<0.01$）和体质量指数（$MD=-1.05$，95% CI为$-1.76\sim-0.33$，$P<0.01$）。【结论】该研究提示参苓白术散有降糖作用，此作用可能与GIP、GLP-1、体质量及升高血清胰岛素等因素有关。

关键词：参苓白术散；2型糖尿病；消渴病；Meta分析；糖化血红蛋白；胰岛素抵抗指数；体质量指数

资助基金：国家自然科学基金（2021-45-0389）；河南省自然科学基金项目（212300410191）；河南中医药大学苗圃项目（MP2020-04）；河南省中医药传承与创新人才工程（仲景工程）中医药拔尖人才项目（CZ0237-02）。

注：本文原载于《世界中医药》2023年第8期。

24. 当归芍药散及其拆方对动脉粥样硬化小鼠血脂及炎症介质的影响

宗毓麟　孙月蒙　孙　燕　周　璐　鹿艺星
李昱达　张淑静　高誉珊　郑丰杰　李宇航
北京中医药大学中医学院，北京，100029

摘要：【目的】探讨当归芍药散及其拆方对高脂饮食诱导的载脂蛋白E敲除（ApoE-/-）小鼠动脉粥样硬化（AS）模型血脂及白细胞介素-6（IL-6）、白细胞介素-8（IL-8）、c-Jun氨基端激酶（JNK）水平的影响。【方法】72只ApoE-/-小鼠随机分为模型组、当归芍药散组、健脾化浊组、阿托伐他汀钙组、活血散瘀组和柔肝缓急组，每组12只，高脂饮食诱导建立AS模型。12只C57BL/6J小鼠作为正常组普通饮食饲养。适应性饲养1周后各给药组小鼠给予中药灌胃16周。全自动生化分析仪检测血清总胆固醇（TC）、三酰甘油（TG）、高密度脂蛋白胆固醇（HDL-C）及低密度脂蛋白胆固醇（LDL-C）水平；酶联免疫吸附试验法测定小鼠主动脉IL-6、IL-8、JNK表达水平。【结果】与正常组比较，模型组小鼠血清TC、TG、LDL-C水平均显著升高（均$P<0.01$）、HDL-C水平显著降低（$P<0.01$），差异有统计学意义；与模型组比较，当归芍药散组、健脾化浊组、阿托伐他汀钙组、活血散瘀组、柔肝缓急组均可显著降低ApoE-/-小鼠AS模型TC、TG、LDL-C水平、升高HDL-C水平，差异有统计学意义（$P<0.01$）；与正常组比较，模型组小鼠主动脉IL-6、IL-8和JNK表达显著升高，差异有统计学意义（$P<0.01$）；与模型组比较，各给药组均可显著下调小鼠主动脉IL-6、IL-8、JNK表达水平（$P<0.01$）。【结论】当归芍药散及其拆方可以显著改善小鼠血脂水平，降低炎症介质水平，从而缓解AS的发展。其中健脾化浊组方剂要素较其他拆方组效果更为明显。

关键词：动脉粥样硬化；载脂蛋白E敲除小鼠；当归芍药散；血脂；炎症介质；方剂要素；健脾化浊

资助基金：国家自然科学基金（82074325）。

注：本文原载于《世界中医药》2023年第9期。

25.《伤寒论》治疗风湿疼痛经方与临床应用

邱新萍
北京中医医院顺义医院，北京，101300

摘要：探讨医圣张机《伤寒论》中麻黄类方、桂枝类方、柴胡类方、附子类方治疗风湿病疼痛的经典方剂研究，总结仲景对风湿疼痛的病因病机的认识及治法、用药特点，了解仲景治疗风湿病疼痛首辨表里，善用辛药解表祛邪；重和营卫，调和营卫缓急止痛；善辨虚实，扶正祛邪补虚止痛的辨证思路，旨在使后学者对风湿病疼痛症状的经方治疗有深入认识，以指导临床。

关键词：伤寒论；风湿疼痛；经方临床应用；痹证

资助基金：全国中医药创新骨干人才培训项目；全国基层名老中医药专家马万千传承工作室建设项目。

注：本文原载于《世界中医药》2023年第9期。

26. 真武汤对慢性心力衰竭大鼠心肌细胞凋亡的影响

刁承林[1]　赵震宇[2]　董振华[2]　梁　昊[1]
李金霞[1]　胡志希[3]　周小青[1]
1. 湖南中医药大学，长沙，410208
湖南省高等学校数字中医药协同创新中心，长沙，410208
中医诊断学湖南省重点实验室，长沙，410208
2. 湖南中医药大学，长沙，410208
3. 湖南中医药大学，长沙，410208
湖南省高等学校数字中医药协同创新中心，长沙，410208

摘要：【目的】研究真武汤对阿霉素诱导慢性心力衰竭大鼠心肌细胞凋亡因子的影响。【方法】将24只斯泼累格·多雷（SD）大鼠分为空白组、模型组、美托洛尔组、真武汤组，每组6只。利用腹腔注射阿霉素建立慢性心力衰竭模型。给药7周后，利用彩超仪检测心功能左心室射血分数（LVEF）、左心室短轴缩短率（LVFS）；利用酶联免疫吸附试验（ELISA）法检测心肌组织B细胞淋巴瘤-2蛋白（Bcl-2）、Bcl-2相关X蛋白（Bax）、Bcl-2的浓度改变；蛋白免疫印迹（Western Blotting）法观察心肌组织Bax、Bcl-2、基质金属蛋白酶-9（MMP-9）蛋白含量。【结果】与空白组比较，模型组LVEF、LVFS降低，差异有统计学意义（均$P<0.01$）。与模型组比较，真武汤组LVEF、LVFS升高（均$P<0.01$），BAX的浓度和蛋白表达显著降低（均$P<0.01$），Bcl-2的浓度及蛋白表达显著上升（均$P<0.01$），MMP-9的蛋白表达降低（$P<0.01$）。【结论】真武汤能有效调控大鼠心肌细胞凋亡因子，进而改善大鼠心功能。

关键词：真武汤；慢性心力衰竭；细胞凋亡；阿霉素；B细胞淋巴瘤-2蛋白；Bcl-2相关X蛋白；基质金属蛋白酶-9

资助基金：国家自然科学基金（82104775miR-145）；湖南省教育厅科学研究项目（21B0366）。

注：本文原载于《世界中医药》2023年第10期。

27. 经典名方当归补血汤物质基准的质量标准研究

谢晓林[1] 李 娟[2] 张德柱[1] 马 钊[1] 梁承远[2] 凌 梅[2] 乔乖萍[2] 惠 楠[2]

1. 陕西盘龙药业集团股份有限公司，西安，710021

2. 陕西科技大学，西安，710021

摘要：【目的】建立经典名方当归补血汤的质量标准。【方法】应用薄层色谱鉴别方法，以对照药材、阿魏酸、藁本内酯以及黄芪甲苷为对照，建立当归补血汤物质基准的定性鉴别方法。采用高效液相色谱法测定当归补血汤中阿魏酸以及毛蕊异黄酮葡萄糖苷的含量，采用NewmateTMC18（250 mm×4.6 mm，5 μm）色谱柱，以乙腈-0.2%甲酸为流动相进行洗脱，流速0.5ml/min，检测波长分别为316 nm和260 nm。【结果】薄层色谱鉴别方法专属性良好，斑点清晰。阿魏酸、毛蕊异黄酮葡萄糖苷分别在进样量为10 ~ 200 μg、5 ~ 50 μg范围内线性关系良好，相关系数均>0.999；平均加样回收率分别为100.64%和92.62%，相对标准偏差（RSD）均<3%。15批样品中阿魏酸和毛蕊异黄酮葡萄糖苷含量分别在0.068% ~ 0.109%和0.057% ~ 0.092%范围内。【结论】建立的方法准确可靠，可作为当归补血汤的质量控制标准。

关键词：当归补血汤；阿魏酸；毛蕊异黄酮葡萄糖苷；藁本内酯；黄芪甲苷；质量标准；薄层色谱法；高效液相色谱法

资助基金：陕西省创新能力支撑计划项目（2020PT-033）；陕西省技术创新引导计划（2020CGXNG-044）；陕西省科技厅重点研发计划项目（2020ZDLSF03-10）。

注：本文原载于《世界中医药》2023年第11期。

28. 防己黄芪汤联合五苓散治疗膝关节骨性关节炎的临床观察

李润民[1] 程 程[2] 蒋科卫[2] 危一飞[2]
邰 耀[1] 程大鹏[1] 陈雨欣[1] 王 文[1]

1. 北京中医药大学，北京，100105；

2. 中国中医科学院望京医院骨关节二科，北京，100102

摘要：【目的】分析膝关节骨性关节炎（KOA）患者经防己黄芪汤+五苓散联合治疗效果。【方法】选取2021年7月至2022年12月中国中医科学院望京医院收治的KOA患者100例作为研究对象，按照随机数字表法分为对照组和观察组，每组50例。对照组接受常规治疗，观察组在此基础上接受防己黄芪汤+五苓散联合治疗，6周为1个疗程，均治疗2个疗程。治疗后比较临床疗效；比较2组治疗前后炎症状态[肿瘤坏死因子-α（TNF-α）、白细胞介素-17（IL-17）、白细胞介素-1β（IL-1β）]、膝关节功能[Lysholm膝关节评分、日本骨科协会评估治疗（JOA）评分]、中医症候积分变化情况；记录并分析治疗期间不良反应发生情况。【结果】治疗2个疗程后，观察组临床疗效高于对照组（$P<0.05$）；2组

炎症介质水平、中医症候积分均降低，且观察组低于对照组（$P<0.05$）；2 组 Lysholm 膝关节评分、JOA 评分均升高，且观察组高于对照组（$P<0.05$）；2 组治疗期间均未发生严重不良反应。【结论】KOA 患者经防己黄芪汤、五苓散的联合治疗，可显著减轻炎症反应，改善患者的膝关节功能，降低疼痛程度，提高临床疗效，且安全性高。

关键词：膝关节骨性关节炎；防己黄芪汤；五苓散；炎症状态；膝关节功能；疗效；炎症介质；中医症候积分

资助基金：中国中医科学院科技创新工程骨伤科学重大攻关项目（CI2021A02001）。

注：本文原载于《世界中医药》2023 年第 14 期。

29. 补阳还五汤加减治疗冠心病心绞痛的效果研究——评《冠心病中医诊疗与康复》

李　婷　郑丽文　王广梅

南京市中西医结合医院药学部，南京，210014

摘要：《冠心病中医诊疗与康复》由苗阳主编，化学工业出版社出版，ISBN：9787122267108. 全书体现出中医辨证论治精神，编写内容以中西医结合治疗方法为主，其中重点论述了补阳还五汤在冠心病心绞痛治疗中的运用及其效果，对于改善心功能，缓解患者的临床症状有着显著作用。本文主要围绕着书中关于补阳还五汤加减治疗冠心病心绞痛的章节内容研读，分析其临床疗效，提炼治疗方法，供医学工作者在临床运用中作为参考。

关键词：补阳还五汤加减；冠心病；心绞痛；中医诊疗；加减治疗

注：本文原载于《世界中医药》2023 年第 14 期。

30. 桃核承气汤治疗脑出血疗效及安全性的 Meta 分析

刘　芹[1]　邹傲霜[1]　邓敏贞[2]　刘建仁[3]

1. 广州中医药大学，广州，510405

2. 广东省中医院，广州，510405

3. 广州中医药大学第一附属医院，广州，510405

摘要：【目的】系统评价了桃核承气汤治疗脑出血的疗效及安全性。【方法】检索 9 个中英文数据库，纳入桃核承气汤联合西医常规治疗与单用西医药物比较治疗脑出血性疾病的随机对照试验（RCTs）。【结果】11 篇 RCTs（n =811）的荟萃分析的结果显示，桃核承气汤联合西医常规观察组的有效率高于对照组（RR=1.12，95%CI 为 1.05 ~ 1.19，P<0.001）；与对照组比较，观察组能显著减少脑出血量（WMD =-3.88，95%CI 为 -5.14 ~ -2.61，P<0.001），改善脑出血症状评分（WMD =-3.72，95%CI 为 -7.38 ~ -0.06，P=0.046）及血清 C 反应蛋白和降钙素原水平（WMD =-11.47，95%CI 为 -17.82 ~ -5.12，P<0.001；WMD =-1.92，95%CI 为 -2.75 ~ -1.09，P<0.001），且未增加不良反应。【结论】桃核承气汤治疗脑出血能提高有效率，改善脑出血量、脑出血症状评分、血清 C 反应蛋白和降钙素原，且不良反应发生率未增加。

关键词：桃核承气汤；脑出血；中西医结合治疗；有效率；症状评分；不良反应；系统评价；Meta 分析

资助基金：中国博士后科学基金（2021M690759）

注：本文原载于《世界中医药》2023 年第 15 期。

31. 5 种经典名方治疗儿童咳嗽变异性哮喘的网状 Meta 分析

张志杰[1]　黄贵锐[1]　张诗瑜[1]　黄帅阳[1]　崔红生[2]

1. 北京中医药大学，北京，100029；
北京中医药大学第三附属医院呼吸科，北京，100029；

2. 北京中医药大学第三附属医院呼吸科，北京，100029

摘要：【目的】应用网状Meta分析方法比较与评价5种经典名方治疗咳嗽变异性哮喘（CVA）的临床疗效，并分别进一步评价其有效性及安全性。【方法】运用计算机检索并筛选国家知识基础设施数据库（CNKI）、中国生物医学文献数据库（CBM）、中国学术期刊数据库（CSPD）及中文科技期刊数据库（CCD）等数据库中关于5种经典名方（小青龙汤、射干麻黄汤、定喘汤、麻杏石甘汤、玉屏风散）治疗CVA的随机对照试验（RCT），检索时间为2010年1月1日至2022年5月5日。对纳入文献进行评估和筛选，并完成资料提取。借助软件Stata16.0实施网状Meta分析。【结果】共纳入40个RCT，网状Meta分析结果提示，在不考虑证型因素时，射干麻黄汤组疗效最为显著；而在辨证分型中，定喘汤+孟鲁司特钠片治疗CVA热证疗效最佳，射干麻黄汤对CVA寒证疗效最为显著。结局指标中，观察组治疗后的肺功能优于对照组且不良反应少于对照组。【结论】与孟鲁司特钠片组相比，5种经典名方单独使用或联合孟鲁司特钠片使用均能提高疗效，改善治疗后肺功能及减少治疗过程中出现的不良反应，且射干麻黄汤组治疗效果最佳。但上述结论仍需大量设计科学、质量更高的RCT来加以验证和说明。

关键词：经典名方；咳嗽变异性哮喘；临床疗效；肺功能；不良反应；网状Meta分析；孟鲁司特钠片；随机对照试验

资助基金：国家自然科学基金（82074390）。

注：本文原载于《世界中医药》2023年第16期。

32. 补阳还五汤联合针灸治疗糖尿病周围血管病变的疗效

李　明　王晓佳　刘　刚

北京中医医院怀柔医院内分泌科，北京，101400

摘要：【目的】观察补阳还五汤联合针灸治疗糖尿病周围血管病（DPVD）的疗效。【方法】选取2019年6月至2022年6月北京中医医院怀柔医院收治的气虚血瘀证DPVD患者96例作为研究对象，以随机数表法分成观察组与对照组，每组48例。对照组给予针灸治疗，观察组在此基础上给予补阳还五汤治疗。比较2组患者临床疗效，治疗前后临床证候评分，踝肱指数（ABI）及足背动脉血流，血糖代谢空腹血糖（FBG）、餐后2h血糖（2hPG）、糖化血红蛋白（HbA1c），血流变学低切全血黏度（BVL）、高切全血黏度（BVH）、血浆黏度（PV）、纤维蛋白原（Fg）水平，以及治疗期间不良反应的发生情况。【结果】治疗后观察组疗效总有效率为91.67%，高于对照组的68.75%，且观察组各临床证候评分低于对照组（$P<0.05$），同时ABI与足背动脉流血量高于对照组（$P<0.05$）。此外治疗后观察组患者FBG、2hPG、HbA1c、BVL、BVH、PV及Fg水平低于对照组（均$P<0.05$）。2组不良反应总发生率比较，差异无统计学意义（$P>0.05$）。【结论】补阳还五汤联合针灸治疗气虚血瘀证DPVD患者临床疗效确切，能缓解临床症状与周围血管病变情况，并有助于改善血糖代谢及血流变学水平。

关键词：补阳还五汤；针灸；气虚血瘀证；糖尿病周围血管病；临床疗效；证候评分；血糖代谢；血流变学

资助基金：北京市中医药科技项目（QN2014-24）。

注：本文原载于《世界中医药》2023年第16期。

33. 经方中大枣配伍应用规律

司尚坤　王法帅　曲　夷

山东中医药大学，济南，250355

摘要：【目的】总结和明确经方中大枣的功用、主治证候等，为其临床应用提供思路和参考。【方法】从用法用量、主治证候及配伍应用等方面，查证《伤寒杂病论》原文中配伍应用大枣的72首经方及相关条文，总结其规律。【结果】大枣基本以“枚”作单位，以12枚为常用药量，含大枣经方多为汤剂，多直接掰开去核入剂，也有以枣肉入膏和丸的形式。含大枣经方主治证候，病位涉及头面、胸中、胃肠、四肢、营血等身体各部分，病性涉及寒热、疼痛、呕呃下利等；大枣与生姜配伍，有调营卫、和枢机之功；与人参、甘草配伍具有补中养营之效；与当归配伍还有养血通脉安神的作用；还能益土制水、缓和药性，与甘遂、芫花、葶苈等逐水药物合用，在逐水利水的同时还能减毒、缓和药性。对于“咳”“胸腹满”“痰涎阻滞”等情况应慎用大枣。【结论】大枣的功效因配伍和用量不同而异，临床需要谨慎辨证，合理使用。

关键词：大枣；《伤寒杂病论》；经方；证候；配伍；调和营卫；补中养营；缓和药性

资助基金：全国中医学术流派传承工作室建设项目（LPGZS2012-34）；齐鲁医派中医药特色技术整理推广项目。

注：本文原载于《世界中医药》2023 年第 17 期。

34. 玉屏风散化裁联合沙美特罗替卡松治疗慢性阻塞性肺疾病

黎学聪　王昭灿　刘　穗　牛向馨

琼海市中医院，琼海，571400

摘要：【目的】分析玉屏风散化裁联合沙美特罗替卡松雾化吸入治疗慢性阻塞性肺疾病（COPD）稳定期患者的疗效。【方法】选取 2020 年 3 月至 2021 年 7 月琼海市中医院收治的稳定期 COPD 患者 86 例作为研究对象。采用简单随机化随机分为对照组和观察组，每组 43 例。对照组给予沙美特罗替卡松雾化吸入粉雾剂治疗，观察组在对照组基础上联合玉屏风散化裁治疗，2 组均治疗 12 周。比较 2 组临床疗效和不良反应发生情况。比较 2 组治疗前后中医证候积分、呼气流量峰值（PEF）、第 1 秒用力呼气容积（FEV1）、用力肺活量（FVC）、FEV1/FVC、气道壁厚度、气道内外径、气道腔面积、外周血 CD_4^+、CD_3^+、CD_8^+ 水平、CD_4^+/CD_8^+ 比值、血清基质金属蛋白酶 -2（MMP-2）、MMP-3、MMP-9、基质金属蛋白酶抑制剂（TIMP）1、TIMP2、白细胞介素 -6（IL-6）、C 反应蛋白（CRP）、降钙素原（PCT）水平。【结果】观察组总有效率高于对照组（$P<0.05$）。治疗后，观察组各中医证候积分、血清 MMP-2、MMP-3、MMP-9、CD_8^+、IL-6、PCT、CRP 水平及气道壁厚度和气道腔面积低于对照组，FEV1、FVC、FEV1/FVC、TIMP-1、TIMP-2、CD_4^+、CD_3^+、CD_4^+/CD_8^+ 水平及气道内直径高于对照组（$P<0.05$）。2 组总不良反应发生率比较，差异无统计学意义（$P>0.05$）。【结论】玉屏风散化裁联合沙美特罗替卡松雾化吸入治疗稳定期 COPD 患者疗效明确，改善免疫功能，降低炎症反应，增强肺功能，有效抑制气道重塑。

关键词：玉屏风散化裁；沙美特罗替卡松；慢性阻塞性肺疾病；肺功能；气道重塑；中医证候；炎症介质；疗效

资助基金：海南省自然科学基金项目（820RC789）。

注：本文原载于《世界中医药》2023 年第 18 期。

35. 桑白皮汤加减治疗慢阻肺急性加重期的疗效分析 ——评《名中医呼吸科绝技良方》

王　婧

如皋市中医院，南通，226500

摘要：《名中医呼吸科绝技良方》由科学技术文献出版社出版，李奇、吴大真、杨建宇等主编，ISBN：9787502361976. 慢阻肺是一种以气流受限作为主要临床特征的肺部疾病之一，气流受限不完全可逆，导致出现进行性发展。慢阻肺急性加重期则是慢阻肺患者的咳嗽、呼吸困难以及咳痰症状和平时相比有所加重，或者是出现黄痰、痰量增加情况，此情况下也就需要对患者的临床治疗用药方案进行调整，其中慢阻肺急性加重期是呼吸内科的常见疾病之一。究其原因，患者多为细菌感染或病毒感染，存在比较高的患病率以及病死率，导致社会以及患者的经济负担加重，对于患者的生命质量也具有严重影响。近些年，中医以自身独特的临床治疗优势，得到了人们的普遍关注和应用，相应的在慢阻肺急性加重期也可以加大对中医治疗理论的应用，进而提升患者的临床治疗效果。

关键词：慢阻肺急性加重期；疗效分析；桑白皮汤加减；加减治疗

注：本文原载于《世界中医药》2023 年第 18 期。

36. 大黄牡丹汤加味治疗慢性肾脏病高尿酸血症患者的临床疗效

张英杰　张永健　房聪聪　齐　欢　朱晓亮

秦皇岛市中医医院，秦皇岛，066003

摘要：【目的】探讨大黄牡丹汤加味治疗慢性肾脏病（CKD）高尿酸血症患者的临床效果。【方法】采用回顾性分析方法，选取2019年10月至2022年6月在秦皇岛市中医医院接受别嘌醇片治疗的CKD高尿酸血症患者42例作为对照组；选取同期接受大黄牡丹汤加味联合别嘌醇片治疗的CKD高尿酸血症患者46例作为观察组，疗程均为8周。比较2组24 h尿蛋白定量、24 h尿酸水平，临床疗效，血肌酐（SCr）、血尿素氮（BUN）、肾小球滤过率（GFR）、尿酸（UA）等肾功能指标，中医证候积分，不良反应的发生情况。【结果】观察组和对照组的总有效率分别为91.30%（42/46）和66.66%（28/42）；肾功能指标SCr分别为（98.21±14.01）μmol/L和（121.52±29.14）μmol/L，BUN分别为（7.56±0.63）mmol/L和（9.24±0.98）mmol/L，血清UA分别为（681.43±106.73）和（549.63±87.49）μmol/L，GFR分别为（28.97±9.23）mL/（min·1.732）和（24.56±8.44）mL/（min·1.732），差异有统计学意义（$P<0.05$）；尿酸代谢指标分别为24 h尿蛋白定量分别为（1.01±0.87）g和（1.94±1.12）g，24 h尿酸水平分别为（398.31±32.47）μmol/L和（456.32±40.58）μmol/L，差异有统计学意义（$P<0.05$）；TNF-α水平分别为（45.27±5.93）μg/L和（88.62±8.71）μg/L，IL-6水平分别为（41.73±6.21）ng/L和（82.56±8.98）ng/L，CRP水平分别为（7.97±0.38）mg/L和（14.22±1.89）mg/L，差异有统计学意义（$P<0.05$）；2组中医证候积分均改善，且观察组比对照组低，差异均有统计学意义（均$P<0.05$）。观察组和对照组均无药物不良反应发生。【结论】CKD高尿酸血症患者经大黄牡丹汤加味联合别嘌醇片治疗比单纯别嘌醇片治疗疗效更佳，且安全性高。

关键词：慢性肾脏病；高尿酸血症；别嘌醇片；大黄牡丹汤加味；肾功能；尿酸代谢；中医证候；积分炎症介质

资助基金：河北省中医药管理局科研计划项目（2022285）；秦皇岛市科学技术研究与开发计划项目（202101A203）。

注：本文原载于《世界中医药》2023年第19期。

37. 五虎汤药理作用及临床应用研究进展

陈少裕[1]　戴　璇[1]　陈　鹏[1]　张梦颖[1]　李京心[1]　孙燕妮[2]

1. 上海中医药大学附属普陀医院，上海，200062

2. 上海中医药大学，上海，201203

摘要：五虎汤首载于《仁斋直指方》，具有清热化痰、宣肺平喘等功效，历代医家应用五虎汤治疗痰哮、风寒、马脾风等病症。系统检索国家知识基础设施数据库（CNKI），中国学术期刊数据库（CSPD）等数据库近年来公开发表的关于五虎汤的临床应用及相关的药效机制研究文献，总结发现五虎汤具有抗炎、降低气道反应性，抑制气道重塑、舒张支气管平滑肌、降低气道黏液储备和胶原沉积指数、重建免疫平衡、抗病毒等功效，现临床上常用于治疗肺炎、流感、支气管哮喘等疾病，疗效显著。现对五虎汤治疗呼吸系统相关疾病的一系列研究及临床运用进行整理和分析总结，以期为今后五虎汤在临床得到更深入的研究与广泛的运用。

关键词：五虎汤；呼吸系统；肺炎；哮喘；痰热壅肺；药理作用；临床疗效；研究进展

资助基金：国家自然科学基金（81573901）；上海市普陀区中心医院院内课题（2020311B）。

注：本文原载于《世界中医药》2023年第19期。

38. 经典名方芍药甘草汤物质基准质量标准研究

曲缘章[1]　李　丹[2]　刘佳萌[1]　马生军[3]　孙　博[1]　李宝国[4]　李　刚[5]　杨林勇[5]　刘　岩[6]　朱广伟[7]

1. 中国中医科学院中药研究所，北京，100700

2. 神威药业集团有限公司，石家庄，051430

3. 新疆农业大学食品科学与药学学院，乌鲁木齐，830052
4. 山东中医药大学，济南，250355
5. 盛实百草药业有限公司，天津，300301
6. 河南中医药大学，郑州，450046
7. 中国中医科学院中药研究所，北京，100700
中国中医科学院博士后科研流动站，北京，100700

摘要：【目的】建立芍药甘草汤（SGD）物质基准及对应实物薄层鉴别方法、超高效液相色谱（UHPLC）特征图谱，并对其进行多成分含量测定，研究量值传递规律，结合出膏率、水分等数据，探讨SGD质量标准。【方法】制备18批SGD物质基准和对应实物。薄层鉴别使用1% NaOH制备的硅胶G薄层板，以乙酸乙酯：甲酸：冰醋酸：水（15：1：1：2）为展开剂，以10%的硫酸乙醇溶液为显色剂。使用超高效液相色谱－二极管阵列检测器（UHPLC-DAD）法建立SGD物质基准及对应实物特征图谱，指认特征峰；对饮片、物质基准、对应实物进行多成分含量测定，分析指标成分从饮片－物质基准－对应实物的传递规律。【结果】薄层鉴别显示色谱斑点清晰，阴性无干扰。SGD物质基准和对应实物特征图谱相似度均大于0.9，共匹配14个特征峰，指认出6个。指标成分含测结果为：芍药苷、甘草苷、甘草酸在物质基准中分别为0.48～0.83mg/mL、0.13～0.32mg/mL、0.31～0.60mg/mL，在对应实物中分别为2.21%～3.40%、0.64%～1.59%、1.56%～3.00%。饮片－物质基准的平均转移率分别为芍药苷51.15%、甘草苷36.65%、甘草酸37.03%；物质基准－对应实物的平均转移率分别为芍药苷100.19%、甘草苷99.55%、甘草酸100.49%。【结论】通过各项研究结果能够较为全面地对SGD物质基准和对应实物的质量进行把控，实现了对经典名方SGD开发研究的全过程质量控制。

关键词：经典名方；芍药甘草汤；物质基准；对应实物；质量控制；超高效液相色谱－二极管阵列检测器；芍药苷；甘草苷；甘草酸

资助基金：重大新药创制国家科技重大专项（2018ZX09721005）；中国中医科学院科技创新工程项目（CI2021A04506）。

注：本文原载于《世界中医药》2023年第22期。

39. 当归芍药散的临床应用及药理作用研究进展

任振杰[1]　张　业[1]　梁　帅[2]　李栋梁[1]　王晨阳[1]

1. 河南中医药大学中医学院，仲景学院，郑州，450046
2. 河南中医药大学第三临床医学院，郑州，450004

摘要：当归芍药散是出自张机《金匮要略》的一首经方，配伍经典、功效颇多，临床常用来治疗妇科疾病及其他多种疾病，疗效肯定，不良反应少。为使临床和实验中更好、更深入地研究当归芍药散，通过对当归芍药散的相关文献进行检索和整理，总结了其临床应用、药理作用机制及化学成分等方面的研究，发现该方不仅可以治疗慢性盆腔炎、卵巢囊肿、痛经、月经不调、乳腺疾病、妊娠高血压、不孕、围绝经期综合征等妇科疾病，对非酒精性脂肪肝、肾病综合征、心力衰竭、认知障碍、黄褐斑、风湿病等疾病也有很好的临床效果，无论与西药联用还是单独运用，临床效果均明显优于单纯西药治疗，而且很大程度上能纠正西药的不良反应。药理作用机制方面，经查阅文献整理发现当归芍药散具有抗炎、调节免疫、保护血管内皮、保护神经细胞、调控内分泌、调控脂代谢等药理作用。在总结中发现，目前对当归芍药散的研究较多，但某些相关疾病的临床报道较少，动物体内实验研究多而细胞层次研究较少，缺乏方中有效成分及药理作用探索研究且不够深入，以及与近年相关研究热点结合不够，这些都有待进一步研究和完善，为临床和实验研究提供科学依据。

关键词：当归芍药散；临床应用；药理作用；研究进展；妇科疾病；实验研究；药效成分；信号通路

资助基金：国家自然科学基金（81973739）；河南省重点研发与推广专项（科技攻关）项目（232102310459）；河南省研究生教育改革与质量提升工程项目（YJS2022SZ20）；河南省中医药科学研究专项课题（2021ZY2130）；河南省中医药科学研究专项课题（2022ZY1168）；河南省本科高校课程思政样板课程（方剂学）；河南省特色骨干学科中医学学科建设项目（STG-ZYX04-202138）。

注：本文原载于《世界中医药》2023年第23期。

李莹曼教授等学验选编

1. 经典名方清金化痰汤物质基准指纹图谱及多指标含量测定研究

李莹曼[1] 张林林[2] 朱 强[3] 刘建庭[4] 李翔宇[3]
张洪兵[4] 韩彦琪[4] 王 权[3] 许 浚[2] 张铁军[2]

1. 天津中医药大学研究生院，天津，301617
2. 天津药物研究院天津市中药质量标志物重点实验室，天津，300301
天津药物研究院释药技术与药代动力学国家重点实验室，天津，300301
3. 安徽济人药业有限公司，亳州，236800
4. 天津药物研究院天津市中药质量标志物重点实验室，天津，300301

摘要：【目的】建立清金化痰汤物质基准（QJHT）的高效液相色谱（HPLC）指纹图谱及栀子苷、芒果苷、橙皮苷、黄芩苷、汉黄芩苷的含量测定方法，为其质量控制提供参考。【方法】采用 Agilent Eclipse XDB C18 色谱柱，以乙腈 -0.1％磷酸水为流动相（梯度洗脱），流速设为 1.0ml · min-1，检测波长为 230 nm，柱温为 30℃，进样量为 10μL。采用《中药色谱指纹图谱相似度评价系统》（2012 版）绘制 20 批 QJHT 指纹图谱，明确共有峰，进行相似度分析。采用 SPSS 26、MeV-4.9.0 和 SIMCA 14.1 软件进行化学模式识别研究，筛选出影响其质量的关键性成分。采用 Agilent ZORBAX Eclipse XDB C18 色谱柱，以乙腈 -0.1％磷酸水为流动相（梯度洗脱），流速为 1.0ml · min-1，进样量为 10μL，柱温为 30℃，检测波长为 240 nm（0-30 min），276 nm（30-60 min），建立含量测定方法。【结果】20 批物质基准特征图谱的相似度均大于 0.99，共指认了 23 个共有峰。聚类分析（CA）、主成分分析（PCA）和正交偏最小二乘法判别分析（OPLS-DA）均将物质基准分为 3 类，即 S1-S6、S11-S16 聚为一类，S7-S10、S17、S18、S20 聚为一类，S19 单独聚为一类。通过结合 PCA 和 OPLS-DA，筛选出影响物质基准分类的化学成分，分别归属于黄芩、栀子、橘红、桑白皮和甘草。含量测定显示，栀子苷、芒果苷、橙皮苷、黄芩苷、汉黄芩苷分别在浓度为 13.75-141.00、7.52-77.10、5.97-61.20、29.43-301.80、7.41-76.05μg·mL-1 范围内，线性关系良好；回收率分别为 100.90％、100.11％、97.75％、102.93％、98.65％；含量分别为 1.85％、0.21％、0.34％、3.76％、0.74％。【结论】本文建立的指纹图谱和多指标含量测定方法准确、稳定，为经典名方清金化痰汤的物质基准及相关制剂的质量控制提供依据。

关键词：经典名方；清金化痰汤；物质基准；指纹图谱；含量测定；聚类分析；主成分分析；正交偏最小二乘 - 判别分析

资助基金：国家自然科学基金（81830111）；国家重大新药创制科技重大专项（2018ZX09721004-006）。

注：本文原载于《世界科学技术 - 中医药现代化》2023 年第 1 期。

2. 柴胡加龙骨牡蛎汤作用难治性癫痫多药转运体的机制研究

姚汉云 徐 雷 周晓香 单 萍
武汉市第一医院，武汉，430022

摘要：探讨柴胡加龙骨牡蛎汤通过环氧化酶（Cyclooxygenase，COX-2）/ 前列腺素 2（Prostaglandin 2，PGE2）- 腺苷作用难治性癫痫多药转运体的机制研究。选取 60 只模型构建成功实验小鼠，观察各组小鼠在戊四氮 PTZ（Pentylenetetrazole）点燃过程中癫痫发作情况，并通过苏木精 - 伊红染色法（Hematoxylin-eosin staining，HE）染色观察小鼠海马皮层形态结构；分离培养小鼠海马星形胶质细胞，Real-time PCR 检测相关基因表达；构建 PTZ 慢性点燃癫痫小鼠模型，不同剂量柴胡加龙骨牡蛎汤灌服，统计小鼠癫痫发作情况，并通过 Real-time PCR 检查小鼠脑内相关基因表达。与野生型组相比，敲除组小鼠死亡率、点燃率和发作持续时间增加（$P<0.05$），而点燃潜伏时间和发作开始时间下降（$P<0.05$）；HE 染色显示，敲除组小鼠海马皮层出现小胶质细胞增生和肿胀，神经细胞坏死和异常。小鼠海马星形胶质细胞 Real-time PCR 发现，与对照组相比，模型组中 COX-2、PEG2、磷酸羟乙酸磷酸酶（Phosphoglycollate phosphatase，PGP）和多药耐药蛋白（Multidrug resistant protein，MRP1）均上调表达（$P<0.05$），而柴胡加龙骨牡蛎汤处理后呈剂量依赖下调表达（$P<0.05$）。动物模型实验表明，与模型组相比，柴胡加龙骨牡蛎汤灌服后小鼠癫痫发作次数、平均发作时间和发作级别呈剂量依赖下降（$P<0.05$）；小鼠脑内 Real-time PCR 结果与小鼠海马星形胶质细胞中表达一致。总之，本研究通过观察 PTZ 慢性点燃癫痫模型小鼠癫痫发作情况及脑组织病理改变，探讨柴胡加龙骨牡蛎汤的抗癫痫作用及其与 COX-2/PGE2- 腺苷系统通路的关系。

关键词： 柴胡加龙骨牡蛎汤；COX-2/PGE2-腺苷；难治性癫痫；发作级别；机制研究

资助基金： 国家自然科学基金（81703870COX-2/PGE2）。

注： 本文原载于《世界科学技术－中医药现代化》2023 年第 1 期。

3. 半夏厚朴汤通过抑制炎症反应改善 CIH 小鼠肺脏损伤的机制研究

陈 琦 赵亚硕 宋纪显 唐 毅 吉恩生 李杰茹

河北中医学院生理学教研室，石家庄，050200

河北省中医药结合氢医学技术创新中心，石家庄，050091

摘要：【目的】本研究旨在观察半夏厚朴汤（Banxia houpu decoction，BHD）对慢性间歇性低氧（Chronic intermittent hypoxia，CIH）暴露小鼠肺脏损伤的改善作用，并探讨其可能的分子机制。【方法】将 30 只健康的 6-8 周龄雄性 C57BL/6 小鼠随机分成：常氧组（CON）、慢性间歇性低氧暴露组（CIH）、慢性间歇性低氧 + 半夏厚朴汤组（CIH+BHD）。CON 组暴露于常氧环境，CIH 组与 CIH+BHD 组暴露于间歇性低氧的环境中。其中，CIH+BHD 组于每日放入低氧舱前 30 min 给予半夏厚朴汤灌胃（7 g · kg-1 · d-1），而 CIH 组与 CON 组给予同等体积生理盐水。造模 5 周结束后取材，应用 HE 染色观察各组小鼠肺脏的病理学改变；免疫组化方法检测各组小鼠 NF-κB、IL-6、TNF-α 的蛋白表达情况；Western blot 检测 NLRP3 炎性小体（包括 NLRP3、ASC、caspase-1）、IL-6、TNF-α、TLR4/MyD88/NF-κB、TXNIP 和 IL-18 的蛋白表达。【结果】CIH 处理后，小鼠肺组织病理学改变为肺泡壁增厚、炎性细胞浸润；免疫组化结果显示 CIH 暴露后 NF-κB、IL-6、TNF-α 蛋白表达升高；Western blot 检测 CIH 暴露后 NLRP3 炎性小体（包括 NLRP3、ASC、caspase-1）、IL-6、TNF-α、TLR4/MyD88/NF-κB、TXNIP 和 IL-18 的蛋白表达升高。与 CIH 组相比，CIH+BHD 组小鼠肺脏病理切片可见肺泡壁厚度大致正常，炎性细胞浸润情况改善；免疫组化和 Western blot 中检测的相关指标均有下降的表现。【结论】半夏厚朴汤可能是通过抑制炎症反应改善 CIH 暴露后小鼠肺脏损伤。

关键词： 半夏厚朴汤；阻塞性睡眠呼吸暂停；肺损伤；炎症反应；慢性间歇性低氧

资助基金： 国家自然科学基金（82004127hepcidin）；河北中医学院科技能力提升项目（KTY2019058）。

注： 本文原载于《世界科学技术－中医药现代化》2023 年第 1 期。

4. 半夏泻心汤调控 TLRs/NF-κB/MyD88 信号通路干预溃疡性结肠炎的实验研究

李室箕[1] 张 林[2] 牟永旭[1] 朱炯依[1] 罗文晔[1] 王 杰[1] 谢田炜[1] 陈兰秋[1]

1. 辽宁中医药大学，沈阳，110847

2. 辽宁中医药大学，沈阳，110847

辽宁中医药大学中医学院，沈阳，110847

摘要：【目的】观察半夏泻心汤对溃疡性结肠炎（Ulcerative colitis，UC）大鼠肠道粘膜中的Toll样受体（Toll-like receptors，TLRs）/核转录因子κB（Nuclear factor kappa-light-chain-enhancer of activated B cells，NF-κB）/髓样分化蛋白88（Myeloid differentiation factor SS，MyD88）信号通路及抑制因子基质金属蛋白酶（Matrix metalloproteinases，MMPs）MMP-1、MMP-2表达影响，并探讨其作用机制。【方法】建立葡聚糖硫酸钠盐（Dextran sulphate sodium salt，DSS）诱导产生UC模型，根据随机数字表法，将35只无特定病原体（Specific pathogen free，SPF）级大鼠进行分组，分为正常组、模型组、低浓度给药组（0.473 g·mL-1）、中浓度给药组（0.945 g·mL-1）和高浓度给药组（1.890 g·mL-1）。除正常组外，其余4组大鼠连续10天使用2.5%浓度的葡聚糖硫酸钠盐溶液每天2ml进行灌胃，造模成功后，连续给药1周，观察大鼠疾病活动指数(Disease activity index,DAI)变化；采用苏木精-伊红（Hematoxylin-eosin，HE）染色法，确认结肠组织病变损伤程度；同时应用蛋白质免疫印迹试验（Western blot）法，检测TLR4、NF-κB、MyD88蛋白在各组大鼠结肠中的表达；实时荧光定量聚合酶链反应（Real-time fluorescent quantitative polymerase chain reaction，RT-PCR）技术则测定了大鼠结肠黏膜TLR4、NF-κB、IκB-α（人核因子κB抑制蛋白α，NF-KB inhibitor α）、MMP-1、MMP-2的mRNA的表达。【结果】造模后大鼠体质量、食欲、被毛、活动度、尿量较造模前均出现不同程度的下降，同时部分大鼠出现腹泻、便血的症状。模型组与正常组相比，大鼠结肠组织中TLR4、NF-KB、MyD88蛋白的表达，及TLR4、NF-κB、IκB-α、MMP-1、MMP-2的mRNA表达均显著升高（$P<0.01$）；给予半夏泻心汤治疗后，UC大鼠体质量下降、腹泻、便血等症状明显减轻。低、中、高剂量的半夏泻心汤试验组中，大鼠结肠黏膜组织TLR4、NF-κB、MyD88蛋白的表达相较于模型组有不同程度地降低；MMP-1、MMP-2水平也有所下降。【结论】半夏泻心汤可能通过影响TLRs/NF-κB/MyD88信号通路及其相关因子的表达，改善溃疡性结肠炎大鼠结肠损伤程度，进而防治UC。

关键词：半夏泻心汤；溃疡性结肠炎；TLRs/NF-κB/MyD88信号通；Toll样受体；基质金属蛋白酶

资助基金：辽宁中医药大学创新学院大学生创新创业项目（X202010162063TLRs/NF-κB/myD88MMP-1、MMP-2）。

注：本文原载于《世界科学技术－中医药现代化》2023年第3期。

5. 当归芍药散联合TLR4抑制剂对大鼠肝纤维化的抑制作用及NF-κB/NLRP3通路的调节作用研究

王 雯[1] 胡传国[1] 梁伟林[2]

1. 新疆维吾尔自治区人民医院，乌鲁木齐，830001

2. 解放军总医院京西医疗区，北京，100144

摘要：【目的】研究当归芍药散联合Toll样受体4（Toll-likereceptor4，TLR4）抑制剂对大鼠肝纤维化的抑制作用及对核因子κB（Nuclear factor kappa-B，NF-κB）/NOD样受体蛋白3（NOD-like receptor protein 3，NLRP3）通路的调节作用。【方法】大鼠随机分为空白对照组及造模组，造模组采用腹腔注射四氯化碳（CCl_4）法建立肝纤维化大鼠模型，造模完成后的大鼠随机分为肝纤维化模型组、当归芍药散组、TLR4抑制剂组及联合组，12只/组，当归芍药散组大鼠按照10g·kg^{-1}（以生药含量计）灌胃给予大鼠当归芍药散，TLR4抑制剂组腹腔注射给予大鼠TAK-242（3mg·kg^{-1}），联合组同时给予大鼠当归芍药散（10g·kg^{-1}）及TAK-242（3mg·kg^{-1}），1次/天，连续给药13周，测定大鼠体质量、肝脏重量及肝脏指数，使用全自动生化分析仪测定大鼠血清直接胆红素（Direct bilirubin，DBIL）、总胆汁酸（Total bile acid，TBA）及总胆红素（Total bilirubin，TBIL）水平，使用酶联免疫吸附法（ELISA）测定肝组织细胞间黏附分子-1（Intercellular cell adhesion molecule-1，ICAM-1）、超氧化物歧化酶（Superoxide dismutase，SOD）、丙二醛（Malondialdehyde，

MDA）及还原型谷胱甘肽（Glutathione，GSH）水平，Masson 染色法检查大鼠肝组织病理学变化，实时定量聚合酶链式反应（Real-time quantitative polymerase chain reaction，Rt-qPCR）测定肝组织 NLPR3 及 NF-κB mRNA 水平，免疫印迹法（Western blot）测定肝组织 NLPR3 及 NF-κB 蛋白水平，免疫荧光法测定肝组织 α-SMA 表达。【结果】与空白对照组比较，肝纤维化模型组大鼠肝脏质量、肝脏指数，血清 DBIL、TBA 及 TBIL 水平、肝组织 ICAM-1 及 MDA 水平、肝组织 NLPR3 及 NF-κB mRNA 及蛋白水平、肝组织 α-SMA 免疫荧光强度显著升高（$P<0.05$），体质量、肝组织 SOD 及 GSH 水平显著降低（$P<0.05$），肝组织明显纤维化改变；与肝纤维化模型组比较，当归芍药散组、TLR4 抑制剂组及联合组大鼠肝脏质量、肝脏指数，血清 DBIL、TBA 及 TBIL 水平、肝组织 ICAM-1 及 MDA 水平、肝组织 NLPR3 及 NF-κB mRNA 及蛋白水平、肝组织 α-SMA 免疫荧光强度显著降低（$P<0.05$），体质量、肝组织 SOD 及 GSH 水平显著升高（$P<0.05$），肝组织病理学明显恢复，且联合组各项指标变化显著优于当归芍药散及 TLR4 抑制剂单独给药组。【结论】当归芍药散联合 TLR4 抑制剂能显著改善肝纤维化大鼠肝功能，抑制肝组织纤维化进展，降低氧化应激损伤，其机制可能与调节 NF-KB/NLPR3 通路有关。

关键词：当归芍药散；TLR4 抑制剂；NF-κB/NLRP3 通路；肝纤维化大鼠

资助基金：新疆维吾尔自治区卫生健康委员会自治区卫生健康青年医学科技人才专项科研项目（WJWY-202226TLR4/NF-κB/NLRP3）。

注：本文原载于《世界科学技术－中医药现代化》2023 年第 3 期。

6. 徐振晔教授经方辨治恶性肿瘤验案撷英

饶志璟　王中奇　邓海滨　苏　婉　徐振晔

上海中医药大学附属龙华医院，上海，200032

摘要：徐振晔教授深耕于中医肿瘤临床与教学数十载，提出基于精气亏虚论治肺癌的学术观点，对扶正治癌思想内涵进一步发掘，确立了“益气养精，抑癌解毒”的治疗原则，涵盖了精气、阴阳互求，培土生金，脾肾同治等补虚扶正治法，配合清热解毒、通络化瘀、行气解郁、燥湿化痰、软坚散结等法抑癌解毒，研制了肺岩宁方及二号方、抗瘤增效方、双黄升白方、悬饮宁方、抗癌精方、骨痛灵方等经验方，为中医肿瘤治疗贡献了宝贵财富。徐教授勤求古训，博采众方，临证中不忘效景岳仲景之法，善用经方名方，常获桴鼓之效。

关键词：中医；精气亏虚；恶性肿瘤；临证经验

资助基金：上海市教育委员会科研创新计划项目（2017-01-07-00-10-E00064）；徐振晔全国名老中医药专家传承工作室基金项目。

注：本文原载于《世界科学技术－中医药现代化》2023 年第 4 期。

7. 经方治疗胃癌前病变研究进展

代　露[1]　张玉书[1]　李吉彦[2]　朱炜楷[1]
王政芃[1]　李佳睿[1]　左　昕[1]　沈　会[1]

1. 大连医科大学附属第一医院，大连，116011
大连医科大学中西结合研究院/学院，
大连，116044
2. 大连市中医院，大连，116013

摘要：经方配伍严谨，用药精当，组方精简，具有很高的实用价值和科学价值。经方治疗胃癌前病变，在临床疗效上显现出极大的优势作用，通过总结近年来各医家的研究，探究经方治疗胃癌前病变的机制。本文将主要论述治疗胃癌前病变的经方及其治疗的作用机制，望有助于明确经方治疗胃癌前病变的机制，为经方广泛应用于临床提供更多医学证据。研究表明，经方能通过增强免疫力、清除幽门螺杆菌、调节炎症因子的水平、调控细胞增殖与凋亡平衡等多种途径，多环节、多靶点全面调节胃肠功能，修复胃黏膜损伤，在促进胃黏膜病变组织学逆转方面具有明显作用。

关键词：中医药；伤寒杂病论；经方；胃癌前病变；机制

资助基金：中医药传承与创新“百千万”人才工程（岐黄工程）；全国中医药创新骨干人才培训项目；辽宁省中医优秀人才项目（2021129）。

注：本文原载于《世界科学技术－中医药现代化》2023年第5期。

8. 小柴胡汤抑制NF-κB信号通路对氨诱导大鼠星形胶质细胞水肿的保护作用研究

李 晋[1] 冯勤兴[1] 贾为壹[1] 刘正芸[1] 刘佳佳[2] 徐尚福[2]

1. 遵义医科大学贵州省普通高等学校传染病与生物安全特色重点实验室，遵义，563006

遵义医科大学生命科学研究院，遵义，563006

2. 遵义医科大学基础药理教育部重点实验室暨特色民族药教育部国际合作联合实验室，遵义，563006

摘要：【目的】观察小柴胡汤对氨诱导大鼠星形胶质细胞水肿的影响及基于NF-κB信号通路探讨小柴胡汤干预脑水肿的作用机制。【方法】从新生1-2天的SD大鼠脑皮质中分离提取星形胶质细胞，当细胞含量大于95%时即可传代并将其分3组：空白对照组（10%空白对照组血清，Vehicle）、模型组（10%空白对照组血清+5 mmol·L-1氯化铵，Model）、小柴胡汤组（10%含药血清+5 mmol·L-1氯化铵，XCHT）。免疫荧光法检测AQP4的表达；RT-PCR和Western blot法检测GFAP、AQP4和TNF-α的表达水平；磷酸化NF-κB P65蛋白表达水平通过Western blot法检测。【结果】①氯化铵使星形胶质细胞AQP4表达增高（$P<0.01$），GFAP表达降低（$P<0.05$，$P<0.01$）；小柴胡汤含药血清干预后，星形胶质细胞AQP4表达明显下降（$P<0.01$），而GFAP的表达量升高（$P<0.05$）。②与空白对照组相比，模型组TNF-α和磷酸化NF-κB P65表达水平明显升高（$P<0.05$）；而经小柴胡汤含药血清处理后，TNF-α和磷酸化NF-κB P65含量降低（$P<0.05$）。【结论】小柴胡汤可改善氨诱导的大鼠星形胶质细胞水肿，增强星形胶质细胞活性；其作用机制可能与抑制NF-κB信号通路，减少炎症介质（尤其TNF-α）的产生和释放有关。

关键词：小柴胡汤；星形胶质细胞；水肿；氨；NF-κB信号通路

资助基金：国家自然科学基金；贵州省科技计划一般项目（ZH[2021547）。

注：本文原载于《世界科学技术－中医药现代化》2023年第6期。

9. 伤寒黄疸方"麻黄连轺赤小豆汤"证候分析、方中连轺考证及对连翘药用价值和研究的启示

王 涛[1] 陈绮蕾[2] 王柏方[3] 唐建开[3] 郭雪健[3] 李石飞[3] 陈虎彪[2] 张立伟[3]

1. 山西大学分子科学研究所 / 中医药现代研究中心，太原，030006

长治医学院药学系，长治，046000

2. 香港浸会大学中医药学院，香港，999077

3. 山西大学分子科学研究所 / 中医药现代研究中心，太原，030006

摘要：麻黄连轺赤小豆汤是伤寒黄疸三方之一，但未受重视，方中连轺来源不明，地位作用难辨。本文首先对方中麻黄功用和全方证候进行剖析，确定了本方主要用来“清利湿热”以退黄；在此基础上考证“连轺”为“连翘之根”，而非“翘根”，今人以连翘代连轺使用效果相当；接着分析了方中“连翘”的重要地位，并根据连翘作用广泛但缺乏主治病证的特点对连翘药用、研究开发指出了一些有价值的方向，为深入开展连翘理论和实践研究提供了借鉴启示。

关键词：伤寒；黄疸；麻黄连轺赤小豆汤；连翘

资助基金：国家中药标准化项目（中药标准行动计划项目）（ZYBZH-Y-JIN-34）；山西省科学技术厅重点研发计划重点项目（201603D3114010）。

注：本文原载于《世界科学技术－中医药现代化》2023 年第 9 期。

10. 桂枝甘草汤对豚鼠心室肌细胞 IKs 及 HEK293 细胞 IKr 的影响

邢作英[1] 王永霞[2] 朱明军[2] 胡宇才[2]
陈召起[3] 高 原[2] 宋欢欢[2] 邱伯雍[2]

1. 河南中医药大学，河南省郑州市金水区金水东路 156 号，450000
2. 河南中医药大学第一附属医院
3. 河南省人民医院 / 郑州大学人民医院

摘要：【目的】探讨桂枝甘草汤治疗心律失常的可能作用机制及配伍意义。【方法】30 只 SD 大鼠随机分为桂枝组（桂枝单煎液 120mg/ml）、甘草组（甘草单煎液 60mg/ml）、桂枝甘草单煎液混合组（桂枝单煎液＋甘草单煎液混合 180mg/ml）、桂枝甘草汤同煎液组（桂枝和甘草同煎液 180mg/ml）、对照组（生理盐水），每组 6 只。各组每天灌胃相应药物 1ml/100g，3 天后腔静脉取血制备含药血清。分离豚鼠心室肌细胞，设桂枝血清组、甘草血清组、桂枝甘草单煎液混合血清组、桂枝甘草汤同煎液血清组、对照血清组，每组 5 个复孔；各组以体积比分别加入 10％和 15％浓度含药血清，培养 24 h 后分别检测各组在 0、20、30、40、50mV 条件下慢激活延迟整流钾电流（IKs）电流密度。HEK293 细胞分组及干预方法同心室肌细胞，培养 24h 后分别检测各组在 0、20、30、40、50 mV 条件下快激活延迟整流钾电流（IKr）尾电流密度及 IKr 尾电流动力学参数（包括激活半电压、斜率因子）。【结果】在 10％浓度药物干预下，0、20、30、40、50mV 时各组 IKs 电流密度比较差异均无统计学意义（$P>0.05$），20、30、40、50 mV 时各组 IKr 尾电流密度比较差异均无统计学意义（$P>0.05$）。在 15％浓度药物干预下，与对照血清组比较，甘草血清组和桂枝甘草单煎液混合血清组各电压 IKs 电流密度均降低，桂枝血清组 30、40、50 mV 时 IKs 电流密度降低，桂枝甘草汤同煎液血清组 50 mV 时 IKs 电流密度降低（$P<0.05$）；桂枝甘草汤同煎液血清组各电压 IKr 尾电流密度均降低，桂枝甘草单煎液混合血清组 50 mV 时 IKr 尾电流密度降低，甘草血清组 0 mV 时 IKr 尾电流密度升高（$P<0.05$）。在 15％浓度药物干预下，与甘草血清组比较，桂枝甘草汤同煎液血清组 30 mV 时 IKs 电流密度升高，各电压 IKr 尾电流密度均降低（$P<0.05$）；与桂枝血清组比较，桂枝甘草汤同煎液血清组 30、40、50 mV 时 IKr 尾电流密度降低（$P<0.05$）。与对照血清组比较，在 10％药物浓度干预下，各组 IKr 尾电流激活半电压均减小（$P<0.05$）；在 15％药物浓度干预下，各组 IKr 尾电流激活半电压均减小（$P<0.05$），甘草血清组、桂枝血清组斜率因子减小（$P<0.05$）。【结论】桂枝甘草汤可在一定程度上抑制心室肌细胞 IKs 及 HEK293 细胞 IKr，这可能是其治疗心律失常的作用机制之一，且方中桂枝和甘草配伍具有协同增效的作用。

关键词：心律失常；桂枝甘草汤；心室肌细胞；HEK293 细胞；慢激活延迟整流钾电流；快激活延迟整流钾电流

资助基金：国家自然科学基金（81803944）；国家自然科学基金（81102698）；河南省科技创新团队（C20130050）；河南省高校科技创新团队（131RTSTHN012）。

注：本文原载于《中医杂志》2023 年第 7 期。

11. 芍药甘草汤化裁热敷对患者结肠镜检查相关不适症状的影响——随机对照单盲临床试验

陈一秀 曹艳霞 罗晓颖 杨俭勤 赵苗苗
谭 静 张 涛 邱雪霏 刘晓云

中国中医科学院望京医院，北京市朝阳区望京街道中环南路 6 号，100102

摘要：【目的】观察芍药甘草汤化裁热敷预防结肠镜检查相关不适症状的效果。【方法】将预行结肠镜检查的患者 168 例随机分为治疗组和对照组各 84 例。对照组给予普通结肠镜常规护理。治疗组在对照组基础上，于结肠镜检查前给予以神阙穴为中心的芍药甘草汤化裁热敷。比较两组结肠镜检查中及检查后1天、检查后1周时总体不适症状发生情况以及腹痛、腹胀程度评分与持续时间。比较两组结肠镜检查过程中医师的进镜时间、结肠镜插入次数以及盲肠插镜率。观察并记录患者干预前后不良事件发生情况。【结果】最终154例患者（对照组76例，治疗组78例）完成研究。与对照组比较，治疗组能够明显减轻结肠镜检查中患者的腹痛、腹胀严重程度评分，明显缩短检查过程中腹痛、腹胀持续时间及医师进镜时间（$P<0.05$ 或 $P<0.01$）。治疗组、对照组患者结肠镜检查中总体不适症状发生率分别为：97.44%、97.37%，检查后1天总体不适症状发生率分别为19.23%、23.68%，检查后1周分别为1.28%、5.26%；盲肠插镜率以及结肠镜插入次数比较，差异均无统计学意义（$P>0.05$）。两组干预期间均未出现不良反应。【结论】结肠镜检查前给予芍药甘草汤化裁热敷能有效减轻结肠镜检查过程中患者的腹痛、腹胀程度和持续时间，缩短医师进镜时间，且有较好的安全性。

关键词：芍药甘草汤；中药热敷；结肠镜检查；腹痛；腹胀；进镜时间

资助基金：中国中医科学院望京医院院级科研课题（WJYY2020-23）。

注：本文原载于《中医杂志》2023年第10期。

12. 香砂六君子汤对脾胃虚弱型功能性消化不良模型大鼠胃窦组织mTOR/ghrelin/GHSR-1a通路的影响

李润法[1]　安耀荣[2]　白　敏[1]　马秀兰[1]
赵琳娜[1]　刘梦雅[1]　成映霞[3]

1. 甘肃中医药大学，甘肃省兰州市城关区定西东路35号，730000
甘肃中医药大学实验动物中心
2. 甘肃中医药大学，甘肃省兰州市城关区定西东路35号，730000
3. 宁夏医科大学中医学院

摘要：【目的】探讨香砂六君子汤对脾胃虚弱型功能性消化不良（FD）模型大鼠胃排空的影响及可能作用机制。【方法】60只SD大鼠的乳鼠随机分为空白组、模型组、莫沙必利组和香砂六君子汤低、中、高剂量组，每组10只。除空白组外，其余各组大鼠采用碘乙酰胺联合蔗糖溶液灌胃+隔日给食+游泳力竭复制脾胃虚弱型FD大鼠模型。造模成功后香砂六君子汤高、中、低剂量组分别给予香砂六君子汤12、6、3g/（kg·d）灌胃；莫沙必利组给予枸橼酸莫沙必利片1.35mg/（kg·d）灌胃；空白组和模型组大鼠给予生理盐水10ml/（kg·d）灌胃。连续干预2周后，测定各组大鼠体质量、胃排空率和肠推进率，HE染色观察各组大鼠胃组织病理学改变，检测大鼠胃窦组织中哺乳动物雷帕霉素靶蛋白（mTOR）、胃生长激素释放激素（ghrelin）、生长激素促分泌素受体1a（GHSR-1a）、c-kit蛋白表达和血浆酰基化胃生长激素释放激素（Acly-ghrelin）水平。【结果】与空白组比较，模型组大鼠体质量、胃排空率、肠推进率降低，胃窦组织中ghrelin、GHSR-1a、c-kit蛋白表达和血浆Acly-ghrelin水平均降低，mTOR蛋白表达升高（$P<0.05$）。与模型组比较，香砂六君子汤中、高剂量组和莫沙必利组大鼠体质量、胃排空率、肠推进率升高，胃窦组织中ghrelin、GHSR-1a、c-kit蛋白表达及血浆Acly-ghrelin水平均升高，mTOR蛋白表达降低（$P<0.05$）。与莫沙必利组比较，香砂六君子汤高剂量组大鼠胃窦组织中ghrelin蛋白表达升高，mTOR蛋白表达降低（$P<0.05$）。HE染色结果显示，各组大鼠胃组织病理形态学正常，腺体无萎缩，无炎性细胞浸润。【结论】香砂六君子汤中、高剂量能够显著促进脾胃虚弱型FD大鼠胃排空，其作用机制可能与香砂六君子汤可正向调控mTOR/ghrelin/GHSR-1a信号通路相关。

关键词：功能性消化不良；脾胃虚弱型；香砂六君子汤；胃排空；mTOR/ghrelin/GHSR-1a信号通路

资助基金：甘肃中医药大学研究生创新创业基金项目（2022CX30）；宁夏回族自治区科技厅重点研发引才专项（2022BSB030080）。

注：本文原载于《中医杂志》2023年第13期。

13. 苓桂术甘汤对非酒精性脂肪肝相关肝细胞癌模型小鼠肝脂肪酸代谢重编程的影响

曹慧敏[1] 孔 亮[1] 隋国媛[1] 冷 雪[1] 陈文娜[2] 贾连群[1]

1. 辽宁中医药大学中医脏象理论及应用教育部重点实验室，辽宁省沈阳市皇姑区崇山东路 79 号，110847

2. 辽宁中医药大学医学检验学院

摘要：【目的】从肝脂肪酸代谢重编程角度探讨苓桂术甘汤治疗非酒精性脂肪肝相关肝细胞癌（NAFLD-HCC）的可能作用机制。【方法】将 60 只 C57BL/6 小鼠随机分为正常组、脂肪肝组、脂肪肝相关肝癌组以及苓桂术甘汤低、中、高剂量组，每组 10 只。脂肪肝相关肝癌组及苓桂术甘汤低、中、高剂量组小鼠采用腹腔注射二乙基亚硝胺和高脂饲料喂养相结合方式建立 NAFLD-HCC 模型；脂肪肝组小鼠采用高脂饲料喂养建立非酒精性脂肪性肝病模型；正常组予普通饲料喂养。造模成功后，苓桂术甘汤低、中、高剂量组小鼠分别给予苓桂术甘汤 4.875、9.750、19.500g/（kg-d）灌胃，正常组、脂肪肝组、脂肪肝相关肝癌组小鼠每天给予 10ml/kg 生理盐水灌胃，各组均连续灌胃 30 天。检测各组小鼠血脂含量[包括甘油三酯（TG）、总胆固醇（TC）、低密度脂蛋白胆固醇（LDL-C）、高密度脂蛋白胆固醇（HDL-C）]及肝脏游离脂肪酸（FFA）含量，HE 及油红 0 染色观察小鼠肝脏组织病理学改变；检测各组小鼠血清甲胎蛋白（AFP）、癌胚抗原（CEA）含量及肝脏肿瘤增殖抗原 Ki-67 蛋白表达，肝脏脂蛋白脂肪酶（LPL）、白细胞分化抗原 36（CD36）、肉毒碱棕榈酰基转移酶 1α（CPT1α）、B 淋巴细胞瘤 -2 基因（Bcl-2）、Bcl-2 相关 X 蛋白（Bax）蛋白表达，LPL、CD36、CPT1α mRNA 表达。【结果】与正常组比较，脂肪肝相关肝癌组小鼠肝脏炎性细胞浸润，脂肪变性明显，部分细胞出现小细胞性增生的病理改变，血清 TC、TG、LDL-C、AFP、CEA 含量升高，HDL-C 含量下降（$P<0.05$ 或 $P<0.01$），肝脏 Ki-67 蛋白、Bcl-2 蛋白表达均升高，LPL、CD36、CPT1α mRNA 及蛋白表达升高（$P<0.05$ 或 $P<0.01$）；脂肪肝组仅血清 TC、TG 和 LDL-C 含量升高，病理显示肝脏组织仅有脂肪变性和炎细胞浸润，AFP、CEA 含量及肝脏 Ki-67 蛋白表达差异无统计学意义（$P>0.05$）。与脂肪肝相关肝癌组比较，苓桂术甘汤高剂量组可显著改善肝脏病理形态，显著降低肝脏脂质沉积面积，降低血清 TC、TG、LDL-C、AFP、CEA 含量，升高 HDL-C 含量，降低肝脏 Ki-67、Bcl-2 蛋白表达和 LPL、CD36、CPT1α 蛋白及 mRNA 表达（$P<0.05$ 或 $P<0.01$）；苓桂术甘汤中、低剂量组上述各指标改善效果不及高剂量组。【结论】苓桂术甘汤可能通过影响 LPL/CD36/CPT1 信号轴调控脂肪酸代谢重编程，从而抑制 NAFLD-HCC 的发生发展。

关键词：非酒精性脂肪肝；肝细胞癌；苓桂术甘汤；脂肪酸代谢重编程；脂肪酸氧化

资助基金：国家自然科学基金（82074145）；国家自然科学基金（82104552）；辽宁中医药大学校级课题（2021LZY029）；辽宁中医药大学中医脏象理论；教育部重点实验室开放基金（zyzx2102）

注：本文原载于《中医杂志》2023 年第 13 期。

14. 加减大柴胡汤对胆囊胆固醇结石湿热证模型小鼠回肠组织病理及肠道菌群的影响

闵 莉 王素英 林雪娟 丁珊珊 朱 龙 陈梅妹 谢玉春

福建中医药大学，福建省福州市闽侯上街邱阳路 1 号，350122

摘要：【目的】探讨加减大柴胡汤对胆囊胆固醇结石湿热证模型小鼠的干预作用及可能作用机制。【方法】将 48 只小鼠随机分为空白组、模型组、加减大柴胡汤组和熊去氧胆酸组，每组 12 只。除空白组外，其余各组小鼠采用“内湿 + 外湿 + 高胆固醇致石饲料”建立胆囊胆固醇结石湿热证小鼠模型。造模成功后，加减大柴胡汤组小鼠给予浓度为 1.17 g/ml 的加减大柴胡汤药液 0.02ml/g 灌胃，熊去氧胆酸组小鼠给予浓度为2.5mg/ml的熊去氧胆酸溶液0.02ml/g灌胃，同时空白组和模型组给予0.02ml/g生理盐水灌胃，每日1次，共干预4周。自造模起每周观察记录各组小鼠体质量、饮食量、皮毛、二便等一般情况变化，造模前后及给药干预后均进行旷场实验（包括水平穿越格子数、直立次数和静止时间）评价小鼠活跃情况；干预结束后检测胆汁中总胆固醇（TC）、总胆汁酸（TBA）含量；HE染色法观察回肠组织病理学变化；16SrDNA扩增测序法检测各组小鼠肠道菌群生物多样性。【结果】干预后与空白组比较，模型组小鼠水平穿越格子数和直立次数均减少、静止时间均延长，胆汁内TC含量升高、TBA含量降低（$P<0.01$）。与模型组和熊去氧胆酸组比较，加减大柴胡汤组小鼠水平穿越格子数和直立次数增多、静止时间缩短，胆汁内TC含量均降低、TBA含量均升高（$P<0.05$ 或 $P<0.01$）。HE染色显示，模型组小鼠回肠结构完整性被破坏，肠绒毛疏松、杂乱、断裂，固有层明显增厚；加减大柴胡汤组和熊去氧胆酸组小鼠较模型组肠绒毛密度有所增加，肠绒毛断裂等状况有所好转，其中加减大柴胡汤组小鼠回肠组织病理形态改善状况更佳。肠道菌群Alpha多样性分析结果示，与空白组比较，模型组小鼠肠道Chao1、Observed species、Pielou_e、Shannon、Simpson指数均降低（$P<0.01$）；加减大柴胡汤组小鼠肠道Shannon、Pielou_e指数明显高于模型组和熊去氧胆酸组（$P<0.05$ 或 $P<0.01$）。Beta多样性分析发现，除模型组与熊去氧胆酸组之间的组间差异小于组内差异、组间差异不明显（$P>0.05$）外，其余各组组间差异均大于组内差异、组间差异显著（$P<0.01$）。各组之间在界、门、纲、目、科、属分类学水平总共有66个显著差异菌，其中属水平有25个。与模型组和熊去氧胆酸组比较，异杆菌属、乳杆菌属和苏黎世杆菌属为加减大柴胡汤组显著差异菌属。【结论】加减大柴胡汤可改善胆囊胆固醇结石湿热证模型小鼠活跃程度及湿热证候，调节脂质代谢，从而达到利胆消石功效，其机制可能与改善肠道菌群紊乱及回肠组织病理损伤有关。

关键词：胆囊胆固醇结石；湿热证；加减大柴胡汤；肠道菌群；旷场实验；回肠组织

资助基金：国家自然科学基金（81603541）；福建省自然科学基金项目（2021J01928）。

注：本文原载于《中医杂志》2023年第13期。

15. 四妙丸加减治疗肺结节经验

任晓玲　鲍艳举　刘　瑞　花宝金

中国中医科学院广安门医院，北京市西城区北线阁5号，100053

摘要：探讨应用四妙丸加减治疗肺结节的临证经验。认为肺结节的产生以脾胃内伤为本，湿热弥散，氤氲体内为核心病机特点，湿热瘀搏结而酿成有形实邪，而调治肺结节的根本在于改善机体“湿、热、瘀”内环境，纠正患者偏颇体质。四妙丸可发挥清热燥湿、泄浊解毒、活血利水通经之效，化肺结节湿热瘀血结聚之有形实邪。同时重视补土生金、顾护脾胃、解毒散结，临证灵活化裁，共同消除肺结节形成和发展的病理因素，防止向恶性疾病发展，为临床从清热祛湿角度辨治肺结节提供思路。

关键词：肺结节；四妙丸；清热祛湿

资助基金：国家中医药管理局中医药创新团队；人才支持计划项目（ZYYCXTD-C-202205）；国家自然科学基金（82174465）；中国中医科学院科技创新工程项目（CI2021B009）；中国中医科学院中央级公益性科研院所基本科研业务费课题（ZZ15-XY-PT-01）。

注：本文原载于《中医杂志》2023年第14期。

16. 宋本《伤寒论》中大黄“酒洗”考辨

李　明[1]　丁艳亭[2]　陶晓华[1]

1. 北京中医药大学中医学院，北京市朝阳区北三环东路11号，100029

2. 泰安市中医医院

摘要：通过梳理相关古籍文献并结合现代研究成果，对宋本《伤寒论》中大承气汤、小承气汤、调胃承气汤与抵当汤中大黄“酒洗”的沿革与机理进行探析。认为三承气汤与抵当汤中的大黄在唐代以前均以生品直接使用，在宋本《伤寒论》中开始"酒洗"入方应用。传统观点主张大黄"酒洗"可升提药性、引药入血、缓解苦寒败胃的弊端；现代研究表明，大黄泻下作用的主要成分不溶于酒，而抑制泻下的鞣质可溶于酒，“酒洗”后大黄的泻下作用增强。《伤寒论》中三承气汤与抵当汤所主治的病症急、病情重，其中大黄“酒洗”的目的当在于速下热结。

关键词：大黄；酒洗；炮制；《伤寒论》

资助基金：国家重点研发计划（2019YFC1709200）；国家重点研发计划（2019YFC1709201）。

注：本文原载于《中医杂志》2023 年第 16 期。

17. 运用黄连汤加减治疗岭南地区甲状腺功能亢进症经验

甘梦文[1]　张雯双[1]　王谢雅聃[1]　刘树林[2]

1. 广州中医药大学，广东省广州市三元里街道机场路 12 号，510405

2. 广州中医药大学第一附属医院

摘要：岭南地区具有高温多雨的气候特征，且居民多嗜食生冷厚味，故岭南人易形成上热下寒体质，其发病时也多见上热下寒之证候。认为岭南地区的甲状腺功能亢进症（简称甲亢）患者多以上热下寒为主要病机，表现为脾阳虚而胃火盛或肾水亏而心火亢，致使阴阳不交、升降失常的上热下寒之证，故脾寒胃热、心肾不交是岭南地区甲亢的主要证型。临床多采用黄连汤加减治疗岭南地区甲亢患者，对于脾寒胃热型，加用茯神、白术补脾胃，以求标本兼治；对于心肾不交型，临床上多加用牡蛎潜阳补阴、五味子补肾宁心、沙参养阴生津，以滋肾水而涵心阴。

关键词：甲状腺功能亢进症；黄连汤；岭南地区；上热下寒

注：本文原载于《中医杂志》2023 年第 18 期。

18. 运用麻黄升麻汤治疗支气管扩张症经验

刘俨熠[1]　夏　坤[2]　赵鹏飞[3]　李光熙[2]

1. 中国中医科学院广安门医院，北京市西城区北线阁 5 号，100053

北京中医药大学

2. 中国中医科学院广安门医院，北京市西城区北线阁 5 号，100053

3. 青海省第四人民医院

摘要：总结运用麻黄升麻汤治疗支气管扩张症的经验。认为支气管扩张症病机以肺脾气虚为本，痰热壅肺为标，调治要点在于改善机体“痰、热、虚”的内环境。根据临床经验认为麻黄升麻汤功擅升阳散火、清上温下，正切中支气管扩张症的病机。临证治疗支气管扩张症以麻黄升麻汤为基础，根据患者寒热病机之侧重，调整方中清热与温中药物的偏重，同时根据患者症状有所加减。重视麻黄的应用，强调根据患者邪气郁闭的程度灵活调整麻黄的剂量，共达宣发郁热、培土生金，寒热同调、标本同治之功效。

关键词：支气管扩张症；麻黄升麻汤；寒热同调

资助基金：国家中医药管理局医政司慢性病治未病干预方案制定项目（ZYZB-2020-196）

注：本文原载于《中医杂志》2023 年第 20 期。

19. 经典名方真武汤中芍药功效考

陈志强[1]　张意林[2]　洪靖[3]　刘哲华[1]　陈仁寿[1]

1. 南京中医药大学中医药文献研究所，南京，210023

2. 安徽中医药大学，合肥，230012

3. 海军军医大学，上海，200433

摘要：经典名方真武汤是治疗阳虚水停的一首方剂，方中芍药的作用一直备受争议。历代医家大多受“以经释论“和脏腑辨证的影响，认为芍药的功效为制燥护阴生津液、清肝入阴敛水邪、利气助阳散湿邪以及敛阴和营止腹痛等。其对方中芍药功效的阐释差别较大。通过联系《伤寒论》中相关条文进行分析考证，是掌握真武汤中芍药功效的重要途径。通过联系相关条文，可以较为准确地掌握真武汤中芍药的功效是防渗利以护阴津，补阴血以缓腹痛，助姜、附等药以解动，其利小便却非芍药之功。

关键词：经典名方；真武汤；芍药；功效；考证

注：本文原载于《 中国中医基础医学杂志》2023 年第 1 期。

20. 以《圣济总录·伤寒门》为例论宋代煮散剂的传承与应用

王飞旋[1] 刘西常[1] 金鲁微[2] 杨金萍[3] 王振国[3]

1. 山东齐鲁医药学院临床医学院，山东淄博，255000
2. 浙江省温州市中医院，浙江温州，325000
3. 山东中医药大学中医文献与文化研究院，济南，250355

摘要：煮散剂作为传统古老剂型之一，其源于先秦，见于东汉，初名于东晋，定名于唐，鼎盛于宋，后代确有衰落，但被临床沿用至今。《圣济总录》，方论宏富，集北宋方剂学之大成，按病分门，其《伤寒门》中有 673 首医方采用煮散剂，占方数的 66.3%，可反映宋代煮散剂盛行之况。对“煮散剂”进行应用研究，探讨“煮散”的数量、制法、剂量、服法、用法等特点，以期为煮散剂现代标准化研究提供参考依据。煮散剂发展到宋代达到其鼎盛时期，且成为宋代特色主流剂型，除自身剂型节省药材等特点外，还有着深刻的社会历史原因。在中医药发展历程中，煮散剂一直发挥其重要的临床效用，但煮散剂的临床应用价值不可全面概之，需辨证对待。

关键词：圣济总录；伤寒门；煮散剂；传承；应用

资助基金：国家中医药管理局《中华医藏》提要编纂项目（No。KJS-ZHYZ-2018-014）；齐鲁医药学院校级科研项目（X19RWZC01 ）。

注：本文原载于《 中国中医基础医学杂志》2023 年第 2 期。

21. 经典名方半夏泻心汤古今临床应用衍变分析

张楚楚[1] 刘 莹[2] 李海燕[1] 李 斌[1] 董 燕[1] 刘思鸿[1] 张伟娜[1] 张华敏[2] 李 兵[2]

1. 中国中医科学院中医药信息研究所，北京，100700
2. 中国中医科学院中药研究所，北京，100700

摘要：半夏泻心汤是由张仲景所创、治疗“呕而肠鸣，心下痞”的经典名方。本文通过对半夏泻心汤的历代医籍记载分析，发现本方除用于治疗痞证等脾胃系疾病外，还广泛应用于治疗暑证、疟疾、消瘅、噎膈、黄疸、霍乱、胃痛、吐蛔等 20 余种不同脏腑系统疾病。对应用半夏泻心汤的现代医案挖掘分析发现其在现代临床较多运用于慢性胃炎、功能性消化不良、口腔溃疡、失眠症、冠心病及妇科疾病等临床各科疾病，但其病机总属“脾胃不和，寒热错杂，升降失司”。通过分析，梳理了半夏泻心汤在古今临床应用中的功能主治拓展衍变，明晰本方的病机原义及历史发展，为本方在经典名方复方制剂研发过程中的功能主治与临床定位提供参考，以期更好地发掘其临床价值，满足当前临床需求。

关键词：经典名方；半夏泻心汤；功能；主治；古今文献；痞证

资助基金：中国中医科学院科技创新工程 - 本章文献知识库的构建研究（CI2021A03708）；中国中医科学院科技创新工程 - 古代经典名方关键信息考证研究（CI2021A03702）；中国中医科学院优秀青年科技人才（传承类）培养专项（ZZ13-YQ-129 ）。

注：本文原载于《 中国中医基础医学杂志》2023 年第 3 期。

22. 麻柔应用当归四逆汤治疗白血病微小残留病的临床经验

丁宇斌[1] 唐旭东[2] 杨秀鹏[2] 麻 柔[2]

1. 深圳市中医院，广东深圳，518033

2. 中国中医科学院西苑医院，北京，100091

摘要： 微小残留病（minimal residual disease，MRD）是急性白血病（acute leukemia，AL）经诱导化疗达到完全缓解后体内残留微量白血病细胞的状态，成为AL复发的根源，加强对MRD阳性患者的治疗是提高患者整体生存的关键。麻柔主任医师提出AL以阴寒凝滞为基本病机，诱导化疗药物可戕害人体阳气，亦可导致髓不化血，因此MRD以阴寒凝滞兼血虚阳衰为主要病机。麻柔主任医师常以当归四逆汤化裁治疗MRD，本方功可温经通阳散寒，兼以养血和血，有助于机体清除或者抑制MRD，维持MRD的阴性状态，并促进部分患者的MRD由阳性转为阴性，临证屡获良效。本文就麻柔主任医师应用当归四逆汤化裁治疗MRD的临床经验和体会进行论述，以期指导MRD的中医治疗。

关键词： 麻柔；名老中医；白血病；微小残留病；临床经验

资助基金： 国家自然科学基金（82204807）；国家自然科学基金；国家自然科学基金（82074258HIF-1）。

注： 本文原载于《中国中医基础医学杂志》2023年第4期。

23. 黄芪桂枝五物汤“无甘草”之探讨

杨　莹　陈彦静　张治国

中国中医科学院中医基础理论研究所，北京，100700

摘要： 黄芪桂枝五物汤出自《金匮要略·血痹虚劳病脉证并治》，全方益气温经、通阳宣痹，治疗以肌肤麻木不仁为主要表现的血痹证。此方多认为由桂枝汤化裁而来，但方中“无甘草”之原因历代颇有争议。本文分析了《金匮要略》中黄芪－甘草配伍规律以及生姜－甘草量效关系，认为黄芪发挥通阳之功时不配伍甘草，因甘草之甘缓恐阻碍黄芪通阳外达之力；大剂量生姜发挥“回逆”和“宣阳”之功时，亦不配伍甘草，甘草的缓和作用会阻碍生姜温通血脉和宣通阳气的功效，不利于黄芪桂枝五物汤主体效应的展现。总之，甘草之缓和功效可阻碍阳气宣发，与黄芪桂枝五物汤通阳宣痹功效不符，故去之。

关键词： 黄芪桂枝五物汤；配伍；规律；量效关系；甘草；生姜；黄芪

资助基金： 中央级公益性科研院所基本科研业务费专项（YZ202035）；全国中医药创新骨干人才培训项目。

注： 本文原载于《中国中医基础医学杂志》2023年第8期。

24. 经典名方枳实薤白桂枝汤的古今文献研究

陈志强[1]　张意林[2]　陈仁寿[3]

1. 南京中医药大学中医药文献研究所，南京，210046
2. 安徽中医药大学第一附属医院，合肥，230012
3. 南京中医药大学中医药文献研究所，南京210046
江苏省经典名方工程研究中心，南京，210023

摘要：【目的】通过研究枳实薤白桂枝汤的相关文献，对该方的药物剂量与炮制、煎制法与服法等关键信息进行考证，为经典名方的研发奠定前期基础。【方法】通过文献计量学的方法，搜集枳实薤白桂枝汤古今相关文献，考证方剂的来源、历史沿革、方药组成、方义演变、功能主治等相关内容。【结果】共获得古代文献数据70条，涉及古籍57部；获得现代文献239条，涉及循环系统、呼吸系统、消化系统等病证。结果表明枳实薤白桂枝汤出自汉代张仲景《金匮要略》，由枳实、厚朴、薤白、桂枝、瓜蒌5味药物组成。后世医家对于该方的阐释以及应用存在不同的解读。在药物剂量上，方中药物可按1两约折合为3g计算；在药物炮制上，方中枳实应选择“麸炒枳实”，厚朴为“姜厚朴”，其余药物炮制方式遵从2020年版《中华人民共和国药典》；在煎制方式上，先煮枳实、厚朴，去滓，纳余药，以离火控温的方式煎煮数沸；服药方法为饭后温服。【结论】本研究通过考证，梳理了枳实薤白桂枝汤的历史源流，得出了方中药物的剂量与炮制，煎制法与服用方法等关键信息，为枳实薤白桂枝汤的开发和应用提供了更为充分的依据。

关键词：经典名方；枳实薤白桂枝汤；历史源流；煎服方法；文献研究

注：本文原载于《中国中医基础医学杂志》2023年第9期。

25. 经方当归芍药散的历史沿革及现代临床应用概况

李小青[1] 张亚玲[2] 朱燃培[2] 张 华[2] 郑玉玲[2]

1. 南阳市第二人民医院，河南南阳，473000

2. 河南中医药大学，郑州，450000

摘要：当归芍药散作为调和肝脾的经典古方，具有养血柔肝、健脾渗湿、缓急止痛的作用。目前关于当归芍药散的研究大多集中在临床疗效上，关于其用法用量、适用证候等方面尚无定论，并且缺乏反映该方历史沿革的综述性文献。本文通过查阅及分析古今医籍文献，从方源考证、药味剂量、制法服法、历代医家方义分析、主治病证、现代临床应用等方面对当归芍药散进行整理分析，查证该方出自汉代张仲景的《金匮要略》，汉今换算后为当归30 g、白芍160 g、茯苓40 g、白术40 g、泽泻80 g、川芎30 g，上六味杵为散，每次1g，米酒调和，每日3次。古籍记载此方常被用于治疗妊娠腹痛、心下急满，下痢，气血亏虚型晕厥、肢体肿胀等证；现代临床除广泛应用于妇科疾病外，还可用于治疗消化系疾病、肾系疾病、心脑血管疾病且疗效显著，并且有望被用于防治宫颈癌。本文旨在明悉当归芍药散的古法用药及现代临床应用，以期在两者间建立桥梁，为该经方现代临床应用提供精准定位，为今后进一步的研究与开发提供参考依据。

关键词：当归芍药散；经方；历史沿革；临床应用；金匮要略

资助基金：中医药传承与创新“百千万”人才工程（岐黄工程）—国家中医药领军人才支持计划（岐黄学者）；全国名老中医药专家传承工作室建设项目。

注：本文原载于《中国中医基础医学杂志》2023年第11期。

26. 经方辨治子宫腺肌病研究进展

蒋 欣[1] 邵明义[2] 王振亮[1]

1. 河南中医药大学中医学院，郑州，450046

2. 河南中医药大学第一附属医院，郑州，450046

摘要：子宫腺肌病是妇科临床常见疾病之一，难以治愈。经量增多、经期延长以及痛经进行性加剧的主要临床症状，严重降低了病患的生活质量。目前其发病机制尚未明确。经方药味精练、配伍严谨，在治疗子宫腺肌病方面有其独特的优势。本文通过收集经方治疗该病的有关文献，结合张仲景治疗妇人病的辨治思想，以期为子宫腺肌病的临床治疗提供新思路。

关键词：子宫腺肌病；病因病机；经方

资助基金：国家自然科学基金（82174529）。

注：本文原载于《中国中医基础医学杂志》2023年第11期。

27. 经典名方温经汤基准样品HPLC-Q-TOF/MS分析与指纹图谱研究

汤志锋[1] 张云羽[1] 石德志[1] 高武锋[1]
龚小文[1] 嵇 晶[1] 黄仕文[2] 程建明[1]

1. 南京中医药大学药学院，江苏南京，210023
江苏省经典名方工程研究中心，江苏南京，210023

2. 南京中医药大学中医学院・中西医结合学院，江苏南京，210023

摘要：【目的】采用HPLC-Q-TOF/MS技术对温经汤基准样品化学成分进行表征，同时建立经典名方温经汤基准样品指纹图谱，并对其共有峰进行指认与归属。【方法】采用Agilent 5 TC-C18（2）柱（250 mm×4.6 mm，5 μm）色谱柱，以乙腈-0.1%甲酸水为流动相进行梯度洗脱，通过PeakView软件辅助解析，快速鉴别出温经汤基准样品中化学成分，并通过HPLC-UV及HPLC-ELSD法建立温经汤基准样品指纹图谱。【结果】温经汤基准样品中共分析鉴别出122个化合物，并进行相关药味归属。建立的温经汤基准样品HPLC-UV指纹图谱有19个共有峰，通过对照品比对，指认出没食子酸、芍药苷、甘草酸、甘草苷、桂皮醛、丹皮酚、阿魏酸、藁本内酯、β-蜕皮甾酮9个色谱峰；HPLC-ELSD指纹图谱有8个共有峰，通过对照品比对，指认出人参皂苷Rg1、人参皂苷Re和人参皂苷Rb1. 建立的HPLC-UV、HPLC-ELSD两张指纹图谱能够归属全方所有药味。【结论】通过UV、ELSD建立的指纹图谱方法灵敏度高，稳定性和准确性良好，全面反映了温经汤基准样品的整体特征，为温经汤基准样品质量标准的建立提供了可靠的依据。

关键词：温经汤；指纹图谱；HPLC-Q-TOF/MS；化学成分

资助基金：江苏省自然科学基金(BK20181424)。

注：本文原载于《南京中医药大学学报》2023年第5期。

28. 黄芪四君子汤调节T细胞PD1泛素化水平重塑肿瘤免疫微环境抑制胃癌增殖的研究

谭倩影[1] 谢贵萍[1] 李 响[1] 刘莲芳[2]
吴冠楠[3] 吴晓宇[3] 翟 競[4]

1. 南京中医药大学第一临床医学院，江苏南京，210023
2. 南京中医药大学附属张家港中医院，江苏苏州，320582
3. 南京中医药大学附属医院/江苏省中医院消化系肿瘤外科，江苏南京，210029
4. 南京中医药大学第一临床医学院，江苏南京，210023 南京中医药大学附属医院/江苏省中医院消化系肿瘤外科，江苏南京，210029

摘要：【目的】探讨黄芪四君子汤对MFC胃癌荷瘤小鼠肿瘤增殖及免疫功能的影响。【方法】建立C57BL/6小鼠MFC胃癌皮下荷瘤模型，采用随机数字表法，将24只C57BL/6小鼠分为空白对照组、模型组、中药低剂量组（6.24 g·kg-1）、中药高剂量组（12.48 g·kg-1），每组6只；记录小鼠体质量，计算肿瘤体积；ELISA法检测各组小鼠外周血中IFN-γ、IL-2、IL-8和TNF-α表达水平；应用流式细胞术分别检测小鼠肿瘤、脾脏和胸腺中CD_4^+、CD_8^+、PD1+T细胞亚群的表达水平；检测小鼠肿瘤中PD1泛素化水平。【结果】与空白对照组比较，皮下荷瘤模型组小鼠体质量增加（$P<0.05$），外周血中IFN-γ、IL-2和TNF-α表达水平降低（$P<0.001$）、IL-8表达升高（$P<0.05$）。与模型组相比，中药高剂量组小鼠肿瘤大小明显低于模型组（$P<0.05$），外周血中IFN-γ、IL-2和TNF-α表达水平显著上升（$P<0.001$，$P<0.01$），而IL-8的表达水平显著降低($P<0.05$)；中药高剂量组小鼠的肿瘤、脾脏和胸腺中CD_4^+、CD_8^+T细胞亚群表达均增加($P<0.001$), PD1+T细胞则随着其泛素化水平增加($P<0.01$)而表达下降($P<0.001$)。【结论】黄芪四君子汤可上调MFC荷瘤小鼠CD_4^+、CD_8^+T细胞表达，调节外周血中细胞因子的表达水平，并通过增加T细胞胞内泛素化水平，促使PD1表达下调，从而抑制胃癌细胞的增殖。

关键词：胃癌；黄芪四君子汤；免疫微环境；泛素化；PD1

资助基金：国家自然科学基金（82003180）；江苏省自然科学基金青年项目（BK20201094）。

注：本文原载于《南京中医药大学学报》2023年第7期。

29. 枳实薤白桂枝汤的历史源流考证及临床应用探析

陈志强[1] 张意林[2] 陈仁寿[3]

1. 南京中医药大学中医药文献研究所，江苏南京，210023
2. 安徽中医药大学第一附属医院，安徽合肥，230012
3. 南京中医药大学中医药文献研究所，

江苏南京，210023
江苏省经典名方工程研究中心，江苏南京，210023

摘要：枳实薤白桂枝汤是国家中医药管理局公布的第一批百首经典名方之一。对该方的历史源流、发展、认识以及临床运用做了系统的梳理。该方散见于晋唐时期医家的著作中，但该方的名称以及药物组成存在混乱的情况。魏晋至唐宋时期，对枳实薤白桂枝汤的认识和运用，多侧重从风、寒二邪立论；金元时期对胸痹则实现了向内因立论的突破；明清之后对该方的认识和运用多从气机逆乱立论。近代以来，该方的应用扩展至17个病种，涉及循环系统、消化系统、呼吸系统等多个系统疾病。主治为循环系统疾病中的心绞痛，其次为心肌梗死、心肌缺血。

关键词：经典名方；枳实薤白桂枝汤；历史源流；临床应用；文献研究

注：本文原载于《南京中医药大学学报》2023年第7期。

30. 柴胡加龙骨牡蛎汤对卒中后抑郁大鼠小胶质细胞极化及突触可塑性的影响

刘元月 胡 丹 丁彩霞 李传游 肖 婧
李婷婷 郭雪艳 盛蕾
南京中医药大学第二附属医院，江苏南京，210017

摘要：【目的】探讨柴胡加龙骨牡蛎汤对脑卒中后抑郁（PSD）模型大鼠行为学和小胶质细胞极化及神经突触可塑性的影响。【方法】将50只SD大鼠分为假手术组，模型组，柴胡加龙骨牡蛎汤低、中、高剂量组，大脑中动脉栓塞（MCAO）手术后进行慢性不可预知性温和应激（CUMS）4周，后进行柴胡加龙骨牡蛎汤治疗。治疗结束后进行Longa神经功能评分测定，通过糖水偏好测试和强迫游泳实验检测大鼠抑郁样表现，采用酶联免疫吸附测定法（ELISA）测定海马区炎症因子白介素-1β（IL-1β）、白介素-6（IL-6）、白介素-10（IL-10）、肿瘤坏死因子-α（TNF-α）的表达水平，免疫荧光及蛋白免疫印迹法（Western blot）标记并定量大鼠海马区中CD16/CD32、CD206、突触后致密蛋白-95（PSD95）蛋白表达水平，透射电镜检测突触超微结构并可视化海马神经元的突触结构。【结果】与假手术组比较，模型组大鼠糖水偏好率降低（$P<0.01$），强迫游泳实验静止时间延长（$P<0.01$），海马区炎症因子IL-1β、IL-6和TNF-α的蛋白表达水平及M1表型CD16/CD32蛋白荧光强度升高（$P<0.01$），PSD-95、CD206蛋白水平明显降低（$P<0.05$，$P<0.01$），CD16蛋白水平升高（$P<0.01$）；与模型组比较，柴胡加龙骨牡蛎汤中、高剂量组上述各指标均明显改善（$P<0.05$，$P<0.01$）。【结论】柴胡加龙骨牡蛎汤可以改善PSD模型大鼠的卒中后抑郁的相关行为学变化，其机制可能与调节小胶质细胞极化抗炎从而改善突触可塑性有关。

关键词：卒中后抑郁；小胶质细胞；突触可塑性；柴胡加龙骨牡蛎汤

资助基金：国家自然科学基金（82205013）；全国西医学习中医优秀人才研修项目；江苏省第二中医院院内重点课题（SEZ202110）；江苏省第二中医院院内重点课题（SEZ202012）；南京中医药大学校自然科学基金（XZR2020050）；江苏省第二中医院中青年科技菁英项目（SEZJY2023001）。

注：本文原载于《南京中医药大学学报》2023年第8期。

31. 加味柴胡桂枝汤治疗气滞血瘀型冠心病稳定性心绞痛伴焦虑/抑郁的临床研究

皇甫海全[1] 黄慧春[2] 于海睿[1] 商晓明[1] 廖蔚茜[1]
1. 上海中医药大学深圳医院/深圳市罗湖区中医院，广东深圳，518000
2. 广州中医药大学第七临床医学院，广东广州，510006

摘要：【目的】观察加味柴胡桂枝汤治疗气滞血瘀型冠心病稳定性心绞痛伴焦虑/抑郁的临床疗效。【方法】纳入气滞血瘀型冠心病稳定性心绞痛伴焦虑/抑郁患者60例，随机分为对照组、治疗组各30例，2组患者均予健康宣教、心理疏导及冠心病心绞痛常规治疗等基础治疗，对照组加服氟哌噻吨美利曲辛片，治疗组加服加味柴胡桂枝汤，疗程均4周。治疗前后评估2组患者中医证候积分及疗效、心绞痛症状积分、心电图平板运动试验、硝酸甘油停减率、焦虑自评量表（SAS）、抑郁自评量表（SDS）及西雅图心绞痛调查量表（SAQ）评分，检测血脂（TC、TG、LDL-C、HDL-C）及血清IL-6表达水平。【结果】治疗后，2组患者中医证候积分、心绞痛症状积分、SAS、SDS评分均显著降低（$P<0.01$），SAQ各维度积分明显增加（$P<0.01$），平板运动试验ST段压低1 mm出现时间及心绞痛出现时间均显著延长（$P<0.01$）、ST段恢复时间明显缩短（$P<0.01$），TC、TG、LDL-C、IL-6水平均明显降低（$P<0.05$，$P<0.01$）；且治疗组改善中医证候积分、心绞痛症状积分、SAS、SDS评分、SAQ中PL及TS积分、中医证候显效率、硝酸甘油停减率、血脂（TC、LDL-C）及血清IL-6均优于对照组（$P<0.05$，$P<0.01$）。【结论】加味柴胡桂枝汤能明显改善气滞血瘀型冠心病稳定性心绞痛伴焦虑/抑郁患者临床症状、焦虑抑郁状态，提高生存质量，同时降低血脂及血清IL-6水平。

关键词： 加味柴胡桂枝汤；冠心病稳定性心绞痛；焦虑抑郁；气滞血瘀型

资助基金： 广东省中医药局中医药科研项目（20222197）；深圳市宝安区基础研究（医疗卫生类）项目（2021JD301、2021JD157）；深圳市罗湖区软科学研究计划项目（LX202302068）；深圳市罗湖区软科学研究计划项目（LX202302082）。

注： 本文原载于《南京中医药大学学报》2023年第11期。

32. 经典名方中金银花的本草考证

蔡芷辰[1] 刘训红[2] 曹 宜[1] 陈仁寿[3] 程建明[2]

1. 南京中医药大学中医药文献研究院，江苏南京，210023

2. 南京中医药大学药学院，江苏南京，210023

江苏省经典名方工程研究中心，江苏南京，210023

3. 南京中医药大学中医药文献研究院，江苏南京，210023

江苏省经典名方工程研究中心，江苏南京，210023

摘要： 金银花一名始载于南宋本草著作《履巉岩本草》，宋以后，金银花一名逐渐被后世沿用，成为药材正名。古代金银花的品种来源复杂，自2005版《中国药典》记载忍冬 Lonicera.japonica Thunb. 为金银花的唯一来源。药用部位为花蕾或带初开的花，多用生品，炮制辅料以酒为主，山东、河南为道地产区，在头茬采收的花蕾品质更佳。基于当前考证结果，结合近现代的研究结果及资源栽培情况，《古代经典名方目录（第一批）》所载3首含金银花的经典名方（即四妙勇安汤、五味消毒饮和托里消毒散）的应用和开发建议使用忍冬 L.japonica Thunb. 为基原，山东、河南等道地产区的生品，且优选头茬采收的二白至大白期的花蕾入药。并基于以上3首经典名方的临床应用文献和文献计量学方法分析得到方剂中金银花的常用剂量和平均剂量，可作为经典名方开发时金银花的参考用量。

关键词： 经典名方；金银花；本草考证；基原；药用部位；采收；剂量

资助基金： 江苏省基础研究计划（BK20220479）；江苏省普通高校自然科学研究项目（012071003734）。

注： 本文原载于《南京中医药大学学报》2023年第12期。

33. 厚朴麻黄汤的研究现状与展望

孙宇博 范欣生 杨耀景 董茜叶 汤 恒

南京中医药大学中医学院，江苏南京，210023

摘要： 厚朴麻黄汤出自《金匮要略》，是国家中医药管理局首批公布的百首经典名方之一，是呼吸系统疾病常用方剂。对厚朴麻黄汤的化学成分、药效与作用机制及临床应用等方面的研究进行分析和梳理，发现厚朴麻黄汤中主要含有生物碱类、黄酮类、糖苷类、木脂素类、挥发油类、酚类等成分，具有抑制气道炎症、平喘、调节免疫、保护气道屏障等作用，临床应用于慢性阻塞性肺疾病、慢性支气管炎、哮喘等疾病均取得较好疗效。未来可加强物质基础研究、质量标准及物质基准建立、深入机制探索、揭示药效科学内涵、提高临床研究证据质量、建立临床预测模型等多方面的研究，为成方制剂的研发申报和新药的研发提供依据，以期更好地回归临床，服务于临床，促进中医药现代化和国际化。

关键词：厚朴麻黄汤；经典名方；研究现状；展望

资助基金：国家自然科学基金（81973731）；国家中医药管理局中医药重点学科建设（GSPZDXK-FJXZD001）。

注：本文原载于《南京中医药大学学报》2023年第12期。

34. 加味三黄石膏汤对痰热壅肺型支气管扩张症疗效及炎性因子影响研究

洪 波 孙鸣欢 胡旭贞 鲍翊君
沈洁如 陈 玲 周晶晶

浙江中医药大学附属宁波市中医院，浙江宁波，315010

摘要：【目的】观察加味三黄石膏汤对痰热壅肺型支气管扩张症患者的临床疗效、肺功能及炎症因子的影响。【方法】将90例痰热壅肺型支气管扩张症急性期患者随机分为中药组和西药组，每组各45例。西药组予左氧氟沙星片口服，每次0.5 g，每日1次；中药组予加味三黄石膏汤口服，每日1剂，分2次服用。两组疗程均为14 d。比较治疗前后两组的中医证候积分、生活质量评分、炎性因子水平、外周血炎性指标、肺功能及安全性指标情况，并评价临床疗效。【结果】中药组总有效率（95.56%，43/45）明显高于西药组（82.22%，37/45）（$P<0.05$）；治疗后两组的中医证候积分、白细胞计数（white blood cell count，WBC）、超敏C反应蛋白（high sensitivity C-reactive protein，hs-CRP）、血清白介素6（interleukin 6，IL-6）、白三烯B4（leukotriene-B4，LT-B4）及肿瘤坏死因子α（tumor necrosis factor，TNF-α）水平均较治疗前下降（$P<0.05$）；治疗后两组的生活质量评分均较治疗前升高（$P<0.05$）；中药组肺功能异常患者在治疗后肺功能显著改善（$P<0.05$）；中药组治疗后的中医证候积分、IL-6及LT-B4水平更低（$P<0.05$）。【结论】加味三黄石膏汤治疗痰热壅肺型支气管扩张症疗效更佳，既能有效缓解临床症状、提升肺功能及生活质量，又能下调炎性因子水平、减轻炎性反应、调节免疫功能。且未见明显不良反应。值得推广应用。

关键词：加味三黄石膏汤；支气管扩张症；痰热壅肺型；肺功能；炎性因子

资助基金：浙江省中医药科技计划项目（2017ZA127）。

注：本文原载于《中华中医药学刊》2023年第2期。

35. 经方柴胡加龙骨牡蛎汤的研究进展及质量标志物预测分析

王嘉昀[1] 高 祖[1] 高 琳[1] 于华芸[2] 卢广英[2]

1. 山东中医药大学中医学院，山东济南，250355

2. 山东中医药大学中医学院，山东济南，250355

山东省中医经典名方协同创新中心，

山东济南，250355

摘要：柴胡加龙骨牡蛎汤是和解少阳、清解里热的经典名方。具有抗抑郁、保护心血管、抗失眠、抗焦虑、神经保护等药理作用，临床上常用于治疗情志疾病、心血管疾病、皮肤科疾病等。总结近年来柴胡加龙骨牡蛎汤的化学成分、药理作用和临床应用进展，并按照中药质量标志物（Q-marker）“五原则”对柴胡加龙骨牡蛎汤的质量标志物进行预测解析，提示柴胡皂苷a、柴胡皂苷d、人参皂苷Rg1、人参皂苷Rb1、人参皂苷Re、黄芩苷、茯苓酸、去氢土莫酸、6-姜酚、8-姜酚、槲皮素、芦荟大黄素、β-谷甾醇、山柰酚、桂皮酸、桂皮醛可成为柴胡加龙骨牡蛎汤的质量标志物，以期为柴胡加龙骨牡蛎汤质量评价研究提供依据。

关键词：柴胡加龙骨牡蛎汤；化学成分；临床应用；药理作用；质量标志物

资助基金：国家自然科学基金（81673852）；山东省自然科学基金重大基础研究项目（ZR2019ZD23）；山东省中医药科技项目（Q-2022058）。

注：本文原载于《中华中医药学刊》2023年第4期。

36. 桃红四物汤口服合清热解毒利湿方溻渍治疗下肢丹毒的临床研究

申朝霞 井西宽 陈 元

连云港市中医院，江苏连云港，222000

摘要：【目的】观察桃红四物汤口服合清热解毒利湿方溻渍对下肢丹毒的疗效与作用。【方法】以随机数字表法将62例下肢丹毒患者分为对照组（31例，37患侧）和观察组（31例，38患侧）。对照组采用常规治疗（抗生素静滴＋硫酸镁溶液外敷＋抬高患肢休息），观察组在上述疗法的基础上予以桃红四物汤口服＋清热解毒利湿方溻渍。对比两组青霉素使用率和使用量，治疗前后红肿面积，临床疗效，治疗前后血白细胞计数（WBC）、中性粒细胞百分比（N%）、血清C反应蛋白（CRP）水平，不良反应和复发率。【结果】两组青霉素使用率和使用量对比差异均无统计学意义（$P>0.05$）；两组治疗后红肿面积均缩小，且治疗后观察组红肿面积小于对照组，上述差异均有统计学意义（$P<0.05$）；两组临床疗效总有效率差异均有统计学意义（$P<0.05$），且观察组总有效率高于对照组（$P<0.05$）；治疗后两组血WBC、N%、血清CRP水平均下降（$P<0.05$），且观察组均低于对照组（$P<0.05$）；两组不良反应发生率和6个月内复发率差异均无统计学意义（$P>0.05$）。【结论】桃红四物汤口服合清热解毒利湿方溻渍治疗下肢丹毒可缩小红肿面积，增强疗效，减轻炎症反应，且安全，远期疗效好。

关键词：桃红四物汤；清热解毒利湿方；下肢丹毒；中西医结合

资助基金：江苏省卫健委面上项目（H2018091）。

注：本文原载于《中华中医药学刊》2023年第4期。

37. 四物汤合五子衍宗加减治疗痰湿阻滞型多囊卵巢综合征不孕临床疗效观察

罗小妹 牛向馨 王小蔓 刘 穗 黎美燕

琼海市中医院，海南琼海，571400

摘要：【目的】分析四物汤合五子衍宗加减治疗痰湿阻滞型多囊卵巢综合征不孕患者的临床疗效。【方法】选取医院2018年12月–2020年6月收治的痰湿阻滞型多囊卵巢综合征不孕患者92例，根据治疗方法不同分为对照组和试验组。对照组患者采用常规西医治疗，试验组患者在西医治疗基础上联合四物汤合五子衍宗加减治疗，分析试验组与对照组患者治疗后的临床疗效。【结果】试验组与对照组患者治疗前在中医症状疗效评分、月经周期及卵巢体积上比较，差异无统计学意义（$P>0.05$）。经过3个月治疗后，试验组在中医症状疗效评分上低于对照组，月经周期上短于对照组，卵巢体积上小于对照组，差异有统计学意义（$P<t$）。试验组与对照组患者治疗前在促血管生成素Ⅱ（Angiopoietin Ⅱ，Ang Ⅱ）、单核细胞趋化蛋白-1（Monocyte chemoattractant protein-1，MCP-1）、晚期氧化蛋白产物（Late oxidation protein products，AOPP）、胰岛素（Fasting insulin，FINS）水平上比较，差异无统计学意义（$P>0.05$）。经过3个月治疗后，试验组患者Ang Ⅱ、MCP-1、AOPP及FINS水平上低于对照组，差异有统计学意义（$P<0.05$）。试验组患者在妊娠率高于对照组，但周期排卵率上，两组差异无统计学意义（$P>0.05$）。【结论】四物汤合五子衍宗加减治疗痰湿阻滞型多囊卵巢综合征不孕可改善患者临床症状，降低Ang Ⅱ、MCP-1、AOPP、FINS水平，缩短月经周期，提高妊娠率。

关键词：四物汤合五子衍宗加减；痰湿阻滞型；多囊卵巢综合征；不孕；妊娠率

资助基金：国家中医药管理局中医药行业科研专项项目（201908279603）；海南省卫生健康行业科研项目（20A200229）。

注：本文原载于《中华中医药学刊》2023年第5期。

丁娜娜教授等学验选编

1. 小柴胡汤及其类方辨治抑郁症的研究进展

丁娜娜[1] 陈毅恒[1] 李伟峰[1] 康丽杰[1]
李益东[1] 李炎辉[1] 张 楠[1] 许二平[2]

1. 河南中医药大学，河南郑州，450046
2. 河南省仲景方药现代研究重点实验室，河南郑州，450046

摘要：小柴胡汤是《伤寒论》中的经典方药，具有和解少阳、调畅气机之效。其类方均可疏通气机，平衡阴阳。抑郁症作为精神类疾病，其病因病机离不开脏腑气血阴阳的失衡。通过查阅近10年有关小柴胡汤及其类方加减在治疗抑郁症方面的相关文献，对小柴胡汤及其类方治疗抑郁症的理论研究、临床研究和药理机制研究进行综述。此类方药以枢机不利，气机郁结为特征，通过上调单胺类神经递质水平，抑制炎症反应，调控HPA轴等途径，进而缓解抑郁症患者之情绪低落、狂躁、失眠等诸多症状。因此扼要分析了小柴胡汤及其类方加减抗抑郁的临床研究和抗抑郁作用机制研究，以望为抑郁症的临床治疗提供参考。

关键词：抑郁症；小柴胡汤；小柴胡汤类方；研究进展

资助基金：国家自然科学基金（81973739）；教育部人文社会科学研究项目（12YJAZH171）；河南省中医药科学研究专项（2019ZY1019）；河南省高等学校青年骨干教师培养项目（2021GGJS087）。

注：本文原载于《中华中医药学刊》2023年第6期。

2. 黄芪建中汤中药配方颗粒与传统饮片汤剂治疗慢性非萎缩性胃炎的临床疗效观察

刘二军 邢亚情 张伟玲 任首臣 郭庆丰

河北医科大学第一医院，河北石家庄，050000

摘要：【目的】对比黄芪建中汤中药配方颗粒与传统饮片汤剂治疗慢性非萎缩性胃炎的临床疗效。【方法】选取2019年12月-2021年12月医院收治的102例慢性非萎缩性胃炎患者为研究对象，以随机数字表法分研究组、对照组，各51例。对照组给予黄芪建中汤传统汤剂，研究组给予黄芪建中汤中药配方颗粒，连续治疗3个月后观察效果。记录两组中医症状评分、胃镜检查评分、临床疗效，对比两组幽门螺杆菌转阴情况、炎症因子、药物安全性及用药满意度情况。【结果】两组治疗前、治疗后的主症、次症中医证候评分对比差异无统计学意义（$P>0.05$），两组治疗后的主症、次症中医证候评分均低于治疗前（$P<0.05$）。两组治疗前、治疗后的胃镜检查评分对比差异无统计学意义（$P>0.05$），两组治疗后的胃镜检查评分均低于治疗前（$P<0.05$）。研究组总有效率为96.08%（49/51），对照组总有效率为92.16%（47/51），两组总有效率比较差异无统计学意义（$P>0.05$）。两组幽门螺杆菌转阴率对比，差异无统计学意义（$P>0.05$）。两组治疗前、治疗后的白细胞介素-6（Interleukin，IL-6）、IL-8、IL-17水平对比差异均无统计学意义（$P>0.05$），两组治疗后的IL-6、IL-8、IL-17水平均低于治疗前（$P<0.05$）。研究组有3例出现不良事件，对照组有5例出现不良事件，两组总不良事件发生率比较差异无统计学意义（$P>0.05$）。研究组用药总满意率高于对照组（$P<0.05$）。【结论】黄芪建中汤中药配方颗粒与传统饮片汤剂治疗慢性非萎缩性胃炎疗效、安全性相当，但患者对黄芪建中汤中药配方颗粒满意度更高。

关键词：慢性非萎缩性胃炎；黄芪建中汤；配方颗粒；汤剂；疗效；安全性；满意度

资助基金：河北省科技计划资助重点研发项目（223777141D）。

注：本文原载于《中华中医药学刊》2023年第6期。

3. 经典名方桂枝加葛根汤考证

孙有智[1]　唐苏媛[1]　赵　益[2]　管咏梅[3]　钟凌云[4]
朱卫丰[3]

1. 江西中医药大学方－证研究中心，
江西南昌，330004
2. 江西中医药大学中医理论分化与发展中心，
江西南昌，330004
3. 江西中医药大学现代中药制剂教育部重点实验室，
江西南昌，330004
4. 江西中医药大学药学院，江西南昌，330004

摘要：旨在对仲景经方桂枝加葛根汤进行文献考证，以期为该方的现代制剂开发提供文献依据。以“桂枝加葛根汤”为关键词，分别在中华医典数据库和中国知网检索相关古文献和现代研究报道并进行梳理，从“方”“药”2个角度对其历史沿革、药物组成、用量用法、临床应用、中药基原和炮制进行考证。共检索到历代古籍中收载的同名方剂26首，其中22首的组成只包括葛根、桂枝、芍药、生姜、大枣和甘草6味药物，其余4首在此基础上还含有麻黄。12首方遵仲景原方的煎服法，先煎葛根。不同方剂的药物剂量差别较大，但均重用葛根。药物基原方面，桂枝取现版药典中的肉桂，葛根取野葛，芍药取白芍，生姜取四川地区的小黄姜，大枣取山东、山西的优质大枣，甘草选豆科植物甘草最符合原方所指。大部分药物的炮制与现版药典相同，但炙甘草非现版药典所载之蜜炙，实为清炒。该方主治历代以太阳病兼项背不适为主，现代临床治疗范围有所扩展，但仍以治疗与项背不舒为特征的颈肩部疾患为多，其中以颈椎病最为常用且疗效肯定。

关键词：桂枝加葛根汤；文献考证；历史沿革；中药基原；用量用法；临床应用

资助基金：国家重点研发计划（2017YFC1702904）；江西省中医药骨干人才培养项目。

注：本文原载于《中华中医药学刊》2023年第7期。

4. 芪仙汤联合布地奈德福莫特罗粉吸入剂治疗支气管哮喘慢性持续期痰哮证疗效及对气道慢性炎症的影响

史兆雯[1]　罗旭明[1]　王雄彪[1]　肖震炜[2]

1. 上海中医药大学附属普陀医院，上海，200062
2. 上海中医药大学康复医学院，上海，201203

摘要：【目的】探讨芪仙汤联合布地奈德福莫特罗粉吸入剂治疗支气管哮喘（Bronchial asthma，BA）慢性持续期痰哮证疗效及对患者气道慢性炎症的影响。【方法】选取2020年6月—2021年12月BA慢性持续期痰哮证患者140例，随机数字表法分为两组，每组70例。对照组予以布地奈德福莫特罗粉吸入剂治疗，观察组予以芪仙汤联合布地奈德福莫特罗粉吸入剂治疗。比较两组临床疗效、不良反应发生率、哮喘控制率及治疗前后哮喘控制测试（Asthma control test，ACT）评分、肺通气指标[第1秒呼气容积（Forced expiratory volume in one second，FEV1）、最大呼气流量（Peak expiratory flow，PEF）、呼吸流速峰值（Peak expiratory flow rate，PEFR）]、血清炎性因子[白细胞介素-4（Interleukin 4，IL-4）、白细胞介素-10（Interleukin 10，IL-10）、白细胞介素-13（Interleukin 13，IL-13）]、气道重塑指标[血管内皮生长因子（Vascular endo-thelial growth factor，VEGF）、碱性成纤维细胞生长因子（Basic fibroblast growth factor，b-FGF）、血小板衍生生长因子（Platelet derived growth factor，PDGF-BB）]、布地奈德福莫特罗粉吸入剂用量、不良反应。【结果】（1）临床疗效：观察组总有效率（92.86％，65/70）优于对照组（80.00％，56/70）（$P<0.05$）；（2）哮喘控制情况：治疗后，观察组ACT评分及哮喘控制率高于对照组（$P<0.05$）；（3）肺通气指标：观察组治疗后FEV1、PEF高于对照组，PEFR低于对照组（$P<0.05$）；（4）血清炎性因子：观察组治疗后血清IL-4、IL-13水平低于对照组，IL-10水平高于对照组（$P<0.05$）；（5）气道重塑指标：观察组治疗后血清VEGF、b-FGF、PDGF-BB水平低于对照组

（$P<0.05$）；（6）观察组布地奈德福莫特罗粉吸入剂每日平均用量（419.87 ± 71.25）μg，显著低于对照组的（493.64 ± 64.72）μg（$P<0.05$）。（7）不良反应：两组不良反应发生率相比，差异无统计学意义（$P>0.05$）。【结论】芪仙汤联合布地奈德福莫特罗粉吸入剂治疗BA慢性持续期痰哮证，疗效确切，能有效提高哮喘控制效果，降低炎症反应，抑制气道重塑，改善肺通气，同时减少布地奈德福莫特罗粉吸入剂用量，保证安全性。

关键词： 芪仙汤；支气管哮喘；慢性持续期；痰哮证；气道慢性炎症

资助基金： 国家中医药管理局中医传承基地建设项目（2018CCJD0078-1）；上海市普陀区卫生健康系统临床特色专科建设计划项目（2020tszk02）；上海中医药大学附属普陀医院院级科研项目（2019323）。

注： 本文原载于《中华中医药学刊》2023年第7期。

5. 六君子汤治疗胃癌的临床疗效与作用机制研究进展

周恩慧[1]　许二平[1]　张　楠[2]　康丽杰[2]
杨雪静[1]　丁娜娜[2]　李益东[2]

1. 河南中医药大学中医药科学院，河南郑州，450046
2. 河南中医药大学中医学院，河南郑州，450046

摘要： 胃癌（Gastric carcinoma，GC）是指原发于胃的上皮源性恶性肿瘤，是世界上发病率较高的恶性肿瘤之一。现代医学多采取手术切除、放化疗、靶向治疗等手段治疗胃癌，但在提高患者生存率的同时，易损耗元气，造成身体脏腑功能紊乱、免疫力下降、消化道反应等并发症。近年来，中医药防治肿瘤已成为研究的热点，中药具有扶正抑癌、调理脏腑功能、平衡气血阴阳的作用，在手术前后及配合放化疗阶段应用较广。六君子汤具有益气健脾、燥湿化痰之功，尤宜于胃癌脾胃气虚证。从临床和实验研究两方面对六君子汤治疗胃癌的研究进展进行梳理。临床研究发现，六君子汤可以改善胃癌前病变（Precancerous lesion of gastric cancer，PLGC），防止胃癌发生；提高胃癌患者机体免疫和生存质量；治疗胃癌术后并发症，促进术后患者康复；减轻胃癌化疗后消化道不良反应，提升化疗效果。实验研究发现，六君子汤具有调节炎症因子、保护胃黏膜；调节胃肠激素水平、改善胃内微生态环境；抑制胃癌细胞增殖、促进胃癌细胞凋亡；减少胃黏膜损伤、缓解胃肠高敏状态的作用。通过归纳整理，以期为后续相关临床评价、机制研究提供有益参考与借鉴。

关键词： 胃癌；六君子汤；临床研究；实验研究

资助基金： 国家自然科学基金（81973739）；河南省中医药科学研究专项（2019ZY1019）；河南省高等学校青年骨干教师培养计划（2021GGJS087）。

注： 本文原载于《中华中医药学刊》2023年第7期。

6. 止嗽散合三拗汤对百日咳血清炎症因子及肠黏膜屏障功能的影响

李春梅　卢艳辉　刘振奎　李文斌　石　蔚
高娇娇　曹艳玲　马俊帅　刘俊芬

河北北方学院附属第一医院，河北张家口，075000

摘要：【目的】探讨止嗽散合三拗汤对百日咳患儿血清炎症因子及肠黏膜屏障功能的影响。【方法】选取诊治的百日咳患儿60例，随机分为对照组与观察组，每组30例，对照组常规西药治疗，观察组在对照组治疗基础上给予止嗽散合三拗汤治疗，治疗时间2周，观察患儿症状的改善情况及血清白细胞介素-2（interleukin-2，IL-2）、白细胞介素-4（interleukin-4，IL-4）、白细胞介素-6（interleukin-6，IL-6）、肿瘤坏死因子-α（tumor necrosis factor a，TNF-α）、γ干扰素（interferon-γ，INF-γ）、晚期糖基化终末产物（advanced glycation end products，AGEs）、内毒素（endotoxin，ETX）、二胺氧化酶（di-amine oxidase，DAO）变化。【结果】观察组发热消失时间、喘息消失时间、痉挛性咳嗽消失时间、肺部罗音消失时间短于对照组，差异有统计学意义（$P<0.001$）。治疗前血清IL-2、IL-4、

IL-6、TNF-α、INF-γ 水平，两组之间比较差异无统计学意义（$P>0.05$），治疗后血清 IL-4、IL-6、TNF-α、1NF-γ 水平，与治疗前组内比较下降（$P<0.001$），同时观察组低于对照组（$P<0.001$），治疗后血清 IL-2 水平与治疗前组内比较升高，同时观察组高于对照组（$P<0.05$）。治疗前血清 AGEs、ETX、DAO 水平，两组之间比较差异无统计学意义（$P>0.05$），治疗后血清 AGEs、ETX、DAO 水平，与治疗前组内比较下降（$P<0.001$），同时观察组低于对照组（$P<0.001$）。观察组治疗疗效整体优于对照组（$P<0.05$），治疗总有效率为 93.33%（28/30）高于对照组（70.00%，21/30）（$P<0.05$）。【结论】止嗽散合三拗汤治疗百日咳疗效较好，可有助于改善血清炎症因子及肠黏膜屏障功能，提高疗效。

关键词：止嗽散；三拗汤；百日咳；炎症因子；肠黏膜屏障功能

资助基金：国家中医药管理局中医药行业科研专项项目（20190983759361）；河北省卫生健康委员会青年科技项目（20211012）；张家口市科技局重点研发计划项目（2021068D）。

注：本文原载于《中华中医药学刊》2023 年第 7 期。

7. 四物汤水提物对肥胖大鼠肠道菌群平衡的调控作用

艾梓黎[1] 张 娴[1] 葛 巍[2] 王海燕[3] 左铮云[4] 刘端勇[4]

1. 江西中医药大学研究生院，江西南昌，330004
2. 江西中医药大学附属医院，江西南昌，330004
3. 江西中医药大学研究生院，江西南昌，330004
江西中医药大学方证研究中心，江西南昌，330004
4. 江西中医药大学方证研究中心，江西南昌，330004

摘要：【目的】探讨四物汤水提物对肥胖大鼠肠道菌群平衡的调控作用。【方法】选取 40 只 SPF 级雄性 SD 大鼠予以高脂饲料建立肥胖模型，30 只造模成功的肥胖大鼠随机分为模型组，四物汤低、中、高剂量组 [1.62、3.24、6.48 g/（kg·d）灌胃] 和奥利司他组 [32.40mg/（kg·d）灌胃]，每组 6 只，另设正常组 6 只。正常组、模型组给予等体积生理盐水灌胃。分别记录大鼠初始及终末体质量和每日摄食量。治疗 8 周后测定各组大鼠脂体比（Body fat index，BFI）、甘油三酯（Tri-glycerides，TG）、总胆固醇（Total cholesterol，TC）、低密度脂蛋白胆固醇（Low-density lipoprotein cholesterol，LDL-C）、高密度脂蛋白胆固醇（High-density lipoprotein cholesterol，HDL-C）和葡萄糖（Glucose，GLU）水平；苏木精 - 伊红（Hema-toxylin-eosin，HE）染色观察肝脏和脂肪组织形态学变化；16S rDNA 检测大鼠粪便中的肠道菌群种类及其丰度。【结果】与模型组相比，各治疗组大鼠体质量、BFI、TG、TC、LDL-C 和 GLU 水平显著下降（$P<0.05$），气球菌属（Aerococcus）、Facklamia、嗜冷杆菌（Psychrobacter）、NK4A214_group、棒状杆菌（Corynebacterium）的相对丰度显著上升，Quinella、norank_f_norank_o_RF39 和厚壁菌门如 Turicibacter 丰度显著下降。【结论】四物汤水提物能够降低高脂饮食诱导的肥胖大鼠的体质量和血脂水平，减少肝脏脂质积累和脂肪堆积，其可能是通过调节肠道菌群平衡实现的。

关键词：四物汤水提物；肥胖；肠道菌群；高脂饮食

资助基金：国家自然科学基金（82060836）；国家自然科学基金（81803988）。

注：本文原载于《中华中医药学刊》2023 年第 7 期。

8. 补阳还五汤配合温阳针灸法治疗老年缺血性脑卒中恢复期气虚血瘀证的疗效观察

谭春凤 郑全成 徐 琼 黄建福 王天磊 王 波

三亚市中医院，海南三亚，572000

摘要：【目的】分析补阳还五汤配合温阳针灸法治疗老年缺血性脑卒中恢复期气虚血瘀证的临床疗效。【方法】选取三亚市中医院 2019 年 1 月—2021 年 10 月收治的 102 例缺血性脑卒中恢复期气虚血瘀证老年患者，采用随机数字表简单随机分组法分为针灸组与联合组，各 51 例，针灸组行温阳针灸治疗，联合组在针灸组基础上配合补阳还五汤治疗，均治疗4周。记录两组患者临床疗效，比较两组患者治疗前、治疗4周后中医证候积分、日常活动能力[改良Barthel指数评定量表（Modified Barthel Index，MBI）、Fugl-Meyer运动功能评分（Fugl-Meyer Motor Assessment，FMA）]、心肺耐力[6 min步行测试（6-min walk test，6MWT）、最大摄氧量（maximal oxygen uptake，VO2max）、最大运动负荷（maximum exer-cise load，Metsmax）]、血清学指标[成纤维细胞生长因子23（fibroblast growth factor 23，FGF23）、Klotho]差异。【结果】两组患者均完成4周的治疗，其间未出现治疗相关不良事件，联合组临床疗效明显高于针灸组（P<0.05）。治疗4周后，两组患者中医证候积分及血清FGF23、Klotho水平均较治疗前降低（P<0.05），且联合组治疗后低于针灸组（P<0.05）；两组患者MBI指数、上肢及下肢FMA评分、6MWT、VO2max、Metsmax均较治疗前升高（P<0.05），且联合组治疗后高于针灸组（P<0.05）。【结论】补阳还五汤配合温阳针灸治疗缺血性脑卒中恢复期气虚血瘀证疗效显著，具有良好应用前景。

关键词：缺血性脑卒中；恢复期；气虚血瘀；老年；温阳针灸法；补阳还五汤

资助基金：海南省卫生健康行业科研项目（20A200199）；海南省临床医学中心建设项目。

注：本文原载于《中华中医药学刊》2023年第7期。

9. 四君子汤联合中药助长贴对矮身材儿童生长发育及骨龄的影响分析

王伟群　孙　红　章首苑

浙江省中西医结合医院，浙江杭州，310003

摘要：【目的】探讨四君子汤联合中药助长贴对矮身材儿童（身高处于同种族同性别同年龄-2SD～-1SD）生长发育及骨龄的影响。【方法】选择2019年9月—2020年8月收治的60例（男女各30例）矮身材儿童进行研究，使用随机数字表按照不同性别简单随机，将其分为治疗组和对照组，每组30例（男女各15例），两组均给予中药助长贴治疗，治疗组在此基础上给予四君子汤治疗，治疗周期共2年，比较两组治疗前后身高、骨龄、生长速率，检测胰岛素样生长因子-1（In-sulin-like growth factor-1，IGF-1）、25羟维生素D[25-hydroxyvitamin D，25（OH）D]水平，并对比两组不良反应发生情况。【结果】治疗组治疗后身高、生长速率、IGF-1水平均高于对照组治疗后水平，差异具有统计学意义（P<0.05）；骨龄无明显变化（P>0.05）；治疗组不良反应发生率为10.00%（3/30），高于对照组的6.67%（2/30），但差异无统计学意义（P>0.05）。【结论】四君子汤联合中药助长贴治疗矮身材儿童疗效确切，能显著改善其生长发育水平，且具有较高的安全性，适合推广。

关键词：四君子汤；中药助长贴；骨龄；发育；身高

资助基金：国家中医药管理局中医药标准化项目；浙江省中医药科技计划项目（2019ZB090）。

注：本文原载于《中华中医药学刊》2023年第8期。

10. 葛根芩连汤内服联合愈疡灌肠方保留灌肠治疗溃疡性结肠炎疗效及对血清LPO与SCD-1表达的影响

李　季　郭玉婷　郭　亮　江　海　江学良

山东中医药大学第二附属医院，山东济南，250001

摘要：【目的】探讨葛根芩连汤内服联合愈疡灌肠方保留灌肠治疗溃疡性结肠炎的疗效及对血清脂质过氧化物（Lipid peroxide，LPO）和硬脂酰辅酶A脱氢酶（Stearoyl-CoA desaturase 1，SCD-1）表达的影响。【方法】选取160例溃疡性结肠炎患者，随机分为对照组与观察组，每组80例，对照组给予美沙拉嗪肠溶片口服治疗，观察组采用葛根芩连汤内服联合愈疡灌肠方保留灌肠治疗，疗程3个月。检测治疗前后血清LPO与SCD-1水平，高敏C反应蛋白（hypersensitive C-reactive protein，hs-CRP）、肿瘤坏死因子（tumor necrosis factor，TNF-α）、白细胞介素-6（Interleukin-6，IL-6）水平，SCD-1用硬脂酰溶血卵磷脂（硬脂酰-LPC）与油酰溶血卵磷脂（油酰-LPC）比值反映，观察药物不良反应发生情况及评价治疗疗效。【结果】两组患者治疗前血清LPO与SCD-1比较差异无统计学意义（$P>0.05$），治疗后清LPO下降，且观察组治疗后水平低于对照组，治疗后血清SCD-1升高，且观察组治疗后水平高于对照组，比较差异有统计学意义（$P<0.05$）；两组患者治疗前血清hs-CRP、TNF-α、IL-6比较差异无统计学意义($P>0.05$),治疗后上述指标水平下降，且观察组治疗后水平低于对照组，比较差异有统计学意义（$P<0.05$）；不良反应发生率对照组为12.00％（10/80），观察组为18.75％（15/80），比较差异无统计学意义（$P>0.05$）；观察组治疗疗效整体优于对照组（$P<0.05$），观察组治疗总有效率为85.00％（68/80）高于对照组（70.00％，56/80），比较差异有统计学意义（$P<0.05$）。【结论】葛根芩连汤内服联合愈疡灌肠方保留灌肠治疗溃疡性结肠炎疗效肯定，可调节血清LPO与SCD-1的表达，抑制肠道炎症反应，加速肠黏膜愈合，且药物不良反应未明显增加，用药安全。

关键词：葛根芩连汤；愈疡灌肠方；保留灌肠；溃疡性结肠炎；脂质过氧化物；硬脂酰辅酶A脱氢酶

资助基金：国家重点研发计划（2018YFC1705404）。

注：本文原载于《中华中医药学刊》2023年第8期。

11. 加味茵陈四逆汤对胆道闭锁肝纤维化幼鼠IL-17、IL-6与Th17及其特异性转录因子RORγt之间的影响

舒海涛[1]　许　华[2]　杨小乐[3]

1. 广州中医药大学，广东广州，510405

2. 广州中医药大学第一附属医院，广东广州，510405

3. 广东省妇幼保健院，广东广州，510010

摘要：【目的】探讨加味茵陈四逆汤对胆道闭锁（Biliary atresia，BA）肝纤维化幼鼠白介素-17（Interleukin-17，IL-17）、白介素-6（Interleukin-6，IL-6）与辅助性T细胞17（T helper cell 17，Th17）及其特异性转录因子维甲酸相关孤儿受体γt（RetinoicAcid-relatedOrphangammat，RORγt）之间的影响。【方法】雄性SD大鼠幼鼠48只，随机分为假手术组、模型组、阳性对照组及加味茵陈四逆汤高、中、低剂量组，每组8只。建立幼鼠胆道结扎模型，5 d后进行灌胃给药。用药10 d后，计算肝脏指数；各组行苏木精-伊红染色法（Hematoxylin-eosin，HE）及Masson染色观察肝组织病理改变；采用酶联免疫吸附试验测定血清IL-17和IL-6水平；采用流式细胞仪测定Th17细胞占CD_4^+T细胞比例；采用实时荧光定量聚合酶链式反应（Polymerase Chain Reaction，PCR）法测定RORγt mRNA表达。【结果】模型组及各给药组肝脏指数高于假手术组（$P<0.05$）；各给药组肝脏指数低于模型组（$P<0.05$）；各给药组肝纤维化程度较模型组减轻；模型组及各给药组IL-17、IL-6、Th17细胞占CD_4^+T细胞比例和RORγt mRNA表达高于假手术组（$P<0.05$）；各给药组IL-17、IL-6、Th17细胞占CD_4^+T细胞比例和RORγt mRNA表达低于模型组（$P<0.05$）；中剂量组和高剂量组IL-17、IL-6、Th17细胞占CD_4^+T细胞比例和RORγt mRNA表达低于熊去氧胆酸组和低剂量组（$P<0.05$）。【结论】加味茵陈四逆汤可有效改善BA幼鼠肝纤维化程度，可能是通过降低血清IL-17和IL-6水平，从而降低Th17细胞水平及下调RORγt表达来发挥作用的。

关键词：加味茵陈四逆汤；胆道闭锁；肝纤维化；白介素-6；白介素-17；Th17；RORγt

资助基金：国家中医药管理局中医药行业科研专项项目。

注：本文原载于《中华中医药学刊》2023年第8期。

12. 芍药汤合龙血竭对溃疡性结肠炎大鼠的效应机制

雷　娜[1]　雷兰平[2]　吴　容[1]　孟祥博[1]　穆　杰[1]　唐学贵[3]

1. 成都中医药大学，四川成都，611137

2. 中南大学湘雅二医院，湖南长沙，410013
3. 川北医学院附属医院，四川南充，637000

摘要：【目的】探讨芍药汤合龙血竭对溃疡性结肠炎（Ulcerative colitis，UC）大鼠的保护作用及作用机制。【方法】清洁级健康 SD 大鼠 40 只，随机抽取 10 只作为空白组，余下 30 只大鼠自由饮用 4% 葡聚糖硫酸钠（Dextran sulfate sodium，DSS）溶液 1 周建立 UC 模型，随机分为模型组、西药组、中药（芍药汤 + 龙血竭）组。治疗 2 周，检测大鼠血清肿瘤坏死因子 α（Tumor necrosis factor α，TNF-α）、白细胞介素-1β（Interleukin 1β，IL-1β）、白细胞介素-6（Interleukin 6，IL-6）和结肠水通道蛋白 3（Aquaporin3，AQP3）、水通道蛋白 4（Aquaporin4，AQP4）蛋白和 mRNA 表达。【结果】与空白组相比，模型组和给药组血清 TNF-α、IL-1β、IL-6 浓度显著升高（$P<0.01$）；模型组和西药组结肠 AQP3、AQP4 蛋白表达显著降低（$P<0.01$）；中药组结肠 AQP3、AQP4 蛋白表达与空白组相比无统计学意义（$P>0.05$）；模型组和给药组结肠 AQP3、AQP4 mRNA 表达显著降低（$P<0.01$）。与模型组相比，西药组和中药组血清 TNF-α、IL-1β、IL-6 浓度显著降低（$P<0.01$）；西药组和中药组结肠 AQP3、AQP4 蛋白和 mRNA 表达显著升高（$P<0.01$）；中药组结肠 AQP3、AQP4 蛋白和 mRNA 表达比西药组更高（$P<0.01$）。【结论】芍药汤合龙血竭可以改善 UC 大鼠症状，降低血清 TNF-α、IL-1β 和 IL-6 表达水平，升高结肠 AQP3、AQP4 蛋白和 mRNA 表达水平，推测这些可能是芍药汤合龙血竭治疗 UC 的作用机制。

关键词：芍药汤；龙血竭；溃疡性结肠炎；肿瘤坏死因子 α；白细胞介素 -1β；白细胞介素 -6；水通道蛋白 3；水通道蛋白 4

资助基金：国家自然科学基金（82074399）。

注：本文原载于《中华中医药学刊》2023 年第 9 期。

13. 加味柴胡疏肝汤对急性癫痫小鼠海马 miR-187/Wnt/β-catenin 信号通路表达的影响

吕婷婷[1] 李瑞暖[1] 李洁玉[1] 黄其柳[1] 黄小妹[1]
黄柳瑛[1] 周艳英[2] 罗玉珍[2] 梁 霜[2] 刁丽梅[2]

1. 广西中医药大学，广西南宁，530001
2. 广西中医药大学第一附属医院，广西南宁，530023

摘要：【目的】探讨加味柴胡疏肝汤对急性癫痫小鼠 miR-187/Wnt/β-catenin 信号通路表达的影响。【方法】制备匹罗卡品急性癫痫小鼠模型后，将小鼠随机分为模型组、加味柴胡疏肝汤组、卡马西平组、加味柴胡疏肝汤 +miR-187 过表达组、加味柴胡疏肝汤 +miR-187 抑制组，每组 10 只，除模型组之外，其余组别分别给予相应药物灌胃进行干预，2 次 /d，连续 14 d。脑电图检测小鼠痫性波，苏木素-伊红染色法（hematoxylin-eosin staining，HE）染色法进行正常组与模型组病理组织学观察，实时荧光定量聚合酶链式反应（Real-time PCR，RT-PCR）检测小鼠海马组 β-catenin、cyclin D1、c-myc、wnt3 mRNA 表达水平，免疫蛋白印迹法（western blot，WB）检测小鼠海马组织-catenin、cyclin D1、c-myc、wnt3 蛋白表达水平，免疫荧光检测小鼠海马组织 β-catenin、cyclin D1、c-myc、wnt3 的表达水平。【结果】脑电图结果显示，与正常组相比，模型组小鼠脑电图观察到连续性痫性放电，表现为棘波、尖波、棘 - 慢综合波；与模型组比较，加味柴胡疏肝汤组与卡马西平组均能减少癫痫小鼠脑电图痫性波次数；与加味柴胡疏肝汤组比较，加味柴胡疏肝汤 +miR-187 过表达组小鼠脑电图中痫性放电次数明显减少，加味柴胡疏肝汤 +miR-187 抑制组小鼠脑电图中痫性放电次数明显增加。RT-PCR 结果显示，与正常组相比，模型组 β-catenin、cyclin D1、c-myc 和 wnt3 基因表达显著升高；与模型组相比，加味柴胡疏肝汤组和加味柴胡疏肝汤 +miR-187 过表达组小鼠海马组织中 β-catenin、cyclin D1、c-myc 和 wnt3 基因表达均明显减低，且较单纯使用加味柴胡疏肝汤组明显减低；加味柴胡疏肝汤 +miR-187 抑制组 cyclin D1 较模型组明显降低；卡马西平组 β-catenin、cyclin D1、c-myc、wnt3 基因表达水平均明显降低。WB 结果显示，与正常组相比，模型组 β-catenin、cyclin D1、c-myc 和 wnt3 蛋白表达显著升高；与模型组相比，加味柴胡疏肝汤组和卡马西平组小鼠海马组织中 β-catenin、cyclin D1、c-myc、wnt3 蛋白表达量均减低；加味柴胡疏肝汤 +miR-187 过表达组 β-catenin、cyc-lin D1、c-myc、wnt3 蛋白表达量较模型组和加味柴胡疏肝汤组均明显减低；加味柴胡疏肝汤 +miR-187 抑制组 c-myc、wnt3 蛋白表达量较模型组比均明显降低；免疫荧光结果基本同 WB。【结论】加味柴胡疏肝汤上调 miR-187 的表达，抑制 β-catenin、cyclin D1、c-myc、wnt3 的表达，抑制癫痫的发生和发展。

关键词：加味柴胡疏肝汤；癫痫；海马；miR-187；Wnt/β-catenin 信号通路

资助基金：国家自然科学基金（81960858）；广西中医脑病临床研究中心项目（AD20238028）；广西研究生教育创新计划项目（YCXJ2021031）；广西研究生教育创新计划项目（YCSW2021225）。

注：本文原载于《中华中医药学刊》2023年第9期。

14. 大黄丹参汤联合卡托普利治疗儿童急性肾小球肾炎疗效观察

张 华 蒋力生

江西中医药大学，江西南昌，330004

摘要：【目的】探讨大黄丹参汤联合卡托普利治疗儿童急性肾小球肾炎（acute glomerulo nephritis，AGN）的效果及安全性。【方法】2019 年 1 月—2022 年 1 月收治的 113 例 AGN 患儿，以随机数字表法分为对照组 56 例，试验组 57 例。对照组采用卡托普利治疗，试验组采用大黄丹参汤联合卡托普利治疗。检测中医证候评分、肾功能指标 [24 h 尿蛋白定量、肌酐（serum creatinine，Scr）、尿素氮（blood urea nitrogen，BUN）]、炎症指标 [白介素 -6（interleukin-6，IL-6）、白介素 -8（interleukin-8，IL-8）、白介素 -10（interleukin-10，IL-10）]、临床疗效、不良反应发生率变化。【结果】治疗后，两组主症评分、次症评分及总分，24 h 尿蛋白定量、Scr、BUN，IL-6、IL-8 均降低，IL-10 升高，试验组更明显（$P<0.05$）。试验组临床总有效率高于对照组（$P<0.05$）。两组不良反应发生率比较，差异无统计学意义（$P>0.05$）。【结论】大黄丹参汤联合卡托普利可改善儿童 AGN 中医证候，提高肾功能，减轻炎症反应，且安全性高。

关键词：急性肾小球肾炎；大黄丹参汤；卡托普利；安全性

资助基金：江西省高校人文社会科学重点研究基地项目（JD16120）。

注：本文原载于《中华中医药学刊》2023年第9期。

15. 大黄牡丹汤在胆囊结石术后肠功能恢复和炎症状态改善的作用研究

支飞虎[1] 刘国涛[2] 赵雄碧[1] 张建宇[1] 张澍漾[1]

1. 绍兴市中医院，浙江绍兴，321000

2. 浙江省中医院，浙江杭州，310000

摘要：【目的】探究大黄牡丹汤辅助用于胆囊结石术后肠功能恢复和炎症状态改善的作用。【方法】选取住院行腹腔镜下胆囊切除术患者 200 例，采用单双号法均分为两组。对照组予经验丰富的副主任医师行腹腔镜下胆囊切除术，术后予禁食、胃肠减压、营养支持等常规治疗并予肥皂温开水灌肠，治疗组将肥皂温开水替换为大黄牡丹汤，其余一致。观察两组疗效指数、急性胃肠损伤（AGI）分级、胃肠功能障碍评分、通气、排便、食欲恢复情况、术后炎症状态及肝功能 [C 反应蛋白（CRP）、肿瘤坏死因子 -α（TNF-α）、降钙素原（PCT）、白介素 -6（IL-6）、总胆红素（TBIL）、谷氨酰转移酶（GGT）]、术后不良反应。【结果】治疗组总有效率（92%，92/100）显著高于对照组（68%，68/100）（$P<0.05$），治疗后，治疗组 AGI 分级 I 期多于对照组，Ⅲ期明显少于对照组；胃肠功能评分低于对照组，第 1 次排便时间、不排便天数、使用灌肠剂比例、肠鸣音恢复时间、肛门排气时间、食欲恢复时间、不良反应发

生率均小于对照组，每日排便次数多于对照组（P 均<0.05）。治疗后治疗组 CRP（2.14±1.24）mg/L、TNF-α（2.41±0.34）ng/L、PCT（12.10±3.01）mg/L、IL-6（0.69± 0.19）ng/L、TBIL（14.17±1.93）μmol/L、GGT（16.75±5.11）U/L 含量均显著高于对照组，$P<0.05$. 进一步采用 Kendall 分析炎症因子、大黄牡丹汤使用、肝功能与患者胃肠道 AGI 分级的关系，发现炎症因子 TNF-α、CRP、PCT 以及肝功能 TBIL、GGT 与胃肠道 AGI 分级均呈正相关关系（OR=0.689，0.712，0.648，0.736，0.704；P 均=0.000），大黄牡丹汤使用与胃肠道 AGI 分级呈负相关关系（OR=-0.708，P=0.000）。【结论】大黄牡丹汤直接灌肠在腹腔镜下胆囊切除术后应用具有较好的疗效，一方面可以改善患者术后胃肠功能，帮助缩短患者的术后肠道功能恢复时间，另一方面发挥了较好的炎症改善作用，该组方的应用在患者术后胃肠功能的恢复方面起到了关键作用，且不良反应低，具有较好的安全性和治疗作用，值得临床推广。

关键词：大黄牡丹汤；胆囊结石；腹腔镜下胆囊切除术；胃肠功能

资助基金：浙江省医药卫生科技计划项目（2019ZH062）。

注：本文原载于《中华中医药学刊》2023年第9期。

16. 四妙丸现代临床应用及作用机制研究进展

李　冀[1]　赵启腾[1]　秦　雯[2]　朴圣爱[2]　胡晓阳[1]

1. 黑龙江中医药大学基础医学院，黑龙江哈尔滨，150036

2. 黑龙江中医药大学附属第二医院，黑龙江哈尔滨，150000

摘要：四妙丸出自清代著名医家张秉成所著的《成方便读》，该方由二妙散加味而成，主治湿热下注诸证。对四妙丸的临床应用和作用机制两个方面的现代文献进行梳理，阐述了四妙丸在临床上广泛用于治疗风湿及代谢性疾病、骨科疾病、皮肤科疾病、妇科疾病、外科疾病以及泌尿系统、神经系统疾病等病种，皆获良效。同时从作用机制方面阐述了四妙丸治疗疾病的机制可能和降低尿酸水平、抗炎、调节免疫、保护肝肾组织、调节血糖和血脂代谢等机制相关。

关键词：四妙丸；临床应用；作用机制

资助基金：全国基层名老中医药专家传承工作室建设项目；　黑龙江省应用技术研究与开发计划项目（GY2017YD0165）。

注：本文原载于《中华中医药学刊》2023年第10期。

17. 麻黄细辛附子汤在肺络病中的运用

王天娇[1]　于睿智[1]　刘勇明[2]　庞立健[2]　吕晓东[1]

1. 辽宁中医药大学，辽宁沈阳，110847

2. 辽宁中医药大学附属医院，辽宁沈阳，110032

摘要：肺络病是“络病”概念在肺系疾病中的具体化，核心病机在于肺络构效异常，根本症结在于肺络“承制”失衡，严重影响患者的身心健康，临床治疗非常棘手。麻黄细辛附子汤记载于张仲景所著《伤寒杂病论》，功效为解表散寒、固护肾阳，主治太阳表证兼少阴阳虚证。临床实践表明，麻黄细辛附子汤治疗络伤肺虚候下的络伤气虚证，肺络失约候下的肺络壅塞证、肺络绌急证、肺络弛张证，邪伏肺络候下的痰凝肺络证每获奇效。从肺络构效理论与肺络病辨治纲目经纬出发，探讨麻黄细辛附子汤在肺络病中的运用，旨在为慢性肺系疾病临床辨治提供思路与方法。

关键词：麻黄细辛附子汤；肺络病；肺络构效；临床应用

资助基金：国家自然科学基金（82274440）；吕晓东辽宁省名中医传承工作室建设项目；辽宁省兴辽英才计划高水平创新创业团队项目（XLYC1808011）；辽宁省教育厅科学技术研究项目（L202067）；辽宁省教育厅科学技术研究项目（L202029）。

注：本文原载于《中华中医药学刊》2023 年第 10 期。

18. 真武汤通过 AMPK/mTOR 通路改善转基因扩张型心肌病小鼠心功能的作用机制

隋吉峰[1] 原 艺[1] 李 铮[2] 李明阳[3] 李文杰[2]

1. 辽宁中医药大学，辽宁沈阳，110847

辽宁中医药大学附属医院，辽宁沈阳，110032

2. 辽宁中医药大学附属医院，辽宁沈阳，110032

3. 辽宁中医药大学，辽宁沈阳，110847

摘要：【目的】探讨真武汤通过腺苷酸活化蛋白激酶（AMPK）/哺乳动物雷帕霉素靶蛋白（mTOR）信号通路对扩张型心肌病（DCM）小鼠心功能、心肌细胞自噬的影响及其机制。【方法】将 C57BL/6J 小鼠 10 只作为正常组（A），cTnTR141W 转基因扩张型心肌病小鼠 30 只，按照体质量随机分为模型组（B）、真武汤组（C）、卡托普利组（D），每组 10 只。实验用心脏超声检测各组小鼠心脏左室舒张末期内径（LVEDD）、左室收缩末期内径（LVESD）、左室短轴缩短率（FS）、左室射血分数（EF）的变化；光学显微镜观察心肌细胞形态及排列；实时荧光定量 PCR（qPCR）检测重组人自噬相关蛋白 3（ATG3）和重组人自噬相关蛋白 7（ATG7），蛋白免疫印迹法（Western blot）检测自噬相关蛋白 p62、AMPKα、mTOR、unc-51 样激酶 1（ULK1）、结节性硬化复合物 2（TCS2）表达及其磷酸化水平。【结果】cTnTR141W 转基因扩张型心肌病小鼠，显微镜下心肌纤维排列紊乱，胶原纤维含量明显增多，真武汤干预后可见细胞排列渐规整、心肌纤维化减少，超声测量 cTnTR141W 转基因扩张型心肌病小鼠心室扩大，心室射血分数及短轴缩短率较正常组明显降低，真武汤和卡托普利治疗后心脏超声提示左室舒张末、收缩末内径明显减小，射血分数明显增加。荧光定量 PCR $2^{-\Delta\Delta CT}$ 值比较发现，扩心病小鼠 ATG3 和 ATG7 表达增加，经过真武汤治疗后进一步上调 ATG3 和 ATG7 表达。Western blot 结果中，与正常组比较，模型组 AMPKα、p-AMPKα、p62、p-ULK1 表达上调，mTOR、p-mTOR、ULK1、TCS2、磷酸化结节性硬化复合物 2（p-TCS2）表达下调，相较于模型组，真武汤干预后明显上调 p-AMPKα 蛋白表达，下调 AMPKα、p-mTOR、p62、p-ULK1、P-TCS2 蛋白表达。【结论】真武汤通过温阳利水之功效治疗扩张型心肌病小鼠，可明显改善心脏功能，减少心肌纤维化，其机制可能与真武汤调控 AMPKα/mTOR 通路增加细胞自噬有关，此外真武汤的治疗还上调 ATG3、ATG7 表达，下调了 p62、p-ULK1、p-TCS2 蛋白表达，双向调控自噬的发生，不过度自噬，稳定细胞内阴阳平衡。

关键词：扩张型心肌病；cTnTR141W 小鼠；真武汤；自噬

资助基金：国家自然科学基金（81173184）；辽宁省博士科研启动基金计划项目（2020-BS-165）。

注：本文原载于《中华中医药学刊》2023 年第 10 期。

19. 四逆汤对溃疡性结肠炎大鼠 TLR4/NF-κB 信号通路相关因子及肠道菌群的影响

陈泰宇 唐学贵 蒋小东 唐诗宇
孔鹏飞 邓 琴 彭钰蓉 谭雯心

川北医学院附属医院，四川南充，637000

摘要：【目的】探讨四逆汤对溃疡性结肠炎大鼠 Toll 样受体 4（Toll-like receptor 4，TLR4）/核因子-κB（nuclear factor-κB，NF-κB）信号通路相关因子及肠道菌群的影响。【方法】选取健康雄性 SD 大鼠 28 只，常规饲料喂养，自由进食进水，实验开始前适应性饲养 7 d。按照随机数字表法将 28 只大鼠分为正常组、模型组、四逆汤组、美沙拉嗪组，各 7 只。正常组大鼠注入氯化钠溶液，模型组、四逆汤组、美沙拉嗪组大鼠通过结肠内注入三硝基苯磺酸（trinitrobenzenesul-fonic acid，TNBS）建立溃疡性结肠炎模型。造模完成后，四逆汤组大鼠采用四逆汤 3.8 g/kg 灌胃，美沙拉嗪组采用美沙拉嗪 10g/kg 灌胃，1 次/d。在给药前 1 d 及给药 7 d 后秤测量大鼠的体质量、疾病指数活动评分（disease activity index，DAI）评分，检测大鼠给药7 d后的TLR4、NF-κB、肿瘤坏死因子-α（tumor necrosis factor-α，TNF-α）、白细胞介素-10（interleukin-10，IL-10）、白细胞介素-16（interleukin-16，IL-16）、黏蛋白2（mucin 2，MUC2）、三叶因子3（trefoil factor 3，TFF3）表达及肠道菌群。【结果】给药前，正常组大鼠体质量显著高于模型组、四逆汤组、美沙拉嗪组（$P<0.05$）；给药7 d后，四逆汤组、美沙拉嗪组大鼠体质量显著升高（$P<0.05$），正常组、四逆汤组、美沙拉嗪组大鼠体质量显著高于模型组（$P<0.05$）。给药前，正常组大鼠DAI评分显著低于模型组、四逆汤组、美沙拉嗪组（$P<0.05$）；给药7 d后，四逆汤组、美沙拉嗪组大鼠DAI评分显著降低（$P<0.05$），模型组、四逆汤组、美沙拉嗪组大鼠DAI评分显著高于正常组（$P<0.05$），四逆汤组、美沙拉嗪组大鼠DAI评分显著低于模型组（$P<0.05$）。给药7 d后，正常组、四逆汤组、美沙拉嗪组大鼠TLR4、NF-κB表达均显著低于模型组（$P<0.05$）。给药7 d后，正常组、四逆汤组、美沙拉嗪组大鼠TNF-α、IL-10、IL-16水平均显著低于模型组（$P<0.05$）。给药7 d后，正常组、四逆汤组、美沙拉嗪组大鼠肠球菌、肠杆菌显著低于模型组，双歧杆菌、乳酸杆菌显著高于模型组（$P<0.05$）。给药7 d后，正常组、四逆汤组、美沙拉嗪组大鼠TFF3、MUC2表达显著高于模型组（$P<0.05$）。【结论】四逆汤可用于溃疡性结肠炎的治疗，对于TLR4/NF-κB信号通路相关因子及肠道菌群均有一定调节作用。

关键词：四逆汤；溃疡性结肠炎大鼠；Toll样受体4；核因子-κB；肠道菌群

资助基金：国家自然科学基金（82074429）；南充市科技局市校科技战略合作专项基金（22SXQT0076）。

注：本文原载于《中华中医药学刊》2023年第10期。

20. 香砂六君子汤通过Notch信号通路调控骨组织成骨/成脂平衡防治绝经后骨质疏松症实验研究

乔　隆[1]　关雪峰[2]　乔　野[3]　于冬冬[3]

齐鹏坤[1]　李　泽[4]　齐文诚[3]

1. 辽宁中医药大学，辽宁沈阳，110847

辽宁中医药大学附属医院，辽宁沈阳，110032

2. 沈阳药科大学，辽宁沈阳，117004

3. 辽宁中医药大学附属医院，辽宁沈阳，110032

4. 辽宁中医药大学，辽宁沈阳，110847

摘要：【目的】探讨香砂六君子汤防治去卵巢骨质疏松模型大鼠（prevention and treatment of ovariectomy osteoporosis model，OVX）大鼠的作用机制。【方法】取SD雌性大鼠60只，随机分为空白组、模型组、仙灵骨葆胶囊组、香砂六君子汤（低剂量、中剂量、高剂量）给药组，除空白组外其余各组采用卵巢去势手术诱导绝经后大鼠骨质疏松模型，灌胃给药8周后取材，留取各组大鼠血清以及股骨。酶联免疫吸附试验（Enzyme linked immunosorbent assay，ELISA）法检测骨代谢指标碱性磷酸酶（alkaline phosphatase，ALP）、Ⅰ型前胶原氨基端延长肽（type Ⅰ procollagen N-terminal propeptide，P1NP）、Ⅰ型胶原羧基端肽β（type Ⅰ collagen carboxyterminal peptide β-specific sequence，β-CTX）；生物力学检测骨强度，Micro-CT观察骨组织形态及骨密度；苏木精-伊红染色法（hematoxylin-eosin staining，HE）染色检测骨结构以及骨髓脂肪含量，免疫组织化学分析成骨蛋白Runt相关转录因子2（Runt-related transcription factor 2，RUNX2）、成脂蛋白过氧化物酶体增殖物激活受体（peroxisome proliferators-activated receptors，PPARγ）、通路蛋白Notch 1的表达情况。【结果】香砂六君子汤可以提高大鼠股骨最大荷载力，提高大鼠股骨的骨小梁面积和骨小梁数目，促进血清ALP、P1NP表达，抑制β-CTX表达，抑制骨髓腔内脂肪粒含量，免疫组化结果发现香砂六君子汤可促进 RUNX2、Notch1 蛋白的表达，抑制 PPAR γ 蛋白的表达。【结论】香砂六君子汤能够促进骨形成、增加骨量、提高骨密度、改善骨结构、增强骨强度、降低骨髓腔脂肪含量，防治绝经后骨质疏松症（postmenopausal osteoporosis，PMOP）。香砂六君子汤在防治 PMOP 的过程中，可通过激活 Notch 通路来调 RUNX2 和下调 PPAP γ 的表达，促进成骨，从而治疗骨质疏松症。

关键词： 骨质疏松症；Notch 通路；香砂六君子汤

资助基金： 国家自然科学基金（8170933）；辽宁省自然科学基金指导项目（2022-BS-202）；辽宁省教育厅科学研究经费项目（L202032）。

注： 本文原载于《中华中医药学刊》2023 年第 10 期。

21. 黄芪桂枝五物汤对半月板损伤关节镜术后康复的疗效观察

郑敏哲　徐君翔　冯宗贤　朱　金

宁波市医疗中心李惠利医院，浙江宁波 315100

摘要：【目的】观察黄芪桂枝五物汤对半月板损伤关节镜术后康复的疗效。【方法】选取医院 2019 年 1 月—2021 年 12 月收治的 98 例半月板损伤患者作为试验对象，所有患者均接受关节镜术治疗，根据患者术后接受的康复治疗方法分两组，对照组 50 例均实施康复训练，试验组 48 例给予黄芪桂枝五物汤治疗。比较两组临床疗效；对比两组治疗前后中医证候、疼痛程度、关节肿胀程度、关节活动度和股四头肌萎缩程度；对比两组不良反应发生率。【结果】与对照组总有效率 86.00%（43/50）相比，试验组 97.91%（47/48）明显更高（$P<0.05$）；对照组治疗后关节疼痛、关节肿胀、酸痛疲劳、屈伸受限评分明显低于治疗前，试验组治疗后关节疼痛、关节肿胀、酸痛疲劳、屈伸受限评分明显低于治疗前和对照组（$P<0.05$）；对照组治疗后视觉模拟疼痛（VAS）评分、关节肿胀程度和股四头肌萎缩程度明显低于治疗前，试验组治疗后 VAS 评分、关节肿胀程度和股四头肌萎缩程度明显低于治疗前和对照组（$P<0.05$）；对照组治疗后关节活动度明显高于治疗前，试验组治疗后关节活动度明显高于治疗前和对照组（$P<0.05$）；对照组不良反应发生率 4.00%（2/50）与试验组 6.25%（3/48）相比，差异无统计学意义（$P>0.05$）。【结论】半月板出现损伤的患者接受关节镜术后运用黄芪桂枝五物汤的康复效果较高，可有效改善患者的中医证候积分、关节肿胀度、关节活动度和疼痛程度，且安全性较高。

关键词： 黄芪桂枝五物汤；半月板损伤；关节镜；术后康复

资助基金： 浙江省卫生健康科技计划项目（2022KY1089）。

注： 本文原载于《中华中医药学刊》2023 年第 10 期。

22. 补阳还五汤黄芪不同配比组方调控平滑肌细胞增殖及迁移抑制动脉粥样硬化的分子机制

李　娟[1]　王静依[1]　周欣欣[1]　高　雅[1]　刘建春[1]
曾　群[1]　董秋菊[1]　郭春兰[1]　马存根[2]　张红珍[1]

1. 山西中医药大学第三临床学院，山西中医药大学神经生物学研究中心，国家中医药管理局多发性硬化益气活血重点研究室，山西晋中，030619
2. 山西中医药大学第三临床学院，山西中医药大学神经生物学研究中心，国家中医药管理局多发性硬化益气活血重点研究室，山西晋中，030619
大同大学脑科学研究所，山西大同，037009

摘要：【目的】观察补阳还五汤（BYHWD）黄芪不同配比组方通过调控 Rho/ROCK 信号通路对氧化型低密度脂蛋白（oxidized-low density lipoprotein，ox-LDL）诱导的血管平滑肌细胞（vascular smooth muscle cells，VSMCs）增殖和迁移的影响，以明确黄芪最佳配比剂量。【方法】将大鼠主动脉血管平滑肌（A10）细胞分为空白对照组、模型对照组、BYHWD 黄芪低剂量组（黄芪 30 g）、BYHWD 黄芪中剂量组（黄芪 60 g）、BYHWD 黄芪高剂量组（黄芪 90 g）、BYHWD 黄芪超高剂量组（黄芪 120 g）、辛伐他汀组。除空白对照组外，其他治疗组均在 ox-LDL 刺激后予以 BYHWD 黄芪低、中、高、超高剂量含药血清和辛伐他汀血清干预。通过 CCK-8 法检测补阳还五汤黄芪不同组方和辛伐他汀对 ox-LDL 诱导的平滑肌细胞增殖的影响；细胞划痕愈合实验检测各组细胞增殖和迁移的情况；同时采用免疫荧光染色法检测增殖蛋白 Ki67 的表达；蛋白免疫印迹法（Western Blot）检测血管细胞黏附分子（vascular cell adhesion molecule，VCAM-1）、细胞间黏附分子（intercellular adhesion molecules，ICAM-1）、Rho 激酶 1（ROCK1）、Rho 激酶 2（ROCK2）、p-肌球蛋白轻链（P-MLC）蛋白相对表达水平。【结果】CCK-8 和细胞划痕愈合实验结果显示，与模型对照组相比补阳还五汤黄芪低、中、高、超高剂量组和辛伐他汀含药血清干预后，细胞的增殖和迁移明显受到抑制（$P<0.05$）。免疫荧光染色结果显示黄芪低、中、高、超高剂量组 Ki67 阳性细胞数量明显减少（$P<0.05$），其中黄芪 120g 的治疗效果明显优于其他治疗组（$P<0.05$）；West-ern Blot 结果显示，与正常对照组相比，ox-LDL 诱导后模型组细胞 VCAM-1、ICAM-1、ROCK1、ROCK2、P-MLC 蛋白的表达量明显增多，经过补阳还五汤黄芪低、中、高、超高剂量和辛伐他汀含药血清干预后，各组细胞 VCAM-1、ICAM-1、ROCK1、ROCK2、P-MLC 蛋白的表达量明显降低（$P<0.05$），补阳还五汤黄芪低、中、高、超高剂量组各组间比较，黄芪超高剂量组（黄芪 120 g）的蛋白表达水平明显少于其他黄芪不同配比组方各组（$P<0.05$）。【结论】补阳还五汤黄芪低、中、高、超高剂量组可能抑制 ox-LDL 诱导的血管平滑肌（A10）细胞的增殖和迁移，下调 VCAM-1、ICAM-1 蛋白表达量，抑制 ROCK 信号通路，从而发挥预防和治疗动脉粥样硬化的作用，其中补阳还五汤黄芪超高剂量组（黄芪 120 g）的治疗效果最优。

关键词：补阳还五汤；动脉粥样硬化；黄芪不同配比组方；血管平滑肌细胞；氧化型低密度脂蛋白；Rho/ROCK 信号通路

资助基金：国家自然科学基金（81373532）；山西省黄芪资源产业化 产业国际化协同创新中心项目（HQXTCXZX2016-024）；山西省高等学校科技创新项目（2020L0454）；山西省科技厅自然科学研究面上项目（20210302123238）；山西中医药大学科技创新能力培育计划项目（2019PY-013）；山西中医药大学研究生创新项目（2021CX041）；山西中医药大学中西医结合基础神经免疫方向学科项目。

注：本文原载于《中华中医药学刊》2023 年第 11 期。

23. 四君子汤的研究进展及质量标志物预测

蔡可珍　郑　琴　魏韶锋　吴梦琪　熊　慧　赵海婷

江西中医药大学现代中药制剂教育部重点实验室，创新药物与高效节能降耗制药设备国家重点实验室，江西南昌，330004

摘要：四君子汤是健脾益气的代表方剂。现代药理学研究发现，四君子汤具有降血糖、调节脾胃功能、改善学习记忆、抗氧化、抗肿瘤等功效，临床上常用于治疗糖尿病、多种恶性肿瘤、胃炎和消化性溃疡等疾病，但对其药效物质基础研究较少。对四君子汤的化学成分、药理作用及临床应用的研究进行综述，基于中药质量标志物（Q-marker）“五原则”对四君子汤质量标志物进行预测分析。结果显示，人参皂苷 Rg1、人参皂苷 Re、人参皂苷 Rb1、甘草酸、甘草苷、白术内酯Ⅰ、白术内酯Ⅲ、茯苓酸的专属性高、可测性强，可作为四君子汤的 Q-Marker，为四君子汤质量控制体系的建立与完善提供参考。

关键词：四君子汤；质量标志物；化学成分；药理作用；临床应用

资助基金：国家自然科学基金（81860874）；江西中医药大学科技创新团队项目（CXTD22006）

注：本文原载于《中华中医药学刊》2023 年第 11 期。

24. 白虎加桂枝汤对急性痛风性关节炎大鼠 TLRs 和 NALP3 信号通路的影响

刘广宇[1] 徐西林[2] 李志刚[1] 王春龙[1]

1. 黑龙江中医药大学附属第二医院，黑龙江哈尔滨，150001
2. 黑龙江中医药大学附属第三医院，黑龙江哈尔滨，150001

摘要：【目的】分析白虎加桂枝汤对急性痛风性关节炎（acute gouty arthritis，AGA）大鼠 TLRs 和 NALP3 信号通路的影响。【方法】于 SD 大鼠右侧踝关节处注入 200 μL 尿酸钠溶液以构建 AGA 模型，本研究中最终成功构建 40 只 AGA 大鼠模型。将造模成功的大鼠随机分为模型组、低剂量组（0.265 g/100 g）、中剂量组（0.53 g/100 g）、高剂量组（1.06 g/100 g），每组各 10 只，并纳入 10 只健康 SD 大鼠为对照组，低剂量组、中剂量组、高剂量组大鼠分别灌胃不同剂量的白虎加桂枝汤，模型组和对照组灌胃等体积生理盐水，各组均连续灌胃 7d，并标准饲养。比较各组大鼠不同时刻踝关节周长、尿酸、血肌酐、白细胞介素 -1 β（IL-1 β）、肿瘤坏死因子 -α（TNF-α）水平、步态评分和滑膜组织中 NALP3、TLRs 相关蛋白及其 mRNA 表达水平。【结果】灌胃 1、3、7 d 时对照组大鼠的踝关节周长、尿酸、血肌酐、IL-1 β、TNF-α 水平、步态评分最低，且呈现剂量反应（$P<0.05$）。灌胃 1、3、7 d 时对照组大鼠滑膜组织中 NALP3、TLR3、TLR7 蛋白表达及其 mRNA 表达最低，且呈现剂量反应（$P<0.05$）。【结论】白虎加桂枝汤能够改善 AGA 大鼠的炎症反应，改善肾功能，减轻踝关节组织病理损伤，其机制可能与抑制 TLRs 和 NALP3 信号通路相关。

关键词：AGA 大鼠；白虎加桂枝汤；TLRs 和 NALP3 信号通路

资助基金：黑龙江省医药卫生科学技术项目（ZHY19-040）

注：本文原载于《中华中医药学刊》2023 年第 11 期。

25. 七味白术散合防己黄芪汤加减对脾虚湿阻证单纯性肥胖儿肠道菌群、体成分的影响

凌钦亮 叶文玲 郭诗琪

广州中医药大学第三附属医院，广东广州，510000

摘要：【目的】研究七味白术散合防己黄芪汤加减对脾虚湿阻证单纯性肥胖儿肠道菌群、体成分的影响。【方法】选取医院 2022 年 4 月—2022 年 9 月收治的 60 例脾虚湿阻证单纯性肥胖儿童作为研究对象。采用随机数字表法分为试验组（30 例）和对照组（30 例）。对照组给予常规治疗，试验组在对照组基础上给予七味白术散合防己黄芪汤加减治疗，两组患儿均治疗 2 周。比较两组患儿临床疗效以及治疗前后中医证候积分、肠道菌群、体成分（体质量、脂肪、BMI、肌肉、体脂率、无机盐和蛋白质）、血脂[总胆固醇（TC）、甘油三酯（TG）和低密度脂蛋白胆固醇（LDL-C）]。【结果】与对照组临床总有效率 80.00%（24/30）相比，试验组 96.66%（29/30）显著更高（$P<0.05$）；两组患儿治疗后肥胖浮肿、疲倦乏力和肢体沉重积分，且与对照组相比，试验组患儿显著更低（$P<0.05$）；两组患儿治疗后直肠真杆菌、多形拟杆菌、双歧杆菌和乳酸菌显著升高，且与对照组相比，试验组显著更高；两组患儿治疗后体质量、脂肪、BMI 和体脂率显著降低，且与对照组相比，试验组更低（$P<0.05$）；两组患儿治疗后 TC、TG 和 LDL-C 水平均显著降低，且与对照组相比，试验组更低（$P<0.05$）。【结论】七味白术散合防己黄芪汤加减对于脾虚湿阻证单纯性肥胖儿的临床疗效较高，可明显改善患儿的症状、肠道菌群和体成分。

关键词：七味白术散；防己黄芪汤；脾虚湿阻；单纯性肥胖；肠道菌群

资助基金：广东省中医药局科研项目（20222092）

注：本文原载于《中华中医药学刊》2023 年第 12 期。

26. 中药方剂配伍中“使药”作用探究

李彦承　贺　爽　周正灿　朱　彦

天津中医药大学省部共建组分中药国家重点实验室，天津，300193

天津国际生物医药联合研究院中药新药研发中心，天津，300457

摘要：中药通常配伍成方剂被广泛应用，而非单味药物使用。方剂配伍结构严谨，细微的变化都会造成显著影响。中药复方常遵循君臣佐使的配伍原则，君臣佐使虽然作用不同，但是环环相扣，互相影响，取长补短，以此达到增效减毒的目的。天王补心丹中的桔梗和生化汤中的甘草均为使药，使药虽然用量最小、作用最次要，但其在中药方剂中有着举足轻重的作用。使药可分为引经药和调和药，引经药具有调节蛋白表达，调整细胞因子分泌，控制信号通路，物理增加有效成分的溶解，改变生物屏障细胞的分布等作用；调和药具有体外增溶，改变跨膜转运，调节体内代谢等作用。引经药的有效成分多为挥发油类和皂苷；糖类及甘草酸等成分则为调和药的有效成分。联合用药在疾病治疗方面所体现的作用越来越重要，我们可以利用现代技术研究中药的配伍原则，更加全面地认识中药。现叙述使药在方剂中的作用，最终强调中药配伍、联合用药的重要性。

关键词：方剂配伍；君臣佐使；使药；联合用药

资助基金：国家重点研发计划（2018YFC1704502）；国家自然科学基金（81873037）

注：本文原载于《世界中医药》2023 年第 2 期。

27. 加味苓桂术甘汤联合热量限制改善动脉粥样硬化的实验研究

张俊杰[1]　李志超[1]　彭国顺[1]　赵晓东[1]　林红军[2]

1. 珠海市中西医结合医院，珠海，519000

2. 中山市中医院，中山，528400

摘要：【目的】研究加味苓桂术甘汤联合热量限制对 apoE-/- 小鼠动脉粥样硬化的影响。【方法】C57BL/6 小鼠为正常对照组，普通饲料喂养，apoE-/- 小鼠随机分成模型组、加味苓桂术甘汤组、单纯限食组、中药限食组，其中模型组与加味苓桂术甘汤组以高脂饲料喂养，单纯限食组、中药限食组每日按模型组 50% 热量投饲高脂饲料，中药限食组和加味苓桂术甘汤组给予加味苓桂术甘汤液 2mL 灌胃，其余各组予以等量生理盐水灌胃。12 周后，采血及留取胸主动脉，分别采用酶联免疫吸附试验（ELISA）检测血脂、炎症介质水平，苏木精 - 伊红（HE）染色观察管腔内粥样斑块，蛋白质印迹法（Western Bolt-ting）检测血脂、炎症介质及主动脉腺苷一磷酸活化蛋白激酶、磷酸化腺苷一磷酸活化蛋白激酶、过氧化物酶体增殖物激活受体 α、核因子 κB、p- 核因子 κB 蛋白表达。【结果】与模型组比较，加味苓桂术甘汤组、单纯限食组与中药限食组动脉粥样硬化病变减轻，斑块面积与管腔面积比值明显降低（$P<0.05$ 或 $P<0.01$），血清总胆固醇、三酰甘油、低密度脂蛋白胆固醇、肿瘤坏死因子 -α、白细胞介素 -6 及白细胞介素 -1β 浓度均显著低于模型组（$P<0.05$ 或 $P<0.01$），而中药限食组动脉粥样硬化病变最轻，斑块面积与管腔面积比值最低。蛋白质免疫印迹法显示中药限食组磷酸化腺苷一磷酸活化蛋白激酶、过氧化物酶体增殖物激活受体 α 蛋白表达显著升高（$P<0.01$），而 p- 核因子 κB 蛋白表达显著下降（$P<0.01$）。【结论】加味苓桂术甘汤联合热量限制具有抗动脉粥样硬化作用，其机制可能是通过降低血脂、减轻炎症反应，激活腺苷一磷酸活化蛋白激酶 / 过氧化物酶体增殖物激活受体 α 信号通路，从而抑制核因子 κB 活性，有效发挥抗动脉粥样硬化作用。

关键词：加味苓桂术甘汤；热量限制；过氧化物酶体增殖物激活受体 α；腺苷一磷酸活化蛋白激酶；核因子 κB；炎症介质；血脂；动脉粥样硬化

资助基金：广东省中医药局科研项目（20201323）。

注：本文原载于《世界中医药》2023 年第 3 期。

28. 四君子汤应用研究的知识图谱的构建

邹孟龙[1] 陈雅璐[2] 宁 芯[1] 黄晓燕[2]

1. 广西中医药大学，南宁，530001

2. 广西中医药大学第一附属医院，南宁，530023

摘要：【目的】通过 CiteSpace 软件对近十年国内四君子汤应用研究的相关文献进行可视化分析，探讨四君子汤应用情况。【方法】检索国家知识基础设施数据库（CNKI）2011 年 1 月 1 日至 2020 年 12 月 31 日发表的四君子汤应用研究的期刊文献，运用 CiteSpace 软件绘制该领域的知识图谱，并对文献的关键词进行共现分析、聚类分析、时间线分析及突现分析。【结果】初步检索获得 1378 篇四君子汤应用研究相关文献，进一步筛选后共纳入 1129 篇，研究热点集中四君子汤治疗慢性胃炎、溃疡性结肠炎及妊娠糖尿病。【结论】通过知识图谱分析四君子汤应用研究的热点及发展趋势，为今后的研究提供参考方向，从而更好地提高四君子汤的应用价值。

关键词：四君子汤；CiteSpace 软件；知识图谱；可视化分析；发展趋势；慢性胃炎；溃疡性结肠炎；妊娠糖尿病

资助基金：国家自然科学基金（81460714）；广西自然科学基金项目(2020GXNSFAA238009)；广西科技重大专项（AA17202031)；广西中医药大学研究生教育创新计划资助项目（YCSY2020034 ）。

注：本文原载于《世界中医药》2023 年第 4 期。

29. 经方中大黄的配伍在慢性肾脏病治疗中的应用

庞欣欣[1] 王学艺[2] 郑 威[2] 李新宝[2] 赵晓朦[2] 韩佳瑞[2]

1. 河南省中医院 / 河南中医药大学第二附属医院肾病科，郑州，450002

2. 河南中医药大学第二临床医学院，郑州，450046

摘要：慢性肾脏病已成为公共健康问题，目前仍缺乏有效药物。经方在慢性肾脏病中被广泛应用，尤其是包含大黄配伍的经方治疗慢性肾脏病疗效显著，对现代医学有重要的指导意义。大黄在经方中运用灵活，配伍精妙，深入分析其理论内涵，对慢性肾脏病的诊断和治疗至关重要。慢性肾脏病的病机复杂，总为本虚标实，标实以瘀血、湿热、浊毒内蕴为主，标实证既是脏腑亏损、功能下降的产物，又阻碍脏腑气化，导致慢性肾脏病缠绵难愈，是慢性肾脏病进展的关键，也是慢性肾脏病治疗的难点。标实不祛则正气难复，脏腑气化难以恢复。大黄味苦性寒，具有逐瘀通经、清热利湿、通腑泄浊的功效，配伍诸药切中慢性肾脏病的病机，既通利二便，给邪以出路，又通利六腑以调整脏腑气化，恢复正常功能。从慢性肾脏病的中医病机入手，分析经方中大黄配伍的理论内涵，以指导大黄配伍在慢性肾脏病临床中的应用。

关键词：大黄；经方；配伍；瘀血；湿热；浊毒；慢性肾脏病

资助基金：国家中医临床研究基地业务建设科研专项（2019JDZX068）；国家中医临床研究基地业务建设科研专项（2019JDZX2119）； 河南省自然科学基金项目（202300410256）； 河南省中医药科学研究专项重点课题（20-21ZY1003）；河南省高等学校重点科研项目（19A360009）；河南省重点研发与推广专项（科技攻关）项目（202102310505202102310171）；全国名老中医药专家传承工作室设立分站项目；全国中医药创新骨干人才培养项目 河南省中医药拔尖人才培养项目（2019ZYBJ17 ）。

注：本文原载于《世界中医药》2023 年第 5 期。

30. 葛根芩连汤及其合方治疗急性胃肠炎研究进展

刘莲萱[1] 张会永[2] 李威莹[1] 孟 岩[1] 吴 威[3] 杨关林[1]

1. 辽宁中医药大学中医脏象理论及应用教育部重点实验室，沈阳，110847

2. 辽宁中医药大学中医脏象理论及应用教育部重点

实验室，沈阳，110847
辽宁中医药大学附属医院，沈阳，110032
3. 珠海科技学院，珠海，519041

摘要：急性胃肠炎指胃肠黏膜急性炎症，多表现为腹泻、腹痛、呕吐、发热等，甚者可出现脱水、电解质紊乱、休克等，危及生命。其发病机制尚不完全清楚，认为可能与感染、炎症、肠道菌群、黏膜屏障、免疫功能等有关。现代医学治疗胃肠炎虽能控制病情，但易致胃肠损伤，存在不良反应。中医在提高疗效，降低不良反应方面有着独特的优势。急性胃肠炎属中医"泄泻""霍乱"范畴，其中湿热内蕴型为其典型病机之一。葛根芩连汤出自《伤寒论》，是张机治疗湿热下利的经典方剂，具有清热化湿、厚肠止利之效。通过文献梳理发现，该方治疗胃肠炎的机制主要与防止病原体侵害、减少炎症反应、调节肠道菌群、改善黏膜屏障、抑制胃肠运动、增强免疫功能等有关。结合胃肠炎的发病机制，对葛根芩连汤的临床应用、作用机制等方面进行综述，以期为其临床治疗胃肠炎提供新依据。

关键词：葛根芩连汤；急性胃肠炎；临床应用；作用机制；肠道菌群；黏膜屏障；炎症反应；免疫功能

资助基金：国家自然科学基金（81603513）；国家自然科学基金（81904069）；广东省基础与应用基础研究基金自然科学基金面上项目（2021A1515011485）；沈阳市中青年科技创新人才支持计划项目（RC190281）。

注：本文原载于《世界中医药》2023 年第 5 期。

31. 桂枝芍药知母汤联合西药治疗急性痛风性关节炎的疗效和安全性 Meta 分析

杜少鹏　刘维　樊一桦　曾　苹　王爱华

天津中医药大学第一附属医院，天津，300193
国家中医针灸临床医学研究中心，天津，300380

摘要：【目的】系统评价桂枝芍药知母汤联合西药治疗急性痛风性关节炎的安全性和疗效。【方法】计算机检索 PubMeb、The Cochrane Library、EMBASE、Web of Science、国家知识基础设施数据库（CNKI）、中国学术期刊数据库（CSPD）、中文科技期刊数据库（CCD）和中国生物医学文献数据库（CBM），搜索桂枝芍药知母汤联用西药与单用西药治疗急性痛风性关节炎的疗效与安全性临床随机对照试验，并用改良后的 Jadad 量表对纳入的文献质量进行初步评价，利用 Revman5.3 软件进行 Meta 分析。【结果】共纳入 7 篇文献，共 498 例患者。Meta 分析结果显示：中西药联用观察组患者总有效率明显高于西药对照组，差异有统计学意义（RR=1.20，95% CI 为 1.12 ～ 1.28，P<0.00001）；中西药联用观察组在降低 BUA（MD=-61.35，95% CI 为 -93.17 ～ -29.53），CRP（MD=-1.83，95% CI 为 -2.56 ～ -1.11），ESR（MD=-3.93，95% CI 为 -6.60 ～ -1.26），关节肿胀积分（SMD=-2.89，95% CI 为 -3.36 ～ -2.43）和关节疼痛积分（SMD=-3.11，95% CI 为 -3.87 ～ -2.35）的效果明显优于西药对照组，差异有统计学意义（$P<0.05$）；中西药联用干预的观察组不良反应发生率明显低于西药对照组（$P<0.05$）。【结论】桂枝芍药知母汤联合西药治疗急性痛风性关节炎的疗效和安全性明显优于单用西药，但受纳入研究质量和数量的限制，仍需更多高质量的临床随机对照试验来证实上述结论。

关键词：桂枝芍药知母汤；急性痛风性关节炎；高尿酸血症；秋水仙碱；中医药；非甾体抗炎药；系统评价；随机对照试验

资助基金：国家自然科学基金（81673927）；天津市科技计划项目（15ZXLCSY00020）；国家中医药管理局中医药重点学科建设（2018ZDXK001）。

注：本文原载于《世界中医药》2023 年第 6 期。

32.《伤寒杂病论》中干姜的量效关系及配伍规律

刘　星[1]　沈　璐[2]

1. 陕西中医药大学，咸阳，711301
2. 陕西省中医医院，西安，710000

摘要：【目的】探讨干姜在《伤寒杂病论》中的量效关系以及配伍用药规律。【方法】整理出《伤寒论》《金匮要略》中含有干姜的条文，采用SPSS 19.0统计软件单因素逻辑回归分析、二元相关性分析以及独立样本t检验分析干姜剂量与其相关因素之间的关系，并且总结干姜量效特点及其主治证候。【结果】经筛选共纳入含干姜方剂42首，占《伤寒杂病论》全部方剂比例的16.28%，对其中可进行统计学分析的30方剂分析发现，干姜单次用量与药味数量、剂量、服用次数均有相关性。单因素逻辑回归分析表明，干姜的单次用量、药味数量、用水量、剩余水量、单次服用水量、服用次数和干姜在组方中是否作为主药并无相关性；与其作为非主药比较，干姜与附子、细辛、人参、配伍时作为主药的单次用量差异明显。【结论】通过对其量效关系的研究可以发现，干姜在临床上的使用及其疗效主要通过与其他药物配伍实现，与附子配伍时用量为13～28 g，与细辛配伍时用量为4～6 g，与人参配伍时用量为6～16 g，（表6得出为6～16 g）并得出干姜可作为固定剂量应用于临床，所得剂量为6～35 g。干姜的作用部位主要在中焦，以温中为主，通过温中，散寒邪在胸中，治寒邪在筋骨者，治寒邪在肠胃者。

关键词：干姜；《伤寒杂病论》；量效关系；配伍规律；主治证候；二元相关性分析；单因素逻辑回归分析

资助基金：全国中医学术流派传承工作室建设项目；陕西省中医药传承创新暨秦药开发重点科学研究项目（2021-03-22-007）

注：本文原载于《世界中医药》2023年第6期。

33. 当归芍药散及其拆方对动脉粥样硬化小鼠血脂及炎症介质的影响

宗毓麟　孙月蒙　孙　燕　周　璐　鹿艺星　李昱达
张淑静　高誉珊　郑丰杰　李宇航

北京中医药大学中医学院，北京，100029

摘要：【目的】探讨当归芍药散及其拆方对高脂饮食诱导的载脂蛋白E敲除（ApoE-/-）小鼠动脉粥样硬化（AS）模型血脂及白细胞介素-6（IL-6）、白细胞介素-8（IL-8）、c-Jun氨基端激酶（JNK）水平的影响。【方法】72只ApoE-/-小鼠随机分为模型组、当归芍药散组、健脾化浊组、阿托伐他汀钙组、活血散瘀组和柔肝缓急组，每组12只，高脂饮食诱导建立AS模型。12只C57BL/6J小鼠作为正常组普通饮食饲养。适应性饲养1周后各给药组小鼠给予中药灌胃16周。全自动生化分析仪检测血清总胆固醇（TC）、三酰甘油（TG）、高密度脂蛋白胆固醇（HDL-C）及低密度脂蛋白胆固醇（LDL-C）水平；酶联免疫吸附试验法测定小鼠主动脉IL-6、IL-8、JNK表达水平。【结果】与正常组比较，模型组小鼠血清TC、TG、LDL-C水平均显著升高（均$P<0.01$）、HDL-C水平显著降低（$P<0.01$），差异有统计学意义；与模型组比较，当归芍药散组、健脾化浊组、阿托伐他汀钙组、活血散瘀组、柔肝缓急组均可显著降低ApoE-/-小鼠AS模型TC、TG、LDL-C水平、升高HDL-C水平，差异有统计学意义（$P<0.01$）；与正常组比较，模型组小鼠主动脉IL-6、IL-8和JNK表达显著升高，差异有统计学意义（$P<0.01$）；与模型组比较，各给药组均可显著下调小鼠主动脉IL-6、IL-8、JNK表达水平（$P<0.01$）。【结论】当归芍药散及其拆方可以显著改善小鼠血脂水平，降低炎症介质水平，从而缓解AS的发展。其中健脾化浊组方剂要素较其他拆方组效果更为明显。

关键词：动脉粥样硬化；载脂蛋白E敲除小鼠；当归芍药散；血脂；炎症介质；方剂要素；健脾化浊

资助基金：国家自然科学基金（82074325）。

注：本文原载于《世界中医药》2023年第9期。

34. 真武汤对慢性心力衰竭大鼠心肌细胞凋亡的影响

刁承林[1]　赵震宇[2]　董振华[2]　梁　昊[1]
李金霞[1]　胡志希[3]　周小青[1]

1. 湖南中医药大学，长沙，410208

湖南省高等学校数字中医药协同创新中心，
长沙，410208

中医诊断学湖南省重点实验室，长沙，410208
2. 湖南中医药大学，长沙，410208
3. 湖南中医药大学，长沙，410208
湖南省高等学校数字中医药协同创新中心，
长沙，410208

摘要：【目的】研究真武汤对阿霉素诱导慢性心力衰竭大鼠心肌细胞凋亡因子的影响。【方法】将24只斯泼累格·多雷（SD）大鼠分为空白组、模型组、美托洛尔组、真武汤组，每组6只。利用腹腔注射阿霉素建立慢性心力衰竭模型。给药7周后，利用彩超仪检测心功能左心室射血分数（LVEF）、左心室短轴缩短率（LVFS）；利用酶联免疫吸附试验（ELISA）法检测心肌组织B细胞淋巴瘤-2蛋白（Bcl-2）、Bcl-2相关X蛋白（Bax）、Bcl-2的浓度改变；蛋白免疫印迹（Western Blotting）法观察心肌组织Bax、Bcl-2、基质金属蛋白酶-9（MMP-9）蛋白含量。【结果】与空白组比较，模型组LVEF、LVFS降低，差异有统计学意义（均$P<0.01$）。与模型组比较，真武汤组LVEF、LVFS升高（均$P<0.01$），BAX的浓度和蛋白表达显著降低（均$P<0.01$），Bcl-2的浓度及蛋白表达显著上升（均$P<0.01$），MMP-9的蛋白表达降低（$P<0.01$）。【结论】真武汤能有效调控大鼠心肌细胞凋亡因子，进而改善大鼠心功能。

关键词：真武汤；慢性心力衰竭；细胞凋亡；阿霉素；B细胞淋巴瘤-2蛋白；Bcl-2相关X蛋白；基质金属蛋白酶-9

资助基金：国家自然科学基金（82104775miR-145）；湖南省教育厅科学研究项目（21B0366）。

注：本文原载于《世界中医药》2023年第10期。

35. 经典名方当归补血汤物质基准的质量标准研究

谢晓林[1]　李　娟[2]　张德柱[1]　马　钊[1]
梁承远[2]　凌　梅[2]　乔乖萍[2]　惠　楠[2]

1. 陕西盘龙药业集团股份有限公司，西安，710021
2. 陕西科技大学，西安，710021

摘要：【目的】建立经典名方当归补血汤的质量标准。【方法】应用薄层色谱鉴别方法，以对照药材、阿魏酸、藁本内酯以及黄芪甲苷为对照，建立当归补血汤物质基准的定性鉴别方法。采用高效液相色谱法测定当归补血汤中阿魏酸以及毛蕊异黄酮葡萄糖苷的含量，采用NewmateTMC18（250 mm×4.6 mm，5 μm）色谱柱，以乙腈-0.2%甲酸为流动相进行洗脱，流速0.5 mL/min，检测波长分别为316 nm和260 nm。【结果】薄层色谱鉴别方法专属性良好，斑点清晰。阿魏酸、毛蕊异黄酮葡萄糖苷分别在进样量为10～200 μg、5～50 μg范围内线性关系良好，相关系数均>0.999；平均加样回收率分别为100.64%和92.62%，相对标准偏差（RSD）均<3%。15批样品中阿魏酸和毛蕊异黄酮葡萄糖苷含量分别在0.068%～0.109%和0.057%～0.092%范围内。【结论】建立的方法准确可靠，可作为当归补血汤的质量控制标准。

关键词：当归补血汤；阿魏酸；毛蕊异黄酮葡萄糖苷；藁本内酯；黄芪甲苷；质量标准；薄层色谱法；高效液相色谱法

资助基金：陕西省创新能力支撑计划项目（2020PT-033）；陕西省技术创新引导计划（2020CGXNG-044）；陕西省科技厅重点研发计划项目（2020ZDLSF03-10）。

注：本文原载于《世界中医药》2023年第11期。

熊雪娇教授等学验选编

1. 经典名方苏合香丸治疗中风临床精准定位研究的专家问卷调查

熊雪娇[1] 刘婷婷[1] 秦明臻[1] 赖新星[2] 高 颖[2]

1. 北京中医药大学，北京，100029

北京中医药大学东直门医院，北京，100700

2. 北京中医药大学东直门医院，北京，100700

北京中医药大学中医脑病研究院，北京，100700

摘要：【目的】通过问卷调查深入挖掘临床专家应用苏合香丸治疗中风的临证经验，初步明确苏合香丸适用人群及安全性，推动下一阶段真实世界研究方案的设计与优化。【方法】2021 年 8 月至 2021 年 10 月在全国范围内开展针对临床医师的问卷调查，并对调查结果进行统计分析。【结果】共回收问卷 231 份，受访专家具有较好的代表性及权威性。苏合香丸适应证、禁忌证、适用阶段等临床问题是专家关注重点。在中医适应证方面，多数专家认为中风 - 中经络证（82.3%）、中脏腑 - 阴闭证（70.6%）为苏合香丸临床适用诊断。在西医适应证方面，专家普遍认为缺血性脑卒中（97.4%）和出血性脑卒中患者（93.9%）均适用苏合香丸。在干预时点及疗程方面，发病 <12h 即可应用苏合香丸（61.0%），最佳疗程 <14d（74%）。在药物安全性方面，妊娠（79.2%）及过敏（78.8%）为苏合香丸主要禁忌证。苏合香丸存在肝功能损伤（61.0%）、肾功能损伤（59.3%）风险。【结论】专家普遍认为苏合香丸临床适用于治疗痰湿蒙窍导致出现神志昏蒙、头昏头晕、喉中痰鸣等临床表现的缺血性及出血性脑卒中患者，可用于以急性期为主的中风各临床阶段。苏合香丸芳香耗气，临床不宜久用，妊娠、过敏为苏合香丸禁忌证。同时，临床应用应充分考虑朱砂所致的肝肾毒性。

关键词：苏合香丸；经典名方；中风；临床定位；问卷调查；专家经验；适应证；禁忌证

资助基金：国家自然科学基金（82104823）；中华中医药学会项目（2021XS-001-02）；中华中医药学会项目（2021XS-001-05）；北京市科技新星计划项目（Z211100002121061）。

注：本文原载于《世界中医药》2023 年第 13 期。

2. 防己黄芪汤联合五苓散治疗膝关节骨性关节炎的临床观察

李润民[1] 程 桯[2] 蒋科卫[2] 危一飞[2]
邰 耀[1] 程大鹏[1] 陈雨欣[1] 王 文[1]

1. 北京中医药大学，北京，100105

2. 中国中医科学院望京医院骨关节二科，北京，100102

摘要：【目的】分析膝关节骨性关节炎（KOA）患者经防已黄芪汤 + 五苓散联合治疗效果。【方法】选取 2021 年 7 月至 2022 年 12 月中国中医科学院望京医院收治的 KOA 患者 100 例作为研究对象，按照随机数字表法分为对照组和观察组，每组 50 例。对照组接受常规治疗，观察组在此基础上接受防已黄芪汤 + 五苓散联合治疗，6 周为 1 个疗程，均治疗 2 个疗程。治疗后比较临床疗效；比较 2 组治疗前后炎症状态 [肿瘤坏死因子 - α（TNF-α）、白细胞介素 -17（IL-17）、白细胞介素 -1β（IL-1 β）]、膝关节功能 [Lysholm 膝关节评分、日本骨科协会评估治疗（JOA）评分]、中医症候积分变化情况；记录并分析治疗期间不良反应发生情况。【结果】治疗 2 个疗程后，观察组临床疗效高于对照组（$P<0.05$）；2 组炎症介质水平、中医症候积分均降低，且观察组低于对照组（$P<0.05$）；2 组 Lysholm 膝关节评分、JOA 评分均升高，且观察组高于对照组（$P<0.05$）；2 组治疗期间均未发生严重不良反应。【结论】KOA 患者经防已黄芪汤、五苓散的联合治疗，可显著减轻炎症反应，改善患者的膝关节功能，降低疼痛程度，提高临床疗效，且安全性高。

关键词：膝关节骨性关节炎；防己黄芪汤；五苓散；炎症状态；膝关节功能；疗效；炎症介质；中医症候积分

资助基金：中国中医科学院科技创新工程骨伤科学重大攻关项目（CI2021A02001）

注：本文原载于《世界中医药》2023 年第 14 期。

3. 补阳还五汤治疗大鼠气虚血瘀型脑缺血的代谢组学研究

宋文婷[1]　丁　昭[1]　苗　兰[1]　孙明谦[1]　尹春园[2]
曹　慧[1]　史　跃[1]　马彦雷[1]　李　磊[1]　刘建勋[1]

1. 中国中医科学院西苑医院基础医学研究所，北京市中药药理重点研究室，北京，100091

2. 莱顿大学莱顿药物研究中心，莱顿，2333CD

摘要：【目的】探讨补阳还五汤对气虚血瘀型脑缺血大鼠生物代谢途径的影响。【方法】将 30 只大鼠随机分为假手术组、模型组和补阳还五汤组（3.49 g/kg）。模型组和补阳还五汤组采用荧光微球诱导多发性脑梗死合并睡眠剥夺，建立气虚血瘀型脑缺血动物模型，并分别给予蒸馏水或补阳还五汤灌胃。假手术组给予蒸馏水灌胃，不睡眠剥夺和微球注射。记录各组大鼠的体质量。实验结束后，处死大鼠，采血分析。酶联免疫吸附试验法检测大鼠血清中血栓素 B2（TXB2）和 6- 酮基 - 前列环素 1α（6-keto-PGF1α）水平。采用液质联用的代谢组学方法检测血清样品。【结果】与假手术组比较，模型组大鼠平均体质量明显降低，TXB2/6-keto-PGF1α 比值升高（均 $P<0.05$）；与模型组比较，补阳还五汤组大鼠平均体质量升高，药物干预可降低 TXB2/6-keto-PGF1α 比值（$P<0.05$）。代谢组学结果显示，假手术组与模型组比较，差异有统计学意义（$P<0.05$），补阳还五汤组部分逆转模型组的变化，指标向假手术组回调的趋势明显。【结论】模型大鼠体内的生物代谢途径受到明显干扰，补阳还五汤可以对异常生物代谢途径进行明显的调整，其调整的代谢途径包括：精氨酸的生物合成、精氨酸和脯氨酸代谢、谷胱甘肽代谢、赖氨酸的生物合成。

关键词：气虚血瘀；益气活血；补阳还五汤；代谢组学；脑缺血；生物标志物；精氨酸的生物合成；精氨酸和脯氨酸代谢

资助基金：国家重点基础研究发展计划（973 计划）（2015CB554400）；中国中医科学院科技创新工程项目（CI2021A04614）。

注：本文原载于《世界中医药》2023 年第 15 期。

4. 5 种经典名方治疗儿童咳嗽变异性哮喘的网状 Meta 分析

张志杰[1]　黄贵锐[1]　张诗瑜[1]　黄帅阳[1]　崔红生[2]

1. 北京中医药大学，北京，100029

北京中医药大学第三附属医院呼吸科，北京，100029

2. 北京中医药大学第三附属医院呼吸科，北京，100029

摘要：【目的】应用网状 Meta 分析方法比较与评价 5 种经典名方治疗咳嗽变异性哮喘（CVA）的临床疗效，并分别进一步评价其有效性及安全性。【方法】运用计算机检索并筛选国家知识基础设施数据库（CNKI）、中国生物医学文献数据库（CBM）、中国学术期刊数据库（CSPD）及中文科技期刊数据库（CCD）等数据库中关于 5 种经典名方（小青龙汤、射干麻黄汤、定喘汤、麻杏石甘汤、玉屏风散）治疗 CVA 的随机对照试验（RCT），检索时间为 2010 年 1 月 1 日至 2022 年 5 月 5 日。对纳入文献进行评估和筛选，并完成资料提取。借助软件 Stata16.0 实施网状 Meta 分析。【结果】共纳入 40 个 RCT，网状 Meta 分析结果提示，在不考虑证型因素时，射干麻黄汤组疗效最为显著；而在辨证分型中，定喘汤 + 孟鲁司特钠片治疗 CVA 热证疗效最佳，射干麻黄汤对 CVA 寒证疗效最为显著。结局指标中，观察组治疗后的肺功能优于对照组且不良反应少于对照组。【结论】与孟鲁司特钠片组相比，5 种经典名方单独使用或联合孟鲁司特钠片使用均能提高疗效，改善治疗后肺功能及减少治疗过程中出现的不良反应，且射干麻黄汤组治疗效果最佳。但上述结论仍需大量设计科学、质量更高的 RCT 来加以验证和说明。

关键词：经典名方；咳嗽变异性哮喘；临床疗效；肺功能；不良反应；网状 Meta 分析；孟鲁司特钠片；随机对照试验

资助基金：国家自然科学基金（82074390）

注：本文原载于《世界中医药》2023 年第 16 期。

5. 经方中大枣配伍应用规律

司尚坤　王法帅　曲　夷

山东中医药大学，济南，250355

摘要：【目的】总结和明确经方中大枣的功用、主治证候等，为其临床应用提供思路和参考。【方法】从用法用量、主治证候及配伍应用等方面，查证《伤寒杂病论》原文中配伍应用大枣的 72 首经方及相关条文，总结其规律。【结果】大枣基本以“枚”作单位，以 12 枚为常用药量，含大枣经方多为汤剂，多直接掰开去核入剂，也有以枣肉入膏和丸的形式。含大枣经方主治证候，病位涉及头面、胸中、胃肠、四肢、营血等身体各部分，病性涉及寒热、疼痛、呕呃下利等；大枣与生姜配伍，有调营卫、和枢机之功；与人参、甘草配伍具有补中养营之效；与当归配伍还有养血通脉安神的作用；还能益土制水、缓和药性，与甘遂、芫花、葶苈等逐水药物合用，在逐水利水的同时还能减毒、缓和药性。对于“咳”“胸腹满”“痰涎阻滞”等情况应慎用大枣。【结论】大枣的功效因配伍和用量不同而异，临床需要谨慎辨证，合理使用。

关键词：大枣；《伤寒杂病论》；经方；证候；配伍；调和营卫；补中养营；缓和药性

资助基金：全国中医学术流派传承工作室建设项目（LPGZS2012-34）；齐鲁医派中医药特色技术整理推广项目

注：本文原载于《世界中医药》2023 年第 17 期。

6. 麻杏石甘汤辅助治疗肺系疾病的研究

马媛虹[1]　程　淼[2]　李长安[2]　王明哲[2]　于会勇[3]
徐红日[3]　郭雨菲[1]　黄廷轩[1]　王成祥[3]

1. 北京中医药大学，北京，100029
北京中医药大学第三附属医院，北京，100029
2. 北京中医药大学东直门医院，北京，100700
3. 北京中医药大学第三附属医院，北京，100029

摘要：麻杏石甘汤起源于《伤寒论》，是新冠疫情使用的中药基础方剂，在抗疫中发挥极其重要的作用。针对的病机是外邪郁闭、痰热阻肺，用于治疗肺热喘嗽与温热类疾病，在治疗呼吸道感染、肺炎、慢性阻塞性肺疾病（COPD）、支气管哮喘等疾病疗效显著。临床应用治疗哮喘中生石膏多为麻黄的 4 倍，麻黄最佳剂量为 24 g；肺炎的治疗中石膏用量多为麻黄的 5 倍，麻杏石甘汤发挥抗病毒、抗炎等药理作用的相关靶点包括白细胞介素 -6（IL-6）、IL-17、肿瘤坏死因子（TNF）、促分裂原活化的蛋白激酶（MAPK）等。临床治疗疾病中与免疫调控（包括成熟的 T 淋巴细胞 CD_3^+、CD_4^+、CD_8^+ 等）密切相关。现对麻杏石甘汤的古代文献、治疗肺系疾病量效、药理作用、现代基础及临床研究进行概述。总结现有研究不足，在以后的研究应侧重于中药复方指纹图谱、药效机制、标准汤剂和治疗疾病疗效评价的标准化等方面开展。

关键词：麻杏石甘汤；辅助治疗；肺系疾病；古今文献；量效药理；基础实验；临床应用；研究概述

资助基金：国家自然科学基金（82074389）

注：本文原载于《世界中医药》2023 年第 18 期。

7. 经典名方芍药甘草汤物质基准质量标准研究

曲缘章[1]　李　丹[2]　刘佳萌[1]　马生军[3]　孙　博[1]
李宝国[4]　李　刚[5]　杨林勇[5]　刘　岩[6]　朱广伟[7]

1. 中国中医科学院中药研究所，北京，100700
2. 神威药业集团有限公司，石家庄，051430
3. 新疆农业大学食品科学与药学学院，乌鲁木齐，830052
4. 山东中医药大学，济南，250355
5. 盛实百草药业有限公司，天津，300301

6. 河南中医药大学，郑州，450046
7. 中国中医科学院中药研究所，北京，100700
中国中医科学院博士后科研流动站，北京，100700

摘要：【目的】建立芍药甘草汤（SGD）物质基准及对应实物薄层鉴别方法、超高效液相色谱（UHPLC）特征图谱，并对其进行多成分含量测定，研究量值传递规律，结合出膏率、水分等数据，探讨SGD质量标准。【方法】制备18批SGD物质基准和对应实物。薄层鉴别使用1% NaOH制备的硅胶G薄层板，以乙酸乙酯：甲酸：冰醋酸：水（15：1：1：2）为展开剂，以10%的硫酸乙醇溶液为显色剂。使用超高效液相色谱-二极管阵列检测器（UHPLC-DAD）法建立SGD物质基准及对应实物特征图谱，指认特征峰；对饮片、物质基准、对应实物进行多成分含量测定，分析指标成分从饮片-物质基准-对应实物的传递规律。【结果】薄层鉴别显示色谱斑点清晰，阴性无干扰。SGD物质基准和对应实物特征图谱相似度均大于0.9，共匹配14个特征峰，指认出6个。指标成分含测结果为：芍药苷、甘草苷、甘草酸在物质基准中分别为0.48～0.83mg/mL、0.13～0.32mg/mL、0.31~0.60mg/mL，在对应实物中分别为2.21%～3.40%、0.64%～1.59%、1.56%～3.00%。饮片-物质基准的平均转移率分别为芍药苷51.15%、甘草苷36.65%、甘草酸37.03%；物质基准-对应实物的平均转移率分别为芍药苷100.19%、甘草苷99.55%、甘草酸100.49%。【结论】通过各项研究结果能够较为全面地对SGD物质基准和对应实物的质量进行把控，实现了对经典名方SGD开发研究的全过程质量控制。

关键词：经典名方；芍药甘草汤；物质基准；对应实物；质量控制；超高效液相色谱-二极管阵列检测器；芍药苷；甘草苷；甘草酸

资助基金：重大新药创制国家科技重大专项（2018ZX09721005）；中国中医科学院科技创新工程项目（CI2021A04506）

注：本文原载于《世界中医药》2023年第22期。

8. 当归芍药散的临床应用及药理作用研究进展

任振杰[1] 张 业[1] 梁 帅[2] 李栋梁[1] 王晨阳[1]

1. 河南中医药大学中医学院，仲景学院，郑州，450046
2. 河南中医药大学第三临床医学院，郑州，450004

摘要：当归芍药散是出自张机《金匮要略》的一首经方，配伍经典、功效颇多，临床常用来治疗妇科疾病及其他多种疾病，疗效肯定，不良反应少。为使临床和实验中更好、更深入地研究当归芍药散，通过对当归芍药散的相关文献进行检索和整理，总结了其临床应用、药理作用机制及化学成分等方面的研究，发现该方不仅可以治疗慢性盆腔炎、卵巢囊肿、痛经、月经不调、乳腺疾病、妊娠高血压、不孕、围绝经期综合征等妇科疾病，对非酒精性脂肪肝、肾病综合征、心力衰竭、认知障碍、黄褐斑、风湿病等疾病也有很好的临床效果，无论与西药联用还是单独运用，临床效果均明显优于单纯西药治疗，而且很大程度上能纠正西药的不良反应。药理作用机制方面，经查阅文献整理发现当归芍药散具有抗炎、调节免疫、保护血管内皮、保护神经细胞、调控内分泌、调控脂代谢等药理作用。在总结中发现，目前对当归芍药散的研究较多，但某些相关疾病的临床报道较少，动物体内实验研究多而细胞层次研究较少，缺乏方中有效成分及药理作用探索研究且不够深入，以及与近年相关研究热点结合不够，这些都有待进一步研究和完善，为临床和实验研究提供科学依据。

关键词：当归芍药散；临床应用；药理作用；研究进展；妇科疾病；实验研究；药效成分；信号通路

资助基金：国家自然科学基金（81973739）；河南省重点研发与推广专项（科技攻关）项目（232102310459）；河南省研究生教育改革与质量提升工程项目（YJS2022SZ20）；河南省中医药科学研究专项课题（2021ZY2130）；河南省中医药科学研究专项课题（2022ZY1168）；河南省本科高校课程

思政样板课程（方剂学）；河南省特色骨干学科中医学学科建设项目（STG-ZYX04-202138）

注：本文原载于《世界中医药》2023年第23期。

9. 当归芍药散治疗原发性痛经的临床疗效

李　敏[1]　郭　淼[2]　翟凤霞[3]　李　娜[1]

1. 河南中医药大学，郑州，450000

2. 河南中医药大学第一附属医院，郑州，450000

3. 广州中医药大学第一附属医院，广州，510405

摘要：【目的】探讨当归芍药散治疗原发性痛经（PD）的临床疗效。【方法】选取符合纳入标准的气滞血瘀型PD患者72例作为研究对象，按随机数字法随机分为观察组和对照组，每组36例。观察组给予当归芍药散治疗；对照组给予元胡止痛片治疗。2组患者均于经前1周开始服药，10 d为1个疗程，共3个疗程。观察2组治疗前后中医证候积分、血清前列腺素F2α（PGF2α）及环氧合酶2（COX-2）的变化。【结果】治疗后观察组与对照组的总有效率分别为97.14%、63.64%，差异有统计学意义（$P<0.05$）；观察组患者中医证候积分低于对照组，差异有统计学意义（$P<0.05$）；观察组患者血清PGF2α及COX-2水平低于对照组，差异均有统计学意义（均$P<0.05$）。【结论】当归芍药散能够缓解PD的症状，通过抑制COX-2表达，降低PGF2α的水平，且临床无不良反应。

关键词：当归芍药散；原发性痛经；前列腺素F2α；环氧合酶2；临床疗效；中医证候积分；安全性；中医药

资助基金：全国名老中医药专家传承工作室建设项目（CZ0250-05）；河南省中医药科学研究专项课题（2021ZY2008）

注：本文原载于《世界中医药》2023年第24期。

10. 小柴胡汤加味对变应性鼻炎中医症状、免疫功能影响

李　菁[1]　李　浩[2]　刘欢兴[3]

1. 陕西中医药大学附属医院耳鼻喉科，咸阳，712000

2. 西安交通大学第一附属医院耳鼻喉科，西安，710061

3. 宝鸡市中医医院耳鼻咽喉科，宝鸡，721001

摘要：【目的】探讨小柴胡汤加味联合鼻喷糠酸莫米松对变应性鼻炎患者中医症状、免疫功能的影响。【方法】选取2019年8月至2021年8月陕西中医药大学附属医院收治的变应性鼻炎患者116例作为研究对象，按照随机数字表法随机分为对照组和观察组，每组58例。对照组以鼻喷糠酸莫米松治疗，观察组增加加味小柴胡汤治疗。评估患者的临床疗效、中医症状积分、炎症介质水平、T淋巴细胞亚群水平、治疗安全性。【结果】治疗后观察组总有效率为91.38%，高于对照组的75.86%（$P<0.05$）；观察组中医症状积分包括鼻涕清稀、鼻燥咽干、嗅觉减退、心烦耳鸣均低于对照组（$P<0.05$）；观察组炎症介质包括可溶性血管细胞黏附分子-1（VCAM-1）、缺氧诱导因子（HIF-1）、促分裂原活化的蛋白激酶（MAPK）水平均低于对照组（$P<0.05$），观察组CD_3^+、CD_4^+、CD_4^+/CD_8^+高于对照组，CD_8^+低于对照组（$P<0.05$）。治疗期间2组患者不良反应发生率分别为13.79%、8.62%，差异无统计学意义（$P>0.05$）。【结论】加味小柴胡汤联合鼻喷糠酸莫米松对变应性鼻炎患者的治疗效果显著，能够显著改善患者中医症状，降低炎症介质水平，提高患者机体免疫力，治疗安全性良好。

关键词：变应性鼻炎；糠酸莫米松；加味小柴胡汤；临床疗效；中医症状积分；炎症介质；免疫功能；不良反应

资助基金：国家自然科学基金（81670572）；陕西省科技计划项目（2020SF-348）

注：本文原载于《世界中医药》2023年第24期。

11. 白头翁汤对溃疡性结肠炎患者疗效、波士顿肠道准备量表评分及血清炎症因子水平的影响

康发财　孙　菁　赵书红　孙必达

上海交通大学医学院附属瑞金医院舟山分院消化内科，浙江舟山，316000

摘要：【目的】观察白头翁汤对溃疡性结肠炎患者疗效、波士顿肠道准备量表（BBPS）评分及血清炎症因子水平的影响。【方法】将110例溃疡性结肠炎患者按随机数字表法随机分成对照组和研究组各55例。对照组采用美沙拉嗪缓释颗粒治疗，研究组采用白头翁汤治疗。比较2组临床疗效，比较2组治疗前后中医证候积分、BBPS评分及血清炎症因子水平。【结果】治疗前，2组中医证候积分比较，差异无统计学意义（$P>0.05$）；治疗后，2组中医证候积分均降低（$P<0.05$），且研究组低于对照组（$P<0.05$）。研究组总有效率90.91%，高于对照组74.55%（$P<0.05$）。治疗前，2组BBPS评分比较，差异无统计学意义（$P>0.05$）；治疗后，2组BBPS评分均升高($P<0.05$)，且研究组高于对照组($P<0.05$)。治疗前，2组白细胞介素-6（IL-6）、白细胞介素-8（IL-8）和肿瘤坏死因子-α（TNF-α）水平比较，差异无统计学意义（$P>0.05$）；治疗后，2组IL-6、IL-8、TNF-α水平均降低（$P<0.05$），且研究组低于对照组（$P<0.05$）。【结论】白头翁汤治疗溃疡性结肠炎患者，能改善临床症状和肠道清洁度，降低炎症反应，提高临床疗效。

关键词：溃疡性结肠炎；白头翁汤；肿瘤坏死因子-α；中医证候积分；波士顿肠道准备量表评分

资助基金：浙江省舟山市科技项目（2020C33057）

注：本文原载于《新中医》2023年第1期。

12. 四君子汤加味联合西药治疗维生素D缺乏性佝偻病临床研究

荆 晶[1] 刘爱霞[2]

1. 安阳市妇幼保健院中医门诊，河南安阳，410522

2. 安阳市妇幼保健院乳腺科，河南安阳，410522

摘要：【目的】观察四君子汤加味联合西药治疗维生素D缺乏性佝偻病的临床疗效。【方法】选取60例维生素D缺乏性佝偻病患儿，以随机数字表法分为治疗组与对照组各30例。对照组给予碳酸钙D3颗粒、维生素AD滴剂治疗，治疗组在对照组基础上给予四君子汤加味治疗。2组均治疗6个月。比较2组临床疗效、中医证候积分、骨密度、血生化指标及不良反应发生率。【结果】治疗后，治疗组总有效率93.33%，高于对照组73.33%（$P<0.05$）。治疗后，2组中医证候积分均较治疗前降低（$P<0.05$），治疗组中医证候积分低于对照组（$P<0.05$）；2组骨密度值均较治疗前增大（$P<0.05$），治疗组骨密度值大于对照组（$P<0.05$）。治疗后，2组血清25-羟基维生素D3[25-（OH）D3]、血钙水平均较治疗前升高（$P<0.05$），血清骨碱性磷酸酶（NBAP）水平均较治疗前降低（$P<0.05$）；治疗组血清25-（OH）D3、血钙水平均高于对照组（$P<0.05$），血清NBAP水平低于对照组（$P<0.05$）。治疗组不良反应发生率6.66%，与对照组9.99%比较，差异无统计学意义（$P>0.05$）。【结论】四君子汤加味联合西药治疗维生素D缺乏性佝偻病临床疗效显著，有利于促进症状改善，提高骨密度，调节血生化指标水平，且安全性高。

关键词：维生素D缺乏性佝偻病；四君子汤；碳酸钙D3颗粒；维生素AD滴剂；骨密度；生化指标

注：本文原载于《新中医》2023年第2期。

13. 当归六黄汤加味联合厄贝沙坦治疗气阴两虚证2型糖尿病肾病临床研究

俞佳丽[1] 王 东[2]

1. 杭州市拱墅区天水武林街道社区卫生服务中心全科，浙江杭州，310000

2. 浙江绿城心血管病医院内分泌科，浙江杭州，310050

摘要：【目的】观察当归六黄汤加味联合厄贝沙坦治疗气阴两虚证2型糖尿病肾病（DN）的临床疗效。【方法】筛选2型DN（Ⅲ期）患者126例，随机分为对照组和治疗组各63例。2组均予控制血脂、血糖等常规治疗，对照组加用厄贝沙坦片口服，治疗组在对照组的基础上加用当归六黄汤加味治疗。连续治疗12周后，比较2组肾功能指标[24 h尿蛋白、血尿素氮（BUN）、血肌酐（SCr）]、气阴两虚证证候评分及临床疗效。【结果】治疗组总有效率为88.89%，对照组为73.02%，2组比较，差异有统计学意义（$P<0.05$）。治疗前，2组24h尿蛋白、BUN、SCr水平比较，差异无统计学意义（$P>0.05$）；治疗后，2组24h尿蛋白、BUN、SCr水平均较治疗前明显下降（$P<0.05$），且治疗组3项肾功能指标均低于对照组（$P<0.05$）。治疗前，2组倦怠乏力、心悸气短、头晕耳鸣、自汗、盗汗等中医证候评分比较，差异无统计学意义（$P>0.05$）；治疗后，2组上述各项证候评分均较治疗前明显下降（$P<0.05$），且治疗组各项评分均低于对照组（$P<0.05$）。【结论】当归六黄汤加味联合厄贝沙坦治疗气阴两虚证2型DN，能进一步改善患者肾功能和中医证候，提高临床疗效。

关键词：糖尿病肾病；气阴两虚证；当归六黄汤；厄贝沙坦；中医证候评分

注：本文原载于《新中医》2023年第2期。

14. 正心汤加味联合阿立哌唑治疗心脾两虚证精神分裂症临床研究

柯菲菲[1] 陈青微[2]

1. 浙江中医药大学，浙江 杭州 310053

2. 丽水市中心医院中医科，浙江 丽水 323000

摘要：【目的】观察正心汤加味联合阿立哌唑治疗心脾两虚证精神分裂症的临床疗效。【方法】选取精神分裂症患者62例，按随机数字表法分为观察组和对照组各31例。对照组仅予阿立哌唑片治疗，观察组在对照组的基础上给予正心汤加味内服。2组连续治疗3个月。比较2组阳性与阴性症状量表（PANSS）评分、中医证候评分、临床总体疗效。【结果】观察组总有效率为93.55%，对照组为70.97%，2组比较，差异有统计学意义（$P<0.05$）。治疗前，2组PANSS量表阳性症状、阴性症状、一般精神病理评分比较，差异无统计学意义（$P>0.05$）；治疗后，2组PANSS量表3项评分均较治疗前明显下降（$P<0.05$），且观察组以上各项评分均明显低于对照组（$P<0.05$）。治疗前，2组神志恍惚、言语错乱、心悸、善悲欲哭、少寐、食少倦怠等心脾两虚证证候评分比较，差异无统计学意义（$P>0.05$）；治疗后，2组上述各项中医证候评分均较治疗前明显下降（$P<0.05$），且观察组各项评分均明显低于对照组（$P<0.05$）。【结论】正心汤加味联合阿立哌唑治疗心脾两虚证精神分裂症，能有效改善患者的症状体征及中医证候，提高临床治疗效果。

关键词：精神分裂症；心脾两虚证；正心汤；阿立哌唑；阳性与阴性症状量表

注：本文原载于《新中医》2023年第2期。

15. 六君子汤加减方联合质子泵抑制剂治疗消化性溃疡活动期临床研究

郑 菲 兰强芳 顾佳鲁

舟山市普陀区人民医院消化内科，浙江舟山，316100

摘要：【目的】观察六君子汤加减方联合质子泵抑制剂治疗消化性溃疡活动期临床疗效。【方法】选取94例消化性溃疡活动期患者，按随机数字表法分为对照组及观察组各47例。对照组给予质子泵抑制剂治疗，观察组在对照组基础上给予六君子汤加减方治疗。比较2组临床疗效及治疗后1年复发率，比较2组治疗前后中医证候积分、疼痛视觉模拟评分法（VAS）评分、临床症状、胃黏膜组织学评分及炎症因子水平[C-反应蛋白（CRP）、肿瘤坏死因子-α（TNF-α）、白细胞介素-6（IL-6）]的变化，观察2组不良反应发生情况。【结果】观察组临床疗效总有效率为93.62%，对照组临床疗效总有效率为78.72%，2组比较，差异有统计学意义（$P<0.05$）。治疗后，2组中医证候积分及VAS评分均较治疗前下降（$P<0.05$），观察组中医证候积分及VAS评分均低于对照组（$P<0.05$）。观察组胃痛消失时间及溃疡愈合时间均早于对照组，差异均有统计学意义（$P<0.05$）。治疗后，2组炎性细胞浸润、炎症活动性、黏膜厚度、腺体密度、腺体形态的胃黏膜组织学评分

均较治疗前下降（$P<0.05$），观察组各胃黏膜组织学评分均低于对照组（$P<0.05$）。治疗后，2 组 CRP、TNF-α、IL-6 水平均较治疗前下降（$P<0.05$），观察组上述 3 项水平均低于对照组（$P<0.05$）。观察组复发率为 9.30%，对照组复发率为 34.29%，2 组比较，差异有统计学意义（$P<0.05$）。【结论】六君子汤加减方联合质子泵抑制剂治疗消化性溃疡活动期的临床疗效较好，能缓解患者临床症状，改善胃黏膜功能，降低机体炎症反应，且复发率低。

关键词：消化性溃疡活动期；六君子汤；质子泵抑制剂；视觉模拟评分法；复发率

注：本文原载于《新中医》2023 年第 3 期。

16. 当归芍药散加味联合达英 -35 治疗多囊卵巢综合征临床研究

张　杰　李丽娟　刘亚楠

新郑市公立人民医院妇产科，河南新郑，451100

摘要：【目的】观察当归芍药散加味联合达英 -35 治疗肾虚血瘀型多囊卵巢综合征（PCOS）的疗效及对血清性激素结合球蛋白（SHBG）、促肾上腺皮质激素（ACTH）水平的影响。【方法】选取 92 例肾虚血瘀型 PCOS 患者为研究对象，按随机数字表法分为西药组及联合组各 46 例，西药组给予达英 -35 治疗，联合组予以当归芍药散加味联合达英 -35 治疗，2 组均治疗 3 个疗程。比较 2 组临床疗效及不良反应发生情况，比较 2 组治疗前后中医证候积分、卵巢体积、子宫内膜厚度、子宫内膜磷脂酰肌醇 3 激酶（PI3K）、蛋白激酶 B（Akt）、磷酸化 Akt（p-Akt）蛋白表达及血清 SHBG、ACTH 水平的变化。【结果】联合组总有效率为 93.48%，西药组总有效率为 78.26%，2 组比较，差异有统计学意义（$P<0.05$）。治疗后，2 组月经周期、月经量、腰膝酸软或腰脊刺痛、头晕耳鸣、经行腹痛中医证候积分及总分均较治疗前下降（$P<0.05$），联合组上述 5 项中医证候积分及总分均低于西药组（$P<0.05$）。治疗后，2 组两侧卵巢体积均较治疗前下降，子宫内膜厚度均较治疗前上升，差异均有统计学意义（$P<0.05$）；治疗后，联合组两侧卵巢体积均小于西药组，子宫内膜厚度大于西药组，差异均有统计学意义（$P<0.05$）。治疗后，2 组子宫内膜 PI3K、Akt、p-Akt 蛋白相对表达量均较治疗前升高（$P<0.05$），联合组均高于西药组（$P<0.05$）。治疗后，2 组血清 SHBG 水平均较治疗前升高，ACTH 水平均较治疗前下降，差异均有统计学意义（$P<0.05$）；治疗后，联合组 SHBG 水平高于西药组，ACTH 水平低于西药组，差异均有统计学意义（$P<0.05$）。联合组不良反应发生率为 4.35%，西药组为 13.04%，2 组比较，差异无统计学意义（$P>0.05$）。【结论】当归芍药散加味联合达英 -35 治疗肾虚血瘀型 PCOS 疗效显著，能通过调控 PI3K/AKT 信号通路调节生殖轴，缓解患者临床症状，纠正性激素紊乱。

关键词：多囊卵巢综合征；肾虚血瘀型；当归芍药散；达英 -35；血清性激素结合球蛋白；促肾上腺皮质激素

注：本文原载于《新中医》2023 年第 4 期。

17. 香砂六君子汤加减治疗脾胃虚弱型妊娠恶阻临床研究

李爽爽　陈祥艳　孙　云

浙江中医药大学附属温州中医院中医妇科，浙江温州，325000

摘要：【目的】观察香砂六君子汤加减治疗脾胃虚弱型妊娠恶阻的临床疗效。【方法】将 100 例脾胃虚弱型妊娠恶阻患者随机分为对照组与观察组各 50 例，对照组采用常规西医治疗，观察组在对照组基础上采用香砂六君子汤加减治疗。比较 2 组临床疗效、不良反应发生率，比较 2 组治疗前后症状评分、睡眠状况指标、生活质量评分。【结果】观察组治疗总有效率 98.00%，高于对照组 86.00%（$P<0.05$）。治疗前，2 组恶心呕吐、胸脘胀闷、神疲乏力等症状评分比较，差异均无统计学意义（$P>0.05$）；治疗后，2 组上述症状评分均降低（$P<0.05$），且观察组低于对照组（$P<0.05$）。治疗前，2 组入睡潜伏期、实际睡眠时长及匹兹堡睡眠质量指数（PSQI）评分比较，

差异无统计学意义（$P>0.05$）；治疗后，2组入睡潜伏期均缩短($P<0.05$)，实际睡眠时长均延长($P<0.05$)，PSQI评分均降低（$P<0.05$），且观察组入睡潜伏期短于对照组（$P<0.05$），实际睡眠时长长于对照组（$P<0.05$），PSQI评分低于对照组（$P<0.05$）。治疗前，2组世界卫生组织生存质量测定量表（WHOQOL-BREF）各项评分比较，差异无统计学意义（$P>0.05$）；治疗后，2组WHOQOL-BREF各项评分均增高（$P<0.05$），且观察组高于对照组（$P<0.05$）。2组不良反应发生率比较，差异无统计学意义（$P>0.05$）。【结论】对于妊娠恶阻脾胃虚弱型患者，采用香砂六君子汤加减治疗具有良好的治疗效果，对其症状起到良好的缓解作用，有利于改善患者的睡眠质量和生活质量，且香砂六君子汤加减治疗后的不良反应少，安全性良好。

关键词：妊娠恶阻；脾胃虚弱；香砂六君子汤；症状评分；生活质量

注：本文原载于《新中医》2023年第5期。

18. 二陈汤合三子养亲汤联合西药治疗痰浊阻肺型慢性阻塞性肺疾病临床研究

吴建飞　李　华　潘丹丹　滕少虹　周依娜　齐　瑜

杭州市第九人民医院中医内科，浙江杭州，311225

摘要：【目的】观察二陈汤合三子养亲汤联合西药治疗痰浊阻肺型慢性阻塞性肺疾病的临床疗效。【方法】采用随机数字表法将98例痰浊阻肺型慢性阻塞性肺疾病患者分为对照组与治疗组各49例。对照组采用常规西药治疗，治疗组在对照组基础上给予二陈汤合三子养亲汤治疗。比较2组治疗前后中医证候评分、第1秒用力呼气容积（FEV1）、用力肺活量（FVC）、第1秒用力呼气容积与用力肺活量百分比（FEV1/FVC）、世界卫生组织生存质量简表（QOL-BREF）评分，并评估2组临床疗效及不良反应发生情况。【结果】治疗后，治疗组总有效率高于对照组（$P<0.05$）。治疗后，2组痰质、痰量、喘息、咳嗽中医证候评分均较治疗前降低（$P<0.05$），且治疗组治疗后中医证候评分低于对照组（$P<0.05$）。治疗后，2组FEV1、FVC、FEV1/FVC及QOL-BREF评分均明显高于治疗前（$P<0.05$），且治疗组治疗后肺功能指标及QOL-BREF评分均高于对照组（$P<0.05$）。2组均未发生严重不良反应。【结论】二陈汤合三子养亲汤联合西药治疗痰浊阻肺型慢性阻塞性肺疾病疗效确切，能有效改善患者肺功能，提高生活质量，安全性较高。

关键词：慢性阻塞性肺疾病；痰浊阻肺；二陈汤；三子养亲汤；肺功能；生活质量

注：本文原载于《新中医》2023年第5期。

19. 侯春光运用经方治疗儿科疾病医案7则

戴　典

诸暨市中医医院，浙江诸暨，311800

摘要：侯春光主任中医师系全国优秀中医临床人才、浙江省名中医。侯春光老师在儿科门诊中多使用经方治疗儿科疾病，笔者跟师侍诊，受益匪浅。现整理其运用经方治疗儿科疾病的医案多则，介绍如下。例1：小青龙汤治疗久咳。楼某，男，3岁，2019年11月18日初诊。主诉：反复咳嗽1月余，加重2天。患儿1个月前出现咳嗽，11月8日曾于浙江省某医院就诊，治疗用药具体不详，症状未见好转。近2天症状加重，喉间喘鸣，夜间尤甚，咳剧时呕吐。诊见：面色偏青，眼袋浮肿，咳嗽喘息，喉间痰声，无明显恶寒发热，无头痛，无汗出，大便每天1次，夜寐欠安。查体：咽不红，扁桃体无肿大，双肺呼吸音粗，可闻及干啰音，舌淡红、苔白滑腻，脉滑数。

关键词：儿科疾病；经方；侯春光；医案

注：本文原载于《新中医》2023年第6期。

20. 苓桂术甘汤加减联合曲美他嗪治疗慢性心力衰竭临床研究

孙腾飞　金　虎　王品晓

浙江中医药大学附属温州中医院心内科，浙江温州，325000

摘要：【目的】观察苓桂术甘汤加减联合曲美他嗪治疗慢性心力衰竭的临床疗效及对心功能、血清炎性因子水平的影响。【方法】选择114例慢性心力衰竭患者，按随机数字表法分为观察组和对照组各57例。对照组接受常规抗心衰及曲美他嗪治疗，观察组在对照组基础上给予苓桂术甘汤加减治疗。比较2组临床疗效及治疗前后心功能指标、炎症因子水平的变化。【结果】观察组总有效率为87.72%，高于对照组71.93%，差异有统计学意义（$P<0.05$）。治疗后，2组N端脑钠肽前体（NT-proBNP）水平较治疗前降低，左室射血分数（LVEF）及6 min步行距离较治疗前升高（$P<0.05$），且观察组NT-proBNP水平低于对照组，LVEF及6 min步行距离高于对照组（$P<0.05$）。治疗后，2组血清超敏C-反应蛋白（hs-CRP）、肿瘤坏死因子-α（TNF-α）、白细胞介素-6（IL-6）水平较治疗前降低（$P<0.05$），且观察组血清hs-CRP、TNF-α、IL-6水平低于对照组（$P<0.05$）。【结论】苓桂术甘汤加减联合曲美他嗪治疗慢性心力衰竭能够有效抑制炎症反应，改善心功能，提高临床疗效。

关键词：慢性心力衰竭；苓桂术甘汤；曲美他嗪心功能；炎性因子

注：本文原载于《新中医》2023年第7期。

21. 加味桃红四物汤治疗气滞血瘀型胫骨平台骨折切开复位内固定患者临床研究

沈 良 单方军 徐学方 吴天泉

绍兴市中西医结合医院，浙江绍兴，312030

摘要：【目的】观察加味桃红四物汤治疗气滞血瘀型胫骨平台骨折切开复位内固定患者的临床疗效。【方法】将118例气滞血瘀型胫骨平台骨折切开复位内固定患者随机分为对照组与观察组各59例。对照组采用常规治疗，观察组在对照组基础上联合加味桃红四物汤口服治疗，治疗12周后比较2组临床疗效。【结果】观察组总优良率96.61%，高于对照组79.66%（$P<0.05$）。治疗前，2组血清白细胞介素-17（IL-17）、肿瘤坏死因子-α（TNF-α）水平比较，差异无统计学意义（$P>0.05$）；治疗后，2组血清IL-17、TNF-α水平降低（$P<0.05$），且观察组低于对照组（$P<0.05$）。治疗前，2组血清环氧合酶-2（COX-2）、前列腺素E2（PGE2）水平比较，差异无统计学意义（$P>0.05$）；治疗后，2组血清COX-2、PGE2水平均降低（$P<0.05$），且观察组低于对照组（$P<0.05$）。治疗前，2组血清碱性磷酸酶（ALP）、护骨素（OPG）、N端中段骨钙素（N-MID）水平比较，差异无统计学意义（$P>0.05$）；治疗后，2组血清ALP、OPG、N-MID水平均升高（$P<0.05$），且观察组高于对照组（$P<0.05$）。治疗前，2组膝关节功能（HSS）评分、健康状况调查简表（SF-36）评分、疼痛视觉模拟评分法（VAS）评分比较，差异无统计学意义（$P>0.05$）；治疗后，2组HSS评分、SF-36评分升高（$P<0.05$），VAS评分降低（$P<0.05$），且观察组HSS评分、SF-36评分高于对照组($P<0.05$)，VAS评分低于对照组（$P<0.05$）。【结论】采用加味桃红四物汤治疗气滞血瘀型胫骨平台骨折切开复位内固定患者，有助于减轻炎症反应，调节骨代谢指标，促进膝关节功能恢复，提高临床疗效。

关键词：胫骨平台骨折；骨折切开复位内固定；气滞血瘀型；桃红四物汤；炎症反应；骨代谢指标；疼痛介质

资助基金：浙江省中医药科技计划项目（2021ZT006）

注：本文原载于《新中医》2023年第7期。

22. 柴胡加龙骨牡蛎汤联合阿戈美拉汀治疗女性抑郁伴睡眠障碍临床研究

徐跃慧 王 峰 徐道祥

温州市第七人民医院，浙江温州，325000

摘要：【目的】观察柴胡加龙骨牡蛎汤联合阿戈美拉汀治疗女性抑郁伴睡眠障碍的临床效果。【方法】选取120例抑郁伴睡眠障碍患者，按随机原则分为观察组和对照组，每组60例。对照组给予阿戈美拉汀，观察组在对照组治疗方案的基础上加柴胡加龙骨牡蛎汤治疗。治疗8周后，比较2组抑郁、睡眠量表情况、神经递质及激素水平以及临床疗效和不良反应发生情况。【结果】总有效率观察组93.33%，对照组80.00%，2组临床疗效比较，差异有统计学意义（$P<0.05$）。2组治疗4周后、治疗8周后汉密尔顿抑郁量表（HAMD）评分、匹兹堡睡眠质量指数（PSQI）评分均较治疗前降低，且观察组治疗4周后、治疗8周后HAMD评分、PSQI评分均低于对照组，差异均有统计学意义（$P<0.05$）。治疗8周后，2组5-羟色胺（5-HT）、去甲肾上腺素（NE）水平较治疗前升高，且观察组5-HT、NE水平高于对照组，差异均有统计学意义（$P<0.05$）；2组促卵泡激素（FSH）水平较治疗前降低，且观察组FSH水平低于对照组，差异有统计学意义（$P<0.05$）。不良反应发生率观察组28.33%，对照组23.33%，2组比较，差异无统计学意义（$P>0.05$）。【结论】柴胡加龙骨牡蛎汤联合阿戈美拉汀治疗女性抑郁伴睡眠障碍临床疗效显著，可进一步提升抑郁症状的改善效果，且安全性良好。

关键词：抑郁；睡眠障碍；阿戈美拉汀；柴胡加龙骨牡蛎汤；5-羟色胺；去甲肾上腺素；促卵泡刺激素

注：本文原载于《新中医》2023年第8期。

23. 柴胡桂枝干姜汤加减联合西药治疗功能性消化不良重叠肠易激综合征临床研究

康年松[1]　谷红苹[2]　倪约翰[2]　韩旭丰[2]

1. 余姚市中医医院中医内科，浙江余姚，315400

2. 余姚市中医医院内科，浙江余姚，315400

摘要：【目的】观察柴胡桂枝干姜汤加减联合西药治疗功能性消化不良重叠肠易激综合征的临床疗效及对患者肠道菌群的影响。【方法】采用随机数字表法将60例功能性消化不良重叠肠易激综合征患者分为对照组与观察组各30例。对照组给予常规西药治疗，观察组在对照组基础上联用柴胡桂枝干姜汤加减治疗。比较2组中医证候评分、生活质量综合评定量表（GQOLI-74）、血清胃肠激素及肠道菌群水平，并评估2组临床疗效及不良反应发生情况。【结果】治疗后，观察组总有效率显著高于对照组（$P<0.05$）。治疗后，2组餐后饱胀不适、早饱感、上腹痛、上腹烧灼感中医证候评分较治疗前降低（$P<0.05$），CQOLI-74评分升高（$P<0.05$），且观察组治疗后中医证候评分低于对照组（$P<0.05$），CQOLI-74评分高于对照组（$P<0.05$）。治疗后，2组血清胃动素（MTL）、胆囊收缩素（CCK）水平较治疗前降低（$P<0.05$），降钙素基因相关肽（CGRP）水平升高（$P<0.05$）；观察组治疗后血清MTL、CCK水平低于对照组（$P<0.05$），CGRP水平高于对照组（$P<0.05$）。治疗后，2组双歧杆菌、乳酸杆菌水平较治疗前升高（$P<0.05$），肠杆菌、肠球菌水平降低（$P<0.05$），且观察组治疗后肠杆菌、肠球菌水平低于对照组（$P<0.05$），双歧杆菌、乳酸杆菌水平高于对照组（$P<0.05$）。2组不良反应发生率比较，差异无统计学意义（$P>0.05$）。【结论】柴胡桂枝干姜汤加减联合西药治疗功能性消化不良重叠肠易激综合征疗效确切，能够有效改善患者胃肠功能，调节肠道菌群平衡，提高患者生活质量。

关键词：功能性消化不良；肠易激综合征；柴胡桂枝干姜汤；胃肠激素；肠道菌群

资助基金：浙江省中医药科技计划项目（2020ZA110）

注：本文原载于《新中医》2023年第9期。

24. 五味消毒饮加减治疗热毒内陷证重症感染临床疗效及对患者炎症反应、免疫功能的影响

施　玥

杭州市西溪医院感染科，浙江杭州，310023

摘要：【目的】观察五味消毒饮加减治疗热毒内陷证重症感染的疗效及对患者炎症反应、免疫功能的影响。【方法】选取120例热毒内陷证重症感染患者，按随机数字表法分为对照组和观察组各60例。对照组采用对症治疗和常规抗感染治疗，观察组在对照组基础上加用五味消毒饮加减治疗，疗程均为2周。

观察并比较2组治疗前后急性生理学及慢性健康状况（APACHE Ⅱ）评分，序贯器官衰竭（SOFA）评分，CD_3^+、CD_4^+、CD_4^+/CD_8^+、C-反应蛋白（CRP）、降钙素原（PCT）及白细胞计数（WBC）水平。【结果】治疗前，2组APACHE Ⅱ、SOFA评分比较，差异无统计学意义（$P>0.05$）；治疗后，2组APACHE Ⅱ、SOFA评分均降低（$P<0.05$），且观察组低于对照组（$P<0.05$）。治疗前，2组CD_3^+、CD_4^+、CD_4^+/CD_8^+水平比较，差异无统计学意义（$P>0.05$）；治疗后，2组CD_3^+、CD_4^+、CD_4^+/CD_8^+水平均升高（$P<0.05$），且观察组高于对照组（$P<0.05$）。治疗前，2组CRP、PCT、WBC水平比较，差异无统计学意义（$P>0.05$）；治疗后，2组CRP、PCT、WBC水平均降低（$P<0.05$），且观察组低于对照组（$P<0.05$）。【结论】五味消毒饮加减联合对症治疗和常规抗感染治疗能够显著改善热毒内陷证重症感染患者的免疫功能，有效缓解炎症反应，提高抗感染疗效。

关键词：重症感染；五味消毒饮加减；热毒内陷证；免疫功能；炎症反应

注：本文原载于《新中医》2023年第11期。

25. 柴芍六君子汤联合解毒化纤膏治疗慢性乙型肝炎肝纤维化临床研究

王玲玲　全碧泉　雷叶静　朱小区

温州市中医院肝病科，浙江温州，325000

摘要：【目的】观察柴芍六君子汤联合解毒化纤膏治疗慢性乙型肝炎肝纤维化的临床疗效。【方法】将60例慢性乙型肝炎肝纤维化患者按随机数字表法分为观察组和对照组各30例。对照组予以恩替卡韦分散片口服治疗，观察组在对照组治疗的基础上加用柴芍六君子汤内服、解毒化纤膏穴位贴敷治疗。2组均治疗6个月，比较中医证候疗效、治疗前后的肝纤维化指标[Ⅲ型前胶原（PC Ⅲ）、层粘连蛋白（LN）、Ⅳ型胶原（Ⅳ-C）、透明质酸（HA）]、肝脏硬度值（LSM）、肝功能[谷丙转氨酶（ALT）、谷草转氨酶（AST）、血清总胆红素（TBil）、γ-谷氨酰转肽酶（GGT）]水平变化。【结果】观察组总有效率为86.67%，高于对照组60.00%，2组比较，差异有统计学意义（$P<0.05$）。治疗后，2组PC Ⅲ、LN、Ⅳ-C、HA水平及LSM值均较治疗前下降（$P<0.05$），且观察组PC Ⅲ、LN、Ⅳ-C、HA水平及LSM值下降较对照组更显著（$P<0.05$）。治疗后，2组血清ALT、AST、TBil、GGT水平均较治疗前下降（$P<0.05$），且观察组上述各项指标下降较对照组更显著（$P<0.05$）。【结论】柴芍六君子汤联合解毒化纤膏治疗慢性乙型肝炎肝纤维化疗效显著，可显著改善患者的肝功能，有效抑制肝纤维化进展。

关键词：慢性乙型肝炎；肝纤维化；柴芍六君子汤；解毒化纤膏；穴位贴敷；肝脏硬度值

注：本文原载于《新中医》2023年第12期。

26. 参芎五苓散汤治疗创伤性脑水肿临床研究

章国海　张　铖　叶哲昊　李　赵　胡国杰

嵊州市中医院神经外科，浙江嵊州，312400

摘要：【目的】观察参芎五苓散汤治疗创伤性脑水肿的治疗效果。【方法】将60例创伤性脑水肿患者按随机数字表法分成治疗组与对照组各30例。2组均接受常规西药治疗，治疗组在伤后第2天起给予参芎五苓散汤，2组均治疗2周。比较2组治疗前、治疗4d、治疗7d及治疗14d格拉斯哥昏迷评分（GCS）、脑水肿情况及肝肾功能情况。【结果】治疗前、治疗4d、7d，2组间GCS评分比较，差异无统计学意义（$P>0.05$）；治疗4d、7d、14 d，2组GCS评分均逐渐上升（$P<0.05$），且治疗组治疗14 d GCS评分高于对照组（$P<0.05$）。治疗前、治疗4d、治疗7d，2组间脑水肿体积及中线移位比较，差异均无统计学意义（$P>0.05$）；治疗4d、7d、14 d，2组脑水肿体积及中线移位均逐渐降低（$P<0.05$），且治疗组治疗14 d脑水肿体积及中线移位低于对照组（$P<0.05$）。治疗期间，2组均未发现严重肝肾功能不良情况。【结论】参芎五苓散汤联合西药治疗创伤性脑水肿，可促进脑水肿的吸收，改善患者的意识障碍，疗效显著。

关键词： 创伤性脑水肿；参芎五苓散汤；格拉斯哥昏迷评分；脑水肿体积；肝肾功能

资助基金： 嵊州市科学技术局科技计划项目

注： 本文原载于《新中医》2023 年第 13 期。

27. 半夏白术天麻汤联合针刺治疗缺血性脑血管病康复期患者临床研究

徐　日　周敏亚　吴小山　李丹丹

丽水市第二人民医院康复科，浙江丽水，323000

摘要：【目的】观察半夏白术天麻汤联合针刺治疗缺血性脑血管病康复期患者临床疗效。【方法】选取 83 例缺血性脑血管病康复期患者，按随机数字表法分为对照组 40 例和治疗组 43 例。对照组采用针刺治疗，治疗组采用半夏白术天麻汤联合针刺治疗。比较 2 组临床疗效，以及治疗前后炎症因子[白细胞介素 -6（IL-6）、肿瘤坏死因子 -α（TNF-α）、超敏 C- 反应蛋白（hs-CRP）]水平、血液流变学指标、简易智力状态检查量表（MMSE）评分、美国国立卫生院神经功能缺损量表（NIHSS）评分变化。【结果】治疗组总有效率为 93.0%，对照组为 82.5%，2 组比较，差异有统计学意义（$P<0.05$）。治疗后，2 组血清 IL-6、TNF-α、hs-CRP 水平均较治疗前降低（$P<0.05$），且治疗组 IL-6、TNF-α、hs-CRP 水平均低于对照组（$P<0.05$）。治疗后，2 组全血低切黏度、血浆黏度、全血高切黏度均较治疗前降低（$P<0.05$），且治疗组全血低切黏度、血浆黏度、全血高切黏度均低于对照组（$P<0.05$）。治疗后，2 组 MMSE 评分均较治疗前升高（$P<0.05$），NIHSS 评分均较治疗前降低（$P<0.05$）；且治疗组 MMSE 评分高于对照组（$P<0.05$），NIHSS 评分低于对照组（$P<0.05$）。【结论】半夏白术天麻汤联合针刺治疗缺血性脑血管病康复期患者，能够进一步提高临床疗效，减轻机体炎症反应及神经功能损伤，有效改善患者认知功能及血液流变学状态。

关键词： 缺血性脑血管病；康复期；半夏白术天麻汤；针刺疗法；简易智力状态检查量表评分；美国国立卫生院神经功能缺损评分

资助基金： 丽水市科技计划项目（2021SJZC048）

注： 本文原载于《新中医》2023 年第 14 期。

28. 五子衍宗丸联合固阴煎加减治疗围绝经期妇女阴道干涩临床研究

王立霞　朱文敏　高小红

德清县中医院妇产科，浙江湖州，313200

摘要：【目的】观察五子衍宗丸联合固阴煎加减治疗围绝经期妇女阴道干涩的临床疗效。【方法】选择 94 例围绝经期阴道干涩妇女，根据随机数字表法分为 2 组各 47 例。对照组给予结合雌激素软膏外用联合戊酸雌二醇片口服治疗，治疗组在对照组基础上给予五子衍宗丸联合固阴煎加减治疗。比较 2 组临床疗效、不良反应及复发率，比较 2 组治疗前后中医证候积分、生活质量评分及血清性激素水平[卵泡雌激素（FSH）、雌二醇（E2）]。【结果】治疗组总有效率 93.48%，高于对照组 80.43%（$P<0.05$）。治疗组复发率 4.65%，低于对照组 21.62%（$P<0.05$）。治疗前，2 组各项中医证候积分比较，差异无统计学意义（$P>0.05$）；治疗后，2 组带下量少、阴道干涩、性交疼痛、腰膝酸软、头晕耳鸣、心烦汗出、口燥咽干等中医证候积分均降低（$P<0.05$），且治疗组低于对照组（$P<0.05$）。治疗前，2 组各项生活质量评分比较，差异无统计学意义（$P>0.05$）；治疗后，2 组外阴阴道干涩刺痛、性交疼痛、阴道健康指数、阴道萎缩指数等生活质量评分均升高（$P<0.05$），且治疗组高于对照组（$P<0.05$）。治疗前，2 组血清 FSH、E2 水平比较，差异无统计学意义（$P>0.05$）；治疗后，2 组血清 FSH 水平降低（$P<0.05$），E2 水平升高（$P<0.05$），且治疗组血清 FSH 水平低于对照组（$P<0.05$），E2 水平高于对照组（$P<0.05$）。【结论】五子衍宗丸联合固阴煎加减治疗围绝经期妇女阴道干涩临床疗效显著，且复发率低。

关键词： 阴道干涩；围绝经期妇女；五子衍宗丸；固阴煎；性激素；中医证候积分；生活质量评分

注： 本文原载于《新中医》2023 年第 15 期。

29. 郑义宏运用经方辨治慢性荨麻疹经验介绍

刘靖华　郑义宏　姜丽丽

大连市皮肤病医院，辽宁大连，116021

摘要： 慢性荨麻疹的病因病机复杂，除了风邪侵袭肌表、（火）热邪蕴于气血，多涉及脏腑功能失调。病位包含表、里、半表半里及表里合病。郑义宏主任遵循六经辨证、方证对应的辨证论治方法，强调辨方证重于辨六经，在辨方证的基础上使用经方灵活化裁治疗慢性荨麻疹，常获佳效。附上5则医案以阐明郑主任辨方证、用经方治疗慢性荨麻疹的经验。

关键词： 慢性荨麻疹；瘾疹；辨方证；经方；医案

注： 本文原载于《新中医》2023年第16期。

30. 苓桂术甘汤合桂附地黄丸加减治疗脑动脉供血不足性眩晕临床研究

张成明[1]　詹根龙[1]　徐　庆[1]　郑　雯[1]　陈　博[2]

1. 浙江衢化医院，浙江衢州，324000

2. 浙江省立同德医院，浙江杭州，310012

摘要：【目的】观察苓桂术甘汤合桂附地黄丸加减治疗脑动脉供血不足性眩晕脾肾阳虚证的临床疗效。【方法】选取102例脑动脉供血不足性眩晕脾肾阳虚证患者，按随机数字表法分为观察组和对照组各51例。对照组给予盐酸氟桂利嗪胶囊治疗，观察组在对照组基础上加用苓桂术甘汤合桂附地黄丸加减治疗，2组均治疗4周。比较2组临床疗效，中医证候积分，欧洲眩晕评分量表（EEV）、眩晕障碍量表（DHI）评分，脑血流指标，血清血栓素B2（TXB2）、白细胞介素-6（IL-6）水平。【结果】治疗后，观察组临床疗效总有效率92.16%，高于对照组76.47%（P<0.05）。2组主症、次症积分及中医证候总分均较治疗前降低（P<0.05），观察组主症、次症积分及中医证候总分均低于对照组（P<0.05）。2组EEV、DHI评分均较治疗前降低（P<0.05），观察组EEV、DHI评分均低于对照组（P<0.05）。2组双侧椎动脉和基底动脉收缩期血流速度（Vs）、舒张期血流速度（Vd）、平均血流速度（Vm）均较治疗前升高（P<0.05），脑平均血流量均较治疗前增加（P<0.05）；观察组双侧椎动脉和基底动脉Vs、Vd、Vm均高于对照组（P<0.05），脑平均血流量大于对照组（P<0.05）。2组血清TXB2、IL-6水平均较治疗前降低（P<0.05），观察组血清TXB2、IL-6水平均低于对照组（P<0.05）。【结论】苓桂术甘汤合桂附地黄丸加减治疗脑动脉供血不足性眩晕脾肾阳虚证，可有效缓解患者的眩晕，改善其脑血流指标，降低血清TXB2、IL-6水平。

关键词： 脑动脉供血不足性眩晕；脾肾阳虚证；苓桂术甘汤；桂附地黄丸；中医证候；脑血流指标；血栓素B2；白细胞介素-6

注： 本文原载于《新中医》2023年第16期。

31. 加味黄芪建中汤联合西药治疗消化性溃疡脾胃虚寒证临床研究

张君君　李　霞　刘娟娟

项城市中医院脾胃肝胆科，河南项城，466200

摘要：【目的】观察加味黄芪建中汤联合西药治疗消化性溃疡脾胃虚寒证的临床疗效。【方法】采用随机数字表法将89例消化性溃疡脾胃虚寒证患者分为对照组（45例）与试验组（44例）。对照组给予常规西药治疗，试验组在对照组基础上联用加味黄芪建中汤治疗。比较2组治疗前后中医证候评分、溃疡面积及血清免疫球蛋白、炎症因子水平；比较2组临床疗效、幽门螺杆菌（Hp）根除率及不良反应发生率。【结果】试验组总有效率95.45%，高于对照组77.78%（P<0.05）。治疗后，2组中医证候评分、溃疡面积及血清降钙素原（PCT）、白细胞介素-6（IL-6）、超敏C-反应蛋白（hs-CRP）水平较治疗前降低（P<0.05），且试验组治疗后中医证候评分、溃疡面积、炎症因子水平低于对照组（P<0.05）。2组治疗后免疫球蛋白G（IgG）、免疫球蛋白A（IgA）、免疫球蛋白M（IgM）水平均

较治疗前升高（$P<0.05$），且试验组治疗后上述免疫球蛋白水平高于对照组（$P<0.05$）。2组Hp根除率比较，差异无统计学意义（$P>0.05$）。试验组不良反应发生率4.55%，低于对照组26.67%（$P<0.05$）。【结论】加味黄芪建中汤联合西药治疗消化性溃疡脾胃虚寒证疗效确切，能够提高患者免疫水平，减少炎症反应，缩小溃疡面积，安全性较高。

关键词： 消化性溃疡；脾胃虚寒证；黄芪建中汤；免疫球蛋白；炎症因子；溃疡面积

注：本文原载于《新中医》2023年第17期。

32. 半夏泻心汤加减治疗肝胃不和证反流性食管炎合并反酸临床研究

史振国　葛鹤年　尹　泉

宁波市康复医院中医康复科，浙江宁波，315000

摘要：【目的】观察半夏泻心汤加减治疗肝胃不和证反流性食管炎合并反酸的临床疗效及对血清胃泌素（GAS）、胃动素（MLT）水平的影响。【方法】选取80例肝胃不和证反流性食管炎合并反酸患者，随机分为研究组和对照组各40例。对照组给予常规治疗，研究组在对照组基础上结合半夏泻心汤加减治疗。比较2组疗效，以及治疗前后中医证候评分及GAS、MLT水平。【结果】研究组总有效率为92.5%，对照组为75.0%，2组比较，差异有统计学意义（$P<0.05$）。治疗前，2组呃逆嗳气、吞酸烧心、胸胁胀满、情志抑郁等中医证候评分比较，差异无统计学意义（$P>0.05$）；治疗后，2组上述各项中医证候评分均较治疗前降低（$P<0.05$），且研究组各项评分均低于对照组（$P<0.05$）。治疗前，2组GAS、MLT水平比较，差异无统计学意义（$P>0.05$）；治疗后，2组GAS、MLT水平均较治疗前升高（$P<0.05$），且研究组GAS、MLT水平均高于对照组（$P<0.05$）。【结论】半夏泻心汤加减治疗肝胃不和证反流性食管炎合并反酸疗效显著，有助于改善患者中医证候，增强胃肠运动功能。

关键词： 反流性食管炎；反酸；肝胃不和证；半夏泻心汤；胃泌素；胃动素

资助基金： 浙江省中医药科技计划（2020ZB230）

注：本文原载于《新中医》2023年第18期。

33. 毛德西应用经方治疗胸痹心痛经验介绍

曾垂义

河南省中医院，河南郑州，450002

摘要： 介绍毛德西教授应用经方治疗胸痹心痛的临床经验。毛德西教授认为，气阴亏虚是胸痹心痛本虚之根本，血瘀是始终存在的病理状态，痰浊、寒凝、水饮是临床常见的标实证候。临证选用桂枝汤合生脉散以益气养阴；常用桂枝茯苓丸为基础方以活血化瘀通脉；选用瓜蒌薤白合剂以化痰宽胸；选用麻黄附子细辛汤以散寒温通；选用苓桂术甘汤、真武汤意在温阳化饮。

关键词： 胸痹心痛；阳微阴弦；血瘀；痰浊；寒凝；水饮；毛德西

资助基金： 河南省中医药拔尖人才培养项目；全国名中医传承工作室建设项目

注：本文原载于《新中医》2023年第18期。

34. 大黄牡丹汤加味对结直肠癌术后患者肠道菌群及Th1/Th2型细胞因子的影响

林庆国[1]　王天明[2]　季玉贤[2]　严万能[3]

1. 舟山医院，浙江舟山，316000

克拉玛依市独山子人民医院，新疆克拉玛依，833699

2. 克拉玛依市独山子人民医院，新疆克拉玛依，833699

3. 舟山医院，浙江舟山，316000

摘要：【目的】观察大黄牡丹汤加味对结直肠癌（CRC）湿热蕴结证术后患者肠道菌群及Th1/Th2型细胞因子的影响。【方法】选取96例CRC湿热蕴结证患者，按随机数字表法分为观察组和对照组各48例。2组均行腹腔镜CRC手术，对照组术后给予常规化疗治疗，观察组在对照组基础上给予大黄牡丹汤加味治疗。14 d为1个化疗周期，2组均治疗2个化疗周期。比较2组肠道菌群指标、免疫功能指标、Th1/Th2型细胞因子水平及不良反应发生率。【结果】治疗后，2组粪肠球菌、双歧杆菌、乳酸杆菌数量均较治疗前降低（$P<0.05$），观察组粪肠球菌、双歧杆菌、乳酸杆菌数量均高于对照组（$P<0.05$）。2组大肠杆菌数量均较治疗前升高（$P<0.05$），观察组大肠杆菌数量低于对照组（$P<0.05$）。2组CD_3^+、CD_4^+水平及CD_4^+/CD_8^+值均较治疗前降低（$P<0.05$），观察组CD_3^+、CD_4^+水平及CD_4^+/CD_8^+值均高于对照组（$P<0.05$）。2组血清白细胞介素-2（IL-2）、干扰素（INF）-γ水平均较治疗前升高（$P<0.05$），观察组血清IL-2、INF-γ水平均高于对照组（$P<0.05$）。2组血清IL-10、IL-6水平均较治疗前降低（$P<0.05$），观察组血清IL-10、IL-6水平均低于对照组（$P<0.05$）。观察组不良反应发生率10.42%，低于对照组27.08%（$P<0.05$）。【结论】CRC湿热蕴结证术后应用大黄牡丹汤加味治疗，能改善患者肠道菌群分布，促进机体免疫功能恢复，调节Th1/Th2型细胞因子水平，减少不良反应发生。

关键词：结直肠癌；腹腔镜术后；湿热蕴结证；大黄牡丹汤；肠道菌群；免疫功能；Th1细胞；Th2细胞

资助基金：克拉玛依市科技计划项目(JK2016-10)

注：本文原载于《新中医》2023年第20期。

35. 升阳散火汤加味联合维生素B2治疗恶性肿瘤靶向药物所致口腔溃疡临床研究

王　珏[1]　沈悦忠[2]　赖明阳[3]　林胜友[4]

1. 浙江中医药大学附属杭州市中医院肿瘤科，浙江杭州，310007

2. 杭州师范大学附属医院呼吸与危重症医学科，浙江杭州，310015

3. 浙江中医药大学第三临床医学院，浙江杭州，310053

4. 浙江省中医院肿瘤科，浙江杭州，310003

摘要：【目的】观察升阳散火汤加味联合维生素B2治疗恶性肿瘤靶向药物所致口腔溃疡的临床疗效。【方法】采用随机数字表法将64例靶向治疗后口腔溃疡患者分为对照组和治疗组各32例。2组均给予口腔护理，同时对照组给予维生素B2口服治疗，治疗组在对照组基础上加用升阳散火汤加味治疗，2组均连续治疗14 d。比较2组平均溃疡期、口腔溃疡分级、疼痛等级；比较2组治疗前后溃疡症状评分、中医证候积分及血清细胞因子、T细胞亚群（CD_3^+、CD_4^+、CD_8^+、CD_4^+/CD_8^+）、B细胞（CD_{19}^+）及自然杀伤细胞（CD_{16}^+/CD_{56}^+）水平；比较2组临床疗效及不良反应发生情况。【结果】治疗期间，对照组脱落2例，完成研究30例；治疗组脱落1例，完成研究31例。治疗后，治疗组总有效率100%，高于对照组80.00%（$P<0.05$）。治疗组口腔溃疡分级、疼痛等级均轻于对照组（$P<0.05$），平均溃疡期较对照组缩短（$P<0.05$）。2组治疗后口腔溃疡症状评分、中医证候积分较治疗前降低（$P<0.05$）；且治疗组治疗后口腔溃疡各项症状评分、中医证候积分均低于对照组（$P<0.05$）。2组血清碱性成纤维细胞生长因子（bFGF）、超氧化物歧化酶（SOD）水平均较治疗前升高（$P<0.05$），血清炎症因子[白细胞介素-2（IL-2）、白细胞介素-6（IL-6）、肿瘤坏死因子-α（TNF-α）]、丙二醛（MDA）水平均降低（$P<0.05$）；治疗组治疗后血清bFGF、SOD水平高于对照组（$P<0.05$），血清MDA、炎症因子水平均低于对照组（$P<0.05$）。治疗后，治疗组CD_3^+及2组CD_4^+、CD_{19}^+水平及CD_4^+/CD_8^+均较治疗前升高（$P<0.05$），CD_8^+、CD_{16}^+/CD_{56}^+水平降低（$P<0.05$）；治疗组治疗后CD_3^+、CD_4^+、CD_{19}^+水平及CD_4^+/CD_8^+均高于对照组（$P<0.05$），CD_{16}^+/CD_{56}^+、CD_8^+水平低于对照组（$P<0.05$）。2组均未出现严重不良反应。【结论】升阳散火汤加

味联合维生素B2治疗恶性肿瘤靶向药物所致口腔溃疡疗效确切，能够缓解患者口腔溃疡症状及疼痛，提高免疫功能，降低炎症反应，加快溃疡愈合，安全性较高。

关键词：恶性肿瘤；靶向药物所致口腔溃疡；升阳散火汤；维生素B2；免疫功能；炎症因子；疼痛

资助基金：浙江省中医药科技计划项目（2020ZB129）；浙江省林胜友名老中医专家传承工作室项目（GZS2020031）；全国老中医药专家学术经验继承工作项目

注：本文原载于《新中医》2023年第21期。

36. 加味大补心汤联合西药治疗冠心病合并室性早搏临床研究

程全周　陈爱莲　韩会香　赵振凯

濮阳市中医院心内科，河南濮阳，457001

摘要：【目的】观察加味大补心汤联合西药治疗冠心病合并室性早搏的临床疗效。【方法】采用随机数字表法将90例冠心病合并室性早搏患者分为对照组与试验组各45例。对照组给予西药治疗，试验组在对照组治疗基础上联用加味大补心汤治疗，2组均连续治疗4周。比较2组治疗前后中医证候评分及血清血管紧张素Ⅱ（AngⅡ）、肌酸激酶同工酶（CK-MB）、N-末端B型利钠肽原（NT-proBNP）水平；比较2组治疗前后室性早搏次数、短阵室速次数、室性早搏二联律数目及震荡斜率（TS）、震荡起始（TO）值；比较2组治疗前后左室舒张期平均能量损耗（EL-ave）、左室收缩末期容积（LVESV）、左室心肌质量指数（LVMI）、冠状动脉血流储备（CFR）、循环抵抗指数（IMR）、周围阻力（Rp-V）、平均血流量（Qmean），评估2组临床疗效及不良反应发生情况。【结果】试验组总有效率97.78%，高于对照组82.22%（$P<0.05$）。治疗后，2组血清AngⅡ、CK-MB、NT-proBNP水平及TO值、室性早搏次数、短阵室速次数、室性早搏二联律数目、LVMI、LVESV、Rp-V、中医证候评分均较治疗前降低（$P<0.05$），且试验组治疗后上述指标低于对照组（$P<0.05$）；2组治疗后TS值及EL-ave、Qmean、CFR、IMR水平均较治疗前升高（$P<0.05$），试验组治疗后TS值及EL-ave、Qmean、CFR、IMR水平均高于对照组（$P<0.05$）。2组均无不良反应发生。【结论】加味大补心汤联合西药治疗冠心病合并室性早搏疗效确切，能够减少患者室性早搏发作次数，改善心率震荡及左室结构重构，调节冠脉微循环，安全性较高。

关键词：冠心病；室性早搏；大补心汤；心率震荡；左室结构重构；冠脉微循环

资助基金：中国民族医药学会科研项目（2020ZY017-420201）

注：本文原载于《新中医》2023年第21期。

37. 小青龙汤离子导入联合西药治疗外寒内饮型慢性阻塞性肺疾病急性加重期临床研究

俞宁宁　杨欢欢　曾余丰

温州市中西医结合医院呼吸与危重症医学科，浙江温州，325000

摘要：【目的】观察小青龙汤离子导入联合西药雾化治疗外寒内饮型慢性阻塞性肺疾病急性加重期（AECOPD）的临床疗效。【方法】选取外寒内饮型AECOPD患者78例，按随机信封法分为对照组和观察组各39例。对照组给予布地奈德混悬液、吸入用复方异丙托溴铵溶液、注射用哌拉西林钠他唑巴坦钠治疗，观察组在对照组基础上加用小青龙汤离子导入治疗。比较2组临床疗效和安全性，以及治疗前后症状积分、白细胞计数（WBC）、C-反应蛋白（CRP）、降钙素原（PCT）、呼出气一氧化氮（FeNO）、肺功能指标[用力肺活量（FVC）、第1秒用力呼气容积（FEV1）、FEV1/FVC]、血气分析指标[动脉氧分压（PaO2）和动脉二氧化碳分压（PaCO2）]、慢性阻塞性肺疾病评分（CAT）、MMRC呼吸困难评分（mMRC）。【结果】观察组总有效率为94.9%，对照组为79.5%，2

组比较，差异有统计学意义（$P<0.05$）。治疗后，2组喘息、咳嗽、咳痰评分及总分均较治疗前降低（$P<0.05$），且观察组上述各项评分均低于对照组（$P<0.05$）。治疗后，2组FEV1、FVC水平均较治疗前升高（$P<0.05$），且观察组FVC水平高于对照组（$P<0.05$），但2组FEV1水平比较，差异无统计学意义（$P>0.05$）；2组FEV1/FVC水平治疗前后比较，差异无统计学意义（$P>0.05$）。治疗后，2组WBC、CRP、PCT、FeNO水平均较治疗前降低（$P<0.05$），且观察组CRP、PCT、FeNO水平均低于对照组（$P<0.05$）；但2组WBC水平比较，差异无统计学意义（$P>0.05$）。治疗后，2组PaO2水平较治疗前升高（$P<0.05$），PaCO2水平较治疗前降低（$P<0.05$）；且观察组PaO2水平高于对照组（$P<0.05$），PaCO2水平低于对照组（$P<0.05$）。治疗后，2组CAT、mMRC评分较治疗前降低（$P<0.05$），且观察组CAT、mMRC评分均低于对照组（$P<0.05$）。治疗过程中，2组血常规、尿常规、肝肾功能及心电图均未出现异常，观察组出现局部皮肤轻度瘙痒1例。【结论】小青龙汤离子导入联合西药治疗外寒内饮型AECOPD可有效改善临床症状、肺功能及血气状态，减轻炎症反应，且安全性良好。

关键词：慢性阻塞性肺疾病急性加重期；外寒内饮证；小青龙汤；离子导入；肺功能；炎症因子

资助基金：温州市科技计划项目（Y20190730）

注：本文原载于《新中医》2023年第22期。

38. 牟允方运用经方治疗急难病症医案6则

鲍建敏　牟重临

台州市第一人民医院，浙江台州，318020

摘要：牟允方（1915−2005）为浙江台州地区名老中医，17岁从其岳父学医，1937年毕业于浙江中医专门学校，同年获杭州市执业中医师资格。牟允方名老中医从事中医医疗、教学73年，一生经历浙江近代中医发展历史重要时期，治学业医严谨，临床尤精仲景、东垣学说。

关键词：经方；急难病症；牟允方；医案

资助基金：全国基层名老中医药专家传承工作室建设项目；浙江省中医药传承与创新十百千人才工程（杏林工程）省级中青年临床名中医项目；浙江省中医药科技计划项目（2023ZF058）

注：本文原载于《新中医》2023年第22期。

39. 柴胡加龙骨牡蛎汤加减联合耳部刮痧治疗围绝经期综合征临床研究

李　芳[1]　赵　亮[2]　王　静[1]　库玉花[1]　范道艳[1]

1. 濮阳市中医医院妇科，河南濮阳，457000

2. 湛江市第一中医医院肿瘤研究所，广东湛江，524000

摘要：【目的】观察柴胡加龙骨牡蛎汤加减联合耳部刮痧治疗围绝经综合征（肝郁肾虚证）的效果。【方法】选取120例围绝经期综合征（肝郁肾虚证）患者，采用随机数字表法分为常规组、汤剂组、刮痧组、联合组4组，每组30例。常规组实施常规西医治疗，汤剂组给予常规西医+柴胡加龙骨牡蛎汤加减治疗，刮痧组给予常规西医+耳部刮痧治疗，联合组给予常规西医+柴胡加龙骨牡蛎汤加减+耳部刮痧治疗，均治疗3个月。评价4组临床疗效，比较4组治疗前后中医证候评分、血清卵泡刺激素（FSH）、黄体生成素（LH）、雌二醇（E2）水平，观察不良反应发生情况。【结果】4组总有效率比较，差异有统计学意义（$P<0.05$）；联合组总有效率高于刮痧组和常规组（$P<0.05$）。治疗后，4组主症、次症评分与总分均较治疗前下降（$P<0.05$）；且治疗后联合组主症、次症评分与总分均低于其他3组（$P<0.05$），汤剂组均低于刮痧组和常规组（$P<0.05$），刮痧组低于刮痧组和常规组（$P<0.05$）。治疗后，4组血清FSH、LH水平均较治疗前下降（$P<0.05$），联合组血清FSH、LH水平均低于其他3组（$P<0.05$），汤剂组均低于刮痧组和常规组（$P<0.05$），刮痧组均低于常规组（$P<0.05$）。治疗后，4组血清E2水平均较治疗

前升高（$P<0.05$），联合组血清E2水平高于其他3组（$P<0.05$），汤剂组高于刮痧组和常规组（$P<0.05$），刮痧组高于常规组（$P<0.05$）。4组不良反应发生率比较，差异无统计学意义（$P>0.05$）。【结论】柴胡加龙骨牡蛎汤加减联和耳部刮痧治疗围绝经期综合征均可减轻患者临床症状，改善血清性激素水平，前者作用优于后者，二者联用的作用更佳，且还可提升临床疗效。

关键词： 围绝经期综合征；肝郁肾虚证；中医证候评分；卵泡刺激素；黄体生成素；雌二醇

注：本文原载于《新中医》2023年第23期。

40. 补阳还五汤联合西药治疗脑梗死恢复期气虚血瘀证临床研究

王立功　寇绍杰　苏惠娟　郑春欢　吴　茜

开封市中医院，河南开封，475000

摘要：【目的】观察补阳还五汤联合西药治疗脑梗死（CI）恢复期气虚血瘀证的临床疗效。【方法】选取62例CI恢复期气虚血瘀证患者，按照随机数字表法分为观察组和对照组各31例。对照组给予西药（阿司匹林肠溶片、硫酸氢氯吡格雷片）治疗，观察组在对照组基础上给予补阳还五汤治疗，2组均治疗14 d。比较2组临床疗效、美国国立卫生研究院卒中量表（NIHSS）评分、血液流变学指标水平、脑损伤标志物水平及不良反应发生率。【结果】治疗后，观察组总有效率93.55%，高于对照组74.19%（$P<0.05$）。2组NIHSS评分均较治疗前降低（$P<0.05$），观察组NIHSS评分低于对照组（$P<0.05$）。2组全血高切黏度（HSV）、全血低切黏度（LSV）、血浆黏度（PSV）及红细胞压积（HCT）水平均较治疗前降低（$P<0.05$），观察组HSV、LSV、PSV及HCT水平均低于对照组（$P<0.05$）。2组血清脑源性神经营养因子（BDNF）水平均较治疗前升高（$P<0.05$），血清神经元特异性烯醇化酶（NSE）及中枢神经特异性蛋白（S100-β）水平均较治疗前降低（$P<0.05$）；观察组血清BDNF水平高于对照组（$P<0.05$），血清NSE、S100-β水平均低于对照组（$P<0.05$）。治疗期间，观察组不良反应发生率9.68%，与对照组6.45%比较，差异无统计学意义（$P>0.05$）。【结论】补阳还五汤联合西药治疗CI恢复期气虚血瘀证疗效确切，可有效改善血液流变学指标，调节脑损伤标志物水平，促进神经功能恢复，安全性较好。

关键词： 脑梗死；恢复期；气虚血瘀证；补阳还五汤；神经功能；血液流变学；脑损伤标志物

资助基金： 河南省中医药科学研究专项课题（2022ZY1187）

注：本文原载于《新中医》2023年第24期。

41. 夏鑫华运用桂枝加厚朴杏子汤加减治疗慢性咳嗽经验介绍

黄爱静　夏鑫华

广州医科大学附属第一医院，广东广州，510000

摘要： 介绍夏鑫华教授运用桂枝加厚朴杏子汤加减治疗慢性咳嗽的临床经验。夏鑫华教授深知岭南人体质，诊治慢性咳嗽注重体质辨证，重视肺脾阳气，以通阳散寒之桂枝加厚朴杏子汤主调肺脾；慢性咳嗽多为外感风寒邪气日久不愈迁延所致，多有风寒留恋、表邪未解之征，宜以桂枝加厚朴杏子汤辛温解表、散寒止嗽；临证每见寒热表现不明显者，主张“无热便是寒”的辨证理念，选用桂枝加厚朴杏子汤温肺散寒、降气止咳；慢性咳嗽多见肺胃同病，宜肺胃同治，桂枝加厚朴杏子汤亦属肺胃同治之代表方。

关键词： 慢性咳嗽；桂枝加厚朴杏子汤；夏鑫华

资助基金： 全国中医临床优秀人才研修项目

注：本文原载于《新中医》2023年第24期。

孙思东教授等学验选编

1. 桂枝加葛根汤联合颈椎整脊治疗神经根型颈椎病

孙思东[1] 韩 涛[2] 赵 静[3]

1. 辽宁中医药大学附属第二医院，沈阳，110034
2. 辽宁中医药大学中医脏象理论及应用国家教育部重点实验室，沈阳，110032
3. 上海市虹口区疾病预防控制中心，上海，200082

摘要：【目的】探讨桂枝加葛根汤联合颈椎整脊治疗神经根型颈椎病的临床疗效。【方法】选择神经根型颈椎病患者 78 例，随机分为对照组与观察组，各 39 例。对照组予常规治疗，观察组予桂枝加葛根汤联合颈椎整脊手法治疗，疗程均 1 个月。比较 2 组治疗前后中医证候积分、颈椎功能障碍指数（NDI）、视觉疼痛模拟评分（VAS）及血清疼痛介质水平变化，比较 2 组临床疗效。【结果】2 组治疗后中医证候积分均降低，观察组下降更显著（$P<0.05$）；2 组治疗后 VAS、NDI 评分及血清中 SP、PGE2 水平均降低，观察组评分降低幅度更大（$P<0.05$）；观察组临床总有效率（92.31%，36/39）显著高于对照组（71.79%，28/39）（$P<0.05$）。【结论】桂枝加葛根汤联合颈椎整脊具有散寒解肌、温阳化湿、止痛舒筋之效，可有效减轻患者颈肩部疼痛，恢复颈椎功能，消除活动障碍，临床疗效明显。

关键词：桂枝加葛根汤；颈椎整脊；风寒湿型；神经根型颈椎病

资助基金：中国博士后科学基金（2017T100827）；辽宁中医药大学中医脏象理论；教育部重点实验室开放基金（zyzx1710）。

注：本文原载于《长春中医药大学学报》2023 年第 2 期。

2. 黄芪建中汤联合金匮肾气丸对化疗后癌因性疲乏的干预价值

王 群[1] 王水英[2] 王 燕[1] 王永林[1] 魏 玲[1]

1. 徐州市中心医院肿瘤内二科，江苏徐州，221000
2. 上海市浦东新区人民医院中医科，上海，201299

摘要：【目的】探讨黄芪建中汤联合金匮肾气丸对化疗后癌因性疲乏的干预价值。【方法】选取 100 例化疗患者作为研究对象，按随机数表法分为观察组与对照组，各 50 例。对照组服用金匮肾气丸，观察组在对照组基础上加用黄芪建中汤行中药足浴，2 组疗程均为 1 个月。比较 2 组的干预效果，干预前后癌因性疲乏程度、尿素氮（BUN）、血清肌酐（Scr）、丙氨酸氨基转移酶（AST）、谷氨酸氨基转移酶（ALT）、生活质量评分。【结果】观察组总有效率（62.00%，31/50）显著高于对照组（30.00%，15/50）（$P<0.05$）；2 组干预后无、轻度疲乏程度明显高于干预前，中度、重度疲乏程度明显低于干预前（$P<0.05$），观察组干预后中度、重度疲乏程度明显低于对照组，疲乏程度明显减轻（$P<0.05$）；2 组干预后 BUN、Scr、AST、ATL 水平明显低于干预前（$P<0.05$），观察组与对照组之间无明显差异（$P>0.05$）；2 组干预后 EORTC-QLQ-C30 各维度评分明显高于干预前（$P<0.05$），观察组干预后 EORTC-QLQ-C30 各维度评分明显高于对照组（$P<0.05$）。【结论】黄芪建中汤联合金匮肾气丸能有效减轻化疗患者癌因性疲乏，干预效果较好。

关键词：黄芪建中汤；金匮肾气丸；化疗；癌因性疲乏；生活质量

资助基金：江苏省科技计划项目（BK20210081）

注：本文原载于《长春中医药大学学报》2023 年第 2 期。

3. 四君子汤加减联合肠内营养支持对脑卒中后吞咽障碍患者营养状态及免疫功能的影响

李文丽　沈德嫱　易海维

南京医科大学康达学院第一附属医院临床营养科，
江苏连云港，222000

摘要：【目的】探讨四君子汤加减联合肠内营养支持对脑卒中后吞咽障碍患者营养状态及免疫功能的影响。【方法】将2020年5月—2021年12月南京医科大学康达学院第一附属医院收治的脑卒中后吞咽障碍患者180例，根据随机数表法分对照组与观察组，各90例。对照组给予肠内营养支持治疗，观察组在对照组基础上给予四君子汤加减治疗，2组均治疗2周。比较2组治疗前后营养状况、免疫功能，胃肠功能恢复及康复情况，治疗过程中并发症发生情况。【结果】与治疗前比较，治疗后2组血清前白蛋白(PA)、总蛋白（TP）、上臂三头肌肌围（MAMC）水平均降低，观察组高于对照组（$P<0.05$）；与治疗前比较，治疗后2组血清免疫球蛋白G（IgG）、免疫球蛋白A（IgA）水平均升高，观察组高于对照组（$P<0.05$）；观察组肠鸣音恢复、首次排气、平均住院时间短于对照组（$P<0.05$）；与治疗前比较，治疗后2组美国国立卫生研究院卒中量表（NIHSS）评分均降低，且观察组在2组中更低（$P<0.05$）；治疗过程中，观察组并发症发生率在2组中更低（$P<0.05$）。【结论】四君子汤联合肠内营养支持可改善脑卒中后吞咽障碍患者营养状态及免疫功能，促进胃肠道功能恢复及神经功能康复，同时降低并发症发生率，值得临床进一步研究与应用。

关键词：脑卒中；吞咽障碍；四君子汤；肠内营养；营养状况；免疫功能；胃肠功能

资助基金：连云港市第一人民医院青年英才基金项目（QN202003）

注：本文原载于《长春中医药大学学报》2023年第5期。

4. 秦伯未经方医案用药理法探微

陈一凡[1]　李　雁[2]　杨东方[1]

1. 北京中医药大学国学院，北京，102488

2. 北京中医药大学东直门医院，北京，100700

摘要：目前学界对近代名医秦伯未的关注仍多集中于其在《黄帝内经》研究与辨证论治体系建构方面所取得的成就，对于其在仲景学说上所倾注之心力则了解不足。秦伯未对仲景医学的推崇主要因于其“以切实之经验，贡献于世人”，注重其实用性的特点。故在充分结合秦伯未对仲景病脉证治体系理论阐释的基础上，探求其经方医案中所蕴藏的学术思想与经验，挖掘其活用经方药对配伍、善以经方异病同治、擅用经方时方合方、融通伤寒温病而兼治外感内伤等经方运用理法，并附秦伯未于北京中医药大学东直门医院查房实录一则，以期有助于名家学术经验传承与弘扬，也供现代中医临床与研究工作参鉴。

关键词：秦伯未；经方；医案；药对；异病同治；合方；膏方；寒温统一

资助基金：国家重点研发计划（2018YFC1704100）；国家重点研发计划（2018YFC1704101）；北京中医药薪火传承3+3工程项目（2020-SZ-A-47）

注：本文原载于《长春中医药大学学报》2023年第9期。

5. 酸枣仁汤联合通焦利眠贴治疗脑梗死后失眠

刘　睿　李佩芳　浦　芳　李　静　吴　杰

安徽中医药大学第二附属医院脑病二科，
安徽合肥，230061

摘要：【目的】探讨酸枣仁汤联合通焦利眠贴治疗脑梗死后失眠患者疗效及对血清5-羟色胺（5-HT）、脑源性神经营养因子（BDNF）和神经肽Y（NPY）水平的影响。【方法】回顾性选取2021年

1月—2023年5月本院收治的86例脑梗死后失眠患者，根据其治疗方案分为中医联合治疗组（n=40，采用酸枣仁汤联合通焦利眠贴治疗）和常规西医治疗组（n=46，采用艾司唑仑片口服治疗）。比较2组临床疗效，治疗前后睡眠质量[匹兹堡睡眠质量指数量表（PSQI）、睡眠状况自评量表（SRSS）]、血清神经递质（5-HT、BDNF、NPY）水平变化及治疗期间不良反应发生情况。【结果】治疗后，中医联合治疗组PSQI、SRSS评分均低于常规西医治疗组（$P<0.05$）。中医联合治疗组患者临床疗效总有效率为85.00%，常规西医治疗组的总有效率为63.04%，中医联合治疗组优于西医治疗组（$P<0.05$）。治疗后，中医联合治疗组血清5-HT、BDNF、NPY水平均高于常规西医治疗组（$P<0.05$）。2组治疗期间总不良反应发生率比较均无统计学意义（$P>0.05$）。【结论】酸枣仁汤联合通焦利眠贴可有效改善脑梗死后失眠患者的睡眠质量，上调5-HT、BDNF、NPY水平，提高临床疗效。

关键词：酸枣仁汤；脑梗死后失眠；5-羟色胺；脑源性神经营养因子；神经肽Y

资助基金：安徽省中医药领军人才项目；安徽省重大疑难疾病中西医协同公关项目；安徽中医药大学第二附属医院三新项目（2022-SXXM14）

注：本文原载于《长春中医药大学学报》2023年第11期。

6. 逍遥蒌贝散加减对肝郁气滞型乳腺增生患者临床症状及激素水平的影响

林 森 廖美容 杜小雪

桂林市中医医院乳腺科，广西桂林，541001

摘要：【目的】探究逍遥蒌贝散加减对肝郁气滞型乳腺增生患者的临床症状及激素水平的影响。【方法】选取我院2019年5月—2021年5月收治的120例肝郁气滞型乳腺增生患者，随机分为观察组和对照组，各60例，对照组口服乳癖消片，观察组予以逍遥蒌贝散加减，比较2组临床疗效，治疗前、后中医症候积分、临床症状、血清激素水平[雌二醇（E2）、孕酮（P）、泌乳素（PRL）]以及不良反应。【结果】治疗后，观察组总有效率为91.67%，对照组总有效率为76.67%，观察组高于对照组，差异具有统计学意义（$P<0.05$）；治疗后，2组肿块大小、硬度和疼痛评分均降低（$P<0.05$），且观察组治疗后的肿块大小、硬度和疼痛评分均低于对照组（$P<0.05$）；治疗后，2组各项中医症候积分均降低（$P<0.05$），观察组治疗后各项中医症候积分均低于对照组（$P<0.05$）；治疗后，2组血清E2和PRL水平均降低（$P<0.05$），血清P水平上升（$P<0.05$），且观察组治疗后上述指标与对照组比较，差异具有统计学意义（$P<0.05$）；治疗后，2组均无明显不良反应发生。【结论】逍遥蒌贝散加减对肝郁气滞型乳腺增生患者临床症状及激素水平均有改善作用，且安全性较高，值得临床推广。

关键词：逍遥蒌贝散；乳腺增生症；肝郁气滞；激素

资助基金：广西壮族自治区中医药管理局中医壮瑶医治疗优势病种研究项目（GZBZ21-10）

注：本文原载于《长春中医药大学学报》2023年第11期。

7. 柴郁安神汤结合耳穴压豆治疗抑郁症伴失眠57例

张淑静 陈筱萍

浙江省金华市第二医院精神科二病区，浙江金华，321016

摘要：抑郁与失眠之间存在着紧密联系，近三成的抑郁症患者都存在着失眠问题。由于睡眠质量与睡眠时间得不到充分保证又使患者的注意力、判断力、记忆力乃至工作能力都受到严重干扰，从而加重患者焦虑、烦躁、抑郁等情绪，二者互为因果，恶性循环，严重影响患者的日常生活和工作。失眠不仅增加了抑郁症治疗的困难，且能使抑郁症患者病情加重或复发；因此，尽早改善失眠症状可有效提高抑郁症患者治疗的依从性，提高预后效果。目前西医临床通常采用抗抑郁药与镇静催眠药物治疗，但所取得的效果不理想，且用药后还会出现成瘾及各种不良反应，因此亟待寻求安全可行的治疗方案。近年来，中医药治疗抑郁症伴失眠取得了较好的效果，可从多方位进行整体调节，且较西药安全性高，获得广泛关注和认可。本研究采用自拟柴郁安神汤结合耳穴压豆法治疗抑郁症伴失眠57例，取得较好疗效，现总结报道如下。

关键词： 耳穴压豆；抑郁症伴失眠；安神汤；合耳穴

注： 本文原载于《中国中医药科技》2023年第1期。

8. 加味当归芍药散联合针刺治疗年龄相关性黄斑变性的临床观察

魏永楠[1] 李松奇[1] 刘静霞[2]

1. 黑龙江中医药大学，黑龙江哈尔滨，150040

2. 黑龙江中医药大学附属第一医院眼科，黑龙江哈尔滨，150040

摘要： 年龄相关性黄斑变性（age-related macular degenera-tion，AMD）多发于50岁以上人群，是导致老年人不可逆性眼盲的主要原因。随着现代医疗技术的发展，光动力疗法、抗血管内皮生长因子药物等逐步成为AMD的临床治疗手段，然而受到价格昂贵和重复性治疗的局限。中医药对本病的不同病理阶段有着相应的辨证论治方法，具有良好的干预效果，对于防控AMD的进展及延缓视力下降进程有着积极重要的意义。加味当归芍药散是刘静霞教授在《金匮要略》"当归芍药散"的基础上依据临床经验加味而成，前期临床研究表明该方治疗AMD痰瘀互结证临床疗效确切。现有文献报道表明针刺治疗AMD安全有效，可提高患者视力，减轻视网膜水肿并能促进视网膜渗出吸收。本研究探讨了针刺联合加味当归芍药散治疗本病的疗效，报道如下。

关键词： 年龄相关性黄斑变性；加味当归芍药散；针刺治疗；临床观察；联合针刺；治疗年龄

注： 本文原载于《中国中医药科技》2023年第1期。

9. 桃红四物汤联合大株红景天注射液对冠心病心绞痛患者心功能、血液流变学、炎性因子的影响

姜 华[1] 唐关敏[2]

1. 浙江中医药大学，浙江杭州，310053；

2. 嘉兴市第一医院心内科，浙江嘉兴，314001

摘要：【目的】研究桃红四物汤联合大株红景天注射液对冠心病心绞痛患者心功能、血液流变学和炎性因子的影响。【方法】选取70例冠心病心绞痛患者，随机数字表法分为对照组、观察组，两组各35例；对照组应用大株红景天注射液治疗，观察组应用桃红四物汤＋大株红景天注射液联合治疗，疗程2周；观察两组患者治疗前后心功能、中医症状评分、炎症因子、血液流变学及心绞痛发作情况，统计两组患者不良反应发生情况。【结果】治疗后两组患者的LVEF水平均高于治疗前，LVESV、LVEDV、超敏C反应蛋白（hs-CRP）、人可溶性细胞间黏附分子1（sICAM-1）、白介素-6（IL-6）水平、中医症状各项评分均低于治疗前，且观察组LVEF水平高于对照组，LVESV、LVEDV、hs-CRP、sICAM-1、IL-6水平、各项症状评分均低于对照组，差异具有统计学意义（$P<0.05$）。治疗后两组患者全血黏度、血浆黏度、纤维蛋白原均低于治疗前，且观察组全血黏度、血浆黏度、纤维蛋白原低于对照组，差异具有统计学意义（$P<0.05$）。【结论】桃红四物汤联合大株红景天注射液在冠心病心绞痛患者治疗中效果较显著，可改善心功能和血液流变学指标，减轻炎性反应，安全性较高。

关键词： 桃红四物汤；大株红景天注射液；冠心病心绞痛；心功能血液流变学；白细胞介素-6；人可溶性细胞间黏附分子1

资助基金： 浙江省嘉兴市科技计划项目（2020AY30006）

注： 本文原载于《中国中医药科技》2023年第3期。

10. 真武汤加味联合西医常规疗法治疗慢性心衰的临床效果评价

孙　静　梁　璐　陈启兰

杭州市中医院，浙江杭州，310000

摘要：【目的】观察真武汤加味联合西医常规疗法治疗慢性心衰阳虚水泛证的临床疗效及其对患者生存质量、心功能的影响。【方法】80 例慢性心衰患者随机分为两组，两组患者均接受西医常规治疗，对照组予左西孟旦静脉滴注，观察组在对照组基础上联合真武汤加味治疗，15 d 后评价疗效；治疗前后分别进行阳虚水泛证候评分、WHOQOL-BREF 生存质量量表评分；检测血清 NT-proBNP（末端 B 型利钠肽原）水平和 LVEF。【结果】治疗 15d 后，观察组疗效优于对照组（92.5%VS70.0%，$P<0.05$）；与治疗前比较，治疗后两组患者阳虚水泛证主症、次症、证候总积分均明显降低（均 $P<0.05$），WHOQOL-BREF 量表 4 个领域评分均明显提高（均 $P<0.05$），血清 NT-proBNP 水平显著降低（均 $P<0.05$），LVEF 明显提升（均 $P<0.05$）；观察组上述指标改善均明显优于对照组（均 $P<0.05$）。【结论】真武汤加味联合西医常规疗法治疗慢性心衰阳虚水泛证疗效显著，可改善阳虚水泛证候，提高患者生存质量，降低血 NT-proBNP 水平，改善心功能。

关键词：慢性心衰；阳虚水泛证；左西孟旦；真武汤加味；心功能；生存质量

资助基金：浙江省中医药管理局项目（2020ZB165）

注：本文原载于《中国中医药科技》2023 年第 6 期。

11. 柴胡加龙骨牡蛎汤治疗甲亢引起失眠理论探讨

王宝滨[1]　崔　鹏[2]

1. 辽宁中医药大学，辽宁沈阳，110847

2. 辽宁中医药大学附属医院，辽宁沈阳，110032

摘要：失眠，中医称之为不寐，是临床上甲亢患者常见的并发症之一。西医常给予巴比妥盐类、苯二氮类等药物来治疗失眠，通过刺激 GABA 受体来减少神经元兴奋，从而起到镇静和抑制的效果。西药治疗失眠具有一定的成瘾性且不良反应较大；近年来，运用中药治疗失眠优势显著，越来越被患者接受；临床上常用仲景《伤寒论》中柴胡加龙骨牡蛎汤一方来治疗甲亢引起的失眠证；通过对柴胡加龙骨牡蛎汤的方证组成、功效配伍、作用机制及现代医家对此方治疗失眠的研究应用入手，结合甲亢引起失眠的病因病机等特点，探讨本方的证治机制，发现该方能有效治疗伴有焦虑症状的失眠和抑郁症，其机制是通过调节下丘脑－垂体－甲状腺轴 / 肾上腺轴激素水平及 5-羟色胺（5-HT）、多巴胺（NA）、去甲肾上腺素（NE）等多种神经递质的作用来调节失眠。方中柴胡、黄芩、龙骨、牡蛎等药物的有效成分具有明显的镇静、消炎、抗抑郁作用。该文从以上多个角度出发，探索柴胡加龙骨牡蛎汤治疗甲亢引起失眠的理论机制，旨在为中医药治疗不寐提供理论基础，亦为临床运用经方治疗甲亢提供思路。

关键词：失眠；不寐；甲亢；柴胡加龙骨牡蛎汤；经方；理论机制

资助基金：辽宁省教育厅高校科研基金（11020138150054）

注：本文原载于《辽宁中医药大学学报》2023 年第 1 期。

12. 六味小青龙汤抑制 p38MAPK/p22phox 通路减轻哮喘大鼠慢性炎症作用机制研究

陈秀峰　肖臻　姜之炎　姜永红

李　文　刘秀秀　王明晶

上海中医药大学附属龙华医院，上海，200032

摘要：【目的】探讨六味小青龙汤抑制 p38MAPK/p22phox 哮减轻喘大鼠慢性炎症的作用机制。【方法】120 只 SD 大鼠分为空白组，模型组，六味小青龙汤低、中、高剂量组，地塞米松组 6 组，酶联免疫吸附测定法（ELISA）检测各组大鼠干预后血清，支气管肺泡灌洗液（BALF）白细胞介素-4（IL-4）、白细胞介素-5（IL-5），肿瘤坏死因子-α（TNF-α）水平；苏木精-伊红（HE）染色观察各组肺组织病理改变，比较肺组织炎症细胞浸润；实时荧光定量聚合酶链式反应（Real-time PCR）检测各组肺组织p38MAPKmRNA、p22phoxmRNA表达；蛋白免疫印迹法（Western blot）检测各组DUOX1、DUOX2、p38MAPK及HO-1蛋白表达。【结果】模型组BALF IL-4、IL-5、TNF-α水平均高于空白组（$P<0.05$），地塞米松及六味小青龙汤能降低哮喘大鼠BALF中IL-4、IL-5含量（$P<0.05$）。p22phoxmRNA、p38MAPKmRNA在模型组中表达升高（$P<0.05$），中剂量六味小青龙汤能降低p22phoxmRNA表达（$P<0.05$），低、中、高剂量六味小青龙汤组均能使p38MAPKmRNA表达降低（$P<0.05$），地塞米松对p22phoxmRNA、p38MAPKmRNA表达的影响不明显（$P>0.05$）。DUOX1在初期模型组中表达较空白组升高，六味小青龙汤高剂量能降低DUOX1的表达（$P<0.05$）。DUOX2在模型组中较空白组表达升高，六味小青龙汤中、高剂量能降低DUOX2的表达（$P<0.05$）。HO-1在模型组中较空白组表达升高，高剂量六味小青龙汤以及地塞米松能降低HO-1的表达（$P<0.05$）。p38MAPK蛋白在模型组中较空白组表达升高，六味小青龙汤中、高剂量以及地塞米松均能降低p38MAPK蛋白表达（$P<0.05$）。六味小青龙汤及地塞米松组肺组织炎症细胞浸润均较模型组改善。【结论】六味小青龙汤可抑制p38MAPK/p22phox通路减轻哮喘大鼠肺组织病变和慢性炎症，下调p38MAPKmRNA、22phoxmRNA与DUOX1、DUOX2、HO-1、p38MAPK蛋白表达，降低IL-4、IL-5、TNF-α水平。

关键词：六味小青龙汤；p38MAPK/p22phox通路；哮喘；慢性炎症

资助基金：国家自然科学基金（82104924）；上海市临床重点专科建设项目（shslczdzk04102）；上海市进一步加快中医药传承创新发展三年行动计划项目（ZY2021-2023-0206-01）

注：本文原载于《辽宁中医药大学学报》2023年第2期。

13. 桂枝加龙骨牡蛎汤加减对围绝经期快速性心律失常疗效及对HRV、E2、FSH的影响

王莹威　杨雪莹　高文静

黑龙江中医药大学，黑龙江哈尔滨，150040

摘要：【目的】观察桂枝龙骨牡蛎汤加减对围绝经期快速性心律失常的疗效及对心率变异性（HRV）、血清雌二醇（E2）、卵泡刺激素（FSH）的影响。【方法】将纳入的104例患者随机分为对照组、治疗组各52例。对照组予西医控制心率治疗，治疗组在对照组基础上予桂枝龙骨牡蛎汤加减治疗，疗程为4周，观察比较两组心率变异性指标[全部窦性心搏RR间期（SDNN）、5 min节段平均正常心动周期标准差（SDNNidx）、相邻正常心动周期差值均方根（rMSSD）、RR间期平均值标准差（SDANN）]、中医证候积分以及血清E2、FSH水平并观察其疗效。【结果】治疗后治疗组早搏患者总有效率88.89%大于对照组总有效率75.00%，室上速患者总有效率95.24%大于对照组85.00%，室速患者总有效率93.75%大于对照组77.78%，房颤患者总有效率83.33%大于对照组66.67%（均$P<0.05$），治疗后两组心率变异性指标：SDNN、SDNNidx、rMSSD、SDANN水平提高（$P<0.05$），且治疗组效果更优，组间比较差异具有统计学意义（均$P<0.05$）。两组治疗1、2、4周后与治疗前相比中医证候积分降低（$P<0.05$），且治疗组低于对照组（$P<0.05$）。两组治疗后血清E2水平相比治疗前升高，FSH水平相比治疗前降低（均$P<0.05$）。各组治疗期间无不良反应，治疗后各项实验室指标均正常，无并发症产生。【结论】桂枝加龙骨牡蛎汤加减对女性围绝经期快速性心律失常疗效显著，可明显改善患者的临床症状及中医证候，改善心率变异性指标及雌激素

水平，显著提高患者生活质量。

关键词：桂枝加龙骨牡蛎汤；围绝经期；快速性心律失常；心率变异性；血清雌二醇；卵泡刺激素

资助基金：黑龙江中医药大学校科研基金科技创新团队项目（2019TD03）

注：本文原载于《辽宁中医药大学学报》2023年第3期。

14. 经典名方小承气汤药效成分及临床应用研究进展

尹东阁　蔡梦如　胡雪凌　王开心　刘曼婷
朱荣玥　付婷婷　董晓旭　倪　健　尹兴斌

北京中医药大学，北京，102488

摘要：古代经典名方，是指至今仍广泛应用、疗效确切、具有明显特色与优势的古代中医典籍所记载的方剂。近年来，我国出台一系列法律法规，积极鼓励开发经典名方。2018年，第一批古代经典名方目录公布，为深入挖掘中医药宝库中的精华开启方便之门。小承气汤出自张仲景《伤寒论》，方由大黄、枳实、厚朴三味药组成，适用于治疗阳明腑实轻证。查阅文献发现，关于小承气汤历史沿革的考证，化学成分、药理研究都已有文献记载，而有关小承气汤临床应用的文献都十分零散。其临床应用所涉及的疾病广泛，但至今未有较为详细的总结。作者将小承气汤的古今文记载、药理作用及其近代临床应用的相关文献进行了整理，并进行归纳。据统计，有关"小承气汤临床应用"的文献共有304篇，主要涉及消化系统疾病、术后治疗、呼吸系统疾病及其他。其中治疗消化系统疾病的文献最多，共有151篇，涉及胃部和肠部的共128篇，占总数的42.11%。温故而知新，通过对小承气汤临床应用等信息的统计，以期为其进一步的开发应用提供依据。

关键词：经典名方；小承气汤；化学成分；临床应用

资助基金：国家自然科学基金（81703715）；北京市自然科学基金（7202121）；中央高校基本科研业务费专项资金资助项目（2020-JYB-ZDGG-046）

注：本文原载于《辽宁中医药大学学报》2023年第3期。

15. 麻杏石甘汤调控过敏性哮喘中辅助T淋巴细胞机制研究

郑炜东　曲妮妮

辽宁中医药大学附属医院，辽宁沈阳，110032

摘要：【目的】研究通过观察麻杏石甘汤对卵清蛋白（OVA）造模过敏性哮喘大鼠肺组织中辅助T淋巴细胞9（Th9）、辅助T淋巴细胞2（Th2）、辅助T淋巴细胞17（Th17）的调控作用，探讨麻杏石甘汤干预过敏性哮喘的可能机制。【方法】采用OVA复制过敏性哮喘大鼠模型，使用麻杏石甘汤以及对照药物孟鲁司特按分组给予相应干预后，采用ELISA法检测各组大鼠血清免疫球蛋白E（IgE）、白介素-4（IL-4）、转化生长因子-β（TGF-β）、白介素-9（IL-9）、白介素-5（IL-5）、白介素-17（IL-17）表达，采用Western-blot法检测大鼠肺组织中IL-4、TGF-β、IL-9表达，采用流式细胞术检测外周血淋巴细胞中Th2、Th9、Th17比例。【结果】（1）麻杏石甘汤组大鼠肺组织可见支气管黏膜慢性炎症较轻，杯状细胞、黏膜增生突起较轻，肺气肿及肺间质性炎症较轻，周围存在少数肥大细胞、嗜酸性粒细胞等炎症细胞浸润。（2）与空白对照组相比，其他各组大鼠血清中IgE、IL-4、TGF-β、IL-9、IL-5、IL-17表达均明显升高（$P<0.05$）；与模型组相比，药物组大鼠血清中IgE、IL-4、TGF-β、IL-9、IL-5、IL-17表达均明显减低（$P<0.05$），西药对照组和麻杏石甘汤组组间比较差异无统计学意义（$P>0.05$）。（3）与空白对照组比较，其他各组大鼠肺组织IL-4、TGF-β、IL-9表达水平显著上调（$P<0.05$）；与模型对照组比较，西药对照组、麻杏石甘汤组大鼠肺组织IL-4、TGF-β、IL-9表达水平显著下调（$P<0.05$）；与西药对照组比较，麻杏石甘汤组大鼠肺组织IL-4、TGF-β、IL-9表达水平显著下调（$P<0.05$）。（4）与空白对照组比较，模

型对照组、西药对照组中 Th2、Th9、Th17 比例显著提高（$P<0.05$），麻杏石甘汤组中 Th2、Th17 比例显著提高（$P<0.05$），但 Th9 比例比较差异无统计学意义（$P>0.05$）；与模型对照组相比，西药对照组和麻杏石甘汤组中 Th2、Th9、Th17 比例降低（$P<0.05$）；与西药对照组比较，麻杏石甘汤组大鼠外周血淋巴细胞中 Th2、Th17 比例组间比较差异无统计学意义（$P>0.05$），但 Th9 细胞比例明显降低（$P<0.05$）。【结论】麻杏石甘汤可通过干预模型大鼠外周血中 IgE、IL-4、TGF-β、IL-9、IL-5、IL-17 等细胞因子的表达来调控 Th2、Th9、Th17 等细胞的分化，其中麻杏石甘汤可以显著下调模型大鼠外周血和肺组织中 IL-9、IL-4 和 TGF-β 的表达。推测麻杏石甘汤可能同时抑制 CD_4^+T 细胞向 Th9 细胞分化和 Th2 细胞向 Th9 细胞的转化。推测麻杏石甘汤可能主要通过调控细胞因子 IL-9 的表达来干预 Th9 细胞的发育与分化，发挥治疗过敏性哮喘的作用。

关键词：哮喘；麻杏石甘汤；Th2；Th17；Th9

资助基金：辽宁中医药大学育苗工程项目（YM202033）

注：本文原载于《辽宁中医药大学学报》2023 年第 4 期。

16. 四物汤加减对脑卒中后偏瘫合并骨质疏松症患者疼痛及骨代谢影响

杨　涛　王　静　陈艳妮　张冰洁　刘秀云

张家口市第一医院，河北张家口，075000

摘要：【目的】探讨四物汤加减对脑卒中后偏瘫合并骨质疏松症患者疼痛及骨代谢的影响。【方法】选择 2020 年 6 月—2021 年 8 月被张家口市第一医院收治脑卒中后偏瘫合并骨质疏松症患者 150 例，根据随机数字表法分为对照组、观察组，每组各 75 例。对照组使用常规治疗及康复训练，观察组于对照组基础上使用四物汤加减治疗，两组均治疗 3 个月。对比两组治疗前后血清骨代谢指标 [25- 羟维生素 D（25-OH-VD）、骨钙素（OC）、1 型原胶原 N- 端前肽（P1NP）、Ⅰ型胶原羧基末端交联肽（β-CTX）] 水平、视觉模拟评分法（VAS）评分、健康调查简表（SF-36）、美国国立卫生研究院卒中量表（NIHSS）评分、Fugl-Meyer 运动功能评分及各时间点骨密度（BMD）水平，治疗后治疗有效率，治疗期间安全性。【结果】治疗后，观察组临床总有效率高于对照组。与治疗前比较，治疗后两组疼患者 VAS 评分、NIHSS 评分及血清 P1NP、β-CTX 水平均降低，且观察组低于对照组；SF-36 评分、Fugl-Meyer 运动功能评分及血清 25-OH-VD、OC 水平均升高，且观察组高于对照组。与治疗前比较，治疗 3 ~ 6 个月两组患者 BMD 水平呈逐渐升高趋势，且观察组高于对照组。治疗期间，观察组不良反应总发生率低于对照组，差异有统计学意义（$P<0.05$）。【结论】四物汤加减可以有效提高脑卒中后偏瘫合并骨质疏松症患者的临床治疗效果、生活质量、神经功能、上肢功能，改善机体骨代谢，缓解其疼痛程度，且安全性较高。

关键词：脑卒中；偏瘫；骨质疏松症；四物汤加减；疼痛；骨代谢

资助基金：河北省中医药管理局科研计划项目（2022528）

注：本文原载于《辽宁中医药大学学报》2023 年第 4 期。

17. 加味白头翁汤对溃疡性结肠炎模型大鼠血清 IL-5、IL-10 影响

沈科婷[1]　胡波[2]　陈新胜[3]

1. 湖北中医药大学，湖北武汉，430000

2. 武汉市江夏区第一人民医院，湖北武汉，430000

3. 鄂州市中医医院，湖北鄂州，436000

摘要：【目的】观察加味白头翁汤对溃疡性结肠炎（UC）大鼠的疗效。【方法】将 60 只 SD 大鼠随机地分成正常组、模型组、加味白头翁汤组、SASP 组，每组 15 只。采用免疫复合法造模后，加味白头翁汤组和 SASP 组分别给予加味白头翁汤和美沙拉嗪颗粒灌胃治疗，记录各组大鼠一般状况并计算 DAI 评分。灌胃 2 周后，采用 ELISA 法测定大鼠血清中 IL-5、IL-10 水平，观察大鼠结肠大体形态学和组织学变化。

【结果】与正常组对比，模型组大鼠DAI评分明显升高，血清IL-5增加，IL-10下降，组织学损伤评分显著增加（均P<0.01）；与模型组相比，加味白头翁汤能明显改善UC大鼠炎症程度，DAI评分及组织学损伤评分明显改善，血清IL-5下降，IL-10上调（均P<0.05）；与SASP组相比，加味白头翁汤组大鼠DAI评分、组织学损伤评分及血清IL-5、IL-10水平差异均无统计学意义（P>0.05）。【结论】加味白头翁汤能抑制UC的炎性浸润，促进结肠黏膜的修复，调节肠道免疫，从而发挥治疗UC的作用。

关键词：溃疡性结肠炎；加味白头翁汤；通络；细胞因子；IL-5I；L-10

资助基金：国家中医药管理局项目（LP011703）；湖北省卫健委重点资助项目（ZY2021Z017）

注：本文原载于《辽宁中医药大学学报》2023年第5期。

18. 补阳还五汤黄芪不同配比组方对冠状动脉粥样硬化斑块稳定性和炎症因子影响

王转转　顾民华　李光智　余　洪

海南省中医院，海南海口，570203

摘要：【目的】分析补阳还五汤黄芪不同配比组方对冠状动脉粥样硬化斑块稳定性和炎症因子的影响。【方法】选取海南省中医院2019年12月—2021年12月收治的189例首次确诊冠心病的患者，按照随机数字表法分为4组，对照组，补阳还五汤低、中、高剂量组。对照组患者采用常规阿托伐他汀片治疗（47例），其他3组均在常规治疗基础上服用补阳还五汤，低剂量组47例选择黄芪30 g/剂，中剂量组47例选择黄芪60 g/剂，高剂量组48例选择黄芪90 g/剂，疗程均为3个月。通过光学相干断层成像技术（OCT）对4组治疗前后的斑块稳定性进行分析，并检测各组患者治疗前后的总胆固醇（TC）、三酰甘油（TG）、低密度脂蛋白胆固醇（LDL-C）、超敏C反应蛋白（hs-CRP）、白细胞介素-6（IL-6）和肿瘤坏死因子-α（TNF-α）水平。【结果】各组患者治疗后OCT参数纤维帽厚度、脂质核心角度和巨噬细胞浸润率均较治疗前改善（P<0.05），联用补阳还五汤组患者纤维帽厚度、脂质核心角度和巨噬细胞浸润率改善程度优于对照组（均P<0.05），中剂量组与低剂量组脂质核心角度比较差异无统计学意义（P>0.05），中、高剂量组纤维帽厚度改善程度均优于低剂量组，高剂量组纤维帽厚度与脂质核心角度改善程度均优于中剂量组（均P<0.05），联用补阳还五汤黄芪不同剂量组间巨噬细胞浸润率比较差异无统计学意义（P>0.05）。各组患者治疗后TC、TG、LDL-C、hs-CRP、IL-6和TNF-α水平较治疗前均降低（均P<0.05），联用补阳还五汤组患者各因子改善程度优于对照组，且中、高剂量组各因子水平改善优于低剂量组，高剂量组各因子水平改善优于中剂量组（均P<0.05）。【结论】补阳还五汤能够改善冠心病患者冠状动脉粥样硬化斑块稳定性，降低炎症因子水平，效果优于单用西药；该研究表明增加黄芪剂量可改善疗效，黄芪为90 g/剂时疗效最佳。

关键词：补阳还五汤；黄芪配比；冠状动脉粥样硬化；斑块稳定性；炎症因子

资助基金：国家自然科学基金（82160899）；海南省自然科学基金高层次人才项目（821RC1128）

注：本文原载于《辽宁中医药大学学报》2023年第7期。

19. 小柴胡汤治疗胃食管反流病作用机制及研究进展

陈广文[1]　徐洪远[2]　刘礼剑[1]　王道刚[1]　杨成宁[1]
李建锋[1]　王　萌[1]　梁　雪[1]　谢　胜[1]

1. 广西中医药大学第一附属医院，
广西南宁，530023

2. 广西中医药大学，广西南宁，530001

摘要：胃食管反流病（gastroesophageal reflux disease，GERD）是一种以反酸、烧心为主要症状的消化系统疾病，是多种因素造成的以食管下括约肌功能障碍为主的胃食管动力障碍疾病，临床治疗以药物及个人生活起居调护为主，以达到改善患者症状甚至治愈GERD的目的。中医学认为，GERD是由于各种因素导致胃失和降、胃气上逆而引起。小柴胡汤是《伤寒论》"少阳病篇"中和解少阳的代表方，中医在临床上单独运用小柴胡汤或联合西药治疗GERD，疗效确切。与西医治疗比较，小柴胡汤加减治疗GERD的优势在于可以明显改善患者症状，降低复发率，降低不良反应发生率，提高治愈率等，极大地改善了患者的生活质量。文章从中医理论对GERD、小柴胡汤以及小柴胡汤治疗GERD的临床运用及药理作用等方面，对目前国内运用小柴胡汤治疗GERD的现状进行论述，以期为临床更深层次探究小柴胡汤治疗GERD的临床和基础研究提供参考。

关键词：小柴胡汤；胃食管反流病；中医

资助基金：中医药循证能力建设项目（2019XZZX-XH003）；广西科技基地和人才专项（AD19245168）；广西中医药大学第一附属医院院级科研项目（2020QN035）；广西中医药大学校级科研项目（2020QN012）

注：本文原载于《辽宁中医药大学学报》2023年第7期。

20. 黄连温胆汤防治代谢综合征研究进展

缪美琪　韩宇博　刘　莉

黑龙江中医药大学，黑龙江哈尔滨，150040

摘要：代谢综合征（metabolic syndrome，MS）是以腹部肥胖、胰岛素抵抗、高血压和高脂血症为主要临床特征的一组复杂的代谢紊乱证候群。随着西方生活方式在全球范围内的传播，发展中国家的MS发病率急剧上升，MS现在已成为一个真正的全球性问题。过多的能量摄入和伴随的肥胖是该综合征的主要驱动因素。生活方式干预可以逆转代谢风险因素，但有时可能需要药物治疗或减肥手术来控制更明显的风险因素。目前临床对于MS的治疗，仅限于针对各个病理特征的单独或联合药物治疗，如抗肥胖药物、噻唑烷二酮类、二甲双胍、他汀类药物等。黄连温胆汤首见于由清代陆廷珍编撰的《六因条辨》中，由黄连、半夏、茯苓、陈皮、枳实、竹茹、炙甘草、生姜8种药物组成，能够清热燥湿、理气化痰、和胃利胆，具有显著的降脂、降糖、抗炎等药理作用，在治疗MS上具有多途径、多靶点、多机制协同调控的特点。因此，文章将从黄连温胆汤单味药有效成分及成方所涉及相关机制如炎症、氧化应激等方面对MS的防治进行综述，为推进MS的实验研究及临床治疗提供科学依据。

关键词：代谢综合征；胰岛素抵抗；黄连温胆汤；调控机制；研究进展

资助基金：国家自然科学基金（82074346）；黑龙江省博士后经费项目（LBH-Z18253）；黑龙江中医药大学校科研基金（2019TD01）；黑龙江中医药大学校科研基金（2019BS02）

注：本文原载于《辽宁中医药大学学报》2023年第8期。

21. 经方中白术应用规律研究

白晨志　孙凤一　崔家祥　王洪海

山东中医药大学，山东济南，250355

摘要：通过查阅文献，从《伤寒论》所用术的种类、用量、主治证候、配伍等方面探究仲景白术应用规律，发现仲景用白术一般常用量为2～3两，针对病机不同也有4两与6铢的特殊用量，多用于补脾止疼痛、健脾利小便、升清止泄利。而在配伍上，与茯苓相伍共奏健脾止痛、利水渗湿之功；与桂枝配伍则可温阳利水、调畅气机；合芍药则能抑木扶土、健脾止痛；与附子相配可益火补土，温脾暖肾。同时，与桂枝、芍药、附子等配伍又可以起到温阳利水调畅气机、抑木扶土温暖脾肾等作用。白术应用广泛，配伍精妙，理圆法活，充分体现出仲景爱用、善用白术，顾护中土的学术思想。通过对白术在《伤寒论》经方应用规律研究，以冀为进一步研究仲景用药特色，深化临床实践提供帮助。

关键词：白术；配伍规律；伤寒论；经方研究

资助基金：《伤寒杂病论》经方应用教学案例库建设项目（SDYAL19145）

注：本文原载于《辽宁中医药大学学报》

2023 年第 8 期。

22. 黄芪建中汤治疗脾胃虚寒型胃痛中医治疗研究进展

左　军[1]　张力文[1]　王加朋[1]　朱少炳[1]
阮云乐[1]　张金龙[1]　胡晓阳[2]

1. 黑龙江中医药大学，黑龙江哈尔滨，150040
2. 鸡西市人民医院医疗集团，黑龙江鸡西，158100

摘要：胃痛是指以上腹胃脘部近心窝处疼痛为主症的病证。西医学中的急性、慢性胃炎及消化道溃疡等以上腹部疼痛为主症的疾病皆可参考其辨证治疗。中医学认为胃痛主要由外邪袭胃、饮食不节、情志不遂及脾胃素虚等原因而引发。其病机虽有区别，但脾胃虚寒却最为常见，而治疗此病又以黄芪建中汤最为常用，其在患者胃痛的不适症状以及降低不良反应发生率上都有不俗表现。故整理诸多医者运用黄芪建中汤治疗脾胃虚寒型胃痛的中医辨证论治思路及方法，体现了中医治疗的优势。

关键词：黄芪建中汤；脾胃虚寒型胃痛；辨证论治；中医治疗；综述

资助基金：黑龙江省政府博士后资助课题（LBH-Z17210）

注：本文原载于《辽宁中医药大学学报》2023 年第 9 期。

23. 半夏泻心汤对溃疡性结肠炎大鼠 PI3K/Akt 信号通路及炎症因子表达的影响与分子机制

牟永旭[1]　闵冬雨[2]　李室箕[1]　谢田炜[1]　罗文晔[1]
王　杰[1]　朱炯依[1]　陈兰秋[1]　宋　囡[1]

1. 辽宁中医药大学，辽宁沈阳，110847
2. 辽宁中医药大学，辽宁沈阳，110847
辽宁中医药大学附属医院，辽宁沈阳，110032

摘要：【目的】观察半夏泻心汤对溃疡性结肠炎（ulcerative colitis，UC）大鼠肿瘤坏死因子 -α（TNF-α）、白细胞介素 -6（IL-6）、磷脂酰肌醇 3- 激酶（PI3K）/ 蛋白激酶 B（Akt）信号通路表达的影响，同时探讨其可能的作用机制。【方法】用葡聚糖硫酸钠（DSS）溶液灌胃大鼠建造 UC 模型，通过随机数表法对大鼠进行分组，具体为正常组、模型组、低剂量给药组（0.473 g/mL）、中剂量给药组（0.945 g/mL）和高剂量给药组（1.890 g/mL），连续给药 7 d 后，观察大鼠疾病指数（DAI）的变化、苏木精 - 伊红（HE）染色法处理的结肠组织损伤程度、酶联免疫法（ELISA）检测的 IL-6 及 TNF-α 的水平，以及通过免疫印迹法（Western blotting，WB）检测的 PI3K 和 Akt 蛋白的表达。【结果】与正常组比较，模型组 DAI 水平，TNF-α、IL-6 含量，PI3K、Akt 蛋白表达水平明显升高，结肠组织损伤程度严重；与模型组比较，3 组给药组的 DAI 水平，TNF-α、IL-6 含量，PI3K、Akt 蛋白表达水平明显降低，结肠组织损伤情况有所改善。【结论】抑制 TNF-α、IL-6 等炎症因子的表达和 PI3K/Akt 信号通路的活化等途径是应用半夏泻心汤预防溃疡性结肠炎发生的可能机制。

关键词：半夏泻心汤；溃疡性结肠炎；PI3K/Akt 信号通路

资助基金：国家自然科学基金（82174114）；辽宁省自然科学基金指导计划项目（2019-ZD-0966）；辽宁中医药大学大学生创新创业项目（X202010162064）

注：本文原载于《辽宁中医药大学学报》2023 年第 9 期。

24. 芍药甘草汤加味联合中药熏洗治疗阴虚血瘀型糖尿病周围神经病变临床研究

王开欣[1]　张　攀[1]　罗　涛[2]　魏从兵[1]

1. 中国地质大学（武汉）医院，湖北武汉，430074
2. 华中科技大学同济医学院武汉市中心医院，湖北武汉，430014

摘要：【目的】探讨芍药甘草汤加味联合中药

熏洗治疗阴虚血瘀型糖尿病周围神经病变（diabetic peripheral neuropathy，DPN）患者临床疗效以及对血管内皮生长因子B（vascular endothelial growth factor B，VEGF-B）、内皮细胞特异分子1（endothelial cell specific molecule 1，ESM-1）的影响。【方法】108例患者随机分为中药联合组和对照组，每组54例，对照组给予常规治疗（甲钴胺片联合硫辛酸胶囊口服），中药联合组在对照组基础上加用芍药甘草汤加味联合中药熏洗治疗，疗程3个月。检测临床疗效、中医证候积分、多伦多临床神经病变评分（toronto clinical score system，TCSS）、运动神经传导速度（motor nerve conduction velocity，MCV）、感觉神经传导速度（sensory nerve conduction velocity，SCV）、VEGF-B、ESM-1、不良反应发生率变化。【结果】中药联合组临床有效率高于对照组（$P<0.05$），不良反应发生率低于对照组（$P<0.05$）。治疗后，中药联合组中医证候积分、TCSS评分、VEGF-B、ESM-1低于对照组（$P<0.05$），MCV、SCV高于对照组（$P<0.05$）。【结论】芍药甘草汤加味联合中药熏洗治疗阴虚血瘀型DPN患者临床效果显著，能够有效改善临床症状，提高神经传导功能，抑制血清VEGF-B、ESM-1水平，临床安全性良好，值得临床进一步推广应用。

关键词：芍药甘草汤；中药熏洗；阴虚血瘀型；糖尿病周围神经病变；血管内皮生长因子B；内皮细胞特异分子1

资助基金：武汉市卫计委科研立项项目（XG202005070060）

注：本文原载于《辽宁中医药大学学报》2023年第9期。

25. 经典名方独活寄生汤处方考证及历史沿革分析

刘玉龙[1] 姚啸生[2] 戚晓楠[2] 崔海舰[2] 龙科章[1]

1. 辽宁中医药大学，辽宁沈阳，110847

2. 辽宁中医药大学附属医院，辽宁沈阳，110032

摘要：经典名方独活寄生汤首见于唐代孙思邈《备急千金要方》，原方由独活、寄生、杜仲、牛膝、细辛、秦艽、茯苓、桂心、防风、川芎、人参、甘草、当归、芍药、地黄15味药组成，主治痹证日久，肝肾两虚，气血不足证。独活寄生汤在中国历代医籍中的记录和阐述丰富，但在现代则多注重于临床作用与机制探讨，而缺乏揭示其历史沿革的综述性资料。基于此，作者从处方来源、组成、药材基原、药用部位、炮制规格、剂量折算、用法用量、煎服方法等几个方面对独活寄生汤进行系统梳理和分析，探明独活寄生汤的历史沿革，为现代独活寄生汤的药材种类使用提供参考建议，为今后深入研究和开发提供参考依据。

关键词：经典名方；独活寄生汤；历史沿革；处方考证；中药

资助基金：国家自然科学基金（82174398） 辽宁省名中医传承工作室建设项目

注：本文原载于《辽宁中医药大学学报》2023年第10期。

26. 小续命汤历史沿革、有效成分组、药理作用及临床应用研究进展

裴晓婷[1] 彭 雷[2] 陈卫东[3]

1. 安徽中医药大学，安徽合肥，230012
长三角药物高等研究院，江苏南通，226133
合荣嘉医药科技（南通）有限公司，
江苏南通，226133

2. 合荣嘉医药科技（南通）有限公司，
江苏南通，226133

3. 安徽中医药大学，安徽合肥，230012
省部共建安徽道地中药材品质提升协同创新中心，
安徽合肥，230012
中药资源保护与开发研究所，安徽合肥，230012
中药复方安徽省重点实验室，安徽合肥，230012
中药饮片制造新技术安徽省重点实验室，
安徽合肥，230012

摘要：小续命汤是《千金要方》中治疗中风的代表方，具有保护神经血管单元、保护神经细胞、抗阿

尔茨海默病、降血脂、抗凝血、保护线粒体功能、改善急性肺损伤等作用，临床上用于治疗中风及其后遗症、面神经炎、类风湿性关节炎、格林－巴利综合征、儿童过敏性鼻炎－哮喘综合征等疾病，具有较好疗效。该文对小续命汤历史沿革、有效成分组、药理作用和临床应用的研究进展进行综述。

关键词：小续命汤；历史沿革；有效成分组；药理作用；临床应用

资助基金：黄山市中医医院院内制剂（黄山市新安医学院内制剂）项目（HJACG2021C130A-2）

注：本文原载于《辽宁中医药大学学报》2023年第10期。

27. 加味芎归二陈汤联合五积散对痰湿型多囊卵巢综合征患者血流动力学、糖脂代谢影响研究

陈怡然[1] 刘弯弯[1] 刘海燕[2]

1. 河北中医学院，河北石家庄，050091

2. 河北省沧州中西医结合医院，河北沧州，061012

摘要：【目的】分析加味芎归二陈汤联合五积散对痰湿型多囊卵巢综合征患者血流动力学、糖脂代谢的影响。【方法】选取2021年1月—2022年6月，于河北省沧州中西医结合医院选取痰湿型多囊卵巢综合征患者82例，随机分为3组，五积散组27例，加味芎归二陈汤组27例，联合组28例。五积散组给予五积散治疗，加味芎归二陈汤组给予加味芎归二陈汤治疗，联合组给予加味芎归二陈汤联合五积散治疗。评估中医证候积分；酶联免疫吸附试验法对促卵泡激素（follicle-stimulating hormone，FSH）、孕酮（progesterone，P）、促黄体生成素（luteinizing hormone，LH）水平进行检测；用B超对3组患者卵泡数目、卵巢体积等情况进行记录；采用血流检测仪器检测收缩期峰值流速（peak systolic velocity，PSV）、血流灌注指数（perfusion index，PI）、血流阻力指数（blood flow resistance index，RI）水平；采用葡萄糖氧化酶法检测糖化血红蛋白（glycated hemoglobin，HbAlc）、空腹胰岛素（fasting insulin，FINS）水平；使用全自动生化分析仪检测总胆固醇（total cholesterol，TC）、甘油三脂（triglycerides，TG）水平，对比3组治疗效果。【结果】治疗后，与五积散组和加味芎归二陈汤组相比，联合组中医证候积分及P、RI、HbAlc、FINS、TC、TG水平均降低（$P<0.05$）；卵泡数目、卵巢体积均减小（$P<0.05$）；FSH、LH、PSV、PI水平升高（$P<0.05$）；联合组总有效率升高（$P<0.05$）。【结论】经加味芎归二陈汤联合五积散治疗后，痰湿型多囊卵巢综合征患者中医证候积分降低，血液动力学以及糖脂代谢水平均显著改善，联合治疗效果显著。

关键词：多囊卵巢综合征；痰湿型；加味芎归二陈汤；血流动力学；糖脂代谢

资助基金：河北省中医药管理局科研计划项目（2021316）

注：本文原载于《辽宁中医药大学学报》2023年第10期。

28. 温胆汤及其类方治疗失眠研究进展

张思佳[1] 周颖靓[1] 王 茹[1] 陈 杰[2]

1. 陕西中医药大学，陕西咸阳，712046

2. 陕西省中医医院，陕西西安，710003

摘要：失眠的发病率逐年增高，中医辨证论治失眠具有独特的优势。祛痰名方温胆汤及其类方在痰热扰神、痰热内扰、肝郁痰火、心胆气虚等失眠的治疗中效果甚佳，与其他中药方剂（如酸枣仁汤、参芍片、柴胡疏肝散、丹栀逍遥散等）、西药（如舒乐安定、劳拉西泮、阿普唑仑等）、针刺、穴位放血、认知行为疗法（CBT-Ⅰ）、耳穴压豆、重复经颅磁刺激（rTMS）等联用治疗失眠或失眠合并他病，疗效显著且不良反应少。温胆汤及其类方主要通过降低脑内c-fos、c-jun等即刻早期基因（IEGs）的表达水平，调节5-羟色胺（5-HT）、γ-氨基丁酸（GABA）、谷氨酸（Glu）、去甲肾上腺素（NE）、多巴胺（DA）

等中枢神经递质的含量，降低白细胞介素 -1（IL-1）、白细胞介素 -6（IL-6）、肿瘤坏死因子（TNF）等炎症细胞因子的水平，调节褪黑素（MT）水平，改善氧化应激反应，恢复线粒体的结构及功能等机制治疗失眠。该文对温胆汤防治失眠的临床应用与作用机制研究进展进行系统综述，以期为温胆汤治疗失眠提供新思路。

关键词： 温胆汤；失眠；临床应用；作用机制；研究进展

资助基金： 陕西省中医药管理局项目 陕西省重点研发计划项目（2021SF-375）

注： 本文原载于《辽宁中医药大学学报》2023 年第 10 期。

29. 黄连温胆汤对脑梗死合并糖尿病患者血脂、VEGF、sICAM-1、IL-6 的影响及疗效观察

易斯祺

广州中医药大学，广东广州，519000

摘要：【目的】探究黄连温胆汤对脑梗死合并糖尿病患者血脂、血管内皮生长因子（VEGF）、sICAM-1、白细胞介素 -6（IL-6）的影响及疗效观察。【方法】收集 2019 年 2 月—2020 年 10 月广州市中西医结合医院收治的脑梗死合并糖尿病患者 67 例，根据随机数字分配法分为对照组和试验组，其中试验组 34 例，对照组 33 例，对照组给予阿司匹林肠溶片、尤瑞克林、前列地尔注射液等常规治疗手段，试验组在对照组的基础上联合黄连温胆汤。两组患者 1 个周期均为 14 d，共治疗 2 个周期。治疗结束后对比分析两组临床疗效、颈动脉粥样硬化斑块、血脂指标、血清 VEGF、血浆 sICAM-1、IL-6 水平、安全性。【结果】治疗后与对照组相比，试验组临床总有效率较高（$P<0.05$）。治疗后两组内膜斑块面积、内膜中膜厚度降低，易损斑块率下降（$P<0.05$）；与对照组相比，试验组内膜斑块面积、内膜中膜厚度、易损斑块率较低（$P<0.05$）；治疗后两组总胆固醇（TC）、甘油三酯（TG）、低密度脂蛋白胆固醇（LDL-C）水平下降，高密度脂蛋白胆固醇（HDL-C）水平升高（$P<0.05$）；与对照组相比，试验组血清 TC、TG、LDL-C 水平较低，HDL-C 水平较高（$P<0.05$）。治疗后两组血清 VEGF 升高，sICAM-1、IL-6 水平下降（$P<0.05$）；与对照组相比，试验组血清 VEGF 较高，sICAM-1、IL-6 水平较低（$P<0.05$）。两组不良反应相比较差异不存在统计学意义（$P>0.05$）。【结论】黄连温胆汤治疗脑梗死合并糖尿病患者疗效显著，能改善患者神经功能，其作用可能与改善颈动脉粥样硬化斑块、减轻炎症反应及调节血脂水平具有密切相关性，安全性较好。

关键词： 黄连温胆汤；脑梗死合并糖尿病；VEGF；sICAM-1；IL-6

资助基金： 广东省中医药局课题（20122035）

注： 本文原载于《辽宁中医药大学学报》2023 年第 12 期。

30. 桂枝类方治疗便秘探讨

陈　强[1]　霍黎生[1]　严宁娟[2]

1. 陕西省中医医院肛肠科，西安，710004

2. 中国中医科学院望京医院脾胃科

摘要： 便秘病位多居中州脾胃，太阴、阳明只因脾胃阴阳盛衰而异，虚者补不足，盛者损有余，虚中夹实者多因中州运化无力，津液不足、水饮、积滞而成，脾胃气机升降失常、肠腑失于濡润，糟粕难以排出。桂枝汤治疗便秘，一是表邪得解，里气自合，“不大便”自然而解；二是太阳阳明合病，伴“汗出多”“脉浮虚”者须顾及“阳浮而阴弱”的病机特点，以桂枝汤；三是太阳阳明合病，桂枝汤解肌和营卫，顾护津液，防止伤津传变；四是从药证分析，桂枝汤方药具有通便、培中化饮之效。痰饮盛者当以温药和之，去桂类方不在 " 去桂 "，而在“去芍”，以去桂加术汤类方化饮通便。中州虚损者以桂枝加芍药类方，小建中州，营卫自和，津液乃生，虚中兼有食积或湿滞者以桂枝加大黄汤微微调和脾胃。津液亏虚者以桂枝加葛根汤生津液，升举阳明胃气，清气升则浊气降，

津亏更甚者以瓜蒌桂枝汤生津润肠通便。

关键词：便秘；桂枝汤；去桂加术汤；桂枝加芍药汤；小建中汤；桂枝加大黄汤；桂枝加葛根汤；瓜蒌桂枝汤

资助基金：陕西省中医药管理局课题(15-LC033)

注：本文原载于《环球中医药》2023 年第 1 期。

31. 麻黄附子细辛汤加减治疗老年重型鹦鹉热一例

廖盛利[1]　谈晓娅[2]

1. 中医院呼吸内科与危重症学科，重庆南川，408400

2. 中医院内分泌科，重庆南川，408400

摘要：鹦鹉热衣原体可引起人类及多种动物呼吸道感染，属人畜共患病，临床以流行性感冒症状为主，可发展至重症肺炎。重型鹦鹉热属于中医学“风温肺热病”范畴，多因外感邪气侵袭肺脏而肺气不宣，化生痰瘀而致。本案中老年重型鹦鹉热衣原体感染后高热持续不退，呼吸急促，氧合指数进行性下降，转入 ICU 予以辅助通气同时结合中医辨证，考虑病机为阳虚受寒，中医辨证为外感风寒证，选麻黄附子细辛汤以温少阴之阳，祛太阳之寒，有效控制体温逐渐下降至正常，临床疗效确切，有效缩短病程。

关键词：麻黄细辛附子汤加减；鹦鹉热衣原体；肺炎；高热；痰热蕴肺

资助基金：南川区科技计划项目(Cx2019025)

注：本文原载于《环球中医药》2023 年第 2 期。

32. 经方合用甘麦大枣汤治疗口吃、久咳验案赏析

齐世强[1]　张　瑞[1]　许国博[1]　徐卫方[2]

1. 广州中医药大学第六临床医学院，广东广州，518000

2. 广州中医药大学深圳医院（福田）肺病科 / 呼吸与危重症医学科，广东深圳，518034

摘要：甘麦大枣汤出自《金匮要略》，常用于脏躁等精神类疾病。文章详述经方合用甘麦大枣汤治疗口吃和咳嗽两则医案，其中口吃案以每逢紧张、生气或工作压力大时便见口吃为主要表现，伴身热、口苦、咽痛、口干、容易紧张等症，舌红苔薄，脉弦细，属于肝气郁滞，郁久化热之证，故用四逆散合用甘麦大枣汤加味疏肝解郁，柔肝缓急，兼泻肝火；干咳案以讲话或进食时干咳为主要表现，伴精神疲倦、怕冷、打喷嚏、咽痒、纳差腹胀、时有紧张等症，舌淡红、苔薄白腻，脉细滑，尺脉沉弱，属于阳虚外感夹饮，兼肝郁脾虚之证，故运用麻黄附子细辛汤合苓甘五味姜辛汤合甘麦大枣汤温阳解表，化饮止咳，柔肝缓急，兼补脾气。结合文献分析，明确甘麦大枣汤的主要功效为养心血、补脾气和缓肝急，凡此三者异常所致疾病，均可单用或合用甘麦大枣汤治疗。谨守病机、合方治病思想对活用经方、发展经方有着重要的临床意义。

关键词：经方；甘麦大枣汤；金匮要略；口吃；干咳；异病同治；合方

注：本文原载于《环球中医药》2023 年第 3 期。

33.《伤寒杂病论》中“白术”的剂量、配伍与主治规律分析

樊茂霞　郭　栋　赵吉森

山东中医药大学，山东济南，250014

摘要：本文通过考证来源于《伤寒杂病论》的经方，从用法用量、主治病症及与其他药物配伍 3 个方面探讨“白术”的应用规律。总结出：(1)“白术”在经方中入汤剂、散剂、丸剂、饮剂，以汤剂居多，剂量在 6 铢 ~ 8 两之间，即 3.9 ~ 125 g，其中用量较多的是 2 两；(2)配伍白术的经方主治证候主要为“心下满痛”“心下痞硬”“心下逆满”“心下硬”“心下坚”“心下悸”，与其健运中焦的主要功效相符；“恶风、恶寒、表里冷湿”“身体疼烦、骨节疼烦掣痛、四肢沉重疼痛、身疼痛、身烦疼、肢节疼痛”“身重”，与苍术燥湿解表的作用相符。条文中提示病位多在心下，归脾、胃经；(3)含“白术”的 30 首方

剂配伍药物出现频次及剂量比重进行分析，配伍次数依次为甘草、茯苓、桂枝、芍药、生姜、炮附子、人参、干姜、当归、川芎、麻黄、泽泻、黄芩、大枣等。

关键词：白术；《伤寒杂病论》；经方；用法用量；主治病症；配伍规律

资助基金：全国中医学术流派传承工作室第二轮建设项目（XSLP-2013-35）。

注：本文原载于《环球中医药》2023 年第 4 期。

34.《伤寒论》黄芩汤治疗溃疡性结肠炎作用机制研究进展

杜旭辉　文颖娟　陈丽娟

陕西中医药大学基础医学院，陕西咸阳，712046

摘要：溃疡性结肠炎（ulcerative colitis，UC）属于慢性非特异性肠道炎症性病变（inflammatory bowel disease，IBD），具有反复发作、难以治愈的特点。由于目前溃疡性结肠炎的发病机制尚未完全清楚，所以现代医学手段对其治疗效果欠佳。且多年来，溃疡性结肠炎发病率呈现日益上升的发展趋势，故临床迫切需要探寻新的方法去干预该病。中医学中虽无溃疡性结肠炎这一病名，但参照其主要临床表现，可将其归属于“泄泻”“痢疾”等范畴。中医药防治此类病症由来已久，临床疗效卓著，治疗效果斐然，其中又以黄芩汤的治疗作用较为突显。且现代研究证明，不论是从动物实验、临床观察或是抗菌试验，黄芩汤均对溃疡性结肠炎的治疗卓有成效。随着关于黄芩汤治疗溃疡性结肠炎作用机制的研究越来越多，诸多实验证明黄芩汤治疗溃疡性结肠炎多与免疫细胞、细胞因子及相关信号通路、肠道菌群以及细胞焦亡等途径相关。本文将对黄芩汤治疗溃疡性结肠炎的作用机制就以上方面进行综述，以期为日后实验或临床应用黄芩汤提供参考依据。

关键词：溃疡性结肠炎；泄泻；痢疾；黄芩汤；作用机制；综述

资助基金：全国中医（临床、基础）优秀人才研修项目；陕西省中医药管理局资助项目（2021-ZZ-JC021）。

注：本文原载于《环球中医药》2023 年第 6 期。

35. 经方新用辨证治疗甲状腺功能减退验案三则

逄　冰　倪　青

中国中医科学院广安门医院内分泌科，北京，100053

摘要：经方新用治疗甲状腺功能减退症（以下简称“甲减”），得其要者，疗效确切。本文撷取三则病案，皆使用经方辨证治疗甲减。病案一为中老年女性，针对面部浮肿、手足肿胀、口干等主症，考虑核心病机在于脾阳虚衰，津液失布，以五苓散温阳利水，调节水液代谢障碍。病案二为甲减伴有甲状腺结节的患者，以咽喉有异物感、颈胀为主症，辨证为痰气互结证。半夏厚朴汤主治“咽中如有炙脔”，故以此行气散结，降逆化痰。病案三为中年女性，以脘腹胀满、矢气频、嗳气为主症，伴见颈前、乳房胀痛，考虑为情志郁结、气机失畅所致，辨证为肝脾郁滞证，以四逆散疏肝理脾，调畅气机。综上所述，经方新用的关键之处有三：一是在于把握核心病机及药物配伍，病证结合，而不必拘泥于病名及条文列举症状；二是在于抓典型症状；三是结合方剂的现代药理学研究依据。经方新用或用其方，或师其法，或取其意，变通应用。

关键词：经方新用；甲状腺功能减退症；五苓散；半夏厚朴汤；四逆散

资助基金：国家自然科学基金（82104832）；中国中医科学院优秀青年科技人才（创新类）培养专项（ZZ13-YQ-032）；中国中医科学院广安门医院国家中医临床研究示范基地科研专项暨所级科研基金（2018S433）。

注：本文原载于《环球中医药》2023 年第 9 期。

36. 大承气汤治疗急性胰腺炎作用机制的研究进展

柯菁菁[1]　闫　超[2]　董爱金[3]

1. 福建中医药大学附属人民医院老年病科，
福建福州，350004
2. 福建中医药大学附属人民医院传统内科，
福建福州，350004
3. 福建中医药大学附属人民医院呼吸内科，
福建福州，350004

摘要：急性胰腺炎是一种常见的急腹症，并发症高发，致死率较高，目前治疗以抗生素、补液等对症治疗为主。大承气汤是治疗急性胰腺炎的经典方剂，有通里攻下、清热解毒等功效，大量的动物实验和临床研究表明，大承气汤在治疗急性胰腺炎方面卓有成效。大黄素、厚朴酚、大黄酸、儿茶素是辅助治疗急性胰腺炎的主要有效单体。诸多实验证明大承气汤主要通过调控炎性因子（白细胞介素 -1β、白细胞介素 -6、白细胞介素 -8、白细胞介素 -10、肿瘤坏死因子等）及相关信号通路、调控细胞自噬和凋亡、修复肠黏膜屏障、缓解氧化应激反应、调控胰腺细胞钙超载等途径发挥治疗急性胰腺炎的作用。本文通过查阅有关文献及相关研究成果，对大承气汤治疗急性胰腺炎的作用机制从以上方面进行论述，以期为大承气汤治疗急性胰腺炎的临床应用提供参考。

关键词：急性胰腺炎；大承气汤；炎性因子；细胞凋亡；肠黏膜屏障；氧化应激；钙超载；作用机制

注：本文原载于《环球中医药》2023 年第 10 期。

37. 柴胡加龙骨牡蛎汤化裁对失眠小鼠的神经调节机制探索

王志红[1] 李红培[1] 邢佳[2] 李宇霄[1] 吕丽佳[1]
王一帆[1] 王嘉麟[2]

1. 北京中医药大学第二临床医学院，北京，100078
2. 北京中医药大学东方医院康复科

摘要：【目的】研究柴胡加龙骨牡蛎汤化裁方对失眠小鼠脑干中 5- 羟色胺（5-hydroxytryptamine，5-HT）、5- 羟基吲哚乙酸（5-hydroxyindole acetic acid，5-HIAA）、γ - 氨基丁酸（γ -aminobutanoic acid，GABA）含量的影响。【方法】选取 40 只雄性小鼠随机分为模型组、柴胡组（柴胡加龙骨牡蛎汤治疗）、唑吡坦组（酒石酸唑吡坦片治疗）、空白对照组，每组 10 只。模型组、柴胡组、唑吡坦组（合称试验组）小鼠腹腔注射对氯苯丙氨酸造模，对照组腹腔注射生理盐水，共 3 天。造模成功后，对各组小鼠进行药物灌胃，柴胡组予柴胡加龙骨牡蛎汤化裁颗粒，唑吡坦组予酒石酸唑吡坦片，模型组和空白对照组予生理盐水。干预 7 天后取小鼠脑干，通过酶联免疫吸附法分别对 5-HT、5-HIAA、GABA 含量进行测定。【结果】模型组小鼠脑干中 5-HT、5-HIAA、GABA 的含量较空白对照组明显下降（$P<0.05$），说明造模成功；柴胡组与唑吡坦组小鼠脑干中 5-HT、5-HIAA、GABA 含量均高于模型组（$P<0.05$），但低于空白对照组（$P<0.05$）；柴胡组与唑吡坦组小鼠脑干中 5-HT、5-HIAA、GABA 含量无明显统计学差异（$P>0.05$）。【结论】柴胡加龙骨牡蛎汤化裁方可改善失眠小鼠的睡眠质量，可能与其能够促进小鼠脑干中 5-HT、5-HIAA、GABA 的分泌有关，其短期疗效与酒石酸唑吡坦相当。

关键词：柴胡加龙骨牡蛎汤化裁方；失眠；小鼠；神经递质；酒石酸唑吡坦；5- 羟色胺；5- 羟基吲哚乙酸；γ - 氨基丁酸

资助基金：北京市中医药科技发展资金项目（JCZX-2020-03）。

注：本文原载于《环球中医药》2023 年第 11 期。

李佳奇教授等学验选编

1. 加味黄连温胆汤治疗H型高血压痰瘀互结证患者临床疗效及对LVMI的影响

李佳奇[1] 刘莉[2] 韩宇博[2] 邹国良[2] 隋艳波[2]
郭入嫣[1] 李志强[1]

1. 黑龙江中医药大学研究生院，哈尔滨，150040
2. 黑龙江中医药大学附属第一医院心血管病一科，哈尔滨，150040

摘要：【目的】观察加味黄连温胆汤对H型痰瘀互结证高血压患者的临床疗效以及对该类患者左心室质量指数的影响。【方法】将入选的70例符合诊断标准的H型高血压患者随机分成对照组（西药常规治疗）35例和治疗组（常规治疗结合加味黄连温胆汤）35例，两组患者的治疗周期均为8周。观察治疗前后症状改善程度、血压水平、血同型半胱氨酸（Hcy）、血脂以及左心室质量指数（LVMI）的变化。【结果】治疗组中医证候疗效总有效率为94.29%，对照组为71.43%，治疗组高于对照组（$P<0.05$）；血压疗效方面，治疗组有效率为94.3%，对照组为77.1%，治疗组优于对照组（$P<0.05$）；治疗后两组患者三酰甘油、总胆固醇、低密度脂蛋白胆固醇都降低，高密度脂蛋白胆固醇水平都增加（$P<0.01$），且治疗组效果更显著（$P<0.05$）；在LVMI方面，治疗组与对照组均较治疗前有所下降（$P<0.01$），但治疗组下降更明显（$P<0.05$）；血Hcy水平治疗组优与对照组（$P<0.05$）。治疗过程中，两组患者均未出现不良反应。【结论】与单纯西药治疗相比，联合加味黄连温胆汤能够改善H型高血压痰瘀互结证患者的临床症状并降低其LVMI，且安全性良好。

关键词：H型高血压；左心室质量指数；黄连温胆汤；痰瘀互结证

资助基金：国家自然科学基金（82074346）；黑龙江省博士后经费项目（LBH-Z18253）；黑龙江中医药大学校科研基金（2019TD01）；黑龙江中医药大学校科研基金（2019BS02）。

注：本文原载于《天津中医药》杂志2023年第1期。

2. 加味芍药汤联合美沙拉秦治疗湿热下注型溃疡性结肠炎临床研究

张晓宇 陈爱霞 刘晓仪

河北中医学院第一附属医院肛肠二科，石家庄，050000

摘要：【目的】探讨加味芍药汤联合美沙拉秦治疗湿热下注型溃疡性结肠炎（UC）的临床疗效。【方法】选取2020年11月—2022年1月就诊于河北省中医院的UC患者64例作为研究对象，并通过随机数字表法将研究对象随机分成观察组32例和对照组32例。观察组给予加味芍药汤联合美沙拉秦肠溶片（莎尔福）口服治疗，对照组给予美沙拉秦肠溶片口服治疗，两组患者均需要进行为期8周的治疗，对比两组治疗前后的中医证候积分（TCMPS）评分、血清炎症因子水平、肠镜检查评分各项指标的变化及临床疗效、不良反应。【结果】两组患者治疗后的血清C反应蛋白（CRP）、白介素（IL）-13、肿瘤坏死因子（TNF）-α含量均较治疗前降低，且观察组的下降程度相比对照组明显，差异具有统计学意义（$P<0.05$）；两组TCMPS评分、肠镜检查评分均较治疗前降低，且观察组治疗后的评分比对照组下降程度明显，差异具有统计学意义（$P<0.05$）；观察组的总有效率以及治疗效果均优于对照组，差异具有统计学意义（$P<0.05$）。【结论】对UC患者来说，采用加味芍药汤联合美沙拉秦治疗可以获得较好的疗效，不仅能够帮助UC患者大幅度缓解临床症状而且能够减轻机体自身的炎性反应，具有良好的治疗效果，且有较好的安全性。

关键词：溃疡性结肠炎；炎症因子；美沙拉秦；加味芍药汤

注：本文原载于《天津中医药》杂志2023年第2期。

3. 甘麦大枣汤联合十宣气端放血治疗对血液肿瘤患者化疗所致末梢神经炎的临床研究

庞红翠　王冠南　张燕南

廊坊市中医医院血液病四科，廊坊，065000

摘要：【目的】探究甘麦大枣汤联合十宣气端放血治疗对血液肿瘤患者化疗所致末梢神经炎的临床研究。【方法】选取60例患者，随机分为对照组30例、治疗组30例，其中阳性对照患者19例，阴性对照患者11例。给予十宣气端放血治疗以及使用西药甲钴胺进行治疗；研究组给予甘麦大枣汤联合十宣气端放血治疗。评定中医证候积分水平变化；采用数字评价量表法（NRS）评估患者疼痛程度；采用流式细胞仪检测患者T淋巴细胞亚群（CD_4^+、CD_8^+、CD_4^+/CD_8^+）水平；采用专用感觉神经毒性标准评定患者化疗后神经毒性反应情况；酶联免疫吸附试验法检测白细胞介素-1β（IL-1β）、肿瘤坏死因子-α（TNF-α）水平，对比两组治疗效果。【结果】治疗后，与对照组相比，治疗组下肢麻木、倦怠乏力、四肢疼痛评分、NRS评分、CD_8^+水平、神经毒性反应2级、3级、4级情况、TNF-α、IL-1β水平均降低（$P<0.05$）；CD_4^+、CD_4^+/CD_8^+水平、神经毒性反应0级、1级情况均升高（$P<0.05$）。治疗组总有效率高于对照组（$P<0.05$）。【结论】通过采用甘麦大枣汤联合十宣气端放血对血液肿瘤患者化疗所致末梢神经炎患者进行治疗，能够显著降低中医证候积分水平，减轻患者自身疼痛程度，改善机体免疫功能及神经毒性反应，从而对机体炎症反应情况的严重程度进行显著减轻，改善临床症状，治疗效果显著。

关键词：血液肿瘤；末梢神经炎；甘麦大枣汤；十宣气端放血；炎性因子；免疫功能

资助基金：廊坊市科技支撑计划项目（2021013014）。

注：本文原载于《天津中医药》杂志2023年第4期。

4. 补阳还五汤通过干预肠道菌群改善阿司匹林致消化道损伤作用及机制研究

路美娟[1]　杨培丽[2]　刘　毅[2]

1. 天津中医药大学第二附属医院心血管内科，天津，300250

2. 天津中医药大学研究生院，天津，301617

摘要：【目的】评价补阳还五汤的抗血小板效果并基于16SrDNA技术，从肠道菌群的角度探讨其对抗血小板药物所致消化道损伤的干预效果和作用机制。【方法】将75只清洁级健康雄性SD大鼠随机分为对照组、模型组、补阳还五汤组、血府逐瘀汤组、双抗组，各组15只。对照组正常饲养，其余4组在阿司匹林基础上分别予相应药物灌胃处理，连续给药2周。检测血清花生四烯酸（AA）、血栓素B2（TXB2）、血小板膜糖蛋白Ⅱb/Ⅲa（GPⅡb/Ⅲa）水平；监测各组小鼠体质量变化、凝血时间，行便潜血实验，观察消化道黏膜病理组织切片；并提取大鼠粪便DNA进行16SrRNA测序并分析。【结果】与模型组相比，补阳还五汤组AA、TXB2水平呈降低趋势，但差异无统计学意义（$P>0.05$）；与对照组相比，补阳还五汤组GPⅡb/Ⅲa水平显著降低（$P<0.01$）；补阳还五汤组大鼠便潜血阳性率最低（$P<0.05$），而且体外凝血时间、体质量增加量以及肠黏膜病理损伤程度均得到不同程度改善；此外，通过Alpha与Beta多样性分析发现，补阳还五汤可以在门水平和属水平改善消化道菌群的丰富度和多样性。【结论】补阳还五汤具有抗血小板作用，可以显著降低GPⅡb/Ⅲa水平，并能改善阿司匹林导致的消化道损伤，其对消化道的保护作用可能与影响消化道菌群的丰富度和多样性、改善厚壁菌门与拟杆菌门比例、上调普氏菌属和乳杆菌属等菌属有关。

关键词：阿司匹林；消化道损伤；肠道菌群；补阳还五汤；抗血小板药物

资助基金：天津市名中医工作室建设项目。

注：本文原载于《天津中医药》杂志2023年第8期。

5. 阳和汤加减治疗冠心病阳虚寒凝证的随机对照研究

汪思慧　沈　雁　曹　玉　李银玲　何梦铧

上海中医药大学附属岳阳中西医结合医院心病科，上海，200437

摘要：【目的】分析阳和汤加减治疗阳虚寒凝证冠心病的临床疗效及安全性。【方法】采用随机对照研究，将符合纳入标准的阳虚寒凝证冠心病患者84例随机分为治疗组与对照组各42例。对照组予常规西药治疗，治疗组给予阳和汤加减联合常规西药治疗，连续治疗4周。通过观察治疗前后两组中医证候积分、心绞痛症状积分、西雅图心绞痛量表评分改善情况及心电图变化，并检测超敏C反应蛋白（Hs-CRP）、血脂、血管内皮因子等相关指标，判断疗效。【结果】中医证候疗效有效率治疗组（87.2%）优于对照组（65.9%），差异具有统计学意义（$P<0.05$）；心绞痛改善有效率治疗组（87.2%）优于对照组（68.3%），差异具有统计学意义（$P<0.05$）；西雅图心绞痛量表中心绞痛发作频率及提高患者治疗满意程度维度方面治疗组优于对照组，差异具有统计学意义（$P<0.05$）。两组心电图总疗效、Hs-CRP及血脂水平改善程度差异无统计学意义（$P>0.05$）。血管内皮因子NO、ET-1改善方面治疗组优于对照组，差异具有统计学意义（$P<0.05$）。两组治疗前后肝肾功能等安全指标未见明显异常。【结论】阳和汤可显著缓解冠心病稳定型心绞痛患者心绞痛症状，减少心绞痛发作频次，提高患者生活质量，并有效调节血管内皮舒缩因子水平。

关键词：阳和汤；冠心病；稳定型心绞痛；阳虚寒凝证

资助基金：上海市卫生健康委员会中医药科研项目（2022QN045）；上海市卫生健康委员会科研课题（202040308）。

注：本文原载于《天津中医药》杂志2023年第10期。

6. 半夏白术天麻汤合丹参饮治疗痰瘀型PCI术后心绞痛临床研究

曲　鑫[1]　周　莹[2]　李　娟[1]　周　国[1]　肖　明[1]

1. 山东省立第三医院，山东济南，250031

2. 山东中医药大学附属医院，山东济南，250014

摘要：【目的】探讨半夏白术天麻汤合丹参饮对痰瘀型经皮冠状动脉介入（PCI）术后心绞痛患者临床疗效及相关血清学指标水平的影响。【方法】纳入126例痰瘀型PCI术后心绞痛患者，随机分为对照组及观察组各63例。对照组给予双联抗血小板聚集、降脂、控制心率、预防心肌重塑等药物治疗；观察组在对照组常规西药治疗的基础上，加用半夏白术天麻汤合丹参饮治疗，疗程3个月。比较两组患者临床总有效率以及治疗前后中医证候积分、营养代谢相关指标和炎症因子水平。【结果】经3个月治疗，对照组和观察组患者的临床总有效率分别是73.02%、90.00%，两组疗效比较差异有统计学意义（$P<0.05$）。同组患者治疗前后比较，中医证候积分均明显下降（$P<0.01$），前白蛋白（PAB）水平明显升高（$P<0.05$），同型半胱氨酸（Hcy）、视黄醇结合蛋白（RBP）和低密度脂蛋白（LDL）水平明显下降（$P<0.05$），白细胞介素-6（IL-6）、超敏C反应蛋白（hs-CRP）以及肿瘤坏死因子-α（TNF-α）水平呈现明显下降趋势（$P<0.01$）。与对照组比较，治疗后观察组中医证候积分低于对照组（$P<0.01$），PAB水平高于对照组（$P<0.05$），Hcy、RBP和LDL水平低于对照组（$P<0.05$），炎症因子IL-6、hs-CRP、TNF-α水平均低于对照组（$P<0.01$）。【结论】半夏白术天麻汤合丹参饮可明显提高痰瘀型PCI术后心绞痛患者临床治疗的总有效率，改善临床症状，可能与其减轻炎症反应、调控营养物质的代谢、调节血脂水平、改善冠脉微循环有关。

关键词：半夏白术天麻汤；丹参饮；痰瘀型；经皮冠状动脉介入治疗；心绞痛；炎症反应；冠脉粥样硬化；营养代谢

资助基金：山东省自然科学基金（ZR2019PH107）。

注：本文原载于《山东中医杂志》2023 年第 1 期。

7. 六藤安脊汤联合柳氮磺吡啶治疗活动期肾虚瘀阻型强直性脊柱炎临床研究

李荣良　秦松林　李卫勇　高　媛　张　皓　齐堉潼

南京中医药大学附属盐城市中医院风湿病科，江苏盐城，224000

摘要：【目的】观察六藤安脊汤联合柳氮磺吡啶治疗活动期肾虚瘀阻型强直性脊柱炎（AS）的临床疗效与安全性。【方法】选择活动期肾虚瘀阻型 AS 患者 66 例，随机分为观察组和对照组各 33 例。观察组患者口服六藤安脊汤和柳氮磺吡啶，对照组患者口服模拟中药汤（焦糖）和柳氮磺吡啶，两组均治疗 12 周。比较两组患者主要疗效指标、次要疗效指标、西医 AS 评估工作组（ASAS）疗效、中医证候疗效及不良反应情况。【结果】①治疗后，两组主要疗效指标水平较治疗前均明显改善（$P<0.05$ 或 $P<0.01$），且观察组 Bath 强直性脊柱炎病情活动指数、Bath 强直性脊柱炎功能指数、脊柱痛评分、夜间痛评分、患者对病情总体评分、中医证候积分均低于对照组（$P<0.01$）。②治疗后，两组次要疗效指标中的胸廓活动度、脊柱活动度、Schober 试验体征、指地距及红细胞沉降率、C 反应蛋白（CRP）水平较治疗前均明显改善（$P<0.05$ 或 $P<0.01$），且观察组胸廓活动度、脊柱活动度、Schober 试验体征、指地距、CRP 水平均优于对照组（$P<0.05$ 或 $P<0.01$）。③观察组 ASAS 疗效和中医证候疗效均优于对照组（$P<0.05$），且观察组未见不良反应。【结论】六藤安脊汤联合柳氮磺吡啶治疗活动期肾虚瘀阻型 AS 疗效确切，安全性较高。

关键词：六藤安脊汤；柳氮磺吡啶；强直性脊柱炎；肾虚瘀阻；Bath 强直性脊柱炎病情活动指数；Bath 强直性脊柱炎功能指数；中医证候疗效

资助基金：盐城市医学科技发展计划项目（yw2020034）。

注：本文原载于《山东中医杂志》2023 年第 3 期。

8. 苓桂术甘汤合泽泻汤对痰饮型耳石症复位后残余头晕及复发的作用研究

李　敏[1]　杨　琳[1]　常　翔[2]　倪炯臣[2]　李思诗[2]
张雷雷[2]　刘　翠[2]

1. 西安市中医医院脑病科，陕西西安，710014

2. 陕西中医药大学，陕西西安，710014

摘要：【目的】探讨苓桂术甘汤合泽泻汤对痰饮型耳石症复位后残余头晕及复发的作用。【方法】将 144 例痰饮型耳石症复位后残余头晕患者按随机数字表分为 A 组、B 组、C 组和 D 组，4 组均服用甲磺酸倍他司汀片，B 组、C 组、D 组分别予以苓桂术甘汤、泽泻汤、苓桂术甘汤合泽泻汤治疗，均治疗 3 周。比较 4 组治疗前后头晕症状、总有效率、前庭症状指数（VSI）、Berg 平衡量表（BBS）评分、不良反应；统计耳石症复发率。【结果】治疗前 4 组眩晕障碍量表（DHI）各维度评分和总分差异无统计学意义（$P>0.05$），治疗后 4 组 DHI 各维度评分和总分均低于治疗前（$P<0.05$），且治疗后 D 组 DHI 各维度评分和总分均低于其余 3 组，B 组和 C 组均低于 A 组（$P<0.05$）；4 组总有效率差异有统计学意义（$P<0.05$），D 组总有效率高于 A 组（$P<0.01$）；治疗后 4 组 VSI 评分均下降（$P<0.05$），且 D 组低于其余 3 组（$P<0.05$），B 组、C 组低于 A 组（$P<0.05$）；治疗后 4 组 BBS 评分均升高（$P<0.05$），且 D 组高于其余 3 组（$P<0.05$），B 组、C 组高于 A 组（$P<0.05$）；4 组不良反应发生率比较，差异无统计学意义（$P>0.05$），D 组随访 6 个月内耳石症复发率低于 A 组（$P<0.01$）。【结论】对痰饮型耳石症复位后残余头晕患者在甲磺酸倍他司汀片的基础上采用苓桂术甘汤、泽泻汤治疗均可减轻症状，疗效确切、安全，且均能够减轻前庭症状、提升评分能力，二者合用效果更佳，且安全可靠，降低耳石症复发率。

关键词：苓桂术甘汤；泽泻汤；痰饮型耳石症；残余头晕；复发

资助基金：陕西省重点研发计划项目（2018BAI08B04）；西安市中医药科研项目（201881）；国家重点研发计划（2018YFC1707204）

注：本文原载于《山东中医杂志》2023 年第 4 期。

9. 孙丽凤运用柴朴汤治疗慢性咳嗽验案举隅

李雪晨

山东中医药大学，山东济南，250355

摘要：孙丽凤教授精通多种肺系疾病的中西医诊治，尤其擅长慢性咳嗽的治疗。针对素体痰湿，咽部异物感，伴焦虑、抑郁的患者，孙教授根据现代各医家理论，辨明患者体质，选用《伤寒论》小柴胡汤与《金匮要略》半夏厚朴汤的合方——柴朴汤，疏肝理气、化痰散结，肝肺同调。并根据痰与气的轻重，调整药物比例，达到气顺痰清的效果，临床疗效显著。附验案 4 则。

关键词：慢性咳嗽；柴朴汤；疏肝理气；化痰散结；肝肺同调；孙丽凤

资助基金：山东省中医药科技发展计划项目（2017-378）

注：本文原载于《山东中医杂志》2023 年第 5 期。

10. 柴胡加龙骨牡蛎汤联合西药治疗 2 型糖尿病合并焦虑抑郁状态疗效及机制研究

黄美婷[1] 罗冬强[1] 程南方[2] 季 兵[3]

1. 广州中医药大学，广东广州，510405
2. 佛山市中医院，广东佛山，528000
3. 广东祈福医院，广东广州，511495

摘要：【目的】观察柴胡加龙骨牡蛎汤治疗少阳证 2 型糖尿病合并焦虑抑郁状态的临床疗效及对 5-羟色胺（5-HT）的影响。【方法】将 90 例少阳证 2 型糖尿病合并焦虑抑郁状态患者按照随机数字表法分为对照组 32 例、治疗 1 组 28 例和治疗 2 组 30 例，三组均予常规降糖治疗，在此基础上，对照组予氟哌噻吨美利曲辛片治疗，治疗 1 组予柴胡加龙骨牡蛎汤治疗，治疗 2 组予氟哌噻吨美利曲辛片合柴胡加龙骨牡蛎汤治疗。三组均以 2 周为 1 个疗程，共治疗 3 个疗程。比较三组患者治疗前后中医症状积分、血糖水平、汉密尔顿抑郁量表（HAMD）评分、汉密尔顿焦虑量表（HAMA）评分、血清 5-HT 水平及安全性指标水平。【结果】治疗后，三组患者的中医症状积分、血糖水平、HAMD 评分、HAMA 评分均较治疗前明显降低（$P<0.05$），血清 5-HT 水平均较治疗前升高（$P<0.05$）；治疗 1 组和治疗 2 组中医症状积分、餐后 2h 血糖水平、HAMD 评分、HAMA 评分均低于对照组（$P<0.05$），血清 5-HT 水平均高于对照组（$P<0.05$）；治疗 2 组所有指标水平均优于治疗 1 组（$P<0.05$）。【结论】柴胡加龙骨牡蛎汤联合氟哌噻吨美利曲辛片可明显缓解少阳 2 型糖尿病合并焦虑抑郁状态患者的中医症状，改善患者血糖水平及焦虑抑郁状态，其机制可能与调节血清 5-HT 水平有关。

关键词：柴胡加龙骨牡蛎汤；2 型糖尿病；病焦虑抑郁状态；少阳证；5- 羟色胺；血糖；汉密尔顿抑郁量表；汉密尔顿焦虑量表

资助基金：广东省自然科学基金项目（2016A030310239）

注：本文原载于《山东中医杂志》2023 年第 6 期。

11. 经方中大黄应用规律探析

于真苹 曲 夷

山东中医药大学，山东济南，250355

摘要：从用量用法、主治证候、配伍方面分析《伤寒杂病论》32 首含大黄的经方及原文，认为：①经方中大黄用量多为 30 ~ 60g，明显大于现代常规用量，概因原文大黄多为生品、鲜品。②经方中大黄煎煮时间多为 30 ~ 60 min，“后下”非短煎，实际指缩短与他药共煮时间。③含大黄经方主治症状均具有搏结、互结、凝结的特点，属结证。通降气机是大黄的基本功效，常伍厚朴、枳实理气，芒硝、黄芩清热，桃仁、芍药活血，为纠苦寒之弊，常伍温药和补药，甚至配伍附子治寒证，应用熟大黄治虚证。④在祛饮时，应根据病位偏上还是偏下，及胃肠内还是胃肠外调整用量。

关键词：大黄；《伤寒杂病论》；经方；用量；炮制；煎煮；主治证候；配伍

资助基金：全国中医学术流派传承工作室建设项目；山东省卫健委齐鲁医派中医药特色技术整理推广项目

注：本文原载于《山东中医杂志》2023 年第 8 期。

12. 加味香砂六君子汤对食管癌新辅助放化疗患者胃肠道副作用及生活质量的影响

韩辰燕[1] 刘晓芯[2] 董 昀[1] 甘婉玲[1]

1. 上海市胸科医院，上海，200030

上海交通大学医学院附属胸科医院，上海，200030

2. 上海市胸科医院，上海，200030

上海交通大学医学院附属胸科医院，上海，200030

上海交通大学护理学院，上海，200025

摘要：【目的】探究加味香砂六君子汤对食管癌新辅助放化疗患者胃肠道副作用及生活质量的影响。【方法】将新辅助放化疗食管癌患者 138 例采用随机数字表法分为试验组与对照组各 69 例。对照组予常规放化疗护理，试验组在对照组基础上口服加味香砂六君子汤，分别于放化疗 3、7、14 天根据 WHO 抗癌药物常见毒副反应分级标准中的便秘、恶心呕吐、腹泻、口腔溃疡分级进行评估。并于放化疗前、放化疗 7 天及 21 天对患者生活质量进行评估。【结果】便秘及恶心呕吐人数试验组少于对照组，差异有统计学意义（$P<0.05$）。试验组患者生活质量在放化疗 7 天、21 天各维度得分均低于对照组，且疼痛、睡眠、身体活动及总分两组比较差异有统计学意义（$P<0.05$）。【结论】在常规放化疗护理基础上口服加味香砂六君子汤可有效减轻放化疗所致恶心呕吐、便秘症状，提高食管癌患者生活质量。

关键词：食管癌；胃肠道副作用；生活质量；放化疗；加味香砂六君子汤

资助基金：国家自然科学基金（81904114）；上海市加强公共卫生体系建设三年行动计划（2020-2022GWV-5）；上海交通大学医学院护理科研项目（Jyhz2037）

注：本文原载于《西部中医药》杂志 2023 年第 1 期。

13. 四神丸合理中汤联合美沙拉嗪治疗溃疡性结肠炎作用机制研究

苏海燕[1] 陈怀霞[1] 陈晓彤[2] 宋 鹏[1]

1. 甘肃中医药大学附属医院，甘肃兰州，730000

2. 临洮县中医院，甘肃临洮，730500

摘要：【目的】探讨四神丸、理中汤联合美沙拉嗪治疗溃疡性结肠炎（ulcerative col itis，UC）的作用机制。【方法】将 UC 患者 16 2 例使用随机数字表法分为对照组与联合组各 81 例。对照组予美沙拉嗪治疗，联合组予四神丸合理中汤联合美沙拉嗪治疗。记录两组患者治疗前及治疗 3 个月免疫功能指标｛辅助性 T 细胞 22（T helper cell 22，Th22）、辅助性 T 细胞 17（T helper cell 17，Th17）、血清免疫球蛋白［免疫球蛋白 G（im-munoglobul in G，IgG）、免疫球蛋白 A（immunoglobulin A，IgA）］｝、血清炎症因子［白细胞介素 -22（interleu-kin-22，IL-22）、白细胞介素 -17（interleukin-17，IL-17）、肿瘤坏死因子 α x（tumor necrosis factor α，TNF-α）］、肠道菌群（肠球菌、乳酸菌、双歧杆菌、大肠杆菌）、血流动力学参数［红细胞压积（packed cell volume，PCV）、血浆黏度（plasma viscosity，PV）］水平，观察两组患者不良反应发生情况。【结果】治疗 3 个月，两组患者免疫功能指标（Th122、Th17、1gG、1gA）、炎症因子（1L-22、1L-17、TNF-α）、血流动力学参数（PCV、PV）、粪便中大肠杆菌水平低于治疗前（$P<0.05$），联合组低于对照组（$P<0.05$）；乳酸菌、双歧杆菌高于治疗前（$P<0.05$），联合组高于对照组（$P<0.05$）。肠球菌联合组高于治疗前与治疗后对照组（$P<0.05$），对照组与治疗前比较差异无统计学意义（$P>0.05$）。两组患者治疗后不良反应发生率比较差异无统计学意义（$P>0.05$）。【结论】四神丸合理中汤联合美沙拉嗪有助于提高 UC 患者免疫功能，减轻患者肠道炎症反应。

关键词：溃疡性结肠炎；辅助性T细胞22；白细胞介素-22；四神丸；理中汤；美沙拉嗪

资助基金：甘肃省自然科学基金(1508RJZA018)。

注：本文原载于《西部中医药》杂志2023年第1期。

14. 半夏泻心汤治疗慢性萎缩性胃炎研究概述

陈柏尧[1] 苏燕婷[1] 文 彬[2] 付 蕾[2] 邓 鑫[3]

1. 广西中医药大学，广西南宁，530000

2. 广西中医药大学附属瑞康医院，广西南宁，530000

3. 广西中医药大学，广西南宁 530000

广西中医药大学附属瑞康医院，广西南宁，530000

摘要：以半夏泻心汤为切入点，对半夏泻心汤治疗慢性萎缩性胃炎（chronic atrophic gastritis，CAG）的相关研究进行概述，指出大多数CAG的发生、发展与Hp感染密切相关，因此，抑制Hp及逆转胃癌前病变（precancerous lesion of gastric cancer，PLGC）成为治疗CAG的重要思路，半夏泻心汤治疗CAG有抑制Hp、逆转PLGC及修复、保护胃黏膜等作用，其治疗CAG的潜在生物学机制具有多成分-多靶点-多途径的特点，但仍需联合现代医学多中心、大规模地研究半夏泻心汤的作用机制，为半夏泻心汤治疗消化道疾病的药理学研究和临床应用提供更多理论依据。

关键词：慢性萎缩性胃炎；半夏泻心汤；作用机制；综述

资助基金：国家自然科学基金（81860790）；国家自然科学基金（81660743）；广西卫生计划委员会自筹课题（Z2016205）。

注：本文原载于《西部中医药》杂志2023年第1期。

15. 加味柴胡疏肝汤君臣配伍抗癫痫作用机制的网络药理学和分子对接研究

卢 玲[1] 胡跃强[2] 廖现秋[1] 李 欢[1] 蔡 伦[2] 刁丽梅[2]

1. 广西中医药大学，广西南宁，530001

2. 广西中医药大学第一附属医院，广西南宁，530000

摘要：【目的】通过网络药理学方法探讨加味柴胡疏肝汤中君药和臣药配伍的抗癫痫作用机制，并通过分子对接技术预测药物有效成分与抗癫痫靶标的结合性。【方法】从DisGeNET和GeneCards数据库中分别收集癫痫的靶标，取二者交集。在TCMSP数据库中检索加味柴胡疏肝汤中君药和臣药的有效成分及靶标。利用在线软件Venny进行映射得到加味柴胡疏肝汤君臣配伍抗癫痫作用的潜在靶标。通过STRING数据库构建基因功能关联网络。基于clusterProfiler包进行GO富集分析（gene ontology，GO）和KEGG富集分析（kyoto encyclopedia of genes and genomes，KEGG）。同时使用Cytoscape软件构建“成分-靶标-通路”关系网络。最后，通过Autodock Vina实现君臣配伍有效成分与癫痫靶标蛋白的分子对接。【结果】加味柴胡疏肝汤君臣配伍的多种有效成分能够作用于癫痫的37个潜在靶标。这些潜在靶标主要影响了69个GO生物学功能。涉及113条KEGG信号通路。此外，加味柴胡疏肝汤君臣配伍的有效成分均可与癫痫核心靶标自发地结合，且结合性良好。【结论】加味柴胡疏肝汤君臣配伍的有效成分与癫痫相关的靶标具有良好的结合性。加味柴胡疏肝汤君臣配伍的有效成分可能是通过多靶标、多途径共同发挥抗癫痫作用的。

关键词：网络药理学；分子对接技术；癫痫；加味柴胡疏肝汤；君臣配伍

资助基金：国家自然科学基金（81760809）；国家自然科学基金（81960858）；广西区科技厅面上项目（2017GXNSFAA198294）；广西中医药大学岐黄工程高层次人才团队培育项目（2018003）；广西卫生适宜技术研究与开发项目（s2017049）；广西中医药大学研究生教育创新计划项目（YCSY20190062）。

注：本文原载于《西部中医药》杂志2023年第2期。

16. 补阳还五汤对一氧化碳中毒迟发性脑病大鼠氧化损伤及Nrf2/HO-1信号通路的影响

张 谦 赵俊喜 景苗苗 符 强 张小荣

甘肃省中医院，甘肃兰州，730050

摘要：【目的】探讨补阳还五汤对一氧化碳中毒迟发性脑病（delayed encephalophathy after acute carbon monoxide poisoning，DEACMP）大鼠氧化损伤的脑组织保护作用及其对核转录因子2（nuclear tran-scription factor 2，Nrf2）/血红素氧合酶1（heme oxygenose 1，HO-1）信号通路的影响。【方法】采用改良式间隔腹腔注射法制作DEACMP大鼠模型；应用血气分析仪测定碳氧血红蛋白（carboxyhemaglobin，COHb）浓度；应用Morris水迷宫试验观察大鼠行为学表现；将造模成功的大鼠随机分为模型组（n=30）和补阳还五汤（BHD）高、中、低剂量组（n=30），以注射等量空气作为正常组（AC组）；HE染色方法检测大鼠海马区病理变化；流式细胞术检测大鼠海马组织细胞凋亡情况；生化实验方法检测大鼠血液中丙二醛（malonaldehyde，MDA）、8-羟基脱氧鸟苷（8-hydroxy-2 deoxyguanosine，8-OHdG）水平；Western blot和qPCR方法检测大鼠海马组织中血红素氧合酶1（heme oxygenose 1，HO-1）、核因子红细胞系相关因子2（nuclear transcription factor 2，Nrf2）、Kelch样环氧氯丙烷相关蛋白1（Keap1）、磷酸化Nrf2（p-Nrf2）蛋白及其mRNA表达；蛋白质免疫共沉淀（Co-Immunoprecipitation，CoIP）方法检测Nrf2与Keap1的相互作用。【结果】补阳还五汤可改善DEACMP模型大鼠海马组织损伤，减少炎症细胞浸润和组织水肿，降低海马组织细胞凋亡；提高海马组织HO-1、Nrf2、p-Nrf2蛋白及其mRNA表达，降低Keap1蛋白及其mRNA表达水平；提高海马组织细胞核中Nrf2蛋白与Keap1蛋白的相互作用量；降低大鼠血液中MDA和8-OHdG含量。【结论】补阳还五汤可激活大鼠海马组织中Nrf2/HO-1信号通路，进而保护海马组织免遭急性一氧化碳中毒所致的氧化应激损伤，能抑制大鼠海马区神经元的持续凋亡，进而预防DEACMP。

关键词：迟发性脑病；一氧化碳中毒；Nrf2/HO-1信号通路；抗氧化；补阳还五汤；大鼠

资助基金：甘肃省自然科学基金（21JR11RA212）。

注：本文原载于《西部中医药》杂志2023年第3期。

17. 补阳还五汤治疗气虚血瘀型一氧化碳中毒迟发性脑病的Meta分析

张 谦

甘肃省中医院，甘肃兰州，730050

摘要：【目的】系统评价补阳还五汤治疗气虚血瘀型一氧化碳中毒迟发性脑病（delayed encephalophathy after acute carbon monoxide poisoning，DEACMP）的有效性。【方法】检索知网、万方、维普、PubMed、EMbase数据库及The Cochrane Library，检索时限从数据库建库至2022年9月30日，搜集补阳还五汤治疗气虚血瘀型DEACMP的随机对照试验，根据纳入和排除标准由2名研究者独立筛选符合标准的文献，提取文献资料并评价纳入文献的文献质量、偏倚风险，应用Revman5.3软件进行Meta分析。【结果】共纳入7篇对照试验，包括患者718例。Meta分析结果显示，补阳还五汤联合西医治疗气虚血瘀型DEACMP的总有效率（OR=0.49，95％ CI[0.16，0.41]，P<0.00001）、脑电图正常率（OR=0.34，95％ CI[0.18，0.64]，P=0.0009）高于常规西医治疗，且改善认知功能（MD=-3.00，95％ CI[-5.54，-0.46]，P=0.02）的有效性优于常规西医治疗。亚组分析结果显示，不同疗程亚组的补阳还五汤联合西医治疗总有效率优于常规西医治疗（$P<0.05$）。【结论】与常规西医治疗相比，联合补阳还五汤治疗气虚血瘀型DEACMP在提高整体疗效、脑电图正常率及改善患者认知功能方面有效性更高，但尚需更高质量的随机双盲对照研究进一步验证。

关键词：迟发性脑病；一氧化碳中毒；气虚血

瘀型；补阳还五汤；Meta 分析

资助基金：甘肃省自然科学基金（21JR11RA212）国家中医优势专科建设项目

注：本文原载于《西部中医药》杂志 2023 年第 4 期。

18. 补阳还五汤加二陈汤化裁方联合针刺对肘关节骨关节炎继发轻中度尺神经卡压患者 IL-1、IL-6、MMP-13 及电生理的影响

代 丽 陈 华 杨雅慧 孙立盼

沧州中西医结合医院，河北沧州，061000

摘要：【目的】分析补阳还五汤加二陈汤化裁方联合针刺对肘关节骨关节炎继发轻中度尺神经卡压综合征（cubital tunnel syndrome，CuTS）患者白细胞介素 -1（interleukin-1，IL-1）、白细胞介素 -6（interleukin-6，IL-6）、基质金属蛋白酶 13（matrix metalloproteinase-13，MMP-13）及电生理的影响。【方法】选取 104 例肘关节骨性关节炎患者作为研究对象，按照不同治疗方法分为观察组和对照组，每组 52 例。两组均给予抗炎、营养神经等药物治疗，对照组同时给予补阳还五汤加二陈汤化裁方，观察组在对照组治疗基础上增加针刺疗法，两组共治疗 4 周。对比两组临床疗效、治疗前后视觉疼痛评定量表（visual analogue scale，VAS）和上肢功能评定量表（disabilities of arm，shoulder and hand，DASH）评分、IL-1、IL-6、MMP-13 水平、尺神经肘段运动传导速度（motor conduction velocity，MCV）、尺神经肘段感觉传导速度（sensory conduction velocity，SCV）、尺神经干肘段动作电位（nerve action potentia，NAP）改变及不良事件发生情况。【结果】观察组优良率 [76.92%（42/52）] 高于对照组 [73.08%（38/52）]（$P<0.05$）。治疗后，两组 VAS、DASH 评分及 IL-1、IL-6、MMP-13 水平均低于治疗前，且观察组上述指标均低于对照组（$P<0.05$）。治疗后，两组 MCV、SCV 和 NAP 水平均高于治疗前，且观察组 MCV、SCV 和 NAP 水平均高于对照组（$P<0.05$）。两组不良事件发生率比较差异无统计学意义（$P>0.05$）。【结论】补阳还五汤加二陈汤化裁方联合针刺治疗肘关节骨关节炎继发轻中度 CuTS 患者疗效确切，可降低患者 IL-1、IL-6、MMP-13 水平，缓解疼痛，促进上肢功能恢复，并改善神经电生理，安全性高。

关键词：骨关节炎；肘关节；针刺；尺神经卡压综合征；白细胞介素 -1；白细胞介素 -6；基质金属蛋白酶 13

资助基金：河北省中医药管理局中医药类科技计划项目（2021336）

注：本文原载于《西部中医药》杂志 2023 年第 8 期。

19. 寒痉汤加减治疗绝经后骨质疏松症寒凝证临床研究

何晓辰 彭光远 王金榜

河北中医学院第一附属医院，河北石家庄，050011

摘要：【目的】观察寒痉汤加减治疗绝经后骨质疏松症（postmenopausal osteoporosis，PMOP）寒凝证的临床疗效。【方法】将 60 例 PMOP 寒凝证患者随机分为对照组和治疗组各 30 例。对照组予常规西医治疗；治疗组在对照组基础上予寒痉汤加减治疗，观察两组患者治疗前后及治疗后 6 个月中医证候积分、视觉模拟评分量表（visual analogue scale，VAS）评分、血清骨代谢指标、骨密度（bone mineral density，BMD），并记录药物不良反应。【结果】治疗后和治疗后 6 个月，两组患者中医证候积分、VAS 评分较治疗前下降（$P<0.05$），治疗组低于对照组（$P<0.05$）。治疗后 6 个月，两组患者血清 Ⅰ 型胶原氨基端延长肽、β－胶原特殊序列较治疗前下降（$P<0.05$）；两组患者 BMD 较治疗前稍增加，但差异无统计学意义（$P>0.05$）。治疗组总有效率为 93.3%（28/30），高于对照组的 73.3%（22/30）（$P<0.05$）。两组患者均未出现明显不良反应。【结论】常规西医治疗联合寒痉汤加减能改善绝经后骨质疏松症寒凝证患者临床症状与骨代谢，疗效优于单纯常规西医治疗。

关键词：绝经后骨质疏松症；寒凝证；寒痉汤；李士懋；临床研究

资助基金：国家科技支撑计划（2013BAI13B02）。

注：本文原载于《西部中医药》杂志 2023 年第 9 期。

20. 半夏泻心汤加减对幽门螺杆菌相关性萎缩性胃炎患者胃泌素、胃蛋白酶的影响

李　晶　王捷虹

陕西中医药大学，陕西咸阳，712000

摘要：【目的】探讨半夏泻心汤加减对幽门螺杆菌（helicobacter pylori，Hp）相关性萎缩性胃炎患者胃泌素（gastrin，GA）及胃蛋白酶（pepsin，PG）的影响。【方法】将 82 例 Hp 相关萎缩性胃炎患者分为观察组和对照组各 41 例。对照组给予常规西医四联方案治疗，观察组给予半夏泻心汤加减治疗。连续治疗 2 周后观察两组患者临床疗效、中医证候评分、胃泌素 17（Gastrin-17，G-17）、胃蛋白酶Ⅰ（pepsin Ⅰ，PG-Ⅰ）、胃蛋白酶Ⅱ（pepsin Ⅱ，PG-Ⅱ）、白细胞介素 -6（interleukin-6，IL-6）、血清 C 反应蛋白（C-reaction protein，CRP）、单核细胞趋化蛋白 1（monocyte chemoattractant protein 1，MCP-1）及不良反应发生率等。【结果】观察组总有效率为 90.24%（37/41），高于对照组的 73.17%（30/41）（*P*<0.05）。治疗后观察组患者脘腹胀痛、恶心呕吐、反酸、嗳气等评分及 PG-I、PG-Ⅱ水平与 IL-6、CRP、MCP-1 水平均低于对照组（*P*<0.05），G-17 水平高于对照组。不良反应发生率观察组为 14.63%（6/41），对照组为 9.76%（4/41），两组比较差异无统计学意义（*P*>0.05）。【结论】半夏泻心汤加减治疗可改善 Hp 相关性萎缩性胃炎患者中医证候、GA、胃蛋白酶等血清学指标水平，效果优于常规西医四联方案治疗。

关键词：萎缩性胃炎；幽门螺杆菌；胃泌素；胃蛋白酶；半夏泻心汤加减

资助基金：陕西省特支计划人才项目。

注：本文原载于《西部中医药》杂志 2023 年第 9 期。

21. 地黄饮子加减与补阳还五汤治疗中风后失语症的临床观察

许彦来　孙晓芳　许晓雯

海军青岛特勤疗养中心，山东青岛，266071

摘要：【目的】探究地黄饮子加减与补阳还五汤治疗中风后失语症的临床疗效。【方法】选取脑中风后失语症患者 86 例，按随机数字表法分为观察组与对照组，每组 43 例。两组均给予现代医学常规治疗，对照组给予补阳还五汤治疗，观察组给予补阳还五汤合地黄饮子加减治疗。比较两组临床疗效、功能性语言沟通能力量表（Chinese functional communication profile，CFCP）评分、中国康复研究中心汉语标准失语症检查量表（the Chinese Rehabilitation Research Center Standard Aphasia Examination，CRRCAE） 评分、美国国立卫生研究院卒中量表（National Institutes of Health Stroke Scale，NIHSS）评分、脑卒中失语患者生活质量量表（the Stroke and Aphasia Quality of Life Scale-39，SAQOL-39）评分、日常生活活动能力（Activities of Daily Living，ADL）评分及不良反应发生率。【结果】观察组总有效率 [88.37%（38/43）] 高于对照组 [65.12%（28/43）]（*P*<0.01）。治疗前，两组 CFCP 各维度评分及总评分和 CRRCAE、NIHSS、SAQOL-39 及 ADL 评分比较，差异无统计学意义（*P*>0.05），治疗前后两组组内比较差异有统计学意义（*P*<0.05），治疗后两组组间比较，差异也有统计学意义（*P*<0.05）。观察组不良反应率 [9.30%（4/43）] 低于对照组 [6.98%（3/43）]，两组比较差异无统计学意义（*P*>0.05）。【结论】在常规治疗的基础上，相较于服用补阳还五汤治疗，联合服用地黄饮子能更加明显地改善脑卒中失语症患者的神经功能、生活质量和日常生活活动能力，促进语言功能的恢复。

关键词：失语；脑卒中；地黄饮子加减；补阳还五汤；语言功能；生活质量；日常生活活动能力

资助基金：全军中医药科研项目（2021ZY017）

注：本文原载于《西部中医药》杂志 2023 年第 10 期。

22. 侯爱画教授巧用六君子汤化裁个体化治疗胃癌经验

张 利[1] 周佳静[2] 郭 芹[1] 侯爱画[2] 王清清[1] 侯剑锋[3]

1. 山东中医药大学，山东济南，250011
2. 山东省烟台市中医医院肿瘤科，山东烟台，264001
3. 山西中医药大学，山西晋中，030600

摘要：胃癌是常见的消化道恶性肿瘤，发生于胃黏膜上皮，其发病率及死亡率居高不下，应用中西医结合手段治疗胃癌可改善患者生活质量，提高患者生存率。侯爱画教授根据多年临床经验，结合患者是否配合其他现代医学治疗手段，基于六君子汤化裁了治胃癌自拟方扶正护膜汤及健胃散结汤，疗效可观。

关键词：胃肿瘤；六君子汤；名医经验；侯爱画

资助基金：山东省中医药科技项目（2020Q092）；山东省自然科学基金青年项目（ZR2021QH023）。

注：本文原载于《河北中医》杂志2023年第2期。

23. 从麻黄升麻汤主寒热错杂论治老年糖尿病

郝晓晖[1] 林兰[2] 张美珍[2] 卜祥伟[2] 陈玉鹏[1] 王世东[3] 倪 青[2]

1. 北京中医药大学研究生院，北京，100029
2. 中国中医科学院广安门医院内分泌科，北京，100053；
3. 北京中医药大学东直门医院肾病科，北京，100000

摘要：糖尿病属中医学“消渴病”范畴，病机以阴虚燥热为本，早期多从养阴清热论治，治疗可依《伤寒论》白虎加人参汤之法论治，若患者年迈或消渴病日久，常出现虚实夹杂，寒热错杂的证候，或兼外感，或兼水湿，不可单纯按前法治之，《伤寒论》厥阴病篇提供麻黄升麻汤等寒热通调的方剂，临床用之有效，为临床治疗消渴病提供新思路。

关键词：麻黄升麻汤；糖尿病；厥阴；寒热错杂；中医疗法

资助基金：国家自然科学基金（81973685）

注：本文原载于《河北中医》杂志2023年第2期。

24. 桃红四物合黄芪当归补血汤对老年下肢骨折术后愈合效果及并发症的影响

徐 琦 陶 杰 田 峰 李 伟 边文超 吕东升

北京市怀柔区中医医院骨伤科，北京，101400

摘要：【目的】观察桃红四物合黄芪当归补血汤对老年下肢骨折术后愈合效果及并发症的影响。【方法】将130例老年下肢骨折患者按照随机数字表法分为2组，均予手术治疗，对照组65例术后予鹿瓜多肽注射液治疗，治疗组65例术后予桃红四物合黄芪当归补血汤治疗。2组均连续治疗2周。比较2组治疗前、术后3个月愈合效果；比较2组并发症发生率；比较2组治疗前、术后3个月生长因子、炎症因子变化；比较2组不良反应发生情况。【结果】2组术后3个月骨痂边缘、断端边缘、骨痂密度、骨痂量评分均较本组治疗前升高（$P<0.05$）；术后3个月治疗组骨痂边缘、断端边缘、骨痂密度、骨痂量评分均高于对照组（$P<0.05$）。治疗组并发症发生率7.69%（5/65），对照组并发症发生率24.62%（16/65），治疗组并发症发生率低于对照组（$P<0.05$）。2组术后3个月血管内皮生长因子受体1（VEGFR1）、血小板衍生因子受体（PDGFR）、成纤维细胞生长因子受体1（FGFR1）水平均较本组治疗前升高（$P<0.05$），术后3个月治疗组VEG-FR1、PDGFR、FGFR1水平均高于对照组（$P<0.05$）。2组术后3个月半乳糖凝集素-3（Galectin-3）、基质金属蛋白酶2（MMP-2）、缓激肽B2（BKB2）水平均较本组治疗前降低（$P<0.05$），术后3个月治疗组Galectin-3、MMP-2、BKB2水平均低于对照组（$P<0.05$）。治疗组不良反应发生率13.85%（9/65），对照组不良反应发生率9.23%（6/65），2组不良反应发生率比较差异

无统计学意义（$P>0.05$）。【结论】老年下肢骨折术后应用桃红四物合黄芪当归补血汤治疗，能促进下肢骨折愈合，降低术后并发症发生率，提高生长因子水平，抑制炎性反应，治疗安全。

关键词：骨折；外科学；中药疗法；桃红四物汤；黄芪；当归

注：本文原载于《河北中医》杂志2023年第3期。

25. 补中益气汤加减治疗前列腺切除术后压力性尿失禁的临床观察

黄辉虎　黄　卫　王仕钦　彭玉平　朱礼乐　王之仕　邢益涛

海南省中医院泌尿外科，海南海口，570203

摘要：【目的】观察补中益气汤加减治疗前列腺切除术后压力性尿失禁的临床效果。【方法】将84例前列腺切除术后压力性尿失禁患者按照随机数字表法分为2组，对照组42例予西医常规治疗，治疗组42例在对照组基础上联合补中益气汤加减治疗。2组均治疗1个月后统计疗效，比较2组治疗前后国际尿失禁咨询委员会尿失禁问卷简表（ICI-Q-SF）（包括漏尿频率、漏尿量及漏尿对生活影响）评分、中医证候（包括夜尿次数、残余尿量、下肢乏力、疲惫、腰膝腿软、畏寒、舌苔及脉象）评分、1 h尿垫试验漏尿量及尿动力学指标[包括最大尿流速（Qmax）、残余尿量（PRV）、最大逼尿肌压（Pdet）及最大膀胱容量（MCC）]变化情况，比较2组治疗期间不良反应发生情况。【结果】治疗组总有效率95.2％（40/42），不良反应总发生率7.1％（3/42），对照组总有效率76.2％（32/42），不良反应总发生率4.8％（2/42），2组不良反应总发生率比较差异无统计学意义（$P>0.05$），但治疗组总有效率高于对照组（$P<0.05$）。与本组治疗前比较，2组治疗后ICI-Q-SF漏尿频率、漏尿量、漏尿对生活影响评分及总分均降低（$P<0.05$），且治疗组治疗后ICI-Q-SF漏尿频率、漏尿量、漏尿对生活影响评分及总分均低于对照组（$P<0.05$）。与本组治疗前比较，2组治疗后Qmax、Pdet及MCC均升高（$P<0.05$），PRV均降低（$P<0.05$），且治疗组治疗后Qmax、Pdet及MCC均高于对照组（$P<0.05$），PRV低于对照组（$P<0.05$）。与本组治疗前比较，2组治疗后中医证候夜尿次数、残余尿量、下肢乏力、疲惫、腰膝腿软、畏寒、舌苔、脉象评分均降低（$P<0.05$），且治疗组治疗后中医证候各项评分均低于对照组（$P<0.05$）。与本组治疗前比较，2组治疗后1h尿垫试验漏尿量均减少（$P<0.05$），且治疗组治疗后1h尿垫试验漏尿量少于对照组（$P<0.05$）。【结论】补中益气汤加减治疗前列腺切除术后压力性尿失禁临床疗效确切，可有效改善患者尿失禁症状，提高控尿、排尿能力，改善中医证候表现，且安全可靠。

关键词：前列腺切除术；尿失禁；手术并发症；中药疗法；补中益气汤

资助基金：海南省卫生计生行业科研项目（19A200084）

注：本文原载于《河北中医》杂志2023年第4期。

26. 柴胡加龙骨牡蛎汤加减对帕金森病非运动症状及对肠道菌群的影响研究

周紫薇[1]　张姝媛[2]　都文渊[3]　李继安[4]　王淑玲[3]　姚建景[3]

1. 华北理工大学中医学院，河北唐山，063210

2. 河北省石家庄市中医院东院区脑病一科，河北石家庄，050000

3. 河北省石家庄市中医院脑病二科，河北石家庄，050051

4. 华北理工大学中医学院中西医结合教研室，河北唐山，063210

摘要：【目的】观察柴胡加龙骨牡蛎汤加减方治疗帕金森病（PD）患者非运动症状的临床疗效及对PD患者肠道菌群的影响。【方法】将36例PD患者按照随机区组法分为2组，对照组18例（后脱落1例）予抗PD西药治疗，治疗组18例（后脱落2例）在对照组治疗基础上加服柴胡加龙骨牡蛎汤加减方，2组均治疗4周。比较2组治疗前后非运动症状评价量表（NMSS）、帕金森病睡眠量表（PDSS）、汉密尔顿焦虑量表（HAMA）、便秘患者生活质量评价量表（PAC-QOL），治疗前后采集患者粪便标本，通过16s-rRNA测序法确定微生物种类并进行微生物分类分析。【结果】①治疗组治疗后PDSS评分较本组治疗前升高（$P<0.05$），对照组治疗后HAMA评分较本组治疗前升高（$P<0.05$），治疗组治疗后NMSS、HAMA、PAC-QOL评分均低于对照组（$P<0.05$），PDSS评分高于对照组（$P<0.05$）。②在菌群组成方面，治疗4周后，治疗组弯曲菌科、巨单胞菌属、肠杆菌属等相对丰度较对照组升高（$P<0.05$），普雷沃氏菌科、克里斯滕森菌科、脱卤杆菌属、普雷沃氏菌属等相对丰度较对照组下降（$P<0.05$）；组内比较，治疗组李斯特氏菌科、盐单胞菌科、盐单胞菌属、环丝菌属等相对丰度较治疗前升高（$P<0.05$）。③相关性分析表明，在属水平上，巨单胞菌属丰度与NMSS、PAC-QOL评分呈负相关性（$r=-0.34$，$P=0.006$；$r=-0.26$，$P=0.04$）；嗜胆菌属、克里斯滕森菌属丰度与PDSS评分呈正相关性（$r=0.32$，$P=0.01$；$r=0.48$，$P=0.00$）；柠檬酸杆菌属丰度与PAC-QOL评分呈负相关性（$r=-0.30$，$P=0.01$）；罗尔斯通菌属丰度与HAMA评分呈正相关性（$r=0.27$，$P=0.03$）。【结论】柴胡加龙骨牡蛎汤加减方联合抗PD西药可显著改善PD患者的整体非运动症状，对焦虑抑郁、睡眠障碍、便秘疗效确切，同时上调人体益生菌丰度，抑制致病菌生长，对肠道菌群具有调节作用。

关键词：柴胡加龙骨牡蛎汤；帕金森病；胃肠道微生物组

资助基金：河北省中医药管理局中医药类科研计划课题（2022178）

注：本文原载于《河北中医》杂志2023年第5期。

27. 知柏地黄汤加减对注射用盐酸吡柔比星膀胱灌注膀胱癌患者血清丙二醛、超氧化物歧化酶、总抗氧化活性水平的影响

赵　彬[1]　索栋梁[2]　胡　杰[1]　吴永吉[1]

1. 河北省廊坊市人民医院泌尿外科，河北廊坊，065000

2. 河北省邯郸市第二医院泌尿外科，河北邯郸，056000

摘要：【目的】观察知柏地黄汤加减对注射用盐酸吡柔比星膀胱灌注膀胱癌患者血清丙二醛（MDA）、超氧化物歧化酶（SOD）、总抗氧化活性（AOA）水平的影响。【方法】将92例膀胱癌患者按照随机数字表法分为2组，2组均采用经尿道膀胱肿瘤切除术（TUR-BT）治疗，对照组46例术后行注射用盐酸吡柔比星膀胱灌注，治疗组46例在对照组治疗基础上于术后3周服用知柏地黄汤加减治疗。2组均治疗8周。比较2组术后3、6、9周中医证候评分、卡氏功能状态量表（KPS）评分、细胞黏附因子44（CD44）、细胞角蛋白20（CK20）、膀胱肿瘤抗原（BTA）、CD_3^+、CD_4^+、自然杀伤（NK）细胞水平、CD_4^+/CD_8^+值、MDA、SOD、AOA水平，以及毒副反应发生情况。【结果】2组术后6、9周KPS评分均较本组术后3周升高（$P<0.05$），2组术后9周均较本组术后6周升高（$P<0.05$），且治疗组术后6、9周均高于对照组同期（$P<0.05$）。2组术后6、9周尿液CD44、CK20、BTA水平均较本组术后3周降低（$P<0.05$），2组术后9周均较本组术后6周降低（$P<0.05$），且治疗组术后6、9周均低于对照组同期（$P<0.05$）。治疗组术后6、9周CD_3^+、CD_4^+、CD_4^+/CD_8^+、NK细胞水平均较本组术后3周升高（$P<0.05$），治疗组术后9周均较本组术后6周升高（$P<0.05$），且治疗组术后6、9周均高于对照组同期（$P<0.05$）。治疗组术后6、9周血清MDA水平均较本组术后3周降低（$P<0.05$），SOD、AOA水平均升高（$P<0.05$），治疗组术后9周均较本组术后6周改善（$P<0.05$），且治疗组术后6、9周血清MDA水平低于对照组同期（$P<0.05$），SOD、AOA水平均高于对照组同期（$P<0.05$）。2组骨髓抑制、胃肠道反应发生率比较差异无统计学意义（$P>0.05$），治疗组尿路感染、膀胱刺激征发生率低于对照组（$P<0.05$）。【结论】知柏地黄汤加减应用于注射用

盐酸吡柔比星膀胱灌注患者，可有效抑制肿瘤标志物表达，缓解症状，减少毒副反应，提高患者生活质量，其作用机制可能与调节免疫功能及氧化－抗氧化平衡有关。

关键词：知柏地黄汤；膀胱肿瘤；术后；化疗；中西医结合疗法

资助基金：邯郸市科学技术研究与发展计划项目（21422083039）

注：本文原载于《河北中医》杂志 2023 年第 5 期。

28. 芍药甘草汤联合穴位刮痧对乳腺癌术后患者免疫功能、术后疼痛及生活质量的影响

孟　肖　张永智　王艳荣

河北省衡水市中医医院肿瘤科，河北衡水，053000

摘要：【目的】观察芍药甘草汤联合穴位刮痧对乳腺癌（BC）术后患者免疫功能、术后疼痛及生活质量的影响。【方法】将 70 例 BC 患者按照随机数字表法分为 2 组，采用全身麻醉下乳腺癌手术，术后均予常规化疗药物治疗，对照组 35 例予芍药甘草汤治疗，治疗组 35 例在对照组治疗基础上联合穴位刮痧治疗。2 组均治疗 8 周。比较 2 组治疗前后中医证候评分变化；比较 2 组治疗前后免疫功能指标变化；比较 2 组治疗前后疼痛视觉模拟评分（VAS）、生活质量量表（QLQ-C30）评分变化。【结果】2 组治疗后各项中医证候评分均较本组治疗前降低（P<0.05），且治疗组降低更明显（P<0.05）。2 组治疗后 CD_3^+、CD_4^+、CD_4^+/CD_8^+ 均较本组治疗前升高（P<0.05），CD_8^+ 较本组治疗前降低（P<0.05）；治疗后治疗组 CD_3^+、CD_4^+、CD_4^+/CD_8^+ 均高于对照组（P<0.05），CD_8^+ 低于对照组（P<0.05）。2 组治疗后疼痛 VAS 均较本组治疗前降低（P<0.05），QLQ-C30 评分均较本组治疗前升高（P<0.05）；治疗后治疗组疼痛 VAS 低于对照组（P<0.05），QLQ-C30 评分高于对照组（P<0.05）。【结论】芍药甘草汤联合穴位刮痧治疗 BC 术后患者，能减轻患者临床症状，改善免疫功能，减轻术后疼痛，提高生活质量。

关键词：乳腺肿瘤；中药疗法；刮痧疗法

资助基金：河北省中医药管理局中医药类科研计划项目（2021365）。

注：本文原载于《河北中医》杂志 2023 年第 6 期。

29. 加味三仁汤治疗脾虚湿热兼肝郁型慢性非萎缩性胃炎临床观察

郭心怡[1]　刘长兴[1]　赵　丹[1]　姚　东[1]　黄雅慧[2]

1. 陕西中医药大学，陕西咸阳，712000

2. 陕西省西安市中医医院脾胃病科，陕西西安，710021

摘要：【目的】观察加味三仁汤治疗脾虚湿热兼肝郁型慢性非萎缩性胃炎（CNAG）的临床疗效。【方法】将 70 例脾虚湿热兼肝郁型 CNAG 患者按照随机数字表法分为 2 组，治疗组 35 例予加味三仁汤治疗，对照组 35 例予枫蓼肠胃康分散片治疗。2 组均治疗 8 周后统计疗效，比较 2 组中医症状（包括胃脘胀痛、胸胁窜痛、情志不畅、胃脘嘈杂、嗳气、反酸、口干口苦、大便黏滞稀溏不爽）评分、汉密尔顿焦虑量表（HAMA）评分及汉密尔顿抑郁量表（HAMD）评分变化情况，并观察 2 组治疗期间不良反应发生情况。【结果】治疗组总有效率 94.29%（33/35），不良反应发生率 11.43%（4/35），对照组总有效率 77.14%（27/35），不良反应发生率 17.14%（6/35），治疗组疗效优于对照组（P<0.05），且 2 组不良反应发生率比较差异无统计学意义（P>0.05）。与本组治疗前比较，2 组治疗后中医症状胃脘胀痛、胸胁窜痛、情志不畅、胃脘嘈杂、嗳气、反酸、口干口苦、大便黏滞稀溏不爽及总分均降低（P<0.05），且治疗组治疗后各中医症状评分及总分均低于对照组（P<0.05）。与本组治疗前比较，2 组治疗后 HAMA 评分及 HAMD 评分均降低（P<0.05），且治疗组治疗后 HAMA 评分及 HAMD 评分均低于对照组（P<0.05）。【结论】加味三仁汤治疗脾虚湿热兼

肝郁型 CNAG 患者临床疗效确切，可有效改善患者中医症状，缓解焦虑抑郁情绪，且安全性高，不会增加不良反应。

关键词：慢性非萎缩性胃炎；脾虚湿热；肝郁；三仁汤；中药疗法

资助基金：全国老中医药专家传承工作室建设项目。

注：本文原载于《河北中医》杂志 2023 年第 7 期。

30. 经方四逆散治疗慢性便秘理论探讨

孙心悦[1]　孙桂明[2]　富羽翔[3]　王宽宇[4]

1. 黑龙江中医药大学，黑龙江哈尔滨，150040
黑龙江省哈尔滨市中医医院肛肠科，
黑龙江哈尔滨，150010
2. 黑龙江省哈尔滨市中医医院超声科，
黑龙江哈尔滨，150010
3. 黑龙江省哈尔滨市中医医院肛肠科，
黑龙江哈尔滨，150010
4. 黑龙江中医药大学附属第一医院普外二科，
黑龙江哈尔滨，150040

摘要：慢性便秘（CC）为临床上的常见病、多发病，中医治疗 CC 具有其独特优势。四逆散出自《伤寒论》，其虽不是治疗便秘的经典方剂，但在临床实践中发现其对 CC 也有很好疗效，且现代药理研究证实四逆散具有促进胃肠动力、改善脑肠轴紊乱、平衡肠道微生态、调节黏膜组织变化等作用。从中医理论、现代药理等角度全方面分析四逆散治疗 CC 的研究结果，提出四逆散临床应用新思路，为治疗 CC 提供理论依据及文献参考。

关键词：便秘；四逆散；中药疗法；经验交流

资助基金：黑龙江省中医药管理局中医药科研课题（ZHY2022-002）；黑龙江省级名医专家传承工作室建设项目

注：本文原载于《河北中医》杂志 2023 年第 7 期。

31. 千金苇茎汤合麻杏石甘汤加减联合胸腺法新治疗老年重症肺炎临床观察

谢　云[1]　高　娇[2]　任　茂[1]　王天轶[1]

1. 中国人民解放军联勤保障部队第九八〇医院呼吸与危重症医学科，河北石家庄，050082
2. 中国人民解放军联勤保障部队第九八〇医院中医科，河北石家庄，050082

摘要：【目的】观察千金苇茎汤合麻杏石甘汤加减联合胸腺法新治疗老年重症肺炎的临床疗效。【方法】选择 96 例老年重症肺炎患者，按照随机数字表法分为 2 组，2 组均予常规支持治疗，对照组 48 例加注射用胸腺法新治疗 1 周，治疗组 48 例在对照组治疗基础上加千金苇茎汤合麻杏石甘汤加减治疗 2 周。比较 2 组治疗前后临床肺部感染评分（CPIS）、急性生理学与慢性健康状况评分系统Ⅱ（APACHE Ⅱ）评分、C 反应蛋白（CRP）、降钙素原、白细胞计数、动脉血氧分压（PaO2）、二氧化碳分压（PaCO2）、氧合指数、CD_3^+、CD_4^+、CD_8^+、CD_4^+/CD_8^+、中医证候评分，并统计比较 2 组临床疗效。【结果】治疗组总有效率 87.50%（42/48），对照组总有效率 75.00%（36/48），治疗组总有效率高于对照组（$P<0.05$）。治疗后，2 组 CPIS、APACHE Ⅱ评分及各项中医证候评分和总分均较本组治疗前降低（$P<0.05$），且治疗组均低于对照组（$P<0.05$）。治疗后，2 组白细胞计数、CRP、降钙素原水平均较本组治疗前降低（$P<0.05$），且治疗组均低于对照组（$P<0.05$）。治疗后，2 组 PaO2、氧合指数水平均较本组治疗前升高（$P<0.05$），PaCO2 均较本组治疗前降低（$P<0.05$），且治疗后治疗组 PaO2、氧合指数水平均高于对照组（$P<0.05$），PaCO2 低于对照组（$P<0.05$）。治疗后，2 组 CD_3^+、CD_4^+、CD_4^+/CD_8^+ 均较本组治疗前升高（$P<0.05$），CD_8^+ 较本组治疗前降低（$P<0.05$），且治疗组 CD_3^+、CD_4^+、CD_4^+/CD_8^+ 高于对照组（$P<0.05$），CD_8^+ 低于对照组（$P<0.05$）。【结论】千金苇茎汤合麻杏石甘汤加减联合胸腺法新治疗老年重症肺炎疗效确切，能改善患

者临床症状，提高机体免疫功能，抑制炎症。

关键词：肺炎；老年人；胸腺法新；千金苇茎汤；麻杏石甘汤

资助基金：河北省医学科学研究课题（20211798）

注：本文原载于《河北中医》杂志2023年第8期。

32. 柴胡芍药汤联合双歧杆菌三联活菌胶囊对溃疡性结肠炎患者炎症因子的影响

刘小转　袁国立　王莹莹

河南省商丘市中医院肛肠科，河南商丘，476000

摘要：【目的】观察柴胡芍药汤联合双歧杆菌三联活菌胶囊对溃疡性结肠炎（UC）患者炎症因子的影响。【方法】将98例UC患者按照随机数字表法分为2组，对照组48例采用双歧杆菌三联活菌胶囊治疗，治疗组50例在对照组治疗基础上予柴胡芍药汤治疗。2组均治疗30天。比较2组治疗前后血清炎症因子[白细胞介素-6（IL-6）、IL-17、肿瘤坏死因子α（TNF-α）]、免疫功能指标（CD_3^+、CD_4^+、CD_4^+/CD_8^+）、肠黏膜屏障功能指标[二胺氧化酶（DAO）、内毒素（ET）、D-乳酸]及临床症状评分，并统计2组疗效。【结果】治疗组总有效率92.00%（46/50），对照组总有效率75.00%（36/48），治疗组临床疗效优于对照组（$P<0.05$）。2组治疗后血清IL-6、IL-17、TNF-α水平均较本组治疗前降低（$P<0.05$），且治疗组治疗后均低于对照组（$P<0.05$）。2组治疗后CD_3^+、CD_4^+、CD_4^+/CD_8^+均较本组治疗前升高（$P<0.05$），且治疗组治疗后均高于对照组（$P<0.05$）。2组治疗后DAO、ET、D-乳酸均较本组治疗前降低（$P<0.05$），且治疗组治疗后均低于对照组（$P<0.05$）。2组治疗后临床症状各项评分均较本组治疗前降低（$P<0.05$），且治疗组治疗后均低于对照组（$P<0.05$）。【结论】柴胡芍药汤、双歧杆菌三联活菌胶囊联合使用，可降低UC患者炎症因子水平，提高患者免疫功能，具有较好的临床效果。

关键词：结肠炎；溃疡性；中西医结合疗法；炎症因子

注：本文原载于《河北中医》杂志2023年第8期。

33. 补阳还五汤调控丝裂原活化蛋白激酶信号通路对2型糖尿病大鼠糖脂代谢的影响

林莉娴[1]　龙邦盛[2]　王宝爱[3]

1. 海南省海口市中医医院内五科，海南海口，570000

2. 海南省海口市中医医院重症医学科，海南海口，570000

3. 海南省海口市中医医院内一科，海南海口，570000

摘要：【目的】观察补阳还五汤调控丝裂原活化蛋白激酶（MAPK）信号通路对2型糖尿病（T2DM）大鼠糖脂代谢的影响。【方法】选取Wistar大鼠60只，随机分为空白组、模型组、阳性对照组及补阳还五汤低、中、高剂量组，每组10只。空白组予基础饲料，其余5组大鼠予高脂饲料喂养，制备T2DM模型。造模成功后，补阳还五汤低、中、高剂量组分别予补阳还五汤药液1.6、3.2、6.4 g/kg生药灌胃，阳性对照组予二甲双胍片混悬液0.2 g/kg生药灌胃，空白组、模型组均予等容积0.9%氯化钠注射液灌胃，持续给药12周。比较各组大鼠体质量、饮水量、摄食量和尿量，空腹血糖（FPG）、空腹胰岛素（FINS）、糖化血红蛋白（HbA1 c）水平，总胆固醇（TC）、甘油三酯（TG）、低密度脂蛋白胆固醇（LDL-C）、高密度脂蛋白胆固醇（HDL-C）水平；观察各组大鼠肝脏组织病理学变化，MAPK、磷酸化MAPK（p-MAPK）蛋白表达以及肝脏组织MAPK mRNA、成纤维细胞生长因子21（FGF21）mRNA表达。【结果】补阳还五汤可明显改善T2DM大鼠体质量、12h饮水量、摄食量、尿量，FPG、FINS、HbA1 c水平，TC、TG、LDL-C、HDL-C水平（$P<0.05$），随着补阳还五汤剂量增加，大鼠体质量递增，12 h饮水量、摄食量、尿量，FPG、FINS、HbA1 c水平，TC、TG、LDL-C水平均递减，HDL-C水平递增。补阳还五汤各剂量组大鼠肝脏组织均在不同程度上有明显改善，且高剂量组效果最

显著。补阳还五汤可明显改善T2DM大鼠MAPK、p-MAPK蛋白，MAPK mRNA、FGF21 mRNA表达（$P<0.05$），随着补阳还五汤剂量增加，MAPK、p-MAPK蛋白，MAPK mRNA、FGF21 mRNA表达均递增。【结论】补阳还五汤可有效改善T2DM大鼠糖脂代谢，其作用机制可能与激活MAPK信号通路有关。

关键词：糖尿病；2型；实验动物；补阳还五汤；糖脂代谢；丝裂原活化蛋白激酶类

注：本文原载于《河北中医》杂志2023年第9期。

34. 柴胡加龙骨牡蛎汤治疗糖尿病性便秘合并抑郁症的临床研究

冯占荣[1]　徐铁岩[2]　赵　乾[1]　丁　颖[1]　徐　月[1]　孙潇潇[1]

1. 南京中医药大学沭阳附属医院内分泌科，江苏沭阳，223600

2. 江苏省无锡市锡山区羊尖镇社区卫生服务中心，江苏无锡，214107

摘要：【目的】观察柴胡加龙骨牡蛎汤治疗糖尿病性便秘合并抑郁症的临床疗效。【方法】将60例糖尿病性便秘合并抑郁症患者按照随机数字表法分为2组，对照组30例予西医常规治疗，治疗组30例在对照组治疗基础上加用柴胡加龙骨牡蛎汤治疗。2组均治疗8周后统计疗效，比较2组治疗前后便秘症状（包括粪便性状评分及每周排便次数）、汉密尔顿抑郁量表（HAMD）评分、血糖指标［包括空腹血糖（FPG）、餐后2h血糖（2 hPG）、糖化血红蛋白（HbA1c）］、血脂指标［包括总胆固醇（TC）、甘油三酯（TG）、低密度脂蛋白胆固醇（LDL-C）、高密度脂蛋白胆固醇（HDL-C）］及同型半胱氨酸（Hcy）水平变化情况。【结果】治疗组总有效率76.7%（23/30），对照组总有效率50.0%（15/30），治疗组总有效率高于对照组（$P<0.05$）。与本组治疗前比较，2组治疗后粪便性状评分均升高（$P<0.05$），每周排便次数均增多（$P<0.05$），且治疗组治疗后粪便性状评分高于对照组（$P<0.05$），每周排便次数多于对照组（$P<0.05$）。与本组治疗前比较，2组治疗后抑郁症状HAMD评分均降低（$P<0.05$），且治疗组治疗后HAMD评分低于对照组（$P<0.05$）。与本组治疗前比较，2组治疗后血糖指标FPG、2 hPG及HbA1 c水平均降低（$P<0.05$），且治疗组治疗后FPG、2 hPG及HbA1 c水平均低于对照组（$P<0.05$）。与本组治疗前比较，2组治疗后血脂指标TC、TG、LDL-C水平均降低（$P<0.05$），且治疗组治疗后TC、TG、LDL-C水平均低于对照组（$P<0.05$）。与本组治疗前比较，2组治疗后血清Hcy水平均降低（$P<0.05$），且治疗组治疗后血清Hcy水平低于对照组（$P<0.05$）。【结论】柴胡加龙骨牡蛎汤治疗糖尿病性便秘合并抑郁症疗效确切，可有效改善患者便秘症状，促进排便，缓解抑郁情绪，调节血糖、血脂代谢，降低Hcy水平，安全可靠。

关键词：心身同治法；糖尿病性便秘；抑郁症；柴胡加龙骨牡蛎汤

资助基金：全国基层名老中医药专家传承工作室建设项目（2100601）；江苏省宿迁市科学技术局第一批市级指导性科技计划项目（Z2018023）

注：本文原载于《河北中医》杂志2023年第10期。

35. 理中汤合半夏厚朴汤加减治疗老年胃食管反流病寒证的疗效及随访分析

贾子亮　刘红国　梁东飞　张　珮

河北省张家口市中医院内科，河北张家口，075000

摘要：【目的】观察理中汤合半夏厚朴汤加减治疗老年胃食管反流病（GERD）寒证的疗效及随访结果。【方法】将72例老年GERD寒证患者按照随机数字表法分为2组，对照组33例予常规西药治疗，治疗组39例在对照组治疗基础上加用理中汤合半夏厚朴汤加减治疗，2组均治疗1个月。比较2组治疗前后中医证候评分、胃食管反流病诊断问卷（Gerd-Q）评分及简明健康测量量表（SF-36）评分变化；比较2组临床疗效；比较2组不良反应及复发情况。【结果】2组治疗后中医证候评分、Gerd-Q评分均较本组治疗前降低（$P<0.05$），SF-36评分较本组治疗前升高

（$P<0.05$）；治疗后治疗组中医证候评分、Gerd-Q评分均低于对照组（$P<0.05$），SF-36评分高于对照组（$P<0.05$）。治疗组总有效率94.87%（37/39），对照组总有效率75.76%（25/33），治疗组疗效优于对照组（$P<0.05$）。2组不良反应发生率比较差异无统计学意义（$P>0.05$）。治疗组复发率16.67%（2/12），对照组复发率33.33%（2/6），2组复发率比较差异有统计学意义（$P<0.05$）。【结论】理中汤合半夏厚朴汤加减治疗老年GERD寒证临床疗效确切，能改善患者症状，且安全性好，能预防GERD复发。

关键词：胃食管反流；理中汤；半夏厚朴汤

资助基金：河北省中医药管理局中医药类科研计划课题（2020366）

注：本文原载于《河北中医》杂志2023年第10期。

36. 葛根汤加减联合运动康复疗法治疗肩袖损伤的临床观察

管晓军　陈清清　魏晓兵

江苏省海安市中医院骨伤科，江苏海安，226600

摘要：【目的】观察葛根汤加减联合运动康复疗法治疗肩袖损伤的临床疗效。【方法】选取2020年1月至2022年5月江苏省海安市中医院收治的130例肩袖损伤患者为研究对象，按照随机数字表法分为2组，对照组65例予运动康复疗法治疗，治疗组65例在对照组基础上联合葛根汤加减治疗。2组均治疗4周后统计疗效，比较2组患者治疗前后美国加州大学肩关节评分表（UCLA）评分、疼痛视觉模拟评分（VAS）、肩关节关节活动度（包括前屈和外旋）及简明健康生活调查表（SF-36）评分变化情况。【结果】治疗组总有效率93.85%（61/65），对照组总有效率80.00%（52/65），治疗组总有效率高于对照组（$P<0.05$）。与本组治疗前比较，2组治疗后UCLA评分均升高（$P<0.05$），疼痛VAS均降低（$P<0.05$），且治疗组治疗后UCLA评分高于对照组（$P<0.05$），疼痛VAS低于对照组（$P<0.05$）。与本组治疗前比较，2组治疗后肩关节前屈及外旋角度均增加（$P<0.05$），且治疗组治疗后肩关节前屈及外旋角度均大于对照组（$P<0.05$）。与本组治疗前比较，2组治疗后SF-36心理、生理、情感、躯体、活力及健康状态评分均升高（$P<0.05$），且治疗组治疗后SF-36心理、生理、情感、躯体、活力及健康状态评分均高于对照组（$P<0.05$）。【结论】葛根汤加减联合运动康复治疗肩袖损伤临床疗效确切，可有效改善患者肩关节功能，缓解疼痛，提高患者生活质量，提高临床疗效。

关键词：肩袖损伤；运动疗法；中药疗法；葛根汤

资助基金：南通市基础研究 民生计划项目（MSZ21114）。

注：本文原载于《河北中医》杂志2023年第10期。

37. 小柴胡汤加减方治疗传染性单核细胞增多症患儿的临床观察

张黎雯　任明星　薛国昌　夏　欢

江苏省无锡市第九人民医院儿科，江苏无锡，214062

摘要：【目的】观察小柴胡汤加减方治疗传染性单核细胞增多症（IM）患儿的临床疗效。【方法】将60例IM患儿按照随机数字表法分为2组，2组均给予对症支持治疗，并根据细菌感染指征酌情予抗生素治疗，西药组30例予注射用更昔洛韦治疗10～14天，中药组30例在西药组治疗的基础上给予小柴胡汤加减方治疗14天。比较2组治疗前后T细胞亚群CD_4^+、CD_8^+、CD_3^+、CD_4^+/CD_8^+值变化，天冬氨酸氨基转移酶（AST）、丙氨酸氨基转移酶（ALT）、颈淋巴结大小、中医证候积分，记录临床症状、体征及异常淋巴细胞恢复时间，并统计2组疗效。【结果】中药组总有效率96.7%（29/30），西药组总有效率73.3%（22/30），中药组临床疗效优于西药组（$P<0.05$）。2组治疗后CD_8^+、CD_3^+均较本组治疗前降低（$P<0.05$），且中药组均低于西药组（$P<0.05$）；2组治疗后CD_4^+、CD_4^+/CD_8^+均较本组治疗前升高（$P<0.05$），且中药组均高于西药组（$P<0.05$）。2组治疗后ALT、AST均较本组治疗前降低（$P<0.05$），且中药组治疗后均低于西药组（$P<0.05$）。2组治疗

后颈部淋巴结直径均较本组治疗前降低（$P<0.05$），且中药组治疗后低于西药组（$P<0.05$）。2 组治疗后中医证候积分均较本组治疗前降低（$P<0.05$），且中药组治疗后低于西药组（$P<0.05$）。中药组完全热退时间、乏力、咽痛消失时间、肝脾肿大恢复正常时间、异常淋巴细胞恢复正常时间均短于西药组（$P<0.05$）。【结论】小柴胡汤加减方可缩短 IM 患儿病程，改善免疫功能，提高疗效。

关键词： 传染性单核细胞增多症；EB 病毒；小柴胡汤；颈淋巴结肿大

注： 本文原载于《河北中医》杂志 2023 年第 11 期。

38. 黄芪桂枝汤对慢性萎缩性胃炎大鼠血清胃泌素、胃动素表达的影响

安　云　陈伟刚　陈博燊　周霞　多红东　李强斌

广东省广州市番禺区中医院内科，广东广州，511400

摘要：【目的】观察黄芪桂枝汤对慢性萎缩性胃炎（CAG）大鼠血清胃泌素（GAS）、胃动素（MTL）表达的影响。【方法】将 60 只 SPF 级 SD 大鼠适应性饲养 1 周，选 10 只大鼠正常饲养，剩余 50 只大鼠采用甲基硝基亚硝基胍（MNNG）综合法制造 CAG 疾病模型，建模成功后随机分为模型组、叶酸组及黄芪桂枝汤高、中、低剂量组。空白组及模型组大鼠予 10 mL/kg 蒸馏水灌胃，叶酸组予叶酸混悬溶液 5mg/kg 灌胃，黄芪桂枝汤高、中、低剂量组分别予黄芪桂枝汤 28 g/kg、14 g/kg、7 g/kg 灌胃，每日 1 次，每周灌胃 5 天，休息 2 天。灌胃 8 周后，取大鼠下腔静脉血和胃组织，采用酶联免疫吸附法测定大鼠血清 GAS、MTL 含量，采用苏木素 - 伊红（HE）染色观察胃部病理情况，并进行胃黏膜病理评分。【结果】与空白组比较，模型组大鼠血清 GAS 升高（$P<0.05$），MTL 水平降低（$P<0.05$）；与模型组比较，黄芪桂枝汤高、中剂量组大鼠血清 GAS 水平均降低（$P<0.05$），叶酸组血清 MTL 高于模型组（$P<0.05$）；与叶酸组比较，黄芪桂枝汤高、中、低剂量组血清 GAS、MTL 水平均改善，但比较差异无统计学意义（$P>0.05$）；黄芪桂枝汤高、中、低剂量组间血清 GAS、MTL 水平比较差异无统计学意义（$P>0.05$）。胃组织形态学观察显示，空白组大鼠胃黏膜光滑红润、黏液较多；模型组大鼠胃黏膜上遍布疣状突起、增生，黏膜暗沉泛白；叶酸组大鼠与模型组大鼠胃黏膜相比有所改善，多单粒增生；各中药组大鼠增生突起少，且呈单粒分布，黏膜较红润，其中黄芪桂枝汤高、中剂量组大鼠的胃黏膜较光滑红润、弹性较好，疣状突起、增生较少。胃黏膜病理学观察显示，空白组大鼠胃黏膜上皮柱状细胞完整，黏膜肌层排列呈内环外纵，细胞核分布有序；而模型组大鼠黏膜肌层出现炎性浸润，排列较紊乱；叶酸组大鼠胃黏膜上皮柱状细胞核散在，排列不紧密；黄芪桂枝汤高、中、低剂量组胃黏膜肌层炎性浸润情况与模型组相比呈减轻态势。病理评分：与空白组比较，模型组大鼠胃黏膜大体及镜下病理评分均升高（$P<0.05$）；与模型组比较，叶酸组及黄芪桂枝汤高、中、低剂量组胃黏膜大体及镜下病理评分均降低（$P<0.05$）。叶酸组与黄芪桂枝汤高、中、低剂量组间各评分比较差异无统计学意义（$P>0.05$）。【结论】黄芪桂枝汤可有效改善大鼠 CAG 的胃黏膜病变，降低血清 GAS 水平、升高 MLT 水平，起到治疗 CAG 的效果。

关键词： 黄芪；桂枝；胃炎萎缩性；大鼠；动物模型；胃泌素；胃动素

资助基金： 广州市科技局科研基础研究计划项目（202102080643）；番禺区卫生健康局科技计划项目（2020-Z04-025）。

注： 本文原载于《河北中医》杂志 2023 年第 11 期。

张海潮教授等学验选编

1. 经典名方槐花散研究进展

张海潮[1] 谢 景[1] 沈冰冰[2] 谢 谊[2] 何 丹[1]
唐雪阳[1] 周融融[3] 曾宏亮[1] 张水寒[1]

1. 湖南中医药大学，湖南 长沙 410208

湖南省中医药研究院，湖南长沙，410013

2. 湖南省中医药研究院，湖南长沙，410013

3. 湖南省中医药研究院附属医院，湖南长沙，410013

摘要：通过查阅文献，对经典名方槐花散的用法用量、工艺演变、化学成分、药理作用及临床应用进行综合性论述，发现槐花散的用法用量和工艺随着朝代不断变化，主要含有黄酮类成分、挥发油、皂苷类成分等，具有抗炎、止血、抗肿瘤、抗氧化等药理作用，临床上多用于治疗肠道疾病，对过敏性紫癜也有一定治疗作用。

关键词：槐花散；化学成分；药理作用；临床应用；综述

资助基金：特色中药资源综合开发和利用研究（2060302）；湖南省重点领域研发计划（2021SK2012）。

注：本文原载于《中医药导报》杂志 2023 年第 1 期。

2. 加味六君子汤治疗脾虚不敛型精神分裂症患者抗精神病药物所致流涎的临床观察

秦 璃[1] 李 悦[1] 朱恩照[2] 高利民[1]

1. 上海市浦东新区精神卫生中心 / 同济大学附属精神卫生中心 / 同济大学精神疾病临床研究中心，上海，200124

2. 同济大学医学院，上海，200092

摘要：【目的】观察加味六君子汤治疗抗精神病药物所致流涎的临床疗效。【方法】选取 2021 年 3-10 月入住于上海市浦东新区精神卫生中心住院部，且符合入组标准的 100 例脾虚不敛型精神分裂症患者，随机分为治疗组和对照组，每组 50 例。对照组患者采用西医常规治疗，治疗组在对照组基础上加用加味六君子汤治疗，共治疗 4 周。治疗结束后，比较两组患者总有效率及治疗前后椎体外系副反应量表（RSESE）评分、流涎频率及严重程度评估量表（DSFS）评分、阳性阴性症状量表（PANSS）评分。【结果】治疗组治疗期间脱落 1 例。治疗组临床治疗总有效率（93.88 %）高于对照组（4.00 %）（P<0.05）；治疗后治疗组患者 RSESE 流涎项评分、DSFS 评分均低于治疗前，且低于对照组（P<0.05）；治疗后两组患者 PANSS 阳性量表分均低于治疗前（P<0.05），治疗组患者阴性量表分、一般精神病理量表分、总分均低于治疗前（P<0.05）。【结论】加味六君子汤可改善精神分裂症患者服用抗精神病药物后流涎的临床症状，改善精神分裂症患者部分精神病性症状，值得在临床推广应用。

关键词：精神分裂症；抗精神病药物；流涎；加味六君子汤；脾虚不敛；临床疗效

资助基金：上海市浦东新区卫生系统优秀青年医学人才培养项目（PWRq2020-22）

注：本文原载于《中医药导报》杂志 2023 年第 3 期。

3. 黄芪建中汤研究文献可视化分析

邢崇溢[1] 阚俊明[1] 郭 迪[1] 徐春凤[2]

1. 长春中医药大学，吉林长春，130117

2. 北京中西医结合医院，北京，100038

摘要：【目的】对黄芪建中汤文献进行可视化分析，了解黄芪建中汤相关研究领域现状及研究热点。【方法】计算机检索中国知识资源总库（CNKI）、中文科技期刊数据库（维普网）、中国学术期刊数据库（万方数据）自建库至 2022 年 3 月 31 日收录的有关黄芪建中汤文献，采用 NoteExpress 3.4.0 去除相同文献，采用 Excel 2019 软件对发文量、来源期刊、作者、文献类型、疾病类型等信息进行提取和统计分析，采用 CiteSpace 5.8.R1 对纳入文献的关键词进行可视化图谱分析，采用 Cytoscape3.9.0 软件构建“黄芪建中汤 - 疾病 - 靶点”网络。【结果】纳入文献 1556 篇，年发文量整体呈增长趋势；载文量最多的期刊为《内蒙古中医药》（54 篇），发文最多的作者为包素珍，共 17 篇；文献类型分布中，临床应用类文献占比最高，76.22%（1186/1556），治疗疾病以内科疾病居多，其中以消化系统疾病为主；药理实验多集中于对慢性萎缩性胃炎、胃溃疡疾病的研究，作用机制涉及改善炎症反应、修护黏膜损伤、平衡氧化、抑制细胞凋亡、调节免疫；关键词聚类分析形成 10 个聚类标签，研究主要集中在黄芪建中汤对胃溃疡、慢性胃炎等消化系统的临床疗效和各医家临床应用黄芪建中汤的经验总结。【结论】黄芪建中汤在临床应用和研究中主要用于消化系统疾病的研究；药理实验研究多集中于修护胃肠黏膜的机制研究。

关键词： 黄芪建中汤；可视化分析；研究热点；文献计量学；CiteSpace；Cytoscape

资助基金： 吉林省教育厅科学技术研究项目（JJKH20220862KJ）。

注： 本文原载于《中医药导报》杂志 2023 年第 4 期。

4. 苓桂术甘汤加减方联合西药治疗肺源性心脏病的 Meta 分析

史平平[1]　张丽娜[1]　王英杰[1]　郭琳娜[1]　杜双芹[2]　范子盼[3]

1. 廊坊市人民医院，河北廊坊，065000

2. 霸州市中医院，河北霸州，065700

3. 河北省中医院 河北石家庄，050013

摘要：【目的】评价苓桂术甘汤加减方联合西药治疗肺源性心脏病的疗效及安全性。【方法】利用计算机检索中国知网数据库、维普数据库、万方数据库、中国生物医学文献数据库、Cochrane 图书馆数据、PubMed、Embase，查找关于苓桂术甘汤加减方治疗肺源性心脏病的临床随机对照试验（RCT），检索时限均从建库至 2022 年 5 月。采用 RevMan 5.4 软件进行 Meta 分析。【结果】共纳入 15 项 RCT，涉及 1405 例患者，其中干预组 703 例，对照组 702 例。Meta 分析结果提示，干预组有效率 [RR=1.20，95% CI（1.14，1.28），P<0.00001]、动脉血氧分压（PaO2）[MD=9.32，95% CI（3.90，14.73），P=0.0007]、右心室射血分数（RVEF）[MD=4.33，95% CI（3.48，5.18），P<0.00001]、左心室射血分数（LVEF）[MD=9.23，95 % CI（6.88，11.58），P<0.00001]、第一秒用力呼气容积（FEV1）[MD=0.50，95% CI（0.47，0.53），P<0.00001] 和第一秒用力呼气容积 / 用力肺活量（FEV1/FVC）[MD=7.54，95% CI（5.23，9.85），P<0.00001] 均高于对照组，动脉血二氧化碳分压（PaCO2）[MD=−7.98，95 % CI（−10.44，−5.52），P<0.00001]、肺动脉压（PAP）[MD=−5.09，95 % CI（−7.17，−3.01），P<0.00001]、N- 末端 B 型利钠肽原（NT−pro BNP）[MD=−319.81，95% CI（−621.94，−17.67），P=0.04] 均低于对照组。【结论】苓桂术甘汤加减方联合西药治疗肺源性心脏病具有较好的临床疗效，未见明显用药不良反应。

关键词： 肺源性心脏病；苓桂术甘汤；疗效；安全性；Meta 分析

资助基金： 廊坊市科学技术研究与发展计划项目（2020013079）

注： 本文原载于《中医药导报》杂志 2023 年第 4 期。

5. 茵陈四苓汤对酒精性肝损伤大鼠肠黏膜屏障 ZO-1 及 occludin 的影响

王曼菲　肖肽平　赵好好　马祺鑫　艾碧琛

湖南中医药大学，湖南长沙，410208

摘要：【目的】观察茵陈四苓汤对酒精性肝损伤大鼠肠黏膜屏障血清闭锁小带蛋白 -1（ZO-1）及闭锁蛋白（occludin）影响。【方法】用高脂饮食加白酒灌胃建立酒精性肝损伤大鼠模型，将造模成功的SD大鼠随机分为模型组、双环醇组及茵陈四苓汤组，并选取同批次不造模大鼠为空白组。药物干预4周后，观察各组大鼠肝功能（AST、ALT）、血脂（TC、TG）、血浆内毒素水平、肠黏膜屏障ZO-1、occludin表达及肝脏病理形态学的改变。【结果】与模型组比较，茵陈四苓汤组大鼠ALT、AST、TC、TG、LPS水平均降低（$P<0.05$或$P<0.01$）；与模型组比较，茵陈四苓汤组大鼠ZO-1、occludin表达升高（$P<0.01$）；与模型组比较，茵陈四苓汤组大鼠肝脏组织及肝细胞脂肪变性均有改善，程度不等。【结论】茵陈四苓汤对酒精性肝损伤大鼠的肝功能、血脂具有一定的调节作用，其作用机制与增加肠黏膜ZO-1、occludin表达、保护肠黏膜屏障、降低内毒素水平有关。

关键词：酒精性肝损伤；茵陈四苓汤；肠黏膜屏障；闭锁小带蛋白-1；闭锁蛋白；血浆内毒素；大鼠

资助基金：湖南省教育厅科研基金重点项目（18A215）；湖南省中医药管理局科研计划项目（D2022016）；湖南中医药大学中医学一流开放基金（2022ZYX09）。

注：本文原载于《中医药导报》杂志2023年第5期。

6. 李丹丹运用归脾汤合小柴胡汤加减治疗老年性失眠经验

张雅丽　谭　涛　李丹丹

湖南中医药大学第二附属医院，湖南长沙，410005

摘要：介绍李丹丹运用归脾汤合小柴胡汤加减治疗老年性失眠的临床经验。李丹丹认为本病核心病机为心脾两虚，情志不遂，兼瘀血内阻。治疗上补益心脾的同时注重调畅气机，运用归脾汤合小柴胡汤加减治疗老年性失眠，在临床上取得较好效果。附验案2则。

关键词：失眠；老年；归脾汤；小柴胡汤；李丹丹；名医经验

资助基金：全国基层名老中医药专家传承工作室建设项目（2022）；湖南省中医药管理局中医特色康复中心建设项目（2022）。

注：本文原载于《中医药导报》杂志2023年第5期。

7. 四逆散加减治疗寻常型痤疮的临床研究

谢明峰　曾　洁　邓羿駃

湖南中医药大学第一附属医院，湖南长沙，410007

摘要：【目的】以“辨体－辨病－辨证”的三辨诊疗模式为基本思路，观察四逆散加减治疗寻常型痤疮（气郁质＋痰瘀结聚证）的临床疗效。【方法】参照体质辨识及中医证候诊断标准，选取临床中符合气郁质＋痰瘀结聚证的108例寻常型痤疮患者，根据随机数字表法分为对照组和治疗组，每组54例。对照组患者予海藻玉壶汤治疗，治疗组患者予四逆散加减治疗，评估患者中医证候积分、皮损评分、抑郁和焦虑评分、复发率及不良反应，并判定临床疗效。【结果】对照组中医证候疗效总有效率为79.63%（43/54），治疗组中医证候疗效总有效率为94.44%（51/54），治疗组中医证候疗效总有效率高于对照组（$P<0.05$）。对照组皮损疗效总有效率为77.78%（42/54），治疗组皮损疗效总有效率为92.59%（50/54），治疗组皮损疗效总有效率优于对照组（$P<0.05$）。两组患者治疗后中医证候积分、皮损评分均低于治疗前（$P<0.01$），且治疗组患者治疗后中医证候积分、皮损评分均低于对照组（$P<0.05$）。两组患者治疗后、随访后抑郁评分、焦虑评分均低于治疗前，且治疗组患者下降幅度显著高于对照组（$P<0.05$）。对照组复发率为19.05%（8/42），治疗组复发率为4.00%（2/50），治疗组复发率显著低于对照组（$P<0.05$）。两组患者在治疗及随访过程中，均无相关不良反应发生。【结论】基于“辨体－辨病－辨证”三辨诊疗模式在临床中运用四逆散加减治疗寻常型痤疮可提高疗效，降低复发率。

关键词：寻常型痤疮；气郁质；痰瘀结聚证；四逆散加减；海藻玉壶汤；辨体－辨病－辨证；临床研究

资助基金：湖南中医药大学校级基金项目（2018XJJ46）；湖南省科技厅创新平台与人才计划（2020SK4014）。

注：本文原载于《中医药导报》杂志2023年第7期。

8. 泻心汤类经方治疗肿瘤的临床研究进展

金敬云[1] 孙明瑜[2] 刘宁宁[3]

1. 上海中医药大学附属曙光医院，上海，201203
上海中医药大学，上海，201203
2. 上海中医药大学曙光医院肝病研究所 /
教育部肝肾疾病重点实验室，上海，201203
3. 上海中医药大学附属曙光医院，上海，201203

摘要：泻心汤类经方来源于《伤寒论》，包括半夏泻心汤、生姜泻心汤、甘草泻心汤、黄连汤及旋覆代赭汤，主治心下痞，方药配伍上辛开苦降以调理脾胃气机，寒热并用以平衡中焦阴阳，临床被广泛用于治疗各类胃肠道疾病及其他杂症。恶性肿瘤发病以寒热错杂、阴阳失衡为主。现代医家基于该病机特点，应用泻心汤类经方治疗肿瘤获得了显著的疗效，主要体现在治疗癌前病变以预防恶性肿瘤的发生、改善术后的并发症、缓解化疗不良反应及提高放化疗耐受性等方面。

关键词：肿瘤；泻心汤类方；经方；寒热并用；寒热错杂；综述

资助基金：上海市自然科学基金（19ZR1458500）；上海市科技创新行动计划（19401972300）；山东省重点研发计划（2021CXGC010509）；国家中医药管理局第四批中医优才项目（2017-124）；国家中医药管理局中医药重点学科建设（20DZ2272200）。

注：本文原载于《中医药导报》杂志2023年第8期。

9. 柴胡桂枝汤治疗肠易激综合征肝郁脾虚证的疗效观察

蔡 燕[1] 余 炼[2] 叶新萍[1] 宾东华[1]

1. 湖南中医药大学第一附属医院，
湖南长沙，410007
2. 湖南中医药大学，湖南长沙，410208

摘要：【目的】探讨柴胡桂枝汤治疗肠易激综合征（IBS）肝郁脾虚证的疗效。【方法】将110例IBS肝郁脾虚证患者随机分为治疗组与对照组，每组55例，两组患者均予以常规对症干预，对照组患者给予复方谷氨酰胺肠溶胶囊治疗，治疗组患者在对照组基础上予以柴胡桂枝汤治疗。统计两组治疗总有效率，比较治疗前后两组患者中医证候积分、肠易激综合征严重程度积分（IBS-SSS）、胃肠激素[血管活性肠肽（VIP）、血清胃动素（MOT）、生长抑素（SS）]、肠道菌群（乳杆菌、双歧杆菌、肠杆菌数量）。【结果】对照组使用其他药物退出1例，治疗组自行退出1例，两组均54例完成研究。治疗组总有效率为94.44%（51/54），对照组总有效率为77.78%（42/54），治疗组高于对照组（$P<0.05$）。两组患者治疗后IBS-SSS评分与中医证候积分均较治疗前降低（$P<0.05$），且治疗后治疗组患者IBS-SSS评分、中医证候积分均低于对照组（$P<0.05$）。治疗后两组患者血清VIP、SS均较治疗前降低（$P<0.05$），血清MOT均较治疗前升高（$P<0.05$）；治疗后治疗组患者血清VIP、SS均低于对照组（$P<0.05$），血清MOT高于对照组（$P<0.05$）。治疗后两组患者乳杆菌、双歧杆菌数量均较治疗前升高（$P<0.05$），肠杆菌数量均较治疗前降低（$P<0.05$）；治疗后治疗组患者双歧杆菌、乳杆菌数量均高于对照组（$P<0.05$），肠杆菌数量低于对照组（$P<0.05$）。【结论】柴胡桂枝汤治疗IBS肝郁脾虚证患者有较好疗效，能调节肠道菌群，改善胃肠激素水平，缓解临床症状。

关键词：肠易激综合征；肝郁脾虚证；柴胡桂枝汤；复方谷氨酰胺；胃肠激素；肠道菌群；临床研究

资助基金：湖南省中医药科研计划项目（E2022035）湖南省教育厅科学研究项目（21B0395）

注：本文原载于《中医药导报》杂志 2023 年第 9 期。

10. 五参汤加减对心肌梗死大鼠心脏功能及促血管生成作用的保护机制研究

张富璋[1]　鲁卫星[2]

1. 北京中医药大学，北京，100029

2. 北京中医药大学第三附属医院，北京，100029

摘要：【目的】探究五参汤加减对心肌梗死大鼠心脏功能和血管生成的影响及机制。【方法】从 82 只 SD 大鼠中随机选出 10 只作为假手术组，其余大鼠建立心肌梗死模型，造模成功后将大鼠随机分为模型组、阳性对照组、五参汤加减低剂量组、五参汤加减中剂量组、五参汤加减高剂量组，每组 10 只。各药物组大鼠灌胃给予相应药物，假手术组和模型组大鼠予等体积生理盐水灌胃，1 次 /d，连续给药 14 d。采用超声心动图评价心脏功能，HE 染色观察心肌组织病理学变化，免疫组化染色血小板 - 内皮细胞黏附分子（CD31）检测微血管密度（MVD），ELISA 法检测大鼠血清肌酸激酶 MB（CK-MB）、脑钠肽（BNP）、肿瘤坏死因子 -α（TNF-α）水平，qRT-PCR 和 Western blotting 法检测心肌组织促血管生成相关基因和蛋白表达。【结果】与假手术组比较，模型组大鼠心肌组织存在明显病理改变，LVEDD、LVESD、MVD、CK-MB、BNP、TNF-α 均明显升高（$P<0.05$），LVFS、LVEF 均明显降低（$P<0.05$）；与模型组比较，阳性对照组和五参汤加减中、高剂量组大鼠心肌病理改变明显改善，LVEDD、LVESD、MVD、CK-MB、BNP、TNF-α 均明显降低（$P<0.05$），LVFS、LVEF 均明显升高（$P<0.05$）。与假手术组比较，模型组大鼠心肌组织 VEGF、PI3K 的 mRNA 与蛋白相对表达量、AKT mRNA 相对表达量和 p-AKT/AKT 均明显降低（$P<0.05$）；与模型组比较，阳性对照组和五参汤加减中、高剂量组大鼠心肌组织 VEGF、PI3K 的 mRNA 与蛋白相对表达量、AKT mRNA 相对表达量和 p-AKT/AKT 均明显升高（$P<0.05$）；五参汤加减低剂量组大鼠心肌组织 VEGF、PI3K 的 mRNA 与蛋白相对表达量、AKT mRNA 相对表达量和 p-AKT/AKT 与模型组比较，差异无统计学意义（$P>0.05$）。【结论】五参汤加减可改善心肌梗死大鼠心脏功能和心脏重塑，减轻炎症反应，促血管生成，其机制可能与调控 PI3K/AKT 信号通路相关。

关键词：心肌梗死；五参汤加减；血管生成；PI3K/AKT 信号通路；大鼠

资助基金：北京自然科学基金（7172124）。

注：本文原载于《中医药导报》杂志 2023 年第 10 期。

11. 国医大师孙光荣运用“子母方”治疗带下病用药规律分析

王涵烯　曲润敏　金　琦　陈屹玲　吕明圣　朱庆文

北京中医药大学，北京，100029

摘要：【目的】探讨孙光荣运用“子母方”治疗带下病的用药规律。【方法】从 2011 年 5 月—2015 年 4 月就诊于北京同仁堂中医医院孙光荣教授门诊的所有带下病患者病案中，筛选出符合标准的病案，建立数据库。使用 Cytoscape 进行处方用药可视化，通过 IBM SPSS Statistics 22、IBM SPSS Modeler 18.0 对数据进行频数统计、系统聚类分析和关联分析，借助 VOSviewer 构建内服药物 - 症状模块化聚类网络。【结果】本研究共纳入内治、外治处方 55 份，中药共 114 味。内治方中，以黄芪 - 丹参 - 生晒参 / 西洋参 / 党参 / 太子参、香附 - 益母草、月季花 - 红花等为核心药对或核心药组；外治方中，以蛇床子 - 百部 - 白花蛇舌草、甘草 - 蒲公英、白鲜皮 - 地肤子、薏苡仁 - 芡实、煅龙骨 - 煅牡蛎为核心药对或核心药组。【结论】孙光荣针对带下病气血失调、湿热下注的核心病机，内治法重在调理气血，外治法重在以坐浴的形式清热除湿、杀虫止痒。

关键词：带下病；子母方；孙光荣；药对；药组；用药规律

资助基金：名老中医经验研究与推广应用一体化平台构建（2018YFC1704106）；全国基层名老中医药专家传承工作室建设项目。

注：本文原载于《中医药导报》杂志 2023 年第 10 期。

12. 陈兆军基于态靶因果运用桂枝芍药知母汤治疗膝骨关节炎经验

韩景璐[1]　邓　品[1]　孙小洁[1]　王树龙[1]　陈兆军[2]

1. 北京中医药大学第三临床医学院，北京，100029
2. 北京中医药大学第三附属医院，北京，100029

摘要：探讨陈兆军教授基于"态靶因果"运用桂枝芍药知母汤治疗膝骨关节炎的经验。陈兆军认为膝骨关节炎是虚、寒、湿、瘀多个状态的叠加，存在"虚损态→寒湿态→郁滞（热）态"的演变规律。其临床应用桂枝芍药知母汤加牛膝、桑寄生以调虚损、寒湿之态，用鸡血藤、蜈蚣以调郁滞之态，同时牛膝、鸡血藤、蜈蚣能抗炎镇痛，共同打靶，在临床取得了良好的疗效。

关键词：膝骨关节炎；态靶因果；桂枝芍药知母汤；陈兆军；名医经验

资助基金：北京市中医管理局项目（201803190106）

注：本文原载于《中医药导报》杂志 2023 年第 10 期。

13. 四逆散及其联合治疗方案治疗失眠有效性及安全性的 Meta 分析

齐颖慧　薛秀娟　李淮安　张淑杰　杨云峰

秦皇岛市中医医院，河北秦皇岛，066000

摘要：【目的】系统评价四逆散及其联合疗法治疗失眠的有效性和安全性。【方法】在 Pubmed、EMbase、Web of Science、Cochrane Library、Sinomed、中国知网、维普、万方等数据库中，检索 2021 年 12 月 31 日前发表的四逆散及其联合治疗方案治疗失眠的随机对照试验（RCT）。依据纳入标准，2 名研究者筛选所得 RCT，并借助 Cochrane 偏倚风险工具完成质量评估，结局指标通过 RevMan 5.3 和 Stata 16.0 进行 Meta 分析。【结果】纳入 11 篇文献，涉及 739 例患者。Meta 分析表明，试验组有效率 [RR=1.23，95% CI（1.14，1.33），P<0.001] 高于对照组，且匹兹堡睡眠质量指数（PSQI）[MD=2.34，95% CI（1.45，3.22），P<0.001]、汉密尔顿焦虑指数（HAMA）[MD=6.77，95 % CI（2.69，10.85），P=0.001]、中医证候评分 [MD=2.91，95 % CI（2.22，3.61），P<0.001]、睡眠自评分（SRSS）[MD=7.81，95% CI（5.38，10.23），P<0.001] 的改善幅度优于对照组。亚组分析显示，试验组采用四逆散或加味四逆散 [MD=4.12，95% CI（2.14，5.60），P<0.001]、四逆散联合酸枣仁汤 [MD=3.05，95 % CI（2.53，3.57），P<0.001]、四逆散联合针刺与阿普唑仑 [MD=2.56，95% CI（1.76，3.36），P<0.001] 以及四逆散联合经颅磁刺激治疗 [MD=2.23，95% CI（1.08，3.38），P<0.001] 时，试验组 PSQI 改善幅度均优于对照组。诊断标准采用《中国精神障碍分类与诊断标准》外的其他标准，试验组中医证候评分改善幅度优于对照组 [MD=2.91，95% CI（2.22，3.61），P<0.001]。试验组与对照组的不良反应率比较，差异无统计学意义 [RR=0.09，95% CI（0.00，4.98），P=0.24]。有效率漏斗图显示无发表偏倚。【结论】四逆散及其联合疗法治疗失眠，在提升失眠治疗有效率和改善 PSQI、中医证候、HAMA、SRSS 评分方面优于常规西药，在降低不良反应率方面与常规西药效果相近。但由于纳入研究质量较低，仍需要大量科学设计的临床研究以检验。

关键词：失眠；四逆散；有效性；安全性；Meta 分析

注：本文原载于《中医药导报》杂志 2023 年第 12 期。

14. 经典名方猪苓汤的历史沿革和文献分析

陈　敏　高长玉　苏　旭　陶明源

黑龙江中医药大学，黑龙江哈尔滨，150000

摘要： 猪苓汤是古代经典名方之一，利用《中华医典》检索软件，采用文献计量学方法，系统梳理猪苓汤的历史源流。归纳分析发现自《伤寒论》首载猪苓汤之后，此方倍受后世医家所认可和推崇。其方义分析、药物组成、剂量与煎服方法大多遵循《伤寒论》之旨，主治症状有所扩展，除"小便不利"之外，内科涉及心悸、不寐等心系病证，泄泻、痢疾等脾胃病证，黄疸、癃闭等肝肾病证，外科治疗痘疹，妇科包括妊妇痢后呕哕，儿科治疗小儿喘嗽，可见其主治范围被拓展到内、外、妇、儿等诸科。通过对猪苓汤古代文献的系统分析，旨在为其研究开发工作提供理论支持。

关键词： 猪苓汤；经典名方；历史沿革；文献研究；《中华医典》；《伤寒论》

注： 本文原载于《中医药导报》杂志2023年第12期。

15. 半夏白术天麻汤合补阳还五汤加减结合西医常规疗法治疗缺血性卒中气虚血瘀证的临床研究

杨丽霞　彭志华　袁双双　崔韶阳

广州中医药大学深圳医院（福田）康复科，深圳，518034

摘要：【目的】评价半夏白术天麻汤合补阳还五汤加减结合西医常规疗法治疗缺血性卒中的疗效。【方法】前瞻性队列研究。将符合入选标准的2019年6月–2021年6月本院120例缺血性卒中患者，采用随机数字表法分为2组，每组60例。对照组予以西医常规疗法治疗，治疗组在对照组基础上予以半夏白术天麻汤合补阳还五汤加减治疗。2组均治疗4周。采用美国国立卫生研究院卒中量表（NIHSS）评价神经功能缺损程度，Barthel指数评价日常生活能力，以全自动血液流变仪检测患者全血高切黏度（HWBV）、全血低切黏度（LWBV）、纤维蛋白原（FIB）、血浆黏度（PV），ELISA法检测MDA、SOD、NO水平，评价临床疗效。【结果】治疗组总有效率为93.3%（56/60）、对照组为75.0%（45/60），2组比较差异有统计学意义（χ^2=7.56，P=0.006）。治疗组治疗后NIHSS评分低于对照组（t=2.38，P=0.019），Barthel指数高于对照组（t=13.28，P<0.01）。治疗后，治疗组HWBV[（5.02±0.13）mPa·s比（6.18±0.28）mPa·s，t=29.11]、LWBV[（1.18±0.21）mPa·s比（1.73±0.32）mPa·s，t=11.13]、FIB[（2.26±0.28）g/L比（3.13±0.39）g/L，t=14.04]、PV[（8.87±1.44）mPa·s比（10.34±1.31）mPa·s，t=5.85]低于对照组（P<0.01）；MDA[（4.14±1.23）mmol/L比（5.23±1.35）mmol/L，t=204.30]水平低于对照组（P<0.01），SOD[（113.34±0.28）mg/L比（96.59±0.57）mg/L，t=4.62]、NO[（26.01±3.26）μmol/L比（20.84±3.74）μmol/L，t=8.07]水平高于对照组（P<0.01）。【结论】半夏白术天麻汤合补阳还五汤加减结合西医常规疗法可有效修复缺血性卒中患者的神经功能，改善血液流变学和氧化应激指标，提高疗效及日常生活能力。

关键词： 缺血性卒中；中风（中医）；半夏白术天麻汤；补阳还五汤；血液流变学；氧化性应激

注： 本文原载于《国际中医药杂志》2023年第1期。

16. 经典名方当归饮子古今文献考证

苏　锦　李　萌　滕　越　赵汉青　李　辰

1. 河北大学中医学院，保定，071000

2. 中国中医科学院中医药信息研究所古籍资源研究室，北京，100700

摘要： 当归饮子作为经典名方之一，最初记载于《严氏济生方》，主要用于治疗病机为血虚风燥的各种皮肤疾病。本研究通过查阅历代古籍及现代相关文献，从处方源流、药味组成及加减变化、药味剂量及煎服法、方义及功效辨析、药材基原及炮制、现代临床应用等方面对当归饮子进行了文献整理分析和总结。经考证共发掘古代文献80余种，现代文献170篇，认为本方由当归、白芍、川芎、生地黄、蒺藜、防风、荆芥穗、何首乌、黄芪、甘草10味药组成，配伍相对恒定，以水煎内服为主，对以血虚风燥为基本病机的皮肤病症有较广泛的应用，古今变化不大，争议较小，为当归饮子的复方制剂研发提供更全面的参考。

关键词：中医文献学；经典名方；当归饮子；复方制剂；考证；临床应用

注：本文原载于《国际中医药杂志》2023 年第 2 期。

17. 黄芪赤风汤合独活寄生汤加减治疗缺血性卒中恢复期的临床研究

李雅丽　孙亚斌　武建国

1. 北京市东城区第一人民医院中医科，北京，100075

2. 北京市海淀医院康复医学科，北京，100080

摘要：【目的】评价黄芪赤风汤合独活寄生汤加减治疗缺血性卒中（IS）恢复期患者临床疗效。【方法】前瞻性队列研究。将符合入选标准的 2015 年 1 月 - 2020 年 7 月北京市东城区第一人民医院 220 例 IS 恢复期患者，按随机数字表法分为 2 组，每组 110 例。对照组采用基础治疗，观察组采用黄芪赤风汤合独活寄生汤加减治疗。2 组均治疗 1 个月。分别于治疗前后进行中医证候评分，采用 Barthel 指数评价患者日常生活活动能力，脑卒中专用生命质量量表（SS-QOL）评估患者生命质量，美国国立卫生研究院卒中量表（NIHSS）评估患者神经功能损伤程度，改良 Rankin 量表评估卒中后功能恢复情况。观察记录治疗期间的不良反应。【结果】观察组治疗后中医证候评分、改良 Rankin 量表分级、NIHSS 评分低于对照组（t 值分别为 21.87、4.66、12.06，$P<0.01$），Barthel 指数、SS-QOL 评分高于对照组（t 值分别为 14.13、5.80，$P<0.01$）；2 组治疗期间均未发生明显不良反应。【结论】黄芪赤风汤合独活寄生汤加减可有效改善 IS 恢复期患者的临床症状、神经功能，有利于患者的转归及生命质量的提高。

关键词：缺血性卒中；黄芪赤风汤；独活寄生汤；恢复期；疗效比较研究

注：本文原载于《国际中医药杂志》2023 年第 3 期。

18. 桃核承气汤化学成分、药理作用、临床应用研究进展及质量标志物预测分析

蔡　磊　李现林　陈祖闯

1. 河南中医药大学 2019 级硕士研究生，郑州，450000

2. 河南中医药大学第一附属医院骨伤科，郑州，450000

3. 河南中医药大学 2020 级硕士研究生，郑州，450000

摘要：桃核承气汤是泻热逐瘀的经典名方，具有抗炎、免疫调节、改善血液流变学、改善肾间质纤维化等药理作用，临床常用于治疗内科、骨科及妇产科疾病。总结分析近年桃核承气汤化学成分、药理作用及临床应用研究文献，在此基础上参照质量标志物（Q-marker）“五原则”对其 Q-marker 进行预测分析，认为苦杏仁苷、肉桂酸、桂皮醛、大黄酸、大黄素、甘草酸及甘草苷可作为该方的 Q-marker。

关键词：桃核承气汤；质量标志物；化学成分；药理作用；临床应用；综述

注：本文原载于《国际中医药杂志》2023 年第 5 期。

19. 参芪地黄汤合小承气汤灌肠联合血液透析治疗老年慢性肾脏病 5 期气阴两虚兼浊毒内蕴证的临床研究

林　彬　刘丽萍　卢艳丽　姬　陟　解　娟　孙　红

1. 北京市隆福医院肾内科，北京，100010

2. 北京大学肿瘤医院中西医结合暨老年肿瘤科，北京，100142

摘要：【目的】评价参芪地黄汤合小承气汤灌肠联合血液透析治疗老年慢性肾脏病（CKD）5 期患者的临床疗效。【方法】随机对照试验研究。选择 2020 年 5 月 - 2022 年 1 月北京市隆福医院肾内科 102 例老年 CKD 5 期气阴两虚兼浊毒内蕴证患者作为观察对象，采用随机数字表法分为 2 组，每组

51例。对照组给予常规对症＋血液透析治疗，观察组在对照组基础上应用参芪地黄汤合小承气汤保留灌肠。2组均治疗4周。分别于治疗前后进行中医证候评分，采用健康相关生命质量SF-12量表（SF-12）评估患者生活质量；采用全自动生化仪检测血清BUN、SCr、β2微球蛋白（β2-MG）水平及钾（K+）、钙（Ca2+）、磷（P3-）水平，全自动血细胞分析仪检测血红蛋白水平，乳胶增强免疫散射比浊法检测血清CRP、IL-6水平；观察记录治疗期间的不良反应，评价临床疗效。【结果】治疗期间，观察组2例患者因严重腹泻退出研究，其他患者均完成本研究并进入疗效统计。观察组总有效率为91.84%（45/49）、对照组为74.51%（38/51），2组比较差异有统计学意义（χ^2=5.32，P=0.002）。观察组治疗后腰膝酸软、倦怠乏力、浮肿、头晕耳鸣、畏寒喜暖、面黄无华、大便干结积分及总分低于对照组（t值分别为8.38、13.44、15.14、13.09、7.12、7.73、11.16、11.45，P<0.01），SF-12量表中生理、心理评分高于对照组（t值分别为3.24、4.22，P<0.01）。治疗后，观察组血清BUN［（15.02±2.35）mmoL/L比（18.02±3.65）mmoL/L，t=4.87］、SCr［（155.26±23.65）μmol/L比（184.49±35.49）μmol/L，t=4.83］、β2-MG［（7.12±1.27）mg/L比（9.56±2.14）mg/L，t=6.90］水平及P3-［（1.51±0.10）mmol/L比（2.02±0.19）mmol/L，t=16.70］、K+［（3.65±0.54）mmol/L比（4.21±0.63）mmol/L，t=4.76］水平低于对照组（P<0.01），血清Ca2+［（1.86±0.36）mmol/L比（2.35±0.42）mmol/L，t=6.25］水平高于对照组（P<0.01）。治疗期间2组均未发生严重不良反应（P>0.05）。【结论】参芪地黄汤合小承气汤灌肠联合血液透析更有助于改善老年CKD 5期患者肾功能及生活质量，纠正电解质紊乱、降低炎症因子水平，提高临床疗效。

关键词：肾疾病；老年人；参芪地黄汤；小承气汤；灌肠疗法；血液透析滤过

注：本文原载于《国际中医药杂志》2023年第7期。

20. 葛根芩连汤对2型糖尿病模型小鼠肝组织NLRP3炎症小体信号通路的影响

苏　菲　张媛媛　关晓文　翟艳会　朱向东　梁永林

1. 甘肃中医药大学中医基础理论实验室（糖尿病实验室）甘肃省中医方药挖掘与创新转化重点实验室，兰州，730000

2. 宁夏医科大学中医学院，银川，750004

摘要：【目的】观察不同剂量葛根芩连汤对T2DM db/db小鼠肝组织核苷酸寡聚化结构域样受体蛋白3（NLRP3）/Caspase-1/IL1β炎症信号通路的影响。【方法】将75只SPF级雄性db/db小鼠按随机数字表法分为模型组、二甲双胍组（0.2 g/kg）及葛根芩连汤高、中、低剂量组（61.80、30.90、15.45 g/kg），每组15只，另取15只db/m雄性小鼠作为空白组。各组灌胃相应药物，空白组、模型组灌胃等体积0.9%氯化钠溶液，1次/d，连续灌胃12周。测定各组小鼠体重、空腹血糖及HbA1c水平；采用实时荧光定量PCR检测肝组织NLRP3、Caspase-1、IL-1β mRNA水平；Western Blot法检测肝组织NLRP3、Caspase-1、IL-1β、IL-18蛋白表达；HE染色观察肝组织形态。【结果】与模型组比较，葛根芩连汤高、中剂量组及二甲双胍组小鼠体重、空腹血糖及HbA1c水平降低（P<0.05），葛根芩连汤低剂量组小鼠体重、空腹血糖水平降低（P<0.05）；各给药组肝组织NLRP3、IL-1β mRNA水平降低（P<0.05），葛根芩连汤高、中剂量组肝组织Caspase-1 mRNA水平降低（P<0.05）；各给药组肝组织NLRP3、Caspase-1、IL-18表达降低（P<0.05），葛根芩连汤高、中剂量组及二甲双胍组IL-1β表达降低（P<0.05）；与二甲双胍组比较，葛根芩连汤高剂量组小鼠体重、空腹血糖降低（P<0.05），葛根芩连汤高、中剂量组HbA1c水平降低（P<0.05）；葛根芩连汤高剂量组肝组织NLRP3、IL-1β mRNA水平降低（P<0.01），NLRP3、Caspase-1、IL-1β、IL-18蛋白表达降低（P<0.05）。HE染色显示，各给药组小鼠肝组织病理

改变减轻。【结论】葛根芩连汤可能通过抑制 db/db 小鼠肝组织 NLRP3/Caspase-1/IL-1β 炎症信号通路的激活降低血糖，从而改善 T2DM 炎症损伤。

关键词：糖尿病；2 型；葛根芩连汤；炎症；NLRP3 炎症小体；小鼠

注：本文原载于《国际中医药杂志》2023 年第 7 期。

21. 八正散加减结合中药熏蒸治疗难治性尿路感染阴虚湿热证的临床研究

刘 伟 张建中 彭怀文 台小东 徐 庆

1. 六安市中医院急诊科 / 全科医学科，六安，237006

2. 六安市中医院急诊科 / 重症医学科，六安，237006

摘要：【目的】评价八正散加减结合中药熏蒸治疗难治性尿路感染阴虚湿热证患者的临床疗效。【方法】随机对照试验研究。选取 2021 年 4 月 -2022 年 5 月本院 97 例难治性尿路感染阴虚湿热证患者作为观察对象，采用随机数字表法分为观察组 49 例、对照组 48 例。对照组予以抗生素治疗，观察组在对照组基础上予以八正散加减 + 中药熏蒸治疗。2 组均治疗 14 d。分别于治疗前后进行中医证候评分；采用试管法测定 WBC，尿常规亚硝酸盐测定尿细菌计数，记录患者尿常规恢复正常时间、症状缓解时间及症状消失时间；记录不良反应，评价临床疗效。【结果】观察组总有效率为 95.92%（47/49）、对照组为 81.25%（39/48），2 组比较差异有统计学意义（$\chi 2$=5.19，*P*=0.022）。观察组治疗后中医证候总积分低于对照组（*t*=13.18，*P*<0.01），WBC 及尿细菌计数低于对照组（t 值分别为 19.77、22.99，*P*<0.01）。观察组尿常规恢复正常时间、症状缓解时间及症状消失时间早于对照组（t 值分别为 23.61、9.80、7.34，*P*<0.01）。治疗期间，对照组不良反应发生率为 8.33%（4/48），观察组未发生不良反应，2 组比较差异有统计学意义（$\chi 2$=4.26，*P*=0.039）。【结论】八正散加减结合中药熏蒸可有效改善难治性尿路感染阴虚湿热证患者的临床症状，提高临床疗效，且未发生不良反应。

关键词：下尿路症状；反复发作；尿路感染；阴虚湿热证；八正散；熏洗疗法

注：本文原载于《国际中医药杂志》2023 年第 10 期。

22. 射干麻黄汤治疗哮喘研究进展

李芳琳 王淑敏 刘 晓 陈文霞

1. 河南中医药大学 2020 级硕士研究生，郑州，450046

2. 上海中医药大学 2020 级博士研究生，上海，201203

3. 上海市中医药研究院中医儿科研究所，上海，201203

4. 河南中医药大学第一附属医院儿科，郑州，450099

摘要：射干麻黄汤是治疗哮喘的经典方剂，具有散寒化痰、止咳平喘功效，临床可单独应用控制急性发作，或辅助西医疗法提高治疗效果，或与其他经方合用针对病机根本，均可改善患者咳喘、咳痰症状，以及肺功能指标。本方治疗哮喘的作用机制主要与减轻炎症反应、抑制气道重塑相关，主要通过调控免疫性炎性通路，从而发挥作用。

关键词：射干麻黄汤；哮喘；基础方证；临床研究；作用机制；综述

注：本文原载于《国际中医药杂志》2023 年第 11 期。

23. 小青龙汤救误法探析

胡旭阳[1] 白长川[2] 刘 勇[3] 李 选[3] 阎 超[4]

1. 大连医科大学中西医结合学院 2021 级硕士研究生，大连，116044

2. 大连医科大学附属第一医院康复医学科，大连，116011

3. 大连市中医医院专家门诊，大连，116001；

4. 大连中医药研究院长兴医院中医内科，大连，116011

摘要：小青龙汤为表里双解剂，尤温寒饮。以仲景救误医案为切入点，结合《伤寒论》和《金匮要略》，深入分析小青龙汤适应证与禁忌证，探讨其临床救误之法，认为临证应用该方首需明辨虚实，凡以实证寒饮为病机的咳喘病均可应用，而罹患心源性疾病者及虚人则当慎用、禁用。小青龙汤使用禁忌责之麻黄，张仲景以苓桂味甘汤强心降逆以救误，对变证复作则施以苓甘五味姜辛汤，并随其证而加减化裁，均体现了"观其脉症，知犯何逆，随证治之"的辨证与救误原则。另附张仲景、叶天士、张锡纯运用小青龙汤的医案加以佐证。

关键词：小青龙汤；救误法；禁忌证；麻黄；变证

注：本文原载于《国际中医药杂志》2023 年第 12 期。

24. 基于数据挖掘探讨竹叶石膏汤加减治疗发热的症药关系

殷浩辉　郭超峰

1. 广西中医药大学 2020 级硕士研究生，南宁，530200

2. 广西中医药大学基础医学院，南宁，530200

摘要：【目的】运用数据挖掘方法探讨竹叶石膏汤加减治疗发热的症药关系。【方法】检索中国知识资源总库（CNKI）、中文科技期刊数据库（重庆维普）、中国学术期刊数据库（万方数据）、中国生物医学文献数据库（CBM）建库至 2022 年 10 月 31 日有关竹叶石膏汤加减治疗发热的临床医案，采用 Excel 2019 统计症状、药物频次，采用 SPSS Modeler 18.0、SPSS Statistics 25.0 软件构建复杂网络与系统聚类，采用 R 4.2.1 进行关联规则分析。【结果】共纳入医案 163 例，涉及症状 143 个，以发热、食欲减退、口渴、心烦、汗出等为主；舌脉象 40 个，以脉数、舌红等为主。涉及中药 163 味，其中主要药物 9 味。中药频次及复杂网络分析表明，竹叶石膏汤治疗发热主要应用原方药物，且常用剂量为竹叶 10 g、石膏 30 g、人参或党参 10 g、麦冬 15 g、半夏 10 g、甘草 6 g、粳米 15 g。配伍药物聚类分析得到 5 个核心配伍组合。"连翘→金银花""沙参→口干"具有强关联性。【结论】竹叶石膏汤治疗发热的证型主要为外感余热清、气阴两伤型，痰热壅肺型，里热炽盛、津亏热结型，胃阴虚火旺型，脾胃虚弱、阳虚水泛型，该方所针对的发热可源于三焦中任何一焦，病位主要在胃。

关键词：竹叶石膏汤；发热；数据挖掘；症药关系

注：本文原载于《国际中医药杂志》2023 年第 12 期。

25. 经方在小儿肾病综合征的应用探析

董秀兰[1]　李宜瑞[1]　许　华[1]　董明欣[2]　陈达满[3]
范钰清[4]

1. 广州中医药大学第一附属医院，广州，510405

2. 广州中医药大学第一临床医学院

3. 广州中医药大学第四临床医学院

4. 广州中医药大学针灸康复临床医学院

摘要：【目的】浅述经方治疗小儿肾病综合征的学术经验与临床应用。【方法】通过研究中医经典文献，结合相关临床经验，总结经方治疗小儿肾病综合征的学术经验及临床应用，并附运用经方治疗的案例加以佐证。【结果】小儿肾病综合征的病因病机以肺、脾、肾三藏亏虚为主，可能兼夹风、热、湿、毒之邪；对此，治疗常以"开鬼门""洁净府""温阳"为原则。对于难治性小儿肾病综合征，风邪交杂他邪为犯，造成"邪毒内伏"是其主要病机，治疗上温阳活血、清热解毒并重，兼以顾及"从风论治"。所附医案首诊以经方"麻杏石甘汤"加减，后续诊疗从水湿入手，以经方"五苓散"等加减调治，后经随访未复发。【结论】辨证运用经方治疗小儿肾病综合征，常常收获满意疗效，值得进一步探索与推广。

关键词：肾病综合征；经方；小儿临床应用；中医学术经验；辨证论治

资助基金：全国名老中医药专家传承工作室建设项目；广东省名老中医药专家传承工作室建设项目。

注：本文原载于《浙江中医药大学学报》2023 年第 2 期。

26. 柴胡桂枝干姜汤浅析及风湿病治验举隅

赵天喜

诸暨市中医医院 浙江诸暨，311800

摘要：【目的】增进对柴胡桂枝干姜汤病机和功效的认识，扩大其临床应用范围。【方法】通过学习其他医家关于柴胡桂枝干姜汤的认识和论点，对柴胡桂枝干姜汤的原文论述、药物组成、配伍和功效进行分析和总结，结合诊疗风湿性疾病的临床实践，选用柴胡桂枝干姜汤治疗干燥综合征、结节性红斑的两则验案，详细叙述其诊疗过程并对医案加以按评，提出自己的认识和观点。【结果】柴胡桂枝干姜汤具有清火润燥、转输津液、化湿散结的功效。针对干燥综合征郁火伤津、津失传输的特点和结节性红斑水结内停、水火互结的情况，分别运用柴胡桂枝干姜汤治疗，或清郁润燥，或散结利水，均取得较好的临床疗效。【结论】临床上只要抓住柴胡桂枝干姜汤证火郁和水结两个关键病理特点，柴胡桂枝干姜汤可广泛应用于包括风湿性疾病等多种复杂病证的治疗。

关键词：柴胡桂枝干姜汤；干燥综合征；结节性红斑；火郁；水结；风湿病；经方

资助基金：浙江省中医药传承与创新十百千人才工程（杏林工程）（浙中医药号）；全国中医临床优秀人才研修项目。

注：本文原载于《浙江中医药大学学报》2023 年第 2 期。

27. 国医大师卢芳运用加味泻黄散治疗心脾积热型白塞病

钟霞媛[1] 朴勇洙[2] 卢天蛟[3] 李 倜[3]

1. 黑龙江中医药大学，哈尔滨，150040

2. 黑龙江中医药大学附属第一医院

3. 哈尔滨市中医医院

摘要：【目的】总结国医大师卢芳运用加味泻黄散治疗心脾积热型白塞病的临床经验。【方法】分析卢老对心脾积热型白塞病病因病机的认识，剖析加味泻黄散组成、方义，并举临床案例加以验证。【结果】卢老认为心脾积热型白塞病的病因病机为荣卫失和，湿热壅滞心脾，毒邪蕴于肌肤则发溃疡蚀烂。以清胃泻火、解毒疗疮为治则，并运用加味泻黄散治疗此病，临证时又可根据溃疡部位选取不同药物，从理法方药上论证了加味泻黄散治疗心脾积热型白塞病的合理性和有效性。所举验案辨为心脾积热证，予加味泻黄散合三物黄芩汤治疗正符合其病机，患者症状得到显著改善。【结论】卢老运用加味泻黄散治疗心脾积热型白塞病疗效显著，也是对古方泻黄散的传承与创新，值得临床学习。

关键词：白塞病；加味泻黄散；心脾积热型；名医经验；医案；国医大师；卢芳

资助基金：卢芳国医大师传承工作室项目；黑龙江省自然科学基金项目（ZHY19-006）。

注：本文原载于《浙江中医药大学学报》2023 年第 3 期。

28. 青蒿汤加减方对慢性光化性皮炎患者 T 细胞亚群及细胞因子水平的影响

陈书悦 查伟锋 周梦云 单筠筠

杭州市第三人民医院，杭州，310009

摘要：【目的】探究青蒿汤加减方对慢性光化性皮炎（chronic actinic dermatitis，CAD）的临床疗效，以及对患者外周血 T 细胞亚群及细胞因子水平的影响。【方法】搜集 2020 年 1 月—2021 年 6 月杭州市第三人民医院确诊的 CAD 患者 60 例，随机分为对照组和治疗组，每组各 30 例。对照组外用甘草油，治疗组在此基础上口服青蒿汤加减方，连续治疗 4 周。以瘙痒症状、皮损面积以及形态评分对临床疗效进行评价，并比较外周血总 T 淋巴细胞（CD_3^+T 细胞）、辅助性 T 淋巴细胞（$CD_3^+CD_4^+$T 细胞）、细胞毒性 T 淋巴细胞（$CD_3^+CD_8^+$T 细胞）、$CD_3^+CD_4^+/CD_3^+CD_8^+$T 细胞比例，白细胞介素 -17（interleukin-17，IL-17）、白细胞介素 -22

(interleukin-22，IL-22）及可溶性凋亡相关因子（soluble factor related apoptosis，sFas）及sFas配体（sFas ligand，sFasL）水平差异。【结果】对照组和治疗组的瘙痒程度、皮损面积以及形态评分较治疗前均显著改善（$P<0.01$），临床评分较治疗前显著下降（$P<0.01$）。对照组临床有效率73.33%，治疗组临床有效率93.33%，差异有统计学意义（$P<0.01$）。与治疗前比较，治疗后两组患者外周血$CD_3^+CD_8^+$T细胞比例以及IL-22、sFas、sFasL水平显著降低（$P<0.01$），$CD_3^+CD_4^+$T细胞水平，$CD_3^+CD_4^+/CD_3^+CD_8^+$T细胞比例及IL-17水平显著升高（$P<0.01$）。与对照组比较，治疗后治疗组患者的瘙痒程度和皮损面积改善更为显著（$P<0.01$），皮损部位的红斑、抓痕血痂以及肥厚程度显著改善（$P<0.05$，$P<0.01$），皮损形态评分显著降低（$P<0.01$），$CD_3^+CD_4^+$ T细胞水平，$CD_3^+CD_4^+/CD_3^+CD_8^+$ T细胞比例及IL-17水平显著升高（$P<0.05$，$P<0.01$），IL-22、sFas、sFasL水平显著降低（$P<0.01$）。【结论】青蒿汤加减方通过调节免疫功能，改善CAD患者症状，值得临床推广应用。

关键词：青蒿汤加减方；慢性光化性皮炎；临床疗效；T细胞亚群细胞因子；免疫调节

资助基金：杭州市医药卫生科技项目（A20200079）

注：本文原载于《浙江中医药大学学报》2023年第4期。

29. 张杰运用防风通圣散加减治疗皮肤病验案四则

季 阳[1] 张 杰[2]

1. 北京中医药大学东方医院，北京，100020
2. 安徽中医药大学

摘要：【目的】总结张杰教授使用防风通圣散的经验，探讨本方临证应用的思路与方法。【方法】选取张杰教授使用防风通圣散治疗银屑病、结节性痒疹、接触性皮炎、荨麻疹的验案四则，并结合历代名医名家对本方的相关论述，从医理病机、治则治法、药物加减特色等方面对验案进行分析。【结果】张杰教授认为，皮肤病虽病位在肌表，然形诸外者，往往病诸内，其病因常在内外合邪，“表里交攻、血分瘀热、风热湿毒”是其常见病机，治疗上强调解表清里、疏风清热、凉血利湿，用防风通圣散加减最为合拍。文中所举四则医案虽病名各异，病因不离“风、热、湿、瘀”，证型总属“表里俱盛”，证同治亦同，故均以防风通圣散加减治疗，对证处理，卓有疗效。【结论】张杰教授辨证论治与辨病用药相结合，以防风通圣散改汤加减治疗多种皮肤病，丰富了防风通圣散的使用范围，见解独到、特色鲜明，值得临床学习参考。

关键词：防风通圣散；银屑病；结节性痒疹；接触性皮炎荨麻疹；名老中医经验；张杰

资助基金：全国基层名老中医药专家传承工作室建设项目。

注：本文原载于《浙江中医药大学学报》2023年第5期。

30. 黄平教授运用黄连阿胶汤治疗月经后期的经验探讨

王思翰[1] 张润泽[2] 黄 平[3]

1. 浙江中医药大学第二临床医学院，杭州，310053
2. 浙江中医药大学第一临床医学院
3. 浙江中医药大学附属第二医院

摘要：【目的】总结黄平教授运用黄连阿胶汤治疗月经后期的临床经验。【方法】通过跟师临证，医案整理，并结合文献检索与访谈研究，回顾黄平教授运用黄连阿胶汤治疗月经后期的临证思路与化裁经验，系统总结其在“心肾－中焦－子宫”月经周期节律脏腑分层调节模型指导下治疗月经后期的学术特色，并附医案加以佐证。【结果】黄平教授运用气机升降理论阐释了黄连阿胶汤的方义，并在“下丘脑－垂体－卵巢轴”理论与“心－肾－子宫轴”学说影响下，结合气机学说，提出“心肾－中焦－子宫”月经周期节律脏腑分层调节模型，在该模型指导下运用黄连阿胶汤据证化裁治疗月经后期，执简驭繁。文中所附医案在“心肾－中焦－子宫”月经周期节律脏腑分层调节模型指导下运用黄连阿胶汤化裁治疗，终获良效。【结论】黄平教授在“心肾－中焦－子宫”月经周期节律脏腑分层调节模型指导下，运用黄连阿胶汤治疗月经后期，为月经后期的治疗提供了新思路，也扩大了经方的适用范围，具有鲜明的学术特色，值得借鉴。

关键词：黄连阿胶汤；月经后期；心肾同调；气机升降；黄平；临床经验

注：本文原载于《浙江中医药大学学报》2023年第11期。

31. 加味葛根芩连汤对糖尿病 db/db 小鼠内质网应激及胰岛素抵抗的影响

王佳慧[1] 柳　荣[1] 郝民琦[1] 朱向东[2] 梁永林[1]

1. 甘肃中医药大学基础医学院，甘肃兰州，730000

2. 宁夏医科大学中医学院，宁夏银川，750004

摘要：【目的】观察加味葛根芩连汤对糖尿病小鼠肝脏内质网应激及胰岛素抵抗的影响，探讨其改善2型糖尿病的作用机制。【方法】将65只db/db小鼠随机分为模型组、二甲双胍组和加味葛根芩连汤低、中、高剂量组，每组13只，另取13只m/m小鼠作为空白组，给药组分别予相应药物灌胃12周。检测小鼠体质量、空腹血糖（FBG）、糖化血红蛋白（HbA1c），ELISA检测血清空腹胰岛素（FINS）、游离脂肪酸（FFA）水平，全自动生化分析仪检测血清总胆固醇（TC）、三酰甘油（TG）含量，HE染色观察肝组织病理改变，油红O染色观察肝脏脂质蓄积，Western blot检测肝组织肌醇需求酶1（IRE1）、p-IRE1、c-Jun氨基末端激酶（JNK）、p-JNK、胰岛素受体底物1（IRS1）、p-IRS1蛋白表达，RT-PCR检测肝组织IRE1、JNK、IRS1 mRNA表达。【结果】与空白组比较，模型组小鼠体质量、FBG、FINS、HbA1c、FFA、TC、TG水平均显著升高，肝组织结构严重破坏，组织内有大量脂滴，肝组织IRE1、p-IRE1、JNK、p-JNK蛋白表达显著升高，IRS1、p-IRS1蛋白表达显著降低，IRE1、JNK mRNA表达显著升高，IRS1 mRNA表达显著降低，差异均有统计学意义（$P<0.01$）；与模型组比较，加味葛根芩连汤高剂量组和二甲双胍组小鼠体质量、FBG、FINS、HbA1c、FFA、TC、TG水平显著降低，肝组织损伤有所减轻，肝细胞脂质蓄积减少，肝组织IRE1、p-IRE1、JNK、p-JNK蛋白表达显著降低，IRS1、p-IRS1蛋白表达显著升高，IRE1、JNK mRNA表达显著降低，IRS1 mRNA表达显著升高，差异均有统计学意义（$P<0.05$，$P<0.01$）。【结论】加味葛根芩连汤可能通过调节IRE1/JNK/IRS1信号通路抑制胰岛素抵抗，减轻内质网负荷，对2型糖尿病起治疗作用。

关键词：2型糖尿病；加味葛根芩连汤；内质网应激；胰岛素抵抗；IRE1/JNK/IRS1信号通路；db/db小鼠

资助基金：甘肃省教育厅产业支撑计划项目（2021CYZC-03）；宁夏回族自治区重点研发计划（2022CMG02034）；甘肃省优秀研究生创新之星项目（2022CXZX-734）。

注：本文原载于《中国中医药信息杂志》2023年第6期。

32. 真武汤类方对慢性心力衰竭患者心功能影响的贝叶斯 Meta 分析

周先强[1] 赵鹏宇[2] 张苏贤[3] 韩虹宇[3] 潘宝峰[3] 杨克敏[3] 许　敏[3] 李秀娟[3] 袁　敏[2] 张天嵩[4]

1. 上海市静安区中医医院，上海 200072

复旦大学附属静安区中心医院，上海，200040

2. 上海中医药大学科技信息中心，上海，201203

3. 复旦大学附属静安区中心医院，上海，200040

4. 上海市静安区中医医院，上海，200072

摘要：【目的】评价真武汤类方联合西医常规疗法对慢性心力衰竭患者心功能的影响。【方法】按Cochrane Handbook方法进行系统评价。检索PubMed、Embase、Cochrane Library、中国知识资源总库（CNKI）、万方数据知识服务平台（万方数据）、中文科技期刊数据库（维普网），检索时间范围自建库至 2021 年 10 月 26 日，并更新检索至 2022 年 7 月 31 日，手工检索相关杂志，搜集真武汤类方联合西医常规疗法治疗慢性心力衰竭的随机对照试验；使用第 2 版 Cochrane 随机对照试验偏倚风险工具评估偏倚风险，采用贝叶斯 Meta 分析方法合并数据，并进行敏感性分析以考察结果是否可靠。【结果】共纳入 25 项研究，涉及患者 2149 例。纳入研究总体偏倚风险高。贝叶斯随机效应模型 Meta 分析结果显示：真武汤类方联合西医常规治疗组在改善 NYHA 心功能分级 [累积比值比及 95% 可信区间（CrI）：2.50（1.95，3.19）]、中医症状积分 [累积比值比及 95%CrI：3.30（2.20，5.08）]、左室射血分数 [标准化均数差及 95%CrI：0.86（0.31，1.44）]、N- 末端 B 型脑钠肽前体 [标准化均数差及 95%CrI：-1.03（-2.04，-0.51）] 方面优于西医常规治疗组，差异均有统计学意义，经敏感性分析结论可靠，B 型利钠肽 [标准化均数差及 95%CrI：-0.39（-0.99，0.01）] 与西医常规治疗组差异无统计学意义。【结论】真武汤类方联合西医常规治疗可以改善慢性心力衰竭患者心功能水平和临床状态。因纳入研究大多总体偏倚风险偏高，尚需进一步开展多中心、大样本、高质量的随机对照试验予以证实。

关键词：慢性心力衰竭；系统评价；贝叶斯 Meta 分析；真武汤类方

资助基金：上海市静安区医学科研课题（2019ZY01）；上海市静安区中医药临床重点专科建设项目（JA2020-Z003）；上海市静安区名老中医传承创新工作室项目（JA2021-MLZZ005）。

注：本文原载于《中国中医药信息杂志》2023 年第 7 期。

33. 麻黄细辛附子汤对尘螨变应原 Der p1 诱导的鼻黏膜上皮细胞屏障损伤的影响

倪钰莹　范淑月　崔　颖　高　婧　罗再奕　刘　敏

北京中医药大学，北京，100029

摘要：【目的】基于 RhoA/ROCK 信号通路探讨麻黄细辛附子汤及麻黄对尘螨变应原 Der p1 诱导的人鼻黏膜上皮细胞（HNEpC）屏障损伤的影响及作用机制。【方法】体外培养 HNEpC，将细胞分为对照组、模型组、麻黄组、抑制剂组及麻黄细辛附子汤低、中、高剂量组。电阻仪检测细胞跨膜电阻，酶标仪检测 FITC-Dextran 通透性，倒置显微镜观察细胞形态，Western blot 检测紧密连接蛋白咬合蛋白（Occludin）、闭合蛋白 1（Claudin-1）及通路蛋白 RhoA、ROCK1 表达，免疫荧光染色检测肌动蛋白（F-actin）表达。【结果】与对照组比较，模型组细胞间隙增大，出现环形损伤，标准化跨膜电阻显著降低（$P<0.01$），FITC-Dextran 通透性显著增加（$P<0.01$），Occludin、Claudin-1 蛋白表达显著降低（$P<0.01$），RhoA、ROCK1、F-actin 蛋白表达显著升高（$P<0.01$）；与模型组比较，麻黄组、抑制剂组和麻黄细辛附子汤低、中、高剂量组细胞排列紧密，环形损伤被修复，标准化跨膜电阻显著升高（$P<0.01$），FITC-Dextran 通透性显著降低（$P<0.01$），Occludin、Claudin-1 蛋白表达显著升高（$P<0.01$），RhoA、ROCK1 蛋白表达显著降低（$P<0.01$），麻黄细辛附子汤低、中、高剂量组和抑制剂组细胞 F-actin 蛋白表达显著降低（$P<0.05$，$P<0.01$）。【结论】麻黄细辛附子汤及麻黄可能通过抑制 RhoA/ROCK 信号通路改善鼻黏膜通透性，修复 Der p1 诱导的 HNEpC 屏障损伤。

关键词：变应性鼻炎；麻黄细辛附子汤；屏障功能；RhoA/ROCK 信号通路；人鼻黏膜上皮细胞

资助基金：国家自然科学基金（81774375）

注：本文原载于《中国中医药信息杂志》2023 年第 10 期。

34. 半夏白术天麻汤对原发性高血压痰浊中阻证患者左心室能量损耗的影响

张希惠[1]　王　飞[1]　丁文波[2]　阎　芹[2]　李　杰[2]
王新东[2]　杨丽君[2]　高　昕[2]　吴　娜[2]　陈晓栋[2]

1. 南京中医药大学第三临床医学院，
江苏南京，210023

2. 南京中医药大学附属中西医结合医院
江苏南京，210028

摘要：【目的】观察半夏白术天麻汤对原发性高血压痰浊中阻证患者左心室能量损耗（EL）的影响。【方法】采用随机数字表法将 64 例原发性高血压痰浊中阻证患者分为试验组和对照组各 32 例。2 组均在健康教育基础上予硝苯地平控释片，30mg/ 次，1 次 /d，口服；试验组加服半夏白术天麻汤，每日 1 剂，每日 2 次，口服。2 组均连续治疗 6 周。观察 2 组临床疗效，比较 2 组治疗前后中医症状评分、平均血压、常规超声心动图指标和血流向量成像（VFM）技术测量心房收缩期（P1）、快速射血期（P2）、快速充盈期（P3）及减慢充盈期（P4）左心室 EL。【结果】试验组总有效率为 90.63%（29/32），对照组为 78.13%（25/32），2 组比较差异有统计学意义（$P<0.05$）。与本组治疗前比较，2 组治疗后中医各项症状评分均降低（$P<0.05$，$P<0.01$）；2 组治疗后比较，试验组首重如裹、脘腹痞满评分及总分低于对照组（$P<0.05$）。与本组治疗前比较，2 组治疗后平均血压均降低（$P<0.01$）；2 组治疗后平均血压比较差异无统计学意义（$P>0.05$）。2 组治疗前后常规超声心动图指标比较差异无统计学意义（$P>0.05$）。与本组治疗前比较，2 组治疗后 EL-P1、EL-P2、EL-P3、EL-P4 均减小（$P<0.01$）；2 组治疗后比较，试验组 EL-P1、EL-P2、EL-P3、EL-P4 减小趋势更明显（$P<0.01$）。【结论】半夏白术天麻汤可改善原发性高血压痰浊中阻证患者的症状及提高临床疗效，可改善血液流变进而减少左心室 EL，可能有助于改善心功能、延缓心室重塑进程。

关键词：原发性高血压；半夏白术天麻汤；血流向量成像；痰浊中阻证；左心室能量损耗

资助基金：国家中医临床研究基地业务建设科研专项（JD2019SZ15）； 江苏省研究生科研与实践创新计划项目（SJCX22-0851）； 全国西学中骨干人才培训项目（19QGXXZGGRC001）； 全国名老中医药专家董其美传承工作室建设项目（2022）。

注：本文原载于《中国中医药信息杂志》2023 年第 11 期。

35. 国医大师王庆国运用旱莲槐蓟汤治疗血热夹风型皮肤病经验

余巧玉　武怡平　邵　奇　程发峰　王庆国

北京中医药大学中医学院，北京，100029

摘要：皮肤病类型众多，表现各异，涉及范围较广，甚至遍布全身，对患者的身心健康往往造成严重的困扰，中医的临床辨证也较为复杂，王庆国教授针对众多皮肤病常见共性病机“血热夹风”，借用先贤经验“旱莲槐蓟汤”，以清热凉血祛风为法，又兼顾不同疾病的特点，取得良好疗效，体现了抓关键病机、辨病与辨证相结合的诊断用药思路。

关键词：皮肤病；旱莲槐蓟汤；血热夹风；国医大师；王庆国；名医经验

资助基金：全国中医学术流派传承工作室建设项目（1190062620029）

注：本文原载于《四川中医》杂志 2023 年第 1 期。

36. 当归桂枝助阳方联合西药对阳虚寒凝型糖尿病周围神经病变患者 Vaspin、胱抑素 C 水平的影响

郭　琦　于红梅　于建忠

海安市中医院，江苏海安，226600

摘要：【目的】探究当归桂枝助阳方联合西药对阳虚寒凝型糖尿病周围神经病变（DPN）患者 Vaspin、胱抑素 C（CysC）水平的影响。【方法】选取我院 2020 年 10 月—2021 年 10 月收治的阳虚寒凝型 DPN 患者 80 例，随机分为观察组和对照组各 40 例，对照组予以西药常规治疗，观察组在此基础上加以当归桂枝助阳方治疗，比较两组治疗后临床效果，治疗前、后中医证候评分、多伦多临床评分、神经传导速度、血清 Vaspin、CysC 水平，观察治疗期间不良反应。【结果】治疗后，观察组治疗总有效率为 87.50％，高于对照组的 67.50％（$P<0.05$）；治疗后，两组患者畏寒肢冷、麻木冷痛、腰膝酸软、神疲懒言中医证候积分均降低（$P<0.05$），

且观察组治疗后的各中医证候积分均低于对照组（$P<0.05$）；治疗后，两组患者多伦多临床评分均降低（$P<0.05$），且观察组低于对照组（$P<0.05$）；治疗后，两组患者腓总神经和正中神经MNCV、SNCV较治疗前均上升（$P<0.05$），且观察组均高于对照组（$P<0.05$）；治疗后，两组患者血清Vaspin升高（$P<0.05$），CysC降低（$P<0.05$），观察组血清Vaspin高于对照组（$P<0.05$），CysC低于对照组（$P<0.05$）；治疗期间，两组患者均未出现胃肠道反应及肝肾功能异常等不良反应。【结论】当归桂枝助阳方联合西药可显著改善阳虚寒凝型DPN患者临床症状，改善周围神经病变，提升血清Vaspin，降低血清CysC水平，安全性较高，值得临床推广。

关键词：糖尿病周围神经病变；阳虚寒凝；当归桂枝助阳方；临床疗效；神经传导速度；Vaspin；胱抑素C

资助基金：南通市卫生和计划生育委员会科研项目（MB2021081）

注：本文原载于《四川中医》杂志2023年第1期。

37. 三三汤联合氨溴索口服液治疗支气管炎临床疗效及安全性分析

王思倩　胡　苏　汪毓君　杨军辉

华中科技大学同济医学院附属武汉市中心医院重症医学科，湖北武汉，430014

摘要：【目的】探讨三三汤联合氨溴索口服液治疗支气管炎的疗效与安全性。【方法】选取2018年3月—2020年3月武汉市中心医院收治的支气管炎患者102例，随机数字表法分成对照组与观察组，各51例。对照组给予氨溴索口服液治疗，观察组采用三三汤联合氨溴索口服液治疗，两组均治疗2周。比较两组疗效，分别在治疗前后比较两组中医证候积分，并采血检测患者的肺表面活性蛋白A（SP-A）、肺表面活性蛋白D（SP-D）以及白介素-6（IL-6）、白介素-8（IL-8）、白介素-17（IL-17）、基质金属蛋白酶-9（MMP-9）水平，用于评估肺表面活性蛋白与炎症反应的变化，记录两组不良反应发生率。【结果】观察组总有效率（94.12%）显著高于对照组（80.39%）（$P<0.05$）。两组治疗后痰液增加、痰黄、咳喘、鼻塞、流清涕、口不干渴、恶寒肢冷积分均低于治疗前，且观察组痰液增加、痰黄、咳喘、鼻塞、流清涕评分及总分低于对照组（$P<0.05$）。两组治疗后血清SP-A、SP-D、IL-6、IL-8、IL-17、MMP-9水平低于治疗前，且观察组低于对照组（P<0.05）。观察组不良反应率（7.84%）与对照组（3.92%）比较无差异（$P>0.05$）。【结论】三三汤联合氨溴索口服液能更有效的缓解支气管炎患者的中医症状，改善肺表面活性蛋白水平，减轻炎症反应，安全性高，总体疗效可靠。

关键词：支气管炎；三三汤；氨溴索；肺表面活性蛋白；炎症反应；不良反应

资助基金：湖北省卫生健康委员会中医药科研项目（2018-2019ZY2019Q055）

注：本文原载于《四川中医》杂志2023年第2期。

38. 小青龙汤联合苏黄止咳胶囊治疗人支气管哮喘的疗效及对T淋巴细胞、炎症因子的影响

杨红伟

首都医科大学石景山教学医院中医科，北京，100043

摘要：【目的】探讨小青龙汤联合苏黄止咳胶囊治疗成人支气管哮喘的疗效及对T淋巴细胞、炎症因子的影响。【方法】选取2021年9月—2022年9月在我院就诊的86例支气管哮喘患者纳入研究对象，按随机数字表法分为观察组（小青龙汤联合苏黄止咳胶囊治疗）与对照组（苏黄止咳胶囊治疗），各43例。比较两组患者的治疗效果、不良反应及治疗前后的中医证候积分、T淋巴细胞（CD_4^+、CD_8^+、CD_4^+/CD_8^+）、白细胞介素-6（IL-6）、C反应蛋白（CRP）、肿瘤坏死因子-α（TNF-α）。【结果】观察组总有效率显著高于对照组（$P<0.05$）；两组治疗后各中医证候积分显著低于治疗前，且观察组低于对照组（$P<0.05$）；两组治疗后CD_4^+、CD_4^+/CD_8^+显著高于治疗前，CD_8^+显著低于治疗前，观察组CD_4^+、

CD_4^+/CD_8^+高于对照组，CD_8^+低于对照组（$P<0.05$）；两组治疗后IL-6、CRP、TNF-α显著低于治疗前，且观察组低于对照组（$P<0.05$）；两组不良反应总发生率比较差异无统计学意义（$P>0.05$）。【结论】小青龙汤联合苏黄止咳胶囊可改善支气管哮喘患者的T淋巴细胞、炎症因子水平，治疗效果好，且不良反应少。

关键词：小青龙汤；苏黄止咳胶囊；支气管哮喘；疗效；T淋巴细胞；炎症因子

注：本文原载于《四川中医》杂志2023年第3期。

39. 沙参麦冬汤加减对肺癌放疗患者生存质量及生存期的影响分析

刘　影[1]　**熊　燕**[1]　**孟令占**[1]　**杨光雨露**[2]

1. 重庆市中医院肿瘤科，重庆，400021

2. 重庆两江新区第一人民医院中医康复科，重庆，400000

摘要：【目的】探究沙参麦冬汤加减对肺癌放疗患者生存质量及生存期的影响。【方法】选取2019年10月—2020年5月于本院就诊治疗的肺癌放疗患者90例，按随机数字表法将患者分为中药组44例和对照组46例，对照组仅采用单一放疗，中药组在对照组基础上采用沙参麦冬汤加减治疗，观察两组临床疗效，并比较治疗前后两组患者血清神经元特异性烯醇化酶（NSE）、癌胚抗原（CEA）以及细胞角蛋白19片段（CYFRA21-1）水平、白细胞（WBC）和血小板水平变化，并观察两组患者放疗副反应、生存质量及生存期差异。【结果】中药组临床总有效率为50.00%，明显高于对照组的28.26%（$P<0.05$）；治疗后，中药组血清NSE、CEA及CYFRA21-1水平均明显低于对照组（$P<0.05$）；治疗后，中药组WBC和血小板水平明显高于对照组（$P<0.05$）；中药组恶心呕吐、放射性肺炎、放射性食管炎、心脏损伤等副反应总发生率明显低于对照组（$P<0.05$）；治疗后，中药组肺癌患者生活质量量表（FACT-L）评分明显高于对照组（$P<0.05$）；中药组患者1年生存率明显高于对照组（$P<0.05$）。【结论】沙参麦冬汤加减治疗肺癌放疗患者效果显著，可有效降低患者血清肿瘤标志物水平，减缓WBC和血小板减少速率，降低放疗副反应，提高患者生活质量水平和1年生存率，具有较高临床应用价值。

关键词：肺癌；放疗；沙参麦冬汤加减；生活质量；生存期

资助基金：重庆市卫生计生委中医药科技项目（ZY201703008）

注：本文原载于《四川中医》杂志2023年第6期。

40. 茯苓汤用药规律研究

巫祥宇　席永宽　邵志愿　巩　岩

阜阳市中医医院，安徽阜阳，236000

摘要：【目的】挖掘古方“茯苓汤”的临证用药特点及规律。【方法】筛选《中医方剂大辞典》中被命名为“茯苓汤”的方剂，利用频次统计及关联规则算法总结高频单味药及其药物组合的使用特点及规律。【结果】共收集117首有效方剂，涉及167味中药。高频药物有茯苓、人参、白术、桂枝、半夏等，用药重在利水渗湿、健脾燥湿、温阳化湿。【结论】茯苓汤多用于治疗与痰饮有关的疾病，用药以补益、行散、燥湿利水为基本治则。本研究首次对《中医方剂大辞典》中所有“茯苓汤”进行了数据挖掘研究，并提出以脏腑脾、肺、心、肾为纲的深度剖析路线，为中医药传承、制剂研发及临床应用奠定基础。

关键词：茯苓汤；频次统计；关联规则；痰饮；数据挖掘；中医药传承

资助基金：阜阳市卫生健康委青年项目（FY2021-152）

注：本文原载于《四川中医》杂志2023年第7期。

41. 八仙散加减对老年髋部骨折患者术后骨折延迟愈合的影响

凌　超[1]　**卜秋宁**[2]　**刘雅丽**[1]　**赵　刚**[1]　**王永述**[1]

1. 秦皇岛市工人医院骨二科，河北秦皇岛，066200

2. 秦皇岛市第一医院检验科，河北秦皇岛，066200

摘要：【目的】探讨八仙散加减对老年髋部骨折患者术后骨折延迟愈合的影响。【方法】选取2019年3月—2021年2月在本院治疗的110例老年髋部骨折术后延迟愈合患者，采用简单随机分组将所有纳入患者分为观察组55例和对照组55例。对照组采用常规西医治疗(包括股骨粗隆间骨折、常规抗感染等)，观察组在与对照组相同的治疗基础上配合八仙散加减治疗，经过3个月治疗后，观察比较两组患者治愈时间、骨密度（BMD）、骨痂评分、Harris髋关节评分、疼痛视觉模拟评分（VAS）、中医证候评分、血清骨钙素（BGP）、骨形态发生蛋白~2（BMP-2）、碱性磷酸酶（ALP）水平的差异。【结果】经过3个月治疗后，观察组骨折延迟愈合患者临床治疗总有效率显著高于对照组（$P<0.05$），治疗后两组患者骨痂评分随着治疗时间不断升高（$P<0.05$），且观察组患者升高程度显著优于对照组（$P<0.05$）；治疗后两组患者BMD水平、Harris评分、BGP、BMP-2、ALP指标均明显升高（$P<0.05$），VAS评分、中医证候评分明显降低（$P<0.05$），且观察组患者变化程度显著优于对照组（$P<0.05$）。【结论】八仙散加减治疗老年髋部骨折患者术后骨折延迟愈合，能通过增加机体BGP、BMP-2、ALP的分泌，增加骨细胞活性，促进骨组织形成，提高骨密度，加速骨折愈合，且能有效缓解患者术后疼痛。

关键词：八仙散加减；老年髋部骨折；骨折延迟愈合

资助基金：秦皇皃重点研发计划科技支撑项目（201902A203）

注：本文原载于《四川中医》杂志2023年第7期。

42. 名老中医白习明运用逍遥散类方治疗郁证经验

白应松[1]　张　虹[2]　蒋杰理[2]　曹远东[1]　周　闹[2]

1. 四川中医药高等专科学校，四川绵阳，621000

2. 成都中医药大学第三附属医院，四川成都，610015

摘要：介绍名老中医白习明教授运用时方逍遥散类方治疗郁证的经验。通过名老中医智能化传承平台中医心理疾病智能化软件进行数据挖掘，总结白教授从医七十年来致力于郁证经方方证及药证的研究及临床用药经验，通过对白习明教授所编著的《中医临证求索集》中等使用经方经验及数据的整理，从方证、药证的角度对经方常用药的使用指征进行说明，进行频次分析、关联分析、力导图分析，得到白老运用逍遥散类处方治疗郁证的常用药物、属性、分类，常用药对、核心方药组成。【结果】纳入医案数据168案，中药处方数227条，涉及中药113味，总用药频次1334次，常用中药性味以温、平、苦、辛为主，多归于肝、脾、心、肺四经，柴胡-白芍、茯苓-桂枝、半夏-白术等以逍遥散类处方化裁加减。【结论】归纳白教授其临证根据本方主治与组方特点，以“方证相应”的辨证思维模式在中医临床工作中随证加减进退，或加或减，或兼以和解等辨治思路，用药以健脾补气血、疏肝理气、肝、脾、心、肺同调，临床疗效颇佳，全新诠释中医组方理论的科学性。

关键词：逍遥散；类方；郁证；名医经验；白习明

资助基金：四川中医药文化传承与研究中心重点项目（2023Z001）；四川省科技厅社会发展领域重点项目（2021YFS0041）。

注：本文原载于《四川中医》杂志2023年第8期。

43. 参苓白术散加二陈汤加味结合运动疗法治疗糖尿病伴非酒精性脂肪肝临床研究

朱丽红

武汉市第五医院二桥街社区卫生服务中心，

湖北武汉，430050

摘要：【目的】探究参苓白术散加二陈汤加味结合运动疗法对脾虚湿热型2型糖尿病（diabetes mellitus type 2，T2DM）伴非酒精性脂肪肝

(nonalcoholic fatty liver disease，NAFLD）患者肝功能、糖脂代谢、炎症因子的影响。【方法】选取2021年1月—2022年5月于武汉市某三甲医院就诊的脾虚湿热型T2DM伴NAFLD患者96例，采用随机双色球法分为研究组（n=48）和对照组（n=48）。对照组患者给予常规西药联合运动疗法进行治疗，研究组患者在对照组的基础上给予参苓白术散加二陈汤加味进行治疗。两组患者均进行治疗2w。比较两组患者治疗前及治疗2w后中医证候积分、肝功能指标[肝脏脂肪受控衰减指数（CAP）、肝脏硬度指数（LSM）、谷草转氨酶（AST）、γ谷氨酰转肽酶（GGT）]、糖脂代谢指标[低密度脂蛋白胆固醇（LDL-C）、胰岛素抵抗指数（HOMA-IR）、空腹血糖（FBG）、糖化血红蛋白（HbA1c）]、炎症因子[超敏C反应蛋白（hs-CRP）、纤溶酶原激活物抑制剂-1（PAI-1）、白介素-1β（IL-1β）、脂联素（APN）]水平，并统计两组患者治疗期间不良反应发生情况。【结果】治疗2w后，两组患者中医证候各项积分、肝功能指标、糖脂代谢指标及大部分炎症因子水平均明显低于治疗前，且研究组明显低于对照组（$P<0.05$）；治疗2w后，两组患者APN水平明显高于治疗前，且研究组明显高于对照组（$P<0.05$）；治疗期间，研究组患者不良反应总发生率与对照组患者比较无明显差异（$P>0.05$）。【结论】参苓白术散加二陈汤加味结合运动疗法可有效改善脾虚湿热型T2DM伴NAFLD患者临床症状，减轻患者炎症反应，对患者血糖水平及肝脏功能具有积极影响，且具有较高的安全性。

关键词：糖尿病；非酒精性脂肪肝；参苓白术散；二陈汤；运动疗法

注：本文原载于《四川中医》杂志2023年第9期。

44. 麻黄附子细辛汤治疗少阴寒化证经验撷英

洪健峰[1]　吕　静[2]　陈其剑[3]

1. 辽宁中医药大学，辽宁沈阳，110847
2. 辽宁中医药大学附属医院，辽宁沈阳，110032
3. 西昌市人民医院，四川西昌，615000

摘要：麻黄附子细辛汤是《伤寒论》中的经典名方，全方由麻黄、细辛、附子组成。主治少阴兼表证（即肾阳虚外感证），是助阳解表的代表方剂，被广泛应用于临床。其致病机理为阳虚感寒。麻黄附子细辛汤可温少阴之阳，祛太阳之寒，从而治疗太阳少阴两感证。该方不仅可以治疗急性上呼吸道感染等外感病，还可治疗多种内科杂病，尤其在临证时针对“项背冷痛”这一明显症状具有突出疗效。

关键词：麻黄附子细辛汤；少阴寒化；名医经验；阳虚外感；阳虚寒凝

资助基金：辽宁省人社厅百千万人才工程领军人才资助项目（XLYC2005006）；辽宁省教育厅高等学校基本科研项目（LJKZ0884）。

注：本文原载于《四川中医》杂志2023年第10期。

45. 浅谈经方在心血管疾病中的应用

杨清高　荆　阳　马　荣　姜梅贤　刘　英　邹　媛

四川省中西医结合医院内一科，四川成都，610041

摘要：《伤寒论》作为中医学四大经典之一，是一部倍受后世医家推崇的医书，它用药简练，配伍精妙，许多方剂现在仍为临床常用之方。本文从辨证论治、用药遣方简单总结经方在部分心血管疾病中的治疗。

关键词：《伤寒论》；经方；心血管疾病；胸痹心痛；心悸；喘

注：本文原载于《四川中医》杂志2023年第10期。

王尽欢教授等学验选编

1. 白虎加人参汤治疗糖尿病研究进展

王尽欢　刘军彤　石　岩　杨宇峰

辽宁中医药大学，辽宁沈阳，110847

摘要：糖尿病（diabetes mellitus，DM）是临床常见的代谢性疾病，其典型表现为多饮、多食、多尿或消瘦等，与中医的消渴病接近，可归属于“消渴”范畴。中国是世界上DM患病率增长最快的国家之一。而其发病率、致残率逐年上升，造成社会巨大的经济负担。白虎加人参汤出自《伤寒杂病论》，由石膏、知母、甘草、粳米、人参等组成。白虎加人参汤作为清气分热盛、主治气津两伤的中医经方，治疗火热迫肺、上消多饮者效如桴鼓。依照DM的基本病机，白虎加人参汤可单用或联合诸如胰岛素等化学药物来治疗DM。近年来，越来越多的临床研究证明白虎加人参汤能明显改善DM患者糖代谢异常、血脂紊乱、胰岛素抵抗等病理状态，同时还可以干预体内的炎症状态、氧化应激水平，对于DM并发症如糖尿病酮症酸中毒（DKA）、血管并发症、抑郁症等具有良好的治疗效果，因其具有安全性高、不良反应小等特点，被广泛应用于代谢性疾病、呼吸系疾病等多个系统疾病的治疗中。该文检索中国知网（CNKI）、万方数据、Pubmed等数据库从理论基础研究、临床疗效研究和实验机制研究3个方面，将近年来白虎加人参汤治疗DM的报道研究做一详细综述，以期为以后深入阐明白虎加人参汤治疗DM的作用机制和该方的开发及临床推广提供一定的科学参考。

关键词：白虎加人参汤；糖尿病；肠道屏障；胰岛素抵抗；炎症反应；氧化应激

资助基金：辽宁省兴辽英才青年拔尖人才资助项目（XLYC1807145）；辽宁省人社厅百千万人才资助项目（20200512）。

注：本文原载于《辽宁中医药大学学报》2023年第1期。

2. 柴胡加龙骨牡蛎汤治疗甲亢引起失眠理论探讨

王宝滨[1]　崔　鹏[2]

1. 辽宁中医药大学，辽宁沈阳，110847

2. 辽宁中医药大学附属医院，辽宁沈阳，110032

摘要：失眠，中医称之为不寐，是临床上甲亢患者常见的并发症之一。西医常给予巴比妥盐类、苯二氮类等药物来治疗失眠，通过刺激GABA受体来减少神经元兴奋，从而起到镇静和抑制的效果。西药治疗失眠具有一定的成瘾性且不良反应较大；近年来，运用中药治疗失眠优势显著，越来越被患者接受；临床上常用仲景《伤寒论》中柴胡加龙骨牡蛎汤一方来治疗甲亢引起的失眠证；通过对柴胡加龙骨牡蛎汤的方证组成、功效配伍、作用机制及现代医家对此方治疗失眠的研究应用入手，结合甲亢引起失眠的病因病机等特点，探讨本方的证治机制，发现该方能有效治疗伴有焦虑症状的失眠和抑郁症，其机制是通过调节下丘脑－垂体－甲状腺轴/肾上腺轴激素水平及5-羟色胺（5-HT）、多巴胺（NA）、去甲肾上腺素（NE）等多种神经递质的作用来调节失眠。方中柴胡、黄芩、龙骨、牡蛎等药物的有效成分具有明显的镇静、消炎、抗抑郁作用。该文从以上多个角度出发，探索柴胡加龙骨牡蛎汤治疗甲亢引起失眠的理论机制，旨在为中医药治疗不寐提供理论基础，亦为临床运用经方治疗甲亢提供思路。

关键词：失眠；不寐；甲亢；柴胡加龙骨牡蛎汤；经方；理论机制

资助基金：辽宁省教育厅高校科研基金（11020138150054）

注：本文原载于《辽宁中医药大学学报》2023年第1期。

3. 加味白头翁汤对溃疡性结肠炎模型大鼠血清 IL-5、IL-10 影响

沈科婷[1] 胡 波[2] 陈新胜[3]

1. 湖北中医药大学，湖北武汉，430000
2. 武汉市江夏区第一人民医院，湖北武汉，430000
3. 鄂州市中医医院，湖北鄂州，436000

摘要：【目的】观察加味白头翁汤对溃疡性结肠炎（UC）大鼠的疗效。【方法】将 60 只 SD 大鼠随机地分成正常组、模型组、加味白头翁汤组、SASP 组，每组 15 只。采用免疫复合法造模后，加味白头翁汤组和 SASP 组分别给予加味白头翁汤和美沙拉嗪颗粒灌胃治疗，记录各组大鼠一般状况并计算 DAI 评分。灌胃 2 周后，采用 ELISA 法测定大鼠血清中 IL-5、IL-10 水平，观察大鼠结肠大体形态学和组织学变化。【结果】与正常组对比，模型组大鼠 DAI 评分明显升高，血清 IL-5 增加，IL-10 下降，组织学损伤评分显著增加（均 $P<0.01$）；与模型组相比，加味白头翁汤能明显改善 UC 大鼠炎症程度，DAI 评分及组织学损伤评分明显改善，血清 IL-5 下降，IL-10 上调（均 $P<0.05$）；与 SASP 组相比，加味白头翁汤组大鼠 DAI 评分、组织学损伤评分及血清 IL-5、IL-10 水平差异均无统计学意义（$P>0.05$）。【结论】加味白头翁汤能抑制 UC 的炎性浸润，促进结肠黏膜的修复，调节肠道免疫，从而发挥治疗 UC 的作用。

关键词：溃疡性结肠炎；加味白头翁汤；通络；细胞因子；IL-5IL-10

资助基金：国家中医药管理局项目（LP011703）；湖北省卫健委重点资助项目（ZY2021Z017）

注：本文原载于《辽宁中医药大学学报》2023 年第 5 期。

4. 国医大师张静生运用丹参生脉饮治疗冠心病及冠脉术后再狭窄经验撷菁

王志丹[1] 张静生[2] 杨关林[2] 闵冬雨[3] 张 杰[4] 乔文军[3] 崔高翔[5] 李兆卿[3] 赵曦彤[3] 侯思怡[3] 郭雪峰[6]

1. 辽宁中医药大学，辽宁沈阳，110847
辽宁中医药大学附属医院，辽宁沈阳，110032
中国医科大学附属第一医院，辽宁沈阳，110001
2. 辽宁中医药大学，辽宁沈阳，110847
辽宁中医药大学附属医院，辽宁沈阳，110032
3. 辽宁中医药大学附属医院，辽宁沈阳，110032
4. 中国医科大学附属第一医院，辽宁沈阳，110001
5. 沈阳市急救中心，辽宁沈阳，110006
6. 沈阳市骨科医院，辽宁沈阳，110200

摘要：张静生教授，主任医师，博士研究生导师，第四批国医大师，首批全国名中医。擅长治疗冠心病，形成自己独到的治疗理念，认为气阴两虚是冠心病发病的始动因素，心脉瘀阻是贯穿冠心病全过程的病理基础。气虚、阴虚是本，气滞痰浊血瘀是标。故用益气养阴、扶正祛邪之法，可通心阳，益心气，血脉得以通行；养阴补血以充盈脉络，达到益气养阴通阳化瘀之目的。故以丹参生脉饮为基础方，辨证加减化裁治疗冠心病。丹参生脉饮由太子参、麦冬、五味子、丹参 4 味药组成，由生脉饮易人参为太子参、加丹参组成的基本方，具有益气养阴、活血化瘀的功能。临床应用时，需结合病机，根据冠心病患者具体临床表现，结合胸痛、后背痛、高血压、心衰等症状或合并症，加入常用药对或药物组合应用。由于冠心病患者老年人较多、病程较长，丹参生脉饮方较柔和，长期服用较为适合。

关键词：国医大师；张静生；冠心病；丹参生脉饮；气阴两虚

资助基金：国家自然科学基金（81974548）；国家自然科学基金（82174114）；沈阳市科技计划项目（20-205-4-008）；教育部重点实验室开放基金（zyzχ2006）；沈阳市科技局公共卫生研发专项医工结合协同创新研究项目（22-321-32-14）。

注：本文原载于《辽宁中医药大学学报》2023 年第 5 期。

5. 探讨泻心汤类方群及其复方制剂剂型研究

曹 越[1] 姚完美[1] 刘 昕[1] 路荣荣[1]
赵 换[2] 刘必旺[1] 王世民[2]

1. 山西中医药大学，山西晋中，030619
2. 山西中医药大学附属医院，山西太原，030024

摘要：以泻心汤为基础的 70 首常用泻心汤类方群，是中医临床中的常用经典名方群。该类方主要治疗少阴阳明火证、寒热错杂痞证、上焦火热证等。因该类方治疗病证明确、组方配伍精当、临床疗效显著，故可研究其中药新药复方制剂及创新剂型研究。该文从研究背景、历史沿革、中医基础理论及方剂理论依据、方剂组方配伍、药物有效成分、现代实验室药理学研究等方面进行阐述，提出泻心汤可进行的 5 种现代药物剂型研究及 5 种剂型的优缺点对比，为后续泻心汤及其类方的中药复方制剂研创提供思路。

关键词：泻心汤；类方群；火热证；现代药物剂型；中药复方制剂

资助基金：国医大师传承工作室；全国名中医传承工作室项目（2018TD-004）；国家级重点支持领域大创项目（20220718）；山西省科技厅项目（20210302124602）。

注：本文原载于《辽宁中医药大学学报》2023 年第 7 期。

6. 经方中白术应用规律研究

白晨志 孙凤一 崔家祥 王洪海

山东中医药大学，山东济南，250355

摘要：通过查阅文献，从《伤寒论》所用术的种类、用量、主治证候、配伍等方面探究仲景白术应用规律，发现仲景用白术一般常用量为 2 ~ 3 两，针对病机不同也有 4 两与 6 铢的特殊用量，多用于补脾止疼痛、健脾利小便、升清止泄利。而在配伍上，与茯苓相伍共奏健脾止痛、利水渗湿之功；与桂枝配伍则可温阳利水、调畅气机；合芍药则能抑木扶土、健脾止痛；与附子相配可益火补土，温脾暖肾。同时，与桂枝、芍药、附子等配伍又可以起到温阳利水调畅气机、抑木扶土温暖脾肾等作用。白术应用广泛，配伍精妙，理圆法活，充分体现出仲景爱用、善用白术，顾护中土的学术思想。通过对白术在《伤寒论》经方应用规律研究，以冀为进一步研究仲景用药特色，深化临床实践提供帮助。

关键词：白术；配伍规律；伤寒论；经方研究

资助基金：《伤寒杂病论》经方应用教学案例库建设项目（SDYAL19145）。

注：本文原载于《辽宁中医药大学学报》2023 年第 8 期。

7. 黄芪建中汤治疗脾胃虚寒型胃痛中医治疗研究进展

左 军[1] 张力文[1] 王加朋[1] 朱少炳[1] 阮云乐[1]
张金龙[1] 胡晓阳[2]

1. 黑龙江中医药大学，黑龙江哈尔滨，150040
2. 鸡西市人民医院医疗集团，黑龙江鸡西，158100

摘要：胃痛是指以上腹胃脘部近心窝处疼痛为主症的病证。西医学中的急性、慢性胃炎及消化道溃疡等以上腹部疼痛为主症的疾病皆可参考其辨证治疗。中医学认为胃痛主要由外邪袭胃、饮食不节、情志不遂及脾胃素虚等原因而引发。其病机虽有区别，但脾胃虚寒却最为常见，而治疗此病又以黄芪建中汤最为常用，其在患者胃痛的不适症状以及降低不良反应发生率上都有不俗表现。故整理诸多医者运用黄芪建中汤治疗脾胃虚寒型胃痛的中医辨证论治思路及方法，体现了中医治疗的优势。

关键词：黄芪建中汤；脾胃虚寒型胃痛；辨证论治；中医治疗；综述

资助基金：黑龙江省政府博士后资助课题（LBH-Z17210）

注：本文原载于《辽宁中医药大学学报》2023 年第 9 期。

8. 经典名方独活寄生汤处方考证及历史沿革分析

刘玉龙[1] 姚啸生[2] 戚晓楠[2] 崔海舰[2] 龙科章[1]

1. 辽宁中医药大学，辽宁沈阳，110847

2. 辽宁中医药大学附属医院，辽宁沈阳，110032

摘要：经典名方独活寄生汤首见于唐代孙思邈《备急千金要方》，原方由独活、寄生、杜仲、牛膝、细辛、秦艽、茯苓、桂心、防风、川芎、人参、甘草、当归、芍药、地黄15味药组成，主治痹证日久，肝肾两虚，气血不足证。独活寄生汤在中国历代医籍中的记录和阐述丰富，但在现代则多注重临床作用与机制探讨，而缺乏揭示其历史沿革的综述性资料。基于此，作者从处方来源、组成、药材基原、药用部位、炮制规格、剂量折算、用法用量、煎服方法等几个方面对独活寄生汤进行系统梳理和分析，探明独活寄生汤的历史沿革，为现代独活寄生汤的药材种类使用提供参考建议，为今后深入研究和开发提供参考依据。

关键词：经典名方；独活寄生汤；历史沿革；处方；考证；中药

资助基金：国家自然科学基金（82174398） 辽宁省名中医传承工作室建设项目。

注：本文原载于《辽宁中医药大学学报》2023年第10期。

9. 小续命汤历史沿革、有效成分组、药理作用及临床应用研究进展

裴晓婷[1] 彭 雷[2] 陈卫东[3]

1. 安徽中医药大学，安徽合肥，230012

长三角药物高等研究院，江苏南通，226133

合荣嘉医药科技（南通）有限公司，江苏南通，226133

2. 合荣嘉医药科技（南通）有限公司，江苏南通，226133

3. 安徽中医药大学，安徽合肥，230012

省部共建安徽道地中药材品质提升协同创新中心，安徽合肥，230012

中药资源保护与开发研究所，安徽合肥，230012

中药复方安徽省重点实验室，安徽合肥，230012

中药饮片制造新技术安徽省重点实验室，安徽合肥，230012

摘要：小续命汤是《千金要方》中治疗中风的代表方，具有保护神经血管单元、保护神经细胞、抗阿尔茨海默病、降血脂、抗凝血、保护线粒体功能、改善急性肺损伤等作用，临床上用于治疗中风及其后遗症、面神经炎、类风湿性关节炎、格林－巴利综合征、儿童过敏性鼻炎－哮喘综合征等疾病，具有较好疗效。该文对小续命汤历史沿革、有效成分组、药理作用和临床应用的研究进展进行综述。

关键词：小续命汤；历史沿革；有效成分组；药理作用；临床应用

资助基金：黄山市中医医院院内制剂（黄山市新安医学院内制剂）项目（HJACG2021C130A－2）。

注：本文原载于《辽宁中医药大学学报》2023年第10期。

10. 温胆汤及其类方治疗失眠研究进展

张思佳[1] 周颖靓[1] 王 茹[1] 陈 杰[2]

1. 陕西中医药大学，陕西咸阳，712046

2. 陕西省中医医院，陕西西安，710003

摘要：失眠的发病率逐年增高，中医辨证论治失眠具有独特的优势。祛痰名方温胆汤及其类方在痰热扰神、痰热内扰、肝郁痰火、心胆气虚等失眠的治疗中效果甚佳，与其他中药方剂（如酸枣仁汤、参芍片、柴胡疏肝散、丹栀逍遥散等）、西药（如舒乐安定、劳拉西泮、阿普唑仑等）、针刺、穴位放血、认知行为疗法（CBT－Ⅰ）、耳穴压豆、重复经颅磁刺激（rTMS）等联用治疗失眠或失眠合并他病，疗效显著且不良反应少。温胆汤及其类方主要通过降低脑内c-fos、c-jun等即刻早期基因（IEGs）的表达水平，调节5－羟色胺（5-HT）、γ－氨基丁酸（GABA）、谷氨酸（Glu）、去甲肾上腺素（NE）、多巴胺（DA）等中枢神经递

质的含量，降低白细胞介素-1（IL-1）、白细胞介素-6（IL-6）、肿瘤坏死因子（TNF）等炎症细胞因子的水平，调节褪黑素（MT）水平，改善氧化应激反应，恢复线粒体的结构及功能等机制治疗失眠。该文对温胆汤防治失眠的临床应用与作用机制研究进展进行系统综述，以期为温胆汤治疗失眠提供新思路。

关键词：温胆汤；失眠；临床应用；作用机制；研究进展

资助基金：陕西省中医药管理局项目 陕西省重点研发计划项目（2021SF-375）。

注：本文原载于《辽宁中医药大学学报》2023年第10期。

11. 葛根芩连汤治疗糖尿病性胃肠病变研究进展

付显童　杨宇峰

辽宁中医药大学，辽宁沈阳，110847

摘要：糖尿病性胃肠病变（diabetic gastrointestinal diseases，DGID）西医治疗是以控制血糖为主，采取对症下药、支持治疗的方法。针对其临床症状治疗效果较快，可以起到明显改善或缓解的作用，但不良反应较大，易出现胃肠道等不良反应且疗效存在个体差异，长期服用会产生对药依赖性，因此停药后病症再现，对胃肠功能紊乱等问题不能起到根本治疗作用。葛根芩连汤善于清利肠胃湿热，不仅可以使患者血糖和血脂降低，而且能够对患者的肠道有益菌群结构起到明显改善作用并且使数量增加，胰岛β细胞稳定性得到控制，血浆黏蛋白明显降低，同时促进整体微循环并调节代谢紊乱，还兼顾病程发展及其预后。现将葛根芩连汤治疗糖尿病性胃肠病变进行综述。

关键词：葛根芩连汤；糖尿病性胃肠病变；研究进展

资助基金：辽宁省科技厅项目（2019JH6/10100009）；辽宁省教育厅校际合作项目（2100221206）。

注：本文原载于《辽宁中医药大学学报》2023年第11期。

12. 经方治疗肿瘤相关性失眠研究

高晓宇[1]　海　英[2]　王文萍[3]

1. 辽宁中医药大学，辽宁沈阳，110847
辽宁中医药大学附属医院，辽宁沈阳，110032
2. 辽宁中医药大学附属医院，辽宁沈阳，110032
3. 辽宁中医药大学，辽宁沈阳，110847

摘要：肿瘤相关性失眠是指肿瘤患者伴随肿瘤发生或抗肿瘤治疗过程中而出现的失眠，可造成患者疲乏、注意力下降、记忆力减退等不适症状，严重影响着患者的生存质量。相比于镇静安眠类西药，中药的作用温和、药效安全，不易成瘾，易被大众接受。以仲景方剂为代表的经方可通过调整气血阴阳、调控热邪、调和胃腑，继而缓解失眠症状。经方治疗肿瘤相关性失眠方剂种类繁多，大体可归结为三大病机、八大类方。第一类调整气血阴阳：阳虚者适合桂枝类方以温补心阳定惊悸、附子类方以温中回阳安神志；阴虚者适合黄连类方以扶阴散热交心肾；血虚者适合酸枣仁类方以养血安神清虚热。第二类调控热邪：柴胡类方可疏肝解郁散肝火；栀子类方可宣热除烦泻郁火；地黄类方可滋肾潜阳移相火。第三类调和胃腑：半夏类方可调和脾胃通阴阳。现分类简述，冀对当今临床诊治肿瘤相关性失眠有所启示。

关键词：肿瘤相关性失眠；经方；病因病机

资助基金：辽宁省兴辽英才计划项目（XLYC2002104）

注：本文原载于《辽宁中医药大学学报》2023年第12期。

13. 麻子仁汤加味联合川椒祛毒汤熏洗对高位复杂性肛瘘术后患者肛门功能的影响

江志峰　李建平　王宝光

首都医科大学附属北京中医医院，北京，100010

摘要：【目的】探讨麻子仁汤加味联合川椒祛毒汤熏洗对高位复杂性肛瘘术后患者肛门功能、肛肠动力学及血清表皮生长因子（EGF）、转化生长因子 β1（TGF-β1）、纤维连接蛋白（FN）水平的影响。【方法】选取120例高位复杂性肛瘘患者，按随机数字表法分组，入选患者分别纳入西药组或观察组，每组各60例。西药组术后给予常规单纯西药治疗，观察组在西药组的基础上应用麻子仁汤加味联合川椒祛毒汤熏洗治疗。治疗1个疗程后，评估两组临床疗效，观察两组治疗前后创面愈合状况（疼痛、水肿、渗出、肉芽生长评分）、肛门功能指标[肛门失禁Wexner评分量表（Wexner）、Williams肛门功能分级（Williams）评分]、肛肠动力学[肛管最大收缩压（AMCP）、肛管最长收缩时间（ALCT）、直肠静息压（RRP）和肛管静息压（ARP）]及血清学指标表达的变化情况，比较两组术后并发症情况。【结果】观察组的临床总有效率高于西药组（$P<0.05$）。治疗后，两组患者创面疼痛、水肿、渗出、肉芽生长评分均低于本组治疗前，且观察组均低于西药组（$P<0.05$）；两组患者Williams、Wexner评分均低于本组治疗前，且观察组均低于西药组（$P<0.05$）；治疗后，ALCT、AMCP、ARP、RRP均低于本组治疗前，但观察组均高于西药组（$P<0.05$），两组治疗前后ALCT比较差异无统计学意义（$P>0.05$）；经治疗，两组患者血清表皮生长因子（EGF）、转化生长因子-β1（TGF-β1）、纤维连接蛋白（FN）水平均高于本组治疗前，且观察组均高于西药组（$P<0.05$）。术后观察组并发症总发生率低于西药组（$P<0.05$）。【结论】麻子仁汤加味联合川椒祛毒汤熏洗治疗可提高高位复杂性肛瘘术后恢复的治疗效果，进一步改善患者术后肛门功能、恢复患者肛肠动力，促进患者术后排便，更好地调节患者血清EGF、TGF-β1、FN水平，且安全性较好。

关键词：高位复杂性肛瘘；麻子仁汤；川椒祛毒汤；肛门功能；肛肠动力学

资助基金：北京市卫生健康委员会首都卫生发展科研专项项目（2022-2-7015）

注：本文原载于《陕西中医》杂志2023年第2期。

14. 六味地黄汤联合逍遥散加减治疗肾虚肝郁型围绝经期睡眠障碍临床研究

王艳英 马 堃

中国中医科学院眼科医院，北京，100040

摘要：【目的】评价六味地黄汤联合逍遥散加减治疗肾虚肝郁型围绝经期睡眠障碍的有效性和安全性。【方法】受试者随机分为两组，试验组予六味地黄汤联合逍遥散加减口服；对照组予戊酸雌二醇联合地屈孕酮序贯口服。试验组以30 d为1个疗程，对照组以21d为1个疗程，连续治疗3个疗程。观察两组治疗前后PSQI评分、Kupperman评分、中医证候积分、血清FSH、E2及血尿常规、肝肾功和心电图等指标的变化。【结果】试验组总有效率93.3%，对照组90.0%；两组均能明显降低PSQI、改良Kupperman和中医证候评分，在改善中医证候积分方面试验组明显优于对照组，差异有统计学意义（$P<0.01$）。对照组在减低Kupperman评分上优于试验组，差异有统计学意义（$P<0.01$）。两组对血清FSH水平均有下调趋势，均可上调血清E2水平，对照组较试验组对血清E2上调更明显（$P<0.01$）。【结论】六味地黄汤联合逍遥散加减治疗肾虚肝郁型围绝经期睡眠障碍安全有效。

关键词：围绝经期；睡眠障碍；肾虚肝郁；六味地黄汤；逍遥散；Kupperman评分

资助基金：中国民族医药学会科研项目（2017KYXM-Z160-20）

注：本文原载于《陕西中医》杂志2023年第5期。

15. 小柴胡汤加味治疗慢性阻塞性肺疾病急性加重期疗效及对患者细胞免疫状态的影响

向 杰 杨 峰 李 强 高 乐

西安市中医医院，陕西西安，710021

摘要：【目的】探究小柴胡汤加味对于慢性阻塞

性肺疾病急性加重期（AECOPD）（少阳合并血瘀证）患者的治疗效果和对患者免疫细胞状态的影响。【方法】选取 120 例 AECOPD 患者作为观察对象并分为两组（观察组和对照组），分组方法采用区组随机化法，每组 60 例。对照组采用常规西医方法进行治疗，观察组在其基础上采用小柴胡汤加味治疗，两组患者均治疗 10 d。比较治疗后两组患者治疗有效率，对比治疗前和治疗 1 个月后两组患者中医症候积分、肺功能 [用力第一秒呼气量（FEV1）、用力肺活量（FVC）、呼气峰值流速（PEF）]、免疫功能（CD_4^+、CD_8^+、NK 细胞比例、CD_4^+/CD_8^+ 比值）、生活质量 [生活质量测定表（WHOQOL-BREF）] 的变化。【结果】在治疗 1 个月后，观察组治疗效果明显优于对照组（$P<0.05$），两组治疗总有效率比较差异无统计学意义（$P>0.05$）；两组患者在治疗 1 个月后中医症候积分、WHOQOL-BREF、FEV1、FVC、PEF 水平均明显升高（均 $P<0.05$），且观察组显著高于对照组（均 $P<0.05$）；治疗后两组患者 CD_4^+、NK 比例、CD_4^+/CD_8^+ 比值均明显升高，且观察组显著高于对照组（均 $P<0.05$），CD_8^+ 比例明显降低，观察组 CD_8^+ 比例显著低于对照组（均 $P<0.05$）。【结论】小柴胡汤加味能显著改善 AECOPD 患者的肺功能和免疫功能，提高患者生活质量，有利于其预后。

关键词：慢性阻塞性肺疾病急性加重期；小柴胡汤加味；肺功能；NK 细胞；CD_4^+/CD_8^+ 比值；生活质量

资助基金：陕西省自然科学基础研究计划项目（2014JM2-8202）

注：本文原载于《陕西中医》杂志 2023 年第 5 期。

16. 杨志宏教授运用清心宁神汤异病同治经验

王 兴[1] 郭珍[2] 杨志宏[2]

1. 陕西中医药大学，陕西咸阳，712046

2. 陕西中医药大学附属医院，陕西咸阳，712083

摘要：介绍杨志宏教授运用清心宁神汤异病同治的相关理论与经验。杨志宏教授以“谨守病机”为临证要点，发现不寐中有以肾水不足、心火亢盛而致心神失养者；郁证中有以心肝火旺导致情绪烦躁，日久成郁者；眩晕中有以肝肾亏虚而致阴虚火旺，灼津为痰，出现痰火上蒙脑窍而发病者。上述病证虽临床表现不同，实则皆以阴虚火旺、水火不济为基本病机，均可运用清心宁神汤以清心安神、滋阴降火，不仅临床疗效显著，更体现了中医学辨证论治思想的精髓——异病同治。现从清心宁神汤的立方溯源、方药释义、临证经验、典型医案等方面阐述杨志宏教授运用此方异病同治的经验与理论，以期更好地将名医经验指导于临床，为异病同治提供临床思路。

关键词：清心宁神汤；异病同治；不寐；郁证；眩晕

资助基金：陕西省中医药管理局科研课题（2019-GJ-LC020）；陕西省第三届名中医杨志宏传承工作室建设项目（2019004）。

注：本文原载于《陕西中医》杂志 2023 年第 6 期。

17. 韩世荣运用小青龙汤治疗荨麻疹经验

贾晨阳[1] 李文彬[2] 梁雨时[2] 韩世荣[2]

1. 陕西中医药大学第一临床医学院，陕西咸阳，712046

2. 陕西省中医医院，陕西西安，710003

摘要：荨麻疹是皮肤科的常见疾病，目前西医对荨麻疹的治疗虽能有效控制症状，但难以治愈。小青龙汤出自《伤寒论》，最早用于治疗外有表寒、内有水饮的病证。韩世荣教授认为荨麻疹之风团亦属于外有表寒、内有水饮的表现，而且荨麻疹发病与 Th1/Th2 水平失衡有关。小青龙汤在临床广泛应用于由 Th1/Th2 失衡而引起的过敏性鼻炎、支气管哮喘等疾病，并且小青龙汤中各单药均可不同程度调整 Th1/Th2 失衡。因此将经典与现代医学研究相结合，以期为临床治疗荨麻疹提供新的思路及理论支持。

关键词：荨麻疹；韩世荣；小青龙汤；经方；古方新用；Th1/Th2

资助基金：长安医学皮肤病流派传承工作室建设项目；陕西省重点研发计划项目（2023-YBSF-013）

注：本文原载于《陕西中医》杂志2023年第8期。

18. 名中医张春艳运用宣痹汤治疗活动期类风湿关节炎临证经验

马姝楠[1] 刘春平[2] 张 宏[3] 韦 尼[3]
马卫国[3] 常 悦[4] 叶冠成[1] 张春艳[3]

1. 北京中医药大学第二临床医学院，北京，100029
2. 北京中医药大学东直门医院风湿病科，北京，100700
3. 北京中医药大学东方医院风湿科，北京，100078
4. 北京中医药大学第一临床医学院，北京，100029

摘要：张春艳主任医师认为类风湿关节炎活动期多见湿热痹阻证，湿热邪气是其发生的根源，经络闭阻、气血阻滞是病机本质，二者共同组成该病的核心病机。临证常运用吴鞠通《温病条辨》中宣痹汤为底方，清热祛湿为主，宣气化湿、通达经络为辅，共奏清湿热、开郁结、通经络之功，且不拘泥于原方，随证化裁，制方出新。

关键词：类风湿关节炎活动期；湿热痹阻证；宣痹汤；清热祛湿；宣气化湿；通达经络

资助基金：北京市科技计划项目（Z161100000516138）；北京中医药大学中央高校基本科研业务项目（2019-JYB-JS-151）。

注：本文原载于《陕西中医》杂志2023年第9期。

19. 柴胡龙骨牡蛎汤加减治疗乳腺癌研究进展

高 宏 周立江 邢向荣 杨君 殷东风

辽宁中医药大学附属医院，辽宁沈阳，110000

摘要：乳腺癌治疗包括抗肿瘤治疗和姑息治疗，在全程管理的长期过程中，柴胡龙骨牡蛎汤加减可用于肿瘤及其并发症、不良反应等多方面。该方药扶正可合用益气、养血、滋阴、温阳药物，驱邪可合用理气、化湿、活血、清热药物，符合辨证施治及指南推荐的治疗模式与方案。临床及实验研究证明，柴胡龙骨牡蛎汤加减可增加内分泌治疗的依从性并提高生存质量，延长生存期，且延长服药时间与5年生存率提高呈正相关，且激素受体阴性同样生存获益。3年以上治疗可使三阴乳腺癌5年生存率进一步提高。

关键词：乳腺癌；柴胡龙骨牡蛎汤；扶正；生存质量；生存期

资助基金：国家重点研发计划（2018YFC1707406）

注：本文原载于《陕西中医》杂志2023年第11期。

20. 王笑民运用柴胡桂枝汤治疗恶性肿瘤思路探析

王秀慧[1] 于明薇[2] 王笑民[2]

1. 北京中医药大学研究生院，北京，100029
首都医科大学附属北京中医医院肿瘤科，北京，100010
2. 首都医科大学附属北京中医医院肿瘤科，北京，100010

摘要：柴胡桂枝汤为治疗伤寒太少并病所创，具有和解表里、条达枢机、祛邪外出等功效。王笑民教授认为恶性肿瘤是一类病程缠绵、病机复杂的疾病，涉及“虚、痰、瘀、毒”多个方面，常用柴胡桂枝汤统领扶正、解毒、化痰、祛瘀多种治法。本文从疏利气机、开郁降火、通调津血、固护脾胃、平肝抑毒角度探析柴胡桂枝汤的组方用药特点，以求为肿瘤的临床治疗提供思路。

关键词：柴胡桂枝汤；恶性肿瘤；临证经验；王笑民

资助基金：北京市科技计划项目（Z191100008319006）；北京市自然科学基金资助项目（7202065）。

注：本文原载于《湖北中医药大学学报》2023年第1期。

21. 补阳还五汤联合肌骨超声下微针刀治疗腰椎间盘突出症临床观察

韩　倩　胡　盼　杨　琴　李培金
武汉中西医结合骨科医院 / 武汉体育学院附属医院，湖北武汉，430079

摘要：【目的】观察补阳还五汤联合肌骨超声下微针刀治疗腰椎间盘突出症的临床效果。【方法】将我院 132 例腰椎间盘突出症患者随机分为对照组与观察组各 66 例。对照组给予传统针刺治疗，观察组给予肌骨超声引导下微针刀联合补阳还五汤治疗，对比两组患者临床疗效、治疗前后视觉模拟评分（VAS）、日本骨科协会（JOA）腰椎疾患评分及血清 β－内啡肽（β-EP）、前列腺素 E2（PGE2）和 5- 羟色胺（5-HT）水平。【结果】治疗后，观察组临床治疗总有效率显著高于对照组（$P<0.05$）；两组 VAS 评分显著低于治疗前（$P<0.05$），JOA 评分显著高于治疗前（$P<0.05$），血清 β-EP 水平均显著高于治疗前（$P<0.05$），PGE2、5-HT 水平均显著低于治疗前（$P<0.05$）；且观察组治疗后 VAS 评分显著低于对照组（$P<0.05$），JOA 评分显著高于对照组（$P<0.05$），血清 β-EP 水平显著高于对照组（$P<0.05$），PGE2、5-HT 水平均显著低于对照组（$P<0.05$）。【结论】微针刀联合补阳还五汤在肌骨超声下治疗腰椎间盘突出症效果显著，不仅可以减轻疼痛症状，还可有效改善腰椎功能，值得临床推广。

关键词：腰椎间盘突出症；补阳还五汤；肌骨超声；微针刀

资助基金：湖北省卫生健康委员会科研项目（WJ2019F031）。

注：本文原载于《湖北中医药大学学报》2023 年第 2 期。

22. 黄芪桂枝五物汤辅助后路椎板减压螺钉固定术治疗胸腰椎骨折联合脊髓损伤疗效观察

王宇强[1]　李　鹤[1]　王　峰[1]　孙明林[1]　朱　雷[2]
1. 中国人民武装警察部队特色医学中心，天津，300162
2. 西安交通大学附属红会医院，陕西西安，710054

摘要：【目的】观察黄芪桂枝五物汤辅助后路椎板减压螺钉固定术（PLSF）治疗胸腰椎骨折（TF）联合脊髓损伤（SCI）的疗效。【方法】将我院 100 例 TF 联合 SCI 患者随机分为研究组与对照组各 50 例。对照组给予 PLSF+ 甲钴胺片治疗，研究组在对照组治疗基础上给予黄芪桂枝五物汤，比较两组临床疗效，监测躯体感觉诱发电位（SEP）、运动诱发电位（MEP），统计运动觉、感觉、改良 Barthel（MBI）评分，记录并发症情况。【结果】治疗后，研究组总有效率显著高于对照组（$P<0.05$）；两组 SEP、MEP 振幅大于治疗前，研究组 SEP、MEP 振幅大于对照组（$P<0.05$）；两组运动觉、感觉、MBI 评分大于治疗前，研究组运动觉、感觉、MBI 评分大于对照组（$P<0.05$）；两组并发症发生率无统计学差异（$P>0.05$）。【结论】黄芪桂枝五物汤对 TF 联合 SCI 术后患者运动、感觉功能具有较满意的疗效，能显著改善患者脊髓和大脑运动和感觉神经传导，恢复日常活动能力，且安全性较高。

关键词：胸腰椎骨折；脊髓损伤；后路椎板减压螺钉固定术；黄芪桂枝五物汤

资助基金：陕西省自然科学基础研究计划项目（2021JQ-925）。

注：本文原载于《湖北中医药大学学报》2023 年第 3 期。

23. 巴元明运用加味大补元煎治疗慢性肾脏病验案举隅

杨　茜[1]　巴元明[2]
1. 湖北中医药大学，湖北武汉，430061
2. 湖北中医药大学附属医院 / 湖北省中医院，湖北武汉，430061

摘要：慢性肾脏病多迁延不愈，久病失调常致机体虚损，目前西医多为对症支持治疗，中医药治疗具有一定的优势。大补元煎为景岳创制补虚名方之补阵首方，巴元明教授在多年临床实践中，将其应用于多种肾系虚劳疾病，每获佳效。文章对巴元明教授运用大补元煎治疗慢性肾脏病的经验作相关介绍，与同道共勉。

关键词： 巴元明；大补元煎；慢性肾脏病；慢性肾炎；IgA 肾病；名医经验

资助基金： 巴元明全国名老中医药专家传承工作室（国中医药人教函号）。

注： 本文原载于《湖北中医药大学学报》2023 年第 4 期。

24. 基于肠道菌群探讨桂枝汤类方治疗小儿哮喘机制

刘杨梅[1] 徐 丽[2]

1. 辽宁中医药大学，沈阳，110847
2. 辽宁中医药大学，沈阳，110847

辽宁省中医药研究院，沈阳，110034

辽宁中医药大学附属第二医院小儿推拿科，沈阳，110034

摘要： 肠道菌群的平衡与脾主运化的正常运行密切相关。小儿脾常不足，容易痰浊内生，导致肠道菌群失调，气机不利，营卫不和，引发小儿哮喘。文章从肠道菌群、脾、营卫、气机、痰浊等方面介绍了小儿哮喘病机之间的联系。桂枝加厚朴杏子汤、小建中汤与黄芪建中汤是经典方剂，组方思路与小儿哮喘的病机吻合，为临床应用“肺肠合治”法治疗小儿哮喘提供了理论依据。

关键词： 肠道菌群；小儿哮喘；桂枝加厚朴杏子汤；小建中汤；黄芪建中汤；营卫

资助基金： 国家自然科学基金（81603511）

注： 本文原载于《天津中医药大学学报》2023 年第 1 期。

25. 麻杏石甘汤现代研究概述

荆瑶瑶[1] 邢龄艺[1] 李 想[1] 余河水[1] 张丽娟[1] 宋新波[2]

1. 天津中医药大学，天津，301617；
2. 天津中医药大学，天津，301617；

天津现代创新中药科技有限公司，天津，300191

摘要： 麻杏石甘汤记载于《伤寒杂病论》，由麻黄、苦杏仁、石膏和炙甘草 4 味中药组成。文章从麻杏石甘汤的有效成分、现代工艺、药理作用以及量效关系 4 个方面进行阐述，总结了现有研究的不足，并对未来的研究方向进行展望，以推动中医药的现代化和标准化，使中药复方更好的服务于临床。

关键词： 麻杏石甘汤；有效成分；现代工艺；药理作用；量效关系

注： 本文原载于《天津中医药大学学报》2023 年第 2 期。

26. 加味麻黄附子细辛汤治疗窦性心动过缓临证体会

孙艳君[1] 王保和[2]

1. 天津中医药大学，天津，301617；
2. 天津中医药大学第一附属医院，天津，300381

摘要： 追溯麻黄附子细辛汤的组方背景，分析麻黄附子细辛汤的药物组成，论述麻黄附子细辛汤和窦性心动过缓之间的联系，介绍治疗窦性心动过缓的临床用药特点，指出窦性心动过缓的发病机制与心气、心阳亏虚紧密相关，明确气阳两虚、阴寒内盛的发病病机，治疗以益气温阳散寒为主要治则，用药在益气温阳药的基础上，酌加活血药、滋阴药，收效可观，并附典型病例 1 则。

关键词： 窦性心动过缓；麻黄附子细辛汤；气阳两虚；益气温阳

资助基金： 国家科技重大专项（2018ZX09734-002）

注： 本文原载于《天津中医药大学学报》2023 年第 4 期。

27. 经典名方开心散不同粉碎方式下成分含量差异研究

李 胜[1] 李 超[1] 丁 辉[1] 宋新波[2]

1. 天津中医药大学制药工程学院，天津，301617

2. 天津中医药大学制药工程学院，天津，301617
省部共建组分中药国家重点实验室，天津，301617
现代中药海河实验室，天津，301617

摘要：【目的】对开心散（KXS）粉碎过程中的温度变化及粉末粒径进行考察，比较由不同粉碎方式处理后 KXS 中成分的含量差异。【方法】采用高效液相－二极管阵列检测器法（HPLC-PDA）定量分析 5 种非挥发性成分，顶空固相微萃取－气质联用技术（HS-SPME/GC-MS）定性定量分析挥发性成分。【结果】在现代机器粉碎过程中所测温度最高（55℃），粉末粒径最小（973.74 nm），传统碾碎较传统捣碎制得的散剂粒径更小，两种方式在温度方面差异不大；HPLC-PDA 研究结果表明：5 种非挥发性成分中，传统碾碎制得的 KXS 含量最高，现代机器粉碎制得的 KXS 含量最低；HS-SPME/GC-MS 技术从 KXS 中共鉴定出 56 种共有化合物，其中传统捣碎占比 93.19%，传统碾碎占比 94.16%，现代机器粉碎占比 94.04%，可分为 8 类，其中醚类占比最高（80.38%），萜类种类最多（36 种）。【结论】KXS 经不同粉碎方式制得后，在成分含量上存在一定差异，其中传统碾碎制备的 KXS 可较大程度保留其成分。两种检测方法操作简便，实用可靠，为 KXS 的质量控制研究提供参考。

关键词：开心散；粉碎方式；含量测定；质量控制

资助基金：重大新药创制科技重大专项项目（2018ZX09721005）；天津中医药大学研究生科研创新项目（YJSKC-20201002）。

注：本文原载于《天津中医药大学学报》2023 年第 5 期。

28. 柴苓汤对闭合性多发骨折早期血清炎性因子影响的临床研究

刘 超[1] 刘 帆[2] 孟旭初[1] 王武超[1] 唐晓菊[2]

1. 河南省洛阳正骨医院 / 河南省骨科医院，
河南洛阳，471000

2. 广西中医药大学附属瑞康医院，广西南宁，530011

摘要：【目的】探讨柴苓汤对闭合性多发骨折患者早期血清中肿瘤坏死因子－α（TN F-α）、白细胞介素 -6（IL-6）、白细胞介素 -8（IL-8）、降钙素原（PCT）、C 反应蛋白（CRP）、白细胞计数（WBC）水平的影响。【方法】选取河南省洛阳正骨医院骨盆髋臼外科住院部的闭合性多发骨折患者 60 例，通过区组随机化分为对照组、中药组，各 30 例。对照组采取常规复苏治疗，中药组在稳定性复苏后开始服用柴苓汤。统计两组炎性因子（TNF-α、IL-8、IL-6、PCT、CRP、WBC）水平、全身炎症反应综合征（SIRS）及多器官功能障碍综合征（MODS）发生率。【结果】稳定性复苏后第 1 天、第 3 天两组血清 TNF-α、IL-6、IL-8、PCT、CRP、WBC 水平比较，差异无统计学意义（$P>0.05$），第 5 天、第 7 天中药组血清 TNF-α、IL-6、IL-8、PCT、CRP、WBC 水平低于对照组，差异有统计学意义（$P<0.05$）。中药组 SIRS 发生率（10.00%）低于对照组（53.33%），差异有统计学意义（$P<0.05$），中药组 MODS 发生率（0.00%）与对照组（6.67%）比较，差异无统计学意义（$P>0.05$）。【结论】柴苓汤可有效降低多发骨折伤患者 TNF-α、IL-6、IL-8、PCT、CRP、WBC 水平，降低 SIRS 发生率。

关键词：柴苓汤；闭合性多发骨折；肿瘤坏死因子；炎性因子；全身炎症反应综合征

资助基金：河南省中医药科学研究专项（2019ZY2079）。

注：本文原载于《成都中医药大学学报》2023 年第 1 期。

29. 青芩汤加减论治慢性支气管炎寒性咳嗽

杨　静　杨周赟

四川省中医药高等专科学校，四川绵阳，621000

摘要：慢性支气管炎寒性咳嗽与肺脏的关系最为密切，但五脏六腑皆令人咳嗽，非独肺也。笔者从中医整体观角度出发，探讨慢性支气管炎寒性咳嗽的发病机理，认为慢性支气管炎寒性咳嗽的病因病机为风寒外束，肺脾肾失调，三焦气化失常，痰浊内停。本文通过解析青芩汤的药物组成，探讨具备解表散寒、温中化痰、温肾化饮及通利三焦功效的青芩汤治疗慢性支气管炎寒性咳嗽的理论依据，例举青芩汤加减治疗慢性支气管炎寒性咳嗽的临床病案，以期为中医药治疗慢性支气管炎寒性咳嗽提供一定的参考。

关键词：青芩汤；慢性支气管炎；咳嗽；脏腑；三焦

资助基金：四川中医药文化传承与研究中心项目（2019Y009）。

注：本文原载于《成都中医药大学学报》2023 年第 3 期。

30. 常克运用补阳还五汤加减治疗小儿紫癜性肾炎孤立性血尿型经验

袁浸尧[1]　车宇慧[2]　陈思沿[2]　刘佩忻[1]　常　克[1]

1. 成都中医药大学，四川成都，610075

成都中医药大学附属医院，四川成都，610072

2. 成都中医药大学，四川成都，610075

摘要：常克教授认为紫癜性肾炎与“风、热、湿、毒、瘀、虚”密切相关。初期以“风、热”为主，失治、误治则易酿生“毒”邪，后期以“虚”为主；不同分期均易夹“湿”邪为患。而“瘀”既是脏腑、气血功能失调的病理产物，又是致病因素，贯穿紫癜性肾炎病程始终。本文基于“络虚邪瘀”理论，从病因、病机、治法等方面探讨常克教授运用补阳还五汤加减治疗小儿紫癜性肾炎孤立性血尿型经验。

关键词：补阳还五汤；紫癜性肾炎；孤立性血尿型；气虚血瘀；经验

资助基金：全国基层名老中医药专家传承工作室建设项目。

注：本文原载于《成都中医药大学学报》2023 年第 4 期。

31. 麻黄升麻汤的方药解析与临床运用——国医大师卢芳学术思想与临床经验研究

刘佳明[1]　朴勇洙[2]　潘国雄[1]　杨建功[1]　杨　刚[1]　李鹏程[1]

1. 黑龙江中医药大学，黑龙江哈尔滨，150040

2. 黑龙江中医药大学附属第一医院，黑龙江哈尔滨，150040

摘要：麻黄升麻汤出自《伤寒论》，由于其条文及药物组成较为复杂，不利于医学生及中医初学者的研究学习。国医大师卢芳结合自身临床经验，将麻黄升麻汤中各句与经典条文相联系，并将重点药味单独研究或成对分析，综合诸多医家的思想及近代临床研究，以及近期中医治疗新型冠状病毒感染的经验，为中医临床的辨证施治及经典学习提供思路与参考。

关键词：伤寒论；麻黄升麻汤；温病；新型冠状病毒；感染；卢芳；医案

资助基金：全国基层名老中医药专家传承工作室建设项目

注：本文原载于《湖南中医药大学学报》2023 年第 2 期。

32. 白虎人参汤合枳实薤白桂枝汤对糖尿病心肌病 MKR 小鼠心肌细胞焦亡的影响

史留阳　谭丹妮　刘　秀　向　琴　谭　艳　喻　嵘

湖南中医药大学，湖南长沙，410208

摘要：【目的】探究白虎人参汤合枳实薤白桂枝

汤对糖尿病心肌病模型 MKR 小鼠心肌细胞焦亡相关蛋白表达的影响。【方法】造模成功后将 MKR 小鼠随机分成模型组，中药低、中、高剂量组，二甲双胍组，同时设 FVB 鼠为正常组。给药 4 周后观察小鼠糖脂代谢变化；超声成像平台检测小鼠心功能；HE 染色及 MASSON 染色观察心肌组织形态；ELISA 法测定血清中白细胞介素 -18（inter-leukin-18，IL-18）、白细胞介素 -1β（interleukin-1β，IL-1β）、肿瘤坏死因子 -α（tumor necrosis factor-α，TNF-α）水平；Western blot 法检测小鼠心肌组织 NOD 样受体蛋白 3（nucleotidebinding oligomerization domain-like receptors 3，NLRP3）、凋亡相关斑点样蛋白（apoptosis-associated speck-like protein contain a CARD，ASC）、半胱氨酸的天冬氨酸蛋白水解酶 -1（cysteinyl aspartate specific pro-teinase-1，Caspase-1）蛋白水平。【结果】与正常组比较，模型组小鼠空腹血糖（fasting blood glucose，FBG）显著升高（$P<0.01$），血清总胆固醇（serum total cholesterol，TC）、甘油三酯（triglyceride，TG）、低密度脂蛋白（low density lipoprotein，LDL）水平升高（$P<0.05$），高密度脂蛋白胆固醇（high density liptein cholesterol，HDL-C）水平降低（$P<0.05$），左室射血分数（rejection fraction，EF）、左室短轴缩短率（fractional shortening，FS）数值明显降低（$P<0.01$）；细胞肥大变形，心肌纤维排列紊乱，纹理不齐，血清 IL-1β、IL-18、TNF-α 含量升高（$P<0.01$），心肌组织 IL-1β、IL-18、TNF-α 蛋白表达水平提升（$P<0.01$），心肌组织 NLRP3、ASC、Caspase-1 蛋白表达均显著增高（$P<0.01$）。与模型组比较，各用药组小鼠 FBG、TC、TG、LDL 水平降低（$P<0.05$），HDL-C 水平升高（$P<0.05$），EF、FS 值均有升高（$P<0.05$），小鼠心肌组织病理学损伤明显改善，血清 IL-1β、IL-18、TNF-α 含量降低（$P<0.05$），NLRP3、ASC、Caspase-1 蛋白表达均明显降低（$P<0.05$），其中中药高剂量组作用最为明显。【结论】白虎人参汤合枳实薤白桂枝汤对心肌有保护作用，其机制可能与抑制 NLRP3 炎症小体过度激活，减少心肌细胞焦亡，降低炎症反应有关。

关键词：糖尿病；心肌病；白虎人参汤合枳实薤白桂枝汤；NOD 样受体蛋白 3 炎性小体；炎症；细胞焦亡

资助基金：国家自然科学基金（82074400）；国家自然科学基金（U21A20411）；国家自然科学基金（82004185）；湖南省教育厅创新平台开放基金项目（20K094）；湖南省科学厅重点研发计划项目（2020SK2101）；湖南省教育厅科技计划青年项目（20B450）。

注：本文原载于《湖南中医药大学学报》2023 年第 4 期。

33. 彭清华教授应用补阳还五汤治疗眼病的临床经验

胡　艺[1]　彭清华[2]

1. 湖南中医药大学，湖南长沙，410208

2. 湖南中医药大学，湖南长沙，410208

湖南中医药大学第一附属医院，湖南长沙，410007

摘要：补阳还五汤由生黄芪、当归尾、川芎、赤芍、桃仁、红花、地龙 7 味药物组成，主要治疗气虚血瘀、脉络瘀阻诸证。彭清华教授运用益气活血利水法治疗眼病，将补阳还五汤扩大应用范围到眼科临床上，同样疗效显著。从青光眼、糖尿病视网膜病变、眼外肌麻痹以及视网膜脱离术后 4 个方面总结彭清华教授临床经验，凡眼疾有气虚血瘀之证候，皆可运用补阳还五汤化裁治疗。

关键词：补阳还五汤；眼病；益气活血利水法；青光眼；糖尿病视网膜病变；眼外肌麻痹；视网膜脱离术后；彭清华

资助基金：国家中医药管理局中医药重点学科建设（ZK1801YK015）；中医药防治五官科疾病湖南省重点实验室建设项目（2017TP1018）；湖南中医药大学研究生创新课题（2021CX75）。

注：本文原载于《湖南中医药大学学报》2023 年第 6 期。

34. 国医大师林天东运用补中益气汤“异病同治”的验案举隅

王立春[1] 王定国[1] 董秀娟[2] 林天东[1]

1. 海南省中医院，海南海口，570203

2. 海南医学院，海南海口，571199

摘要：通过列举国医大师林天东运用补中益气汤治疗痿病、阴吹、异位妊娠（合用寿胎丸）、虚劳、臁疮（合用五味消毒饮）的典型病案，总结林天东教授临证运用补中益气汤辨治多种疾病的经验。“异病同治”的核心是辨证精准。林天东教授基于“异病同治”的中医原则，以补中益气汤为主方，通过辨病、辨证加减用药，在内、外、妇、儿等多科疾病取得了较好的中医疗效，扩大了补中益气汤临床应用范围。

关键词：林天东；补中益气汤；痿病；阴吹；异位妊娠；虚劳；臁疮

资助基金：全国基层名老中医药专家传承工作室建设项目；海南省自然科学基金青年基金项目（823QN357）；海南省卫生健康行业科研项目（21A200154）；海南省重点研发项目（ZDYF2022SHFZ304）

注：本文原载于《湖南中医药大学学报》2023年第8期。

35. 大承气汤联合奥曲肽及常规疗法治疗术后早期炎性肠梗阻疗效及安全性的 Meta 分析

周　密　王东军　关媛媛　田之魁　孙　璇　王泓午

天津中医药大学公共卫生与健康科学学院，天津，301617

摘要：【目的】系统评价大承气汤联合奥曲肽及常规疗法治疗术后早期炎性肠梗阻（EPISBO）的有效性和安全性。【方法】计算机检索 PubMed、中国知网（CNKI）、万方数据知识服务平台（WanFang Data）、维普中文期刊服务平台（VIP）等数据库，收集以奥曲肽联合常规疗法为对照，观察大承气汤联合奥曲肽及常规疗法治疗 EPISBO 有效性及安全性的临床随机对照试验文献，文献发表时间为建库至 2022 年 8 月 5 日。采用 Cochrane 系统评价手册评价纳入文献的方法学质量，提取相关数据，借助 RevMan5.4 软件对数据进行 Meta 分析。【结果】共纳入 6 篇文献，涉及病例 624 例。Meta 分析结果显示，大承气汤联合奥曲肽及常规疗法治疗 EPISBO 的总有效率高于奥曲肽联合常规疗法 [OR=7.16，95% CI（3.32，15.44）]，且能更好地缓解腹痛腹胀 [MD=−1.81，95% CI（−2.71，−0.92）]，促进肛门排气 [MD=−0.95，95% CI（−1.21，−0.69）] 及排便 [MD=−0.62，95% CI（−0.95，−0.29）]，缩短症状消失时间 [MD=−1.55，95% CI（−2.70，−0.40）]，差异有统计学意义（$P<0.01$）。与奥曲肽联合常规疗法相比，在降低肿瘤坏死因子−α（TNF−α）[MD=−3.87，95% CI（−8.32，0.58）]、超敏 C 反应蛋白（hs-CRP）[MD=−4.11，95% CI（−8.90，0.69）]、白介素−6（IL−6）[MD=−41.86，95% CI（−107.38，23.65）] 水平以及不良反应发生率 [MD=0.91，95% CI（0.40，2.07）] 方面，大承气汤联合奥曲肽及常规疗法未见明显优势（$P>0.05$）。【结论】大承气汤联合奥曲肽及常规疗法治疗 EPISBO 疗效较好，但由于纳入的文献数量较少、质量较低，所得结论仍需更高质量的研究加以论证。

关键词：术后早期炎性肠梗阻；大承气汤；奥曲肽；临床疗效；Meta 分析

资助基金：国家重点基础研究发展计划（973 计划）（2011CB505406）。

注：本文原载于《上海中医药杂志》2023年第1期。

36. 史欣德对逍遥散的新认识

佟晓哲[1] 史欣德[2]

1. 锦州医科大学附属第一医院，辽宁锦州，121000

2. 中国中医科学院，北京，100700

摘要：介绍史欣德教授对逍遥散的新认识。从原文病机与症状、组方原理、方证特点三方面进行剖析，认为逍遥散为调气、调血、调水的基本方，病机以肝血亏虚为基础，包括营卫不和证、水湿（痰湿）内停证、肝气郁滞证，脉象为左脉细右脉弦。并附验案2则。

关键词：逍遥散；以药测证；腹泻；湿疮；经典名方；中医药疗法

资助基金：中医药传承与创新“百千万”人才工程（岐黄工程）；辽宁省第一批优秀中医临床人才培养项目（2021）。

注：本文原载于《上海中医药杂志》2023年第3期。

37. 经典名方下瘀血汤方证探析及运用拓展

陈晓涵[1] 付守强[2] 朱晓云[1] 刘喜明[1]

1. 中国中医科学院广安门医院，北京，100053

2. 北京中医药大学，北京，100029

摘要：通过方证分析，探讨并拓展经典名方下瘀血汤的适用范围。认为下瘀血汤证的病因为瘀血，病机源于瘀血胶锢下焦，当与一般瘀血作区别；其组方含义涵盖四点：非逐无以攻瘀，非破无以生新；升降有序，宣通络脉；刚柔并济，动静相宜，缓攻逐之峻；虫类药可搜深伏之邪。并附验案1则。

关键词：下瘀血汤；《金匮要略》；经典名方；适应证；络脉；虫类药

资助基金：国家自然科学基金（81804085）。

注：本文原载于《上海中医药杂志》2023年第3期。

38. 经典名方四君子汤的历史沿革与关键信息考证

何 牟[1] 李 静[1] 杨 骏[2] 李 玲[3] 张 彤[1]

1. 上海中医药大学，上海，201203

2. 上海市黄浦区香山中医医院，上海，200020

3. 上海中医药大学，上海，201203

安徽中医药大学，安徽合肥，230000

摘要：通过系统整理历代古籍文献，从处方溯源与历史发展、方名与药物组成、方义与功效主治、基原与炮制、用药剂量、制法用法6个方面对四君子汤的历史沿革与关键信息进行梳理与分析，为经典名方四君子汤的开发利用提供理论依据。

关键词：四君子；经典名方；历史沿革；剂量；功效主治；文献考证

资助基金：国家科技部科技重大专项（2019ZX09201004-002）；上海市委组织部、人力资源社会保障局领军人才计划项目（SHLJ2019100）；上海市科委科研计划项目（19401901800）；上海市卫健委进一步加快中医药传承创新发展三年行动计划项目（ZY2021-2023-0502）。

注：本文原载于《上海中医药杂志》2023年第4期。

39. 论佛手散在胎元不固类疾病治疗中的双向作用

杨爱仲[1] 杨 红[2] 齐 聪[3]

1. 浙江中医药大学附属第二医院妇产科，浙江杭州，310000

2. 上海中医药大学附属市中医医院妇科，上海，200071

3. 上海中医药大学附属曙光医院妇科，上海，201203

摘要：通过对佛手散（当归、川芎）在胎元不固类疾病治疗中的作用进行历史考证和现代文献研究，探讨佛手散“死胎可下，活胎可安”的双向作用，为佛手散治疗胎元不固类疾病的双向作用提供理论依据。

关键词：流产；胎元不固；佛手散；保胎治疗；中药；作用机制

资助基金：国家重点研发计划（2018YFC1704300）；上海市科委科技计划项目（21Y11923400）。

注：本文原载于《上海中医药杂志》2023年第4期。

40. 经典名方中应用下瘀血法方剂探析

刘 泽[1] 秘智彤[1] 刘 伟[2] 周佳静[2] 侯爱画[2]

1. 山东中医药大学第一临床医学院，
山东济南，250355
2. 烟台市中医医院肿瘤科，山东烟台，264001

摘要： 对于瘀血导致的疾病，名医张仲景善用下瘀血法进行治疗，故将其所创10首下瘀血方剂分为缓下和急下两类进行辨析。温经汤、桂枝茯苓丸、大黄䗪虫丸归于缓下，下瘀血汤、桃核承气汤、抵当汤、抵当丸、大黄甘遂汤、大黄牡丹汤、鳖甲煎丸归于急下。总结缓下和急下两类方剂各自的组方用药特点、临床应用指征，并认为凡能使瘀血从下排出者皆可归于下瘀血方剂之列；提出不仅要治血，还要治气；认为着眼瘀血之时亦需顾及兼邪，一并下之；对于瘀血证应知机审时，尽早医治，防止其迁延而成癥瘕。

关键词： 瘀血下法；活血化瘀；经典名方；张仲景；中医药疗法

资助基金： 全国基层名老中医药专家传承工作室建设项目；山东省卫健委中医药科技项目（2020Q092）；山东省卫健委中医药科技项目（2020M133）；山东省卫健委名老中医药专家传承工作室项目。

注： 本文原载于《上海中医药杂志》2023年第5期。

41. 运用黄煌“方－病－人”经方诊疗体系结合腹诊治疗脑卒中昏迷的临床体会

武士勇[1]　毕礼明[2]　黄　煌[3]

1. 宿迁市中西医结合医院康复科，江苏宿迁，223800
2. 无锡市中医医院黄煌经方工作室，
江苏无锡，214071
3. 南京中医药大学国际经方学院，江苏南京，210023

摘要： 通过梳理中医腹诊的渊源和治疗的难点，分析脑卒中昏迷临床常见的腹证及方证类型，进而总结运用黄煌教授“方－病－人”经方诊疗体系结合腹诊治疗脑卒中昏迷的临床体会。并附验案2则。

关键词： 脑卒中；昏迷；中医腹诊；经方；临床经验

资助基金： 全国中医临床特色技术传承骨干人才培训项目；宿迁市科技重点研发计划—社会发展项目（S202104）；江苏省中医药管理局课题（MS2022058）。

注： 本文原载于《上海中医药杂志》2023年第7期。

42. 儿科经典名方异功散的古今文献分析与关键信息考证

张子薇[1]　高诗宇[1]　李　悦[2]　付　鹏[3]
陈　宏[1]　陈宇航[1]　张韵清[1]　吴力群[1]

1. 北京中医药大学东方医院，北京，100078
2. 北京中医药大学东直门医院，北京，100700
3. 南京中医药大学，江苏南京，210023

摘要： 通过梳理中医经典名方异功散的古今文献，从方剂源流与组成、中药基原与炮制、方义功效、主治病证、煎服法及使用注意5个方面对异功散的历史沿革与关键信息进行整理与分析，为经典名方异功散的开发利用提供理论依据。

关键词： 异功散；经典名方；历史沿革；剂量；功效主治文；献研究

资助基金： 国家自然科学基金（8187150706）；北京中医药大学重点攻关项目（2020-JYB-ZDGG-135）。

注： 本文原载于《上海中医药杂志》2023年第10期。

43. 王见义运用六味消痞方治疗胃痞经验

林　晨　马奕中　王玉洁　张　裕　王见义

上海中医药大学附属岳阳中西医结合医院肝病科，
上海，200437

摘要： 介绍王见义教授运用六味消痞方治疗胃痞的经验。认为胃痞的病机以脾胃运纳失司、中焦气机壅滞为主，核心病机为脾虚痰阻气滞。临床以制厚朴、佛手、紫苏梗、鸡内金、炒谷芽、炒麦芽组方，即六味消痞方，适用于脾虚痰阻气滞之胃痞证，收效甚佳。并举验案2则。

关键词：胃痞；功能性消化不良；慢性胃炎；六味消痞方；中医药疗法；名医经验

资助基金：上海市卫健委中医药领军人才计划培养项目（ZY2018-2020-RCPY-1011）。

注：本文原载于《上海中医药杂志》2023年第10期。

44. 独活寄生汤治疗膝骨关节炎的作用机制与临床研究进展

陈绍华[1]　季　芳[2]　梁倩倩[3]　徐　浩[3]

1. 上海市长宁区天山中医医院，上海，200051

2. 民航上海医院，上海，200336

3. 上海中医药大学附属龙华医院，上海，200032

摘要：独活寄生汤是中医临床治疗肝肾亏虚型膝骨关节炎的经典名方，该方剂标本兼顾，临床研究及系统评价均表明其疗效确切，但药理作用机制尚不明确，限制了其临床应用和推广。中药复方独活寄生汤的多组分作用于多靶点，有助于解决膝骨关节炎的多个核心问题。基础研究发现该方可对炎症因子与细胞凋亡、软骨细胞代谢和软骨基质降解产生影响，临床研究亦表明其能够多方面调控炎症因子，改善炎症状态和氧化应激，改善患者骨代谢，减少软骨损伤。综述独活寄生汤治疗膝骨关节炎的作用机制和临床研究，可为后续进一步深入研究提供思路。**关键词**：膝骨关节炎；独活寄生汤；经典名方；作用机制；临床研究；中医药疗法

资助基金：国家自然科学基金（81873321）；中医药传承与创新“百千万”人才工程（岐黄工程）—国家中医药领军人才支持计划（岐黄学者）（2021）；上海市卫生健康委员会中医药科研项目（2022CX001）；上海市重中之重临床医学中心（2022ZZ01009）；上海申康医院发展中心促进市级医院临床技能与临床创新能力三年行动计划项目（SHDC2020CR11010A）；上海市长宁区科学技术委员会科研项目（CNKW2022Y28）；上海市卫健委十四五中医特色专科项目（ZYTSZK1-2）。

注：本文原载于《上海中医药杂志》2023年第12期。

45. 经方合方“十八反”配伍辨治甲状腺病变验案举隅

王　付

河南经方医药研究院，河南郑州，450046

河南经方医药研究院中医门诊／仲景学院，河南郑州，450046

河南省郑州市基层中医传承特色疗法王付工作室，河南郑州，450046

摘要：甲状腺病变虽是临床中比较难治的疾病之一，但合理地运用经方合方“十八反”配伍用药常能取得预期治疗效果。可是，由于受到王怀隐《太平圣惠方》、张子和《儒门事亲》等强调“十八反”配伍禁忌的荒谬言论的严重制约和禁锢，当今中医往往不敢使用“十八反”配伍用药，从而使临床疗效大打折扣。经过对数十年临床运用经方合方“十八反”配伍用药治疗的临床案例进行总结，证实经方合方“十八反”配伍用药不仅未发现明显的不良反应，反而还能在临床中取得更好治疗效果。

关键词：《伤寒杂病论》；张仲景经方；经方；合方；甲状腺病变；十八反配伍

注：本文原载于《中医药通报》2023年第1期。

严诏琦教授等学验选编

1. 射干麻黄汤联合西药治疗咳嗽变异性哮喘系统评价和序贯分析

严诏琦[1] 许越淇[1] 李可可[1] 熊少斌[1] 张文强[1]
肖 航[1] 刘良徛[2]

1. 江西中医药大学，江西南昌，330000

2. 江西中医药大学附属医院，江西南昌，330000

摘要：【目的】系统评价射干麻黄汤联合西药治疗咳嗽变异性哮喘的疗效与安全性。【方法】计算机检索中国知网（CNKI）、维普数据库（VIP）和万方数据库（Wangfang）、中国医学生物（CBM）、PubMed数据库，查找符合纳入标准的临床RCT试验，共纳入19项RCTs。使用Cochrane系统评价手册评价文献质量，并以Stata 14.0软件进行Meta分析。【结果】总有效率[RR=1.22，95%CI（1.17，1.28），P=0.00<0.5]，亚组分析提示疗程2～4 w[RR=1.22，95%CI（1.16，1.29），P=0.00]，疗程>4 w[RR=1.21，95%CI（1.12，1.31），P=0.00]；治疗缓解程度[ES=2.75，95%CI（2.12，3.58），P=0.000<0.05]。肺功能：FEV1[WMD=0.38，95%CI（0.22，0.55），P=0.000<0.05]；PEF[SMD=1.77，95%CI（0.83，2.70），P=0.000<0.05]；FEV1/FVC[SMD=1.23，95%CI（0.49，1.98），P=0.001<0.5]。症候积分：中医症候积分[SMD=−2.20，95%CI（−3.47，−0.92），P=0.001<0.5]；咳嗽积分[WMD=−1.58，95%CI（−2.06，−1.10），P=0.000<0.05]。炎症指标：TNF-α[SMD=−1.34，95%CI（−2.01，−0.66），P=0.000<0.05]。不良反应[RR=0.31，95%CI（0.13，0.73），P=0.007<0.05]。通过TAS序贯分析降低了传统Meta分析假阳性概率，得到更可靠的结果。GRADE评价显示总有效率证据质量为低，余证据质量为极低。【结论】射干麻黄汤联合西药治疗咳嗽变异性哮喘能显著提高疗效，改善患者临床症状及肺功能，降低炎症指标，减少不良反应。但受纳入文献数量和质量限制，上述结论尚待更多高质量研究予以验证。

关键词：射干麻黄汤；咳嗽；变异性哮喘；系统评价；Meta分析；序贯分析；GRADE评价；CVA

资助基金：国家自然科学基金（No.81560765）；国家自然科学基金（No.81860826）；全国名老中医药专家传承工作室建设项目；江西省肺疾病临床医学研究中心（No. 赣科发社号）；江西省中医药流行病学重点实验室（No. 江西省中医药科教字号）。

注：本文原载于《中医药通报》2023年第10期。

2. 黄芩汤证治初探

方艺伟 丘余良

福建中医药大学附属人民医院，福建福州，350004

摘要：文中首先基于“少阳枢机”之升降出入与证候之寒热虚实进行对比分析，发现黄芩汤较小柴胡汤偏于治疗枢机“入”之不能者，其有和转而降收的功效，适用于偏热证、实证、津亏的病证；其次，基于对“合病”内涵与黄芩功效的探讨，发现《伤寒论》之合病实则病在一经，或虽有多经症状，而病机却在一经，一经的症状取决于另一经的病机，故黄芩汤亦是病在少阳，而证见两经之症候，而黄芩一药虽苦寒，但已内含宣通气机之力；最后则通过两则临床医案进一步说明。

关键词：黄芩汤；合病；小柴胡汤；《伤寒论》；枢机

资助基金：阮诗玮全国名老中医药专家传承工作室建设项目；福建闽山中医肾病学术流派传承工作室项目。

注：本文原载于《中医药通报》2023年第9期。

3. 半夏厚朴汤加味治疗喉源性咳嗽初探

章　程　张元兵

江西中医药大学附属医院，江西南昌，330006

摘要：喉源性咳嗽的特征性表现为咳嗽伴咽异感症；其病机关键是痰凝气滞。半夏厚朴汤齐备化痰解凝、散寒解表、调畅气机之功用，可用于喉源性咳嗽的治疗，临证时可加射干、桔梗、生甘草、木蝴蝶、百部等药，并需注意辨识兼夹症，灵活进行加减：合并少阳证者，可加小柴胡汤；咽喉部郁热甚者，可加银翘马勃散；瘀血征象明显者，可加桂枝茯苓丸；咽痒甚，病久者，可加蝉蜕、僵蚕、全蝎。

关键词：喉源性咳嗽；半夏厚朴汤；中医药治疗；痰凝气滞

资助基金：全国名老中医药专家传承工作室建设项目；江西省科技厅自然科学基金项目（No.20192BAB205101）；江西省肺系疾病临床医学研究中心（No.20181BCG42005）；江西省中医肺病学重点实验室赣科发财字号）。

注：本文原载于《中医药通报》2023年第11期。

4. 当归芍药散辨治恶性肿瘤并发症4则体会

阳国彬　刘玉芳

襄阳市中医医院，湖北襄阳，441000

摘要：通过列举结肠癌化疗后便秘、前列腺癌放疗后尿潴留、宫颈癌术后盆腔脓肿、食管－贲门癌化疗后手足综合征4则医案，介绍临证应用当归芍药散辨治恶性肿瘤并发症的心得体会。

关键词：《金匮要略》；当归芍药散；肿瘤并发症；临证体会

资助基金：湖北省自然科学基金面上项目（No.2022CFB367）。

注：本文原载于《中医药通报》2023年第12期。

5. 阳和汤对乳腺癌新辅助化疗患者的临床疗效及炎症因子的影响

胡旻昊　毛若瑜　张馨月　李思雨　沙珊焱　高　超
王洁琼　杨雨涵　林天依　季亚婕　薛晓红

上海中医药大学附属岳阳中西医结合医院乳腺病科，上海，200437

摘要：【目的】评价阳和汤对乳腺癌新辅助化疗（NAC）患者的临床疗效及对患者炎症因子水平的影响。【方法】选择62例经穿刺病理明确为乳腺癌、拟行术前NAC的初治乳腺癌女性患者，随机分为研究组和对照组，每组各31例。研究组患者在常规NAC基础上加用阳和汤口服，对照组患者在常规NAC基础上加用安慰剂口服，中药服用周期跟随NAC周期，治疗时间覆盖患者治疗全周期。评价两组患者的临床疗效及病理化疗反应疗效［包括Miller-Payne（MP）分级和残余肿瘤负荷系统（RCB）等级］；于NAC前、中期及NAC后，检测患者的血清炎症因子水平，包括白介素（IL）-2R、IL-6、IL-8及肿瘤坏死因子-α（TNF-α）；记录NAC期间患者发生的安全性事件及化疗常见不良反应，评价阳和汤应用于NAC的安全性。【结果】①研究组患者的客观缓解率（ORR）为90.3%，对照组患者的ORR为87.1%，组间比较差异无统计学意义（$P>0.05$）；在治疗应答时间（TTR）方面，在NAC前4周期临床疗效达到完全缓解或部分缓解的患者比例研究组为67.7%、对照组为41.9%，组间比较差异有统计学意义（$P<0.05$）。②治疗后，研究组中MP等级达到G4、G5级者21例（占67.7%），对照组中达到G4、G5级者13例（占41.9%），组间比较差异有统计学意义（$P<0.05$）。③NAC中及NAC后，研究组患者的IL-6、IL-8水平低于对照组（$P<0.05$）；NAC后，研究组患者的TNF-α水平低于对照组（$P<0.05$）。④NAC期间，两组患者均未出现严重安全性事件，两组患者的安全性事件发生率比较，差异无统计学意义（$P>0.05$）；在不良反应发生情况方面，研究组患者的乏力发生率显著低于对照组（$P<0.05$）。【结论】阳

和汤可提高乳腺癌患者 NAC 期间的肿瘤退缩速度，改善病理化疗反应疗效，降低患者的血清炎症因子水平，改善 NAC 期间的不良反应，且用药安全。

关键词：乳腺癌；阳和汤；新辅助化疗；炎症因子；临床疗效；安全性；不良反应

资助基金：国家自然科学基金（82004446）；上海市科技创新行动计划医学创新研究专项项目（22Y11923000）；上海市科技创新行动计划医学创新研究专项项目（20Y21901100）；上海市促进市级医院临床技能与临床创新能力三年行动计划项目（SHDC2020CR4057）；上海中医药大学附属岳阳中西医结合医院薛晓红名医工作室建设项目。

注：本文原载于《上海中医药大学学报》2023年第4期。

6.《神农本草经》与经方应用之当归篇

尤旭颖　袁红霞

天津中医药大学管理学院，天津，301617

摘要：当归又名文无、山蕲，是药食两用的中药，在《神农本草经》(《本经》)中记载为中品，其味甘，温，功效为“主咳逆上气，温疟，寒热洗洗在皮肤中。妇人漏下，绝子。诸恶疮疡，金疮”。以《本经》功效为纲，将当归类经方归类分析，发现当归主咳逆上气，多配伍李根白皮、川芎、芍药，以奔豚汤为代表方；主温疟、寒热洗洗在皮肤中，常配伍桂枝、芍药、细辛，如当归四逆汤；止妇人漏下，多配伍吴茱萸、川芎、芍药，代表方如温经汤；主绝子则配伍川芎、芍药、白术、黄芩，如当归散；治疗诸恶疮疡、金疮，配伍升麻、鳖甲、麻黄，如麻黄升麻汤、升麻鳖甲汤。除《本经》所载功效外，张仲景运用当归经方还有新的发展，如当归配伍桂枝、芍药以止腹痛、除斑，当归配伍赤小豆以治湿疹、便血，当归配伍蜀椒、乌梅以治蛔厥、久利等。通过追溯《本经》的药证，印证《伤寒杂病论》的方证，以期更好传承经典、守正创新。

关键词：《神农本草经》；经方；《伤寒杂病论》；当归；咳逆上气；温疟；寒热洗洗在皮肤中；妇人漏下；绝子；诸恶疮疡；金疮

资助基金：天津市教学成果奖重点培育项目（PGYJ-032）。

注：本文原载于《山东中医药大学学报》2023年第1期。

7.《神农本草经》与经方应用之人参篇

孔洋洋　袁红霞

天津中医药大学管理学院，天津，301617

摘要：人参作为经方的常用药材，《神农本草经》载其“主补五脏，安精神，定魂魄，止惊悸，除邪气，明目，开心益智”。补五脏常配伍附子、干姜、炙甘草、桂枝，如炙甘草汤、竹叶石膏汤、麦门冬汤、理中汤、吴茱萸汤、四逆加人参汤、附子汤、侯氏黑散等。安精神、定魂魄、止惊悸常配伍龙骨、牡蛎、茯神，如柴胡加龙骨牡蛎汤、茯苓四逆汤。除邪气常配伍生姜、大枣、炙甘草，如柴胡类方、竹叶汤、厚姜半甘参汤、鳖甲煎丸、木防己汤、桂枝新加汤等。目睛的正常功能依赖于五脏六腑之精气的上荣，故明目亦是人参补五脏的体现。主开心常配伍炙甘草、大枣等，如半夏泻心汤、生姜泻心汤、旋覆代赭汤、桂枝人参汤。除《神农本草经》所载功效外，张仲景运用人参还有新的发展，人参救阴津，气化为津以止渴，如玉壶丸中人参、天花粉治疗渴饮无度，白虎加人参汤治疗上消口渴；人参味甘，补益中土脾脏，微苦可补中祛邪以止呕，如吴茱萸汤治疗肝胃虚寒之呕吐、干姜黄芩黄连人参汤治疗寒热格拒之呕吐。

关键词：《神农本草经》；《伤寒杂病论》；经方；人参；补五脏；安精神；除邪气；开心

资助基金：天津市教学成果奖重点培育项目（PGYJ-032）。

注：本文原载于《山东中医药大学学报》2023年第2期。

8.《神农本草经》与经方应用之附子篇

袁　旭　袁红霞

天津中医药大学管理学院，天津，301617

摘要：《神农本草经》（《本经》）所载药物功效是张仲景辨证组方的依据，附子在《本经》中被列为下品。分析《伤寒杂病论》中含附子经方的主治及配伍特点，认为附子辛温发散可祛风寒而治疗咳逆邪气，温暖脾肺而治疗金创，散寒通结而破症坚、积聚、血瘕，疏通经脉而治疗寒湿踒躄、拘挛、膝痛不能行步，并通过桂枝加附子汤、肾气丸、附子粳米汤、黄土汤、薏苡附子败酱散、桂枝芍药知母汤等方剂阐述附子的临床应用。除《本经》所载功效外，张仲景运用附子的经方亦有新的发挥，多配伍干姜以回阳救逆，如四逆汤、通脉四逆汤等。

关键词：《神农本草经》经方附子发散风寒温暖脾肺散寒通结疏通经脉回阳救逆

资助基金：天津市教学成果奖重点培育项目（PGYJ-032）；天津中医药大学研究生科研创新项目（YJSKC-21211009）。

注：本文原载于《山东中医药大学学报》2023年第3期。

9. 小建中汤治疗虚劳腹痛机制探析

邵状张诏

山东中医药大学，山东济南，250355

摘要：张仲景在《金匮要略》中论述了虚劳的证治，综合篇中关于病机和症状的论述，以及《素问》中所言“阳气者，烦劳则张”“劳则喘息汗出，外内皆越”，可以将虚劳的病机概括为精血内虚、阳气外浮。“清谷、亡血、失精”皆会导致精血内虚，而“脉大为劳”“脉浮大”“手足烦热”等症状皆表明了精血内虚而兼有阳气外浮。虚劳腹痛是虚劳病损在脾的表现，中焦血不足不能濡养、气不足不能温煦，如此则易产生里急、腹痛的症状，张仲景用甘温的小建中汤温养中焦之气血，同时方中的芍药也有益阴敛阳的作用，将外散于四肢的阳热之气敛降于中焦，使中焦气血充足。

关键词：虚劳腹痛；小建中汤；病损在脾；精血内虚；阳气外浮；温养中焦；益阴敛阳

资助基金：山东省名老中医药专家传承工作室建设项目。

注：本文原载于《山东中医药大学学报》2023年第3期。

10.《神农本草经》与经方应用之干姜篇

白亚丽[1] 张 泽[1] 袁红霞[2]

1. 天津中医药大学研究生院，天津，301617

2. 天津中医药大学管理学院，天津，301617

摘要：《神农本草经》记载干姜功效为“主胸满、咳逆上气，温中，止血，出汗，逐风湿痹，肠澼下利”。干姜主胸满咳逆上气时，可配伍细辛、五味子、半夏、茯苓以温胃散寒、化痰止咳，代表方如小青龙汤、苓甘五味姜辛汤；配伍甘草、半夏、人参、黄芩、黄连以温胃消痞、降逆止呕，代表方如甘草干姜汤、半夏泻心汤；止血多配伍赤石脂、粳米、艾叶，代表方如桃花汤、柏叶汤；主出汗常配伍桂枝、甘草、附子，代表方如柴胡桂枝干姜汤、四逆汤、通脉四逆汤等；逐风湿痹常配伍茯苓、白术、甘草，以干姜苓术汤为代表方；主肠澼下利时，可配伍人参、花椒、乌梅、黄连以温中固脱、涩肠止利，代表方如乌梅丸、干姜黄芩黄连人参汤。此外张仲景运用干姜亦有新的发挥，其兼入心肾经，配伍大辛大热之附子等药物可温通心肾、回阳通脉。

关键词：《神农本草经》；经方；干姜；胸满咳逆上气；温中；止血；出汗；逐风湿痹；肠澼下利

资助基金：天津市教学成果奖重点培育项目（PGYJ-032）；天津市研究生科研创新项目（JJ1901010421）；袁红霞天津市名中医传承工作室建设项目。

注：本文原载于《山东中医药大学学报》2023年第4期。

11.《神农本草经》与经方应用之苦杏仁篇

苗 苗[1] 孔洋洋[1] 尤旭颖[1] 张 泽[1] 袁红霞[2]

1. 天津中医药大学研究生院，天津，301617
2. 天津中医药大学管理学院，天津，301617

摘要：《神农本草经》载苦杏仁功效为“主咳逆上气，雷鸣，喉痹，下气，产乳，金疮，寒心，奔豚”。以《神农本草经》为纲、《伤寒杂病论》之经方为目，探讨苦杏仁的不同功效与配伍。苦杏仁主咳逆上气，常配伍桂枝、麻黄、厚朴，以桂枝加厚朴杏子汤、麻黄汤为代表方；主雷鸣，常配伍干姜、细辛、五味子，以厚朴麻黄汤为代表方；主喉痹，常配伍当归、桂枝，以续命汤为代表方；主下气，常配伍石膏、甘草，以麻黄杏仁甘草石膏汤为代表方；主产乳，乳汁不下，苦杏仁能通之；主金疮，金伤成疮，苦杏仁能敛之；主寒心奔豚，苦杏仁主通肺气，水为金之子，金母可训子逆。除《神农本草经》记载的功效外，张仲景运用杏仁配伍不同药物亦有新的发挥，如配伍白术、薏苡仁、赤小豆以祛湿行水，代表方为麻黄加术汤、麻黄杏仁薏苡甘草汤、麻黄连翘赤小豆汤；配伍火麻仁、枳实以润肠通便，代表方为麻子仁丸；配伍大黄、䗪虫、矾石以润燥养血，代表方为大黄䗪虫丸、矾石丸。

关键词：《神农本草经》；《伤寒杂病论》；苦杏仁；经方；咳逆上气；下气；雷鸣；喉痹；产乳；金疮

资助基金：天津市教学成果奖重点培育项目（PGYJ-032）。

注：本文原载于《山东中医药大学学报》2023年第5期。

12.《神农本草经》与经方应用之栝楼根篇

冯奕鸣[1]　张可颐[1]　谭书沛[1]　袁红霞[2]

1. 天津中医药大学研究生学院，天津，301617
2. 天津中医药大学管理学院，天津，301617

摘要：《伤寒杂病论》用药组方之法源于《神农本草经》（《本经》），从《本经》所言药物性味、功用出发，以经解经，能更好地学习和掌握药物及其在经方中的配伍应用。《本经》言栝楼根“主消渴，身热，烦满大热，补虚安中，续绝伤”，从《伤寒杂病论》组方看，栝楼牡蛎散滋阴生津，柴胡桂枝干姜汤清热泻火，栝楼瞿麦丸、牡蛎泽泻散行水运脾，栝楼桂枝汤祛邪补虚功效，契合《本经》原意。张仲景新增栝楼实化痰利气开胸的作用，为后世医家认识栝楼根及其他用药部位奠定了基础。

关键词：《神农本草经》；《伤寒杂病论》；栝楼根；栝楼；清热除烦；补虚安中；续绝伤；化痰利气开胸

资助基金：天津市名中医传承工作室建设项目；天津市教学成果奖重点培育项目（PGYJ-032）。

注：本文原载于《山东中医药大学学报》2023年第6期。

13. 经方治疗晚期肺癌验案1例报告

黄锦鹏[1]　钟越彤[2]　甘紫胭[1]　龙顺钦[1]　吴万垠[1]
杨小兵[1]

1. 省部共建中医湿证国家重点实验室（广州中医药大学第二附属医院），广东省中医院肿瘤科，
广东广州，510120
2. 广州中医药大学第二临床医学院，
广东广州，510405

摘要：程序性死亡受体1（programmed cell death protein 1，PD-1）抑制剂能够恢复免疫T细胞的活性，从而识别并清除肿瘤细胞，目前已被广泛应用于晚期肺癌患者的治疗。然而PD-1抑制剂也会耐药，导致肿瘤恶化进展。中医治疗肺癌方面，益气扶正化痰法是主要治法之一，临床应用广泛。本文介绍中医药联合PD-1免疫抑制剂治疗晚期肺癌1例，并探讨少阳证与PD-1免疫抑制的关系。前期中医以益气扶正，化痰抑瘤为治法，中西结合治疗获得近1年的肿瘤稳定后恶化进展，考虑PD-1免疫药物耐药。后改从少阳论治，以化痰解郁抑瘤为法，予经方半夏厚朴汤合葶苈大枣泻肺汤加减辨治2月后，复查肿瘤明显缩小、胸腔积液基本消失，获得良效。

关键词：经方；PD-1；肺癌；化痰解郁；少阳证

资助基金：国家自然科学基金（81974543）；国家自然科学基金（82274602）；省部共建中医湿证国家重点实验室重点项目（SZ2021ZZ38）。

注：本文原载于《中医肿瘤学杂志》2023年第4期。

14. 沙参麦冬汤联合化疗治疗非小细胞肺癌的Meta分析

郑鑫泽[1] 陈壮忠[2]

1. 广州中医药大学，广东广州，510405

2. 广州中医药大学，广东广州，510405

广州中医药大学第一附属医院，广东广州，510405

摘要：【目的】系统评估沙参麦冬汤联合化疗治疗非小细胞肺癌的临床疗效和安全性。【方法】检索时间设定为建库开始至2023年2月，计算机检索PubMed、Cochrane Library、Web of Science、Embase、中国知网、万方、维普和中国生物医学文献等数据库中关于沙参麦冬汤联合化疗治疗非小细胞肺癌的临床随机对照研究，并根据指定的纳入和排除条件进行文献筛选。在严格遵守Cochrane系统评价原则的条件下，由2名作者对文献质量进行合理分析评估以及再筛选，后使用Review manager 5.4软件对各研究中的疾病控制率（disease control rate，DCR）、卡氏评分（Karnofsky Performance Status，KPS）、免疫功能（CD_4^+/CD_8^+）和不良反应等评价指标进行Meta分析。【结果】共纳入14项研究，样本量为1116例。Meta分析结果提示，与对照组相比，观察组在提高DCR[RR=1.31，95%CI（1.21，1.43），P<0.00001]、提升KPS评分[MD=9.84，95%CI（8.34，11.34），P<0.00001]、改善免疫功能[MD=0.47，95%CI（0.41，0.54），P<0.00001]及减少不良反应[RR=0.28，95%CI（0.19，0.41），P<0.00001]上存在着优势。【结论】沙参麦冬汤能有效辅助化疗治疗非小细胞肺癌，可明显改善患者生存质量。

资助基金：广州市科技计划项目（2023A03J0289）

注：本文原载于《中医肿瘤学杂志》2023年第5期。

15. 大柴胡汤防治冠心病的研究现状

张　峰[1] 朱翠玲[2] 孙彦琴[2] 闫奎坡[2] 刘　刚[2] 张　磊[2]

1. 河南中医药大学，河南郑州，450046

2. 河南中医药大学第一附属医院，河南郑州，450000

摘要：冠心病的患病率及死亡率居高不下，一直是心血管领域的热点研究问题。大柴胡汤出自《伤寒杂病论》，在临床各科中被广泛应用，笔者通过查阅文献发现大柴胡汤可以通过多靶点、多途径参与冠心病的防治过程。本文回顾了大柴胡汤的基础及临床研究，分析了该方防治冠心病的作用机制以及现阶段研究存在的不足，对后续深入研究及临床推广具有一定的参考意义。

关键词：冠心病；大柴胡汤；作用机制；有效成分；研究进展；综述

资助基金：郑州市科技惠民计划（2020KJHM0017）。

注：本文原载于《中国中医急症》杂志2023年第1期。

16. 周亚滨教授运用柴胡汤方治疗胸痹的经验

刘佳纬[1] 杨建飞[2] 王　贺[2] 黄继强[1] 曹　珣[1]

1. 黑龙江中医药大学，黑龙江哈尔滨，150040

2. 黑龙江中医药大学附属第一医院，黑龙江哈尔滨，150040

摘要：梳理总结周亚滨教授运用柴胡汤治疗胸痹的经验。周教授认为治疗应分清轻重缓急，标本虚实，宣痹通阳，恢复少阳枢机为主。临证可针对气滞血瘀、痰浊壅盛、邪郁化热、寒凝心脉、心神不安等方面分别使用四逆散、柴胡陷胸汤、大柴胡汤、柴胡桂枝干姜汤、柴胡加龙骨牡蛎汤等柴胡汤剂加减治疗。临床应用灵活，疗效显著。

关键词：胸痹；小柴胡汤；少阳；名医经验；周亚滨

资助基金：全国名老中医药专家传承工作室（国中医药办人教函号）；黑龙江省省属本科高校中央支持地方高校改革发展资金高水平人才项目（2020GSP06）。

注：本文原载于《中国中医急症》杂志 2023 年第 2 期。

16.《温病条辨》对经方的继承与拓展

白彦铭[1]　梁　爽[2]　周　波[3]　朱妍妍[1]　郝振华[1]

1. 宁夏医科大学，宁夏银川，750004

2. 宁夏医科大学附属银川市中医医院，宁夏银川，750001

3. 宁夏医科大学，宁夏银川，750004

宁夏医科大学宁夏区域高发病中西医结合防治研究重点实验室，宁夏银川，750004

摘要：本文通过分析和对比张仲景与叶天士、吴鞠通的理论体系，发现后者在勤求古方的基础之上，提出自己独到见解，不拘泥于经方，遵古而变今，使得经方中的剂量、药性、药组等得到了演变与拓展，并且在方证体系中紧扣主证，通过对经方时方合方的合法化裁应用，使得治疗之法与方证的趋化统一。由此可见，温病理论体系能够与时俱进，更加全面地认识和了解疾病，为临床实践提供理论指导。

关键词：《温病条辨》；《伤寒论》；经方；主证；方证；继承；拓展

资助基金：宁夏重点研发计划项目（2021BEG03112）；宁夏自然科学基金项目（2020AAC03127）。

注：本文原载于《中国中医急症》杂志 2023 年第 3 期。

17. 归附五苓汤加味治疗肺心病合并心力衰竭的临床观察

聂　伟　丁金玲　丁　丽　陶　明　韩　琴　王梦云

安徽省淮北市中医医院，安徽淮北，235000

摘要：【目的】观察归附五苓汤加味治疗肺心病合并心力衰竭的临床疗效。【方法】选取肺心病合并心力衰竭（阳虚水泛证）患者 66 例，随机分观察组与对照组各 33 例。对照组采用西医常规治疗，治疗组在对照组基础上加用归附五苓汤治疗，治疗 7 d 后，比较两组临床疗效，并观察治疗前后血浆 NT-proBNP、D- 二聚体、C 反应蛋白（CRP）指标及在心脏超声下观察肺动脉压、右心室 Tei 指数、TAPSE 值的变化。【结果】治疗组总有效率为 90.91%，对照组为 75.76%，差异有统计学意义（$P<0.05$）；两组治疗后血浆 NT-proBNP、D- 二聚体、CRP 水平及肺动脉压、右心室 Tei 指数均明显下降，TAPSE 值均明显升高，且治疗组优于对照组（$P<0.05$）。【结论】归附五苓汤加味治疗肺心病合并心力衰竭（阳虚水泛证）能有效改善患者临床症状，改善凝血功能及降低炎症指标，降低肺动脉压，改善心功能。

关键词：肺心病；心力衰竭；阳虚水泛型；右心室 Tei 指数；TAPSE 值；归附汤；五苓汤

资助基金：安徽省卫生健康委员会科研项目（AHWJ2021b044）

注：本文原载于《中国中医急症》杂志 2023 年第 5 期。

18. 经方中麻黄的应用规律探析

孙一焱[1]　彭　伟[2]　曲　夷[1]

1. 山东中医药大学，山东济南，250014

2. 山东中医药大学附属医院，山东济南，250014

摘要：本文考据《伤寒杂病论》原文，从用量用法、主治证候、配伍应用 3 个方面，考查相关经方中麻黄的运用规律。提出：（1）麻黄于经方汤剂中常用量约为 30~90 g，明显大于现代习惯用量，与仲景时期麻黄鲜品入药，煎煮时间相对较长有关。（2）麻黄散外寒，与桂枝相配主太阳表证，麻黄用量大于或等于“三两”，配“二两”以上桂，枝方可发汗解表散寒，若麻黄用量小于桂枝，功在温阳通络化饮；与炮附子、细辛配伍成麻黄细辛附子汤主少阴表证。（3）麻黄祛水湿，水湿在表时，大剂量麻黄与石膏配伍可发越水湿兼清内热；麻黄配伍杏仁、薏苡仁可祛风除湿；水湿停滞肌肉关节时，可以麻黄配伍细辛、炮附子、乌头等辛温助阳之品，通阳散结以治风寒湿痹痛；水湿在里时，以麻黄不去节配细辛、干姜通阳散湿，主寒痰水饮停聚于心下胸上。经方中麻黄非发汗解表之专药，通阳治水是其主要功效。

关键词：《伤寒杂病论》；麻黄；经方；配伍应用

资助基金：全国中医学术流派传承工作室建设项目；山东省卫健委齐鲁医派中医药特色技术整理推广项目。

注：本文原载于《中国中医急症》杂志 2023 年第 5 期。

19. 柴芩承气汤治疗急性胰腺炎（湿热壅滞证）患者的疗效观察

张 倩 郝晓英 张慧芳

山西省晋城市人民医院，山西晋城，048000

摘要：【目的】观察柴芩承气汤治疗急性胰腺炎（湿热壅滞证）患者的疗效并探讨其作用机制。【方法】选取急性胰腺炎（湿热壅滞证）患者 112 例，按随机数字表法分为观察组与对照组各 56 例。对照组采用西医常规治疗，观察组在对照组基础上加用柴芩承气汤治疗。两组均连续治疗 1 周。比较两组临床疗效，治疗前后的中医证候积分、免疫功能、白细胞计数（WBC）、C 反应蛋白（CRP）、白细胞介素 -8（IL-8）、白细胞介素 -6（IL-6）、胃泌素（GAS）、胃动素（MTL）、血管活性肠肽（VIP）水平。【结果】治疗后，观察组患者的临床总有效率为 96.43％，高于对照组的 83.93％（$P<0.05$）。与治疗前比较，治疗后两组患者中医证候积分各项评分、外周血 CD_8^+、WBC、血清 CRP、1L-8、1L-6、GAS、VIP 水平均降低（$P<0.05$），且观察组低于对照组（$P<0.05$）；治疗后两组患者外周血 CD_3^+、CD_4^+、CD_4^+/CD_8^+ 水平、血清 MTL 水平均升高（$P<0.05$），且观察组高于对照组（$P<0.05$）。【结论】柴芩承气汤治疗急性胰腺炎（湿热壅滞证）可有效改善患者临床症状，调节胰腺分泌功能，纠正胃肠功能紊乱情况，增强免疫功能，减轻炎症反应，疗效显著。

关键词：急性胰腺炎；湿热壅滞证；柴芩承气汤；中医证候；免疫功能；炎症反应

注：本文原载于《中国中医急症》杂志 2023 年第 6 期。

20. 桂枝加桂汤治疗奔豚病探析

张明阳[1] 蓝宇洋[2] 何德英[3]

1. 天津中医药大学，天津，301600

2. 天津中医药大学第一附属医院，天津，301600

3. 重庆市中医院，重庆，400021

摘要：奔豚病临床以症状的多样性及复杂性为主要特点，因此西医临床上难以对此疾病进行明确定义与诊断，多以神经官能症定义此病，故少有针对性药物治疗，临床疗效不佳。临证中，此类疾病常见，而中医针对奔豚一病曾于《金匮要略》进行专篇论述，故本文从疾病本身出发，主以探讨应用经方桂枝加桂汤治疗奔豚病，以期从中获得效验之理。

关键词：奔豚；桂枝加桂汤；证治机理；临床疗效

资助基金：重庆市卫生健康委市级名老中医专家传承工作室建设项目

注：本文原载于《中国中医急症》杂志 2023 年第 7 期。

21. 五苓散相关研究可视化分析

许 霞[1] 马 超[1] 李东雅[1] 陈偶英[1] 曾 勇[2]

1. 湖南中医药大学，湖南长沙，410208

2. 湖南中医药大学第一附属医院，湖南长沙，410007

摘要：【目的】了解五苓散相关研究的现状、热点及趋势。【方法】以五苓散为主题检索中国知识资源总库（CNKI）、中文科技期刊数据库（VIP）、中国学术期刊数据库（万方数据）、中国生物医学文献数据库（CBM）从建库至 2023 年 2 月的相关内容，利用CiteSpace软件对发文作者、机构、团队、关键词进行分析。【结果】共计纳入3 093篇文献，发文量大体呈现逐年上升趋势；研究作者及团队呈现人数多、团队小、发文少、合作散的特点，研究机构以天津中医药大学发文最多，其总体发文期刊影响因子不高，学术影响力有待提高；研究文献类型以临床应用为主，研究疾病范围广，心力衰竭、肝硬化腹水是其关注较多的疾病；实验研究虽取得一定进展，但整体数量少，对疾病的作用机制仍需要进一步挖掘。理论研究类型已从医案、名医经验转向规律总结及网络药理学。【结论】五苓散相关研究发文整体呈波动式上升趋势，肝硬化腹水及心力衰竭是其研究较多的疾病，实验室研究需要进一步挖掘。

关键词：五苓散；CiteSpace；文献计量学；研究现状

资助基金：国家自然科学基金（82104842）；湖南省中医药科研计划项目（202293）；湖南省教育厅科学研究重点项目（22A0268）。

注：本文原载于《中国中医急症》杂志2023年第9期。

22. 茵陈蒿汤临床应用经验

于珊珊　何庆勇

中国中医科学院广安门医院，北京，100053

摘要：茵陈蒿汤出自《伤寒论》《金匮要略》。茵陈蒿汤作为治疗黄疸的第一方，临床运用此方应把握其六个关键点：一为阳黄专方，其核心病机是湿、热、瘀互结，枢机不利，致使脾胃肝胆功能异常，郁结于肌肤而发黄；二为亦谷疸专方，因饮食水谷不节，肆食肥甘厚腻、辛辣之品，致脾寒胃热，脾胃运化失权，出现腹满，大便干，小便难，饱食则烦躁且头晕的谷疸表现；三为遵循原方相对剂量，重用茵陈，剂量应高于大黄、栀子用量，至少30g，大黄常用6 ~ 28g，栀子常用12 ~ 16g；四为方证辨证抓主证，茵陈蒿汤的主要方证为但头汗出，身黄，巩膜黄染，大便干；五为经方叠用，结合患者临床症状，将茵陈蒿汤与栀子豉汤、栀子干姜汤、调胃承气汤等合用；六为病后调护与转归方运用，病后恢复期可辨证选用三仁汤、茵陈四苓汤、归芍六君子汤等方剂。本文通过论治茵陈蒿汤临床运用经验，以期为临床治疗提供一定参考。

关键词：茵陈蒿汤；经方；方证辨证；病机；谷疸；重剂茵陈；叠用经方；转归

资助基金：中医药古籍保护与利用能力建设项目 特色技术传承专项项目（GZY-KJS-2020-079）；北京中医药大学孙思邈研究院中医药科研计划资助项目（SSMYJY-1-2020-03）；北京市科技计划课题（Z221100007422081）。

注：本文原载于《中国中医急症》杂志2023年第10期。

23. 真武汤加减联合新活素治疗急性心肌梗死后继发心衰临床观察

段婷婷[1]　纪　剑[2]　许卫攀[3]　汪　沆[1]　崔　振[1]
汪丽娟[1]

1. 湖北省大冶市人民医院，湖北黄石，435100
2. 湖北省黄石市第二医院，湖北黄石，435000
3. 湖北省黄石市中心医院，湖北黄石，435000

摘要：【目的】观察真武汤加减联合新活素对急性心肌梗死后继发心衰患者的疗效并探讨其作用机制。【方法】80例患者随机分为对照组与观察组各40例。对照组采用常规治疗加新活素泵入，观察组在对照组基础上加用真武汤加减口服，观察两组患者疗效。【结果】两组治疗后N末端脑钠肽前体（NT-proBNP）均较治疗前下降（$P<0.05$），左室射血分数（LVEF）值均较治疗前上升（$P<0.05$），且观察组NT-proBNP低于对照组，而LVEF值高于对照组（$P<0.05$）。两组治疗后中医证候积分均较治疗前降低（均$P<0.05$），且观察组均低于对照组（均$P<0.05$）。两组治疗后各炎症因子水平均较治疗前降低（均$P<0.05$），且观察组均优于对照组（均$P<0.05$）。两组治疗后血清一氧化氮（NO）、硫化氢（H2S）水平与治疗前比较均升高（均$P<0.05$），内皮素-1（ET-1）水平则下降（$P<0.05$）；且观察组NO、H2S高于对照组，ET-1低于对照组（$P<0.05$）。【结论】真武汤加减联合新活素能有效减轻急性心肌

梗死继发心衰患者临床症状，改善心脏功能，提高临床疗效，其机制可能与该方能抑制急性心衰患者炎症反应，保护血管内皮功能有关。

关键词：急性心力衰竭；真武汤加减；新活素血清炎性因子

资助基金：湖北省自然科学基金（WJ2019Q011）。

注：本文原载于《中国中医急症》杂志 2023 年第 10 期。

24. 大柴胡汤合白虎汤化裁联合胰岛素治疗糖尿病酮症酸中毒的疗效观察

叶正华　高明松　胡亚耘

湖北省武汉市中西医结合医院，湖北省武汉市第一医院，湖北武汉，430000

摘要：【目的】观察大柴胡汤合白虎汤化裁联合胰岛素治疗糖尿病酮症酸中毒（DKA）的效果。【方法】将 102 例早期 DKA 患者按随机数字表法分为观察组与对照组各 51 例。对照组给予胰岛素治疗，观察组在对照组基础上联合使用大柴胡汤合白虎汤化裁治疗。比较两组临床疗效，病情控制时间（酮体消失时间、酸中毒改善时间、血糖复常时间），比较治疗前中医证候积分、酸中毒指标[二氧化碳结合力（CO_2CP）、血乳酸（Lac）、血清 β-HB]及疾病相关因子[脂蛋白相关磷脂酶 A2（Lp-PLA2）、肝素结合蛋白（HBP）、N-乙酰-β-D-氨基葡萄糖苷酶（uNAG）]情况。【结果】观察组总有效率为 96.08%，明显高于对照组的 80.39%（$P<0.05$）。观察组酮体消失时间、酸中毒改善时间、血糖复常时间均短于对照组（$P<0.05$）。治疗 2 周后，两组各中医证候积分、Lac、Lp-PLA2、HBP、uNAG 水平较治疗前下降（$P<0.05$），观察组低于对照组（$P<0.05$）；两组 CO_2CP 水平较治疗前均上升（$P<0.05$），且观察组高于对照组（$P<0.05$）。【结论】大柴胡汤合白虎汤联合胰岛素治疗 DKA 疗效显著，能早期有效改善症状体征、酸中毒指标，并下调 Lp-PLA2、HBP、uNAG 水平，有效控制病情。

关键词：糖尿病；酮症酸中毒；大柴胡汤；白虎汤；胰岛素

注：本文原载于《中国中医急症》杂志 2023 年第 11 期。

25. 香砂六君子汤辅助治疗脓毒症致急性胃肠损伤的临床观察

徐令奇　陈加平

江苏省苏州市中西医结合医院，江苏苏州，215000

摘要：【目的】观察香砂六君子汤辅助治疗对脓毒症致急性胃肠损伤患者胃肠黏膜屏蔽功能、胃肠动力及氧化应激反应的影响。【方法】脓毒症患者 60 例采用随机数字表法分为对照组与试验组各 30 例，对照组采用常规治疗，试验组采用常规治疗联合香砂六君子汤治疗。比较治疗前和治疗 2 周后两组患者的中医症状积分、胃肠黏膜屏蔽功能[D-乳酸浓度、内毒素（ET）、肿瘤坏死因子-α（TNF-α）]、胃肠动力[胃泌素（GAS）、血管活性肠肽（VIP）、胃动素（MOT）]及氧化应激反应[丙二醛（MDA）、血清超氧化物歧化酶（SOD）、抗利尿激素（ADH）]变化情况。【结果】治疗后，试验组中医证候积分、血清 D-乳酸浓度、ET 和 TNF-α 水平均低于对照组（$P<0.05$）；治疗后，试验组 MOT 水平高于对照组，GAS 和 VIP 水平低于对照组（$P<0.05$）；治疗后，试验组 SOD 水平高于对照组，MDA 和 ADH 水平低于对照组（$P<0.05$）。【结论】香砂六君子汤辅助治疗对改善脓毒症致急性胃肠损伤患者胃肠黏膜屏蔽功能、胃肠动力及氧化应激反应有积极意义。

关键词：脓毒症；急性胃肠损伤；香砂六君子汤；胃肠黏膜屏蔽功能；氧化应激反应

资助基金：苏州市吴中区科技计划项目。

注：本文原载于《中国中医急症》杂志 2023 年第 12 期。

26. 宫晓燕运用小柴胡汤经验

张宇琪[1] 宫晓燕[2] 王 爽[2]

1. 长春中医药大学，长春，130117

2. 长春中医药大学附属医院，长春，130021

摘要： 宫晓燕教授临床应用小柴胡汤治疗疾病，遵循仲景之法，以抓主证为诊治思路，随证加减辨治。咳嗽案、胃痛案、不寐案，3则医案病症虽不同，但其病机均为少阳枢机不利，均用小柴胡汤为主方化裁，和解少阳，疏肝理气，拓展了小柴胡汤的临床运用范围。

关键词： 宫晓燕；小柴胡汤；和解少阳；疏肝理气

资助基金： 吉林省中医药管理局科技项目（2019069）。

注： 本文原载于《吉林中医药》杂志2023年第1期。

27. 张仲景治疗下利方药规律探析

赵桂丽 阚俊明 郭迪 高艺嘉 邢崇溢 柳 万

长春中医药大学，长春，130117

摘要： 通过归纳、分析张仲景《伤寒论》《金匮要略》中治疗下利条文，总结仲景治疗下利方药及证治规律。结果显示《伤寒论》治疗下利有30个方，《金匮要略》有11个方，除《伤寒论》《金匮要略》两书重复的7个方，《伤寒论》《金匮要略》治疗下利共34方。根据治则治法对34方进行归纳、分类，并对方中所用的56味药进行频数统计和功效分类，总结出张仲景治疗下利首重顾护脾胃正气，灵活运用清泄里热，寒热平调，通因通用，疏肝健脾，温肾暖脾，燥湿运脾治法。

关键词：《伤寒论》；《金匮要略》；下利；方药规律

资助基金： 吉林省教育厅科学技术研究项目（JJKH20220862KJ）。

注： 本文原载于《吉林中医药》杂志2023年第3期。

28. 加味苓桂术甘汤治疗肥胖型2型糖尿病

李 勤 吴 瑞 郭丰年 安 然 石 白

中国中医科学院广安门医院南区，北京，102618

摘要：【目的】探讨加味苓桂术甘汤对脾虚痰湿型肥胖型2型糖尿病（T2DM）的临床效果。【方法】选择脾虚痰湿型肥胖型2型糖尿病患者80例，随机分为治疗组与对照组，各40例。2组均予生活方式指导，对照组予盐酸二甲双胍片治疗，治疗组在对照组基础上予加味苓桂术甘汤颗粒治疗，观察治疗12周后，对2组中医证候变化、体质量（Wt）、体质量指数（BMI）、腰臀比（WHR）、血糖（FPG、2hPG、HbA1c）、血脂（TC、LDL、HDL、TG）、胰岛素抵抗指数（HOMA-IR）及安全性指标进行统计分析。【结果】治疗组中医证候疗效总有效率（84.6%，33/39）明显优于对照组（53.8%，21/39）（$P<0.05$），治疗组中医证候中形体肥胖、头身困重、脘腹痞满、倦怠乏力、气短懒言、口淡无味、头面眩晕评分低于治疗前（$P<0.05$），治疗组除头晕目眩外，其余各项评分及总评分均优于对照组（$P<0.05$）。2组Wt、BMI、WHR、FPG、2hPG、Hb A1c、FINS、HOMA-IR均较治疗前降低（$P<0.05$），治疗组TC、TG、LDL-C降低明显（$P<0.05$），治疗组除WHR及HDL指标外，其余观察指标均优于对照组（$P<0.05$）。【结论】加味苓桂术甘汤治疗脾虚痰湿型肥胖型T2DM患者效果显著，可以降低患者体质量，调节糖脂代谢紊乱，改善胰岛素抵抗，改善临床症状，且安全性良好。

关键词： 肥胖型2型糖尿病；苓桂术甘汤；脾虚痰湿证

资助基金： 国家自然科学基金（82004345）；中国中医科学院广安门医院南区院级课题（Y2019-02）；中国中医科学院广安门医院南区本部专家学术经验传承（Y2018SC-03）。

注： 本文原载于《吉林中医药》杂志2023年第7期。

29. 桂枝新加汤加味治疗消化道出血后腹痛

周 莉 熊国卫 王 玖 朱 利 王 猛

宿迁市中医院，江苏宿迁，223800

摘要：【目的】探究桂枝新加汤加味治疗消化道出血后腹痛的疗效。【方法】将 2019 年 4 月—2022 年 4 月江苏省宿迁市中医院收治的 86 例消化道出血后腹痛患者，采用随机数字表法分为研究组和对照组，各 43 例，对照组采用常规止痛治疗，研究组在对照组基础上联合桂枝新加汤加味治疗。治疗 1 周后，比较 2 组的中医证候、疗效、视觉模拟疼痛（VAS）评分、血清 β－内啡肽水平及不良反应。【结果】治疗后，2 组主证评分、次证评分、VAS 评分均降低，研究组低于对照组（$P<0.05$）；研究组临床疗效优于对照组（$P<0.05$）；2 组血清 β－内啡肽均升高，研究组高于对照组（$P<0.05$）。2 组治疗期间均未出现严重并发症。【结论】桂枝新加汤加味治疗消化道出血后身体疼痛患者镇痛疗效显著且安全性良好。

关键词：消化道出血；疼痛；桂枝新加汤

资助基金：江苏省科技计划项目（BK20221178）

注：本文原载于《吉林中医药》杂志 2023 年第 8 期。

30. 补阳还五汤中黄芪使用剂量差异的分析及文献回顾

范 锐[1] 刘 学[2] 张 伟[2]

1. 山东中医药大学第一临床医学院，济南，250014

2. 山东中医药大学附属医院，济南，250014

摘要：补阳还五汤是治疗中风之气虚血瘀证的经典方剂，近年来也常用于心血管系统、呼吸系统、内分泌系统等疾病领域。关于补阳还五汤中黄芪的使用剂量问题，中医学界尚未形成共识。通过文献回顾的方式，研究了近五年于中文核心期刊发表的关于补阳还五汤的临床 / 动物 / 细胞研究型文献，发现黄芪使用剂量在 18 ~ 125 g 之间，其中，黄芪剂量在 120 g 的研究占大多数。分层来看，在非临床研究中，补阳还五汤的用量一般大于在临床研究中的用量，非临床研究最常用黄芪剂量为 120g，而临床研究最常用剂量为 60g。

关键词：补阳还五汤；黄芪；剂量；文献回顾

资助基金：张伟全国名老中医药专家传承工作室建设项目；国家自然科学基金项目（81874442）。

注：本文原载于《吉林中医药》杂志 2023 年第 9 期。

31. 黄连汤的研究进展及相关思考

邢铭瑞[1] 张白雪[1] 蔡永敏[2]

1. 河南中医药大学，郑州，450046

2. 河南中医药大学仲景中医药研究院，郑州，450018

摘要：黄连汤作为仲景经方之一，被收录于《古代经典名方目录（第一批）》，具有重要的研究价值。通过分析与黄连汤医案相关的文献，总结了其主要病因和治法，认为黄连汤证的基本病机为“上热下寒，中焦失和”，应治以“宣通上下，调和脾胃，平和阴阳”。黄连汤在临床上主要应用于消化系统、泌尿及生殖系统、免疫系统以及循环系统疾病等，除消化系统疾病外，其他系统疾病的医案较少。通过分析黄连汤的研究进展可知，方药中各成分的药理研究具有一定的复杂性，研究名家医案的用药规律具有不全面性，应从中医理论出发，理论与临证相结合，并通过现代技术分析完善方药的作用机制，促进临床研究的发展，以期进一步提高临床疗效。

关键词：黄连汤；理论研究；临床应用；药理研究；研究进展

资助基金：中华古籍保护计划项目（KJS-ZHYZ-2018-002）；河南省特色骨干学科中医学学科建设项目（STG-ZYXKY-2020036）。

注：本文原载于《吉林中医药》杂志 2023 年第 9 期。

32. 仝小林院士应用宣白承气汤加减治疗新冠重症经验

姚晨思[1] 田传玺[2] 张湘苑[3] 高佳琪[4] 李青伟[3]
万 砺[2] 刘 珂[3] 马凯乐[3] 李 敏[3] 李修洋[3]

1. 浙江省中医院，杭州 310003
中国中医科学院广安门医院代谢病研究所，
北京，100053
2. 北京中医药大学，北京 100029
中国中医科学院广安门医院代谢病研究所，
北京，100053
3. 中国中医科学院广安门医院代谢病研究所，
北京，100053
4. 北京中医药大学，北京，100029

摘要：总结仝小林院士应用宣白承气汤加减治疗新冠重症的经验。痰湿热瘀闭肺以子龙宣白承气汤为主方；内闭外脱以破格子龙宣白承气汤为主方；瘀热入营者可合用赤芍、生地黄；气阴亏虚可合用西洋参或增液汤等。

关键词：新冠重症；仝小林；子龙宣白承气汤；破格子龙宣白承气汤

资助基金：国家重点研发计划（2022YFC08683000）

注：本文原载于《吉林中医药》杂志 2023 年第 10 期。

33. 大青龙汤研究进展

马启风 王炳然 张 淼 陈 晶 邱智东 高红梅

长春中医药大学，长春，130117

摘要：大青龙汤始载于《伤寒论》，由麻黄、桂枝、甘草、苦杏仁、大枣、生姜、石膏 7 味中药组成，是医圣张仲景治疗外寒里热，表里俱实的一剂古方。现代研究表明，大青龙汤具有抗病毒、退热、抗炎的药理作用，化学成分研究发现，大青龙汤含有生物碱、苯丙素、黄酮、有机酸、三萜类等成分，临床应用大多通过加减或联合西药用于感冒、无汗症、哮喘、急性肾炎等疾病的治疗。现通过查阅相关文献，对大青龙汤的历史沿革、药理作用、化学成分及临床应用进行综述，以期为该方深入研究及合理应用提供参考。

关键词：大青龙汤；历史沿革；药理作用；化学成分；临床应用

资助基金：中医药事业传承发展资金支持项目；全国中药特色技术传承人才培训项目（T20234832005）

注：本文原载于《吉林中医药》杂志 2023 年第 12 期。

34. 杨恩品教授运用加味五神汤治疗掌跖脓疱病临床经验

段学香 朱建玲 张光红 翟曼吟 杨恩品

云南中医药大学第一附属医院，云南昆明，650021

摘要：掌跖脓疱病（palmoplantar pustulosis，PPP）作为一种难治性皮肤病，发病部位虽局限在掌跖部，但其病因病机复杂。杨恩品教授认为掌跖脓疱病的核心病机为湿热毒蕴，治疗宜采用清热利湿，凉血解毒之法。临床运用“加味五神汤”辨证治疗掌跖脓疱病，常获良效。现就杨恩品教授临床经验做出总结，并附上验案两则，为 PPP 的治疗提供新的辨治思路。

关键词：杨恩品；加味五神汤；掌跖脓疱病；湿热毒蕴证；名医经验

资助基金：云南省皮肤病重点学科资助项目（2017HC001）

注：本文原载于《现代中医药》杂志 2023 年第 2 期。

35. 补阳还五汤对慢性脑供血不足患者血液流变学、血流动力学的影响

詹远玲[1] 杨 军[1] 徐晓丹[1] 陈超朝[1] 辛 杰[2]

1. 西安中医脑病医院，陕西西安，710000
2. 宝鸡高新医院，陕西宝鸡，721000

摘要：【目的】探究补阳还五汤对慢性脑供血不足患者血液流变学、血流动力学的影响。【方法】

收集2019年4月—2022年4月西安中医脑病医院收治的慢性脑供血不足患者88例，随机分为治疗组（44例，常规西药＋补阳还五汤治疗）、对照组（44例，常规西药治疗），评估临床疗效，测量比较两组患者治疗前及治疗后血液流变学、血流动力学血清炎性因子变化情况，统计给药期间嗜睡、胃肠道不适、皮疹等不良反应发生情况。【结果】治疗组总有效率显著高于对照组（$P<0.05$）；治疗后治疗组血浆黏度、红细胞压积均显著低于对照组（$P<0.05$）；治疗后治疗组椎动脉、基底动脉、大脑中动脉平均血流速度显著高于对照组（$P<0.05$）；治疗后治疗组血清白介素-23（interleukin-23，IL-23）、肿瘤坏死因子-α（Tumour necrosis factor-α，TNF-α）水平均显著低于对照组（$P<0.05$）；治疗组与对照组不良反应发生率无显著差异（$P>0.05$）。【结论】给予慢性脑供血不足患者补阳还五汤联合常规西药治疗可显著改善其血液高凝状态，恢复颅内血液动力学，减轻炎症反应，提升整体疗效，且联合给药未见明显增毒表现。

关键词：补阳还五汤；慢性脑供血不足；血流动力学；血液流变学；随机对照

资助基金：陕西省自然科学基础项目（2018JM7131）

注：本文原载于《现代中医药》杂志2023年第6期。

36. 补阳还五汤合二陈汤加减方辅助治疗血管性痴呆气虚痰瘀证43例临床观察

赵合强

濮阳市中医医院脑病科，河南濮阳，457000

摘要：【目的】观察补阳还五汤合二陈汤加减方辅助治疗血管性痴呆（VD）气虚痰瘀证的临床疗效。【方法】将83例VD气虚痰瘀证患者采用随机数字表法分为对照组和治疗组，对照组40例采用盐酸多奈哌齐片治疗，治疗组43例在对照组治疗方法的基础上给予补阳还五汤合二陈汤加减方治疗，连续治疗1个月后比较2组治疗前后的中医症状积分，简易精神状态评价量表（MMSE）、蒙特利尔认知评估量表（MoCA）、日常生活活动量表（ADL）评分，以及大脑中动脉收缩期峰值速度（Vmax）、舒张期峰值速度（Vmin）、搏动指数（PI）、阻力指数（RI）。【结果】治疗后2组智能减退、疲乏无力、善忘、咳痰等中医症状积分均明显降低，与同组治疗前比较差异有统计学意义（$P<0.01$），且治疗组降低更明显，与对照组治疗后比较差异均有统计学意义（$P<0.01$）；治疗后2组MMSE、MoCA、ADL评分，Vmax、PI均明显升高，Vmin、RI均明显降低，与同组治疗前比较差异有统计学意义（$P<0.05$或$P<0.01$），且治疗组改善作用更明显，与对照组治疗后比较差异均有统计学意义（$P<0.05$或$P<0.01$）。【结论】补阳还五汤合二陈汤加减方联合盐酸多奈哌齐片可明显减轻VD气虚痰瘀证患者的临床症状，恢复患者精神状态，提高认知能力与日常生活能力，改善脑血流动力学指标。

关键词：血管性痴呆；气虚痰瘀证；补阳还五汤；二陈汤；中医症状积分；日常生活能力；脑血流动力学；临床疗效

注：本文原载于《甘肃中医药大学学报》2023年第1期。

37. 小柴胡汤对胆汁反流性胃炎模型大鼠相关胃肠激素及炎症因子的影响

马 肖[1] 刘 蓉[2] 潘燕龙[3] 袁文珺[4] 李慧莉[4]

1. 甘肃省第二人民医院药剂科，甘肃兰州，730000

2. 甘肃省药品和医疗器械不良反应监测中心，甘肃兰州，730070

3. 甘肃中医药大学科研实验中心，甘肃兰州，730000

4. 兰州市中医医院药剂科，甘肃兰州，730050

摘要：【目的】研究小柴胡汤对胆汁反流性胃炎模型大鼠相关胃肠激素及炎症因子的影响。【方法】将60只SPF级SD大鼠采用随机数字表法分为空白组，模型组，阳性对照组，小柴胡汤低、中、高剂量组6组，每组10只。除空白组外，其余5组连续灌胃自制反流液建立胆汁反流性胃炎大鼠模型，空白组、模型组灌胃蒸馏水，其余4组灌胃相应药物进行干预。连续灌胃35d，观察灌胃给药期间各组大鼠体质量变化，检测各组大鼠血清和胃黏膜瘦素(LEP)、胃泌素(GAS)、前列腺素E2(PGE2)、肿瘤坏死因子-α(TNF-α)、白细胞介素-1β(IL-1β)的含量，以及血浆和胃黏膜胃动素的含量。【结果】模型组大鼠体质量增长缓慢，大鼠体质量明显低于空白组、阳性对照组及小柴胡汤高、中剂量组（$P<0.05$）。与模型组比较，阳性对照组、小柴胡汤高剂量组大鼠血清和胃黏膜LEP、GAS、PGE2含量明显升高，TNF-α、IL-1β含量明显降低，血浆和胃黏膜MTL含量明显升高，差异均有统计学意义（$P<0.05$或$P<0.01$）；小柴胡汤中剂量组大鼠血清和胃黏膜LEP、PGE2含量明显升高，TNF-α、IL-1β含量明显降低，血清GAS含量和血浆MTL含量明显升高，差异均有统计学意义（$P<0.05$或$P<0.01$）；小柴胡汤低剂量组大鼠血清和胃黏膜PGE2含量明显升高，TNF-α含量明显降低，胃黏膜LEP、GAS含量明显升高，血清IL-1β含量明显降低，差异均有统计学意义（$P<0.05$）。【结论】小柴胡汤具有防治胃黏膜损伤及增强胃动力的作用，其干预胆汁反流性胃炎的作用机制与其可调节相关胃肠激素和炎症因子的含量有关。

关键词：胆汁反流性胃炎；小柴胡汤；胃肠激素；炎症因子；大鼠；实验研究

资助基金：省级中医药科研项目（GZK-2018-58）；中央高校基本科研业务费专项资金项目（31920160115）。

注：本文原载于《甘肃中医药大学学报》2023年第5期。

38. 黄芩汤、葛根芩连汤对溃疡性结肠炎小鼠肠道菌群的影响

郑佳荟　李　欢　赵重博　郭东艳　王　晶

陕西中医药大学秦药特色资源研究与开发国家重点实验室（培育）/陕西省中药基础与新药研究重点实验室，陕西咸阳，712046

陕西中医药大学，陕西咸阳，712046

摘要：【目的】探讨黄芩汤、葛根芩连汤对溃疡性结肠炎（UC）小鼠肠道菌群的调节作用。【方法】采用3%葡聚糖硫酸钠（DSS）水溶液自由饮用7d建立UC小鼠模型，同时连续7d灌服不同剂量黄芩汤和葛根芩连汤，通过观察各组小鼠的体质量、疾病活动指数评分（DAI）、结肠长度及组织病理学来评价两种复方对UC小鼠的疗效，采用16S rDNA高通量测序探究黄芩汤、葛根芩连汤对UC小鼠肠道菌群的影响。【结果】与模型组比较，黄芩汤中、高剂量组与葛根芩连汤中、高剂量组均显著改善了小鼠结肠组织病理学、体质量、DAI评分、结肠长度。在肠道菌群方面，两种复方均能调节门水平上的拟杆菌门（Bacteroidota）、厚壁杆菌门（Firmicutes）的相对丰度；在属水平上均能降低有害菌大肠杆菌志贺菌属（Escherichia-Shigella）的相对丰度，其中，黄芩汤在增加有益菌乳杆菌属（Lactobacillus）、毛螺菌属NK4A136（Lachnospiraceae_NK4A136_group）、肠杆菌属（Enterorhabdus）的相对丰度上优于葛根芩连汤；葛根芩连汤在增加有益菌布劳特氏菌属（Blautia）、降低有害菌变形菌门（Proteobacteria）的相对丰度上优于黄芩汤。【结论】黄芩汤中剂量在改善体质量、DAI评分、结肠长度方面优于葛根芩连汤不同剂量组，且两种复方可能通过调节肠道菌群平衡从而减轻DSS诱导的UC，其中，黄芩汤在调节有益菌的数目上优于葛根芩连汤。

关键词：黄芩汤；葛根芩连汤；葡聚糖；硫酸钠；肠道菌群

资助基金：国家自然科学基金项目（81903892）。

注：本文原载于《陕西中医药大学学报》2023年第2期。

39. 阳和汤在中医外科临床应用研究进展

李　琪　凌银露　章良瑢　乔丽蕊　钟　妮　张　磊

上海中医药大学附属岳阳中西医结合医院，上海，200437

摘要：阳和汤为中医外科名方，出自清代王维德《外科证治全生集》，主治脱疽、流注、鹤膝风，贴

骨疽等一切阴疽，多因素体阳虚，营血不足，寒凝湿滞所致，病机要点为阳虚寒凝血瘀。临床治疗阴疽，当以扶阳为重，即“阳气流通，阴气无滞”。阳和汤功效乃温阳补血，散寒通滞，对阴疽及多种外科疾病属阴寒证者效果显著，称之为“外科阴证第一方”。目前，阳和汤已广泛应用于皮肤病、乳腺病及周围血管病等外科疾病。麻黄、肉桂和炮姜为该方的君药，麻黄开腠理，肉桂、炮姜解寒凝，同时现代药理学研究发现，麻黄、肉桂、炮姜具有抗凝、免疫抑制、抗炎、抗氧化等作用，这对阳和汤的广泛应用和推广提供了充分依据。

关键词： 阳和汤；方剂；皮肤病；乳腺病；周围血管病

资助基金： 国家科技部“中医药现代化研究”重点专项（2019YFC1711604）。

注： 本文原载于《陕西中医药大学学报》2023年第2期。

40. 半夏泻心汤临床研究现状

陈　萌　赵唯含　张　宇　康　正　崔寅箫

陕西中医药大学，陕西咸阳，712046

摘要： 半夏泻心汤是由张仲景所创立的一首经典方剂，最初用来治疗痞证，因其疗效显著，逐渐被应用于各种胃肠道疾病。其适应范围广，作为实用性经方在临床上也被广泛应用和研究。近年来，随着临床工作者对其更深入的研究和临床应用，发现除了可以将其应用在消化不良、胃炎、溃疡等消化道疾病上之外，同时对肿瘤、失眠、IgA 肾病、糖尿病等疾病的治疗也取得了良好的效果。

关键词： 半夏泻心汤；临床应用；研究进展；经方；综述

资助基金： 国家自然科学基金青年项目（81804082）。

注： 本文原载于《陕西中医药大学学报》2023年第6期。

41. 大黄牡丹汤治疗急性胰腺炎作用机制的研究进展

杨　丹[1]　孙银凤[1]　汪永锋[2]　张延英[2]　汪湛东[1]
宋　冰[2]　康万荣[2]　张艳霞[2]

1. 甘肃中医药大学，甘肃兰州，730000

2. 甘肃中医药大学 / 甘肃省道地药材质量标准化技术研究与推广工程实验室 / 甘肃省高校中（藏）药化学与质量研究省级重点实验室 / 甘肃省实验动物行业

技术中心，甘肃兰州，730000

摘要： 急性胰腺炎（AP）是消化科常见急症之一，由多种原因引起，发生机制复杂，若不及时治疗可导致呼吸衰竭甚至多脏腑功能衰竭，病情严重可致患者死亡。现阶段临床治疗 AP 仍采用传统西医常规治疗，但其效果有待加强。有大量文献报道及实验数据显示，大黄牡丹汤医治 AP 患者取得良好的疗效。通过查阅中外有关文献及研究成果，从抑制胰腺的分泌、调控炎性细胞因子、保护肠黏膜、促进细胞凋亡、促进胰腺微循环、氧化应激反应、降低胰腺腺泡内钙超载等方面，对大黄牡丹汤治疗 AP 的作用机制进行综述，以期为 AP 临床治疗的发展提供参考。

关键词： 大黄牡丹汤；急性胰腺炎；机制

资助基金： 国家自然科学基金项目（81760828）；国家自然科学基金项目（82160871）；中央引导地方科技发展专项项目（2017-2019）。

注： 本文原载于《实用中医内科杂志》2023年第2期。

石佼灵教授等学验选编

1. 柴芍六君子汤联合西药对慢性乙型肝炎疗效的Meta分析

石佼灵[1]　王若宇[2]　孙克伟[3]

1. 湖南中医药大学，湖南长沙，410007

2. 湖南中医药大学第一附属医院，湖南长沙，410007

3. 湖南中医药大学第一附属医院，湖南长沙，410007
湖南中医药大学中医学国内一流建设学科，湖南长沙，410208

摘要：【目的】对纳入的柴芍六君子汤联合西药对慢性乙型肝炎文献结果进行分析，对比单用西药治疗评估疗效。【方法】通过计算机检索Embase、维普、知网、万方、Pubmed等数据库，参照纳入和排除标准进行文献筛选，并使用Revman 5.4统计软件对纳入研究进行数据整合及分析。【结果】共纳入8篇有效文献，文献属于中低质量，将选用的结局指标进行分析。柴芍六君子汤联合西药治疗CHB的临床有效率高于单一西药，[RR=1.32，95% CI（1.21，1.44），Z=6.15，P<0.00001]。治疗组ALT水平的改善优于对照组[MD=-24.07，95% CI（-34.90，-13.24），Z=4.36，P<0.0001]。AST水平：治疗组AST水平的改善优于对照组[MD=-22.11，95% CI（-32.81，-11.41），Z=4.05，P<0.0001]。治疗组TBil水平的改善优于对照组[MD=-6.41，95% CI（-7.77，-5.05），Z=9.24，P<0.00001]。治疗组HBV-DNA阴转率优于对照组[RR=1.62，95% CI（1.26，2.08），Z=3.73，P=0.0002]。敏感性分析示结果较为稳健可靠，无明显发表偏倚。【结论】柴芍六君子汤联合西药对慢性乙型肝炎的疗效优于西药，可推广于临床。

关键词：柴芍六君子汤；肝郁脾虚；慢性乙型肝炎；Meta分析

资助基金：国家自然科学基金项目（82104809）；湖南省自然科学基金项目（2019JJ50470）；湖南中医药大学中医学一流学科开放基金项目（2021ZYX23）。

注：本文原载于《实用中医内科杂志》2023年第6期。

2. 真武汤治疗慢性肾脏病的实验及临床研究进展

张忠胜[1]　吕　静[2]　张春辉[1]　郭建仪[1]　庄晓岩[1]

1. 辽宁中医药大学，辽宁沈阳，110847

2. 辽宁中医药大学附属医院，辽宁沈阳，110032

摘要：【目的】探讨真武汤治疗慢性肾脏病（CKD）的实验及临床研究进展。【方法】检索中国知网（CNKI）、PubMed、Co-chrane、维普（VIP）、万方数据库收录的从建库起到2022年3月10日的相关文献。【结果】通过回顾真武汤治疗CKD的相关研究，将其分为实验研究和临床研究两个部分。实验研究显示真武汤能够通过调节细胞因子表达，下调炎症因子水平，维持足细胞蛋白分子表达，下调肾损伤分子和蛋白分子，改善内皮功能障碍和慢性炎症状态等机制改善CKD；临床研究显示真武汤能够明显改善CKD患者临床症状，具有疗效好、安全性强、不良反应少的特点。【结论】通过概括现阶段真武汤治疗CKD的实验及临床研究，为真武汤在临床上的应用提供理论和实验数据的参考。

关键词：真武汤；慢性肾脏病；造模；临床应用；研究进展；慢性肾小球肾炎；糖尿病肾病；慢性肾功能衰竭

资助基金：国家自然科学基金项目（81673956）。

注：本文原载于《实用中医内科杂志》2023年第9期。

3. 柴胡桂枝干姜汤加减治疗新型冠状病毒奥密克戎变异株感染的老年患者验案

陈晶晶[1] 薛晓明[1] 吕晓慧[2] 张念志[3] 关 炜[1]
尚 芳[1] 周波波[1] 孟丽红[1] 张彦博[1] 王娇娇[4]
张 晔[5] 李 典[5] 乔文晓[5]

1. 山西省中医院，山西太原，030012
2. 上海市第四人民医院，上海，200081
3. 安徽中医药大学第一附属医院，安徽合肥，230031
4. 安徽中医药大学，安徽合肥，230038
5. 山西中医药大学，山西太原，030002

摘要：【目的】分析柴胡桂枝干姜汤加减治疗新型冠状病毒奥密克戎变异株感染的老年患者的验案，为疫病的防治提供中医治疗思路。【方法】以真实世界运用柴胡桂枝干姜汤加减治疗新型冠状病毒感染（COVID-19）的验案基础为切入点，分别对上海市奥密克戎病毒株的新冠病毒感染特征、中医学对奥密克戎 COVID-19 病因病机的认识、奥密克戎 COVID-19 与《伤寒论》六经辨证、柴胡桂枝干姜汤的内涵及历史渊源、柴胡桂枝干姜汤治疗奥密克戎 COVID-19 老年患者的中医基础以及柴胡桂枝干姜汤治疗奥密克戎 COVID-19 老年患者的现代依据进行详细论述。【结果】柴胡桂枝干姜汤治疗奥密克戎新型冠状病毒感染老年患者具有丰富的中医理论基础，同时现代药理也佐证了治疗靶点和依据，柴胡桂枝干姜汤可提高临床治疗奥密克戎新型冠状病毒感染老年患者疗效。【结论】柴胡桂枝干姜汤治疗奥密克戎新型冠状病毒感染老年患者具有重要意义，其治疗机制有待于进一步研究和探索。

关键词：柴胡桂枝干姜汤；奥密克戎；新型冠状病毒感染；应用思考

资助基金：国家自然科学基金（81774301）；国家自然科学基金（82174312）；国家重大疑难疾病临床防治中心建设项目（2014NO.146）；山西省中医药管理局面上项目（COVID-192020ZYYXGFY0O3）；山西省科技厅重点研发项目（COVID-19202102130501004）；山西省中医药研究院院级项目（202219）；山西省卫生健康委科研项目（2023XG064）；山西省卫生健康委科研项目（2023XG063）。

注：本文原载于《实用中医内科杂志》2023 年第 10 期。

4. 经典名方达原饮的古今文献分析

黄海平 邓成镇 雷晓明 刘平安 张国民

湖南中医药大学，湖南长沙，410208

摘要：达原饮出自《温疫论》，原名达原散，为明代中医吴又可所创，由槟榔、厚朴、草果仁、知母、芍药、黄芩、甘草等 7 味药组成，功效为开达膜原、辟秽化浊，主治温疫秽浊毒邪伏于膜原，是国家公布的首批百首经典名方之一。后世医家对其组方加减，衍生出柴胡达原饮、逍遥达原饮等多个方并应用于临床。以“达原饮”为关键词，在中国知网进行检索发现，共有 271 篇相关文献，近五年相关文献仅 85 篇，多集中在药学研究和临床研究。达原饮具有抗病毒、抗炎、解热等作用，现代临床应用于发热、慢性肾功能衰竭、小儿上呼吸道感染、失眠等多种系统疾病，2020 年更是在治疗新型冠状病毒感染中发挥了重要作用。达原饮在临床具有很大的应用价值，通过对其进行古今文献综述，分析并确定其关键信息，以期为达原饮的临床合理应用及后续深入研究开发提供参考。

关键词：经典名方；达原饮；功效主治；文献研究；临床应用

资助基金：国家自然科学基金（81973920）；湖南省教育厅科学研究重点项目（19A370）；湖南省教育厅科学研究重点项目（20A385）；湖南省大学生研究性学习和创新性实验计划项目（20202587）；湖南省研究生科研创新项目（CX20210720）；湖南省研究生科研创新项目（CX20210701）。

注：本文原载于《实用中医内科杂志》2023 年第 10 期。

5. 国医大师熊继柏应用散偏汤合葛根选奇汤治疗偏头痛经验

欧　珂[1]　姚欣艳[2]　张思明[1]　罗　敏[1]

1. 湖南中医药大学第一附属医院，
湖南长沙，410007

2. 湖南中医药大学第一附属医院，湖南长沙，
410007；
熊继柏名老中医药专家传承工作室，湖南长沙，410007

摘要：介绍国医大师熊继柏教授运用散偏汤合葛根选奇汤治疗偏头痛的临证经验。偏头痛是临床上常见以反复发作性的一侧或双侧头痛为特征的一类头部疾病。熊继柏教授临证多年认为偏头痛是风邪上犯清窍，阻滞气机，酿生痰湿，风痰互结，客于肝胆经络，肝胆之气郁结，致瘀血挟风痰阻滞经络所致，风痰不解，肝胆之气不舒，则此病反复发作，迁延不愈。从而确立了祛风行气、化痰通络、疏利肝胆的治法，应用散偏汤合葛根选奇汤治疗偏头痛，随症遣方，颇具疗效，具有很好的临床参考价值，以资临床医师遣方运用。

关键词：偏头痛；散偏汤；葛根选奇汤；国医大师；熊继柏

资助基金：全国基层名老中医药专家传承工作室建设项目；湖南省中医药管理局湖南省中医药科研计划项目（2021066）；湖南中医药大学第一附属医院国医大师熊继柏传承工作室开放基金资助项目（XJB202202）；湖南中医药大学第一附属医院国医大师熊继柏传承工作室开放基金资助项目（XJB202207）。

注：本文原载于《中医药临床杂志》2023年第4期。

6. 毛以林应用升陷汤化裁治疗胸痹经验举隅

王　敏[1]　毛以林[2]

1. 湖南中医药大学，湖南长沙，410208

2. 湖南中医药大学第二附属医院，湖南长沙，410005

摘要：介绍毛以林教授运用升陷汤化裁治疗胸痹的经验。胸痹在西医中多是指冠心病、心绞痛、急性心肌梗死等类型的心血管疾病，目前临床上对于此类型的患者多在对其进行常规心电图、心肌酶等检查的基础上，查明病因后给予针对性的治疗。胸痹患者常见于大气下陷证、气虚血瘀证、痰浊痹阻证等，主要通过调畅气机、理脾疏肝等类型的方药进行治疗，有一定的疗效。升陷汤出自张锡纯所著《医学衷中参西录》，在其基础上联合补阳还五汤或者瓜蒌薤白半夏汤能够针对不同证型予以针对性治疗。毛以林教授临证40余年，对于各类疾病的诊治均有其独到见解，提出胸痹常见心悸、短气、乏力易疲等症者，临床上可结合不同分型分别处理。

关键词：心系疾病；胸痹；升陷汤；中医内科学；毛以林

资助基金：湖南省教育厅研究生科研创新项目（CX20200770）。

注：本文原载于《中医药临床杂志》2023年第5期。

7. 张仲景药用芍药辨析

郭永胜[1]　张　震[2]　渠景连[2]　黄书婷[2]

1. 贵州中医药大学，贵州贵阳，550025
北京中医药大学，北京，100029

2. 贵州中医药大学，贵州贵阳，550025

摘要：芍药为张仲景所撰写《伤寒杂病论》中重要药物。然而自古至今，对张仲景所用经方中芍药之赤、白所属存在争论，对理解与运用相关经方造成困惑。从芍药药物文献角度进行分析，张仲景时代芍药尚无赤白之分，属当今之赤芍。芍药因野生、栽培或生长环境等不同，在一般功效的基础上，稍有“白补赤泻”之别，尤其推崇“色白多脂肉”者，此为后世注重白芍的重要原因。但古代芍药之白、赤区分，与近代以来因加工炮制鉴别的方法不同，从本质来说，古人所注重之白芍仍属当今赤芍的范畴。故根据张仲景原义，结合芍药加工炮制的演化，指出运用仲景经方时，若病证性质不虚者，均主以运用赤芍；其不耐赤芍开泄者则用白芍；若强调补

益阴血作用者，宜用白芍。

关键词：张仲景；经方；芍药；赤芍；白芍；演变

资助基金：国家自然科学基金（82160920）；贵州省理论创新联合课题（GZLCLH-2019-260）；贵中医博士启动[2019]26号。

注：本文原载于《中医药临床杂志》2023年第6期。

8. 方朝晖运用小柴胡汤治疗内分泌疾病跟诊心得

李瑜璠[1]　周鑫鑫[1]　汪四海[2]　方朝晖[3]

1. 安徽中医药大学，安徽合肥，230012

2. 安徽中医药大学第一附属医院，安徽合肥，230031

3. 安徽中医药大学，安徽合肥，230012

安徽中医药大学第一附属医院，安徽合肥，230031

新安医学教育部重点实验室，安徽合肥，230038

摘要：小柴胡汤是临床常用方、经典方，方朝晖教授在多种内分泌疾病中运用颇多，效果显著。文章列举了方教授运用小柴胡汤加减化裁治疗甲状腺结节、糖尿病合并脂肪肝、黄褐斑验案三则，探讨方教授“抓病机”判断主证思维指导下的应用。在三则病案的治疗过程中，虽然疾病表现各异，但方教授从患者“肝气郁滞”表现切入，结合患者兼见症状，审证求因，或夹痰、或夹湿、或夹瘀，运用小柴胡汤进行治疗，并收获良好成效，达到“上焦得通，津液得下，胃气因和”的临床疗效。

关键词：小柴胡汤；内分泌疾患；验案举例

资助基金：国家自然科学基金（817742868160357 4812018YFC1704202）；安徽省高校自然科学研究项目（KJ2018ZD029）；安徽省高校协同创新项目（GXXT-2020-025）；安徽省自然科学基金（1708085QH213）；方朝晖安徽省名中医工作室（2019-8-515）；新安医学教育部重点实验室（安徽中医药大学）。

注：本文原载于《中医药临床杂志》2023年第8期。

9. 叶天士运用甘麦大枣汤规律探析

郭永胜[1]　张　震[2]　吕姝菡[2]　渠景连[2]　黄书婷[2]

1. 贵州中医药大学，贵州贵阳，550025

北京中医药大学，北京，100029

2. 贵州中医药大学，贵州贵阳，550025

摘要：甘麦大枣汤是《金匮要略》治疗脏躁证的名方，历代医家从不同角度对其阐发，其中叶天士留存相关医案最为丰富且颇有发挥。针对脏躁病机，叶氏从调补心脾以使中宫有恃的角度阐释，为治疗情志病证提供补脾益心镇怯的思路。叶天士“仿经义”“宗仲景”，基于《素问·脏气法时论篇》“肝苦急，急食甘以缓之”的理论，揭示甘麦大枣汤蕴含“甘缓”大法，指出具有镇肝安胃、和阳熄风以及燮变阴阳失衡的作用，进而拓展其临证运用，以调治肝胃失和、心肾不交、肝体不足而肝用太过、阴伤失摄而阳不下潜等病证，并将甘麦大枣汤与其他经方结合运用，为后世认识与运用甘麦大枣汤开拓思路，可谓是中医学守正创新的典范。

关键词：叶天士；张仲景；甘麦大枣汤；甘缓；脏躁

资助基金：国家自然科学基金（82160920）；贵中医博士启动[2019]26号。

注：本文原载于《中医药临床杂志》2023年第11期。

10. 龙胆泻肝汤异病同治验案体会

熊旺荣[1]　刘　卫[2]

1. 广西壮族自治区资源县中峰镇中心卫生院中医科，广西资源，541402

2. 广西壮族自治区资源县人民医院中医科，广西资源，541400

摘要：龙胆泻肝汤方药特点苦寒清利，泻中寓补，降中寓升，以适肝性，为治疗肝胆实火上炎，肝经湿热下注之常用方，临床上肝火上炎常引起头痛胁痛、目赤耳聋，湿热下注阴肿阴痒、小便淋漓及带下病，此文介绍的是龙胆泻肝汤治疗蛇串疮、痛风、癃闭等疾病证属肝经湿热的临床体会，充分体现中医辨证论治的异病同治理论。

关键词：龙胆泻肝汤；异病同治；中医药疗法；经方

资助基金：全国基层名老中医药专家传承工作室建设项目

注：本文原载于《中国中医药现代远程教育》杂志 2023 年第 1 期。

11. 天麻钩藤饮联合清震汤治疗偏头痛临床观察

于茜楠

沈阳医学院附属第二医院中医科，辽宁沈阳，110036

摘要：【目的】分析天麻钩藤饮联合清震汤在偏头痛治疗中的效果。【方法】将沈阳医学院附属第二医院收治的 86 例偏头痛患者，随机分为观察组和对照组，各 43 例。对照组实施盐酸氟桂利嗪胶囊治疗，观察组展开天麻钩藤饮合清震汤治疗，对比治疗效果。【结果】总有效率方面，观察组是 95.35％（41/43），对照组是 79.07％（34/43），观察组比对照组高，差异有统计学意义（$P<0.05$）。偏头痛发作次数和症状积分方面，2 组治疗前对比，差异无统计学意义（$P>0.05$）；治疗后，观察组更少，与对照组比较差异有统计学意义（$P<0.05$）。不良反应总发生率方面，观察组（0％）与对照组（4.65％）比较，差异无统计学意义（$P>0.05$）。【结论】天麻钩藤饮合清震汤在偏头痛治疗中应用价值较高，能够减少偏头痛发作次数，减轻临床症状。

关键词：偏头痛；盐酸氟桂利嗪胶囊；天麻钩藤饮；清震汤；中医药疗法

注：本文原载于《中国中医药现代远程教育》杂志 2023 年第 1 期。

12. 炙甘草汤联合生脉饮治疗老年气阴两虚型心律不齐的临床观察

周　旭　张海艳

本溪市中医院心病科，辽宁本溪，117000

摘要：【目的】探究炙甘草汤联合生脉饮对老年气阴两虚型心律不齐的临床疗效及心功能影响。【方法】选取 2019 年 4 月—2020 年 8 月本溪市中医院老年气阴两虚型心律不齐患者 132 例，随机分为 2 组，各 66 例。对照组采用常规治疗，试验组采用炙甘草汤联合生脉饮治疗。比较 2 组患者临床症状消失时间、心功能情况、生活质量评分及不良反应发生情况。【结果】与对照组比较，治疗后试验组临床症状消失所用时间较短、LVEF 较高、心率较低、生活质量评分较高、不良反应总发生率较低（均 $P<0.05$）。【结论】炙甘草汤联合生脉饮治疗老年气阴两虚型心律不齐效果显著，有效缩短临床症状持续时间，改善心功能且不良反应率较低。

关键词：炙甘草汤；生脉饮；心悸；心律不齐；中医药疗法

注：本文原载于《中国中医药现代远程教育》杂志 2023 年第 2 期。

13. 四妙散合五金汤治疗肾结石伴积水验案 1 则

李　重[1]　周建军[1]　彭红星[1]　张金莲[2]

1. 江西省中西医结合医院呼吸内科，江西南昌，330000
江西中医药大学第四附属医院呼吸内科，江西南昌，330000

2. 江西中医药大学药学院，江西南昌，330000

摘要：肾结石是一种常见的泌尿系统疾病，发病率高，其形成过程复杂，西医手术治疗不但对肾实质有损伤，且易出现并发症，易复发。肾结石属于中医“石淋”“腰痛”等范畴，其病因病机主要为湿热蕴结下焦，肾与膀胱气化不利；以肾虚为本，膀胱湿热为标；表现为虚实夹杂的病理状态，治疗原则以清热利湿、化石排石为主，辅以补肾、疏肝行气和活血通络止痛。

关键词：石淋；肾结石；湿热；四妙散；五金汤；经方

资助基金：国家自然科学基金（No。82060724）；中医药传承与创新“百千万”人才工程（岐黄工程）。

注：本文原载于《中国中医药现代远程教育》杂志 2023 年第 3 期。

14. 五苓散主症探微

陈 勇[1] 王 洁[2] 杨 彤[2] 何德英[1] 任 毅[1]

1. 重庆市中医院中医经典科，重庆，400021

2. 贵州中医药大学研究生院，贵州贵阳，550002

摘要：五苓散出自张仲景《伤寒杂病论》，具有利水渗湿、温阳化气之功效。在临床上常作为祛湿剂，主治膀胱气化不利之蓄水证，用于各种疾病导致的水湿内停者，常以“小便不利”为其主症。然而《伤寒杂病论》论及五苓散的条文总共出现 16 次，“小便不利”仅出现 6 次，“渴或欲饮水”却出现 15 次。可见五苓散症状“渴或欲饮水”较“小便不利”更有价值，并且扩大了五苓散的主治范围，对于经方研究更有临床意义。此文就五苓散主症进行探讨，以供进一步指导临床辨证论治。

关键词：五苓散；渴或欲饮水；小便不利；主症

资助基金：重庆市科卫联合中医药技术创新与应用发展项目（No.2020ZY023938），重庆市科技局科研机构绩效激励引导专项（No. cstc2020jxj1130006）。

注：本文原载于《中国中医药现代远程教育》杂志 2023 年第 4 期。

15. 中药贴敷联合桃红四物汤治疗骨折早期肢体肿胀临床观察

吴 茜

中国医科大学附属第一医院药学部，

辽宁沈阳，110001

摘要：【目的】对骨折早期肢体肿胀患者临床中采用中药贴敷与桃红四物汤加减联合用药治疗后的效果进行观察分析。【方法】选择 2018 年 12 月—2020 年 12 月中国医科大学附属第一医院收治的 100 例骨折早期肢体肿胀患者的病例资料，按照掷骰子的方法将所有患者随机分为常规组和试验组，分别给予常规西药治疗（50 例）和中药贴敷与桃红四物汤加减联合用药治疗（50 例），以对比的方式分析 2 种治疗方案对骨折早期肢体肿胀患者临床效果的影响。【结果】治疗前 2 组的血液流变指标及疼痛程度相比，差异无统计学意义（$P>0.05$）；治疗后 2 组高切全血黏度、血浆黏度及 VAS 评分改善程度均优于治疗前，且试验组优于常规组；常规组的治疗总有效率为 80.00％（40/50），低于试验组的 96.00％（48/50），2 组数据对比，差异有统计学意义（$P<0.05$）。【结论】中药贴敷与桃红四物汤加减联合用药的治疗对骨折早期肢体肿胀患者的血液流变指标及疼痛程度均具有明显的改善作用，临床应用效果显著。

关键词：贴敷疗法；桃红四物汤；骨折早期肢体肿胀

注：本文原载于《中国中医药现代远程教育》杂志 2023 年第 4 期。

16. 独活寄生汤治疗肝肾亏虚型膝骨性关节炎临床观察

孙博蕊

中国医科大学附属第一医院手术室，

辽宁沈阳，110000

摘要：【目的】探究独活寄生汤对肝肾亏虚型膝骨性关节炎的临床疗效及关节液炎性因子的影响。【方法】选取 2020 年 2 月 -2021 年 2 月肝肾亏虚型膝骨性关节炎患者 90 例，随机分为 2 组，各 45 例。对照组给予美洛昔康口服联合玻璃酸钠关节注射治疗，试验组在对照组基础上联合独活寄生汤治疗，2 组患者连续治疗 4 周。比较 2 组患者的临床疗效、膝关节功能评分及关节液炎性因子水平。【结果】与对照组总有效率 73.33％（33/45）相比，试验组治疗总有效率 97.78％（44/45）较高（$P<0.05$）；与对照组比较，

试验组治疗后 Lysholm 评分较高，关节液肿瘤坏死因子－α（TNF-α）、白细胞介素-6（IL-6）水平较低（$P<0.05$），不良反应发生率比较差异无统计学意义（$P>0.05$）。【结论】独活寄生汤对肝肾亏虚型膝骨性关节炎患者临床疗效显著，能够提高膝关节功能评分，降低关节液炎性因子水平，安全高效。

关键词：独活寄生汤；肝肾亏虚证；骨痹；膝骨性关节炎；中医药疗法

资助基金：辽宁省科技厅科学技术计划项目（No.2012225097）

注：本文原载于《中国中医药现代远程教育》杂志 2023 年第 7 期。

17. 一贯煎治疗慢性胆囊炎临床观察

刘思楠

中国医科大学附属第一医院胰胆外科，
辽宁沈阳，110001

摘要：【目的】探讨一贯煎加减治疗慢性胆囊炎的效果及安全性。【方法】将 114 例慢性胆囊炎患者随机分为对照组（57 例）和试验组（57 例）。对照组给予消炎利胆片治疗，试验组给予一贯煎加减治疗，2 组均治疗 6 周。比较 2 组临床疗效、炎性因子水平及不良反应发生率。【结果】试验组总有效率为 89.47%（51/57），高于对照组的 71.93%（41/57）（$P<0.05$）。与对照组比较，试验组治疗后血清肿瘤坏死因子－α（TNF-α）、白细胞介素-6（IL-6）、C 反应蛋白（CRP）水平较低（$P<0.05$）。试验组不良反应发生率为 3.51%（2/57），稍低于对照组的 7.02%（4/57），差异无统计学意义（$P>0.05$）。【结论】一贯煎加减治疗慢性胆囊炎的效果显著，能明显抑制炎症反应，且具有较高安全性。

关键词：一贯煎；胆胀；慢性胆囊炎；中医药疗法

资助基金：辽宁省科技局重点研发计划医学科技成果转化专项计划项目。

注：本文原载于《中国中医药现代远程教育》杂志 2023 年第 8 期。

18. 经方治疗糖尿病要略

李 岩[1] 王俊惟[1] 刘艳华[2]

1. 长春中医药大学中医学院，吉林长春，130117
2. 长春中医药大学附属医院肾病科，
吉林长春，130021

摘要：糖尿病在中医学中属“消渴”范畴。中医认为消渴病以阴虚为本、燥热为标，疾病的发生发展与气、血、津液及肝、脾、肾等脏腑密切相关。经方在糖尿病的治疗中应用十分广泛。经方治疗疾病也终会对气、血、津液、脏腑产生影响，故此文以病理因素气、血、津液及脏腑肝、脾、肾为切入点，探讨应用经方治疗糖尿病的理论及实践。

关键词：糖尿病；经方；气血津液；脏腑；中医学；辨证论治

资助基金：吉林省中医药管理局中医药科技项目（No.2020082）；吉林省科技发展计划项目（No.20200404068YY）。

注：本文原载于《中国中医药现代远程教育》杂志 2023 年第 9 期。

19. 从六经厥阴论治膝骨关节炎

田雪秋[1] 牟开今[2] 李 丽[1]

1. 吉林省中医药科学院软伤疼痛科，
吉林长春，130021
2. 长春中医药大学第三附属医院脑病康复科，
吉林长春，130021

摘要：【目的】以六经理论辨证为依据，从厥阴病探讨膝骨关节炎的治疗，为临床治疗膝骨关节炎提供一些思路。【方法】将 100 例膝骨关节炎患者随机分为当归四逆汤治疗组和塞来昔布胶囊对照组。评价标准为膝关节疼痛视觉模拟量表（VAS）评分、Lyshlom 膝关节功能评分、临床疗效。【结果】2 组治疗前后 VAS 评分比较，差异均有统计学意义（$P<0.05$），治疗后组间 VAS 评分比较，差异无统计学意义（$P>0.05$）。2 组治疗前后的 Lyshlom 评分比较，差异均有统计学意义（$P<0.05$），治疗后组间Lyshlom评分比较，差异均有统计学意义（$P<0.05$）。治疗组总有效率为84%（42/50），对照组总有效率为68%（34/50），2组差异有统计学意义（$P<0.05$）。【结论】采用当归四逆汤加减从厥阴论治膝骨关节炎，可以改善膝关节功能、缓解膝关节疼痛，值得深入挖掘并推广应用。

关键词：厥阴病；膝骨关节炎；当归四逆汤；中医药疗法

资助基金：吉林省中医药科技项目（No.2020114）；吉林省卫生健康科技能力提升项目（No.2021LC049）。

注：本文原载于《中国中医药现代远程教育》杂志2023年第9期。

20. 小柴胡汤治疗气阴两虚型2型糖尿病临床观察

徐　杨　王茂泓

江西中医药大学附属医院肾病科，江西南昌，330000

摘要：【目的】探究气阴两虚型2型糖尿病采用加减小柴胡汤治疗的临床效果。【方法】选择2020年6月—2020年12月江西中医药大学附属医院收治的65例气阴两虚型2型糖尿病患者，按照入院先后顺序将其分为对照组（2020年6月—2020年9月）与观察组（2020年10月—2020年12月），其中对照组33例、观察组32例。对照组给予盐酸二甲双胍缓释片治疗，观察组给予加减小柴胡汤治疗。比较2组患者治疗前后的血糖水平及临床治疗效果。【结果】2组患者治疗后空腹血糖及餐后2 h血糖比较差异无统计学意义（$P>0.05$）；治疗后，2组患者的空腹血糖水平及餐后2h血糖水平均较治疗前降低（$P<0.05$）。治疗后，观察组的治疗总有效率为90.63%（29/32），高于对照组的69.70%（23/33）（$P<0.05$）。【结论】加减小柴胡汤与盐酸二甲双胍缓释片疗效相当，均具有较好的降血糖效果。

关键词：气阴两虚证；小柴胡汤；消渴；2型糖尿病；血糖水平；中医药疗法

注：本文原载于《中国中医药现代远程教育》杂志2023年第10期。

21. 六经八纲应用小青龙汤

姜雪峰　张晓雷

北京市怀柔区中医医院呼吸科，北京，101400

摘要：小青龙汤主治病证为太阳、太阴合病，同时可治疗溢饮、咳喘、吐涎沫等病证。小青龙汤以桂枝汤为底方，加麻黄、细辛辛通散寒饮止痛；半夏化痰止咳；五味子与麻黄、细辛，一散一敛，均有止咳作用。小青龙本方症状：干呕发热而咳、肢节疼重（溢饮）、咳逆倚息不得卧、吐涎沫。小青龙汤的应用以呼吸系统为主，常用于咳嗽变异性哮喘、支气管哮喘、慢性阻塞性肺疾病、过敏性鼻炎、胸腔积液、感冒后咳嗽、间质性肺炎等疾病。中医辨证要点：咳嗽、喘憋，稀水痰或泡沫痰，苔水滑，脉弦，或伴有身疼痛、恶寒无汗、发热等表证。作者临床多以咳喘，咽痒，无痰或少痰，苔水滑，脉弦细；或者咳喘伴有泡沫痰或稀水痰这2条为主要临床指征。

关键词：小青龙汤；方证相应；太阳太阴合病

注：本文原载于《中国中医药现代远程教育》杂志2023年第11期。

22. 寿胎丸加味治疗胎儿生长受限临床研究

周凤姣[1]　欧阳超标[2]　雷　磊[3]

1. 湖南中医药大学研究生院，湖南长沙，410208
湖南省临武县中医医院妇产科，湖南临武，424300

2. 湖南省临武县中医医院妇产科，
湖南临武，424300

3. 湖南中医药大学第一附属医院妇科，
湖南长沙，410007

摘要：【目的】观察寿胎丸加味治疗胎儿生长受限的临床效果。【方法】将确诊为胎儿生长受限（FGR）的孕妇随机分为试验组与对照组，每组35例，在常规疗法基础上，试验组给予寿胎丸加味治疗，对照组给予西医营养支持 + 低分子肝素钙注射液抗凝治疗，各 12d，治疗后及分娩后，对 2 组胎儿 B 超下宫内生长情况、脐血流脐动脉收缩末期峰值（S）与脐动脉舒张末期峰值（D）的比值（脐动脉血流 S/D 值）、新生儿体质量与胎盘重量进行比较。【结果】试验组促进宫高增长、双顶径增长、腹围增长优于对照组，2 组差异有统计学意义（$P<0.05$）；试验组与对照组治疗后脐动脉血流 S/D 值较治疗前改善；试验组孕妇所产新生儿体质量、胎盘重量高于对照组，2 组差异有统计学意义（$P<0.05$）。【结论】寿胎丸加味治疗胎儿生长受限效果显著，可加快胎儿的生长发育速度，改善脐血流，提高新生儿出生质量，值得临床推广。

关键词：胎萎不长；胎儿生长受限；寿胎丸；中医药疗法

资助基金：湖南省教育厅科学研究项目（No.19A364）

注：本文原载于《中国中医药现代远程教育》杂志 2023 年第 12 期。

23. 大承气汤联合隔药灸治疗结肠癌术后肠梗阻临床观察

盖雨虹　高　菲　周　茜

中国医科大学附属第一医院手术室，辽宁沈阳，110001

摘要：【目的】探讨大承气汤加味联合隔药灸神阙八阵穴对结肠癌术后肠梗阻患者胃肠功能的影响及临床疗效。【方法】将 78 例结肠癌术后肠梗阻患者随机分为对照组（39 例）和试验组（39 例）。对照组给予阿莫西林、生长抑素及对症治疗，试验组在对照组基础上给予大承气汤加味联合隔药灸神阙八阵穴治疗，2 组均治疗 2 周。比较 2 组的临床疗效、胃肠功能指标及血清二胺氧化酶（DAO）、胃动素（MTL）、肿瘤坏死因子 -α（TNF-α）及白细胞介素 -8（IL-8）的含量。【结果】试验组总有效率 94.87%（37/39）高于对照组的 76.92%（30/39）（$P<0.05$）。与对照组比较，试验组治疗后症状消失时间、肠鸣音恢复时间、排气恢复时间、进食恢复时间、总住院时间较短，血清 DAO、TNF-α、IL-8 含量较低，MTL 含量较高（$P<0.05$）。【结论】大承气汤加味联合隔药灸神阙八阵穴治疗结肠癌术后肠梗阻患者的临床效果显著，能有效促进胃肠功能恢复，减轻炎症反应。

关键词：大承气汤；隔药灸；神阙八阵穴；结肠癌；术后肠梗阻；腹胀；中医综合疗法

注：本文原载于《中国中医药现代远程教育》杂志 2023 年第 13 期。

24. 麻杏苇茎汤治疗小儿肺炎支原体支气管炎湿热证临床观察

张　萍

枣庄市薛城区中医院儿内科，山东枣庄，277000

摘要：【目的】探讨对小儿肺炎支原体支气管炎湿热证患者采用麻杏苇茎汤治疗的临床效果。【方法】选取 2018 年 1 月—2020 年 12 月 31 日收治的 40 例小儿肺炎支原体支气管炎湿热证患者进行治疗研究，随机分为参照组（采用西药完成疾病治疗）和试验组（采用麻杏苇茎汤完成疾病治疗），各 20 例。比较 2 组患者治疗结果。【结果】试验组治疗总有效率为 85.00%（17/20），高于参照组的 45.00%（9/20）（$P<0.05$）；试验组舌红苔黄腻、大便干结或不爽、小便黄赤、食欲、睡眠、鼻塞流涕、咽喉红肿疼痛、发热评分均低于参照组（$P<0.05$）。【结论】麻杏苇茎汤治疗小儿肺炎支原体支气管炎湿热证，患者总有效率获得显著提高，证明其可显著增强疗效；舌红苔黄腻、大便干结或不爽、小便黄赤、食欲、睡眠、鼻塞流涕、咽喉红肿疼痛、发热评分获得明显降低，证明其可明显改善患者症状，促进患者总体用药水平、预后水平提升。

关键词：小儿肺炎支原体支气管炎；湿热证；麻杏苇茎汤；中医药疗法

注：本文原载于《中国中医药现代远程教育》杂志 2023 年第 14 期。

25. 归脾汤治疗心脾气血两虚型失眠临床观察

韩明华

江西中医药高等专科学校附属医院康复科，江西抚州，344000

摘要：【目的】探究归脾汤治疗心脾气血两虚型失眠的临床效果。【方法】选择2018年6月—2020年11月于江西中医药高等专科学校附属医院进行治疗的心脾气血两虚型失眠患者62例，采用随机数字表法分为2组，各31例。对照组口服艾司唑仑片，研究组在其基础上服用归脾汤，连续治疗4周。对比2组的临床疗效、中医证候积分、睡眠质量评分、睡眠质量及不良反应发生情况。【结果】研究组治疗总有效率为96.77％（30/31），高于对照组的70.97％（22/31），差异有统计学意义（P<0.05）；治疗后研究组中医证候积分及PSQI评分均低于对照组，入睡时间短于对照组，睡眠时间长于对照组，夜间觉醒次数少于对照组，差异有统计学意义（P<0.05）；研究组不良反应发生率低于对照组，差异有统计学意义（P<0.05）。【结论】归脾汤在心脾气血两虚型失眠治疗中获得确切效果，患者睡眠质量得到有效改善，且不良反应少。

关键词：失眠；不寐；心脾气血两虚证；归脾汤；中医药疗法

注：本文原载于《中国中医药现代远程教育》杂志2023年第15期。

26. 独活寄生汤联合隔姜灸治疗慢性非特异性腰痛临床观察

蔡霞英　林　敏　叶羽翀

福建医科大学附属闽东医院康复医学科，福建福安，355000

摘要：【目的】研究独活寄生汤联合隔姜灸治疗慢性非特异性腰痛临床应用效果。【方法】选择2020年10月—2022年2月福建医科大学附属闽东医院收治的120例慢性非特异性腰痛患者作为研究对象，随机分为对照组和观察组，各60例。观察组采用独活寄生汤联合隔姜灸治疗，对照组采用单一独活寄生汤治疗。对患者的视觉模拟量表（VAS）评分、日本矫形外科学会（JOA）评分、健康状况调查问卷（SF-36）评分以及患者满意度进行评估。【结果】治疗后，观察组患者JOA评分、SF-36评分高于治疗前，VAS评分明显低于治疗前，且观察组JOA评分、SF-36评分、VAS评分优于对照组，差异均具有统计学意义（P<0.05）；观察组患者满意度为91.67%（55/60），高于对照组的75.00%（45/60），差异具有统计学意义（P<0.05）。【结论】相较于单一使用独活寄生汤，独活寄生汤联合隔姜灸具有更好的治疗效果，可以明显改善患者腰部疼痛、提高患者生活质量，具有显著的临床应用价值。

关键词：独活寄生汤；隔姜灸；慢性非特异性腰痛；中医综合疗法

资助基金：福建中医药大学校管科研课题项目（No.XB2020150）。

注：本文原载于《中国中医药现代远程教育》杂志2023年第16期。

27. 百合固金汤联合发酵虫草菌粉治疗肺肾阴虚型肺癌临床观察

肖　威　詹　涛　易琰斐　肖　璐　温欢欢

赣州市肿瘤医院中西医结合科，江西赣州，341000

摘要：【目的】探讨百合固金汤联合发酵虫草菌粉治疗肺肾阴虚型肺癌的临床效果。【方法】选取赣州市肿瘤医院内科中心2020年7月—2022年3月收治的肺肾阴虚型肺癌患者60例，对照组（30例）采用西医常规治疗、观察组（30例）在对照组基础上服用百合固金汤联合发酵虫草菌粉。观察治疗后2组临床效果、临床症状缓解时间及免疫指标。【结果】观察组、对照组总有效率分别为96.7％（29/30）、83.3％（25/30），差异具有统计学意义（P<0.05）。观察组乏力、气促、咳嗽、口干、盗汗缓解时间分别为（12.90 ± 0.45）d、（10.93 ± 0.39）d、（10.97 ± 0.37） d、(11.37±0.35)d、(9.37±0.30)d，均短于对照组的(15.23±0.45)d、(13.46± 0.44)d、(13.53±0.42)d、(14.10±0.40)d、(12.27±0.42)d，差异具有统计学意义（$P<0.05$）。观察组免疫指标水平改善均优于对照组（$P<0.05$）。【结论】百合固金汤联合发酵虫草菌粉治疗肺肾阴虚型肺癌，不仅能够缓解患者的临床症状，提高肿瘤治疗效果，还能增强患者的免疫功能，值得深入研究。

关键词：肺癌；肺肾阴虚证；百合固金汤；经方；发酵虫草菌粉

资助基金：江西省中医药管理局科技计划课题（No.2022B752）。

注：本文原载于《中国中医药现代远程教育》杂志2023年第17期。

28. 升陷汤类方临床应用探析

姜小刚 任凤梧 蒋晓野 辛翰东

黑龙江省中医药科学院心病六科，

黑龙江哈尔滨，150036

摘要：剖析张锡纯大气下陷理论，胸中大气即宗气，宗气“贯心脉而行呼吸”，为诸气之纲领，宗气充足则心肺功能正常，气血流通如常，痰饮水湿及壅滞之气自去。大气下陷可以导致多种疾病，轻者气短不足以息，危重者可气息将停，危在顷刻。张锡纯依据大气下陷理论创制了升陷汤系列方，应用于临床效果显著。现结合病案详述升陷汤及其类方的理论及临床应用，拓展临床应用范围，以提高临床疗效。

关键词：大气下陷；升陷汤；类方；中医药疗法

注：本文原载于《中国中医药现代远程教育》杂志2023年第17期。

29. 凌江红教授乌梅丸治疗难治性功能性胃肠病临证思路及验案举隅

林云志[1] 杨珂鸣[2] 吴辰恒[2] 王煜姣[2] 邵 沁[2] 凌江红[3]

1. 上海健康医学院附属周浦医院中医科，

上海，201318

2. 上海中医药大学附属曙光医院消化内科，

上海，201203

3. 上海健康医学院附属周浦医院中医科，

上海，201318

上海中医药大学附属曙光医院消化内科，

上海，201203

摘要：功能性胃肠病是临床常见的一组证候群疾病，症状重叠、病程迁延，严重影响患者的生活质量。其发病机制较为复杂，治疗效果欠佳，常规治疗超过12周效果不理想者，可称为难治性功能性胃肠病。乌梅丸是《伤寒论》中厥阴病的主方，能养肝阴、疏肝用，清上热、温下寒，燮理阴阳，具有安蛔制蛔、调肝理脾等功效，临床应用广泛。凌江红教授认为，乌梅丸与难治性功能性胃肠病病机相参、方证相应，在临证中常用乌梅丸加减治疗功能性胃肠病，效果颇佳。兹分享其临证思路和验案如下，以期为中医药治疗难治性功能性胃肠病提供临床新思路。

关键词：乌梅丸；功能性胃肠病；疑难疾病；凌江红

资助基金：上海市浦东新区卫健委浦东名中医项目（No.PWRzm2020-16）；上海市浦东新区卫健委浦东名中医继承人项目（No.PWRzj2020-22）；中医药循证能力建设项目（No.ZZ13-042-2）；中医药循证能力建设项目（2019XZZX-XH013）；上海健康医学院附属周浦医院师资人才百人库项目(No.ZPBRK-19-10)。

注：本文原载于《中国中医药现代远程教育》杂志2023年第18期。

30. 越鞠汤加减治疗慢性肾小球肾炎的临床观察

刘 娜[1] 谷韵飞[2] 于秀梅[3] 金维良[3] 谷越涛[3]

1. 山东中医药大学第一临床医学院，

山东济南，250014

2. 山东中医药大学中医学院，山东济南，250355

3. 聊城市中医医院肾病科，山东聊城，252000

摘要：【目的】观察于秀梅主任医师运用越鞠汤加减治疗慢性肾小球肾炎的效果，为中医辨治慢性肾小球肾炎提供思路。【方法】收集于秀梅主任医师门诊就诊的慢性肾小球肾炎患者86例，随机分为试验组和对照组，各43例，对照组给予盐酸贝那普利片，试验组在对照组基础上给予越鞠汤加减，观察2组患者临床疗效、尿蛋白定量、尿红细胞计数。【结果】治疗后，试验组总有效率为95.3%（41/43），高于对照组的81.4%（35/43）（$P<0.05$）；试验组尿蛋白定量、尿红细胞计数均低于对照组（$P<0.05$）。【结论】于秀梅主任医师运用越鞠丸汤加减治疗慢性肾小球肾炎临床效果明显。

关键词：越鞠汤；慢性肾小球肾炎；中医药疗法

资助基金：山东省中医药高层次人才培育项目（No.505026）。

注：本文原载于《中国中医药现代远程教育》杂志2023年第18期。

31. 经方论治产后抑郁证理论探源及验案

陈亚妹[1] 兰秀梅[2] 郑 蓉[3] 田 雨[4]

1. 福建省莆田市涵江区梧塘镇卫生院妇科，福建莆田，351119

2. 福建省福州市台江区茶亭街道社区卫生服务中心中医科，福建福州，350001

3. 中医古籍出版社有限公司，北京，100700；

4. 中国中医科学院中医药信息研究所 / 中医药数据中心，北京，100700

摘要：产后抑郁症属于中医学“郁证”范畴。此文综述了中医典籍中对忧郁的认识，从《景岳全书·杂证谟·郁证》“若病忧郁者，则全属大虚，本无邪实”所述的病因病机角度，结合藏象学说，对辨证为心脾两虚的产后抑郁症患者采用经方甘麦大枣汤加减组方来治疗，以期为临床诊疗提供参考。

关键词：郁证；产后抑郁症；心脾两虚证；甘麦大枣汤；藏象理论；经方

资助基金：中国中医药研究促进会项目（No.202233）；中国中医科学院中医药信息研究所科研项目（No.JY202301SJZX-2020YFC084500）；中国中医科学院基本科研业务费新入职科研人员启动资金专项（No.ZZ16-XRZ-099）。

注：本文原载于《中国中医药现代远程教育》杂志2023年第19期。

32. 旋覆代赭汤联合针刺治疗气郁痰阻型反流性食管炎的临床研究

刘 倩

山东省菏泽市中医医院脾胃病科，山东菏泽，274000

摘要：【目的】观察旋覆代赭汤联合针刺治疗气郁痰阻型反流性食管炎患者的临床效果。【方法】以随机数字表法将符合标准的92例患者分为对照组和治疗组，各46例。对照组予雷贝拉唑钠肠溶片及枸橼酸莫沙必利胶囊口服，治疗组在对照组的基础上加服旋覆代赭汤及行针刺外治，疗程2个月。治疗后，观察2组的中医症状积分、临床疗效、食管黏膜炎症及炎症因子的变化。并于疗程结束后4周随访，记录反流性疾病问卷（RDQ）量表积分，观察复发率以评价其远期疗效，并进行安全性评价。【结果】治疗后，在临床疗效、中医症状积分、RDQ积分、食管炎症积分、白细胞介素-6（IL-6）及肿瘤坏死因子-α（TNF-α）水平改变上，相较对照组，治疗组均表现出优势（$P<0.05$）。停药4周后，治疗组和对照组的复发率分别为13.0%（6/46）和32.6%（15/46），2组比较差异有统计学意义（$P<0.05$）。2组患者均未见不良反应。【结论】旋覆代赭汤联合针刺可有效改善气郁痰阻型反流性食管炎患者的临床症状及食管黏膜炎症，降低炎症因子水平，具有良好的远期疗效，且安全性好，值得临床推广应用。

关键词：食管瘅；反流性食管炎；气郁痰阻型；旋覆代赭汤；针刺疗法；中医药疗法；经方

注：本文原载于《中国中医药现代远程教育》杂志2023年第20期。

33. 柴芍龙牡颗粒合穴位贴敷治疗偏头痛临床观察

张佳佳　林金财　林素桔　董建星

福建中医药大学附属宁德中医院脑病科，

福建宁德，352100

摘要：【目的】观察柴芍龙牡颗粒联合穴位贴敷治疗偏头痛的临床效果，以及对5-羟色胺(5-HT)、超敏C反应蛋白（hs-CRP）水平的影响。【方法】将2019年9月—2021年10月于福建中医药大学附属宁德中医院就诊的120例偏头痛患者按照随机数字表法分组，分为对照组和治疗组，各60例。对照组给予盐酸氟桂利嗪胶囊治疗，治疗组在对照组基础上加用柴芍龙牡颗粒配合穴位贴敷治疗，比较2组的效果。【结果】治疗后，2组患者疼痛总评分、匹兹堡睡眠质量指数量表（PSQI）、hs-CRP水平均低于治疗前，而5-HT水平均较治疗前升高；治疗组疼痛评分、睡眠评分及5-HT、hs-CRP水平变化均较对照组明显（$P<0.05$）。治疗组总有效率96.67%（58/60）高于对照组的88.33%（53/60）（$P<0.05$）。【结论】柴芍龙牡颗粒联合穴位贴敷治疗偏头痛效果确切，可调节机体5-HT、hs-CRP水平，能有效减轻患者的疼痛程度、改善患者头痛症状、提高患者的睡眠质量。

关键词：偏头痛；柴芍龙牡颗粒；穴位贴敷；盐酸氟桂利嗪胶囊；中医药疗法

资助基金：宁德市科技计划项目（No.20190047）。

注：本文原载于《中国中医药现代远程教育》杂志2023年第21期。

34. 伤寒论思维与辨析课程的继承与创新

张　涛　王惠君　李　瑶　钟　凯　曾丽蓉

邵琳琳　张国骏

天津中医药大学中医学院，天津，301617

摘要：伤寒论思维与辨析是天津中医药大学中医学专业的限选课程，该课程作为中医经典《伤寒论》必修课之后的一门重要拓展课程，于2005年首次开课，2006年起使用新世纪全国高等中医药院校创新教材《伤寒论思维与辨析》，曾为天津中医药大学中医传承班必修课程。该课程突出“以学生为中心”的教学理念，以培养中医思维与临床能力为目标，以伤寒论必修课程以外的中医思维与临床实践为主要教学内容，以问题式、讨论式教学方法为主。在本轮改革与创新中，此课程教学团队倡导贯彻“在学，不在教”的教学理念，采用了“线上＋线下”的混合教学模式，优化了思维与临床相关的教学内容，缩减了教学学时，丰富了教学方法，借助学习通平台统计功能，依据课程报告、课程统计、问卷调查等方式，目前已取得可信任、可评价、可反思的教学成效。

关键词：《伤寒论》；伤寒论思维与辨析；中医教育

资助基金：天津中医药大学教育教学改革研究项目（No.2020JY004）。

注：本文原载于《中国中医药现代远程教育》杂志2023年第22期。

35. 经方五苓散异病同治在肛肠科的应用

范宜堂　胡海华　丁照亮

日照市中医医院肛肠科，山东日照，276800

摘要：五苓散出自张仲景的《伤寒杂病论》，针对的病机为“水蓄膀胱，气化不利，兼有表证未除”和“水气内停，逆阻中焦，气机痞塞”，取“化气利水，通里达表”之治法。根据中医“异病同治”法则，临证中无论何病何症，但诊见此病机皆有投用此方之道理，以病机之不变可应病候之万变。胡海华教授在肛肠科疾病的临证中，准抓病机，灵活使用经方，并随证加减，常有佳效。临证中尤其擅长使用五苓散加减治疗多种肛肠科疾病，多有效验。

关键词：肛肠病；异病同治；五苓散；经方；胡海华

注：本文原载于《中国中医药现代远程教育》杂志2023年第23期。

36. 知柏地黄丸联合防风通圣丸治疗青春期痤疮临床观察

蔡秋梅　郭宝云　韩春雯　李　淼

漳州卫生职业学院健康与保健系，福建漳州，363000

摘要：【目的】观察知柏地黄丸联合防风通圣丸治疗风火热毒型男性大学生青春期痤疮的临床效果。【方法】将138例风火热毒型男性大学生青春期痤疮患者随机分成2组，治疗组（73例）给予口服知柏地黄丸联合防风通圣丸，并予以生活习惯指导；对照组（65例）单纯予以生活习惯指导。4周为1个疗程。比较2组1个疗程后，及治疗结束1个月后回访的中医证候评分疗效和痤疮综合分级系统评分（GAGS）的变化。【结果】1个疗程后治疗组和对照组GAGS评分均低于治疗前，且1个疗程后和回访时治疗组GAGS评分低于对照组（P<0.05）。1个疗程后，治疗组的中医证候评分总有效率为93.2%（68/73），优于对照组的64.6%（42/65）（P<0.05）；回访时，治疗组的中医证候评分总有效率为90.4%（66/73），优于对照组的66.2%（43/65）（P<0.05）。【结论】知柏地黄丸联合防风通圣丸治疗风火热毒型男性大学生青春期痤疮，简便价廉，效果明显且持久，值得推广。

关键词：青春期痤疮；风火热毒证；防风通圣丸；知柏地黄丸

资助基金：福建省教育科学"十三五"规划课题（No.2019CG0283）；福建省教育厅第三批终身教育研究课题（No.ZS20034）。

注：本文原载于《中国中医药现代远程教育》杂志2023年第24期。

37. 基于网络药理学探讨防己黄芪汤治疗IgA肾病的作用机制

涂思洁[1]　王虹云[1]　邹新蓉[2]

1. 湖北中医药大学中医临床学院，湖北武汉，430065

2. 湖北中医药大学中医临床学院，湖北武汉，430065

湖北省中医院肾病科，湖北武汉，430061

摘要：【目的】运用网络药理学和分子对接，探讨防己黄芪汤治IgA肾病（Immunoglobulin A nephropathy，IgAN）的作用机制。【方法】在TCMSP数据库获取防己黄芪汤药物成分及靶点，在OMIM、GeneCards和CTD数据库获取疾病靶点，利用Cyto-scape 3.7.2软件构建药物－成分－靶点－疾病和蛋白质－蛋白质互作网络（PPI），并对核心靶点进行基因本体（GO）、京都基因组百科全书（KEGG）分析及分子对接。【结果】得到124个活性成分和116个交集靶点，筛选得到5个核心成分和10个关键靶点。防己黄芪汤可能通过作用于细胞增殖正调控、一氧化氮生物合成正调控、胞外空间等生物功能及肿瘤坏死因子（TNF）信号通路、缺氧诱导因子－1（HIF-1）信号通路、钙离子信号通路等治疗IgAN。分子对接显示，核心成分与疾病靶点JUN具有较好的结合能力。【结论】研究认为防己黄芪汤治疗IgAN具有多成分、多靶点、多途径的特点。

关键词：尿血；IgA肾病；防己黄芪汤；网络药理学

资助基金：武汉市科技局应用基础前沿项目（No.2020020601012242）

注：本文原载于《中国中医药现代远程教育》杂志2023年第24期。

38. 大柴胡汤治疗肝胃郁热型消渴病验案1则

吉兰洁[1]　闫　镛[2]　李慧敏[2]　张帅印[1]

1. 河南中医药大学，河南郑州，450000

2. 开封市中医院内分泌科，河南开封，475000

摘要：糖尿病是常见的慢性代谢性疾病之一，常伴大血管病变、神经病变、肾病等多种并发症。经典名方大柴胡汤出自张仲景所著的《伤寒杂病论》，临床应用广泛，目前除了用于急性胰腺炎、胆囊炎、消化性溃疡等疾病外，在消渴病肝胃郁热证治疗中亦有显著疗效。现从中医基础理论、现代研究及中药药理学研究、医案分析等方面，对大柴胡汤在消渴病中应用进行简要分析和论述，以期为临床提供借鉴。

关键词：大柴胡汤；消渴；肝胃郁热证；经方

资助基金：河南省开封市科技攻关计划项目（No.2103003）。

注：本文原载于《光明中医》杂志2023年第1期。

39. 逍遥散联合脑电治疗脑卒中后肝郁血虚型失眠患者临床观察

林国吉[1]　王志坚[1]　林自恒[1]　林　怡[2]

1. 福建省福州神经精神病防治院神经科，福建福州，350008

2. 福建省福州神经精神病防治院B超室，福建福州，350008

摘要：【目的】评价逍遥散联合脑电治疗脑卒中后肝郁血虚型失眠患者的临床效果。【方法】选取福建省福州神经精神病防治院患者90例，分为脑电组与联合组，各45例，治疗时间共28d。比较2组患者疗效、治疗前后PSQI变化情况、中医状况量表评分。【结果】联合组患者在治疗28 d后总有效率高于脑电组，差异有统计学意义（$P<0.05$）；治疗前后PSQI变化，联合组评分明显较脑电组高，差异均有统计学意义（$P<0.05$）；脑电组患者中医状况量表评分差值远低于联合组患者（$P<0.05$）。【结论】逍遥散联合脑电治疗治疗脑卒中后肝郁血虚型失眠患者，其后遗症的改善效果更好，能够更有效地改善睡眠质量，临床效果显著值得临床推广。

关键词：失眠；肝郁血虚证；脑卒中；逍遥散；脑电治疗

资助基金：福建省福州市科技计划项目（No.2021-S-204）。

注：本文原载于《光明中医》杂志2023年第3期。

40. 经方治疗失眠临床应用浅析

毛科明

无锡市锡山区中医医院经典科，江苏无锡，214199

摘要：笔者通过学习黄煌教授“方－病－人”诊疗思维及“方人”“方病”学说受益颇多，深受经方治失眠之启发，临证选用柴胡加龙骨牡蛎汤、大柴胡汤、温胆汤、柴归汤、温经汤、黄连阿胶汤、桂枝茯苓丸方治疗失眠病证疗效满意。故此，笔者特从患者临床表现及应用人群的角度来解析上述常用治失眠经方，并附以典型医案及应用心得以飨同道。

关键词：失眠；经方；黄煌；体质学说

注：本文原载于《光明中医》杂志2023年第3期。

41. 桂枝芍药知母汤治疗急性痛风性关节炎临床观察

王　静　卢春茜

北京市密云区中医医院内分泌科，北京，101500

摘要：【目的】探讨急性痛风性关节炎患者应用桂枝芍药知母汤治疗效果。【方法】选取北京市密云区中医医院2021年1月—2021年12月收治的106例急性痛风性关节炎患者，采用随机数字表法分为2组，对照组（53例）采用秋水仙碱治疗，观察组（53例）于对照组基础上加用桂枝芍药知母汤。对比2组实验室指标、中医证候积分及不良反应。【结果】观察组治疗总有效率高于对照组。2组治疗后ESR以及CRP水平均低于治疗前，且观察组ESR以及CRP水平均低于对照组；2组治疗后中医证候积分均低于治疗前，且观察组评分均低于对照组；2组不良反应发生率比较，差异无统计学意义（$P>0.05$）。【结论】在急性痛风性关节炎患者中采用桂枝芍药知母汤治疗，可有效缓解临床症状，改善实验室指标，且安全性高。

关键词：痹证；急性痛风性关节炎；桂枝芍药知母汤；秋水仙碱；证候

注：本文原载于《光明中医》杂志2023年第4期。

42. 小青龙汤治疗老年慢性阻塞性肺疾病发作期临床观察

朱传武　肖厚金

赣州市赣县区济和民医院内科，江西赣州，341100

摘要：【目的】探讨小青龙汤对老年慢性阻塞性肺疾病发作期患者的疗效。【方法】用随机数字表法将 2019 年 11 月—2021 年 11 月赣县区济和民医院收治的 92 例老年慢性阻塞性肺疾病发作期患者分为对照组和观察组，各 46 例。均给予西医治疗，观察组另给予小青龙汤联合治疗，均治疗 14d。比较 2 组各项临床指标。【结果】治疗 14d 后，观察组总有效率高于对照组。治疗期间，观察组各症状缓解时间短于对照组。治疗 14d 后，2 组动脉血 PaO2 及观察组肺功能指标高于治疗前，观察组高于对照组；2 组动脉血 PaCO2 及血清炎性因子水平低于治疗前，观察组低于对照组（均 $P<0.05$）。【结论】小青龙汤可改善老年慢性阻塞性肺疾病发作期患者症状、血气分析指标及肺功能，减轻炎症反应，临床疗效显著。

关键词：肺胀；慢性阻塞性肺疾病；小青龙汤；经方

注：本文原载于《光明中医》杂志 2023 年第 6 期。

43. 全国名中医张佩青教授半夏泻心汤辨治急慢性肾衰竭经验

孙婧月[1]　张佩青[2]

1. 黑龙江省中医药科学院，黑龙江哈尔滨，150036
2. 黑龙江省中医药科学院肾病科，黑龙江哈尔滨，150036

摘要：张佩青教授临证多年，坚持辨证论治，古方今用，具有丰富的临床经验，尤善用经方治疗肾脏病。对寒热错杂引起的急慢性肾衰竭应用半夏泻心汤皆收到满意的疗效，体现了中医“异病同治”的特点。此文系统阐述了半夏泻心汤的遣方特点，急慢性肾衰竭的病因病机，以及张佩青教授应用该方的学术思想，并选取张佩青教授临床应用半夏泻心汤验案 3 例，供同道参考。

关键词：关格；半夏泻心汤；急慢性肾衰竭；张佩青；名医经验；经方

注：本文原载于《光明中医》杂志 2023 年第 7 期。

44. 林才志主任医师双术汤治疗脾胃病的用药思路简析

赵鸿润[1]　陈秀榕[2]　林才志[1]

1. 广西中医药大学第一附属医院脾胃肝病科，广西南宁，530001
2. 广西中医药大学基础医学院，广西南宁，530001

摘要：林才志主任出生于浙江台州，是全国首批名老中医秦家泰教授学术经验传承人，亦是全国第五批名老中医李桂贤教授学术经验继承人。林才志主任对于脾胃病有自己独到的见解，在秦家泰教授的基础上，结合现代医学的临床经验，对脾胃病开展了一系列有效的方药治疗。林才志主任灵活运用双术汤在治疗脾胃病的同时，也创新性提出驱邪即是扶正的观点。现将林才志主任治疗脾胃病的用药思路进行整理，旨在对临床治疗脾胃病提供新思路。

关键词：林才志；脾胃病；双术汤；医案

资助基金：国家自然科学基金（No.82060834）。

注：本文原载于《光明中医》杂志 2023 年第 8 期。

45. 赵建更主任医师基于肝脾同调理论应用柴平汤治疗慢性胆囊炎的经验

邓博文[1]　李　峥[1]　李　媛[1]　赵建更[2]

1. 山西中医药大学，山西太原，030024
2. 山西中医药大学附属医院外科，山西太原，030024

摘要：慢性胆囊炎是外科常见疾病，属中医“胆胀、胁痛、胆瘅”的范畴，病位在胆，与肝脾密切相关，赵建更主任医师基于肝脾同调理论，临床中选用柴平汤以治疗慢性胆囊炎。柴平汤能疏肝健脾，培土达木，使气机调畅，肝脾相和，临床中颇有疗效。笔者有幸跟随学习，获益匪浅，故通过此文探讨柴平汤“肝脾同调”理论治疗慢性胆囊炎的机制和应用，为临床治疗慢性胆囊炎提供一些思路。

关键词： 胆瘅；柴平汤；慢性胆囊炎；肝脾同调；赵建更；名医经验

资助基金： 山西省卫生健康科研项目（No.2021037）。

注： 本文原载于《光明中医》杂志2023年第9期。

46. 蠲哮汤合芍药甘草汤治疗哮喘急性发作临床观察

周　娅[1]　刘浩雷[2]　伍世葵[1]

1. 湖南中医药大学硕士研究生院，湖南长沙，410208

湖南中医药高等专科学校附属第一医院呼吸与危重症医学科，湖南株洲，412000

2. 湖南中医药高等专科学校附属第一医院呼吸与危重症医学科，湖南株洲，412000

摘要：【目的】探讨蠲哮汤合芍药甘草汤治疗哮喘急性发作的临床疗效。【方法】将62例患者分为研究组32例和对照组30例，对照组给予抗炎、扩支、化痰等常规治疗，研究组在常规治疗基础上予以蠲哮汤合芍药甘草汤口服。比较2组患者的临床症状消失时间、有效率、临床评价指标的差异。【结果】研究组在气喘、肺部哮鸣音、咳嗽症状消失时间明显短于对照组，研究组的有效率明显高于对照组。2组治疗后的临床评价指标均明显改善。【结论】蠲哮汤合芍药甘草汤治疗支气管哮喘急性发作的疗效确切，可在临床进行推广应用。

关键词： 蠲哮汤；芍药甘草汤；支气管哮喘

资助基金： 湖南省中医药科研计划项目（No.2021112）

注： 本文原载于《光明中医》杂志2023年第10期。

47. 名老中医高才达运用当归补血汤治疗更年期崩漏经验

郭　健　高才达

北京华生康复医院中医科，北京，100075

摘要： 当归补血汤出自《内外伤辨惑论》，作者为金元时期李东垣，其构成仅为黄芪、当归两药，功能为补气养血、和营通痹。傅青主的《傅青主女科》一书中，当归补血汤加减为治疗老年血崩之方剂，由当归补血汤加味而来，其中增加了三七、桑叶4味组成。张锡纯、岳美中根据傅青主的加减方再创加减当归补血汤，用于治疗崩漏等多种出血性疾病。国家级名老中医高才达临床运用加减当归补血汤治疗妇人更年期（年高）血崩不止，收到极好疗效。

关键词： 当归补血汤；更年期崩漏；高才达；名医经验

注： 本文原载于《光明中医》杂志2023年第11期。

48. 小青龙汤合二陈汤治疗儿童咳嗽变异性哮喘45例

张　帆

郑州人民医院药学部，河南郑州，450000

摘要：【目的】分析中药小青龙汤合二陈汤治疗儿童咳嗽变异性哮喘的效果。【方法】2020年1月—2021年10月在郑州人民医院诊治的咳嗽变异性哮喘的儿童中随机抽取90例为研究对象，根据随机数字表法分成2组，各45例，其中对照组应用西药治疗，观察组在西药治疗的基础上应用中药小青龙汤合二陈汤治疗，对比2组的总有效率、血清炎症因子水平等。【结果】经3个月的治疗后，观察组治疗总有效率较对照组高（$P<0.05$）；且观察组治疗3个月后的肺功能指标均高于对照组（$P<0.05$）；观察组治疗3个月后的血清炎症因子水平和日间咳嗽评分、夜间咳嗽评分均低于对照组（$P<0.05$）；观察组的不良反应发生率略高于对照组（$P>0.05$），但2组均未出现严重并发症；随访3个月的咳嗽复发率：观察组低于对照组（$P<0.05$）。【结论】中药小青龙汤合二陈汤用于儿童咳嗽变异性哮喘治疗中疗效肯定，促进患儿咳嗽症状的缓解，改善肺功能，且有利于缓解机体的炎症反应，预防咳嗽复发，近远期疗效肯定，值得推广。

关键词： 儿童咳嗽；变异性哮喘；小青龙汤；二陈汤；经方；中医药疗法

注：本文原载于《光明中医》杂志2023年第12期。

49. 中和医派思想指导下香砂六君子汤治疗慢性萎缩性胃炎临床研究

刘 佳

濮阳市人民医院濮东医院消化呼吸科，
河南濮阳，457000

摘要：【目的】探讨中和医派思想指导下香砂六君子汤加味在慢性萎缩性胃炎患者中的应用。【方法】选取2020年7月—2022年3月濮阳市人民医院收治的慢性萎缩性胃炎患者170例，依据随机数字表法分为对照组（西医常规治疗）和试验组（对照组+中和医派思想指导下香砂六君子汤加味治疗），各85例。2组均治疗3个月，比较2组各项指标。【结果】治疗后，试验组临床总有效率高于对照组；与治疗前比，2组治疗后各项症状评分、血浆生长抑素、血清CRP、IL-6、TNF-α、IL-8水平均降低，试验组低于对照组；血浆胃动素、胃泌素水平均升高，试验组高于对照组，差异有统计学意义（均$P<0.05$）。【结论】中和医派思想指导下香砂六君子汤加味可改善慢性萎缩性胃炎患者胃肠功能，减轻临床症状，降低炎性因子水平。

关键词：慢性萎缩性胃炎；香砂六君子汤；中和医派

注：本文原载于《光明中医》杂志2023年第13期。

50. 毛红教授方参芪润肠汤治疗老年性便秘医案2则

李卓玮[1] 毛 红[2]

1. 成都中医药大学临床医学院，四川成都，610075
2. 四川省第二中医医院肛肠科（四川省中医药科学院中医研究所），四川成都，610031

摘要：2例高龄患者，便秘日久，排便困难，辨证为气阴两虚证，治以自拟方参芪润肠汤两方加减，1周后疗效显著，参芪润肠汤由六君子汤、四逆散和三仁汤加减而成，毛红教授从“以柔克刚”的理念出发，治以“扶正祛邪，除症固本”，有效地改善老年人长期便秘的症状。毛红教授于临床实践中总结经验，应用大剂量黄芪治疗便秘取得了显著的疗效。黄芪在临床药学中被证实大剂量使用可促进肠道平滑肌蠕动，能够有效改善便秘症状。

关键词：老年病；便秘；名医经验；毛红

资助基金：四川省中医药管理局第二批四川省名中医毛红工作室建设项目；全国基层名老中医药专家传承工作室建设项目。

注：本文原载于《光明中医》杂志2023年第14期。

51. 周平安教授运用地黄饮子治疗脊髓空洞症经验

王 曼 任卫国 陈昌明

北京市丰台区中医医院 北京市丰台区南苑医院内分泌肿瘤科，北京，100076

摘要：脊髓空洞症是一种缓慢进行性的，以脊髓内形成管状空腔以及胶质增生为特点的病变，常导致运动、感觉障碍，自主神经损害症状。西医目前尚无特效治疗。中医将此病归于“痿病”范畴，且多从肾、脾、肝及督脉论治，临床上取得了较好疗效。周平安教授认为痿病病变部位在筋脉肌肉，但根底在于脾肾虚损，治宜健脾益肾。而肾虚分肾阴虚和肾阳虚，阴阳互根，日久则相互累及，即阳损及阴、阴损及阳，终致阴阳两虚，恶性循环。经方地黄饮子具有滋肾阴、补肾阳、化痰开窍、疏筋强筋之功，正是针对此病之肾阴阳两虚的发病机制，故以地黄饮子滋肾阴，补肾阳，酌加健脾之品，临证化裁，取得了满意效果。

关键词：痿病；脊髓空洞症；地黄饮子；温阳；周平安；中医药疗法

资助基金：北京市丰台区政府丰泽计划高层次人才项目。

注：本文原载于《光明中医》杂志2023年第15期。

52. 归脾汤治疗肿瘤相关性贫血气血两虚证临床观察

文玲波　李建安　刘子瑗

广西科技大学第二附属医院肿瘤科，

广西柳州，545006

摘要：【目的】观察归脾汤治疗肿瘤相关性贫血（气血两虚证）的临床疗效。【方法】采用随机数字表法将60例肿瘤相关性贫血（气血两虚证）患者分为2组各30例，对照组采用促红细胞生成素皮下注射治疗，治疗组在对照组的基础上采用归脾汤治疗。2组均治疗8周。【结果】2组治疗后心悸、乏力、面色苍白、失眠评分均低于治疗前（$P<0.05$），且治疗组低于对照组（$P<0.05$）。2组治疗后RBC、Hb、Hct及QOL评分均高于治疗前（$P<0.05$），且治疗组高于对照组（$P<0.05$）。治疗组总有效率高于对照组（$P<0.05$）。【结论】归脾汤治疗肿瘤相关性贫血（气血两虚证），能够减轻贫血症状，提高RBC、Hb、Hct水平及生活质量，增强临床疗效。

关键词：归脾汤；肿瘤相关性贫血；气血两虚证；中医药疗法

资助基金：广西壮族自治区卫生健康委员会自筹经费科研课题（No.Z2018140）

注：本文原载于《光明中医》杂志2023年第16期。

53. 浅析大柴胡汤辨治老年心衰

鲁英杰

辽宁中医药大学附属第四医院老年病科，

辽宁沈阳，110100

摘要：心衰病为心血管系统重症疾病，可对患者的生命安全造成严重的威胁。大柴胡汤出自《伤寒杂病论》，全方组方精简，具有“和解少阳，清泄阳明”之效，为主治少阳阳明合病的经典方剂，临床应用较为广泛，且治疗多种疾病均有着良好的疗效。此文探讨了老年心衰病的中医病机特点及大柴胡汤的组方理论，同时对大柴胡汤加减在老年心衰病治疗中的应用进行分析，以期为大柴胡汤加减辨治老年心衰病提供理论依据。

关键词：心衰；老年病；大柴胡汤

资助基金：辽宁省中医药特色人才培养项目。

注：本文原载于《光明中医》杂志2023年第17期。

54. 刘爱民教授丹栀逍遥散合通窍活血汤辨治肝郁血瘀型斑秃经验

王庆兴　刘爱民

河南省中医院 / 河南中医药大学第二附属医院

皮肤科，河南郑州，450003

摘要：随着现代生活、工作压力的增大，越来越多的中青年罹患斑秃，情志因素是斑秃发病的重要因素。刘爱民教授是河南省名中医、博士研究生导师、第七批全国老中医药专家学术经验继承工作指导老师，运用中医药辨治斑秃有丰富的临床经验，他认为中青年斑秃患者发病原因主要为情志因素，其基本病机为肝郁气滞、湿热瘀阻毛窍，从而导致脱发，辨证多属于肝郁血瘀型，辨治时以丹栀逍遥散合通窍活血汤加减，临床收效颇佳。此文从病因病机、辨治方法、组方用药、验案分析等方面对刘爱民教授辨治肝郁血瘀型斑秃的经验进行总结。

关键词：斑秃；油风；丹栀逍遥散；通窍活血汤；肝郁血瘀证；刘爱民

资助基金：河南省中医药科学研究专项课题（No.20-21ZY2210）；全国基层名老中医药专家传承工作室建设项目； 河南省中医专科诊疗中心建设项目河南省中医药青苗人才培养项目。

注：本文原载于《光明中医》杂志2023年第18期。

55. 张吉玲主任运用神妙补心汤合养心安神针法治疗心脾两虚失眠临床经验

盛雪燕[1]　马　娟[2]　杨柳军[1]　陈文家[1]

张吉玲[1]　顾崇禛[3]

1. 酒泉市中医院针灸推拿科，甘肃酒泉，735000
2. 酒泉市中医院针灸康复科，甘肃酒泉，735000
3. 酒泉市中医院针灸脑病科，甘肃酒泉，735000

摘要：【目的】总结第七批全国老中医药专家经验指导老师、酒泉市名中医张吉玲主任运用敦煌神妙补心汤配合养心安神针法治疗失眠的临床经验。【方法】通过临床跟师学习，记录和整理张吉玲主任运用敦煌神妙补心汤配合养心安神针法辨证治疗失眠的医案，结合敦煌医学、古籍资料，通过药物、穴位配伍分析及相关验案佐证。【结果】张吉玲主任医师认为，心脾两虚型失眠的基本病机在于脾气受损，气血生化乏源，濡养心脉、心神的血化生不足，根本治则在于调脾胃，养心脉、安心神、和阴阳以治疗失眠。所举医案，效果明确。【结论】张吉玲主任运用敦煌神妙补心汤配合养心安神针法治疗心脾两虚型失眠的疗效确切，该宝贵经验值得传承及推广学习。

关键词：不寐；心脾两虚证；敦煌神妙补心汤；养心安神；针刺疗法；名医经验；张吉玲；敦煌医学

资助基金：甘肃省酒泉市民生科技计划项目（No.2022MA1039）

注：本文原载于《光明中医》杂志2023年第19期。

56. 芦少敏教授妙用泻心汤治验4则

任若冰[1] 芦少敏[2] 朱玉梅[1] 王 黎[2]

1. 甘肃中医药大学，甘肃兰州，730000；
2. 甘肃省中医院内分泌科，甘肃兰州，730000

摘要：半夏泻心汤是医圣张仲景创立以辛开苦降、寒温并用之法来治疗寒热错杂之痞证的名方。芦少敏教授结合多年临床研究发现，本方的适用证不仅限于病理表现为痞、呕、利的消化系统疾病，还可涵盖其他系统的疾病。笔者有幸跟随芦师学习，发现凡是中焦脾胃气机运化失常导致寒与热相互错杂的证候均可使用。现通过对泻心汤原文的解读及具体临床案例分析，探讨本方治疗经验，旨在说明有是证用是方的中医辨证施治之实质，为临床治疗提供思路。

关键词：半夏泻心汤；消渴；耳鸣不；寐口腔溃疡

注：本文原载于《光明中医》杂志2023年第20期。

57. 汉唐经方建中含义新探

王 川[1] 陈震[2] 林丽珍[2]

1. 长沙医学院中医学院，湖南长沙，410219；
2. 广西中医药大学基础医学院，广西南宁，530200

摘要：此文根据汉代简帛医书、传世医学文献及本草类著作对人体部位“中”的描述，认为医学文献所见的部位“中”在人体应泛指内、里，涵盖五脏六腑。结合汉唐时期传世医学文献所见“建中”医方的功效及所见篇章记载，认为“建中”并非仅“建中焦、脾胃”，而是有建里、建内、补内之意，可用于治疗五脏六腑的虚劳。

关键词：汉唐；经方；建中；建中汤

注：本文原载于《光明中医》杂志2023年第21期。

58. 经方治疗失眠的研究进展

周尊奎

菏泽市中医医院脑病一科，山东菏泽，274000

摘要：失眠属中医学“不寐、不得眠、不得瞑”范畴，主要病机是心、脾、肝、肾及阴血的失调，病理变化总属阳盛阴衰，阴阳失调，阳不入阴。中医治疗失眠具有独特的优势，且效果显著，尤其是经方治疗失眠更是药专力宏，深受临床医者的青睐。此文阐述了经方治疗常见失眠类型的辨证思路，对常用的且有代表性的经方，如酸枣仁汤、柴胡类方（柴胡加龙骨牡蛎汤、柴胡桂枝汤、四逆散等）、黄连阿胶汤等进行了总结，以期为此病的临床诊疗提供参考。

关键词：经方；失眠；辨证思路；酸枣仁汤；柴胡类方；黄连阿胶汤；综述

资助基金：山东省中医药科技项目（No.2022MO73）。

注：本文原载于《光明中医》杂志2023年第22期。

国医经方年鉴

杏林人物

2024

夏林：坚定中医文化自信，传承中药经典方剂！

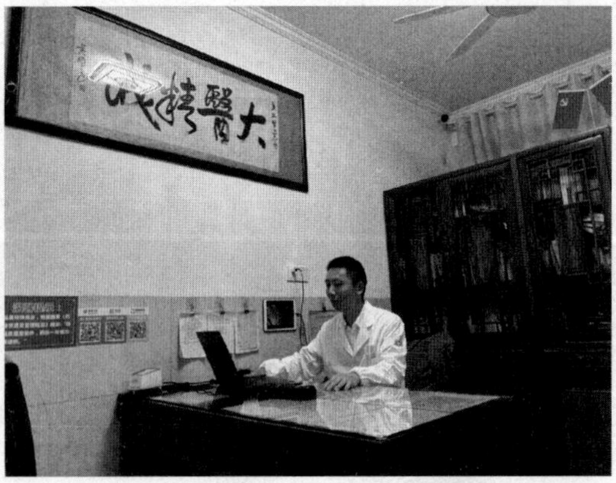

冰冻三尺非一日之寒，病痛根深非一日可除；疾虽久，犹可毕也。言不可治者，未得其术也；首改陋习，次遵医嘱，如是而已，抽丝剥茧，病可愈也。

——夏林

夏林中医师生于医学世家，其方简、力宏、效好，享誉一方。

夏林中医师在家传中医的基础上，融合现代医学，并师从国医大师李佃贵教授，中国工程院院士、国医大师石学敏教授，中国针刀十大名家许振南教授，针刀元老施晓阳教授等多位顶级名家教授，博采众家专长于一身，汇聚古今医学为众生，致力于专业治痛数十载。

夏林中医师对颈椎病、腰椎病、痛风、腱鞘炎、骨质增生、面瘫、顽固性头痛头晕及各种痛症均有独特见解和针入症消之效。其运用家传中医中药治疗失眠、多梦、阳痿早泄、前列腺增生、青春痘、各种体质差、小儿易感冒、慢性鼻炎、咽炎、支气管炎、肺炎、哮喘、慢性胃炎、胃溃疡、慢性肠炎、便秘、乳腺增生、痛经、月经不调、不孕不育、肝癌、胃癌、肠癌、肺癌等均有良好效果。夏林中医师还擅长三维减压疏通疗法，对静脉曲张、腱鞘炎、痔疮、乳腺增生、儿童打呼噜、儿童厌食、疼痛、麻木、慢性病调理等，用中药治疗，有独到之处。

中医治疗发热案例

一、患者信息

丁某某，女，4岁。

二、诊断与治疗

主诉：发热6天有余。

现病史：体温39℃，咳嗽，腹胀腹痛，无汗，流鼻涕，2天未大便。

诊断：发烧。

治法：清热解毒，祛风散寒。

处方：麻黄3袋，桂枝1袋，苦杏仁1袋，炙甘草2袋，柴胡3袋，黄芩1袋，大黄1袋，炒槟榔1袋，木香1袋，白芍1袋，陈皮2袋，甜叶菊1袋。

用法用量：每日1服，服用3服，每次200mL。

医嘱：服药期间忌食生冷、油腻等刺激性食物。

治疗效果：患者热退，症状消失，无明显不适。

方解：麻黄和桂枝具有发汗解表的作用，苦杏仁和炙甘草能够润肺止咳，柴胡和黄芩有清热解毒的功效，大黄和炒槟榔可通便泻火，木香和白芍能够舒肝理气，陈皮有健脾开胃的作用，甜叶菊有助于改变方药口感。

中医治疗太阳证案例

一、患者信息

周某某，男，4岁。

二、诊断与治疗

主诉：发热3天有余。

现病史：发热，咳嗽，无汗，流黄鼻涕，便秘。舌淡，苔薄，脉浮。

中医诊断：太阳证。

治法：解表散寒，宣肺化痰。

处方：麻黄4袋，桂枝2袋，苦杏仁2袋，甘草4袋，石膏2袋，紫苏叶1袋，广藿香1袋，厚朴1袋。

用法用量：每日1服，服用3服，每次200mL。

医嘱：服药期间忌食生冷、油腻等刺激性食物。

治疗效果：患者热退，症状消失，无明显不适。

方解：方中麻黄、桂枝发汗解表，宣通阳气；杏仁、甘草止咳化痰，调和药性；石膏清热解毒，除烦止渴；紫苏叶、广藿香、厚朴行气宽中，理气化湿。全方共奏解表散寒、宣肺化痰之功效。

中医治疗阳明证少阳证医案

一、患者信息

朱某某，女，34岁。

二、诊断与治疗

主诉：右下腹痛2天有余。

现病史：右下腹痛，按压反跳痛明显，舌灼热感，大便干，胸闷，冬天脚凉。舌苔淡红，苔薄白，脉沉有力。

中医诊断：阳明证，少阳证。

治法：疏肝解郁，清热泻火，活血化瘀。

处方：大黄3袋，牡丹皮2袋，山桃仁3袋，柴胡5袋，清半夏2袋，黄芩1袋，炙甘草3袋，桂枝2袋，白芍4袋。

用法用量：每日1服，服用3服，每次200mL。

医嘱：服药期间忌食生冷、油腻等刺激性食物，避免劳累。

治疗效果：患者热退，症状消失，无明显不适。

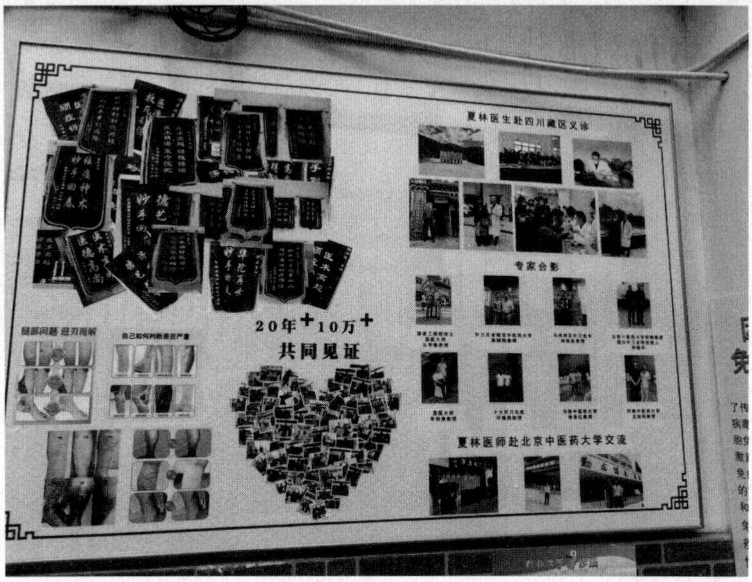

方解：本处方为大承气汤与小柴胡汤的加减方，旨在综合调理患者体内的气血和脏腑功能。大黄：泻下攻积、清热泻火，用于治疗大便干结、实热内盛；牡丹皮：清热凉血、散瘀止痛，适用于血热妄行、瘀血阻滞所致的疼痛；山桃仁：活血祛瘀、润肠通便，辅助大黄改善大便干燥情况；柴胡：疏肝解郁、升举阳气，为少阳证之主药，缓解胸闷、胁痛；清半夏：燥湿化痰、和胃降逆，减轻舌灼热感及可能的恶心呕吐症状；黄芩：清热燥湿、泻火解毒，针对体内湿热；炙甘草：调和诸药，缓急止痛，同时有补益作用；桂枝：温经散寒、助阳化气，改善冬天脚凉的症状；白芍：养血柔肝、缓急止痛，与柴胡配伍，调和肝脾。诸药合用，既解决了阳明腑实的问题，又兼顾了少阳胆火。

当我们踏入夏医生的诊室时，映入眼帘的是络绎不绝的患者，他们或坐或站，耐心地等待着。即便在采访的过程中，也不断有患者前来寻求夏医生的帮助。夏医生告诉我们，这些患者都是专程来找他看病的，有的是周边的居民，有的是远道而来。

在谈及日常坐诊的经验时，夏医生表示，在日常诊疗过程中，中医中药更能从整体出发，从根本上治愈疾病。目前，夏医生的诊室中中药的使用率已经高达95%。

在谈到给其他中医的建议时，夏医生表示，当前中医最大的问题是很多中医医生对中医文化缺乏自信，对中药不熟悉，对中医理论掌握不扎实，过分追求专方、验方，而忽略了经方的重要性。他强调，中医一定要学好理论基础，熟悉中药，把经方作为学习中医的基础。夏医生还分享了新型中药饮片的优势在于传承与创新，既保留了中药的药性，又兼顾了方便使用，深受患者的认可，现在诊所已经全部使用新型中药饮片了。

当谈到未来中医药的发展时，夏医生强调，中医中药的推广不能仅靠中医的力量，还需要依靠社会的力量。最后，夏医生强调："学中医如逆水行舟，不进则退！我们一定要持续不断地学习，坚定自己学中医、用中医的信念，才能将老祖宗的宝贵财产真正传承下来。"

李鑫劼：医术精湛，仁心济世

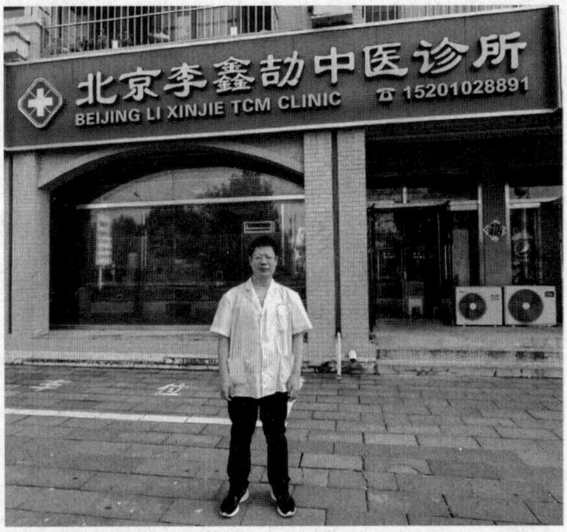

李鑫劼，男，副主任医师，1971 年 9 月出生，1994 年 7 月毕业于内蒙古医学院中医系，获医学学士学位。同年 8 月分配到赤峰市平庄煤业（集团）公司（原平庄矿务局）元宝山煤矿职工医院工作，致力于中西医结合。10 余年间先后在外科、急诊科、内科从事中西医结合工作，2000 年后全身心投入中医临床工作，2006 年晋升为副主任医师。2011 年开办北京李鑫劼中医诊所，独立执业至今。

其在多年的临床实践中潜心研究慢性胃炎、胃溃疡、功能性消化不良等消化系统疾病和慢性肾炎、紫癜肾、泌尿系结石等泌尿系统疾病的治疗，应用纯中药治疗成人亚健康、青少年痤疮、女性月经失调、更年期综合症、单纯性乳腺增生等，针药并用治疗小儿呼吸消化系统疾病及体质调养，独有心得，疗效满意。

中医治疗腹泻临床案例

一、患者信息

张某某，男，72 岁，退休。

二、诊断与治疗

（一）初诊

日期：2023 年 10 月 11 日。

主诉：自诉腹泻 2 周，大便溏泻如水 10 余日，有不消化食物。医院检查服药后无效，故来诊所就诊。

查体：手足凉，腹平，有肠鸣音，叩鼓音，无明显压痛，下肢水肿。咽淡，苔净，舌质淡嫩有齿痕，右脉沉伏无力，左脉弦细无力。

辨证：寒湿证。

治法：温阳化湿。

主方：茯苓四逆汤。

方药：茯苓 60g、人参 20g、附子 30g、干姜 20g、炙甘草 30g。1 服，3 日量，每次 1 袋，每日 3 次，冲服。

方解：茯苓四逆汤出自《伤寒论》第 69 条："发汗，若下之，病仍不解，烦躁者，茯苓四逆汤主之。"本方由四逆汤加人参、茯苓组成。方中四逆汤附子、干姜及甘草共奏回阳救逆之效，以缓解患者手足凉的症状；重用茯苓，取其甘淡、健脾渗湿之功，使寒湿之邪得姜附之温阳而利之；人参有益气固脱、扶正固本之效，且人参、茯苓相配，行益气健脾之效，土以制水，与四逆汤共奏温阳化湿之功效。

医嘱：服药期间清淡饮食，以汤粥为主，注意休息，避免剧烈运动。

（二）二诊

日期：2023 年 10 月 17 日。

1 周后复诊，患者服上方后腹泻止，现大便较畅，色略暗，排气可，下肢水肿减轻，但觉体倦，行动腿软，咽淡，苔薄白，舌质淡，口多涎，左脉弦，右脉仍弱，但较前明显改善。查体：腹平，叩鼓，四肢不温，下肢水肿。

辨证：寒湿证。

治法：温阳化湿，益气活血。

主方调整：在首诊茯苓四逆汤的基础上，加入肉桂 30g，改人参为红参。肉桂温中散寒，温通经脉；红参益气以助血运。

处方：茯苓 60g、红参 20g、附子 30g、干姜

20g、炙甘草30g、肉桂30g。1服，3日量，每次1袋，每日3次，冲服。

方解：在原方基础上加入肉桂30g，取温中散寒、温通经脉的功效。诸药合用，共奏温阳化湿、益气活血之功。

医嘱：继续注意饮食调养，避免过度劳累和情绪激动，定期复诊。

三、总结与心得体会

在本例腹泻的医案中，患者呈现手足凉的症状，伴下肢水肿。查体可见腹平，有肠鸣音，叩鼓音，无明显压痛。咽淡，苔净，舌质淡嫩有齿痕，右脉沉伏，左脉弦细，均无力。这些症状和体征均指向虚、寒、湿的中医证候。

在初诊时，根据患者的临床表现，判断其病因主要为阳虚寒湿闭阻所致。因此，采用了温阳化湿的治疗原则，茯苓四逆汤作为主方，旨在温阳益气，清除体内的寒湿之邪，恢复脾胃健运之功。茯苓健脾渗湿，人参、附子、干姜益气温阳，关键在于炙甘草调和诸药，扶助中州，共奏佳效。

在二诊时，患者的腹泻愈，下肢水肿有所减轻，舌边齿痕也有好转，疗效显著。然水肿尚未完全消退，并自觉有体倦、行动腿软之症，说明气血仍未贯达四肢。因此，在原方的基础上加入了肉桂。肉桂有温中散寒、温通经脉之效。肉桂的加入，进一步加强了温润的力度，使得水肿消退更为迅速。

通过此病例我们认识到，在治疗腹泻疾病时，不仅要关注症状，更要注重整体调理和体质的改善，见泻止泻非良医所为。通过增强患者的体质，提高自我修复能力方为根本。

在本案中，李鑫劼指出，张某某的病情表现为寒湿证，这是由于体内阳气不足，导致水液代谢失常，形成寒湿内停。因此，治疗的首要任务是温阳化湿，以恢复脾胃的正常功能。在此过程中，茯苓四逆汤发挥了关键作用。方中的茯苓健脾渗湿，人参、附子、干姜益气温阳，炙甘草调和诸药，共同达到温阳化湿的目的。

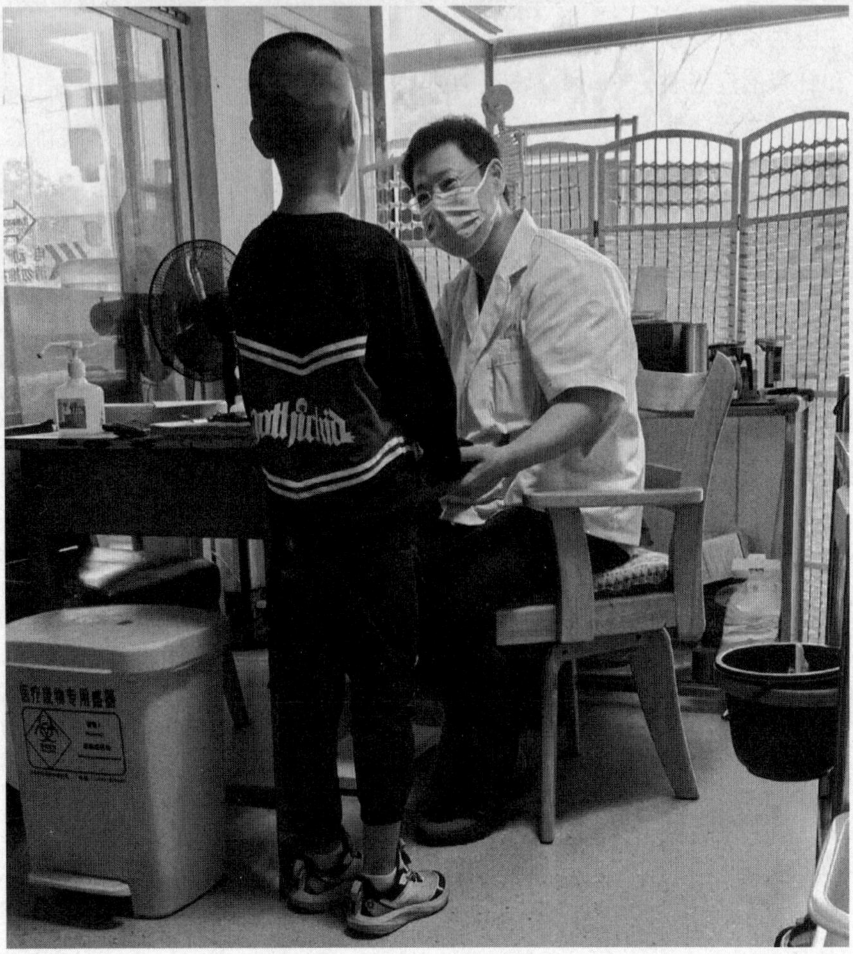

其次，李鑫劼强调了新型中药饮片的优势。与传统中药相比，新型中药饮片具有更高的纯度和更好的疗效。在本案中，使用的茯苓四逆汤就是采用新型中药饮片制备而成，这种制剂不仅提高了药物的稳定性和安全性，还方便了患者的服用。此外，新型中药饮片还有助于减少药物的副作用，提高治疗效果。

最后，李老师表示，作为一名中医医生，他始终坚信整体调理和体质改善的重要性。在治疗腹泻等疾病时，不能仅仅关注症状本身，而应从整体出发，调整患者的阴阳平衡，增强其自我修复能力。这也是中医治疗的一大特色和优势！

陈盛夏：不要因医害药，更不要因药误人

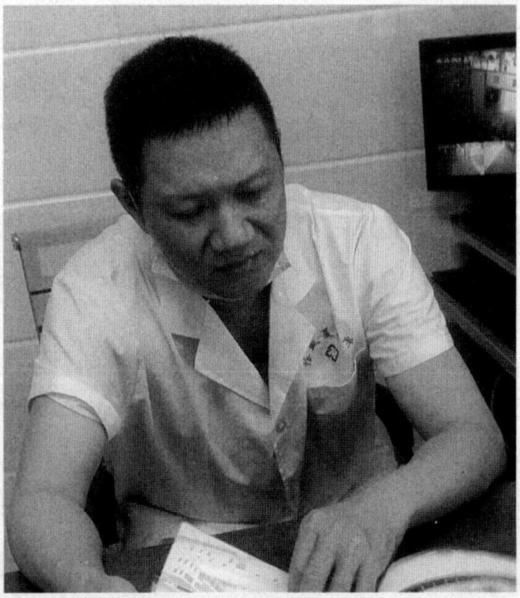

陈盛夏，福建厦门人，出身于中医世家，从事中医临床三十余年。擅长运用经方和针灸治疗各种常见病、多发病，尤其在慢性病管理方面有着丰富的经验。

陈老师强调中医药讲究的就是找对病，用对药，才能药到病除。良药只有在行家手中，才能成为灵丹妙药；可是，如果名家没有了好药，虽有回天之力，也不能发挥出真正的水平。所以，不要因医害药，更不要因药误人！

中医治疗消渴病肝郁化火案例

一、患者信息

江某，男，47 岁，教师。

二、诊断与治疗

（一）初诊

日期：2024 年 7 月 22 日。

以血糖升高 3 个月为主诉就诊。现空腹血糖 6.5~7.1mmol/L，餐后 2 小时血糖 11~13.7mmol/L，服“二甲双胍片 0.5g，3 次 / 日”，B 超示：脂肪肝。

症见：口干，困乏，胸胁胀满，烦躁易怒，嗜睡，口中异味，纳眠可，小便黄，大便正常。舌淡苔黄腻，诊其脉弦。

中医诊断：此为肝郁化火。

治法：疏肝清热，生津止渴。

主方：柴胡疏肝散加味。

处方：柴胡 10g，白芍 15g，枳壳 15g，甘草 10g，香附 10g，川芎 10g，陈皮 15g，金钱草 30g，花粉 30g，苍术 10g，决明子 30g（中药所用为颗粒剂，下同）。

用法用量：6 服，每日 1 服，分早餐后 30 分钟和晚睡前温服。

禁忌：外感发热停用此药，及时就诊。

医嘱：慎起居，避风寒，畅情志，饮食有节，适度运动。

（二）二诊

日期：2024 年 7 月 29 日。

患者口干，困乏较前减轻，体重下降 4 斤，余症同前。

上方继服 12 服。

（三）三诊

日期：2024 年 8 月 12 日。

患者无不适，多次自测空腹血糖 6~7mmol/L，餐后 2 小时血糖均小于 10mmol/L。

三、总结与心得体会

本医案中，陈医生通过中医辨证施治的方法，成功治愈了消渴病患者。患者因肝郁化火导致血糖升高、口干、困乏等症状，在初诊时得到了准确的诊断和治疗，用柴胡疏肝散加味进行治疗，经过两个疗程的治疗，患者的血糖水平得到了明显的改善，其他症状也有所缓解。

陈医生还强调本次使用的新型中药饮片非常不错，新型中药饮片可以提高药效吸收、加速药效发挥、减少副作用、提高疗效稳定性和增强中药的特异性治疗，是当之无愧的好药。

杨柳萍：传承有道，服务有心

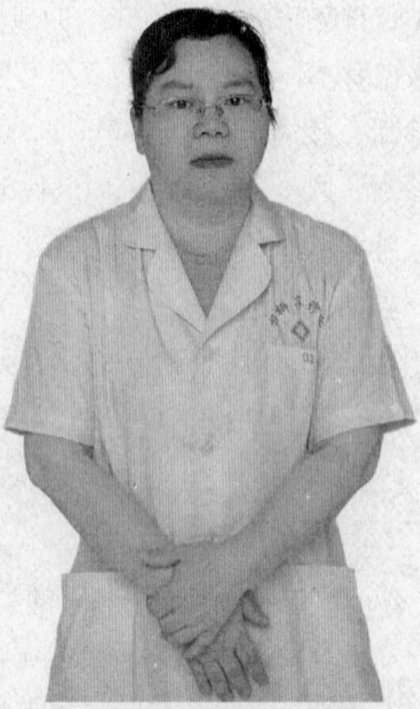

杨柳萍，毕业于广西医科大学临床医学系，主治医师。师从沈宁老师学习沈氏女科，跟随李跃海教授学习经方多年。2017 年 7 月在北京大学“春播行动”专题研修班学习；2018 年 11 月在北京中医药大学“春播行动”中医专业培训班学习；师从钦州市中医医院副院长、副主任医师、钦州市名中医、胡思恕经方医学钦州传承基地负责人林佳明教授。专注中医贴敷十年，利用中医贴敷治疗儿科常见病有丰富的临床经验。擅长用中药膏方调理体质，用经方及沈氏女科思路治疗内外妇儿科常见疾病。对脾胃疾病、失眠症、鼻炎、阴道炎、月经病、不孕不育症等疾病的治疗积累了丰富临床经验。

中药治疗荨麻疹案例

一、患者信息

潘某某，女，30 岁，工人。

二、诊断与治疗

（一）初诊

日期：2024 年 9 月 25 日。

主诉：近几年，湿疹总是犯，无法入睡。

检查：荨麻疹，脉滑数，舌红，苔黄腻。

辩证：湿热下注。

治法：祛湿热，消风止痒。

内服方剂：麻黄 10g，白芍 10g，大枣 10g，蒺藜 10g，白鲜皮 10g，桂枝 10g，生姜 10g，甘草 10g，蝉蜕 10g，苦杏仁 10g。共 7 服，每日 1 剂。

外洗方剂：花椒 10g，苦参 10g，黄柏 10g，地肤子 10g，蛇床子 10g，白鲜皮 10g，防风 10g，苍术 10g，青黛 10g。水洗，7 服，每日 1 服。

方解：内服方剂中麻黄、白芍、大枣、蒺藜、白鲜皮、桂枝、生姜、甘草、蝉蜕、苦杏仁等药物具有祛湿热、消风止痒的作用。其中，麻黄发汗解表，白芍养血和营，大枣补中益气，蒺藜清热解毒，白鲜皮清热利湿，桂枝温经散寒，生姜温中止呕，甘草调和诸药，蝉蜕祛风止痒，苦杏仁润肠通便。

外洗方剂中花椒、苦参、黄柏、地肤子、蛇床子、白鲜皮、防风、苍术、青黛等药物具有清热解毒，祛湿止痒的作用。其中，花椒温中散寒，苦参清热解毒，黄柏清热燥湿，地肤子清热利湿，蛇床子温肾壮阳，白鲜皮清热利湿，防风祛风解表，苍术燥湿健脾，青黛清热解毒。

（二）二诊

日期：2024 年 10 月 14 日。

自述：已经没有症状出现，再拿 5 服药巩固效果。

三、总结与心得体会

在本次治疗医案中，患者因长期受荨麻疹困扰，无法入睡。经过详细的诊断和辨证分析，杨医生采用了祛湿热、消风止痒的治疗策略，结合内服中药与外洗方的综合疗法。内服方剂以麻黄、白芍、大枣等药物为基础，旨在发汗解表、养血和营、补中益气，同时清热解毒、温经散寒；外洗方剂选用花椒、苦参、黄柏等药材，以达到清热解毒、祛湿止痒的效果。经过一段时间的治疗，患者症状显著改善，二诊时已无明显症状出现。这一案例不仅展示了杨柳萍医生精湛的医术，也彰显了中医在治疗皮肤病方面的独特优势和良好效果。

吴琦：扎根基层传岐黄，仁心仁术谱华章

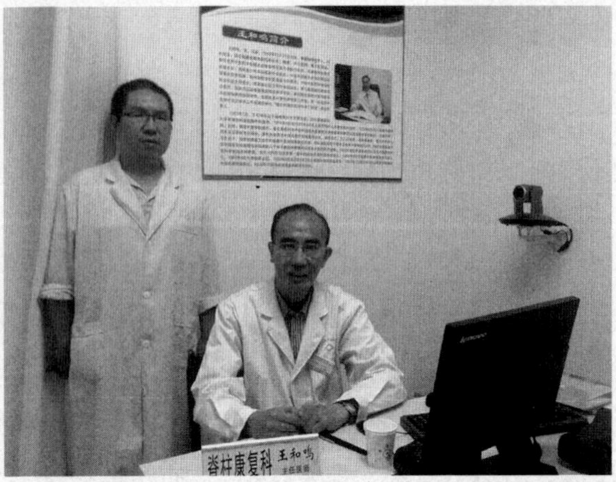

吴琦，福建莆田人，2005年自福建中医药大学毕业后，他选择扎根基层，先后在莆田滨海医院和莆田华林园区医院从事中医临床工作。曾跟师多位资深的中医骨伤科专家学习，特别是2016年师从福建中医药大学附属康复医院南少林骨伤流派传承工作室王和鸣教授、主任医师，深得真传。在多年的学习和实践中，他从优秀的中医骨伤专家身上汲取了宝贵的经验和智慧，积累了丰富的临床经验，形成了自己独特的治疗风格。

吴医生擅长治疗骨折、筋脉损伤以及各种与骨相关的慢性疾病等。他善于运用中医手法进行复位和固定，配合针灸、中药辨证论治和功能锻炼等方式，达到治疗或缓解的目的。他的治疗方法深受患者们的认可和信赖，许多患者都慕名而来，寻求他的帮助。

中医治疗腰椎间盘突出症临床案例

一、患者信息

李某某，女，45岁，教师。

二、诊断与治疗

（一）初诊

日期：2024年6月1日。

主诉：腰部疼痛伴右下肢麻木3年余，加重1周。

查体：患者神清，腰部活动受限，腰骶部压痛明显，右下肢直腿抬高试验阳性，加强试验阳性，右小腿内侧感觉麻木，肌力正常，双跟膝腱反射正常。

中医诊断：腰痛（肾虚腰痛证）。

西医诊断：腰椎间盘突出症（L4-5）。

治法：补益肝肾，祛风除痹。

主方：独活寄生汤。

方药组成（中药超微颗粒）：独活15g，桑寄生30g，秦艽15g，防风12g，细辛6g，川芎12g，当归15g，白芍15g，熟地黄20g，杜仲15g，牛膝15g，人参10g，甘草6g。

方解：独活善治伏风，除久痹；细辛入少阴肾经，长于搜剔阴经之风寒湿邪；秦艽祛风湿，舒筋络而利关节；桑寄生、杜仲、牛膝补益肝肾而强壮筋骨；当归、川芎、熟地黄、白芍养血和血；人参、甘草健脾益气。

医嘱：卧硬板床休息，避免弯腰劳累，每日配合推拿按摩、针灸各1次。

（二）二诊

日期：2024年6月8日。

主诉：腰痛伴右下肢麻木症状稍改善。

查体：腰部活动度增加，压痛减轻，右下肢麻木感减轻。

诊断：同前。

治法：继续补益肝肾，祛风除痹。

主方：独活寄生汤。

方药调整：原方基础上加桂枝12g，以增强温经散寒、通利血脉的效果。

医嘱：继续休息，保持治疗，注意腰部保暖。

（三）三诊

日期：2024年6月15日。

主诉：腰痛明显减轻，可以正常弯腰，右下肢麻木感基本消失。

查体：腰部活动自如，压痛消失，右下肢感觉正常。

诊断：同前。

治法：巩固疗效，继续调养。

主方：独活寄生汤。

方药调整：原方基础上减去细辛、防风，加茯苓 15g，以增强健脾益气、利湿的效果。

医嘱：继续治疗，加强腰背肌锻炼，避免久坐久站。

三、总结与心得体会

在本次治疗中，李女士的腰椎间盘突出症得到了明显的改善。通过中医的辨证施治，结合推拿按摩、针灸等辅助治疗，取得了显著的效果。特别是在方药的运用上，采用了中药超微颗粒，这种剂型不仅方便患者服用，而且能够更充分地发挥药效，提高治疗效果。

（一）中药超微颗粒的优势

1. 易于吸收

超微颗粒的粒度小，溶解度高，生物利用度高，能够更快速地被人体吸收。

2. 方便服用

避免了传统中药煎煮的烦琐过程，患者只需将颗粒用少量水冲服即可。

3. 剂量准确

超微颗粒的剂量容易控制，能够确保每次用药的准确性。

（二）对腰椎间盘突出症治疗的体会：

1. 辨证施治是关键

腰椎间盘突出症在中医中属于“腰痛”“痹证”等范畴，其治疗需要根据患者的具体证型进行辨证施治，才能取得最佳效果。

2. 综合治疗更有效

在治疗过程中，除了药物治疗外，还需要结合推拿按摩、针灸等辅助治疗手段，以缓解肌肉痉挛，促进局部血液循环，加速炎症消退。

3. 患者配合很重要

患者在治疗过程中需要积极配合，注意休息，避免过度劳累，加强腰背肌锻炼，以巩固治疗效果。

总之，通过本次治疗案例，我深刻体会到了中医在治疗腰椎间盘突出症方面的独特优势，同时也认识到了中药超微颗粒在临床应用中的广阔前景。在未来的工作中，我将继续探索和研究中医治疗方法，为患者提供更好的医疗服务。

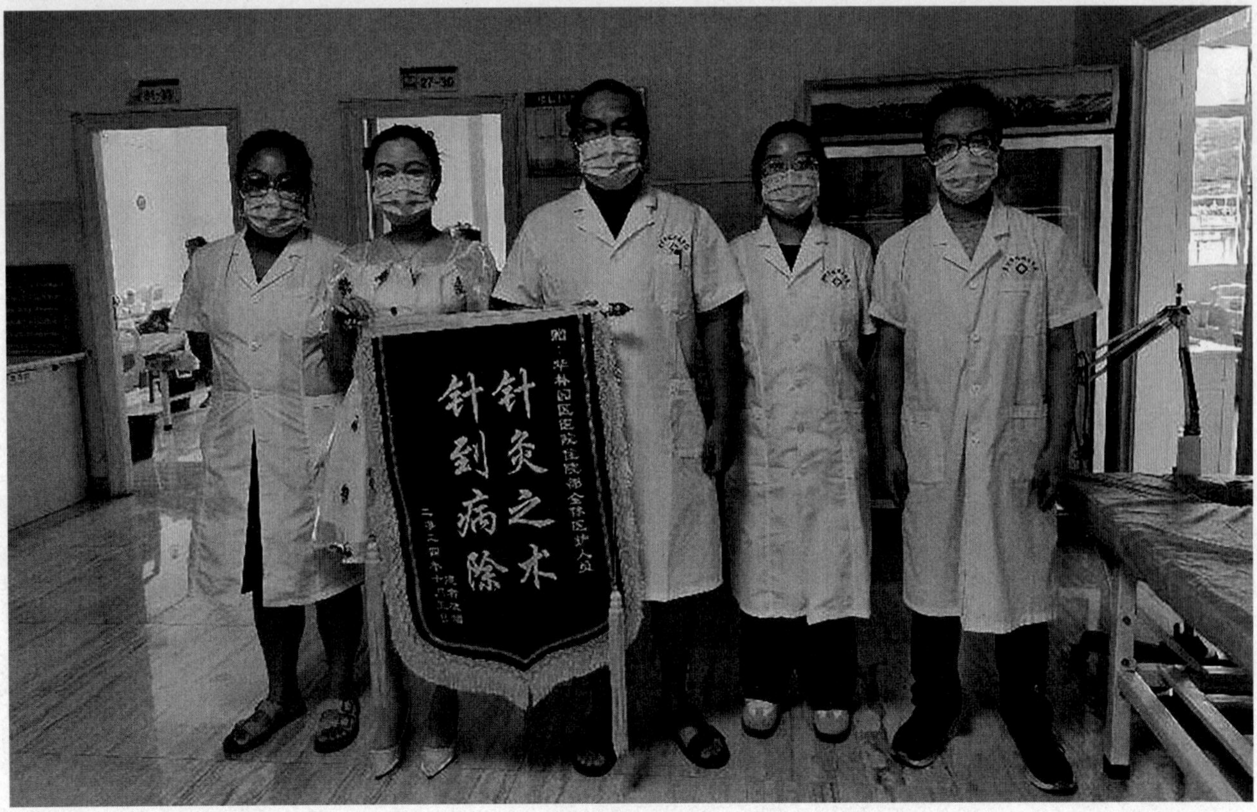

许庆阳：术业专攻，治病救人

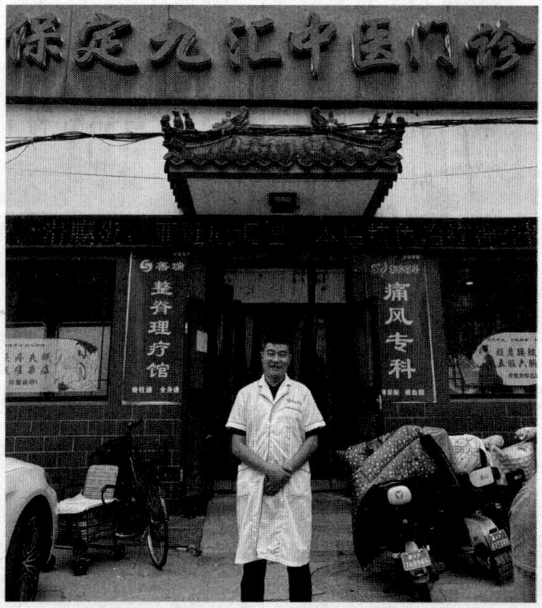

许庆阳老师出生于中医世家，毕业于唐山医学院，自幼随祖父许明达（祖父与国医大师贺普仁共同师承京城名医牛泽华）、父亲许桂臣学习中医，临床中运用贺氏针灸三通法，擅长治疗中风后遗症、失眠、首瘫、面肌痉挛、神经性头痛、三叉神经痛、颈椎病、腰椎病、肩周炎、滑膜炎、腘窝囊肿、静脉曲张、牛皮癣、神经性皮炎、痤疮、青春痘、月经不调、乳腺增生、月经不调、痛经、外阴白斑，亚健康调理。

国医大师贺普仁教授再传弟子，贾氏针灸三通法第三代传承人，任河北省针灸协会理事，获评全国国医馆与基础医疗联盟基层好医生。

中医治疗神经性头痛临床案例

病例一

一、患者信息

张某，女，43 岁。

二、诊断与治疗

（一）初诊

日期：2024 年 4 月 10 日。

主诉：右侧头痛伴眩晕 1 个月，加重 1 天。

查体：右侧头剧烈疼痛，眩晕轻，心烦易怒，夜寐不安，口苦口干，眼睛干涩，大便干燥。右侧脑电图波形偏高，头颅核磁无其他异常。BP：140/80，舌质红，苔黄，脉弦数。

辨证：肝阳上亢证。

治法：平肝潜阳息风。

处方：天麻钩藤饮加减。

方药组成：天麻 10g，钩藤 10g，石决明 20g，黄芩 10g，栀子 9g，牛膝 9g，夜交藤 10g，龙胆草 6g，龙骨 15g，牡蛎 15g，白芍 15g，大黄 6g，决明子 10g。超微颗粒剂 7 剂，每日 1 剂，100℃沸水冲泡分 2 次服用。

方解：方中以天麻、钩藤、石决明平肝潜阳，黄芩、栀子、龙胆草、决明子清肝明目，白芍柔肝止痛，龙骨、牡蛎重镇安神，夜交藤宁心安神，牛膝引火下行，大黄清热通便，全方合用，共奏平肝息风之功。

医嘱：服药期间忌食辛辣等刺激性食物，注意休息，避免剧烈运动。

（二）二诊

日期：2024 年 4 月 17 日。

患者服药 1 周后复诊，自述服药 2 天后疼痛明显减轻，血压正常。现症见隐隐头痛，眩晕消失，脉弦，舌红，舌苔恢复正常。

辨证：肝郁气滞。

治法：疏肝止痛。

处方：在原方的基础上，减去大黄、决明子、栀子、龙胆草，加入延胡索。

方药组成：天麻 10g，钩藤 10g，石决明 20g，黄芩 10g，牛膝 9g，夜交藤 10g，龙骨 15g，牡蛎 15g，白芍 15g，延胡索 10g。超微颗粒剂共 7 剂，每日 1 剂，100℃沸水冲泡分 2 次服用。

方解：在原方基础上减去大黄、决明子、栀子、龙胆草等清热药，加入延胡索增加止痛之功。

医嘱：继续注意饮食调养，避免过度劳累和情绪激动，定期复诊。

服药2周后回访，患者症状完全消失，临床治愈。

三、总结与心得体会

在本案例中，患者呈现头痛眩晕的症状，主要表现为头右侧疼痛剧烈，核磁检查无异常，烦躁易怒，眼睛干涩，大便干燥，舌质红，苔黄，脉弦数。这些症状和体征均指向肝火上扰清明的中医证候。

在初诊时，根据患者的临床表现，判断其病因主要为工作压力大，睡眠不足导致肝阳上亢，肝火上扰。运用方剂天麻钩藤饮加减，平肝息风，清热活血。

在二诊时，患者服药2次后症状明显减轻，说明初诊的治疗方案是有效的。然而，头痛未彻底痊愈说明血络尚未完全恢复。因此，在原方的基础上减去大黄、决明子、栀子、龙胆草等清热药，加入了延胡索增加止痛之功。后经随访，未见复发。

病列二

一、患者信息

杨某，女，4岁。

二、诊断与治疗

（一）初诊

日期：2024年5月18日。

主诉：家长代诉，咳嗽，喘2天。

查体：息粗鼻煽，咳嗽，大便干燥，恶寒，身热汗出。肺部听诊左肺啰音重，体温：39.2℃，舌质红，苔黄，手指风关色紫。

西医诊断：肺炎。

辨证：表寒肺热。

治法：解表清里，清肺平喘。

处方：麻杏石甘汤加减。

方药组成：麻黄3g，石膏10g，杏仁6g，炙甘草3g，黄芩6g，苏子6g，矮地茶6g。超微颗粒剂5剂，每日1剂，100℃沸水冲泡分早晚2次服用。

方解：方中以麻黄解表平喘，石膏辛甘大寒，清泻肺热以生津，共为君药；杏仁降利肺气而平喘止咳，为臣药；黄芩、矮地茶清热平喘，为使；苏子降气平喘通便，为佐；炙甘草调和诸药。全方配伍严谨，清宣降三法具备，共奏辛凉宣泄、清肺平喘之功。

医嘱：服药期间忌食肥甘厚味，注意休息，避免剧烈运动。

三、总结与心得体会

在本例医案中，患者邪热郁肺，肺失宣降，气逆于上，故见喘逆上气；痰热内蕴，故见啰音；风寒在表，故见恶寒身热。后期回访服药1次喘证消失，服药3次后咳嗽消失，大便正常，5天药服完临床治愈。

“和之前比好多了！”刚进入诊室，患者便欣喜地说道。许庆阳老师正专注地为患者进行针灸治疗，听到患者的反馈，他脸上露出了欣慰的笑容。“学医就是要用自己的医术减轻患者的痛苦。”他高兴地说道。

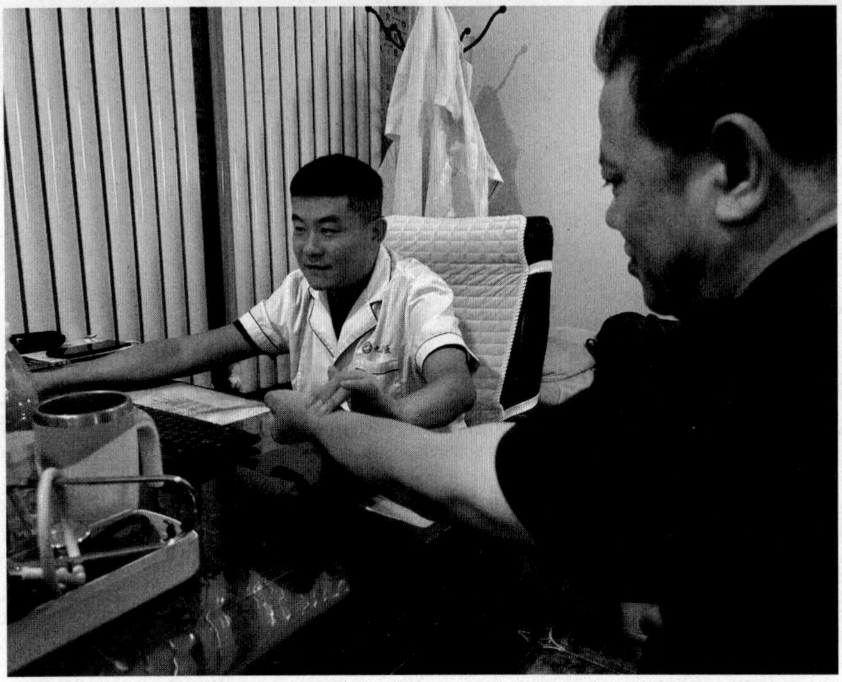

在谈到超微饮片与配方颗粒的临床使用优点时，许老师分享道：“配方颗粒与超微饮片比传统饮片药效强，患者服用和携带都更加方便。春光九汇的超微饮片与配方颗粒在质量上有保障，疗效显著，深受患者认可，我为春光九汇将药品质量放在首位的决心点赞！”

许老师还表示，希望越来越多的人能够接触中医、了解中医、学习中医，并通过自己的努力将中医经典不断传承下去。

段红梅：以中医之道，解百病之困

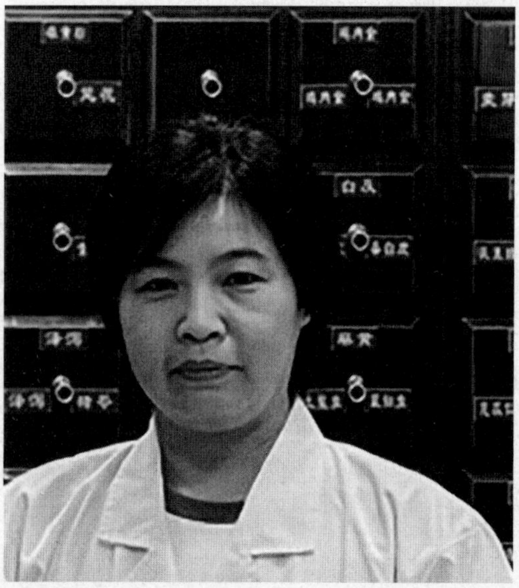

段红梅，女，56岁，从事中医临床26年，坐诊于郑东芝元堂中医诊所，她擅长运用中医治疗各种疾病，尤擅用经方和针灸治疗常见病与疑难杂症。

超微桂枝茯苓汤治疗甲状腺结节案例

一、患者信息

李某，女，43岁。

二、诊断与治疗

体检：甲状腺小结节，抗甲状腺过氧化物酶抗体偏高，抗甲状腺球蛋白抗体偏高，游离三碘甲状腺原氨酸（FT3）低，游离四碘甲状腺原氨酸（FT4）偏低。

主诉：甲状腺体检异常，要求中药调理。

二、诊断与治疗

刻诊：口苦口臭，月经提前，色暗，小腹胀。脱发，头皮干痒，多梦，脾气急易发火。舌边尖红，有瘀点，舌苔厚，黄白夹杂。

中医辨证：气郁夹血瘀证。

治疗方药：小柴胡汤与桂枝茯苓汤合方加减。

处方：柴胡2袋，法半夏1袋，黄芩1袋，红参1袋，甘草3袋，桂枝2袋，茯苓1袋，赤芍2袋，牡丹皮2袋，桃仁2袋，海藻1袋，牡蛎1袋，生姜1袋，大枣2袋。

用法：1天1剂，分为3次服用，开水冲泡，加盖焖10分钟左右，温服。

忌口：辛辣刺激冰冷。

治疗效果：服药10天，症状减轻。共计服药2个月左右，体检指标正常。附舌象。

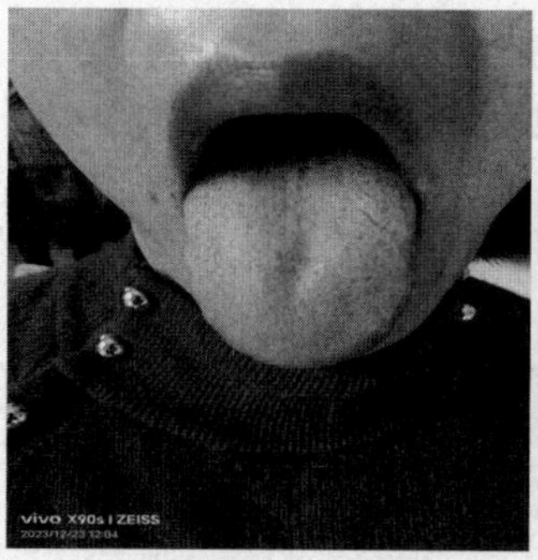

（治疗前舌象淡白有齿痕，寒湿瘀堵）

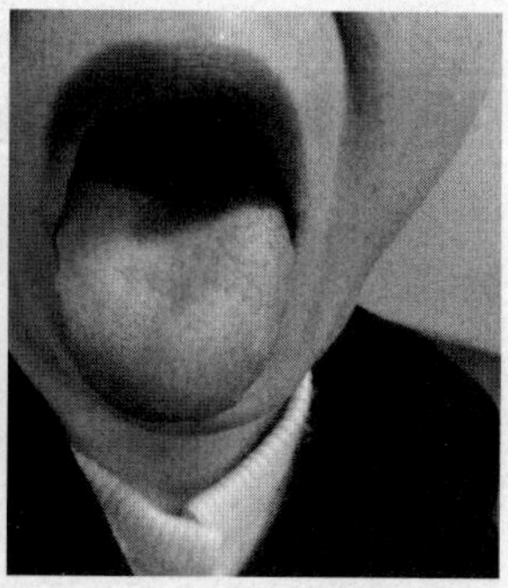

（治疗后舌象正常）

按语：小柴胡汤和桂枝茯苓丸出自《伤寒杂病论》，小柴胡汤能够调和体内阴阳平衡，扶正驱邪，舒缓情绪。桂枝茯苓丸活血化瘀消癥。两方合用，驱邪不伤正，调理脾胃，改善体质，可以取得好的疗效。

超微升麻鳖甲汤治疗头癣案例

一、患者信息

王某，男，38岁。

二、诊断与治疗

主诉：头皮发红，瘙痒，起屑，医院诊断头癣。近几年头皮瘙痒起屑反复发作，用药膏外涂，效果不佳，而且刺激头皮不适，要求中药调理。

刻诊：口苦口臭，口腔溃疡疼痛，咽喉红肿，大便黏腻不爽，头皮上有斑状、条索状红痕，满布白色头皮屑，毛囊炎。舌质红，舌下瘀络明显。

中医辨证：瘀热证。

治疗方药：升麻鳖甲汤加减。

处方：升麻4袋，醋鳖甲3袋，当归3袋，甘草10袋，桔梗3袋。

用法：开水250mL加入中药颗粒，烧开，让药粉充分溶化，温服。服药后避风微微出汗（非常重要），疗效更佳。晚上再取同样的剂量，用水烧开后洗头。

忌口：辛辣刺激冰冷。

治疗效果：口服药，加中药外洗1周后，症状减轻，后去掉外洗，单独口服，改为1天2次，共计服用28天痊愈，回访未再复发。附舌象和头皮状态。

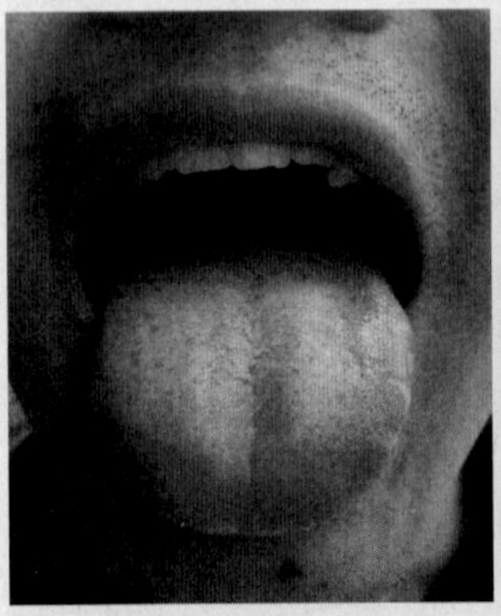

（治疗前舌象暗紫瘀堵）

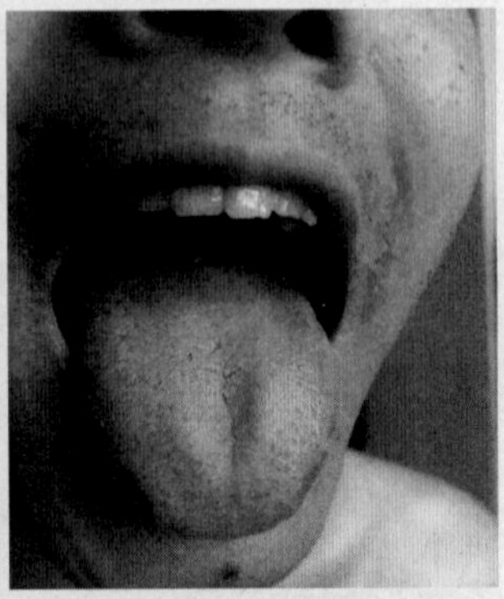

（治疗后舌象红润正常）

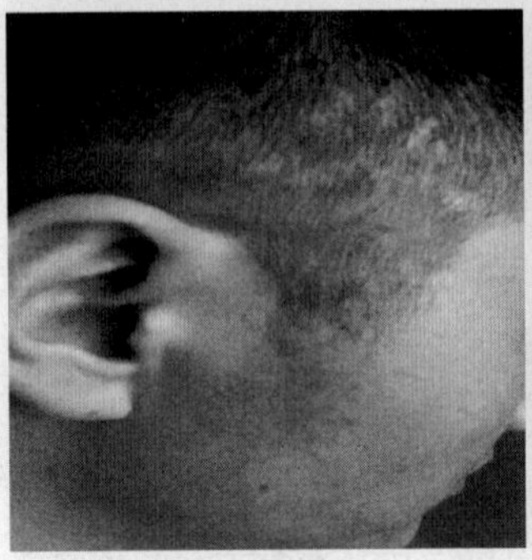

（治疗前头癣）

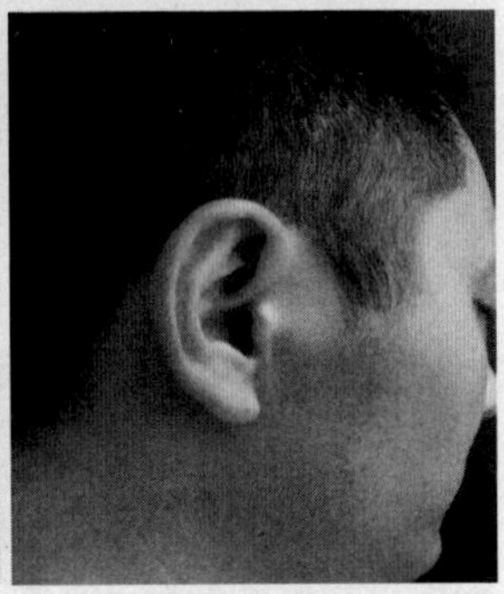

（治疗后痊愈）

按语：升麻鳖甲汤出自《伤寒杂病论》，阳毒之为病，面赤斑斑如锦纹，咽喉痛，唾脓血，属于血分热症，升麻鳖甲汤具有清热解毒散瘀的功效，有是病则用是方，方证对应疗效显著。而且春光九汇的颗粒剂疗效优于传统饮片。在此方中，升麻这味药，在中药市场上有不同的品种，如果选错了升麻，服用升麻鳖甲汤几乎没有疗效。

超微桂枝加葛根汤治疗颈椎病案例

一、患者信息

吴某，女，40岁。

二、诊断与治疗

主诉：头晕，颈项僵硬，颈椎不适。

刻诊：头晕偶有头疼，颈项连及两肩肌肉僵硬，触及结节及条索，舌淡红苔薄白，有瘀点。

中医辨证：气血虚夹寒瘀证。

治疗方药：桂枝合方葛根汤加减。

处方：桂枝2袋，白芍3袋，炙甘草3袋，葛根3袋，鸡血藤2袋，威灵仙1袋，秦艽3袋，姜黄2袋，生姜1袋，大枣2袋。

用法：1天1剂，分为3次服用，开水冲泡，加盖焖10分钟左右，温服，服药后避风，微微出汗效佳。

忌口：辛辣刺激冰冷。

治疗效果：服药6天症状改善，服药2周加刮痧，症状消除。后因低头劳作，颈椎出现不适，继续服用此方3周，回访未再复发。

按：颈项部乃是人体寒瘀堆积之处，感受外邪，长期伏案工作，及低头劳作，都可以诱发颈椎不适，重者引起头晕头痛甚至恶心呕吐。桂枝加葛根汤出自《伤寒杂病论》太阳病篇，项背是太阳经脉循行部位，风寒及劳损出现颈项拘急不能自如俯仰，引起经脉瘀阻不通，导致颈椎疾病，桂枝加葛根汤可以解肌舒经，宣通经脉之气，姜黄、威灵仙、鸡血藤活血通络止痛，秦艽清热祛风止痛，临床应用疗效明显。

三、总结与心得体会

春光九汇现代中药有限公司生产的超微饮片及配方颗粒，质优免煎，携带方便，适合现代生活方式，免去煎药之繁琐，可随身携带，随时随地服用中药，便于调理身体治疗疾病，深受人们的喜爱。老年人保健养生的三七、西洋参、红景天等更是应用广泛。传统的饮片打粉，由于饮片携带的虫卵和泥土不易清除，打出来的粉剂黏口不易冲服，服用量大，限制了中药粉剂在临床中的推广应用。另外，由于中药饮片质量参差不齐，假冒伪劣不易辨识，临床应用引起一些麻烦，如饮片天花粉，如果买到了非常相类似的假药，服用后会引起上吐下泻，导致医生担忧，患者的痛苦。而免煎颗粒则没有这方面的顾虑，道地质优的原药材，经公司生产层层把关，每袋产品都让我们在临床中使用无后顾之忧，解决了医生使用中药的顾虑，减少了患者服中药口感差的体验，提高了治疗效果。

田亚丽：做传承有道，服务有爱的中医人

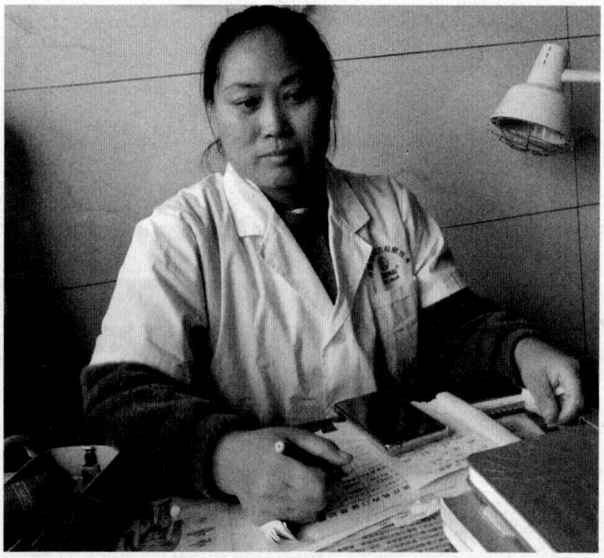

田亚丽，女，40岁，熟读《伤寒论》《金匮要略》等医学古籍，是一位经验丰富的中医临床医师，拥有20年的中医实践经验。她目前坐诊于刘学增诊所，擅长使用经方和针灸技术治疗常见病和疑难杂症。

中医治疗脱发案例

病例一

一、患者信息

赵某，男，29岁。

二、诊断与治疗

（一）初诊

日期：2021年5月2日。

主诉：失眠十余年，近3个月脱发严重。白天乏力不能工作，夜晚服用安眠药（舒乐安定片）才能在12点入睡，早上5、6点左右睡醒，一天昏昏沉沉没有精神，说话语无伦次，急躁易怒，怕冷，大小便不利，经常感到恶心。

查体：脉弦细，舌质淡红，苔白腻。

方药：柴胡加龙骨牡蛎汤合四逆汤加减。

方药组成：党参125g，柴胡125g，黄芩45g，法半夏120g，桂枝45g，茯苓45g，磁石45g，龙骨45g，生牡蛎45g，附子45g，大黄60g，生姜45g，大枣12枚（掰）。

用法用量：以上诸药折合超微，开水冲泡，一天分3次服用，四服喝8天。

医嘱：不吃生冷，晚上6点左右吃饭，早晨起来跑步。

（二）二诊

日期：2021年5月10日。

主诉：脱发明显减轻，晚上没有吃安眠药，半夜12点入睡，早上7、8点醒。比以前有精神，大便通利，恶心症状消失，近一年来感到口渴，爱出汗，小便不利。

查体：脉弦细，舌质淡红，苔白。

治疗：上方加天花粉60g，4服，8天量，1天3次。

（三）三诊

日期：2021年5月23日。

主诉：脱发基本消失，现在能做到晚上11点入睡，早上7点起床，跑步3公里，心情开朗，口渴明显减轻。

查体：脉弦缓，舌淡，苔薄白。

治疗：按5月10日方，开4服，8天量，巩固治疗。

三、总结与心得体会

伤寒八九日下之，胸满烦惊，小便不利，谵语，一身尽重，不可转侧者，柴胡加龙骨牡蛎汤主之。患者“一天昏昏沉沉没有精神”属于一身尽重，“说话语无伦次，急躁易怒”属于胸满烦惊，失眠属于不可转侧者，怕冷、舌淡苔白腻说明有寒湿之气，合用四逆汤。后来又说有“口渴，爱出汗，小便不利”情况，加天花粉有止渴、除烦热、通利小便作用。脱发和湿气太重有关，只要内在症状消除了，脱发自然就治愈了。

病例二

一、患者信息

魏某，女，28岁。

二、诊断与治疗

（一）初诊

日期：2024年5月5日。

主诉：心情郁闷，夜梦多。

查体：脉弦细，舌质淡红，苔薄白。

方药：桂枝加龙骨牡蛎汤合甘麦大枣汤加减。

方药组成：桂枝45g，白芍45g，甘草30g，生

龙骨 45g，生牡蛎 45g，干姜 15g，大枣 15g，生麦芽 90g，茯苓 45g。

用法用量：20 服，折合超微开水冲服。

（二）二诊

日期：2024 年 6 月 6 日。

主诉：月经于 5 月 29 日—6 月 5 日干净，这次晚上没有盗汗；脱发消失，脱发处长出小绒毛；没有烦躁。

查体：脉沉细，舌质淡红，苔薄白。

治疗：又开 10 服巩固治疗。

三、总结与心得体会

按语："夫失精家，少腹弦急，阴头寒，目眩一作目眶痛，发落，脉极虚芤迟，为清谷、亡血、失精。脉得诸芤动微紧，男子失精，女子梦交，桂枝加龙骨牡蛎汤主之。并且桂枝加龙骨牡蛎汤还有止汗作用，妇人脏躁，喜悲伤欲哭，象如神灵所作，数欠伸，甘麦大枣汤主之。"治疗心中郁闷烦躁。茯苓得松之余气而成，甘淡而平，能守五脏真气，下行渗水湿，湿去则发生，经方合用效如桴鼓。

田勇：怀悬壶济世之心，行大医精诚之道

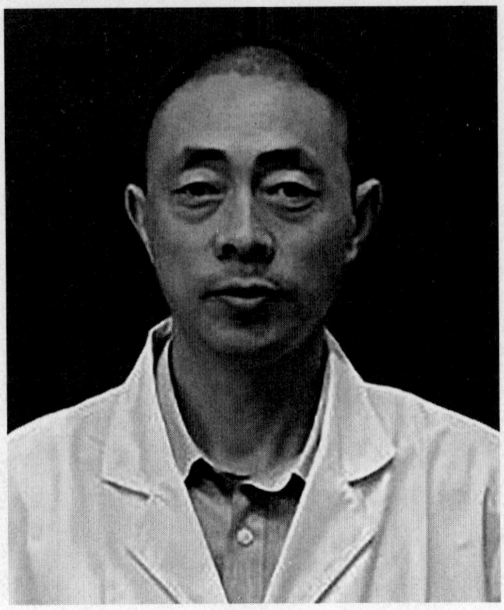

田勇，1974 年出生，1992 年拜师学医，1994 年至 1997 年就读中西医结合医学专业，毕业于重庆市第三卫生学校（原四川省涪陵地区卫生学校）。自幼就崇拜医生，立志从医，济世救人，在内科、妇科、儿科等方面广积博采，见解独特。尤其擅长运用经方治疗伤寒杂病，得心应手，坚持"怀悬壶济世之心，行大医精诚之道"之教诲济世救人，在中医临床方面有一定的造诣。

田医生在中医中药治疗脾胃虚寒、癫痫、抑郁、肝胆泌尿结石，男女不孕、妇科、内科病等疑难杂症方面有独特疗效，对外感疾病具有一剂知，二剂愈的效果。

中医治疗反酸、咽痛医案

一、患者信息

朱某，女，53 岁。

二、诊断与治疗

症状：反酸、咽痛。

治疗方药：柴胡 2 包，白芍 1 包，枳实 1 包，甘草 3 包，香附 1 包，川芎 1 包，浙贝母 2 包，海螵蛸 1 包，蒲公英 3 包。

用法：1 天 1 服，分 2 次服用，开水冲泡，加盖焖 10 分钟左右，温服。

忌口：辛辣刺激冰冷。

三、总结与心得体会

根据患者症状，诊断为反酸、咽痛。使用柴胡主要用于疏肝理气，缓解因肝气郁结引起的反酸症状；白芍主要用于滋养肝血，缓解因肝血不足引起的咽痛症状；枳实主要用于消除胃中积滞，缓解因胃气上逆引起的反酸症状；甘草主要用于调和诸药，增强药物疗效；香附主要用于活血化瘀，缓解因气滞血瘀引起的反酸症状；川芎主要用于活血化瘀，缓解因气滞血瘀引起的咽痛症状；浙贝母主要用于清热化痰，缓解因痰热壅盛引起的咽痛症状；海螵蛸主要用于收敛止血，缓解因出血引起的咽痛症状；蒲公英主要用于清热解毒，缓解因热毒蕴结引起的咽痛症状。经过 2 个月的治疗，患者的症状消失。

陈树林：以人为本，医者仁心

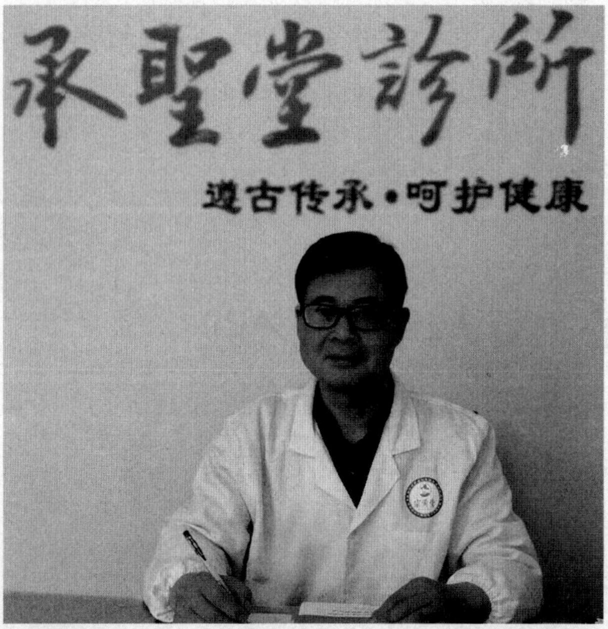

陈树林，对中医经典著作，如《内经》《伤寒论》《金匮要略》等有着深入的研究，具有扎实的中医理论基础。自1994年自湖南省中医学院（现更名为湖南中医药大学）毕业以来，积累了三十四年的丰富临床经验。他融会中西医之精髓，诊疗技艺精湛。

陈医师曾有幸得到伤寒学名家涂华新医师、北京中医药大学知名教授郝万山、疼痛科权威程宗万教授以及董氏奇穴传人邱雅昌教授的亲传，他汲取了众位医学大家的精华，将所学应用于临床，疗效显著。

在临床实践中，陈医师以其开阔的诊疗思路、精确的辨证和简洁的用药风格著称。他尤其擅长处理各类疑难杂症、慢性疾病、颈肩腰腿痛症以及外感内伤等疾病，赢得了广大患者的信赖与高度评价。

陈树林医师的医术不仅体现在对常见病的治疗上，更在于他敢于挑战疑难杂症，将中医辨证论治的精髓应用于临床实践，取得了令人瞩目的疗效。接下来，我们将分享一则陈医师治疗中风亡阳证的成功医案，从中感受他精湛的医术和医者仁心。

中医治疗中风亡阳证案例

一、患者信息

熊某，女，82岁。

二、诊断与治疗

（一）初诊

日期：2022年11月26日。

主诉：嗜睡、肢体痿废二十余天。

病史：患者既往有高血压病史，二十余天前因劳累后出现呕吐，继而出现嗜睡、肢体乏力，被诊断为右侧颞叶脑出血、蛛网膜下腔出血，经住院治疗后症状改善不明显，遂出院寻求中医治疗。

现症：患者现面色无华，嗜睡，呼之能应，双目微闭，大便多日未解，小便自遗，四肢无力，手脚冰凉。

刻诊：患者舌质紫暗，舌中根灰黑色厚苔，润滑，脉沉微。

辨证：少阴寒极，元阳欲脱。

治法：回阳救逆。

方药：四逆加人参汤加味。

处方：附子2包，炮姜3包，炙甘草3包，人参2包，山茱萸3包。

用法：每日1剂，开水250mL冲泡，充分搅拌，分2次温服。

方解：四逆汤大补元阳，回阳救逆，以挽欲绝之元阳，人参以补元气，加山茱萸收敛固脱，共奏回阳固脱之功。

医嘱：中药需温服，家属按摩其四肢末梢，以促进肢端血液循环，注意保暖。

（二）二诊

日期：2022年11月29日。

症情：精神好转，嗜睡减轻，大便仍未解，余症同前。

辨证：元阳稍复，元气略增，方已中的，原方加量加味续进。

治法：回阳救逆。

方药：初诊四逆汤回阳固脱，已见初效，阳气稍复，考虑病重药轻，须加大药量，以图显效。

处方：附子3包，炮姜3包，炙甘草3包，人参2包，山茱萸5包，肉苁蓉3包，三七1包。

用法：3剂，每日1剂，开水冲泡，充分搅拌，分2次温服。

方解：患者少阴寒极，元阳亏极，方患中的，但量小力轻，回阳不速，故原方加大药量，再加肉苁蓉补精血、润汤通便，病久必瘀，加三七活血止血。

医嘱：停服所喂服的蛋白粉，改喂白米粥。

（三）三诊

日期：2023年01月01日。

症情：患者精神明显好转，嗜睡情况继续减轻，呼之能应，能进行交流，与之开玩笑脸露笑颜，大便解下2次，黑便如羊粪，手足转温。

刻诊：患者舌紫暗，苔灰润，双脉沉细，较第一诊有力，呈和缓之象。

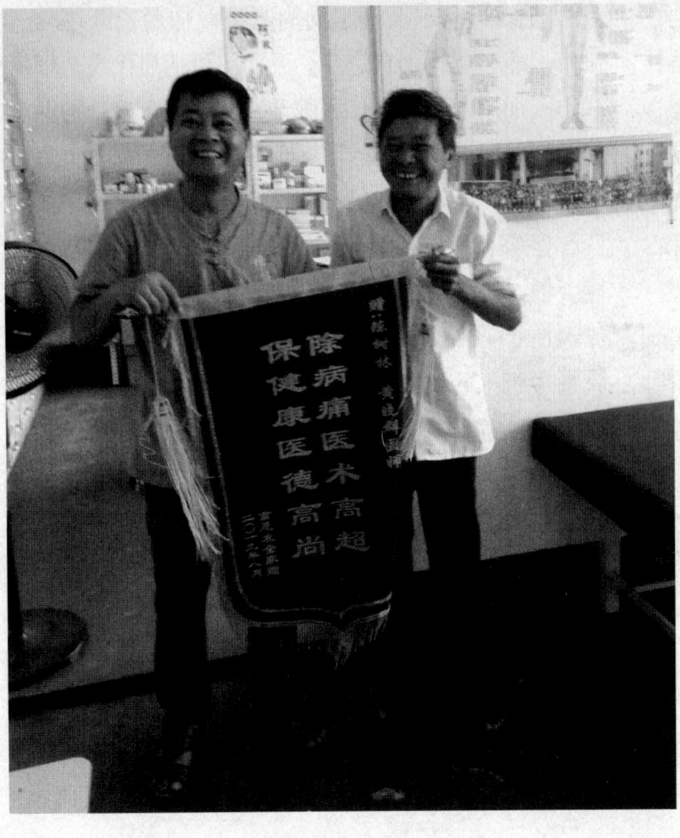

辨证：少阴阴寒，元阳衰弱，精气亏虚。

治法：温补元阳，补气固脱。

方药：原方续进。

处方：附子3包，炮姜3包，炙甘草3包，人参2包，山茱萸5包，肉苁蓉3包，三七1包。

用法：3剂，每日1剂，开水冲泡，充分搅拌，分2次温服。

医嘱：家属按摩其四肢末梢，以促进肢端血液循环，帮助活动肢体，多与患者谈话交流。

后经十余次复诊，观其脉证，随证治之，药量或增或减，药味有增有减，但总不离附子、炮姜温阳，不离人参、黄芪补气，服药数十剂，患者从昏睡在床、二便不知，渐能被家人抱至客厅躺椅上休息，再而家人帮扶如厕，再而蹒跚行走，到最后能自己拄杖上下楼梯，自己如厕、用餐，生活自理，且现仍健在。

三、总结与心得体会

本案患者年老体衰，素有高血压病史，又因劳累诱发脑出血，导致元阳大伤，阴寒内盛，故见嗜睡、肢体痿废、手足厥冷、舌质紫暗等症。郑钦安云："认证只分阴阳"，本案辨证为少阴寒极、元阳欲脱，故治疗以回阳救逆为法，方用四逆加人参汤加味，并根据病情变化，加减肉苁蓉、三七等药，终使患者转危为安，恢复健康。

陈树林医师的这则医案，不仅体现了其深厚的中医功底和精湛的诊疗技艺，更彰显了中医辨证论治的魅力。他敢于挑战疑难杂症，将中医经典理论与临床实践相结合，为患者带来了希望和新生。这则医案的成功，也为中医治疗中风亡阳证提供了宝贵的经验，为中医药的发展做出了积极贡献。

陈医师在治疗过程中，始终坚持以人为本，将患者的健康放在首位，并根据病情变化灵活调整治疗方案，最终使患者转危为安，恢复健康。他的医德医风和对中医药事业的执着追求，值得我们学习和尊敬。

展望未来，我们期待陈树林医师能够继续发挥中医优势，为更多患者解除病痛，为中医药事业的发展做出更大的贡献。同时，我们也希望更多的中医人才能够涌现出来，传承中医文化，发扬中医精神，为人类的健康事业贡献力量。

胡映江：追求个性与整体的统一

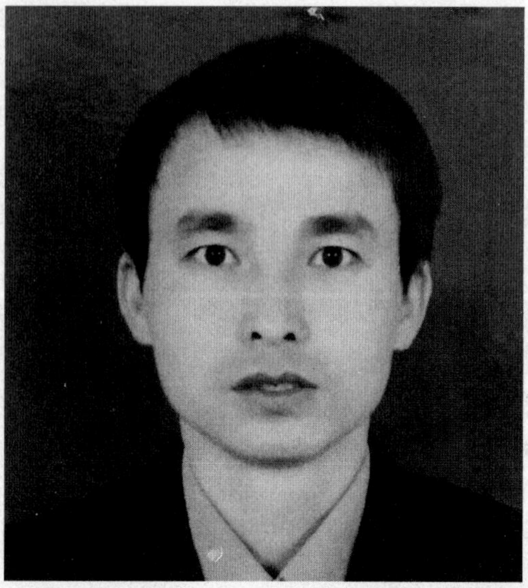

胡映江医师，湖湘基层名医，毕业于湖南中医学院（现湖南中医药大学），是一位资深中医专家，同时具备中医执业医师和执业中药师的专业资质。在其导师——著名中医肖泽堂的严格指导下，他深入研究中医经典，对中药的性能、采集和炮制技艺了如指掌。2023 年投身沈氏女科，师从沈宁师父，深入学习沈氏女科的独特疗法。通过系统的学习和实践，胡医师对中医的基础理论和专业知识有了深刻的理解。在三十余年的临床实践中，胡医师不断探索，博采众长，对各种病症的处理得心应手，积累了宝贵的经验。

如今，他在临床上主要运用沈氏女科的理论和方法，精心调配方药，擅长治疗三高症、脾胃病、妇科疾病等，并在处理疑难杂症和慢性病方面展现出卓越的疗效，尤其在治疗慢性非萎缩性胃炎伴糜烂等消化系统疾病方面，他积累了丰富的经验，并形成了独特的治疗思路。

中医治疗慢性非萎缩性胃炎伴糜烂案例

一、患者信息

黄某，女，53 岁，自由职业者。

二、诊断与治疗

(一) 初诊

日期：2023 年 4 月 15 日。

主诉：患者自诉胃脘部胀痛反复发作 5 年，近 1 个月加重。5 年前因情志不畅出现胃胀、胃痛、反酸、烧心等症状，经胃镜检查确诊为慢性非萎缩性胃炎伴糜烂。经中西医治疗，症状时轻时重，情绪波动时病情加重，近期因家庭纠纷致病情加重，遂前来就诊。

现症：胃脘部胀痛，遇情绪波动则加重，伴有嗳气、心烦易怒、头晕乏力、形寒肢冷、纳差，大便可，小便调。

查体：舌质暗红，苔黄厚腻，舌下脉络瘀阻，脉弦细。

西医诊断：慢性非萎缩性胃炎伴糜烂。

中医诊断：胃痛（肝气犯胃，痰湿中阻）。

治法：疏肝理气，化痰和胃。

方药：温胆汤加减。

处方：竹茹 10g，枳壳 10g，茯苓 10g，陈皮 10g，浙贝母 10g，赤芍 10g，蒲公英 10g，木香 10g，砂仁 10g，白及 10g，生牡蛎 30g，鸡内金 30g，神曲 10g，佛手 10g，天麻 10g，葛根 10g。每日 1 剂，分 2 次服用。

方解：本方以温胆汤为基础，加用疏肝理气、化瘀止痛、健胃消食之品。温胆汤可清热化痰，理气和中；加用木香、砂仁醒脾开胃，行气止痛；神曲、鸡内金健胃消食和胃；蒲公英健胃杀菌；生牡蛎制酸；白及生肌；天麻止头晕；葛根解肌发表。

医嘱：服药期间忌食辛辣、生冷、油腻等刺激性食物，避免情绪刺激。

(二) 二诊

主诉：服药 15 剂后，嗳气、头晕症状消失，乏力、胃脘部胀痛减轻。纳食增加，情绪好转。

查体：舌质暗红，苔腻，脉弦细，舌下脉络瘀阻。

拟方：去天麻，加生山楂、姜黄化瘀，行气止痛。

(三) 三诊

主诉：服药 15 剂后，服药期间曾生气一次，胃脘部胀痛有所反复，但近期情绪平稳，大便每日 2 次，不成形，余无明显不适。

查体：舌质淡红，苔薄白，脉沉细。

方药：香砂六君子汤加减。

处方：党参10g，炒白术10g，茯苓10g，木香10g，砂仁10g，蒲公英10g，生牡蛎30g， 佛手10g，炒山楂10g，炒麦芽10g，炒神曲10g，鸡内金30g，川楝子10g，元胡10g，炒葛根10g。

治疗效果：7月10日回访，患者情绪平稳，无明显不适，纳食可。

三、总结与心得体会

本案患者慢性非萎缩性胃炎伴糜烂反复发作，与情志不畅密切相关。中医辨证为肝气犯胃，痰湿中阻。治疗以疏肝理气、化痰和胃为主，辅以化瘀止痛、健胃消食之法。方药选用温胆汤加减，并根据病情变化灵活加减药物，取得良好疗效。

白及入肝、胃经，具有收敛止血、消肿生肌之功，现代药理研究表明，白及对胃黏膜损伤有明显的保护作用，并可促进伤口愈合，可用于抗胃溃疡、抗菌、抗肿瘤。蒲公英清热解毒，对胃黏膜损伤有保护作用，尤对中焦湿热者效果更佳，并具有抑制幽门螺杆菌的作用。生牡蛎味咸，性平，具有收敛制酸之功。

本案治疗过程中，注重辨证论治，灵活加减药物，并指导患者调节情志，注意饮食调养，取得了满意的疗效。

胡映江医师运用中医辨证论治，灵活运用沈氏女科理论，结合现代药理研究成果，成功治疗慢性非萎缩性胃炎伴糜烂，不仅体现了中医治疗慢性病、疑难杂症的独特优势，更揭示了中医现代化发展的无限潜力。

本案中，胡医师不仅关注患者的临床症状，更深入挖掘其病因病机，将传统中医理论与现代医学知识相结合，制订出个性化的治疗方案。这种“精准治疗”的理念，正是中医药现代化发展的方向之一。同时，胡医师还注重患者的饮食调养和情志疏导，体现了中医“治未病”的思想，以及“整体观念”的精髓。

胡医师的治疗经验，为我们展示了中医药在应对现代疾病挑战中的独特价值。在未来的发展中，我们应继续深入挖掘中医药宝库，加强中医药与现代科技的融合，推动中医药事业走向现代化，为人民群众的健康福祉做出更大的贡献。

李平贵：医者仁心，“清香”济世

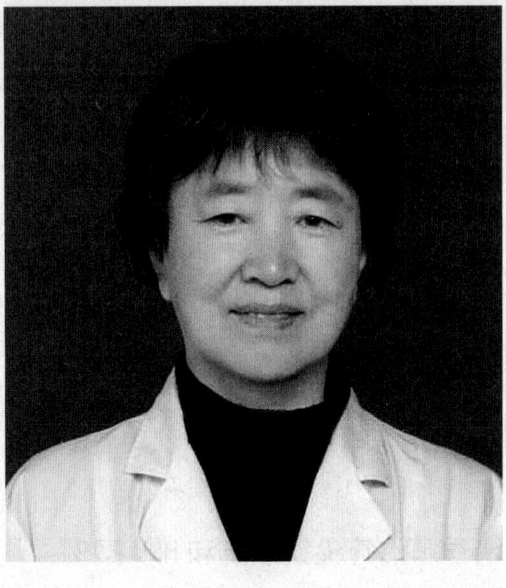

李平贵，女，中共党员，主任医师，“岳阳市十大名医”之一，1977年毕业于湖南医学院医疗专业，分配到湖南省平江县人民医院，曾任医院妇产科主任，社会兼职有岳阳市医疗事故鉴定委员会委员，平江县医疗事故及计划生育鉴定委员会委员，省妇产科医学会、遗传学会和围产医学会会员，岳阳市妇产科学会理事。

李平贵老师从医40多年，施行的妇产科大小手术106000人次，其中大中型手术近30000台，近期施行的剖腹手术和腹腔镜手术近5000例，手术成功率为100%。常以最快的速度为患者解除痛苦，给患者家人送去福音。

李老师作为妇产科学术带头人，培养的妇产科专业人才100余名，遍布全县各个乡镇医院，成为主要技术力量。作为妇产科医学专家，她每年都应省卫生厅邀请参加妇产科疑难病症和学术研讨活动，2005年应卫生部邀请，作为湖南省妇产科医学专家参加在重庆召开的腹腔镜高级研讨班学术研讨活动。

她撰写的学术研讨论文共10余篇，其中《546例尖锐湿疣的手术及药物治疗临床分析》和《腹腔镜辅助阴式子宫切除61例的报道》分别在《当代医师》和《中国内镜》杂志上发表。她以精湛的医技、良好的医风和高尚的医德，受到专家和患者的充分肯定。

清香藤的研究和应用

一、初识清香藤

李老师对清香藤的认识源于她的父亲，李老师的父亲是当地远近闻名的武术师，由于从事武术，免不了常遇到跌打损伤的患者，李老师曾多次目睹患者被人用担架抬到他们家，在他父亲上药处理后，患者都能神奇地迅速康复。后来，父亲传下了这味可以治疗外伤、乳腺疾病和皮肤疾病的奇药——清香藤。

二、清香藤的效果验证

参加工作两三年后，李老师开始有选择地将清香藤应用到临床上。她选择了一些患者进行治疗观察。第一名患者是一位急性乳腺炎患者，该患者在其他医院经过西医治疗二十余天无效。李老师征求她的意见是否接受中药治疗，她欣然接受这种治疗方式。初始用了5天的药量，病情有明显缓解，继续使用15天后完全治愈。从这个病例开始，李老师的信心大增，逐渐对妇科的一些急、慢性病症开展跟踪治疗，普遍取得了很好的疗效。

三、清香藤的推广应用与标准化

经过十年左右的临床应用，清香藤良好的治疗效果在平江县内广为人知，县药监局和医院药剂科专门组织清香藤的材料上报市药监局，很快得到了批准，该药成为医院的自制药剂。由于清香藤药材在《中华大药典》中找不到标准，省药监局要求李老师提供材料进行药材方面的研究。2008年，清香藤被编入《湖南省中药饮片炮制规范（2010版）》。

四、清香藤的药用机理研究

由于清香藤疗效显著，为了进一步了解其药用机理，李老师委托省中医研究院的专家对此进行了专门研究，从而对该药的药用机理有了更深入的了解。

五、清香藤配方颗粒标准制定

2023年，在李平贵老师的带领下，李老师与“春光九汇”研究团队成功将清香藤转化为湖南省配方颗粒标准，在湖南省内被誉为“清香藤配方颗粒鼻祖”。

图版 52

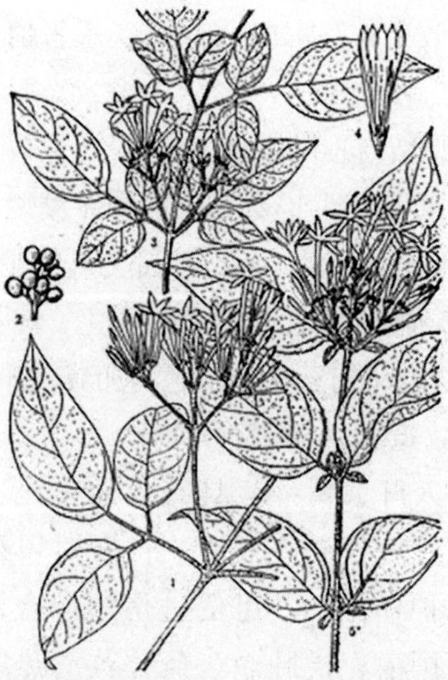

1–2. 清香藤 Jasminum lanceolarium Roxb.，1. 花枝；2. 果序。3–4. 华素馨 J. sinense Hemsl.，3. 花枝；4. 花冠展开。5. 异叶素馨 J. anisophyllum Kobuski，花枝。（钟锦文绘）

清香藤的基本介绍

【来源】本品为木樨科植物清香藤的干燥藤茎。

【性味与归经】味苦、辛，性平。归肝、肺、肾经。

【功能与主治】祛风除湿，凉血解毒。用于风湿痹痛，跌打损伤，无名毒疮，妇科炎症。

清香藤在临床治疗中的应用和观察

1. 各种急慢性妇科炎症，如老年性阴道炎、少儿外阴炎等；
2. 卵巢囊肿；
3. 多囊卵巢综合征；
4. 皮肤疾病；
5. 对月经失调或闭经都有很好的调节作用；
6. 针对尖锐湿疣疗效好，对HPV高危病毒感染具有较好的疗效；
7. 对一些疑难杂症疗效好，如放疗后出现严重并发症等；
8. 针对不孕不育有较好的疗效。

清香藤治疗尖锐湿疣和HPV案例

一、患者信息

张某，女，17岁。

二、诊断与治疗

主诉：外阴长肿块1个多月，分泌物增多、有气味，有时流血。

检查：肿块呈紫红色，鸡冠花样，患者排尿困难，走路困难。

诊断：尖锐湿疣和HPV感染。

治疗：中药清香藤内服和外洗治疗5天，症状明显好转；手术和继续服药1个月，痊愈。

清香藤治疗宫颈癌放疗后并发症案例

一、患者信息

曾某，女，70岁。

二、诊断与治疗

主诉：阴道流血，流水样分泌物，阴道有肿块。

检查：阴道长满灰白色肿块，大小不一，似菜花样，并有脱落。

诊断：初步诊断为癌症，但病检结果为尖锐湿疣。

治疗：中药清香藤内服和干扰素治疗3个月，痊愈。

清香藤治疗宫颈癌放疗后严重并发症案例

一、患者信息

高某，女，69岁。

二、诊断与治疗

主诉：宫颈癌放疗后腰腿疼痛，腰部不能伸直，双脚不能伸直，行走困难。

检查：盆腔硬厚，无弹性。

诊断：宫颈癌放疗后严重并发症。

治疗：中药清香藤治疗1个月，症状明显缓解；继续服用3个月，病情基本得到控制。

清香藤治疗乳腺小叶增生案例

一、患者信息

程某，女，51岁。

二、诊断与治疗

主诉：双乳结节，曾在广东、上海多家医院就诊，建议手术，但不愿接受手术。

检查：双乳结节呈葡萄状。

诊断：乳腺小叶增生。

治疗：中药清香藤治疗1个月，结节基本消除；继续坚持服用第2个月，结节全部消除。

清香藤治疗急性乳腺炎、乳腺脓肿案例

一、患者信息

李某，女，53岁。

二、诊断与治疗

主诉：急性乳腺炎、乳腺脓肿，在其他医院通过手术治疗二十余天无效。

检查：乳房肿痛，乳房皮肤发红，有局部硬块。

诊断：急性乳腺炎、乳腺脓肿。

治疗：中药清香藤治疗5天，病情明显缓解；继续使用15天，完全治愈。

清香藤治疗少女乳腺肿块案例

一、患者信息

王某，女，13岁。

二、诊断与治疗

主诉：右侧乳腺长了两个肿块。

检查：右侧乳腺两个4~5cm大小的肿块。

诊断：乳腺肿块。

治疗：中药清香藤治疗2个月，肿块全部消除。

三、总结与心得体会

以上病例展示了清香藤在临床治疗中的应用效果，特别是在尖锐湿疣、HPV感染、宫颈癌放疗后并发症以及乳腺疾病（如乳腺小叶增生、急性乳腺炎、乳腺脓肿）的治疗中，取得了显著疗效。这些案例表明，中药清香藤在某些情况下可以作为有效的替代或辅助治疗手段。

清香藤临床治疗的特点：

1. 几十年的使用过程中没有发现毒副作用；

2. 适用于不同年龄阶段患者，包括孕期和哺乳期；

3. 在临床应用中使用范围广泛；

4. 最大的特点是一方多治；

5. 可以长时间用药，有些慢性病患者需用3~6个月，很少产生耐药性；

6. 有很好的调理作用，如调节月经紊乱等；

7. 除特殊治疗外，一般都单独使用。

袁志明：三十载从医路，成就健康守护神

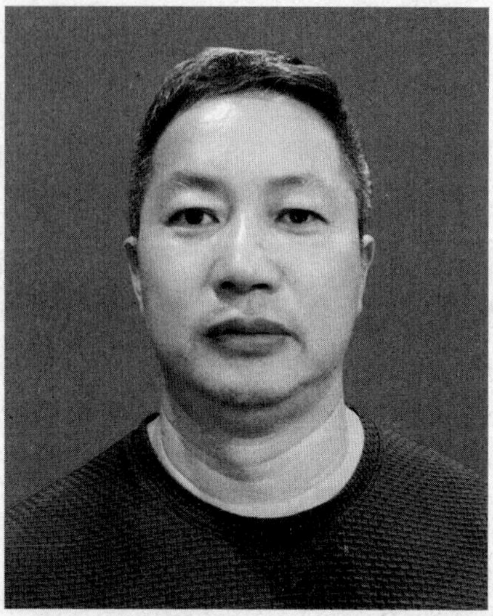

袁志明，在中医领域拥有三十年临床经验的执业医师，湖南省中西医结合学术委员会委员。他擅长运用中医和中药调理治疗多种疑难杂症，包括颈、肩、腰腿疼痛，高血压，糖尿病，哮喘，皮肤病，心脑血管病，妇科病，痛风，中风和偏瘫等。

中医治疗白血病化疗后少阳证临床案例

一、患者信息

徐某某，男，45岁，行政。

二、诊断与治疗

（一）初诊

日期：2019年7月20日。

主诉：患者自诉近3个月来乏力、厌食、心情烦躁，因被诊断为白血病而坐卧不安。

查体：慢性病面容，说话有气无力，从医院出院3天，表情淡漠，心情低落，喜叹气，舌淡苔白黄腻，脉弦滑，面色苍白。

辨证：少阳证。

治法：疏肝健脾，解郁。

主方：小柴胡汤。

方药：柴胡6g，黄芩10g，半夏6g，红参10g，生地10g，生姜3g，大枣10g，炙甘草6g。

用法用量：共3剂，每日1剂，开水冲服。

方解：方中以柴胡、黄芩疏肝解郁，红参健脾补中大补元气，半夏化痰散结，生地清热凉血，生姜、大枣、炙甘草健脾，调和脾胃。

医嘱：服药期间禁房事，保持乐观心态，不吃辛辣鱼腥，多吃易消化吸收的汤类、小米粥调养。

（二）二诊

日期：2019年7月23日。

主诉：患者自述精神爽，心情愉快，能开心交流，叹息已无，体力恢复，想吃东西，心情有改善。

舌诊：舌淡苔黄腻、脉弦滑。

治法：继续予以小柴胡汤加减。

方药调整：柴胡6g，黄芩10g，半夏10g，茯苓10g，生地10g，生姜6g，大枣10g，红参10g，炙甘草10g。

用法用量：共3剂，每日1剂，开水冲服。

医嘱：服药期间禁房事，保持乐观心态，继续注意饮食调养，定期复诊。

（三）三诊

日期：2019年7月27日。

主诉：患者自行去医院复查血常规，贫血症状已改善，要求带药继续服用，体力增加。

医嘱：服药期间禁房事，保持乐观心态，注意饮食调养，适当锻炼，增强体质，定期随访。

三、总结与心得体会

本例患者情绪低落，不思饮食，脉弦，诊断为少阳枢机不利，《伤寒论》中记载“少阳病，口苦、咽干、目眩、脉弦、往来寒热、胸胁苦满、默默不欲饮食，但不必悉证均俱，但见一证便是。”初诊患者，情绪低落，服用小柴胡汤后，症状改善。二诊之后，患者自行去医院查血常规，血象恢复正常，回原医院化疗并行骨髓移植手术，手术成功，重返工作岗位。

本次医案中患者在被诊断为白血病后，出现了

乏力、厌食、心情烦躁等症状。经过仔细辨证，袁医生认为患者属于少阳证，于是采用小柴胡汤进行治疗。仅仅 3 天后，患者的精神状况就有了明显改善，体力恢复，食欲增加。在接下来的治疗过程中，袁医生根据患者的病情变化，适时调整了方药，最终帮助患者成功度过了化疗后的难关。

袁志明医生强调，中医治疗疾病的关键在于辨证论治，即根据患者的具体病情选择合适的治疗方法。在这个过程中，新型中药饮片的出现为中医提供了更多的选择空间，使得治疗方案更加个性化、精准化。同时，新型中药饮片的便捷性也有助于提高患者的依从性，从而提高治疗效果。

袁志明医生凭着对中医事业的热爱和执着，三十年载扎根基层中医，他以丰富的临床经验和深厚的医学知识为基础，不断创新治疗方法，为患者提供了合理有效的治疗方案，获得广大患者的认可。

杨运民：淡泊名利 奉献他人

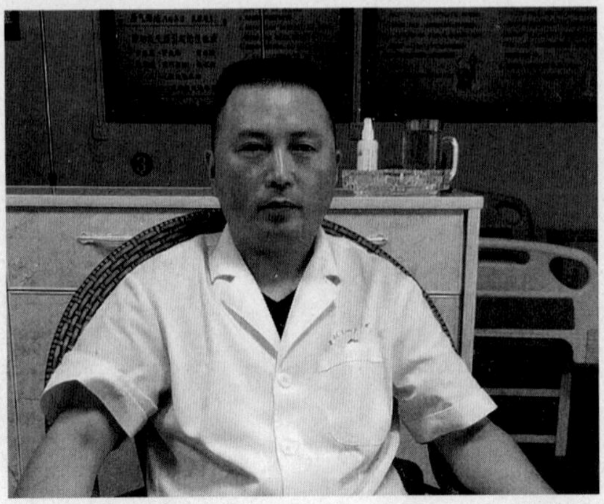

杨运明，临床主治医师，于 1996 年 6 月毕业于珙县卫生学校，随后师从胡学成、郑伦贵等多位知名医学专家学习了 6 年，一直从事临床工作，期间多次赴省市级医院跟随全国众多顶尖专家进修学习，积累了深厚的专业知识和丰富的实践经验。杨医生熟练掌握多种疾病的诊断与治疗技术，尤其在内科、外科、骨伤科、儿科和中医等领域有着独到的见解和治疗方法。

在职业生涯中，杨运明医生秉承“行医一生，奉献一生；不求名利，只求利人”的人生格言，以仁爱之心为患者健康保驾护航，致力于提升医疗水平和服务质量，为更多患者带来健康与希望。

中医治疗心悸案例

一、患者信息

张某，男，36 岁。

二、诊断与治疗

症状：患者易累，心慌、心跳快，下肢经常水肿，晨起加重。

辨证：心悸。

主方：苓桂术甘汤加减。

方药：黄芪 3 包，白术 2 包，防风 1 包，茯苓 2 包，桂枝 2 包，炙甘草 1 包，浮小麦 2 包，大枣 2 包，龙骨 2 包，丹参 2 包，三七 1 包，红景天 2 包，麦冬 1 包，五味子 1 包。

用法用量：1 天 1 剂，分 2 次服用，开水冲泡，加盖焖 10min 左右，温服。

医嘱：忌食辛辣、刺激、冰冷食物。

三、总结与心得体会

我根据患者症状，经过中医辨证，诊断为气虚血瘀型心悸。其主要病机为气血不足，心神失养，加之气滞血瘀，导致心悸不安。故使用苓桂术甘汤加减，方中黄芪、白术、防风益气固表；茯苓利水渗湿；桂枝温阳通脉；炙甘草调和诸药；浮小麦、大枣安神定志；龙骨镇静安神；丹参、三七活血化瘀；红景天益气养血；麦冬滋阴润燥；五味子收敛止汗。全方共奏益气固表、温阳通脉、活血化瘀、安神定志之功效。患者 1 天服用 1 剂，分 2 次服用，用开水冲泡，加盖焖 10min 左右，温服，经过一段时间治疗，患者的症状消失。

本次方剂使用的都是中药新型饮片，这种颗粒剂型不仅标准化了制剂，使用药更加方便，而且患者服用便捷，更容易坚持。

范莉莉：不为良相，便为良医

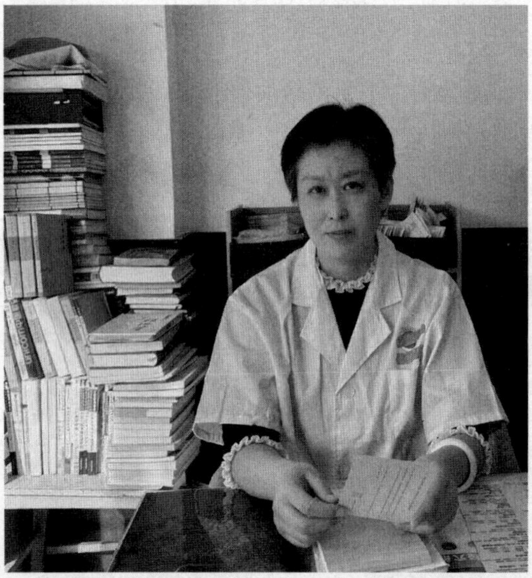

范莉莉，生于1980年4月，大学学历，师承当地著名中医大师李庆杭，深耕中医临床逾二十载。她凭借扎实的专业知识基础，不断汲取并融会众多名医之精髓，形成了一套独到的诊断体系。她秉持“不为良相，便为良医”的坚定信念，致力于解除患者病痛，以医者仁心照亮了无数求医者的希望之路。

中医治疗冠状动脉粥样硬化心脏病临床案例

一、患者信息

于某某，男，65岁，退休。

二、诊断与治疗

（一）初诊

日期：2020年2月17日。

主诉：胸闷气短，心前区疼痛牵连背部向左腋下及臀部放射，手臂不能上举，伸举即疼痛加剧，每日发作频繁，不能活动，走路心慌心跳，容易出汗，夜间难以平卧。

查体：诊其脉右关微缓，余脉沉细涩，舌正微有薄黄腻苔，唇紫。

辨证：营卫不调，心气不足，痰湿阻滞。

治法：调营卫，通心气，化痰湿。

主方：十味温胆汤加减。

方药：西洋参1袋，茯神1袋，酸枣仁1袋，远志1袋，石菖蒲1袋，法半夏1袋，化橘红1袋，枳实1袋，竹茹1袋，川芎1袋，丹参1袋，柏子仁1袋，大枣1袋。

用法用量：5剂，每日1剂，开水冲服，分2次服用。

医嘱：服药期间忌食辛辣、海鲜等刺激性食物，注意休息，避免剧烈运动。

（二）二诊

日期：2020年2月27日。

主诉：服药后头晕减轻，饮食稍有好转，有少量黄而灰的痰咳出，仍耳鸣，睡眠不好。

查体：左关微弦细数，余脉同前。

主方调整：原方去丹参，加桑寄生1袋、石决明1袋，共7剂。

医嘱：继续注意饮食调养，避免过度劳累和情绪激动，定期复诊。

（三）三诊

日期：2020年3月20日。

主诉：上药共服二十多剂，诸症悉减，心前区疼痛亦大减，发作次数已不频繁，每日2~3次，手臂伸举虽无牵制，但尚有放射性酸疼，睡眠略有进步，已能平卧，睡后亦觉舒适，饮食、二便正常。

查体：脉沉细涩，舌质舌正，中心微有薄黄腻苔。

主方调整：原方去大枣，西洋参改人参1袋，加木瓜1袋，琥珀1袋。

（四）四诊

日期：2020年5月7日。

主诉：一般情况已经很好，心前区仍偶然闷痛，但发作疼痛时间已很短，睡眠已好，手臂尚微疼，腰和腿也微酸疼。

查体：脉沉细，舌正常，苔中心白腻。

主方调整：原方去竹茹，加石决明1袋，绵萆薢1袋，川牛膝1袋。此后病情渐趋稳定。

三、总结与心得体会

根据患者病情经过，结合脉涩唇紫，断为营卫不调，心气不足，痰湿阻滞。以心主营，营不调则卫不滞，故重在通心气，以调营卫。用十味温胆汤通其心气兼化痰湿，加川芎、丹参和营，营气和则卫亦利。

本医案中范医生在治疗冠状动脉粥样硬化性心脏病的过程中，通过中医辨证施治的方法，针对患者的具体症状和体质，灵活运用十味温胆汤加减方，取得了显著的疗效。从初诊到四诊，患者的病情逐渐好转，心前区疼痛减轻，发作次数减少，手臂放射性酸疼缓解，睡眠改善，饮食、二便正常。这充分体现了中医在心血管疾病治疗中的独特优势和价值。通过调整营卫、通心气、化痰湿等方法，不仅缓解了患者的症状，还提高了其生活质量。同时，也提醒我们在日常生活中要注意调养身心，避免过度劳累和情绪激动，以维护心脏健康。

范医生以其深厚的专业知识、丰富的临床经验和独特的治疗方法，为众多患者解决了疾病之苦，始终秉持“不为良相，便为良医”的信念，全心全意为患者服务，得到了患者的高度赞誉。

万甲金：仁术双修，患者康泰中医功

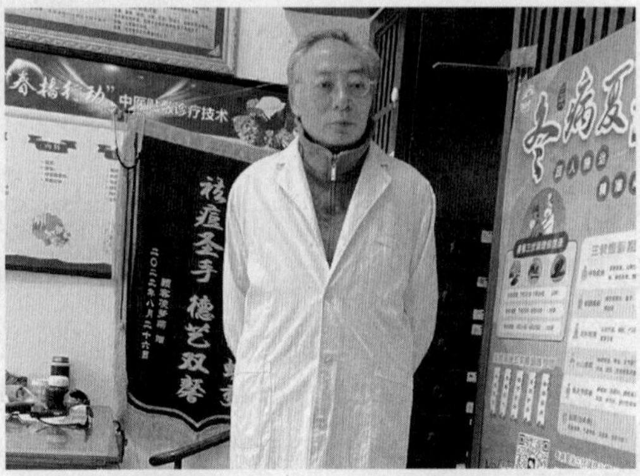

万甲金，男，汉族，64岁，出生于四川。他拥有扎实的中医理论基础及30多年丰富临床经验，在四川省宜宾市高县沙河镇开办万甲金诊所。擅治各种疾病，尤其擅长内科、妇科和儿科疾病的诊治。

中医治疗咳嗽临床案例

一、患者信息

王某，男，31岁。

二、诊断与治疗

症状：喉咙痒、疼，咳嗽，有痰3天。

中医辨证：咳嗽。

处方：神曲2包，紫菀1包，炒麦芽2包，五味子1包，黄芩1包，麻黄1包，款冬花1包，苦杏仁1包，细辛1包，射干1包，山楂1包，法半夏1包。

用法用量：1天1剂，分2次服用，开水冲泡，加盖焖10min左右，温服。

方解：本方为治疗咳嗽的中药方剂，主要针对患者出现的喉咙痒、疼、咳嗽、有痰等症状。方中各味药物相互配合，共同发挥润肺止咳、清热解毒、健脾消食等功效。神曲具有健脾和胃的作用，有助于改善患者的消化功能；紫菀能够润肺止咳，缓解喉咙痒、疼的症状；炒麦芽则有助于消化，促进食欲；五味子能够收敛肺气，增强肺部功能；黄芩具有清热解毒的功效，有助于清除体内的热毒；麻黄能够发汗解表，驱散外邪；款冬花和苦杏仁能够润肺止咳，减轻咳嗽症状；细辛能够温肺散寒，缓解因寒引起的咳嗽；射干能够清热解毒，利咽止痛；山楂能够健脾消食，改善消化功能；法半夏能够化痰止咳，减轻痰多的症状。

医嘱：忌食辛辣、刺激、冰冷食物。

三、总结与心得体会

患者咳嗽3日，吃西药不见好转，在诊疗过程中，根据患者的症状进行辨证，依上法施治，同时忌口，以促进病情的康复。患者来我处连服3天，症状已明显缓解。相比于传统中药，春光九汇的颗粒剂效果不错，患者服用便捷，更容易坚持。

刘召兰：由热爱中医到仁心济世

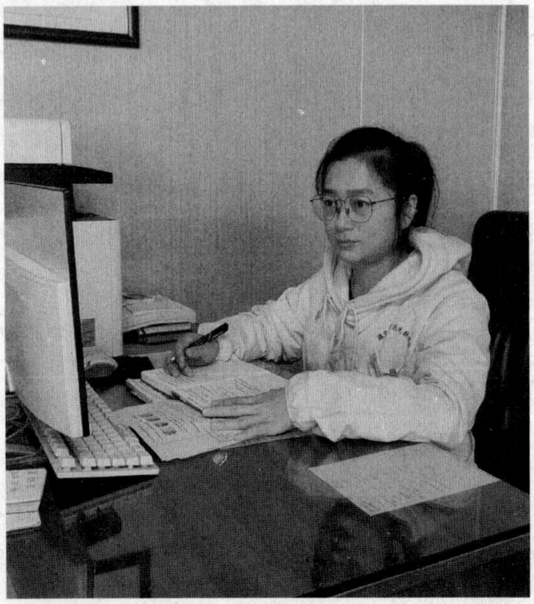

刘召兰，女，始于中医爱好者，后自学中医，先后在湖南、广西等地跟随当地名医学习、实践近10年，并最终成为一名真正的中医师。在她的行医实践中专注于皮肤性病的治疗，并且一直对这个领域保持着热爱和好奇心，近年来也在寻求多领域发展，在内科方面也有涉猎。她相信持续的学习和探索是实现个人成长和职业发展的关键。

在日常诊疗中，她喜爱和患者沟通，从与患者的聊天中了解他们真正的需求和困扰，从而制定完善的治疗方案去帮助患者战胜疾病。

中医治疗阴囊瘙痒临床案例

一、患者信息

邓某，男，52岁，泥工。

二、诊断与治疗

（一）初诊

日期：2023年2月6日。

主诉：近年来阴囊处瘙痒，多方求医未见好转，近期有加剧的趋势，阴囊明显潮湿，遇热瘙痒，尤以夜间为甚。

检查：阴囊处发红潮湿，有明显抓挠痕迹，边界不清。脉滑数，舌红，苔黄腻。

辨证：湿热下注。

治法：祛湿清热，消风止痒。

内服方剂：龙胆泻肝汤加减。

生地黄10g，玄参10g，当归10g，丹参10g，车前子10g，蒺藜10g，白鲜皮10g，蛇床子10g，滑石20g，甘草6g。5服，开水冲服，1日1服，冲水200mL，早晚各喝100mL。

外洗方剂：二妙散加减。

黄柏9g，苍术10g，黄芩9g，苦参12g，百部10g。5服，1日1服，晚上冲水100mL，患处反复抹洗。

（二）二诊

日期：2023年2月14日。

自述：瘙痒明显减轻，潮湿感减退，体查潮红减退，无明显抓痕。

内服方剂：前方减丹参，加黄柏10g，紫草10g，清利下焦湿热、凉血。5服，开水冲服，1日1服，冲水200mL，早晚各喝100mL。

外洗方剂：依照前方加蒲公英20g，紫花地丁20g。5服，1日1服，晚上冲水100mL，患处反复抹洗。

（三）三诊

日期：2023年4月5日。

服前两次方剂后瘙痒基本消退，停药一个多月无什么自觉症状，不湿不红，很舒服。要求再开5服药巩固疗效。

治法：清利湿热。

处方：生地黄10g，麦冬10g，当归10g，丹参10g，车前子10g，蒺藜10g，地肤子10g，黄柏10g，甘草6g。5服，开水冲服，1日1服，冲水200mL，早晚各喝100mL。

三、总结与心得体会

在本例阴囊湿疹医案中，患者病症典型，阴囊部位潮湿、发红，瘙痒明显；舌红，苔黄腻，脉象滑数。这些病症都是阴囊湿疹的典型。

内服要对证施治，祛湿清热，消风止痒以治其本。外用洗剂，收敛湿气，消风止痒以治其标；内服兼并外用药更求一个快速的标本兼治的方式。最大程度地给患者带来更好的治疗效果。

患者是一名工地做工者，之前多方寻求西医治疗，疗效不确切。由于条件有限，有强烈的意愿寻求中医治疗。工地条件实在有限，想用传统中药饮片治疗是万万办不到的，通过朋友介绍了解到我们这边有不用熬制的中药，遂前来就诊。以上方剂全都使用春光九汇超微配方颗粒，以一种最简便的方式达到最理想的疗效，使患者简便操作就能使用中药治疗，绝对是广大中药爱好者的福音。

我在多年的职业生涯里了解到，相信传统中医的患者不在少数，只是一日一服、一服两煎的方式不适用于当前快节奏的生活。之前有代煎中药、帮制作丸剂，代煎中药一般代煎数量有限，对于相对慢性病证来说，短期用药疗效不明显，容易让患者失去信心，从而加大了治疗难度；制作丸剂现配现用，其制作工艺烦琐，更加不易满足治疗需求；实际效果都不太理想。

后来随着三甲医院中药颗粒的应用，在多数患者的建议下，我开始尝试中药颗粒，从起初的小规模试用到现在的全面覆盖，其配方后直接热水冲服的方式给人们带来便捷，同时，高浓度的提纯量也大大增强了疗效。从之前的只做内服，随着应用的深入和患者反馈的疗效显著，开始思索其外用价值是否也能尝试下，中药有很多外用经典方，如金黄如意散、三黄洗剂等，由颗粒制作相对更为简便。随后慢慢开始临床实践，且取得了相对理想的反馈。在临床实践中，可根据患者的不同情况进行配方颗粒的灵活配方，应用方便，治疗效果相对理想。

张春雨：研中医，传经典，扬国粹

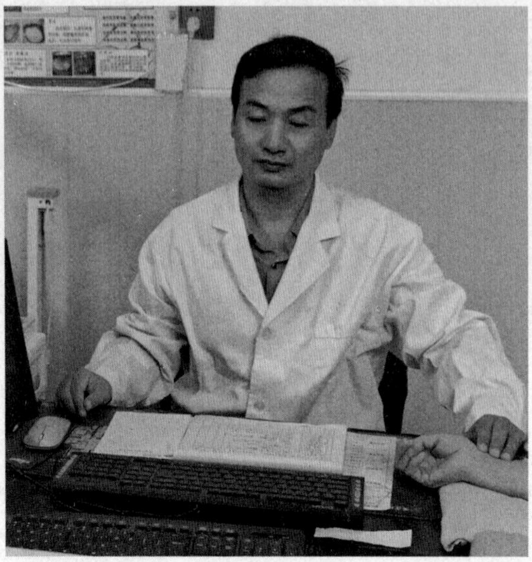

张春雨，1973 年出生于河北省衡水市，毕业于石家庄华医学院，熟读《伤寒论》《金匮要略》《黄帝内经》等医学古籍。临床上擅长运用针灸治疗肩周炎、颈椎病、腰疼、膝盖疼等。自 2015 年学习郭志辰老师的《空间医学》，调理青春痘、牛皮癣、月经不调、脾胃虚弱和高血压等。针对疑难杂症也有独特疗法。

为弘扬中医文化，研习中医，悟道自然，传承经典，弘扬国粹。帮助更多需要帮助的患者，全心全意为患者服务。

中医治疗青春痘临床案例

一、患者信息

王某，女，34 岁，职工。

二、诊断与治疗

（一）初诊

日期：2023 年 5 月 8 日。

主诉：患者自诉自上初中时脸上开始长青春痘，伴有轻微瘙痒，无明显诱因。近几年脸部痘越长越大，成脓包，越来越严重，故来诊所就诊。

查体：脸部以及背部长有大小不一的痘，无其他明显异常。舌质红，苔薄黄，脉数。

辨证：风热伤络证。

治法：疏风散邪，清热凉血。

方药：桂枝12g，连翘30g，蒲公英20g，焦山楂30g，焦六神曲30g，焦麦芽30g，瓜蒌子20g，独活50g，佩兰10g，白头翁30g。共20剂，每日2剂，共10日，开水冲服。

方解：方中以蒲公英，清热解毒，疏散风热，共为君药；焦山楂、焦六神曲、焦麦芽，调和诸药；佩兰具有芳香化湿的功效；白头翁可凉血，清热解毒，解毒透疹。全方合用，共奏疏风散邪、清热凉血之功。

医嘱：服药期间忌食辛辣、海鲜等刺激性食物，注意休息，避免熬夜。

（二）二诊

日期：2023年5月18日。

患者服药10天后复诊，自述较大脓包明显小了，瘙痒明显减轻，背部新痘长得少了。查体面部脓包明显减退，部分消退，舌脉较前改善。

辨证：风热之邪已得大部分疏散，血热之势亦得到控制，但仍有少量余邪未清，血络尚未完全恢复。

治法：继续疏风散邪、清热凉血，并增强凉血止血之力。

主方调整：在初诊方药的基础上，减去佩兰，加入知母。

方药调整：桂枝12g，连翘30g，蒲公英20g，焦山楂30g，焦六神曲30g，焦麦芽30g，瓜蒌子10g，独活50g，白头翁30g，知母20g。共20剂，每日2剂，共10日，开水冲服。

主方调整：在初诊加减的基础上，加入知母20g。能清血分之热而凉血。患者症状明显改善，脓包缩小，瘙痒减轻，新痘减少，说明风热之邪已大部分疏散，湿邪也得到一定控制。此时治疗重点转向进一步清热凉血、巩固疗效，湿邪不再是主要矛盾，因此减去佩兰。

方解：在原方基础上加入知母20g，增强凉血止血之力，使痘消退更快；诸药合用，共奏疏风散邪、清热凉血、凉血止血之功。

医嘱：继续注意饮食调养，避免过度劳累和情绪激动，定期复诊。

（三）三诊

日期：2023年5月28日。

患者服药10天后复诊，自述面部较小痘痘已基本消退，瘙痒已止，整体感觉良好。查体见面部较小痘基本消退，没再长新的，仅留少量较小脓包，舌脉正常。

辨证：痘痘已消退，风热之邪已清，血热已平，进入恢复期。但患者体质尚需调理，以巩固疗效，防止复发。

治法：健脾益气，滋阴降火，调理体质。

主方调整：采用健脾益气、滋阴降火的方剂。

方药调整：桂枝12g，连翘10g，蒲公英20g，焦山楂30g，焦六神曲30g，焦麦芽30g，瓜蒌子10g，独活50g，白头翁30g，知母20g，黄芩18g，黄连30g。共20剂，每日2剂，开水冲服。

医嘱：注意饮食调养，适当锻炼，增强体质，定期随访。避免再次接触可能引起过敏的物质，以防复发。

三、总结与心得体会

在本例去除青春痘、脓包的医案中，患者呈现出典型的青春痘症状，主要表现为面部红色痘痘，脓包，伴有轻微瘙痒。查体可见痘痘大小不一，舌质红，苔薄黄，脉数。这些症状和体征均指向风热伤络的中医证候。

在初诊时，我根据患者的临床表现，判断其病因主要为风热之邪侵袭，血热妄行。因此，采用了疏风散邪、清热凉血的治疗原则。旨在清除体内的风热之邪，并通过凉血药物使血热得以平息。蒲公英、连翘清热解毒，焦三仙健脾消食，佩兰化湿和中，白头翁清热燥湿、泻火解毒，共同构成了治疗的核心。

在二诊时，我发现患者痘的颜色开始变淡，瘙痒也有所减轻，这说明初诊的治疗方案是有效的。然而，痘痘未完全消退，说明仍有少量余邪未清，血络尚未完全恢复。因此，在原方的基础上加入了知母。知母具有清热泻火、滋阴润燥的功效，进一步加强了清热解毒的力度，使得痘痘消退更为迅速。

到了三诊，患者的痘痘已基本消退，瘙痒也已止，整体症状得到了明显改善。然而，痘的消退并不意味着病情已经完全治愈，患者的体质仍需进一步调理。此时，宜采用健脾益气、滋阴降火的原则，调理患者的体质以巩固疗效，防止复发。通过焦三仙健脾和中，蒲公英、连翘、黄连、黄芩清热解毒，使得患者的体质得到有效调理。

狄高亮：中医玄妙无比，医道博大精深

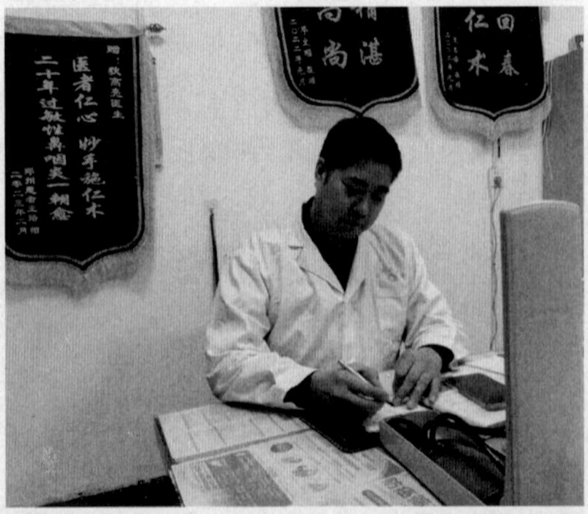

狄高亮，男，45 岁，光武街道刘庄社区卫生服务站医生，26 年中医从业经验。致力于运用中医理论和方法治疗各种疾病，尤其擅长使用经方和针灸技术治疗常见病与疑难杂症。

超微三麻二妙散治疗湿疹案例

一、患者信息

徐某某，男，62 岁。

二、诊断与治疗

（一）初诊

日期：2021 年 04 月 11 日就诊。

主诉：周身丘疹伴瘙痒 3 月余。

现病史：患者 3 个月前无明显诱因出现双下肢红色丘疹，伴瘙痒，抓挠后瘙痒减轻，伴红色渗出明显，逐渐向上发展至腹部、胸部及背部，每日瘙痒难耐，抓挠破溃渗出后症状稍缓解，遇热及夜间入睡后症状加重，于医院皮肤科诊断为“湿疹”，口服及外用各类药物，症状暂时缓解，停药即发。

刻诊见：患者颈背部、胸腹部及双下肢散在红色斑丘疹，瘙痒，全身皮肤散在斑片状色素沉着。饮食可，睡眠差。小便可，大便黏腻。

既往史：高血压病史 6~7 年，口服降压药物治疗。

四诊：神清语利，面色略潮红，周身散在红色斑丘疹，部分破溃渗出。舌质淡，苔中黄厚腻。脉弦滑略沉。

辨证：患者一派阳热炽盛之象，脉诊合参，属阳明湿热范畴，湿疹遇热或夜间加重，更是热盛的表现。其在皮者，汗而发之。综合判定，属阳明湿热泛发于太阳之表，瘙痒难忍及夜间加重，考虑热已伤及阴分。辨为阳明湿热兼系太阳。

中医诊断：湿疮，湿热证。

西医诊断：慢性湿疹。

治则：清利阳明湿热，透散太阳郁热。

处方：麻杏薏甘汤合二妙散加味。

方药组成：麻黄 6g，杏仁 10g，薏苡仁 30g，荆芥 10g，苍术 15g，黄柏 15g，土茯苓 30g，白鲜皮 15g，丹皮 15g，赤芍 15g，蝉蜕 5g，甘草 10g。共 7 剂，折合超微开水冲服，每日 1 剂，早晚 2 次温服。

（二）二诊

日期：2021 年 04 月 18 日。

患者胸背部丘疹明显减轻，瘙痒好转，双下肢略有改善，洗澡时仍感瘙痒，嘱停用沐浴产品。舌脉同前，继服药物。

方药组成：麻黄 10g，杏仁 10g，薏苡仁 30g，荆芥 10g，苍术 15g，黄柏 15g，土茯苓 30g，白鲜皮 10g，丹皮 15g，赤芍 15g，蝉蜕 10g，甘草 10g。共 7 剂，折合超微开水冲服服，每日 1 剂，早晚 2 次温服。

（三）三诊

日期：2021 年 04 月 25 日。

患者胸背部及腹部丘疹基本消失，双下肢较前加重，洗澡后加重（网诊）。舌脉缺，湿热下行，血分余热未清，调方继服。

处方：二麻汤合二妙散加味。

方药组成：麻黄 12g，杏仁 12g，薏苡仁 30g，生石膏 20g，苍术 15g，土茯苓 30g，白鲜皮 10g，苦参 10g，地肤子 15g，丹皮 15g，赤芍 20g，蝉蜕 10g，大青叶 30g，甘草 10g。共 5 剂，折合超微开水冲服，每日 1 剂，早晚 2 次温服。

（四）四诊

日期：2021 年 05 月 05 日。

患者下肢斑丘疹明显好转，瘙痒减轻，上半身未再新发，洗澡加重，夜间睡眠中未再发作。舌质淡，苔薄略黄，脉滑。继服药物。

方药组成：麻黄12g，杏仁12g，薏苡仁30g，赤小豆30g，连翘10g，苍术15g，土茯苓30g，白鲜皮15g，苦参10g，丹皮20g，赤芍20g，蝉蜕10g，甘草10g。共7剂，折合超微开水冲服，每日1剂，早晚2次温服。

（五）五诊

日期：2021年05月24日。

患者门诊反馈，服药后湿疹未再发作，洗澡及夜间均未再出现瘙痒。双下肢遗留散在色素沉着。临床治愈。

三、总结与心得体会

湿疹的治疗，多从湿热论治。该例患者亦是如此，舌脉俱符合湿热的临床表现。全方以麻杏薏甘汤、麻杏石甘汤、麻黄连翘赤小豆汤为基本方，合用二妙散，或利湿为主，或清热为主，加减调治25天治愈。效果比较理想。

整个治疗过程，遵循六经八纲、卫气营血的辨证理论，病机以阳明湿热为核心，太阳郁热为外症，热盛入营血，故在清利阳明湿热、宣散太阳郁热的基础上，合用清透营分热邪的药物，应该是辨证治疗有效的核心机制。

该患者的治疗思路，来自王彦权老师《麻杏二三汤治疗湿疹》的一篇医案。笔者受其启发，结合六经八纲及卫气营血辨证，验之临床，效果佳。

蝉蜕一味，常见于消风散和升降散两个方剂。临床多认为其具有抗过敏功效，从中医角度考虑，蝉蜕轻浮，能散太阳浮热（荨麻疹），疏少阳郁热（夜啼），清阳明无形实热（外感高热）。

黄晓群：继承创新，虚心前行

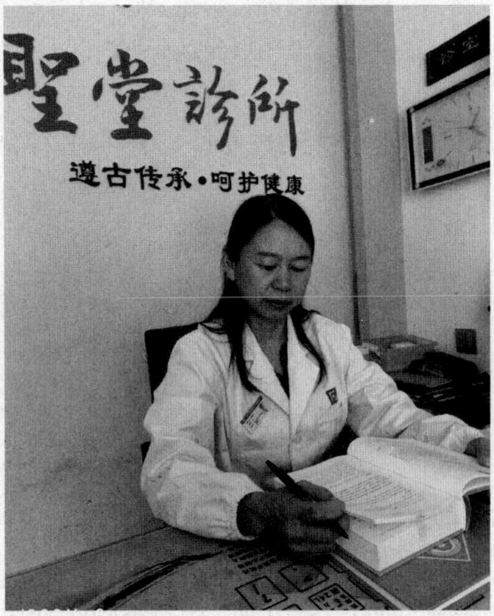

黄晓群，1994年毕业于湖南中医药大学，她先后在株洲市明照医院和长沙洞井医院工作，积累了丰富的临床经验。黄晓群医师始终秉持着虚心求学的态度，博学强记，不断深入研究伤寒、扶阳等学派的专著。她曾师从伤寒名家涂华新医师、郝万山教授以及扶阳学派尚成荣老师。从医三十载，黄晓群医师以其胆大心细的临床风格和丰富的经验，擅长治疗外感、内伤、妇儿、外科等各种疾病。

中医复发性口腔溃疡治疗案例

一、患者信息

吴某某，男，22岁，学生。

二、诊断与治疗

（一）初诊

日期：2020年11月29日。

主诉：复发性口腔溃疡10年，加重半年，自述从读初一开始，常发口腔溃疡，或双唇，或舌边尖，或两腮，此起彼伏，少有休时，发作时溃疡面疼痛，米汤亦难下，常自服牛黄解毒片、黄连上清片、维生素片之属，愈后不多日又复发，亦曾寻医治疗，服用中西成药，按疗程治疗少效，遂来诊。患者体瘦，面白皙，溃疡饮热加重，饮冷减轻，盗汗，易汗，冬季怕冷肢凉，熬夜眠差，大便1日1~2次，质软，小便调。

查体：舌边尖及下唇内多个溃疡，大小不等，大如黄豆，小约粟米大小，边潮红，棉签触碰疼痛，舌淡胖，边齿痕，苔薄白，脉沉弦而细小。

辨证：上热下寒，阴火炎上。

治法：清上温下，引火归原。

主方：甘草泻心汤加味。

方药：生甘草3包，黄连1包，黄芩1包，党参1包，法半夏2包，干姜1包，大枣1包，附子1包，茯苓1包。7剂，每日1剂。

方解：方中干姜温中，附子温补下元，甘草泻火解毒而调和诸药，三药合为四逆汤，大补下焦元阳，元阳充足，下焦温煦，阴寒自去，阴火自消；黄连、黄芩清火泻热，以灭上焦虚火；党参、茯苓、大枣以补运中焦，中焦运转，气机升降通道正常，清阳自升，浊阴自降，火自归原；法半夏降逆，助芩、连以下火，助姜、参以运中，诸药合用，共奏辛开苦降、清上温下运中、引火归原之功。

医嘱：服药期间忌食辛辣、冷饮、绿豆黄豆制品食物，加强锻炼、合理睡眠。

（二）二诊

日期：2020年12月06日。

查体：溃疡已愈，盗汗未发，大便1日1次，质软，余症同前。

辨证：阴火已下，元阳稍复。

治法：续遵清上温下，引火归原之法。

主方调整：在初诊方基础上稍做调整续进。

方药调整：炙甘草2包，黄连1包，黄芩1包，党参1包，法半夏1包，干姜1包，大枣1包，附子1包，茯苓1包，砂仁1包。7剂，每日1剂。

方解：阴火已下，故生甘草改为炙甘草，由泻火解毒变为温中补气，加砂仁芳香健脾以助运化，同时，“西砂之辛，合甘草之甘，辛甘能化阳”。处方稍做改变，方义亦由初诊清上温下并进，变为清上为辅，温补下元为主。

医嘱：同初诊。

（三）三诊

日期：2020年12月16日。

查体：服上方后，口腔溃疡未发，盗汗止，眠可便调；舌淡胖，边齿痕，苔薄白，脉沉弦而细。

辨证：元阳已复，阴火已消，原方稍作加减续进。

治法：清上温下，温补元阳，引火归宅。

主方调整：原方加减续进。

方药调整：炙甘草2包，黄连1包，黄芩1包，黄柏1包，党参1包，法半夏1包，干姜1包，大枣1包，附子1包，茯苓1包，砂仁1包。10剂，每日1剂。

方解：原方加黄柏，合封髓丹共奏清上温下，温补元阳，引火归原之功。

医嘱：忌辛辣刺激性食物，忌食雄鸡、鲤鱼等发物，忌食绿豆、黄豆制品，加强锻炼，增强体质。

三、总结与心得体会

经云：诸痛痒疮，皆属于心，火性炎上。口腔溃疡在临床上均以火治，或心火炎上，或胃火炽盛，或脾胃蕴热，或肝胆热盛，治疗多以清热下火为主，实火致病，清热熄火易愈。然而，现代人的体质发生了改变，纯粹实火不多，虚实夹杂、上热下寒者为多，虚火炎上、阴火蒸腾者多，故而以清热泻火治疗疗效不明显，当需详审病症、观其脉证知犯何逆，随证而治，方不致落入俗套，延误病情。

该患者复发性口腔溃疡，多方治疗不效，迁延十年之久，辨证为虚实夹杂、上热下寒之候。患者虽为年轻小伙，然元阳虚弱，命门火衰，以致阴寒太盛，阴不抱阳，阴火蒸腾而炎上，泻火则损已虚之元阳，元阳愈虚，温补则又助阴火，而火愈炎上，非清上温下治之不可。芩、连清炎上之火，附、姜温既亏之元阳，参、夏、茯、枣以运中焦，则上下交通，元阳得补，阴火得降，清阳得升，浊阴得降，天空清爽，大地温暖，百骸九窍，神清气朗，百病消除。

本医案中，黄晓群医师对治疗复发性口腔溃疡方面有着独到的见解和方法。在治疗过程中，黄晓群医师运用了甘草泻心汤加味这一经典方剂，并根据患者的具体情况进行调整。她强调，治疗时要清上温下、引火归原，以达到治愈的目的。同时，她还提醒患者在服药期间要注意饮食调理，加强锻炼和合理睡眠。经过一段时间的治疗，患者的口腔溃疡得到了明显的改善，让其摆脱了病痛的长期困扰。此外，黄晓群医师还关注患者的心理健康，给予他们关爱和支持，帮助他们树立信心，战胜病魔。

黄晓群医师强调，作为一名医生，必须始终保持虚心求学的态度，不断深入研究，才能更好地服务于患者。黄晓群医师以其高超的医术和仁爱之心，为广大患者带来了福音。她的成功案例充分展示了新型中药饮片在治疗疾病方面的优越性和创新性，相信不久的将来黄晓群医师一定会在中医舞台大放光彩。

陈伟高：名医仁术双馨，中医调理显奇效

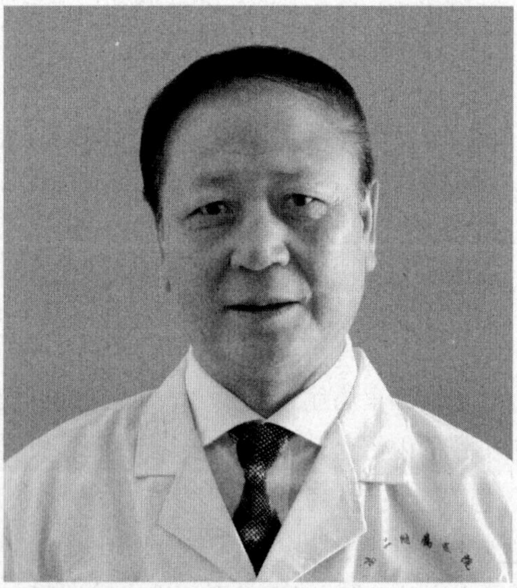

陈伟高，男，主任医师、教授、博士、硕士及博士生导师。时任南昌大学领导班子成员、江西医学院常务副院长、南昌大学二附院院长，留日医学博士，江西省跨世纪学科学术带头人，享受政府特殊津贴；现任中国康复医学会副主任委员，中华医学会骨科医疗鉴定委员会专家组成员，中华骨伤学会副会长，中国医师协会骨科分会委员会常委，中国康复医学会脊柱创伤委员会副主任委员，江西省医院管理安全委员会主任委员，江西省老年保健科普协会会长，江西省医学会常委副会长，江西省骨科学分会主任委员，江西省法医学司法鉴定委员会主任委员，南昌大学骨科研究所所长，日本九州大学医学部整形外科研究室研究员。

《中国现代医学杂志》《中国骨质疏松杂志》等5种杂志编委、常务编委。

陈教授在脊椎外科、关节外科、手外科、显微外科、骨质疏松等方面有丰富的临床经验，专业技术有很深的造诣，在国内外有较大影响力，在医所管理和全面质量控制等方面也有较深的研究，积累了丰富的管理经验。发布论文56篇，主编医学著作3部，参编5部，主持省厅级科研课题8项，获省厅级技术创新二、三等奖3项。

中医治疗腿肿案例

一、患者信息

彭某某，女，51岁。

二、诊断与治疗

（一）初诊

日期：2023年10月5日。

主诉：从臀至腿，肥胖粗大，其肿如象，非常沉重，行步维艰。

查体：以手按腿肌肉发胀而不凹陷，兼有带下之患。切脉沉缓，视舌苔黄且腻。

辨证：湿热下注，似肿非肿，气血为之痹阻。

主方：加味苍柏散加减。

处方：知母10g，黄柏10g，防己12g，木通10g，当归10g，白芍10g，独活6g，羌活6g，苍术10g，白术20g，木瓜10g，槟榔10g。共10剂（中药所用为颗粒剂，下同）。

（二）二诊

主诉：上方服5剂，腿之肿胀见消，变成松软，白带不见。照方又服5剂，则腿肿续见消退，患者感觉身体疲乏为显。

主方调整：转方乃用当归拈痛汤。

处方：党参12g，当归15g，茵陈12g，白术12g，茯苓20g，猪苓20g，泽泻15g，防己12g，苦参10g，升麻3g，黄芩6g，羌活6g，防风6g，炙甘草6g，葛根10g，苍术10g。共5剂。

（三）三诊

查体：此方连服5剂，两腿之肿胀大为减轻，其脉来软，舌色淡嫩。此乃湿解而脾气未复也。

处方：党参15g，黄芪20g，白术15g，炙甘草8g，当归10g，陈皮10g，升麻3g，柴胡3g，生姜3片，大枣7枚，苍术10g，黄柏4g。连服5剂，体力大增，停药而愈。

三、总结与心得体会

在本医案中，陈伟高教授通过中医辨证施治的

方法，成功治愈了患者的腿肿问题。患者因湿热下注导致腿部肿胀，行步维艰。在初诊时，陈教授通过详细的问诊和查体，辨证为湿热下注、气血痹阻，采用加味苍柏散加减进行治疗。经过两个疗程的治疗，患者的腿肿明显消退，体力也得到了恢复。

陈教授在治疗过程中，不仅关注了患者的局部症状，还综合考虑了患者的整体状况，根据患者的症状及时调整处方，充分体现了中医的整体观念和个体化治疗的特点。此外，陈教授在药物选择上也非常有针对性，如使用知母、黄柏等清热利湿的药物，以及当归、白芍等养血活血的药物，使得治疗效果更加显著。

通过这个案例，可以看到中医在治疗复杂疾病方面的独特优势，在针对患者的具体病情个性化治疗的同时注重整体调理，从而获得良效。

郭红彬：中医辨证治疗，决不能死板克守

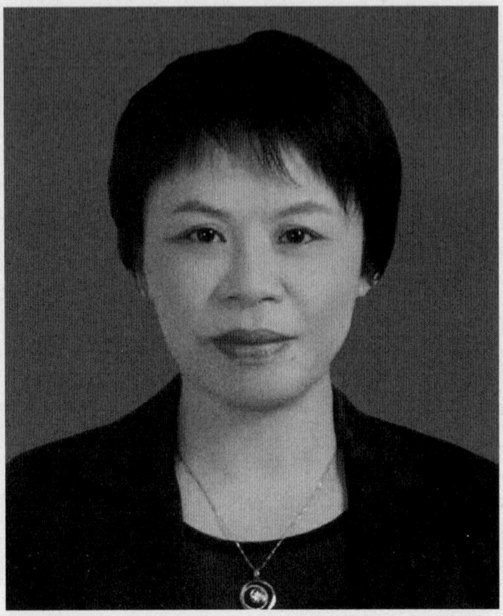

郭红彬，毕业于湖南中医药大学，从事中医妇儿临床与教学二十余年，擅长运用经方和外治法治疗抑郁症、焦虑症、狂躁症、肺部结节、乳腺结节、甲状腺结节、鼻炎、小儿多动、小儿抽动、性格急躁易怒、不孕不育、多囊卵巢综合症、宫颈糜烂、HPV感染、月经病、青春痘、高血压、荨麻疹、湿疹、牛皮癣等疾病。她能够根据患者的病情和体质特点，选择合适的中药和外治疗法进行治疗，以达到最佳的治疗效果。

国医大师熊继柏教授嫡传弟子

湖南省康复名中医湖南省中西结合协会常务理事

湖南、广西、贵州三省中西结合学会特聘中医主讲专家

中医治疗高血压临床案例

一、患者信息

钟某，女，43岁，电商。

二、诊断与治疗

（一）初诊

日期：2020年5月18日。

主诉：经常头晕，眼睛模糊，心烦，失眠，月经色暗，有血块，纳可，二便可，舌暗红，舌底瘀阻，苔腻，脉弦细滑，血压170/100mmHg，今晨8点已服降压药。

补充：曾患有阻塞性不孕症，整整治疗了5年未果，现已放弃1年多，本次就诊的目的是调治血压。

西医诊断：原发性高血压，继发不孕。

中医诊断：眩晕，阻塞性不孕。

辨证：肝阳上亢，痰瘀阻络。

治法：化瘀化痰，平肝降压。

主方：天麻钩藤饮合半张血府逐瘀汤合半张半夏白术天麻汤加味

方药：天麻15g，钩藤15g，白芍20g，桑寄生20g，杜仲20g，牛膝20g，益母草20g，桃仁18g，红花10g，丹参10g，水蛭6g，三七10g，白术10g，法半夏10g，银杏仁15g。

用法用量：共30剂，每日1剂，分2次温服。

方解：天麻、钩藤平肝息风，为君药；牛膝引血下行，益肝肾，为臣药；杜仲、桑寄生补益肝肾，以治本；益母草和牛膝活血利水，以利平降肝阳；

诸药合用，共奏平肝息风、清热活血、补益肝肾之功，为本案主选方。合血府逐瘀汤，加水蛭、三七活血化瘀导滞；合半夏白术天麻汤，熄风化痰、健脾祛湿；与主方合同平肝阳、化风痰、祛瘀血，则血压降，痰瘀化。

医嘱：服药期间忌食辛辣、海鲜等刺激性食物，注意休息，避免剧烈运动。

（二）二诊

日期：2022 年 6 月 22 日。

主诉：头晕心烦显减，睡眠好转，血压下降至 140/90mmHg，月经血块减，舌暗，苔白，脉弦细滑。

辨证：肝阳上亢，痰瘀阻络。

治法：化瘀，化痰通络，平肝降压。

主方调整：原方加龙骨、牡蛎。

方药调整：天麻 15g，钩藤 15g，白芍 20g，又桑寄生 20g，杜仲 20g，牛膝 20g，益母草 20g，桃仁 18g，红花 10g，丹参 10g，水蛭 6g，三七 10g，白术 10g，法半夏 10g，银杏仁 15g，龙骨 30g，牡蛎 30g。

用法用量：共 30 剂，每日 1 剂，分 2 次温服。

医嘱：继续注意饮食调养，避免过度劳累和情绪激动，定期复诊。

7 月 10 日来电告知，已经受孕，患者原先治疗不孕症达 5 年之久，已经放弃治疗，没想到这次来调高血压还不到 2 个月，竟然怀孕了，血压也下降至临界值，全家人喜出望外，第二年全家人抱着几个月的宝宝来娄底报喜啦！

三、总结与心得体会

本案对患者来说是一个惊喜，对医生来说，也是创造了奇迹！

治疗输卵管塞，对于每一个妇科医生来说，疏肝理气、活血化瘀、配合补肾都是共识，更何况患者气滞血瘀的证型非常典型，那为何患者吃了四五百剂中药会毫无效果呢？而我从治疗高血压的角度入手就显效了呢？细细思考，有如下感触：

第一：本病“气滞血瘀兼肝阳上亢”的病机很明显，但症状以上部头晕眼花为主，所以在治疗上采用了上病下治、上下兼顾的治疗方法；同肘紧扣病机：肝阳上亢，痰瘀互结。而其他妇科医生可能只考虑单一的胞宫胞脉的瘀阻，或把一个重要的病因——痰湿忽略了。

第二：本案所选的“半夏白术天麻汤”“天麻钩藤饮”都是我们平时治疗高血压常用的方子，能作用于大脑神经中枢，神经中枢再作用于胞宫胞脉，显然上级指令比其他指令更精准。

第三：在今后的临床实践中，我们一定要多学经典，多做临床，拓宽思路，正如《灵枢经》针法所说：上病下治，下病上治，左病右治，右病左治，在治疗疾病时决不能死板克守！

中医治疗痛经和月经先期临床案例

一、患者信息

颜某，女，17 岁，学生。

二、诊断与治疗

（一）初诊

日期：2024 年 3 月 28 日。

主诉：原发性痛经，每个月来 2 次月经，第 1 天痛经，且量多，有血块；消瘦，腹冷，手足冰冷，吃辛辣食物则腹泻，精神欠佳，失眠多梦。舌苔白厚腻，脉小弦。

查体：第一次月经末次月经时间为 3 月 13 日，量中，有血块。第二次月经末次月经时间为 3 月 26 日，此次较前一次量少，色暗，有血块。

辨证：血虚、血瘀、血寒之痛经。

治法：温经通脉，化瘀行血。

主方：温经汤。

方药：当归 10g，川芎 6g，赤芍 15g，吴茱萸 5g，丹皮 10g，肉桂 5g，麦冬 10g，法半夏 10g，人参 12g，大枣 5g，炮姜 10g，阿胶 10g，艾叶 10g，厚朴 15g。

用法用量：共 10 剂，每日 1 剂，分 2 次温服。

方解：吴茱萸辛热，入肝肾走冲任，散寒行气止痛；肉桂辛甘，温入血分，温通经脉，共为君药。当归、川芎、赤芍活血祛瘀，养血调经，能补血祛瘀；丹皮辛苦微寒，活血祛瘀，并能消退虚热，为臣药。阿胶、麦冬滋阴润燥，配丹皮清虚热，以制桂枝、吴茱萸之燥；人参益气健脾，以资化源；法半夏、炮姜温降胃气，以助生化，又助桂枝温经散寒，以上均为佐药。

医嘱：服药期间忌食辛辣、海鲜等刺激性食物，注意休息，避免剧烈运动。

（二）二诊

日期：2024年4月9日。

主诉：第一次月经末次月经时间为3月26日，第二次月经末次月经时间为4月9日，量不多，色暗；精神好转，腹冷和手足冷减轻，无腹泻。舌苔厚腻，脉小弦略滑。

治疗：效不更方，继用金匮温经汤，原方继服10剂，每日1剂，分2次温服。

医嘱：继续注意饮食调养，避免过度劳累和情绪激动，定期复诊。

（三）三诊

日期：2024年4月24日。

主诉：4月20日开始月经至今，量增，血块减，痛经显减；精神好转，睡眠改善。舌苔白腻，脉弦细滑。

主方调整：原方加厚朴15g，减肉桂2g。

方药调整：当归10g，川芎6g，赤芍15g，吴茱萸5g，丹皮10g，肉桂3g，麦冬10g，法半夏10g，人参12g，大枣5g，炮姜10g，阿胶10g，艾叶10g，厚朴30g。

用法用量：共10剂，每日1剂，分2次温服。

医嘱：注意饮食调养，适当锻炼，增强体质，以防复发，定期随访。

（四）四诊－八诊

主方调整：温经汤加减40剂。

主诉：痛经已止，月经周期连续3个月正常，精神好转。

三、总结与心得体会

尽管本案患者既有痛经，又有月经先期，还有腹泻，但病机还是很明朗的，紧扣血虚、血瘀、血寒，主选一个温经汤加减治疗近3个月，除舌苔厚腻以外，患者所有临床症状都消除，最后以健脾祛湿之香砂六君子和三仁汤收功，疗效不错。

中医治疗崩漏临床案例

一、患者信息

周某，女，26岁，自由职业。

二、诊断与治疗

（一）初诊

日期：2023年2月6日。

主诉：月经淋漓不尽半年，不吃止血药就不能自行干净，色淡红；脸色萎黄，特别怕冷，时有眩晕，心烦。脉细滑，重按无力，舌淡，苔薄。

查体：开始月经时间为1月21日，月经结束时间为2月1日，停经4天，今天又来了，量多。

辨证：阳气虚、气不统血之崩漏。

治法：益气温阳，固经摄血。

主方：胶艾四物汤加味。

方药：当归10g，川芎6g，赤芍10g，熟地黄15g，阿胶10g，艾叶炭10g，蒲黄炭15g，三七10g，砂仁6g。

用法用量：共10剂，每日1剂，分2次温服。

方解：本方出自《金匮要略》，主治妇人冲任虚损，崩漏下血，月经过多，淋漓不尽。方用当归、川芎、赤芍、熟地黄为四物汤，以养其血；阿胶益阴养血止血；艾叶炭温阳止血；再加蒲黄炭、三七化瘀止血；全方合用共奏养血止血、化瘀止血之功。

医嘱：服药期间忌食辛辣、海鲜等刺激性食物，注意休息，避免剧烈运动。

（二）二诊

日期：2024年2月14日。

主诉：开始月经时间为2月6日，月经结束时间为2月12日，现月经已干净；药后有饥饿感，疲劳，大便3天1次，多梦。舌苔白腻，左脉细，右脉小弦。

诊断：崩漏恢复期。

治法：健脾益气，宁心安神。

主方调整：归脾汤加味。

方药调整：党参30g，炒白术30g，黄芪30g，当归10g，甘草10g，木香10g，茯神30g，酸枣仁15g，远志10g，大枣15g，大黄炭5g，蒲黄15g，艾叶炭10g。

用法用量：共15剂，每日1剂，分2次温服。

方解：党参、白术、黄芪、当归益气健脾养血，为君药；酸枣仁、远志、茯神宁心安神；大黄炭、蒲黄化瘀止血；艾叶炭温阳固冲止血；全方共奏益气养血、宁心安神、固冲止血之功。

医嘱：继续注意饮食调养，避免过度劳累和情绪激动，定期复诊。

（三）三诊

日期：2024年3月20日。

主诉：末次月经时间为3月7日–3月11日，量中；大便2天1次。舌淡暗，苔薄，脉细软。

治疗：效不更方，继续补气养血、固冲止血。

主方调整：归脾汤加味。

方药调整：党参30g，炒白术30g，黄芪30g，当归10g，甘草10g，木香10g，茯神15g，远志10g，大枣15g，益母草30g，赤芍15g，柏子仁10g，泽兰10g。

用法用量：共10剂，每日1剂，分2次温服。

医嘱：注意饮食调养，适当锻炼，增强体质，定期随访。

三、总结与心得体会

本案患者月经淋漓不尽半年，属漏的范畴，因精神欠佳，脸色萎黄，头晕，月经颜色淡红，显然属于气血两虚的虚证，所以首选止漏方为“胶艾四物汤”加红参，益气养血，固经止血，由于久病必瘀，离经之血属瘀，所以方中加入蒲黄炭，三七活血止血，10剂后崩漏已止。

后期必固本清源，考虑到患者心脾两虚，心主心脉，脾虚血失统摄，故每次月经后期都用“归脾汤加味”，健脾补气，养心通脉，固冲止血，连续3个月月经都正常而收功。

中医治疗HPV临床案例

一、患者信息

彭某，女，33岁，自媒体。

二、诊断与治疗

（一）初诊

日期：2022年6月4日。

主诉：体检发现HPV(16)阳性，宫颈肥大伴中度糜烂，白带可，月经后期7/37~40天，末次月经为5月11日，量少，色红；脸上皮肤发黄，余无不适。舌胖大，苔白腻，脉小弦。

辨证：肝郁血虚，脾虚兼下焦湿热。

治法：疏肝养血，健脾祛湿。

主方：柴归汤加味。

方药：柴胡20g，黄芩15g，法半夏15g，党参15g，土茯苓30g，泽泻15g，当归10g，川芎10g，赤芍10g，白术30g，重楼10g，薏苡仁30g，灵芝15g，蛇舌草30g，甘草10g。共10剂。

外用药：蓝氧15支，每晚上1次。

注射用药：白介素20mg，肌注，每日1次，共10次。

方解：小柴胡汤与当归芍药散合方，具有调气血、疏肝健脾、祛风湿调寒热的功效，小柴胡汤与当归芍药散均能绕阴器，具有很好的调节自身免疫性疾病的作用，加重楼、薏苡仁、蛇舌草清下焦湿热，加灵芝固本扶正。全方合用可疏肝健脾、调气血、祛湿热、增强免疫力。

医嘱：服药期间忌食辛辣、海鲜等刺激性食物，注意休息，避免剧烈运动。

（二）二诊

日期：2022年6月18日。

主诉：药后月经于6月10日按期而至，量中，色好；大便不成形。舌尖红，苔薄，脉弦细。

主方调整：原方生白术改为炒白术20g，加苍术10g。

方药调整：柴胡20g，黄芩15g，法半夏15g，党参15g，土茯苓30g，泽泻15g，当归10g，川芎10g，赤芍10g，炒白术20g，重楼10g，薏苡仁30g，灵芝15g，蛇舌草30g，甘草10g，苍术10g。共10剂。

医嘱：继续注意饮食调养，避免过度劳累和情绪激动，定期复诊。

（三）三诊

日期：2022年6月28日。

主诉：月经完全正常，大便正常，脸色较之前大有改观。

治疗：用上方加减，50剂。

（四）四诊

日期：2022年11月17日。

复诊HPV转阴，追访2年，HPV没有复阳。

主方调整：原方。

方药调整：柴胡20g，黄芩15g，法半夏15g，党参15g，土茯苓30g，泽泻15g，当归10g，川芎10g，赤芍10g，炒白术20g，重楼10g，薏苡仁30g，灵芝15g，蛇舌草30g，甘草10g，苍术10g。50剂。

医嘱：注意饮食调养，适当锻炼，增强体质，定期随访。做好防护，以防复发。

三、总结与心得体会

本案患者，虽然典型症状不明显，但根据舌脉辨证，肝郁脾虚血虚病机还是不难把握，在辨证的基础上加上重楼、灵芝等清热解毒祛湿，标本兼顾，故疗效可靠。本人用柴归汤加减治疗HPV感染多例皆获良效。

中医助力试管怀孕案例

一、患者信息

何某，女，37岁。

二、诊断与治疗

（一）初诊

日期：2020年7月5日。

主诉：继发不孕10年，3次试管婴儿未果，300多剂中药未能改善身体状态。现症见：平素特别困倦，特别易感冒，几乎月月感冒，忽冷忽热，汗多，冷汗，尤甚是头部、背部经常湿漉漉的，常伴心烦、心慌、心悸、胸闷、失眠，四肢关节疆硬，肩关节尤为明显，不能抬举和向后，小便清长，大便时溏，纳可。十多年来找了广西十多位名医，吃了几百剂中药无果。舌体胖淡，边有齿痕，苔薄白，左脉弦细，右脉沉迟。

月经史：月经紊乱，多推迟，且量少。

生育史：11年前意外流产一次，后来做了3次试管未果。

病史：糖尿病史。

查体：形体微胖，肤冷，面色萎黄，有暗斑，精神不佳。

辨证：上热下寒、正虚阳郁的证治。

主方：麻黄升麻汤。

方药：炙麻黄5g，升麻10g，当归10g，茯苓10g，肉桂5g，桂枝10g，炒白术10g，甘草6g，干姜10g，石膏20g，知母10g，人参10g，玉竹10g，天冬18g，赤芍10g，黄芩10g。共7剂。

方解：麻黄、升麻发越郁阳，为君药；配以桂枝，增发越之力；麻黄配石膏、甘草，发郁阳清肺热，有越婢汤之意。升麻不仅能发散，以助麻黄之力，且擅解毒之功，并引黄芩、知母清肺热；升麻配合白术、干姜、茯苓，举中气下陷之功；当归补血养阴通行血脉，配赤芍、天冬、玉竹以佐之。本方十六味药配伍有序，主方严谨，主次分明，发越郁阳，清上温下，补血和中，清温并用，补泻并投，侧重清上热之功，轻其温脾之力。

（二）二诊

日期：2020年7月5日。

主诉：患者头颈部僵硬疼痛显减，汗出显减，胸闷心悸失眠好转，自觉从未有过的轻松。

治疗：效不更方，继上方调理1个月后，除了偶尔失眠外，无任何不适。

三、总结与心得体会

本次医案中，之前的医生有认为患者气血阴阳诸损的，有认为肺脾诸虚的，有认为肺气虚为主的，有认为营卫不和的，有认为上热下寒的，有认为心阳不振的，有认为抑郁焦虑的，有认为阳虚的等等，近3年患者前前后后吃了300多剂中药，都收效平平。

综观本案现病史和治疗史可以把握以下几点：从六经证辨证推断，本患者绝非三阳证；患者一定是三阴证之一，首先可以排除单一简单的太阴病，到底是少阴病还是厥阴病？如果是少阴寒证的话，那么前医所用的“当归四逆汤”“桂枝类方”“附子类方”肯定有效，所以得出的结论是“厥阴病”。患者寒热错杂，虚实夹杂，上热下寒，那为何前医选用《伤寒论》厥阴方“乌梅丸”也无效果？细看“乌梅丸”主治的是上焦有热，而脾虚肠寒之证，绝大多数用于消化系统疾患和妇科类盆腔炎、崩漏、带下、宫寒不孕，而上焦往往有火，如口腔溃溃、牙痛等上热表现。而现在患者在上的表现为自汗，全身经络的阻塞，显然这是一种正虚邪陷、阳郁不伸、肺热脾寒之证，所以选《伤寒论》之厥阴方麻黄升麻汤，收到了很好的效果。

患者于同年9月再做试管婴儿，终于成功受孕，后用中药保胎成功，于第2年7月初终于产下健康女婴。

于会国：以德行医，以技精医！

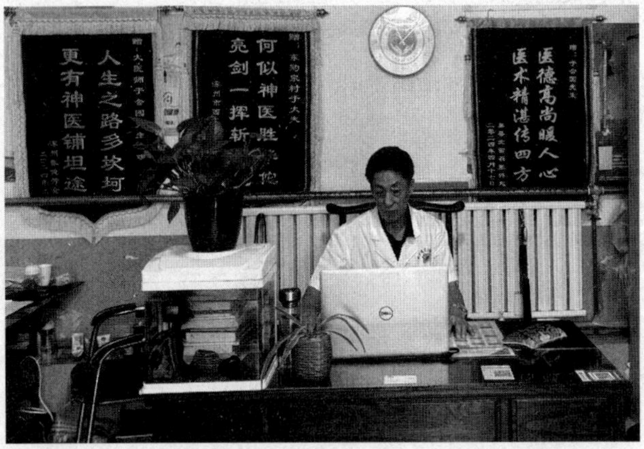

于会国，1971年出生于河北省易县东豹泉中医世家。13岁随爷爷学医抄方，14岁开始背《中医药性学》《汤头歌诀》《药性赋》《中医脉学》《伤寒论》《金匮要略》《黄帝内经》等医学古籍。1994年辞去公职开办诊室，1998年在北京中医药大学同李佩文教授（中日友好医院肿瘤科主任，博士生导师）一起学习疼痛新疗法。2016年参加由国医大师路志正主办的“国医名师学术经验传承讲习班”学习。

于会国老师从事临床三十余年，主要对疑难杂症及各种疼痛有独特疗法。为弘扬中医文化，秉承祖训，传承祖国医学，全心全意为患者服务。

易县“优秀乡村医生”

九汇中医特约讲师

病例一

患者年龄：52岁。

临床诊断：脾虚、溶血性贫血。

处方：党参1g，黄芪4g，大枣1g，茯苓1g，当归2g，乌梅1g，山萸肉1g，菟丝子1g，炙甘草4g，阿胶1g，紫河车1g，玄参1g，女贞子1g，熟地黄1g，陈皮1g。（使用配方颗粒、超微饮片，为实际装量）

用法用量：每日1剂，服用20日。

病例二

患者年龄：61岁。

临床诊断：糖尿病足。

处方：石斛2g，忍冬藤2g，赤芍1g，玄参2g，白术1g，白鲜皮1g，牛膝1g，黄芪2g，党参1g，茯苓1g，黄连1g，丹参1g，红花1g，瓜蒌1g。（使用配方颗粒、超微饮片，为实际装量）

用法用量：每日1剂，服用10日。

病例三

患者年龄：58岁。

临床诊断：糖尿病、肾病综合征、肝寒、腿肿。

处方：黄芪3g，炒白术1g，茯苓1g，猪苓1g，丹参1g，益母草1g，泽泻1g，当归1g，牛膝1g，肉桂1g，附子1g，防己1g，玉米须2g，夏枯草1g，葶苈子1g。（使用配方颗粒、超微饮片，为实际装量）

用法用量：每日1剂，服用20日。

当我们抵达诊所时，发现那里已经人满为患。有的是通过亲戚介绍驱车百里而来，还有的是经朋友推荐从邯郸远道而来，都是慕名前来找于老师求诊。

当聊到中医传承时，于老师开心地分享道：“我们家族世代传承张元素的易水派中医，专精于治疗各种疑难杂症。我承继了爷爷和父亲的行医之道，如今我的儿女也在我的影响下，投身于中医临床事业，为患者解除病痛。”

当问到于老师日常坐诊情况时，于老师分享道：“我每日都会在诊所，无论是节假日还是新年，都不曾休息。”

在谈到超微饮片的临床使用优点时，于老师分享道：“超微饮片优于传统饮片，有效性要比传统饮片强，更方便患者使用与携带，有效性是一个药最重要的核心，超微饮片有效性值得肯定！”

于老师还表示：“作为中医从业者，我们必须以德行医，以精湛的技艺治病救人，切勿陷入单纯追求利润的误区。用心治愈每一个患者，救死扶伤是一个医生应该做的事情，也是最重要的事情。”

黄朝启：辨证施治，智慧传承守健康

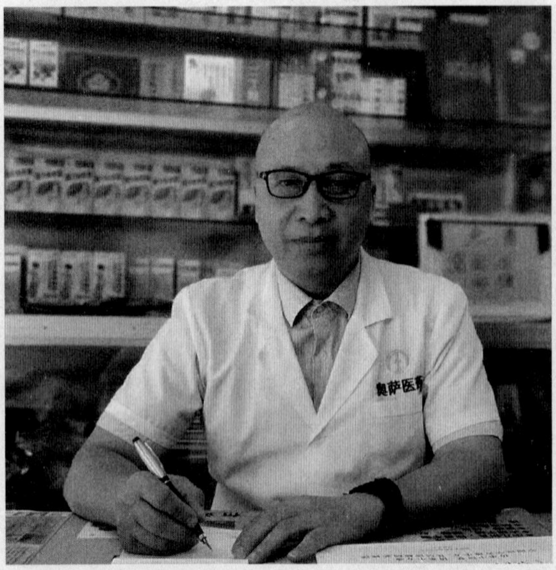

黄朝启，男，出身广西，资深中医师。黄医生致力于传承与发展中国传统医学，积极投身于中医事业之中，开设的“黄朝启诊所”，在当地享有盛誉，成为当地众多患者寻求中医疗法与健康指导的首选之地。

在长达三十年的职业生涯里，黄朝启医生不仅具备深厚的中医理论功底，还熟练掌握了针灸、推拿、中药配伍等多种传统治疗方法，对常见病及疑难杂症有着独到见解和丰富的治疗经验。

中医治疗胃炎案例

一、患者信息

安某某，女，67 岁，清洁工。

二、诊断与治疗

（一）初诊

日期：2024 年 9 月 25 日。

主诉：近几年，总犯胃病，深受困扰。

检查：胃炎，脉滑数，舌红，苔黄腻。

辨证：胃痛，痞满。

处方：姜半夏 10g，黄芩 10g，黄连 10g，干姜 10g，党参 10g，白术 10g，茯苓 10g，陈皮 10g，大枣 10g，炙甘草 6g，白及 10g，丹参 10g，枳壳 10g。7 剂，每日 1 剂。

方解：方中姜半夏、黄芩、黄连、干姜具有清热燥湿，降逆止呕的作用；党参、白术、茯苓可健脾益气，增强脾胃的运化功能；陈皮、大枣、炙甘草理气和中，调和诸药；白及、丹参活血化瘀，缓解胃部疼痛；枳壳理气宽中，消痞除满。整个方剂以调和脾胃为主，同时兼顾清热化湿、行气活血，以达到治疗胃痛和痞满的目的。

（二）二诊

日期：2024 年 10 月 14 日。

自述：无不适感觉，无症状出现，再拿 5 剂药进行巩固。

三、总结与心得体会

在本医案中，黄朝启医生运用中医辨证施治的原则，合理配伍，不仅有效缓解了患者的胃痛和痞满症状，还帮助其恢复身体平衡，提高了生活质量。在后续的复查中，患者自述已经没有症状出现，显示出治疗方案的有效性。

黄医生的治疗案例再次证明了中医药在治疗常见病及疑难杂症方面的独特优势和疗效。他的治疗方法体现了中医的整体观念和辨证施治原则，强调调和脾胃、清热化湿、行气活血，从而达成治疗的目的。

除了日常诊疗工作外，黄医生还积极参与社区社会公益活动，普及中医药知识，倡导科学养生理念。其平易近人的态度、专业精湛的技术以及无私奉献的精神赢得了广泛赞誉。

李金海：三十余载春秋，仁术济世情

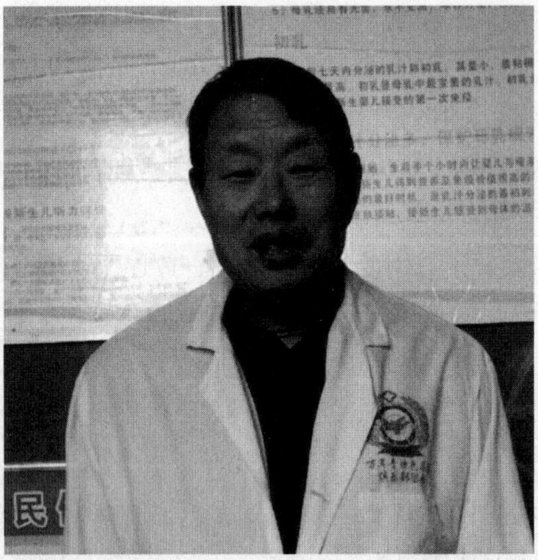

李金海，男，59岁，出身于河南中医世家，自幼耳濡目染，对中医产生了浓厚的兴趣。他从事中医临床三十余年，扎根方城县赵河镇韩庄村卫生所，用他的医术和仁心为患者提供医疗服务。他擅长运用经方和针灸治疗各种常见病和多发病，尤其在慢性病管理和康复方面有着丰富的经验。他能够根据患者的病情和体质特点，选择合适的中药和针灸疗法进行治疗，以达到最佳的治疗效果。

家传灵艽桂花汤治疗肩关节痛疼案例

肩周炎是骨科常见病，多发病，也称粘连性关节囊炎，又称“漏肩风”“冻结肩”“肩凝风”等，严重影响患者的生活、工作和学习。本病临床以肩关节疼痛、活动障碍为特征，属中医痹证范畴。李医生在前人经验的基础上，结合自己的心得自拟灵艽桂花汤治疗该病，取得了满意疗效。

一、患者信息

张某某，男，52岁。

二、诊断与治疗

（一）初诊

日期：1992年10月6日初诊。

主诉：右肩关节疼痛，活动受限，阴雨潮湿天气加重，经中西医治疗效果不佳，遂来诊治。

症见：右肩屈伸不利，疼痛明显，畏恶风寒，得温稍舒，舌淡红略暗，苔白稍腻，脉弦细。

查体：右肩压痛明显，无红肿发热，前伸40度，后伸20度，外展35度，外旋15度；搭肩试验阳性；线摄片未发现明显异常；血沉、抗“o”均正常。

诊断：右肩关节周围炎。

治疗方药：灵艽桂花汤加减。

基础方：威灵仙，秦艽，桂枝，红花，防已，防风，木瓜，桑枝，黄芪，鸡血藤，细辛，羌活。

加减用药：基础方加独活、苍术、薏苡仁、乳香、没药、玄胡、三七。

以上药物每样1包，开3剂药，分为10小包，每天2次，每次1包。

（二）二诊

日期：1992年10月12日。

服药5天，肩痛减轻，但患者稍感恶心、纳差，上方加法半夏、炒麦芽、谷芽各1包，开3剂药，分为10小包，每天2次，每次1包。

疼痛继续减轻，恶心消失，食欲增加，关节活动度亦有改善。效不更方，继服15剂，右肩疼痛消失，关节活动恢复正常，随访1年未再复发。

三、总结与心得体会

肩关节周围炎多发生在50岁以上的中老年人，故又有“五十肩”之称。祖国医学认为，该病的发生主要是因气血不足，肌腠不密，外卫不固，风寒湿热之邪乘虚而入人体，注于经络，留于肩关节，使气血痹阻所致。灵艽桂花汤针对上述病因病机而设，方中威灵仙“通行十二经络，治中风痛风”（《本草备要》），与细辛、羌活、防风相伍，祛风除湿，通络止痛；秦艽“主寒热邪气、寒湿风痹，肢节痛”（《本经》），配防已清热祛湿通络、桂枝“温筋通脉”（《别录》），“横行手臂”（《本草衍义遗》），“去冷风疼”（《药性本草》），善治风寒湿痹之肩臂关节疼痛；红花“活血…止痛、散肿、通络”（《本草纲目》），与黄芪、鸡血藤相伍，补气养血、活血通络，使气血充、血运畅，正气来复；桑枝、木瓜舒筋活络。诸药合用共奏益气养血、活血通络、祛风除湿、散寒清热，通络止痛、疏利关节之功，故用于治疗气血不足、风寒湿热之邪侵袭所致的肩周炎疗效显著。

在本案中，李金海老师在治疗肩周炎方面有着独到之处。他结合家传灵艽桂花汤，针对气血不足、风寒湿热邪侵袭所致的肩周炎，通过益气养血、活血通络、祛风除湿、散寒清热等作用，取得了显著的疗效。该病例中，患者张某某经过李医生的治疗，右肩疼痛消失，关节活动恢复正常，随访 1 年未再复发，充分展示了李医生在中医领域的深厚功底和丰富经验。

三十余载中医生涯，他用实际行动诠释了医者仁心的真谛，为中医药事业发展的拳拳之心。相信在未来的日子里，他会继续用自己的医术和仁心，为更多的患者带去健康和希望。

曹喜勤：传承精华，仁心济世

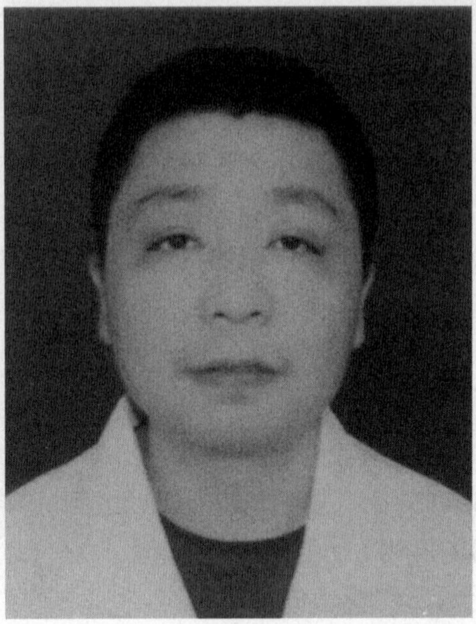

曹喜勤，男，出身河南。他是一位在中医领域拥有深厚造诣和丰富经验的医师，从事医疗工作长达 20 余年，现扎根西路寨曹喜勤卫生室。曹医生凭借其精湛的医术和显著的治疗效果，赢得了广大患者的信赖与尊敬。

曹医生擅长运用传统中医理论结合现代医学技术，通过针灸、推拿、中药等多种治疗手段，为患者提供个性化的治疗方案。他注重辨证施治，根据每位患者的具体情况制订针对性的治疗计划，确保疗效最大化。在临床实践中，曹医生积累了丰富的经验，对常见疾病和复杂病症都有着深入的研究和独到的见解。

中医治疗过敏性紫癜临床案例

一、患者信息

张某，女，20 岁，学生。

二、诊断与治疗

（一）初诊

日期：2024 年 2 月 10 日。

主诉：患者自诉近 1 个月来双下肢出现散在红色斑点，伴有轻微瘙痒，无明显诱因。近日斑点增多，颜色加深，故来就诊。

查体：双下肢散在紫红色斑点，压之不褪色，大小不一，无其他明显异常。舌质红，苔薄黄，脉数。

辨证：风热伤络证。

治法：疏风散邪，清热凉血。

主方：消风散加减。

方药：金银花 15g，连翘 10g，防风 10g，生地黄 15g，赤芍 12g，牡丹皮 10g，紫草 10g，生甘草 6g。共 7 剂，每日 1 剂，分 2 次服用。

方解：方中以金银花、连翘清热解毒，疏散风热，共为君药；防风、生甘草祛风解表，胜湿止痛，调和诸药，共为臣药；生地黄、赤芍、牡丹皮清热凉血，活血化瘀，紫草凉血活血，解毒透疹，四药共为佐药。

全方合用，共奏疏风散邪、清热凉血之功。

医嘱：服药期间忌食辛辣、海鲜等刺激性食物，注意休息，避免剧烈运动。

（二）二诊

日期：2024年2月18日。

患者服药1周后复诊，自述斑点颜色变淡，瘙痒明显减轻，无新斑点出现。查体见双下肢斑点颜色变暗，部分消退，舌脉较前改善。

辨证：风热之邪已得大部分疏散，血热之势亦得到控制，但仍有少量余邪未清，血络尚未完全恢复。

治法：继续疏风散邪，清热凉血，并增强凉血止血之力。

主方调整：在初诊消风散加减的基础上，加入白茅根、仙鹤草。白茅根甘寒入血，能清血分之热而凉血止血；仙鹤草收敛止血，主治各种出血之症。

方药调整：金银花15g、连翘10g、防风10g、生地黄15g、赤芍12g、牡丹皮10g、紫草10g、生甘草6g、白茅根30g、仙鹤草15g。共7剂，每日1剂，分2次服用。

方解：在原方基础上加入白茅根，增强凉血止血之力，使紫癜消退更快；加入仙鹤草收敛止血，针对紫癜出血症状进行治疗。诸药合用，共奏疏风散邪、清热凉血、凉血止血之功。

医嘱：注意饮食调养，避免过度劳累和情绪激动，定期复诊。

（三）三诊

日期：2024年2月24日。

服药2周后复诊，自述斑点已基本消退，瘙痒已止，整体感觉良好。查体见双下肢斑点基本消退，仅留少量色素沉着，舌脉正常。

辨证：紫癜已消退，风热之邪已清，血热已平，进入恢复期。但患者体质尚需调理，以巩固疗效，防止复发。

治法：健脾益气，滋阴降火，调理体质。

主方调整：采用健脾益气、滋阴降火的方剂，如参苓白术散加减。

方药调整：党参15g，白术12g，茯苓15g，炙甘草6g，麦冬10g，五味子6g，生地黄15g，玄参12g。共7剂，每日1剂，分2次服用。

方解：党参、白术健脾益气，为君药；茯苓健脾渗湿，炙甘草益气和中，共为臣药；麦冬、五味子滋阴降火，生地黄、玄参清热养阴，共为佐药。诸药合用，共奏健脾益气、滋阴降火之功，以调理体质，巩固疗效。

医嘱：注意饮食调养，适当锻炼，增强体质，定期随访。避免再次接触可能引起过敏的物质，以防复发。

三、总结与心得体会

在本例过敏性紫癜的医案中，患者呈现出典型的过敏性紫癜症状，主要表现为双下肢散在红色斑点，伴有轻微瘙痒。查体可见斑点压之不褪色，大小不一，舌质红，苔薄黄，脉数。这些症状和体征均指向风热伤络的中医证候。

在初诊时，根据患者的临床表现，判断其病因主要为风热之邪侵袭，导致血络受损，血热妄行。因此，采用了疏风散邪、清热凉血的治疗原则。消风散加减作为主方，旨在清除体内的风热之邪，并通过凉血药物使血热得以平息。金银花、连翘的清热解毒作用，防风、生甘草的祛风解表功效，以及生地黄、赤芍、牡丹皮、紫草的清热凉血效果，共同构成了治疗的核心。

二诊时，患者的斑点颜色开始变淡，瘙痒也有所减轻，这说明初诊的治疗方案是有效的。然而，紫癜尚未完全消退，说明仍有少量余邪未清，血络尚未完全恢复。因此，在原方的基础上加入了白茅根和仙鹤草。白茅根甘寒入血，能清血分之热而凉血止血；仙鹤草则具有收敛止血的功效，专治各种出血之症。这两味药的加入，进一步加强了凉血止血的力度，使得紫癜的消退更为迅速。

到了三诊，患者的紫癜已基本消退，瘙痒也已止，整体症状得到了明显改善。然而，紫癜的消退并不意味着病情已经完全治愈，患者的体质仍需进一步调理。此时，我采用了健脾益气、滋阴降火的治疗原则，旨在调理患者的体质，巩固疗效，防止复发。参苓白术散加减作为主方，通过党参、白术的健脾益气作用，茯苓的健脾渗湿功效，以及麦冬、五味子的滋阴降火效果，使得患者的体质得到了有效调理。

同时，我也认识到在治疗过敏性紫癜这类疾病时，不仅要关注症状的消除，更要注重整体调理和体质的改善。通过健脾益气、滋阴降火等方法，可以增强患者的体质，提高自我修复能力，从而防止病情的复发。

席晓虎：欲救人而学医则可，欲谋利而学医则不可

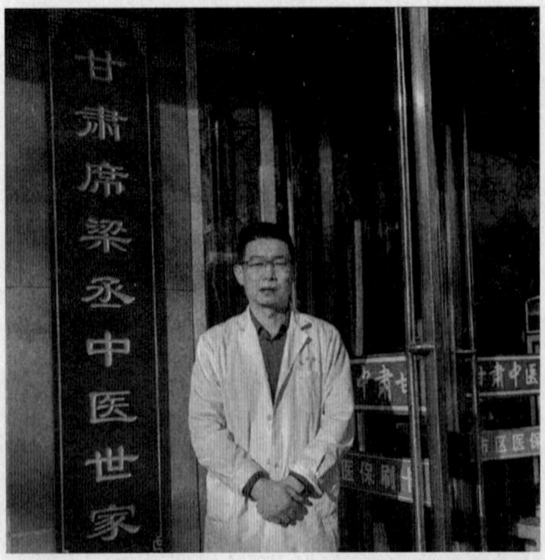

席晓虎，1974年出生，毕业于甘肃中医学院。自幼受其祖辈熏陶，耳濡目染，立志从医，济世救人，在内科、妇科、儿科等方面广收博采，见解独特。继承家传，潜心习医，苦读经典；谨记祖辈“欲救人而学医则可，欲谋利而学医则不可”之教诲，治病救人、济世活人。在中医临床方面有很深的造诣，1998年随父设席晓虎诊所坐堂行医，在中医中药治疗脾胃虚寒、癫痫、抑郁、疝气、男女不孕、妇科、内科病等疑难杂症方面颇具声名。

2023年甘肃省公布第四批区级非物质文化遗产代表性传承人。根据《中华人民共和国非物质文化遗产法》《甘肃省非物质文化遗产条例》等有关规定，为有效保护和传承非物质文化遗产项目，经区文化馆申报、专家评审、区文体广电和旅游局研究、社会公示等程序，凉州区文体广电和旅游局确定了凉州区第四批区级非物质文化遗产代表性传承人，认定席晓虎为武威市级非物质文化遗产项目凉州席氏疝气贴的区级代表性传承人。

席氏中医应用中药配方颗粒治疗湿热案例

中医认为湿热体质是一种内环境不清洁，又湿又热，湿热氤氲，排泄不畅的体质。湿热的一般表现为：肢体沉重，面部发黄、发暗、油腻，舌红苔黄、舌质红，舌苔黄厚，唇红齿黄、牙龈红、口唇红，皮肤易生痤疮、发红、脓疱，口干、口臭、口苦，汗味大、体味大，大便燥结或黏滞不爽、臭秽难闻，小便黄赤。早上起来人特别困乏无力，刷牙的时候嗓子恶心，口干口苦，一照镜子发现自己容颜憔悴，皮肤暗淡无光，正常人的大便是金黄色的圆柱体，大便之后，不会粘连在马桶壁上，用很少的水就能冲干净，很少的手纸就能擦干净屁股，如果上完厕所，大便黏腻，粘在马桶壁上冲不干净，那么一定是体内湿气很重。如果遇上天热、上火、消化不良，还可能伴随便秘。

生活中一些常见的温热现象：肥胖，便秘，关节炎，湿疹，妇科炎症，大便不成形，溏稀甚至便秘，舌苔厚腻，口干，口苦，口臭，痰多，脱发，白发，眼袋下垂，腰酸关节疼痛，胸口闷，黑眼圈，睡觉打呼噜，头晕没精神，特别疲劳，阴部潮湿，白带有异味。

病例一

肝胆湿热

证候：头痛目赤，胁痛口苦，耳聋、耳肿；或湿热下注，阴肿阴痒，筋痿阴汗，小便淋浊，妇女湿热带下等。

治则：泻肝胆实火，清下焦湿热。

主方：龙胆泻肝汤加减。

方药：龙胆草1袋，栀子1袋，黄芩1袋，柴胡1袋，车前草1袋，泽泻1袋，生地2袋，当归1袋，甘草1袋。

病例二

湿热黄疸

证候：阳黄身热，面目、周身黄如桔色，小便黄赤短涩，大便不畅（或秘），腹微满，口渴胸闷，烦躁不安，或有头汗出，别处无汗，苔黄腻，脉滑数。

治则：泻热，利湿，退黄。

主方：茵陈蒿汤加味。

方药：茵陈2袋，栀子1袋，车前子1袋，茯

苓1袋，连翘1袋，白芍2袋。

病例三

湿热阻滞肝胆

证候：往来寒热，胸胁苦满，呕不止，郁郁微烦，心下痞硬，或心下满痛，大便不解或胁热下利，舌苔黄，脉弦数有力。

治则：和解少阳，内泻热结。

主方：二妙丸加减。

方药：苍术1袋， 黄柏1袋，牛膝1袋，薏苡仁2袋，知母1袋，甘草1袋。

总结与心得体会

肝胆湿热患者除用药物治疗外，必须清淡饮食，尽量少吃肥甘油腻。

席氏中医应用中药配方颗粒治疗心肾不交“癫证”“郁证”“癔证”心得：脏躁主要表现为情绪郁闷低落、焦虑不安、激动难抑、对外界事物丧失兴趣、自我评价过低等。多发于先天禀赋阴气过盛、心胸狭窄、气量偏小的人，由精神刺激、情志不舒，导致气机郁滞而引发。由于情志失调、心情压抑、不得宣泄，大脑的气机紊乱，失于控制，继而影响到心、肺、脾、肝、肾诸脏的功能，导致心脾气血不足、肝郁肺气不宣和肝肾阴液亏虚，使气血精微不能上荣于脑，脑失调控进一步加重，从而出现情绪失常、悲伤、心悸。治疗以清热除烦、清热去火，可用于治疗发汗、呕吐、泄泻后，余热郁于胸膈，身体存在发热、心烦、失眠、易醒、多梦以及胸部脘腹痞闷胀满，应用中药颗粒栀子淡豆豉汤加减：栀子1袋，豆豉1袋，生地1袋 、当归1袋，甘草1袋 。

随着时代的发展，人民群众的生活节奏增快，传统煎药已经不太现实，颗粒剂产品的出现很好地弥补了这方面的不足，给很多患者提供了方便，减少药物的浪费，加强了治疗疗效，同时也为诊所医师开药增强了信心，本人之所以能有现在的收获，首先要感谢春光九汇厂家的大力支持和广大患者的信任，重点感谢春光九汇超微中药，医生技能再高没有好的药物一切都是枉然，所以有好药才能治好病。

聂如松：医病非难，难在疑似之辨

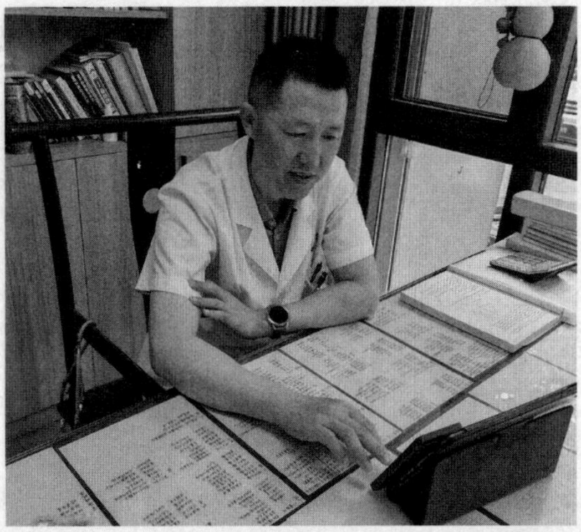

聂如松，毕业于湖南中医药大学，从事中医临床二十余年，擅长运用经方和针灸治疗抑郁症、焦虑症、狂躁症、颈肩腰腿疼痛、心脑血管疾病、失眠、语言发育迟缓、视力问题（近视眼、老花眼、干眼症）、三高、肺部结节、乳腺结节、甲状腺结节、痛风、牛皮癣等疾病。他能够根据患者的病情和体质特点，选择合适的中药和针灸疗法进行治疗，以达到最佳的治疗效果。

国医大师熊继柏教授嫡传弟子

中华中医药学会会员

中国针灸学会会员

“松彬针疗 " 的非遗传承人

中医治疗重症抑郁症临床案例

一、患者信息

罗某某，女，16岁，学生。

二、诊断与治疗

（一）初诊

日期：2024年1月15日。

主诉：自诉抽搐，晕倒，说不出话，反复发作3年，逐渐加重，现在每天发作2~3次，伴后头痛，颈项强痛，甚至有自杀倾向，纳呆，寐欠安，晕车，胆怯。

查体：颈部有压痛，舌尖红，苔白厚腻，脉濡细。

西医诊断：重度抑郁证，重度焦虑证，颈椎病。

中医诊断：郁证（痰气郁结、心神失养），痉证（邪壅经络）。

治法：祛风散寒，解肌调营，理气化痰，安神定志。

主方：桂枝加葛根汤合温胆汤加减。

方药：葛根45g，桂枝15g，白芍15g，生姜10g，大枣3枚，法半夏12g，茯苓30g，陈皮15g，竹茹10g，枳实10g，神曲30g，天麻10g，僵蚕10g，生牡蛎20g，甘草6g。

用法用量：共7剂，每日1剂，分2次服用。

方解：方中以葛根、桂枝、白芍、生姜、大枣祛风散寒，解肌和营；加法半夏、茯苓、陈皮、竹茹、枳实行气化痰；加天麻、僵蚕祛风止痉；加生牡蛎重镇安神；共奏祛风散寒，行气化痰，祛风止痉之功。

医嘱：忌食冰冷、油腻之品，注意休息。

（二）二诊

日期：2024年1月23日。

主诉：全身抽搐已止，身上仍麻痛。

辨证：营卫调和，但余邪未清。

治法：继续调和营卫，佐以祛邪化痰。

方剂：原方继服10剂。

（三）三诊

日期：2024年2月22日。

查体：诸症显减，纳呆，苔白厚腻，脉弦细。

辨证：肝郁脾虚湿盛。

主方：柴胡桂枝温胆汤加减。

方药：柴胡30g，黄芩15g，桂枝10g，白芍15g，法半夏15g，西洋参10g，茯苓30g，陈皮15g，竹茹15g，枳实15g，焦神曲30g，焦麦芽30g，焦山楂10g，甘草6g。

用法用量：共10剂，每日1剂，分2次服用。

方解：方中用柴胡、黄芩疏肝解郁，桂枝、白芍调和营卫，法半夏、茯苓、陈皮、竹茹、枳实理气化痰，西洋参健脾补气，焦神曲、麦芽、焦山楂健脾消食，共奏疏肝解郁，健脾化痰之功。

医嘱：忌食冰凉、油腻之品，注意休息。

（四）四诊

日期：2024年2月26日。

查体：抽搐、晕倒、麻木已止，纳增，苔白，脉弦细。

辨证：脾胃得健，肝郁缓解，但苔白，继续疏肝健脾。

方药：原方减柴胡15g，继服30剂，以巩固疗效。

三、总结与心得体会

在本例重度抑郁症、重度焦虑症的医案中，主要表现为抽搐，晕倒，说不出话，伴后头痛，颈项强痛，甚至有自杀倾向，纳呆，寐欠安，晕车，胆小；患者舌尖红，苔白厚腻，脉濡细。本着方证对应的原则，后头痛、颈项强痛、抽搐，属于中医的痉证，伴脉濡细，故用桂枝加葛根汤，而不用葛根汤；有自杀倾向、纳呆、寐欠安、晕车、胆怯，考虑为郁证（痰气郁结、心神失养），故用温胆汤化裁。

三诊时诸症得解，但纳呆，苔白厚腻，脉弦细，考虑脾虚湿盛、肝气郁结，故用柴胡桂枝温胆汤加焦三仙疏肝解郁，健脾化痰而收全功。

抑郁症、焦虑症属于中医的郁证，病情多与痰气有关，很多时候兼有其他症状，因此要坚守方证对应、方病对应的原则，逐步治疗，后期要注意情绪乐观、饮食清淡、睡眠充足、适当锻炼。

本次病案中，聂医生首先根据患者的病情和体质特点，选择了合适的中药进行治疗。他采用了祛风散寒、解肌调营、理气化痰、安神定志等方法，以桂枝加葛根汤合温胆汤加减为主方进行治疗。经过一段时间的治疗，患者的症状得到了明显改善。

聂医生表示，中医治疗过程一定要坚守方证对应、方病对应的原则，逐步治疗方才出现效果，切勿急于求成。

通过本次案例我们可以看到中医在治疗重度抑郁症方面的疗效和优势。中医治疗抑郁症主要是通过调理气血、疏通经络、平衡阴阳等方法。与西医相比，中医更注重整体观念和个体差异，能够根据患者的具体情况制订个性化的治疗方案。因此，对于一些西医治疗效果不佳的患者来说，中医治疗可能是一个更好的选择。

任秋然：秉承岐黄之术，传承方剂精髓

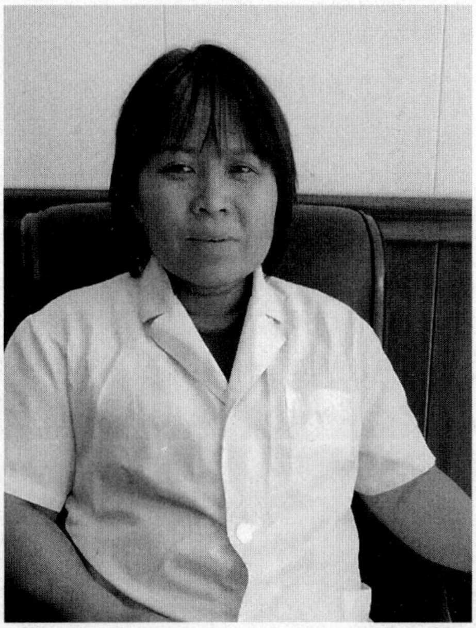

任秋然，女，汉族，50岁，从事中医临床三十余年，拥有丰富的临床经验，现在方城秋然中医诊所任职，致力于传承和发展中医药学。擅长运用经方和针灸治疗颈肩腰腿痛、脂肪肝、乳腺增生、子宫肌瘤、囊肿、内分泌失调、痛经、面部黄褐斑、长痘、皮肤过敏、不孕不育、减肥等。

加味逍遥散治验案例

逍遥散是《太平惠民和剂局方》里的一个方剂，组方为柴胡，当归，白芍，甘草，生姜，薄荷。其作用为疏肝解郁，健脾和营。可用以治疗妇女忧郁而致经血不调，气滞血瘀的胁下痛等妇科疾病。近年来，本人运用逍遥散为基础方，根据不同的证型加用相应的药物，获得了比较满意的效果。

现举医案三则如下：

病例一

一、患者信息

李某，女，36岁。

二、诊断与治疗

主诉：因平素体虚，近日农活过于劳累，而引起右胁肋作痛，且头痛目眩，神疲食少，身热咽干，口渴而不欲饮。

查体：脉细数无力（体温37.8℃）。

诊断：发热胁痛

处方：逍遥散加减。

方剂：当归2袋，白芍1袋，白术2袋，云苓1袋，柴胡1袋，薄荷2袋，丹皮1袋，地骨皮1袋，黄芩1袋，麦冬1袋，甘草1袋，生姜1袋。

开3剂药，分为10小包，5天的用量，每天2次，每次1包。服用3天大有好转，5天痊愈。

三、总结与心得体会

本病例素来体虚，加之劳累过度而致虚热内生、肝郁化火、耗伤津液的病证。根据其临床表现而选此方，方中的当归、白芍补虚生血，柴胡疏肝散郁，白术、云苓、甘草健脾渗湿，丹皮、地骨皮与黄芩、麦冬合用以清诸热、凉血而解烦渴，再加薄荷消风热，使肝血得充，肝气舒畅，肝胃功能恢复，以达治疗目的。

病例二

一、患者信息

张某。

二、诊断与治疗

主诉：妊娠三月余，因与家人争吵，第二天上午感觉小腹胀痛，并牵延胁肋痛，急躁易怒，情志抑郁。

查体：脉弦滑。

诊断：妊娠腹痛

处方：逍遥散加减。

方剂：当归2袋，白芍1袋，云苓1袋，白术2袋，苏梗1袋，桑寄生1袋，柴胡1袋，元胡1袋，甘草1袋。

开2剂药，分为6小包，3天的用量，每天2次，每次1包。服用1天后大有好转，3天痊愈。

三、总结与心得体会

本病例是由情志不畅、气滞所伤胎元而发病，据其症状用当归、白芍补血养血，柴胡、元胡疏肝理气止痛，白术、桑寄生养血安胎，苏梗理气止痛而安胎，云苓、甘草健脾益气。共奏养血安胎，理气止痛之效。

病例三

一、患者信息

刘某，女，26岁。

二、诊断与治疗

主诉：一胎顺产12天，因感觉双侧乳房胀痛有硬结而就诊。

查体：脉虚数，恶寒发热（体温38.5℃），汗出不解，头痛身痛，苔薄白。

诊断：产后发热

治法：疏风解表，养血益气。

处方：逍遥散加减。

方剂：当归2袋，白芍2袋，白术1袋，柴胡1袋，熟地1袋，川芎1袋，荆芥1袋，防风1袋，党参1袋，黄芪1袋，甘草1袋，生姜1袋，大枣1袋。

开3剂药，分为10小包，5天的用量，每天2次，每次1包。服用3天后大有好转，5天后痊愈。

三、总结与心得体会

本病例是产后体虚，复感风寒而致气滞不畅，故发热恶寒，头痛身痛。荆芥、防风、生姜祛风散寒而取汗解之；柴胡、甘草等舒肝散结而消乳房胀痛；因产后体虚，为使发表不伤正气，配合党参、黄芪以补气，故而获效。

曾滨洲：扎根基层，无私奉献

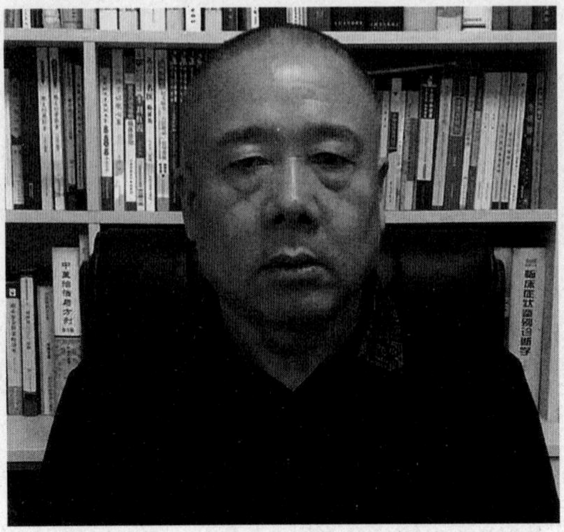

曾滨洲医师，湖南省华容县操军卫生院全科主治医师，擅长运用中医药治疗内科、外科、妇科等常见病及多发病，尤其擅长治疗带下病、腰痹等疾病。他从医30余年，扎根基层，奉献基层，始终坚持辨证论治，根据患者具体病情制定个体化治疗方案，并注重用药安全，疗效显著，深受患者好评。

中医治疗妇女白带增多案例

一、患者信息

李某，女，47岁，农民。

二、诊断与治疗

（一）初诊

日期：2024年7月16日。

主诉：白带增多。

现病史：患者自觉带下量增多月余，近两日出现少腹胀痛，并伴有口苦咽干、头晕等症。患者既往有2次分娩史，1次人工流产史，现上环避孕。末次月经7月10日，持续5日。现症见带下色黄绿，质稠，气味腥臭，大便先干后稀，小便短赤。

刻诊：患者舌质红，舌苔黄，舌边可见瘀点，脉象弦滑。

诊断：带下病（阴道炎）。

辨证：湿热蕴结型。

治法：清热解毒，除湿止带。

方药：易黄汤加味。

处方：蒲公英2袋，连翘1袋，野菊花1袋，土茯苓1袋，山药2袋，芡实1袋，黄柏1袋，苍术1袋，薏苡仁1袋，茯苓1袋，白术2袋，延胡索1袋，香附1袋，金银花1袋，紫花地丁1袋，5剂。

用法：每天1剂开水冲开，分2次温服。

（二）二诊

日期：2024年7月26日。

症情：白带量尚偏多，但颜色已不黄，下腹已无胀痛感。

刻诊：舌淡红，苔薄黄，脉滑。

方药：三妙散加味。

处方：黄柏1袋，薏苡仁1袋，芡实1袋，苍术1袋，蒲公英1袋，白芷1袋，败酱草1袋，白花蛇舌草1袋，7剂。

用法：每天1剂开水冲开，分2次温服。

（三）三诊

日期：2024年8月5日。

症情：白带已正常，无需服药。

方药：黄柏苦参洗剂1瓶。

医嘱：睡前清洗外阴，注意私处卫生，不适随诊。

方解：金银花、连翘、蒲公英、紫花地丁、野菊花清热解毒，土茯苓、薏苡仁、白术健脾利湿止带，黄柏、苍术清热燥湿，延胡索、香附行气止痛，互有行气利水之功。上诸药配伍，共奏清热解毒，健脾利湿止带之功。

三、总结与心得体会

本案患者为中年女性，由于既往分娩及人工流产史，导致冲任受损，气血不足，加之感受湿热邪气，湿热蕴结下焦，损伤任带二脉，发为带下病。初诊以易黄汤为基础方，清热解毒，健脾利湿止带，佐以延胡索、香附等行气止痛之品，针对患者少腹胀痛的症状。二诊患者湿热之邪已去大半，白带量减少，但仍有余邪未尽，故改用三妙散加味，巩固疗效。三诊患者白带恢复正常，予黄柏苦参洗剂外洗，以清除残余邪气，并嘱患者注意私处卫生，防止复发。

本案体现了中医辨证论治的思想，根据患者病情变化，灵活调整治疗方案，最终取得良好疗效。同时，也说明了中医药在治疗妇科疾病方面的优势，能够针对病因病机，进行个体化治疗，疗效显著。

中医治疗强直脊椎炎案例

一、患者信息

周某，男，38岁，经商。

二、诊断与治疗

（一）初诊

日期：2024年7月16日。

主诉：颈腰背痛。

现病史：患者自述颈部疼痛6年，近2年症状加重，站立久后感乏力，颈部活动受限，头左右摆动困难。患者白天易出汗，睡眠质量尚可，但经商原因常熬夜至深夜。饮食正常，小便清长，夜间排尿2~3次，大便稀溏，排便困难。患者生活无不良嗜好。

刻诊：患者体型偏胖，腹部膨隆，面色晦暗，舌体胖大，舌苔水滑，舌边可见瘀点。脉象表现为左手脉滑，右手脉细涩。

诊断：腰痹（强直性脊柱炎）。

辨证：肾虚血瘀。

治法：补肾通阳活血化瘀。

方药：桂枝芍药知母汤加味。

处方：黄芪3袋，当归1袋，丹参2袋，制附片1袋，狗脊1袋，鹿角霜1袋，桂枝2袋，醋乳香1袋，醋没药1袋，赤芍1袋，杜仲1袋，骨碎补1袋，苍术1袋，乌梢蛇1袋，蜈蚣1袋，威灵仙1袋，羌活1袋，独活1袋，知母1袋，甘草2袋；15剂。

（二）二诊

日期：2024年5月19日。

症情：远程诉疼痛好转明显，活动幅度大了。舌体胖大有齿痕。

方药：效不更方，仍用原方加减。

处方：黄芪2袋，当归1袋，丹参2袋，制附片1袋，狗脊1袋，鹿角霜1袋，桂枝1袋，赤芍1袋，熟地黄1袋，葛根2袋，枸杞子1袋，苍术1袋，木香1袋，乌梢蛇1袋，杜仲1袋，鸡血藤1袋，威灵仙1袋，羌活1袋，独活1袋，知母1袋，甘草2袋；15剂。

治疗效果：患者连服30剂后，连续3个月回访临床症状基本消失。

医嘱：锻炼身体，勿食冷饮和海鲜类寒凉食物，夜间空调温度不宜低于28℃，不适随诊。

方解：本方用附片温阳，桂枝通阳，狗脊、杜仲、骨碎补、枸杞子补肾强筋，乳香、没药活血祛瘀，鸡血藤、丹参活血补血，血能载气，黄芪、木香行气使气行则血行，木香且能顾护脾胃，乌梢蛇、蜈蚣息风通络，威灵仙、羌活、独活祛一身之风寒湿痹，知母清肾中之虚火，鹿角霜为血肉有情之品，与当归、熟地黄补血助阳，甘草起调和之功。诸药合用而达通阳补肾、强筋、祛风去湿、通络止痛之功，故疗效显著。

三、总结与心得体会

本案患者为中年男性，由于肾精不足，督脉空虚，加之感受风寒湿邪，痹阻经络，气血运行不畅，发为腰痹。初诊以桂枝芍药知母汤为基础方，温阳散寒，祛风除湿，佐以黄芪、当归、丹参等补气活血之品，以扶正祛邪。二诊患者症状明显好转，但仍有余邪未尽，故在原方基础上加用熟地黄、枸杞子等补肾之品，巩固疗效。

本案体现了中医“肾主骨”的理论，以及“治风先治血，血行风自灭”的治疗原则。通过温阳补肾、活血化瘀、祛风除湿等方法，使患者腰痛等症状得到明显改善。同时，应注意患者的日常生活调护，避免风寒湿邪侵袭，并进行适当的体育锻炼，增强体质，预防疾病复发。

陈明虎：西医转中医，爱中医更要信中医

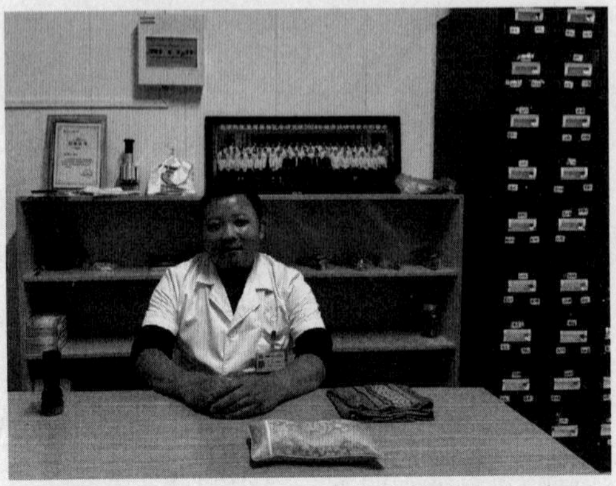

陈明虎，1982年12月14日出生，本科学历，毕业于安徽中医药大学。他拥有16年的临床工作经验，具备系统的专业知识和技能。在六安市人民医院和六安市第二人民医院积累了丰富的实践经验，尤其擅长运用空间医学小方进行脾胃调理以及康复理疗方面的治疗与实践。

中医治疗脾胃不和临床案例

病例一

一、患者信息

张某，女，55岁。

二、诊断与治疗

日期：2024年11月11日。

主诉：口干、口苦臭，胃胀不适，大便1日1次，难解，乏力疲劳，睡眠一般，多梦，颈椎不适。

诊断：脾胃不和

方药：香附3袋，独活5袋，海螵蛸3袋，枇杷叶5袋，茵陈3袋，石菖蒲2袋，白术6袋，蒲公英7袋，鸡内金7袋。10剂，每日1剂。

方解：方中香附可用于疏肝解郁，缓解因肝气郁结引起的胃胀不适；独活用于祛风湿，有助于缓解因湿气引起的胃部不适和乏力疲劳；海螵蛸和枇杷叶可用于缓解口干、口苦臭和胃胀不适，取其清热、降逆的作用；茵陈用于清热利湿，针对体内的湿热，改善大便难解的情况；石菖蒲用于提神醒脑，改善多梦和睡眠问题；白术和鸡内金用于增强消化功能，改善脾胃虚弱，促进食欲和消化；蒲公英用于清热解毒，有助于减轻体内的炎症反应，改善整体健康状况。

医嘱：服药期间忌食辛辣、海鲜等刺激性食物，注意休息，避免剧烈运动。

病例二

一、患者信息

姜某，男，44岁。

二、诊断与治疗

日期：2024年8月3日。

主诉：口干、苦臭，反酸烧心，上腹饱胀不适，乏力疲劳，易生气躁，大便1日2次，稀不成形。

辅助检查：幽门螺杆菌阳性，甘油三酯、转氨酶异常。

诊断：脾胃不和。

治法：健脾和胃，清热利湿，化湿和胃，平冲降逆。

方药：丹参1袋，独活5袋，海螵蛸3袋，茵陈5袋，佩兰3袋，石菖蒲2袋，炒白术2袋，桂枝2袋，枇杷叶5袋。10剂，每日1剂。

方解：方中丹参、独活、海螵蛸改善胃部不适；茵陈、佩兰、石菖蒲清热利湿，化湿和胃；炒白术健脾益气；桂枝温阳化气；枇杷叶降逆止呕。诸药合用，共奏健脾和胃、清热利湿、化湿和胃、平冲降逆之功，以改善患者脾胃不和及伴随的湿热内蕴和气机不畅症状。

医嘱：服药期间忌食辛辣、海鲜等刺激性食物，注意休息，避免剧烈运动。

病例三

一、患者信息

李某，女，51岁。

二、诊断与治疗

日期：2024年9月13日。

主诉：大便1日2~3次，稀不成形，口干苦，胃疼胀，反酸烧心，乏力疲劳，入睡难，易生气躁。

诊断：脾胃不和，阴虚。

治法：健脾和胃，养阴安神。

方药：丹参1袋，独活5袋，杜仲2袋，首乌藤1袋，炒白术2袋，石菖蒲2袋，海螵蛸3袋，佩兰3袋，桂枝4袋，茵陈3袋。10剂，每日1剂。

方解：方中丹参、独活、杜仲改善胃部不适，炒白术健脾益气，首乌藤养血安神，石菖蒲开窍醒神，海螵蛸制酸止痛，佩兰芳香化湿，桂枝温阳化气，茵陈清热利湿。诸药合用，共奏健脾和胃、养阴安神之功，以改善患者脾胃不和及伴随的阴虚症状。

中医治疗肩膀疼临床案例

一、患者信息

刘某，女，53岁。

二、诊断与治疗

日期：2024年10月23日。

主诉：右肩膀疼，活动受限，后背上举困难，大便1日1次，干难解。

诊断：肩膀疼。

治法：以祛风除湿，温经通络，清热泻火

方药：麻黄6袋，蒲公英20袋，知母4袋，首乌藤1袋，桂枝12袋，独活6袋，海螵蛸3袋，大黄3袋。10剂，每日1剂。

方解：方中麻黄、桂枝、独活温通经脉，缓解肩部疼痛和活动受限；蒲公英、知母清热解毒，减轻炎症反应；首乌藤养血安神，改善睡眠质量；大黄泻下攻积，改善肠道功能。诸药合用，共奏祛风除湿、温经通络、清热泻火之功，以改善患者右肩膀疼痛、活动受限及大便干难解的症状。

三、总结与心得体会

陈医生列举了4个中医临床案例，分别涉及脾胃不和、脾胃不和伴阴虚、肩膀疼痛等病症的治疗。通过详细的患者信息、诊断、治疗方案及方解，展示了中医在治疗这些常见病症中的独特优势和疗效。

陈明虎医生的诊室位于繁华的市区，每天都有四面八方的患者慕名而来，当中的许多人都是采用其他方法治疗效果不佳受困扰的患者。在这里，陈医生用他独创的小方优势，仅需10天左右的时间，便能让患者感受到明显的好转。

陈医生的治疗理念是“治未病”，他强调预防胜于治疗，通过调整人体的阴阳平衡，激发自身的免疫力来对抗疾病。他的配方是他多年研究和实践的结晶，每一种成分都经过精心挑选和配比，以确保最佳的治疗效果。使用的配方颗粒不仅方便携带，而且服用简单，深受患者的欢迎。

在与陈医生的交流中，可以感受到他对中医的热爱和执着。他说：“中医不仅仅是一门科学，更是一种文化，它蕴含着中华民族几千年的智慧。”陈医生不断学习中医经典，深入研究草药的性质和功效，力求在传统的基础上创新，为患者提供更有效的治疗方案。

刘广福：仁心自传承，妙术治胃炎

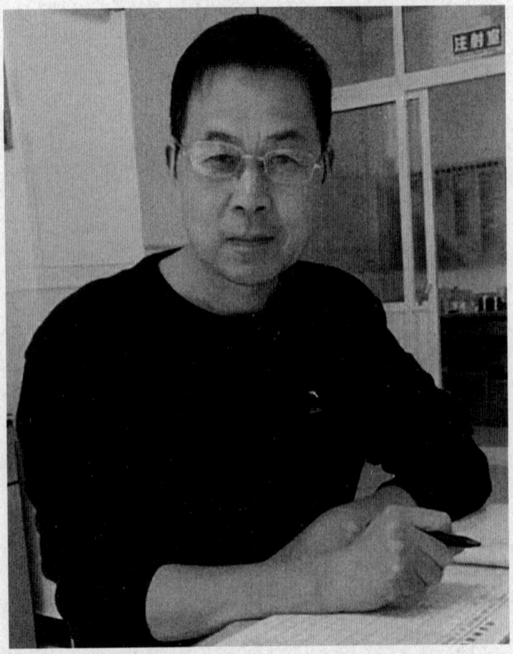

刘广福，男，52 岁，出生于河南一个中医世家，自幼受中医文化的熏陶，对中医产生了浓厚的兴趣，后投身于中医临床工作，至今已逾三十载，在方城康复诊所坐诊，以精湛的医术和仁爱之心为患者提供医疗服务。

刘医生擅长运用经典方剂和针灸疗法治疗各种常见病和多发病，尤其在慢性病管理和康复方面积累了丰富的经验，他的医术和医德深受患者信赖和赞誉。

中医治疗萎缩性胃炎案例

一、患者信息

李某某，男，58 岁。

二、诊断与治疗

日期：2023 年 10 月 8 日。

主诉：患者 11 年前开始胃脘部胀痛，纳差，近来胀痛加重，经胃镜和病理检查诊断为“慢性萎缩性胃炎”，已呈中度，屡治疗效不明显。

刻诊：症见胃脘部胀痛，饭后尤重，伴有轻度烧灼感，嗳气，不吐酸水，纳差，饮食较少，精神倦息，心烦失眠，口干喜饮，大便燥结，小便正常。

查体：体消瘦，面色萎黄，舌质红暗，边有红点，苔薄乏津，脉细；腹软，无压痛，无包块，肝脾未扪及。

胃镜检查：胃体黏膜轻度充血，水肿，红白相间，稍有糜烂溃疡现象，胃窦部黏膜呈颗粒状凹凸不平，十二指肠球部可见小白点。

病理检查：胃窦部重度慢性炎症，中度萎缩，胃体重度慢性炎症。

西医诊断：慢性萎缩性胃炎。

中医诊断：血瘀，胃阴不足。

治法：活血化瘀，益阴养胃。

处方：家传健胃化瘀汤加减。

健胃化瘀汤基础方：黄芪 2 袋，白芍 1 袋，丹参 1 袋，红花 1 袋，三棱 1 袋，郁金 1 袋，莪术 1 袋，生蒲黄 1 袋，五灵脂 1 袋，甘草 1 袋。

基础方增加丹皮 1 袋，麦冬 1 袋，石斛 1 袋，沙参 1 袋。

用法用量：每天 1 剂，分 2 次服用。

治疗效果：服药 1 周后，患者食欲增进，大便变软；2 周后腹痛、胀满明显减轻，烧灼感消除；1 个月后，上述症状消失，饮食大增，精神好转，睡眠改善，体重增加。按此方治疗 3 个月后复查，胃镜检查：胃黏膜轻度红白相间，原有的黏膜粗砂样凹凸不平已不明显，十二指肠球部溃疡消失。病理检查：胃窦部轻度慢性炎症，轻度萎缩。半年后随访，病未复发。

三、总结与心得体会

萎缩性胃炎，属祖国医学“胃脘痛”范畴，本病发生发展的基本病理改变，有人认为是胃阴不足为主，有人认为是脾胃虚寒为主，治疗上分别主张以养护胃阴或温中健脾为主。还有人结合胃镜和病理检查，认为胃黏膜充血，水肿，渗出，血管显露，以及中后期黏膜增厚，细小颗粒状结节隆起，或肠上皮化生，息肉形成等病理形态学方面的改变，与“瘀血”的现代病理学概念相近。不论患者临床表现如何，都有上述胃部的病理学改变，故认为本病的基本病理变化为“血瘀”，治疗上应活血化瘀，以期通过改善内脏平滑肌痉挛，改善血运及组织营养，促使慢性炎症局限和吸收，变性组织逆转和增生性病变吸收，因此，全部采用以活血化瘀的治疗方法，临床总有效率达 97%，疗效显著。

本病一般病程较长，病情较复杂，胃部的局部病变常与其他脏腑病变症情交错，相互影响，要采用辨证与辨病相结合的治疗方法针对“瘀血”，即本病发生发展的主要病理变化，用健胃化瘀汤活血化瘀，结合整体症状辨证用药，疗效方为满意。

盛立珍：敬自然，爱生命

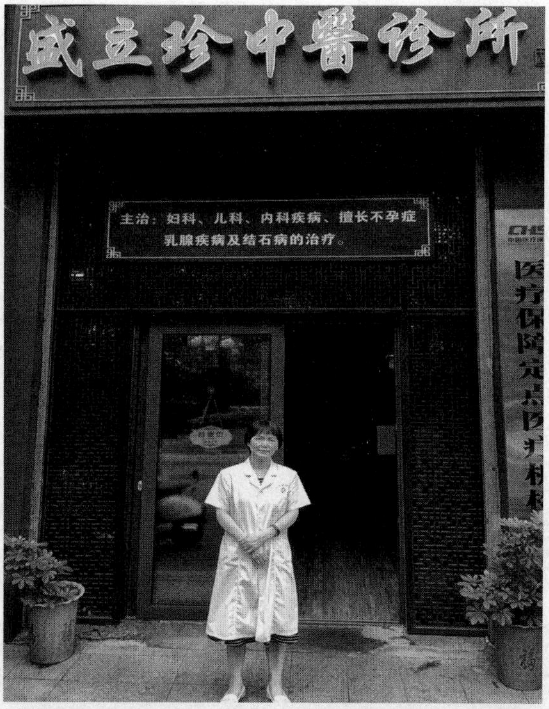

盛立珍，女，副主任医师。擅长治疗妇科、儿科、内科疾病、结石病，精于治疗更年期功血、卵巢囊肿、泌尿系结石，自拟消瘀散治疗乳腺肿瘤增生疗效显著。盛医生曾任益阳市资阳区妇幼保健院副主任医师，益阳市医疗事故鉴定专家库专家。退休后创办盛立珍中医诊所，坚持为患者缓解病痛，以耐心、细致和无私的奉献精神，赢得了无数患者的信任和赞誉。

固本止崩汤治疗功血临床案例

一、患者信息

张某，女，41 岁，工人。

二、诊断与治疗

（一）初诊

日期：2024 年 7 月 17 日。

主诉：月经不净 43 天（末次月经时间为 2024 年 6 月 4 日），量多，夹血块，伴腹部稍胀。2024 年 4 月曾诊刮术一次，7 月 10 日 B 超显示子宫大小正常，宫内膜 8mm。

查体：精神疲倦，面色萎黄，嘴唇无血色，舌质淡，苔薄白，脉细弱。

辨证：气血亏虚。

治法：益气补血，固本止崩。

主方：固本止崩汤加减。

方药：黄芪 30g，党参 15g，茯苓 10g，白术 10g，山药 15g，地榆炭 15g，侧柏炭 15g，升麻 6g，益母草 15g，海螵蛸 15g，墨旱莲 25g，阿胶 10g，甘草 3g。每日 1 剂，共 7 剂。

方解：方中黄芪、党参、阿胶益气补血，共为君药；茯苓、白术、山药健脾和胃，为气血生化之源，共为臣药；地榆炭、侧柏炭、益母草、海螵蛸、墨旱莲凉血止血，共为佐药；升麻升阳举陷，为使药。全方合用，共奏益气补血、固本止崩之功。

医嘱：服药期间忌食海鲜、辛辣等刺激性食物，多食猪肝、猪血、补血类食物，注意休息，避免运动。

（二）二诊

日期：2024 年 7 月 25 日。

主诉：精神好转，月经量明显减少。

查体：患者精神可，面色好转，舌质淡，苔薄白，脉细。

辨证：患者气血得以大部分恢复，气能摄血，流血量明显减少，但仍未完全恢复。

治法：继续补血益气，增强凉血止血之力。

主方调整：在原方基础上加藕节炭、茜草炭。

方药调整：黄芪 30g，党参 15g，茯苓 10g，白术 10g，山药 15g，地榆炭 15g，侧柏炭 15g，升麻 6g，益母草 15g，海螵蛸 15g，墨旱莲 25g，藕节炭 15g，茜草炭 15g，阿胶 10g，甘草 3g。每日 1 剂，共 5 剂。

方解：在原方基础上加入藕节炭、茜草炭，以增强凉血止血的功效，止血而不留邪，作用全面，应用广泛，尤为妇科所常用。

医嘱：继续注意饮食调养，避免过度劳累，不适随诊。

三、总结与心得体会

在本例功血的医案中，患者出现流血时间长、神疲乏力、面色萎黄、唇色淡、舌质淡、苔薄白、脉细弱，这些症状和体征均指向气血两亏。

在初诊时，根据患者的临床表现，判断其病因主要为气血亏虚，气不摄血而致。因此采用了补益气血以固本、收敛止血以治标的原则，标本兼治。以固本止崩汤作为主方，旨在补益气血、摄血止血，以达到止血的目的。黄芪、党参、阿胶有补益气血的作用，茯苓、白术、山药健脾和胃，为气血生化之源，炭类药物具有收敛止血效果，共同构成了治疗核心。

功血这类疾病，不同年龄女性均可见，但以青春期和更年期居多。在治疗这类疾病时，不仅需要关注症状的消除，更要注重整体调理以增强患者体质，从而防止病情反复。

“我始终坚信，中医不仅是一门医学，更是一种关爱生命、尊重自然的哲学。在我的诊所，我们致力于为每一位患者提供贴心的关怀和专业的治疗，帮助他们找到通往健康和幸福的希望。新型中药饮片作为对传统饮片的创新，在药效和使用的便捷性上都有了显著的提升。我大力支持推广新型中药饮片，以便为广大患者提供更高效、更便捷的中医药服务，助力他们早日康复。”

陈自力：名医妙手回春，中医辨证终顽疾

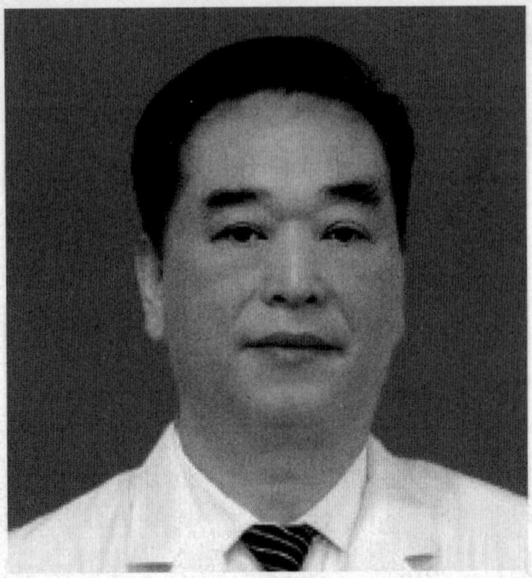

陈自力，男，南昌瑞康康复医院院长、主任医师，南昌大学教授、硕士研究生导师。中国中西医结合学会重症专业委员会副主任委员，中国康复医学会重症专业委员会神经重症学组委员，江西省中西医结合学会重症专业委员会名誉主任委员兼重症康复学组组长，江西省医师学会重症专业委员会常委，江西省重症医学质量控制专家组成员。曾经担任南京军区急重症医学中心主任，解放军九四医院重症医学科主任，中华医学会创伤分会全国委员，全军热射病防治专家组成员兼东部战区负责人。

中医治疗病毒性结膜炎、双眼剥脱性角膜炎案例

一、患者信息

王某某，男，69 岁。

二、诊断与治疗

（一）初诊

日期：2023 年 7 月 12 日。

主诉：患者就诊时已是傍晚，仍戴墨镜不敢摘下，自诉双眼畏光、流泪2月余，伴有晨起咳嗽，鼻流清涕，余无它症。经某医院眼科诊断为病毒性结膜炎、双眼剥脱性角膜炎。口服药物（具体用药用量不详）及外用滴眼液治疗，效果不理想。

查体：该患者面色萎黄，形体偏瘦，素体脾胃虚弱（多年的老患者）。问及纳食尚可，睡眠良好，二便稠。舌质暗红，舌苔黄白薄腻，脉弦缓。

主方：半夏泻心汤合枳术丸加减。

处方：生白术15g，炒鸡内金15g，姜半夏9g，干姜9g，黄芩12g，黄连6g，白花蛇舌草15g，枳实9g，陈皮12g，吴茱萸3g，炙甘草3g。7剂，水冲服（颗粒剂，下同）。

（二）二诊

日期：2023年7月19日。

诸症有好转。舌质暗红，舌苔薄白，脉弦缓。

主方：羌活胜湿汤。

处方：羌活6g，独活6g，防风6g，川芎6g，蔓荆子6g，藁本6g，僵蚕9g，蝉蜕6g，赤芍9g，丹皮9g，地肤子12g，炒鸡内金12g，甘草3g，黄芩6g。7剂，水冲服。

（三）三诊

日期：2023年7月27日。

唯诉双眼干涩不舒，余症悉无。舌质暗红，舌苔薄白，脉缓。

主方：益气聪明汤加减。

处方：党参9g，炙黄芪15g，葛根12g，蔓荆子9g，升麻6g，生白芍12g，炒蒺藜12g，焦山楂15g，炒鸡内金15g，炙甘草3g。7剂，水冲服。

药后痊愈。

三、总结与心得体会

本医案陈自力教授在治疗过程中，根据患者的不同症状和体征，灵活运用了不同的中药方剂。从初诊的半夏泻心汤合枳术丸加减，到二诊的羌活胜湿汤，再到三诊的益气聪明汤加减，每一步都体现了中医辨证施治的原则。陈教授不仅关注患者的眼部症状，还综合考虑了患者的全身状况，如脾胃虚弱等。通过调理全身，提高了治疗效果。在不同的诊疗阶段，陈教授选择了针对性强的药物组合。例如，初诊时使用了具有清热解毒作用的黄芩、黄连；二诊时加入了祛风除湿的羌活、独活；三诊时则注重补气养阴，使用党参、黄芪等。经过3个疗程的治疗，患者的症状得到明显改善，最终痊愈。陈自力教授通过精准辨证、合理用药，成功治愈了复杂的病毒性结膜炎和双眼剥脱性角膜炎病例，充分展现了中医在眼科疾病治疗中的独特疗效和潜力。

由淑玲：从西医到中医，永不停歇的追梦人

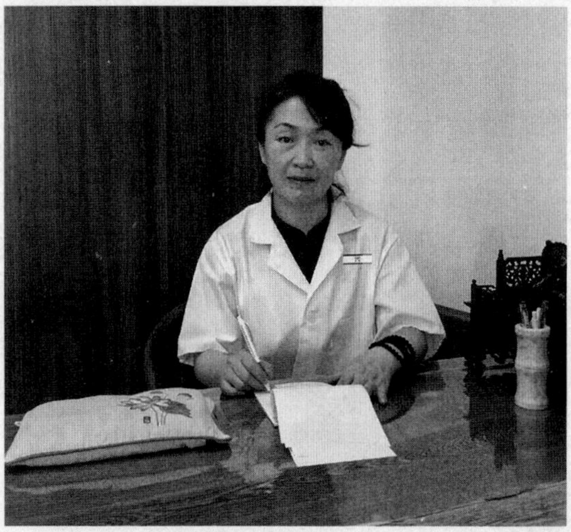

由淑玲，女，53岁，自幼喜爱医学，1992年毕业于黑龙江省鸡西市煤炭卫生学校，分配到佳木斯发电厂职工医院工作，1998年考上黑龙江省哈尔滨医科大学，获得本科文凭，从事西医工作十年。

2002年在西安深造学习，有缘结识中医手疗季秦安先生，并成为其真传弟子，从此开启了自己的中医外治疗法生涯。2014年考上黑龙江省中医药大学中医临床专业，2016年实习深造，又有幸拜在慈方医馆创始人北京中医药大学医学贾海忠教授的门下，系统学习了中医药理论和针灸。通过不断学习，坚持以经络

疏通、营养干预、加强健康管理、以养为治的理念，创立了自己独有的十八种推拿手法。十六年的治疗中，调好了一批又一批的患者。由医生满怀对中医事业的热爱，培养了百名学员，走上了就业和创业岗位，使人受益，乐在其中。

中医治疗动脉闭塞临床医案

一、患者信息

徐某某，男，78 岁，震卦体质。

二、诊断与治疗

（一）初诊

日期：2024 年 8 月 1 日。

既往病史：肺心病，脑梗住院病史。

主诉：咳嗽痰多，耳鸣，腰酸，腿沉，晚上起夜四五次，睡眠不良，易激动，爱哭。

西医诊断：右下肢动脉中膜增厚伴斑块，右下肢股浅动脉中远段部分管腔闭塞，右下肢胫前动脉闭塞。

中医见诊：

舌诊：偏向右侧，提示左脑供血不足。

脉诊：整体脉短、弱，痰脉，肝脾不同频，心肺脉无力，重按亦弱，命门脉起。

手诊：脾区寒，肝藏血不足致心供血不够；低钙，脂肪肝腰酸，腿沉。

中医诊断：肝血不足，寒痰阻络；下元虚空，精血不荣。

治法：精养心血，清痰暖肾疏肝。

安排理疗及艾灸方案，同时开具四磨汤和升解通瘀、瓜蒌薤白半夏汤加减。

方药组成：沉香 6g，枳壳 30g，乌药 10g，槟榔 10g，生黄芪 60g，知母 5g，升麻 5g，山萸肉 30g，三棱 10g，莪术 10g，薤白 20g，瓜莲 30g，内桂 10g，紫胡 6g，桔梗 10g，茯苓 30g，姜半夏 15g，白术 15g，甘草 15g，赤药 15g，当归 30g，细辛 5g，木香 10g，砂仁 6g，干姜 10g。

益母草 20mL，榧源钥枣提取液 1 支 20mL。

用法用量：共 14 服药，早、午饭后各 150mL，午饭后加服钙立速 1 袋。

（二）二诊

日期：2024 年 8 月 20 日。

方剂：甘草干姜汤和当归四逆汤加减。

方药组成：甘草 15g，干姜 10g，附子 15g，通草 5g，桂枝 10g，白芍 6g，当归 30g，细辛 5g，桔梗 30g，枳壳 30g，人参 15g，麦冬 15g，五味子 6g，生黄芪 60g，生地 30g，赤芍 15g，川芎 15g，木香 10g，砂仁 10g，浮小麦 60g，川牛膝 15g。

榧源钥枣提取液 1 支 20mL，益母草 15mL，钙立速 1 袋。

用法用量：共 24 服药，早、午饭后各 150mL。

2024 年 8 月 27 日，患者出现调养反应。

2024 年 8 月 28 日，药方调为初、二诊合方，用法改为少量频服，1 服药分 2 天 6 次服用。

现患者恢复良好，除了嘴说话时还有些偏外，手脚有力，行走正常，思路清晰，说话中气足。

三、总结与心得体会

1. 不能因患者年龄大，老病多而有懈怠心理。

2. 用药及理疗调养前向家属说明，会把老病表出来，调养期间出现复发症状别慌，同时医者做好备用措施和用药方案。

3. 应对调养反应要及时，医生自己要坚定信心，同时在饮食、饮水量、锻炼、泡脚各个细节做好跟踪；饮食不要油腻和过量，饮水的量要根据体重算好量，因是秋季，减少运动量，不宜泡脚。

在本次病案中，淑玲医生展现了其深厚的中医功底和独特的诊疗思路。面对患者复杂的病史和症状，她通过细致的望闻问切，准确判断出患者的体质特点和病因所在，从而制订了个性化的治疗方案。她坚信“以养为治”的理念，通过经络疏通、营养干预和健康管理的综合手段，帮助患者恢复身体机能，提高生活质量。这种以患者为中心的诊疗模式，充分体现了中医的整体观和人文关怀。

她从西医领域起步，经过不断学习和实践，最终在中医领域找到了自己的使命。通过她的临床案例，我们不仅看到了中医治疗的独特魅力，更感受到了新型中药饮片在现代医疗中的重要作用。

许自华：以中医之名，守护健康之根

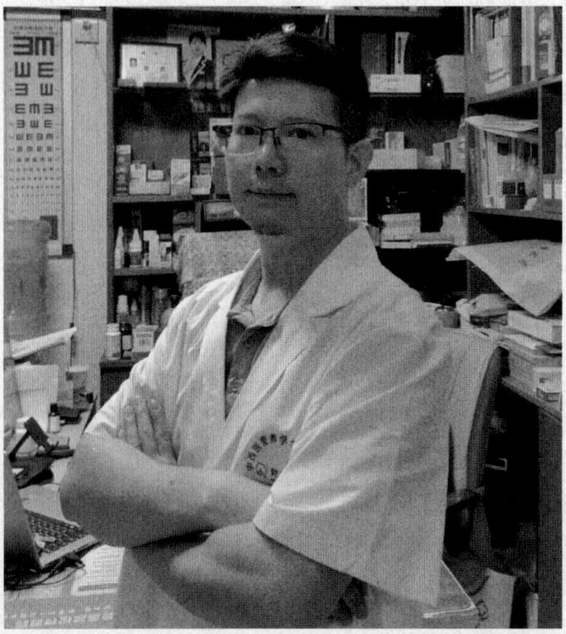

许自华，男，从小跟父亲学医，自江西九江学院临床系毕业后从事临床工作已25余年。多次赴湖南中医药大学进修学习，跟师熊继柏教授、黄煌教授及当地名医——主任中医师舒友艺教授学习中医。跟随“松筋针”创始人朱国庆教授学习针刀和松筋针，跟随“刃针”创始人田纪钧教授学习刃针等中医外治法。通过多年临床实践和学习，总结出一套神经经络-脊柱脏腑平衡理论体系。

现专攻疑难杂症和老年慢性病，如中风偏瘫、脑梗、顽固性颈肩腰腿痛、慢性皮肤顽疾（如慢性皮肤痒疹、牛皮癣、斑秃）等，入编《中华中医疑难病名医榜》，中国民间中医医药研究开发协会特色医疗分会、全国老年病研究学术委员会委员，湖南中医药大学西学中校友分会副会长。在湖南芷江县城独立开设门诊，在家收徒，传道授业。

中国民间中医医药研究开发协会特色医疗分会理事

全国老年病研究学术委员

湖南省中西医结合学会慢病管理专业委员会委员

针药并用治疗中风案例

一、患者信息

蒋某某，男，51岁，自由职业者。

二、诊断与治疗

（一）初诊

日期：2024年3月18日。

主诉：突发右侧肢体无力，功能障碍伴言语不利1个月。

现病史：患者1个月前晨起突然出现右侧肢体无力，无法站立行走，伴言语不清，口角歪斜，流涎。急送当地人民医院，头颅CT提示左侧基底节区脑梗死。经西医治疗后，病情稳定，但右侧肢体功能仍未恢复，偶有流涎，来我处寻求中医治疗。

既往史：有高血压病史，血压最高195/100mmHg，排除糖尿和结核病史。

体格检查：患者右侧肢体无力，五指呈握拳状，不能展开，上肢不能抬举，手指拘挛，用力时颤抖，右下肢屈伸不利，需人搀扶行走。言语謇涩，口角轻微歪向左侧，面色晦暗。患者自诉头晕目眩，乏力，纳差，睡眠一般，二便可。舌暗淡，苔白腻，舌体微微偏向左侧，颤抖不停，脉弦滑。

中医诊断：中风（中经络 风痰瘀阻证）。

治法：祛风化痰，活血化瘀，通络开窍。

处方：半夏白术天麻汤合补阳还五汤加味。

方组：半夏20g，白术20g，天麻20g，茯苓15g，橘红10g，丹参30g，赤芍10g，桃仁10g，红花10g，当归10g，川芎10g，地龙15g，黄芪60g，全蝎5g，蜈蚣2g，炙甘草6g。

用法用量：15剂，每日1剂，分早晚2次温服。

方解：半夏白术天麻汤中半夏燥湿化痰，降逆止呕，可消除风痰之根源，减少痰液的生成，缓解因痰浊阻滞而引起的各种症状；白术健脾益气，燥湿利水，脾为生痰之源，白术健脾可杜绝生痰之源，且能运化水湿，使水湿得以正常代谢，不聚而生痰；天麻平肝息风，止眩晕，风痰阻络常伴有头晕目眩等症状，天麻可平肝息风，缓解这些症状，同时也有助于平息内风，防止风邪进一步扰动经络。

补阳还五汤中黄芪大补元气，使气旺以促血行，瘀去络通，在偏瘫患者中，气虚无力推动血液运行，导致瘀血阻滞经络，黄芪可补气以推动血液流通，恢复经络的气血运行；当归尾活血补血，既有助于活血化瘀，又能防止活血太过而伤血，与黄芪配伍，可气血双补，促进经络的修复；川芎、赤芍、桃仁、红花活血化瘀，可疏通经络中的瘀血，使气血通畅，恢复肢体功能；地龙通经活络，善于走窜，能疏通经络，引导其他药物到达病变部位，增强全方的通络作用；又增加了蜈蚣全虫，以提高疗效。

两方合用，既化痰息风以治风痰阻络之本，又补气活血通络以恢复偏瘫肢体的气血运行，标本兼治，对风痰阻络之偏瘫有较好的疗效。

配合针灸：

1. 头部：

百会：位于头顶正中心，可以提升阳气，醒脑开窍。

四神聪：在百会前后左右各一寸处，可健脑益智，改善脑部血液循环。

2. 上肢：

肩髃、曲池、手三里、外关、合谷。可疏通经络，促进上肢气血运行，改善上肢活动不利。

3. 下肢：

环跳、风市、阳陵泉、足三里、悬钟、解溪。有助于恢复下肢的运动功能。

4. 流涎配合：

地仓、颊车、承浆。可调节面部肌肉，改善流涎症状。隔两天一次，强刺激。

5. 加用电针：

曲池与合谷、阳陵泉与足三里之间连接电针仪，选用疏密波，以增强刺激，促进神经功能恢复。

6、头针：

采用宫氏脑针，取枕骨隆突最高点，对侧运动区、感觉区等，可提高脑部神经功能。

10 天一个疗程，每个疗程间隔 2 天。

舌针：流涎，取金津、玉液等穴位点刺大量放血，每次放血 30~50mL 改善脑部微循环，利于排除和消除头部微小血栓。舌针 7~10 天一次。

医嘱：服药期间忌食辛辣、肥甘厚腻等刺激性食物，注意休息，避免情绪激动。

（二）二诊

日期：2024 年 4 月 5 日。

体格检查：患者右侧肢体无力较前好转，上肢可轻微抬举，下肢行走较前有力，无需人搀扶可缓慢行走，述右下肢无力。言语较前清晰，口角流涎减少，纳食增加，偶感头晕。血压 160/95mmHg。舌暗淡，苔白，脉弦。

处方调整：原方加钩藤 15g，菊花 10g，黄芪增加至 120g，继续服 20 剂。

方解：加钩藤、菊花，增加平肝息风，祛风通络之功效，且两药合用具有稳定血压的功效。

（三）三诊

日期：2024 年 5 月 1 日。

体格检查：患者右侧肢体活动明显改善，上肢可抬举过头，手指可屈伸，力量较正常人稍弱，下肢行走基本正常。言语清晰，头晕消失，睡眠可，胃口一般，二便调。血压 140/90mmHg。舌淡红，苔薄白，脉弦。

处方调整：予上方去钩藤、菊花，加杜仲 10g，桑寄生 10g，继续服 20 剂，以巩固疗效。

医嘱：注意饮食起居，适当加强锻炼，定期复查。

（四）四诊

日期：2024 年 6 月 1 日。

体格检查：患者右侧肢体活动继续改善，上肢能轻松抬过头顶，手指可屈伸，力量较弱。下肢行走基本正常，略慢于正常人。言语清晰，头晕消失，睡眠可，胃口一般，二便调。血压 140/90mmHg。舌淡红，苔薄白，脉略弦滑。

处方调整：患者病情已经明显好转，蜈蚣、全蝎已经用两月余，祛除后加水蛭 6g 包糯米纸吞服。

方组：法半夏10g，白术20g，天麻20g，钩藤10g后下，茯苓15g，橘红10g，丹参30g，赤芍10g，桃仁10g，红花10g，当归15g，川芎10g，地龙15g，黄芪100g，水蛭6g（包糯米纸吞服），甘草6g。

用法用量：30剂，每日1剂，分3次服用。

（五）五诊

日期：2024年6月25日。

体格检查：患者右侧肢体活动明显改善，手指可屈伸，活动较为灵活，握力接近正常人。下肢行走基本正常，走路稍快，稍微向外摆动的现象。言语清晰，头晕消失，睡眠可，胃口一般，二便调。血压135/80mmHg。舌淡红，苔薄白，脉略弦滑。

三、总结与心得体会

患者中风，中经络，一侧肢体活动障碍，活动不利，伴有肢体颤抖、口歪斜等风痰阻络证像，补阳还五汤结合半夏白术天麻汤祛风通络，补气行血，气助血行。在初期半个月治疗中见证疗效后继续重用黄芪补气行血，气行则血行，用了几味动物类药，搜风通络，血肉有情之品，利于神经恢复，效果明显，相得益彰。配合针灸、头针、电针、舌下取栓等一系列中医外治法，起到推波助澜的作用，所以患者在中风6个月内基本康复，避免出现明显肢体功能障碍和语言障碍等后遗症，患者满意。

补血养肾治斑秃案例

一、患者信息

张某，男，42岁。

二、诊断与治疗

（一）初诊

日期：2021年9月5日。

主诉：因家庭琐事长期焦虑，数月前开始出现头发片状脱落，形成多处斑秃，伴有头晕、失眠、心烦等症状。

诊断：患者面色少华，舌质淡红，苔薄白，脉细弱。头发呈圆形或椭圆形脱落，边界清晰，脱发处皮肤光滑。

中医辨证：气血两虚，肝肾不足。

治法：补益气血，滋补肝肾，疏肝理气。

处方：八珍汤合七宝美髯丹加味。

方组：党参10g，白术15g，茯苓10g，甘草6g，熟地10g，当归10g，川芎6g，白芍10g，制何首乌10g，菟丝子10g，枸杞子10g，牛膝15g，柴胡12g，香附10g。

用法用量：开水冲服，每日1剂，共30剂。

局部外治法：局部脱发处用皮肤针不定期刺络放血，用生姜加少量中药液涂抹，1天2次。

（二）二诊

日期：2021年10月3日。

患者外出上班，通过微信和网络医疗信息技术平台问诊，照片反馈明显长出头发。按原方再服30剂，邮寄超微中药到外地。2021年11月27日回访，患者微信拍照片发来反馈，头发长全。

三、总结与心得体会

从气血角度：通过八珍汤补气养血，为头发的生长提供充足的营养物质。脾胃功能健旺则气血生化充足，血液运行通畅可确保营养顺利输送至头部。

从肝肾角度：七宝美髯丹滋补肝肾，使肝肾精血充盈，头发得以滋养。肝肾强健有助于维持身体的正常代谢和功能，对头发的生长至关重要。

从整体调理角度：该方剂组合综合考虑了人体的气血、脏腑功能等多方面因素，通过健脾利湿、活血通脉等作用，改善身体的内环境，为头发的生长创造良好条件。

考虑到患者近期焦虑的问题，加了柴胡、香附疏肝行气解郁，用的是春光九汇的超微中药，起效快，不用煎煮，服用方便，疗效确切，随访一年未复发。

唐思清：培养中医思维，融合传统智慧！

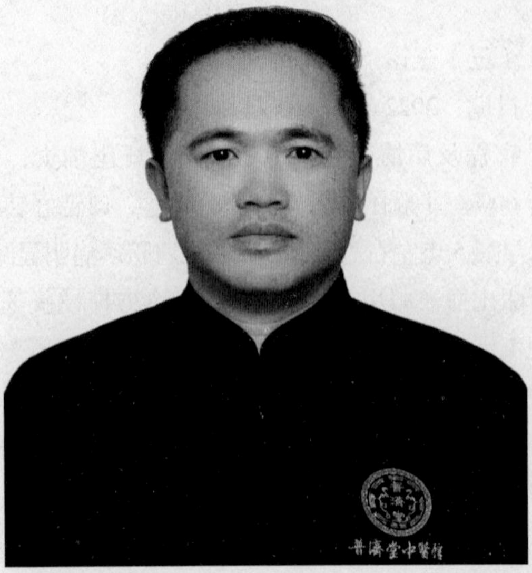

唐思清，湖南省芷江县人，毕业于湖南中医药大学，中医本科学历，全科主治医师，从事临床工作20多年，擅长内科、外科、儿科、妇科常见病及多发病的诊治，近几年全国拜师学中医，且多次参加中医学术交流，现擅用中医经方应对慢性病和疑难杂症的诊治，如高血压、糖尿病、冠心病、心衰等，擅长用中医贴敷和中医经方治疗儿科顽症和儿童、幼儿的体质调理，如小儿慢性咳嗽、腹泻、便秘、挑食、梦游、各种营养不良、学习注意力不集中等诸多疑难杂症。

中医治疗结核性胸膜炎并右侧胸腔大包裹性积液案例

一、患者信息

张某某，女，64岁，文职。

二、诊断与治疗

（一）初诊

日期：2022年1月18日。

主诉：反复易感冒、出汗、气促10余年，再发5年，加重并咳嗽咯痰，呼吸困难1个月。

现病史：10年前在县医院诊断为肺结核，给予西医抗结核治疗痊愈，5年前再次发作，且CT检查有胸腔积液，5年来一直服用西药和中药进行治疗，1个月前症状加重，伴有活动、上楼气促，且夜间平躺呼吸困难，伴有口干、口苦，后颈左侧肩膀疼痛，再次到县医院就诊，诊断为右上肺结核、结核性胸膜炎并右侧包裹性胸腔积液，再次开具3个月的四联抗结核药和护肝药，服用月余无任何好转，伴不适来我馆就诊。患者喜吃水果、牛羊奶粉寒性食物，大便1天1次。

既往史：高血压病史多年，服用两种降压药物治疗中。

体格检查：血压（BP）：180/101mmHg，脉搏（P）：103次/min。脐右中重度压痛，脐上、下轻度压痛。

舌象：厚白黄腻苔。

脉象：右脉弦而稍浮数，左脉弦数，双关脉重按力弱。

中医诊断：肺痨并悬饮。

证型：邪犯胸肺，湿邪束表，中焦瘀堵。

六经证型：阳虚，少阳合太阳，中焦瘀堵。

西医诊断：1、右上肺结核；2、右侧结核性胸膜炎并包裹性积液；3、左侧胸腔积液；4、高血压病Ⅲ级，极高危。

治法：解表祛湿，枢利少阳，行气通便，降气平喘。

处方：柴胡桂枝汤加厚朴杏仁。

方组：生北柴胡60g，姜半夏20g，党参20g，黄芩20g，炙甘草20g，桂枝20g，赤芍30g，生姜20g，大枣30g，厚朴30g，杏仁20g。

用法用量：免煎中药颗粒剂，用开水500mL，泡10~15min，分3次，1天热服完。1日1剂，共24剂。

西药：苯磺酸氨氯地平片[5mg*30s] 1盒。

用法用量：口服，5mg，每天1次。

医嘱：服药期间忌食所有的冷水、饮料、水果、绿豆、绿豆芽、猪油、肥肉、苦瓜、牛奶、丝瓜、皮蛋、羊奶、驼奶、海鲜、面包、蛋糕等寒性食品，鸡、鸭、鱼肉多放一点就可以吃。

（二）二诊

日期：2022年2月14日。

病程及病情变化：患者服药后汗出好转，气促好转20%。夜间咳嗽咯痰消失，夜间平卧困难较前好转，口干消失，口苦明显好转，后颈左侧肩膀疼痛明显好转，偶有口腔溃疡，无牙龈出血，大便1天2~3次，烂渣样不成形黑色或深色大便。在家测血压（BP）：160~180/98~101mmHg，脉搏（P）：90~100次/min。

体格检查：血压（BP）：180~193/98~104mmHg，脉搏（P）：91~94次/min。脐右为轻度压痛，脐左轻度压痛，脐上压痛消失，脐下轻微压痛。

舌象：薄白黄微腻苔。

脉象：右脉弦而微浮数，关脉重按有力；左脉弦数，关脉重按有力、弱转有力。

中医诊断：肺痨。

证型：湿邪束表，三焦瘀堵，湿阻中焦，阳虚、少阳合太阳。

西医诊断：结核性胸膜炎并胸腔积液，高血压病Ⅲ期，极高危组。

临证分析：患者咳嗽咯痰消失，气促稍好转，后颈肩疼痛明显好转；舌苔转薄且转微黄，提示外邪束表明显好转；左关脉重按力弱转为有力，提示虚而实；易出汗有好转为消失，仍有气促，考虑三焦有瘀堵；久病必堵必瘀，故更方先服用柴胡枝汤合方桂枝茯苓丸，解表活化瘀血，然后再服用柴胡加龙骨牡蛎汤通调三焦水道，排湿利水，活血化瘀血。

治法：解表祛湿，枢利少阳，通利三焦。

处方：方1柴胡桂枝汤加桂枝茯苓丸。

方组：生北柴胡60g，姜半夏20g，党参20g，黄芩20g，炙甘草20g，桂枝20g，赤芍30g，生姜20g，大枣30g，茯苓30g，牡丹皮20g，桃仁30g。

剂量：10剂。

处方：方2柴胡加龙骨牡蛎汤。

方组：生北柴胡60g，制半夏60g，党参20g，黄芩20g，肉桂20g，茯苓20g，龙骨20g，牡蛎20g，磁石20g，生大黄20g，大枣30g，生姜20g。

剂量：7剂。

用法：免煎中药颗粒剂，用开水500mL，泡10~15min，分3次，1天热服完，1日1剂。

西药：更换降压药为缬沙坦片。每日1次，1次1片。

（三）三诊

日期：2022年3月5日。

病程及病情变化：患者服药后汗出消失，气促好转60%。平躺困难，转身稍有不适，口苦好转，口苦以早晨5点左右为主，后颈左侧肩膀疼痛明显减轻，无牙龈出血。服用方1柴胡桂枝汤合方桂枝茯苓丸，大便1天2~3次；服用方2柴胡加龙骨牡蛎汤7剂，大便为烂渣样不成形黑色或深色。

体格检查：血压（BP）：175~180/99~106mmHg，脉搏（P）：86~89次/min。双足尖偏凉，双手转偏凉。

舌象：厚白微黄腻苔。

脉象：右脉弦细而稍浮转微浮，关脉重按有力转力稍弱，左脉弦数有力转为转弦而力弱，关脉重有力转力弱，数脉消失。

中医诊断：肺痨。

证型：湿邪束表，三焦瘀堵，湿阻中焦，阳虚，少阳太阳并病。

西医诊断：结核性胸膜炎并胸腔积液，高血压病Ⅲ期，极高危组。

临证分析：患者后颈肩疼痛仍有轻微症状，舌苔由薄白黄微腻苔转为厚白微黄腻苔，舌苔底白为主，少量微黄苔提示外邪束寒湿束表明显；左脉弦数有力转为转弦而力弱，关脉重有力转力弱，数脉消失，提示正气有足，脾肾有阳虚；右脉弦细而稍浮转微浮，关脉重按有力转力稍弱，提示再次由实转虚，寒湿为主束表，且脾肾阳正气不足，故更方为桂枝加厚朴杏子汤合方真武汤。

治法：解表平喘，温脾利湿，温阳扶正气。

处方：桂枝加厚朴杏子汤合方真武汤。

方组：桂枝45g，赤芍45g，生姜45g，炙甘草30g，大枣50g，厚朴30g，苦杏仁20g，茯苓45g，苍术30g，附子2包。

用法用量：免煎中药颗粒剂，用开水500mL，泡10~15min，分3次，1天热服完。1日1剂，共7剂。

（四）四诊

日期：2022年3月14日。

病程及病情变化：患者服药后气促进一步好转80%。能平卧，口苦好转，口苦仍以早晨5点左右为主，后颈左侧肩膀疼痛仍有轻微症状，大便1天2~3次，为烂渣样不成形黑色或深色大便。

体格检查：血压（BP）：155~159/81~87mmHg，脉搏（P）：80~83次/min。双手尖温，双足尖温。

舌象：黄腻苔。

脉象：右脉弦细而稍浮，关脉重按力弱转有力，左脉弦而微弱浮，关脉重按稍力弱转有力。

中医诊断：肺痨。

证型：寒湿邪束表，少阳兼太阳，湿阻中焦，阳虚，少阳太阳并病。

西医诊断：结核性胸膜炎并胸腔积液，高血压病Ⅱ期，高危组。

临证分析：患者气促好转达80%，舌苔由厚白微黄腻苔转为黄腻苔。颈肩仍有症状，右脉弦而稍浮，关脉重按有力，左脉弦而微弱浮，关脉重按有力，提示外邪寒湿束表，肝木条达不畅，湿阻中焦，加之脾肾阳虚水停，BP由原来的175~180/99~106mmHg，转为155~159/81~87mmHg，P由原来的86~89次/min转为80~83次/min。提示寒湿束表，加之中焦湿邪中焦阻滞，通过桂枝加厚朴杏子汤解表发汗去湿，化痰通便降肺平喘，温脾肾利水饮，故而BP有明显下降，证明上次在解表平喘的基础上温脾利湿，温阳扶正气的思路是正确的。现在舌苔转黄腻苔，且有湿热阻滞肝胆，由上一次的在少阴兼职太阳转为少阳兼太阳证，脉由虚转强，故更方柴胡桂枝汤加厚朴杏仁。

治法：解表祛湿，枢利少阳，行气通便，降气平促。

处方：柴胡桂枝汤加厚朴杏仁。

方组：生北柴胡60g，姜半夏20g，党参20g，黄芩20g，炙甘草20g，桂枝20g，赤芍30g，生姜20g，大枣30g，厚朴30g，杏仁20g。

用法用量：免煎中药颗粒剂，用开水500mL，泡10~15min，分3次，1天热服完。1日1剂，共20剂。

（五）五诊

日期：2022年4月5日。

病程及病情变化：患者服药后气促进一步好转至90%。口苦消失，后颈左侧肩膀疼痛仍有轻微症状，大便1天2~3次，为烂渣样不成形黑色或深色大便。

体格检查：血压（BP）：151~160/81~94mmHg，脉搏（P）：73~75次/min。双手温转稍凉，双足尖温转偏凉。

舌象：薄黄腻苔。

脉象：右脉弦细而稍浮，关脉有力，左脉弦而微弱浮，关脉重按有力。

中医诊断：肺痨。

证型：寒湿邪束表，少阳兼太阳，湿阻中焦，阳虚，少阳太阳并病。

西医诊断：结核性胸膜炎并胸腔积液，高血压病Ⅱ期，高危组。

临证分析：患者气促好转达90%，舌苔由黄腻苔转为薄黄腻苔。颈肩仍有症状，右脉弦而稍浮，关脉重按有力，左脉弦而微弱浮，关脉重按有力，提示病机仍然同前，但气促好转达90%，故续方10剂。

因患者要外出长住1个月以上，同时考虑久病必瘀，需加强清理肠道宿便和经脉内的垃圾及瘀络，故用柴胡桂枝汤加桂枝茯苓丸20剂。

患者服药后每天排2~3次深色臭大便，P由103次/min，转为70次/min，服药后排病反应和内热清除效果明显，体内的内热和垃圾瘀堵得到清理。芍药号称小大黄，所以稍重用，北柴胡重用是因北柴胡推陈滞新。但注意到患者手稍凉，足尖偏凉，方中加附子20g，温阳去邪气。

治法：解表祛湿，枢利少阳，行气通便，降气平促，活血化瘀血。

处方：方1柴胡桂枝汤加厚朴杏仁。

方组：生北柴胡60g，姜半夏20g，党参20g，黄芩20g，炙甘草20g，桂枝20g，赤芍30g，生姜20g，大枣30g，厚朴30g，杏仁20g。

剂量：10剂。

处方：方2柴胡桂枝汤加桂枝茯苓丸。

方组：生北柴胡60g，姜半夏20g，党参20g，黄芩20g，炙甘草20g，桂枝20g，赤芍30g，生姜20g，大枣30g，茯苓30g，牡丹皮20g，桃仁30g。

剂量：20剂。

用法：免煎中药颗粒剂，用开水500mL，泡10~15min，分3次，1天热服完，1日1剂。

（六）六诊

日期：2022年5月2日。

病程及病情变化：患者服药后气促进一步好转，表现为活动后和上楼仍稍气促，伴口干，口苦无反复，无牙龈出血，后颈左侧肩膀疼痛仍有轻微症状，大便1天2~3次，为烂渣样不成形黑色或深色大便。

体格检查：血压（BP）：142~151/73~80mmHg，脉搏（P）：77~78次/min。双手稍凉，双足尖偏凉。

舌象：薄白腻苔。

脉象：右脉弦细而微浮，关脉有力，左脉弦细而微弱浮，关脉重按力弱。

中医诊断：肺痨。

证型：寒湿阻中焦，寒湿交结，厥阴合太阳。

西医诊断：结核性胸膜炎并胸腔积液，高血压病Ⅰ期，低危组。

临证分析：患者气促好转90%停滞不前，但舌苔已转为薄白苔，左右脉弦细，右关脉重按有力，左关脉重按力弱，且手足凉，考虑外邪束表稍有，但正气不足，当扶正气，温寒去湿，用寒湿交结厥阴经脉之方，吴茱萸汤7剂。

治法：温寒祛湿，温中补虚。

处方：吴茱萸汤。

方组：吴茱萸（另包）70g，红参（小）45g，生姜100g，大枣50g。

用法用量：将另包的吴茱萸用500mL水煮5~7min，去水留药，放入其他三味中药后，用1200~1500mL冷水泡透，武火煮开后改成文火，煮至150~200mL（一杯半），装入保温杯喝，每次喝两小口，不能超过三小口，1天热服完。1日1剂，共7剂。

（七）七诊

日期：2022年5月15日。

病程及病情变化：患者外出6天停药1周来诊，服药后气促进一步好转，由好转90%无进一步变化，表现为活动后和上楼仍稍气促，伴口干，口苦无反复，无牙龈出血，后颈左侧肩膀疼痛仍有轻微症状，大便1天2~3次，为烂渣样不成形黑色或深色大便。

体格检查：BP：151~158/83~85mmHg，P：71~75次/min。双手稍凉，双足尖偏凉。

舌象：薄白苔，舌尖红。

脉象：右脉弦细而微浮，关脉有力，左脉弦细而微弱浮，关脉重按力弱。

中医诊断：肺痨。

证型：寒湿中阻，上热下寒，厥阴合太阳并病。

西医诊断：结核性胸膜炎并胸腔积液，高血压病Ⅰ期，低危组。

临证分析：患者气促好转90%停滞不前，但舌苔已转为薄白苔，左右脉弦细，右关脉重按有力，左关脉重按力弱，手足凉，且足更凉，考虑外邪仍在，但正气太弱，当扶正气，温寒去清上热之方，更方温经汤10剂。

治法：温寒补阳，活血清热。

处方：温经汤。

方组：川芎15g，赤芍15g，炙甘草15g，当归15g，红参片15g，肉桂15g，牡丹皮15g，姜半夏30g，麦冬60g，生姜45g，吴茱萸23g，阿胶15g。

用法用量：免煎中药颗粒剂，用开水500mL，泡10~15min，分3次，1天热服完。1日1剂，共10剂。

（八）八诊

日期：2022年6月6日。

病程及病情变化：患者停药10天来复诊，服药后气促好转90%，表现为活动后和上楼仍稍气促，伴口干，最近5天受凉后会出现咽喉痒、轻微干咳，后颈左侧肩膀疼痛仍有轻微症状，服用温经汤后大便1天2~3次，大便稀。

体格检查：BP：160~166/88~85mmHg，P：81~82次/min。双足尖温暖，双手温。

舌象：薄黄微腻苔。

脉象：右脉弦而稍浮，关脉有力，左脉稍浮，关脉重按有力。

中医诊断：肺痨。

证型：外感风热，湿热阻中焦。

西医诊断：结核性胸膜炎并胸腔积液，高血压病Ⅱ期，高危组。

临证分析：患者气促好转90%停滞不前，因外感再次出现干咳，但舌苔已转为薄黄微腻苔，舌苔一直未能完全干净，脉弦而稍浮，关脉重按有力，考虑外邪仍在，但正气足，当解表祛邪，枢解少阳，故更方柴胡桂枝汤加厚朴杏仁的全量方。

治法：解表祛湿，枢利少阳，行气通便，降气平促。

处方：柴胡桂枝汤加厚朴杏仁的全量方。

方组：生北柴胡125g，姜半夏45g，黄芩45g，党参45g，炙甘草45g，桂枝45g，赤芍45g，生姜45g，大枣50g，厚朴30g，苦杏仁20g。

用法用量：免煎中药颗粒剂，用开水500mL，泡10~15min，分3次，1天热服完。1日1剂，共20剂。

（九）九诊

日期：2022年7月1日。

病程及病情变化：患者服药后咽喉痒，轻微干咳消失，气促好转90%，表现为活动后和上楼仍稍气促，活动有汗出，后颈左侧肩膀疼痛仍有轻微症状，大便1天3~4次，大便稀。

体格检查：BP：151~154/83~85mmHg，P：81~82次/min。双足尖温暖，双手温。

舌象：薄白微腻苔。

脉象：右脉弦而稍浮，关脉有力，左脉稍浮，关脉重按有力。

中医诊断：肺痨。

证型：寒湿束表，太阳症。

西医诊断： 结核性胸膜炎并胸腔积液，高血压病Ⅰ期，低危组。

临证分析：患者气促有好转，但停滞不前，因外感再次出现干咳，但舌苔已转为薄白微腻苔，舌苔一直未能完全干净，脉弦而稍浮，关脉重按有力，考虑外邪仍在，但正气足，当解表祛湿，枢解少阳，故更方柴胡桂枝汤加厚朴杏子汤。

治法：解表祛湿，行气通便，降气平促。

处方：桂枝加厚朴杏子汤。

方组：桂枝45g，赤芍45g，生姜45g，炙甘草30g，大枣50g，厚朴30g，苦杏仁20g。

用法用量：免煎中药颗粒剂，用开水500mL，泡10~15min，分3次，1天热服完，1日1剂，共7剂。

（十）十诊

日期：2022年7月16日。

病程及病情变化：患者服药后气促好转90%，表现为活动后和上楼仍稍气促，活动有汗出，后颈左侧肩膀疼痛仍有轻微症状，大便1天1~2次，为烂渣样。

舌象：薄白微腻苔。

脉象：右脉弦而稍浮，关脉有力，左脉稍浮，关脉重按有力。

体格检查：BP：151~154/83~85mmHg，P：81~82次/min。双足尖温暖，双手温。脐上、下、左、右轻中度压痛。

中医诊断：肺痨。

证型：寒湿束表，中焦瘀堵。

西医诊断：结核性胸膜炎并胸腔积液，高血压病Ⅰ期，低危组。

临证分析：患者气促持续停滞不前，且干咳未停，舌苔薄白微腻苔，舌苔一直未能完全干净，脉弦而稍浮，关脉重按有力，考虑外邪仍在，解表祛邪，枢解少阳，增加软坚散结方案，且故更方柴胡桂枝汤加牡蛎60g，考虑久病有瘀，瘀久必结，肺结节、结核和囊肿考虑硬坚结节有形之病灶，故加牡蛎软坚散结；脐上、下、左、右轻中度压痛，故同时开当归芍药散合桂枝茯苓丸10剂养血补气，重用芍药，清除内积瘀血。

治法：解表祛湿，枢利少阳，软坚散结。

处方1：柴胡桂枝汤加牡蛎60g。

方组：生北柴胡60g，姜半夏20g，红参20g，黄芩20g，炙甘草20g，桂枝20g，赤芍30g，生姜20g，大枣30g，牡蛎60g。

用法用量：免煎中药颗粒剂，用开水500mL，泡10~15min，分3次，1天热服完。1日1剂，共7剂。

治法：养血补气，健脾祛湿，活血通便。

处方2：当归芍药散合桂枝茯苓丸。

方组：当归15g，茯苓20g，川芎15g，泽泻40g，苍术20g，白芍40g，桂枝20g，牡丹皮20g，桃仁20g，赤芍40g。

用法用量：免煎中药颗粒剂，用开水500mL，泡10~15min，分3次，1天热服完，1日1剂，共10剂。

（十一）十一诊

日期：2022年8月8日。

病程及病情变化：患者服药后气促好转90%仍无进一步变化，表现为活动后和上楼仍稍气促，活动有汗出，后颈左侧肩膀疼痛仍有轻微症状。服用柴胡桂枝汤加牡蛎60g，大便1天1~2次，为烂渣样；服用当归芍药散合桂枝茯苓丸，大便1天2~3次，仍为烂渣样，便色偏黑。

体格检查：BP：148~150/82~85mmHg，P：80~82次/min。双足尖温暖，双手温。脐上、下、左、右，轻中度压痛消失。

舌象：薄白微腻苔。

脉象：右脉弦而稍浮，关脉有力，左脉稍浮，关脉重按有力。

辅助检查：县人民医院复查B超，提示：1、右上肺肺结核，部分纤维化、钙化；2、左肺上叶小结节；3、支气管疾患并感染；4、右侧包裹性胸腔积液，5、左侧少量胸腔积液；6、双侧胸膜粘连、钙化。

中医诊断：肺痨。

证型：寒湿束表，湿阻中焦。

西医诊断：结核性胸膜炎并胸腔积液，高血压病Ⅰ期，低危组。

临证分析：患者气促持续停滞不前，且干咳未停，舌苔薄白微腻，舌苔未能完全干净，脉弦而稍浮，关脉重按有力，考虑外邪仍在，持续解表祛邪，枢利少阳方案外，增加行气化痰，泻肺逐饮方案，故更方柴胡桂枝汤加厚朴30g、杏仁20g（半方量）7剂和椒目瓜蒌汤合五苓散汤加减7剂。

治法：解表祛湿，枢利少阳。

方组：生北柴胡60g，姜半夏20g，党参20g，黄芩20g，炙甘草20g，桂枝20g，赤芍30g，生姜20g，大枣30g，厚朴30g，杏仁20g。

用法用量：免煎中药颗粒剂，用开水500mL，泡10~15min，分3次，1天热服完，1日1剂，共7剂。

治法：行气化痰，泻肺逐饮，健脾利水。

处方2：椒目瓜蒌汤合五苓散加减。

方组：椒目15g，瓜蒌壳10g，瓜蒌仁20g，桑白皮15g，葶苈子15g，化橘红15g，法半夏15g，紫苏子10g，薤白15g，燀苦杏仁15g，猪苓30g，白术30g，茯苓30g，泽泻50g，桂枝20g，炙甘草10g。

用法用量：免煎中药颗粒剂，用开水500mL，泡10~15min，分3次，1天热服完。1日1剂，共7剂。

（十二）十二诊

日期：2023年3月6日。

病程及病情变化：患者服药后气促好转90%仍无进一步变化，表现为活动后和上楼仍稍气促，活动有汗出，后颈左侧肩膀疼痛仍有轻微症状。服用柴胡桂枝汤加厚朴杏仁，大便1天1~2次，为烂渣样；服用椒目瓜蒌汤合五苓散汤加减，大便1天2~3次，仍为烂渣样，便色偏黑。患者2023年1月23日到县人民医院复查B超，提示：1、两上肺纤维硬结灶；2、支气管疾患并感染；3、右侧包裹性胸腔积液；4、左侧少量胸腔积液；5、双侧胸膜粘连、钙化。右侧包裹性积液约700mL，县中医院建议到市省胸科医院进行手术治疗，批注于CT报告单上。但患者拒绝，要求再开中药调理1个月。

舌象：薄白微腻苔。

脉象：右脉弦而稍浮，关脉有力，左脉稍浮，关脉重按有力。

体格检查：BP：148~150/82~85mmHg，P：80~82次/min。双足尖温暖，双手温。脐上、下、左、右，轻中度压痛消失。

中医诊断：肺痨。

证型：寒湿束表，湿阻中焦。

西医诊断：结核性胸膜炎并胸腔积液，高血压病Ⅰ期，低危组。

临证分析：患者气促已经好转90%，有继续好转迹象，干咳还未停，舌苔薄白微腻，脉弦而稍浮，关脉重按有力，考虑外邪仍在，持续解表祛湿，枢利少阳，行气化痰，泻肺逐饮方案，且故更方柴胡桂枝汤加厚朴30g、杏仁20g（半方量）。

治法：解表祛湿，枢利少阳，软坚散结。

处方1：柴胡桂枝汤加厚朴杏仁。

剂量：7剂

处方2：柴胡桂枝汤加厚朴杏仁。

方组：生北柴胡60g，姜半夏20g，党参20g，黄芩 20g，炙甘草 20g，桂枝 20g，赤芍 30g，生姜 20g，大枣 30g，厚朴 30g，杏仁 20g。

用法用量：免煎中药颗粒剂，用开水 500mL，泡 10~15min，分 3 次，1 天热服完。1 日 1 剂，共 7 剂。

（十三）十三诊

日期：2023 年 3 月 13 日。

病程及病情变化：患者服药后气促基本消失，后颈左侧肩膀疼痛仍有轻微症状，服用柴胡桂枝汤加厚朴杏仁，大便 1 天 1~2 次，为烂渣样，长沙市第一人民医院 CT 检查结果提示，右侧包裹性积液消失，左侧胸腔积液消失，左上肺小结节消失。复查 B 超显示，胸腔积液和包裹性积液消失。

体格检查：BP：145~147/82~85mmHg，P：80~82 次 /min。双足尖温暖，双手温。脐上、下、左、右，无压痛。

舌象：薄白苔。

脉象：右脉弦而稍浮，关脉有力，左脉稍浮，关脉重按有力。

辅助检查：2023 年 3 月 7 到长沙市第一人民医院 CT 复查结果提示：患者双肺少许慢性炎症，多发结节钙化；双侧胸膜增厚及钙化，右侧为甚。

医案小结：患者停用西药化疗结核的药物，采用纯中医治疗，不但治愈了结核性巨大型包裹性积液，且结核性胸腔积液、左肺结节也治愈，肺部炎症也基本治愈，打破了结核必须西药化疗的观念。

三、总结与心得体会

本医案遵循中医诊治以治人为主的整体观，把人调好，病自好，正气存内，邪不可干。

运用《伤寒论》经方，六经辨证施治的方法，有表必须先解表的基本原则，给邪以出路，此患者湿及湿热外邪在太阳和少阳，有汗出，气促所以用桂枝加厚朴杏子汤、柴胡桂枝汤加厚朴杏仁解表；解表后，浮脉消失，关脉弦数有力，舌苔为黄厚腻苔，少阳阳明有内热，中焦湿热内阻，故用柴胡加龙骨牡蛎汤通调三焦；见舌苔变薄白稍腻，脉转为沉弦力稍弱，再用健脾去湿活血的当归芍药散合桂枝茯苓丸，重用芍药，打通中焦；大便 1 天 3~5 次，排出大量宿便，见脐右、上、下压痛消失，舌苔薄黄，舌尖红，脉弦而力弱，关脉按力弱的厥阴脉，正气明显不足，且有易上身汗出，舌红，怕冷，足尖凉等上热下寒之证，故用温经汤清上热温下寒；服用后脉转弦有力稍浮，舌苔再次变厚，深层次寒湿邪被驱于太阳及少阳层面再次束表，故再次用柴胡桂枝汤加厚朴杏仁解表。按如此方法循环施治，患者症状消失，复查 CT 治愈，右侧胸腔结核性包裹性积液消失，印证了病从哪里来，就从哪回去的原理。

患者上述疾病经西医诊治反复，且症状加重，经过中医经方的治疗病情治愈，改变了省市县医院认为此病必须抗结核化疗和手术治疗的观点。患者高血压服用 2 种降压药仍居高不下，转为服用 1 种降压药控制良好。在诊治和面对各种疑难杂症，特别是这种慢性病调理时，有表应注重先解表，久必堵必瘀，重在通中焦，三焦已通畅后应注重温阳扶正清上热，正气充足后可驱除深层次的余邪，方能得到根治的效果。

“咱们中医一定要培养中医思维，融合传统智慧，创新疗法，为患者带来福祉！新型中药饮片是对传统中药给药方式的创新，是对中医的革新，解决了传统饮片煎煮麻烦、保存携带不便等缺点。新型中药饮片依靠药效好、即冲即服与调配方便，深受患者的喜爱与肯定！我相信新型中药饮片既是对中医思维的传承，又是对传统中医用药的创新融合，一定会为患者带来福祉！”

李宗权：扎根基层，做中医传承者

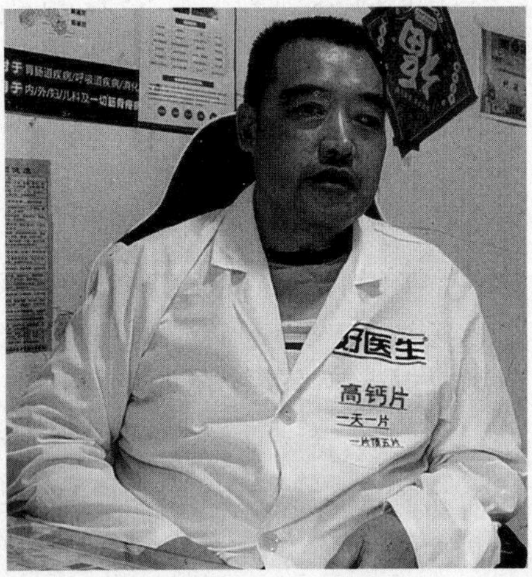

李宗权，师承于当地享有盛誉的恩师孙勇，跟随师父学艺长达7年。在成都中医学院深造期间，他积累了丰富的临床经验，并已从事临床工作38年。李宗权医生具备系统的专业医学知识，尤其在心脑血管疾病、胃痛及儿科疾病的治疗方面表现出色。

中医治疗眩晕案例

一、患者信息

张某，男，28岁。

二、诊断与治疗

症状：患者眩晕数天，口干口苦，舌质红，舌苔厚，晨起口臭口苦，眼睛干涩。

辨证：眩晕，肝阳上亢。

主方：小柴胡汤加减。

方药：柴胡2包，半夏3包，黄芩2包，生姜1包，大枣1包，龙骨2包，牡蛎2包，天麻2包。

用法用量：1天1剂，分2次服用，开水冲泡，加盖焖10min左右，温服。

医嘱：忌食辛辣、刺激、冰冷食物。

吴德胜：医术精湛，济世为民

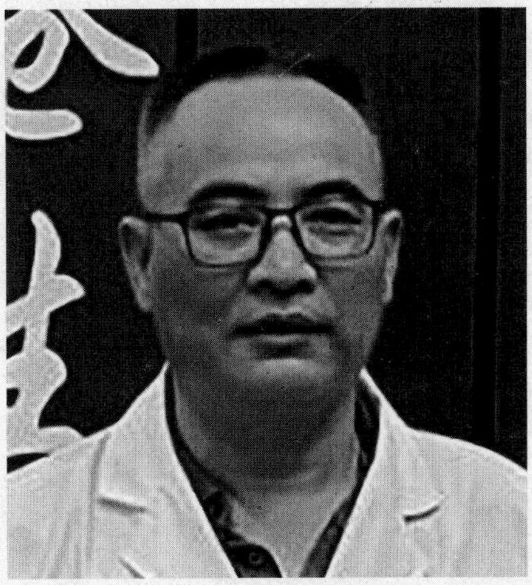

吴德胜，1969年出生，毕业于四川省中医学院。从医35年，15岁跟师傅学医认中草药，对中医药治疗慢性病有独到见解，擅长治疗疼痛、偏瘫、老胃病、月经不调、阳痿早泄、不孕不育等常见病。

中医治疗面瘫案例

一、患者信息

秦某，男，23岁。

二、诊断与治疗

症状：面瘫。

中医辨证：面瘫。

治疗方药：葛根3包、桂枝3包、白芍2包、甘草3包、大枣2包、干姜1包、麻黄1包、全虫1包、蜈蚣1包、水蛭1包、三七1包。

用法：1天1服，分2次服用，开水冲泡，加盖焖10分钟左右，温服。

忌口：辛辣刺激冰冷。

经方名医

国医经方年鉴

2024

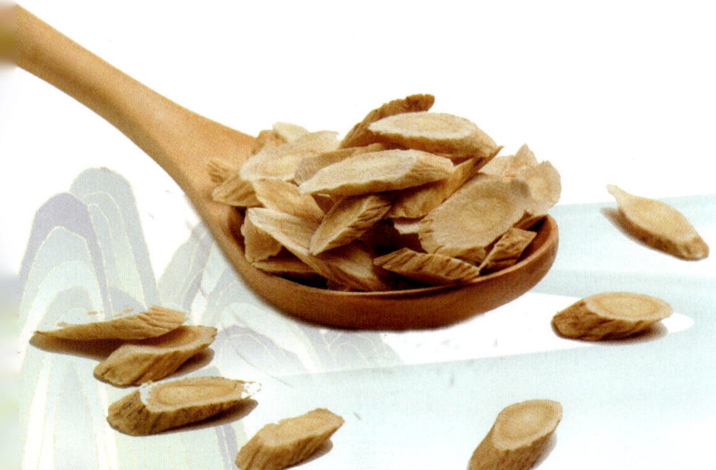

陈玉铭：医者仁心映杏林，卓越贡献显情怀

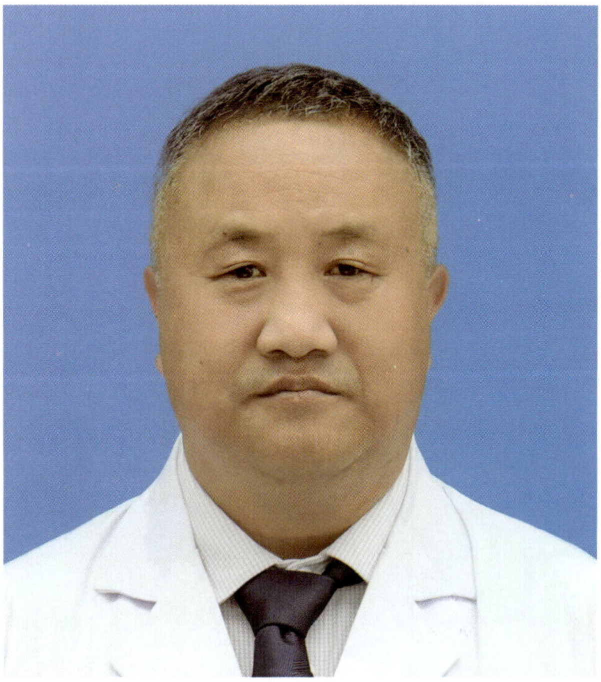

在陇原大地的深处，有一位医者，他以精湛的医术和深厚的学养，诠释着“大医精诚”的真谛，他就是甘肃省名中医、定西市第二人民医院中医科主任——陈玉铭。平凡的名字，却在中医界闪耀着不凡的光芒，他的故事，如同一股清泉，滋润着每一位患者的心田，也激励着同行们不断前行。

学术传承，师承名门

1969年，陈玉铭出生于甘肃省岷县，这片古老而神奇的土地孕育了他对中医的深厚情感。自幼便对中医药文化抱有浓厚兴趣的他，于医学领域深耕细作，最终获得医学硕士学位，成为全科中医副主任医师，层级主任医师。他的职业生涯中，有两个名字尤为重要，这便是首届全国名中医刘宝厚教授与甘肃省名中医马鸿斌主任医师，他们是陈玉铭学术道路上的引路人。在两位老师的悉心教导下，陈玉铭不仅继承了中医的经典理论，更在实践中不断创新，形成了自己独特的诊疗风格。

荣誉满载，医术精湛

陈玉铭的医术与贡献得到了广泛认可。他不仅是甘肃省名中医（第五批）、定西市名中医、安定名中医，还荣获了定西市优秀科技工作者称号。在医院内部，他多次被评为优秀科主任、中医药工作先进个人、医坛精英、优秀共产党员、医德医风先进个人等，这些荣誉是对他专业能力和职业操守的高度肯定。此外，他还兼任多个国家级、省级中医药学会的重要职务，如中华中医药学会仲景分会第八届委员会常务委员等，这些职务不仅体现了他在中医界的地位，也让他有机会为中医事业的发展贡献更多力量。

科研与教学，双管齐下

在科研领域，陈玉铭同样取得了显著成就。他主编了3部著作，在国家和省级杂志及报纸上发表了20多篇论文，这些研究成果不仅丰富了中医理论宝库，也为临床实践提供了宝贵参考。他主持和参与的多项市级中医药科研项目均顺利通过成果登记，其中两篇论文更是被评为优秀论文，多篇论文被《国医经方年鉴》及国家、省市级中医会议论文集收录，展现了他深厚的学术功底和前瞻性的科研视野。

在教学方面，陈玉铭也是不遗余力。作为甘肃省中医药师承教育（县级）指导老师（第三批和第四

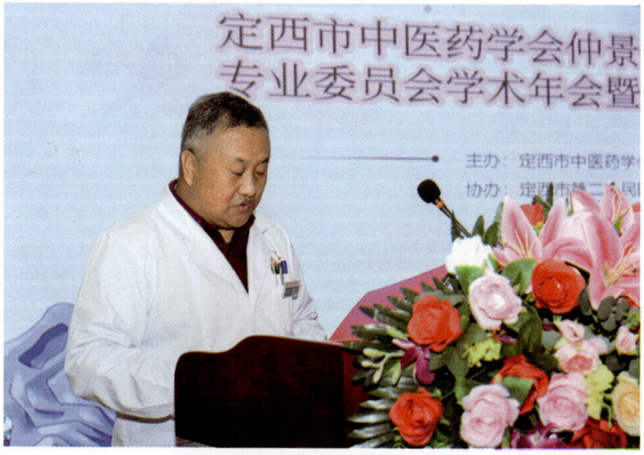

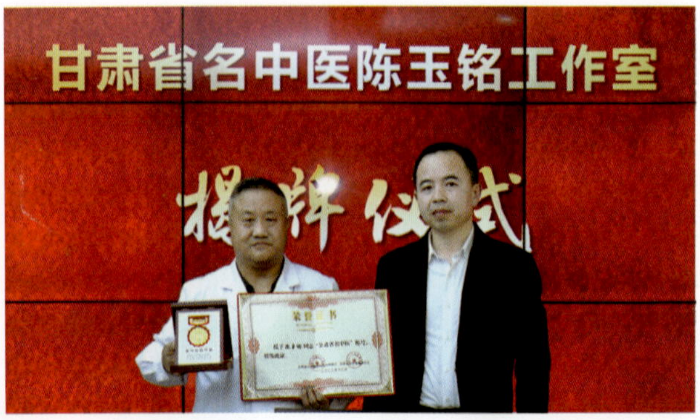

批），他将自己的经验和知识无私地传授给年轻一代，培养了一大批优秀的中医人才。同时，他还积极参与中医药教育项目，主持完成了6次市级中医药学术年会，参加全国和省市级中医药学术年会多次，为推动中医药教育的普及和提高作出了重要贡献。

临床实践，心系患者

在临床实践中，陈玉铭擅长中西医结合治疗内科常见病，尤其对《伤寒论》和《金匮要略》有着深刻的理解。他对柴胡剂和桂枝茯苓丸的加减应用有着独到的见解，在治疗慢性支气管炎、慢性萎缩性胃炎、泌尿系统及妇科月经病、带下病和产后病等方面积累了丰富的经验。他坚持“以人为本，因病施治”的原则，用精湛的医术和温暖的心灵，为患者带去健康和希望。

高尚情操，无私奉献

除了高超的医术，陈玉铭的人格魅力同样令人钦佩。他积极践行“佛心为医，谦和居世”的座右铭，热心公益，多次参与院内捐款、爱心献血和水滴筹捐

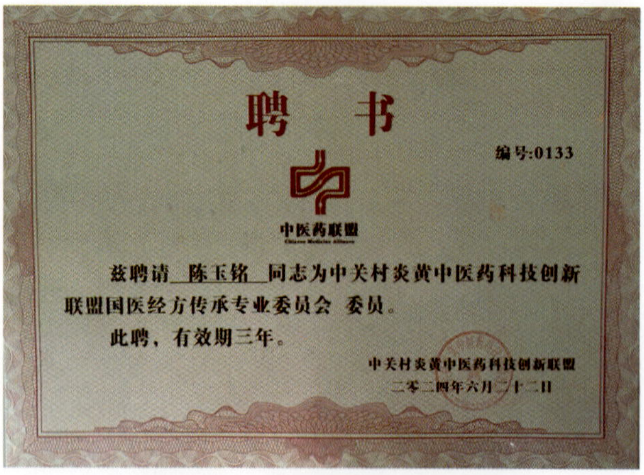

款，用实际行动诠释了医者的大爱无疆。在他看来，做好事不求回报，终身努力，功绩自成，这种高尚的情操和无私的精神，赢得了患者和同事们的广泛赞誉。

展望未来，薪火相传

如今，陈玉铭正积极参与全市名医名方的筛选工作，致力于将更多有效的中医治疗方法推广应用到临床实践中。他深知，中医的发展离不开传承与创新，因此，他不仅在学术上不断探索，更在人才培养和学科建设上倾注心血，希望通过自己的努力，为中医事业的繁荣发展贡献更大的力量。

陈玉铭的故事，是中医人精神风貌的生动写照，他用自己的实际行动证明了“医者父母心”的深刻内涵。在未来的日子里，相信他会继续以精湛的医术、高尚的医德，铺垫更多患者的生命之路，成为中医界一颗璀璨的明星，引领着后来者不断前行，共同书写中医药事业的新篇章。

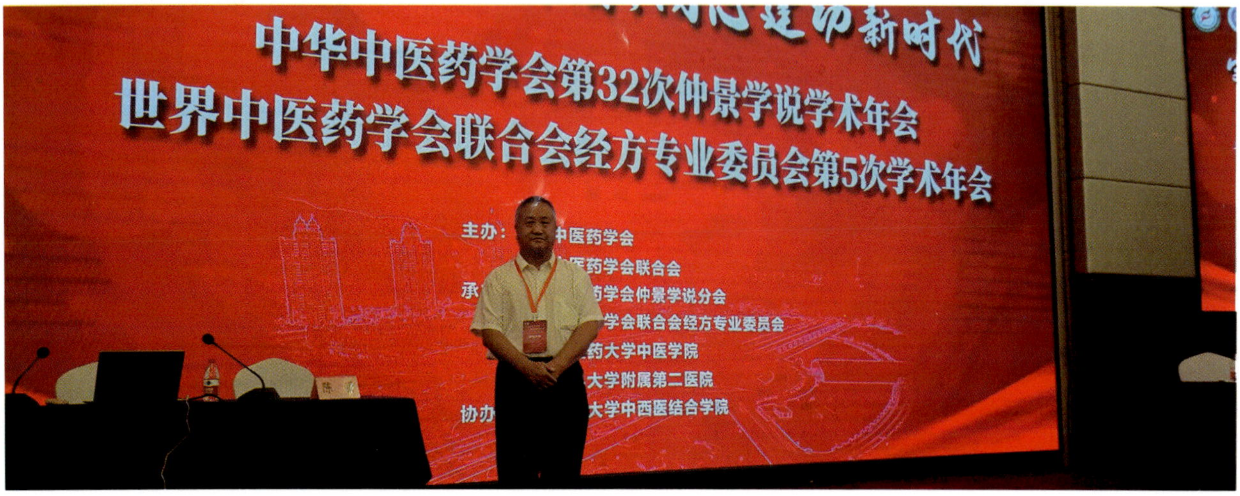

李洪忠：将中西医融合，传承中医的领军人物

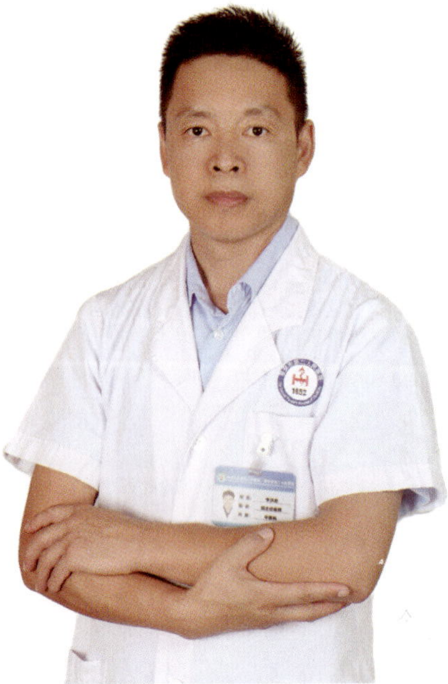

有一个人，他承载着无数生命的希望与重生的故事，他不仅在临床一线屡破难关，以精湛的医术点亮了无数患者的康复之路，更在中医药的传承与创新征途中，留下了不可磨灭的坚实足迹。他的每一次诊疗，都是对传统与现代的精妙融合，展现了中西医结合的无限可能。他就是雅安市第二人民医院中医科的领航者——中医主任医师李洪忠。

医术精湛，中西医结合的典范

李洪忠，本科毕业于黑龙江中医药大学中医学专业，随后，他进一步深造，攻读了中医妇科学专业。在多年的工作中，他师从多位中医名家，如国医大师段富津教授，国家级名老中医王德敏教授、王维昌教授、崔振儒教授，以及全国名老中医经验指导老师侯丽辉教授、魏绍斌教授等。在这些中医名师的悉心指导下，他不仅夯实了中医理论基础、积累了丰富的临床经验，更在中西医结合领域形成了独到的治疗理念和深刻见解。

在医疗实践中，李洪忠始终贯穿中西医结合的核心理念，但是是以其深厚的中医功底为主导，形成了先中医后中西医结合的独特诊疗风格。其行医生涯亮点纷呈：

（1）深谙中医典籍，对《黄帝内经》《伤寒论》等经典著作研习不辍，将中医智慧巧妙融入妇产科及内外儿科杂症的诊疗中。他擅长运用中药汤剂，依据辨证施治原则精准遣方用药，并在治疗男女不孕不育方面结合西医疗法，积累了丰富的临床经验，取得了卓越疗效。

（2）针对妇科围绝经期综合征，李医师有着

四川省中医药管理局国医大家学术经验传承班合影留念

2023年4月23日

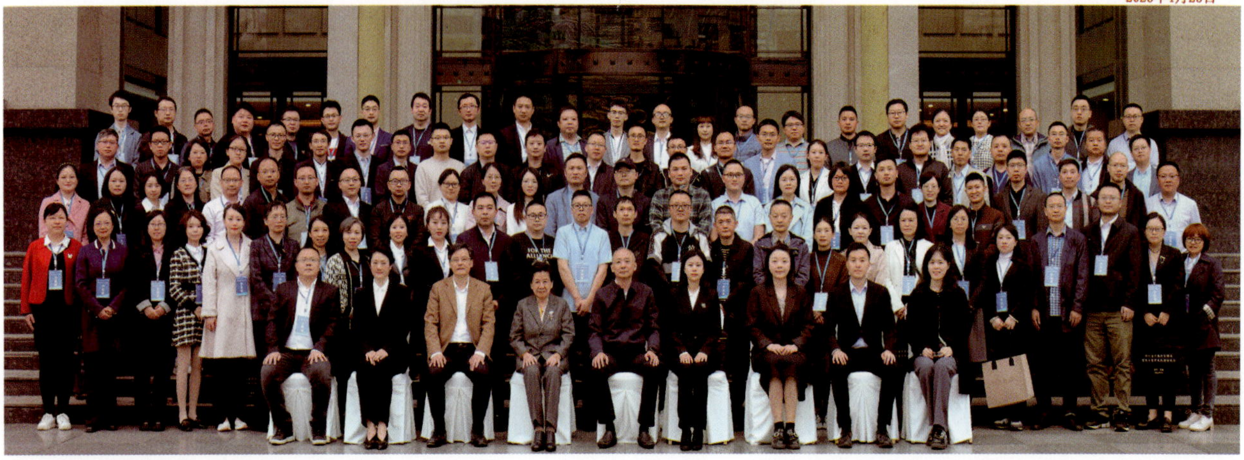

独到的诊疗见解。他秉持“西医明确诊断，中医深入洞察”的原则，精准把握疾病本质，自创七七汤等院内特色制剂，实施中西医结合的个性化治疗方案，有效减轻了患者的痛苦，展现了其深厚的医学造诣。

（3）在卵巢储备功能减退及多囊卵巢综合征等前沿领域，李医师通过深入的临床研究与观察，系统总结了月经量少病症的证候演变规律、辨证治疗策略及调摄护理要点。针对多囊卵巢综合征伴随的高雄激素血症及高胰岛素血症等复杂情况，他灵活运用中西医结合的方法，精准施治，赢得了患者的广泛赞誉与信赖。

因此，在治疗过程中李医师总能根据患者的具体情况，制定个性化的治疗方案，实现中西医优势互补，疗效显著。无论是男女性不孕不育症、卵巢早衰等顽固性疑难杂症，还是青春期痤疮、甲亢、类风湿性关节炎等成人疾病，甚至是小儿厌食、咳喘、泄泻等儿科疾病，他都能以精湛的医术和独到的见解，为患者提供帮助。

学术卓越，科研教学的领军人物

在繁忙的临床工作之余，他还积极投身于科研与教学工作，不断推动中医药事业的发展。他主持省级课题 2 项，参与并完成国家自然科学基金项目 1 项，在国内外发表学术期刊论文 30 余篇。这些研究成果不仅丰富了中医药学的理论体系，也为临床实践提供了有力的支持。

此外，他还主编了《常见病临床全科中西医诊治》等著作，参编了国家统编教材《妇产科学》《临床中医妇科治疗学》等 4 部重要书籍。这些典籍的刊行既为中医药学的理论体系构筑了扎实根基，也为临床工作者提供了兼具学术深度与实践价值的诊疗启示。

在教学方面，他始终秉持“传道受业解惑”的师道精神，致力于培养更多优秀的中医药人才。他通过讲座、培训教学等形式，将自己的临床经验和学术成果无私地传授给年轻一代的中医人，为中医药事业的可持续发展注入了新的活力。

荣誉加身，社会认可的杰出代表

凭借着卓越的医术和高尚的医德，他赢得了社会各界的广泛赞誉和认可。他先后荣获“黑龙江名中

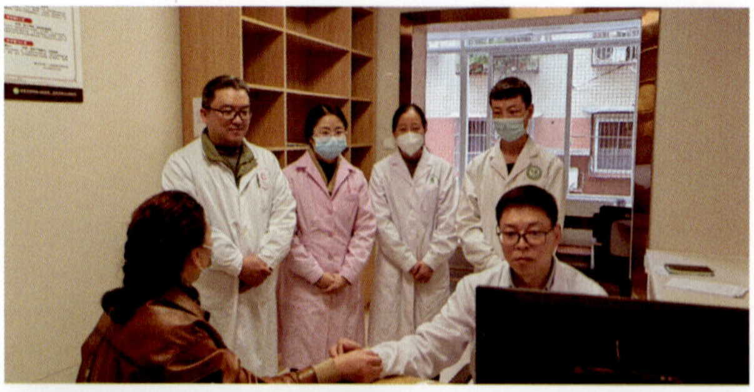

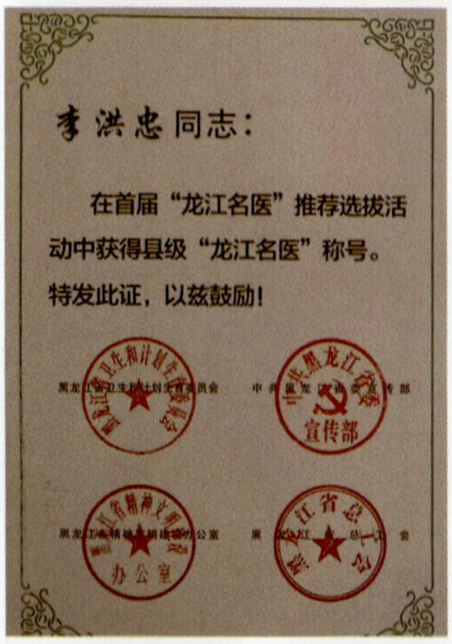

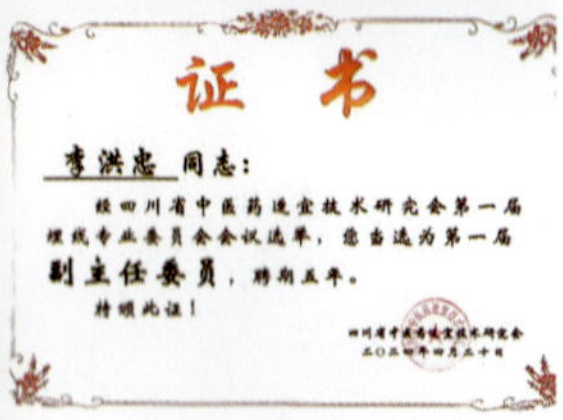

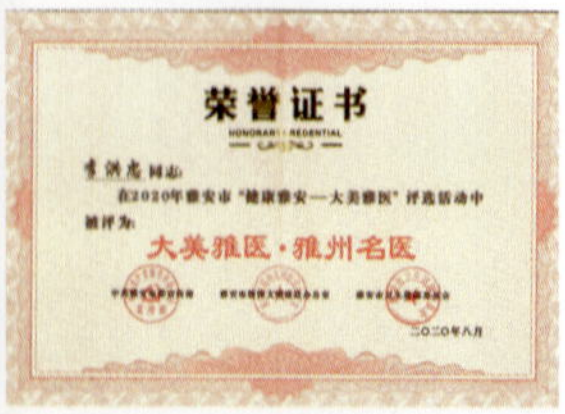

医”“雅州英才·雅州名医”“雅安市中医药传承创新发展先进个人”等称号，并被评为第三批牟希瑾全国名老中医药专家学术经验继承人、四川省妇幼健康领域中医药专家组专家、第三批雅安市卫生健康委与中医药管理局学术技术带头人、四川省优秀中医临床人才。这些荣誉的获得，不仅是对他个人努力和成就的肯定，更是对他所代表的中医药事业的认可和尊重。

未来展望，中医传承的坚定践行者

展望未来，他对中医药事业的发展充满了信心和期待。他深知，中医药作为中华民族的瑰宝，具有独特的优势和潜力。因此，他将继续秉持“大医精诚”的理念，不断提升自己的医术水平和服务质量，为患者提供更加优质、高效的医疗服务。同时，他也将继续致力于中医药的传承与创新，努力推动中医药与现代医学的深度融合，为构建人类命运共同体贡献中医智慧和力量。

在他的身上，我们看到了一个中医人对事业的执着追求和对患者的深切关爱。他用自己的实际行动诠释了中医文化的博大精深和中医精神的崇高伟大。我们有理由相信，在他的带领下，中医药事业会迎来更加辉煌的明天！

李高勤的杏林路：青年中医，医道传承，匠心独运

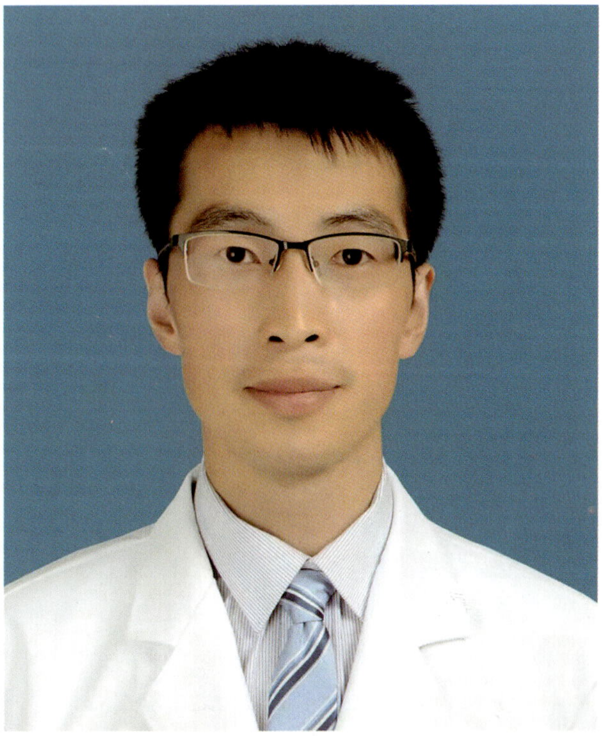

中华医学的长河中，总有一些医者以其独特的光芒，照亮后学者前行的道路。李高勤便是这样一位在中医与现代医学交融领域默默耕耘、不懈探索的杰出代表。他的故事，是关于梦想、坚持与传承的动人篇章，是对中医精髓与现代科技融合创新的生动诠释。

幼时的启蒙：草药的芬芳与医道的初窥

自幼生长在黄土高原的李高勤，对自然界的万物充满了无尽的好奇与敬畏。村中的老中医用看似平凡无奇的花花草草，化解乡邻病痛的行为，在他的心中悄然种下一颗种子。那些关于《濒湖脉学》的深夜研读，尽管起初因缺乏医学基础而显得晦涩难懂，却如同夜空中最亮的星，指引着他踏上了探索中医奥秘的征途。这份对中医的热爱与执着，如同荒漠中顽强生长的绿洲，见证了李高勤从懵懂孩童到医学青年的蜕变。

学海无涯：贵州中医药大学的深造之旅

高考的捷报传来，李高勤终于如愿以偿地踏入了贵州中医药大学的校门，这里成为他梦想启航的地方。面对浩瀚的医学知识海洋，他并未止步于课本，而是积极拓宽视野，广泛涉猎中医经典与现代医学理论。课余时间，他主动请缨前往医院跟随名医抄方学习。这份勤奋与好学，让他有幸结识了贵州中医药大学附属医院的朱国琪医师，并在其悉心指导下，深入学习了扶阳医学，特别是桂枝法的运用。这段经历，不仅让他的临床技能得到了质的飞跃，更让他深刻体会到了中医“辨证施治”的精髓所在。

研途精进：师从名家，再攀高峰

本科毕业后，李高勤并未满足于已有的成就，而是选择继续深造，考入了甘肃中医药大学。在这里，他幸运地拜入了国家级名中医、甘肃省中医院院长张志明教授的门下。张教授在中医界享有盛誉，日门诊量近300的繁忙，丝毫没有减弱张教授对每一位患者的细心诊疗。他擅长舌诊，常能望舌而知病，未言而明痛。这种超凡的医术让李高勤深感震撼，也更加坚定了他追随师门、精研医术的决心。

在张教授的指导下，李高勤系统学习了经方、

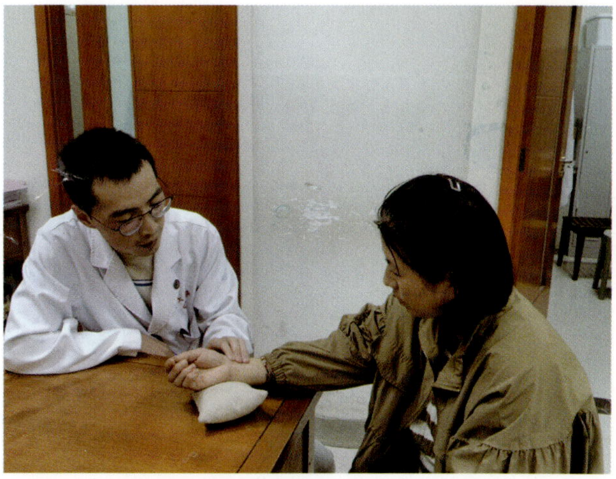

时方，深入研究了急慢性呼吸衰竭、哮喘、心功能不全等复杂病症的中医治疗方案。他深刻体会到，中医与西医并非对立，而是可以相互借鉴、优势互补的。通过参与张教授的临床实践，李高勤的诊疗能力得到了全面提升，他对中医整体观念与辨证论治的理解也更加深刻。

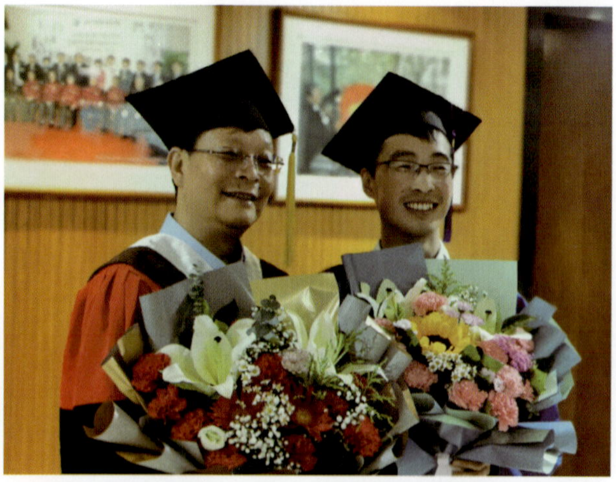

博采众长：现代医学的启迪与融合

在追求中医卓越的同时，李高勤也未曾忽视现代医学的重要性。他同时跟诊于甘肃中医药大学附属医院的雍文兴主任医师，系统学习了现代医学的理论与技能，特别是在急危重症的诊治上。这种跨界学习的经历，让李高勤的医学视野更加开阔，他能够灵活运用中西医结合的方法，为患者提供更加精准、有效的治疗方案。

医者仁心：传承与创新并重的践行者

如今的李高勤，已成为一名在中医领域颇具影响力的青年专家。他不仅在学术上取得了丰硕的成果，更在临床实践中展现出了非凡的才华。他深知，作为新时代的中医人，既要继承好中医的宝贵遗产，又要勇于创新，积极探索中医与现代医学的结合之路。他积极尝试将经方应用于现代医学难以解决的疑难杂症。他常常说：“医道无界，学无止境。我们不仅要做一名好医生，更要做一名不断学习的学者。”

在李高勤的眼中，每一次的诊疗都是一次新的探索，每一次的治愈都是对生命最大的尊重。他用自己的实际行动践行着“大医精诚”的誓言，用智慧和汗水书写着属于自己的杏林传奇。在未来的日子里，李高勤会以更加深厚的中医功底、更加开放的学术视野和更加执着的医学追求，为人类健康事业贡献更多的智慧和力量。

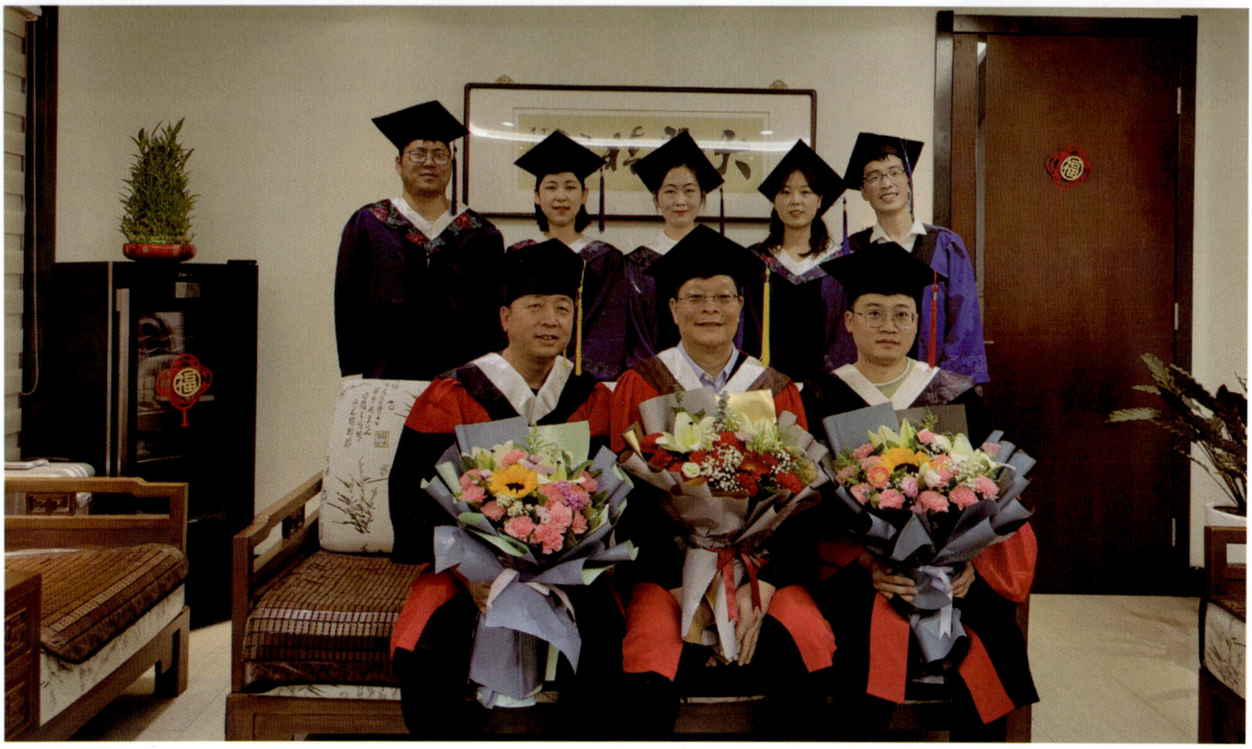

郭锦荣：杏林春暖的医者之旅卓越贡献的中医专家

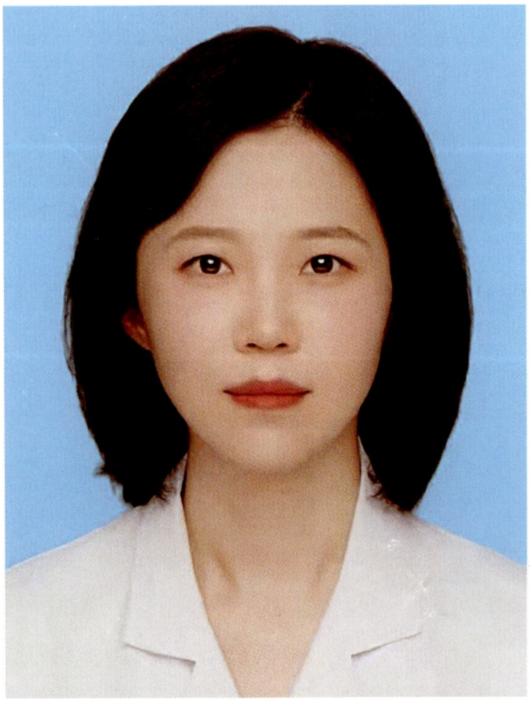

浩瀚医海，人才辈出。郭锦荣副主任医师凭借精湛的医术、深厚的学养以及高尚的医德，在中医及中西医结合领域深耕二十余载，照亮患者康复之路，成就卓越，无私奉献，赢得广泛赞誉，成为中医及中西医结合领域的杰出代表。

学术渊源，师出名门

郭锦荣，女，1981 年 9 月出生于一个充满医学氛围的家庭，自幼便对中医文化怀有浓厚的兴趣。2010 年，她以优异的成绩于上海中医药大学中医内科学专业，获医学硕士学位，正式开启了她的医学人生。在求学的道路上，她有幸得遇多位中医大家，包括全国名中医周永明教授、上海市名中医徐燕教授，以及浦东新区名中医田俊教授。这些前辈不仅传授给她丰富的医学知识，更以高尚的医德和严谨的治学态度深深影响着她，为她日后的医学之路奠定了坚实的基础。

医术精湛，广治杂病

从事中医、中西医结合诊疗常见内科疾病工作 20 余年，郭锦荣积累了丰富的临床经验，并形成了自己独特的诊疗风格。她擅长运用中医药治疗内科杂病，如心脑血管疾病、胃肠疾病、呼吸道疾病、肿瘤术后调理、血液系统疾病、失眠、肥胖等，每一类疾病的治疗都体现了她深厚的中医理论基础和精准的辨证施治能力。此外，她还对更年期综合征、月经失调、多囊卵巢综合征、皮肤病、慢性虚损性疾病等有着独到的见解和显著的疗效，为众多患者解除了病痛，赢得了广泛的好评。

在中医调理亚健康状态方面，郭锦荣同样有着卓越的成就。她认为，亚健康是现代人常见的健康问题，其根源往往在于体质偏颇和生活方式不当。因此，她倡导通过中医的调理方法，如针灸、拔罐、刮痧、膏方等，来改善患者的体质，调整其生活方式，从而达到预防疾病、增进健康的目的。

科研创新，成果斐然

在繁忙的临床工作之余，郭锦荣始终不忘科研创新的重要性。她深知，只有不断探索未知，才能推动中医事业的进步。因此，她积极投身于科研工作，先后主持了市、区级科研课题 8 项，发表核心期刊论文 20 余篇，

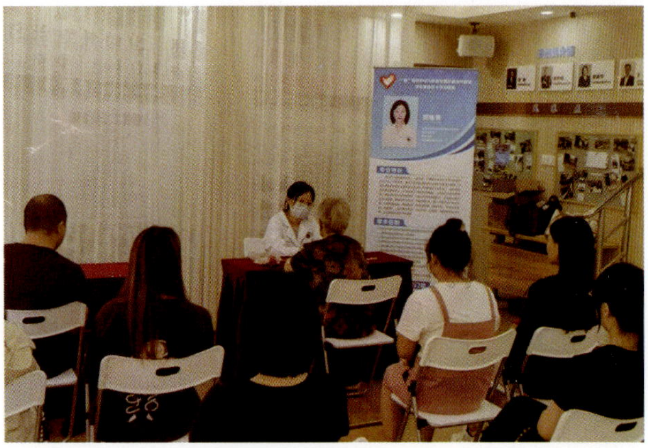

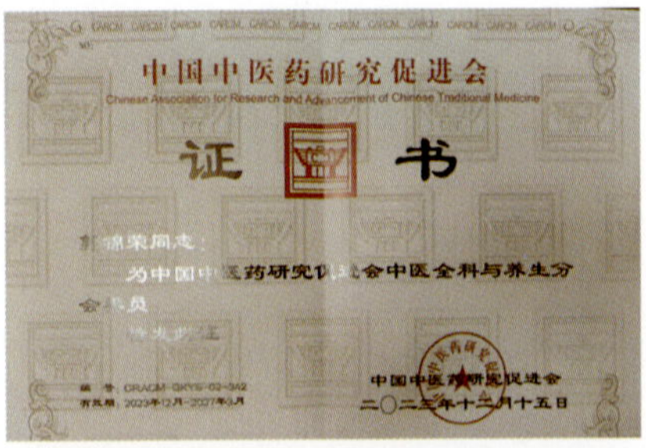
中国中医药研究促进会
Chinese Association for Research and Advancement of Chinese Traditional Medicine
证　书
为中国中医药研究促进会中医全科与养生分会会员
中国中医药研究促进会
二〇二三年十二月十五日

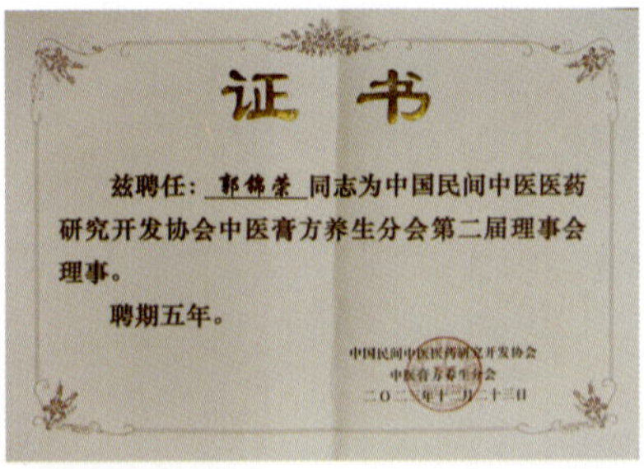
证　书
兹聘任：郭锦荣同志为中国民间中医医药研究开发协会中医膏方养生分会第二届理事会理事。
聘期五年。
中国民间中医医药研究开发协会
中医膏方养生分会

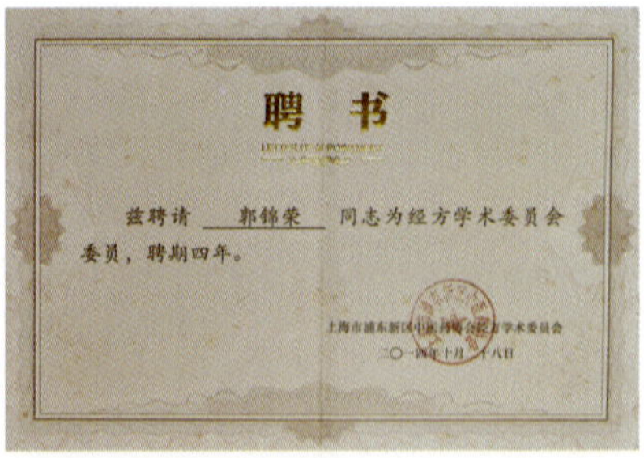
聘　书
兹聘请　郭锦荣　同志为经方学术委员会委员，聘期四年。
上海市浦东新区中医药协会经方学术委员会

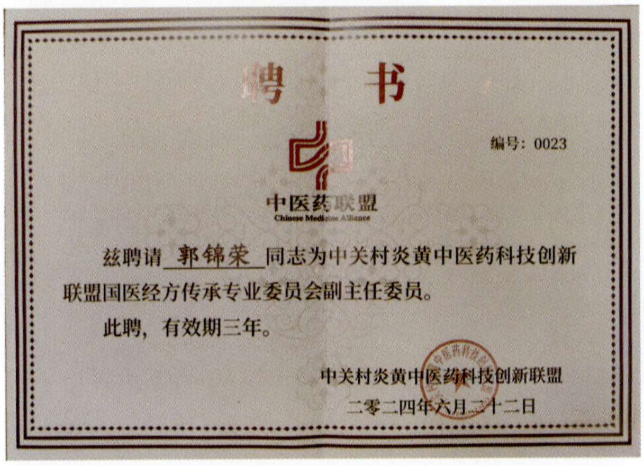
聘　书
中医药联盟
Chinese Medicine Alliance
编号：0023
兹聘请　郭锦荣　同志为中关村炎黄中医药科技创新联盟国医经方传承专业委员会副主任委员。
此聘，有效期三年。
中关村炎黄中医药科技创新联盟
二零二四年六月二十二日

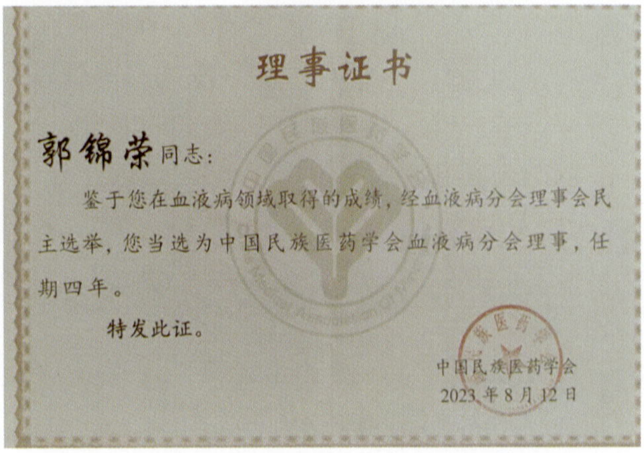
理事证书
郭锦荣同志：
鉴于您在血液病领域取得的成绩，经血液病分会理事会民主选举，您当选为中国民族医药学会血液病分会理事，任期四年。
特发此证。
中国民族医药学会
2023 年 8 月 12 日

申请专利 10 余项，参编专著 4 本。这些科研成果不仅丰富了中医理论宝库，更为临床实践提供了有力的支持。她以实际行动践行着“科研反哺临床，临床促进科研”的良性循环理念，成为中医科研领域的佼佼者。

传承发展，弘扬国粹

作为上海市浦东新区徐燕上海市名中医传承工作室的负责人和上海市名中医徐燕教授学术经验传承人，郭锦荣深知自己肩负的使命和责任。她不仅致力于将名老中医的学术经验发扬光大，还积极参与中医人才的培养工作。她通过培训班、讲座、学术论坛等多种形式，将自己的临床经验和学术心得传授给年轻一代的中医工作者，为中医事业的传承与发展贡献了自己的力量。

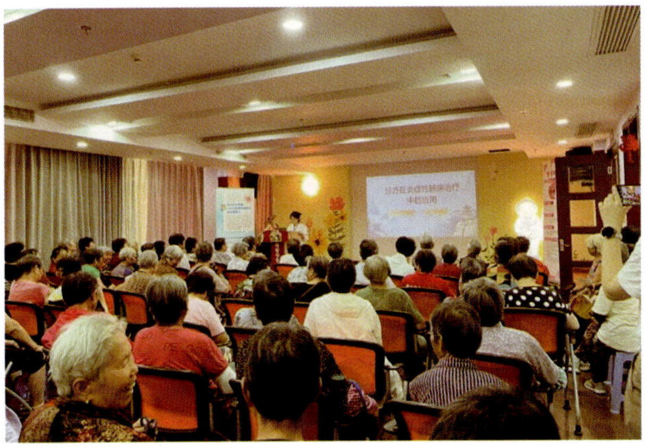

学术任职，服务社会

除了在临床和科研方面取得显著成就外，郭锦荣还积极参与社会公益活动，担任了多个学术组织的职务。她是中关村炎黄中医药科技创新联盟国医经方传承专业委员会副主任委员、上海市医师协会会员、上海市中西医结合学会会员，以及多个学术组织的成员。这些职务不仅为她提供了更广阔的交流平台，也让她有机会为中医药事业的发展贡献更多的智慧和力量。

此外，她还特别关注女性健康问题，担任了上海市浦东新区女性人才促进会会员（女医师专业委员会）、上海市浦东新区女性更年期健康管理项目负责人等职务。她用自己的专业知识为女性健康保驾护航，帮助她们解决各种健康问题，提高生活质量。

郭锦荣以医术之卓越、学养之深厚、医德之高尚，以及在中医与中西医结合领域的不懈探索，铸就了不朽的丰碑。她不仅是患者康复路上的明灯，更是中医文化传承与创新的坚实桥梁。展望未来，郭医生定将以更加坚定的步伐，用其智慧与汗水，续写中医事业的辉煌篇章，引领后辈中医人共同前行，为守护人类健康福祉贡献力量。

刘同坤：国医传人，以仁心绘杏林春暖，承仲景之术，扬中医之光

医者，仁心。有这样一个人，他以精湛的医术、高尚的医德、不懈的传承精神，成为濮阳乃至全国中医界的一颗璀璨明星。他便是濮阳市中医医院原院长、国医传人刘同坤。四十余载春秋，刘同坤始终坚守在中医的田野上，用汗水浇灌希望，以爱心温暖病患，用一生书写传奇。

悬壶济世，初心如磐，学医的坚定

刘同坤出生于一个中医世家，家传《坤草堂》内科医术已历经五代传承，跨越150余年的风雨沧桑。自幼沐浴在浓厚的中医文化氛围中，他耳濡目染，对中医产生了浓厚的兴趣与深厚的情感。

作为第四代传人，刘同坤不仅继承了家族的医学智慧，更将其发扬光大。他深知，中医不仅是治病救人的技艺，更是积德行善、悬壶济世的使命。因此，无论是在医学院的求学岁月，还是在医院的临床一线，乃至担任医院管理职务期间，他都始终铭记“为医积德行善”的家训，将患者的健康放在首位，用实际行动诠释着大医精诚的深刻内涵。

医术精湛，守正创新，学术的创新

刘同坤精通中医经典，善于运用经方治病，往往能在短时间内为患者解除病痛，恢复健康。在担任濮阳市中医医院业务院长期间，他更是带头钻研中医经典，将管理决策能力与中医经方理论巧妙结合，临证之时常能守正创新、出奇制胜。

面对复杂的病情，刘同坤总能保持冷静的头脑和敏锐的洞察力，迅速找到病根所在，并开出精准且有效的处方。他尤其擅长治疗疑难杂症，如妊娠、

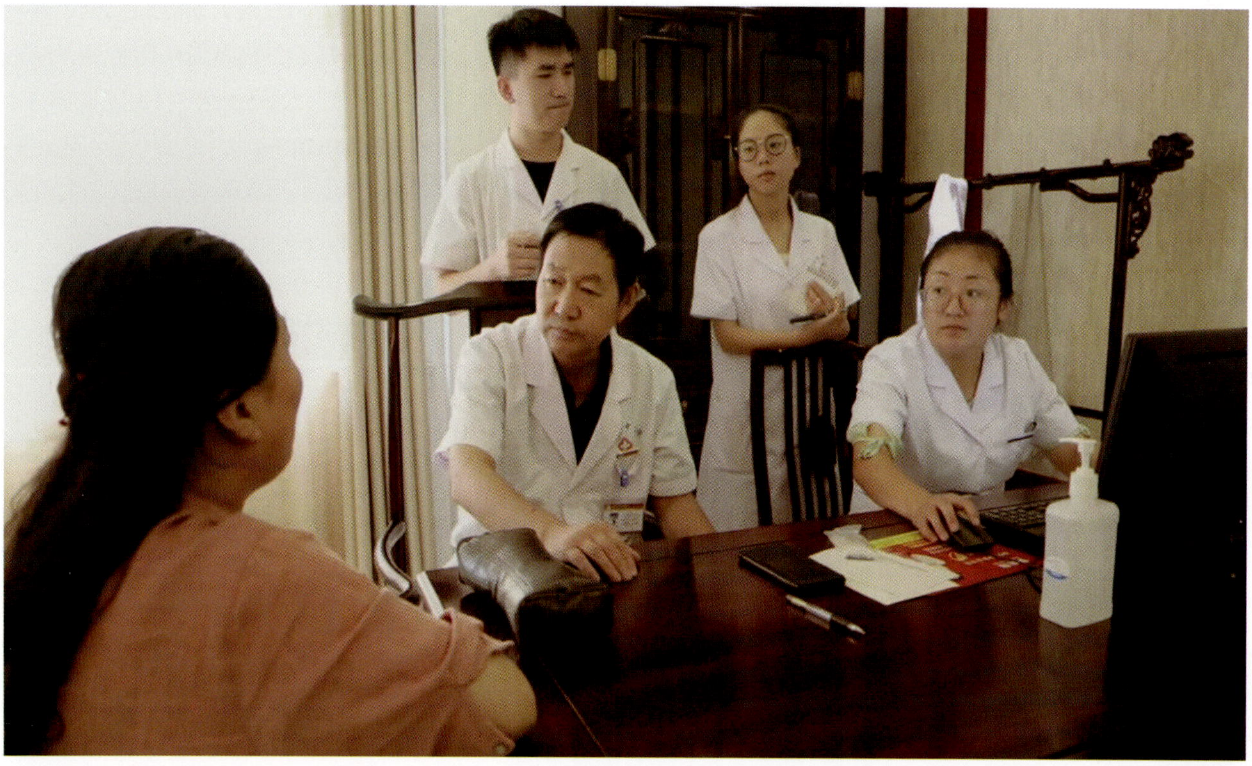

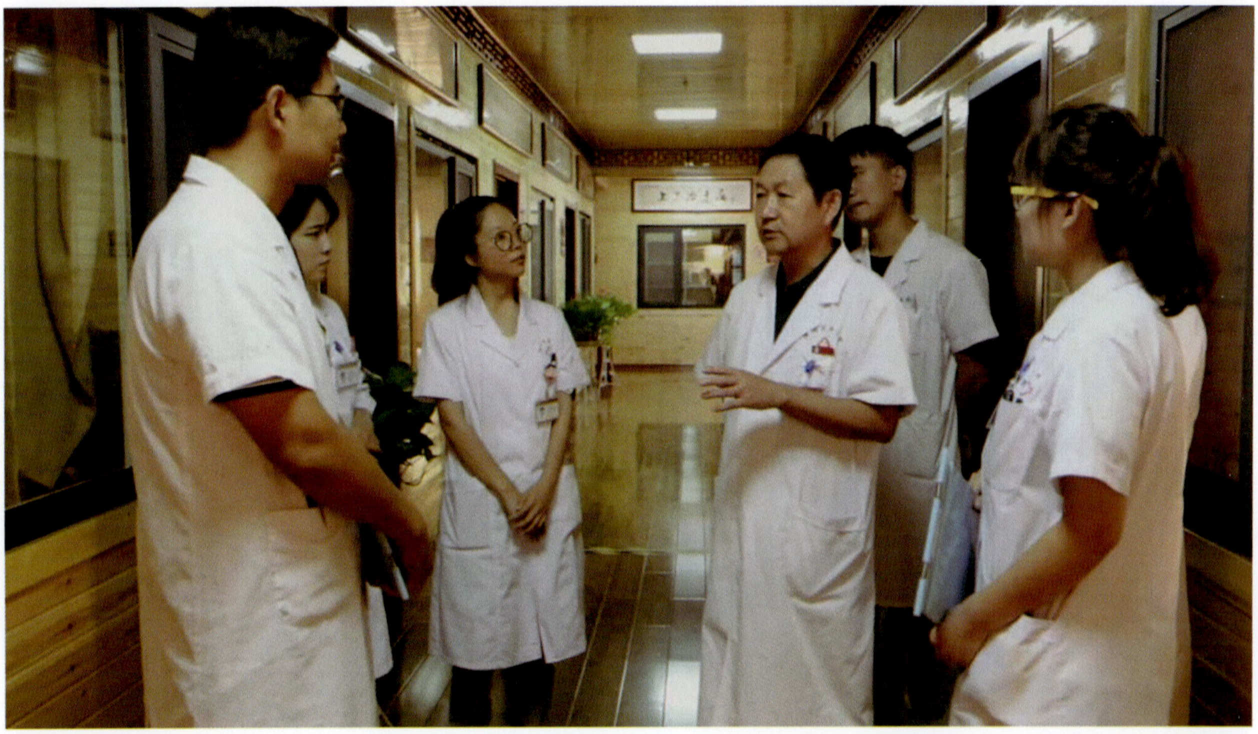

湿毒等，许多在其他医生看来难以治疗的疾病，在他的手中都能迎刃而解。他注重患者的整体就医感受，努力减轻患者的经济负担，力求让患者花最少的钱享受最佳的治疗方案。这种高尚的医德和精湛的医术，赢得了广大患者的信赖和赞誉。

孜孜不倦，育人为本，学业的传承

在刘同坤看来，中医的传承与发展离不开人才的培养。因此，他始终将培养中医新人视为自己的使命和责任。作为第七批全国中医药专家学术经验继承工作指导老师、河南中医药大学硕士研究生导师的他，不仅在临床工作中倾囊相授、言传身教，还积极参与中医教育工作，为培养新一代中医人才贡献自己的力量。

退休后，刘同坤更是将全部精力投入到中医传承事业中。他给自己定下了三至五年带出一批“铁杆中医”的目标，并为此付出了巨大的努力。他对学生要求严格而明确，提出了从医“六条准则”，强调医德与医术并重、理论与实践相结合的重要性。在他的悉心指导下，一批批年轻医生迅速成长起来，成为中医界的后起之秀。

传承经方，责任担当，中医药瑰宝

经方是中医药的瑰宝，是打开中医之门的钥匙。刘同坤深知经方的重要性，因此将传承经方视为自己的责任与使命。他积极推动经方教学活动和学术会议的开展，义务为年轻医生传授经方知识和经验。在他的努力下，“仲景学堂”和“经方沙龙”成为濮阳市中医界的一大亮点，激发了年轻医生学习经方的热情和信心。

刘同坤的经方医案更是被《中国中医药报》等权威媒体连续刊登，引起了广泛关注和赞誉。他受邀参加全国经方医学大会并分享经验，将濮阳的经方学习成果推向了全国舞台。他的这些努力不仅提升了濮阳市中医的整体水平，也为中医药事业的传承与发展作出了重要贡献。

刘同坤，这位在杏林躬耕四十余载的国医传人，用他的医术、医德和传承精神书写了一段段动人的故事。他不仅是患者的救星、学生的良师，更是中医药事业的忠诚守护者和传承者。在未来的日子里，我们相信刘同坤将继续高举中医的火炬，照亮生命前行的道路，为中医药事业的繁荣发展贡献更多的智慧和力量。

孟康：挖掘经方续写中医药传承新篇章

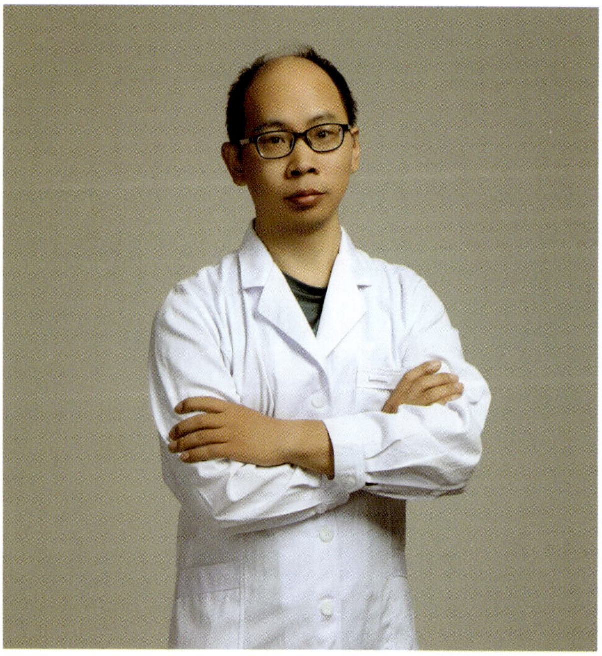

孟康，伤寒专业硕士研究生，副主任中医师，中医药学海中破浪前行的杰出代表。他以精湛的医技与仁厚的医德为双翼，不仅深入研习《伤寒杂病论》等经典，更勇于创新，将传统智慧与现代医疗技术进行融合。在传承与弘扬中医中药的道路上，他奋力前行，成为中医药事业发展的中坚力量。孟康的故事，激励着无数同人，共同推动中医药焕发新的生机与活力，为人类的健康福祉贡献力量。

孟康的学术之旅，始于对《伤寒杂病论》的深刻领悟与不懈探索。在导师首都名中医陈明教授的悉心指导下，他系统地掌握了燕京刘氏伤寒学相关学术观点，并在临证实践中不断吸收名家经验，形成了以经方为根基，以名家名方为辅的学术特点。值得一提的是，他还曾师从首都国医名师冯世纶教授。作为冯世纶经方医学传承班 29 期学员，孟康深刻继承胡冯经方医学体系的学术特点，先辨六经、析八纲，继辨方证，求得方证相应，而在临证中屡用经方祛顽疾、起沉疴。

近年来，孟康在中医药界的成就斐然，不仅荣获河北省第五批中医临床优秀人才称号，还担任河北中医药大学扁鹊计划师承导师，以及多个中医药学会的常务委员职务。这些荣誉的背后，是他对中医药事业的执着追求与不懈努力。他深知，中医药的传承与发展，离不开一代又一代中医人的薪火相传与开拓创新。

2024 年 6 月，由中华中医药学会、北京中医药学会等多家权威机构共同主办的“第十五届经方医学大会”在北京盛大召开。此次大会以“石膏类方的临床应用”为主题，汇聚了众多中医名家与学者，共同探讨经方医学的奥秘与临床应用的新进展。孟康再次以卓越的表现脱颖而出，其撰写的论文《基于麻黄汤到白虎汤的演变探讨太阳阳明传变中的证治要点》被评为优秀论文，并受邀进行现场演讲交流。这不仅是对他个人学术成就的肯定，更是对他在经方医学领域深入探索与独到见解的高度认可。

在演讲中，孟康以麻黄汤到白虎汤的演变为切入点，深入剖析了太阳阳明传变过程中的证治要点，

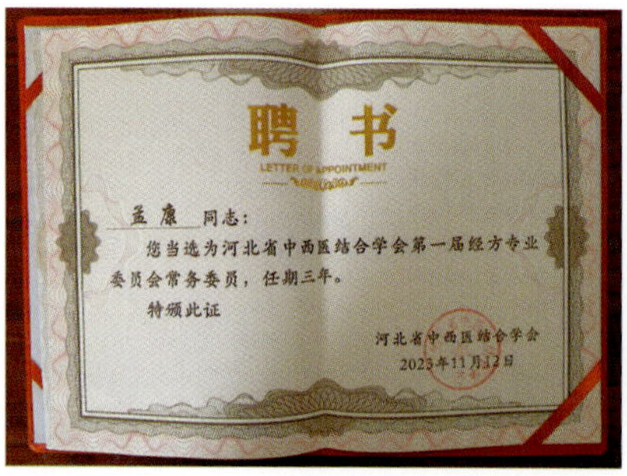

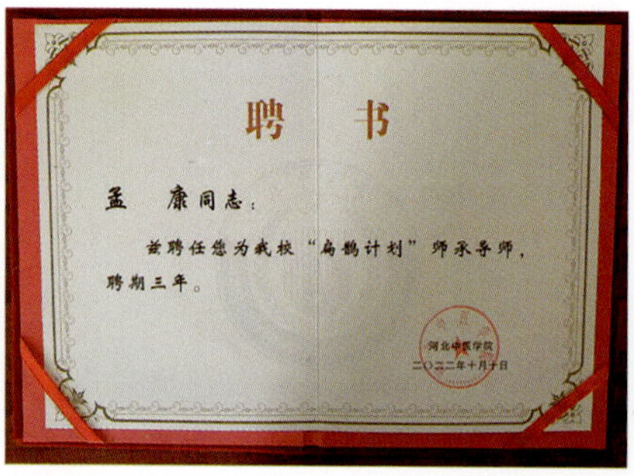

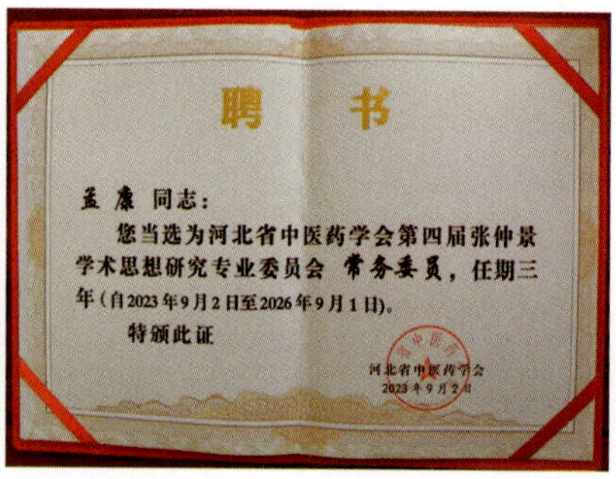

为与会者呈现了一场精彩纷呈的学术盛宴。他的讲解深入浅出、条理清晰，既有理论的高度，又有实践的深度，赢得了在场专家与学者的一致好评。

孟康的学术成就与临床实践，是中医药传承与创新发展的一个缩影。他用自己的行动诠释了“大医精诚”的深刻内涵，展现了新时代中医人的责任与担当。他深知，经方医学作为中医药宝库中的瑰宝，历经千年而不衰，其独特的理论体系与临床疗效，对于当今社会的健康需求仍具有不可替代的价值。

在孟康的身上，我们看到了中医药传承与创新的希望与未来。他在发皇古义的基础上，不断融会新知，使古老的经方医学在当今时代持续充满新的活力。

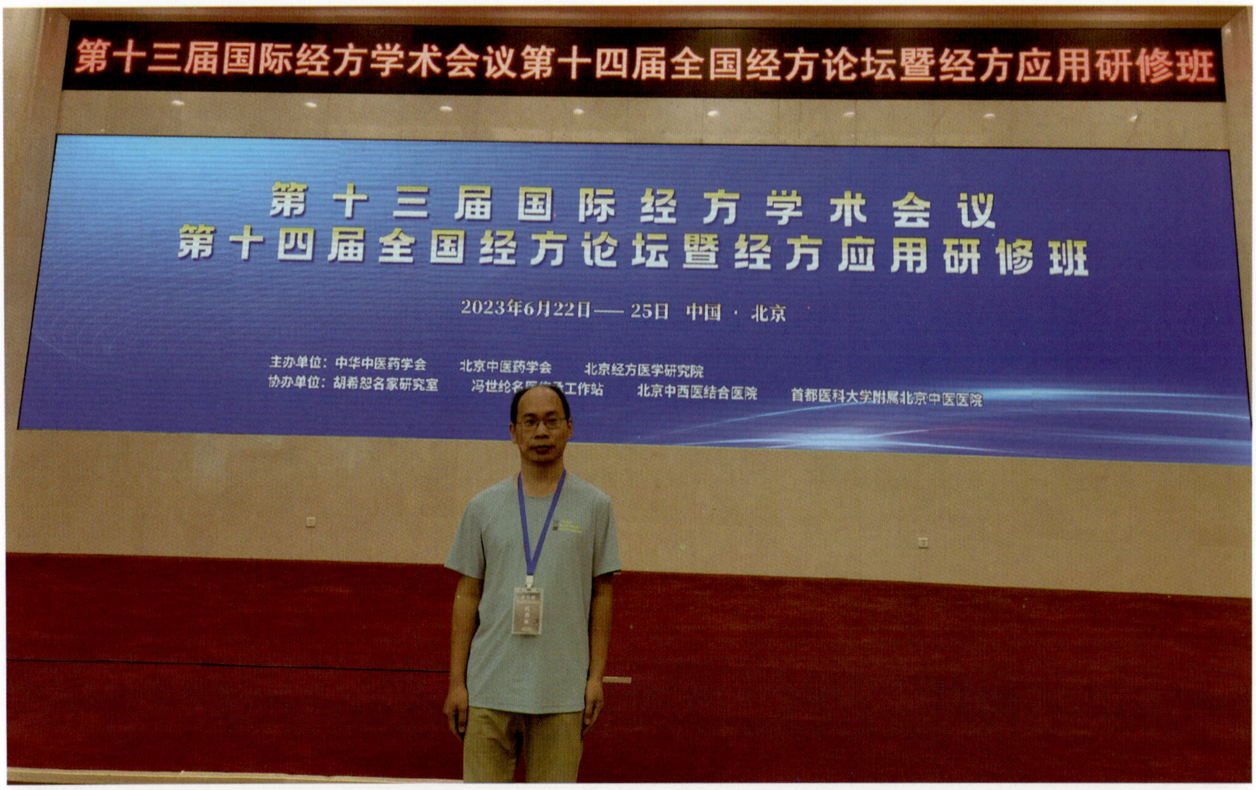

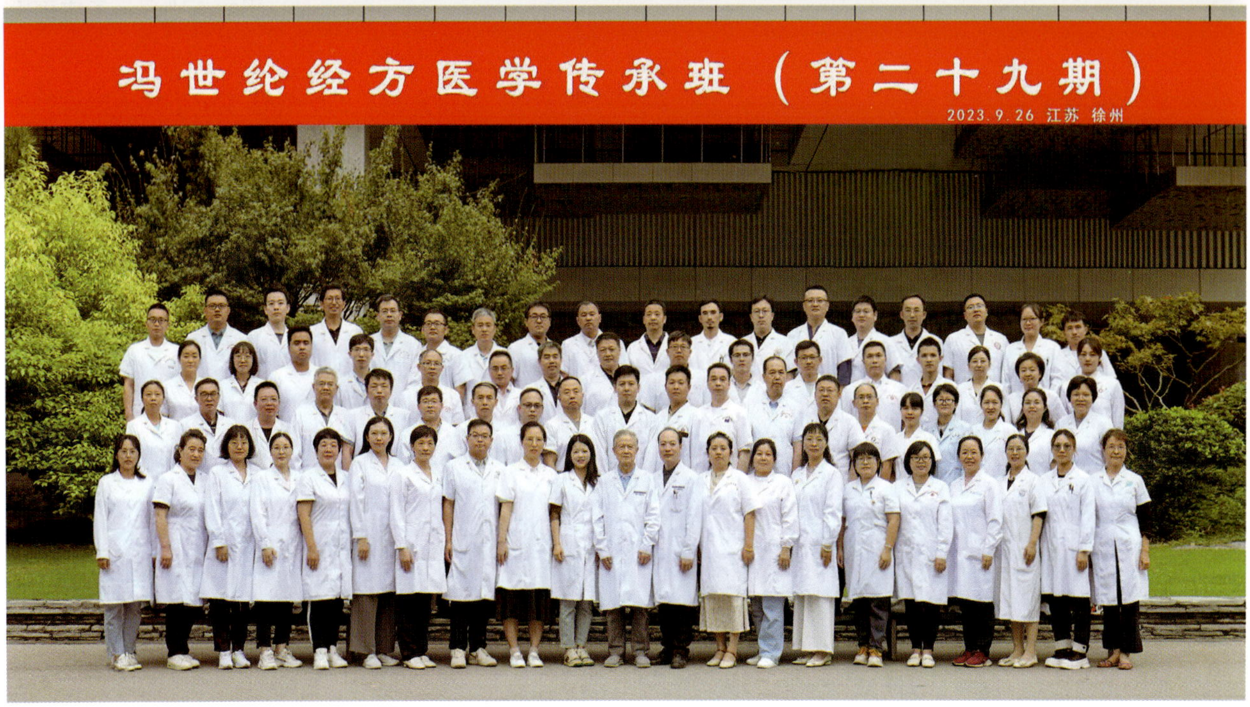

李朝东：非遗传承人，中医药创新引领者

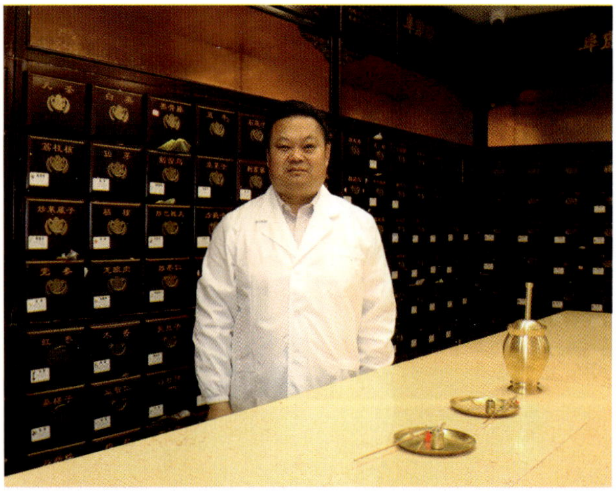

在浩瀚的中医药宝库中，总有一些人以其卓越的技艺和不懈的探索，为这一古老而神秘的医学体系注入新的活力。李朝东，便是这样一位在中医药领域深耕细作、独树一帜的传承者与创新者。他不仅是黔西南州州级非物质文化遗产“李氏传统中草药贴敷灸疗技艺”的传承人，更是国家卫生健康技术推广应用项目“非遗——李氏传统中草药贴敷灸疗技术”的负责人。他以其深厚的中医功底和独特的技艺，在中医药界赢得了广泛的认可和赞誉。

技艺传承，匠心筑梦

李朝东自幼受家族熏陶，对中草药有着浓厚的兴趣与独到的理解。他深知，中医药作为中华民族的瑰宝，不仅承载着千年的医学智慧，更是中华文化的重要组成部分。因此，他立志要将这份宝贵的技艺传承下去，并发扬光大。

经过多年的潜心研究与实践，李朝东熟练掌握了李氏传统中草药贴敷灸疗技艺，并在此基础上进行了创新与发展。他深入挖掘中草药的药性，结合现代医学理论，对贴敷灸疗技艺进行了改良和优化，使其更加适应现代人的体质和需求。这一技艺在治疗常见病、多发病方面有着显著疗效，尤其在难治病领域展现出了独特的优势，为众多患者带来了福音。

多重身份，荣誉满载

除了是非遗传承人和国家卫生健康技术推广应用项目的负责人，李朝东还担任着中关村炎黄中医药科技创新联盟国医经方传承专业委员会委员、中国民族卫生协会培训部中医特色技术培训基地主任等多个重要职务。他致力于中医药技艺的传承与推广，积极参与各类学术交流与研讨，不断推动中医药理论与实践的创新发展。

李朝东的卓越贡献也赢得了社会各界的广泛认可。他先后被授予“中医匠人”荣誉称号，成为北京中检康源医学研究院、河北大学中医学院特色专长工作室——中医匠人一技之长孵化基地的技术讲师。同时，他还被聘请为国家信息中心委托全国联合诚信服务平台中医药传承研究方向的“客座教授”、北大博雅民营企业家智库特聘专家，以及元培专家人才库“客座教授”。

在科研领域，李朝东同样取得了令人瞩目的成就。他已成功授权国家发明专利 11 件，起草制定了贵州省地方标准 1 项，主持完成了国家级、省级、州级课题 10 余项。这些科研成果不仅丰富了中医药的理论体系，更为临床实践提供了有力的支撑。他的努力与付出也得到了社会各界的广泛认可，先后获得了

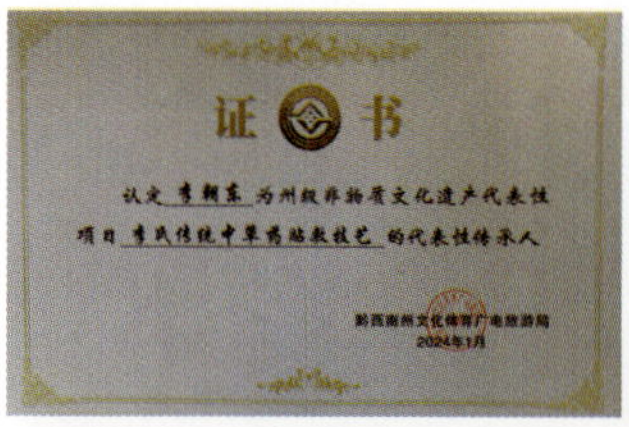
证书

认定 李朝东 为州级非物质文化遗产代表性项目 李氏传统中草药贴敷技艺 的代表性传承人

黔西南州文化体育广电旅游局

2024年1月

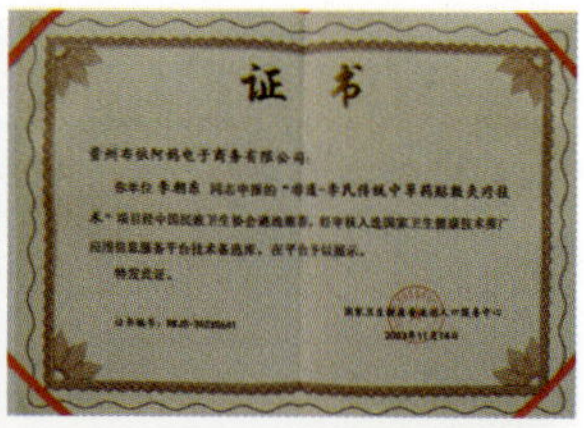
证书

贵州市铁阿妈电子商务有限公司：

特发此证。

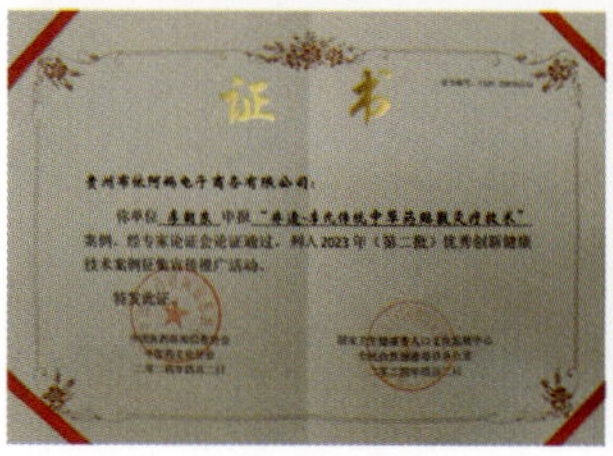
证书

贵州市铁阿妈电子商务有限公司：

你单位 李朝东 申报“非遗-李氏传统中草药贴敷灸疗技术”案例，经专家论证会论证通过，纳入2023年（第二批）优秀创新健康技术案例征集宣传推广活动。

特发此证。

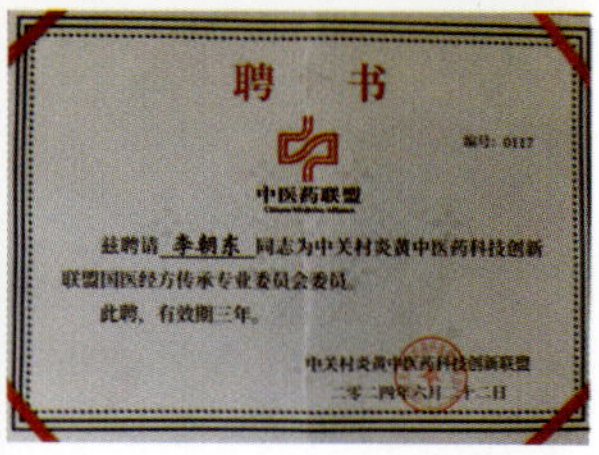
聘书

编号：0117

中医药联盟

兹聘请 李朝东 同志为中关村炎黄中医药科技创新联盟国医经方传承专业委员会委员。

此聘，有效期三年。

中关村炎黄中医药科技创新联盟

二零二四年六月二十二日

中国科技创新发明成果奖2项，黔西南州人民政府授予的科技进步二等奖等荣誉。

学术研究，成果斐然

除了在专业领域内的卓越表现，李朝东还十分注重学术研究与经验总结。他深知，中医药的发展离不开理论的支撑和创新的推动。因此，他积极投身于学术研究之中，将自己的临床实践与理论研究相结合，不断探索中医药的奥秘。

他先后发表了多篇学术论文，涵盖了中草药的药性研究、贴敷灸疗技艺的创新与应用等多个方面。这些论文不仅在国内产生了广泛影响，更在国际中医药学术界引起了高度关注。他的学术成果为中医药的发展提供了有益的参考，也为临床实践提供了新的思路和方法。

展望未来，再创辉煌

作为一位中医药的传承者与创新者，李朝东始终坚守着对中医药事业的热爱与执着，不断探索、不断创新，为中医药的传承与发展贡献自己的力量。他相信，只要心中有梦、脚下有路，中医药这一古老而神秘的医学体系就一定能够在新的时代背景下焕发出更加绚丽的光彩。

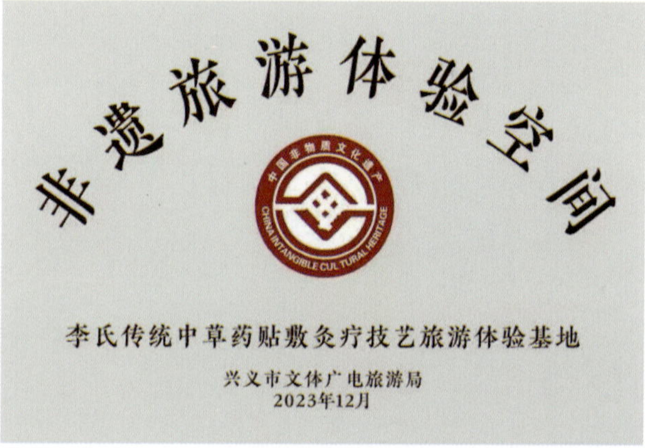

在未来的日子里，李朝东将继续秉持传承与创新的理念，致力于中医药事业的繁荣与进步。他将不断推动中医药理论与实践的创新与发展，为培养新一代中医药人才倾注更多心血。同时，他也将积极寻求与国际中医药界的交流与合作，推动中医药走向世界、造福人类。

在李朝东等中医药传承人与创新团队的持续探索下，通过典籍整理、临床验证和技术转化等具体实践，中医药作为具有原创优势的卫生资源，必将在慢性病防治、功能康复等领域释放更大效能，为构建中国特色卫生健康体系提供重要支撑。

他的匠心筑梦、技艺传承将为中医药事业的发展写下新的篇章！

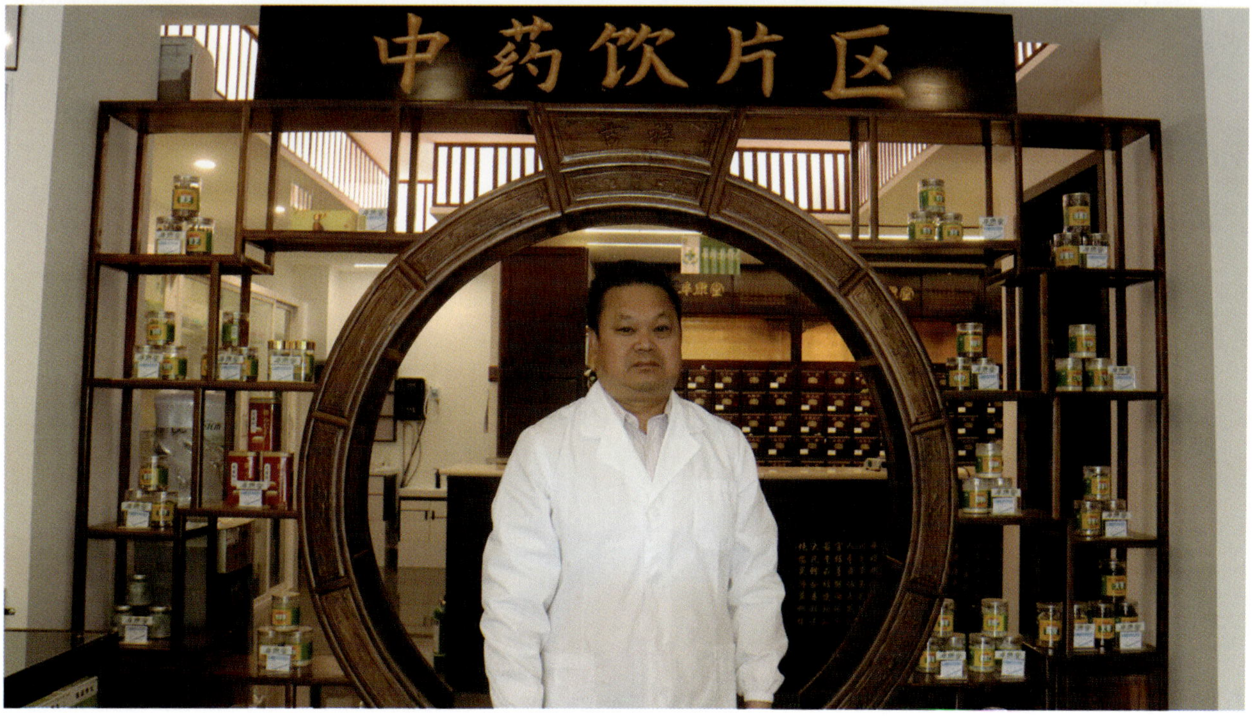

黄源平：中医界的“神枪手”行走的“CT 机”
齐脊整脊扶阳学院院长

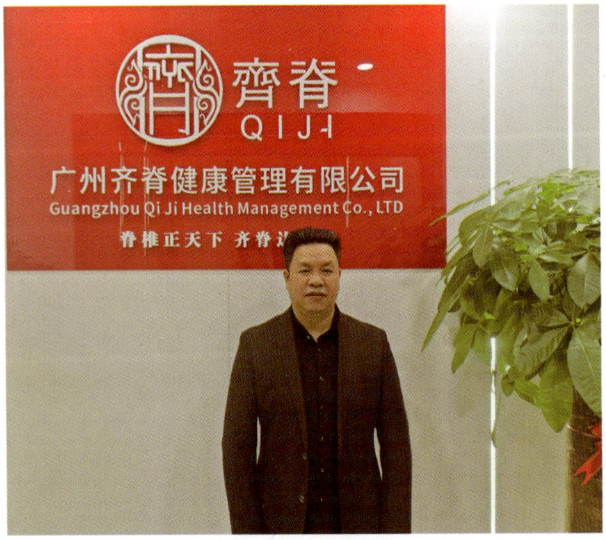

传统与现代结合，健康与智慧并行

在几千年的中医国粹中，总有人在传承中不断创新，黄源平便是这样一位在中医药领域中不断学习、不断创新的传承者，他广纳百家之长，既以药为媒踏入医道，又以针为引探寻经络，更以独特的整脊技术被誉为整脊界的“神枪手”，其精准的诊断能力在整脊行业更是如同行走的“CT 机”。

为孝入行，深耕岐黄

黄源平出生于广东偏远的山区。早年山区医疗条件匮乏，黄源平受母亲善用中草药的熏陶，从小对中草药就产生浓厚的兴趣。母亲对草药的五色辨识与五味分辨，自幼便在他心中种下了五行阴阳的深刻概念。母亲经常为七里八乡的乡亲们解决很多小病小痛，这让他从小就很崇拜母亲。

当他面临选择人生方向的时候，母亲告诉他：“中医药是我们中国老祖宗几千年传承下来的瑰宝，只要人吃五谷就一定会生病，你只要好好学习中医药本领就一定有口饱饭吃，就一定可以帮助更多的人远离疾病痛苦。”就这样，为了母亲的梦想他报考了中药专业。毕业后在广州某三甲医院工作，以药入行正式踏上中医药之路。

深入社区、数据分析健康状况

在医院工作期间，他发现很多患者小病往大医院挤的现象，出现了医疗资源严重失衡的问题。在 20 世纪 90 年代，他就提出了社区医疗的深度思考，并带领共青团医护人员利用节假日时间为当地居民建立健康档案，建立信任。他所工作的共青团门诊部被团中央授予广东第一批的“青年文明号”称号。

五术兼修，做国粹的搬运工

他在研读中医经典《黄帝内经》时发现，大医者无不是对命、相、卜、山、医的精通。于是，他通过不断拜师访友的方式，实践中国五术。包括《黄帝内经》《神农本草经》《针灸大成》《伤寒论》《金匮要略》等。他将中医最古老的道医健康养生术巧妙融入中医药系统，提出了中医健康的五大黄金标准，从而开创了独具特色的新中式健康生活模式。

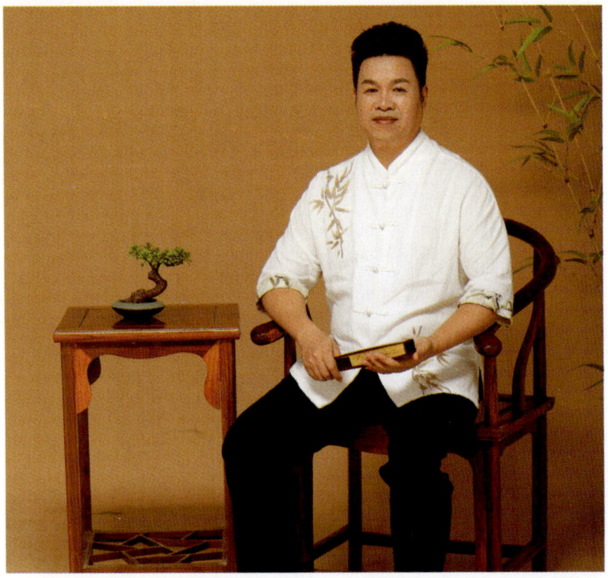

大道至简、扶阳为先、经络为用、标准评估

据世界卫生组织统计，90% 以上的疾病都与脊柱有关。《黄帝内经》也记载了督脉为诸阳之汇。黄源平通过多年的临床实践和海量阅读医学经典也发现督脉对健康的重要性。于是他再次走向拜师之路。先后拜中国脊柱养生专家、国家体育总局蹦床队健康顾问郭海斌教授为师。郭教授的现代旋磁脉冲枪结合经络学，让身体气血充盈，身体自愈的健康方法，可快速有效解决现代人的肩颈腰腿疼痛问题。与此同时，他还深入研习了美式标准化的评估体系，并在此基础上开创性地提出了督脉扶阳的标准化整脊方法，使得每个人都能如同拥有 CT 机般的精准视角，准确评估脊椎健康状况并实施有效矫正。

洞见未来，用齐脊创造奇迹

作为中医的护道者，作为中医药传承者和创新者，黄源平深知传承中医药的使命与担当。让更多人爱上中医，让更多人用上中医，成为他思考中医传承的一大心事。

在督脉扶阳的理论实践中，在标准化评估的标准下，“一柱诊百病，一枪解百忧”的督脉整脊扶阳法，恰恰成为中医走进千家万户的最佳路径。此法安全、高效、易懂、易用完全解决中医药师承慢，师承难的传承问题。相信想丰富医学知识，提升医学素养的人士都可以快速学会。

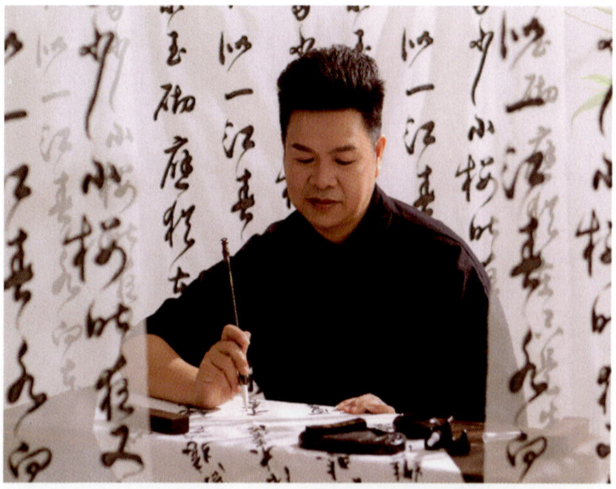

在恩师郭教授的鼓励下，他和郭教授的弟子吴泽慧共同成立了齐脊整脊扶阳学院。学院顺应互联网教育趋势，将‘一柱诊百病、一枪解百忧’的整脊扶阳课程进行标准化推广与传承，让更多海内外人士学习中国最古老的中医脊椎扶阳理论和现代整脊技术。将中医思想推向了世界，惠及全人类。

黄源平将坚守仁德济世的中医理念，通过齐脊整脊扶阳技术，为亿万家庭打造绿色、安全的健康新中式生活方式。

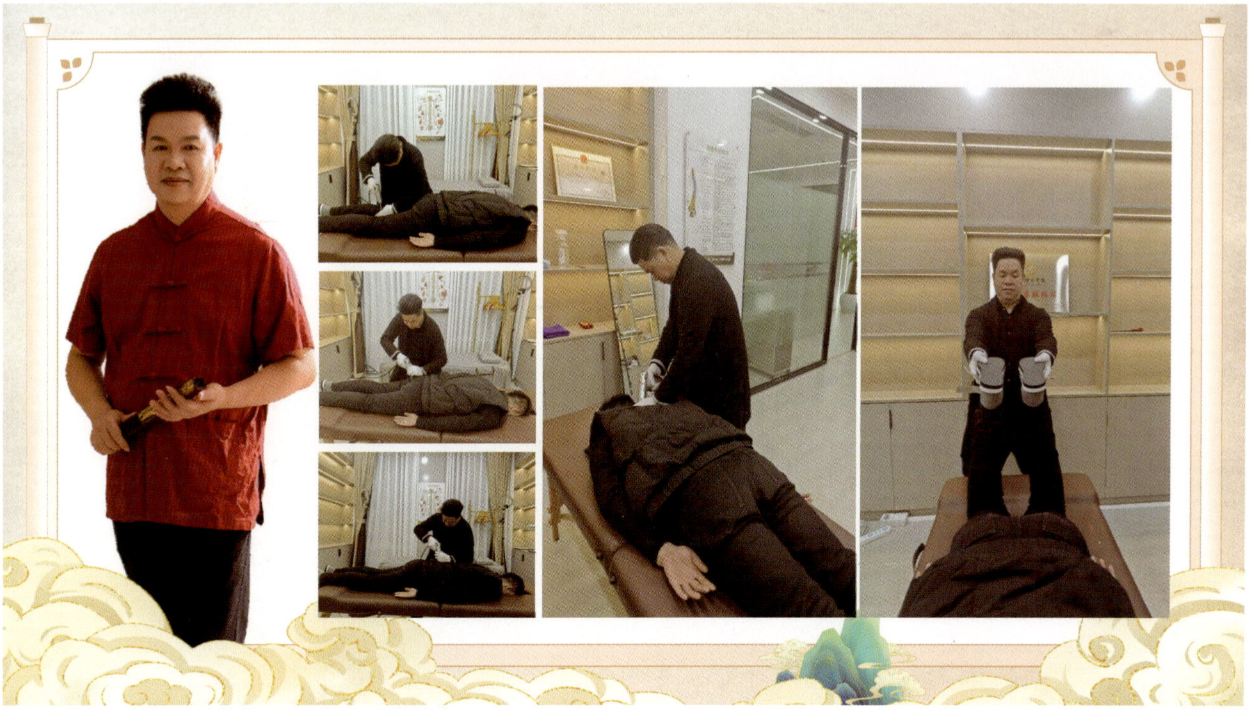

游全贵：中医瑰宝的璀璨传承者，健康中国的时代先锋

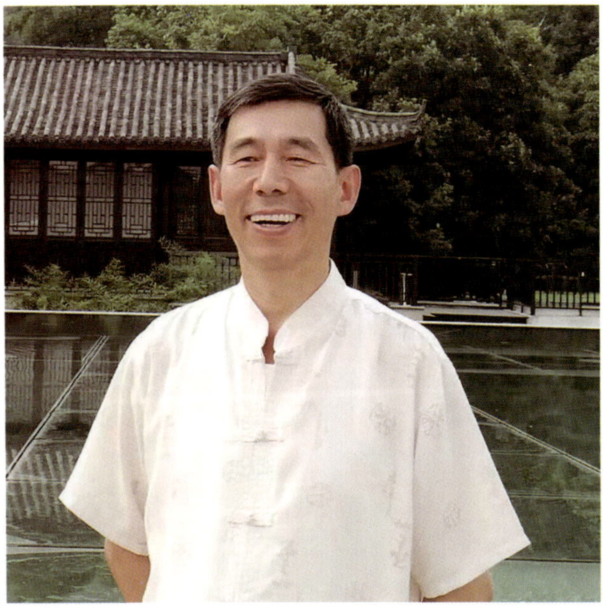

在浩瀚的中华文明长河中，中医药文化犹如一颗璀璨的明珠，历经千年而不衰，以其独特的理论体系与卓越的疗效，为中华民族乃至世界的健康事业贡献了不可磨灭的力量。在新时代的浪潮中，中医药文化作为中国文化软实力的重要组成部分，正焕发出前所未有的生机与活力。在这一背景下，游全贵以其卓越的医术、深厚的学养和不懈的努力，成为中医药传承与创新的杰出代表，书写了一段段令人瞩目的传奇。

医道传承，匠心独运

游全贵，这位来自武夷山广平堂中医药发展有限公司的法人代表，不仅是一位享誉海内外的中医大家，更是中医药文化传承与创新的领军人物。他出身医学世家，自幼随父习医，深受家族医术的熏陶与影响。作为北宋理学家游酢的第35代嫡孙，游全贵继承了祖辈的针灸疗法，并进行了大胆的创新与突破，开创了游氏子午流注针灸刺络系列针法，对疑难杂症的治愈率达到了惊人的99%，为无数患者带来了生命的希望。

易医相融，创新针法

“不知易，不足以言太医。”游全贵深谙《易经》之道，将易学与医学完美融合，形成了自己独特的诊疗体系。他深知，中医之道在于阴阳平衡、五行调和，而《易经》正是这一理念的源头活水。通过深入研究《易经》中的阴阳五行学说，游全贵将易学卦象与人体穴位相对应，研发出了一系列高效、精准的针灸疗法。其中，游氏子午流注针灸刺络针法更是集大成之作，它融合了子午流注疗法的精髓与小周天针法的奥妙，通过精准的行针机与手法，实现了气针与血针的完美结合，为治疗疑难杂症开辟了新的途径。

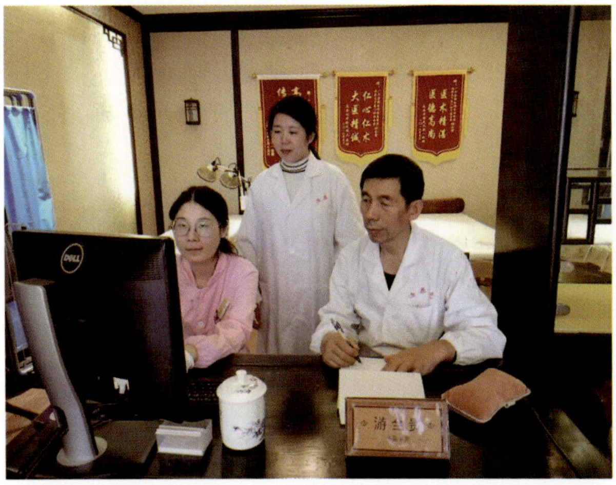

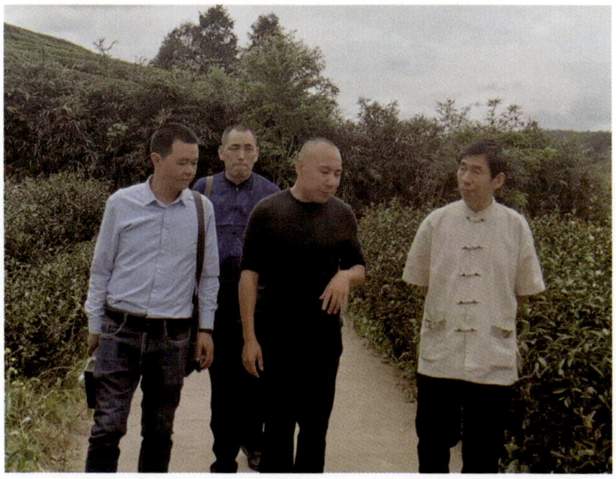

坚守医德，仁心仁术

在游全贵的行医生涯中，他始终坚守医德，以患者为中心，将患者的健康放在首位。他深知，中医之道在于一人一症、一方一治，因此，他在诊疗过程中始终秉持着严谨的态度和科学的精神，根据患者的体质与病情制定个性化的治疗方案。他的医术精湛、医德高尚，赢得了广大患者的信赖与赞誉。同时，他也积极投身于中医药文化的传承与普及工作，通过撰写文章、出版教材、开展讲座等方式，将自己的医术与经验无私地传授给后人，为中医药事业的发展贡献了自己的力量。

挑战西医，彰显中医优势

面对西医盛行的局面，游全贵并没有盲目跟风或妄自菲薄，而是坚持中医的独特优势与价值。他深刻指出西医“三素一汤”的弊端及输液治疗的局限性，并强调中医在治疗慢性病、疑难杂症等方面的独特优势。他通过临床实践证明了中医的卓越疗效与安全性，为中医赢得了更多的尊重与认可。同时，他也呼吁广大患者要理性看待中西医之间的差异与优劣，根据自身病情选择合适的治疗方式。

创新研发，推动中医药现代化

在传承与创新的过程中，游全贵始终保持着开放的心态。他深知中医药要走向现代化、国际化就必须不断创新与突破。因此，他结合自己40多年的临床经验与研究成果，创立了“五观六通论”这一综合性的理论体系，并研发出了微生态发酵中药等创新产品。这些创新成果不仅保留了中药材的生物活性与疗效，还大大提高了患者的接受度与满意度。同时，他也积极推广中医微生态疗法与游氏子午流注针灸疗法的结合应用，为治疗疑难杂症提供了新的思路与方法。

游全贵以其卓越的医术、深厚的学养和不懈的努力成为中医药传承与创新的杰出代表。他用自己的行动诠释了中医药文化的博大精深与独特魅力；他用自己的智慧与汗水书写了中医药事业的新篇章；他用自己的仁心与仁术赢得了广大患者的信赖与尊重。在未来的日子里，我们有理由相信游全贵将继续秉持着“广施仁心、易中医游针妙手平顽疾”的信念与追求，在中医药事业的道路上不断前行、不断攀登新的高峰！

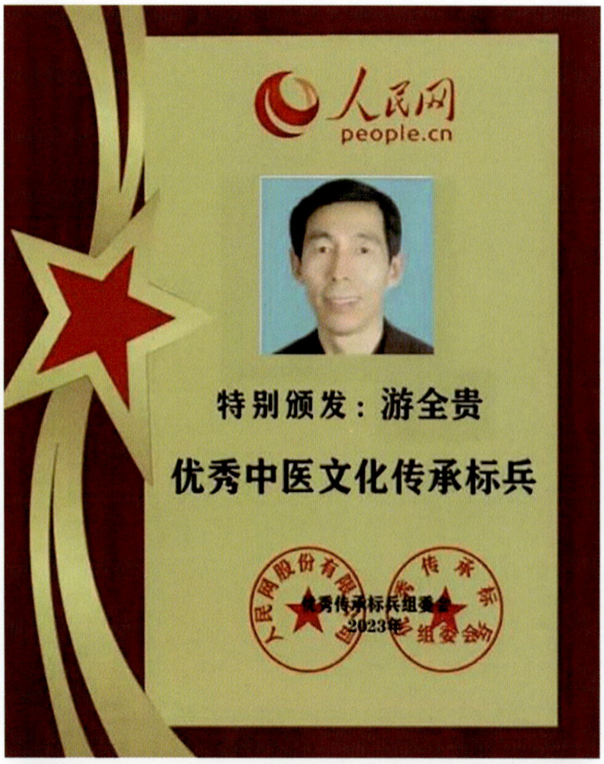

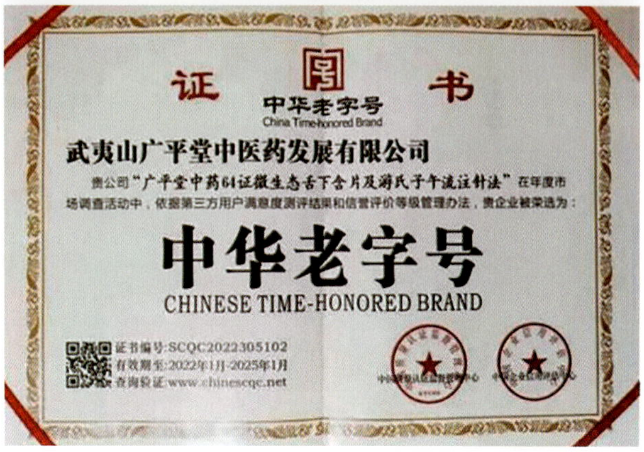

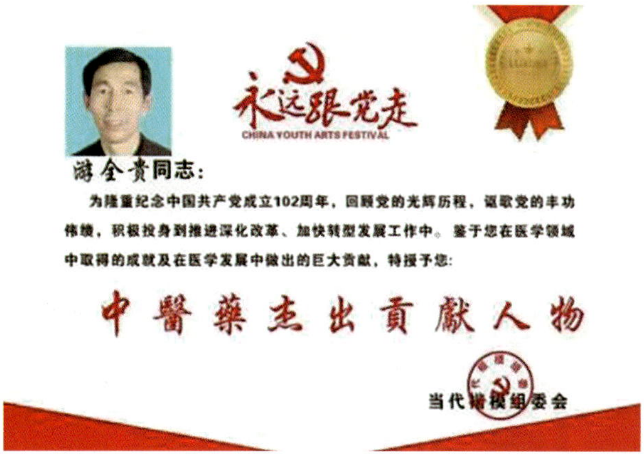

周文程：融汇古今，特色中医疗法的领航先驱与创新巨擘

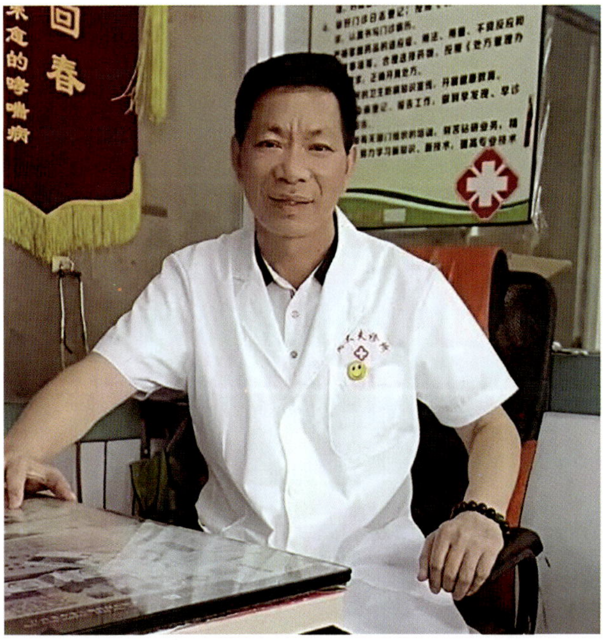

周文程，一位来自湖南永州的中医专家，凭借扎实的临床疗效、原创的诊疗体系，就基层中医服务网络建设、经典名方创新应用等议题提出多项建设性提案。周文程兼具传统功底与创新思维的医疗理念，为中医药现代化转型提供了可落地的实施路径。

守正创新：中医之魂的传承与蜕变

周文程的名字在中医界如雷贯耳，他的故事是中医人坚守与创新的缩影。自幼深受中医文化熏陶的他，立志于将这份古老的智慧发扬光大。在近30年的医疗生涯中，他不仅精通中医经典，更将现代医学理念融入其中，形成了自己独特的中西医结合治疗体系。

守正对周文程而言意味着对中医基本原则和理论的尊重与坚持。他深知，中医之所以能够历经千年而不衰，关键在于其独特的理论体系、丰富的临床经验和卓越的治疗效果。因此，在临床实践中，他始终遵循中医的整体观念、辨证论治等基本原则，力求在诊断与治疗上保持中医的精髓与特色。

然而，守正并不意味着故步自封。周文程深谙创新对于中医发展的重要性。他认为，只有不断创新，中医才能适应现代社会的发展需求，才能在全球医学体系中占据一席之地。为此，他积极探索中医与现代科技的结合点，利用现代医学的诊断技术、生物技术等手段，提升中医的临床疗效和科学性。同时，他还不断挖掘中医传统疗法中的精髓，结合现代人的生活习惯和疾病特点，创造出了一系列具有时代特色的中医疗法。

中西结合：双剑合璧的医学奇迹

在周文程的诊所里，中西医结合的理念得到了淋漓尽致的体现。他坚信，中医和西医虽然理论体系和治疗方法不同，但二者是可以相互补充、相互促进的。他常说："中医治人，西医治病；中医求本，西医求标。只有将二者结合起来，才能真正做到标本兼治。"

患者总是能够享受到中西医并重的治疗服务。一方面，通过西医的精确诊断技术，患者可以明确自己的病情和病因；另一方面，通过中医的整体调理和个

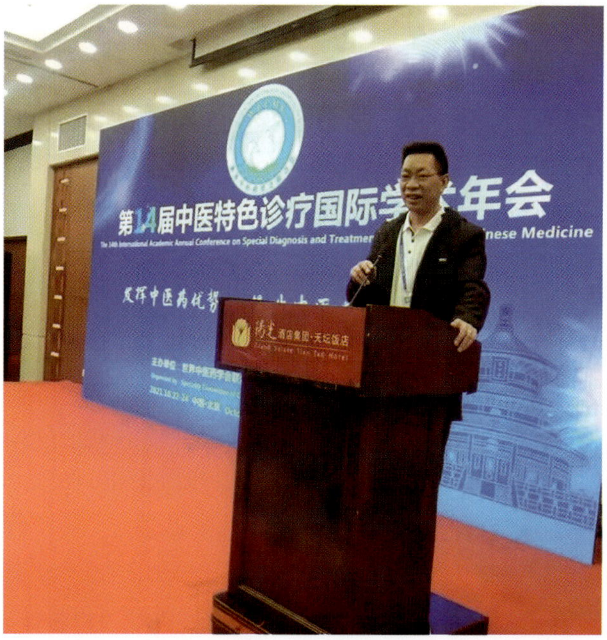

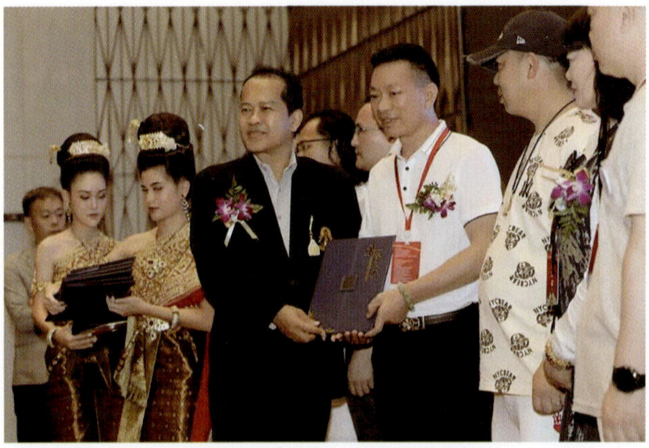

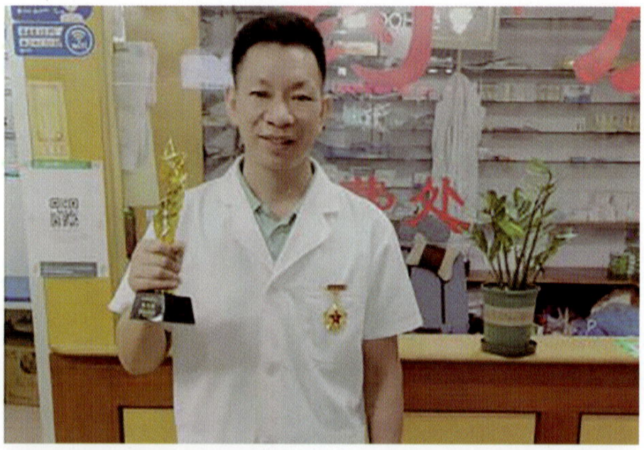

性化治疗，患者可以从根本上改善体质、增强免疫力、预防疾病复发。这种中西医结合的治疗模式，不仅提高了临床疗效，还大大提升了患者的满意度和信任度。

传承与创新：中医未来的希望之光

作为中医界的领军人物，周文程深知自己肩负的使命与责任。他深知，中医的未来发展离不开人才的培养和文化的传承。因此，他积极参与各种中医培训和讲座活动，将自己的临床经验和治疗心得无私地传授给年轻一代的中医从业者。同时，他还致力于推动中医的标准化、规范化建设，为中医的可持续发展奠定坚实的基础。

此外，周文程还非常注重中医文化的传播与普及。他深知，只有让更多的人了解中医、信任中医、使用中医，中医才能真正地走向世界、造福人类。因此，他积极利用各种媒体平台和网络资源，向公众普及中医知识、宣传中医文化、推广中医疗法。他的努力让更多的人认识到了中医的魅力和价值所在，为中医的未来发展注入了新的活力和动力。

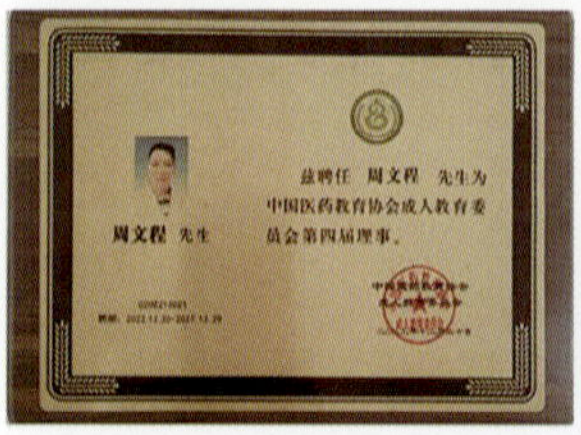

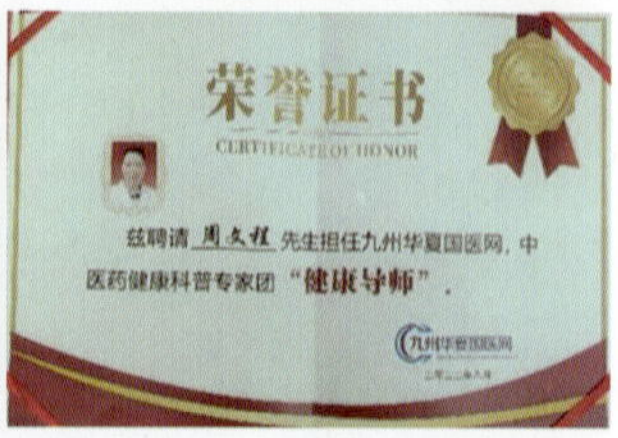

中医事业的辉煌未来

周文程的故事是中医事业发展的一个缩影。他的卓越成就和坚定信念不仅为他个人赢得了荣誉和尊重，更使他成为中医事业的未来发展树立了榜样和标杆。在未来的日子里，一定会有越来越多的中医人才涌现出来，继续坚守中医的传统精髓、勇于创新和发展、积极传播和普及中医文化、为人类健康事业作出更大的贡献。

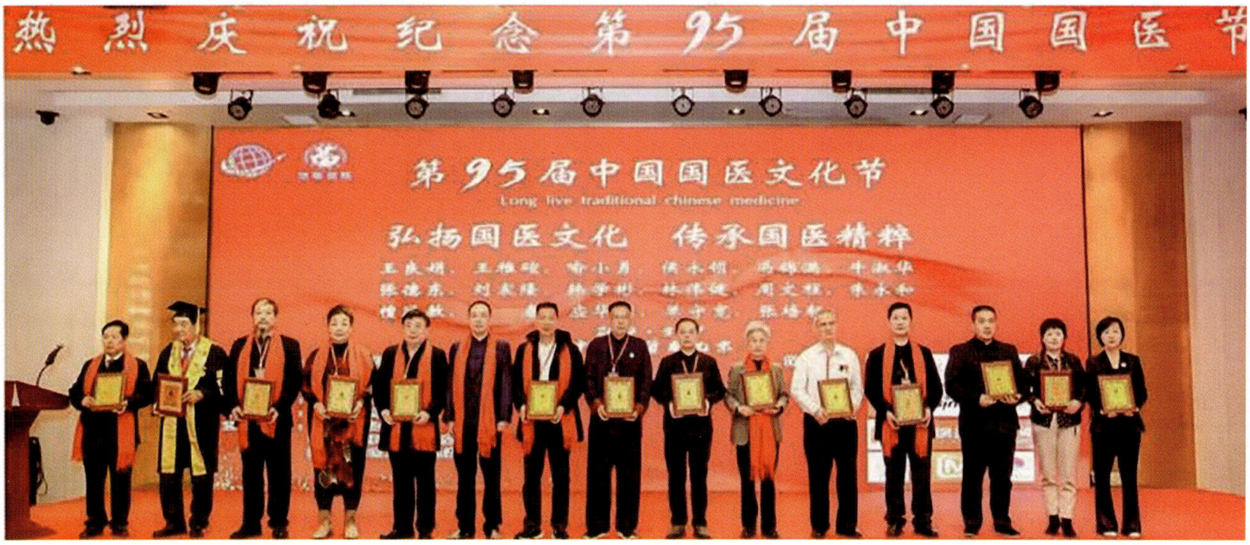

盛基山领航肝病与肿瘤治疗新纪元：为患者铸就生命之光

——六十一载医路情，肝病肿瘤领域的璀璨灯塔

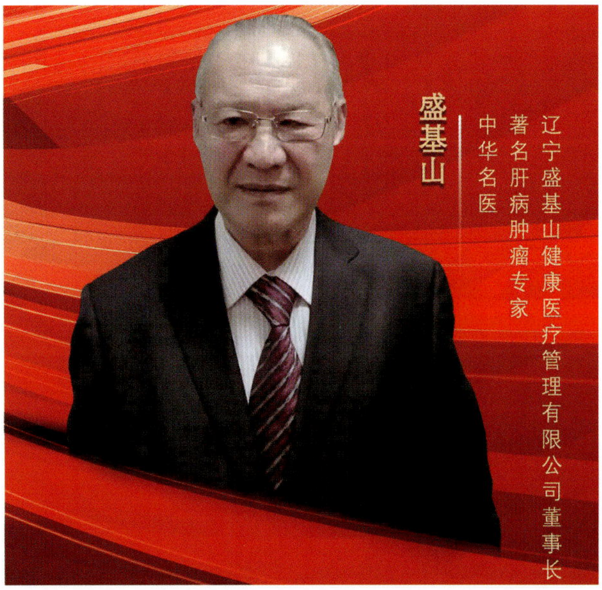

“耄耋之年志犹坚，悬壶济世献华年。春蚕无悔织锦绣，人间流芳暖无边。此生不渝医者誓，高风亮节映长天。”这就是一位81岁高龄，从医61载的部队老军医，被誉为“肝病和肿瘤领域治疗开拓者”的军队医院退休老专家——盛基山。什么叫德高望重，什么叫宅心仁厚，什么叫医者仁心，他用一生诠释。

初心如磐，矢志不渝，医者之路，步履不停

盛基山，1943年出生于山东，自幼便怀揣着悬壶济世的梦想。1963年高中毕业后，他考入沈阳军区军医学校军医专业（大专）。在校期间，他不仅学习了西医全部课程，还有中药、针灸和中医课。他对这三门课特别感兴趣，倍加努力，为后来在中医中药应用和发展上打下良好的基础。从此踏上了医学的征途。在部队医院工作的数十年间，他始终秉持着“矢志不渝杏林暖，救死扶伤献终身”的崇高信念，用实际行动践行着医者的誓言。他深知，医学之路漫长且艰难，但每当看到患者重获新生，他所有的疲惫与艰辛均化作前行的动力。

攻坚克难，创新突破，医道精进，造福苍生

在长期的医疗实践中，盛基山发现肝硬化、肝腹水及肝癌等疾病不仅治疗难度大，且预后往往不佳。为了攻克这一医学难题，他倾注了大量心血，最终于1982年成功研制出治疗肝硬化的专用药——“软肝丸”。这一创新成果不仅填补了医学界的空白，更为无数肝病患者带来了生的希望。

“软肝丸”的问世，是盛基山中西医结合治疗理念的集中体现。该药由24味中药精心配制而成，经过数十年的临床验证，其疗效显著。长期服用“软肝丸”的早期肝硬化患者，有50%左右可以康复；对于中期肝癌患者，也有30%左右能存活5年以上。即便是在晚期肝病患者中，“软肝丸”也能有效减轻症状，延长生命。这一成就不仅在国内引起轰动，更获得了国际医学界的广泛认可，被编入《世界知名医家获奖成果精选》等权威著作。斐然成绩何止一点，但盛老还在埋头苦研，想要帮助更多的肝病患者走向康健大道！

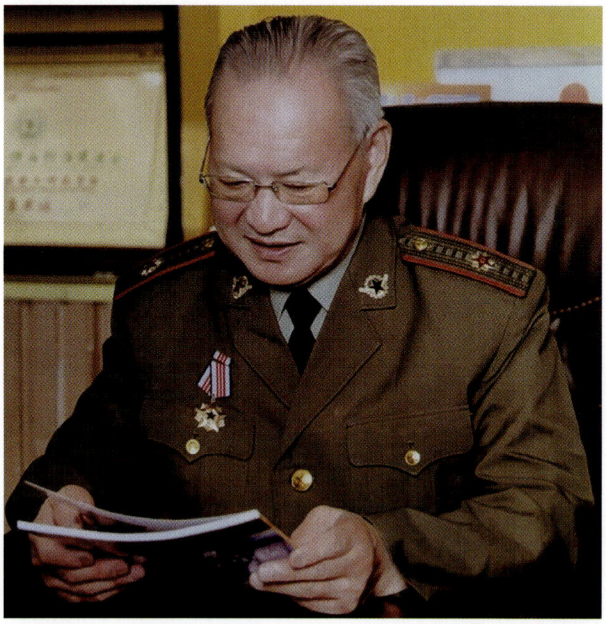

医者仁心，大爱无疆，医术精湛，普惠人间

盛基山的医术高超，但他的仁心更为人称道。他的人生格言是：年已八旬不惧老，救死扶伤献终身。春蚕到死丝方尽，留得温暖在人间。盛老对待患者如同亲人一般，无微不至。在多年的医疗生涯中，他无数次为患者垫付医药费，累计达数十万元。他的诊所里，挂满了患者送来的锦旗和感谢信，每一面锦旗背后都是一个重获新生的故事，每一封感谢信都承载着患者对他深深的敬意和感激。

新冠暴发期间，盛基山针对肿瘤、肝硬化腹水等重症患者，紧急搭建线上问诊平台，通过视频辨证调整治疗方案，指导家属完成艾灸、穴位贴敷等居家护理，累计服务患者176人次，收到感谢信32封。其创新服务模式被省卫健委作为“互联网 + 中医”抗疫典型案例推广。

荣誉加身，不忘初心，医路前行，精诚为医

盛基山的卓越贡献得到了党和政府以及社会各界的高度肯定。他先后荣获军队科技进步奖、三等功、全国公益事业十大功德人物等多项荣誉；他的事迹被中央电视台、《解放军报》《中华儿女》等多家媒体报道；他的传记被收入《中国名医列传》《中国

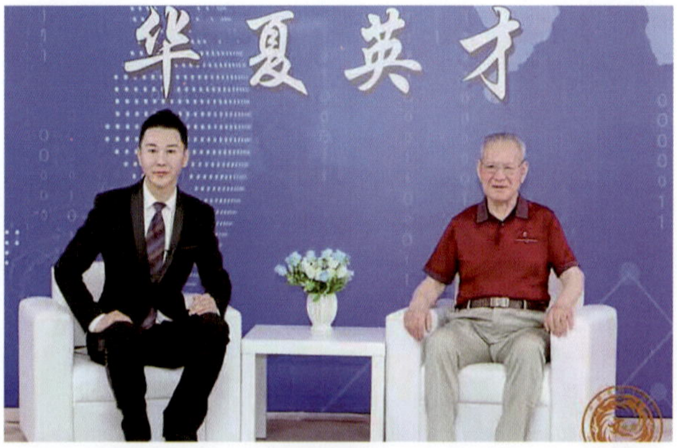

当代医药界名人录》《中国专家大辞典》《世界名人录》等多部权威著作；他的传奇人生《大医风范》于2016年由辽宁教育出版社出版发行。面对这些荣誉和赞誉，盛基山始终保持着一颗谦逊和感恩的心。他说：“我只是做了我应该做的事情，是党和人民培养了我，是患者给了我信任和力量。”他如是说，如是做。

传承创新，续写辉煌，医海无涯，探索不止

如今，盛基山虽已八旬有余，但他依然活跃在医疗战线上，用自己的经验和智慧为年轻一代医生传道、授业、解惑。他深知，医学的发展离不开传承与创新，只有不断学习和探索，才能为患者带来更好的治疗效果。他常说：“生命不息，求索不止。”在医学的道路上，他将永远是一名不知疲倦的探索者和实践者。

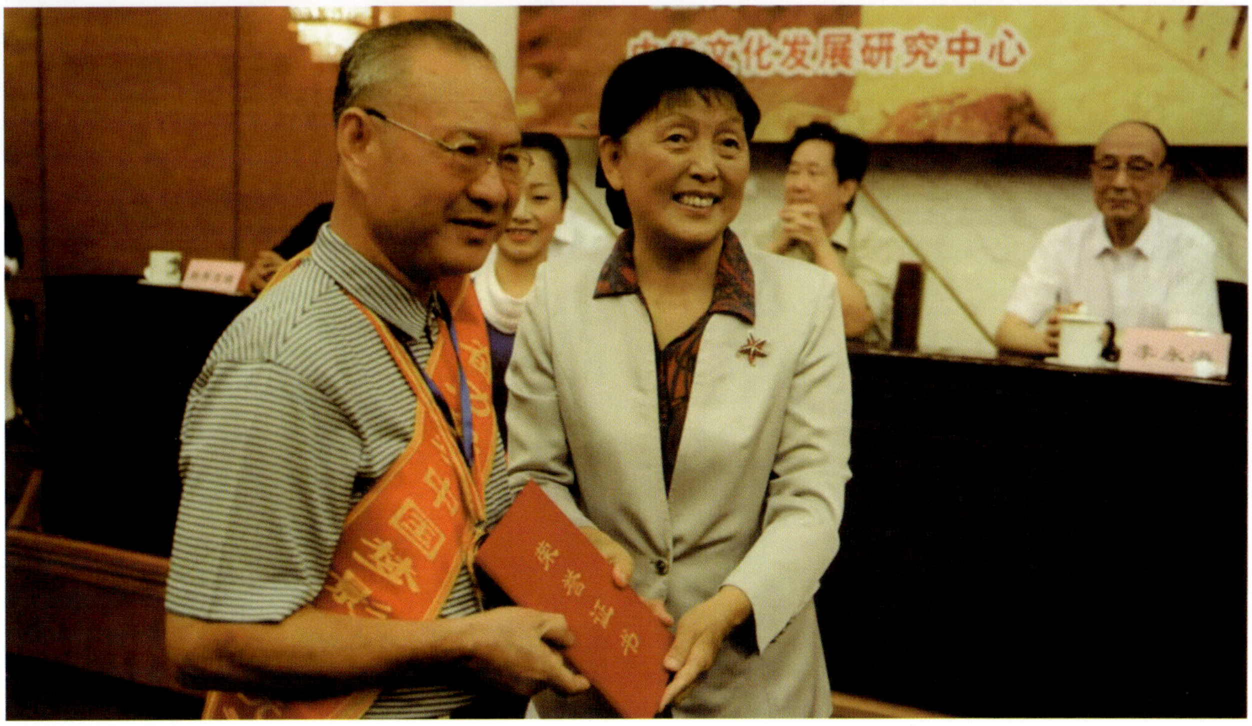

王海彪：国医之光，匠心独运，铸就杏林辉煌

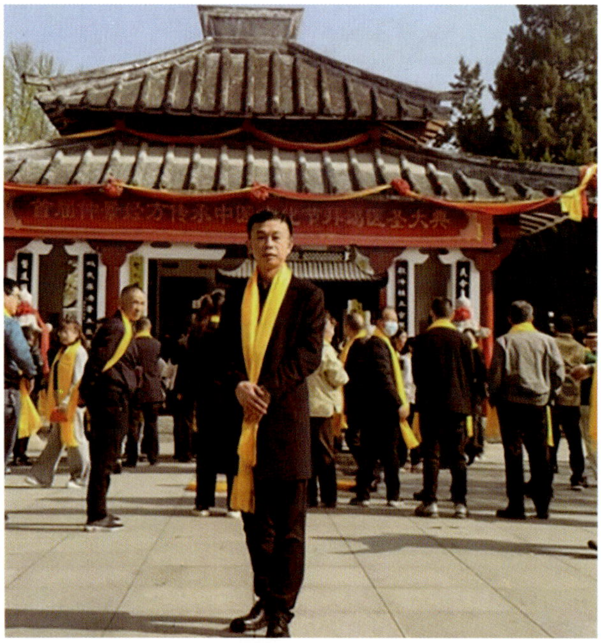

“仁心可愈沉疴”——王海彪行医数十年如一日，仁心仁术，他的每一步，均是践行“医道即人道”的真实写照。他以“双脚扎根经典，双眼望向科技”的治学理念，矢志不渝地辛勤耕耘与医疗一线。

禅武医缘，启梦少林

王海彪自幼便与少林寺结下了不解之缘。他12岁便踏入少林寺的大门，跟随释行正法师研习佛法，在禅意的熏陶下，培养出一颗悲悯众生的心。在少林寺的岁月里，他不仅锤炼了坚韧不拔的意志，还从太极拳的刚柔并济中领悟到中医阴阳平衡、气血调和的奥秘。这段经历，如同清泉灌溉心田，为他日后的医学探索播下了最初的种子。

学海无涯，医术精进

王海彪的医学之旅，是一场跨越山海的求知之旅。从西安医科大学附属学校的扎实基础，到山西中医大学的深厚积淀，再到北京中医药大学的学术巅峰，他一步步攀登，不断汲取中医的精髓。在北京广安门医院和北大医疗潞安总医院的磨炼，让他积累了丰富的临床经验。

王海彪并未止步于此。“问渠那得清如许？为有源头活水来”他遍访名医，拜入多位国医大师门下，深入学习针灸、小针刀、药理植入法等中医绝技。每一次的学习，都是对自身极限的挑战，也是对传统医学的深刻理解与再创造。在这个过程中，他逐渐形成了自己独特的医学见解和治疗方法，创立了王氏针药浊毒疗法，并成功将其申请为非物质文化遗产，为中医的创新发展贡献了自己的力量。

仁心仁术，济世救人

王海彪擅长运用九针疗法、针灸醒脑三针、刃针松解等独特疗法，针对脾胃病、五官疾病、颈肩腰腿疼等多种疑难杂症进行精准治疗。他坚持辨证施治，望闻问切四诊合参，用经方药、药针法为患者量身定制治疗方案。在他的妙手之下，无数患者

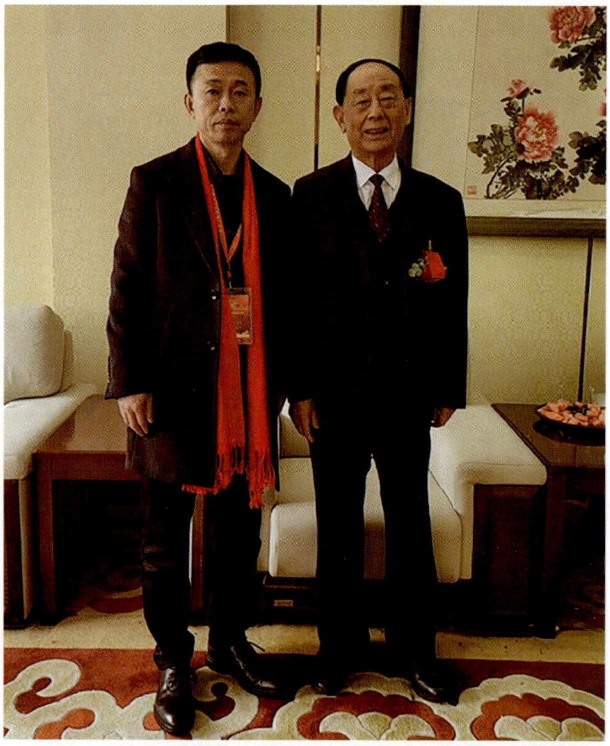

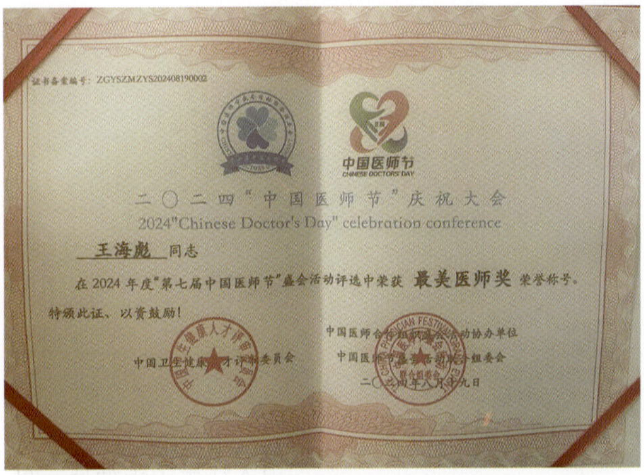

重获健康。

除了医术高超外，王海彪更以一颗仁心赢得了患者的尊敬和爱戴。他对待每一位患者都如同亲人一般，耐心倾听他们的诉求，细心观察病情的变化，用心制定治疗计划。在他的心中，患者永远是第一位的。他用实际行动诠释了“医者父母心”。

传承创新，弘扬国粹

作为中医药文化的传承者和创新者，王海彪深知自己肩负的使命和责任。他积极参与中医文化的普及和教育工作，将中医的精髓和智慧传授给更多的人。他希望通过自己的努力，让更多的人了解中医、认识中医、信任中医。

同时，王海彪还注重中医的创新发展。他结合现代医学的理论和技术，不断探索中医的新疗法和新思路。他创立的王氏针药浊毒疗法就是这一理念的生动体现。这一疗法不仅在临床应用中取得了显著疗效，还为中医的创新发展提供了有益的借鉴和启示。他用自己的实践证明了中医的魅力和价值不仅在于其独特的疗效和智慧的结晶，更在于其与时俱进的创新精神和人文关怀。

医路漫漫，杏林春满

在中医药事业蓬勃发展的今天，王海彪在传承与创新的道路上不断前行。他将继续深耕中医领域，不断提升自己的医术水平；同时，他也将积极投身于中医文化的传播和传承工作中，为中医药事业的繁荣发展贡献自己的力量。他希望通过自己的努力让更多的人了解中医、爱上中医、受益于中医。

王海彪用自己的实际行动诠释了什么是“大医精诚”，什么是“传承与创新”。让我们共同期待这位国医名师在杏林之路上续写更加灿烂的篇章！

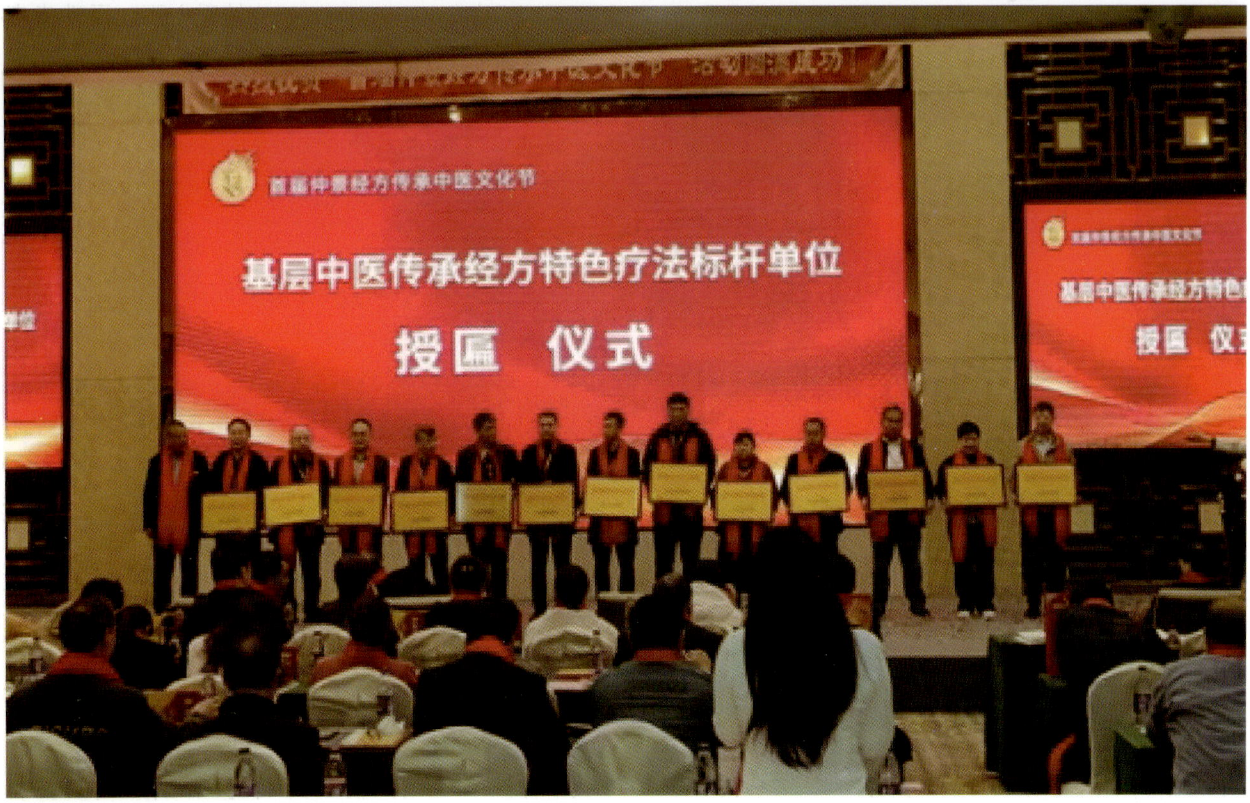

王俊孝：中医肿瘤领域的璀璨星辰，传承与创新并进的医者典范

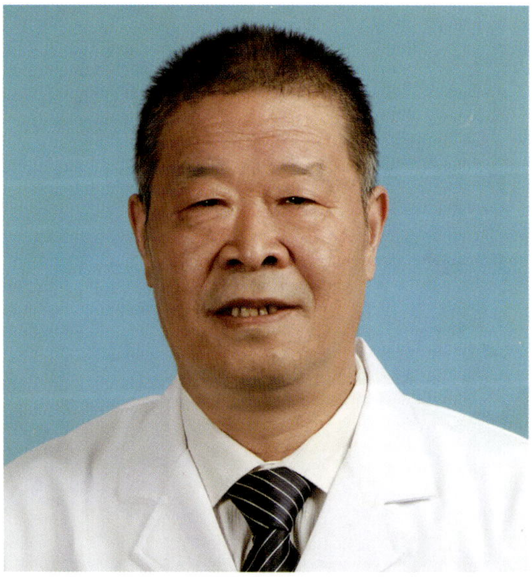

"王大夫的处方笺是渡船，银针是桅杆，带我们穿越病魔的暴风眼。"——这是一位患者康复后写下的话。怎样的故事，让患者这样评价王俊孝？

学术之路：攀登不止，追求卓越

王俊孝的医学之旅，是一部不断攀登、追求卓越的奋斗史。自幼痴迷于中医文化的他，在求学时期便展现出非凡的天赋与勤奋。毕业后，他并未满足于现状，而是选择继续深造，求学北京中医药大学、中国中医研究院，师从郝万山教授、李可老中医等中医界泰斗。这些宝贵的经历，让他不仅精通中医经典理论，更学会了将理论与实践紧密结合，形成了独特的诊疗风格。

在大师的悉心指导下，王俊孝深刻领悟到中医的博大精深与独特魅力。他深知，中医不仅是治疗之术，更是对生命本质的深刻理解与哲学思考。因此，他始终保持对中医文化的敬畏之心，不断钻研、探索，力求在传承中创新，在创新中发展中医事业。

肿瘤治疗领域的领航者

在中医肿瘤治疗领域，王俊孝以其独到的见解和卓越的成就赢得了业界的广泛赞誉。他提出的“透过象征符号操作中医技术”的诊疗理念，打破了传统中医诊疗的桎梏，为中医肿瘤治疗开辟了新的篇章。他善于从患者的脉象、舌象等细微之处入手，结合中医经典理论，精准把握病情，为患者量身定制治疗方案。

王俊孝认为，肿瘤的形成与人体内部环境的失衡紧密相关。因此，他特别注重调整患者的气血阴阳平衡，增强机体免疫力，从根本上改善患者的体质状况。在治疗过程中，他巧妙运用大剂量、少种类的中药组合，实现了“药简效宏”的治疗效果。这种独特的治疗方法有效缓解了患者的痛苦，显著提高了患者的生活质量。

在抗肿瘤治疗方面，王俊孝擅长运用中医理论治疗各类肿瘤疾病，无论是常见的实体瘤还是复杂的血液系统肿瘤，他都能根据患者的具体情况制定出针对性的治疗方案。同时，他还特别关注肿瘤患者的术后康复和放化疗后的预防复发工作，通过中医的辨证施治原则，帮助患者降低肿瘤复发的风险，实现“带瘤生存”的目标。

仁心仁术，大爱无疆

王俊孝始终坚持以患者为中心的治疗理念，耐心倾听患者的诉求，细心观察患者的病情变化，及时调整治疗方案。他用自己的实际行动诠释了“大医精诚”

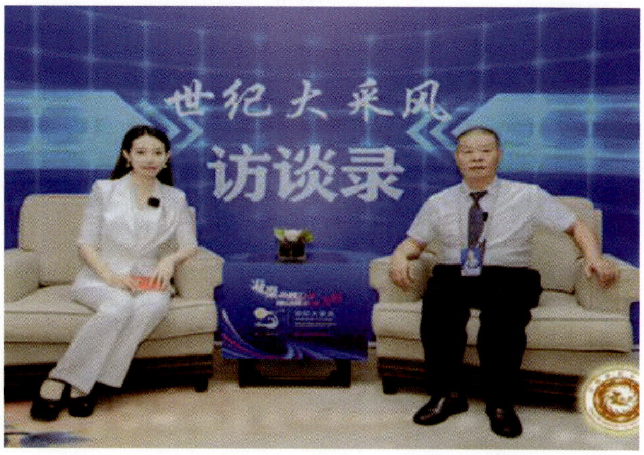

深刻内涵，让无数患者感受到了人间的温暖与希望。

在他的治疗下，许多原本被判定为不治之症的肿瘤患者重新燃起了生命的希望。他们或是延长了生存期，或是提高了生活质量，或是实现了与肿瘤的和平共处。这些患者的康复故事在业内广为流传，成为了王俊孝医术高超、医德高尚的生动见证。

学术传承与深远影响

作为中医界的杰出代表，王俊孝深知中医文化的传承与发展的重要性。因此，他积极投身于中医临床带教工作，亲自指导年轻医生学习中医经典理论和临床技能。他耐心细致地传授自己的学术心得和临床经验，鼓励年轻医生勇于探索、敢于创新。在他的悉心培养下，一批批优秀的中医人才脱颖而出，为中医事业的传承与发展注入了新的活力。

此外，王俊孝还担任渭南市经方医学研究会的会长，致力于推动经方医学的研究与应用。他倡导以经典理论为指导，结合现代科技手段，探索中医治疗

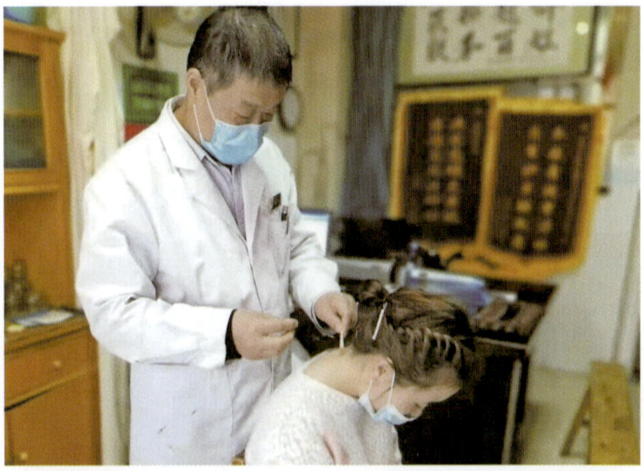

肿瘤的新思路、新方法。在他的带领下，渭南市经方医学研究会在中医肿瘤治疗领域取得了显著成果。

王俊孝的学术成就和医德风范赢得了业界的广泛赞誉和患者的深切敬仰。面对这些荣誉和赞誉，他始终保持着一颗谦逊的心。他深知自己还有很长的路要走，还有很多的知识需要学习。在未来的日子里，相信王俊孝会在中医肿瘤治疗领域继续发光发热，为更多的患者带去希望和光明！

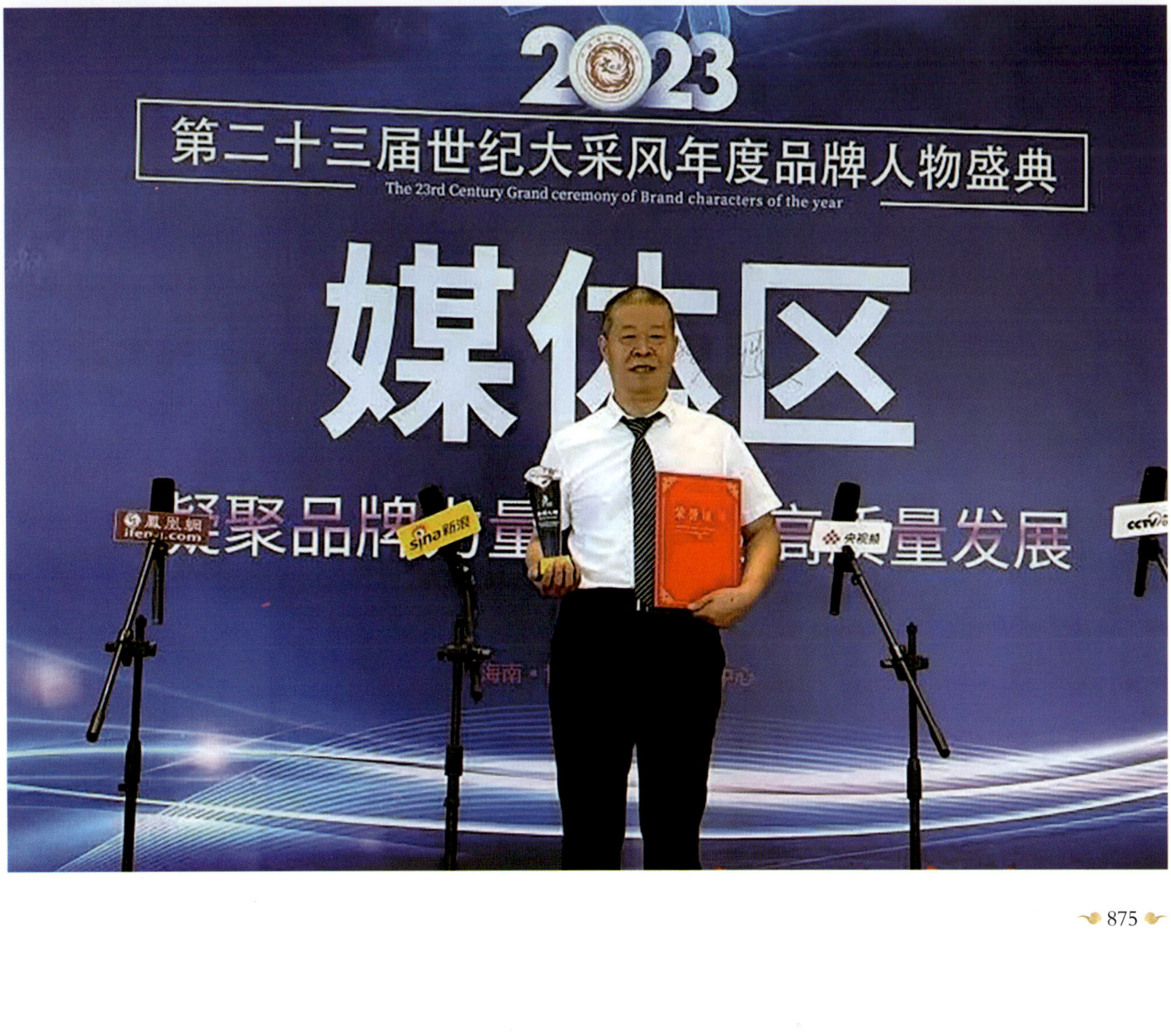

樊成华医师：四代传承，一剂秘方，育子福音，圆无数夫妇育子梦

——樊氏医术薪火相传，樊璠、秦恒、秦岭共续第五代荣耀篇章

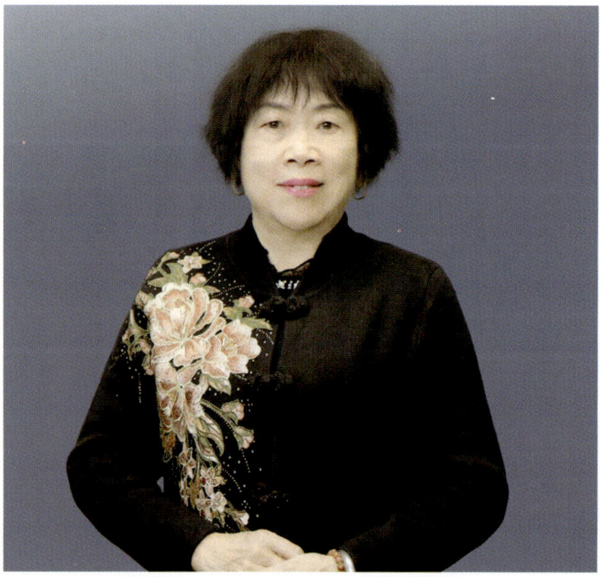

樊成华是南阳祯华堂中医门诊部的主任，是南阳市樊氏妇科非物质文化遗产的第四代传承人，南阳中医药妇科研究所所长。樊成华医师的一生，是中医世家四代传承的缩影，更是她个人不懈追求与卓越贡献的见证。

家族荣耀，医脉相承

樊成华出生于一个中医世家，其家族医学渊源可追溯至清朝末年。其曾祖父樊清云（1860—1936年）为樊氏中医的创始人。其精湛的医术和高尚的医德在乡间享有盛誉。祖父樊祯臣（1886—1959年）与父亲樊伯玉（1915—1988年）相继荣获“河南省十大名中医”称号，为家族医学传承奠定了坚实的基础。

自幼耳濡目染的樊成华，18岁便跟随祖父与父亲学习中医，后更得中医大师关幼波亲传，成为其关门弟子。50余年的行医生涯中，樊成华以其卓越的医术、深厚的学术造诣和不懈的传承努力，赢得了“中原名医”“河南省仲景学术传承奖”“南阳名中医”“南阳市科学技术带头人”“南阳市第二届中医十大名师”“首批中医世家”等诸多殊荣。2018年，“樊氏妇科治疗不孕症”列入南阳市人民政府非物质文化遗产代表性项目名录；2021年，“樊氏中医不孕症疗法”入选河南省第五批非物质文化遗产扩展名录；2023年，祯华堂荣获南阳市第一批南阳老字号。

妙手回春，仁心仁术

樊成华医师在中医妇科领域尤为擅长，她致力于通过调整人体阴阳平衡，疏通经络，改善生殖环境，以达到自然受孕的目的。她研制的“妙娠葆茯杞口服液”荣获“中华医药高科技贡献”金奖，其卓越的疗效帮助无数不孕症患者实现了生育梦想。

在樊成华医师的诊所里，经常可以见到那些因不孕症而绝望的夫妇，在她的精心治疗下重拾希望，最终迎来新生命的诞生。他们满怀感激地称樊成华为“送子观音”，这不仅是对她医术的认可，更是对她高尚医德的赞誉。

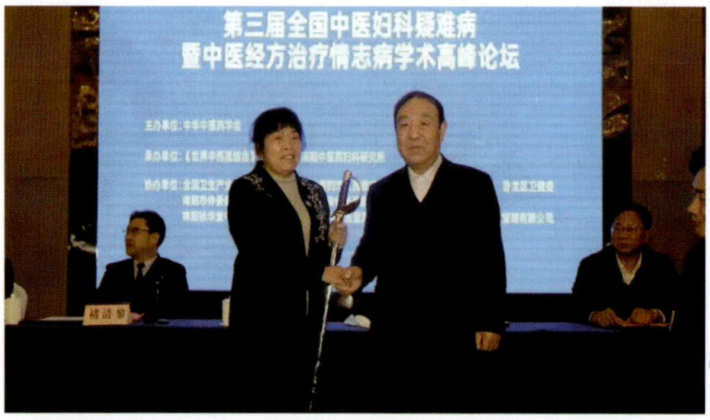

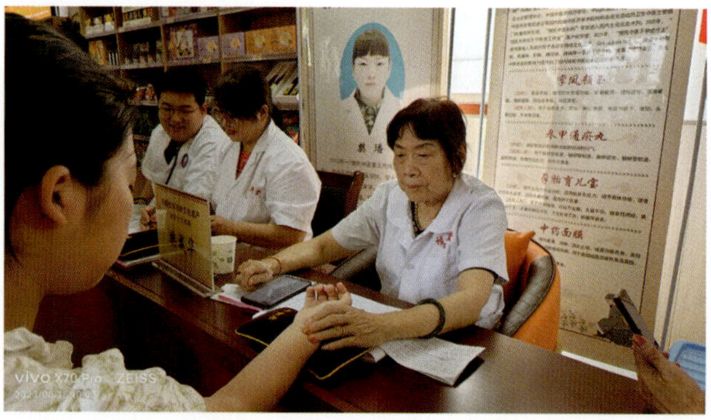

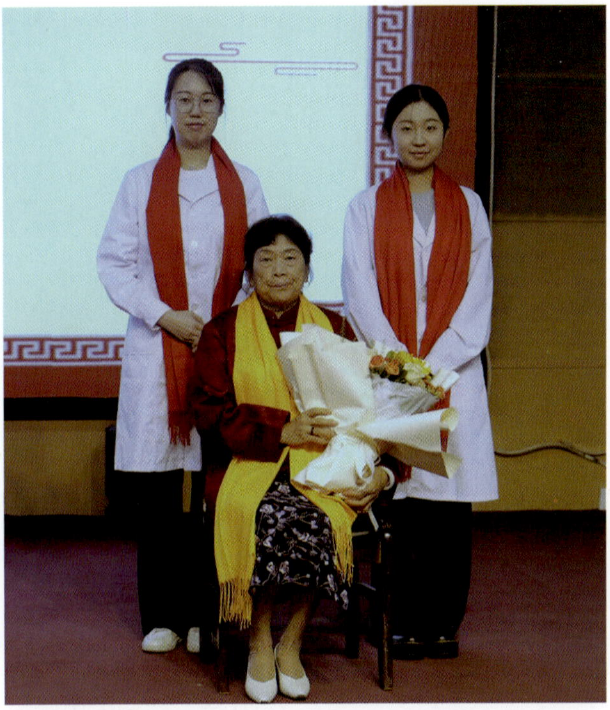

同时，她对于风湿病、中风、心血管病及疑难杂症也有深入研究，临床验方如“五参宁心汤”“生津散”“活血荣筋汤”等，均取得了显著的治疗效果，深受患者信赖与好评。

科研创新，引领发展

樊成华医师深知，中医的传承与发展离不开科研的支撑。她不仅在临床实践中积累了丰富的经验，更在科研领域不断探索与创新。获得国家发明专利两项：《孕胎育儿宝》和《健母安胎优孕丸治疗先兆流产、习惯性流产临床研究》。先后在国际、全国和省级中医刊物及学术交流会上发表和交流论文20多篇，取得了多项科技成果奖。

在她的带领下，“樊氏妇科治疗不孕症”和“樊氏中医内科”形成了创新发展格局，不仅在南阳市卧

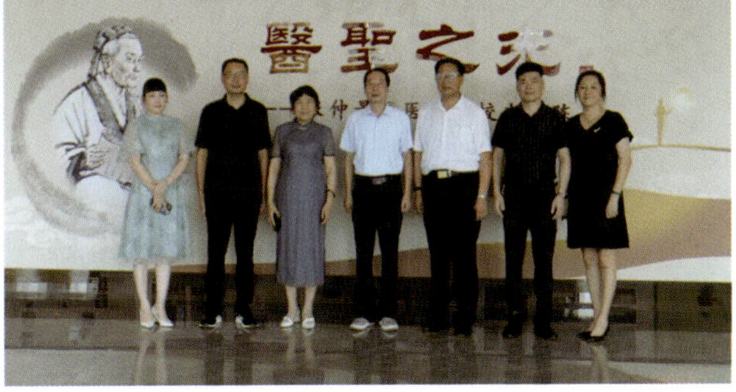

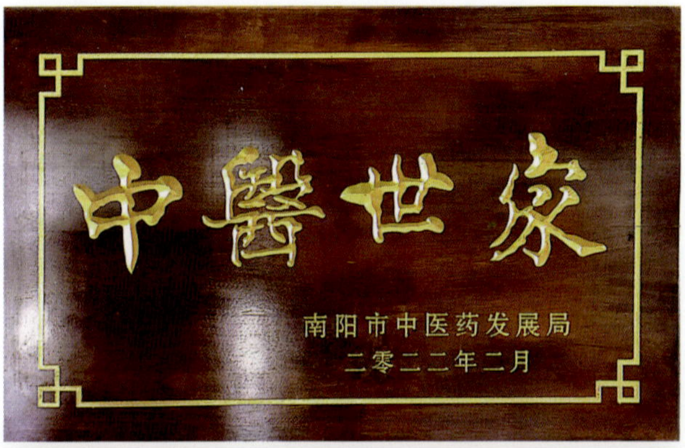

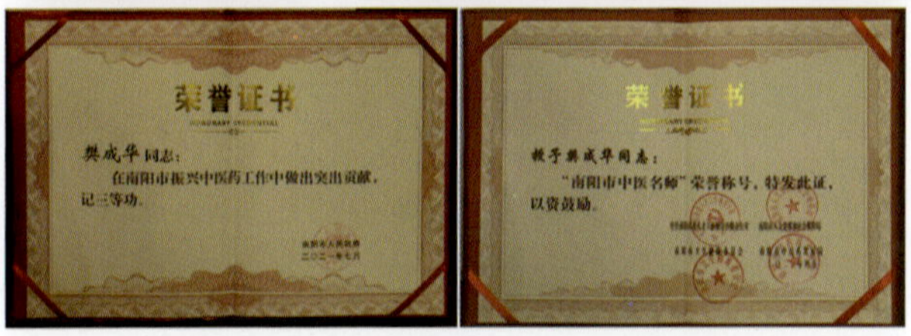

龙区建立了稳固的临床基地，并面向全国举办传承交流活动、讲座与培训，为中医事业培养了大量优秀人才。

传承有序，未来可期

如今，樊氏中医世家已传承至第六代，家族中涌现出了一批批优秀的中医人才。作为第五代传承人的樊璠、秦岭与秦恒，均在中医领域取得了不俗的成绩。鉴于樊氏中医世家的医学成就和开拓精神，国医大师张大宁特别接收樊氏中医世家樊璠、秦恒姐弟为入室弟子。

樊成华以精湛的医术、高尚的医德和不懈的创新精神，为中医妇科事业树立了光辉的榜样。在未来的日子里，我们有理由相信，在樊成华医师及其后人的共同努力下，樊氏中医世家将继续传承中医智慧，推崇“养正气珍爱生命，采百草奉献绿色”的药文化思想，为更多患者带去健康与希望，书写出中医传承与创新的辉煌新篇章！

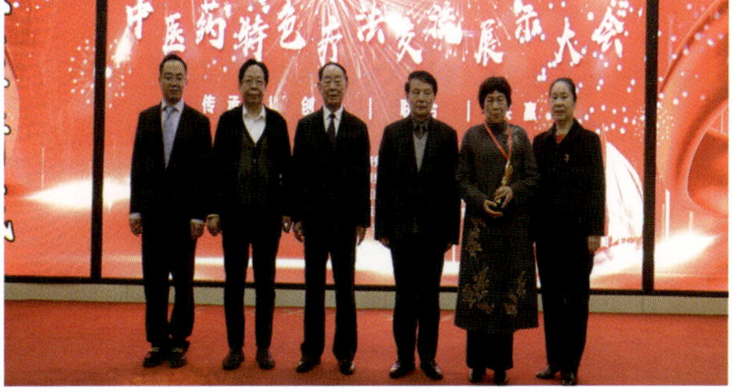

翟耀明奇针疗法：中医新名片，世界新认知

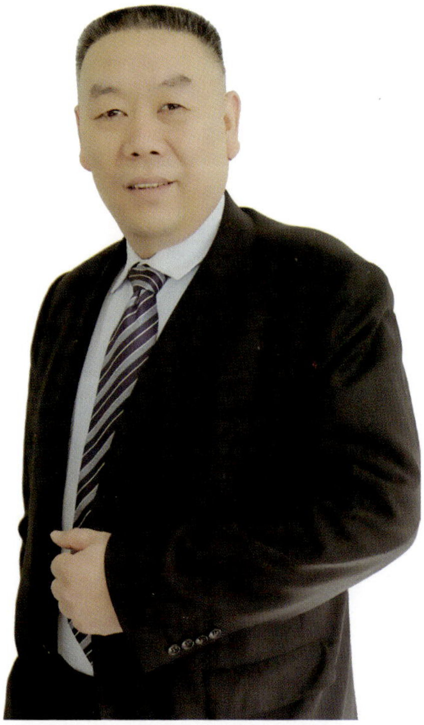

翟耀明是河南奇针中医研究院的灵魂人物，是拥有逾三十载深厚教学功底与临床实战经验的国宝级中医大师，是《岐黄传承人名师》的典范。翟教授独创的“奇针治疗疼痛”疗法，是对古老中医智慧的深刻挖掘与创造性转化，它既彰显了中医治疗艺术的精妙，又为人类追求健康福祉开辟了新径，贡献卓著。

以针为笔，绘就生命健康画卷

在翟教授的世界里，每一根针都承载着他对生命的敬畏与责任。他深信，医者父母心，治疗之道，首在安全，次在疗效。这一信念，如同他医学道路上的灯塔，引领着他不断探索与实践，最终创造出“奇针治疗疼痛”这一独特疗法。此法摒弃了传统治疗中对药物和复杂器械的依赖，仅凭一双巧手，在几分钟内便能迅速缓解患者病痛，真正实现了“疼痛一把抓”的神奇效果，赢得了无数患者的信赖。

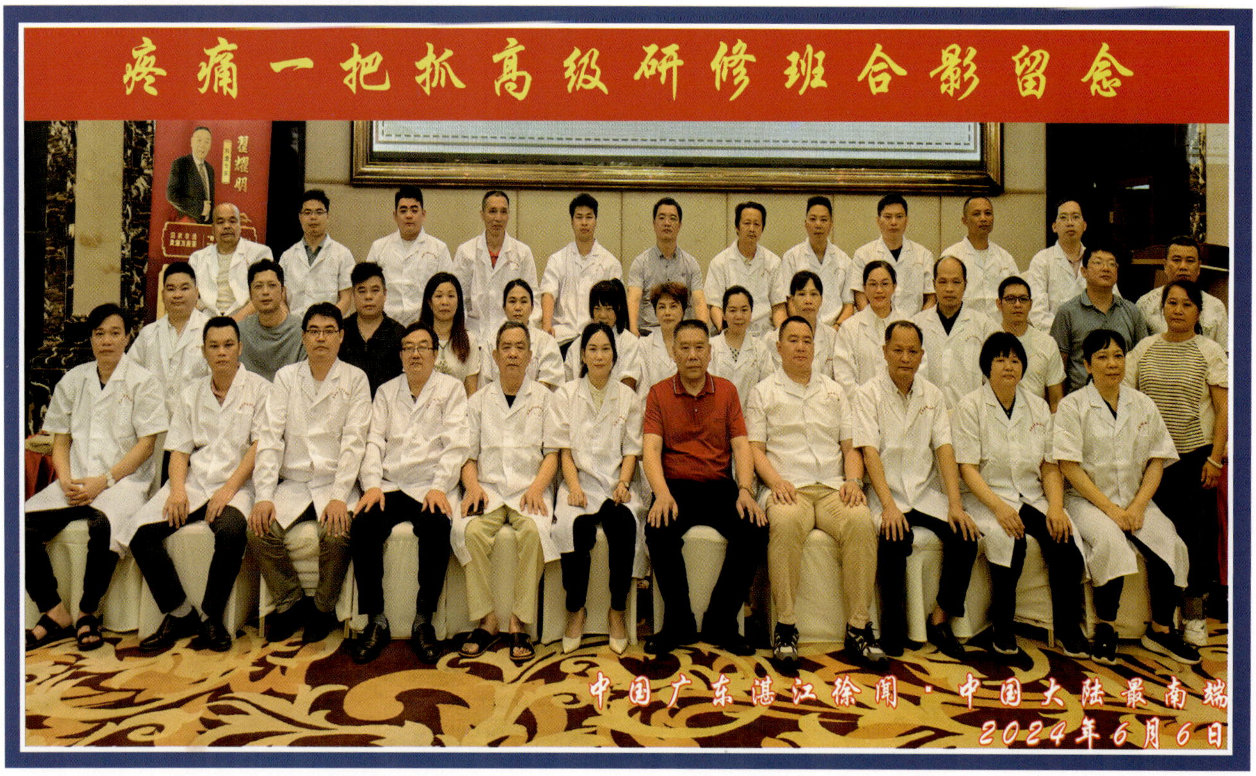

“疼痛一把抓”：中医智慧的现代诠释

“疼痛一把抓”，这一听起来便充满传奇色彩的治疗方法，实则是翟教授数十年如一日精研医术、勇于创新的结果。它是中医“整体观念”与“辨证论治”思想在现代社会的生动体现。翟教授通过精准定位病灶，运用独特的奇针手法，直接作用于人体经络穴位，迅速疏通经络、调和气血，从而达到“通则不痛”的治疗效果。无论是颈肩腰腿痛等常见疼痛性疾病，还是乳腺增生、高血压等复杂病症，在他的妙手之下，均能得到有效缓解或根治，其疗效之快、之显著，令人叹为观止。

医德医术并重，传承中医精髓

翟耀明教授之所以能在中医领域取得如此辉煌的成就，除了其高超的医术外，更离不开他高尚的医德。他始终将患者的利益放在首位，坚持“医生行医要安全，安全重于山；患者看病要疗效，疗效大于天”的医学理念。在他的教学与临床实践中，不仅传授给学生们精湛的医术，更注重培养他们成为有爱心、有责任感的医者。他深知，中医的传承与发展，离不开一代又一代中医人的共同努力与坚守。

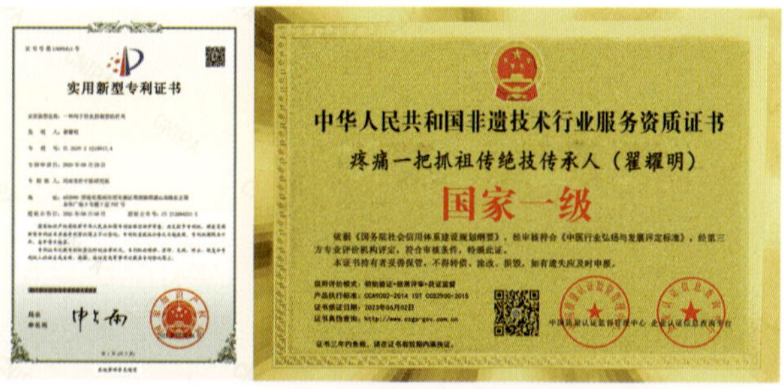

奇针疗法：中医新名片，世界新认知

随着“奇针治疗疼痛”方法的广泛传播与应用，翟耀明教授及其团队不仅在国内赢得了极高的声誉，更吸引了国际医学界的关注。这一独特疗法，以其安全、高效、绿色的特点，成为中医走向世界的一张新名片，让世界重新认识并尊重中国传统医学的智慧与价值。

翟耀明教授，不仅是患者心中的“疼痛克星”，更是中医传承与发展的杰出代表。在他的引领下，奇针疗法正以前所未有的速度传播开来，为更多患者带去健康与希望。在未来的日子里，翟耀明教授将继续以针为笔，绘就生命健康的宏伟画卷，让中医的智慧之光照亮世界的每一个角落。

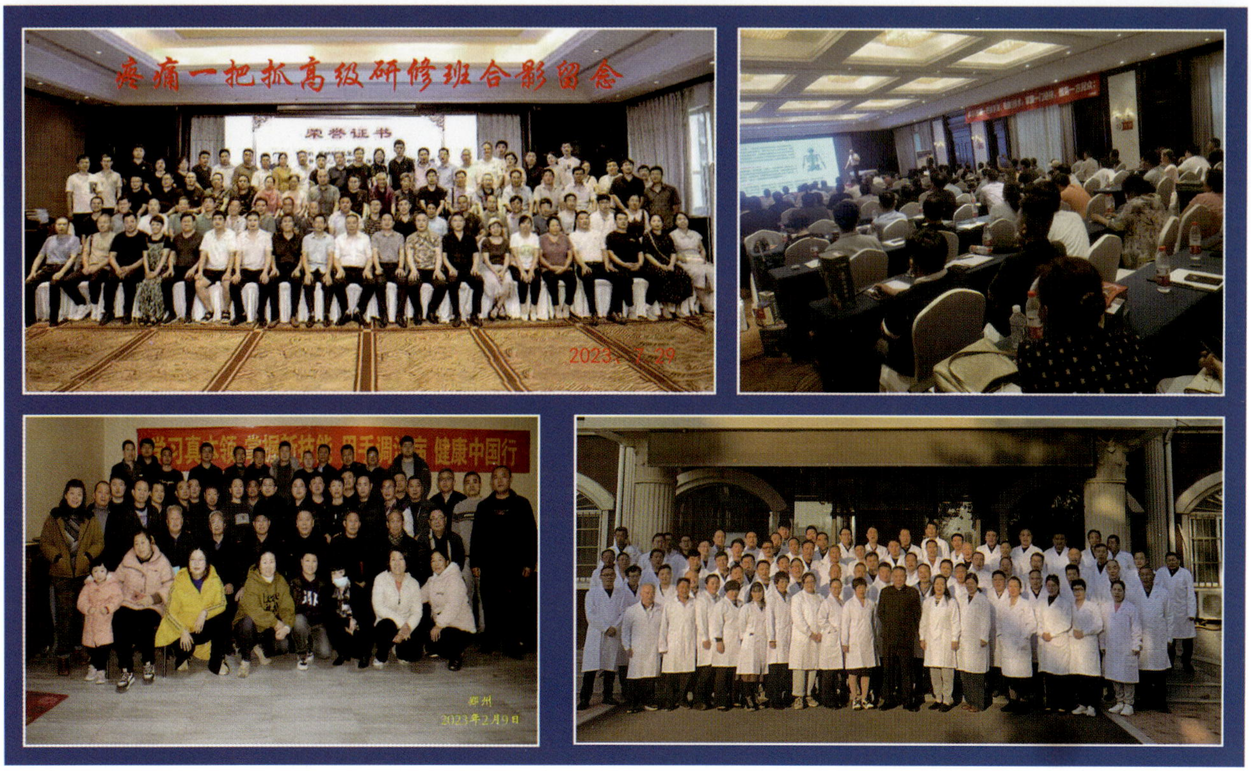

王海龙：经方传承的践行者与呼吸健康的守护者

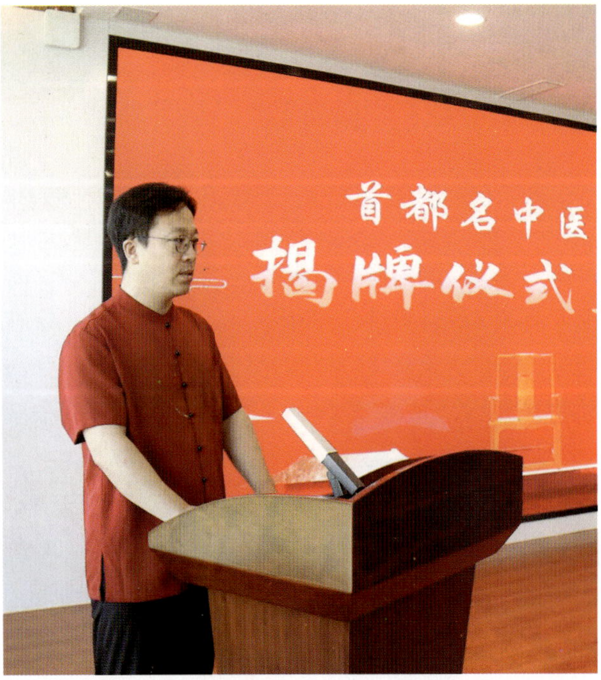

王海龙，一位在易县中医医院呼吸科熠熠生辉的副主任中医师，一位在经方医学的沃土上深耕细作、勇于探索的杰出典范。

王海龙医师的职业生涯，是对传统医学精髓不懈追求与传承的生动写照。他在首届全国经方菁英大赛中脱颖而出，荣获第 5 名的佳绩，这一荣誉既是对他个人医术的肯定，又是对他致力于经方医学研究与应用的最好证明。作为河北省第五批中医临床优才，王海龙医师在中医领域的卓越表现，赢得了同行与患者的广泛赞誉。

在学术领域，王海龙医师同样取得了令人瞩目的成就。他担任河北省中医药学会第四届张仲景学术思想研究专业委员会委员、河北省中西医结合学会第一届经方专业委员会委员，以及河北省易水学派专业委员会委员等多重职务。这些职务不仅彰显了他在中

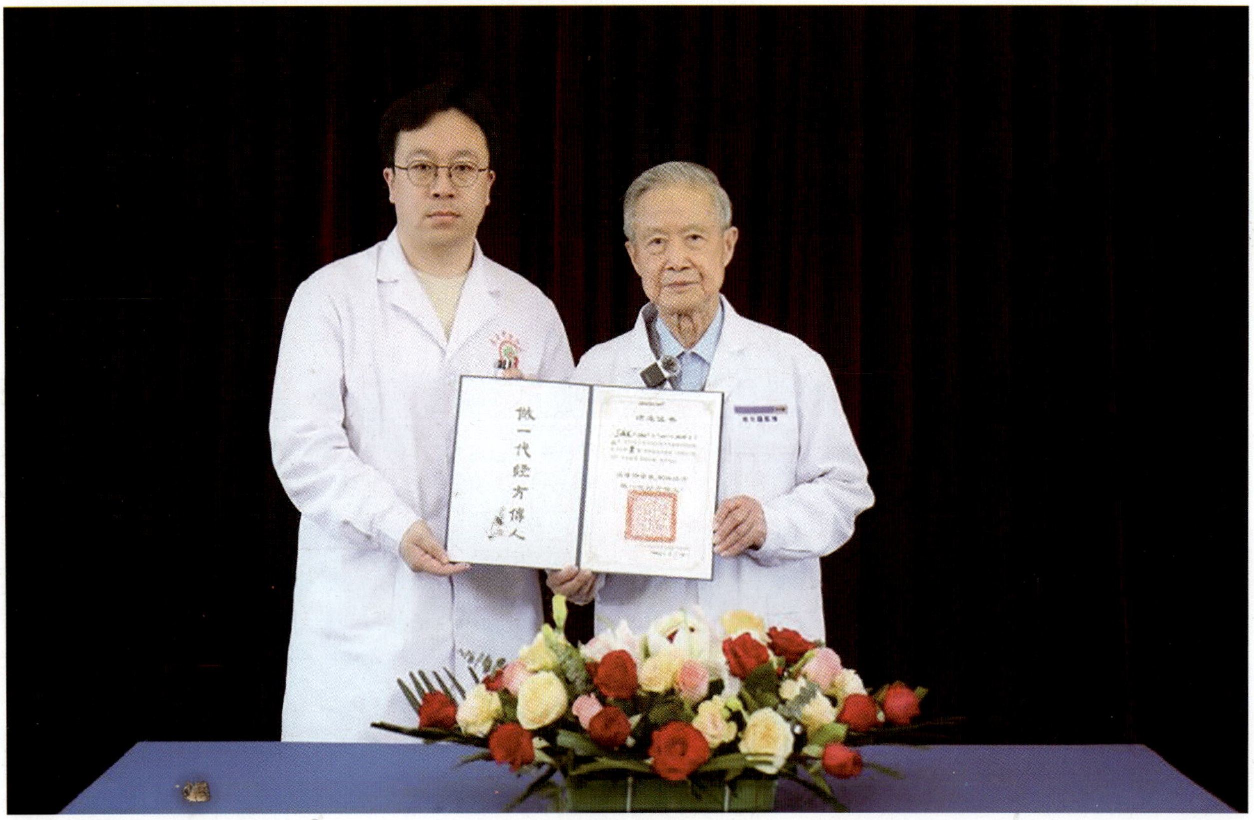

医界的广泛影响力，也为他提供了更多交流与学习的平台，推动他在经方医学的道路上越走越远。

王海龙医师的医术之所以能够得到如此广泛的认可，离不开他对经方医学的深入研究与独到见解。他师承当代经方大家冯世纶教授、首都医科大学附属北京中医医院马家驹博士，两位大师的指导让他对经方医学有了更加深刻的领悟。在临床实践中，他善用经方六经辨证，精准施治，为患者提供了个性化的治疗方案。

在呼吸科领域，王海龙医师更是展现出了非凡的医术。他擅长运用经方治疗咳痰喘病、过敏性鼻炎等呼吸系统疾病，为患者带来了显著的疗效。同时，他对于脾胃病、眩晕、头痛、心悸、失眠、痤疮、复发性口疮、阳痿、早泄、月经不调等多种疾病的治疗也有着独到的见解和丰富的经验。他的治疗理念注重整体调理，强调“治未病”，力求在疾病尚未形成之前，通过调整身体状态，达到预防疾病的目的。

王海龙医师不仅医术高超，更有着一颗仁爱之心。他始终将患者的利益放在首位，以真诚的态度和

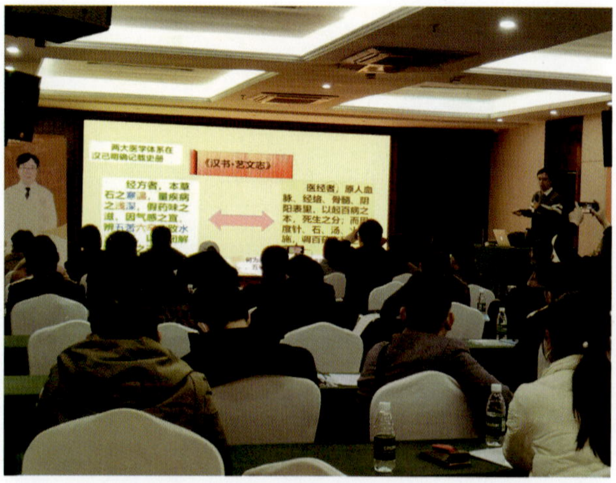

精湛的医术赢得了患者的信任与尊重。在他的眼中，每一位患者都是独一无二的个体，需要用心去倾听、去感受、去治疗。

自开始，至未来，王海龙医师在经方医学的道路上不断探索前行，不断精进医术，为患者提供更加优质的医疗服务。他坚信，通过不懈的努力与追求，中医这一古老而神奇的医学体系将在现代社会焕发出更加璀璨的光芒。而他自己，也将成为中医传承与发展道路上的一颗璀璨明珠，照亮更多患者的健康之路！

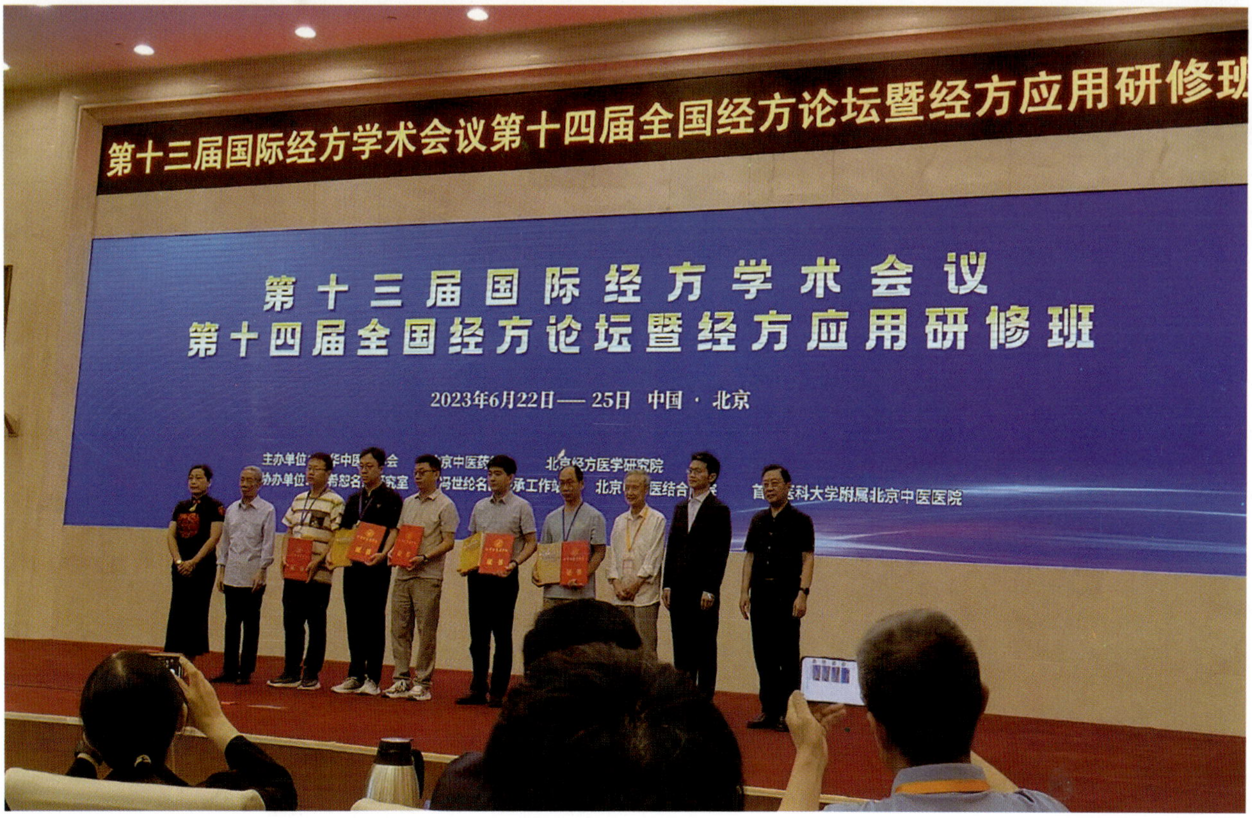

罗益宗：国医新秀，以经典为基，筑梦健康未来

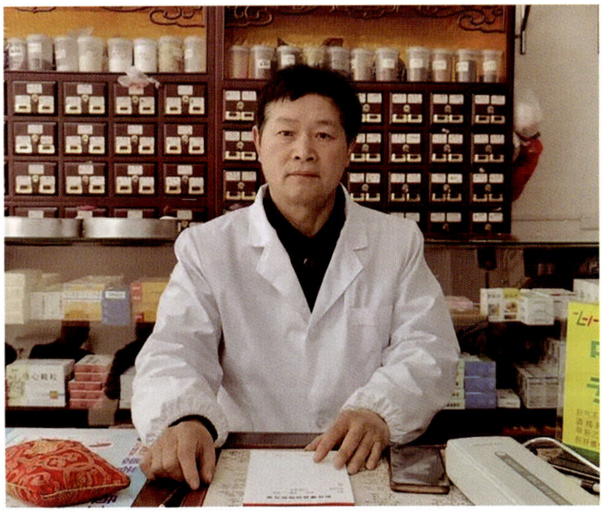

他是肝胆科疼痛治疗领域的杰出专家，是妙手仁心的中医科大夫，他是罗益宗，以中医适宜技术拯救病患于痛处的中医传承人。罗益宗，男，汉族，1963年6月诞生于湖南省新化县这片钟灵毓秀之地。他自幼便与中医结下了不解之缘，四十余年如一日，勤勉不辍，终成杏林中的一颗璀璨明星。

初心如磐，矢志中医

罗益宗的成长之路，是对中医热爱与执着追求的生动诠释。年仅16岁的他，便踏上了学医的征途，这份志向与坚持，源自对中医文化的深刻认同与敬仰。在那个信息相对闭塞的年代，他凭借一腔热血与不懈努力，自学成才，19岁便开始了行医生涯，用实际行动践行了“医者仁心”的崇高理念。

师承名门，博采众长

罗益宗深知，中医之道博大精深，非一人之力所能穷尽。因此，他始终保持着谦逊好学的态度，广拜名师，博采众长。从国医大师熊继柏到中医正脊术创始人涂华新，再到湖南脉和堂创始人姚昌才，每一位恩师都为他打开了中医世界的新窗口，让他的医术与理论水平实现了质的飞跃。在跟随这些中医界泰斗学习的过程中，罗益宗深刻领悟了中医“天人合一”“辨证论治”的核心理念，为他的医学成就奠定了坚实的基础。

通晓经典，创新实践

罗益宗对中医经典的热爱与钻研，达到了近乎痴迷的程度。他能够熟记《黄帝内经》《伤寒杂病论》等中医典籍的原文及原方剂量，这在当今中医界实属罕见。在临床实践中，他灵活运用经方，结合现代医学知识，形成了自己独特的诊疗体系。特别是对于肝胆疾病及疼痛疾病的治疗，他更是有着独到的心得。他创新性地提出“三联体”治疗方法，将针灸、放血、穴位注射有机结合，为患者提供了更加全面、有效的治疗方案。

学术成果，硕果累累

罗益宗在中医领域的学术贡献同样令人瞩目。他先后发表临床医学论文20余篇，其中多篇论文荣获国家级优秀论文一等奖，如《滋水清肝饮加味治肝

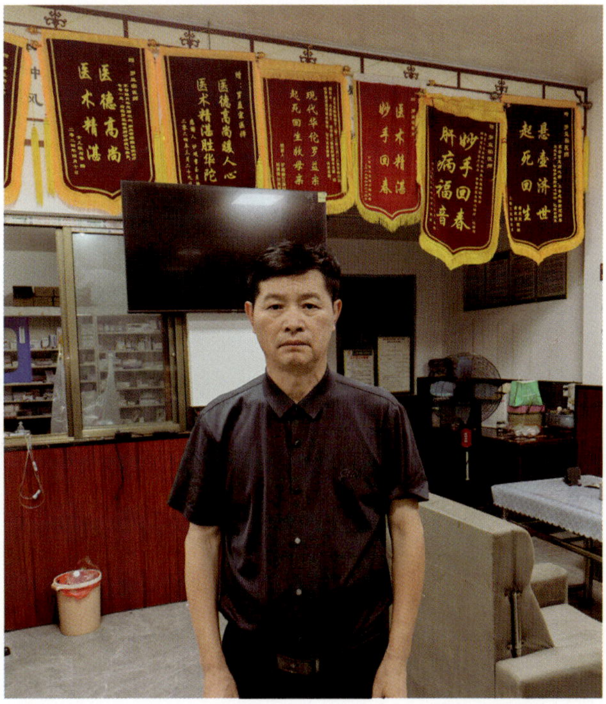

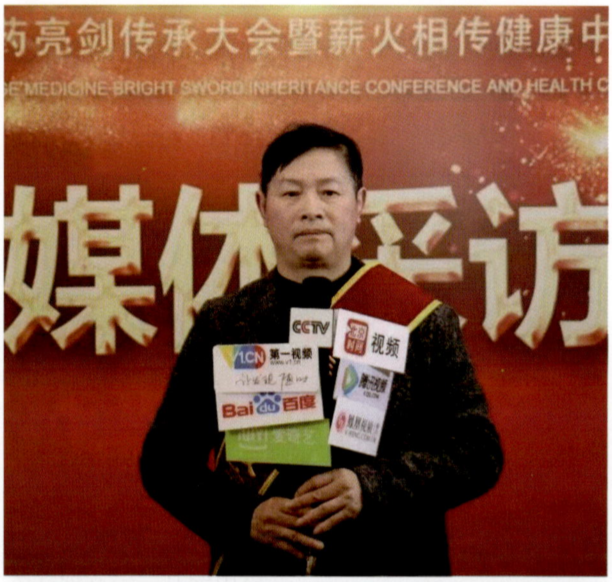

硬化》等，这些研究成果为临床实践提供了宝贵的参考。他的论文不仅展现了他深厚的学术功底，更体现了他在中医传承与创新方面的不懈追求。

仁心仁术，患者信赖

在罗益宗的心中，患者永远是最重要的。他始终坚持以患者为中心，用精湛的医术和无私的爱心为患者解除病痛。无数患者在他的治疗下重获健康，他们口中的“神医”“救命恩人”不仅是对罗益宗医术的认可，更是对他高尚医德的颂扬。他用自己的行动诠释了“大医精诚”的深刻内涵，成为无数患者心中的一盏明灯。

荣誉加身，不忘初心

随着医术与名望的不断提升，罗益宗收获了诸多荣誉与认可。2023 年 12 月，他荣获了“2023 中医药长城亮剑人物”称号，这是对他多年来在中医领域辛勤耕耘与卓越贡献的最高肯定。面对这些荣誉与光环，罗益宗始终保持着谦逊与清醒。他深知，作为一名中医人，他的使命是传承与发展中医事业，为人类的健康福祉贡献自己的力量。

展望未来，砥砺前行

展望未来，罗益宗满怀信心与期待。他将继续深耕中医经典，探索更多有效的治疗方法；同时致力于中医人才的培养与传承工作，为中医事业的蓬勃发展贡献自己的智慧与力量。他相信，在全体中医人的共同努力下，中医这一中华民族的瑰宝定能焕发出更加绚丽的光彩，为人类的健康事业作出更大的贡献。

罗益宗用自己的实际行动证明了中医的价值与魅力，也为后人树立了学习的榜样。在未来的日子里，让我们共同期待这位国医新秀在杏林中书写更多辉煌的篇章！

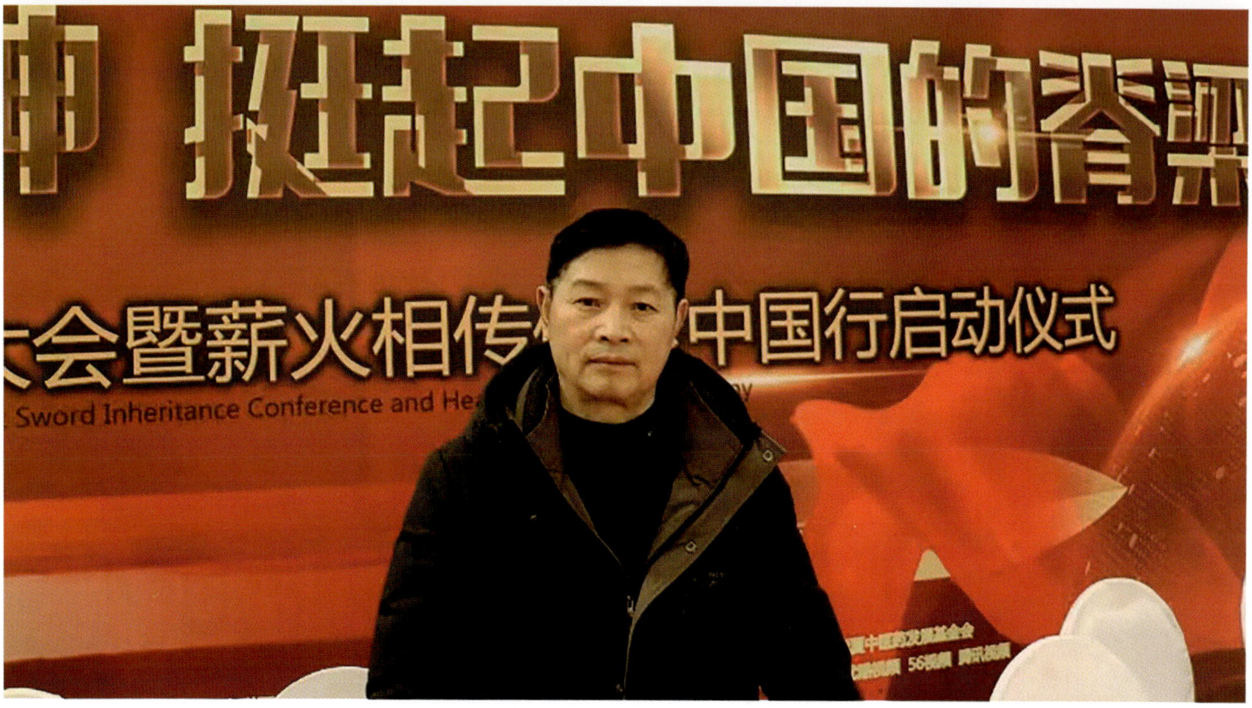

冯殿慧：中医路上的仁心大师与公益使者

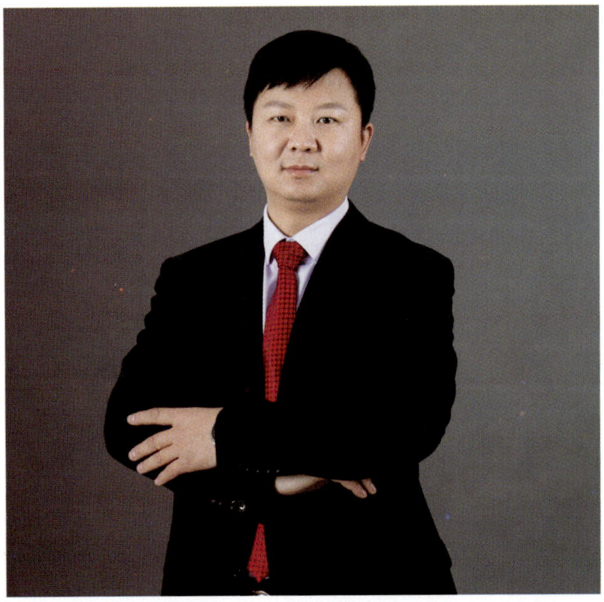

在辽阔的内蒙古大地上，有一位以其精湛的医术和高尚的医德闻名遐迩的中医大师——冯殿慧。他不仅是兴安盟中医界的杰出代表，更是中华民族传统医学传承与创新的典范。

中医世家的传承与创新

冯殿慧，男，汉族，1978 年 10 月 10 日出生于内蒙古自治区兴安盟科右前旗的一个中医世家。自幼受家庭熏陶，他 17 岁便跟随母亲东奔西跑，学习并实践中医知识，开启了悬壶济世的初步探索。这份对中医的热爱与执着，引领他后来考入了长春中医学院（现长春中医药大学），正式踏上了中医学习的系统之路。

在求学期间，冯殿慧不仅刻苦钻研中医经典，还广泛涉猎现代医学知识，力求在传统与现代之间找到最佳结合点。他师从多位名医大家，包括乌鲁木齐市中医院老院长吴英杰、著名中医儿科专家刘殿礼、中国第三届国医大师李佃贵等，深得其真传。冯殿慧不仅是吴氏、刘氏第三代名医传人，还是“胡希恕伤寒流派”的三传弟子，这些丰富的师承经历为他日后的医术精进奠定了坚实的基础。

医术精湛，享誉四方

从 1998 年开始，冯殿慧先后在乌兰浩特卫东镇医院、科右前旗归流河镇医院、大石寨镇医院等多家医院工作，积累了丰富的临床经验。2009 年 12 月，他创建了乌兰浩特冯殿慧中医内科诊所，凭借精湛的医术和高尚的医德，吸引了来自全国各地的患者。多年来，冯殿慧成功治疗了近 40 万名患者，涵盖高血压病、冠心病、腰椎间盘突出、强直性脊柱炎、红斑狼疮等多种疑难杂症，被患者们亲切地称为“小神医”“小华佗”“神大夫”“塞外名医”。

冯殿慧的医术不仅体现在治疗常见病、多发病上，更在于他对一些难治之症的独到见解和有效治疗上。他发表的《针药结合治疗高血压病》《师传崩漏汤治疗崩漏症》《慢性肺炎性心脏病的中医药治疗》等国家级优秀论文，均受到业内高度评价，并被编入《中华中医药文库》。此外，他还在中草药抗癌领域取得了显著成效，通过中药治疗延长了癌症患者的寿命，同时也提高了他们的生存质量。

公益路上的不懈追求

冯殿慧不仅在医术上追求卓越，更在公益事业上倾尽全力。多年来，他坚持捐资助学，先后资助了几十名贫困学生完成学业，帮助他们圆了求学梦。同时，

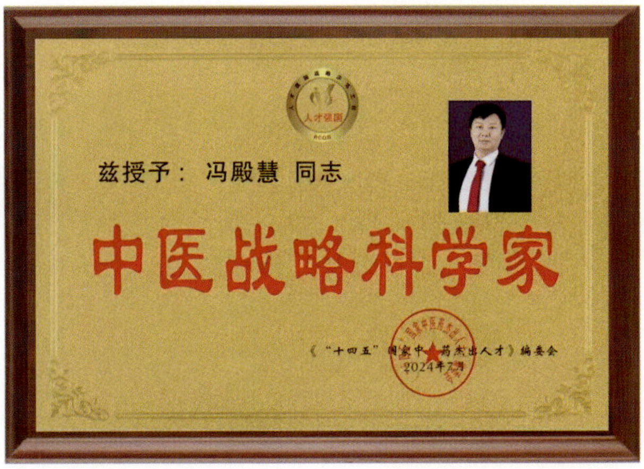

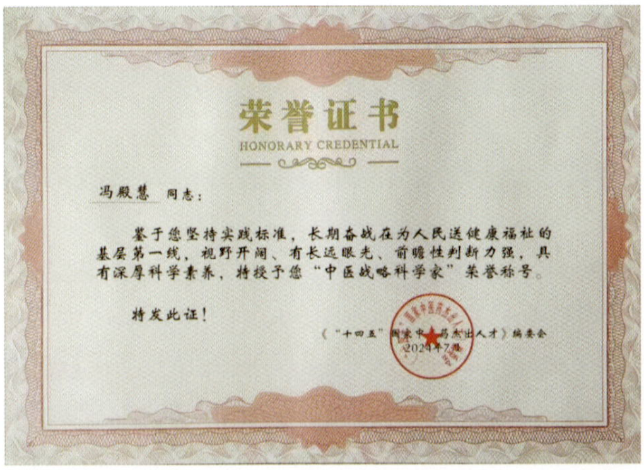

他还十分关注孤儿院、特殊学校和敬老院中的弱势群体，经常进行捐赠和慰问，为他们送去温暖和希望。冯殿慧主动承担社会责任，疫情期间积极参与公共事业，将中医治未病理念付诸实践。有效助力特殊时期从业人员的健康防护，更通过医者躬身力行的示范效应，增强了公众应对公共卫生事件的信心。其专业精神与社会担当获得行业认可，兴安盟红十字会特授予“公共卫生服务贡献奖”，其相关事迹被收录进地方志“仁心济世”篇章。

冯殿慧主动承担社会责任，疫情期间首当其冲的参与公共事业，将中医治未病理念付诸实践。有效助力特殊时期从业人员的健康防护，更通过医者躬身力行的示范效应，增强了公众对公共卫生事件的应对信心。其专业精神与社会担当获得行业认可，兴安盟红十字会特授予 " 公共卫生服务贡献奖 "，其相关事迹被收录进地方志 " 仁心济世 " 篇章。

文化传承与对外交流

除了医术和公益，冯殿慧还是一位中华文化的积极传播者。他热爱书画、摄影、旅游、茶道、笛子、禅宗等多种文化形式，并以其精湛的技艺多次获奖。在业余时间，他经常用绘画、摄影等方式将内蒙古的旅游文化传播至各种网络平台，积极宣传家乡的美食美景，为推介家乡旅游资源、带动家乡旅游业和社会经济发展作出了贡献。

同时，冯殿慧还积极参与国际医学交流，多次受邀参加国内外学术会议和论坛，展示中国传统医学的魅力。他获得的“非遗中国说中国中医技艺代表性传承人”奖牌和“非遗技师”牌匾，不仅是对他个人技艺的肯定，更是对中国传统医学文化传承与发展的贡献。

冯殿慧，这位中医路上的仁心大师与公益使者，用自己的实际行动诠释了什么是医者仁心、大爱无疆。他不仅在医术上追求极致，更在公益事业上默默奉献，用实际行动书写着中医人的时代华章。他的事迹和精神将激励着更多中医人不断前行，为中华民族伟大复兴贡献自己的力量。

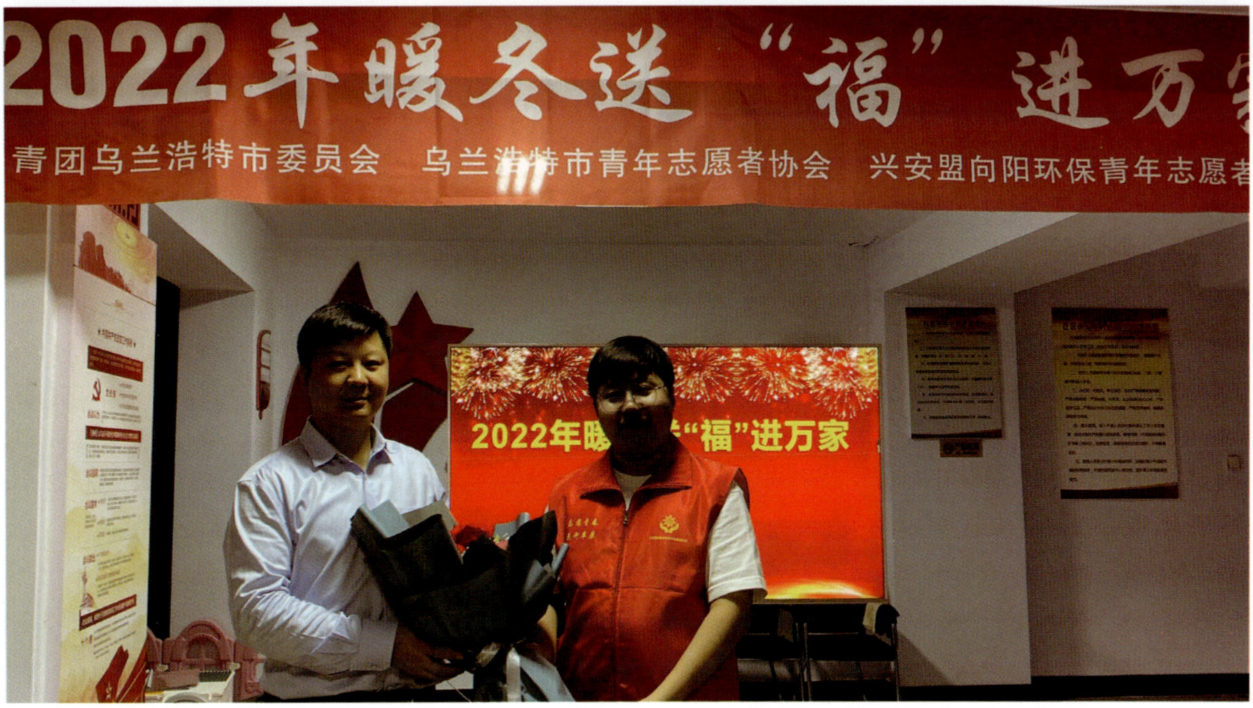

国医典范·戴金儒：中医传承与创新的领航者

——将中医适宜技术与国医经方两相结合，古法新用，疗愈万家

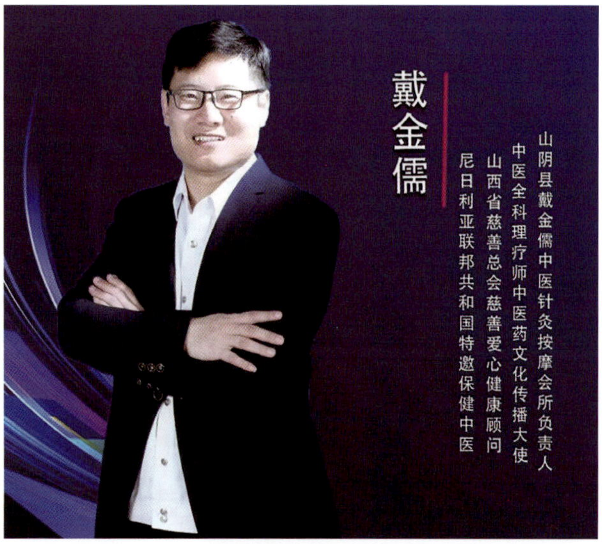

中医药学博大精深，发源于原始社会末期，在春秋战国时期逐渐发展壮大。它是先人智慧的结晶，不但引入了阴阳学说和五行学说，同时也形成了它自身独有的体系。戴金儒就是中医发展传承中的一员。

戴金儒融贯中西医，手诊独步，集经方智慧与各家之长，独创按摩疗法。于山西省中医药研究院，师从胡兰贵教授，深研中医医技；复入脊柱外科，随薛为民、孙润芳等名师研习西医诊断，兼收并蓄；后于针灸按摩科，得杨宏、郭霞老师点拨，精研按摩针灸，2002 年至 2003 年跟随太原市杏花岭区残联副主席张继成专家摸骨认病，融汇经方精髓，自成一家。

他拥有中医经络脏腑疗法传承人，中医全科高级理疗师、针灸科医师、家庭保健医，正骨复位塑形 2 次生长发育发明人，中医针刺放血拔罐排毒调治疑难杂症研究创造者、非遗传承人，用中医按摩针灸刮痧拔罐治疗所有疾病执行人、中医精准号脉理论临床试验实践者，国医名师中医药文化传播大使，尼日利亚联邦共和国驻华大使馆特邀保健中医，北京中检中医救援队太原市分队长，山西省慈善总会慈善爱心健康顾问，宁波甬企盟企业家健康顾问，山阴县戴金儒中医针灸按摩会所等健康顾问和实践基地负责人等称号。

他还拥有 2024 年度大健康领域品牌人物、共和国红旗谱封面人物载入史册上的优秀儿女、中华好郎中、专家百科客座教授（理事长）（当代科学家：新时代科技创新人物）、专家百科年鉴封面人物编委、全国老干部康养办公室评选为时代名医、第七届中国医师节特别报道——国宝级名中医、爱岗敬业中医模范、《国医经方年鉴》副主编、世界非物质文化遗产研究院副院长、《奋进中国新征程》大型国家历史文献会刊收录等各种荣誉称号。

传承经典，创新未来

戴金儒医师毕业于山西中医学院（现山西中医药大学），深耕中医领域二十余载，是中医经络脏腑疗法的忠实传承者与开拓者。他不仅精通中医全科理疗、针灸、正骨复位等传统技艺，更在针刺放血、拔罐排毒、治疗疑难杂症方面有着独到的研究与贡献，被誉为“非遗传承人”。他提出的“中医按摩针灸刮痧拔罐治疗所有疾病”的理念，经过 20 多年临床实践的验证（没有无效病例），已成为中医界的一股清流，展现了中

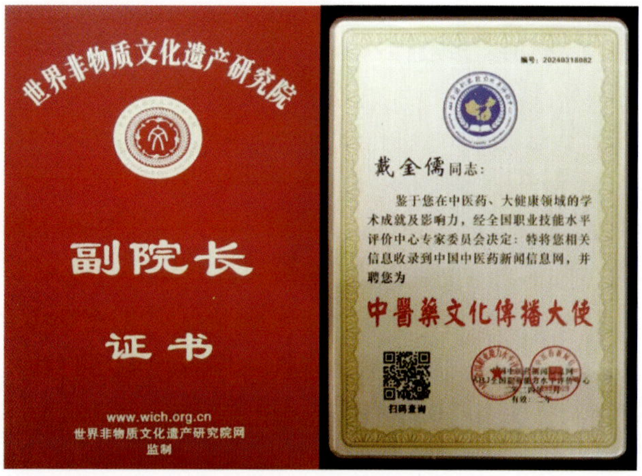

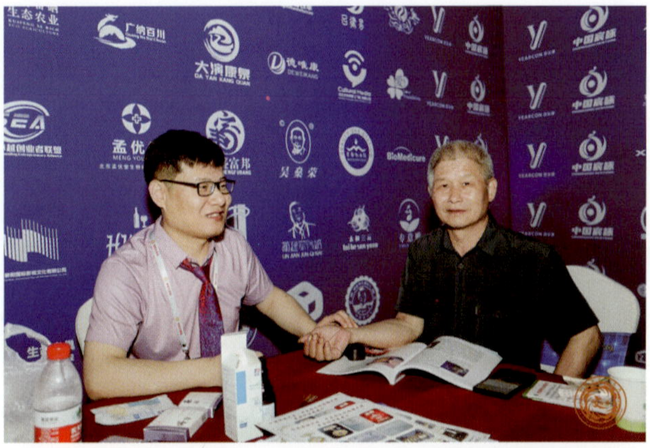

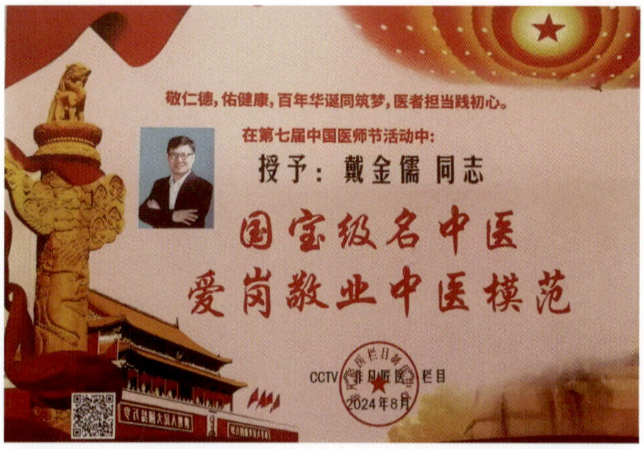

精准号脉，超越仪器

戴金儒医师的号脉之术堪称一绝。他能在不借助任何现代医疗设备的情况下，仅凭双手感知脉象的微妙变化，精准诊断出各类常见病、多发病乃至疑难杂症。从孕妇胎儿性别到肿瘤大小，他的号脉技术出色，成为患者信赖的“生命探测器”。

绿色疗法，身心同治

戴金儒医师坚信，中医的精髓在于“治未病”与“整体调理”。他倡导的中医经络脏腑疗法、刮痧拔罐、针灸针刺放血等绿色特殊疗法，不仅能够有效缓解病痛，更能激发人体自身的修复能力，实现身心同调同治。在他的治疗下，许多被西医判定为终身服药的慢性病患者，如糖尿病、高血压、强直性脊柱炎等，都获得了显著的疗效，甚至可以停药。

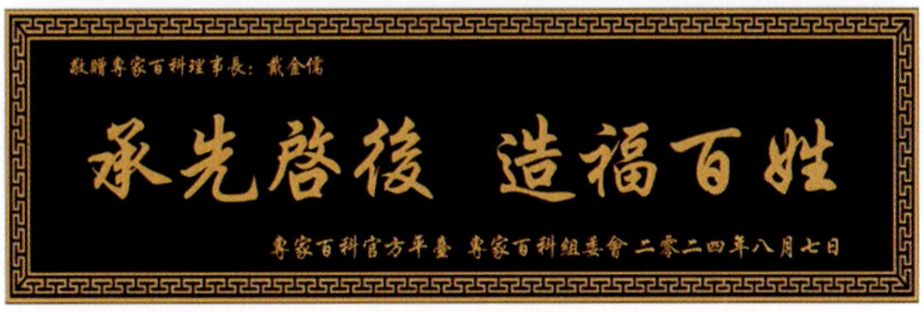

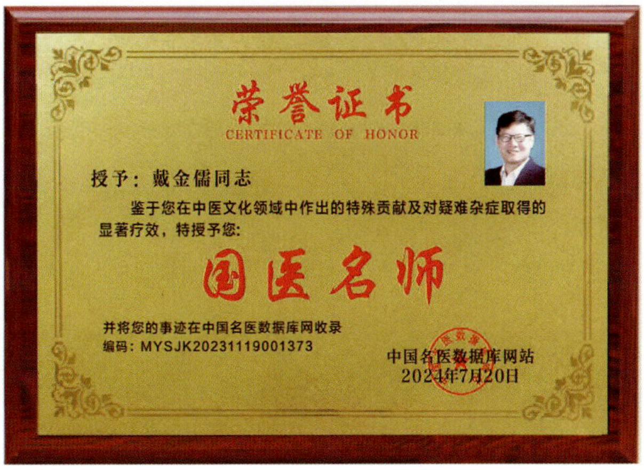

医者仁心，大爱无疆

戴金儒医师不仅在国内享有盛誉，其医术更跨越国界，成为尼日利亚联邦共和国驻华大使馆特邀保健中医。他频繁受邀前往北京、宁波、太原、延安、上海等地，为国内外患者解除病痛，用实际行动诠释了“医者仁心”的深刻内涵。同时，他还积极参与社会公益活动，担任山西省慈善总会慈善爱心健康顾问，为弱势群体提供免费的医疗援助和健康咨询。

荣誉加身，不忘初心

戴金儒医师凭借其卓越的贡献和深远的影响，荣获了包括“国医名师”“时代名医”“非遗传承人”在内的众多荣誉称号。面对这些荣誉，他始终保持谦逊与低调，将更多的精力投入到中医的传承与创新之中。他深知，中医的发展离不开后继有人的努力与探索，因此他积极培养年轻医师，将自己的经验和智慧无私地传授给下一代中医人。

戴金儒医师，以其精湛的医术、高尚的医德和不懈的创新精神，成为中医领域的一面旗帜。他用自己的行动证明了中医的博大精深与独特魅力，也为中医的现代化、国际化发展开辟了新的道路。

王军谋：传承与创新并举，绘中医药辉煌篇章

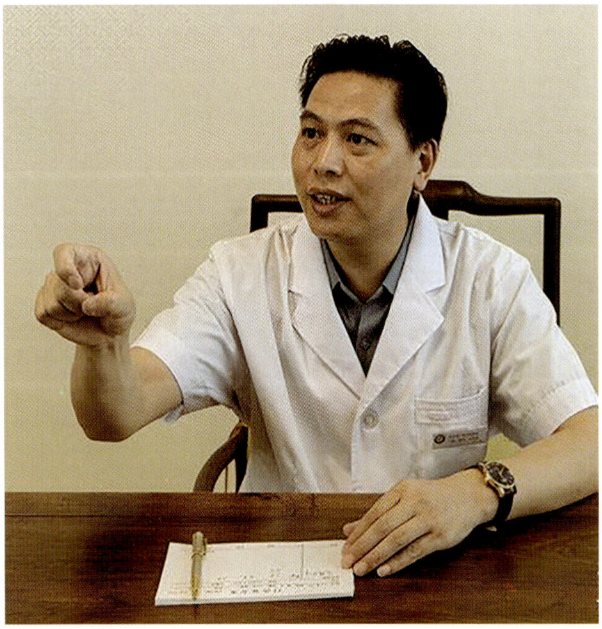

在中医药领域，有这样一位人物，他以“杏林春暖日初长，济世悬壶耀四方”的情怀默默耕耘，用实际行动诠释着中医药的精髓与魅力。他，就是王军谋——一位在中医药璀璨星河中熠熠生辉的明星，既是学术的攀登者，也是医德的践行者，更是文化传承与创新的引领者。

自幼熏陶，矢志岐黄之路

王军谋的故事，始于湖北恩施那片被誉为“华中药库”的神奇土地。这里山川秀美、草药丰富，自古以来便是中医药文化繁衍生息之地。出生于中医世家的他，自幼便与祖父一道穿梭于山林之间，采药识药，聆听祖父讲述那些关于中医药的古老传说与神奇疗效。这种耳濡目染的成长环境让王军谋对中医药产生了浓厚的兴趣。

精研经典，融会贯通显真章

中医之道，博大精深，王军谋自青年时期起便投身于中医经典著作的学习与研究之中。《伤寒论》《金匮要略》《黄帝内经》《神农本草经》……这些古老的典籍，成为了他汲取知识、提升医术的源泉。他逐字逐句研读，力求深入理解每一段文字背后的深意与智慧。同时，王军谋也注重将所学理论知识与临床实践相结合，不断实践、总结、反思，遵循整体观念、辨证论治的原则，对每一位患者都进行细致入微的诊疗，力求精准施治，为患者带来最佳的治疗效果。

医术精湛，德艺双馨赢赞誉

在医疗领域，王军谋擅长治疗心脑血管疾病、呼吸系统疾病、消化系统疾病等多种疑难杂症，凭借敏锐的洞察力和丰富的临床经验，为患者制订出最合适的治疗方案。在临床工作中，对待患者如同亲人一般，用心倾听、耐心解答，用实际行动诠释着医者仁心的崇高精神。他的医术和医德赢得了患者及其家属的深深敬意和感激。

传承创新，共筑中医未来梦

作为中医药文化的忠实继承者与积极传播者，王军谋深知传承与创新的重要性。他抱着求学的心态拜入中国中医科学院国医名师周超凡教授和国医大师

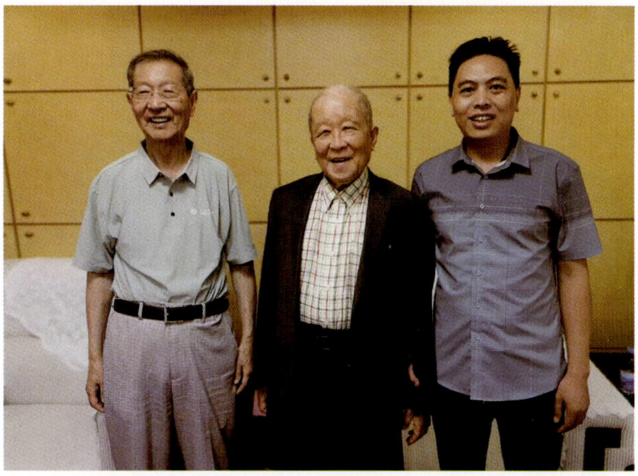

左一陈润生院士　左二汪华院士与王军谋合影

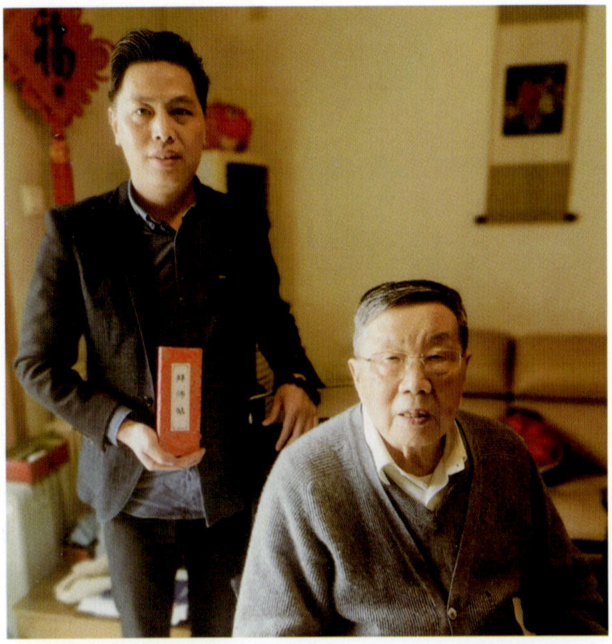

国医大师周超凡教授与入室弟子王军谋合影

唐祖宣教授的门下，深入学习两位大师的学术思想与临床经验。在两位大师的悉心指导下，他不仅医术大进，更对中医药的传承与发展有了更深刻的认识。他着手整理自己的学术心得与临床经验，创作中医著作，希望通过自己的努力为中医药事业的传承与发展贡献一份力量。

企业家的担当，推动中医药产业繁荣

除了医者身份外，王军谋还是湖北琪花医药有限公司的董事长。他充分利用自己的专业优势与资源优势，积极引进和推广先进的中医药技术与产品，致力于提升中医药服务水平和质量。他带领公司团队不断探索创新之路，推动中医药与现代科技的深度融合，为中医药产业的繁荣发展注入了新的活力。同时，他还积极参与社会公益活动，为贫困地区和困难群众提供医疗援助和健康服务，用实际行动诠释着医者仁心的崇高精神。

从“继承人”到“传播者”的华丽蜕变

回顾王军谋的中医之路，我们可以清晰地看到他从一个中医世家的继承者成长为一名优秀的中医医师和企业家的历程。更重要的是，他完成了从“继承人”到“传播者”的华丽蜕变。他用自己的实际行动诠释了中医药的独特魅力与无限价值。如今，王军谋已经成为中医药领域的一面旗帜，他的故事和精神激励着更多的中医药工作者，继续前行在传承与创新的道路上，为伟大的中医药事业添砖加瓦。

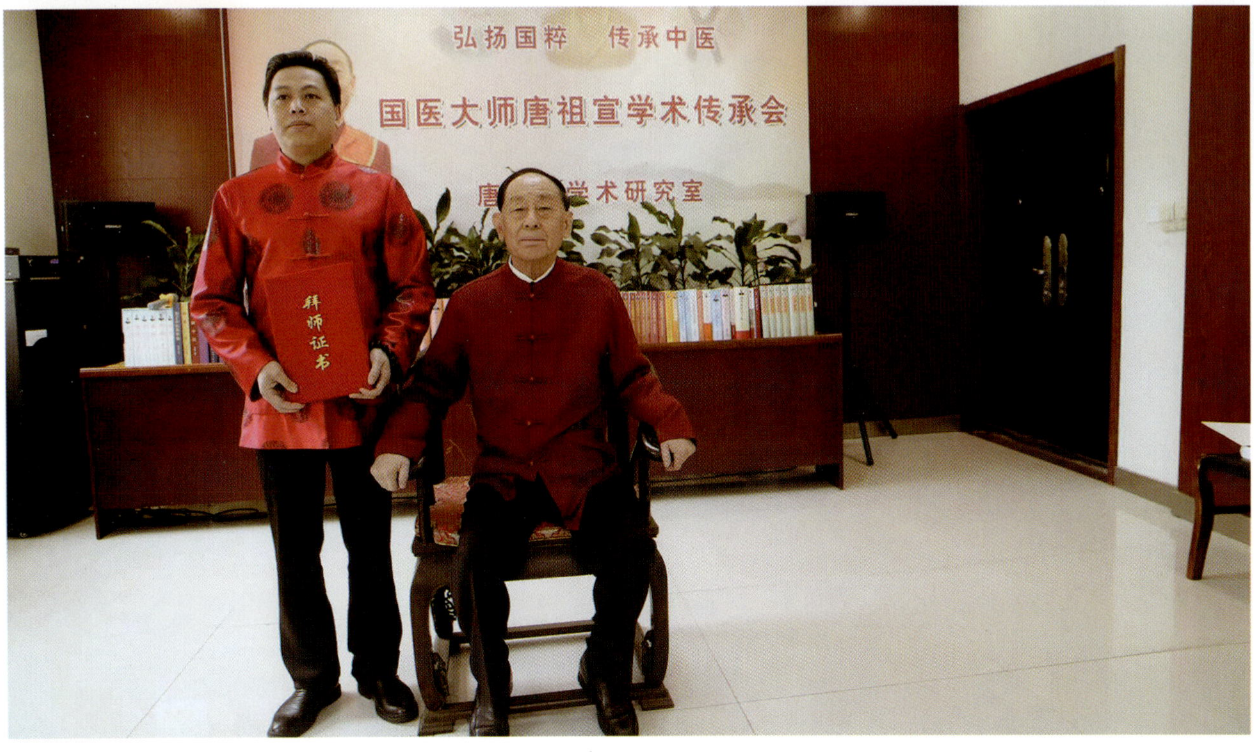

王宽琴：中医路上的璀璨新星，三代传承的医道匠心

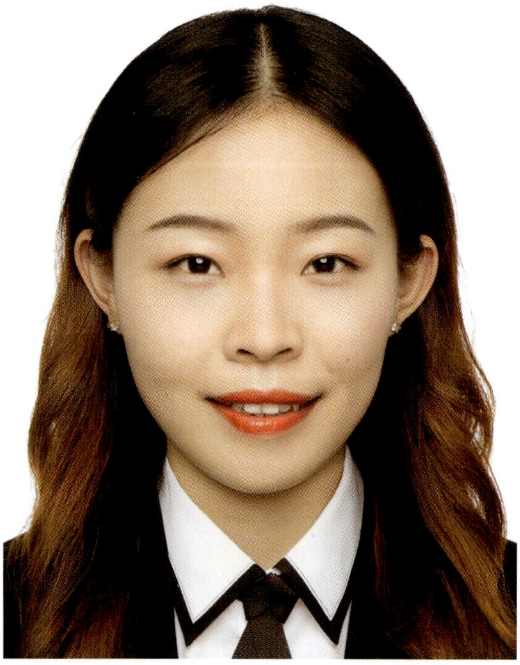

王宽琴这位 1992 年出生的青年才俊，怀揣着将古老中医精髓与现代医疗理念完美融合的梦想，矢志不渝地打造着一所集大成于一体的全方位中医全科诊所，成为行业内外瞩目的焦点与典范。

家学渊源，矢志中医

王宽琴出身于一个三代中医世家，自幼便沐浴在浓厚的中医药文化氛围中。这份独特的家庭背景，不仅为她种下了对中医的深厚情感，更培养了她对中医药理的深刻理解与独特见解。在家族长辈的悉心教导下，王宽琴逐渐成长为一名既精通传统中医理论，又具备现代医学视野的青年中医。她正以实际行动诠释着新时代中医人的责任与担当，引领着中医事业的新风尚。

求学问道，博采众长

王宽琴的求学之路，是一条不断追求卓越、博采众长的旅程。她于 2014 年踏入贵州中医药大学，开始了为期五年的系统学习，最终以优异的成绩获得学士学位。在校期间，她勤奋刻苦，积极参与科研实践，先后参与并主持了多项省级、国家级课题，展现出非凡的科研能力和创新精神。其中，“犀角地黄汤加味对未成年雌性大鼠凝血时间及雌、孕激素的影响”及“地黄饮子加味对阿霉素肾炎模型大鼠血清尿酸和β2- 微球蛋白影响的研究”等课题，更是体现了她在中医药领域的深厚造诣和独到视角。

为了进一步拓宽视野，王宽琴还积极参与国际交流项目。2018 年，她作为贵州省医学生代表，赴香港参加“香港医疗零距离交流项目”，在香港浸信会医院和港安医院深入学习先进的医疗理念和技术。这段经历不仅让她领略了国际医疗的前沿动态，也让她更加坚定了传承和发展中医事业的决心。

临床实践，精益求精

理论与实践相结合，是王宽琴一贯坚持的原则。自 2016 年起，她便开始了丰富的临床见习和实习经历，从桐梓县中医院到贵州中医药大学第一附属医院，从内科外科到 ICU，每一个岗位都留下了她勤奋的身影和汗水。特别是在贵州中医药大学第一附属医院实习期间，她深入临床一线，积累了丰富的临床经验，对各类常见病、多发病以及疑难杂症的诊断和治疗有

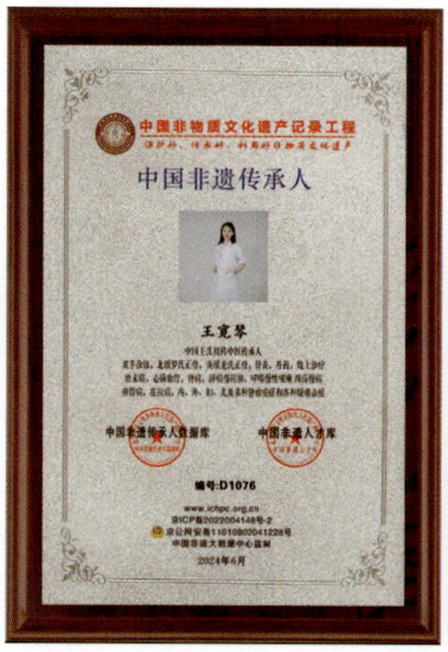

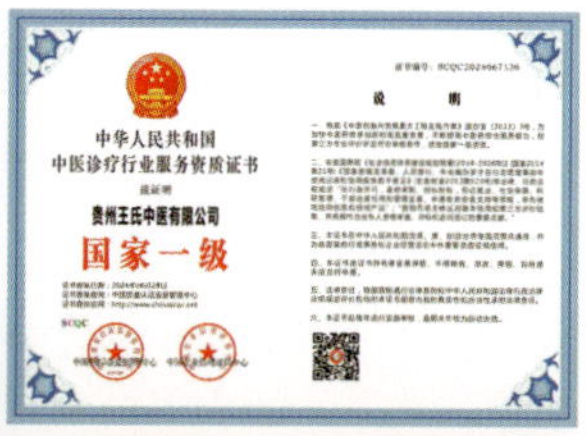

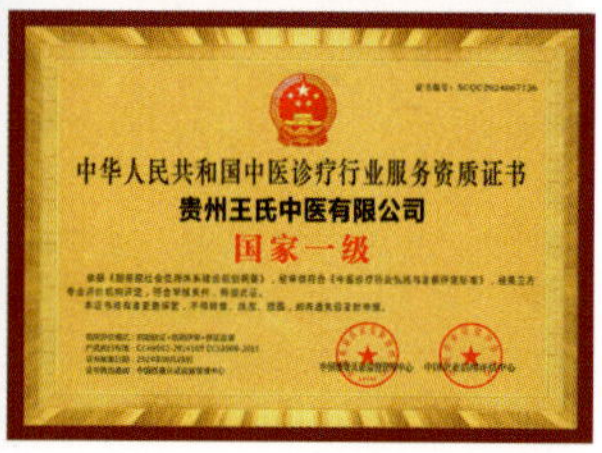

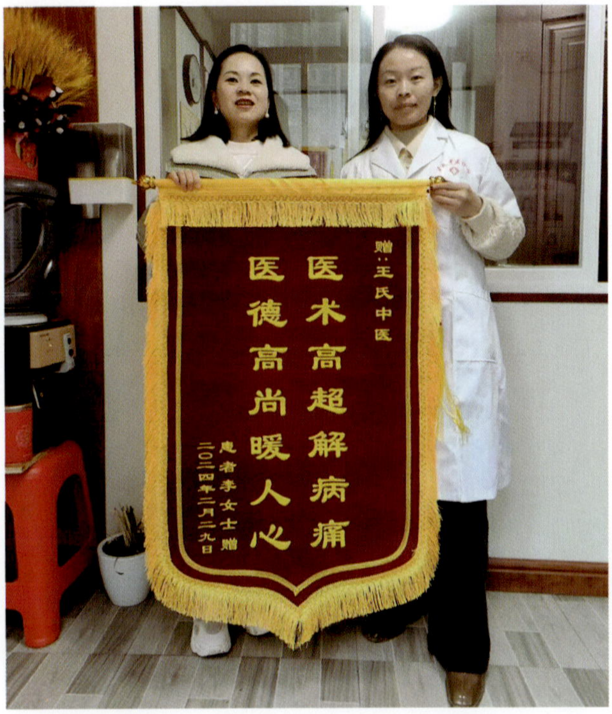

了深刻的理解。

2020 年，王宽琴正式开启了自己的独立坐诊生涯。在济康医院内科、北京华一堂中医科等地，她凭借精湛的医术和亲切的态度，赢得了众多患者的信赖和好评。特别是在癌症治疗领域，她运用中医药的独特优势，为众多患者带来了希望与光明，展现了中医在抗癌领域的无限潜力。

传承创新，医道匠心

在传承中医精髓的同时，王宽琴也注重创新与发展。她深知，只有不断学习和探索，才能让中医在现代社会中焕发新的生机与活力。因此，她拜师北派罗氏正骨、南派龙氏正骨等中医名家，还深入学习贺氏三针、平衡针、倒马针等多种针灸技法，并向朱勉生老师学习时空针灸、纳子法和灵龟八法，并将其灵活应用于临床实践，取得了显著的疗效。

此外，王宽琴还积极拥抱现代科技，将传统中医与现代医疗技术相结合，为患者提供更加精准、高效的诊疗服务。她开办的乌当王氏中医诊所，正是这一理念的生动实践。在这里，患者不仅可以享受到纯中医的诊疗服务，还能感受到科技带来的便捷与舒适。

展望未来，医路辉煌

如今，王宽琴已经站在了一个新的起点上。她将继续秉承“大医精诚”的初心和使命，以更加饱满的热情和坚定的步伐，通过自己的不懈努力和持续探索，一定能够为广大患者带来更加优质、高效的中医诊疗服务，为中医事业的传承与发展贡献自己的力量。

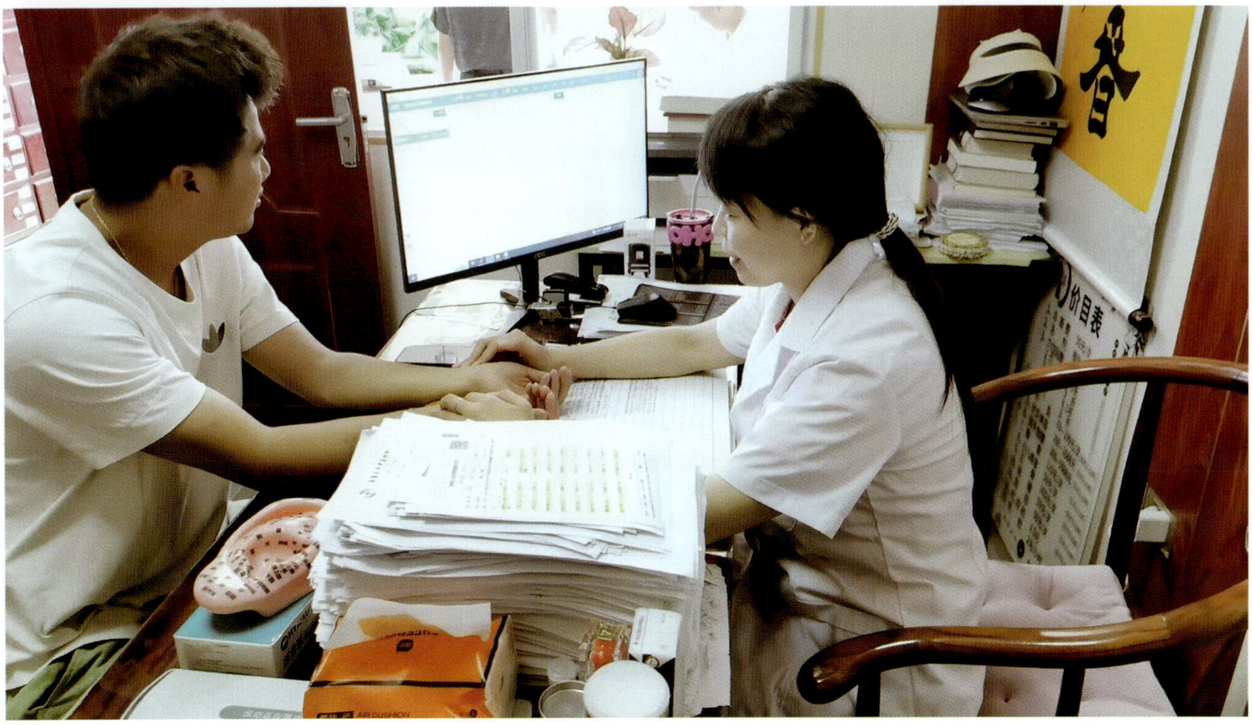

中华特色名医丁俊仕，针刀圣手，杏林春暖的中医传承者

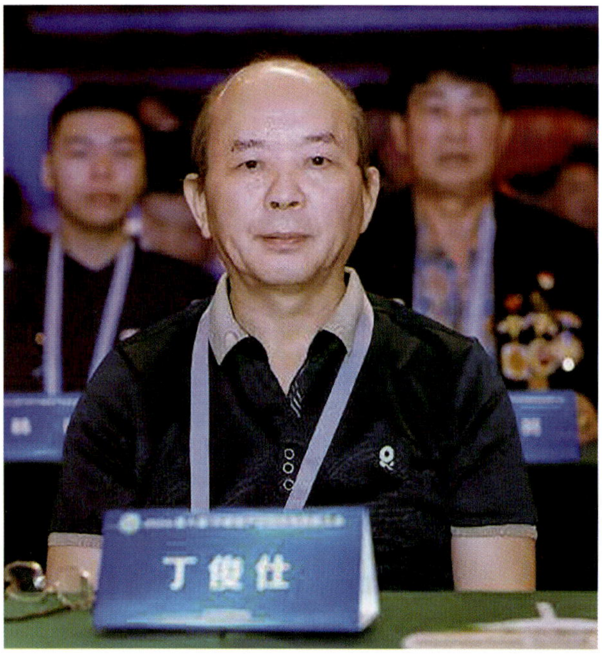

在赣北的灵山秀水间，有一位以针刀为笔，以中药为墨，书写着生命奇迹的中医大家——丁俊仕。他出生于江西省九江市修水县的一个中医世家，自幼便与百草为伴，对中医文化有着深厚的情感与独到的见解。丁俊仕先生，不仅是一位国家执业中医师、执业中药师，更是中医全科领域的佼佼者，其医术之精湛、医德之高尚，在业界内外享有极高的声誉。

医路漫漫，矢志不渝

丁俊仕生于1964年，自幼便怀揣着对中医的无限热爱与憧憬。他毕业于江西中医药大学，但求知的脚步从未停歇。从医四十余载，他汲取了祖传秘方的精髓，又遍访名医，先后拜全国基层名老中医钟吉富教授为师，并在北京等地的多所三甲医院深造，师从王燮荣教授、李力教授、施晓阳教授及石学敏院士等中医大家，集百家之长，铸就了自己独特的中医诊疗体系。

针刀绝技，妙手回春

在中医领域，丁俊仕先生尤为擅长针刀医学，被誉为“江西省首席针刀专家”及“针刀医学第二代传承人”。他熟练掌握针刀、针灸、推拿、中药等多种中医综合性治疗方法，尤其在治疗脑出血后遗症、脑梗死后遗症、下肢静脉曲张、小儿脑瘫、颈椎病、腰椎间盘突出等疑难杂症方面，有着卓越的疗效和丰富的临床经验。其《针刀治疗腰椎管狭窄》一文，更是在国家级医学刊物发表，并荣获世界中医药联合会针刀医学专业委员会优秀论文奖，彰显了他在针刀医学领域的深厚造诣。

传承创新，誉满杏林

丁俊仕先生不仅在针刀医学上造诣深厚，还致力于将传统中医与现代医学相结合，创新出多套行之有效的特色疗法。他研发的《丁俊仕针刀十针灸（醒脑开窍针）十中药治疗脑梗、脑卒中后遗症》课件，在业界引起了强烈反响，其独特的治疗思路与显著的疗效，赢得了众多患者与同行的赞誉。此外，他还擅长运用中医减肥、美容及疤痕修复等特色技术，为患者提供全方位的健康服务。

荣誉加身，不忘初心

多年来，丁俊仕先生凭借其卓越的医术与高尚的医德，赢得了无数荣誉与奖项。从“当代中华特色

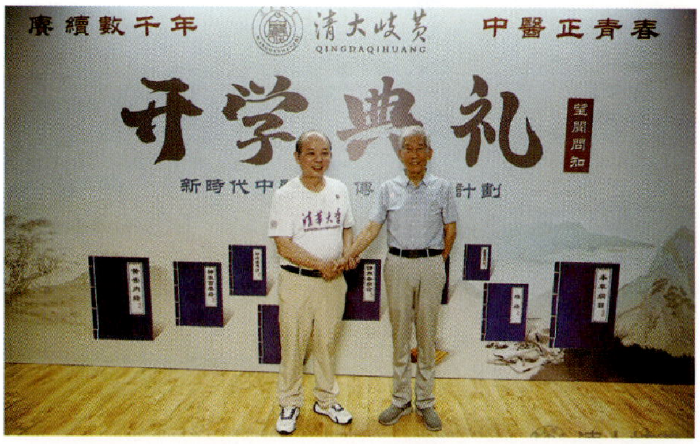

丁俊仕医师在清华大学传承领航班开学典礼上与恩师首都名老中医博士生导师郝万山教授合影留念

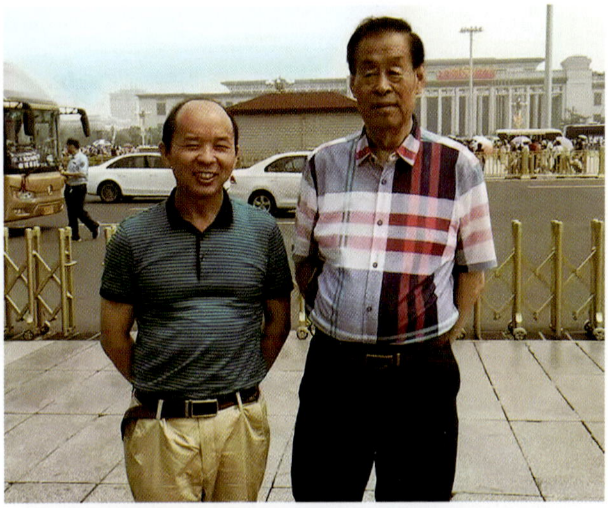

丁俊仕医师与恩师国医大师、针灸学会会长、中国工程院石学敏院士在北京人民大会堂前合影留念

名医奖”到“国医大师功勋人物奖”，从“CCTV 央视一线聚焦当代中国名医领航中国医学杰出贡献人物奖”到“全球报道首席顾问国医顾问”，每一项荣誉都是对他医术与贡献的肯定。

面对这些荣誉，丁俊仕先生始终保持着谦逊与低调。他深知，作为中医的传承者，最大的使命是将这份宝贵的文化遗产发扬光大，为人类的健康事业贡献力量。

大爱无疆，医者仁心

丁俊仕先生不仅医术高超，更有一颗仁爱之心。他常说：“医者父母心，患者之痛，即我之痛。”在临床工作中，他总是耐心倾听患者的诉求，细心诊断病情，精心制订治疗方案。他深知，每一个患者背后都是一个家庭，每一次治疗都关乎患者的生命质量与家庭幸福。因此，他始终将患者的利益放在首位，用实际行动诠释着“敬佑生命、救死扶伤、甘于奉献”的医者精神。

展望未来，砥砺前行

如今，丁俊仕先生已步入花甲之年，但他对中医事业的热爱与追求却从未减退。他深知，中医文化的传承与发展任重而道远。因此，他将继续致力于中医技术的研发与创新，培养更多优秀的中医人才，为中医事业的繁荣与发展贡献自己的力量。同时，他也希望通过自己的努力，让更多的人了解中医、信任中医、受益于中医，共同推动中医药文化的传承与发展，为人类的健康事业贡献更大的力量。

丁俊仕先生，这位针刀圣手、杏林春暖的中医传承者，正以他那精湛的医术、高尚的医德和不懈的努力，书写着属于自己的中医传奇。

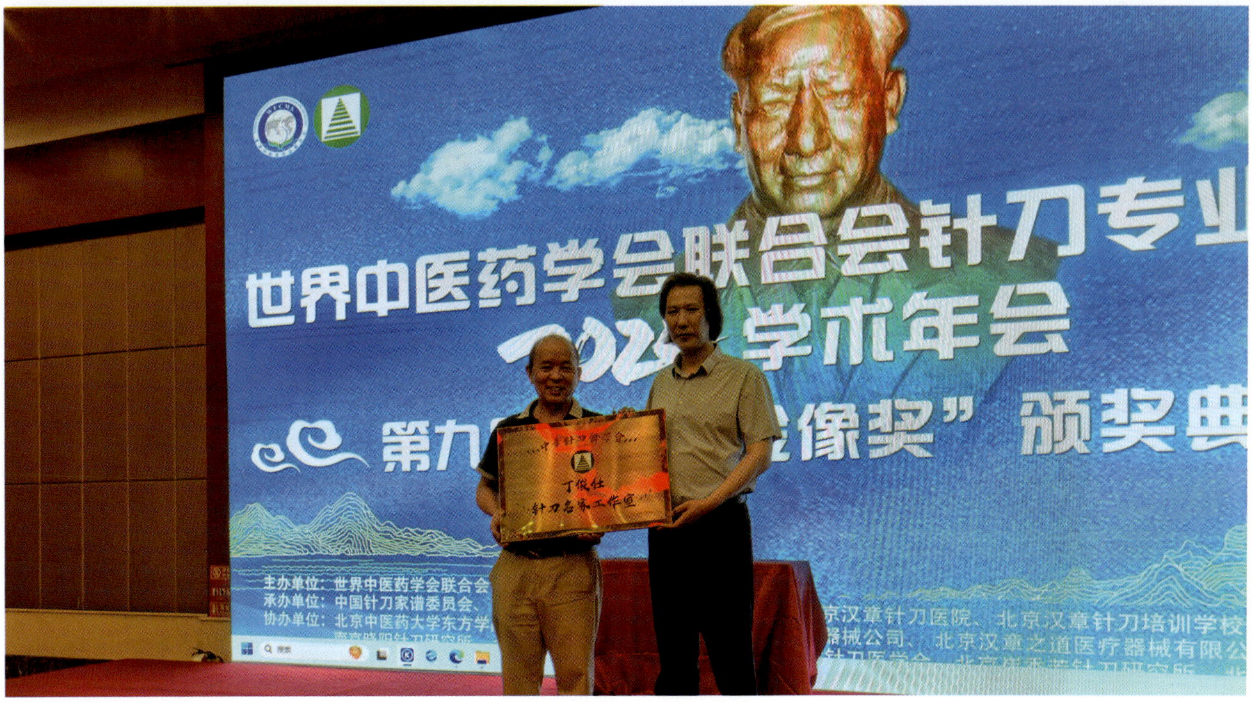

在世中联针刀专委会上，北京针刀总院朱秀峰院长给丁俊仕医师颁发“针刀名家工作室”牌匾

李传明：医者仁心，针灸传承的守护者

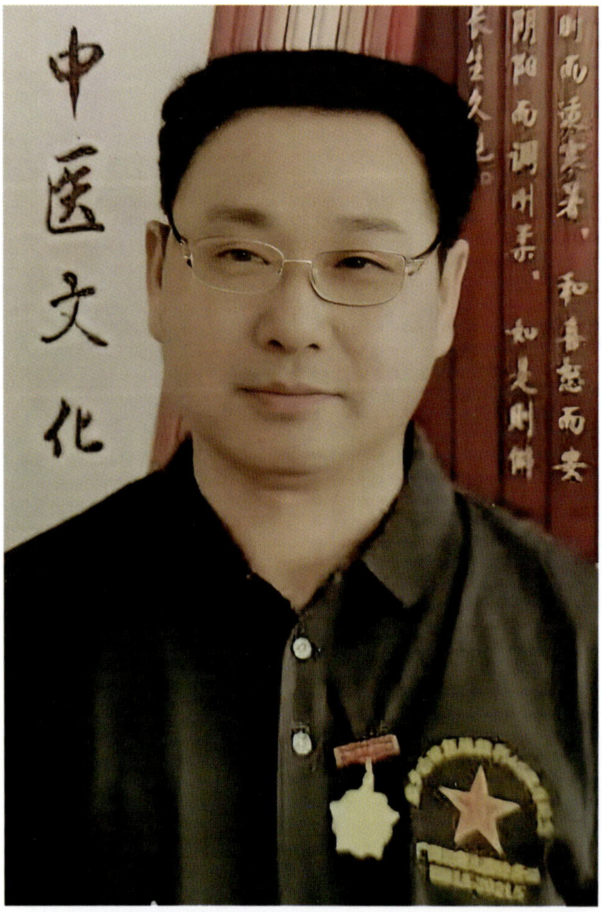

“银针闪耀映华夏，福灸萦绕暖万家。以针为剑驱病魔，以灸为盾护民康。”这句话贯穿着一位大医精诚的一生。这位医者，是李传明，他是一位退役军人，更是中医针灸领域的璀璨明星。

戎马岁月，医者初心

1981 年，正值青春年少的李传明响应国家号召，毅然决然地踏入了中国人民解放军广州军区 55 军 163 师的军营，开始了他的军旅生涯。在广西边防三师 54259 部队，他不仅是一名英勇的战士，更是部队中的卫生员。在战争年代，他目睹了战争的残酷与生命的脆弱，也深刻体会到了医学对于挽救生命的重要性。因此，他暗自发誓，要将所学医学知识用于救护战友，守护生命。

在部队期间，李传明如饥似渴地学习医学知识，从《军事医学辞海》到《本草纲目》，从《黄帝内经》到《中医诊断治疗大全》，他广泛涉猎，不断充实自己。特别是在对越自卫反击战中，他利用所学中医知识，就地取材，采挖中草药，为受伤战友提供了及时有效的救治，为战斗的胜利贡献了重要力量。这段经历，不仅锤炼了他的医术，更坚定了他传承与发展祖国医学的决心。

退役归乡，悬壶济世

1985 年，李传明光荣退役，回到了家乡平江县安定镇大桥村。他没有选择安逸的生活，而是决定利用在部队学到的医学知识，为乡亲们服务。于是，他在村里开设了一家诊所，免费为村民们看病治病。这一举动，赢得了乡亲们的广泛赞誉和尊敬。

在诊所里，李传明不仅运用中医针灸疗法治疗各种常见病、多发病，还积极探索针灸在疑难杂症治疗中的应用。他深知，中医针灸是一门博大精深的学问，需要不断学习和实践。因此，工作之余，他依然坚持研读医书，锤炼医术，不断提升自己的诊疗水平。

经过数十年的辛勤耕耘，李传明的医术日益精湛，治愈病例数不胜数。他的诊所名声远扬，吸引了附近县市乃至北京、上海等地的患者前来求医问药。在他的诊所里，有一个柜子摆满了患者病历，上面详细记录着病患的脉象、舌象、症状以及治疗方案。这些病例，不仅是李传明医术的见证，更是他医者仁心的体现。

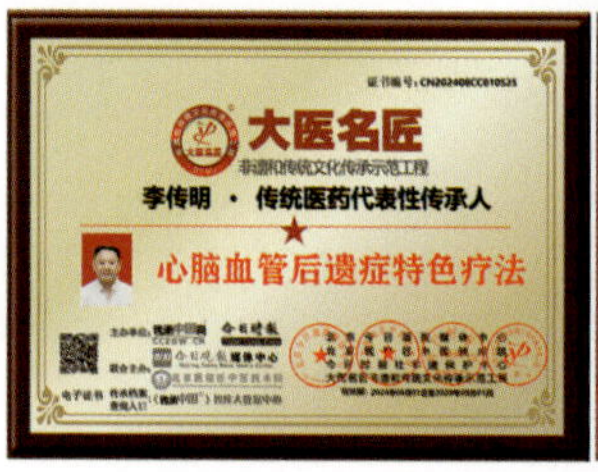

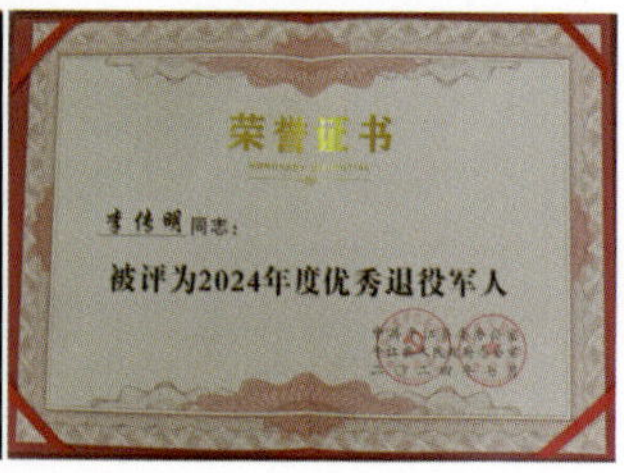

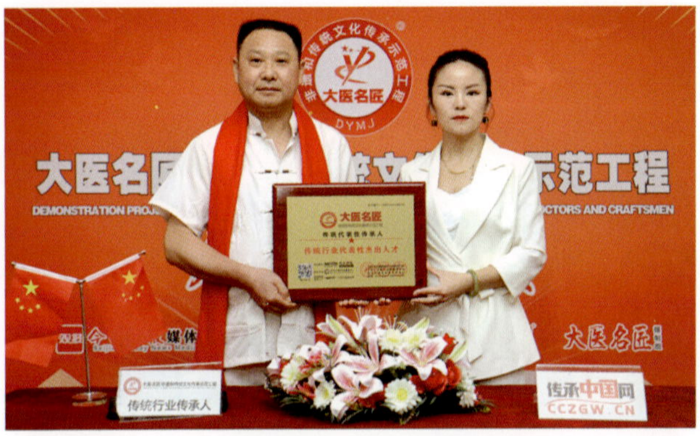

针灸传承，创新发展

李传明深知，中医针灸作为中华民族的传统医学瑰宝，需要不断传承与创新。因此，他始终致力于针灸技术的推广与普及工作。他不仅在诊所里传授针灸技艺给年轻医生，还积极参加各种中医针灸学术交流活动，与同行切磋技艺，共同进步。

在他的努力下，针灸疗法在当地得到了广泛应用和认可。许多患者通过针灸治疗，不仅解除了病痛，还重拾了对生活的信心。李传明也因此被誉为“针灸大师”“中医传承人”。

此外，李传明还积极探索针灸与现代医学结合之路。他利用现代医学手段，对针灸疗效进行科学评估和研究，为针灸疗法的发展提供了有力支持。他的研究成果多次在国内外医学期刊上发表，引起了广泛关注。

心系民众，担当作为

作为一名退役军人和医生，李传明时刻不忘自己肩上的责任与担当。每当国家和社会需要时，他总是挺身而出，贡献自己的力量。

在役期间，他主动承担重点人群健康监测任务，依据《黄帝内经》治未病理念，结合地域气候特征，为民众配制增强免疫力的中药方剂。该方剂经现代医学药理验证，其有效成分对提升呼吸道防御机能具有显著作用，构筑健康屏障。这种将传统智慧与现代需求相结合的创新实践，不仅体现了医者仁心的崇高情怀，更为公共卫生服务体系提供了可借鉴的中医药应用范例。

在自然灾害面前，李传明积极组织退役军人进行捐款捐物活动，为灾后重建贡献力量。他的善举和担当精神，赢得了社会各界的广泛赞誉和尊敬。

医者仁心，薪火相传

岁月悠悠，时光荏苒。当年那个满腔热血的青年战士，如今已两鬓斑白。但无论岁月如何变迁，李传明始终坚守着医者仁心的初心和使命。他用自己精湛的医术和无私的奉献精神，守护着一方百姓的健康与安宁。

李传明的故事，是中医针灸传承与发展的缩影；他的精神，是医者仁心与担当精神的典范；他的事迹，鞭策更多的医者坚守初心、勇担使命。

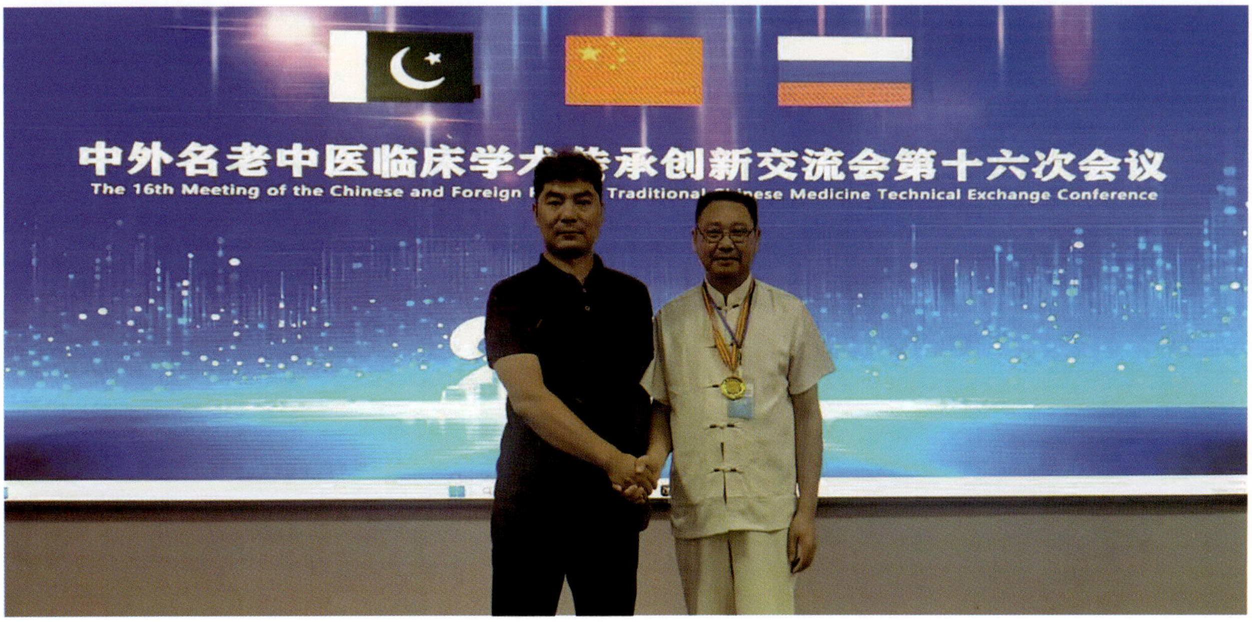

肖振杰：温病学派之光，中医传承之魂

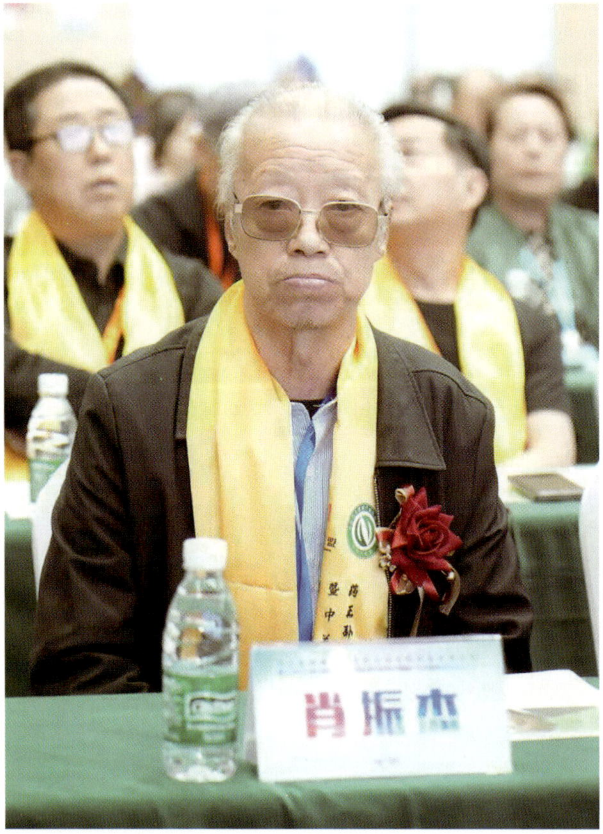

在陕西省咸阳市兴平市这片古老而肥沃的土地上，有一位医术精湛、医德高尚的老中医，他就是温病学派第十六代掌门——肖振杰，一位用一生诠释中医精髓与价值的国医大师。

肖振杰出身于中医世家，其家族传承可追溯至清代名医温病学派师祖叶天士一脉。肖振杰9岁便开始苦读中医经典，从《濒湖脉学》到《黄帝内经》，从《伤寒杂病论》到《针灸大成》，他如饥似渴地汲取着中医智慧的甘露。在姑姑的严格教导下，他博读了二十四大名医的近千种古典著作，为日后的医学之路奠定了坚实的基础。

然而，肖振杰并未满足于家族的传承与个人的努力。他深知，中医之道博大精深，需要不断学习与探索。于是，他先后师从袁茂才、郭云亭、张大宁等前辈，并参加了辽宁中医学院、陕西中医学院、西安交大的培训学习，深受方药中、杜雨茂、张学文、刘渡舟等老前辈的教诲。在这一过程中，他始终遵循医德第一的原则，将患者视为亲人，用实际行动诠释着医者仁心的真谛。

肖振杰在中医领域有着深厚的造诣，尤其在伤筋病的治疗上更是独树一帜。他认为，伤筋病的病因复杂多样，包括情志、外伤、劳损、湿热等，病机则涉及气血运行障碍和经络阻塞。因此，在治疗上，他注重整体观念，依据望、闻、问、切四诊和八纲辨证，结合具体症状、舌象、脉象及主诉进行辨证施治。他善用经方，灵活运用卫、气、营、血辨证理论，通过调理气血、平衡阴阳、疏通经络来促进组织修复，使众多患者重获健康。

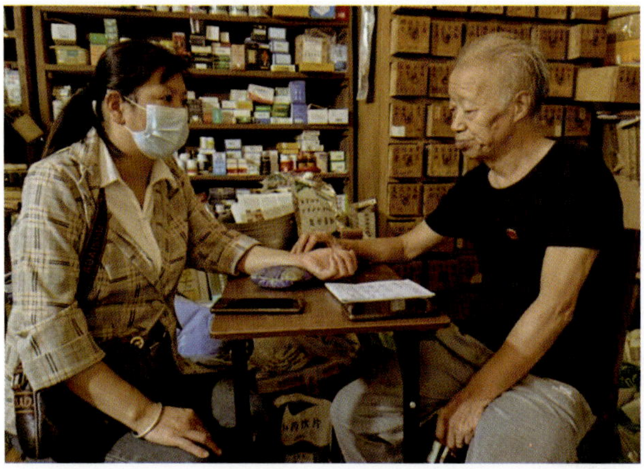

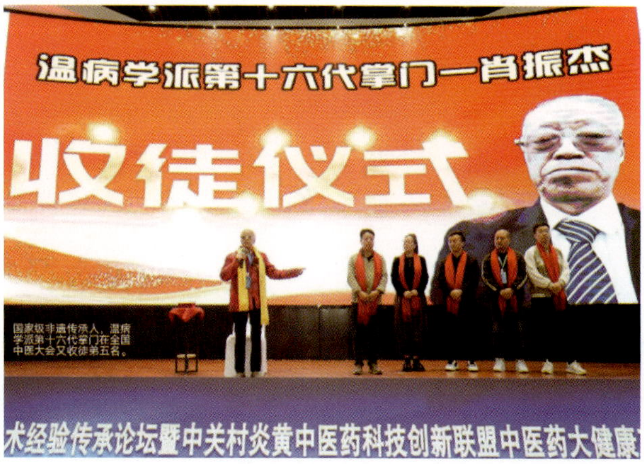

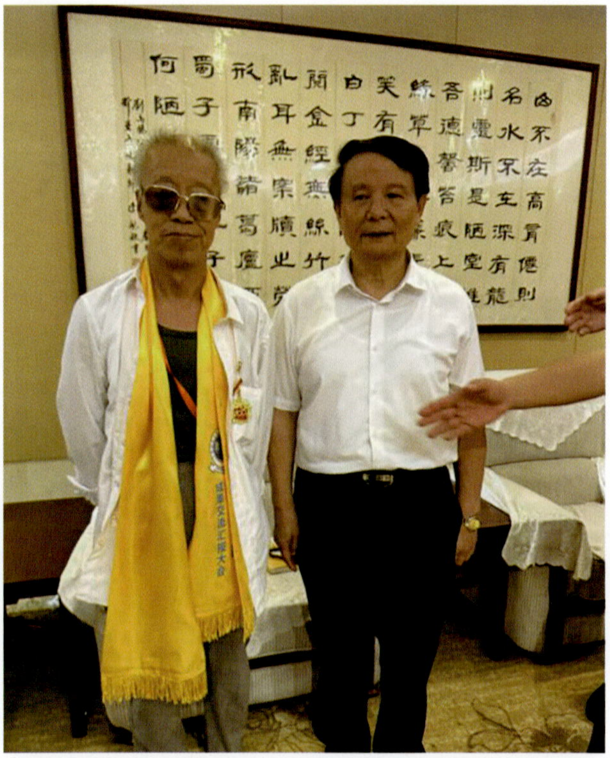

除了伤筋病的治疗，肖振杰在内科、妇科、皮肤科以及康复医学和养生保健等方面也有着卓越的成就。他运用草药和针灸调理阴阳平衡，促进患者康复；用中药调理月经不调、子宫肌瘤等妇科疾病；用中药膏方和针灸疗法有效治疗湿疹、银屑病等皮肤病；在康复医学和养生保健方面，他也积累了丰富的经验，为众多患者提供了全方位的医疗服务。

肖振杰的医术精湛，医德高尚，深受患者的信赖与赞誉。他被誉为“肖神医”，累计治疗过数百万患者，每一位患者都对他充满了感激之情。他始终将患者放在首位，用心用情用力地服务好每一位患者，用实际行动诠释着医者仁心的真谛。

然而，肖振杰并未止步于个人的成就与荣誉。他深知，中医这一古老医学瑰宝需要不断传承与发展。因此，他肩负起了温病学派的传承使命，致力于中医的挖掘、整理、提高和光大。他深入研究古代经典文献，理解其中精髓智慧；整理临床实践，建立科学诊疗体系并加以提高；加强中医教育和培训，培养专业人才；发扬中医优势特色，加强中西医结合。在他的努力下，温病学派得以薪火相传，焕发出新的生机与活力。

肖振杰的传奇故事是中医传承与发展的缩影。在这个快速发展的时代，他坚守中医传统，深知中医药是实践医学，需要不断用理论指导实践，在实践中再验证理论。因此，他始终保持着对中医事业的执着与热爱，不断进取，努力为患者解除痛苦，为广大百姓服务。

肖振杰不仅是一位杰出的中医医师，更是一位中医文化的传播者和传承者。他在全国收了 12 名温病学派第十七代门徒，拜师不收分文，只为光大中医，光大温病学派。他用自己的医术和医德赢得了患者的信赖和赞誉，用自己的实际行动诠释了中医的价值和意义。他的医术医德令人敬仰，他的传承精神令人感动。相信在他和众多温病学派传承人的努力下，中医这一古老医学瑰宝必将在新时代绽放更加璀璨的光芒。

如今，肖振杰已步入古稀之年，但他的精神依然矍铄，对中医事业的热爱与执着丝毫未减。他坚信，在他和众多温病学派传承人的努力下，中医这一古老医学瑰宝必将在新时代绽放更加璀璨的光芒。他用自己的生命书写着中医的传奇篇章，成为中医传承与发展的光辉典范。

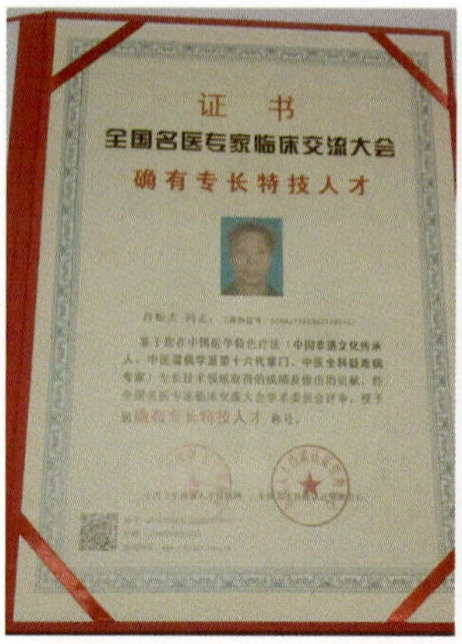

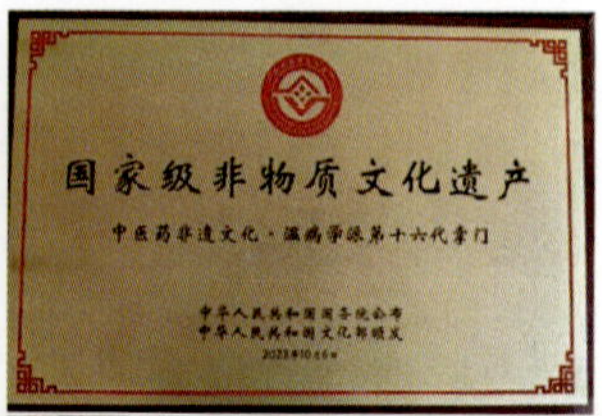

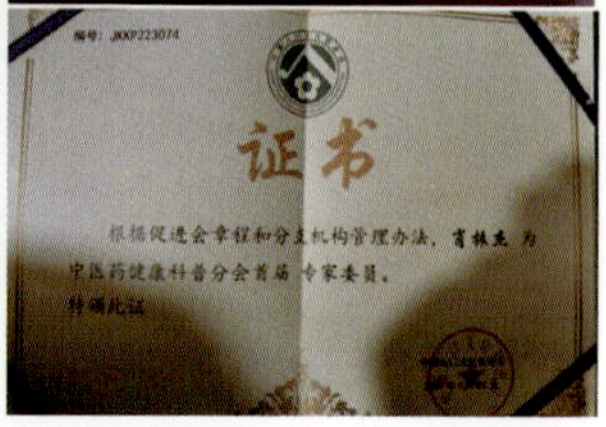

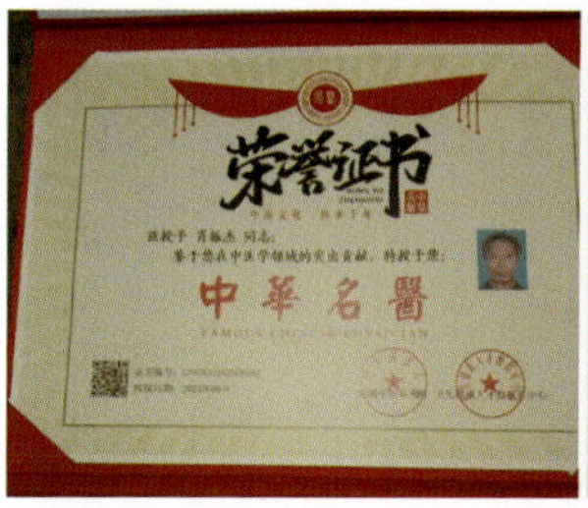

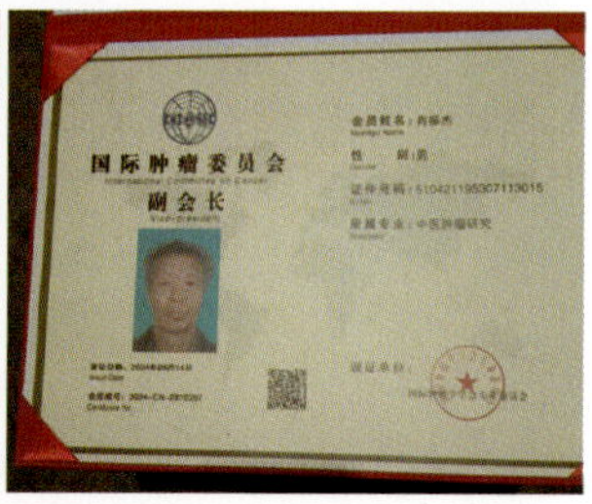

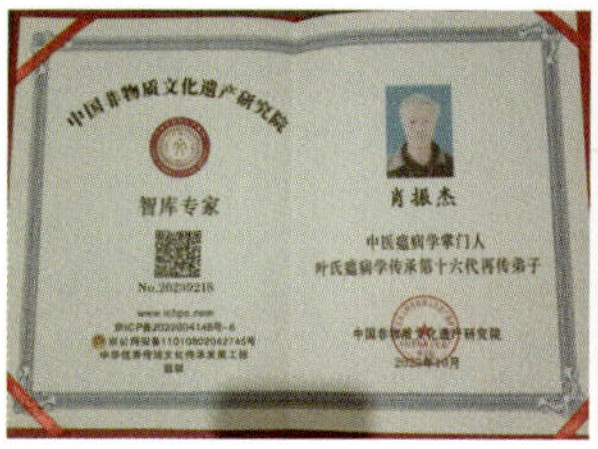

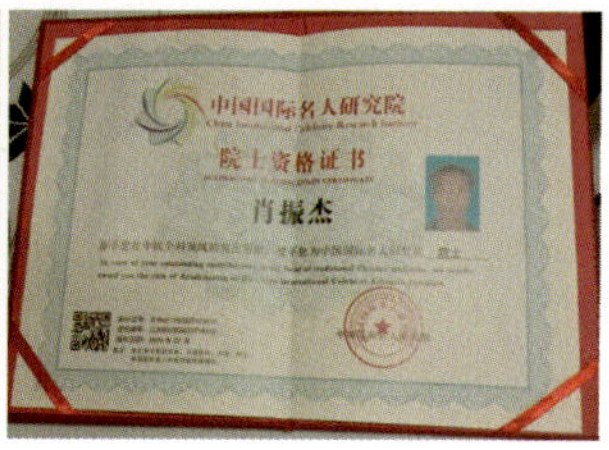

中医追梦人：王华元的传承与创新之路

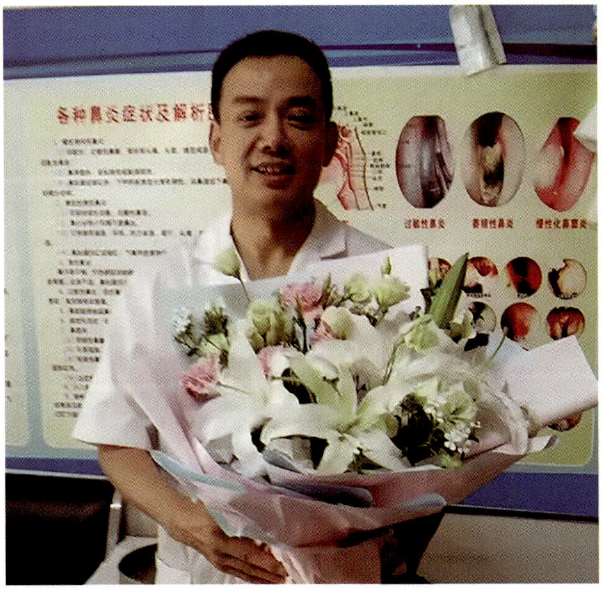

在四川省绵阳市梓潼县城内，有这样一位医者，他用自己的医术和医德，为无数患者点亮了康复的希望之光。他就是王华元，一位年近六旬、依然坚守在医疗一线的老中医。王华元诊所，这个中医药特色浓郁、氛围温馨的地方，不仅是他施展医术的舞台，更是他传承中医文化、创新医疗实践的阵地。

矢志不渝的医学理想

王华元的医学之路，始于他年轻时的坚定志向。1982年，高中毕业的王华元没有选择继续深造，而是毅然决然地回到家乡，跟随中医功底深厚的父亲学习医术。在那个年代，乡村医生的经济收入并不稳定，但王华元的心中充满了对医学的热爱和对患者的责任感，他毅然踏上了这条充满挑战的道路。

在父亲的指导下，王华元深入研读了《伤寒杂病论》《医宗金鉴》等中医经典，积累了丰富的医学知识。他细心观察揣摩父亲的辨证论治思路，将开出的方药默记于心，逐渐形成了自己的诊疗风格。

王华元的医术很快在周围村庄传开，许多患者慕名而来。一次，他成功治愈了一位少阳病患者，使得他的名声更加响亮。这位患者怕风、怕冷，恶心呕吐，周身疼痛，不想吃饭，几位老医生诊治后都没有效果。然而，王华元却凭借自己扎实的中医功底和细心辨证，成功开出了小柴胡汤这一经典方剂，仅用了三服中药，就让患者重新站了起来。这一病例的成功，不仅让王华元在乡村医生中脱颖而出，更坚定了他继续走中医之路的决心。

持续精进医疗水平

2003年，将近40岁的王华元毅然走进学校，在绵阳卫生学校（现四川中医药高等专科学校）攻读中西医结合专业。他以坚强的毅力学成毕业，并先后考取了助理执业医师资格和执业医师资格。

开设诊所后，王华元发现自己的能力还有不足，他不断精进自己的医术。2015年，他在成都中医药大学进修，跟随吴汉卿老师学习颈肩腰腿痛的穴位注射治疗；2020年，他又在郑州跟随涂华新老师学习仲景经方及各种疑难杂症的治疗。这些学习经历不仅让王华元的医术得到了显著提升，更让他对中医文化有了更深刻的理解和认识。

王华元的医术精湛，不仅体现在他对常见病的准确诊断和治疗上，更体现在他对疑难病例的独到见解

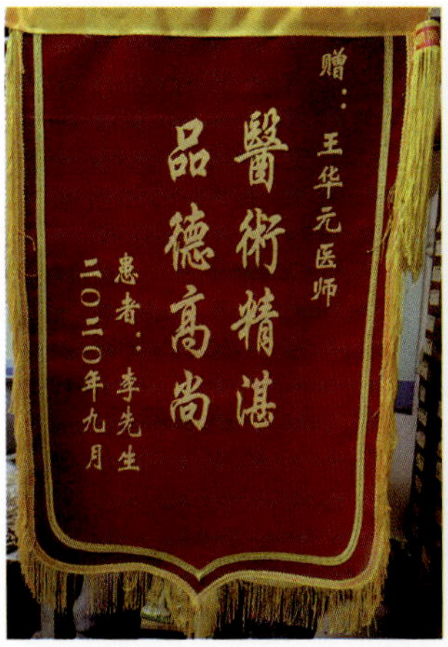

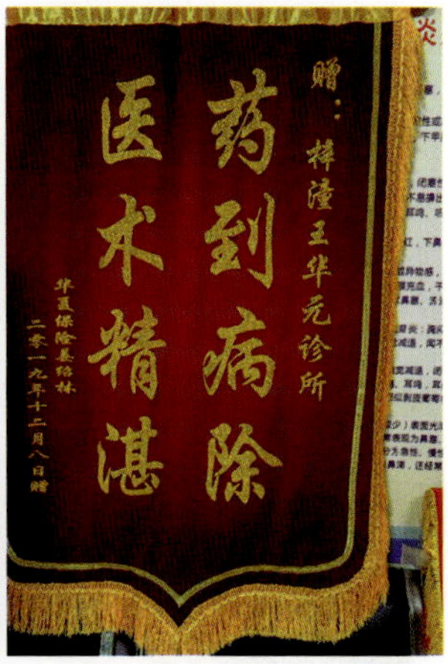

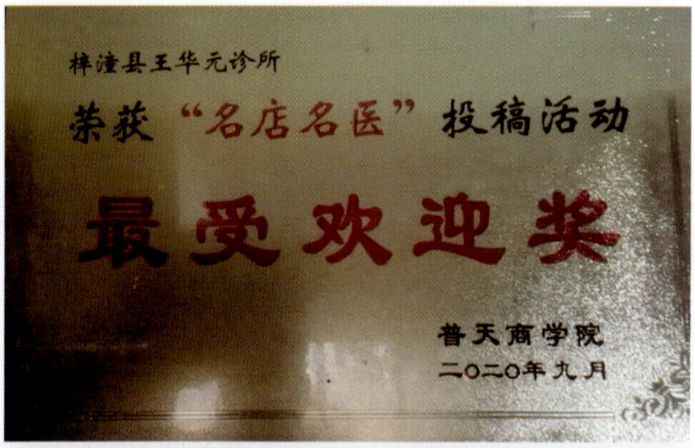

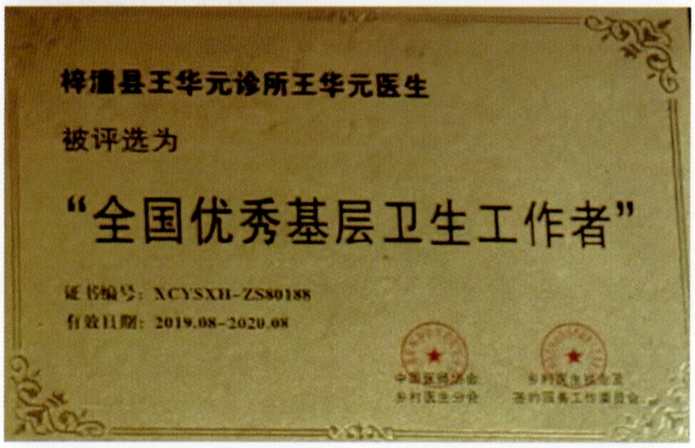

和有效治疗上。75 岁的周女士患有膝关节病变肿大、滑膜炎，双腿疼痛无法走路，被家人架进了诊所。王华元从周女士关节腔中分 3 次抽出了 30 毫升红色积液，并开展穴位注射疗法。仅经过一次治疗，周女士就可以下地走路了。三次治疗后，她已经可以自由行走。这样的疗效让周女士惊叹不已："王医生的水平真高，没想到小诊所解决了大医院没解决的问题。"

除了治疗骨关节疾病外，王华元在治疗肝硬化、肝腹水、小儿多动症等疾病方面也取得了显著成效。一位 56 岁的李先生患有肝硬化、肝腹水，腹水难以消除。在王华元的精心治疗下，患者严格遵医嘱，服用中药 1 个月腹水消失，2 个月后复查肝功能正常，又巩固治疗了 2 个月，这样的疗效让患者对王华元充满了感激和敬佩。

医德高尚深受患者爱戴

除了医术精湛外，王华元的医德也非常高尚。他一年四季 24 小时手机随时待机，只为及时回复患者的咨询；中午也不歇诊，希望在自己还有精力的情况下更多地为患者服务。他始终认为要换位思考，急患者所急、想患者所想，这样才能得到患者的爱戴。

王华元诊所氛围温馨，中医药特色浓郁，让患者感受到了家的温暖和中医的魅力。王华元用自己的医术和医德赢得了患者的信任和尊敬，他的事迹也激励着更多的年轻医生投身中医药事业，为人民的健康福祉贡献力量。

王华元深知，作为一名中医，不仅要传承古人的智慧和经验，更要不断创新和发展。他始终保持着对中医文化的敬畏之心和对医学事业的热爱之情，用自己的实际行动诠释着一名中医追梦人的责任和担当。在未来的日子里，他将继续坚守在医疗一线，为更多的患者带去健康和希望。

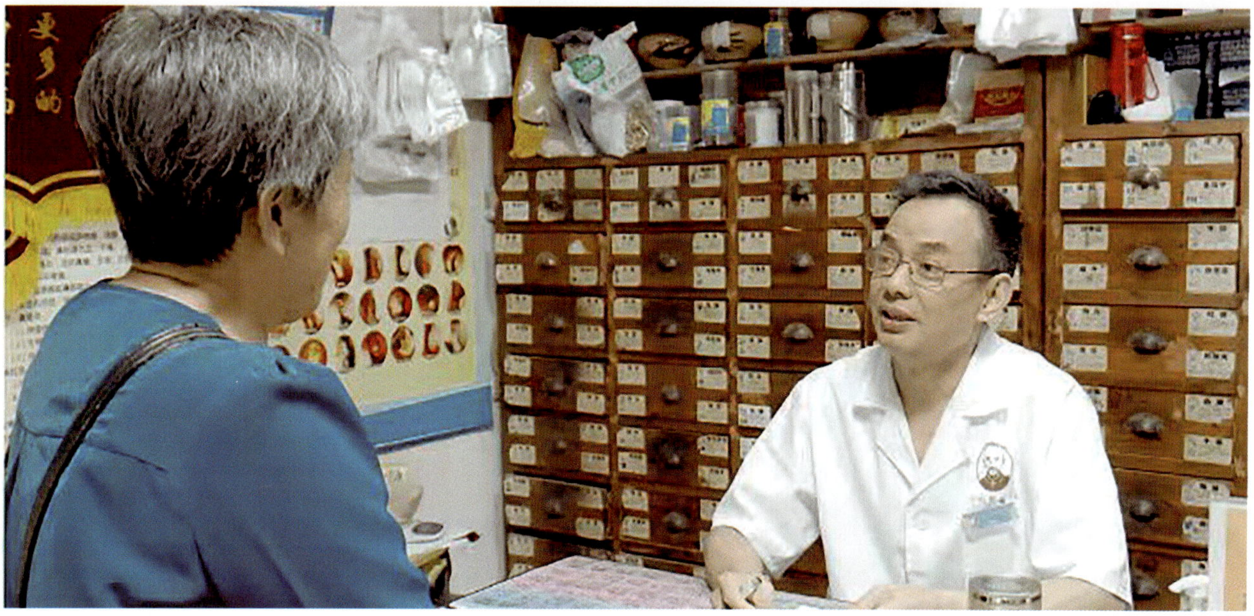

严义：慈心济世，道医传承的璀璨之光

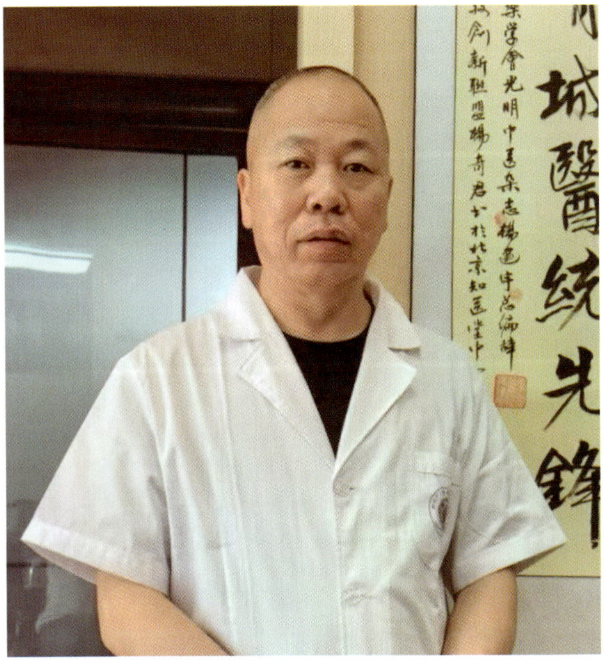

在四川省崇州市羊马镇东升街的一隅，隐藏着一间历经百年沧桑却依然焕发着勃勃生机的中医诊所——严氏百草堂。这里，是严氏中医六代秘授、百年传承的见证，更是严义医师以医术仁心，践行“慈心为民，善举济世”家训的圣地。严义以其深厚的医学造诣和高尚的医德，成为新时代中医人的杰出代表，向世界展示了中华传统医学的无穷魅力与不朽价值。

医学世家的薪火相传

严义，1969 年出生于中医世家，其家族历史可追溯至清末，曾祖父严庆邦（字红心）不仅是医术高超的名医，更是武术与法术兼修的道家高人，世称“川西严关刀”。严氏家族世代单传，医术秘不外传，严义自幼便承担着继承家学的重任。在父亲的严格教导下，他 3 岁习武，4 岁学医，7 岁便能独立为乡邻亲友把脉诊病、处方配药、针灸正骨，展现出了超乎常人的医学天赋与悟性。

严义的成长之路，是对传统医学精髓不断汲取与融合的过程。他深入研读家传古籍医书，广泛涉猎《黄帝内经》《伤寒杂病论》等中医经典。同时，他还跟随父亲遍访名医，虚心求教，逐渐形成了自己独特的医学见解与诊疗风格。18 岁，严义正式踏上临床之路，以精湛的医术和高尚的医德，赢得了患者的广泛赞誉。

道医结合，独树一帜

严义的医术不局限于中医范畴，他还将道教养生、修炼之法融入其中，形成了独特的“道医”体系。他自幼皈依道教，成为道教全真龙门派第二十一代传人，并得道教南宗紫阳丹派、武当松溪派、三丰派等多派传承。严义深谙道家五术（山、医、命、相、卜）之

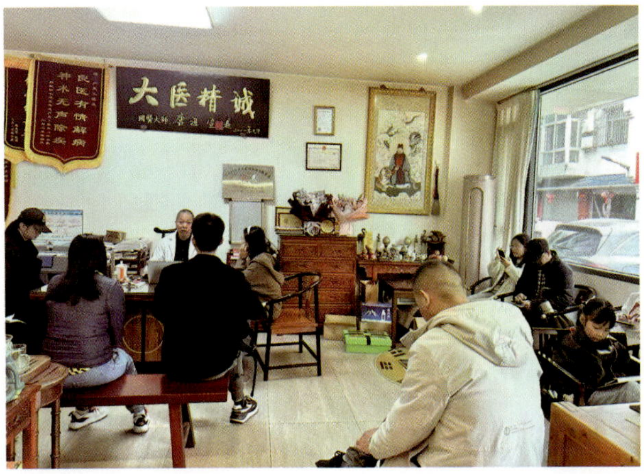

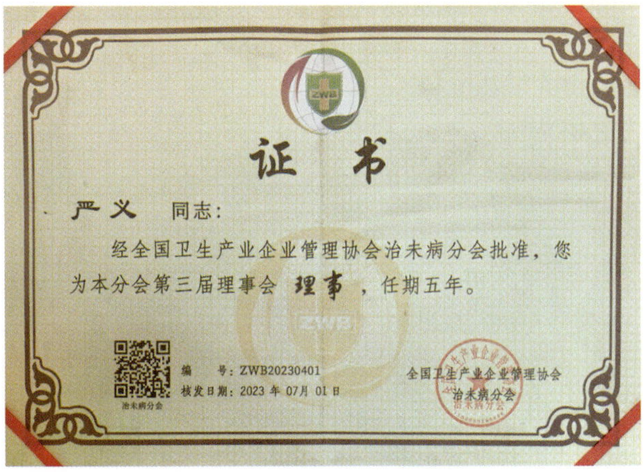
证　书

严义　同志：

经全国卫生产业企业管理协会治未病分会批准，您为本分会第三届理事会 理事 ，任期五年。

编　号：ZWB20230401

核发日期：2023 年 07月 01 日

全国卫生产业企业管理协会
治未病分会

精髓，将道家修炼与中医诊疗巧妙结合，开创了“还阳九宫神针法”“玉龙神针法”“观音神针法”等一系列道家特色疗法，为无数患者解除了病痛。

尤为值得一提的是，严义医师在运用祖传秘方、绝技的同时，还擅长运用仲景经方、药王千金方等中医经典方剂，结合道家秘术，对患者进行综合性诊疗。他的诊疗方法既保留了传统中医的精髓，又融入了道医的独特视角，使得疗效更为显著，深受患者信赖。

无私奉献，大爱无疆

严义医师深知，医者仁心，方能救人于世。他始终将患者的利益放在首位，无论贫富贵贱，都一视同人，用心诊疗。每逢周六，他都会率领弟子前往道教发源地大邑县鹤鸣山道观进行义诊，风雨无阻，寒暑不惧。这一传统已持续十余年，累计义诊人数超过3万人次，分文不取，用实际行动诠释了“慈心为民，善举济世”的家训。

严义医师不仅在临床诊疗上倾注心血，还致力于中医文化的传承与推广。他深知，只有让更多人了解中医、信任中医，才能更好地发挥中医在维护人类健康中的作用。因此，他经常在诊疗之余，开设中医讲座，传授中医养生知识，鼓励人们学习中医，做到“为人父母者，不知医为不慈；为人子女者，不知医为不孝”。

新时代中医人的典范

严义医师的事迹，是新时代中医人精神的生动写照。他以医术精湛、医德高尚著称，用实际行动践

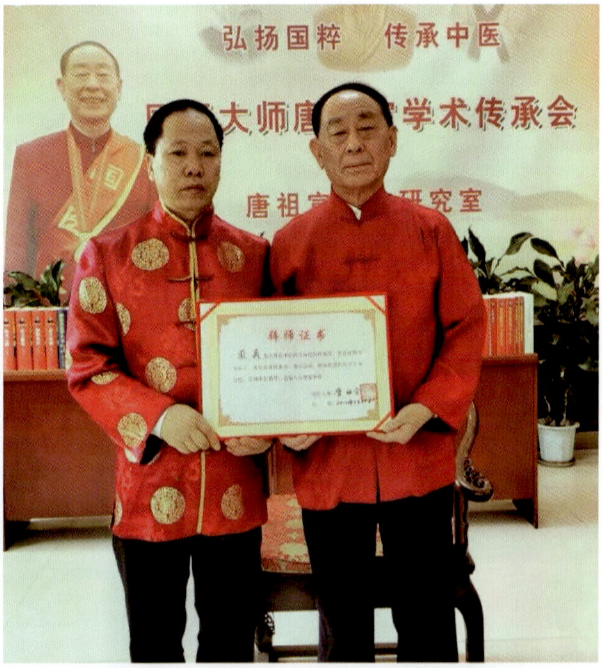

行了“不忘初心，牢记使命”的誓言。在严义身上，我们看到了中医人对于传统文化的坚守与传承，看到了他们面对疾病时的无畏与担当，更看到了他们对于人类健康事业的执着追求与无私奉献。

严义医师不仅是一位杰出的中医专家，更是一位深具影响力的文化传播者。他通过自己的努力，让更多的人认识到了中医的博大精深，感受到了道医的神奇魅力。他的故事，激励着无数中医人继续前行，在传承与创新中不断探索，为人类健康事业贡献自己的力量。

在严氏百草堂这片古老的土地上，严义医师用自己的医术与仁心，书写着一段段感人至深的医患故事，传递着中华传统医学的温暖与力量。

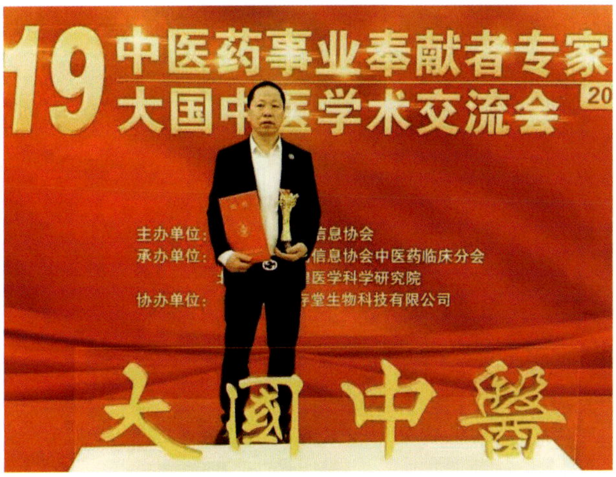

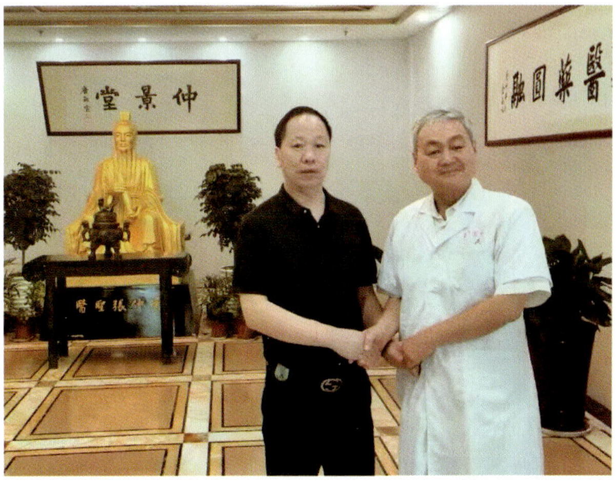

苏青照：中医世家的璀璨星光，当代医道的杰出传承

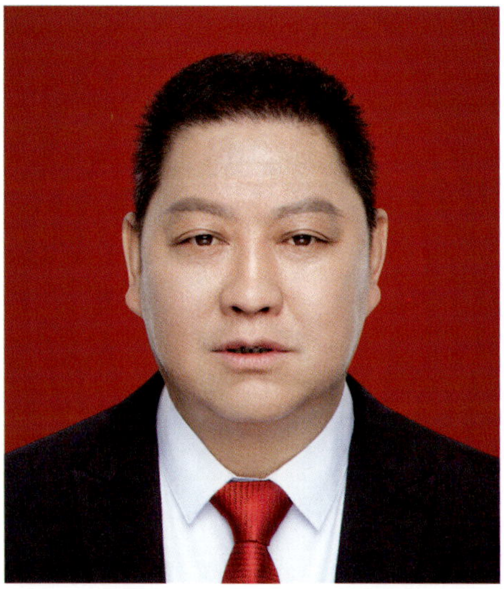

有这样一位医者，他以中医的智慧之光，照亮了无数患者的康复之旅，成为当代中医领域一颗耀眼的明星。这位医者便是苏青照，他出身于一个历史悠久的中医世家，自幼便在药香袅袅与古籍浩瀚的环境中成长。凭借着对中医的深厚热爱与矢志不渝的追求，苏青照不仅在临床实践中展现出了卓越的医术，更在中医的传承与发展上作出了杰出的贡献。因此，他得到了“当代中医杰出贡献人物”“国医名师”等一系列殊荣，成为当代中医界备受瞩目的璀璨明星。

苏青照出生于中医世家，自幼便沐浴在浓厚的中医药氛围之中，对中医产生了浓厚的兴趣与热爱，便在中医道路上深耕苦学，自此踏上了悬壶济世的道路。

在苏青照的临床生涯中，他始终坚守着望、闻、问、切的古老诊断法则，以严谨的态度和精湛的技艺，为每一位患者提供个性化的诊疗方案。他深知，中医之精髓在于理、法、方、药，只有深刻理解中医理论，灵活运用治疗方法，方能药到病除。因此，他在日常诊疗中，总是细心观察、耐心倾听，力求准确判断病情，为患者制订最适合的治疗方案。

苏青照的医术不仅体现在对常见病、多发病的精准治疗上，更在于他对疑难病症的独特见解和显著疗效。他擅于运用纯中医疗法，如中草药制剂、针灸、特种拔火罐手法技术等，对风湿、类风湿性关节炎、颈椎增生、腰椎间盘突出等顽疾有着显著的治疗效果。尤其在治疗肠胃疾病、妇科疑难病症、不孕不育方面，他更是有着颇深的造诣和丰富的临床经验。2008 年 1 月至今，他已成功治愈了数百例不孕不育患者，以及众多其他疑难杂症患者，使他们重新找回了健康和生活的希望。

苏青照的医术之所以如此精湛，离不开他对中医传承与创新的深刻理解与实践。他深知，传

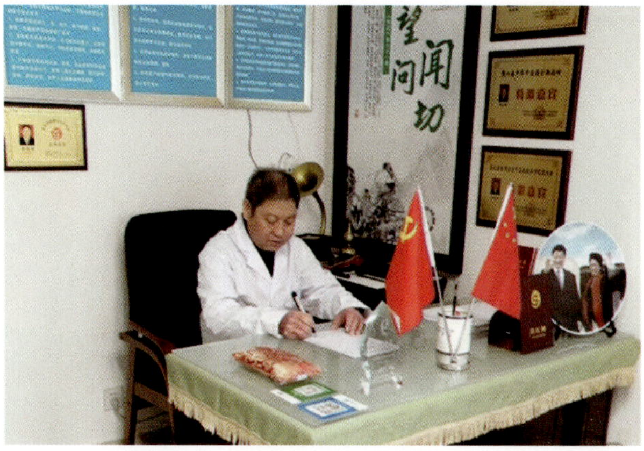

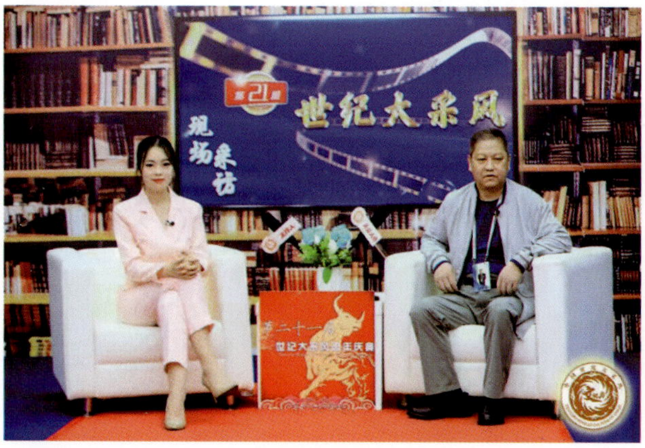

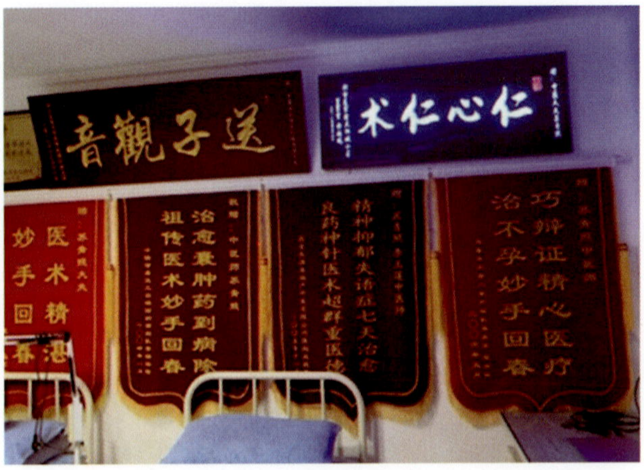

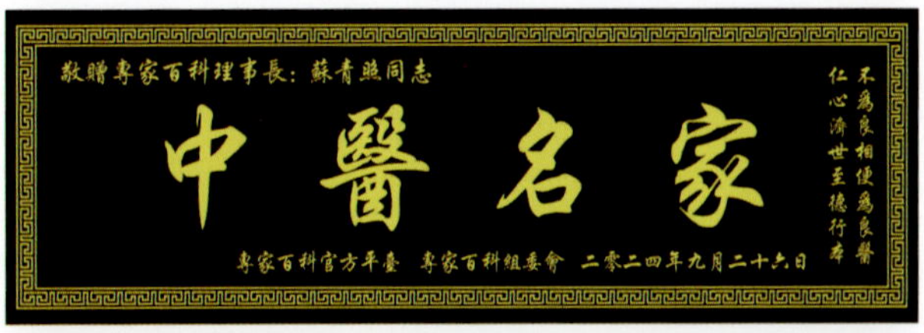

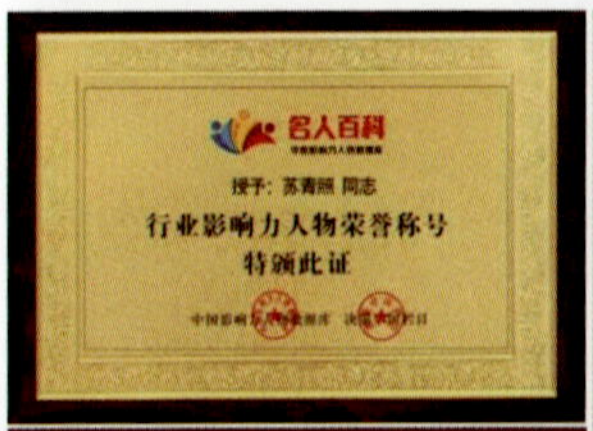

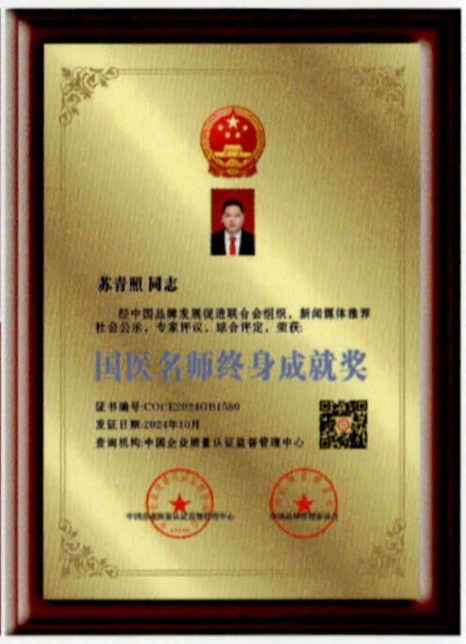

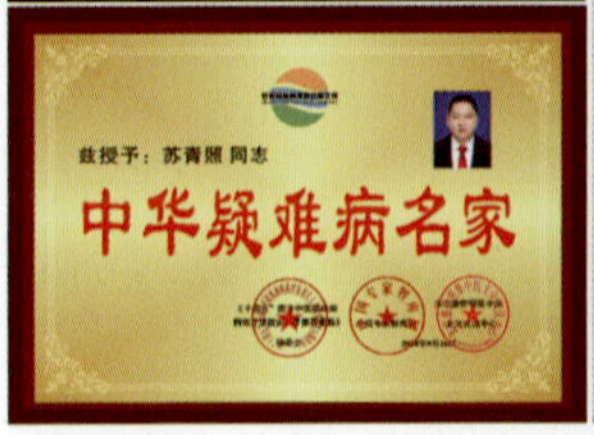

承是中医药事业发展的根基，只有深入挖掘和传承中医药的宝贵经验，才能保持中医药的独特优势和生命力。因此，他虚心向经验丰富的老中医前辈求教，将他们的学术经验进行收集、整理，逐步形成了一套治疗各种疑难病症的方法。同时，他也注重创新，积极探索中医药与现代医学的有机结合，努力推动中医药的现代化和国际化进程。

在传承与创新的过程中，苏青照始终坚持以医德立身。他在日常诊疗中，总是以患者为中心，耐心细致地为患者解答疑问，提供心理支持，赢得了患者的信任和赞誉。他的诊所也因此成为患者心中的一片净土，成为他们康复的港湾。

苏青照的卓越成就和贡献，不仅得到了患者的认可和赞誉，也赢得了社会各界的广泛关注和高度评价。他先后荣获了“当代中医杰出贡献人物”“国医名师”“行业影响力人物”“中国当代名中医”等众多称号。同时，他还担任了中国生命关怀协会健康中国发展工作委员会专家委员、中国医药教育协会会员等多个职务，为推动中医药事业的发展作出了积极的贡献。

苏青照的事迹和精神，不仅激励着无数中医从业者不断前行，也为我们树立了一位医者的典范。他用自己的实际行动诠释了什么是真正的医者仁心，什么是真正的中医精神。在未来的日子里，我们相信，苏青照将继续以高尚的医德、精湛的医术和不懈的传承创新精神，为中医药事业的发展贡献自己的力量，为大众的生命与健康筑起一道更加坚实的屏障。

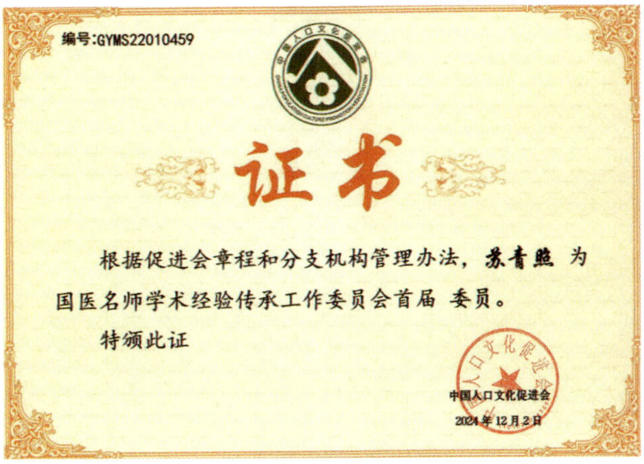

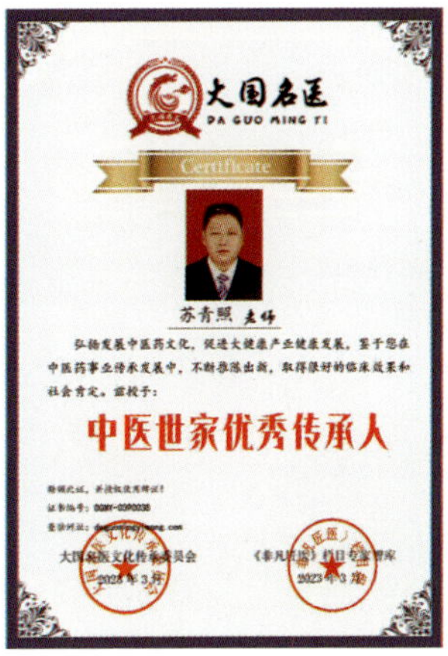

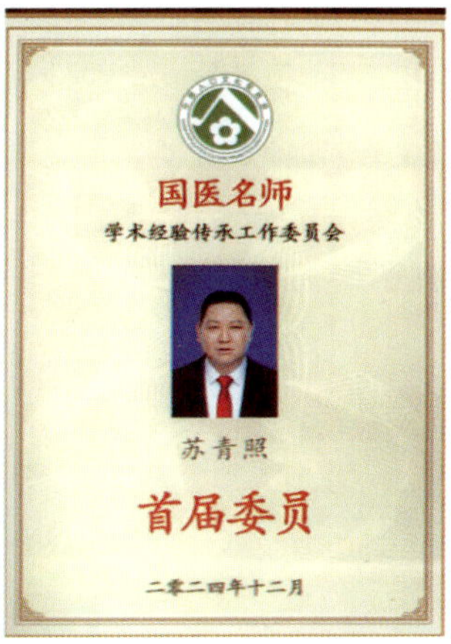

孙海阔：仁心仁术，岐黄之光——中医传承与创新之路

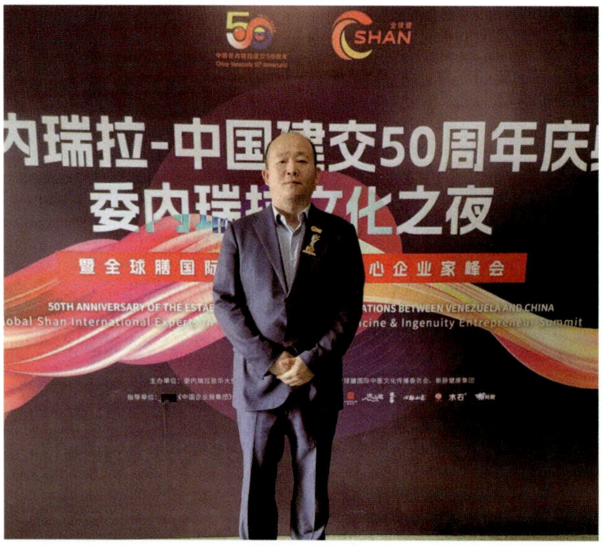

孙海阔先生，是一位中医传承人。他以精湛的医术、高尚的医德，默默守护着人们的健康。他是天津盛济医院院长、世卫组织传统医学院中医专家，誓用毕生所学，在中医药学的道路上发光发热，贡献力量。

医者初心，矢志不渝

医者初心，矢志不渝，这是孙海阔一生践行的信条。1977 年，他出生于山东聊城这片文化底蕴深厚的土地上，这里不仅孕育了他对中医的浓厚兴趣和坚定信念，更以祖辈行医的传奇故事，为他种下了悬壶济世的梦想种子。自幼年起，他便在祖辈们的言传身教中，深刻体会到了“医者父母心”的真谛，立志要成为一名能够解除百姓病痛、悬壶济世的良医。自踏入中医领域以来，孙海阔已深耕细作 30 余载，从最初对中医充满好奇的青涩学子，到如今成为天津盛济医院院长，每一步都凝聚着他对中医事业的无比热爱与执着追求。

传承经典，创新致远

孙海阔院长深知，中医的魅力在于其深厚的文化底蕴和临床实践的智慧结晶。他广泛涉猎古代中医典籍，从《本草纲目》的博大精深到《金匮要略》的精湛医理，无不烂熟于心。他不仅继承了中医“司外揣内”“见微知著”的整体观念，更将“冬病夏治三伏贴”“悬丝切脉扣疑难”等传统疗法发扬光大。同时，他还精通“望闻问切”四诊合参，精准辨证施治，展现了中医独特的魅力。

在传承的基础上，孙院长勇于创新，将传统中医理论与现代科技相结合，研发出多个独特秘方，通过独特的针灸、推拿等综合疗法，为无数患者解除了病痛。一根小小的银针，能通经脉之阻塞；三根手指的轻触，能辨疾病之深浅；六味草药的巧妙搭配，能补气血之亏虚。正是这份对中医精髓的深刻理解和灵活运用，让他赢得了患者的广泛赞誉。

悬壶济世，医者仁心

“悬壶济世、治病救人”，这是孙海阔院长始终坚守的宗旨。他不仅在医院坐诊，亲自为患者诊疗，还创立了中医医院和互联网医院，打破了地域限制，让更多人能够便利地享受到中医诊疗。在他的带领下，盛济医院不仅成为患者心中的“健康港湾”，更成为中医文化传播与交流的重要平台。

孙院长深知，防病于未然的重要性。因此，他

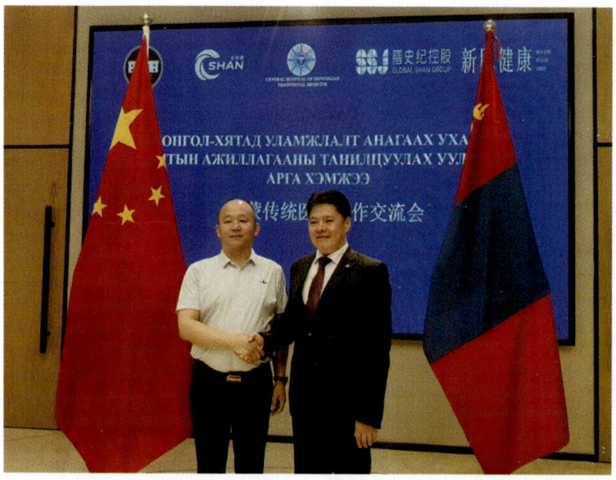

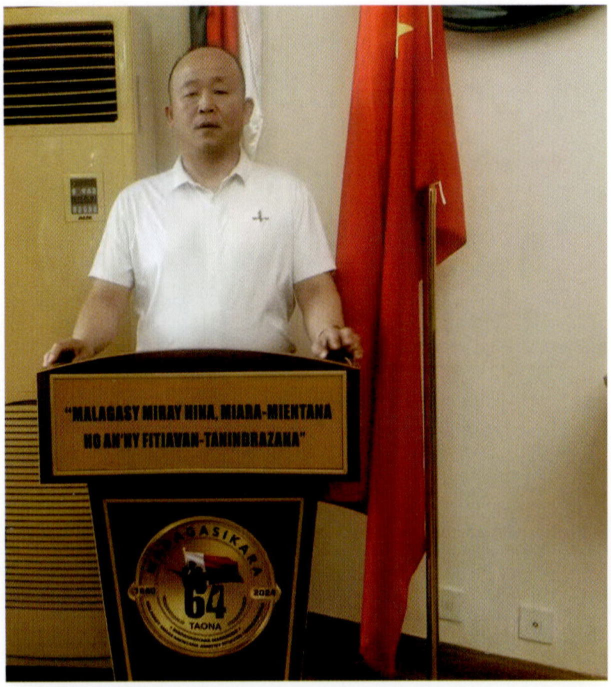

将中医药科研成果转化为科技产品和保健品，致力于“治未病”，通过调理身体、预防病症发生，帮助人们实现长效身心保健。他的这一理念，不仅体现了中医“上工治未病”的智慧，也为现代人的健康管理提供了新的思路和方法。

国际交流，弘扬国粹

孙海阔院长的医术与成就，不仅在国内享有盛誉，在国际上也备受瞩目。他受邀担任中关村炎黄中医药科技创新联盟中医祖庭医圣仲景智库顾问团顾问，以及金砖国家健康医疗国际合作委员会传统医学专业委员会国际高级中医药专家，积极参与国际中医药交流与合作，为推动中医药国际化进程做出了重要贡献。

在乌兹别克斯坦驻华大使馆举办的“一带一路”

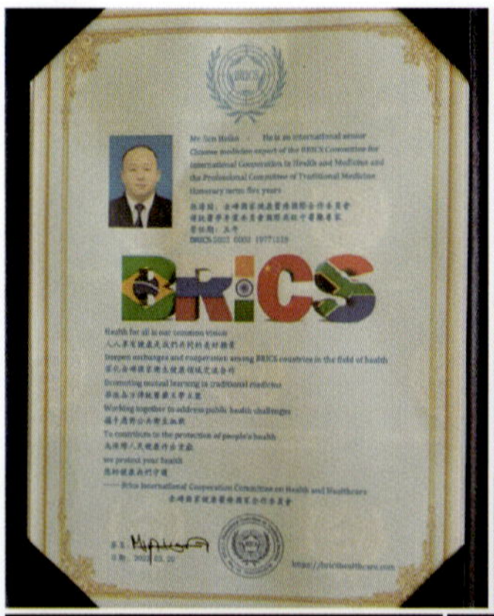

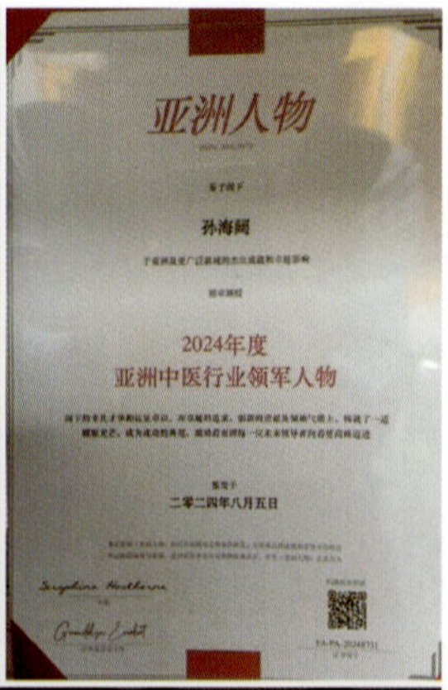

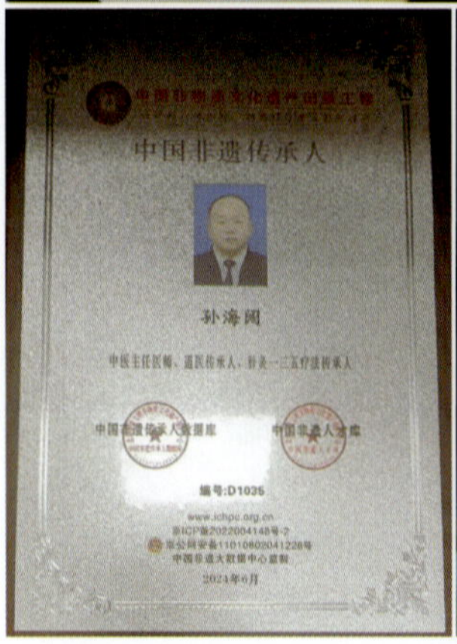

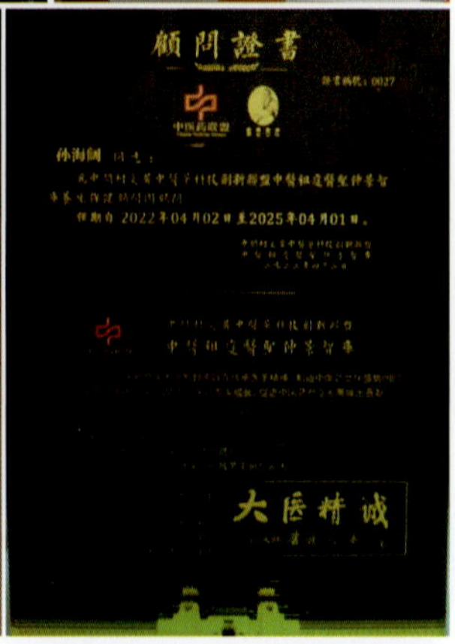

中乌商务文化交流活动中，孙院长以其深厚的中医文化底蕴和精湛的医术，为中乌文化交流搭建了一座桥梁，展现了中医药的独特魅力和价值，为中乌两国人民的健康福祉贡献了智慧和力量。

岐黄之光，照耀未来

孙海阔院长用自己的实际行动诠释了“大医精诚”的深刻内涵。他不仅是中医的传承者，更是中医现代化的推动者。在未来的日子里，他将继续秉持“悬壶济世、治病救人”的宗旨，不断探索中医与现代医学的结合点，为更多患者带去健康与希望，让岐黄之光照亮更多人的生命之路。

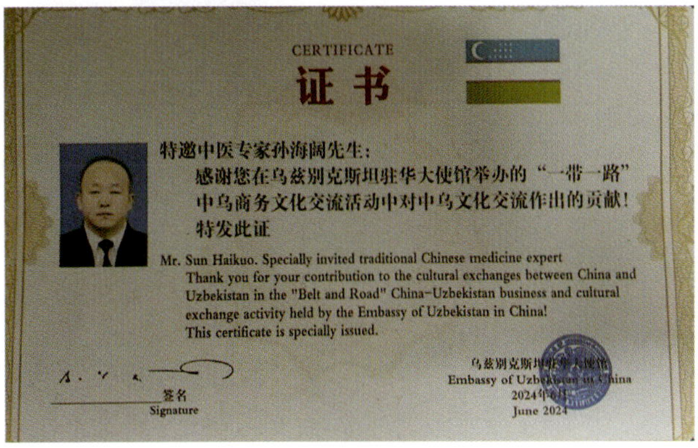
CERTIFICATE
证书
特邀中医专家孙海阔先生：
感谢您在乌兹别克斯坦驻华大使馆举办的“一带一路”中乌商务文化交流活动中对中乌文化交流作出的贡献！
特发此证

Mr. Sun Haikuo. Specially invited traditional Chinese medicine expert
Thank you for your contribution to the cultural exchanges between China and Uzbekistan in the "Belt and Road" China-Uzbekistan business and cultural exchange activity held by the Embassy of Uzbekistan in China!
This certificate is specially issued.

签名
Signature

乌兹别克斯坦驻华大使馆
Embassy of Uzbekistan in China
2024年6月
June 2024

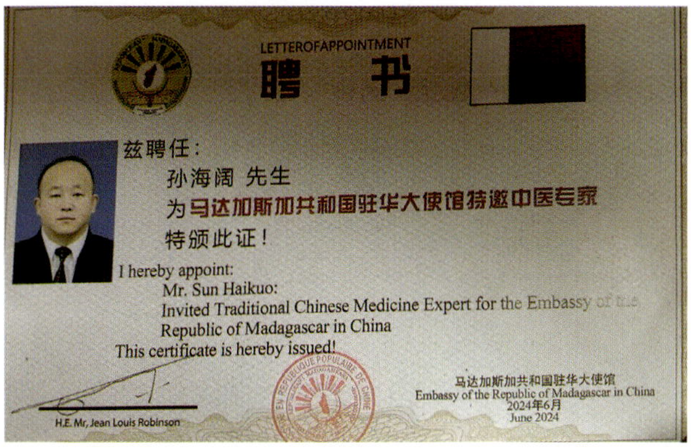
LETTEROFAPPOINTMENT
聘书
兹聘任：
孙海阔 先生
为马达加斯加共和国驻华大使馆特邀中医专家
特颁此证！

I hereby appoint:
Mr. Sun Haikuo:
Invited Traditional Chinese Medicine Expert for the Embassy of the Republic of Madagascar in China
This certificate is hereby issued!

H.E. Mr. Jean Louis Robinson

马达加斯加共和国驻华大使馆
Embassy of the Republic of Madagascar in China
2024年6月
June 2024

成名：中医药文化的杰出传承者与创新实践者

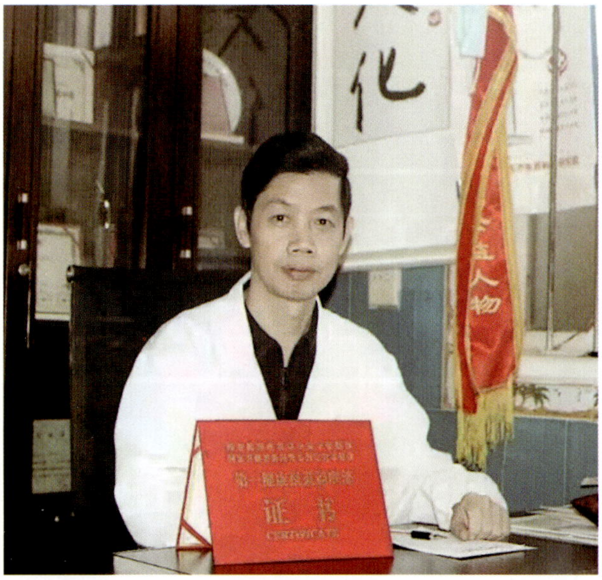

中医药文化如清泉流淌，润泽着华夏儿女的身心健康。在这清泉的涌动中，成名先生犹如一颗璀璨星辰，以其卓越的医术、崇高的医德及永恒的探索之志，在中医药领域熠熠生辉。他，这位源自湖北黄石的医者，已深耕中医三十余载，被誉为国医大家。

成名先生出生于中医世家，自小便与中医药结下了不解之缘。他的爷爷和父亲都是村里的赤脚医生，用一双妙手和满腔热忱为乡亲们解除病痛。在家庭的熏陶下，成名自幼便对中医药产生了浓厚的兴趣，他不仅跟随长辈上山采药、辨识药性，还广泛涉猎中医典籍，《伤寒论》《本草纲目》等经典著作如同明灯，照亮了他在医学探索的道路。

随着年岁的增长，成名对中医药的热爱愈发深厚。他深知，要想成为一名真正的中医，仅凭书本知识是远远不够的。于是，他拜一位从四川旅居湖北的老中医为师，开始了系统的中医学习之旅。在老师的悉心教导下，成名掌握了扎实的中医理论基础，学会了如何运用中医药治疗各种疾病。学成归家后，他毅然决然地开起了自己的医馆，用实际行动践行着自己的医学理想。

成名先生医术精湛，尤其在肝病、胃肠病、肺病、心脑血管病、不孕不育及疑难杂症等领域有着丰富的经验和独到的见解。他坚持"医治有缘人"的行医理念，认为医生与患者之间需要建立一种信任和默契，只有这样，治疗才能取得最佳效果。在他的精心治疗下，无数患者重获健康，他的医术和医德也赢得了广泛赞誉。

然而，成名先生并不满足于现状。他深知，中医药文化是中华民族的瑰宝，需要得到更好的传承和发展。于是，他积极响应国家号召，将中医与文化、医疗、康复、保健、药膳、研发、教育、生态旅游、居家养生等紧密结合，致力于打造全生态产业链，以拉动国民经济、带动就业、提升国民体质。在武宁这片山水相依、空气清新的土地上，他创立了思翼堂国

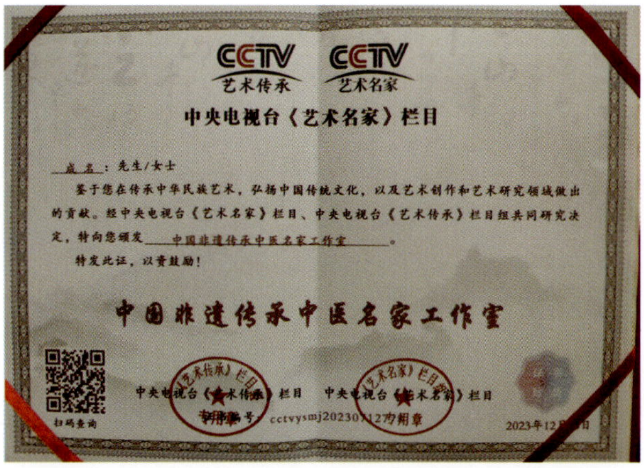

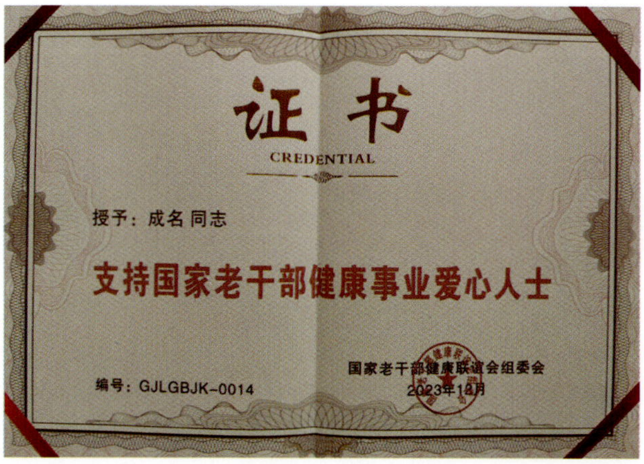

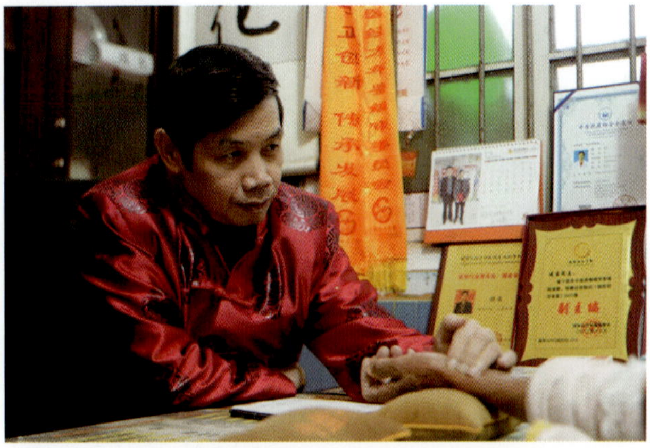

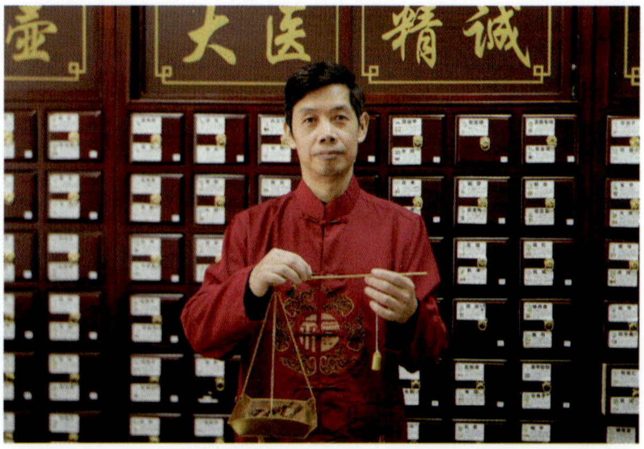

医馆，不仅为患者提供优质的中医药服务，还通过中医药文化体验馆、健康管理中心、药膳馆、运动健身馆等多种形式，让更多人近距离感受中医药的博大精深和独特魅力。

成名还积极参与中医人才的培养工作，不仅组织中医人员前往全国各地巡诊、义诊，将中医药文化深入基层、深入百姓生活，还积极挖掘民间中医宝藏，为优秀的民间中医提供展示才华的平台。在他的努力下，越来越多的中医人才得以涌现，为中医药事业的发展注入了新的活力。

成名先生不仅在医术上造诣深厚，在学术研究上也颇有建树。他在中国中医药报、民族医药报、科学导报等多家权威期刊上发表了50余篇中医药文章，其中多篇获得中医药科技成果奖。他还申请了多项中医药专利和知识产权，并参与了国家卫生健康委课题、国家标准委备案中医望诊标准及中医药扶正益气泄浊法治疗肝病标准等的研究工作。这些学术成果不仅丰富了中医药理论体系，也为临床实践提供了有力支持。

成名先生的医术和医德不仅赢得了患者的信赖和赞誉，也让他获得了众多荣誉和认可。他被评为最美中国符号人物、爱心中国十大杰出人物、健康中国改革开放40年大健康产业杰出人物等称号；他的事迹被央视、人民网、新华网等多家媒体广泛报道；他还被聘为全国部长将军养生课题组成员、国家级文献《国医经方年鉴》副主编等职务。这些荣誉和认可不仅是对他个人努力的肯定，更是对中医药事业的鼓励和推动。

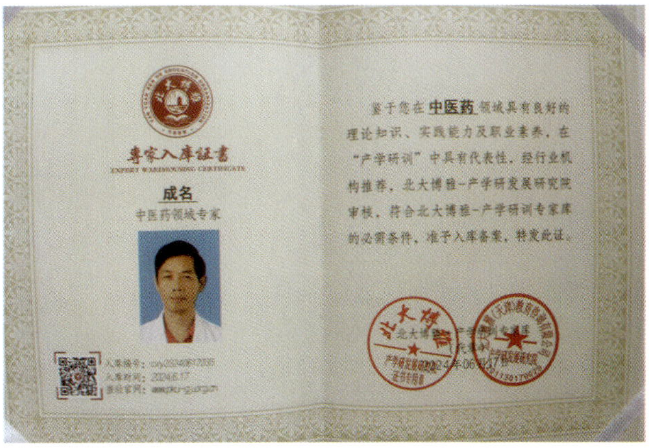
专家入库证书
EXPERT WAREHOUSING CERTIFICATE
成名
中医药领域专家

鉴于您在中医药领域具有良好的理论知识、实践能力及职业素养，在“产学研训”中具有代表性，经行业机构推荐，北大博雅-产学研发展研究院审核，符合北大博雅-产学研训专家库的必需条件，准予入库备案，特发此证。

成名先生以他的医术、医德和学术成就诠释了中医药文化的精髓和魅力。他是中医药事业的杰出代表和传承者，更是无数患者心中的“肝病克星”和“健康守护者”。成名先生深知，中医药事业的发展任重而道远，他始终秉承“大医精诚”的信念，不断探索和创新中医药理论和技术；他将继续致力于中医药文化的传承和发展工作，让更多人了解并受益于中医药；他将继续积极参与社会公益事业和中医人才培养工作，为中医药事业的繁荣和发展贡献更多的力量。

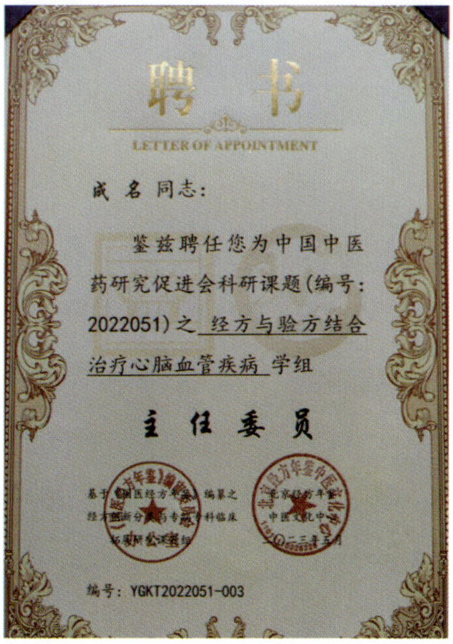
聘书
LETTER OF APPOINTMENT

成名同志：

鉴兹聘任您为中国中医药研究促进会科研课题（编号：2022051）之 经方与验方结合治疗心脑血管疾病 学组

主任委员

编号：YGKT2022051-003

杨玉玲：妙手回春，中西合璧的妇科圣手

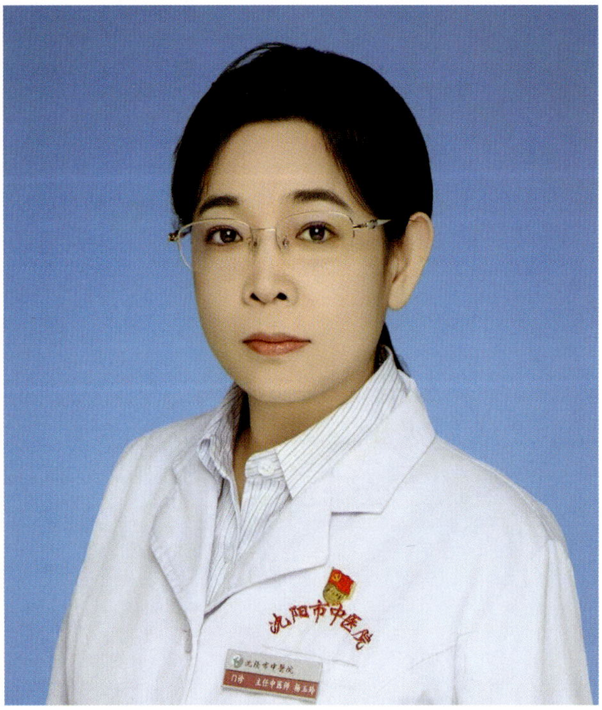

在沈阳市中医院这片医学沃土上，矗立着一位医术与医德并重的光辉典范——杨玉玲医生。身为中西医结合领域的主任医师，并拥有硕士学位，同时肩负妇科门诊科主任的重任，杨玉玲医生凭借其对中医理论的深刻理解与多年临床实践的宝贵经验，为众多病患点亮了康复之路，播撒着希望的种子。

杨玉玲医生毕业于知名医学院校，专攻中西医结合妇科领域，她擅长运用中医的整体观念和辨证施治原则，结合西医的现代医学手段，为患者提供个性化、精准化的治疗方案。这种中西合璧的治疗方式，不仅提高了疾病的治愈率，还极大地减轻了患者的痛苦和不适。

在妇产科疾病诊疗方面，杨玉玲医生积累了丰富的临床经验。她对于月经病、子宫内膜异位症、孕产病等疑难杂症有着独到的见解和治疗方法。对于多囊卵巢综合征、月经不调、闭经、卵巢早衰等月经病，她善于运用中医的调经养血、疏肝解郁等方法，帮助患者恢复正常的月经周期和生育能力。对于子宫内膜异位症、子宫腺肌症等顽固性疾病，她则采用中西医结合的方式，通过手术与中药的联合治疗，取得了显著的疗效。

在孕产病方面，杨玉玲医生更是有着丰富的经验和独到的见解。她深知不孕不育、习惯性流产、胚胎停育等疾病对患者及其家庭带来的巨大痛苦，因此她致力于为患者提供全方位的诊疗服务。她运用中医的补肾填精、调理气血等方法，帮助患者改善体质，提高受孕率；结合西医的辅助生殖技术，为患者提供个性化的治疗方案。在她的精心治疗下，许多患者成功怀孕并顺利分娩，重拾了家庭的幸福和欢乐。

除了妇产科疾病，杨玉玲医生在乳腺疾病的诊疗方面也有着深厚的造诣。她深知乳腺炎、结节、增生、囊肿等乳腺疾病对女性健康的危害，因此她致力于为患者提供早期预防、早期诊断和早期治疗的服务。她善于运用中医的疏肝解郁、活血化瘀等方法，帮助患者消除乳房肿块和疼痛，恢复乳房的健康。同时，她还注重患者的心理疏导和健康教育，帮助患者建立正确的健康观念和生活方式。

在学术领域，杨玉玲医生也取得了丰硕的成果。她担任了世界中医药联合会生殖医学专委会理事、辽宁省中医药学会中医经典与临床专委会常务委员、辽宁省中医药学会妇科专委会委员、辽宁省中医药学会生殖医学专委会委员等多项职务。她积极参与国内外学术交流活动，不断汲取新的医学知识和技术，为推动中医药事业的发展做出了积极贡献。她还致力于中医药的传承和创新工作，通过带教和培养年轻医生，将自己的经验和知识传授给下一代医学人才。

在临床工作中，杨玉玲医生始终坚持以患者为

中心的服务理念。她注重与患者的沟通和交流，耐心倾听患者的诉求和困惑，为患者提供细致入微的关怀和照顾，并密切关注患者的病情变化，及时调整治疗方案。她的医术和医德得到了广大患者和同行的高度认可和赞誉。

除了临床工作外，杨玉玲医生还积极参与社会公益活动。她多次参加义诊活动，为偏远地区和贫困患者提供免费的医疗服务和健康咨询。她还积极参与健康科普宣传工作，通过讲座、义诊等形式向广大市民普及健康知识和疾病预防方法。她的无私奉献和爱心行动得到了社会各界的广泛赞誉和尊敬。

杨玉玲医生始终秉持“以人为本、精益求精”的服务理念，她致力于中医药的传承和创新工作，为推动中医药事业的发展作出过诸多贡献。同时，她也呼吁广大患者能够树立正确的健康观念和生活方式，积极预防和治疗疾病，共同创造一个健康、和谐的社会环境。

如今的杨玉玲医生，凭借其精湛的医术、高尚的医德和无私的奉献精神，成为沈阳市中医院乃至整个医学界的一颗璀璨明珠。她用自己的实际行动诠释了“大医精诚”的深刻内涵，为无数患者带来了健康和希望。

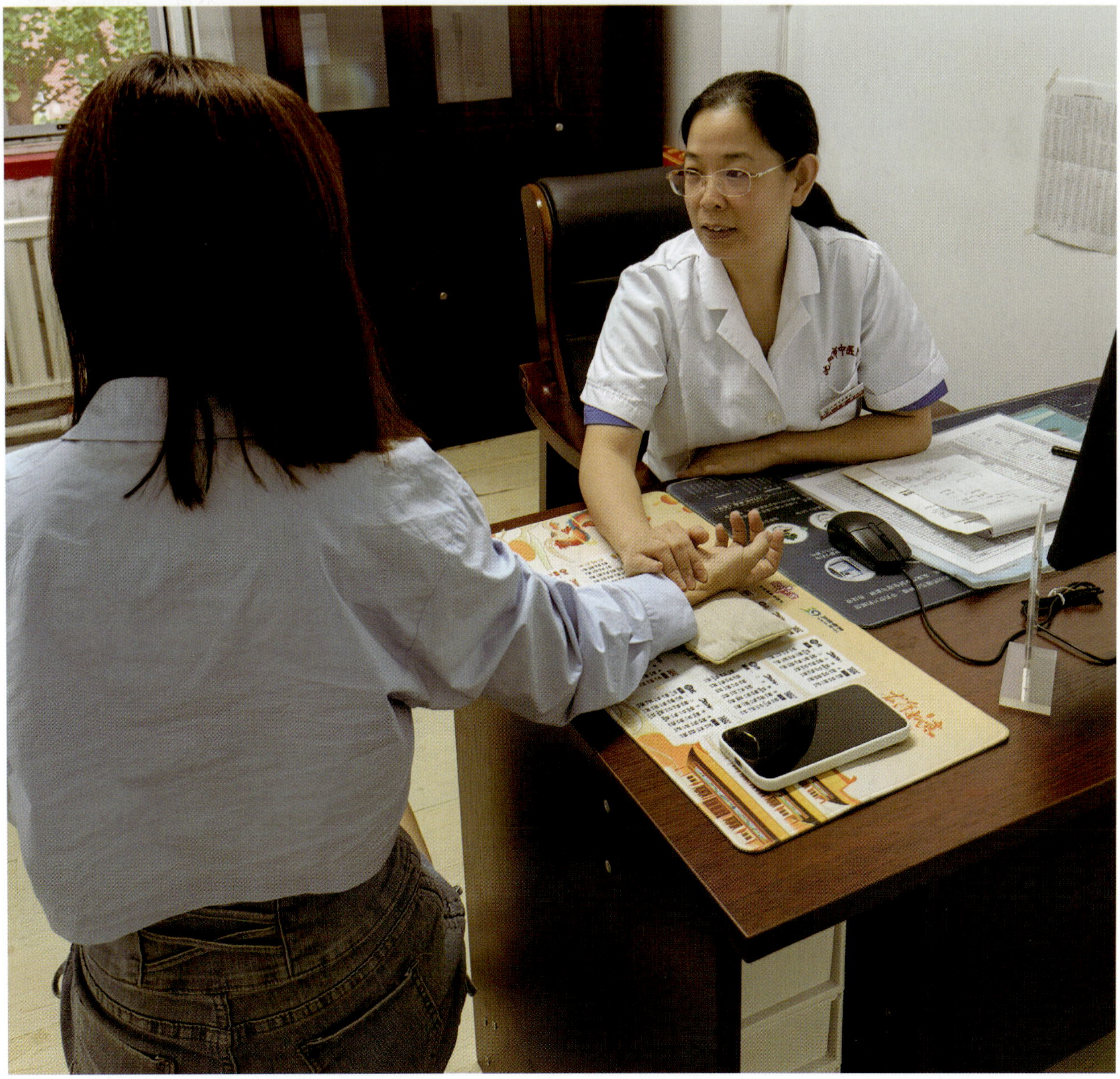

孙长霞：中医传承与创新并蓄的领航者

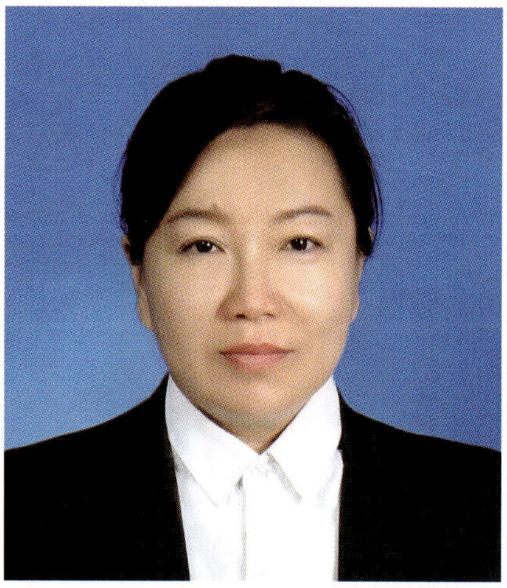

孙长霞作为黑龙江省中西医结合治未病分会的副主委，不仅在中医与现代医学的结合上作出了卓越的贡献，更是黑龙江省针灸学会灸法专业委员会、中医药研发促进会治未病与亚健康分会等多个权威学术组织的重要成员，引领着中医学术的前沿探索与实践创新。

孙长霞医生从事中医临床工作以来，始终坚守初心，以患者为中心，用中医的智慧和力量解决病痛。她的月门诊量近千人次，不仅在脾胃病领域有着深厚的造诣，更在妇儿科疾病的治疗上独树一帜。她擅长运用中医的针与灸法结合，调节胃肠功能紊乱、神经系统失调、内分泌紊乱等复杂病症，效果显著，深受患者信赖。

在学术研究领域，孙长霞医生同样成果丰硕。她发表论文10余篇，其中不乏在核心期刊上的高质量研究成果。她所研究的升阳益胃汤治疗胃溃疡方剂、紫河车散配合脐火灸治疗肝硬化腹水等项目，分别荣获鸡西市科技局的三等奖和二等奖，这不仅是对她学术水平的肯定，更是对她不断创新、勇于探索精神的褒奖。

此外，孙长霞医生还致力于中医外治法的研究与应用。她精通中药灌肠、中药贴敷、脏腑推拿、小儿推拿等多种中医外治技术，在治疗多囊卵巢、更年期综合征、不孕、月经失调、痛经，以及小儿斜颈、腹泻、厌食、时令感冒等疾病方面，取得了令人瞩目的疗效。她的治疗方法在本市乃至更广泛的地区都享有盛誉。

作为治未病重点专科学术带头人，孙长霞医生还致力于研究体质偏颇人群、亚健康人群、病前状态人群以及肥胖、高血压、更年期综合征、血脂异常等疾病的中医干预方法。她所倡导的针灸、灸法、肌层埋线、浮针、脏腑推拿等多种中医外治技术，以及膏方、代茶饮、中药香囊等中医养生方法，为众多患者提供了全面、系统的健康管理方案。

孙长霞医生不仅医术高超，更有着一颗仁爱之心。她积极参与社会公益活动，为社区居民提供健康咨询和义诊服务，用实际行动诠释了“大医精诚”的深刻内涵。她的医术和医德，如同璀璨的星辰，照亮了中医事业发展的道路，也激励着更多的中医人不断前行。

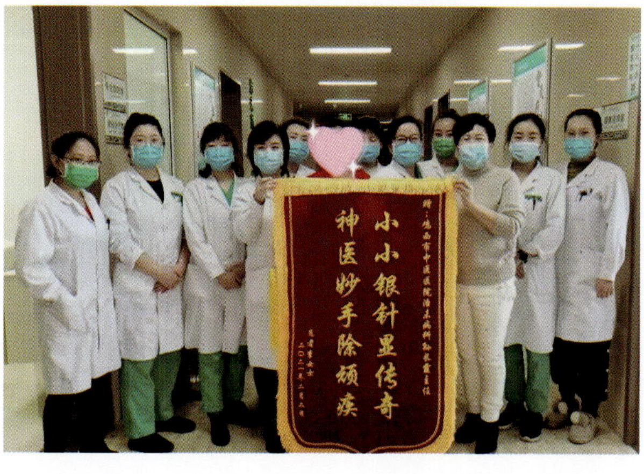

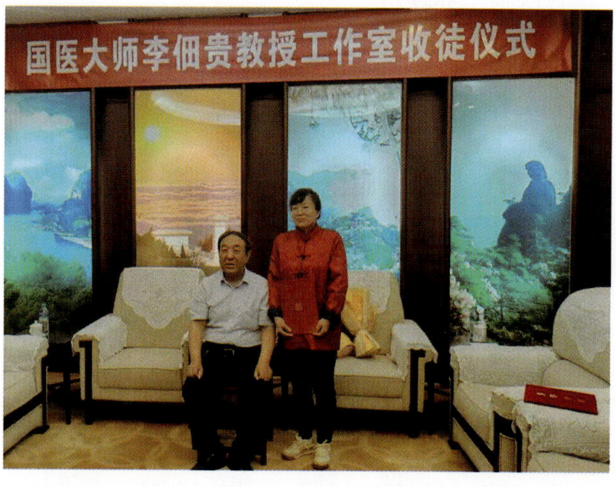

王云亭漫漫医路矢志不渝，中医界的卓越征程

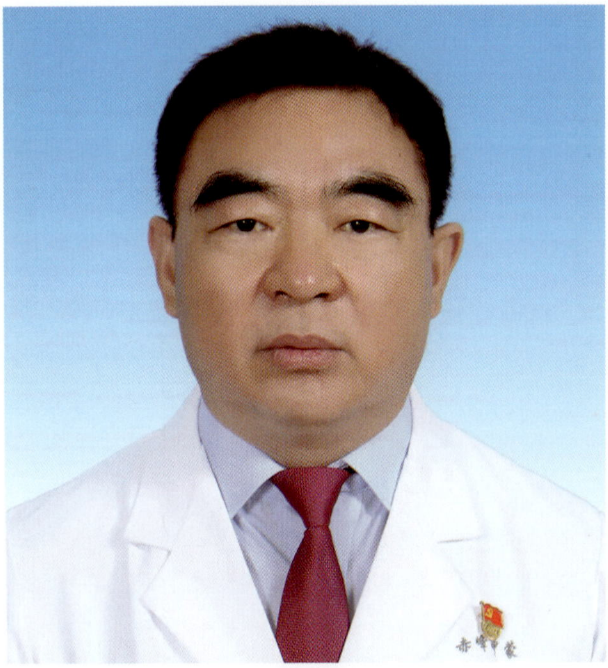

赤峰市松山区，人杰地灵之地，孕育了中医界的璀璨明星——王云亭。他与中医结缘，历经30余年风雨洗礼，以卓越医术和崇高医德，在中医领域书写了不朽篇章。

王云亭自1988年起便深耕中医临床，以精湛的医术为患者点亮生命之光。岁月流转，他已从青涩医者成长为赤峰市中医蒙医医院的党委委员、副院长及脑病科主任，更获得内蒙古自治区名中医、人民好医师、赤峰市名中医等多项殊荣，成为中医领域的佼者。

在学术领域，王云亭同样成就斐然。他担任内蒙古自治区中医药学会多个分会要职，更在国际舞台上发光发热，作为世界中医联合会的重要成员，积极推动中医药文化的国际交流，让世界见证中国中医的魅力。

科研道路上，王云亭勇攀高峰，主持并参与多项国家级、省部级科研课题，其中一项荣获赤峰市科学技术协会优秀奖，彰显其深厚的科研实力。他还致力于中医药技术的推广与普及，荣获多项技术推广与继续教育项目，为中医药事业的进步贡献力量。

王云亭深知中医文化的珍贵，他倾注心血于学术研究与传承，发表专著2部，论文14篇，其中5篇发有在核心期刊，为中医理论的发展注入了新的活力。

在中医这条漫长旅途中，他幸得国医大师沈宝藩及全国名老中医专家刘景源的悉心栽培，医术日益精进。作为刘景源工作室疑难病诊疗联盟成员，他专注于疑难病的诊疗与研究，为患者带来希望与康复。

王云亭以“大医精诚”为人生信条，不仅在医术上追求卓越，更在医德、学术与科研上树立了榜样。他的故事激励着无数中医人砥砺前行，共同为中医药事业的传承与发展贡献力量。

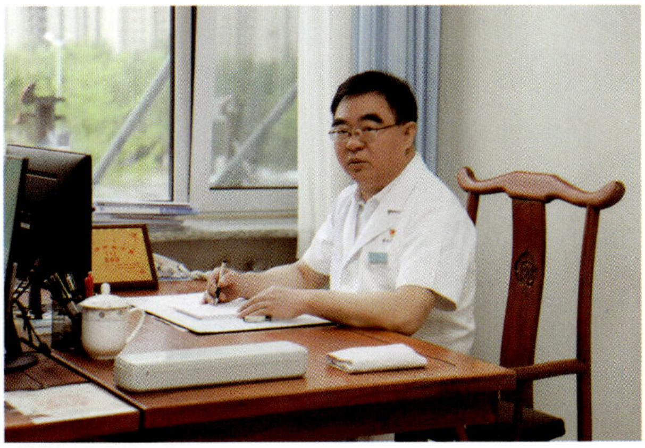

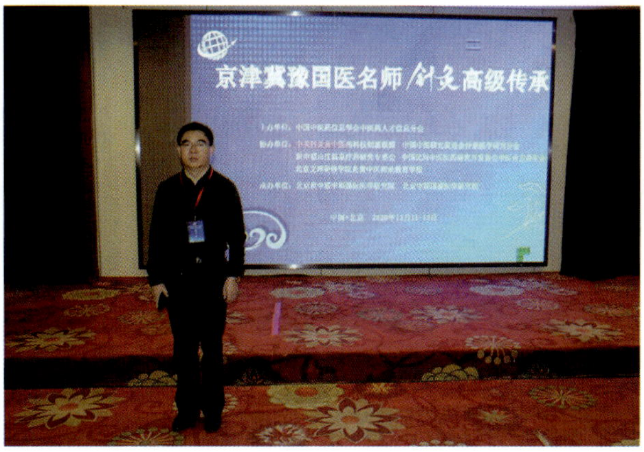

赵树学：医者仁心，膝关节健康的守护者

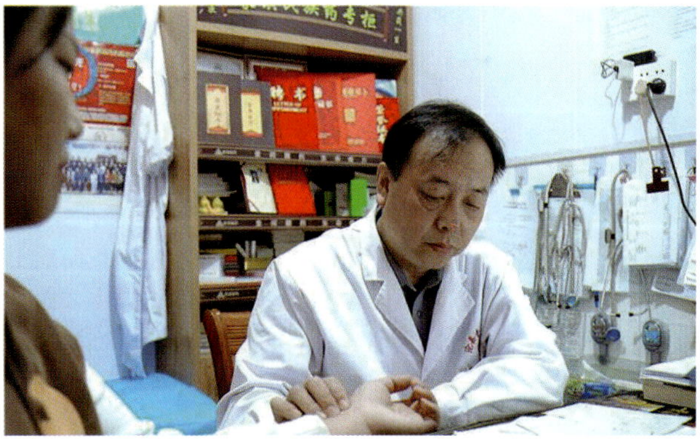

在河北省沧州市沧县，有一位医者，用自己的医术和爱心，默默守护着无数患者的膝关节健康，他就是青华医院院长——赵树学。

医术非凡是众多患者对赵树学的客观评价，他自河北医科大学中西医结合专业毕业以来，已深耕医疗领域36载。在这漫长的岁月里，他始终坚守初心，以患者的健康为己任，不断探索和创新，成为膝关节疾病治疗领域的佼佼者。

赵院长深知膝关节对于老年人生活质量的重要性，因此，他始终对老年膝关节疾病保持着高度关注，进行深入研究。凭借扎实的医学知识和丰富的实践经验，他不断突破传统疗法的局限，为患者寻找更为有效的治疗方法和康复途径。他的每一次努力都旨在减轻患者的痛苦，提升他们的生活质量。

在工作中，赵树学以其严谨的态度和高度的责任心赢得了患者和同行的广泛赞誉。他对待患者如同亲人，耐心倾听他们的诉求，细致入微地分析病情，

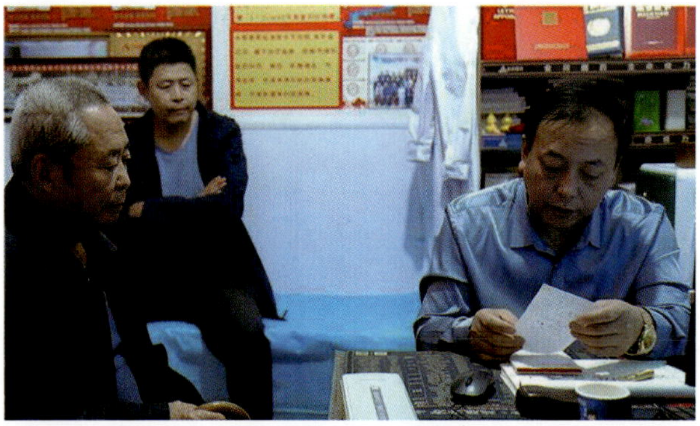

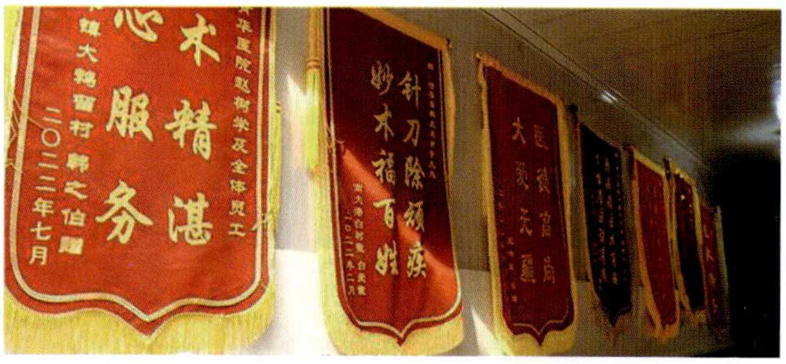

给予他们最贴心的建议和关怀。他深知，医疗不仅是治疗疾病，更是关怀人心，提升患者的整体健康水平和生活质量。

作为院长，赵树学还十分注重医院的管理和团队建设。他致力于打造温馨、舒适的就医环境，让患者在医院也能感受如家般的温暖。同时，他积极培养年轻的医疗人才，将自己的经验和知识无私地传授给他们，为医院的持续发展注入了新的活力。赵树学在行业内也享有盛誉，他积极参与学术交流活动，与同行分享自己的研究成果和行医经验，携手同人共同推动膝关节疾病治疗领域的发展。

生活中，赵树学是一个热情乐观、充满爱心的人。他积极参与公益活动，关注老年人的健康问题，用实际行动诠释着医者仁心的真谛。他的每一次付出，都彰显了医者的大爱无疆。 他用自己的实际行动践行着医者誓言，成为医疗行业的楷模。他的每一次努力，都如同一束光芒，照亮了患者的康复之路，也激励着更多医疗工作者勇往直前，矢志不渝，为患者的健康事业贡献出自己的全部力量！

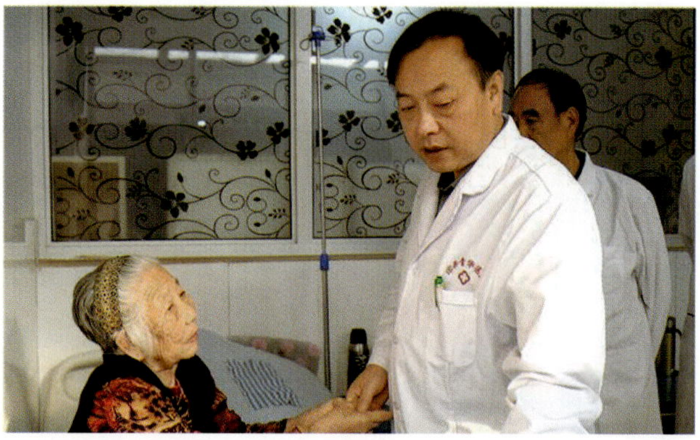

黄湘颖：杏林新秀，融会中西的医学探索者

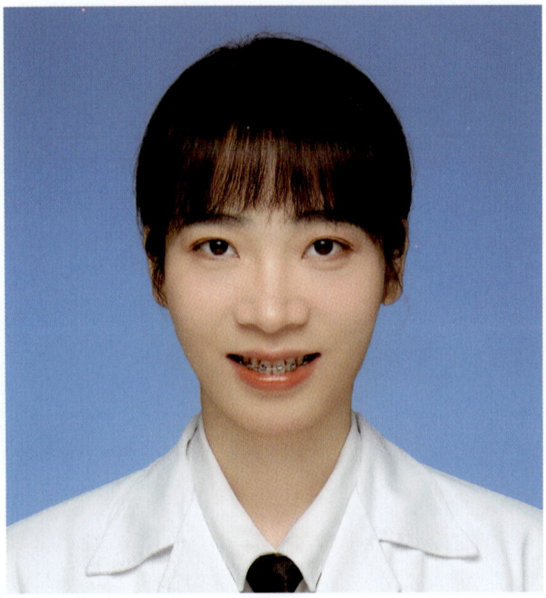

“杏林春暖映朝阳，医道传承展新章。”这句话既描绘了医学的温暖与希望，更见证了中医这一古老智慧的现代传承与创新。黄湘颖正是这一传承与创新浪潮中的佼佼者，她毕业于浙江中医药大学，是深受永嘉医学流派深厚底蕴熏陶的主治中医师。

自2018年硕士毕业以来，黄湘颖便以其卓越的专业能力和对中医事业的无限热爱，投身于医疗事业，致力于将传统中医智慧与现代医学技术相结合，为患者带来更为全面、有效的治疗方案。她先后师从全国老中医药学术经验继承工作优秀指导老师、浙江省名中医陈颖异教授，全国第五批名老中医专家学术经验继承工作指导老师宋欣伟教授，以及杭州市名中医刘喜德教授，这些中医界的泰斗不仅为她打下了坚实的中医理论基础，更让她在临床实践中不断积累经验，形成了自己独特的诊疗风格。

黄湘颖主张“以人为本，衷中参西”，她认为，医学的本质是服务于人，而中医与西医各有千秋，应相互借鉴，取长补短。在她的诊疗过程中，无论是脾胃病、风湿免疫疾病，还是妇科疾病，她都能精准把握病情，灵活运用中药、针灸等多种治疗手段，为患者提供个性化的治疗方案。她擅长治疗慢性胃炎、反流性食管炎、功能性消化不良、腹泻等脾胃疾病；风湿性关节炎、类风湿关节炎、干燥综合征等风湿免疫疾病；妇科月经不规则、亚健康状态、虚劳病等。疗效显著，深受患者好评。

在学术研究方面，黄湘颖同样取得了不俗的成绩。她不仅在《浙江中医杂志》《中国中医药报》等权威期刊上发表了多篇学术论文，还参与了浙江省卫生厅课题的研究，深入探讨了姜黄素对胶原诱导的关节炎大鼠免疫异常及骨破坏的干预作用，为中医药在风湿免疫疾病治疗中的应用提供了科学依据。

黄湘颖的医术与贡献，不仅得到了患者和同事们的广泛认可，更让她在中医界崭露头角，成为冉冉升起的新星。她深知，医学之路漫长而艰辛，但心中有爱，手中有术，定能在中医这条古老而又充满希望的道路上，走出属于自己的精彩人生！

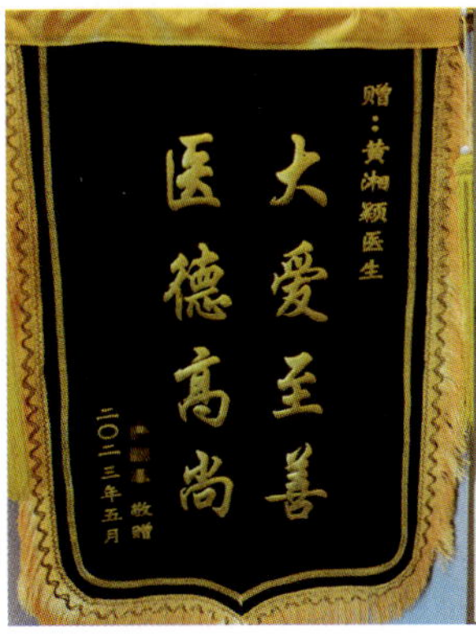

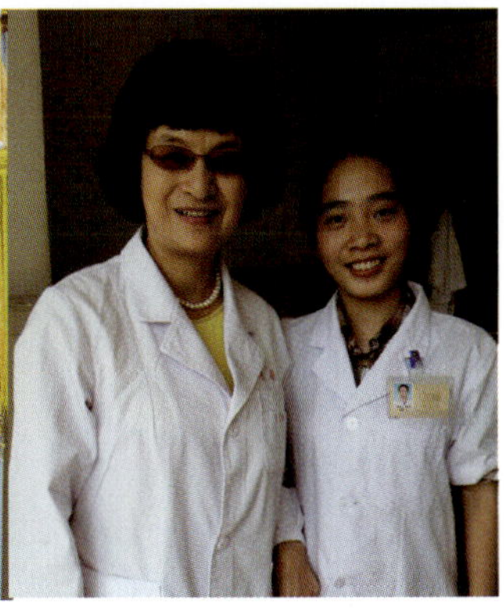

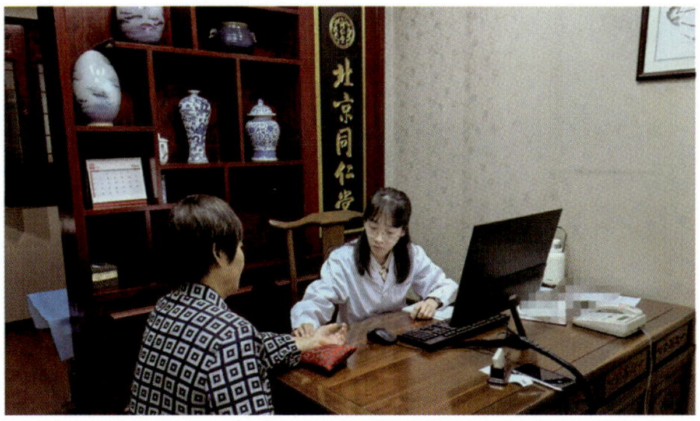